NEONATOLOGIA

SÉTIMA EDIÇÃO

NEONATOLOGIA

Tratamento, Procedimentos,
Problemas no Plantão, Doenças e Drogas

Editora
TRICIA LACY GOMELLA, MD
Part-Time Assistant Professor of Pediatrics
Johns Hopkins University School of Medicine
Baltimore, Maryland

Editores Associados
M. DOUGLAS CUNNINGHAM, MD
Professor of Pediatrics/Neonatology
Interim Chief of the Division of Neonatology, Department of Pediatrics
College of Medicine
University of Kentucky
Lexington, Kentucky
Clinical Professor of Pediatrics/Neonatology
Department of Pediatrics, School of Medicine
University of California, Irvine
Irvine, California

FABIEN G. EYAL, MD
Professor of Pediatrics
Chief and Louise Lenoir Locke Professor of Neonatology
Medical Director, Intensive Care Nurseries
University of South Alabama Children's and Women's Hospital
Mobile, Alabama

Editora Consultora
DEBORAH J. TUTTLE, MD
Assistant Professor of Pediatrics
Jefferson Medical College
Thomas Jefferson University
Philadelphia, Pennsylvania
Director, Performance Improvement
Christiana Care Health System
Director, Milk Bank
Attending Neonatologist
Christiana Care Health System
Newark, Delaware

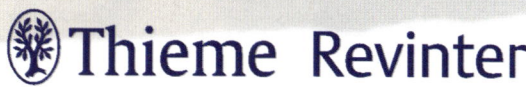

Dados Internacionais de Catalogação na Publicação (CIP)

G633n

Gomella, Tricia Lacy

Neonatologia: Tratamento, procedimentos, problemas no plantão, doenças e drogas/Tricia Lacy Gomella; tradução de Nelson Gomes de Oliveira, Mônica Regina Brito & Edianez Chimello. – 7. Ed. – Rio de Janeiro – RJ: Thieme Revinter Publicações, 2018.

1166 p.: il; 14 x 21 cm

Título Original: *Neonatology: Management, procedures, on-call problems, diseases, and drugs*.

Inclui Índice Remissivo e Apêndices.

ISBN 978-85-67661-36-0

1. Neonatologia. 2. Tratamento. 3. Procedimentos. I. Título.

CDD: 618.9201
CDU: 616-083-053.31

Tradução:
NELSON GOMES DE OLIVEIRA† (Caps. 1 a 79)
Médico, Tradutor Especializado na Área da Saúde, RJ

MÔNICA REGINA BRITO (Caps. 80 a 120)
Tradutora Especializada na Área da Saúde, SP

EDIANEZ CHIMELLO (Caps. 121 a 149 e Apêndices)
Tradutora Especializada na Área da Saúde, SP

Revisão Técnica:
MIRIAM TERESA CAPETTI PORTO
Título de Especialista em Pediatria pela Sociedade Brasileira de Pediatria (SBP)
Especialização em Radiologia e Diagnóstico por Imagem pela PUC-Rio
Médica-Radiologista do Hospital Federal da Lagoa e do Hospital Municipal Jesus, RJ

Título original:
Neonatology: Management, Procedures, On-Call Problems, Diseases, and Drugs, Seventh Edition
Copyright © 2013 by McGraw-Hill Education LLC
ISBN 978-0-07-176801-6

© 2018 Thieme Revinter Publicações Ltda.
Rua do Matoso, 170, Tijuca
20270-135, Rio de Janeiro – RJ, Brasil
http://www.ThiemeRevinter.com.br

Thieme Medical Publishers
http://www.thieme.com

Impresso no Brasil por Intergraf Indústria Gráfica Eireli.
5 4 3 2 1
ISBN 978-85-67661-36-0

Nota: O conhecimento médico está em constante evolução. À medida que a pesquisa e a experiência clínica ampliam o nosso saber, pode ser necessário alterar os métodos de tratamento e medicação. Os autores e editores deste material consultaram fontes tidas como confiáveis, a fim de fornecer informações completas e de acordo com os padrões aceitos no momento da publicação. No entanto, em vista da possibilidade de erro humano por parte dos autores, dos editores ou da casa editorial que traz à luz este trabalho, ou ainda de alterações no conhecimento médico, nem os autores, nem os editores, nem a casa editorial, nem qualquer outra parte que se tenha envolvido na elaboração deste material garantem que as informações aqui contidas sejam totalmente precisas ou completas; tampouco se responsabilizam por quaisquer erros ou omissões ou pelos resultados obtidos em consequência do uso de tais informações. É aconselhável que os leitores confirmem em outras fontes as informações aqui contidas. Sugere-se, por exemplo, que verifiquem a bula de cada medicamento que pretendam administrar, a fim de certificar-se de que as informações contidas nesta publicação são precisas e de que não houve mudanças na dose recomendada ou nas contraindicações. Esta recomendação é especialmente importante no caso de medicamentos novos ou pouco utilizados. Alguns dos nomes de produtos, patentes e *design* a que nos referimos neste livro são, na verdade, marcas registradas ou nomes protegidos pela legislação referente à propriedade intelectual, ainda que nem sempre o texto faça menção específica a esse fato. Portanto, a ocorrência de um nome sem a designação de sua propriedade não deve ser interpretada como uma indicação, por parte da editora, de que ele se encontra em domínio público.

Todos os direitos reservados. Nenhuma parte desta publicação poderá ser reproduzida ou transmitida por nenhum meio, impresso, eletrônico ou mecânico, incluindo fotocópia, gravação ou qualquer outro tipo de sistema de armazenamento e transmissão de informação, sem prévia autorização por escrito.

*Aos meus filhos gêmeos, Leonard e Patrick,
e aos não gêmeos, Andrew e Michael.*

Prefácio

Tenho o prazer de apresentar a sétima edição do *Neonatologia*, a edição do 25° aniversário – o jubileu de prata. A primeira edição, publicada em 1988, foi iniciada durante o meu estágio em neonatologia na University of Kentucky Medical Center em Lexington. A origem do manual foi bastante simples e começou como uma série de folhetos projetados para ajudar os estudantes e residentes a passarem através do seu rodízio na UTIN. Por causa de uma gravidez gemelar complicada durante o meu estágio, tive que retardar meu treinamento e terminar meu estágio exigido em neonatologia na Johns Hopkins University. Portanto, as raízes deste manual começaram na Universidade de Kentucky enquanto eu era estagiária no programa do Dr. Doug Cunningham, mas foi completado enquanto eu estava terminando meu estágio na Universidade Johns Hopkins e trabalhando no campus de Bayview com o Dr. Fabien Eyal. Isso tornou o livro de certa forma único, porque foi escrito originalmente segundo a perspectiva de dois programas. Com o passar dos anos, esse fato, com o acréscimo de outros autores de toda parte dos Estados Unidos e do mundo, ajuda a diversificar os nossos colaboradores e a oferecer uma visão geral mais variada do campo.

Nesta sétima edição, reformatamos o conteúdo para torná-lo mais agradável ao usuário e (fazemos votos) mais lógico. A Seção I inclui "Avaliação Fetal", "Anestesia Obstétrica e Recém-Nascido", "Reanimação do Recém-Nascido" e "Transporte do Bebê". A Seção II abrange a avaliação e o manejo básicos de um recém-nascido. A Seção III inclui tratamento avançado, como as áreas em evolução das terapias médicas complementares e alternativas e bioética em neonatologia. A Seção IV inclui todos os procedimentos básicos e avançados comumente usados em neonatologia, e novos capítulos incluem "Transiluminação", "Hipotermia Terapêutica", "Cânula de Máscara Laríngea", "Extravasamento e Infiltração IV Periféricos: Tratamento Inicial", e "Intubação Transpilórica" foi acrescentada ao capítulo "Intubação Gástrica". Uma das seções mais populares do livro, a seção Problemas no Plantão, agora inclui um total de 34 problemas neonatais comuns. "Hematúria" foi acrescentado como um novo problema de plantão. A Seção VI, Doenças e Distúrbios, cobre todas as doenças comuns e algumas não tão comuns, mas clinicamente importantes, do recém-nascido. Adicionamos novos capítulos sobre distúrbios da coagulação, miastenia grave neonatal transitória, coqueluche e tuberculose. A seção sobre farmacologia neonatal inclui atualizações importantes de medicações para recém-nascidos. Acreditamos que ela seja a lista mais abrangente de medicações encontrada em um manual como o nosso. O capítulo "Efeitos de Drogas e Substâncias sobre a Lactação e os Bebês" foi revisado para incluir as medicações mais comuns que poderiam ser usadas por uma mãe amamentando. Os apêndices incluem outras tabelas e informação de referência úteis. Uma marca típica do nosso livro tem sido assinalar as áreas que são ***controversas,*** e esta edição continua essa tradição.

Além de atualizar completamente cada capítulo, acrescentamos várias áreas novas, clinicamente importantes, como o tratamento da dor no recém-nascido. Vários anos atrás, o conceito de dor neonatal era mencionado ocasionalmente, mas não existiam planos de tratamento definitivos. Uma vez que a American Academy of Pediatrics (AAP) produziu diretrizes de tratamento da dor para certos procedimentos, também acrescentamos o manejo da dor em cada procedimento, quando apropriado. Esta adição apresenta as recomendações da AAP e também cobre algumas recomendações de outros países. Também acrescentamos um capítulo sobre "Dor no Recém-Nascido" na Seção III. O capítulo "Sedação e Analgesia" examina questões de dor e sedação no trabalho de plantão. Nesta edição, também foram incluídas 21 novas ilustrações em cores de imagens comuns, e não tão comuns assim, de erupções cutâneas e doenças neonatais. Isto corresponde ao nosso capítulo "Erupções e Problemas Dermatológicos".

Outro aspecto continuadamente estimulante deste manual é o seu alcance global. Como temos um número crescente de leitores em todo o mundo, acrescentamos uma comissão editorial médica internacional. Eles são da Polônia, Holanda, Filipinas, Finlândia, Japão, Índia, Canadá e Austrália. Estes médicos, juntamente com nossos muitos colaboradores internacionais, ajudam a fazer do manual uma referência útil em todo o mundo. O manual foi traduzido para 12 línguas diferentes durante os últimos 25 anos. Estas traduções incluem aquelas em russo, espanhol, português, polonês, chinês (forma curta e longa), turco, grego, iugoslavo (agora sérvio), italiano, húngaro e coreano.

Quero agradecer aos Drs. Doug Cunningham e Fabien Eyal, meus valorosos mentores e editores associados; a Dra. Deborah Tuttle, minha editora consultora; a Dra. Barbara McKinney, que montou uma excelente seção de farmacologia e amamentação; e a todos os colaboradores desta e das edições prévias do livro. Além da sua longa dedicação a este manual, os editores associados reuniram autores proeminentes de todo os Estados Unidos e da comunidade internacional. A extensa experiência clínica da Dra. Deborah Tuttle traz perspectivas únicas de uma unidade neonatal diferente. Também expresso estima a Louise Bierig, Alyssa Fried, Harriet Lebowitz, e à equipe editorial e de produção na McGraw-Hill e seus colegas no exterior (especialmente Arushi Chawla) pela sua extensa assistência durante a jornada de 2 anos para completar esta nova edição. Um agradecimento especial ao meu marido, Lenny, que me ajudou extensamente nos assuntos de conteúdo editorial, e aos meus filhos impressionantes, Leonard, Patrick, Andrew e Michael, que ajudaram a resolver problemas de computador e toleraram muitos sacrifícios enquanto eu trabalhava no livro. Michael muitas vezes serviu como "*chef* de plantão" por muitas noites quando o livro exigiu trabalho de horas tardias adentro. Andrew proporcionou um nível de *expertise* concernente a gráficos, imageamento e assuntos de TI. Patrick proveu aconselhamento pela perspectiva de um estudante de medicina. Leonard forneceu apoio moral pelo Skype vindo da China.

Por favor visitem nosso *website*, www.neonatologybook.com, para informação adicional sobre este livro e para *links* a conteúdo *online* ampliado de imagens nesta edição, indicados pelo símbolo [✪] Quaisquer sugestões e comentários sobre este manual são sempre bem-vindos.

Tricia Lacy Gomella, MD
editor@neonatologybook.com

Conselho Editorial Internacional

Marek Jaszczak, MD
Neonatologist
Department of Neonatology
UJASTEK Hospital of Obstetrics and Gynecology
Kraków, Poland

Neelima Kharidehal, MD (Peds), MRCPCH (UK)
Senior Consultant, NICU
Suraksha Children's Hospital
Hyderabad, AP
India

Makiko Ohyama, MD, PhD, IBCLC
Japan Pediatric Society
Japan Society of Perinatal-Neonatal Medicine
Japan Society of Premature and Newborn Medicine
Japan Placenta Association
Japanese Society of Clinical Cytology
Japanese Association of Lactation Consultants
International Lactation Consultant Association
Academy of Breastfeeding Medicine
Department of Neonatology
Kanagawa Children's Medical Center
Minamiku, Yokohama-City, Japan

Arjan te Pas, MD PhD
Associate Professor of Pediatrics
Department of Pediatrics
Division of Neonatology
Leiden University Medical Center
Leiden, the Netherlands

Siddarth Ramji, MD
Professor of Pediatrics
Department of Neonatology
Maulana Azad Medical College
New Delhi, India

Mary (Molly) Seshia, MBChB, DCH, FRCP (Ed)
Professor of Pediatrics
Section of Neonatology
University of Manitoba
Winnipeg, Manitoba, Canada

Outi Tammela, MD
Adjunct Professor in Neonatology
Pediatric Research Center
Tampere University Hospital
Tampere, Finland

Christiane Theda, MD, PhD, MBA
Neonatologist and Medical Geneticist
Royal Women's Hospital
University of Melbourne
Murdoch Children's Research Institute
Newborn Emergency Transport Service
Royal Children's Hospital
Melbourne, Australia

Imelda Consunji Vinzon-Bautista, MD, MPH, FAAP, DPPS, DPSNbM
Chairman, Institute of Pediatrics and Child Health
Chief, Section of Neonatology
St. Luke's Medical Center Global City
Taguig City, Philippines

Colaboradores

Irfan Ahmad, MD
Assistant Clinical Professor of Pediatrics
University of California, Irvine
Neonatologist
Children's Hospital of Orange County
Orange, California
Enterocolite Necrosante; Perfuração Intestinal Espontânea

Marilee C. Allen, MD
Professor of Pediatrics
Department of Pediatrics, Division of Neonatology
Johns Hopkins University School of Medicine
Co-Director of the NICU Developmental Clinic, Kennedy-Kreiger Institute
Baltimore, Maryland
Acompanhamento de Bebês de Alto Risco; Aconselhamento aos Pais antes do Parto de Alto Risco

Gad Alpan, MD, MBA
Professor of Clinical Pediatrics
Department of Pediatrics, Division of Newborn Medicine
New York Medical College
Maria Fareri Children's Hospital
Westchester Medical Center
Valhalla, New York
Recém-Nascido de Mãe Usuária de Drogas; Persistência do Canal Arterial; Hipertensão Pulmonar Persistente do Recém-Nascido

Hubert O. Ballard, MD, FAAP
Associate Professor of Pediatrics
Medical Director of ECMO
Department of Pediatrics, Division of Neonatology
Kentucky Children's Hospital
University of Kentucky
Lexington, Kentucky
Triagem de Recém-Nascido

Fayez Bany-Mohammed, MBBS, FAAP
Clinical Professor of Pediatrics
Director, Neonatal Perinatal Medicine Fellowship Program
Department of Pediatrics
University of California, Irvine
Irvine, California
Infecção por Clamídia; Citomegalovírus; Gonorreia; Hepatite; Vírus Herpes Simples; Vírus da Imunodeficiência Humana; Meningite; Infecções por Staphylococcus aureus Resistente à Meticilina; Infecção por Parvovírus 19; Vírus Sincicial Respiratório; Rubéola; Sepse; Sífilis Infecções TORCH; Toxoplasmose; Infecção por Ureaplasma; Infecções por Varicela-Zóster

Daniel A. Beals, MD, FACS, FAAP
Associate Professor of Surgery and Pediatrics
Chief, Division of Pediatric Surgery
University of South Alabama
Mobile, Alabama
Bioética Neonatal

Vincenzo Berghella, MD
Professor of Obstetrics and Gynecology
Director of Maternal Fetal Medicine
Department of Obstetrics and Gynecology
Thomas Jefferson University
Philadelphia, Pennsylvania
Avaliação Fetal

Dilip R. Bhatt, MD, FAAP, FACC, FACMQ
Clinical Assistant Professor of Pediatrics
Loma Linda University
Loma Linda, California
Neonatologist and Pediatric Cardiologist
Kaiser Permanente
Fontana, California
Diretrizes de Isolamento

Michael B. Bober, MD, PhD
Associate Professor
Department of Pediatrics
Jefferson Medical College
Thomas Jefferson University
Philadelphia, Pennsylvania
Co-Director, Skeletal Dysplasia Program
Division of Medical Genetics
Nemours/Alfred I. duPont Hospital for
 Children
Wilmington, Delaware
Síndromes Comuns de Múltiplas Anomalias Congênitas

Gary E. Carnahan, MD, PhD
Director of Transfusion Medicine,
 Coagulation, and Clinical Chemistry
Department of Pathology
College of Medicine
University of South Alabama
Director of Pathology and Clinical Laboratories
University of South Alabama Children's and
 Women's Hospital
Mobile, Alabama
Terapia com Hemocomponentes

Daniel Casella, MD
Resident in Urology
Department of Urology
University of Pittsburgh
Pittsburgh, Pennsylvania
Doenças Cirúrgicas do Recém-Nascido: Transtornos Urológicos: Infecção do Trato Urinário

Leslie Castelo-Soccio, MD, PhD
Assistant Professor of Pediatrics and
 Dermatology
Department of Pediatrics, Division of
 Dermatology
The Children's Hospital of Philadelphia
Philadelphia, Pennsylvania
Erupções e Problemas Dermatológicos, Estudos de Imagem

Pik-Kwan Chow, MSN, NNP-BC
Neonatal Nurse Practitioner
Department of Pediatrics, Division of
 Neonatology
Christiana Care Health System
Newark, Delaware
Cânula de Máscara Laríngea

Carol M. Cottrill, MD
Professor Emerita
Department of Pediatrics
Post-Retirement Director, Division of
 Community Cardiology
University of Kentucky College of Medicine
Lexington, Kentucky
Desfibrilação e Cardioversão; Arritmia; Cardiopatia Congênita

M. Douglas Cunningham, MD
Professor of Pediatrics/Neonatology
Interim Chief of the Division of Neonatology,
 Department of Pediatrics
College of Medicine
University of Kentucky
Lexington, Kentucky
Clinical Professor of Pediatrics/Neonatology
Department of Pediatrics, School of Medicine
University of California, Irvine
Irvine, California
Líquidos e Eletrólitos

Jennifer L. Das, MD
Pediatrics Resident
Department of Pediatrics
The University of Toronto
Toronto, Ontario, Canada
Miastenia Grave (Neonatal Transitória)

Nirmala S. Desai, MBBS FAAP
Professor of Pediatrics
Department of Pediatrics, Division of
 Neonatology
Kentucky Children's Hospital
University of Kentucky Medical Center
Lexington, Kentucky
Dor no Recém-Nascido; Cuidado de Ostomia

Steven G. Docimo, MD
Professor of Surgery
Department of Urology
Children's Hospital of Pittsburgh of UPMC
University of Pittsburgh School of Medicine
Pittsburgh, Pennsylvania
Doenças Cirúrgicas do Recém-Nascido: Transtornos Urológicos; Infecção do Trato Urinário

COLABORADORES

John M. Draus Jr., MD
Assistant Professor of Surgery and Pediatrics
Department of Surgery, Division of
 Pediatric Surgery
Kentucky Children's Hospital
University of Kentucky
Lexington, Kentucky
Doenças Cirúrgicas do Recém-Nascido: Massas Abdominais; Doenças Cirúrgicas do Recém-Nascido: Defeitos da Parede Abdominal; Doenças Cirúrgicas do Recém-Nascido: Obstrução do Trato Alimentar; Doenças Cirúrgicas do Recém-Nascido: Doenças das Vias Aéreas, da Árvore Traqueobrônquica e dos Pulmões; Doenças Cirúrgicas do Recém-Nascido: Tumores Retroperitoneais

Kevin Dysart, MD
Associate Medical Director, Newborn/Infant
 Intensive Care Unit
Children's Hospital of Philadelphia
Clinical Associate, Perelman School of Medicine
University of Pennsylvania
Philadelphia, Pennsylvania
Recém-Nascido de Mãe Diabética

Omar Elkhateeb, MBChB
Fellow in Neonatology
Section of Neonatology
University of Manitoba
Winnipeg, Manitoba, Canada
Hemorragia Intracraniana

Fabien G. Eyal, MD
Professor of Pediatrics
Chief and Louise Lenoir Locke Professor of
 Neonatology
Medical Director, Intensive Care Nurseries
University of South Alabama Children's and
 Women's Hospital
Mobile, Alabama
Regulação Térmica; Terapia com Hemocomponentes; Sedação e Analgesia; Anemia; Transtornos da Coagulação

Catherine A. Finnegan, MS, NNP-BC
Neonatal Nurse Practitioner
Department of Neonatology
Johns Hopkins Bayview Medical Center
Baltimore, Maryland
Acesso Venoso: Cateterismo Venoso Central Percutâneo

Maria A. Giraldo-Isaza, MD
Maternal Fetal Medicine Fellow
Department of Obstetrics and Gynecology
Jefferson Medical College of Thomas
 Jefferson University
Philadelphia, Pennsylvania
Avaliação Fetal

Andrew Gomella, BS
Intramural Research Training Associate
Lab of Imaging Physics
National Heart, Lung, and Blood Institute
National Institutes of Health
Bethesda, Maryland
Artes Gráficas, Imagens e TI

Tricia Lacy Gomella, MD
Part-Time Assistant Professor of Pediatrics
Johns Hopkins University School of Medicine
Baltimore, Maryland
Classificação da Idade Gestacional e do Peso ao Nascimento; Exame Físico do Recém-Nascido; Acesso Arterial: Punção Arterial (Punção da Artéria Radial); Acesso Arterial: Cateterismo Arterial Percutâneo (Linha Arterial Radial); Acesso Arterial: Cateterismo de Artéria Umbilical; Aspiração Vesical (Coleta Suprapúbica de Urina); Cateterismo Vesical; Colocação de Tubo de Tórax; Intubação e Extubação Endotraqueal; Intubação Gástrica e Transpilórica; Picada no Calcanhar (Amostragem de Sangue Capilar); Punção Lombar (Punção Espinal); Paracentese (Abdominal); Pericardiocentese; Transiluminação; Acesso Venoso: Infusão Intraóssea; Acesso Venoso: Cateterismo Intravenoso Periférico; Acesso Venoso: Cateterismo de Veia Umbilical; Acesso Venoso: Venopuntura (Flebotomia); Gasometria Anormal; Apneia e Bradicardia ("A's e B's"); Sangue nas Fezes; Cianose; Morte de um Bebê; Corrimento Ocular e Conjuntivite; Aspirado Gástrico (Resíduo); Sangramento Gastrointestinal do Trato Superior; Hiperbilirrubinemia Conjugada; Hiperbilirrubinemia Não Conjugada; Hiperglicemia; Hiperpotassemia; Hipertensão; Hipoglicemia; Hipopotassemia; Hiponatremia; Hipotensão e Choque; Nenhuma Evacuação em 48 Horas; Nenhum Débito Urinário em 24 Horas; Pneumoperitônio; Pneumotórax; Policitemia; Má Perfusão; Antibióticos Pós-Parto; Hemorragia Pulmonar; Atividade Convulsiva; Parto Traumático; Vasospasmo e Tromboembolismo; Abreviações Usadas em Neonatologia; Escore de Apgar, Determinações de Pressão Arterial; Prontuários; Tabela de Conversão de Temperatura; Tabela de Conversão de Peso

Janet E. Graeber, MD
Associate Professor Emerita
Department of Pediatrics
West Virginia University
Morgantown, West Virginia
Retinopatia da Prematuridade

George W. Gross, MD
Professor of Radiology
Department of Diagnostic Radiology
University of Maryland School of Medicine
Director, Division of Pediatric Radiology
University of Maryland Medical Center
Baltimore, Maryland
Estudos de Imagem

Olga E. Guzman, RN, BSN, CIC
Infection Control Preventionist
Department of Infection Control
Kaiser Permanente Medical Center
Fontana, California
Diretrizes de Isolamento

Wayne Hachey, DO, MPH
Executive Secretary
Defense Health Board
Department of Defense Medical Headquarters
Falls Church, Virginia
Aspiração de Mecônio

Janell F. Hacker, NNP-BC, ARNP
Neonatal Nurse Practitioner
Kentucky Children's Hospital
University of Kentucky
Lexington, Kentucky
Cuidado de Ostomia

Charles R. Hamm Jr., MD
Professor and Vice Chair of Pediatrics
Department of Pediatrics, Division of Neonatology
University of South Alabama College of Medicine
Mobile, Alabama
Manejo Respiratório

Pip Hidestrand, MD
Fellow in Pediatric Cardiology
Instructor in Pediatrics
Department of Pediatrics, Division of
  Pediatric Cardiology
Children's Hospital of Wisconsin/Medical
  College of Wisconsin
Milwaukee, Wisconsin
Desfibrilação e Cardioversão

H. Jane Huffnagle, DO, FAOCA
Clinical Professor of Anesthesiology
Director of Obstetric Anesthesia
Department of Anesthesiology
Thomas Jefferson University Hospital
Philadelphia, Pennsylvania
Anestesia Obstétrica e Recém-Nascido

Musaddaq Inayat, MD, FAAP
Consultant Neonatologist
Shifa International Hospital
Assistant Professor
Shifa College of Medicine
Shifa Tameer-e-Millat University
Islamabad, Pakistan
Distúrbios do Cálcio (Hipocalcemia,
  Hipercalcemia); Distúrbios do Magnésio
  (Hipomagnesemia, Hipermagnesemia)

Joseph A. Iocono, MD
Associate Professor of Surgery and Pediatrics
Division Chief, Pediatric Surgery
Department of Surgery
Kentucky Children's Hospital
University of Kentucky
Lexington, Kentucky
Doenças Cirúrgicas do Recém-Nascido:
  Massas Abdominais; Doenças Cirúrgicas do
  Recém-Nascido: Defeitos da Parede
  Abdominal; Doenças Cirúrgicas do
  Recém-Nascido: Obstrução do Trato Alimentar;
  Doenças Cirúrgicas do Recém-Nascido:
  Doenças das Vias Aéreas, da Árvore
  Traqueobrônquica e dos Pulmões
  Doenças Cirúrgicas do Recém-Nascido:
  Tumores Retroperitoneais

Kathy B. Isaacs, MSN, RNC-NIC
Patient Care Manager, Neonatal Intensive
  Care Unit
Department of Pediatrics, Division of
  Neonatology
Kentucky Children's Hospital University of
  Kentucky
Lexington, Kentucky
Dor no Recém-Nascido

Shamin Jivabhai, MD
Fellow
Department of Pediatrics, Division of Neonatology
University of California, Irvine
Orange, California
Enterovírus e Parechovírus; Doença de Lyme

Jamieson E. Jones, MD
Neonatologist
Department of Neonatology
Desert Regional Medical Center
Palm Springs, California
Terapias Médicas Complementares e
  Alternativas em Neonatologia

COLABORADORES

Genine Jordan, APRN, NNP-BC
Neonatal Nurse Practitioner
Department of Pediatrics, Division of Neonatology
University of Kentucky
Kentucky Children's Hospital
Lexington, Kentucky
Tratamento do Bebê de Extremo Baixo Peso ao Nascer, durante a Primeira Semana de Vida

David E. Kanter, MD
Neonatologist
Division of Newborn Medicine
Herman and Walter Samuelson Children's Hospital at Sinai
Sinai Hospital of Baltimore
Baltimore, Maryland
O Bebê Está Pronto para Alta?

Kathy Keen, MSN, NNP-BC
Neonatal Nurse Practitioner
Christiana Care Health System
Neonatal Nurse Practitioner Service
Newark, Delaware
Extravasamento e Infiltração IV Periféricos: Tratamento Inicial

Christoph U. Lehmann, MD, FAAP, FACMI
Professor, Pediatrics and Biomedical Informatics
Vanderbilt University
Nashville, Tennessee
Estudos para Avaliação Neurológica

William G. Mackenzie, MD
Chairman of Orthopedic Surgery
Department of Orthopedic Surgery
Nemours/Alfred I. duPont Hospital for Children
Wilmington, Delaware
Problemas Ortopédicos e Musculoesqueléticos

Barbara McKinney, PharmD
Neonatal Clinical Pharmacist
Christiana Hospital
Newark, Delaware
Medicamentos Usados na Unidade de Terapia Intensiva Neonatal; Efeitos de Drogas e Substâncias sobre a Lactação e os Bebês

Prasanthi Koduru Mishra, MD
Fellow in Neonatology
Department of Pediatrics, Division of Neonatology
University of California, Irvine
Orange, California
Asfixia Perinatal; Coqueluche; Tuberculose

Solomonia Nino, MD
Fellow in Neonatology
Department of Pediatrics, Division of Neonatology
University of Kentucky
Lexington, Kentucky
Síndromes de Escape de Ar; Hidrocefalia e Ventriculomegalia

Paul H. Noh, MD, FACS, FAAP
Director, Minimally Invasive Surgery
Assistant Professor of Surgery
Division of Pediatric Urology
Cincinnati Children's Hospital Medical Center
Cincinnati, Ohio
Hematúria; Insuficiência Renal Aguda (Lesão Renal Aguda)

Murali Mohan Reddy Palla, MD
Fellow in Neonatology
Department of Pediatrics, Division of Neonatology
University of Kentucky
Lexington, Kentucky
Exsanguinotransfusão; Apneia; Doenças da Tireoide

Ambadas Pathak, MD
Assistant Professor Emeritus
Department of Pediatrics
John Hopkins University School of Medicine
Clinical Associate Professor
Department of Pediatrics
University of Maryland School of Medicine
Baltimore, Maryland
Convulsões

David A. Paul, MD
Professor of Pediatrics
Department of Pediatrics
Jefferson Medical College
Philadelphia, Pennsylvania
Associate Director
Division of Neonatology
Director, Neonatal Research
Christiana Care Health System
Newark, Delaware
Gestação Múltipla

Stephen A. Pearlman, MD, MSHQS
Clinical Professor of Pediatrics
Department of Pediatrics
Fellowship Director in Neonatology
Jefferson Medical College
Philadelphia, Pennsylvania
Attending Neonatologist
Christiana Care Health System
Newark, Delaware
Tratamento do Bebê Pré-Termo Tardio

Keith J. Peevy, JD, MD
Professor of Pediatrics and Neonatal Medicine
Department of Pediatrics, Division of Neonatology
University of South Alabama College of Medicine
Mobile, Alabama
Policitemia e Hiperviscosidade

Valerie D. Phebus, PA-C
Neonatal Physician Assistant
Department of Pediatrics, Division of Neonatology
University of Kentucky
Lexington, Kentucky
Tratamento do Bebê de Extremo Baixo Peso ao Nascer, durante a Primeira Semana de Vida

Judith Polak, DNP, NNP-BC
Clinical Assistant Professor
School of Nursing
West Virginia University
Morgantown, West Virginia
Distúrbios Oculares Neonatais

Rakesh Rao, MD
Assistant Professor of Pediatrics
Department of Pediatrics, Division of Newborn Medicine
Washington University in St. Louis
St. Louis, Missouri
Terapia Nutricional; Crescimento Intrauterino Restrito (Pequeno para a Idade Gestacional); Osteopenia da Prematuridade

Katie Victory Shreve, RN, BSN, MA
Assistant Patient Care Manager
Neonatal Intensive Care Unit
Kentucky Children's Hospital
Lexington, Kentucky
Dor no Recém-Nascido

Jack Sills, MD
Clinical Professor of Pediatrics
Department of Pediatrics
University of California, Irvine
Orange, California
Pediatric Subspecialty Faculty
Children's Hospital of Orange County
Orange, California
Asfixia Perinatal

Kendra Smith, MD
Clinical Associate Professor of Pediatrics
Department of Pediatrics, Division of Neonatology
University of Washington and Seattle Children's Hospital
Seattle, Washington
Suporte Extracorpóreo da Vida no Recém-Nascido

Ganesh Srinivasan, MD, DM, FAAP
Assistant Professor of Pediatrics and Child Health
Department of Pediatrics, Division of Neonatology
Director Neonatal-Perinatal Medicine Fellowship Program
University of Manitoba
Winnipeg, Manitoba, Canada
Doenças da Tireoide

Theodora A. Stavroudis, MD
Assistant Professor of Pediatrics
Department of Pediatrics
University of Southern California Keck School of Medicine
Children's Hospital of Los Angeles
Los Angeles, California
Estudos para Avaliação Neurológica

Thomas P. Strandjord, MD
Associate Professor of Pediatrics
Department of Pediatrics, Division of Neonatology
University of Washington
Seattle, Washington
Reanimação do Recém-Nascido

Wendy J. Sturtz, MD
Director, Neonatal Transport
Medical Director, IMPACT
Attending Neonatologist
Christiana Care Health System
Newark, Delaware
Transporte do Bebê

Outi Tammela, MD
Adjunct Professor in Neonatology
Pediatric Research Center
Tampere University Hospital
Tampere, Finland
Síndrome da Angústia Respiratória

Arjan te Pas, MD PhD
Associate Professor of Pediatrics
Division of Neonatology
Leiden University Medical Center
Leiden, The Netherlands
Taquipneia Transitória do Recém-Nascido

COLABORADORES

Ahmed M. Thabet, MD
Former Fellow, Department of Orthopedics
Nemours/Alfred I. duPont Hospital for Children
Wilmington, Delaware
Lecturer of Orthopedics
Department of Orthopedics
Banha University Medical School
Banha, Egypt
Problemas Ortopédicos e Musculoesqueléticos

Christiane Theda, MD, PhD, MBA
Neonatologist and Medical Geneticist
Royal Women's Hospital
University of Melbourne
Murdoch Children's Research Institute
Newborn Emergency Transport Service
Royal Children's Hospital
Melbourne, Australia
Distúrbios do Desenvolvimento Sexual; Erros Inatos do Metabolismo com Início Neonatal Agudo; Defeitos do Tubo Neural

Christopher Tomlinson, MBChB, BSc, PhD
Assistant Professor of Pediatrics
Department of Pediatrics
University of Toronto
Staff Physician
Neonatal Intensive Care Unit
Hospital for Sick Children
Toronto, Ontario, Canada
Miastenia Grave (Neonatal Transitória)

Deborah J. Tuttle, MD
Assistant Professor of Pediatrics
Jefferson Medical College
Thomas Jefferson University
Philadelphia, Pennsylvania
Director, Performance Improvement
Christiana Care Health System
Director, Milk Bank
Attending Neonatologist
Christiana Care Health System
Newark, Delaware
Tabelas de Imunização

Cherry Uy, MD
Clinical Professor
Department of Pediatrics, Division of Neonatology
University of California, Irvine
Orange, California
Hipotermia Terapêutica; Hiperbilirrubinemia Direta (Conjugada); Hiperbilirrubinemia Indireta (Não Conjugada)

Richard M. Whitehurst Jr., MD
Associate Professor of Pediatrics
Department of Pediatrics, Division of Neonatology
Assistant Professor of Pharmacology
Department of Pharmacology
University of South Alabama
Mobile, Alabama
Incompatibilidade ABO; Incompatibilidade de Rh

Tiffany N. Wright, MD
General Surgery Resident
Department of Surgery
University of Kentucky Medical Center
Lexington, Kentucky
Doenças Cirúrgicas do Recém-Nascido: Massas Abdominais; Doenças Cirúrgicas do Recém-Nascido: Defeitos da Parede Abdominal; Doenças Cirúrgicas do Recém-Nascido: Obstrução do Trato Alimentar; Doenças Cirúrgicas do Recém-Nascido: Doenças das Vias Aéreas, da Árvore Traqueobrônquica e dos Pulmões; Doenças Cirúrgicas do Recém-Nascido: Tumores Retroperitoneais

Michael Zayek, MD
Professor of Pediatrics
Department of Pediatrics, Division of Neonatology
University of South Alabama
Mobile, Alabama
Displasia Broncopulmonar/Doença Pulmonar Crônica; Trombocitopenia e Disfunção Plaquetária

Sumário

Pranchas em Cores .... **xxv**

Seção I. Tratamento Anteparto, Intraparto, no Parto e em Transporte

1 Avaliação Fetal 1
2 Anestesia Obstétrica e Recém-Nascido............................. 9
3 Reanimação do Recém-Nascido 15
4 Transporte do Bebê 24

Seção II. Tratamento Básico

5 Classificação da Idade Gestacional e do Peso ao Nascimento 29
6 Exame Físico do Recém-Nascido...................................... 43
7 Regulação Térmica... 64
8 Manejo Respiratório.. 70
9 Líquidos e Eletrólitos... 88
10 Terapia Nutricional 97

Seção III. Tratamento Avançado

11 Estudos de Imagem...133
12 Tratamento do Bebê de Extremo Baixo Peso ao Nascer, durante a Primeira Semana de Vida 157
13 Tratamento do Bebê Pré-Termo Tardio 168
14 Dor no Recém-Nascido 171
15 Triagem de Recém-Nascido 175
16 Estudos para Avaliação Neurológica 180
17 Terapia com Hemocomponentes 188
18 Suporte Extracorpóreo da Vida no Recém-Nascido.....................194
19 Acompanhamento de Bebês de Alto Risco 208
20 Terapias Médicas Complementares e Alternativas em Neonatologia......212
21 Bioética Neonatal 220

Seção IV. Procedimentos: Princípios de Procedimentos Neonatais 227

22 Acesso Arterial: Cateterismo Arterial Percutâneo (Linha Arterial Radial) .. 230
23 Acesso Arterial: Cateterismo de Artéria Umbilical 233
24 Acesso Arterial: Punção Arterial (Punção da Artéria Radial) 241
25 Acesso Venoso: Cateterismo de Veia Umbilical 244
26 Acesso Venoso: Cateterismo Intravenoso Periférico 250
27 Acesso Venoso: Cateterismo Venoso Central Percutâneo 253
28 Acesso Venoso: Infusão Intraóssea................................... 259
29 Acesso Venoso: Venopuntura (Flebotomia) 262
30 Aspiração Vesical (Coleta Suprapúbica de Urina) 264
31 Cânula de Máscara Laríngea 266
32 Cateterismo Vesical 269
33 Colocação de Tubo de Tórax... 272
34 Cuidado de Ostomia 278
35 Desfibrilação e Cardioversão 281
36 Exsanguinotransfusão 284
37 Extravasamento e Infiltração IV Periféricos: Tratamento Inicial........... 289
38 Hipotermia Terapêutica 290
39 Intubação e Extubação Endotraqueal 294
40 Intubação Gástrica e Transpilórica 303
41 Paracentese (Abdominal) 308
42 Pericardiocentese.. 311
43 Picada no Calcanhar (Amostragem de Sangue Capilar) 313
44 Punção Lombar (Punção Espinal)..................................... 317
45 Transiluminação 322

Seção V. Problemas no Plantão

46 Aconselhamento aos Pais antes do Parto de Alto Risco 325
47 Antibióticos Pós-Parto 328
48 Apneia e Bradicardia ("A's e B's") 337

49	Arritmia	347
50	Aspirado Gástrico (Resíduo Gástrico)	355
51	Atividade Convulsiva	361
52	Cianose	370
53	Corrimento Ocular e Conjuntivite	376
54	Erupções e Problemas Dermatológicos	384
55	Gasometria Anormal	393
56	Hematúria	401
57	Hemorragia Pulmonar	403
58	Hiperbilirrubinemia Direta (Conjugada)	408
59	Hiperbilirrubinemia Indireta (Não Conjugada)	416
60	Hiperglicemia	425
61	Hiperpotassemia	430
62	Hipertensão	436
63	Hipoglicemia	443
64	Hiponatremia	452
65	Hipopotassemia	458
66	Hipotensão e Choque	461
67	Má Perfusão	471
68	Morte de um Bebê	475
69	Nenhum Débito Urinário em 24 Horas	479
70	Nenhuma Evacuação em 48 Horas	485
71	O Bebê Está Pronto para Alta?	491
72	Parto Traumático	495
73	Pneumoperitônio	504
74	Pneumotórax	510
75	Policitemia	516
76	Sangramento Gastrointestinal do Trato Superior	521
77	Sangue nas Fezes	526
78	Sedação e Analgesia	533
79	Vasospasmo e Tromboembolismo	538

Seção VI. Doenças e Distúrbios

80 Anemia 549
81 Apneia 557
82 Asfixia Perinatal... 562
83 Aspiração de Mecônio...................................... 572
84 Cardiopatia Congênita 577
85 Citomegalovírus.. 586
86 Convulsões 590
87 Coqueluche.. 597
88 Crescimento Intrauterino Restrito (Pequeno para a Idade Gestacional)... 601
89 Defeitos do Tubo Neural.................................... 611
90 Displasia Broncopulmonar/Doença Pulmonar Crônica 620
91 Distúrbios do Cálcio (Hipocalcemia, Hipercalcemia) 626
92 Distúrbios do Desenvolvimento Sexual....................... 631
93 Distúrbios do Magnésio (Hipomagnesemia, Hipermagnesemia) 639
94 Distúrbios Oculares Neonatais.............................. 642
95 Doença de Lyme 647
96 Doenças Cirúrgicas do Recém-Nascido: Defeitos da Parede Abdominal .. 650
97 Doenças Cirúrgicas do Recém-Nascido: Doenças das Vias Aéreas, da Árvore Traqueobrônquica e dos Pulmões........................ 653
98 Doenças Cirúrgicas do Recém-Nascido: Massas Abdominais.......... 658
99 Doenças Cirúrgicas do Recém-Nascido: Obstrução do Trato Alimentar .. 659
100 Doenças Cirúrgicas do Recém-Nascido: Transtornos Urológicos........ 664
101 Doenças Cirúrgicas do Recém-Nascido: Tumores Retroperitoneais...... 668
102 Doenças da Tireoide....................................... 670
103 Enterocolite Necrosante 676
104 Enterovírus e Parechovírus................................. 682
105 Erros Inatos do Metabolismo com Início Neonatal Agudo 686
106 Gestação Múltipla... 710
107 Gonorreia 715

108	Hemorragia Intracraniana	716
109	Hepatite	725
110	Hidrocefalia e Ventriculomegalia	732
111	Hiperbilirrubinemia Direta (Hiperbilirrubinemia Conjugada)	738
112	Hiperbilirrubinemia Indireta (Hiperbilirrubinemia Não Conjugada)	747
113	Hipertensão Pulmonar Persistente do Recém-Nascido	760
114	Incompatibilidade ABO	768
115	Incompatibilidade de Rh	771
116	Infecção do Trato Urinário	776
117	Infecção por Clamídia	777
118	Infecção por Parvovírus B19	780
119	Infecção por *Ureaplasma*	782
120	Infecções por *Staphylococcus aureus* Resistente à Meticilina	784
121	Infecções por Varicela-Zóster	790
122	Infecções TORCH	795
123	Insuficiência Renal Aguda (Lesão Renal Aguda)	796
124	Meningite	800
125	Miastenia Grave (Neonatal Transitória)	803
126	Osteopenia da Prematuridade	805
127	Perfuração Intestinal Espontânea	810
128	Persistência do Canal Arterial	813
129	Policitemia e Hiperviscosidade	817
130	Problemas Ortopédicos e Musculoesqueléticos	821
131	Recém-Nascido de Mãe Diabética	830
132	Recém-Nascido de Mãe Usuária de Drogas	835
133	Retinopatia da Prematuridade	845
134	Rubéola	850
135	Sepse	853
136	Sífilis	862
137	Síndrome da Angústia Respiratória	868

138	Síndromes Comuns de Múltiplas Anomalias Congênitas	874
139	Síndromes de Escape de Ar	881
140	Taquipneia Transitória do Recém-Nascido	889
141	Toxoplasmose	895
142	Transtornos da Coagulação	900
143	Trombocitopenia e Disfunção Plaquetária	915
144	Tuberculose	920
145	Vírus da Imunodeficiência Humana	925
146	Vírus Herpes Simples	933
147	Vírus Sincicial Respiratório	937

Seção VII. Farmacologia Neonatal

148	Medicamentos Usados na Unidade de Terapia Intensiva Neonatal	941
149	Efeitos de Drogas e Substâncias sobre a Lactação e os Bebês	1012

Apêndices

A	Abreviações Usadas em Neonatologia	1035
B	Escore de Apgar	1047
C	Determinações de Pressão Arterial	1048
D	Prontuários	1050
E	Tabelas de Imunização	1054
F	Diretrizes de Isolamento	1057
G	Tabela de Conversão de Temperatura	1068
H	Tabela de Conversão de Peso	1069

Índice Remissivo ... **1071**

Pranchas em Cores

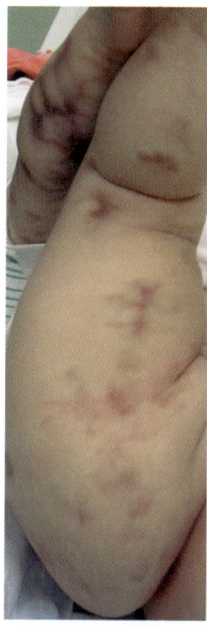

ILUSTRAÇÃO 1. Cútis marmórea telangiectásica congênita (CMTC). (*Reproduzida, com permissão, de Leslie Castelo-Soccio, MD, PhD, Children's Hospital of Philadelphia Division of Dermatology*).

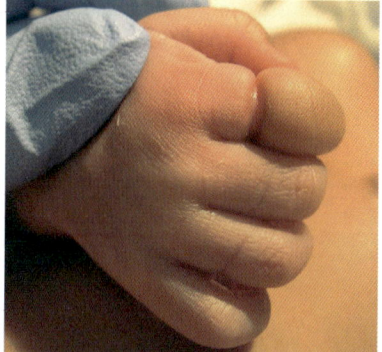

ILUSTRAÇÃO 2. Síndrome da banda amniótica. (*Reproduzida, com permissão, de Leslie Castelo-Soccio, MD, PhD, Children's Hospital of Philadelphia Division of Dermatology*).

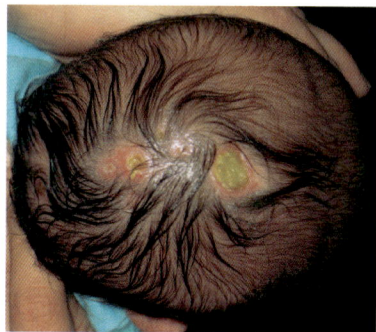

ILUSTRAÇÃO 3. Aplasia cutânea congênita no couro cabeludo. (*Reproduzida, com permissão, de Leslie Castelo-Soccio, MD, PhD, Children's Hospital of Philadelphia Division of Dermatology*).

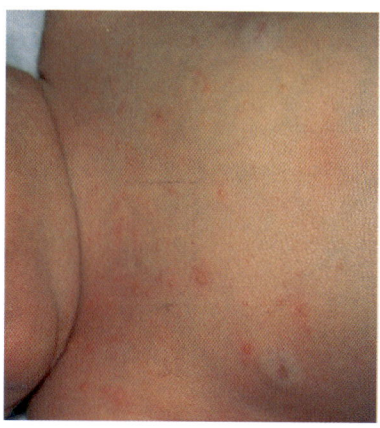

ILUSTRAÇÃO 4. Eritema tóxico. (*Reproduzida, com permissão, de Leslie Castelo-Soccio, MD, PhD, Children's Hospital of Philadelphia Division of Dermatology*).

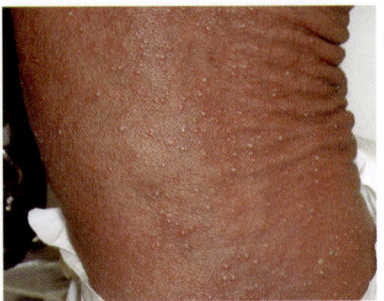

ILUSTRAÇÃO 5. Melanose pustulosa neonatal transitória. (*Reproduzida, com permissão, de Leslie Castelo-Soccio, MD, PhD, Children's Hospital of Philadelphia Division of Dermatology*).

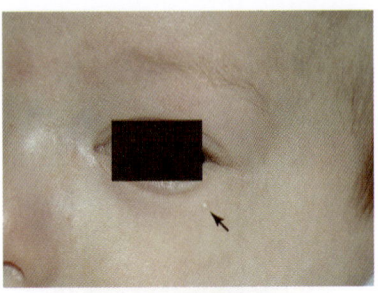

ILUSTRAÇÃO 6. Milia. (*Reproduzida, com permissão, de Leslie Castelo-Soccio, MD, PhD, Children's Hospital of Philadelphia Division of Dermatology*).

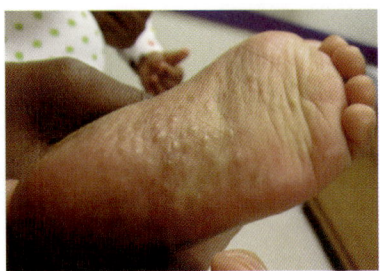

ILUSTRAÇÃO 7. Acropustulose infantil. (*Reproduzida, com permissão, de Leslie Castelo-Soccio, MD, PhD, Children's Hospital of Philadelphia Division of Dermatology*).

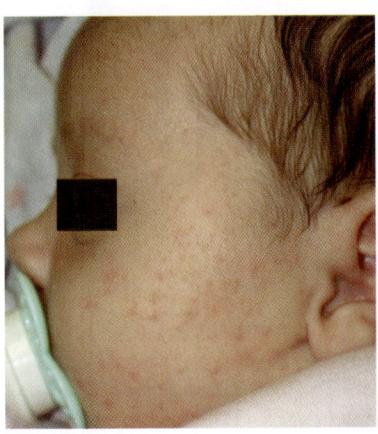

ILUSTRAÇÃO 8. Acne neonatal. (*Reproduzida, com permissão, de Leslie Castelo-Soccio, MD, PhD, Children's Hospital of Philadelphia Division of Dermatology*).

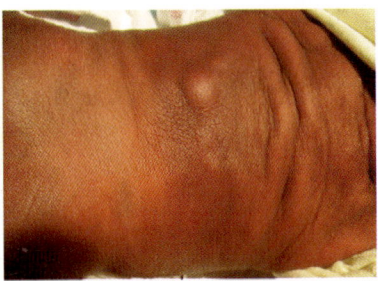

ILUSTRAÇÃO 9. Necrose de tecido adiposo subcutâneo. (*Reproduzida, com permissão, de Leslie Castelo-Soccio, MD, PhD, Children's Hospital of Philadelphia Division of Dermatology*).

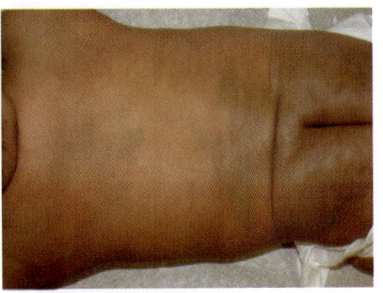

ILUSTRAÇÃO 10. Manchas mongólicas. (*Reproduzida, com permissão, de Leslie Castelo-Soccio, MD, PhD, Children's Hospital of Philadelphia Division of Dermatology*).

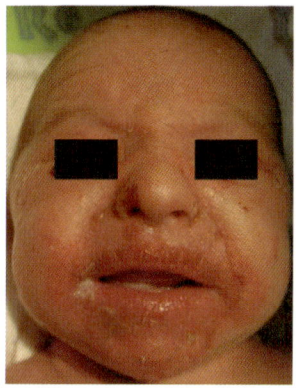

ILUSTRAÇÃO 11. Síndrome da pele escaldada estafilocócica (SSSS). (*Reproduzida, com permissão, de Leslie Castelo-Soccio, MD, PhD, Children's Hospital of Philadelphia Division of Dermatology*).

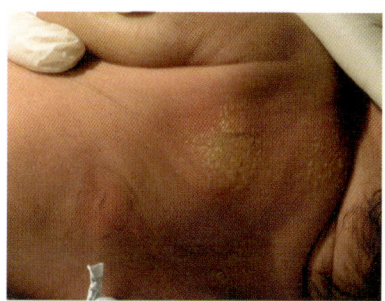

ILUSTRAÇÃO 12. Vírus do herpes simples. (*Reproduzida, com permissão, de Leslie Castelo-Soccio, MD, PhD, Children's Hospital of Philadelphia Division of Dermatology*).

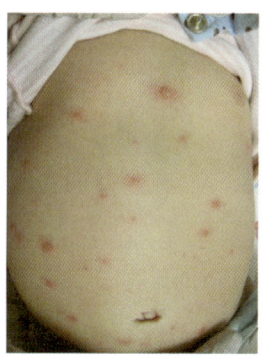

ILUSTRAÇÃO 13. Varicela-zóster no abdome. (*Reproduzida, com permissão, de Leslie Castelo-Soccio, MD, PhD, Children's Hospital of Philadelphia Division of Dermatology*).

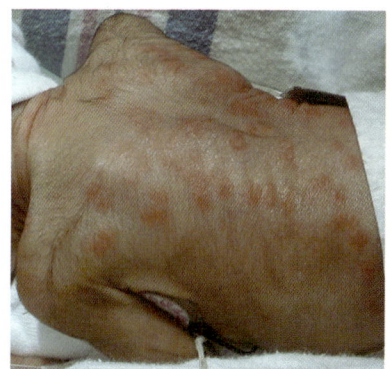

ILUSTRAÇÃO 14. Candidíase cutânea congênita. (*Reproduzida, com permissão, de Leslie Castelo-Soccio, MD, PhD, Children's Hospital of Philadelphia Division of Dermatology*).

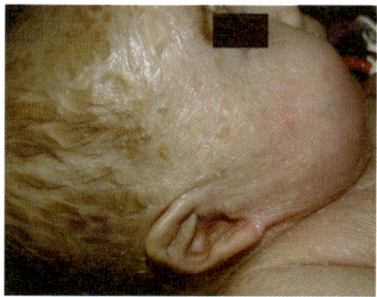

ILUSTRAÇÃO 15. Ictiose lamelar. (*Reproduzida, com permissão, de Leslie Castelo-Soccio, MD, PhD, Children's Hospital of Philadelphia Division of Dermatology*).

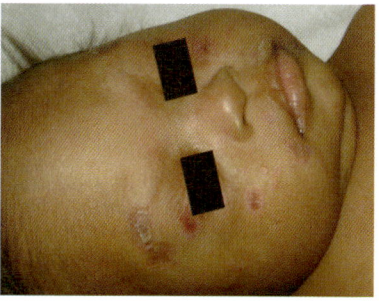

ILUSTRAÇÃO 16. Lúpus neonatal. (*Reproduzida, com permissão, de Leslie Castelo-Soccio, MD, PhD, Children's Hospital of Philadelphia Division of Dermatology*).

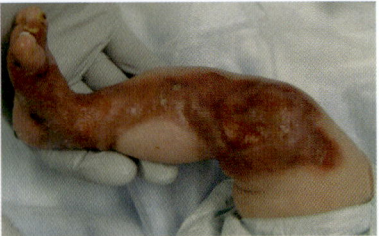

ILUSTRAÇÃO 17. Ausência congênita de pele na epidermólise bolhosa distrófica dominante. (*Reproduzida, com permissão, de Leslie Castelo-Soccio, MD, PhD, Children's Hospital of Philadelphia Division of Dermatology*).

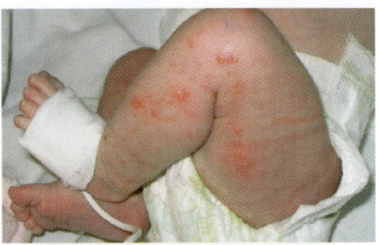

ILUSTRAÇÃO 18. Incontinência pigmentar. (*Reproduzida, com permissão, de Jacek J. Pietrzyk, MD, PhD, Department of Pediatrics, Jagiellonian University Medical College, Krakow, Poland*).

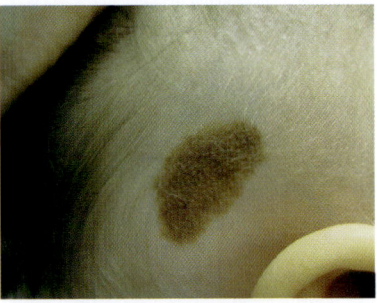

ILUSTRAÇÃO 19. Nevo melanocítico congênito do couro cabeludo. (*Reproduzida, com permissão, de Leslie Castelo-Soccio, MD, PhD, Children's Hospital of Philadelphia Division of Dermatology*).

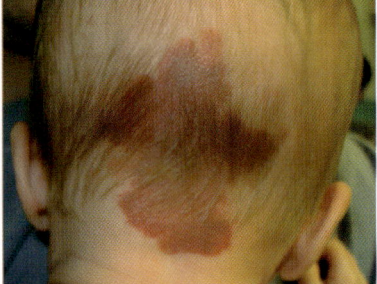

ILUSTRAÇÃO 20. Mancha em vinho do Porto. (*Reproduzida, com permissão, de Leslie Castelo-Soccio, MD, PhD, Children's Hospital of Philadelphia Division of Dermatology*).

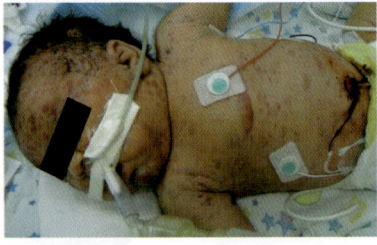

ILUSTRAÇÃO 21. "Lesões *blueberry muffin*" da leucemia congênita. Também podem ser observadas nas infecções virais congênitas (TORCH), nos distúrbios sanguíneos e vasculares, e em outras malignidades. (*Reproduzida, com permissão, de Leslie Castelo-Soccio, MD, PhD, Children's Hospital of Philadelphia Division of Dermatology*).

NEONATOLOGIA

SEÇÃO I — Tratamento Anteparto, Intraparto, no Parto e em Transporte

1 Avaliação Fetal

DIAGNÓSTICO PRÉ-NATAL

Diagnóstico pré-natal refere-se às modalidades de teste usadas durante a gravidez para rastrear e diagnosticar aneuploidias e anomalias.

I. **Translucência nucal (NT).** Uma medição com ultrassom da quantidade de líquido atrás do pescoço do feto, mais bem efetuada entre 10 3/7 e 13 6/7 semanas. Um aumento na NT se correlaciona com um risco elevado de anormalidades cromossômicas, como trissomia 21 ou 18. Além disso, as gestações com NT aumentada têm um risco elevado de resultados adversos da gravidez, incluindo defeitos cardíacos fetais e morte fetal intrauterina, mesmo quando o cariótipo é normal. Uma medição isolada da NT tem uma baixa taxa de detecção de trissomias 18 e 21; por essa razão, não é recomendada como teste único de triagem para aneuploidia.

II. **Triagem combinada no primeiro trimestre.** Translucência nucal combinada com uma medição dos marcadores séricos maternos: gonadotropina coriônica humana beta livre (β-hCG livre) e proteína A plasmática, associada à gravidez (PAPP-A), é usada para calcular o risco das trissomias 18 e 21. Ela é efetuada entre 10 3/7 e 13 6/7 semanas de gestação. É uma ferramenta efetiva de triagem, com uma taxa de detecção de 82–87% para trissomia 21 a uma taxa de triagem falso-positiva de 5%. β-hCG livre está elevada, e PAPP-A está diminuída em uma gravidez afetada por síndrome de Down.

III. **Triagem no segundo trimestre.** A triagem quádrupla (*Quad screen* — Teste quádruplo) envolve analisar os níveis de alfafetoproteína sérica materna (MSAFP), hCG total, estriol não conjugado e inibina A entre 15 e 21 semanas de gestação para calcular o risco de trissomias 18 e 21. Além disso, ela fornece uma avaliação do risco de defeitos de tubo neural aberto. Em pacientes que se apresentam depois de 13 6/7 semanas ou escolhem não fazer triagem no primeiro trimestre, o teste quádruplo é uma opção. Em uma gravidez afetada por síndrome de Down, ambos, a MSAFP e o estriol não conjugado são baixos, e hCG e inibina A são elevados. O teste quádruplo tem uma taxa de detecção de 81% para síndrome de Down a uma taxa de falso-positivo de 5%. Similarmente à triagem no primeiro trimestre, o teste quádruplo exige um teste invasivo para confirmar o diagnóstico de uma anormalidade cromossômica (*i. e.*, amniocentese ou amostragem de vilo coriônico [CVS]). Às pacientes que escolherem fazer triagem no primeiro trimestre e/ou CVS, deve-se oferecer triagem de defeito de tubo neural na forma de um nível de MSAFP no segundo trimestre. A MSAFP está elevada na presença de um defeito de tubo neural aberto. Há evidência de que ultrassom focalizado durante o segundo trimestre constitui uma ferramenta efetiva para detecção de um defeito de tubo neural aberto.

IV. **Triagens integrada e sequencial (independente, gradativa e contingente).** Estas opções envolvem uma combinação de triagem no primeiro e segundo trimestres.

   A. **Triagem integrada.** A NT e os níveis séricos maternos de PAAP-A são obtidos no primeiro trimestre, e o teste quádruplo é obtido no segundo trimestre. Quando o teste não inclui uma medição da NT ele é chamado **integrado sérico**. Com ambas, as triagens integrada completa e sérica, os resultados são informados quando todos os testes são completados, fornecendo uma taxa de detecção de síndrome de Down de 94 e 87%, respectivamente, a uma taxa de falso-positivo de 5%.

   B. **Triagem sequencial.** NT, PAPP-A e β-hCG livre são medidas no primeiro trimestre seguidas por um teste quádruplo no segundo trimestre. Com a **abordagem independente**, os resultados são dados depois do primeiro trimestre, e às mulheres com um risco aumentado é oferecida a testagem invasiva. Se houver um risco baixo, uma triagem no segundo trimestre é completada e interpretada independentemente dos resultados do primeiro trimestre com uma alta taxa de falso-positivo de 11% a uma taxa de detecção de 94%. Com a **abordagem gradativa**, as pacientes determinadas como estando em alto risco depois das triagens no primeiro trimestre recebem oferecimento de testagem invasiva. Caso contrário, a parte do segundo trimestre é completada, e os resultados são dados e combinados com aqueles no primeiro trimestre. A taxa de detecção é de 95% a uma taxa de falso-positivo de 5%. A **abordagem contingente** faz a parte do primeiro trimestre da testagem sequencial e prossegue com o teste quádruplo quando é notado um risco elevado. Aquelas em risco intermediário completam a segunda parte. Entretanto, aquelas em baixo risco não fazem testagem adicional. **A triagem sequencial contingente tem uma excelente taxa de detecção e uma baixa taxa de falso-positivo, e constitui a ferramenta mais custo-efetiva de triagem para trissomia 21.**

V. Testagem com ultrassom. Exame com ultrassom uterino é usado nas seguintes circunstâncias:
  A. **Determinação da viabilidade da gravidez.** Movimento cardiofetal pode ser detectado com 6 semanas de gestação por um exame abdominal e alguns dias mais cedo por ultrassom transvaginal. Uma vez o **comprimento vértice-nádegas (CRL)** seja ≥ 5 mm, movimento cardiofetal deve ser visto. Ultrassom é também usado no caso de uma suspeita de morte fetal mais tarde na gravidez.
  B. **Cálculo da idade gestacional.** Medição do **CRL entre 6 e 14 semanas de gestação permite a avaliação mais precisa da idade gestacional**, com aproximação de 5 dias. Depois do primeiro trimestre, uma combinação do diâmetro biparietal, circunferência da cabeça, circunferência abdominal e comprimento do fêmur é usada para estimar a idade gestacional e o peso fetal. Medições no segundo trimestre são precisas com aproximação de ~10–14 dias, e no terceiro trimestre dentro de 14–21 dias. Ver também Capítulo 5.
  C. **Diagnóstico de gravidez múltipla e determinação da corionicidade e amnionicidade.** A determinação da corionicidade e amnionicidade é feita por exame ultrassonográfico das membranas fetais e é mais bem feita tão precocemente quanto possível no primeiro trimestre, mas depois de 6 semanas e antes de 14 semanas de gestação.
  D. **Exame anatômico.** Um grande número de anomalias congênitas pode ser diagnosticado confiavelmente por ultrassonografia, incluindo anencefalia, espinha bífida, anomalias renais, hérnia diafragmática, fendas labial e palatina e displasia esquelética. A identificação destas anomalias antes do nascimento pode ajudar a determinar o método mais seguro de parto e o pessoal de suporte necessário ao parto. Ultrassonografia também pode ajudar a determinar o sexo fetal para as pacientes em que esta determinação influencia a probabilidade de uma doença genética ligada ao X.
  E. **Direcionamento visual.** Ultrassom é usado para orientação durante procedimentos, como amniocentese, CVS, amostragem sanguínea umbilical percutânea (PUBS) e algumas cirurgias fetais (p. ex., colocação de *shunts* vesicais ou torácicos).
  F. **Avaliação do crescimento e peso fetais.** Ultrassonografia é útil para detectar e monitorar tanto a restrição do crescimento intrauterino (IUGR; definido como um peso fetal estimado < 10%) quanto macrossomia fetal (peso fetal estimado > 4.500 g). Evidência está se acumulando de que o tamanho físico e a raça maternos devem ser considerados ao ajustar o peso fetal para determinação de IUGR. Estimativa do peso fetal também é importante ao aconselhar as pacientes a respeito das expectativas após dar à luz um bebê prematuro. Avaliação ultrassônica do peso fetal por um ultrassonografista experiente é acurada dentro de 10–20% do peso real.
  G. **Avaliação do volume de líquido amniótico.** Volume de líquido amniótico pode ser avaliado objetivamente com ultrassom pela medição da **bolsa vertical máxima (MVP) ou índice de líquido amniótico (AFI:** total de mais profundas bolsas verticais sem cordão em quatro quadrantes) em centímetros.
    1. **Oligo-hidrâmnio.** Definido como um AFI de < 5 cm, AFI < 10% para idade gestacional, ou MVP < 2 cm. Oligo-hidrâmnio é associado à morbidade fetal aumentada, e mortalidade com ruptura espontânea das membranas como a causa mais comum. Outras causas incluem insuficiência placentária, hipertensão crônica, gestação pós-termo e anomalias fetais, como agenesia renal, obstrução da via de saída da bexiga, cardiopatia e anormalidades cariotípicas.

2. **Poli-hidrâmnio.** Definido como um AFI > 25 cm, AFI > 95% para a idade gestacional, ou MVP > 8 cm. As causas de poli-hidrâmnio incluem diabetes, gestação múltipla com síndrome de transfusão intergemelar, hidropsia não imune e anomalias fetais, como defeitos de tubo neural, doenças cardíacas e obstrução gastrointestinal. A maioria dos casos de poli-hidrâmnio é idiopática; entretanto, o risco de anomalias fetais aumenta com a gravidade do poli-hidrâmnio.
H. **Avaliação da localização da placenta e presença de hemorragia retroplacentária.** Isto é útil em casos suspeitos de placenta prévia ou acreta. A maioria dos casos de descolamento da placenta não é diagnosticada por ultrassonografia, porque descolamento é um diagnóstico clínico.
I. **Avaliação do bem-estar fetal**
1. **Perfil biofísico.** Ultrassonografia é usada para avaliar movimentos fetais, respiração fetal, tônus fetal e volume de líquido amniótico. Ver perfil biofísico em testes pré-natais de bem-estar fetal (Tabela 1–1).
2. **Estudos Doppler.** Ultrassonografia Doppler de vasos fetais, particularmente a **artéria umbilical**, é um adjunto útil no tratamento de gestações de alto risco, especialmente aquelas complicadas por IUGR. Alterações no padrão Doppler vascular (*i. e.*, razões aumentadas sistólicas/diastólicas e fluxo diastólico final ausente ou invertido na artéria umbilical) sinalizam elevações na resistência vascular placentária. Estas anormalidades se correlacionam com um risco aumentado de morbidade e mortalidade perinatais. Em gestações de alto risco, avaliação da **artéria cerebral média** é útil para avaliar a presença de anemia fetal, e avaliação Doppler da artéria uterina pode ser útil na predição e avaliação de pré-eclâmpsia. O uso global de ultrassonografia Doppler foi associado a uma diminuição de 29% na mortalidade perinatal e menos induções de trabalho de parto e partos cesáreos em gestações de alto risco; entretanto, nenhum benefício do uso desta técnica foi demonstrado na triagem de uma população de baixo risco.
VI. **Amniocentese.** Líquido amniótico pode ser analisado para diagnóstico pré-natal de anormalidades cariotípicas, doenças genéticas (para as que têm teste disponível), tipo sanguíneo fetal e hemoglobinopatias, maturidade pulmonar fetal e monitoramento do grau de isoimunização pela medição do conteúdo de bilirrubina no líquido, e para o diagnóstico de corioamnionite. Testagem quanto a anormalidades cariotípicas é frequentemente feita entre 16–20 semanas de gestação. Uma amostra de líquido amniótico é removida sob orientação ultrassônica. Células fetais no líquido podem ser cultivadas em cultura de tecido para estudo genético. Com orientação visual do ultrassom, a taxa de perda de gravidez relacionada com amniocentese é, com frequência, citada entre 1 para 200 e 1 para 1.600. Amniocentese precoce (antes de 14 semanas) geralmente não é recomendada porque é associada a uma taxa significativamente mais alta de perda fetal e deformidades de membros. Indicações de amniocentese incluem mulheres em risco aumentado de aneuploidia, seja pela história ou testes de triagem anormais no primeiro ou segundo trimestres; mulheres com filhos precedentes com uma anormalidade cromossômica; suspeita de doença ligada ao X; doenças recessivas autossômicas quando ambos os pais são portadores do caráter em questão; e avaliação de erros inatos do metabolismo.

Tabela 1–1. PERFIL BIOFÍSICO

Variável	Resposta Normal (2 Pontos)
Respiração fetal	≥ 1 episódio de movimento respiratório contínuo de pelo menos 30 segundos
Movimentos corporais grosseiros fetais	≥ 3 movimentos do corpo ou de membros
Tônus fetal	≥ 1 extensão de extremidade ou da coluna fetal com retorno à flexão, ou abertura da mão fetal
Líquido amniótico	≥ 1 bolsa de líquido amniótico de > 2 cm em dois planos perpendiculares
Teste de não estresse	Reativo

VII. **Amostragem de vilo coriônico.** CVS é frequentemente efetuada entre 10 e 12 semanas de gestação. Vilos coriônicos são retirados da placenta, seja através de uma agulha inserida pelo abdome, seja através de um cateter transcervical, e as células obtidas são cultivadas e analisadas. As indicações são as mesmas da amniocentese. As taxas de perda de gravidez após CVS são semelhantes às da amniocentese, mas são altamente dependentes do operador. CVS geralmente não é recomendada antes de 10 semanas de gestação por causa da taxa aumentada de anomalias de membros descritas.

VIII. **Amostragem sanguínea umbilical percutânea (PUBS).** Sob direcionamento ultrassônico, uma agulha é colocada transabdominalmente dentro da artéria ou veia umbilical fetal. Amostras de sangue fetal podem ser obtidas para cariótipo, estudos virais, tipo sanguíneo fetal, hematócrito ou contagem de plaquetas. Isto também proporciona uma via para transfusão *in utero* de eritrócitos ou plaquetas. PUBS é mais frequentemente usada em casos de doença hemolítica grave do feto com ou sem hidropsia, como a decorrente da isoimunização Rh ou de anticorpo atípico.

TESTES ANTEPARTO DE BEM-ESTAR FETAL

Testagem anteparto refere-se às modalidades de teste usadas durante a gravidez para avaliar a saúde fetal e identificar os fetos em risco de mau resultado da gravidez.

I. **Teste de não estresse (NST).** O teste de não estresse é um teste não invasivo simples, usado para checar o bem-estar fetal pela medição da frequência cardíaca em resposta a movimentos fetais. Bem-estar fetal é confirmado se a frequência cardíaca básica for normal e houver acelerações periódicas na frequência cardiofetal. As seguintes diretrizes podem ser usadas, embora possa haver variações entre as instituições.

A. **NST reativo.** Em um período de monitoramento de 20 minutos, há ≥ 2 acelerações da frequência cardiofetal 15 batimentos/min acima da linha de base, cada uma durando pelo menos 15 segundos. Em um feto de < 32 semanas de gestação, as acelerações devem atingir 10 batimentos/min acima da linha de base e durar pelo menos 10 segundos. A mortalidade perinatal dentro de 1 semana após um NST reativo é ~1,9 por 1.000.

B. **NST não reativo.** A frequência cardiofetal não satisfaz os critérios estabelecidos durante um período prolongado de monitoramento (frequentemente pelo menos 1 hora). Há muitas causas de um NST não reativo além de comprometimento fetal, incluindo ciclo de sono fetal, fumo materno-crônico e exposição a medicações, como depressores do sistema nervoso central e propranolol. Em razão desta baixa especificidade (a taxa de falso-positivo é ~75–90%), um NST não reativo deve ser seguido por testagem mais definitiva, como um perfil biofísico ou um teste de estresse de contração.

II. **Perfil biofísico (BPP).** O perfil biofísico é outro teste usado para avaliar o bem-estar fetal. Ele envolve realizar um NST para avaliar a frequência cardiofetal, e ultrassonografia durante 30 minutos para avaliar movimentos respiratórios fetais, movimentos corporais grosseiros, tônus e índice de líquido amniótico (AFI). Dois pontos são atribuídos para cada variável se presente, e zero se ausente durante o período de observação (ver Tabela 1–1). Um escore de 8–10 é considerado normal, 6 é duvidoso e justifica uma repetição do BPP em 24 horas, e 0–4 é anormal com parto frequentemente indicado. Alterações nos parâmetros do BPP são decorrentes da hipoxemia fetal. Cautela é necessária porque ele pode também ser afetado por outros fatores, como idade gestacional, medicações e técnica imprópria. O BPP é amplamente usado entre instituições para monitorar gestações de alto risco. Entretanto, evidência de testes clínicos randomizados não suporta seu uso para monitorar gestações complicadas. Variação institucional existe a respeito da idade gestacional para realização de BPP, começando tão baixo como 24 semanas, mesmo quando sua utilidade apenas foi estudada a idades gestacionais mais altas.

Perfil biofísico modificado. O sistema de escore do BPP foi modificado para encurtar o tempo de teste. A combinação mais comum inclui uma avaliação de somente um NST e AFI. Em alguns casos, o BPP modificado é usado como um teste inicial, e se for anormal, é seguido por testagem adicional, incluindo um BPP completo. A taxa de natimorto dentro de 1 semana de um BPP normal ou um BPP modificado é a mesma, de 0,8 por 1.000.

III. **Teste de estresse de contração (CST).** O CST é usado para avaliar um feto em risco de insuficiência uteroplacentária. A frequência cardiofetal e as contrações uterinas são monitoradas continuamente. Um teste adequado consiste em três contrações de 40 a 60 segundos dentro de um período de 10 minutos. Se contrações suficientes não ocorrerem espontaneamente, pode ser usada oxitocina ou estimulação dos mamilos. Se oxitocina for necessária para produzir contrações para o CST, ele é chamado **teste de provocação com oxitocina (OCT)**. Se desacelerações tardias ocorrerem durante ou após contrações, pode estar presente insuficiência uteroplacentária. O CST pode estar contraindicado em pacientes com placenta prévia, aquelas que tiveram uma cesariana prévia com incisão vertical, e aquelas com fatores de alto risco para parto prematuro (p. ex., ruptura prematura das membranas ou insuficiência cervical). Os resultados de teste são interpretados do seguinte modo:
   A. **Teste negativo (normal).** Não ocorrem desacelerações tardias. Este resultado é associado a uma taxa de mortalidade perinatal muito baixa de 0,3 por 1.000 na semana subsequente ao teste.
   B. **Teste positivo (anormal).** Desacelerações tardias ocorrem com pelo menos 50% das contrações. Este resultado é associado a um risco aumentado de morbidade ou mortalidade perinatal e indica que parto é, com frequência, justificado.
   C. **Teste duvidoso (suspeito).** Desacelerações tardias ocorrem, mas em < 50% das contrações. Monitoramento fetal prolongado é frequentemente recomendado, e o CST deve ser repetido em 24 horas.
IV. **Estudos com Doppler.** Ver estudos com Doppler na seção de diagnóstico pré-natal.
V. **Contagem de movimento fetal.** A percepção materna do movimento fetal foi proposta como uma ferramenta para avaliar o bem-estar fetal. Diferentes métodos foram avaliados, incluindo "a contagem de 10", que envolve contar 10 movimentos fetais ao longo de 2 horas durante repouso materno. Outras condutas incluem contagens durante algum período de tempo cada dia ou alguns dias por semana. Entretanto, os resultados de diferentes estudos na literatura são mistos, e a utilidade da contagem materna de chutes para predizer natimorto é **controversa**. Relatos maternos de contagem fetal anormal justificam avaliação adicional.

TESTES DE BEM-ESTAR FETAL INTRAPARTO

Testagem intraparto refere-se às modalidades de testagem usadas durante o trabalho de parto para identificar fetos em risco de acidose, resultado neonatal adverso, ou morte.
   I. **Monitoramento eletrônico da frequência cardiofetal (EFM).** Embora EFM tenha se tornado amplamente usado, seus benefícios em relação à auscultação intermitente da frequência cardiofetal foram **controversos**. Não foi senão recentemente que o EFM foi associado a uma diminuição na mortalidade inicial de lactentes e neonatal, um risco diminuído para os escores de Apgar < 4 aos 5 minutos, e um risco diminuído de convulsões neonatais. EFM é associado a um aumento nas taxas de cesarianas e partos vaginais operatórios. Monitoramento da frequência cardiofetal pode ser **interno**, com um eletrodo fixado ao couro cabeludo fetal, ou **externo**, com um monitor fixado ao abdome materno. A nomenclatura e a interpretação do EFM são fundamentadas no relatório do grupo de trabalho do National Institute of Child Health and Human Development (NICHD), em 2008.
   A. **Frequência cardiofetal básica.** A frequência cardiofetal básica (FHR) é a frequência mantida durante pelo menos 2 minutos separadamente de variações periódicas, arredondada para os mais próximos 5 batimentos/min ao longo de um período de 10 minutos. A FHR normal é 110–160 batimentos/min. Taquicardia fetal está presente a > 160 batimentos/min, e bradicardia fetal a < 110 batimentos/min. As causas de taquicardia fetal incluem infecção materna ou fetal, hipóxia fetal, tireotoxicose e uso materno de drogas, como bloqueadores parassimpáticos ou agentes β-miméticos. As causas de bradicardia incluem hipóxia, bloqueio cardíaco completo e uso materno de drogas, como β-bloqueadores.
   B. **Variabilidade.** No feto maturo normal, há flutuações rápidas na FHR básica. Esta variabilidade indica uma interação funcional do sistema nervoso simpático–parassimpático e constitui o indicador mais sensível de bem-estar fetal. Uma faixa de amplitude de crista a cavado de

6–25 batimentos/min indica variabilidade moderada e sugere a ausência de hipóxia fetal. Variabilidade marcada ocorre quando > 25 batimentos/min são notadas. **Variabilidade mínima** é quantificada como < 5 batimentos/min; **variabilidade ausente** refere-se a uma faixa de amplitude que é indetectável. **Variabilidade diminuída** pode ser causada por hipóxia grave, anencefalia e outras anormalidades neurológicas fetais, bloqueio cardíaco completo e uso materno de drogas, como narcóticos ou sulfato de magnésio. Além disso, a variabilidade é diminuída durante ciclos normais de sono fetal.

C. **Acelerações.** São frequentemente associadas a movimento fetal e constituem uma indicação de bem-estar fetal. A presença de acelerações sugere a ausência de qualquer acidose.

D. **Desacelerações.** Há três tipos de desacelerações (Figura 1–1).
   1. **Desacelerações precoces.** Resultam da compressão fisiológica da cabeça e ocorrem secundariamente a um tônus de reflexo vagal intacto, que se segue a pequenos episódios

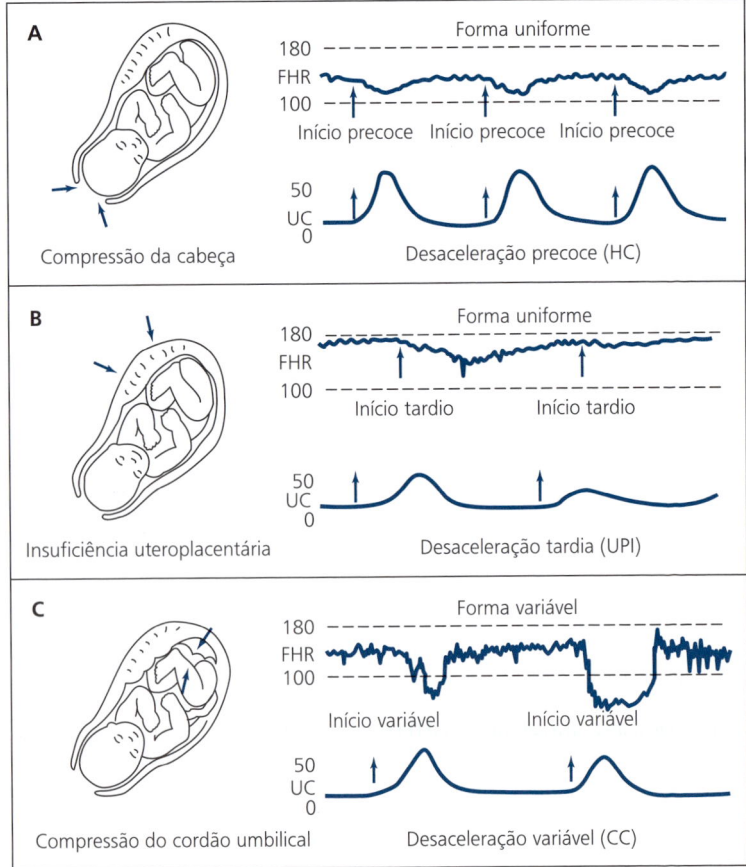

FIGURA 1–1. Exemplos de monitoramento da frequência cardiofetal. CC, compressão do cordão; FHR, frequência cardiofetal (batimentos/min); HC, compressão da cabeça; UC, contração uterina (mmHg); UPI, insuficiência uteroplacentária. (*Modificada e reproduzida, com permissão, de McCrann JR, Schifrin BS. Fetal monitoring in high-risk pregnancy.* Clin Perinatol. *1974;1:149. Copyright Elsevier Science.*)

hipóxicos fetais transitórios. Estas são benignas e não são associadas a comprometimento fetal. Elas aparecem como imagens em espelho do padrão da contração.
2. **Desacelerações tardias.** São um resultado de insuficiência uteroplacentária (UPI) e indicam a presença de hipóxia fetal. As causas potenciais incluem hipotensão materna, algumas vezes como resultado de posicionamento supino ou anestesia regional, bem como hipertonia uterina. Causas mais crônicas de UPI, como hipertensão, gestação pós-termo e pré-eclâmpsia, podem predispor um feto ao desenvolvimento de desacelerações tardias. Embora por si mesmas elas reflitam apenas uma tensão de oxigênio diminuída para o feto, sua persistência pode levar ao desenvolvimento de acidemia fetal e eventual comprometimento. O nadir ocorre depois que a contração chega ao seu máximo, com a forma demonstrando uma diminuição gradual e retorno lento à linha básica.
3. **Desacelerações variáveis.** Resultam da compressão abrupta do cordão umbilical. Elas também podem ser vistas como uma consequência de estiramento do cordão, como em fases de descida fetal rápida, ou com um prolapso do cordão. Desacelerações variáveis tendem a aumentar no contexto de oligo-hidrâmnio. A maioria destas desacelerações é benigna e não preditiva de um feto acidêmico. Entretanto, desacelerações variáveis graves (aquelas durando > 60 segundos), especialmente no contexto de variabilidade diminuída e/ou taquicardia, podem prenunciar um feto comprometido. Elas têm uma forma não uniforme de V ou W com uma descida e retorno rápidos à linha básica: o tempo desde a linha básica ao nadir da desaceleração é de 30 segundos.

E. **Interpretação do monitoramento eletrônico fetal.** Os padrões de FHR podem ser classificados em uma de 3 categorias: I (Normal), II (Indeterminado), ou III (Anormal).
 1. **Padrão de FHR categoria I.** Este tem 4 características: frequência básica normal (110–160 batimentos/min), variabilidade moderada (6–25 batimentos/min), ausência de desacelerações tardias ou variáveis e ausência ou presença de desacelerações precoces ou acelerações. No contexto destes achados, há uma alta probabilidade de um feto normalmente oxigenado.
 2. **Padrão de FHR categoria III.** Em contraposição, há 4 padrões de FHR preditivos de estado acidobásico fetal anormal agrupados na categoria III.
    a. **Padrão senoidal.** Estes incluem uma frequência cardíaca senoidal, definida como um padrão de variabilidade regular, assemelhando-se a uma onda senoide, com periodicidade fixa de 3–5 ciclos/min e amplitude de 5–40 batimentos/min. Um padrão senoidal pode indicar anemia fetal causada por hemorragia fetomaterna ou aloimunização.
    b. **Variabilidade básica da FHR está ausente.** Os outros três padrões anormais de FHR na categoria III são diagnosticados quando **variabilidade da FHR básica está ausente** e qualquer uma das seguintes está presente:
       i. **Desacelerações tardias recorrentes.**
       ii. **Desacelerações variáveis recorrentes.**
       iii. **Bradicardia.**
 3. **Categoria II.** Compreende todos os padrões de FHR que não estão na categoria I ou III. Traçados de categoria II não são preditivos de estado acidobásico fetal anormal. Quando um traçado de categoria II é identificado, um teste de estimulação do couro cabeludo fetal pode ajudar a identificar fetos em que o estado acidobásico é normal.

II. **Amostragem do couro cabeludo fetal (FHR).** Foi usada durante trabalho de parto para determinar o estado acidobásico quando o traçado da FHR era não tranquilizador ou duvidoso. Muitos clínicos têm pouca experiência em obter a amostra, e métodos não invasivos (estimulação vibroacústica e do couro cabeludo fetal) proporcionam tranquilização semelhante. Por essa razão, ela não é comumente usada em assistência clínica.

III. **Estimulação do couro cabeludo/estimulação vibroacústica.** Uma aceleração na FHR em resposta à estimulação manual da parte de apresentação fetal ou estimulação vibroacústica através do abdome materno foi associada a um pH fetal de > 7,20. Estes testes são frequentemente usados em trabalho de parto para determinar o bem-estar fetal; entretanto, uma falta de resposta fetal à estimulação não é preditiva de acidemia.

IV. **Oximetria de pulso fetal.** Esta técnica foi planejada como um adjunto ao monitoramento da FHR no trabalho de parto e envolve a colocação de um oxímetro de pulso fetal transcervicalmente junto à bochecha fetal. Saturação de oxigênio fetal normal, conforme medida por oximetria de pulso (SpO_2), é de 30–70%. Por causa da falta de significado clínico atualmente, ela não é recomendada.

TESTES DE MATURIDADE PULMONAR FETAL

I. **Estratégias de testagem.** Testagem da maturidade pulmonar fetal é recomendada quando se está considerando parto com < 39 semanas a não ser que clinicamente indicada por razões maternas/fetais. Testagem com < 32 semanas não é recomendada, uma vez que mais provavelmente ela será imatura. Um resultado maturo de qualquer teste de maturidade pulmonar fetal indica uma probabilidade muito baixa de síndrome de angústia respiratória (RDS) neonatal. O valor preditivo positivo de todos os testes é baixo, variando de 30 a 60%, significando que um resultado imaturo não se correlaciona bem com a presença de RDS. A escolha e a disponibilidade de testes de maturidade pulmonar fetal são dependentes da instituição.

II. **Relação lecitina-esfingomielina (L-S).** Lecitina é um fosfolipídio que pode ser medido especificamente no líquido amniótico. Ela é um componente ativo principal do surfactante e é fabricada pelas células alveolares tipo II. Esfingomielina é um fosfolipídio encontrado predominantemente em tecidos do corpo outros que não os pulmões. A relação L-S compara os níveis de lecitina, que, gradualmente, aumentam após 28 semanas, aos níveis de esfingomielina, que permanecem constantes. **Uma relação L-S ≥ 2:0 é considerada matura.**

Algumas doenças são associadas à maturação pulmonar retardada, incluindo diabetes melito e isoimunização Rh complicada por hidropsia fetal. Aceleração da maturidade pulmonar fetal é observada na anemia falciforme, vício de narcótico materno, ruptura prolongada das membranas, hipertensão crônica materna, IUGR e fumo. Diferenças também podem ocorrer em vários grupos raciais. A medição da relação L-S pode ser afetada pela presença de sangue ou mecônio. Além disso, a relação L-S é cara, difícil de efetuar e demorada, em comparação a outros testes disponíveis.

III. **Fosfatidilglicerol (PG).** Fosfatidilglicerol aparece no líquido amniótico às ~35 semanas, e os níveis aumentam às 37–40 semanas. Esta substância é um marcador útil da maturação pulmonar na gravidez avançada, porque ela é o último surfactante a aparecer no pulmão fetal. Ele é descrito como **presente ou ausente**, e sua presença é um marcador forte de que RDS não ocorrerá. Os níveis de PG não são afetados pela contaminação com sangue ou mecônio e podem também ser realizados em espécimes de acúmulo vaginal de pacientes que têm membranas rotas.

IV. **Relação surfactante/albumina por TDx fetal lung maturity (TDx FLM II).** Este teste (Abbott Laboratories, Abbott Park, IL) mede as concentrações relativas de surfactante e albumina (miligramas de surfactante por grama de albumina) no líquido amniótico, que aumenta com o aumento da maturidade pulmonar. Similarmente à relação L-S, sangue e mecônio podem interferir com os resultados. **Um valor ≤ 39 mg/g é considerado imaturo, 40–54 mg/g é indeterminado, e ≥ 55 mg/g é maturo.** TDx FLM II tem diversas vantagens sobre a relação L-S: menos *expertise* técnica é necessária, é executado mais facilmente, e os resultados são disponíveis mais rapidamente. Infelizmente, este teste não estará mais disponível, uma vez que foi descontinuado pelo fabricante.

V. **Contagem de corpos lamelares (LBC).** Depois da sua secreção pelos pneumócitos tipo II, surfactante é embalado em grânulos de armazenagem, chamados corpos lamelares. Este teste usa um contador de células hematológico padrão para contar estes corpos lamelares. **Uma contagem > 50.000 por microlitro sugere maturidade pulmonar.** Similarmente ao TDx FLM II, este teste fornece resultados mais rápidos e é mais fácil de realizar do que a relação L-S com uma sensibilidade igual ou melhor. Tanto sangue quanto mecônio podem afetar a interpretação deste teste.

BANCO DE SANGUE DO CORDÃO

Células-tronco do cordão umbilical são colhidas depois que o bebê nasceu e são armazenadas por bancos de sangue de cordão particulares ou públicos. A família recebe um *kit* de coleta para trazer no dia do parto. O obstetra tipicamente coleta o sangue depois que o bebê nasce. Depois que o cordão umbilical foi clampeado, o sangue é tirado com uma agulha que transfere o sangue para uma bolsa que é fechada depois que a coleta foi completada. A amostra é a seguir levada para o banco de sangue do cordão. Os pais podem optar pela guarda em banco do sangue do cordão, compreendendo os benefícios e limitações; entretanto, ela não é universalmente recomendada. Guarda em banco privado de sangue de cordão deve ser considerado quando há um membro da família com uma condição conhecida que pode ser tratada com um transplante hematopoético. As células podem, potencialmente, ser usadas para tratar algumas doenças com uma probabilidade estimada de um indivíduo usar suas próprias células de 1:2.700. Entretanto, algumas doenças, incluindo erros do metabolismo e doenças genéticas, não podem ser tratadas no mesmo indivíduo, uma vez que as células contêm a mutação.

Referências Selecionadas

Alfirevic Z, Stampalija T, Gyte GM. Fetal and umbilical Doppler ultrasound in high-risk pregnancies. *Cochrane Database Syst Rev.* 2010;1:CD007529.
American College of Obstetricians and Gynecologists. ACOG Committee Opinion, No. 399: Umbilical cord blood banking. *Obstet Gynecol.* 2008;111:475-477.
American College of Obstetricians and Gynecologists. ACOG Practice Bulletin, No. 9: Antepartum fetal surveillance. *Obstet Gynecol.* 1999;93(2):285-291.
American College of Obstetricians and Gynecologists. ACOG Practice Bulletin, No. 70: Intrapartum fetal heart rate monitoring: nomenclature, interpretation, and general management principles. *Obstet Gynecol.* 2005;106:1453-1460.
American College of Obstetricians and Gynecologists. ACOG Practice Bulletin, No. 97: Fetal lung maturity. *Obstet Gynecol.* 2008;112(3):717-726.
Ball RH, Caughey AB, Malone FD, et al. First-and second-trimester evaluation of risk for Down syndrome. *Obstet Gynecol.* 2007;110:10-17.
Chen HY, Chauhan SP, Ananth CV, Vintzileos AM, Abuhamad AZ. Electronic fetal heart rate monitoring and its relationship to neonatal and infant mortality in the United States. *Am J Obstet Gynecol.* 2011;204(6):491.e1-491.e10.
Lalor JG, Fawole B, Alfirevic Z, Devane D. Biophysical profile for fetal assessment in high-risk pregnancies. Review. *Cochrane Database Syst Rev.* 2008;2:CD000038.
Macones GA, Hankins GD, Spong CY, Hauth J, Moore T. The 2008 National Institute of Child Health and Human Development workshop report on electronic fetal monitoring: update on definitions, interpretation, and research guidelines. *Obstet Gynecol.* 2008;112:661-666.
Malone FD, Canick JA, Ball RH, et al. First-trimester or second-trimester screening, or both, for Down's syndrome. *N Engl J Med.* 2005;353:2001-2011.

2 Anestesia Obstétrica e Recém-Nascido

Durante o nascimento, o estado do feto pode ser influenciado pela analgesia e anestesia obstétricas. Cuidado ao escolher agentes analgésicos e anestésicos pode, muitas vezes, evitar depressão respiratória no recém-nascido, especialmente em partos de alto risco.

I. Transferência placentária de drogas. Drogas administradas à mãe podem afetar o feto por transferência placentária ou podem causar um distúrbio materno que afeta o feto (p. ex., hipotensão materna induzida por droga produzindo hipóxia fetal). Todas as drogas anestésicas e analgésicas atravessam a placenta em certo grau. Difusão passiva dependente do fluxo constitui o mecanismo usual. A maioria das drogas anestésicas e analgésicas tem um alto grau de lipossolubilidade, baixo peso molecular (< 500), e variáveis capacidades de ligação à proteína e ionização. Estas características levam à rápida transferência placentária. Anestésicos locais e narcóticos (lipossolúveis, não ionizados) cruzam facilmente a placenta; agentes bloqueadores neuromusculares (altamente ionizados) não o fazem.

II. Analgesia no trabalho de parto

A. Analgesia por inalação. É raramente usada nos Estados Unidos como resultado da ampla disponibilidade de anestesia regional (***Observação:*** Entonox, uma mistura de oxigênio 50% e óxido nitroso 50%, é usado fora dos Estados Unidos). Além disso, diversos problemas associados à anestesia inalacional limitam o seu uso de rotina:

1. **A necessidade de vaporizadores especializados.**
2. **Potencial poluição do ambiente do trabalho de parto e parto** com gases anestésicos residuais.
3. **Analgesia incompleta.**
4. **Amnésia materna do parto.**
5. **Possível perda dos reflexos maternos protetores da via aérea** e aspiração pulmonar de conteúdo gástrico.

B. Bloqueios pudendo e paracervical. Bloqueios paracervicais raramente são usados atualmente porque eles podem precipitar bradicardia fetal grave ou atividade uterina aumentada ou causar um efeito vasoconstritor direto do anestésico local, resultando em perfusão diminuída uteroplacentária/fetoplacentária. Se um bloqueio paracervical for efetuado, a frequência cardiofetal (FHR) deve ser monitorada. Bloqueios paracervicais são efetivos no primeiro período do trabalho de parto, e bloqueios pudendos são efetivos durante o segundo período. Bloqueios pudendos têm pouco efeito direto sobre o feto; entretanto, convulsões foram descritas com ambos.

C. Opioides. Todos os opioides administrados por via intravenosa são rapidamente transferidos ao feto e causam depressão respiratória relacionada com a dose e alterações nos escores de Apgar e neurocomportamental.

1. **Meperidina.** Pode causar depressão neonatal grave (medida pelo escore de Apgar), se a droga for administrada 2-3 horas antes do parto, como resultado de captação fetal máxima. A depressão é manifestada como acidose respiratória, saturação diminuída de oxigênio, ventilação minuto diminuída e tempo aumentado até respiração sustentada. Normeperidina fetal, um metabólito de ação longa da meperidina e importante depressor respiratório, acumula-se após múltiplas doses ou um intervalo prolongado entre aplicação de doses e parto.
2. **Morfina.** Tem um início de ação retardado e pode gerar depressão respiratória neonatal maior que a da meperidina.
3. **Butorfanol e nalbufina.** Estes são agentes narcóticos agonistas-antagonistas que podem ser mais seguros que morfina porque demonstram um efeito-teto de depressão respiratória com doses crescentes. Diversamente do butorfanol, administração materna de nalbufina pode resultar em variabilidade diminuída da FHR, padrões senoidais de FHR, taquicardia e bradicardia fetais.
4. **Fentanil e remifentanil.** Estes são opioides sintéticos, mais bem administrados por analgesia controlada pela paciente durante o trabalho de parto. Ambos são de ação curta e não têm metabólitos ativos. Fentanil pode causar baixos escores de Apgar de 1 minuto, mas os escores neurocomportamentais neonatais são normais. Remifentanil exige monitoramento cuidadoso e enfermagem materna decidida.

D. Antagonista dos opioides (naloxona). Naloxona não deve *nunca* ser administrada a recém-nascidos de mães que receberam terapia *crônica* com opioide por poder precipitar sintomas de abstinência aguda. Ela pode ser usada para reverter depressão respiratória causada por administração materna *aguda* de opioide durante o trabalho de parto.

E. Sedativos e tranquilizantes

1. **Barbitúricos.** Cruzam a placenta rapidamente e podem ter efeitos neonatais pronunciados (sonolência, flacidez, hipoventilação, falha na alimentação) que podem durar dias. Os efeitos são intensificados, se opioides forem usados simultaneamente. Isto raramente é um problema quando barbitúricos são usados para induzir anestesia geral para uma cesariana

de emergência. Os barbitúricos se redistribuem rapidamente para dentro dos tecidos maternos antes da transferência placentária e, quando cruzam a placenta, são captados preferencialmente pelo fígado fetal.

2. **Benzodiazepinas (diazepam, lorazepam e midazolam).** Estes agentes cruzam prontamente a placenta e se equilibram dentro de minutos depois da administração intravenosa. As concentrações fetais são, muitas vezes, mais altas que as concentrações maternas. Diazepam, dado em baixas doses (< 10 mg), pode causar variabilidade de batimento a batimento e tônus diminuídos, mas tem pouco efeito sobre os escores de Apgar e gasometrias sanguíneas. Doses maiores de diazepam podem persistir durante dias e podem resultar em hipotonia, letargia, má alimentação e termorregulação prejudicada. Benzodiazepinas não são frequentemente administradas durante trabalho de parto porque induzem amnésia materna do parto.

3. **Fenotiazinas.** São raramente usadas atualmente porque podem produzir hipotensão via α-bloqueio central, mas, às vezes, são combinadas com um narcótico (neuroleptanalgesia).

4. **Cetamina.** Induz analgesia dissociativa. Doses > 1 mg/kg podem causar hipertonia uterina, depressão neonatal (baixos escores de Apgar) e tônus muscular neonatal anormal. As doses normalmente usadas em trabalho de parto (0,1–0,2 mg/kg) são relativamente seguras, produzindo mínimos efeitos maternos ou neonatais.

F. **Analgesia epidural lombar.** É a técnica anestésica neuraxial mais frequentemente usada para parto. Dor e níveis de catecolaminas maternos são reduzidos, diminuindo a hiperventilação materna e melhorando o aporte de oxigênio fetal (catecolaminas excessivas podem causar trabalho de parto incoordenado e fluxo sanguíneo uterino diminuído). Vasospasmo das artérias uterinas, comum na pré-eclâmpsia, pode ser diminuído. Analgesia epidural no trabalho de parto, durando > 4 horas, é associada a aumentos benignos da temperatura materna de até 1°C. Infelizmente, isto pode conduzir a avaliações desnecessárias, rastreando sepse neonatal.

Anestésico local (p. ex., bupivacaína, ropivacaína) é injetado de forma incremental e/ou infundido continuamente por um cateter epidural colocado em um interespaço lombar (L2–3, L3–4, L4–5) para bloquear os segmentos da medula espinal T10–L1 e S2–S4. Pequenas doses de um opioide também podem ser acrescentadas; estas têm pouco efeito sobre o recém-nascido. Hipotensão materna causada por bloqueio simpático é facilmente tratada com administração de líquido e/ou efedrina intravenosa.

G. **Analgesia opioide intratecal/epidural espinal combinada.** Opioides intratecais (sufentanil ou fentanil ± morfina) proveem analgesia rápida para trabalho de parto com mínimos bloqueios motor e simpático. Eles são frequentemente administrados com uma técnica epidural combinada (espinal epidural combinada; CSE) por meio de "agulha através de agulha" (agulha espinal através de agulha epidural, opioide injetado, cateter epidural colocado). Quando a analgesia intratecal recua, a analgesia epidural assume. As indicações incluem trabalho de parto no primeiro período (opioide isolado) ou quando o trabalho está muito avançado (opioide + bupivacaína). Alterações transitórias da FHR ocorrem em 10–15% dos casos, frequentemente sem resultados neonatais adversos.

H. **Analgesia epidural caudal.** Bloqueia as raízes nervosas sacrais e fornece excelente alívio da dor no segundo período do trabalho de parto. O uso é limitado durante o primeiro período, porque as maiores doses de anestésico local necessárias aumentam o relaxamento muscular pélvico e prejudicam a rotação da cabeça fetal. Também pode ocorrer injeção intracraniana fetal de anestésico local.

I. **Analgesia espinal contínua.** Um cateter é colocado diretamente para dentro do espaço espinal, através ou por cima de uma agulha introdutora. Frequentemente, o introdutor é grande, tornando inaceitavelmente alta a incidência de cefaleia "espinal". Uma infusão de opioide (fentanil ou sufentanil) ± bupivacaína é mantida durante todo o trabalho de parto. O cateter pode facilmente ser aplicado para parto cesáreo de emergência.

J. **Anestésicos locais.** Todas as técnicas anestésicas/analgésicas neuraxiais (p. ex., epidural, espinal) e bloqueios locais (p. ex., pudendo, paracervical) dependem do uso de agentes anestésicos locais.

1. **Lidocaína.** Transferência placentária de lidocaína é importante, mas os escores de Apgar não são afetados em recém-nascidos sadios. Fetos acidóticos acumulam maiores quantidades de lidocaína por meio de retenção iônica induzida pelo pH.
2. **Bupivacaína.** É teoricamente menos nociva que lidocaína para o feto porque tem um grau mais alto de ionização e ligação à proteína. Toxicidade materna levando a convulsões, e parada cardíaca foi descrita após injeção intravascular inadvertida. Bupivacaína, em concentrações muito baixas, é o agente anestésico local mais comumente usado para analgesia contínua do trabalho de parto porque fornece excelente analgesia sensitiva com mínimo bloqueio motor.
3. **2-Cloroprocaína.** Depois de absorção sistêmica, a 2-cloroprocaína é rapidamente decomposta pela pseudocolinesterase; por esta razão, muito pouco alcança a placenta ou o feto. Entretanto, em razão da sua curta duração e importante bloqueio motor, a 2-cloroprocaína não é útil para analgesia contínua no trabalho de parto.
4. **Ropivacaína.** É semelhante à bupivacaína, mas produz menos bloqueio motor e cardiotoxicidade materna. O Escore de Capacidade Neurológica e Adaptativa Neonatal (ECNAN/*NACS*) é ligeiramente melhor em bebês, cujas mães receberam ropivacaína epidural comparada à bupivacaína para analgesia do trabalho de parto.
5. **Levobupivacaína.** É o enantiômero levorrotatório da bupivacaína racêmica. Similarmente à ropivacaína tem menos potencial de cardiotoxicidade que a bupivacaína.

K. **Psicoprofilaxia.** A **técnica de Lamaze**, de preparo para o parto, envolve instrução em aula para os pais em perspectiva. O processo do parto é explicado, e exercícios, treinamentos de respiração e técnicas de relaxamento são ensinados para aliviar a dor do trabalho de parto. Entretanto, a suposição popular de que o recém-nascido se beneficia se a mãe não receber drogas durante o parto pode não ser verdadeira. A dor e o desconforto podem causar estresse psicológico e hiperventilação na mãe, o que pode influenciar negativamente o recém-nascido. Aproximadamente 50–70% das mulheres que aprenderam o método Lamaze pedem medicações ou um anestésico durante trabalho de parto. Outras técnicas analgésicas incluem estimulação nervosa elétrica transcutânea (ENET/*TENS*), hipnose e acupuntura.

III. **Anestesia para cesariana.** Compressão aortocaval pode diminuir a perfusão placentária se a mãe for posicionada supina; o leito deve ser inclinado com o lado esquerdo mais baixo, ou uma cunha deve ser posta embaixo do quadril direito. Anestesia regional é escolhida para a maioria das cesarianas, porque ela frequentemente é mais segura para a mãe e o bebê. Se retirada imediata estiver indicada, anestesia geral é, muitas vezes, usada, porque tem o tempo de indução mais curto.

A. **Anestesia espinal.** Anestesia espinal (injeção de anestésico local diretamente para dentro do líquido cefalorraquidiano) requer um décimo da droga necessária para anestesia epidural. Níveis de droga maternos e fetais são baixos. Hipotensão ocorre rapidamente, mas pode ser atenuada pela administração intravenosa de 1,5–2,0 L de uma solução salina balanceada, e tratada com efedrina ou fenilefrina intravenosa. Anestesia de melhor qualidade, aplicação mais rápida e início mais rápido tornam a espinal preferida em relação à anestesia epidural para cesariana. Anormalidades em escores neurocomportamentais são mais comuns após anestesia geral do que após espinal.

B. **Anestesia epidural lombar.** Transferência placentária de anestésicos locais ocorre em pequeno grau, mas efeitos de drogas só podem ser detectados por testagem neurocomportamental. Hipotensão materna também pode ocorrer, como com anestesia espinal, porém mais lentamente e em menor extensão.

C. **Espinal epidural combinada.** Se uma cesariana de duração prolongada for prevista, uma CSE pode ser usada. Anestesia espinal rápida de boa qualidade é obtida com a capacidade de iniciar anestesia epidural quando a espinal desaparecer.

D. **Anestesia geral.** Anestesia geral é usada nas seguintes circunstâncias: forte preferência da paciente, parto de emergência (p. ex., hemorragia materna, bradicardia fetal), e contraindicações à anestesia regional (p. ex., coagulopatia materna, problemas neurológicos, sepse, infecção). Após indução, anestesia é mantida com uma combinação de óxido nitroso em oxigênio

e baixas doses de agentes halogenados ou drogas intravenosas. Opioides ou benzodiazepinas são raramente necessários antes que o cordão seja clampeado.
1. **Agentes usados em anestesia obstétrica**
   a. **Pré-medicação.** Cimetidina ou ranitidina (antagonistas dos receptores H_2) pode ser administrada para ajudar a prevenir pneumonite de aspiração, diminuindo o volume gástrico e aumentando o pH gástrico; metoclopramida acelera o esvaziamento gástrico. O recém-nascido não é afetado por estes agentes. Pré-medicações tradicionalmente usadas em cirurgia (p. ex., atropínicos, opioides, benzodiazepinas) raramente são dadas.
   b. **Propofol.** Propofol (2–2,5 mg/kg), outro agente de indução, atualmente não está aprovado para uso em gravidez, uma vez que estudos bem controlados em humanas não foram feitos. Ele atravessa rapidamente a placenta e se distribui no feto. A maioria dos investigadores relatou ausência de diferença nos escores de Apgar ou NACS (Neurobehavioral Adaptive Capacity Scores) de bebês expostos ao propofol isolado ou com outros agentes anestésicos.
   c. **Cetamina.** Cetamina (1 mg/kg) é tipicamente reservada para indução em asmáticas graves em razão das suas propriedades broncodilatadoras, e em pacientes com hipovolemia branda à moderada, quando parto cesáreo é emergencial. Os escores neurocomportamentais neonatais após administração de cetamina são semelhantes àqueles após tiopental.
   d. **Relaxantes musculares.** Altamente ionizados, cruzam a placenta apenas em pequenas quantidades e têm pouco efeito sobre o recém-nascido.
      i. **Succinilcolina.** Cruza a placenta em quantidades mínimas. Em doses o dobro do normal, ela é detectável no feto, mas nenhum efeito respiratório é visto até que a dose seja 5 vezes o normal ou ambos, a mãe e o feto, tenham níveis ou atividade de pseudocolinesterase anormais.
      ii. **Atracúrio, cisatracúrio, vecurônio e rocurônio.** Estes são relaxantes musculares não despolarizantes de média duração. Em doses clínicas, uma quantidade insuficiente de droga cruza a placenta para afetar o recém-nascido.
      iii. **Pancurônio.** É um relaxante muscular de longa duração que não afeta o recém-nascido quando administrado em doses clínicas.
   e. **Óxido nitroso.** Tem transferência placentária rápida. Administração prolongada de altas (> 50%) concentrações de óxido nitroso pode resultar em baixos escores de Apgar por causa de anestesia neonatal e hipóxia de difusão. Concentrações de até 50% são seguras, mas recém-nascidos podem necessitar de oxigênio suplementar após o nascimento.
   f. **Agentes anestésicos halogenados (isoflurano, enflurano, sevoflurano, desflurano e halotano).** Estes são usados para manter anestesia geral. Efeitos benéficos incluem catecolaminas maternas diminuídas, fluxo sanguíneo uterino aumentado e anestesia materna melhorada em comparação a óxido nitroso sozinho. Baixas concentrações destes agentes raramente causam anestesia neonatal e são prontamente exaladas. Altas concentrações podem diminuir a contratilidade uterina. A mais baixa concentração efetiva é escolhida, e o agente frequentemente é descontinuado após o nascimento para diminuir atonia uterina e evitar excessiva perda sanguínea.
2. **Efeitos neonatais da anestesia geral.** Hipóxia materna resultando de aspiração ou intubação endotraqueal falha pode causar hipóxia fetal. Hiperventilação materna ($PaCO_2$ < 20 mmHg) diminui o fluxo sanguíneo placentário e desvia a curva de oxiemoglobina materna para a esquerda, o que também pode levar à hipóxia e acidose fetais.
3. **Intervalo entre a incisão no útero e o parto.** Incisão e manipulação do útero produz vasoconstrição uterina reflexa, que pode resultar em asfixia fetal. Intervalos longos entre a incisão uterina e a retirada (> 90 segundos) são associados à redução importante dos escores de Apgar. Se o intervalo for > 180 segundos, poderiam resultar baixos escores de Apgar e acidose fetal. Anestesia regional diminui a vasoconstrição reflexa, de modo que o intervalo da incisão à retirada é menos importante. O intervalo pode ser prolongado com

apresentação de nádegas, gestação múltipla, ou parto prematuro; cicatriz uterina; ou um feto grande.
4. **Anestesia regional *versus* geral**
   a. **Escores de Apgar.** Os estudos iniciais mostraram que os recém-nascidos eram menos deprimidos nos escores de Apgar de 1 e 5 minutos quando fora usada anestesia regional em vez de geral. Novas técnicas de anestesia geral baixam apenas os escores de Apgar de 1 minuto apenas. Isto representa sedação transitória (anestesia geral neonatal temporária), não asfixia. Se o intervalo entre indução e retirada for curto, a diferença entre anestesias regional e geral é menor, mas anestesia regional é preferida, se for previsto um tempo prolongado até a retirada. Entretanto, baixos escores de Apgar por sedação não têm o valor prognóstico negativo que têm baixos escores de Apgar por asfixia, contanto que o recém-nascido seja adequadamente reanimado.
   b. **Estado acidobásico.** As diferenças no estado acidobásico são mínimas e provavelmente não significativas. Lactentes de mães diabéticas podem ser menos acidóticos com anestesia geral que com anestesia regional, porque a hipotensão induzida pela anestesia regional pode exacerbar qualquer insuficiência uteroplacentária existente.
   c. **Exames neurocomportamentais.** Estes são usados para detectar alterações sutis no recém-nascido durante as primeiras horas após o nascimento. O objetivo é detectar depressão do sistema nervoso central por drogas e diferenciá-la de efeitos associados a trauma de parto e asfixia perinatal. Recém-nascidos são complexos, e o uso de apenas uma ferramenta de avaliação (escore de Apgar, balanço acidobásico, testagem neurocomportamental) não é capaz de predizer o resultado desenvolvimental.
      i. **Escala de Avaliação Comportamental Neonatal (EACN/NBAS) de Brazelton.** Desenvolvida em 1973, esta escala consiste em 47 testes individuais; 27 avaliam comportamento, e 20 avaliam respostas evocadas. A NBAS avalia a capacidade do recém-nascido de efetuar comportamentos motores complexos, de alterar seu estado de excitação e de suprimir estímulos sem sentido. Entretanto, ela exige pelo menos 45 minutos, um examinador experiente, e não gera um número único indicando um recém-nascido deprimido; raramente é usada no contexto pós-natal imediato.
      ii. **Escala Neurocomportamental Neonatal Inicial (ENNI/ENNS) de Scanlon.** Desenvolvida em 1974, esta escala inclui 15 observações de tônus muscular, reflexos primários, e decréscimo de resposta à estimulação; 11 observações sobre estados de consciência/e uma avaliação geral do estado neurocomportamental. Ela usa estímulos nocivos (repetida picada de agulha e manobras de Moro), é complicada, e embora mais rápida para executar do que a NBAS, ainda não fornece um número único significando um recém-nascido deprimido.
      iii. **Escore Neurológico e de Capacidade Adaptativa Neonatal (ENCAN/NACS).** Este escore foi desenvolvido, em 1982, por Amiel-Tison, Barrier e Shnider e é usado em todo o mundo para examinar efeitos neonatais de medicações periparto. O NACS inclui 20 critérios para avaliar 5 áreas: capacidade adaptativa (resposta ao som, habituação ao som, resposta à luz, habituação à luz, consolabilidade), tônus passivo (sinal do cachecol, recuo de cotovelos, ângulo poplíteo, recuo dos membros inferiores), tônus ativo (contração ativa dos flexores do pescoço, contração ativa dos extensores do pescoço), reflexos primários (preensão palmar, resposta à tração, reação de suporte, marcha automática, reação de colocação, sucção, reflexo de Moro) e estado neurológico geral (nível de alerta, choro, atividade motora). É gerado um número único que imediatamente identifica um recém-nascido deprimido ou vigoroso. É rápido (3–15 minutos), simples, e evita o uso de estímulos nocivos.

Referências Selecionadas

Aucott SW, Zuckerman RL. Neonatal assessment and resuscitation. In: Chestnut DH, ed. *Obstetric Anesthesia: Principles and Practice*. 4th ed. Philadelphia, PA: Elsevier; 2009:175-177.

Fernando R, Jones T. Systemic analgesia: parenteral and inhalational agents. In: Chestnut DH, ed. *Obstetric Anesthesia: Principles and Practice*. 4th ed. Philadelphia, PA: Elsevier; 2009:415-427.

Macarthur A, Riley ET. Obstetric anesthesia controversies: vasopressor of choice for postspinal hypotension during cesarean delivery. *Int Anesthesiol Clin.* 2007;45:115-132.
Nelson KE, Rauch T, Terebuh V, D'Angelo R. A comparison of intrathecal fentanyl and sufentanil for labor analgesia. *Anesthesiology.* 2002;96:1070-1073.
Pan PH, Eisenach JC. The pain of childbirth and its effect on the mother and the fetus. In: Chestnut DH, ed. *Obstetric Anesthesia: Principles and Practice.* 4th ed. Philadelphia, PA: Elsevier; 2009:387-403.
Tsen LC. Anesthesia for cesarean delivery. In: Chestnut DH, ed. *Obstetric Anesthesia: Principles and Practice.* 4th ed. Philadelphia, PA: Elsevier; 2009:521-554.
Viscomi CM, Manullang T. Maternal fever, neonatal sepsis evaluation, and epidural labor analgesia. *Reg Anesth Pain Manage.* 2000;25:549-553.
Wong DA. Epidural and spinal analgesia/anesthesia for labor and vaginal delivery. In: Chestnut DH, ed. *Obstetric Anesthesia: Principles and Practice.* 4th ed. Philadelphia, PA: Elsevier; 2009:429-492.

3 Reanimação do Recém-Nascido

Cerca de 10% de todos os recém-nascidos necessitam de alguma assistência para começar a respirar após o nascimento, e ~1% exige esforços extensos de reanimação. Reanimação de recém-nascido nem sempre pode ser prevista a tempo de transferir a mãe antes do parto para uma instalação com suporte neonatal especializado. Por essa razão, todo hospital com um centro obstétrico deve possuir uma equipe de reanimação organizada, especializada, e equipamento apropriado disponível (Tabela 3-1).

I. **Eventos fisiológicos normais ao nascimento.** Os eventos transicionais normais ao nascimento começam com a expansão pulmonar inicial, geralmente exigindo grandes pressões negativas intratorácicas, seguida por um choro (expiração contra uma glote parcialmente fechada). O clampeamento do cordão umbilical é acompanhado por uma elevação na pressão arterial sistêmica e estimulação maciça do sistema nervoso simpático. Com a instalação da respiração e expansão pulmonar, a resistência vascular pulmonar diminui, seguida por uma transição gradual (ao longo de minutos a horas) da circulação fetal para adulta, com fechamento do forame oval e do canal arterial.

II. **Eventos fisiológicos anormais ao nascimento.** O recém-nascido asfixiado experimenta uma transição anormal. Agudamente com a asfixia, o feto desenvolve **apneia primária** durante a qual respirações espontâneas podem ser induzidas por estímulos sensitivos apropriados. Se o insulto asfíxico persistir por cerca de outro minuto, o feto desenvolve arquejos profundos por 4-5 minutos, seguidos por um período de **apneia secundária**, durante o qual respirações espontâneas não podem ser induzidas por estimulação sensitiva. Ocorre a morte se a apneia secundária não for revertida por vigoroso suporte ventilatório dentro de alguns minutos. Uma vez que nunca se pode estar certo de se um recém-nascido apneico tem apneia primária ou secundária, esforços de reanimação devem prosseguir como se apneia secundária estivesse presente.

III. **Preparação para parto de alto risco.** A preparação para um parto de alto risco constitui frequentemente a chave de um resultado bem-sucedido. Cooperação entre as equipes obstétrica, anestésica e pediátrica é importante. Conhecimento das potenciais situações de alto risco e das intervenções apropriadas é essencial (Tabela 3-2). É útil possuir uma estimativa do peso e da idade gestacional (Tabela 3-3), de modo que as doses de drogas possam ser calculadas, e os tamanhos apropriados de tubo endotraqueal (ver Tabela 39-1) e de cateter umbilical (página 244) possam ser escolhidos. Enquanto é aguardada a chegada do bebê, é útil pensar sobre problemas potenciais, passos que podem ser dados para corrigi-los, e que membro da equipe manejará cada passo. Havendo tempo e oportunidade, as medidas de reanimação devem ser discutidas com os pais. Isto é particularmente importante quando o feto está no limite da viabilidade, ou quando são previstas anomalias ameaçadoras à vida.

Tabela 3–1. EQUIPAMENTO PARA REANIMAÇÃO NEONATAL

Conjunto de equipamento padrão
Fonte de calor radiante
Estetoscópio
Fonte de ar comprimido e de oxigênio
Misturador de oxigênio
Manômetro
Oxímetro de pulso
Aspirador, cateter de aspiração, e "aspiradores" de mecônio
Tubos nasogástricos
Aparelho para ventilação com bolsa e máscara, ou reanimador com peça em T
Máscaras de ventilação
Laringoscópio (cabos, lâminas n°s 00, 0 e 1; baterias extras)
Tubos endotraqueais (2,5, 3,0, 3,5 e 4,0 mm)
Epinefrina (solução 1:10.000)
Expansores de volume (soro fisiológico, solução de Ringer–lactato, concentrado de eritrócitos O negativo [com prova cruzada em relação ao sangue da mãe])
Relógio (para cronometragem do escore de Apgar)
Seringas, agulhas hipodérmicas e tubos para coleta de amostras de sangue
Equipamento para cateterismo de vasos umbilicais (ver página 244)
Cobertores aquecidos

Equipamento adicional recomendado
Manômetro de pressão para uso durante ventilação
Disponibilidade para micro-hemogasometria sanguínea
Laboratório de gasometria sanguínea imediatamente disponível
Bolsas plásticas ou envoltório plástico de polietileno para bebês de < 29 semanas de gestação
Almofada de aquecimento portátil para colocação embaixo do bebê

IV. **Avaliação da necessidade de reanimação.** O escore de Apgar (Apêndice B) é atribuído aos 1, 5, e, ocasionalmente, 10–20 minutos após o parto. Ele dá uma ideia retrospectiva razoavelmente objetiva de quanta reanimação um bebê a termo necessitou ao nascimento e da resposta do bebê aos esforços de reanimação. **Entretanto, ele não é útil durante a reanimação.** Durante a reanimação, avaliação simultânea da atividade respiratória e da frequência cardíaca provê a avaliação mais rápida e mais precisa da necessidade de reanimação continuada.
   A. **Atividade respiratória.** É avaliada observando-se movimento torácico ou auscultando-se sons respiratórios. Se não houver nenhum esforço respiratório ou se o esforço for precário, o bebê necessita de assistência respiratória por estimulação manual ou ventilação com pressão positiva.
   B. **Frequência cardíaca.** É tipicamente avaliada auscultando-se o batimento apical ou palpando-se o pulso apreendendo-se delicadamente a base do cordão umbilical. O avaliador deve

Tabela 3–2. ALGUMAS SITUAÇÕES DE ALTO RISCO PARA AS QUAIS PODE SER PREVISTA REANIMAÇÃO

Situação de Alto Risco	Intervenção Primária
Parto prematuro	Intubação, expansão pulmonar
Mecônio espesso	Aspiração endotraqueal
Hemorragia aguda fetal ou placentária	Expansão de volume
Hidropsia fetal	Intubação, paracentese ou toracentese
Poli-hidrâmnio: obstrução gastrointestinal	Aspiração nasogástrica
Diabetes materno	Administração precoce de glicose

Tabela 3-3. EXPECTATIVA DE PESO AO NASCIMENTO (50° PERCENTIL) ÀS 24-38 SEMANAS DE GESTAÇÃO

Idade Gestacional (Sem)	Peso ao Nascimento (g)
24	700
26	900
28	1.100
30	1.350
32	1.650
34	2.100
36	2.600
38	3.000

Com base em dados publicados em Battaglia FC, Lubchenco LO. A practical classification of newborn infants by weight and gestacional age. *J Pediatr.* 1967;71:159.

percutir cada batimento de modo a que todos os membros da equipe possam escutá-lo. Se nenhuma frequência cardíaca puder ser auscultada ou palpada, esforços ventilatórios devem ser suspensos por alguns segundos de modo que outro membro da equipe possa verificar este achado. Oximetria de pulso também é útil para monitorar frequência cardíaca durante reanimação.

V. **Técnica de reanimação.** O *Textbook of Neonatal Resuscitation* (6th ed., 2011) da American Heart Association (AHA) e American Academy of Pediatrics (AAP) proporciona um padrão de tratamento amplamente usado na maioria dos serviços de parto para a reanimação de recém-nascidos (Figura 3-1).

A. **Reanimação ventilatória**

  1. **Medidas gerais**

      a. **Aspiração.** Secreções orofaríngeas e nasais devem ser parcialmente removidas com um breve período de aspiração usando-se uma seringa de pera ou um cateter de aspiração se houver sinais de obstrução da via aérea ou antes do início de ventilação com pressão positiva.

      b. **Ventilação com pressão positiva.** A maioria dos bebês pode ser adequadamente ventilada com uma **bolsa e máscara**, contanto que a máscara seja do tamanho correto com uma vedação estreita em torno da boca e nariz, e que haja um fluxo apropriado de gás para a bolsa (Figura 3-2). Um **reanimador de peça em T** é um método alternativo para fornecer ventilação com pressão positiva que controla a pressão máxima e pressão positiva expiratória final (PEEP), ou pressão contínua na via aérea (CPAP) (Figura 3-3). A frequência respiratória deve ser de 40-60 respirações/min, ou 30 respirações/min se acompanhando compressões torácicas. Pressões máximas de 20-25 cm H_2O são frequentemente suficientes, mas pressões iniciais tão altas quanto 30-40 cm H_2O podem ser necessárias. O estômago deve ser esvaziado por aspiração orogástrica durante e após ventilação prolongada com bolsa e máscara. A AHA e a AAP recomendam que gás misturado seja usado para ventilação com pressão positiva, e a concentração de oxigênio seja ajustada para satisfazer os objetivos de oximetria de pulso pré-ductal (punho direito) com base na idade após o nascimento (Tabela 3-4).

      c. **Intubação endotraqueal.** Deve ser efetuada quando indicada. Entretanto, múltiplas tentativas malsucedidas de intubação por pessoas inexperientes podem tornar pior uma situação difícil. Nestes casos, pode ser melhor continuar ventilação com máscara até que chegue auxílio experiente. Uma alternativa à intubação endotraqueal quando tentativas de intubação não obtêm sucesso e ventilação por máscara não é efetiva é a colocação de uma **cânula de máscara laríngea** (ver Capítulo 31). Indicações absolutas para suporte ventilatório agressivo são difíceis de listar aqui, porque as diretrizes das instituições e as

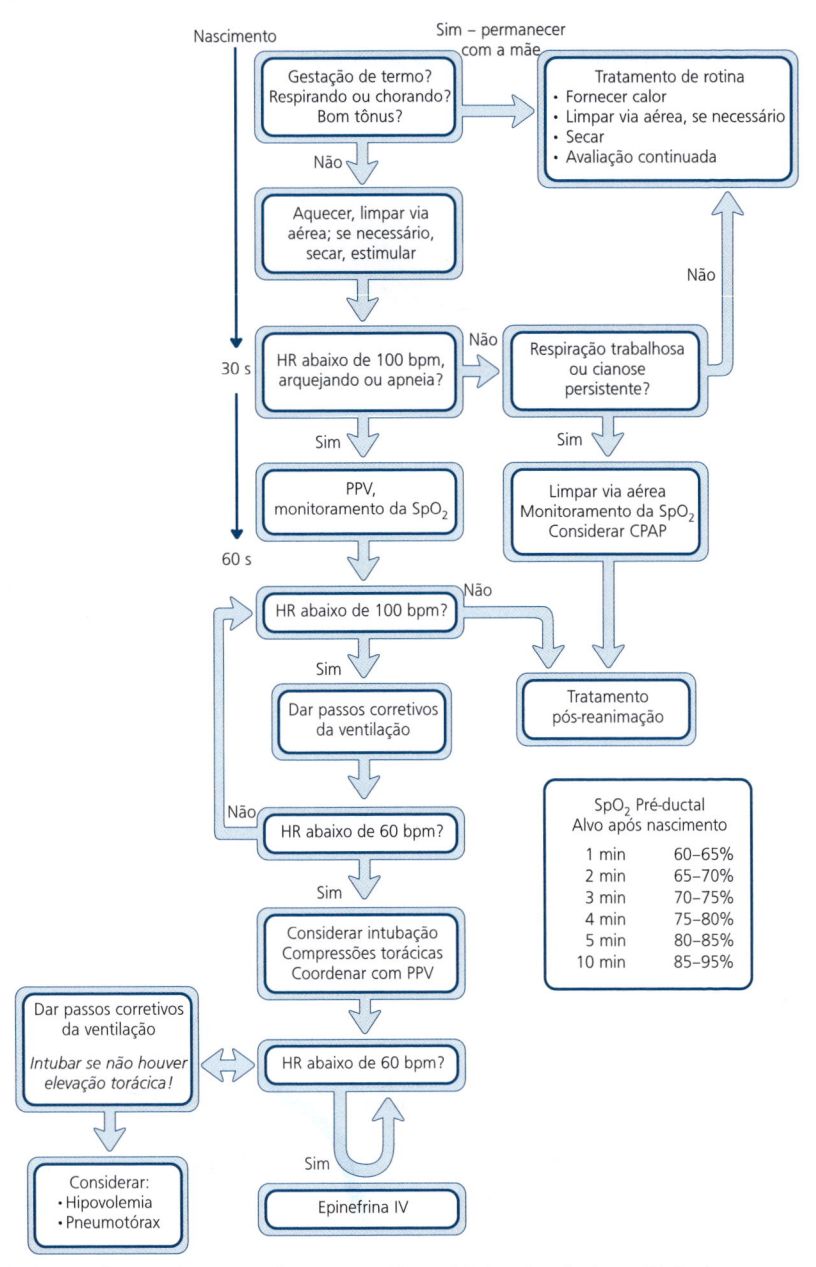

FIGURA 3–1. Algoritmo do Programa de Reanimação Neonatal da American Academy of Pediatrics. bpm, batimentos/min; HR, frequência cardíaca; CPAP, pressão positiva contínua nas vias aéreas; PPV, ventilação com pressão positiva. (*Reproduzida, com permissão, de Kattwinkel J, Perlman JM, Aziz K, et al. Neonatal resuscitation: 2010 American Heart Association guidelines for cardiopulmonary resuscitation and emergency cardiovascular care.* Circulation. 2010;122:S909-S919.)

3: REANIMAÇÃO DO RECÉM-NASCIDO

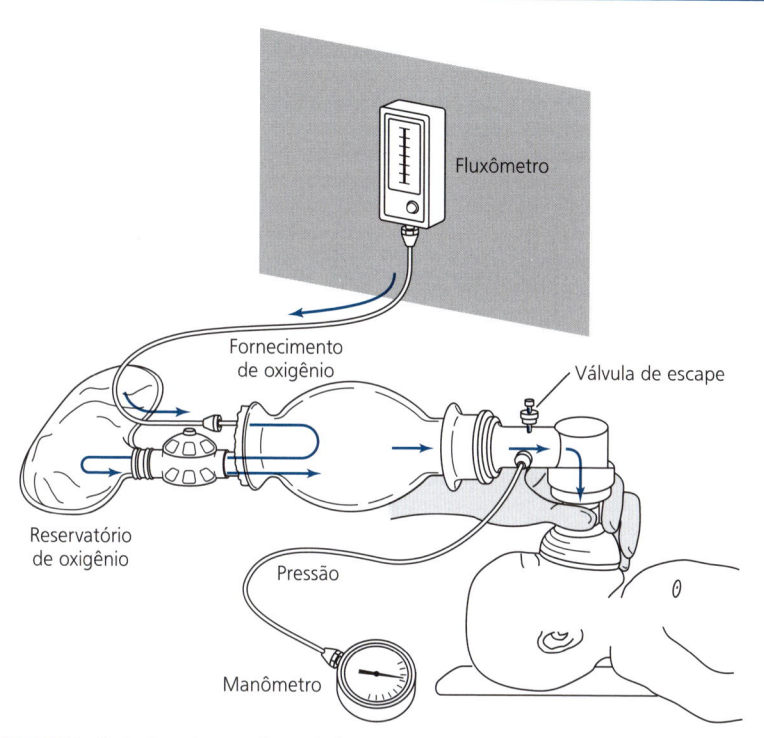

FIGURA 3–2. Ventilação do recém-nascido com bolsa e máscara.

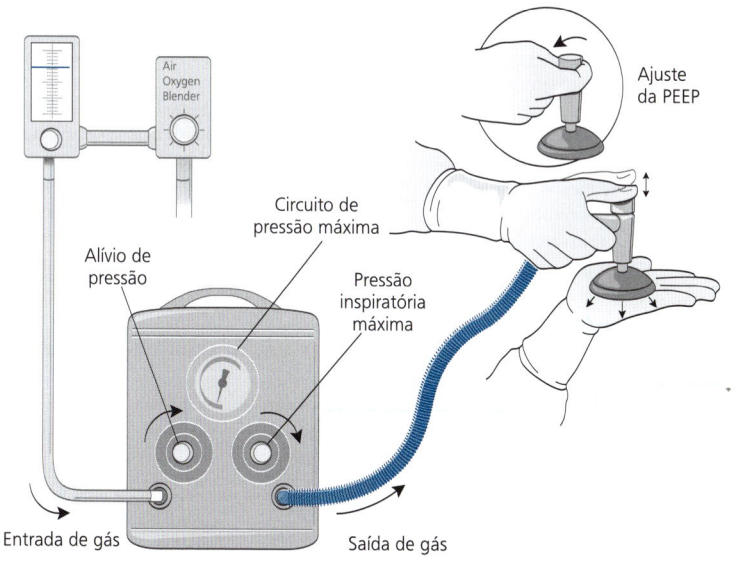

FIGURA 3–3. Reanimador de peça T. PEEP, pressão positiva expiratória final. (*Reproduzida, com permissão, de Kattwinkel J.* Textbook of Neonatal Resuscitation. *6th ed. Elk Grove, Illinois, IL: American Academy of Pediatrics and American Heart Association, 2011.*)

Tabela 3–4. SATURAÇÃO-ALVO DE OXIGÊNIO PRÉ-DUCTAL APÓS O NASCIMENTO

Idade	Saturação de Oxigênio
1 minuto	60–65%
2 minutos	65–70%
3 minutos	70–75%
4 minutos	75–80%
5 minutos	80–85%
10 minutos	85–95%

De Kattwinkel J. *Textbook of Neonatal Resuscitation.* 6th ed. Elk Grove Village, Illinois, IL: American Academy of Pediatrics and American Heart Association, 2011.

situações clínicas variam largamente. O procedimento para intubação endotraqueal e algumas diretrizes gerais encontram-se discutidos no Capítulo 39.

2. **Medidas específicas**
    a. **Bebê a termo com coloração de mecônio.** Bebês nascidos por mecônio espesso podem aspirar este material inflamatório *in utero* (arquejos), durante o parto, ou imediatamente depois do nascimento. Os mais doentes destes lactentes frequentemente aspiraram *in utero* e, geralmente, também têm vasoconstrição pulmonar reativa. Gregory *et al.* (1974) estiveram entre os primeiros que mostraram que a aspiração endotraqueal ao nascer era benéfica. Mais recentemente, a AAP e a AHA recomendaram aspiração endotraqueal quando mecônio está presente no líquido amniótico e o bebê não é vigoroso (p. ex., sem bom tônus muscular, boas respirações e frequência cardíaca > 100 batimentos/min). **Julgamento clínico** é sempre importante para decidir se aspiração endotraqueal agressiva é ou não necessária. (Aspiração de mecônio é discutida em detalhe no Capítulo 83.) uma experiência multicêntrica randomizada de aspiração intraparto (*i. e.*, aspiração antes do parto do tórax) da hipofaringe não mostrou qualquer redução no risco de síndrome de aspiração de mecônio, e este procedimento não é mais recomendado.
        i. **Em bebês não vigorosos (frequência cardíaca < 100, mau tônus ou mau esforço respiratório), efetuar aspiração endotraqueal.** Não estimular o bebê, mas proceder diretamente à intubação da traqueia e aplicar aspiração ao tubo endotraqueal. Aspiração com uma pressão negativa de 100 mmHg pode ser feita diretamente da unidade da parede por meio de um conector (aspirador de mecônio) ao tubo endotraqueal. Aspiração é aplicada à medida que o tubo endotraqueal é lentamente retirado.
        ii. **Se mecônio for aspirado "abaixo das pregas vocais", aspiração deve ser repetida após reintubação.** Aspiração prolongada ou repetida não é recomendada, uma vez que exacerbará o insulto de asfixia preexistente.
        iii. **Os procedimentos descritos podem ser continuados durante até 2 minutos após o parto,** mas, então, outras medidas de reanimação (particularmente ventilação) precisam ser iniciadas.
        iv. **Se líquido tinto de mecônio** for relatado com < 34 semanas de gestação, uma das seguintes situações deve ser suspeitada:
            (a) O feto é um bebê a termo com restrição do crescimento.
            (b) O líquido pode, na realidade, ser purulento (considerar espécies de *Listeria* ou *Pseudomonas*).
            (c) O líquido pode, na realidade, ser corado de bile (considerar obstrução intestinal proximal).
    b. **Bebê a termo com asfixia perinatal**
        i. **Inicialmente, todos os bebês sem líquido aminiótico tinto de mecônio devem ser enxugados e submetidos à aspiração da sua orofaringe.** Se o bebê não for vigoroso (choro forte, bom tônus), um breve período de estimulação tátil esfregando-lhe o

dorso e/ou dando palmada nas plantas dos pés pode ser usado. Prosseguir imediatamente à avaliação das respirações e frequência cardíaca.

  ii. **Um bebê a termo com uma frequência cardíaca de < 100 batimentos/min ou ausência de atividade respiratória espontânea necessita de ventilação com pressão positiva.** Se breve estimulação tátil falhar em estimular respirações adequadas, ventilação com pressão positiva deve ser iniciada a 40–60 respirações/min. Se isto não tiver sucesso em estimular esforço respiratório espontâneo ou uma frequência cardíaca melhorada, a patência da via aérea e o posicionamento da máscara devem ser confirmados, e a seguir pressões de insuflação máximas devem ser ajustadas, conforme necessário para expandir os pulmões. Se ventilação com bolsa e máscara for inefetiva ou for necessária ventilação com pressão positiva prolongada, está indicada intubação endotraqueal ou colocação de uma cânula de máscara laríngea. (Ver Capítulos 31 e 39.)

c. **Bebê prematuro.** Bebês prematuros pesando < 1.200 g frequentemente necessitam de expansão pulmonar imediata na sala de parto.

  i. **Pressão positiva contínua na via aérea por máscara (CPAP),** administrada com um reanimador de peça T ou um sistema de bolsa e máscara inflando-se pelo fluxo, fornecendo uma pressão de 4–6 cm de água, pode ser suficiente para expandir os pulmões do prematuro e melhorar ventilação.

  ii. **Se intubação for necessária,** é selecionado um tubo endotraqueal menor (2,5 ou 3 mm de diâmetro interno).

  iii. **Embora altas pressões máximas de insuflação possam inicialmente ser necessárias para expandir os pulmões,** tão logo os pulmões "se abram", a pressão deve ser rapidamente diminuída para tão baixo quanto 20–25 cm H_2O ao término da reanimação, se a evolução clínica permitir.

  iv. **Se disponível, uma de várias formas de surfactante pode ser administrada intratraquealmente como profilaxia de síndrome de angústia respiratória.** (Ver Capítulos 8 e 137). Entretanto, surfactante não é considerado uma medicação de reanimação e deve ser administrado somente a um recém-nascido estável com um tubo endotraqueal corretamente colocado.

B. **Reanimação cardíaca.** Durante reanimação na sala de parto, esforços devem ser dirigidos primeiro para assistir a ventilação e fornecer oxigênio suplementar. Uma frequência cardíaca lenta frequentemente responde a estes esforços.

 1. **Se a frequência cardíaca continuar a ser < 60 batimentos/min apesar de 30 segundos de ventilação com pressão positiva, deve ser iniciada compressão torácica.** Os polegares são colocados sobre o terço inferior do esterno, entre o xifoide e uma linha traçada entre os mamilos (Figura 3–4). Alternativamente, os dedos médio e anular de uma das mãos podem ser colocados sobre o esterno, enquanto a outra mão suporta as costas. O esterno é comprimido um terço do diâmetro anteroposterior do tórax a uma frequência regular de 90 compressões/min enquanto ventilando o bebê a 30 respirações/min, sincronizadas de tal modo que cada 3 compressões são seguidas por 1 respiração. A frequência cardíaca deve ser verificada periodicamente, e a compressão torácica descontinuada quando a frequência cardíaca for > 60 batimentos/min.

 2. **Um bebê sem nenhuma frequência cardíaca (um Apgar verdadeiro de 0) que não responde à ventilação e oxigenação pode ser considerado natimorto.** Esforços prolongados de reanimação são assunto para consideração ética. A *American Academy of Pediatrics* e a *American Heart Association* estabelecem que **se não houver frequência cardíaca após 10 minutos de esforços adequados de reanimação, interrupção de esforços de reanimação pode ser apropriada.**

C. **Drogas usadas em reanimação.** (Ver também Medicações e Terapia de Emergência para Recém-Nascidos, dentro da segunda de capa e terceira de capa, e o Capítulo 148 para mais detalhes.) O *Textbook of Neonatal Resuscitation,* 6th ed., recomenda dar medicações se a frequência cardíaca permanecer < 60 batimentos/min apesar de ventilação adequada e compressão torácica durante um mínimo de 30 segundos.

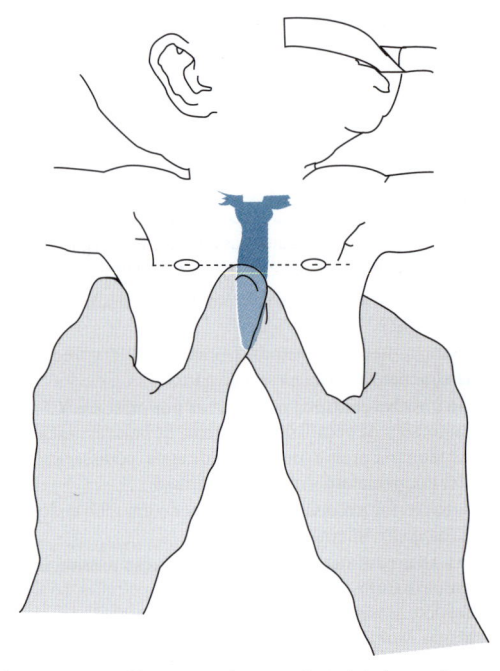

FIGURA 3–4. Técnica de massagem cardíaca externa (compressão torácica) no recém-nascido. Observar a posição dos polegares no terço inferior do esterno, entre o xifoide e a linha traçada entre os mamilos.

1. **Via de administração**
    a. **A veia umbilical** é a via preferida para administração rápida de droga na sala de parto. Um cateter umbilical de 3,5 ou 5F deve ser inserido apenas até que o sangue seja facilmente retirado (frequentemente 2–4 cm); isto deve evitar colocação inadvertida na veia hepática ou porta. Cateterismo formal da veia umbilical encontra-se discutido no Capítulo 25.
    b. **O tubo endotraqueal** é uma via alternativa para administração de epinefrina na sala de parto enquanto acesso vascular está sendo obtido, mas a absorção é variável. Esta via pode ser usada, enquanto o acesso vascular está sendo obtido. Ver Capítulo 39 para medicações que podem ser administradas por esta via.
    c. **Vias alternativas** de administração incluem as vias **venosas periférica** (ver Capítulo 26) e **intraóssea** (ver Capítulo 28).
2. **Medicações comumente usadas em reanimação neonatal**
    a. **Epinefrina.** Pode ser necessária durante a reanimação quando ventilação adequada, oxigenação e compressão torácica falharem e a frequência cardíaca ainda é < 60 batimentos/min. Esta droga causa vasoconstrição periférica, aumenta a contratilidade cardíaca e aumenta a frequência cardíaca. **A dose é de 0,1–0,3 mL/kg de solução 1:10.000 dada intravenosamente ou de 0,5–1 mL/kg de 1:10.000 se dada pelo tubo endotraqueal**. Isto pode ser repetido cada 3–5 minutos.
    b. **Expansores de volume.** Hipovolemia deve ser suspeitada em um bebê necessitando de reanimação quando houver evidência de perda sanguínea aguda com palidez extrema apesar de oxigenação adequada, mau volume do pulso periférico apesar de uma frequência cardíaca normal, tempos longos de reenchimento capilar, ou má resposta aos esforços de reanimação. **Expansores de volume apropriados incluem soro fisiológico,**

solução de Ringer–lactato, ou concentrado de eritrócitos O-negativos (testados por prova cruzada com o sangue da mãe). Todos são dados a 10 mL/kg por via intravenosa ao longo de 5–10 minutos.

c. **Naloxona.** É um antagonista dos narcóticos e pode ser administrada a um bebê com depressão respiratória que não responde à assistência ventilatória cuja mãe recebeu narcóticos dentro de 4 horas antes do parto. A ação corretiva inicial é ventilação com pressão positiva. Uma contraindicação importante ao uso de naloxona é o recém-nascido de uma mãe cronicamente exposta a narcóticos. Estes bebês nunca devem receber naloxona porque podem desenvolver sintomas de abstinência aguda. **A posologia intravenosa ou intramuscular de naloxona é de 0,1 mg/kg.** Duas concentrações de naloxona são disponíveis: 0,4 mg/mL e 1,0 mg/mL. A dose pode ser repetida cada 5 minutos, conforme necessário. Deve ser enfatizado que a meia-vida da naloxona é mais curta que a dos narcóticos.

d. **Bicarbonato de sódio.** Frequentemente não é útil durante a fase aguda da reanimação neonatal. Sem ventilação e oxigenação adequadas, ele não melhorará o pH sanguíneo e pode piorar acidose cerebral. Depois de reanimação prolongada, no entanto, bicarbonato de sódio pode ser útil para corrigir acidose metabólica documentada. **Dar 1–2 mEq/kg por via intravenosa a uma velocidade de 1 mEq/kg/min ou mais lenta.**

e. **Atropina e cálcio.** Embora previamente usados durante reanimação do recém-nascido asfixiado, **atropina e cálcio não são mais recomendados** pela AAP ou a AHA durante a **fase aguda** de reanimação neonatal. Estas medicações são usadas algumas vezes em circunstâncias especiais em reanimação (como atropina para bradicardia reflexa grave após repetidas tentativas de aspiração ou intubação, resultando em uma resposta vagal com bradicardia prolongada).

D. Outras medidas suportivas

1. **Regulação da temperatura.** Embora algum grau de resfriamento em um recém-nascido seja desejável porque provê um estímulo normal para esforço respiratório, resfriamento excessivo aumenta o consumo de oxigênio e exacerba acidose. Isto é um problema especialmente para bebês prematuros, que têm pele fina, reservas diminuídas de gordura corporal e área de superfície corporal aumentada. Perda de calor pode ser evitada pelas seguintes medidas.

    a. **Secar o bebê completamente imediatamente depois do parto.**

    b. **Manter uma sala de parto morna.**

    c. **Colocar o bebê sob um aquecedor radiante pré-aquecido.** (Ver Capítulo 7.) Cobrir bebês extremamente prematuros (< 1.500 g) com envoltório plástico ou uma bolsa plástica até o pescoço, e colocar uma almofada de aquecimento portátil embaixo das camadas de toalha sobre a mesa de reanimação.

2. **Preparação dos pais para reanimação.** Reanimação inicial frequentemente ocorre na sala de parto com ou ambos os pais presentes. É útil preparar os pais antecipadamente, se possível. Descrever o que será feito, quem estará presente, quem explicará o que está acontecendo, onde a reanimação será realizada, onde o pai deve ficar, por que choro pode não ser ouvido, e para onde o bebê será levado depois da estabilização. (Ver Capítulo 46.)

3. **Restrição ou descontinuação da reanimação.** Uma conduta constante e coordenada pelas equipes obstétrica e neonatal com envolvimento pré-natal dos pais é importante para tomar decisões a respeito de potencialmente restringir esforços de reanimação. Em situações em que sobrevida funcional é altamente improvável, é razoável não iniciar reanimação. Exemplos incluem extrema prematuridade (< 22 semanas ou peso ao nascimento < 400 g) ou grandes anormalidades cromossômicas, como trissomia 13. Resultados regionais devem ser levados em consideração ao tomar decisões a respeito de restrição de reanimação. Quando um recém-nascido não tem frequência cardíaca detectável, é apropriado considerar a suspensão de esforços de reanimação após 10 minutos.

Referências Selecionadas

Battaglia FC, Lubchenco LO. A practical classification of newborn infants by weight and gestational age. *J Pediatr.* 1967;71(2):159-163.

Gregory GA, Gooding CA, Phibbs RH, Tooley WH. Meconium aspiration in infants—a prospective study. *J Pediatr.* 1974;85(6):848-852.

Kattwinkel J. *Textbook of Neonatal Resuscitation.* 6th ed. Elk Grove, Illinois, IL: American Academy of Pediatrics and American Heart Association; 2011.

Kattwinkel J, Perlman JM, Aziz K, et al. Neonatal resuscitation: 2010 American Heart Association guidelines for cardiopulmonary resuscitation and emergency cardiovascular care. *Pediatrics.* 2010;126(5):e1400-e1413.

Merril JD, Ballard RA. Resuscitation in the delivery room. In: Taeusch HW, Ballard RA, Gleason CA, eds. *Avery's Diseases of the Newborn.* 8th ed. Philadelphia, PA: Elsevier Saunders; 2005:349-363.

Rabi Y, Rabi D, Yee W. Room air resuscitation of the depressed newborn: a systematic review and meta-analysis. *Resuscitation.* 2007;72:353-363.

Singh A, Duckett J, Newton T, Watkinson M. Improving neonatal unit admission temperatures in preterm babies: exothermic mattresses, polyethylene bags or a traditional approach? *J Perinatol.* 2010;30:45-49.

Vain NE, Szyld EG, Prudent LM, Wiswell TE, Aguilar AM, Vivas NI. Oropharyngeal and nasopharyngeal suctioning of meconium-stained neonates before delivery of their shoulders: multicentre, randomised controlled trial. *Lancet.* 2004;364(9434):597-602.

Watkinson M. Temperature control of premature infants in the delivery room. *Clin Perinatol.* 2006;33(1):43-53.

Wiswell TE, Gannon CM, Jacob J. Delivery room management of the apparently vigorous meconium-stained neonate: results of the multicenter, international collaborative trial. *Pediatrics.* 2000;105(1 Pt 1):1-7.

4 Transporte do Bebê

I. **Princípios gerais.** Um transporte "sem emendas" de bebês de um hospital encaminhador para uma unidade de terapia intensiva neonatal (NICU) de nível mais alto possibilita que cada paciente se beneficie da regionalização e especialização do pessoal e serviços de terapia intensiva. Diretrizes claras e um algoritmo de transporte devem ser estabelecidos a respeito dos procedimentos, pessoal e equipamento necessários de transporte. Os objetivos do transporte de um bebê são:

   A. **Fornecer estabilização precoce e iniciação de tratamento avançado** em uma instituição de referência.

   B. **Continuar terapias e monitoramento de tratamento crítico** durante o transporte para assegurar segurança e um resultado neonatal positivo.

II. **Avaliação e preparação pré-partida**

   A. **Procedimentos.** As normas e procedimentos refletem as características únicas de cada região (tamanho, geografia e nível de serviços médicos). Linhas de comunicação devem sempre estar abertas entre o hospital encaminhador e a NICU em todos os níveis (*i. e.*, administradores, médicos, enfermeiras), e com os serviços de ambulância ou aéreos. Ao receber um pedido de transporte, um registro de entrada deve ser completado, documentando o médico encaminhador e informação de contato com o hospital e informação do paciente. Uma avaliação pré-partida do paciente pode determinar a composição da equipe de transporte e orientar o hospital sobre tratamento.

   B. **Pessoal.** A equipe pode incluir médicos, enfermeiras, profissionais de enfermagem neonatal ou enfermeiras de práticas avançadas, terapeutas respiratórios e talvez técnicos em emergências médicas. Pesquisa limitada mostra resultados semelhantes de equipes de transporte com e sem a presença direta de um médico de transporte. Os membros da equipe devem ter recebido treinamento especial a respeito de questões e equipamento específicos do transporte e ter a capacidade de fazer contato com o comando médico a qualquer tempo durante o transporte.

C. **Equipamento.** Cada equipe de transporte deve ser autossuficiente (*i. e.*, constituir uma NICU móvel). Ênfase especial é colocada em dispor do equipamento necessário para capacitar a estabilização máxima do bebê no hospital encaminhador para facilitar um transporte tranquilo. Medicações e equipamento podem ser escolhidos de acordo com listas publicadas. Equipamento de monitoramento bem calibrado é necessário, dado o ruído e vibração associados ao transporte, que frequentemente comprometem monitoramentos auditivo e visual. Uma câmera de instantâneos constitui uma consideração importante para fornecer imagens do bebê à família.

D. **Modo de transporte.** Diretrizes claras devem ser estabelecidas a respeito das indicações de transporte aéreo *versus* terrestre baseando-se na distância, hora do dia, geografia, meteorologia, localização de pistas de aterrissagem, e gravidade e estabilidade da condição do paciente. O fator mais crítico na determinação do modo de transporte é a segurança da equipe e do paciente. Decisões a respeito de segurança de voo devem ser tomadas de acordo com as condições do tempo e outras condições de voo e não ser influenciadas pela situação do paciente. Obedecer às instruções da tripulação de voo a respeito de carga e descarga da aeronave. Pessoal de transporte deve usar cintos de segurança o tempo todo durante cada transporte.

III. **Avaliação e estabilização do paciente no hospital encaminhador**

A. **Procedimentos gerais.** A não ser que reanimação ativa esteja sendo aplicada, a primeira tarefa da equipe no hospital encaminhador é prestar atenção à história e avaliação da situação do bebê. Membros da equipe devem-se conduzir como representantes profissionais da NICU, evitando situações de conflito ou crítica com a equipe. Uma avaliação física completa deve ser realizada, bem como uma revisão de todos os valores laboratoriais e estudos radiográficos. Obter cópias do prontuário médico e estudos radiográficos, se possível. A NICU receptora deve receber uma informação de hora prevista de chegada e atualização da situação do bebê.

B. **Estabilização geral.** Atenção aos detalhes da estabilização é importante! Na maioria dos casos, um bebê não está pronto para transporte até que sejam satisfeitas necessidades neonatais básicas: funções cardíaca e respiratória aceitáveis, estabelecimento de acesso vascular, níveis aceitáveis de hemogasometria e glicemia, e estabilização térmica. Cateteres e tubos devem estar apropriadamente colocados, e suas posições, confirmadas. Bebês em risco de sepse devem ter terapia antibiótica iniciada após serem obtidas hemoculturas.

C. **Estabilização respiratória**

1. **Administração de surfactante.** Administração de surfactante a bebês prematuros antes do transporte é associada a uma baixa incidência de complicações e é, geralmente, considerada segura e benéfica no tratamento respiratório inicial. Não há consenso sobre a cronologia do transporte após administração de surfactante, mas a maioria concorda em ~30 minutos ou depois que os parâmetros respiratórios forem estabilizados.

2. **Óxido nítrico inalado.** Óxido nítrico inalado (iNO) usado para o tratamento de insuficiência respiratória hipóxica em bebês de termo e próximos do termo com hipertensão pulmonar pode ser continuado ou iniciado durante transporte. Um lactente que já esteja recebendo iNO deve ser transportado por uma equipe capaz de continuar iNO, porque a descontinuação abrupta pode resultar em efeitos deletérios.

3. **Intubação eletiva.** Intubação eletiva de bebês estáveis sob os demais aspectos recebendo uma infusão de prostaglandina que estão em risco de apneia pode não ser necessária. Entretanto, consulta à cardiologia é recomendada para ponderar os riscos de complicações do transporte após intubação com os possíveis benefícios da intubação profilática antes do transporte desses bebês.

D. **Intubação gástrica.** Se o bebê tiver uma afecção gastrointestinal (p. ex., um íleo ou uma hérnia diafragmática) ou se pressão positiva na via aérea for administrada, despressurização do estômago com um tubo nasogástrico ou orogástrico é indicada antes da partida, especialmente se for usado transporte aéreo. Ver Capítulo 40.

E. **Controle de temperatura e equilíbrio hídrico.** Atenção especial à temperatura e equilíbrio hídrico é necessária para os bebês com lesões abertas (p. ex., mielomeningocele ou onfalocele) ou bebês prematuros em risco de excessiva perda insensível de água. Um curativo protetor seco ou úmido sobre um defeito aberto pode ser coberto por envoltório plástico fino para reduzir a perda de calor de evaporação. Um invólucro plástico oclusivo pode ser usado em bebês de muito baixo peso ao nascimento para minimizar perdas evaporativas. Bebês em risco de encefalopatia isquêmica hipóxica que podem ser candidatos para resfriamento da cabeça não devem ser aquecidos e podem ser resfriados passivamente desligando-se os aparelhos de aquecimento ativo. Atenção ao monitoramento contínuo da temperatura central é importante para evitar resfriamento excessivo.

F. **Suporte à família.** Manter os pais atualizados descrevendo as preocupações médicas iniciais e a evolução hospitalar potencial. Aos pais deve ser oferecido ver e tocar o bebê antes do transporte e devem ser passadas fotografias. Informações de contato e direção do hospital receptor devem ser fornecidas. Obter consentimentos para transporte e admissão. Depois de completada a transferência, a equipe deve atualizar os pais e o médico encaminhador.

IV. Transporte

A. **Monitoramento.** Durante o transporte, monitoramento da frequência respiratória, frequência cardíaca, pressão arterial e oximetria de pulso devem continuar para avaliar alterações na situação do bebê. A situação do bebê, sinais vitais, avaliação e intervenções efetuadas devem ser documentadas até a chegada no hospital recebedor.

B. **Considerações especiais durante transporte aéreo.** Em helicópteros e aeronaves não pressurizadas, **disbarismo** (desequilíbrio entre a pressão do ar na atmosfera e a pressão dos gases dentro do corpo) causa problemas previsíveis. As pressões parciais dos gases inspirados diminuem, à medida que a altitude aumenta (lei de Dalton), de modo que os bebês necessitam de uma concentração aumentada de oxigênio inspirado. Ar livre retido no tórax ou intestinos se expande em volume (à medida que a pressão diminui; lei de Boyle). Um **tubo** ou um **cateter com manguito** deve ser **esvaziado** antes de levantar voo. **Despressurização gástrica** deve ser efetuada antes do transporte, porque o ar retido no trato gastrointestinal se expandirá em volume, à medida que diminui a pressão atmosférica. Uma vez que a pressão arterial varia com a mudança da força gravitacional, flutuações durante ascensão ou descida não devem ser causa de alarme. Proteção auditiva deve ser usada pela equipe de transporte e paciente por causa do ruído excessivo.

V. Melhora da qualidade

A. **Educação estendida.** Os membros da equipe de transporte devem regularmente se encontrar com profissionais de cada hospital encaminhador. Esse fórum para discussão de questões de transporte e pacientes transportados específicos fornece *feedback* mútuo e estimula tomada de decisão por protocolo inter-hospitalar, bem como processos de melhora da qualidade.

B. **Avaliação dos transportes.** Cada transporte deve ter um sistema de escore que reflita a situação do bebê "antes" e "depois". Este sistema fornece controle de qualidade dos transportes e é útil em educação estendida para transmitir crítica construtiva aos hospitais encaminhadores. Também é importante rever regularmente o tempo de resposta da equipe, satisfação do hospital encaminhador, transportes difíceis, atualizações de segurança, credenciação de equipes, protocolos médicos e assim por diante, como parte da garantia de qualidade e avaliação da segurança.

Referências Selecionadas

American Academy of Pediatrics Task Force on Inter-hospital Transport. *Guidelines for Air and Ground Transport of Neonatal and Pediatric Patients.* 3rd ed. Elk Grove, IL: American Academy of Pediatrics; 2007.

Biniwale M, Kleinman M. Safety of surfactant administration before transport of premature infants. *Air Med J.* 2010;29:170-177.

Hallberg B, Olson L, Bartocci M, Edqvist I, Blennow M. Passive induction of hypothermia during transport of asphyxiated infants: a risk of excessive cooling. *Acta Paediatr.* 2009;98:942-946.

King BR, King TM, Foster RL, McCans KM. Pediatric and neonatal transport teams with and without a physician: a comparison of outcomes and interventions. *Pediatr Emerg Care.* 2007;23:77-82.

Lee JH, Puthucheary J. Transport of critically ill neonates with cardiac conditions. *Air Med J.* 2010;29:320-322.

Meckler GD, Lowe C. To intubate or not to intubate? Transporting infants on prostaglandin E1. *Pediatrics.* 2009;123:e25-e30.

SEÇÃO II — Tratamento Básico

5 Classificação da Idade Gestacional e do Peso ao Nascimento

Gestação é o período de desenvolvimento fetal desde o momento da concepção até o nascimento. **Idade gestacional** (ou idade menstrual), conforme definido pela American Academy of Pediatrics (AAP), é "o tempo decorrido entre o primeiro dia da última menstruação e o dia do parto". A idade gestacional é expressada em semanas completadas (feto de 26 semanas e 4 dias é expressado como um feto de 26 semanas). A avaliação da idade gestacional é extremamente importante para o obstetra no cuidado e programação obstétrica do bebê e para prever altos riscos e complicações. A classificação da idade gestacional e do peso ao nascimento ajuda o neonatologista a categorizar os bebês, orientar tratamento e avaliar os riscos de morbidade e mortalidade. Os recém-nascidos podem ser classificados com base na **idade gestacional** (pré-termo, pré-termo tardio, a termo, a pós-termo), no **peso ao nascimento** (extremamente baixo peso ao nascimento [ELBW], muito baixo peso ao nascimento [VLBW], baixo peso ao nascimento [LBW] etc.), e na **idade gestacional e peso ao nascimento combinados** (pequeno para a idade gestacional [SGA], apropriado para a idade gestacional [AGA], grande para a idade gestacional [LGA]). **A AAP recomenda que todos os recém-nascidos sejam classificados pelo peso ao nascimento e a idade gestacional.**

I. **Avaliação da idade gestacional.** A idade gestacional pode ser determinada pré-natalmente e pós-natalmente.

   A. **Avaliação pré-natal da idade gestacional.** Determinada pela história materna, exame clínico e exame com ultrassom. Com base nestes, o obstetra é capaz de dar sua "melhor estimativa" da idade gestacional, uma vez que pode ocorrer variabilidade de até 2 semanas.

   1. **História materna**
      a. **Data da última menstruação.** Confiável se as datas forem lembradas. O primeiro dia da última menstruação é cerca de 2 semanas antes da ovulação e cerca de 3 semanas antes da implantação do blastocisto.
      b. **Tecnologia de reprodução assistida.** As gestações de fertilização *in vitro* têm uma data conhecida de concepção e podem predizer a idade gestacional dentro de 1 dia. Se a gravidez foi obtida usando tecnologia reprodutiva assistida, a idade gestacional é calculada somando-se 2 semanas à idade cronológica (tempo decorrido desde o nascimento). Inseminação intrauterina pode ter um retardo de alguns dias.
      c. *Quickening.* Data da primeira atividade fetal relatada pela mãe (18–20 semanas em uma primigrávida, 15–17 semanas em uma multípara).

   2. **Exame clínico**
      a. **Exame pélvico.** Tamanho uterino por exame bimanual no primeiro trimestre pode ser acurado dentro de 2 semanas.
      b. **Altura do fundo do útero em relação à sínfise púbica.** Esta é precisa até 28–30 semanas de gestação. Em países com recursos escassos, a idade gestacional pode ser estimada a partir de medições seriadas da altura do fundo à sínfise púbica. Ela só é precisa dentro de 4 semanas. Um centímetro é igual a 1 semana da 18ª a 20ª semanas de gestação. Às 20 semanas o fundo está no umbigo, e a termo ele está no processo xifoide.
      c. **Exame com ultrassom**
         i. **Primeiros tons cardiofetais por ultrassom Doppler ouvidos às 8–10 semanas.**
         ii. **Primeiro movimento/batimento cardiofetal por ultrassom.** Atividade cardíaca em ultrassom é detectável às 5,5–6,5 semanas por ultrassom vaginal, e 6,5–7 semanas por ultrassom fetal.

iii. **Exame no primeiro trimestre**
   (a) **Diâmetro médio do saco gestacional** é obtido pela média de três medições, e a seguir a idade gestacional é obtida de uma tabela. Ela tem precisão de 1 semana.
   (b) **Comprimento vértice-nádegas** mede o embrião da extremidade do polo cefálico à extremidade do polo caudal e é a medida mais confiável da idade gestacional. Ele é usado para datar gravidez entre 6 e 14 semanas. É acurado em 5 dias.
iv. **Exame no segundo e terceiro trimestres.** Há muitos parâmetros usados para datar a idade gestacional no segundo e terceiro trimestres. O mais comum é o **diâmetro biparietal, e ele é medido da margem externa do osso da calota craniana à margem interna do osso da calvária contralateral.** Ele determina idade gestacional com 95% de confiança dentro de 7 dias, se feito entre 14 e 20 semanas de gestação. Outros parâmetros usados são a circunferência da cabeça, circunferência abdominal, comprimento do fêmur, comprimento do pé fetal, avaliação ultrassônica craniana, avaliação da dimensão cerebelar, comprimento escapular fetal, medições do corpo caloso, circunferência da cabeça e do meio do braço e centros de ossificação epifisários. Medições no segundo trimestre são geralmente precisas dentro de 10–14 dias e no terceiro trimestre dentro de 14–21 dias.

B. **Avaliação pós-natal da idade gestacional.** Frequentemente feita porque estimativas pré-natais nem sempre são exatas. Quatro condutas têm sido usadas: critérios físicos unicamente, exame neurológico isoladamente, critérios físicos e exame neurológico juntos, e oftalmoscopia direta. Critérios físicos sozinhos são mais acurados que critérios neurológicos sozinhos, com a combinação sendo a melhor estimativa da idade gestacional. Dubowitz e Dubowitz originalmente descreveram um método que incluía um total de 21 avaliações físicas e neurológicas. O teste foi amplamente usado, mas por causa do tempo e dificuldade para realizar a avaliação, ele foi abreviado e substituído pelo **exame de Ballard**. Ambos os exames de Dubowitz e Ballard eram inexatos ao avaliar a idade gestacional em neonatos de pré-termo < 1.500 g e superestimavam a idade gestacional. Ballard *et al.* mais tarde refinaram e expandiram seu teste para incluir a avaliação de bebês extremamente prematuros, chamado **Novo Escore de Ballard (NBS)**. A avaliação gestacional pós-natal aqui discutida inclui a avaliação rápida na sala de parto, NBS e o exame de oftalmoscopia direta.

1. **Avaliação rápida da idade gestacional na sala de parto.** Há múltiplos métodos para avaliação rápida da idade gestacional. A maioria inclui algumas das seguintes características físicas: textura da pele, cor da pele, opacidade da pele, edema, pelo lanugem, dureza do crânio, forma das orelhas, genitália, tamanho das mamas, formação de mamilo e sulcos cutâneos plantares. Um método para avaliação rápida da idade gestacional inclui os **sinais clínicos mais úteis para diferenciação entre bebês prematuros, maturos limítrofes e de termo completo, que são os seguintes (pela ordem de utilidade)**: sulcos na planta do pé, tamanho do nódulo mamário, natureza do cabelo do couro cabeludo, desenvolvimento cartilaginoso do lóbulo da orelha e rugas escrotais e descida dos testículos nos homens. Estes sinais e achados estão listados na Tabela 5–1.

2. **Novo Escore de Ballard.** O escore abrange de 10 (correlacionando-se com 20 semanas de gestação) a 50 (correlacionando-se com 44 semanas de gestação). Ele é mais bem efetuado com < 12 horas de idade, se o bebê tiver < 26 semanas de gestação. Se o bebê tiver > 26 semanas de gestação, não há idade ideal de exame até 96 horas.
   a. **Precisão.** O exame é acurado, quer o bebê esteja doente ou saudável, dentro de 2 semanas de idade gestacional. Ele superestima a idade gestacional por 2–4 dias em bebês entre 32 e 37 semanas de gestação.
   b. **Critérios.** O exame consiste em 6 critérios neuromusculares e 6 físicos. Os critérios neuromusculares são baseados na compreensão de que tônus passivo é mais útil que tônus ativo para indicar idade gestacional.
   c. **Procedimento.** O exame é administrado duas vezes por 2 examinadores diferentes para assegurar objetividade, e os dados são inseridos no gráfico (Figura 5–1). Este formulário é disponível na maioria dos berçários. O exame consiste em 2 partes: maturidade neuromuscular e maturidade física. Os 12 escores são totalizados, e o **grau de maturidade** é

5: CLASSIFICAÇÃO DA IDADE GESTACIONAL E DO PESO AO NASCIMENTO

Tabela 5–1. CRITÉRIOS PARA AVALIAÇÃO GESTACIONAL RÁPIDA NO PARTO

Característica	36 Semanas e mais Cedo	37–38 Semanas	39 Semanas e mais Tarde
Sulcos nas plantas dos pés	Um ou dois sulcos transversos; três quartos posteriores da planta lisos	Múltiplos sulcos; dois terços anteriores do calcanhar lisos	Planta inteira, inclusive calcanhar, coberta com sulcos
Nódulo mamário[a]	2 mm	4 mm	7 mm
Cabelo do couro cabeludo	Fino e lanoso; penugem	Fino e lanoso; penugem	Grosseiro e sedoso; cada pelo isolado filamentoso
Lóbulo da orelha	Ausência de cartilagem	Quantidade moderada de cartilagem	Lobo auricular rígido com cartilagem espessa
Testículos e escroto	Testículos parcialmente descidos; escroto pequeno, com poucas rugas	?	Testículos completamente descidos; escroto de tamanho normal com rugas proeminentes

[a]O nódulo mamário não é palpável antes de 33 semanas. Bebês de termo completo abaixo do peso podem ter desenvolvimento mamário retardado.
Usher R, McLean F, Scott KE. Judgment of fetal age: II. Clinical significance of gestational age and objective measurement. *Pediatr Clin North Am.* 1966;13:835. Modificada e reproduzida com permissão de Elsevier Science.

expressado em semanas de gestação (**idade gestacional**), estimada usando-se o gráfico fornecido no formulário.

i. **Maturidade neuromuscular**
  (a) **Postura.** Contar **0** se os braços e pernas estiverem estendidos, e contar +1 se o bebê estiver começando flexão dos joelhos e quadris, com braços estendidos; determinar outros escores com base no diagrama.
  (b) **Janela quadrada.** Flexionar a mão sobre o antebraço entre os dedos polegar e indicador do examinador. Aplicar suficiente pressão para obter tanta flexão quanto possível. Medir visualmente o ângulo entre a eminência hipotenar e o aspecto ventral do antebraço. Determinar o escore baseando-se no diagrama.
  (c) **Recuo do braço.** Flexionar os antebraços por 5 segundos, então pegar a mão e estender completamente o braço e soltar. Se o braço retornar à flexão completa, dar um escore de +4. Para graus menores de flexão, contar como anotado no diagrama.
  (d) **Ângulo poplíteo.** Segurar a coxa na posição genupeitoral com o dedo indicador esquerdo e o polegar suportando o joelho. A seguir estender a perna por delicada pressão do dedo indicador direito atrás do tornozelo. Medir o ângulo no espaço poplíteo e contar de acordo.
  (e) **Sinal do cachecol.** Pegar a mão do bebê e tentar pô-la em torno do pescoço posteriormente até tão longe quanto possível sobre o ombro oposto e contar de acordo com o diagrama.
  (f) **Calcanhar à orelha.** Mantendo a pelve horizontal sobre a mesa, pegar o pé do bebê e tentar colocá-lo tão junto da cabeça quanto possível sem forçá-lo. Graduar de acordo com o diagrama.
ii. **Maturidade física.** Estas características são contadas conforme mostrado na Figura 5–1.
  (a) **Pele.** Olhar cuidadosamente a pele e dar grau de acordo com o diagrama. Bebês extremamente prematuros têm pele pegajosa, transparente e recebem um escore de +1.
  (b) **Pelo lanugem.** Examinar as costas do bebê e entre e sobre as escápulas.

NEONATOLOGIA

Nome _____ Data/Hora do nascimento _____ Sexo _____ **ESCORE**
Número do prontuário _____ Data/Hora do exame _____ Peso ao nascer _____ Neuromuscular _____
Raça _____ Idade ao ser examinado _____ Comprimento _____ Físico _____
Escore de Apgar: 1 minuto _____ 5 minutos _____ 10 minutos _____ Perímetro cefálico _____ Total _____
Examinador _____

Maturidade neuromuscular

Sinais de maturidade neuromuscular	-1	0	1	2	3	4	5	Registre o escore aqui
Postura								
Ângulo de flexão do pulso	> 90°	90°	60°	45°	30°	0°		
Retração do braço		180°	140° a 180°	110° a 140°	90° a 110°	< 90°		
Ângulo poplíteo	180°	160°	140°	120°	100°	90°	< 90°	
Sinal do xale								
Calcanhar à orelha								

Escore total da maturidade neuromuscular: _____

Índice de maturidade

Escore	Semanas
-10	20
-5	22
0	24
5	26
10	28
15	30
20	32
25	34
30	36
35	38
40	40
45	42
50	44

FIGURA 5-1. Avaliação da idade gestacional pela maturação (Novo Escore de Ballard). (Reproduzida, com permissão, de Ballard JL, Khoury JC, Wedig K, Wang L, Eilers-Walsman BL, Lipp R. New Ballard Score, expanded to include extremely premature infants. J Pediatr. 1991;119:417.)

5: CLASSIFICAÇÃO DA IDADE GESTACIONAL E DO PESO AO NASCIMENTO

Maturidade física

Sinais de maturidade física	-1	0	1	2	3	4	5	Registre o escore aqui
Pele	Pegajosa, friável, transparente	Gelatinosa, vermelha, translúcida	Lisa, rósea, veias visíveis	Descamação superficial e/ou erupção; poucas veias	Áreas pálidas com sulcos, raras veias	Apergaminhadas, fendas profundas, sem vasos	Pele semelhante a couro, rachadura, enrugada	
Lanugem	Nenhuma	Esparsa	Abundante	Fina	Áreas sem pelo	Praticamente ausente		
Superfície plantar	Calcanhar-dedo 40–50 mm: -1; < 40 mm: -2	> 50 mm sem sulcos	Marcas vermelhas tênues	Apenas sulcos transversos anteriores	Sulcos nos 2/3 anteriores	Sulcos em toda a planta		
Glândula mamária	Imperceptível	Pouco perceptível	Aréola plana, sem glândula	Aréola parcialmente elevadas, glândula 1–2 mm	Aréola com borda elevada, glândula 3–4 mm	Borda elevada, glândula com 5–10 mm		
Olhos/orelhas	Pálpebras fundidas frouxamente: -1; fortemente: -2	Pálpebras abertas Pavilhão plano permanece dobrado	Pavilhão parcialmente recurvado, mole; recolhimento lento	Pavilhão completamente recurvado, mole; com recolhimento rápido	Pavilhão formado e firme, recolhimento instantâneo	Cartilagem espessa; orelha firme		
Genitália masculina	Bolsa escrotal plana e lisa	Bolsa escrotal vazia; rugas tênues	Testículos no canal superior; raras rugas	Testículos descendo; poucas rugas	Testículos abaixo com rugas bem visíveis	Testículos pendentes; rugas profundas		
Genitália feminina	Clitóris proeminente e lábios achatados	Clitóris proeminente e pequenos lábios diminuídos	Clitóris proeminente e pequenos lábios mais proeminentes	Grandes e pequenos lábios igualmente proeminentes	Grandes lábios aumentados e pequenos lábios diminuídos	Grandes lábios cobrindo o clitóris e os pequenos lábios		

Escore total da maturidade física

Idade gestacional (em semanas)

Pela data da última menstruação _____

Pelo ultrassom _____

Pelo exame _____

FIGURA 5-1. *(Continuação.)*

(c) **Superfície plantar.** Medir o comprimento do pé da ponta do hálux ao dorso do calcanhar. Se os resultados forem < 40 mm, dar um escore de −2. Se for entre 40 e 50 mm, atribuir um escore de −1. Se a medida for > 50 mm, e nenhum sulco for visto na superfície plantar, dar um escore de 0. Se houver sulcos, graduar de acordo.

(d) **Mama.** Palpar qualquer tecido mamário e dar grau.

(e) **Olho e orelha.** Esta seção foi expandida para incluir critérios que se aplicam ao bebê extremamente prematuro. Pálpebras frouxamente fundidas são definidas como fechadas, mas tração delicada as abre (contar como −1). Pálpebras firmemente fundidas são definidas como inseparáveis por tração delicada. Basear o resto do escore em pálpebras abertas e no exame da orelha.

(f) **Genitália.** Dar nota de acordo com o diagrama.

3. **Oftalmoscopia direta.** Outro método para determinação da idade gestacional usa oftalmoscopia direta do cristalino. Ele é fundamentado no processo embriológico normal do desaparecimento da vascularidade da cápsula anterior do cristalino entre 27 e 34 semanas de gestação. Antes de 27 semanas, a córnea é demasiado opaca para possibilitar visualização; após 34 semanas, ocorre atrofia dos vasos da lente. Por esta razão, esta técnica permite determinação precisa da idade gestacional entre 27–34 semanas somente. Este método é confiável a ± 2 semanas. A pupila deve ser dilatada sob a supervisão de um oftalmologista, e a avaliação tem de ser efetuada dentro de 48 horas do nascimento, antes que os vasos atrofiem. Esse método é altamente acurado e não é afetado por estados de alerta ou déficits neurológicos. O seguinte sistema de graduação é usado, conforme mostrado na Figura 5–2.

a. **Grau 4 (27–28 semanas).** Vasos cobrem a superfície anterior inteira do cristalino ou os vasos se encontram no centro do cristalino.

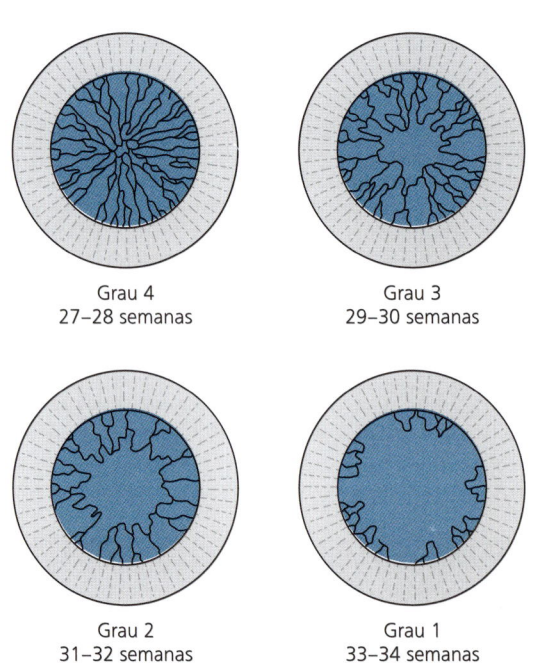

FIGURA 5–2. Sistema de graduação para avaliação da idade gestacional pelo exame da cápsula vascular anterior do cristalino. (*Reproduzida, com permissão, de Hittner HM, Hirsch NJ, Rudolph AJ. Assessment of gestational age by examination of the anterior vascular capsule of the lens.* J Pediatr, 1977;91:455.)

5: CLASSIFICAÇÃO DA IDADE GESTACIONAL E DO PESO AO NASCIMENTO

  b. **Grau 3 (29-30 semanas).** Vasos não se encontram no centro, mas estão próximos. Parte central do cristalino não é coberta por vasos.
  c. **Grau 2 (31-32 semanas).** Vasos atingem apenas a parte média-externa do cristalino. A parte clara central da lente é maior.
  d. **Grau 1 (33-34).** Vasos são vistos apenas na periferia do cristalino.
 C. **Classificação do recém-nascido baseada na idade gestacional.** Os bebês podem ser classificados com base na sua idade gestacional. Esta classificação categoriza o bebê como **pré-termo, pré-termo tardio, a termo (termo inicial ou termo tardio), ou pós-termo.** Ela é fundamentada nas semanas de gestação ou semanas completadas de gestação ou dias (ver Tabela 5-2 para uma descrição completa).
II. **Classificação do peso ao nascimento.** Os bebês podem ser classificados pelo peso ao nascimento; algumas das classificações usadas estão anotadas nas seguintes.
 A. **Microprematuro.** < 800 g ou 1,8 lb.
 B. **Extremamente baixo peso ao nascimento (ELBW).** < 1.000 g ou 2,2 lb.
 C. **Muito baixo peso ao nascimento (VLBW).** < 1.500 g ou 3,3 lb.
 D. **Baixo peso ao nascimento (LBW).** < 2.500 g ou 5,5 lb.
 E. **Peso normal ao nascimento (NBW).** 2.500 g (5,5 lb) a 4.000 g (8,8 lb).
 F. **Alto peso ao nascimento (HBW).** 4.000 g (8,8 lb) a 4.500 g (9,9 lb).
 G. **Muito alto peso ao nascimento (VHBW).** > 4.500 g (9,9 lb).
III. **Classificação pelo peso ao nascimento e idade gestacional combinados.** Recém-nascidos podem ser classificados avaliando-se sua idade gestacional e obtendo-se seu peso ao nascimento e plotando-se estes valores em relação a gráficos de crescimento intrauterino padronizados. Isto permite a categorização como SGA, AGA ou LGA. Estas se referem ao tamanho do bebê ao nascimento e não ao crescimento fetal.
 A. **Como decidir se o bebê é SGA, AGA ou LGA?** Plotar a avaliação gestacional em relação ao peso, comprimento e circunferência da cabeça em um dos gráficos de crescimento intrauterino para determinar se o bebê é pequeno, apropriado ou grande para a idade gestacional.

Tabela 5-2. DEFINIÇÕES DE BEBÊS PRÉ-TERMO, PRÉ-TERMO TARDIO, A TERMO E PÓS-TERMO

	Semanas de Gestação (Número de Semanas depois do Primeiro Dia da Última Menstruação da Mãe)	Semanas Completadas (Número de Intervalos de 7 Dias depois do Primeiro Dia da Última Menstruação da Mãe)	Dias (Terminologia Médica Comum)
Pré-termo	< 37 semanas	No ou antes do fim do último dia da 37ª semana	≤ 259 dias
Pré-termo tardio	34 0/7 a 36 6/7 semanas	No ou depois do primeiro dia da 35ª semana até o fim do último dia da 37ª semana	239–259 dias
Termo (termo inicial: 37 0/7 a 38 6/7 semanas; termo completo: 39 0/7 a 41 6/7 semanas)	37 0/7 a 41 6/7 semanas	No ou depois do primeiro dia da 38ª semana até o fim do último dia da 42ª semana	260–294 dias
Pós-termo	42 0/7 semanas ou mais	No ou depois do primeiro dia da 43ª semana	≥ 295 dias

Definições de idade gestacional pós-natal são baseadas na definição médica convencional (dia do nascimento contado como dia 1) pela American Academy of Pediatrics, o American College of Obstetricians and Gynecologists, e nas definições da World Health Organization.
Baseada em Engle WA, Tomashek KM, Wallman C; Committee on Fetus and Newborn, American Academy of Pediatrics. Late preterm infants: a population at risk. *Pediatrics.* 2007;120:1390-1401. Reafirmada em maio de 2010.

Existem disponíveis múltiplos gráficos de crescimento intrauterino. Os mais comumente usados que envolvem peso, comprimento e circunferência da cabeça são os de Lubchenco (1966), Usher e McLean (1969), Beeby (1996), Niklasson (1991), Fenton (2003), e agora Olsen (2010). **Que gráfico usar?** Os gráficos originais foram os gráficos de Lubchenco (Figura 5-3). O gráfico de Fenton (que é o gráfico de Babson e Benda atualizado) inclui bebês prematuros com 22 semanas (Figura 5-4). Novos gráficos de crescimento intrauterino específicos para o sexo são agora disponíveis de Olsen (Figura 5-5). Os gráficos de Olsen incluem mais tamanhos de bebês e representam mais acuradamente a atual variada população dos EUA. Decidir que gráfico utilizar depende frequentemente da preferência da unidade de terapia intensiva neonatal.

B. Definições e características de AGA, SGA e LGA

1. **Apropriado para a idade gestacional (AGA).** Definido como um peso ao nascimento entre o $10°$ e $90°$ percentis para a idade gestacional do bebê.

2. **Pequeno para a idade gestacional (SGA).** Definido como um peso ao nascimento 2 desvios-padrão abaixo do peso médio para a idade gestacional ou abaixo do $10°$ percentil para a idade gestacional (ver também Capítulo 88). SGA se refere ao tamanho do bebê ao nascimento e não ao crescimento fetal. SGA é associado a **fatores maternos** (doença crônica, desnutrição, gestação múltipla, alta altitude, ou condições que afetam o fluxo sanguíneo e oxigenação da placenta [hipertensão, pré-eclâmpsia ou fumo]), **fatores placentários** (infarto, prévia, descolamento, malformações anatômicas etc.), **fatores fetais** (frequentemente simétricos, peso ao nascimento, comprimento e circunferência da cabeça são todos deprimidos da mesma maneira), infecções congênitas (TORCH, ver Capítulo 122), anormalidades cromossômicas e malformações congênitas (síndromes dismórficas e outras anomalias congênitas, diabetes melito fetal, causas familiais, constitucional em gestação múltipla). **IUGR** (restrição do crescimento intrauterino) e **feto constitucionalmente pequeno** devem ser incluídos ao discutir bebês SGA.

   a. **Restrição do crescimento intrauterino (restrição do crescimento fetal).** (Ver Capítulo 88.) IUGR é uma redução no crescimento fetal esperado de um bebê. A falha em obter crescimento intrauterino ótimo é decorrente de um insulto *in utero*. Não há definição padrão, mas um feto < $10°$ percentil de peso para a idade ou um índice ponderal < 10% é às vezes usado para classificar um bebê como IUGR. ***Observação:*** SGA e IUGR são relacionados, mas não sinônimos. Nem todos os bebês nascidos SGA podem ser pequenos como resultado de IUGR. Nem todos os bebês nascidos de IUGR podem ser SGA. SGA é um achado clínico, e IUGR é um achado de ultrassonografia.

   b. **Bebês constitucionalmente pequenos.** Incluem 70% dos bebês com um peso ao nascimento abaixo do $10°$ percentil. Eles são constitucionalmente pequenos, são anatomicamente pequenos, não têm riscos obstétricos ou neonatais aumentados, são bem proporcionados e têm desenvolvimento normal. Eles crescem paralelamente aos percentis mais baixos durante toda a gravidez. As mães são frequentemente mulheres magras, pequenas. Os bebês são pequenos em decorrência de razões constitucionais: etnicidade materna, sexo feminino, índice de massa corpórea e outras. Eles não são bebês de alto risco.

3. **Grande para a idade gestacional (LGA).** Definidos como um peso ao nascimento 2 desvios-padrão acima do peso médio para a idade gestacional ou acima do $90°$ percentil para a idade gestacional. LGA pode ser visto em bebês de mães diabéticas (materno ou gestacional), bebês com a síndrome de Beckwith-Wiedemann e outras síndromes, bebês constitucionalmente grandes com pais grandes, bebês pós-maturos (idade gestacional > 42 semanas), e bebês com hidropsia fetal. Bebês LGA são também associados a ganho de peso materno aumentado na gravidez; multiparidade; sexo masculino; cardiopatia congênita, especialmente transposição das grandes artérias ("bebê homem azul gorducho feliz"); displasias de células das ilhotas; e certas etnicidades (hispânicos). Bebês grandes para a idade gestacional são, às vezes, denominados bebês com "**macrossomia**".

   a. **Macrossomia** significa "corpo grande". Mulheres hispânicas têm um risco mais alto de macrossomia fetal quando comparadas a mulheres asiáticas, afro-americanas e brancas. Uma vez que os homens pesem mais ao nascimento, ela também é mais comum em ho-

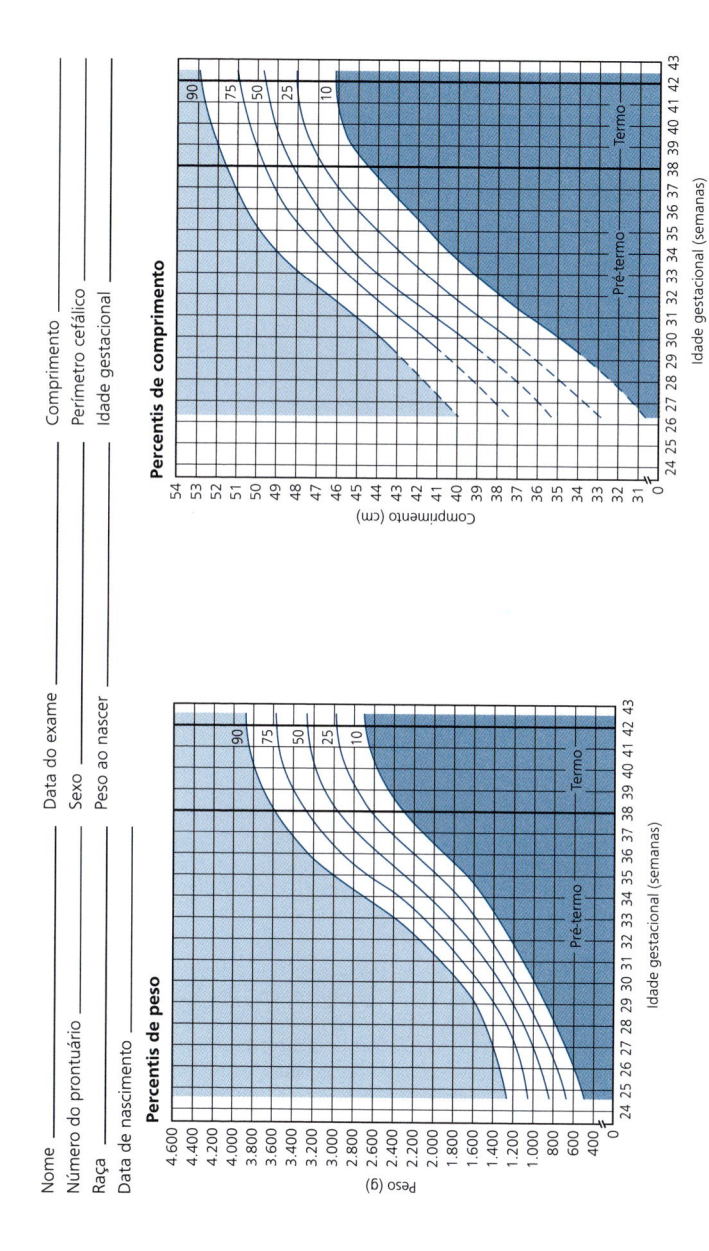

5: CLASSIFICAÇÃO DA IDADE GESTACIONAL E DO PESO AO NASCIMENTO

Nome _____
Número do prontuário _____
Raça _____
Data de nascimento _____
Data do exame _____
Sexo _____
Peso ao nascer _____
Comprimento _____
Perímetro cefálico _____
Idade gestacional _____

Percentis de peso

Percentis de comprimento

FIGURA 5-3. Classificação dos recém-nascidos (ambos os sexos) pelo crescimento intrauterino e idade gestacional. (Reproduzida, com permissão, de Battagli FC, Lubchenco LO. A practical classification for newborn infants by weight and gestational age. J Pediatr 1967;71:159; and Lubchenco LO, Hansman C, Boyd E. Intrauterine growth in length and head circumference as estimated from live births at gestational ages from 25 to 42 weeks. Pediatrics. 1966;37:403. Cortesia do Ross Laboratories. Columbus, Ohio 43216.)

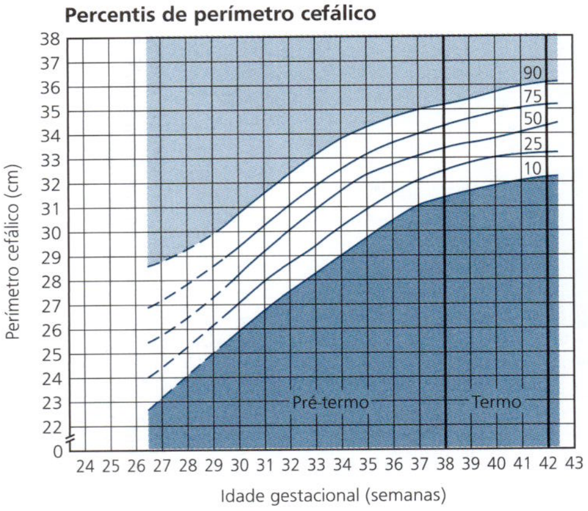

Percentis de perímetro cefálico

Classificação do bebê*	Peso	Comprimento	Perímetro cefálico
Grande para a idade gestacional (LGA) (> percentil 90)			
Adequado para a idade gestacional (AGA) (percentil 10 a 90)			
Pequeno para a idade gestacional (SGA) (< percentil 10)			

*Coloque um "X" no espaço adequado (LGA, AGA ou SGA) para peso, comprimento e perímetro cefálico.

FIGURA 5-3. *(Continuação.)*

5: CLASSIFICAÇÃO DA IDADE GESTACIONAL E DO PESO AO NASCIMENTO

Gráfico de crescimento de feto e lactente para bebês prematuros

Plotar o crescimento em termos de semanas completadas de gestação,

Fontes: Peso intrauterino – Kramer MS et al, (ePediatr 2001); Comprimento e circunferência da cabeça – Niklasson A et al., (Acta Pediatr Scand 1991) e Beeby PJ et al., (J Paediatr Child Health 1996); Seções pós-termo – CDC Growth Charts, 2000, A suavização da disjunção entre as seções pré e pós-termo geralmente ocorre entre 36 e 46 semanas,

Idade gestacional (semanas)

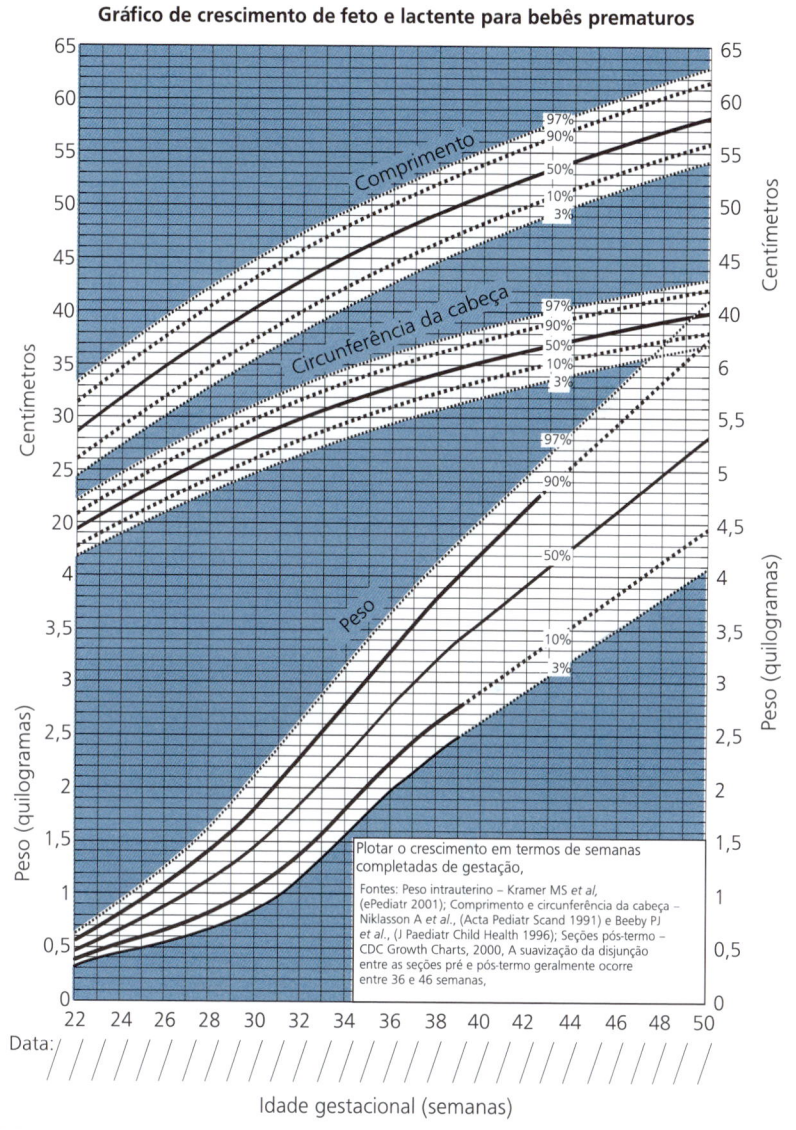

FIGURA 5–4. Gráfico de crescimento para bebês prematuros. (*De: Fenton TR. A new growth chart for preterm babies: Babson and Benda's chart updated with recent data and a new format.* BMC Pediatrics. *2003;3:13. http://www.biomedcentral.com/1471-2431/3/13. Acessed October 24, 2012.*)

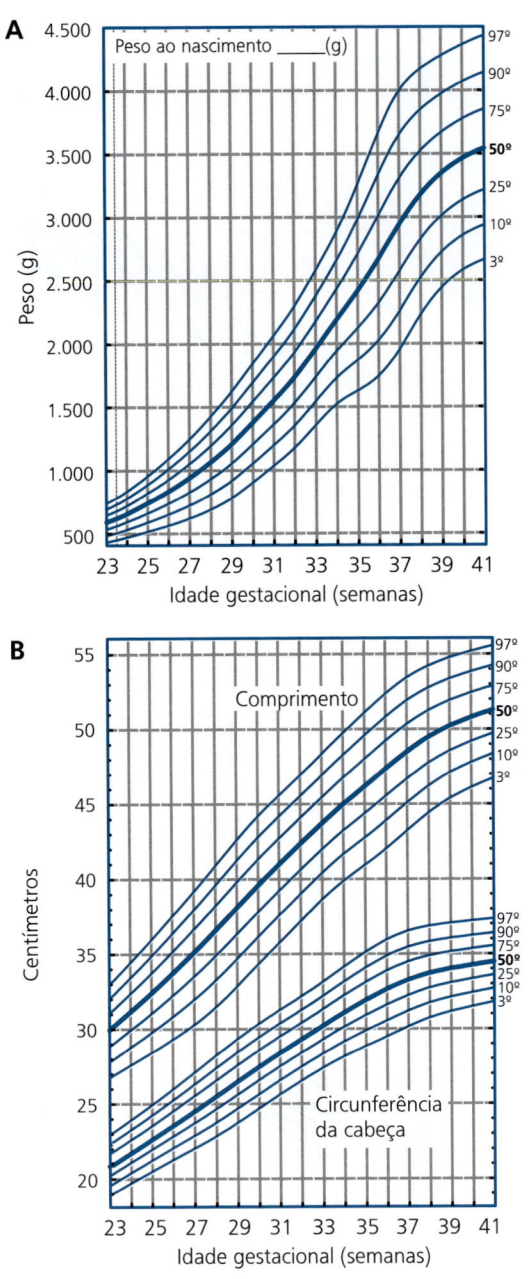

FIGURA 5–5. Curvas de crescimento intrauterino para homens e mulheres incluindo (A) peso de meninas para idade, (B) comprimento para meninas e HC para idade, (C) peso de meninos para a idade, e (D) meninos comprimento e HC para idade. (*Baseada em Olsen IE, Groveman SA, Lawson ML, Clark RH, Zemel BS. New intrauterine growth curves based on United States data.* Pediatrics. *2010;125;e214; originally published online, January 25, 2010. DOI:10.1542/peds. 2009-0913.*)

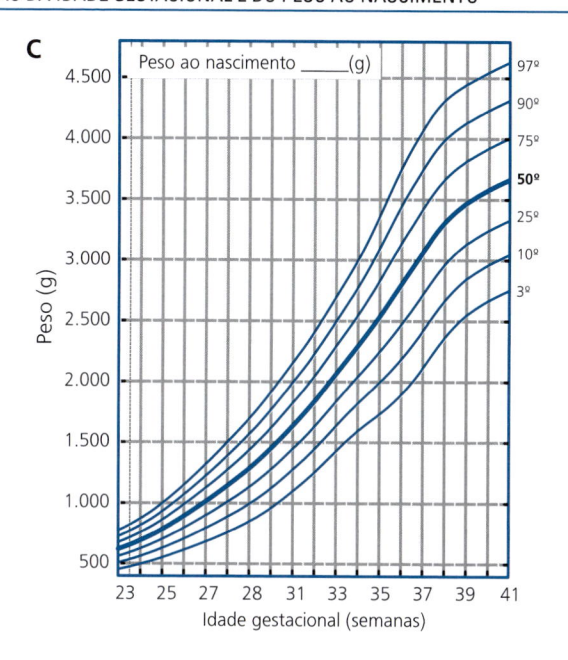

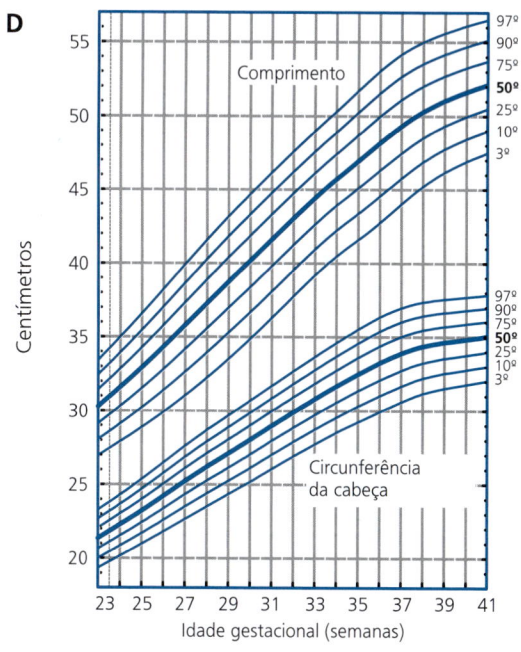

FIGURA 5–5. *(Continuação.)*

mens. Ela é associada a diabetes (gestacional e materno), obesidade materna e uma duração mais longa da gestação. Tem múltiplas definições na literatura.
  i. **Peso ao nascimento > 4.000 g ou > 4.500 g** independentemente da idade gestacional.
  ii. **Grande para a idade gestacional (LGA).** Peso ao nascimento ≥ 90% para a idade gestacional.
  iii. **Peso é acima de um limite definido** em qualquer idade gestacional.
IV. **Outra terminologia de idade** (recomendada pela AAP) usada para descrever a idade e gestação de um bebê:
  A. **Idade cronológica (ou idade pós-natal).** O tempo decorrido desde o nascimento. Ele é expressado em dias, semanas, meses ou anos.
  B. **Idade pós-menstrual.** Idade gestacional mais idade cronológica. É expressada em semanas e é o termo preferido para descrever bebês prematuros no período perinatal.
  C. **Idade corrigida (ou idade ajustada; apenas usada em crianças nascidas pré-termo < 3 anos de idade).** A idade cronológica menos o número de semanas nascido antes de 40 semanas de gestação e é o termo preferido após o período perinatal. É expressado em semanas ou meses. **Idade corrigida** é o termo preferido.

Referências Selecionadas

American Academy of Pediatrics Policy Statement. Age terminology during the perinatal period. *Pediatrics.* 2004;114(5):1362-1364; reaffirmed October 2007.

Amiel-Tison C. Neurological evaluation of the maturity of newborn infants. *Arch Dis Child.* 1968;43:89.

Ballard JL, Khoury JC, Wedig K, Wang L, Elters-Walsman BL, Lipp R. New Ballard Score, expanded to include extremely premature infants. *J Pediatr.* 1991;119:417.

Ballard JL, Novak KK, Driver M. A simplified score for assessment of fetal maturation of newly born infants. *J Pediatr.* 1979;95:769.

Dodd V. Gestational age assessment. *Neonatal Netw.* 1996;15:1.

Dubowitz LM, Dubowitz V, Goldberg C. Clinical assessment of gestational age in the newborn infant. *J Pediatr.* 1970;77:1.

Engle WA, Tomashek KM, Wallman C; Committee on Fetus and Newborn, American Academy of Pediatrics. Late preterm infants: a population at risk. *Pediatrics.* 2007;120:1390-1401.

Farr V, Kerridge DF, Mitchell RG. The definition of some external characteristics used in the assessment of gestational age in the newborn infant. *Dev Med Child Neurol.* 1966;8:657.

Fleischman AR, Oinuma M, Clark SL. Rethinking the definition of "term pregnancy." *Obstet Gynecol.* 2010;116(1):136-139.

Fletcher MA. *Physical Diagnosis of Neonatology.* Philadelphia, PA: Lippincott Raven; 1998:55-66.

Hittner HM, Hirsch NJ, Rudolph AJ. Assessment of gestational age by examination of the anterior vascular capsule of the lens. *J Pediatr.* 1977;91:455.

Olsen IE, Groveman SA, Lawson ML, Clark RH, Zemel BS. New intrauterine growth curves based on United States data. *Pediatrics.* 2010;125:e214; originally published online, January 25, 2010. DOI:10.1542/peds. 2009-0913.

Parkin JM, Hey EN, Clowes JS. Rapid assessment of gestational age at birth. *Arch Dis Child.* 1976;51:259-263.

Usher R, McLean F, Scott KE. Judgment of fetal age: II. Clinical significance of gestational age and objective measurement. *Pediatr Clin North Am.* 1966;13:835.

6 Exame Físico do Recém-Nascido

Os recém-nascidos são examinados imediatamente após o nascimento para verificar quanto a anormalidades importantes e para ajudar a assegurar que a transição para a vida extrauterina seja sem dificuldade. O bebê recém-nascido deve ser submetido a um exame físico completo dentro de 24 horas do nascimento. Efetuar primeiro os exames que causem a menor quantidade de perturbação. É mais fácil auscultar o coração e pulmões primeiro, enquanto o bebê está silencioso. Aquecer o estetoscópio antes do uso diminui a probabilidade de fazer o bebê chorar.

I. **Sinais vitais**
   A. **Temperatura.** Indicar se a temperatura é retal (que é frequentemente 1° mais alta que a oral), oral, ou axilar (que é frequentemente 1° mais baixa que a oral). Temperatura axilar é frequentemente medida no recém-nascido, tirando-se a temperatura retal, se a axilar for anormal.
   B. **Respirações.** A frequência respiratória normal em um recém-nascido é de 40–60 respirações/min. Respiração periódica (≥ 3 episódios apneicos durando > 3 segundos dentro de um período de 20 segundos de respirações normais sob todos os demais aspectos) é normal e comum em recém-nascidos.
   C. **Pressão arterial.** A pressão arterial se correlaciona diretamente com a idade gestacional, a idade pós-natal do bebê e o peso ao nascimento. (Para curvas de pressão arterial normal, ver Apêndice C.)
   D. **Frequência cardíaca.** A frequência cardíaca normal é de 100–180 batimentos/min no recém-nascido (frequentemente 120–160 batimentos/min quando acordado, 70–80 batimentos/quando dormindo). No bebê sadio, a frequência cardíaca aumenta com estimulação. Ver Tabela 49–1.
   E. **Oximetria de pulso.** Útil para triagem de cardiopatia cianótica congênita crítica. O objetivo é identificar bebês com defeitos cardíacos estruturais associados à hipóxia, que possa ter importante morbidade e mortalidade no período de recém-nascido. Estes incluem síndrome de coração esquerdo hipoplásico, atresia pulmonar, tetralogia de Fallot, atresia tricúspide, transposição das grandes artérias, *truncus arteriosus*, e retorno venoso pulmonar anômalo total. Triagem de rotina de todos os recém-nascidos foi aprovada pela American College of Cardiology Foundation, American Heart Association, e American Academy of Pediatrics (AAP). Estes critérios podem necessitar ser modificados em regiões de alta altitude. As recomendações incluem o seguinte:
      1. **Triagem de todos os bebês recém-nascidos sadios.** Melhor fazer triagem quando alertas.
      2. **Usar um oxímetro de pulso tolerante a movimento.**
      3. **Triar com 24–48 horas de idade ou tão tardiamente quanto possível para alta precoce.**
      4. **Obter saturação de oxigênio na mão direita e um pé**
         a. **Triagem negativa**
            i. **Resultados.** Leitura de oximetria de pulso de ≥ 95% em qualquer das duas extremidades e uma diferença ≤ 3% entre a mão direita e o pé.
            ii. **Plano.** Nenhuma testagem adicional ou tratamento necessário.
         b. **Triagem positiva é qualquer uma das seguintes:**
            i. **Resultados.** Qualquer um dos seguintes:
               (a) **Oximetria de pulso < 90%.** Na mão direita ou no pé.
               (b) **Oximetria de pulso 90 a < 95%.** Na mão direita e pé em 3 medidas diferentes, cada uma separada por uma hora.
               (c) **Oximetria de pulso > 3% de diferença.** Entre a mão direita e o pé em 3 medidas diferentes, cada uma separada por uma hora.
            ii. **Plano.** Efetuar uma avaliação abrangente quanto à hipóxia. Excluir outras razões para hipóxia (respiratória, sepse e outras). Se nenhuma causa óbvia for encontrada, um ecocardiograma é realizado, e considerar consulta de cardiologia pediátrica.

II. **Circunferência da cabeça, comprimento, peso, circunferência do tórax, circunferência abdominal, e idade gestacional.** (Para gráficos de crescimento intrauterino, ver Figuras 5-3, 5-4 e 5-5). Para gráficos-padrão de crescimento de bebê/criança com base em dados dos Centers for Disease Control e World Health Organization do nascimento a 36 meses, ver http://www.cdc.gov/growthcharts/.
   A. **Circunferência da cabeça e percentil.** Colocar a fita métrica em torno da frente da cabeça (acima do supercílio [a região frontal] e da região occipital. A fita deve ficar acima das orelhas. Isto é conhecido como a circunferência occipitofrontal, que é normalmente 32-37 cm a termo.
   B. **Comprimento e percentil.** Comprimento normal é de 48-52 cm.
   C. **Peso e percentil.** Ver detalhes no Capítulo 5.
   D. **Circunferência do tórax.** Com o bebê supino, medir a circunferência do tórax ao nível dos mamilos durante respiração normal. Este é um bom indicador de baixo peso ao nascimento. Normal é 30-35 cm (circunferência da cabeça é 2 cm maior que circunferência do tórax).
   E. **Circunferência abdominal.** Medir a distância em torno do abdome no umbigo. Um valor básico é valioso porque se houver uma dúvida de distensão abdominal, haverá uma medida para comparar. Aumentos da circunferência abdominal de < 1,5 cm ocorrem normalmente e não devem ser causa de preocupação, especialmente se não houver outros sinais clínicos anormais. Um aumento no perímetro abdominal > 2 cm é anormal.
   F. **Idade gestacional e classificação do peso ao nascimento.** Avaliar a idade gestacional usando o exame de Ballard e classificar como pré-termo, pré-termo tardio etc. Classificar por peso ao nascimento, se ELBW, LBW etc. Determinar se pequeno, apropriado ou grande para a idade gestacional baseando-se no peso e idade gestacional (ver Capítulo 5).
III. **Aparência geral.** Observar o bebê e registrar a aparência geral (p. ex., atividade, cor da pele, anormalidades congênitas óbvias). Os movimentos gerais são normais? O tônus da pele é normal? Odores anormais sugerem erro inato do metabolismo: odor de xarope de bordo ou açúcar queimado: doença de urina em xarope de bordo, odor de pés suado: acidemia isovalérica, acidemia glutárica tipo II, odor de urina de gato: deficiência de HMG-CoA liase.
IV. **Pele.** Ver também Capítulo 54.
   A. **Cor**
      1. **Pletora (cor vermelho-profunda [rosada]).** Pletora é mais comum em bebês com policitemia, mas pode ser vista em um bebê superoxigenado ou superaquecido. É melhor obter um hematócrito central de qualquer bebê pletórico.
      2. **Icterícia (cor amarelada se secundária à hiperbilirrubinemia indireta, cor esverdeada se secundária à hiperbilirrubinemia direta).** Com icterícia, as concentrações de bilirrubina são frequentemente > 5 mg/dL. Esta condição é anormal em bebês < 24 horas de idade e pode significar incompatibilidade Rh, sepse, e infecções TORCH (toxoplasmose, outros, rubéola, citomegalovírus e vírus herpes simples). Depois de 24 horas, ela pode resultar destas doenças ou de causas comuns com incompatibilidade ABO ou causas fisiológicas.
      3. **Palidez (aparência lavada, esbranquiçada).** Palidez pode ser secundária à anemia, asfixia de parto, choque, ou canal arterial patente (PDA). **Palidez ductal** é o termo, às vezes, usado para denotar palidez associada a PDA.
      4. **Pigmentação excessiva.** Bebês com mais melanina podem ter pigmento aumentado nos seguintes locais: na axila, sobre o escroto ou lábios, sobre as hélices das orelhas, base das unhas e em torno do umbigo. A cor da pele dos pais e os hormônios maternos *in utero* afetarão a pigmentação do bebê. A **linha negra** (linha média escura do abdome) é por exposição a hormônio materno.
      5. **Cianose (dessaturação de > 3-5 g/dL de hemoglobina é frequentemente necessária para se notar uma cor azulada).**
         a. **Cianose central (pele azulada, incluindo a língua, membranas mucosas e lábios).** Causada por baixa saturação de oxigênio no sangue. Excluir doenças cardíaca, pulmonar, do sistema nervoso central (CNS), metabólica ou hematológica.
         b. **Cianose periférica (pele azulada com lábios e língua rosadas).** Mais bem observada nos leitos ungueais e pode ser causada por todas as causas comuns de cianose central.

Cianose periférica pode ser associada à metemoglobinemia (hemoglobina oxidada da forma ferrosa para a férrica; ela é incapaz de transportar oxigênio ou dióxido de carbono); o sangue pode, na realidade, ter uma tonalidade chocolate. Esta doença pode ser causada pela exposição a certas drogas ou substâncias químicas (p. ex., nitratos ou nitritos) ou pode ser hereditária (p. ex., deficiência de nicotinamida adenina dinucleotídeo metemoglobina redutase ou doença de hemoglobina M [tratada com azul de metileno]).

   c. **Acrocianose (mãos e pés azuis apenas).** Cianose periférica das extremidades. Isto pode ser normal: imediatamente após o nascimento ou dentro das primeiras horas após o nascimento ou com estresse de frio. Espasmo das menores arteríolas pode causar isto (até 24–48 horas de vida). Em um bebê mais velho normotérmico, considerar hipovolemia.

   d. **Cianose perioral (cor azulada em torno dos lábios e filtro [do nariz ao lábio superior]).** Comum após o nascimento. Isto é decorrente da proximidade estreita dos vasos sanguíneos à pele (bebês têm um plexo venoso perioral superficial em torno da boca). Não é um sinal de cianose periférica ou central e, frequentemente, resolve-se após 48 horas.

   e. **Cianose diferencial. O pré-requisito para isto é a presença de um *shunt* da direita para a esquerda através do PDA.** Há dois tipos:

     i. **Cianose diferencial (mais comum).** Ocorre em bebês com um canal arterial patente com um desvio da direita para a esquerda. A parte pré-ductal do corpo (parte superior) é rósea, e a parte pós-ductal (corpo inferior) é cianótica. A saturação de oxigênio na mão direita é maior que no pé. Vista na coarctação grave da aorta ou com arco aórtico interrompido ou em um recém-nascido com um coração estruturalmente normal, ela pode ocorrer com hipertensão pulmonar persistente grave com desvio da direita para a esquerda através do canal arterial.

     ii. **Cianose diferencial inversa.** Esta é uma **emergência cardíaca neonatal**. A parte pré-ductal do corpo (parte superior) é cianótica (azul), e a parte pós-ductal (parte inferior) é rosada. Isto ocorre quando a saturação de oxigênio é mais baixa na extremidade superior (mão direita) do que na extremidade inferior (pé). Isto ocorre com transposição completa das grandes artérias com PDA e hipertensão pulmonar persistente ou na transposição das grandes artérias com PDA e coarctação pré-ductal ou interrupção do arco aórtico e conexão venosa pulmonar anômala total supracardíaca. O canal permite que sangue saturado perfunda o corpo inferior.

   f. **Estágios da asfixia após o nascimento (graus históricos de gravidade)**

     i. **Asfixia lívida (estádio inicial).** A fase durante asfixia quando ocorre apneia primária (frequência cardíaca diminui, esforços respiratórios podem estar presentes, pressão arterial sobe e, a seguir, cai, $PaCO_2$ e pH aumentam). O bebê está **cianótico**, tem algum tônus muscular e tem circulação adequada.

     ii. **Asfixia pálida (estádio tardio).** A fase durante asfixia quando ocorre apneia secundária (frequência cardíaca e pressão arterial caem, colapso circulatório, choque, baixa PaO_2, $PaCO_2$ aumentada, baixo pH). O bebê tem **pele cinzenta pálida/branca** e é flácido; reflexos estão ausentes e esforços respiratórios são ausentes.

   g. **Estágios do choque**

     i. **Choque quente (estágio inicial do choque).** Extremidades são cálidas, com perda de tônus vascular, vasodilatação periférica, taquicardia, pulsos periféricos batendo forte, aumento no fluxo sanguíneo sistêmico e uma diminuição na pressão arterial.

     ii. **Choque frio (estágio tardio do choque).** Extremidades são frias e mosqueadas, com um tempo de reenchimento capilar prolongado (> 2 segundos), pulsos periféricos diminuídos, aumento no tônus vascular, vasoconstrição, diminuição no fluxo sanguíneo sistêmico e diminuição na pressão arterial.

6. **Contusões (equimoses) extensas.** Podem ser associadas a um parto prolongado e difícil e podem resultar em icterícia precoce. Equimose facial pode ocorrer com um cordão nucal apertado ou parto difícil. Isto pode ser confundido com cianose. **Petéquias (hemorragias puntiformes)** podem ser limitadas a uma área frequentemente não são

causa de preocupação. Se forem disseminadas e progressivas, então causam preocupação, e um estudo de coagulopatia deve ser considerado. Petéquias no corpo superior podem ser vistas na coqueluche.
7. **"Azul sobre rosa" ou "rosa sobre azul".** Enquanto alguns bebês são rosados e bem perfundidos, e outros são claramente cianóticos, alguns não se enquadram em qualquer destas duas categorias. Eles podem parecer azulados com laivos róseos ou róseos com laivos azulados. Esta coloração pode ser secundária à má perfusão, oxigenação inadequada, ventilação inadequada ou policitemia.
8. **Sinal/coloração de arlequim.** Uma linha nítida de demarcação entre uma área de vermelhidão e uma área de coloração normal. Este é um fenômeno vascular, e a causa é geralmente desconhecida, mas pode ser decorrente da imaturidade do centro hipotalâmico que controla a dilatação dos vasos sanguíneos periféricos. A coloração pode ser benigna e transitória (alguns segundos a < 30 minutos) ou pode ser indicadora de *shunt* de sangue (hipertensão pulmonar persistente ou coarctação da aorta). Pode haver graus variados de vermelhidão e perfusão. A linha de demarcação pode correr da cabeça ao abdome, dividindo o corpo em metades direita e esquerda, ou ela pode-se desenvolver na metade de baixo do corpo, quando o bebê está deitado sobre um lado. A metade pendente é geralmente de cor vermelha intensa, e a superior é pálida. Isto ocorre mais comumente em bebês de mais baixo peso ao nascimento. Também pode ocorrer em 10% dos bebês de termo completo e frequentemente ocorre no segundo ao quinto dia de vida. (*Nota:* Isto não é **feto Arlequim;** ver adiante).
9. ***Cutis marmorata.*** Mosqueamento reticular, padrão vermelho rendilhado da pele, coloração marmórea, purpúrea da pele.
    a. ***Cutis marmorata* fisiológica.** Pode ser vista em bebês sadios e naqueles com estresse de frio, hipovolemia, choque ou sepse. Pode ser causada por uma instabilidade ou imaturidade do suprimento nervoso aos vasos sanguíneos capilares superficiais na pele. Dilatação fisiológica de capilares e vênulas ocorre em resposta a estímulo frio. Na hipovolemia, choque e sepse, ocorre em razão da perfusão insuficiente da pele, e pode ocorrer mosqueamento. Frequentemente tem padrão simétrico e pode ser vista nas extremidades, mas também no tronco. É mais pronunciada quando a pele é esfriada. Desaparece com reaquecimento.
    b. ***Cutis marmorata* persistente.** Ocorre em bebês com síndrome de Down, síndrome de Cornelia de Lange, homocistinúria, doença de Menkes, disautonomia familial, trissomia 13, trissomia 18, síndrome de Divry-Van Bogaert e no hipotireoidismo, hipertensão cardiovascular e disfunção do CNS.
    c. ***Cutis marmorata* telangiectática congênita.** Uma rara malformação vascular cutânea congênita. A marmorização é persistente, e 20–80% têm outra anormalidade congênita com atrofia e ulceração da pele. Assimetria das extremidades inferiores é o mais comum achado extracutâneo. O mosqueamento não desaparece com aquecimento. Ela pode ser associada à assimetria corporal, glaucoma, descolamento de retina, anomalias neurológicas e outras anomalias vasculares (Ilustração 1).
10. **Lanugem.** Pelo aveludado visto em bebês (mais comum em prematuros, mas pode ser visto em bebês a termo).
11. **Vérnix caseosa.** Esta substância branca oleosa cobre a pele até a 38ª semana de gestação. Sua finalidade é prover uma barreira à umidade e é completamente normal.
12. **Bebê colódio.** A pele parece pergaminho, e pode haver alguma restrição no crescimento do nariz e orelhas. Esta pode ser uma condição normal ou pode ser uma manifestação de outra doença.
13. **Pele seca.** Bebês podem ter uma pele flocosa seca, e os bebês pós-data ou pós-maturos podem exibir excessiva descamação e fissuração da pele. Sífilis congênita e candidíase podem-se apresentar com pele descamando ao nascimento.
14. **Feto Arlequim.** A mais grave forma de ictiose congênita. Os bebês afetados têm espessamento da camada ceratinizada da pele que causa escamas grossas. A sobrevida destes bebês melhorou com tratamento de suporte.

15. **Aplasia da cútis congênita.** Ausência de algumas ou todas as camadas da pele. Mais comum é uma área solitária no couro cabeludo (70%). O prognóstico é excelente, mas se a área for grande, pode ser necessário reparo cirúrgico (Ilustração 3).
16. **Necrose de gordura subcutânea.** Uma lesão avermelhada com um nódulo firme no tecido subcutâneo que é livremente móvel. É mais comum em partos difíceis, asfixia perinatal e estresse de frio. Elas são frequentemente benignas a não ser que haja lesões extensas, caso em que os níveis de cálcio devem ser monitorados (Ilustração 9).
17. **Distribuição anormal da gordura.** Vista com doenças congênitas de glicosilação.
18. **Anéis de constrição em torno de dedos, braços, pernas.** Ocorre na síndrome de bandas amnióticas (Ilustração 2).
19. **Pigmentação diminuída.** Vista na fenilcetonúria.

B. **Erupções cutâneas**
1. **Milia.** Uma erupção em que são vistos diminutos cistos de retenção sebáceos (de ceratina). As concreções amarelo-esbranquiçadas do tamanho de cabeça de alfinete são frequentemente no mento, nariz, testa e bochechas sem eritema. São vistos em ~33% dos bebês, e estes cistos benignos desaparecem dentro de algumas semanas após o nascimento. **Miliaria** ocorre por retenção de suor pelo fechamento incompleto de estruturas exócrinas. **Miliaria crystallina** frequentemente são na cabeça, pescoço e tronco e são por fechamento de ductos exócrinos superficiais. **Miliaria rubra** (brotoeja) compromete uma área mais profunda de obstrução da glândula sudorífera. **Pérolas** são grandes milia isolados ou cistos de inclusão que podem ocorrer no palato do recém-nascido (**pérolas de Ebstein**), na mucosa bucal ou lingual (**nódulos de Bohn**), ou cistos de lâmina dentária (nas margens das cristas alveolares), na genitália (**pérolas penianas**) e aréola (Ilustração 6).
2. **Hiperplasia sebácea.** Em contraste com milia, estas lesões elevadas são mais amarelas e são, às vezes, chamadas "puberdade miniatura do recém-nascido". A causa é exposição a androgênio materno *in utero;* elas são benignas e regridem espontaneamente dentro de algumas semanas.
3. **Erythema toxicum (erythema neonatorum toxicum).** Consiste em numerosas pequenas áreas de pele vermelha com uma pápula amarela-branca no centro. Lesões são mais observáveis 48 horas após o nascimento, mas podem aparecer tão tarde quanto aos 7–10 dias. Coloração de Wright da pápula revela eosinófilos. Esta erupção benigna, que é a erupção mais comum, regride espontaneamente. Se suspeitada em um bebê < 34 semanas de gestação, excluir outras causas porque esta erupção é mais comum em bebês de termo (Ilustração 4).
4. **Erupção de *Candida albicans* ("erupção de fralda").** Aparece como placas eritematosas com margens nitidamente demarcadas. Corpos satélites (pústulas em áreas contíguas da pele) também são vistos. Geralmente, as pregas cutâneas são comprometidas. Coloração com Gram de um esfregaço ou preparação com KOH 10% da lesão revela esporos de levedura com brotamento, que são facilmente tratados com pomada ou creme de nistatina aplicada na erupção 4 vezes ao dia durante 7–10 dias.
5. **Melanose pustulosa neonatal transitória.** Uma condição autolimitada benigna que não exige terapia específica. A erupção começa *in utero* e é caracterizada por 3 estágios de lesões, que podem aparecer no corpo inteiro: pústulas, vesicopústulas rotas com escamação/aspecto típico de halo, e máculas hiperpigmentadas. Estas permanecem depois que as pústulas regrediram (Ilustração 5).
6. **Dermatite seborreica infantil.** Uma erupção comum que geralmente ocorre no couro cabeludo, como "touca do berço", face, pescoço e área da fralda que é eritematosa e com escamas oleosas. Uma condição autolimitada.
7. **Acne neonatorum.** Lesões são vistas tipicamente nas bochechas, mento e testa e consistem em comedões e pápulas. A condição é frequentemente benigna e não exige terapia; entretanto, casos graves podem requerer tratamento com agentes ceratolíticos brandos (Ilustração 8).
8. **Herpes simples.** Visto como erupção vesicular pustulosa, vesículas, bolhas ou pele desnudada. A erupção é vista mais comumente no local do monitor no couro cabeludo fetal, occi-

pício ou nádegas (local de apresentação no momento do parto). Esfregaço de Tzanck revela células gigantes multinucleadas (Ilustração 12).
9. **Bolhas de sucção.** Lesões solitárias que podem ser bolhas intactas ou podem aparecer como áreas planas crostosas na mão ou antebraço. São apenas em áreas acessíveis com a boca. São benignas e se resolvem espontaneamente.

C. **Nevos** podem ser pigmentados, presentes ao nascimento, castanhos ou negros a azulados (ver Capítulo 54), ou vasculares.
1. *Nevus simplex* (**coloração macular evanescente; "bicada de cegonha", "beijo de anjo", "mancha salmão"**). Uma coloração macular é uma malformação capilar comum normalmente vista na região occipital, pálpebras e glabela. São chamadas "beijos de anjo" quando localizadas na testa ou pálpebras, e "bicada de cegonha" quando no dorso do pescoço. As lesões desaparecem espontaneamente dentro do primeiro ano de vida. Ocasionalmente, lesões na nuca podem persistir sob a forma de um nevo telangiectásico mediano.
2. **Mancha de vinho do Porto (***nevus flammeus***).** Geralmente vista ao nascimento, não descora sob pressão, e não desaparece com o tempo. Se a lesão aparecer na testa e lábio superior, então **síndrome de Sturge-Weber** (mancha de vinho do Porto na testa e lábio superior, glaucoma e convulsões jacksonianas contralaterais) precisa ser excluída (Ilustração 20).
3. **Manchas mongólicas são a marca de nascença mais comum.** Estas são áreas maculares azul-escura ou púrpura semelhantes a equimoses frequentemente localizadas sobre o sacro. Geralmente presentes em 90% dos negros e asiáticos, elas ocorrem em < 5% das crianças brancas e desaparecem pelos 4 anos de idade (Ilustração 10).
4. **Hemangioma cavernoso.** Geralmente aparece como uma grande massa pouco definida vermelha, semelhante a um cisto, firme, e pode ser encontrado em qualquer lugar no corpo. A maioria destas lesões regride com a idade, mas algumas necessitam de terapia corticosteroide. Se associadas à trombocitopenia, deve ser considerada a **síndrome de Kasabach-Merritt** (trombocitopenia associada a um hemangioma expandindo-se rapidamente). Transfusões de plaquetas e fatores da coagulação são geralmente necessárias em pacientes com esta síndrome.
5. **Hemangioma em morango (hemangioma macular).** Hemangiomas em morango são lesões planas, vermelho-vivas, nitidamente demarcadas que são mais comumente encontradas na face. Regressão espontânea frequentemente ocorre (70% desaparecem pelos 7 anos de idade).

V. **Cabeça.** Observar a forma geral da cabeça. Alguma quantidade de moldagem é normal em todos os bebês. Inspecionar quanto a cortes ou contusões secundários a fórceps ou sensores de monitores fetais. Checar quanto à microcefalia ou macrocefalia. Transiluminação pode ser feita na hidrocefalia e hidranencefalia. Equimose do vértice da cabeça é comum após o nascimento. Procurar crescimento raro de cabelo (**redemoinhos de cabelo**). Múltiplos redemoinhos no cabelo ou redemoinhos de cabelo em localizações incomuns podem significar crescimento cerebral anormal. **Cabelo anormal** pode também ser visto em alguns erros inatos do metabolismo: acidemia argininossuccínica, intolerância à proteína lisinúrica, síndrome do cabelo encarapinhado de Menkes. Saliência pode representar *caput succedaneum*, **um cefaloematoma ou uma hemorragia subgaleal.** Examinar os ossos occipital, parietais e frontal e as linhas de sutura. As fontanelas devem ser moles quando palpadas.
A. **Macrocefalia.** A circunferência occipitofrontal é > 90º percentil. Pode ser normal ou pode ser secundária à hidrocefalia, **hidranencefalia**, ou uma doença neuroendócrina ou cromossômica.
B. **Microcefalia.** A circunferência occipitofrontal é < 10º percentil. Pode ocorrer atrofia cerebral ou tamanho cerebral diminuído.
C. **Fontanelas anterior e posterior.** A fontanela anterior geralmente se fecha pelos 24 meses (idade média ~13 meses) e a fontanela posterior pelos 2 meses. Tamanho normal da fontanela anterior é de 0,6–3,6 cm (afro-americano: 1,4–4,7 cm). Tamanho da fontanela posterior é de 0,5 cm (afro-americano: 0,7 cm). Uma **grande fontanela anterior** pode ser uma variação normal ou pode ser vista em hipotireoidismo congênito e também pode ser encontrado em

bebês com doenças esqueléticas, como acondroplasia, hipofosfatasia e anormalidades cromossômicas, como síndrome de Down e naqueles com restrição do crescimento intrauterino. Uma **fontanela abaulada** pode ser associada à pressão intracraniana aumentada, meningite, ou hidrocefalia. **Fontanelas deprimidas (afundadas)** são vistas em bebês com desidratação. Uma **fontanela anterior pequena** pode ser associada a hipertireoidismo, microcefalia ou craniossinostose.

D. Moldagem cefálica. Uma assimetria temporária do crânio resultante do processo do nascimento. Mais frequentemente vista com trabalho de parto prolongado e partos vaginais, pode ser vista em partos cesáreos, se a mãe teve um curso prolongado de trabalho de parto antes da retirada. Uma forma normal da cabeça é frequentemente reobtida dentro de 1 semana. Raramente pode ser associada a outras anormalidades. Se persistir, então pode ocorrer hipertensão intracraniana.

E. *Caput succedaneum*. Um abaulamento edematoso difuso dos tecidos moles do couro cabeludo que pode-se estender cruzando as linhas de sutura, mas frequentemente é unilateral. Não aumenta após o nascimento. É secundário à pressão do útero ou parede vaginal sobre áreas da cabeça fetal marginando o *caput*. Verifique o edema de cacifo característico, impondo pressão constante firme sobre uma área. Geralmente, regride dentro de vários dias (Figura 6-1).

F. Cefaloematoma. Uma hemorragia subperióstea que *nunca se estende cruzando a linha de sutura* e pode ser secundária a um parto traumático ou extração a fórceps. Aumenta depois do nascimento. Radiografias ou tomografias computadorizadas da cabeça devem ser obtidas se for suspeitada uma fratura de crânio subjacente (< 5% de todos os cefaloematomas). Níveis de hematócrito e bilirrubina devem ser monitorados. A maioria dos cefaloematomas se resolve em 2–3 semanas. Aspiração do hematoma é raramente necessário (ver Figura 6-1).

G. Hematoma/hemorragia subgaleal. A área subgaleal é a área entre o couro cabeludo e o crânio e é um espaço muito grande. Hemorragia ocorre entre a aponeurose epicraniana e o periósteo, e quando é imposta pressão, uma onda líquida pode ser vista. Ela pode cruzar sobre a linha de sutura e sobre o pescoço ou orelha. Progride depois do nascimento. Pode ser necessário repor volume sanguíneo perdido e corrigir coagulopatia se presente, e pode ameaçar a vida. Pode ser causada por asfixia, vacuoextração, parto a fórceps ou coagulopatia (ver Figura 6-1).

H. Pressão intracraniana aumentada. A pressão aumentada pode ser secundária à hidrocefalia, lesão cerebral hipóxico-isquêmica, hemorragia intracraniana ou hematoma subdural. Os seguintes sinais são evidentes em um bebê com pressão intracraniana aumentada:
1. Fontanela anterior abaulada.
2. Suturas separadas.
3. Paralisia da mirada para cima ("sinal do sol poente").
4. Veias proeminentes do couro cabeludo.
5. Macrocefalia crescente.

I. Craniossinostose. O fechamento prematuro de ≥ 1 sutura do crânio; deve ser considerado em qualquer bebê com crânio assimétrico. À palpação do crânio, uma crista óssea pode ser sentida sobre a linha de sutura, e pode ocorrer incapacidade de mover os ossos cranianos livremente. Radiografias da cabeça devem ser tiradas, e consulta cirúrgica pode ser necessária.

J. Craniotabes. Uma condição benigna, craniotabes é um amolecimento ou adelgaçamento congênito do crânio que, frequentemente, ocorre em torno das linhas de sutura (no topo e atrás da cabeça) e desaparece em dias a algumas semanas após o nascimento. Também pode ser associada a raquitismo, osteogênese imperfeita, sífilis e deficiência subclínica de vitamina D *in utero*.

K. Plagiocefalia. Uma forma oblíqua da cabeça, que é assimétrica e achatada. Pode ser vista em prematuros e bebês cuja cabeça permanece na mesma posição. Plagiocefalia anterior pode ser decorrente da fusão prematura das suturas coronal ou lambdoide.

L. Braquicefalia. Esta é causada pelo fechamento prematuro da sutura coronal e faz a cabeça ter uma aparência larga e curta. Pode ser vista na trissomia 21 ou síndrome de Apert.

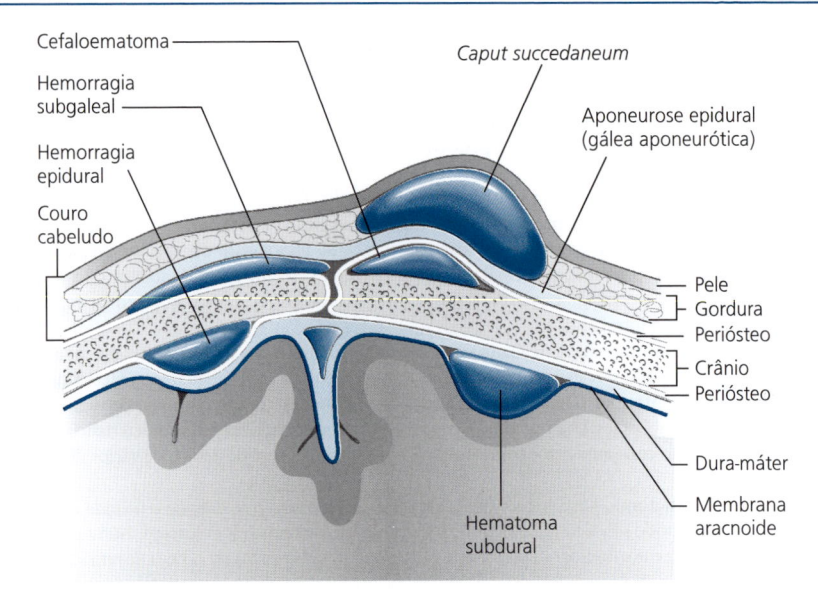

FIGURA 6–1. Tipos de coleções líquidas extradurais vistos em bebês recém-nascidos. (*Modificada de Volpe JJ. Neurology of the Newborn, 4th ed. Philadelphia, PA: WB Saunders; 2001.*)

    M. **Anencefalia.** O tubo neural anterior não se fecha, e o cérebro é malformado. A maioria destes bebês são natimortos ou morrem pouco depois.
    N. **Acrocefalia.** As suturas coronal e sagital se fecham precocemente. O crânio tem uma aparência estreita com uma forma de cone no topo. Isto pode ser visto nas síndromes de Crouzon e Apert.
    O. **Dolicocefalia/escafocefalia.** A sutura sagital se fecha prematuramente e há uma restrição do crescimento lateral do crânio, resultando em uma cabeça longa, estreita.
VI. **Pescoço.** Provocar o reflexo de busca (ver página 63) faz o bebê virar a cabeça e permite exame mais fácil do pescoço. Palpar o esternoclidomastóideo quanto a um hematoma e a tireoide quanto ao aumento, e checar quanto a cisto de ducto tireoglosso.
    A. **Pescoço curto.** Visto nas síndromes de Turner, Noonan e Klippel-Feil.
    B. **Pescoço com membrana (pele redundante).** Visto nas síndromes de Turner, Noonan, Down e Klippel-Feil.
    C. **Cistos de fenda branquial.** Cistos firmes < 1 cm que podem ser nos aspectos laterais do pescoço, ao longo da margem anterior do músculo esternoclidomastóideo. Se covinhas forem vistas aqui, elas são fístulas de fendas branquiais.
    D. **Higroma cístico.** A massa mais comum no pescoço. É uma massa flutuante que pode ser transiluminada e, frequentemente, é encontrada lateralmente ou sobre as clavículas.
    E. **Bócio.** Pode ser um resultado de doenças tireóideas maternas ou hipertireoidismo neonatal.
    F. **Cisto de ducto tireoglosso.** Raramente visto em recém-nascidos. São estruturas subcutâneas na linha mediana do pescoço anterior ao nível da laringe.
    G. **Torcicolo ("pescoço torto").** Um encurtamento do músculo esternoclidomastóideo que faz a cabeça ir para o lado afetado.
VII. **Face.** Observar quanto a anormalidades óbvias. Notar a forma geral do nariz, boca e mento. Procurar movimento desigual da boca e lábios. **Fácies grosseira** pode ser vista em distúrbios lisossômicos. Perfil facial achatado pode ser visto na síndrome de Down. A presença de **hipertelorismo** (olhos largamente separados) ou **orelhas em baixa implantação** deve ser notada. Se

partejado a **fórceps**, pode estar presente uma **marca de fórceps**. **Micrognatia** é um maxilar inferior pequeno que pode interferir com a alimentação. É vista mais comumente na sequência de Pierre Robin, mas pode também ser vista em outras síndromes genéticas.
- **A. Orelhas em baixa implantação (melotia).** Ver Seção VIII sobre orelhas.
- **B. Micrognatia.** Uma mandíbula pequena que pode interferir com a alimentação. É vista mais comumente na sequência de Pierre Robin mas também pode ser vista em algumas síndromes genéticas.
- **C. Hipertelorismo.** Ver página 52.
- **D. Lesão do nervo facial.** Ramos unilaterais do nervo facial (sétimo) são mais comumente comprometidos. Há assimetria facial ao chorar, o canto da boca cai, e a prega nasolabial está ausente no lado paralisado. O bebê pode ser incapaz de fechar o olho ou mover o lábio e baba no lado da paresia. Se a paralisia for secundária a trauma, a maioria dos sintomas desaparece dentro da primeira semana de vida, mas, às vezes, a resolução pode levar vários meses. Se a paralisia persistir, ausência do nervo deve ser excluída.

VIII. **Orelhas.** Avaliar quanto a uma forma rara ou uma posição anormal. Confirmar que as estruturas da orelha estejam todas presentes: hélice, antélice, trago, antitrago, fossa escafoide/triangular e meato acústico externo. Síndromes genéticas são frequentemente associadas a formas anormais de orelha. Avaliar grosseiramente a audição quando o bebê pisca em resposta a ruídos intensos. A posição normal das orelhas é determinada traçando-se uma linha horizontal imaginária a partir dos cantos interno e externo do olho através da face, perpendicular ao eixo vertical da cabeça. Se a hélice da orelha se situar abaixo desta linha horizontal, as orelhas são classificadas **com implantação baixa.** Um exame otoscópico frequentemente não é feito no primeiro exame, porque o canal auditivo está geralmente cheio de detritos amnióticos.
- **A. Orelhas com implantação baixa (melotia).** Vistas com muitas anomalias congênitas, mais comumente nas síndromes de Treacher-Collins, Down, triploidia e trissomias 9 e 18, efeitos fetais de aminopterina e trissomias 13 e 21.
- **B. Plicomas de pele pré-auriculares (papilomas).** Benignos, comuns e, com frequência, herdados.
- **C. Orifícios pré-auriculares.** Podem ser unilaterais ou bilaterais e são geralmente localizados na inserção superior do pavilhão. São mais comuns na população asiática (10%).
- **D. Pelos nas orelhas.** Vistos em bebês de mães diabéticas.
- **E. Anotia.** Ausência completa do pavilhão da orelha. É associada a embriopatia de talidomida e de ácido retinoico. Anotia bilateral é, às vezes, vista em bebês de pais consanguíneos.
- **F. Microtia (orelhas pequenas).** Denominação de pavilhões pequenos, é uma orelha displásica, desenvolvida defeituosamente que pode ser associada a outras anormalidades, como anormalidades da orelha média. Aproximadamente 50% dos bebês com microtia terão uma síndrome congênita subjacente. Avaliação de orelhas, nariz e garganta (ENT) pediátrica e avaliação da audição são necessárias. Ultrassom renal também é recomendado. Orelhas pequenas são vistas na trissomia 21, bem como nas trissomias 18 e 13, triploidia e embriopatia de talidomida e de ácido retinoico.
- **G. Macrotia (orelhas grandes).** A orelha externa é grande, e a fossa escafoide é a parte mais exagerada. Habitualmente é bilateral e simétrica. Pode ser dominante autossômica e pode também ser associada à síndrome de Marfan, síndrome do X frágil, síndrome de de Lange tipo 2 e outras.
- **H. Orelha pendente (margem superior da hélice dobrada para baixo) e orelha de abano ou orelha proeminente (a orelha é firme afastada da cabeça).** Consulta de cirurgia plástica pode ser obtida. Uma **orelha hipoplásica** pode ser um indicador de anormalidades da orelha interna.
- **I. Orelha de sátiro ("orelha de Spock").** Caracterizada por uma fossa escafoide achatada e uma hélice plana no polo superior e um terceiro pilar dentro da hélice. Esta é apenas uma preocupação cosmética, e moldagem na primeira semana de vida pode ser feita. É recomendada consulta de cirurgia plástica.

IX. **Olhos.** A maioria dos bebês tem algum grau de edema palpebral após o nascimento, que frequentemente regride depois dos primeiros dias de vida. Os olhos podem ser delicadamente abertos e examinados. A esclera, que normalmente é branca, pode ter uma tonalidade azulada, se o bebê for prematuro, porque a esclera é mais fina nestes bebês que nos bebês de termo. Checar quanto ao seguinte: **hemorragias esclerais**, **exsudatos** (sugerem conjuntivite) e **esclera amarela (icterícia)** indicadora de hiperbilirrubinemia. Há uma **mancha vermelho-cereja** na mácula do olho (lipidose, ou oclusão da artéria central da retina)? Verificar o tamanho pupilar bilateralmente (se não do mesmo tamanho, excluir tumor ou anormalidade vascular) e a reatividade, e avaliar movimentos oculares. Verificar o reflexo vermelho com um oftalmoscópio. Se um reflexo vermelho não puder ser obtido, ou se a pupila for branca ou turva, é necessária avaliação imediata por um oftalmologista pediátrico. Ver também Capítulo 94.

A. **Leucocoria (opacificação do cristalino).** Uma pupila branca com perda do reflexo vermelho à luz. Opacidade atrás da pupila, às vezes, é observada sem um oftalmoscópio. Avaliar adicionalmente quanto a:
   1. **Cataratas congênitas.** Se suspeitadas, encaminhamento de emergência a um oftalmologista pediátrico é necessário para intervenção precoce e para preservar a visão. Bebês com cataratas congênitas devem ser avaliados quanto a uma causa subjacente metabólica, genética ou infecciosa, e 20% terão uma causa identificável. Isto pode ser visto na galactosemia e na síndrome de Zellweger. Uma **catarata em gota de óleo** pode ser vista na galactosemia, e à retinoscopia se observa uma "gotícula de óleo" clássica contra um reflexo vermelho em razão da acumulação de dulcitol no interior do cristalino.
   2. **Glaucoma.** O bebê pode-se apresentar com opacidades corneanas.
   3. **Retinoblastoma.** Tumor exige consulta oftalmológica de emergência.
   4. **Descolamento de retina.** Mais comumente ocorre por retinopatia de prematuridade.
   5. **Anomalia de Peters.** Clivagem anormal da câmara anterior ocorre a partir de disgenesia do segmento anterior. Há uma opacidade corneana central, paracentral ou completa.
B. **Osteogênese imperfeita.** A esclera é azul-forte.
C. **Coloboma.** Um defeito em forma de buraco de fechadura na íris.
D. **Manchas de Brushfield.** Pontilhado em sal e pimenta da íris ou manchas brancas ou amarelas na íris. Muitas vezes visto com síndrome de Down ou pode ser normal.
E. **Hemorragia subconjuntival.** Ocorre em 5% dos recém-nascidos como resultado da ruptura de pequenos capilares conjuntivais e pode ocorrer normalmente, mas é mais comum após um parto traumático. Petéquias na testa podem ser associadas. É assintomática e se resolve em alguns dias.
F. **Conjuntivite.** Suspeita se houver um corrimento. (Ver Capítulo 53.)
G. **Pregas epicânticas.** Podem ser normais ou podem ocorrer em bebês com síndrome de Down. Esta é uma prega de pele da pálpebra superior cobrindo o canto interno do olho.
H. **Dacriocistoceles.** Obstruções de ambas as extremidades superior e inferior do ducto nasolacrimal. Apresentam-se como nódulos azulados inferiores aos cantos mediais de ambos os olhos. Se bilaterais, consulta ENT deve ser obtida para avaliar obstrução nasal.
I. **Dacriostenose.** Os ductos nasolacrimais são demasiado estreitos para drenar lágrimas apropriadamente. Lágrimas podem-se acumular sobre as pálpebras e cílios. Geralmente se resolve em várias semanas a alguns meses.
J. **Hipertelorismo (olhos largamente espaçados).** A distância interorbitária é maior que o normal. A distância interorbitária normal é de 20 mm ao nascimento. Isto pode ocorrer isoladamente ou com outras deformidades congênitas.
K. **Nistagmo.** Este é um movimento ocular involuntário frequentemente rápido do olho que pode ser horizontal, vertical ou misto. Pode ser normal, se ocasional, mas, se persistente, necessita ser avaliado.
L. **Ptose.** Uma pálpebra superior pendente causada por paralisia do terceiro nervo craniano ou fraqueza no músculo levantador. Ptose e oftalmoparesia podem ser vistas na miastenia grave neonatal transitória.
M. **Movimentos oculares desconjugados.** Durante os primeiros meses de vida, bebês terão movimentos oculares desconjugados, em que os olhos parecem se mover independentemente um do outro. Podem mesmo parecer estrábicos. Movimentos transitórios são normais, especialmente se isto ocorrer quando o bebê adormece ou acorda. Se o movimento for fixo, uma consulta com um oftalmologista pediátrico deve ser obtida.

X. **Nariz.** Verificar a aparência do nariz. Às vezes, por causa de uma deformidade posicional, o nariz será assimétrico. Se for suspeitada atresia coanal unilateral ou bilateral, verificar a patência das narinas com passagem delicada de um tubo nasogástrico. **Bebês são respiradores nasais obrigatórios**; por essa razão, se tiverem **atresia coanal bilateral**, terão cianose e angústia respiratória grave em repouso.
  A. **Batimento nasal.** Indicador de angústia respiratória.
  B. **Fungar/entupido e corrimento.** Típicos de sífilis congênita.
  C. **Espirros.** Isto pode ser uma resposta à luz forte ou abstinência de droga.
  D. **Septo nasal luxado.** Incidência de 4%. Eixo vertical do nariz é desviado, e o septo não é reto. Avaliação ENT pediátrica imediata é necessária, uma vez que a correção nos primeiros dias de vida pode prevenir uma deformidade permanente.

XI. **Boca.** Examinar os palatos duro e mole quanto à evidência de uma fenda palatina e fendas submucosas e parciais que podem facilmente ser despercebidas.
  A. **Fenda labial/palatina.** Secundária à falta de fusão na linha mediana. Fendas unilaterais são geralmente um achado isolado; fendas medianas são frequentemente associadas a defeitos na linha mediana no cérebro.
  B. **Úvula bífida.** A úvula é maior que o normal e possui duas metades e é associada a uma fenda submucosa.
  C. **Deformidade posicional da mandíbula.** Causa assimetria do mento, e as gengivas não são paralelas uma à outra, frequentemente decorrente da moldagem *in utero*. Resolução ocorre sem tratamento.
  D. **Pérola de Epstein.** Uma pequena pápula branca geralmente na linha mediana do palato. Comum e benigna, é secundária a tecido epitelial que é retido durante a fusão palatal.
  E. **Cistos alveolares.** Cistos de mucosa oral localizados na crista alveolar.
  F. **Dentes.** Dentes primários, em geral, começam a irromper aos 6–8 meses de idade. **Dentes natais** são dentes que estão presentes ao nascimento. **Dentes dos lactantes** são dentes que irrompem após 30 dias. **Dentes supranumerários** são dentes extras. Dentes em recém-nascidos são incomuns (incidência 1:1.000 a 1:30.000). A etiologia é desconhecida, mas a teoria mais comum aceita é com base em fatores hereditários. Outras causas incluem infecção, perturbações endócrinas, deficiência nutricional, febre materna, fatores ambientais e posição do germe dentário. Oitenta e cinco por cento dos dentes natais ou neonatais irrompem na área dos incisivos mandibulares. Radiografias são, às vezes, necessárias para diferenciar se os dentes são supranumerários ou têm uma dentição decídua normal. Clinicamente, os dentes podem ser classificados como maturos ou imaturos. Consulta odontológica pediátrica é recomendada.
    1. **Dentes natais (mais comuns).** Irrompem mais comumente em pares e são habitualmente pouco fixados à estrutura óssea e têm um sistema radicular pouco desenvolvido. São associados à síndrome de Ellis-van Creveld, síndrome de Jadassohn-Lewandowski, síndrome de Hallermann-Streiff, síndrome de Soto e síndrome de Pierre Robin. É melhor deixar estes dentes na boca para evitar futuros problemas de tratamento de espaço, a não ser que sintomáticos (altamente móveis, causando dor na mãe durante amamentação, ou causando irritação da língua do bebê); então eles podem ser extraídos depois do nascimento. Se frouxos, é muito importante remover os dentes para diminuir o risco de aspiração.
    2. **Dentes neonatais.** Estes possuem uma estrutura radicular firme e são fixados mais seguramente. Se maturos, eles têm um bom prognóstico quanto à manutenção.
  G. **Nódulos de Bohn.** Aparecem como saliências brancas da gengiva (podem parecer dentes) ou da periferia do palato e são secundários a glândulas salivares heterotópicas ou a restos da lâmina dentária. Benignos e se resolverão sem tratamento.
  H. **Rânula.** Tumoração cística no assoalho da boca. A maioria desaparece espontaneamente.
  I. **Mucocele.** Esta pequena lesão na mucosa oral é secundária a trauma aos ductos de glândulas salivares. Frequentemente é benigna e regride espontaneamente.
  J. **Macroglossia.** Aumento da língua pode ser congênito ou adquirido. Macroglossia localizada é habitualmente secundária a hemangioma congênito. Macroglossia pode ser vista na **síndrome de Beckwith** (macroglossia, gigantismo, onfalocele e hipoglicemia grave), **doença de**

Pompe (doença de armazenamento de glicogênio tipo II), gangliosidose GM 1, e hipotireoidismo.
- K. **Glossoptose.** Desvio para baixo/retração da língua. Pode ser vista na sequência de Pierre Robin e síndrome de Down.
- L. **Anciloglossia (frênulo lingual curto, "língua presa").** Ocorre em 4% dos recém-nascidos. Muitas vezes uma frenulotomia estará indicada, se a mobilidade da língua e a alimentação forem um problema.
- M. **Saliva espumosa ou copiosa.** Comumente vista em bebês com atresia esofágica com fístula traqueoesofágica.
- N. **Sapinho.** Sapinho oral, comum em recém-nascidos, é um sinal de *C. albicans*.
- O. **Micrognatia (queixo pequeno).** Um maxilar inferior subdesenvolvido que é visto na **síndrome de Pierre Robin**; outras síndromes genéticas devem ser consideradas.

XII. Tórax

- A. **Observação.** Notar a forma e simetria do tórax. Um tórax assimétrico pode significar uma lesão ocupando espaço ou ocupando ar, como um pneumotórax de tensão. Taquipneia (frequência respiratória aumentada), retrações esternais, subcostais e intercostais, batimentos das asas do nariz e ronco à expiração indicam angústia respiratória. ***Nota:*** **Ronco, batimento nasal e retrações intercostais ou subcostais indicam trabalho aumentado da respiração.**
    1. **Ronco.** Ocorre quando a glote é fechada durante a expiração. Isto melhora a oxigenação, aumentando a pressão expiratória final nos pulmões. Ocasionalmente, ronco é aceitável; ronco com cada respiração é anormal.
    2. **Batimento nasal.** Alargamento das narinas à inspiração; ocorre com angústia respiratória.
    3. **Retrações.** Podem ser subcostais ou intercostais e representam músculos sugados para dentro entre as costelas ao aumentarem o fluxo aéreo. Vê-se uma sombra na margem inferior da caixa costal com retrações subcostais ("sombras das costelas"). Retrações brandas, geralmente subcostais, podem ser normais.
    4. **Anormalidades fonatórias.** Dependem do nível da anormalidade ou obstrução. A fonação é uma função principal da laringe, e uma anormalidade desta causa ausência de choro ou um choro fraco. Obstrução laríngea pode ser supraglótica, glótica ou subglótica. Um **choro abafado e estridor inspiratório** ocorrem com obstrução supraglótica; um **choro de tom agudo ou ausente** é associado a anormalidades glóticas (membrana ou atresia laríngea). Estenose subglótica pode-se apresentar com **choro rouco ou fraco, estridor** e respiração obstrutiva.
        - a. **Estridor.** Um som de tonalidade aguda à inspiração ouvido sem um estetoscópio. Pode ser normal se ocorrer ocasionalmente e não houver outros sinais de angústia respiratória. Se o estridor for persistente, **laringomalacia é a causa mais comum.** Outras causas incluem estenose subglótica congênita, paresia de pregas vocais, duplo arco aórtico e outras anomalias congênitas. **Estridor inspiratório com ataques cianóticos com alimentação, com aspiração,** e infecções pulmonares que recidivam podem ocorrer com fenda laríngea e laringotraqueoesofágica.
        - b. **Rouquidão intermitente, dispneia, choro fraco ou afonia** podem ser vistos em cistos saculares.
        - c. **Estridor inspiratório de tonalidade aguda e grito inspiratório.** Paralisia bilateral de pregas vocais.
        - d. **Choro fraco, frequentemente sem obstrução séria da via aérea, ocasionalmente problemas para respirar, alimentar.** Paralisia da prega vocal unilateral.
        - e. **Rouquidão branda, pouca obstrução da via aérea.** Membrana laríngea anterior fina.
        - f. **Voz mais fraca, obstrução aumentada da via aérea.** Membranas laríngeas mais grossas (comprometimento glótico > 75% causa afonia e obstrução grave da via aérea).
        - g. **Choro abafado ou ausente.** Membrana laríngea ou obstrução faríngea.
        - h. **Choro fraco, sucção fraca, afonia, letargia** podem ser vistas com medicações na gravidez (síndrome de abstinência neonatal induzida por inibidor seletivo da recaptação de serotonina).

6: EXAME FÍSICO DO RECÉM-NASCIDO

  i. **Choro fraco, mas de tom agudo assemelhando-se a um gato.** Síndrome do *cri du chat*.
  j. **Ruído sibilante** pode ocorrer com um bloqueio na narina.
  k. **Choro fraco.** Hipoglicemia.
  l. **Choro fraco, angústia respiratória branda.** Miastenia grave neonatal transitória.
  m. **Choro de tonalidade aguda.** Síndrome de abstinência neonatal ou hipoglicemia.
  n. **Soluços.** Hiperglicinemia não cetótica.
B. **Sons respiratórios.** Auscultar quanto à presença e igualdade dos sons respiratórios. Um bom lugar para auscultar é nas axilas direita e esquerda. Sons ausentes ou desiguais podem indicar pneumotórax ou atelectasia. Sons respiratórios ausentes com a presença de sons intestinais mais um abdome escavado (abdome chato em relação ao tórax) sugerem hérnia diafragmática; uma radiografia imediata e consulta cirúrgica de emergência são recomendadas.
C. **Clavícula fraturada.** Palpar ambas as clavículas; se não puder ser palpada com facilidade, e crepitação for sentida sobre a clavícula, o bebê pode ter uma clavícula fraturada. Nenhum tratamento é necessário. Observar que uma clavícula fraturada consolidada terá uma saliência dura (à medida que se desenvolve osso novo) na área.
D. *Pectus excavatum* **(tórax em funil).** Um esterno que é deprimido em sua forma. Frequentemente, esta condição não é uma preocupação clínica, mas pode ser associada a síndromes de Marfan e de Noonan.
E. *Pectus carinatum* **(peito de pombo).** Causado por um esterno protuberante. Pode ser associado a síndromes de Marfan e de Noonan.
F. **Proeminência do processo xifoide.** Uma saliência firme no fim do esterno; é um achado benigno.
G. **Tórax em barril.** Ocorre quando há um diâmetro anteroposterior aumentado do tórax. Pode ser secundário à ventilação mecânica, pneumotórax, pneumonia, ou lesões ocupadoras de espaço.
H. **Mamas em um recém-nascido.** Frequentemente 1 cm de diâmetro em bebês masculinos e femininos a termo e podem ser anormalmente aumentadas (3–4 cm) secundariamente aos efeitos de estrogênios maternos. Este efeito, que dura < 1 semana, não tem interesse clínico. Um corrimento frequentemente branco, comumente chamado "leite neonatal" ou "**leite de bruxa**", pode estar presente e é normal. É visto em bebês a termo completo com nódulos mamários maiores que a média e pode continuar até 2 meses de idade. **Mamilos supranumerários (politelia)** são mamilos extras ao longo da linha mamária ("linha de leite") e ocorrem como uma variante normal; a associação a doenças renais é *controversa*. Eles podem ocorrer singularmente ou ser múltiplos e podem ser unilaterais ou bilaterais. Plicomas de pele na região do mamilo são frequentemente pequenos e não necessitam ser removidos. **Mamilos invertidos** podem ser vistos em distúrbios congênitos de glicosilação.

XIII. **Coração.** Observar quanto à frequência cardíaca (normal 110–160 batimentos/min acordado, pode cair para 80 batimentos/min durante sono), ritmo, qualidade das bulhas cardíacas, precórdio ativo e presença de um sopro. A posição do coração pode ser determinada por auscultação. Síndromes de *situs* anormal e outras manifestações físicas de cardiopatia congênita encontram-se discutidas no Capítulo 84.
  A. **Sopros.** Podem ser associados às seguintes condições:
    1. **Defeito septal ventricular.** O defeito cardíaco mais comum, este se responsabiliza por ~25% das cardiopatias congênitas. Tipicamente, um sopro pansistólico forte, rude, assoprado, é auscultado (mais bem ouvido sobre a margem esternal esquerda inferior). Ele não é ouvido ao nascimento, mas, muitas vezes, no dia 2 ou 3 de vida. Sintomas, como insuficiência cardíaca congestiva, frequentemente não começam até depois de 2 semanas de idade e tipicamente estão presentes de 6 semanas a 4 meses. A maioria destes defeitos se fecha espontaneamente ao término do primeiro ano de vida.
    2. **Canal arterial patente.** Um sopro rude, contínuo, tipo maquinaria, parecendo "máquina de lavar" ou "trovão rolando" que frequentemente se apresenta no segundo ou terceiro dia de vida, localizado no segundo espaço intercostal esquerdo. Pode-se irradiar para a clavícula esquerda ou para baixo pelo bordo esternal esquerdo. Pode ser ouvido mais intensa-

mente ao longo da margem esternal esquerda. Um precórdio hiperativo também é visto. Sinais clínicos incluem pressão de pulso larga e pulsos latejantes.
3. **Coarctação da aorta.** Um sopro de ejeção sistólico que se estende pelo esterno abaixo, para o ápice e para a área interescapular. Frequentemente é mais intenso nas costas.
4. **Estenose pulmonar periférica.** Um sopro sistólico é ouvido bilateralmente no tórax anterior, em ambas as axilas, e cruzando as costas. É secundário à turbulência causada por fluxo sanguíneo perturbado, porque a artéria pulmonar principal é maior do que as artérias pulmonares periféricas. Este sopro frequentemente benigno pode persistir até 3 meses de idade. Também pode ser associado à síndrome de rubéola.
5. **Síndrome de coração esquerdo hipoplásico.** Um sopro mesossistólico curto frequentemente se apresenta a qualquer momento do dia 1 ao 21. Um galope geralmente é ouvido.
6. **Tetralogia de Fallot.** Tipicamente um sopro intenso, rude, sistólico ou pansistólico mais bem ouvido na margem esternal esquerda. A segunda bulha cardíaca é única.
7. **Atresia pulmonar**
    a. **Com defeito septal ventricular.** Um sopro sistólico ausente ou suave com a primeira bulha cardíaca é seguido por um estalido de ejeção. A segunda bulha cardíaca é intensa e única.
    b. **Com septo interventricular intacto.** Mais frequentemente, não há sopro, e uma segunda bulha única é ouvida.
8. **Atresia tricúspide.** Um sopro pansistólico ao longo da margem esternal esquerda com uma segunda bulha cardíaca única é ouvido tipicamente.
9. **Transposição dos grandes vasos.** Mais comum em homens que mulheres.
    a. **Isolada (simples).** Exame cardíaco é, muitas vezes, normal, mas cianose e taquipneia estão presentes juntamente com uma radiografia de tórax e eletrocardiograma normais.
    b. **Com defeito septal ventricular.** O sopro é intenso e pansistólico e é mais bem ouvido na margem esternal esquerda inferior. O bebê tipicamente tem insuficiência cardíaca congestiva às 3–6 semanas de vida.
10. **Doença de Ebstein.** Um sopro sistólico longo é auscultado sobre a parte anterior do tórax esquerdo. Um sopro diastólico e galope podem estar presentes.
11. *Truncus arteriosus.* Um sopro de ejeção sistólico, muitas vezes com um frêmito, é ouvido na margem esternal esquerda. A segunda bulha cardíaca é intensa e única.
12. **Ventrículo único.** Um sopro de ejeção sistólico intenso com uma segunda bulha cardíaca única forte é ouvido.
13. **Defeitos septais atriais**
    a. **Defeito de *ostium secundum*.** Raramente se apresenta com insuficiência cardíaca congestiva no lactente. Um sopro de ejeção sistólico brando é mais bem ouvido na margem esternal esquerda superior.
    b. **Defeito de *ostium primum*.** Raramente ocorre no lactente. Um sopro de ejeção pulmonar e sopro protossistólico são auscultados na margem esternal esquerda inferior. É ouvida uma segunda bulha cardíaca desdobrada.
    c. **Canal atrioventricular comum.** Apresenta-se com insuficiência cardíaca congestiva no lactente. Um sopro sistólico rude é auscultado em todo o tórax. A segunda bulha cardíaca é desdobrada, se o fluxo pulmonar for aumentado.
14. **Retorno venoso pulmonar anômalo**
    a. **Retorno venoso pulmonar anômalo parcial.** Os achados são semelhantes àqueles para defeito de *ostium secundum*.
    b. **Retorno venoso pulmonar anômalo total.** Com uma obstrução grave, nenhum sopro pode ser detectado ao exame. Com um grau moderado de obstrução, um sopro sistólico é ouvido ao longo da margem esternal esquerda, e um galope é ouvido ocasionalmente. Um sopro contínuo ao longo da margem esternal superior esquerda sobre a área pulmonar pode também ser audível.
15. **Estenose aórtica congênita.** Um sopro sistólico grosseiro com um frêmito é auscultado na margem esternal direita superior e pode radiar para o pescoço e para baixo pela margem esternal esquerda. Se a insuficiência ventricular esquerda for grave, o sopro é de baixa

intensidade. Sintomas que ocorrem em bebês apenas quando a estenose é grave são edema pulmonar e insuficiência cardíaca congestiva.
16. **Estenose pulmonar (com septo ventricular intacto).** Se a estenose for grave, um sopro de ejeção sistólico intenso é audível sobre a área pulmonar e radia-se sobre o precórdio inteiro. Insuficiência ventricular direita e cianose podem estar presentes. Se a estenose for branda, um sopro de ejeção sistólico pulmonar curto é auscultado sobre a área pulmonar juntamente com um segunda bulha cardíaca desdobrada.
B. **Palpar os pulsos (femorais, pediosos, radiais e braquiais).** Pulsos batendo forte podem ser vistos com PDA. Pulsos femorais ausentes ou retardados são associados à coarctação da aorta.
C. **Checar quanto a sinais de insuficiência cardíaca congestiva.** Os sinais podem incluir hepatomegalia, galope, taquipneia, sibilos e estertores, taquicardia e pulsos anormais.

XIV. **Abdome.** Ver também Capítulos 96, 98 e 99.
A. **Observação.** Defeitos óbvios podem incluir uma **onfalocele**, em que os intestinos são cobertos por peritônio, e o umbigo é localizado centralmente; **gastrosquise**, em que os intestinos não são cobertos por peritônio (o defeito é frequentemente à direita do umbigo); ou **extrofia da bexiga**, em que a bexiga faz protrusão se exteriorizando.
B. **Auscultação.** Auscultar quanto a sons intestinais.
C. **Palpação.** Checar o abdome quanto à distensão, dor à palpação ou massas. O abdome é mais facilmente palpado quando o bebê está quieto ou durante alimentação. Em circunstâncias normais, o fígado pode ser palpado 1–2 cm abaixo da margem costal e a extremidade do baço na margem costal. Hepatomegalia pode ser vista com insuficiência cardíaca congestiva, hepatite, alguns erros inatos do metabolismo (doenças de armazenamento, defeitos do ciclo da ureia), ou sepse. Esplenomegalia é encontrada com infecções por citomegalovírus ou rubéola ou sepse. O polo inferior de ambos os rins pode, muitas vezes, ser palpado. Tamanho renal pode estar aumentado com doença policística, trombose de veia renal ou hidronefrose. Massas abdominais são mais comumente relacionadas com o trato urinário.
D. **Linha negra.** Ver página 44.
E. **Diástase dos retos do abdome.** Uma protrusão (saliência vertical) desde o xifoide até o umbigo por causa da fraqueza da fáscia entre os dois músculos retos do abdome, que causa uma separação dos músculos. Ela pode ser vista quando a pressão intra-abdominal aumenta. É um achado benigno em recém-nascidos e tipicamente desaparecerá com o tempo.
F. **Abdome escafoide.** Um abdome escavado que pode ser visto com uma hérnia diafragmática. O abdome parece plano em relação ao tórax.
G. **Síndrome de ventre em ameixa seca.** Frequentemente vista em homens (97%) e de origem genética desconhecida, ela consiste em uma parede abdominal grande, fina, enrugada, malformações geniturinárias e criptorquidismo. Cirurgia pode ser necessária, e a taxa de sobrevida melhorou.

XV. **Umbigo.** Normalmente, o umbigo tem 2 artérias e 1 veia. A ausência de 1 artéria ocorre em 5–10 de 1.000 nascidos únicos e em 35–70 de 1.000 nascidos gêmeos. A presença de **apenas 2 vasos** (1 artéria e 1 veia) poderia indicar problemas renais ou genéticos (comumente trissomia 18). Se houver uma **artéria umbilical única**, há uma prevalência aumentada de anomalias congênitas (40%) e restrição do crescimento intrauterino e uma taxa mais alta de mortalidade perinatal. Se ela ocorrer sem qualquer outra anormalidade, frequentemente é benigna. **Se o umbigo for anormal, está recomendada ultrassonografia do abdome**. Além disso, inspecionar quanto a qualquer corrimento, vermelhidão ou edema em torno da base do cordão que pode significar um **úraco patente ou onfalite**. Alguma quantidade de eritema periumbilical é considerada normal com a separação do cordão. O cordão deve ser transparente; uma **cor amarela esverdeada** sugere coloração de mecônio, frequentemente secundária a sofrimento fetal. **Listras escuras** no cordão são coágulos intravasculares e são um achado normal. Um cordão umbilical normal se destaca com ~7–10 dias de idade.
A. **Onfalite.** Infecção do cordão. Esta é uma condição muito séria, pode ser fatal, e exige tratamento imediato. Por essa razão, qualquer vermelhidão do cordão deve ser prontamente avaliada. (Ver Capítulo 54.)

B. **Úraco patente.** Ocorre comunicação entre a bexiga e o umbigo, resultando em urina saindo do umbigo. Estudar para excluir obstrução do trato urinário inferior.

C. **Hérnias umbilicais.** Resultam de uma fraqueza no músculo da parede abdominal ou no anel umbilical e, frequentemente, regridem durante o primeiro ano de vida sem tratamento.

D. **Hematomas umbilicais.** A partir de ruptura dos vasos umbilicais, frequentemente a veia pelo parto ou trauma ou uma ocorrência espontânea. Fatores de risco incluem tração do cordão, corioamnionite, prolapso do cordão, torção do cordão, inserção velamentosa, cordão curto, o adelgaçamento do cordão por um parto pós-data. Eles são raros (1:5000) e frequentemente se resolvem sem tratamento.

E. **Hemangioma umbilical.** Raro, mas pode ser muito sério.

F. **Cisto de geleia de Wharton.** Onde ocorreu liquefação da geleia. O cordão se mostra transparente e cístico, e 20% dos bebês terão outras anormalidades.

XVI. **Genitália.** Qualquer bebê com uma doença do desenvolvimento sexual (presença de genitália que não se enquadra em uma classificação masculina ou feminina, antes dita "genitália ambígua") não deve ter atribuição de gênero até que uma avaliação formal endocrinológica e urológica tenha sido efetuada (ver Capítulo 92). *Observação:* **Um menino com qualquer dúvida de uma anormalidade peniana não deve ser circuncidado até que seja avaliado por um urologista ou cirurgião pediátrico.**

A. **Exame genital masculino.** Observar a cor do escroto. Pigmento no escroto varia dependendo da etnicidade e influência hormonal. Também pode ser hiperpigmentado por síndromes adrenogenitais. Uma **cor azulada** pode sugerir torção ou trauma testicular e exige consulta imediata urológica/cirúrgica. Bebês terão rugas escrotais bem desenvolvidas a termo; um escroto liso sugere prematuridade. **Examinar o pênis**; meninos recém-nascidos sempre têm uma **fimose** acentuada, e o prepúcio não pode ser facilmente retraído. Verificar que os testículos estejam no escroto e examinar quanto a hérnias e massas na virilha. Se nascido de nádegas por parto vaginal, o bebê pode ter genitais equimosados e edemaciados por pressão sobre o colo.

1. **Determinar o local do meato.** **Hipospadia** é localização anormal do meato uretral na superfície ventral do pênis, **epispadia** é localização anormal do meato uretral na superfície dorsal do pênis, **capuz dorsal** (prepúcio que é incompletamente formado que cobre o dorso ou o topo do pênis) é associado à hipospadia, e ***chordee*** é uma curvatura dorsal ou ventral do pênis. **Megalouretra** é uma dilatação congênita da uretra frequentemente causada por desenvolvimento anormal do corpo esponjoso e exigirá correção cirúrgica.

2. **Verificar o tamanho do pênis.** Comprimento peniano estendido normal ao nascer é de pelo menos 2 cm. **Micropênis** é um pênis 2 desvios-padrão abaixo do comprimento e largura médios para a idade.

3. **Priapismo.** Ereção persistente do pênis é um achado anormal e pode ser visto em policitemia, mas a razão mais comum é idiopática.

4. **Pênis com membrana.** Membrana penoescrotal pode ocorrer e constitui uma contraindicação à circuncisão.

5. **Pênis sepultados.** Rara deformidade congênita peniana em que o pênis parece sepultado nos tecidos que o circundam. Não circuncidar.

6. **Pérolas penianas.** Similares às pérolas de Epstein no palato e podem estar presentes na extremidade do prepúcio e se resolverão com o tempo.

7. **Torção peniana.** Verificar para ver a posição do pênis e se ele tem a direção mediana. Se estiver dirigido para a coxa, pode estar presente torção. Também checar a posição da rafe mediana. Ela deve começar e terminar na linha mediana do escroto e na extremidade do pênis. Torção branda de < 60° é normal. Altos graus de torção necessitarão ser corrigidos cirurgicamente.

8. **Uretra hipoplásica.** Os bebês terão adelgaçamento do prepúcio no lado ventral e uma rafe peniana que não é reta. Se um tubo de alimentação através da uretra for visível através da pele, então uma uretra hipoplásica está presente, e circuncisão é contraindicada. Uma consulta de urologia pediátrica deve ser obtida.

9. **Testículos não descidos.** Mais comuns em bebês prematuros. Às vezes, bebês de termo terão um testículo que não desceu do abdome para o escroto. Palpação do canal inguinal verificará que o testículo está ali. **Testículo não descido unilateral é comum** e deve ser acompanhado por exames físicos de rotina durante o tempo. **Testículos não descidos bilaterais são considerados um distúrbio do desenvolvimento sexual.** Um testículo ectópico passa através do anel inguinal e a seguir vai para outra localização (períneo, canal femoral, bolsa inguinal superficial ou o outro hemiescroto).
10. **Hidroceles.** Hidroceles são comuns e, frequentemente, desaparecem por volta de 1 ano da idade, a não ser que associadas à hérnia. Palpação ou transiluminação ajudará no diagnóstico.
11. **Torção de testículo.** O bebê apresentará uma alteração de cor aguda (geralmente azulada) sem sinais de dor (em contraste com pacientes mais velhos). O testículo torcido é menor em tamanho, e esta é uma emergência cirúrgica.
12. **Torção testicular antenatal.** Frequentemente a aparência é normal. O testículo torcido pode ser maior em tamanho e dar sensação de textura mais semelhante à massa. Ultrassom Doppler deve ser feito para verificar fluxo sanguíneo. O testículo torcido deve ser removido, e o outro lado fixado para evitar torção, uma vez que esteja em risco aumentado.
13. **Hérnia inguinal.** Apresenta-se como um enchimento na região inguinal. Bebês prematuros têm um risco mais alto de hérnia inguinal.

B. **Exame genital feminino**
1. **Examinar lábios maiores e menores e clitóris.** Lábios maiores de bebês de termo são aumentados e frequentemente de cor avermelhada. Se os lábios forem fundidos, e o clitóris for aumentado, deve ser suspeitada hiperplasia suprarrenal.
2. **Clitoromeglia (clitóris grande).** Isto pode ser normal em um bebê prematuro ou pode ser associado à ingestão materna de droga (androgênios em excesso durante a vida fetal) ou um distúrbio do desenvolvimento sexual. Comprimento clitoral da recém-nascida normal é < 7 mm e comprimento médio é de 4 mm.
3. **Prega mucosa/vaginal.** Comumente presa à parede da vagina. Sem importância clínica.
4. **Corrimento da vagina.** Comum e é, muitas vezes, transparente, espesso e branco ou tingido de sangue. Frequentemente dura apenas alguns dias. Se corrimento sanguíneo, é normal e secundário à supressão de estrogênio materno.
5. **Massa vaginal.** Vista com choro ou por pressão abdominal aumentada. Estudos por imagem são necessários.
6. **Cisto parautretral (raro).** Massa cística esférica interlabial que é amarelada em cor e pode cobrir ambos, o meato uretral e o orifício da vagina. Cirurgia frequentemente não é necessária, uma vez que muitos se resolvam espontaneamente.
7. **Sulco perineal (falta de fusão na linha mediana).** Raro. Este tem três características principais: fenda perineal úmida entre o ânus e a fúrcula posterior, hipertrofia das caudas labiais, e vagina e uretra normais. Verificar o ânus, uma vez que algumas podem ter ânus ectopicamente localizado. Conduta conservadora é recomendada.
8. **Ureterocele prolapsada.** Esta é uma emergência urológica.

XVII. **Ânus e reto.** Verificar patência do ânus para excluir **ânus imperfurado** (ausência de uma abertura anal normal). Inserir um pequeno tubo de alimentação não > 1 cm ou observar quanto à passagem de mecônio. Verificar a posição do ânus. Mecônio deve ser eliminado dentro de 48 horas do nascimento em bebês de termo. Bebês prematuros, com frequência, são atrasados em eliminar mecônio.

XVIII. **Linfonodos.** Linfonodos palpáveis, frequentemente nas regiões inguinais e cervicais, são encontrados em ~33% dos recém-nascidos normais.

XIX. **Extremidades.** Examinar os braços e pernas, dedicando estreita atenção aos dedos e sulcos palmares. (Ver também Capítulo 130.) A maioria dos bebês tem 2 sulcos principais na palma. Um sulco palmar transverso único é associado à síndrome de Down. Mãos e pés edematosos podem ser associados à síndrome de Turner. O bebê nasceu de nádegas? Se o bebê nasceu em apresentação pélvica incompleta (nádegas do bebê voltadas para o canal do parto com as pernas coladas retas para cima na frente com pés perto da cabeça), as pernas podem manter esta posição durante dias após o nascimento.

A. **Sindactilia.** Fusão anormal dos dedos; mais comumente afeta o terceiro e quarto dedos da mão e o segundo e terceiro dedos do pé. Uma forte história familiar existe. Cirurgia é efetuada quando os recém-nascidos estão mais velhos. Sindactilia grave pode envolver fusão de todos os 4 dedos menores.
B. **Polidactilia.** Dedos supranumerários nas mãos ou pés. A mais comum é polidactilia pós-axial. Esta condição é associada a uma forte história familial. Polidactilia pré-axial é menos comum e pode ter uma condição médica subjacente. Uma radiografia da extremidade geralmente é tirada para verificar se alguma estrutura óssea está presente no dedo. Se não houver estrutura óssea, uma sutura pode ser amarrada em torno do dedo até ele se destacar. Se houver presença de estruturas ósseas, é necessária remoção cirúrgica. Dedos extra-axiais são associados a anomalias cardíacas. **Polissindactilia** envolve mais que a quantidade normal de dedos com fusão de alguns deles.
C. **Braquidactilia.** Isto é um encurtamento de ≥ 1 dedo. Frequentemente é benigna se for um traço isolado.
D. **Camptodactilia.** Isto constantemente compromete o dedo mínimo e é uma deformidade em flexão que o faz ser dobrado.
E. **Aracnodactilia.** Dedos semelhantes à aranha que podem ser vistos na síndrome de Marfan e homocistinúria.
F. **Clinodactilia.** Isto habitualmente afeta o dedo mínimo, frequentemente é benigna, e é usualmente um pequeno encurvamento medial, um desvio radial ou ulnar. Pode ser associado à síndrome de Down e outras doenças genéticas.
G. **Hipoplasia de dedo da mão ou do pé.** Hipoplasia ungueal geralmente acompanha esta. Isto pode ser visto em associação a teratógenos maternos, amostragem de vilo coriônico, anormalidades cromossômicas e síndromes de malformação, ou pode não haver uma causa.
H. **Aplasia de dedo ou polegar.** Bandas amnióticas podem causar falta de dedos. Um estudo de causas genéticas e cromossômicas deve ser feito.
I. **Dedos superpostos.** Frequentemente uma deformidade posicional que não tem significado se for um achado isolado. Se outros achados físicos anormais forem vistos, pode ser necessário fazer um estudo genético.
J. **Deformidades ungueais.** Unhas hipoplásicas podem ser vistas na síndrome de Turner, síndrome de Edward (com dedos superpostos), síndrome ungueopatelar e exposição fetal à hidantoína. Unhas hiperconvexas podem ser vistas na síndrome de Patau.
K. **Artrogripose multiplex congênita.** Uma contratura persistente das articulações dos dedos das mãos. Pode ser associada a oligo-hidrâmnio.
L. **Deformidades posicionais dos pés.** Deformidades posicionais do pé são, frequentemente, a partir da posição *in utero*, e há resolução sem tratamento.
M. **Sulco simiesco.** Um sulco palmar transverso único é visto mais comumente na síndrome de Down, mas, ocasionalmente, é uma variedade normal vista em 5% dos recém-nascidos.
N. **Pé torto (Talipo equinovaro).** Mais comum em homens. O pé é virado para baixo e para dentro, e a planta é dirigida medialmente. Se este problema puder ser corrigido com força delicada, ele se resolverá espontaneamente. Caso contrário, tratamento ortopédico e acompanhamento são necessários.
O. **Metatarso varo.** Um defeito em que o antepé rota para dentro (adução). Esta condição usualmente se corrige espontaneamente.
P. **Metatarso valgo.** Um defeito em que o antepé roda para fora.
Q. **Pés de cadeira de balanço.** Frequentemente visto com trissomias 13 e 18, envolve uma anormalidade do arco que causa um calcâneo proeminente com um fundo arredondado da planta.
R. **Torção tibial.** Isto é uma torção das tíbias para dentro que faz os pés virarem para dentro. É mais comumente causada pela posição no útero e se resolve espontaneamente.
S. *Genu recurvatum.* O joelho pode ser dobrado para trás. Esta hiperextensibilidade anormal pode ser secundária à frouxidão articular ou trauma e é encontrada nas síndromes de Marfan e Ehlers-Danlos.

6: EXAME FÍSICO DO RECÉM-NASCIDO

T. **Amputação congênita de membros superiores, inferiores, dedos.** Pensar em síndrome de bandas amnióticas ou uso materno de substância.

XX. **Tronco e coluna vertebral.** Checar quanto a quaisquer defeitos grosseiros da coluna. Uma quantidade aumentada de pelo no dorso inferior pode ser normal nos bebês que têm um aumento na pigmentação. Qualquer pigmentação anormal, aumento de volume ou áreas pilosas sobre o dorso inferior deve aumentar a suspeita de que exista uma anormalidade subjacente vertebral ou espinal. Uma covinha sacral ou pilonidal pode indicar uma pequena meningocele ou outra anomalia. **Covinhas sacrais** abaixo da linha do sulco interglúteo são benignas. Se forem acima da fenda interglútea, um ultrassom está indicado para checar um trajeto até a medula espinal. Lesões vasculares medianas congênitas podem levantar suspeita sobre disrafismo oculto, e se as lesões aparecerem com outros achados anormais, então devem ser feitos estudos por imagem.

    A. **Covinha simples.** Esta covinha é dentro de 2,5 cm do ânus e tem uma base visível e nenhuma outra anormalidade ao exame físico. Estas não exigem exame adicional.

    B. **Fosseta coccígea.** Uma covinha simples em que a base não pode ser vista. Estas são benignas.

    C. **Plicomas de pele sacrais.** Exigem exame ultrassônico espinal para excluir disrafismo espinal. Podem também representar uma cauda residual.

    D. **Meningomielocele.** Um defeito de tubo neural em que há fechamento incompleto da coluna posterior; a coluna lombar é a localização mais comum.

XXI. **Quadris.** (Ver também Capítulo 130.) A Força-Tarefa de Serviços Preventivos dos EUA não recomenda triagem de rotina para **displasia do desenvolvimento do quadril (DDH)**. A AAP recomenda triagem para DDH (*DDH*), mas declara que os benefícios líquidos da triagem não estão claros: exames clínicos seriados dos quadris de ambos os sexos são recomendados. DDH ocorre em ~1,5–20 por 1.000 nascidos, 1 em 100 recém-nascidos tem evidência de instabilidade (a maioria se resolve espontaneamente), e 1–1,5 caso de luxação ocorre por 1.000 recém-nascidos. É uma condição em que a cabeça femoral tem uma relação anormal com o acetábulo (definição exata é *controversa*). Ela pode incluir luxação franca, luxação parcial (subluxação), quadris displásicos, instabilidade envolvendo a entrada e saída da cabeça femoral da cavidade acetabular, e outras anormalidades em radiografias que mostram formação inadequada do acetábulo. Quanto mais cedo for detectada, mais simples e mais efetivo é o tratamento. Mais comum em mulheres brancas (9:1), esta condição tende mais a ser unilateral e a comprometer o quadril esquerdo. Também é mais comum se houver uma história familiar positiva ou apresentação de nádegas e em bebês com um distúrbio neuromuscular. Três sinais clínicos de luxação são assimetria das pregas de pele na superfície dorsal, encurtamento da perna afetada e abdução limitada. Triagem é *controversa*, uma vez que a maioria dos casos de instabilidade e instabilidade de quadril neonatal se resolvem espontaneamente.

    A. **Recomendações da AAP**

        1. **Triar todos os recém-nascidos por exame físico.** Ultrassonografia de todos os recém-nascidos não é recomendada.

        2. **Encaminhamento ortopédico.** Recomendado com um teste de Ortolani ou Barlow positivo. Ultrassonografia não é recomendada em bebês com achados positivos, nem exame radiográfico da pelve e quadris.

        3. **Uso de fralda tríplice.** Não recomendado em bebês com DDH presumida.

        4. **Achados duvidosos.** Estalido brando, assimetria branda, ausência de sinal de Ortolani ou Barlow; efetuar exame de quadril de acompanhamento com 2 semanas de idade.

        5. **Teste de Ortolani ou Barlow positivo.** Se positivo no exame com 2 semanas, encaminhamento ortopédico é urgente, mas não uma emergência.

        6. **Teste de Ortolani ou Barlow negativo.** Se negativo no exame com 2 semanas, mas achados físicos suscitarem suspeita de DDH, encaminhamento ortopédico ou ultrassonografia com a idade de 3–4 semanas são recomendados.

        7. **Exame negativo com 2 semanas de idade.** Acompanhamento de rotina recomendado.

8. **Exame de quadril de recém-nascido negativo.** Considerar quaisquer fatores de risco para DDH. Estes incluem sexo feminino, uma história de família de DDH e apresentação de nádegas.
   a. **Mulheres.** Risco aumentado (DDH 19 por 1.000). Reavaliar com 2 semanas se negativo ou duvidoso.
   b. **História de família.** Quando positiva, o risco de DDH do recém-nascido é 9,4 por 1.000 (meninos) e 44 por 1.000 para meninas. Quando o exame em recém-nascido é negativo ou duvidosamente positivo em meninos com uma história familial, reavaliação dos quadris com 2 semanas de idade é recomendada. Em meninas com uma história de família, fazer ultrassom com 6 semanas de idade ou exame radiográfico da pelve e quadris com 4 meses de idade.
   c. **Apresentação de nádegas.** O risco de DDH do recém-nascido é 26 por 1.000 (meninos) e 120 por 1.000 para meninas nascidas de nádegas. Em meninas, obedecer às diretrizes de história familial; em meninos com exame de recém-nascido negativo ou duvidoso, é recomendado acompanhamento periódico. Avaliação ultrassonográfica é uma opção em todas as crianças nascidas de nádegas.
B. **Avaliar quanto a DDH usando as manobras de Ortolani e Barlow.** Colocar o bebê na posição de pernas de rã. Abduzir os quadris usando o dedo médio para aplicar pressão delicada para dentro e para cima sobre o trocanter maior (**Ortolani**). Aduzir os quadris usando o polegar para aplicar pressão para fora e para trás sobre a coxa interna (**Barlow**). (Alguns clínicos sugerem omitir a manobra de Barlow porque esta ação pode contribuir para instabilidade de quadril ao estirar a cápsula desnecessariamente.) Um "tranco" de redução e um "tranco" de luxação são provocados em bebês com luxação de quadril (exame positivo). Sinais de DDH incluem:
   1. **Pregas cutâneas assimétricas das pregas/sulcos inguinais, nádegas, coxas ou glúteos.** Pregas inguinais normais não se estendem além do ânus.
   2. **Discrepância de comprimento de membros.** Achado de uma perna curta verdadeira pode ser um sinal de advertência.
   3. **Abdução limitada.** Movimento restrito pode ser um sinal importante. Achados normais: abdução a 75°, adução a 30° em um bebê supino com pelve estável.
C. **Teste de Galeazzi (sinal de Allis).** Este teste pode ser feito em um bebê mais velho (8–12 semanas), uma vez que a manobras de Ortolani e Barlow não sejam mais úteis na frouxidão diminuída da cápsula. Com o bebê supino, dobrar os joelhos e colocar ambos os pés sobre a mesa e observar a simetria de altura dos joelhos. Se a altura for desigual, então o sinal é positivo, e sugere um quadril luxado unilateralmente. Uma luxação bilateral será simétrica.
D. **Imageamento para DDH.** Ultrassonografia em tempo real é o imageamento de escolha nos primeiros meses. Ela é recomendada como adjunto à avaliação clínica. Radiografias têm valor limitado, uma vez que as cabeças femorais sejam todas de cartilagem, e achados são frequentemente indetectáveis.

XXII. **Sistema nervoso.** Observar o bebê quanto a qualquer movimento anormal (p. ex., atividade convulsiva, bicicleta, *tremores* ou irritabilidade excessiva. "tremor" pode ser sustado, se a extremidade for retida (diferentemente de convulsões, que não podem ser paradas) e pode ser normal ou ser secundário à hipoglicemia (mais comum), hipocalcemia ou abstinência de droga. Lembrar que sintomas neurológicos de hipotonia, letargia, sucção ruim, convulsões e coma podem ser vistos com alguns erros inatos do metabolismo. (Ver Capítulo 105.) Então avaliar os seguintes parâmetros:
   A. **Tônus muscular**
      1. **Hipotonia.** Observar a postura e atividade do bebê. Levantar o bebê e ver se os braços caem para trás quase como uma boneca de pano. Em suspensão ventral, a cabeça cai muito baixo, e há uma curvatura convexa exagerada da coluna. Flacidez e atraso na sustentação da cabeça são observados.
      2. **Hipertonia.** Resistência aumentada é aparente quando os braços e pernas são estendidos. Hiperextensão do dorso e punhos muito cerrados é vista muitas vezes.

B. **Reflexos.** Os seguintes reflexos são normais em um bebê recém-nascido. Reflexos primários refletem atividade normal do tronco cerebral. Depressão do CNS deve ser suspeitada, se eles não puderem ser evocados, e sua persistência além de uma certa idade pode sugerir dano do funcionamento cortical.
 1. **Reflexo protetor.** Se o nariz e olhos forem cobertos com alguma coisa, o bebê se arqueará e fará esforços para mover o item para longe.
 2. **Reflexo de busca.** Riscar o lábio e o canto da bochecha com um dedo, e o bebê virará nessa direção e abrirá a boca.
 3. **Reflexo de Babkin.** Se ambos os polegares forem pressionados igualmente contra as palmas, há uma abertura reflexa da boca e uma torção da cabeça sobre o eixo vertical até a linha mediana, e ao mesmo tempo a cabeça é arqueada para frente. Normal nas primeiras 10 semanas de vida, persistência após 12 semanas sugere distúrbio espástico do desenvolvimento motor.
 4. **Reflexo glabelar (reflexo de piscar).** Percutir delicadamente sobre a testa, e os olhos piscarão.
 5. **Reflexo de preensão (agarro palmar).** Colocar um dedo ou objeto na palma da mão do bebê, e o bebê agarrará o dedo (ocorrerá flexão dos dedos). Este reflexo também está presente nos pés de um recém-nascido. Riscar o meio do pé, e os dedos se enrolarão para baixo como se para agarrar o examinador. Está presente até 2–3 meses de idade.
 6. **Reflexo de Galant.** Suspender o bebê em uma posição prona. Riscar as costas em uma direção cefalocaudal. O bebê deve responder movendo os quadris na direção do lado estimulado.
 7. **Reflexo de endireitamento do pescoço.** Virar a cabeça do bebê para a direita ou esquerda, e movimento do ombro contralateral será obtido na mesma direção.
 8. **Reflexo tônico do pescoço assimétrico (reflexo de esgrimir).** Com o bebê em uma posição supina, virar a cabeça do bebê para um lado, e o braço e perna no lado para o qual a cabeça é virada se estenderão para fora, e haverá flexão dos membros no lado oposto. Esta é a posição de esgrima.
 9. **Reflexo de Moro (reflexo de susto).** Suportar o bebê atrás do dorso superior com uma das mãos, e então deixar cair o bebê para trás ≥ 1 cm para, mas não sobre o colchão. Isto deve causar abdução simétrica de ambos os braços e extensão dos dedos, seguidas por flexão e adução dos braços. Assimetria pode significar uma clavícula fraturada, hemiparesia, ou lesão de plexo braquial. Um reflexo de Moro ausente é de interesse e pode significar patologia do CNS.
 10. **Preensão plantar.** Quando é riscada a sola do pé, os dedos contrairão.
 11. **Reflexo de colocação.** Segurar o bebê ereto e colocar o dorso do pé na margem do leito; o bebê coloca o pé sobre a superfície. Desaparece pelos 5 meses de idade.
 12. **Reflexo de dar passo/andar.** Segurar o bebê ereto por baixo dos braços enquanto suportando sua cabeça, fazer seus pés tocarem uma superfície plana, o bebê parecerá dar um passo e andar.
 13. **Reflexo de apoio positivo.** Segurar o bebê por baixo dos braços com suporte à cabeça, fazer os pés baterem em uma superfície plana, e o bebê estenderá as pernas por 20 segundos, e a seguir flexionará as pernas para uma posição sentada.
 14. **Reflexo de nadar.** Colocar um bebê com abdome para baixo em um acúmulo de água e o bebê baterá os braços e pernas em um movimento de natação até 6 meses de idade.
C. **Nervos cranianos.** Notar a presença de nistagmo grosseiro, a reação das pupilas, e a capacidade do bebê de acompanhar objetos em movimento com seus olhos.
D. **Movimento.** Verificar quanto a movimento espontâneo dos membros, tronco, face e pescoço. Um tremor fino é frequentemente normal. Movimentos clônicos não são normais e podem ser vistos com convulsões.
E. **Nervos periféricos**
 1. **Lesões do plexo braquial.** Estas envolvem lesão dos nervos espinais que suprem o braço, antebraço e mão. A etiologia é multifatorial.
  a. **Paralisia de Erb-Duchenne (paralisia da parte superior do braço).** Envolve lesão do quinto e sexto nervos cervicais e é a mais comum lesão do plexo braquial. Há adução e

rotação interna do braço. O antebraço está em pronação, a força da extensão está retida, o punho é flexionado, e o reflexo de Moro é ausente. Esta condição pode ser associada à paralisia do diafragma.
   b. **Paralisia de Klumpke (paralisia da parte inferior do braço).** Compromete o sétimo e oitavo nervos cervicais e o primeiro nervo torácico. A mão é flácida com pouco ou nenhum controle. Se as fibras simpáticas da primeira raiz torácica forem lesadas, podem ocorrer raramente ptose, enoftalmia e miose ipsolaterais (**síndrome de Horner**).
   c. **Paralisia do braço inteiro.** O braço inteiro é flácido e não é capaz de movimento. Os reflexos são ausentes.
2. **Paralisia do nervo facial.** Posição intrauterina ou fórceps pode causar compressão do sétimo nervo craniano. Diferenciá-la da **fácies de choro assimétrica**, que é uma deficiência congênita do músculo abaixador do ângulo da boca, que controla o movimento do lábio para baixo. Os músculos do olho e testa não são afetados nesta condição. Fácies de choro assimétrica pode ser associada a defeitos cardíacos, renais, respiratórios ou deleção de 22q11.
3. **Lesão de nervo frênico.** Esta pode ocorrer secundariamente a uma lesão de plexo braquial. Ela causa paralisia do diafragma, levando à angústia respiratória.

F. **Sinais gerais de distúrbios neurológicos**
   1. **Sintomas de pressão intracraniana aumentada.** Fontanela anterior abaulada, veias do couro cabeludo dilatadas e sinal do sol poente. (Ver página 49)
   2. **Hipotonia ou hipertonia.**
   3. **Irritabilidade ou hiperexcitabilidade.**
   4. **Maus reflexos de sucção e deglutição.**
   5. **Respirações irregulares superficiais.**
   6. **Apneia.**
   7. **Apatia.**
   8. **Olhar fixo para frente.**
   9. **Atividade convulsiva.** Sucção ou mastigação da língua, piscar das pálpebras, movimentos dos olhos e soluços.
   10. **Reflexos ausentes, deprimidos ou exagerados.**
   11. **Reflexos assimétricos.**

Referência Selecionada

American Academy of Pediatrics. Committee on Quality Improvement, Subcommittee on Developmental Dysplasia of the Hip. Clinical practice guideline: early detection of developmental dysplasia of the hip. *Pediatrics*. 2000;105:896-905.

7 Regulação Térmica

A probabilidade de sobrevida dos recém-nascidos é acentuadamente aumentada pela prevenção bem-sucedida da perda excessiva de calor. O bebê recém-nascido deve ser mantido sob um **ambiente térmico neutro.** Este é definido como a faixa de temperatura externa dentro da qual a taxa metabólica e, portanto, o consumo de oxigênio estão em um mínimo, enquanto o bebê mantém uma temperatura corporal normal (Figuras 7–1 e 7–2 e Tabela 7–1). A **temperatura normal da pele** no recém-nascido é 36,0–36,5°C e a **temperatura central (retal) normal** é 36,5–3.7,5°C. A **temperatura axilar** pode ser 0,5–1,0°C mais baixa. Uma temperatura corporal normal significa apenas um equilíbrio entre produção de calor e perda de calor e não deve ser interpretada como equivalente a uma taxa metabólica e consumo de oxigênio ideais e mínimos.

   I. **Hipotermia e perda excessiva de calor.** Bebês prematuros são predispostos à perda de calor porque eles têm uma alta relação de área de superfície para peso corporal (5 vezes maior que o

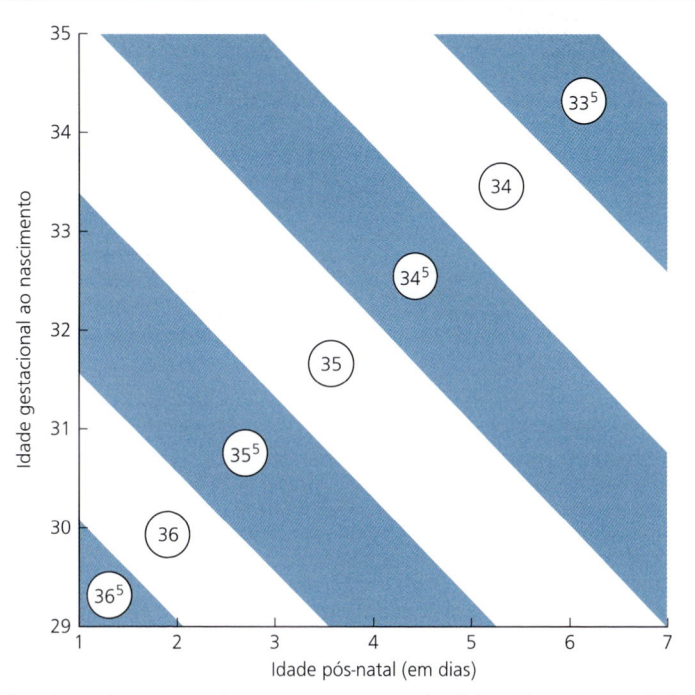

FIGURA 7–1. Ambiente térmico neutro durante a primeira semana de vida (em °C), com base na idade gestacional. (*Reproduzida, com permissão, de Sauer PJJ, Dane HJ, Visser HK. New standards for neutral thermal environment of healthy very low birthweight infants in week one of life.* Arch Dis Child. *1984;59:18.*)

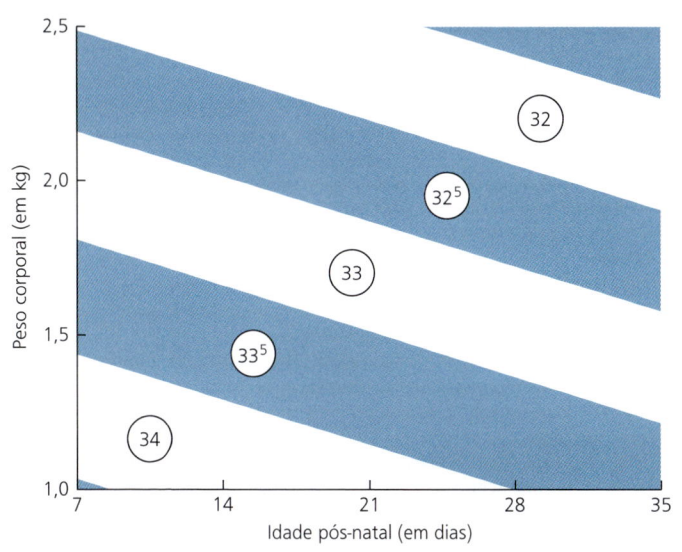

FIGURA 7–2. Ambiente térmico neutro dos dias 7 a 35 (em °C), com base no peso corporal. (*Reproduzida, com permissão, de Sauer PJJ, Dane HJ, Visser HK. New standards for neutral thermal environment of healthy very low birthweight infants in week one of life.* Arch Dis Child. *1984;59:18.*)

Tabela 7–1. AMBIENTE TÉRMICO NEUTRO APROXIMADO EM BEBÊS QUE PESAM > 2.500 g OU TÊM > 36 SEMANAS DE GESTAÇÃO[a]

Idade	Temperatura (°C)
0–24 horas	31,0–33,8[b]
24–48 horas	30,5–33,5
48–72 horas	30,1–33,2
72–96 horas	29,8–32,8
4–14 dias	29,0–32,6
> 2 semanas	Dados não estabelecidos[b]

[a]Para bebês < 2.500 g ou < 36 semanas, ver Figuras 7–1 e 7–2.
[b]Em geral, quanto menor o bebê, mais alta a temperatura.
Com base nos dados de Scopes J, Ahmed I. Range of initial temperatures in sick and premature newborn babies. *Arch Dis Child.* 1966;41:417.

adulto), pouca gordura subcutânea de isolamento, e reservas reduzidas de glicogênio e gordura marrom. Além disso, sua postura hipotônica ("de rã") limita sua capacidade de se enrolar para reduzir a área de superfície exposta ao ambiente mais frio.

A. Mecanismos de perda de calor no recém-nascido incluem os seguintes:
1. **Radiação.** Perda de calor do bebê (objeto quente) para um objeto vizinho mais frio (não em contato).
2. **Condução.** Perda de calor direta do bebê para a superfície com a qual ele está em contato direto.
3. **Convecção.** Perda de calor do bebê para o ar circundante.
4. **Evaporação.** Perda de calor por evaporação de água da pele do bebê. Imediatamente após o parto, a perda de calor evaporativa pode contribuir para mais de 50% de toda a perda de calor. Daí em diante sua magnitude é inversamente proporcional ao grau de imaturidade. A camada córnea subdesenvolvida resulta em permeabilidade mais alta da pele do bebê de extremamente baixo peso ao nascimento (< 1.000 g BW). Perda de água transepidérmica tão alta quanto 6–8 mL/kg/h pode ser vista nos bebês mais imaturos durante as primeiras semanas de vida.

B. Consequências da perda excessiva de calor. As relacionadas com o aumento compensador na produção de calor por meio do aumento na taxa metabólica incluem as seguintes:
1. **Insuficiente suprimento de oxigênio e hipóxia** por causa do consumo aumentado de oxigênio.
2. **Hipoglicemia** secundária à depleção das reservas de glicogênio.
3. **Acidose metabólica** causada por hipóxia e vasoconstrição periférica.
4. **Crescimento diminuído.**
5. **Apneia.**
6. **Hipertensão pulmonar** como resultado de acidose e hipóxia.

C. Consequências da hipotermia. À medida que a capacidade de compensar a perda excessiva de calor for ultrapassada, seguir-se-á hipotermia.
1. **Distúrbios da coagulação,** como coagulação intravascular disseminada e hemorragia pulmonar, podem acompanhar hipotermia grave.
2. **Choque** com resultantes diminuições na pressão arterial sistêmica, volume plasmático e débito cardíaco.
3. **Hemorragia intraventricular.**
4. **Bradicardia sinusal grave.**
5. **Mortalidade neonatal aumentada.**

D. Tratamento da hipotermia. Reaquecimento rápido *versus* lento continua a ser **controvertido,** embora a tendência seja para reaquecimento mais rápido. Reaquecimento pode induzir apneia, hipotensão e desvios eletrolíticos rápidos (Ca^{2+}, K^+); por essa razão, o bebê hipotérmico deve ser contínua e estritamente monitorado independentemente do método de reaquecimento. Uma recomendação é reaquecer a uma velocidade de 1°C/h a não ser que o bebê pese < 1.200 g, a idade gestacional seja < 28 semanas, ou a temperatura seja < 32,0°C, e o bebê possa ser reaquecido mais lentamente (com uma velocidade não excedendo 0,5°C/h). Outra recomendação é que, durante reaquecimento, a temperatura da pele não seja > 1°C mais quente do que a temperatura retal coexistente.

1. **Equipamento**
   a. **Incubadoras fechadas.** Frequentemente utilizadas para bebês que pesam < 1.800 g. Incubadoras fechadas são aquecidas convectivamente (fluxo de ar aquecido); portanto, elas não impedem perda radiante de calor a menos que sejam dotadas de paredes com dupla camada. Similarmente, a perda evaporativa é compensada apenas quando umidade adicional é acrescentada à incubadora. Uma desvantagem das incubadoras é que tornam difícil observar um bebê doente ou executar qualquer tipo de procedimento. Alterações da temperatura corporal associadas à sepse podem ser mascaradas pelo sistema automático de controle da temperatura das incubadoras fechadas. Essas alterações serão, portanto, expressadas nas variações na temperatura ambiente da incubadora. Um bebê pode ser "desmamado" da incubadora, quando sua temperatura corporal pode ser mantida a uma temperatura ambiente de < 30,0°C (frequentemente quando o peso corporal atinge 1.600–1.800 g). Incubadoras fechadas mantêm um ambiente térmico neutro usando um dos seguintes aparelhos:

   i. **Sensor cutâneo servocontrolado fixado ao abdome do bebê.** Se a temperatura cair, calor adicional é fornecido. Quando a temperatura-alvo da pele (36,0–36,5°C) é alcançada, a unidade de aquecimento desliga automaticamente. Uma desvantagem potencial é que pode ocorrer superaquecimento, se o sensor da pele se destacar da pele, ou o inverso, se o bebê estiver deitado sobre o lado com o sensor afixado.

   ii. **Aparelho de controle da temperatura do ar.** A temperatura do ar na incubadora é aumentada ou diminuída, dependendo da temperatura medida do bebê. O uso deste modo exige atenção constante de uma enfermeira, e é frequentemente empregado em bebês mais velhos.

   iii. **Sensor de temperatura do ar.** Este sensor fica pendente na incubadora perto do bebê e mantém uma temperatura constante do ar. Há menos flutuação de temperatura com este tipo de sensor.

   b. **Aquecedor radiante.** Tipicamente usado em bebês muito instáveis ou durante a execução de procedimentos médicos. Aquecimento é provido por radiação e, portanto, não impede perdas de calor convectiva e evaporativa. A temperatura pode ser mantida no "modo servo" (i. e., por meio de um sensor cutâneo) ou no modo "não servo" (também chamado "modo manual"), que mantém uma saída constante de energia radiante independentemente da temperatura do bebê. Sério superaquecimento pode resultar da falha mecânica dos controles, do deslocamento do sensor, ou da operação manual sem monitoramento cuidadoso. Mortes são associadas à hipertermia induzida por aquecedores radiantes. No modo manual, como na sala de parto, eles devem ser usados apenas por um período limitado. A perda insensível de água pode ser extremamente grande no bebê de muito baixo peso ao nascimento (VLBW) (até 8 mL/kg/L). Cobrir a pele com curativo semipermeável ou o uso de uma pomada à base de água (p. ex., Aquaphor) pode ajudar a reduzir a perda de água insensível transepidérmica.

2. **Regulação térmica no bebê a termo sadio (peso > 2.500 g).** Estudos mostram que um bebê a termo sadio pode ser embrulhado em cobertores aquecidos e colocado diretamente nos braços da mãe sem qualquer perda importante de calor.
   a. **Colocar o bebê** sob um aquecedor radiante pré-aquecido imediatamente após o parto.
   b. **Secar o bebê completamente** para evitar perda evaporativa de calor.
   c. **Cobrir a cabeça do bebê com uma touca.**
   d. **Colocar o bebê,** envolto em cobertores, em um berço.

3. **Regulação térmica no bebê a termo doente.** Seguir o mesmo procedimento que para o bebê a termo sadio, exceto colocar o bebê embaixo de um aquecedor radiante com servorregulação de temperatura.

4. **Regulação térmica no bebê prematuro (peso 1.000–2.500 g)**
   a. **Para um bebê que pesa 1.800–2.500 g** sem problema médico, uso de um berço, touca e cobertores geralmente é suficiente.
   b. **Para um bebê que pesa 1.000–1.800 g**
      i. **Um bebê passando bem** deve ser posto em uma incubadora fechada com servocontrole.
      ii. **Um bebê doente** deve ser posto embaixo de um aquecedor radiante com servocontrole.
5. **Regulação térmica no bebê de extremamente baixo peso ao nascimento (ELBW) (peso < 1.000 g).** Ver Capítulo 12.
   a. **Na sala de parto.** Considerável perda evaporativa de calor ocorre imediatamente após o nascimento. Consequentemente, secagem rápida do bebê tem sido enfatizada como um aspecto muito importante do tratamento de um bebê ELBW. Uma conduta mais eficiente e diferente foi defendida, pela qual o bebê é colocado em uma bolsa plástica dos pés aos ombros, sem enxugar, imediatamente ao nascer.
   b. **No berçário.** Pode ser usado o aquecedor radiante ou a incubadora, dependendo da preferência da instituição. Mais recentemente, tornaram-se disponíveis aparelhos híbridos, como o Versalet Incuwarmer (Hill-Rom Air-Shields, Batesville, IN) e o Giraffe Omnibed (Datex-Ohmeda; GE Medical Systems, Finlândia). Eles oferecem as características combinadas de aquecedor radiante e incubadora com umidade controlável em um único aparelho, permitindo a conversão sem descontinuidade entre os modos conforme julgado clinicamente necessário.
      i. **Aquecedor radiante**
         (a) **Usar servocontrole** com a temperatura para pele abdominal ajustada em 36,0–36,5°C.
         (b) **Cobrir a cabeça do bebê com uma touca.**
         (c) **Para reduzir a perda convectiva de calor,** colocar envoltório plástico (p. ex., Saran Wrap) frouxamente sobre o bebê. Evitar que este invólucro faça contato direto com a pele do bebê. Evitar colocar o aquecedor em uma área com corrente de ar.
         (d) **Manter um temperatura do ar inspirado** do *hood* ou ventilador de ≥ 34,0–35,0°C.
         (e) **Colocar embaixo do bebê** uma almofada de aquecimento (*K-pad*) que tenha uma temperatura ajustável dentro de 35,0–38,0°C. Para manter proteção térmica, ela pode ser ajustada entre 35,0 e 36,0°C. Se o bebê for hipotérmico, a temperatura pode ser aumentada para 37,0–38,0°C (***controverso***).
         (f) **Se a temperatura não puder ser estabilizada,** mudar o bebê para uma incubadora fechada (em algumas instituições).
      ii. **Incubadora fechada.** Umidade excessiva, umidade da roupa e incubadora podem levar à perda excessiva de calor ou acumulação de líquido e possíveis infecções.
         (a) **Usar servocontrole,** com a temperatura para pele abdominal ajustada em 36,0–36,5°C.
         (b) **Usar uma incubadora de dupla parede,** se possível.
         (c) **Cobrir a cabeça do bebê** com uma touca.
         (d) **Manter o nível de umidade** em ≥ 40–50% (tão alta quanto 89% se necessário).
         (e) **Manter a temperatura** do ventilador em ≥ 34,0–35,0°C.
         (f) **Colocar embaixo do bebê** um colchão aquecido (*K-pad*) que tenha temperatura ajustável dentro de 35,0–38,0°C. Para proteção térmica, a temperatura pode ser ajustada entre 35,0 e 36,0°C. Para aquecer um bebê hipotérmico, ela pode ser ajustada tão alta 37,0–38,0°C.
         (g) **Se a temperatura for difícil de manter,** experimentar aumentar o nível de umidade ou usar um aquecedor radiante (em algumas instituições).
II. **Hipertermia.** Definida como uma temperatura que é maior do que a temperatura central normal de 37,5°C.

A. **Diagnóstico diferencial**
 1. **Causas ambientais.** Algumas causas incluem temperatura ambiente excessiva, envolvimento excessivo do bebê, colocação da incubadora à luz solar, um sensor de temperatura da pele solto com uma incubadora ou aquecedor radiante em modo servocontrole, ou uma temperatura de servocontrole ajustada alto demais.
 2. **Infecção.** Infecções bacterianas ou virais (p. ex., herpes).
 3. **Desidratação.**
 4. **Febre materna no trabalho de parto.**
 5. **Analgesia epidural materna durante trabalho de parto.**
 6. **Abstinência de droga.**
 7. **Causas incomuns**
    a. **Crise hipertireóidea ou tempestade.**
    b. **Efeito de droga** (p. ex., prostaglandina E_1).
    c. **Síndrome de Riley-Day** (temperaturas altas periódicas secundárias à regulação térmica defeituosa).
B. **Consequências da hipertermia.** Hipertermia, como estresse de frio, aumenta a taxa metabólica e o consumo de oxigênio, resultando em taquicardia, taquipneia, irritabilidade, apneia e respiração periódica. Se grave, pode levar à desidratação, acidose, lesão cerebral e morte.
C. **Tratamento**
 1. **Definir a causa da temperatura corporal elevada é o problema inicial mais importante.** Determinar se a temperatura elevada é o resultado de um ambiente quente ou produção endógena aumentada, como se vê com infecções. No primeiro caso, podem-se encontrar um sensor de temperatura solto, uma temperatura elevada do ar da incubadora e a temperatura das extremidades do bebê tão alta quanto o resto do corpo. No caso de "febre verdadeira", espera-se uma baixa temperatura do ar da incubadora bem como extremidades frias secundariamente à vasoconstrição periférica.
 2. **Outras medidas.** Diminuir qualquer fonte de calor e remover roupa excessiva.
 3. **Medidas adicionais para bebês mais velhos com elevação importante da temperatura:**
    a. **Banho de esponja com água tépida.**
    b. **Acetaminofeno** (5–10 mg/kg por dose, por via oral ou retal, cada 4 horas).
    c. **Cobertor de resfriamento cheio d'água como o sistema Blanketrol.** (Ver Figura 38–1.) Cincinnati Sub Zero, Cincinnatti, OH.

Referências Selecionadas

Baumgart S. Iatrogenic hyperthermia and hypothermia in the neonate. *Clin Perinatol.* 2008;35:183.
Bissinger RL, Annibale DJ. Thermoregulation in very low-birth-weight infants during the golden hour. *Adv Neonatal Care.* 2010;10:230.
Cramer K, Wiebe N, Hartling L, Crumley E, Vohra S. Heat loss prevention: a systematic review of occlusive skin wrap for premature neonates. *J Perinatol.* 2005;25:763.
Sarman I, Can G, Tunell R. Rewarming preterm infants on a heated, water-filled mattress. *Arch Dis Child.* 1989;64:687.
Sauer PJJ, Dane HJ, Visser HK. New standards for neutral thermal environment of healthy very low birthweight infants in week one of life. *Arch Dis Child.* 1984;59:18.
Scopes J, Ahmed I. Range of initial temperatures in sick and premature newborn babies. *Arch Dis Child.* 1966;41:417.
Tafari N, Gentz J. Aspects on rewarming newborn infants with severe accidental hypothermia. *Acta Paediatr Scand.* 1974;63:595.

8 Manejo Respiratório

O manejo de bebês com dificuldade respiratória há muito tem sido uma função básica da terapia intensiva neonatal. Hoje, morte por insuficiência respiratória aguda é incomum, mesmo entre os extremamente prematuros, mas persiste morbidade importante a partir da ventilação mecânica. As tendências atuais em ventilação neonatal se focalizam em reduzir a lesão induzida pelo ventilador, e é preferido o suporte não invasivo. Quando é necessária a ventilação mecânica, os novos ventiladores cedem o máximo de controle possível ao paciente. Tratamento ótimo continua sendo difícil de definir, e existe considerável variabilidade na avaliação da relação risco-benefício das várias estratégias de manejo. Este capítulo apresenta uma visão geral das técnicas atuais usadas para suporte respiratório neonatal.

I. **Avaliação e monitoramento da situação respiratória**
   A. **Exame físico.** A presença dos seguintes sinais pode ser útil para reconhecer dificuldade respiratória e avaliar a resposta ao tratamento. A ausência de sinais pode ser secundária à depressão neurológica em vez de ausência de doença pulmonar.
      1. **Batimentos das asas do nariz.** Um dos sinais mais iniciais de angústia respiratória, batimentos das asas nasais podem estar presentes também em pacientes ventilados intubados.
      2. **Gemido.** Comumente observado inicialmente na síndrome de desconforto respiratório (RDS) e taquipneia transitória, gemido é uma resposta fisiológica (fechamento parcial da glote durante a expiração) ao colapso alveolar expiratório final. Gemido ajuda a manter a capacidade residual funcional (FRC) e, portanto, a oxigenação.
      3. **Retrações.** Retrações intercostais, subcostais e esternais estão presentes em condições de complacência pulmonar diminuída ou resistência aumentada da via aérea e podem persistir durante ventilação mecânica, se o suporte for inadequado.
      4. **Taquipneia.** Uma frequência respiratória > 60/min significa a incapacidade de gerar um volume corrente adequado e pode persistir durante ventilação mecânica.
      5. **Cianose.** Cianose central indica hipoxemia. Cianose é difícil de apreciar na presença de anemia. Acrocianose é comum logo depois do nascimento e não é um reflexo de hipoxemia.
      6. **Sons respiratórios anormais.** Estridor inspiratório, sibilância expiratória e estertores devem ser apreciáveis. Infelizmente, pneumotórax unilateral pode escapar à detecção por auscultação.
   B. **Gases sanguíneos.** O manejo da ventilação, oxigenação e alterações do estado acidobásico é mais acuradamente determinado por **estudos de gasometria arterial**.
      1. **Gasometrias arteriais.** A medida mais padronizada e aceita da situação respiratória, especialmente quanto à oxigenação de bebês de baixo peso ao nascimento. Elas são consideradas monitoramento invasivo e exigem punção arterial ou um cateter arterial de demora. O acesso agora é considerado de rotina pela artéria umbilical ou perifericamente na artéria radial ou tibial posterior.
      2. **Valores normais dos gases no sangue arterial.** Podem não ser os mesmos valores-alvo em pacientes particulares, nem valores aceitáveis. A Tabela 8-1 arrola exemplos de valores normais em bebês.
      3. **Índices calculados das hemogasometrias arteriais.** Para determinar a progressão do desconforto respiratório são os seguintes.
         a. **Gradiente de oxigênio alveoloarterial (AaDO₂).** Maior do que 600 mmHg em sucessivas gasometrias ao longo de 6 horas é associado à alta mortalidade na maioria dos bebês, se tratamento e ventilação não se tornarem efetivos. A fórmula da **AaDO₂** é

$$A - aDO_2 = \left[(FIO_2)(Pb - 47) - \frac{PaCO_2}{R} \right] - PaO_2$$

onde Pb = pressão barométrica (760 mmHg ao nível do mar), 47 = pressão de vapor d'água, $PaCO_2$ é admitida como sendo igual à PCO_2 alveolar, e R = quociente respiratório (frequentemente admitido como sendo 1 em recém-nascidos).

8: MANEJO RESPIRATÓRIO

Tabela 8–1. FAIXAS NORMAIS DOS VALORES DE GASOMETRIA ARTERIAL EM BEBÊS A TERMO E PREMATUROS À TEMPERATURA CORPORAL NORMAL E ADMITINDO CONTEÚDO SANGUÍNEO NORMAL DE HEMOGLOBINA[a]

Idade Gestacional	PaO_2 (mmHg)	$PaCO_2$ (mmHg)	pH	HCO_3 (mEq/L)	BE/BD
Termo	80–95	35–45	7,32–7,38	24–26	± 3,0
Pré-termo (30–36 semanas de gestação)	60–80	35–45	7,30–7,35	22–25	± 3,0
Pré-termo (< 30 semanas de gestação)	45–60	38–50	7,27–7,32	19–22	± 4,0

HCO_3, bicarbonato; BE, excesso de base; BD, déficit de base.
[a]Valores de PaO_2, $PaCO_2$ e pH são medidos diretamente por eletrodos. Valores de HCO_3 e BE/BD são calculados a partir de nomogramas de valores medidos a um conteúdo normal de hemoglobina (14,8–15,5 mg/dL) e temperatura corporal normal (37°C) e admitindo saturação da hemoglobina de ≥ 88%.

    b. **Relação arterial/alveolar (relação a/A) de oxigênio.** Também um índice de respiração efetiva. A relação a/A é o índice mais frequentemente usado para avaliação da resposta à terapia com surfactante e é usada como um indicador para terapia com óxido nítrico inalado na hipertensão pulmonar. A fórmula da relação a/A é

$$a/A = \frac{PaO_2}{\left[(FIO_2)(Pb - 47) - \frac{PaCO_2}{R}\right]}$$

  4. **Gasometria venosa.** A determinação dos valores é a mesma que para os gases no sangue arterial, mas a interpretação é diferente. Os valores de pH são ligeiramente mais baixos, e os valores de $PvCO_2$ são ligeiramente mais altos, enquanto os valores de PvO_2 não têm nenhum valor para avaliar a oxigenação.

  5. **Gasometria capilar.** Arterialização do sangue capilar é feita aquecendo-se o calcanhar do bebê imediatamente antes da amostragem. O valor de pH, com frequência é ligeiramente mais baixo, e a PCO_2 geralmente é ligeiramente mais alta que os valores arteriais, mas isto pode variar consideravelmente, dependendo da técnica de amostragem. Dados de PO_2 não têm nenhum valor.

C. **Monitoramento não invasivo dos gases sanguíneos.** Incentivamos fortemente o uso destas tecnologias. Elas possibilitam monitoramento contínuo e podem reduzir dramaticamente a frequência de amostragem para gasometria, reduzindo a perda sanguínea iatrogênica e diminuindo custos. Amostragem dos gases sanguíneos ainda é necessária para calibração de medidas não invasivas, determinação da situação acidobásica e detecção de hiperoxia.

  1. **Oximetria de pulso.** O oxímetro de pulso mede a absorção relativa de luz pelas hemoglobinas saturada e insaturada, que absorvem luz em diferentes frequências. A relação se altera em resposta ao influxo rápido de sangue arterial durante a ascensão do pulso. Por meio da detecção do máximo da relação, o oxímetro é capaz de determinar a frequência do pulso, e a porcentagem de saturação arterial com oxigênio. SaO_2 é a saturação arterial de oxigênio por medição direta, SpO_2 é a saturação arterial de oxigênio por oximetria de pulso.

    a. **Limitações.** Incluem má correlação da SaO_2 com a PaO_2 nos valores superiores e inferiores de PaO_2. SaO_2 de 88–93% corresponde a PaO_2 de 40–80 mmHg. Em bebês com saturações altas ou baixas, é necessária correlação com gasometria arterial.

    b. **Vantagens.** Incluem dano mínimo à pele e nenhuma calibração manual necessária. SaO_2 por oximetria de pulso é menos afetada pela temperatura e perfusão da pele do que o oxigênio transcutâneo.

    c. **Desvantagens.** Incluem a tendência a movimento do paciente e excessiva iluminação externa, interferindo com as leituras e a falta de correção para hemoglobina anormal (p. ex., metemoglobina).

2. **Monitoramento transcutâneo de oxigênio (tcPO$_2$).** Mede a pressão parcial de oxigênio a partir da superfície da pele por um sensor eletroquímico. Contato é mantido por uma solução eletrolítica condutora e uma membrana oxigenopermeável.
    a. **Limitações.** Incluem a necessidade de recalibração diária, relocação para sítios diferentes na pele cada 4–6 horas, e irritação ou lesão da pele de um bebê prematuro secundárias a anéis adesivos e queimaduras térmicas. Má perfusão da pele causada por choque, acidose, hipóxia, hipotermia, edema ou anemia pode impedir medições acuradas.
    b. **Vantagens.** tcPO$_2$ é não invasiva e *pode* fornecer indicação de PaO$_2$ excessivamente alta (> 100 mmHg).
3. **Monitoramento transcutâneo de dióxido de carbono (tcPCO$_2$).** Frequentemente realizado simultaneamente por uma única derivação encerrada com um eletrodo de tcPO$_2$.
4. **Monitoramento de CO$_2$ corrente final (ETCO$_2$ ou PetCO$_2$).** Análise da respiração expirada por espectroscopia do CO$_2$ dá correlação estreita com a PaCO$_2$. Esta técnica é cada vez mais disponível para recém-nascidos. Ela fornece informação rápida sobre alterações no CO$_2$, diferentemente do tempo lento de resposta do tcPCO$_2$.
    a. **Limitações.** É necessário um adaptador ao tubo endotraqueal, que pode aumentar significativamente o espaço morto do circuito do paciente. A acurácia é limitada, quando a frequência respiratória é > 60 respirações/min ou se a umidade do ar inspirado for excessiva. Os aparelhos atuais são de uso limitado para bebês prematuros.
    b. **Vantagens.** É uma técnica não invasiva que pode-se correlacionar bem com a PaCO$_2$ arterial.
D. **Monitoramento da ventilação mecânica.** Os ventiladores modernos medem e exibem muitas variáveis.
    1. **Oxigênio inspirado.** A fração de oxigênio inspirado (FIO$_2$) é uma porcentagem de oxigênio disponível para inspiração. Ela é expressada como uma porcentagem (21–100%) ou como um decimal (0,21–1,00).
    2. **Pressão na via aérea.** Medida ou no conector do tubo endotraqueal ou dentro do ventilador, dependendo da máquina específica. O ventilador pode mostrar pressões ajustadas e/ou medidas de respirações mecânicas e/ou espontâneas. As pressões de interesse comum são:
        a. **Pressão inspiratória máxima (*peak*) (PIP).** A pressão máxima alcançada durante a inspiração. A necessidade de alta PIP reflete má complacência pulmonar ou o uso de VT excessivamente grande.
        b. **Pressão positiva expiratória final (PEEP).** A pressão mantida entre as respirações. Uma PEEP de 3–4 cm H$_2$O é considerada fisiológica. A complacência pulmonar é frequentemente melhorada, aumentando-se a PEEP para 5–6 cm H$_2$O na RDS.
        c. **Pressão média na via aérea ($\overline{\text{Paw}}$).** Média da pressão proximal aplicada na via aérea durante todo o ciclo respiratório (Figura 8–1).

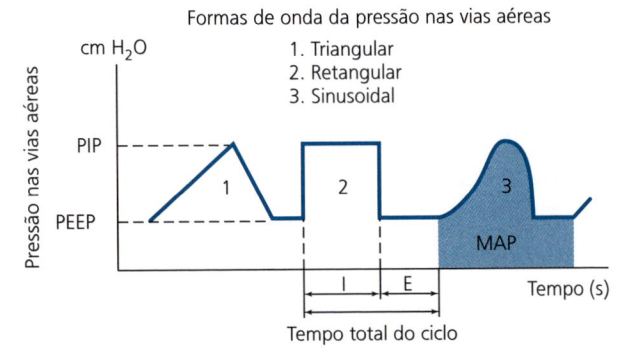

FIGURA 8–1. Representação gráfica das formas de ondas de pressão de ventilador na via aérea e outros termos de ventilador. Ver Glossário (páginas 87 e 88) para explicações.

8: MANEJO RESPIRATÓRIO

      i. **Paw se correlaciona bem com o volume pulmonar médio** em um dado modo e estratégia de ventilação mecânica.
     ii. **$\overline{Paw}$ > 10–15 cm H_2O durante ventilação convencional** é associada a um risco aumentado de vazamentos de ar (pneumotórax ou enfisema intersticial pulmonar).
    iii. **Paw de ventilação de alta frequência** *não* é estritamente comparável à MAP da ventilação mecânica convencional.
  3. **Volume corrente (*tidal*) (V_T).** Uma função da PIP, durante ventilação mecânica, é integrada a partir do fluxo (mL/s) e medida em mililitros por respiração. Por convenção, V_T é expressado sob a forma de volume de respiração ajustado ao peso corporal em miligramas por quilograma. Ventiladores de bebê mais recentes permitem estipular o V_T desejado e ajustarão a PIP automaticamente em certos modos.
  4. **Volume-minuto (MV).** A frequência respiratória e V_T se combinam para dar o MV na forma

$$MV = \text{Frequência} \times V_T$$
Exemplo: 40 respirações/min × 6,5 mL/kg = 260 mL/kg/min

  5. **Alças de pressão-volume (P-V) e de fluxo-volume (F-V).** Uma visualização da dinâmica respiração à respiração. Sinais de fluxo, volume e pressão se combinam para dar as alças de P-V e F-V. As alças dão os limites inspiratório e expiratório do ciclo da respiração. As alças de F-V fornecem informação a respeito da resistência da via aérea, especialmente fluxo respiratório expiratório restringido. As alças de P-V ilustram a complacência dinâmica pulmonar evoluindo.
  6. **Complacência (C_L).** Valores de < 1,0 cm H_2O/mL são compatíveis com doença pulmonar intersticial ou alveolar, como RDS. Complacência pulmonar de 1,0–2,0 mL/cm H_2O reflete recuperação, como pós-terapia com surfactante.
  7. **Resistência (R_L).** Valor de > 100 cm H_2O/L/s é sugestivo de doença da via aérea com fluxo restrito como em displasia broncopulmonar, ou a necessidade de aspiração da via aérea.
  8. **Constante de tempo (K_T).** O produto de $C_L \times R_L$ (em segundos). Valores normais são 0,12–0,15 segundo. K_T é uma medida de quanto tempo leva para as pressões alveolares e na via aérea proximal se equilibrarem. Ao término de 3 constantes de tempo, 95% do V_T entrou (durante inspiração) ou saiu (durante expiração) dos alvéolos. A fim de evitar retenção de gás, o tempo expiratório medido deve ser > 3 vezes K_T (0,36–0,45 segundo).
  E. **Radiografias de tórax.** Radiografias de tórax (ver Capítulo 11) são essenciais para o diagnóstico de doença pulmonar, no manejo do suporte respiratório e na investigação de qualquer alteração aguda na situação respiratória.
II. **Tipos de suporte respiratório.** Bebês com angústia respiratória podem necessitar apenas de oxigênio suplementar, enquanto aqueles com insuficiência respiratória e apneia necessitam de suporte ventilatório mecânico. Esta seção revê o espectro dos meios disponíveis para suporte ventilatório, com a exceção de ventilação de alta frequência (ver Seção V). Suporte ventilatório mecânico oferece grandes benefícios e também acarreta riscos importantes. Continua a existir considerável **controvérsia** concernente ao uso correto de qualquer modo ou estratégia de ventilação assistida. A prática atual utiliza as capacidades dos ventiladores para coordenar automaticamente o suporte com o esforço do paciente, com o objetivo de manter ventilação constante com mínimo risco de lesão pulmonar mecânica.
  A. **Suplementação de oxigênio sem ventilação mecânica.** Bebês hipóxicos capazes de manter ventilação-minuto adequada são assistidos com oxigênio a fluxo livre ou misturas de ar-oxigênio. Oximetria de pulso contínua é útil para monitorar oxigenação adequada. Manter SpO_2 entre 95 e 98% reduz a necessidade de gasometrias arteriais frequentes para evitar hipóxia.
    1. **Capacetes (*hoods*) de oxigênio.** Oferecem um espaço confinado para suprimento de mistura de ar-oxigênio, umidificação e monitoramento contínuo da concentração de oxigênio. Capacetes são fáceis de usar e proveem acesso e visibilidade ao bebê.
    2. **Oxigênio por máscara.** Geralmente não tão bem tolerado ou controlado quanto aplicação de oxigênio por cânula nasal.

Tabela 8-2. TABELA DE CONVERSÃO DE CÂNULAS NASAIS

Taxa de Fluxo (L/min)	FIO_2			
	100%	80%	60%	40%
0,25	34%	31%	26%	22%
0,50	44%	37%	31%	24%
0,75	60%	42%	35%	25%
1,00	66%	49%	38%	27%

Apenas orientação geral; os números não são exatos.

3. **Cânulas nasais.** Bem apropriadas para bebês necessitando de baixas concentrações de oxigênio. A aplicação pode ser controlada por fluxômetros, fornecendo tão pouco quanto 0,025 L/min. Taxas de fluxo de > 1 L/min conferem pressão que distende a via aérea. A Tabela 8-2 dá porcentagens aproximadas de oxigênio por cânula nasal baseando-se em taxas de fluxo de 0,25-1,0 L/min a ajustes de FIO_2 misturada de 40-100%.

B. **Pressão positiva contínua na via aérea (CPAP).** Uma máscara nasal, "prongas" nasais ou um tubo endotraqueal podem ser usados para aplicar CPAP para melhorar a PaO_2 estabilizando a via aérea e permitindo recrutamento alveolar. Retenção de CO_2 pode resultar de excessiva pressão de distensão da via aérea.

1. **Aparelhos de CPAP** podem ser divididos, em termos amplos, em 2 tipos de acordo com o seu uso do fluxo para aplicação de CPAP: **fluxo contínuo ou variável.**

    a. **Aparelhos de CPAP de fluxo contínuo**

    i. **CPAP borbulhado.** Um gás umidificado aquecido é fornecido continuamente pelo ramo inspiratório usando um misturador e um fluxômetro. CPAP é criada submergindo-se o ramo expiratório da tubulação respiratória em uma câmara d'água até a profundidade do nível desejado de cm H_2O de CPAP. Um fluxo suficiente de gás através do sistema cria borbulhamento contínuo na câmara d'água. Benefícios para troca gasosa e recrutamento pulmonar decorrentes do conteúdo oscilatório em alta frequência do borbulhamento foram propostos como hipótese e discutidos. O sistema de geração de pressão de CPAP com garrafa borbulhadora tem a vantagem de que a adequação do fluxo pode ser vista e ouvida. Entretanto, a pressão nas narinas é frequentemente mais alta do que a pressão positiva predita com base na profundidade estabelecida de imersão. As vantagens da CPAP de bolhas residem principalmente na sua facilidade de aplicação e baixo custo. Poucos dados clínicos são disponíveis para inferir sua superioridade sobre outros aparelhos de CPAP. Seu ressurgimento em popularidade se relaciona com uma incidência notavelmente baixa de displasia broncopulmonar (BPD) em um único centro médico usando esta forma de CPAP.

    ii. **CPAP derivada de ventilador.** Ventiladores para bebês são usados para fornecer um fluxo contínuo de um gás misturado. CPAP é modulada, variando-se o tamanho do orifício expiratório do ventilador. A válvula expiratória opera em conjunção com outros controles, como transdutores de controle de fluxo e pressão, para manter a CPAP ao nível desejado. Assim a CPAP tende menos que a CPAP de bolhas a ser influenciada pela presença de um vazamento variável pela abertura intermitente da cavidade oral. Também permite transição rápida e simples para ventilação com pressão positiva não invasiva quando requerida.

    b. **CPAP a fluxo variável.** Estes aparelhos (como o Infant Flow SiPAP System) usam um impulsionador e gerador dedicados com exclusiva mecânica fluídica que ajusta e redirige o fluxo de gás durante todo o ciclo respiratório. O ramo expiratório do aparelho é aberto para a atmosfera. Esses aparelhos podem assistir à respiração espontânea e reduzir o trabalho da respiração ao reduzirem a resistência expiratória e manterem uma pressão estável na via aérea durante toda a respiração. Exige "prongas" nasais especialmente desenhadas.

2. **Modos de aplicação de CPAP**
   a. **CPAP por máscara facial.** Requer a máscara de tamanho certo e uma boa vedação sobre a face para ser efetiva. Embora mais desajeitada do que "prongas" nasais, uma máscara reduz o risco de lesão do septo nasal.
   b. **CPAP nasal (nCPAP).** "Prongas" nasais são o meio mais comumente aplicado de fornecer CPAP e são usadas para assistência respiratória em um bebê com RDS branda. As "prongas" são também usadas pós-extubação para manter a expansão das vias aérea e alveolar no processo de desmame da ventilação mecânica e recuperação de doenças respiratórias. Este tratamento mantém a patência da via aérea superior e, como tal, é útil em bebês com apneia do lactente. nCPAPs podem variar de 2 a 8 cm H_2O, embora 2–6 cm H_2O sejam usados mais frequentemente. Superdistensão da via aérea pode levar à retenção excessiva de CO_2 ou vazamento de ar (pneumotórax). Distensão gástrica pode ser uma complicação da nCPAP, e um tubo orogástrico deve ser usado para descompressão. Bebês podem ser alimentados por tubo nasogástrico durante terapia com CPAP nasal com monitoramento estrito da circunferência abdominal.
   c. **CPAP nasofaríngea.** Uma alternativa às "prongas" nasais. Um tubo endotraqueal ou "prongas" longas binasais são passados nasalmente e avançados até a nasofaringe. Um ventilador ou aparelho de CPAP é usado para fornecer pressão contínua de distensão como com "prongas" nasais. Esta conduta é ligeiramente mais segura em bebês ativos e pode causar menos trauma ao septo nasal.
   d. **CPAP por tubo endotraqueal.** Raramente usada ou indicada em recém-nascidos.
C. **Ventilação não invasiva.** Isto designa qualquer técnica que usa pressão constante ou variável para prover suporte ventilatório, mas sem intubação traqueal. Algumas vezes, este termo inclui técnicas de CPAP descritas anteriormente. Exemplos comuns são ventilação com pressão positiva intermitente nasal (**NIPPV**) que combina nCPAP com respirações de ventilador superpostas, que podem ser sincronizadas (**SNIPPV**) com os movimentos respiratórios do paciente. (A CPAP [PEEP] varia de 3 a 6 cm H_2O, enquanto a PIP é estipulada em 10 cm H_2O acima da CPAP. O tempo inspiratório varia de 0,3 a 0,5 segundo, e a frequência respiratória de 10 a 60 respirações/min.) Pode-se admitir que a pressão fornecida é variável e frequentemente mais baixa do que a PIP estipulada, principalmente por causa de vazamento no nariz e boca. Com SNIPPV, um problema tecnicamente não resolvido é a identificação confiável de esforços de respiração espontânea em bebês prematuros para sincronizar a NIV. **NIPPV** pode ser usada como um modo principal de suporte respiratório em bebês prematuros com RDS, mas é mais frequentemente usada como um método para diminuir o risco de falha pós-extubação/necessidade de reintubação. Ventilação nasal parece ser particularmente útil para manejar apneia. NIPPV pode levar à distensão abdominal e, possivelmente, perfuração gastrointestinal. Trauma nasal e vazamento em torno das "prongas" são vistos comumente; por essas razões, seleção cuidadosa do tamanho das "prongas" e monitoramento da sua posição são importantes.
D. **Ventilação mecânica.** A decisão de iniciar ventilação mecânica é complexa. A gravidade da dificuldade respiratória, gravidade das anormalidades dos gases sanguíneos, história natural da doença pulmonar específica e grau de instabilidade cardiovascular e outras são, todos, fatores a ser considerados. **Uma vez que ventilação mecânica possa resultar em complicações sérias, a decisão de intubar e ventilar não deve ser tomada irrefletidamente**.
   1. **Conjuntos de bolsa e máscara ou bolsa-a-tubo endotraqueal de porte manual.** Estes possibilitam suporte ventilatório de emergência. Manômetros portáteis são sempre exigidos para monitorar pressões máximas na via aérea durante ventilação com bolsa de mão. As bolsas podem ser autoinfláveis ou fluxo-dependentes, tipo bolsa de anestesia. Todas as montagens de mão têm que possuir válvula *pop-off* para evitar pressões excessivas na via aérea do bebê (ver Figura 3–2).
   2. **Ventiladores convencionais para bebês.** Ventilação mecânica convencional aplica volumes correntes fisiológicos a frequências fisiológicas por meio de um tubo endotraqueal. Os modernos ventiladores controlados por microprocessador fornecem numerosos modos de ventilação, que variam no grau ao qual o esforço do paciente controla o ventilador. Estes

modos são criticamente dependentes da função de sensores de fluxo e/ou pressão para desempenho preciso. As frequências respiratórias muito rápidas e pequenos volumes correntes encontrados em alguns recém-nascidos podem impedir o uso de modos de ventilador disparados ou controlados pelo paciente.
  a. **Ajustes do ventilador.** Vários modos de ventilação mecânica são determinados pelos parâmetros que são estabelecidos pelo clínico para determinar as características da respiração mecânica e as circunstâncias debaixo das quais ela é aplicada. Nem todos os modos são disponíveis em todo ventilador, e diferenças sutis entre os mesmos modos podem existir entre diferentes fabricantes. As características de cada respiração são as seguintes:
    i. **Comprimento/intervalo da respiração (T_i).** Ou ajustado pelo clínico e controlado pela máquina ou controlado pelo paciente.
      (a) **Ciclado por tempo.** Cada respiração mecânica dura um tempo ajustado controlado pela máquina, 0,2–0,3 segundo para extremamente baixo peso ao nascimento (ELBW), até 0,5–0,6 segundo para bebê a termo.
      (b) **Ciclado pelo fluxo.** Cada respiração mecânica dura até que o fluxo inspiratório caia abaixo de um limiar (quando o paciente atinge o fim da inspiração). O T_i variará, geralmente em resposta a alterações no esforço do paciente.
    ii. **Tamanho/volume da respiração (VT)**
      (a) **Limitado pelo volume.** Cada respiração mecânica é do mesmo volume; a pressão usada pode variar em resposta ao esforço do paciente. Historicamente, os ventiladores de volume foram muito difíceis de usar com segurança em recém-nascidos.
      (b) **Limitado pela pressão.** Uma pressão estabelecida é atingida com cada respiração mecânica; o VT aplicado variará com o esforço do paciente.
      (c) **Segurança/garantia de volume.** O clínico ajusta uma PIP máxima e um VT desejado (volume-alvo) para respirações mecânicas. Uma vez o VT-alvo seja atingido, o ventilador encurta a inspiração. Alguns ventiladores diminuirão a PIP para uma respiração, se respirações prévias foram encurtadas. Se respirações subsequentes forem abaixo do VT-alvo, o ventilador aumenta a PIP até que a PIP máxima ajustada seja alcançada. Idealmente, segurança/garantia de volume fornece VT consistente, mesmo com esforço variado do paciente e/ou características mecânicas variáveis dos pulmões.
    iii. **Frequência das respirações mecânicas**
      (a) **IMV (ventilação obrigatória intermitente).** Respirações são aplicadas a intervalos estabelecidos sem atenção ao esforço do paciente.
      (b) **SIMV (IMV sincronizada).** A frequência ajustada determina estruturas de tempo durante as quais o ventilador aplicará uma respiração em resposta a um gatilho do paciente ou aplicará uma respiração obrigatória, se nenhum gatilho for sentido. As frequências mínima e máxima do ventilador são iguais.
      (c) **A/C (assistida/controlada).** Cada disparo do paciente resulta em uma respiração de ventilador. Se nenhum gatilho for sentido, uma frequência ajustada mínima é aplicada. A frequência máxima pode ser muito mais alta que a mínima. Sensibilidade excessiva do gatilho pode levar à autociclagem e a frequências muito maiores do que as necessárias.
      (d) **Suportada ou assistida.** Cada gatilho do paciente resulta em uma respiração. Nenhuma frequência de reserva obrigatória.
    iv. **Gatilhos do paciente.** Os modos de ventilação avançados regulados pelo paciente disponíveis com os modernos ventiladores controlados por microprocessador dependem da detecção confiável do esforço respiratório do paciente. Nos menores bebês prematuros, é difícil separar alterações de fluxo ou pressão decorrentes de esforço inspiratório daquelas decorrentes de erros de medição ou vazamentos.
      (a) **Determinações de fluxo por Pneumotach ou sensores de massa de fluxo aéreo.** Sensores na via aérea do paciente são muitas vezes mais confiáveis.

- (b) **Pressão.** Gatilhos de pressão podem ser confundidos por "ruídos" dentro do circuito, especialmente com líquido/condensação na tubulação.
- (c) **Neurais.** Usando uma derivação esofágica bipolar colocada ao nível do diafragma, impulsos do nervo frênico para o diafragma podem ser detectados e usados para disparar respirações mecânicas. Sensores de fluxo e pressão disparam durante uma respiração. Sensores neurais potencialmente permitem que o início de uma respiração mecânica combine com o início do esforço espontâneo. Esta tecnologia promissora ainda tem que ser completamente avaliada em recém-nascidos.
- v. **Os precedentes conjuntos de parâmetros são, muitas vezes, combinados para fornecer os seguintes modos.** *Observação:* Segurança/garantia de volume podem ser adicionadas aos modos limitados pela pressão.
  - (a) **IMV.** Refere-se à ventilação não desencadeada por gatilho, frequentemente limitada pela pressão, ciclada por tempo. **Uso:** Na ausência de gatilho confiável do paciente.
  - (b) **SIMV.** Pode ser limitada por volume ou pressão, ciclada pelo tempo. Ventilação sincronizada limitada pela pressão, ciclada pelo tempo (**PLV**), tem sido o modo padrão de ventilação. **Uso:** Evita hiperventilação por autociclagem. Não fornece suporte para respiração do paciente acima da frequência ajustada.
    - (i) **SIMV + suporte de pressão (PS).** Respirações do paciente acima da frequência SIMV são suportadas com respirações limitadas pela pressão, cicladas pelo fluxo. A pressão PS é frequentemente ajustada bem abaixo da PIP da SIMV. **Uso:** Diminuir o trabalho da respiração. Pode facilitar o desmame.
    - (ii) **SIMV com alvo de volume.** Rapidamente sendo adotada como o novo modo padrão. Os benefícios esperados são variabilidade diminuída no tamanho de respiração aplicada, resultando em PCO_2 mais estável e menos probabilidade de superdistensão intermitente. As limitações incluem má função de sensor por vazamentos de ar, condensação na tubulação do ventilador, ou fluxos/pressão extremamente pequenos em bebês ELBW.
  - (c) **Controle de pressão.** Limitado pela pressão (frequentemente com uma frequência de fluxo em diminuição durante inspiração), ciclado pelo tempo, A/C (assistida/controlada). Pode ter volume-alvo. **Uso:** Fornece suporte bem tolerado em pacientes com esforço respiratório facilmente sentido.
  - (d) **Controle de volume.** Limitado pelo volume, ciclado por tempo, A/C (assistida/controlada). **Uso:** Como no controle de pressão, mas pode resultar em VT mais constante.
  - (e) **Suporte de pressão.** Suporte limitado pela pressão, ciclado pelo fluxo. Pode ter volume-alvo. **Uso:** Em adição à SIMV, especialmente durante desmame.
- III. **Suporte respiratório farmacológico e surfactante.** Numerosas medicações são disponíveis para melhoria da respiração. Elas representam uma ampla variedade de tratamento, dos quais os broncodilatadores e drogas anti-inflamatórias são os mais antigos e mais comuns. O uso de misturas de gases inalados, como hélio e óxido nítrico, são formas recentes de tratamento. Sedativos e agentes paralisantes permanecem ***controversos*** no manejo respiratório neonatal. Finalmente, a terapia de reposição de surfactante rapidamente se tornou um importante adjunto no tratamento dos bebês prematuros, e seu uso se expandiu para estados de doença outros além da RDS (doença de membrana hialina), para os quais fora originalmente direcionado. Todas as medicações encontram-se discutidas em relação à posologia e efeitos colaterais na Tabela 8–3, mas elas são brevemente revistas aqui com a finalidade de incorporar seu uso nas estratégias de manejo respiratório.
  - A. **Broncodilatadores (agentes inalados).** A maioria destas drogas são agentes simpaticomiméticos que estimulam receptores $β_1$, $β_2$ ou α-adrenérgicos. Eles têm efeitos tanto inotrópicos quanto cronotrópicos e proveem relaxamento dos músculos liso brônquico e vascular. Albuterol é provavelmente o broncodilatador aerossolizado mais comumente usado. Outros broncodilatadores estão apresentados na Tabela 8–3. Dois agentes anticolinérgicos (atropina e ipratrópio) são também usados como broncodilatadores inalados para inibição de acetilco-

Tabela 8-3. TERAPIA COM AEROSSOL EM RECÉM-NASCIDOS INDICANDO POSOLOGIA, APLICAÇÃO, EFEITOS NOS RECEPTORES E EFEITOS COLATERAIS COMUNS

Droga	Receptores	Efeitos Colaterais
Albuterol (Salbutamol, Ventolin): 0,1–0,15 mg/kg por dose Diluir com SF a 3 mL Aplicação: cada 4–6 h	β_2: Longa duração (duração, 3–8 horas) Menos efeitos colaterais que metaproterenol	Taquicardia (potencializada por metilxantinas) Hipertensão Hiperglicemia Tremor
Metaproterenol: 0,5–1 mg/kg por dose Diluir com SF a 3 mL Aplicação: cada 6 h	β_2: Menos específico para vias aéreas do que albuterol	Taquicardia Arritmias Hipertensão Hiperglicemia Tolerância, tremor Relaxamento excessivo do músculo liso = colapso das vias aéreas Arritmias cardíacas potencializadas por hipóxia
Cromolina (Intal): 20 mg Diluir com SF a 3 mL Aplicação: cada 6–8 horas	Anti-inflamatório por estabilização dos mastócitos	Anafilaxia Cautela em pacientes com doença hepática ou renal Broncospasmo por resposta inflamatória Irritação da via aérea superior
Terbutalina (Brethine): 0,01–0,02 mg/kg por dose Diluir solução IV com SF a 3 mL Aplicação: cada 4–6 horas Dose mínima: 0,1 mg	β_2: Dilatação periférica	Hipertensão Hiperglicemia Taquicardia
Atropina: 0,025–0,05 mg/kg por dose (dose máxima 2,5 mg) Diluir solução IV com SF a 2,5 mL Aplicação: cada 6–8 horas	Vagolítico	Taquicardia Arritmia Hipotensão Íleo, ressecamento da via aérea Se secreções espessas: Sugerir uso em combinação com albuterol
Ipratrópio (Atrovent): Recém-nascidos: 25 mcg/kg por dose Lactentes: 125–250 mcg por dose Diluir com SF a 3 mL Aplicação: cada 8 horas	Antagoniza acetilcolina em locais parassimpáticos	Nervosismo Tonteira Náusea, visão turva Tosse, palpitações Erupção, dificuldade urinária
Epinefrina racêmica: 0,05 mL/kg (dose máxima 0,5 mL) Diluir em 2 mL SF Aplicação: cada 30 minutos, máximo 4 doses Epinefrina racêmica, 2 mg = L-Epinefrina, 1 mg) L-Epinefrina 1:1000: 0,5 mL/kg Diluir com SF a 3 mL Aplicação: cada 30 minutos, máximo 4 doses	α-receptor	Taquicardia Tremor Hipertensão
Levalbuterol (Xopenex): 0,31–1,25 mg cada 4–6 horas conforme necessário para broncospasmo (NHLBI asthma 2007 guidelines)	β_2: R(−)enantiômero de albuterol racêmico: pouco efeito sobre frequência cardíaca	Nervosismo, tremor, taquicardia, hipertensão, hipopotassemia. Broncospasmo paradoxal pode ocorrer, especialmente com primeiro uso

NHLBI, National Heart, Lung, and Blood Institute; SF, soro fisiológico.
Recém-nascido, nascimento a 28 dias de idade pós-natal; **lactente**, > 28 dias a 1 ano de idade.

lina nos locais receptores pulmonares e relaxamento do músculo liso brônquico. Todos são usados para minimizar a resistência das vias aéreas e permitir $\overline{Paw}$ diminuída necessária para ventilação mecânica.
B. **Broncodilatadores (sistêmicos).** Aminofilina (parenteral) e teofilina (enteral) são metilxantinas com considerável ação dilatadora brônquica. Uso neonatal inclui broncodilatação e, mais frequentemente, estimulação dos esforços respiratórios.
C. **Agentes anti-inflamatórios**
  1. **Terapia esteroide.** Esta tem sido usada para tratar ou prevenir doença pulmonar crônica. Embora esteroidoterapia resulte em importante melhora a curto prazo na função pulmonar, benefício a longo prazo permanece não provado. Os substanciais efeitos adversos da esteroidoterapia com dexametasona levaram a **American Academy of Pediatrics (AAP) e a Canadian Pediatric Society a emitirem uma recomendação conjunta contra o uso de rotina de terapia esteroide**. Hidrocortisona pode prover benefícios pulmonares similares sem os efeitos adversos da dexametasona.
  2. **Cromolina.** Evita que os mastócitos liberem histamina e substâncias semelhantes aos leucotrienos. Suas ações são lentas, mas progressivas ao longo de 2–4 semanas. Indicações para seu uso em recém-nascidos não foram estabelecidas.
D. **Misturas de gases inalados**
  1. **Heliox (hélio, 78–80%; oxigênio, 20–22%).** Produz um gás inspirado menos denso que mistura nitrogênio-oxigênio ou oxigênio isolado. Uso de heliox reduz a carga resistiva aumentada da respiração, melhora a distribuição da ventilação, e cria menos turbulência em vias aéreas estreitas. Uso neonatal limitado indicou que heliox é associado a necessidades mais baixas de oxigênio inspirado e duração mais curta de suporte ventilatório mecânico.
  2. **Óxido nítrico inalado (iNO).** Um vasodilatador gasoso potente produzido pelas células endoteliais. NO é rapidamente ligado pela hemoglobina, limitando sua ação ao local de produção ou administração. Fornecido no gás ventilatório, iNO produz vasodilatação apenas no leito vascular de regiões bem ventiladas do pulmão, desse modo reduzindo o *shunt* intrapulmonar, bem como a resistência vascular pulmonar. Além disso, não há efeito sistêmico.
      a. **Ações.** iNO se difunde rapidamente pelas células alveolares para o músculo liso vascular, onde causa um aumento no GMP cíclico, resultando em relaxamento do músculo liso.
      b. **Posologia.** iNO é administrado em baixa concentração, 2–40 partes por milhão (ppm). A dose é titulada ao efeito (oxigenação melhorada sendo o mais comum). Raramente concentrações > 20–40 ppm fornecem benefício adicional.
      c. **Administração.** iNO é misturado aos gases ventilatórios, preferivelmente próximo do conector do paciente para evitar tempo de demora excessivo com altas concentrações de oxigênio, o que pode resultar em concentrações excessivas de NO_2. Sensores em linha são usados para medir as concentrações aplicadas de NO e NO_2. Técnicas para uso com ventiladores de alta frequência também foram desenvolvidas. **É necessária medição de metemoglobina por cooximetria.** A dose de NO deve ser diminuída, se a metemoglobina for > 4% ou a concentração de NO_2 for > 1–2 ppm.
      d. **Indicações para o uso.** iNO é indicado em insuficiência respiratória hipóxica de recém-nascidos de termo e quase termo. Recomendações foram feitas pela AAP para tratamento e encaminhamento destes bebês. Atualmente, ele está em investigação para uso em uma variedade de doenças pulmonares em que constrição vascular pulmonar inapropriada afeta adversamente a oxigenação. A vasodilatação resultante pode diminuir a resistência vascular pulmonar em geral, desse modo reduzindo a *shuntagem* da direita para a esquerda, ou pode resultar em menos *shunt* intrapulmonar, ou ambos. Uso em casos de insuficiência respiratória grave sugere que iNO pode reduzir a necessidade de oxigenação por membrana extracorpórea (ECMO) em 30–45% dos pacientes elegíveis. Uso de NO inalado em prematuros com RDS diminui a incidência de doença pulmonar crônica e morte. Uso de rotina de iNO no curso de RDS em bebês extremos prematuros pode melhorar o resultado a longo prazo.

e. **Efeitos adversos.** Efeitos vasculares sistêmicos *não* são vistos com uso de iNO. Envenenamento por NO_2 e metemoglobinemia são as complicações mais prováveis.
E. **Outras medicações**
   1. **Sildenafil.** Um inibidor oral da fosfodiesterase 5, sildenafil reduz a resistência vascular pulmonar e está aprovado em adultos para hipertensão pulmonar. Seu uso é atraente em pacientes com displasia broncopulmonar (BPD), com estudo adicional requerido antes do uso em recém-nascidos.
   2. **Prostaciclina (PGI_2).** Um vasodilatador pulmonar potente dado sob forma de aerossol ou gota-a-gota intravenoso. Hipotensão pode-se desenvolver. Uso com iNO foi descrito.
   3. **Bosentana.** Um bloqueador oral do receptor à endotelina 1, bosentana reduz a resistência vascular pulmonar. Seu uso em recém-nascidos ainda está indefinido.
F. **Sedativos e agentes paralisantes.** Agitação é um problema comum para ventilação mecânica de bebê. Os bebês podem ter ciclos respiratórios interrompidos e responder "corcoveando" ou "brigando" com as respirações do ventilador. A agitação que resulta é, muitas vezes, associada a episódios hipóxicos. Sedação ou relaxamento muscular por paralisia podem ser necessários. Deve ser assinalado, no entanto, que com o uso de ventiladores com ventilação sincronizada sentida pelo fluxo ou disparada pelo paciente (SIMV), muito menos sedação é necessária, e paralisia raramente é necessária. "Briga" com o respirador pode indicar suporte respiratório inadequado por causa de alterações na complacência pulmonar/resistência das vias aéreas. Avaliação cuidadosa quanto a possíveis causas remediáveis dessas alterações (*i. e.*, tubo endotraqueal obstruído, não posicionado/mal posicionado, pneumotórax) necessita ser efetuada antes de qualquer intervenção farmacológica.
   1. **Sedativos.** Incluem lorazepam, fenobarbital, fentanil ou morfina. Cada agente tem vantagens e efeitos colaterais. (Ver Capítulo 78.)
   2. **Agentes paralisantes.** Incluem pancurônio e vecurônio. Relaxamento muscular prolongado por paralisia resulta em considerável acumulação de líquido corporal com o desenvolvimento de edemas pulmonar e cutâneo.
G. **Terapia de reposição de surfactante.** A disponibilidade de tratamento com surfactante transformou dramaticamente o tratamento dos bebês com RDS (formalmente conhecido como doença de membrana hialina). Administração de surfactante precocemente na evolução da RDS restaura a função pulmonar e evita lesão tecidual que de outro modo resulta da ventilação de pulmões deficientes em surfactante. Como resultado, a mortalidade pela RDS diminuiu dramaticamente.
   1. **Composição.** Os surfactantes atualmente disponíveis são todos de origem animal: beractante (Survanta) e calfactante (Infasurf) são derivados de pulmão bovino e lavagem pulmonar, respectivamente. Poractante alfa (Curosurf) é derivado de pulmão porcino. Lucinactante (Surfaxin) é uma forma sintética nova aprovada, em 2012. Todos contêm as proteínas surfactantes hidrofóbicas, SpB e SpC, embora em diferentes concentrações. Calfactante e poractante alfa contêm fosfolipídios surfactantes. No beractante, fosfolipídio adicional é acrescentado ao extrato pulmonar micronizado para aumentar a proporção de surfactante para fosfolipídios de membrana. Surfactantes sintéticos que se igualam às ações *in vivo* dos surfactantes naturais têm estado no horizonte há vários anos.
   2. **Ações.** Todas as preparações surfactantes visam a substituir o surfactante natural faltando ou inativado do bebê. Redução da tensão superficial e estabilização da interface ar alveolar–água são as funções básicas dos compostos surfactantes. A estabilidade da interface ar–água confere mais baixa tensão superficial alveolar e evita atelectasia, ou áreas alternadas de atelectasia e hiperinsuflação.
   3. **Posologia e administração.** Cada preparação tem posologia e procedimentos de aplicação específicos. Instilação traqueal direta está envolvida em todas as preparações. Surfactantes são dados tanto por infusão contínua via porta lateral no adaptador do tubo endotraqueal, quanto principalmente por alíquotas via cateter colocado pelo tubo endotraqueal. Alterações na posição corporal durante a aplicação ajudam no fornecimento mais uniforme de surfactante. As vantagens relativas destes métodos de administração estão atual-

mente sendo estudadas (**ver Capítulo 148 para informação detalhada sobre cada medicação**).
- a. **Aplicação profilática ao nascimento.** Esta forma de tratamento é usada menos frequentemente e apenas quando reanimação e administração de surfactante podem ser com segurança executadas simultaneamente. A prática atual prefere o uso de CPAP na sala de parto.
- b. **Administração de preparações de surfactante depois que dificuldade respiratória está estabelecida.** Atualmente, terapia com surfactante ocorre uma vez que o paciente tenha sido estabilizado, e o diagnóstico de RDS tenha sido estabelecido.
- c. **Aplicação repetida.** Pode seguir-se a intervalos de 6 a 12 horas. Doses repetidas devem acompanhar a perda de resposta depois que melhora inicial foi observada. Aplicação repetida após a segunda dose é *controvertida*.
- d. **Obstrução da via aérea.** Pode ocorrer durante administração de surfactante por causa da viscosidade das preparações de surfactante. Suporte mecânico aumentado pode ser necessário até que o surfactante seja dispersado das vias aéreas para os alvéolos.
4. **Eficácia.** A eficácia do tratamento surfactante pode ser observada em condições clínicas imediatas e a longo prazo.
    - a. **Efeitos precoces.** Incluem uma redução da necessidade de FIO_2 e melhora da PaO_2, $PaCO_2$ e razão a/A. Similarmente, V_T e complacência melhorados devem ser notados com função pulmonar melhorada e PIPs de ventilador diminuídas.
    - b. **Efeitos a longo prazo.** Deve resultar em necessidade diminuída de ventilação mecânica e doença pulmonar crônica menos grave do bebê. Complicações de canal arterial patente, enterocolite necrosante e hemorragia intraventricular não foram significativamente influenciadas pela terapia surfactante até o momento.
5. **Efeitos colaterais**
    - a. Pequeno risco de hemorragia pulmonar.
    - b. Infecções pulmonares secundárias.
    - c. Vazamento de ar (pneumotórax) seguindo-se à administração de compostos surfactantes. Alterações rápidas do V_T exigem redução imediata de PIPs. Deixar de fazê-lo enquanto também diminuindo a FIO_2 pode levar a vazamentos de ar.
6. **Terapia com surfactante para doenças outras que não RDS.** Relatórios preliminares animadores de terapia surfactante foram notados em casos de pneumonia, síndrome de aspiração de mecônio, hipertensão pulmonar persistente, hemorragia pulmonar e síndrome de angústia respiratória adulta (ARDS), mas não são disponíveis protocolos de tratamento neste momento. Soluções diluídas de surfactante estão sendo estudadas para uso como líquidos para lavagem pulmonar na aspiração de mecônio.

IV. Estratégias de suporte respiratório neonatal
A. **Conduta geral.** Embora o uso das ferramentas e técnicas discutidas nesta seção seja essencial para terapia intensiva neonatal, seu uso não é desprovido de perigo. Uma abordagem geral é fornecer o suporte mínimo necessário para troca gasosa adequada, a não ser que uma intervenção mais agressiva possa mudar o curso da doença pulmonar, como intubação precoce para aplicação de surfactante na RDS. CPAP ou ventilação nasal não invasiva é preferível à intubação e ventilação mecânica. Modos de ventilação disparados pelo paciente são frequentemente mais bem tolerados pelos pacientes e podem resultar em menos necessidade de suporte. A metanálise da ventilação com volume-alvo em recém-nascidos revela uma diminuição na morte e BPD/CLD em comparação à ventilação limitada pela pressão clássica. O uso ideal da miríade de modos de ventilação assistida ainda está por ser determinado, mas a tendência é usar modos de ventilador que permitem mais controle ao paciente. A decisão de iniciar ou progredir suporte ventilatório deve sempre levar em conta o risco de lesão pulmonar induzida por ventilador e os efeitos sistêmicos da ventilação precariamente controlada.
1. **Mecanismos de lesão pulmonar**
    - a. **Toxicidade de oxigênio.** Fator de risco para BPD/CLD e retinopatia de prematuridade (ROP) e pode ser reduzido pelo monitoramento cuidadoso e o ajuste de alvos de SpO_2 apropriados à idade gestacional.

b. **Inflamação e infecção.** Resultam da intubação. Uso de ventilação não invasiva e extubação precoce são desejados.

c. **Barotrauma/volutrauma.** Resultados da hiperinsuflação do pulmão ou do estresse de repetida reabertura de unidades pulmonares colapsadas ou do esforço tangencial entre unidades pulmonares adjacentes. Manutenção da FRC usando PEEP apropriada e o uso de pequeno VT para prevenir superdistensão ajudam a limitar lesão.

2. **Efeitos adversos de ventilação mal controlada**

    a. **Hiperoxia (alta PO_2)** é associada a um risco aumentado de ROP.

    b. **Hipoxemia (baixa PO_2)** foi recentemente associada a risco aumentado de mortalidade.

    c. **Hiperventilação (baixa PCO_2)** causa uma diminuição no fluxo sanguíneo cerebral que aumenta o risco de lesão da substância branca periventricular e paralisia cerebral.

    d. **Hipercapnia (alta PCO_2)** pode aumentar o risco de mau resultado neurodesenvolvimental.

    e. **Hiperinsuflação** pode prejudicar o retorno venoso e o débito cardíaco a ponto de causar hipotensão sistêmica.

B. **Início de ventilação mecânica para desconforto respiratório.** Ver Capítulo 55 para mais detalhe sobre manejo de ventiladores.

1. **Indicações**

    a. Incapacidade de manter PO_2 e PCO_2 adequadas com oxigênio suplementar e CPAP nasal ou ventilação nasal.

    b. RDS piorando é uma indicação para intubação precoce para administração de surfactante com subsequente ventilação mecânica.

2. **Ajustes de ventilador.** *Observação:* Consultar o manual de operação do seu ventilador específico para compreender os modos específicos disponíveis.

    a. **Ventilação limitada pela pressão (VLP/*PLV*) clássica.** Preferivelmente com sincronização e medição do VT.

    i. PEEP 4–5 cm H_2O.

    ii. Ti 0,3 segundo.

    iii. PIP para fornecer VT de 4–5 mL/kg. Se medição do VT for indisponível, limitar PIP de tal modo que elevação do tórax seja escassamente perceptível em respirações sem esforço do paciente.

    iv. Frequência 30–40 por minuto SIMV. Frequências mais altas e/ou ventilação A/C podem resultar em hiperventilação inicial.

    v. Ajuste de sensibilidade de gatilho exige conhecimento específico da máquina. Consultar o manual do ventilador.

    vi. Avaliar resposta com exame clínico, monitores não invasivos gasometrias e radiografia de tórax, conforme necessário. Ajustar PIP e frequência, conforme necessário. Ver mais tarde para manejar ventilação.

    b. **Ventilação com alvo de volume (VAV/VTV)**

    i. PEEP 4–5 cm H_2O.

    ii. Ti 0,3 segundo.

    iii. Ajustar alvo de volume a 4–5 mL/kg. Ajustar limite de PIP autossuficiente para o ventilador encontrar o alvo.

    iv. Frequência 30–40 por min SIMV. Frequências mais altas ou ventilação com A/C podem resultar em hiperventilação inicial.

    v. Avaliar resposta com exame clínico, monitores não invasivos e gasometrias e radiografia de tórax, conforme necessário. Ajustar PIP e frequência, conforme necessário. Ver mais tarde para manejar ventilação.

    vi. Grandes vazamentos de ar em torno do tubo endotraqueal interferem com os modos de ventilador com alvo de volume. Nesses casos, mudar para VLP/*PLV* ou reintubar com um tubo maior.

C. **Sintonia fina da ventilação mecânica.** (Ver também Capítulo 55.) Troca gasosa adequada deve ser determinada para cada paciente porque os objetivos variam, dependendo do diagnóstico, idade gestacional do paciente e nível de suporte necessário.
  1. **Baixa PO_2.** Frequentemente causada por má combinação de ventilação e perfusão (baixa relação V/Q). Suporte além do uso de oxigênio suplementar é dirigido ou para melhorar a aeração do pulmão ou influenciar a distribuição da perfusão. Para melhorar a oxigenação:
     a. **Manter expansão pulmonar.** Manter expansão pulmonar no fim da expiração pelo uso de PEEP e o uso de surfactante na RDS. Evitar colapso também reduz lesão pulmonar de reabertura dos alvéolos.
     b. **Recrutar pulmão colapsado pelo uso de V_T e PIP adequados.**
     c. **iNO diminui seletivamente a resistência vascular em regiões bem ventiladas do pulmão, melhorando a oxigenação.** Shunt extrapulmonar em razão da hipertensão pulmonar persistente pode responder à prostaciclina em adição ao iNO.
     d. **Considerar o uso de OAF/HFO.** Osciladores de alta frequência para manter alto volume pulmonar médio em casos de doença alveolar uniforme grave (RDS, ARDS).
  2. **Alta PCO_2.** Resulta de volume-minuto inadequado.
     a. **$PaCO_2$ é diminuída, aumentando-se MV.** Se V_T for adequado (~5 mL/kg), um aumento na frequência é preferível. Atenção especial é necessária quando ajustando modos de ventilação disparados pelo paciente para assegurar que um real aumento na frequência resulta de um aumento na frequência ajustada do ventilador.
     b. **Aumentar V_T exige aumentar PIP.** Embora uma alta PIP por si própria não produza necessariamente lesão pulmonar, ventilação de alta frequência deve ser considerada, se uma PIP > 20–25 cm H_2O for requerida em um bebê prematuro ou > 30 cm H_2O em um bebê de termo.
     c. **Quando usando modos de ventilação disparados pelo paciente,** ajustar a frequência do ventilador suficientemente alto para evitar hipoventilação, caso o paciente se torne apneico.
  3. **Doença pulmonar neonatal.** Raramente estática, exigindo ajustes frequentes dos parâmetros do ventilador.
D. **Desmame da ventilação mecânica e extubação.** À medida que a função pulmonar melhora com a resolução da doença, suporte mecânico deve ser diminuído tão rapidamente quanto tolerado. A maioria dos pacientes não necessita ser "desmamada" do suporte mecânico; eles necessitam de suporte diminuído para se combinar com sua necessidade. Monitoramento contínuo com oximetria de pulso e $tcPCO_2$ ajuda no desmame e limita a necessidade de amostragem para gasometria. Uma necessidade reduzida de oxigênio e complacência melhorada (diminuição na PIP para manter o V_T) frequentemente prenunciam a fase de desmame. Embora **controvertido,** pré-tratamento de bebês com aminofilina é considerado por alguns clínicos como aumentando a resposta do bebê a esforços progressivos de desmame. Estado de doença, idade gestacional e suporte calórico influenciam a resposta ao processo de desmame.
  1. **PIP.** Frequentemente desmamada primeiro porque lesão de hiperinsuflação é mais deletéria do que fornecer uma frequência maior que a necessária. Modos de ventilação com alvo de volume podem diminuir adequadamente a PIP, à medida que os pulmões se curam e fornecem um desmame um pouco automático.
  2. **FIO_2.** Desmamada sempre que possível, conforme determinado por oximetria de pulso ou hemogasometria. Diminuições na PIP diminuem a $\overline{Paw}$ e podem aumentar transitoriamente as necessidades de oxigênio durante o desmame.
  3. **Desmame progressivo da frequência (não se aplica aos modos assistidos/controlados)**
     Ajustes de frequência devem ser diminuídos frequentemente. Bebês prontos para serem desmamados toleram o desmame de frequência e não exigem maior FIO_2. Um bebê deve ser capaz de manter ventilação-minuto adequada sem desenvolver hipercarbia ou apneia. Quando a frequência do ventilador for < 10–20 respirações/min, o bebê deve ser extubado. Alguns bebês podem exigir várias horas para desmamar, enquanto outros necessitam de vários dias a uma semana ou mais.

4. **Desmame da ventilação assistida/controlada.** Uma vez que todas as respirações espontâneas sejam suportadas mecanicamente por este modo de ventilação, a redução da frequência abaixo da frequência espontânea do paciente não tem nenhum efeito sobre o nível de suporte. Desmame é realizado por diminuições sucessivas na PIP. Quando ventilação adequada é mantida com mínima PIP (10–15 cm H_2O), extubação pode ser tentada.
E. **Tratamento após extubação.** Monitoramento continuado dos gases sanguíneos, esforço respiratório e sinais vitais é necessário. Suporte com oxigênio adicional é, muitas vezes, necessário no período pós-extubação imediato.
  1. **Oxigênio suplementar.** Pode ser dado por capacete ou por cânula nasal. A concentração de oxigênio pode ser aumentada em 5% sobre o último nível de oxigênio obtido, enquanto o bebê estava no ventilador.
  2. **CPAP nasal.** Pode ser especialmente útil para evitar reintubação secundária à atelectasia pós-extubação.
  3. **Radiografia de tórax.** Se o bebê tiver tido uma necessidade crescente de oxigênio ou tiver deteriorado clinicamente, uma radiografia de tórax deve ser obtida 6 horas pós-extubação para monitorar quanto à atelectasia.
V. **Visão geral da ventilação de alta frequência.** Ventilação de alta frequência refere-se a uma variedade de estratégias ventilatórias e aparelhos projetados para prover ventilação a frequências rápidas e VTs muito baixos. A capacidade de prover ventilação adequada apesar de VT reduzido (igual ou menor que o espaço morto) pode reduzir o risco de barotrauma. As frequências durante ventilação de alta frequência são, muitas vezes, expressadas em hertz (Hz). Uma frequência de 1 Hz (1 ciclo/s) é equivalente a 60 respirações/min. Todos os métodos de ventilação de alta frequência devem ser administrados com a assistência de terapeutas respiratórios bem treinados e após educação abrangente da equipe de enfermagem. Além disso, como podem ocorrer alterações rápidas na ventilação ou oxigenação, monitoramento contínuo é altamente recomendado. O uso ideal destes ventiladores está evoluindo, e diferentes estratégias podem ser indicadas para uma doença pulmonar particular.
  A. **Indicações definitivas para suporte com ventilação de alta frequência**
    1. **Enfisema intersticial pulmonar (PIE).** Uma experiência multicêntrica demonstrou que ventilador de alta frequência a jato (HFJV) é superior à ventilação convencional no PIE inicial, bem como em recém-nascidos que não respondem à ventilação convencional.
    2. **Fístula broncopleural grave.** Na fístula broncopleural grave que não responde à evacuação por tubo de toracostomia e ventilação convencional, HFJV pode prover ventilação adequada e diminuir o fluxo pela fístula.
    3. **Síndrome de desconforto respiratório (RDS).** Ventilação de alta frequência tem sido usada com sucesso. Ela é frequentemente implementada no ponto de insuficiência respiratória grave com ventilação convencional máxima (um tratamento de resgate). Tratamento mais precoce foi advogado. Nenhuma vantagem ainda foi demonstrada para uma intervenção muito precoce (nas primeiras horas de vida) quando os bebês são pré-tratados com surfactante.
    4. **Pacientes que se qualificam para ECMO/ECLS (suporte extracorpóreo da vida).** Hipertensão pulmonar com ou sem doença pulmonar parenquimatosa associada (p. ex., aspiração de mecônio, pneumonia, pulmão hipoplásico ou hérnia diafragmática) pode resultar em insuficiência respiratória intratável e alta mortalidade, a menos que o paciente seja tratado por ECMO/ECLS. O uso prévio de ventilação de alta frequência em candidatos a ECMO/ECLS teve sucesso e eliminou a necessidade de ECMO/ECLS em 25–45% dos casos.
  B. **Possíveis indicações.** Ventilação de alta frequência foi usada com sucesso em bebês com outros processos de doença. Estudo adicional é necessário para desenvolver indicações claras e estratégias ventilatórias apropriadas antes que este tratamento possa ser recomendado para uso de rotina em bebês com estas doenças.
    1. **Hipertensão pulmonar.**
    2. **Síndrome de aspiração de mecônio.**
    3. **Hérnia diafragmática com hipoplasia pulmonar.**
    4. **Pós-operatório de procedimento de Fontan.**

C. **Ventiladores de alta frequência, técnicas e equipamento.** Dois tipos de ventiladores de alta frequência nos Estados Unidos são o ventilador de alta frequência a jato (HFJV) e o ventilador de alta frequência oscilatório (HFOV).
1. **Ventilador de alta frequência a jato.** O HFJV injeta uma corrente de gás de alta velocidade dentro do tubo endotraqueal, geralmente a frequências entre 240 e 600 respirações/min e VTs iguais ou ligeiramente maiores que o espaço morto. Durante HFJV, a expiração é passiva. O único HFJV aprovado pela U.S. Food and Drug Administration é o ventilador Life Pulse (Bunnell, Inc., Salt Lake City, UT), aqui discutido.
    a. **Indicações.** Principalmente usado para PIE, o Life Pulse HFJV foi usado para as outras indicações descritas para todos os tipos de ventilação de alta frequência.
    b. **Equipamento**
        i. **Ventilador Bunnell Life Pulse.** A pressão inspiratória (PIP), válvula de jato "on time" e frequência respiratória são ajustadas em um painel de controle digital no jato. PIPs são servocontroladas pelo Life Pulse pela porta de pressão. O ventilador tem um elaborado sistema de alarme para assegurar segurança e ajudar a detectar mudanças na função pulmonar. Também tem um sistema de umidificação.
        ii. **Ventilador convencional.** Um ventilador convencional é necessário para gerar PEEP e respirações suspiros. PEEP e ventilação de fundo são controladas com o ventilador convencional.
    c. **Procedimento**
        i. **Iniciação. Observação estrita** é exigida o tempo todo, especialmente durante iniciação.
        (a) **Substituir o adaptador do tubo endotraqueal por um adaptador de jato.**
        (b) **Ajustes no ventilador a jato.**
            i. **Válvula de jato default "on time".** 0,020 segundo.
            ii. **Frequência de jato.** 420 por minuto.
            iii. **PIP no jato.** 2–3 cm H_2O abaixo do que era no ventilador convencional. Frequentemente, bebês necessitam, consideravelmente, de menos PIP durante ventilação de alta frequência a jato.
        (c) **Ajustes no ventilador convencional**
            i. **PEEP.** Manter em 3–5 cm H_2O.
            ii. **Frequência.** Quando o ventilador a jato chega à pressão, a frequência é diminuída para 5–10 respirações/min.
            iii. **PIP.** Uma vez à pressão, a PIP é ajustada a um nível pelo menos 1–3 cm H_2O abaixo daquele no jato (baixo o suficiente para não interromper o ventilador a jato).
    d. **Manejo.** Manejo da ventilação de alta frequência a jato é com base na evolução clínica e achados radiográficos.
        i. **Eliminação de CO_2.** A ventilação alveolar é muito mais sensível a alterações no VT do que na frequência respiratória durante ventilação de alta frequência. Como resultado, a **pressão delta** (PIP menos PEEP) é ajustada para atingir eliminação adequada de CO_2, enquanto válvula de jato "on time" e frequência respiratória frequentemente não são reajustadas durante HFJV.
        ii. **Oxigenação.** Oxigenação frequentemente é melhor durante HFJV que durante ventilação mecânica convencional em recém-nascidos com PIE. Entretanto, se a oxigenação for inadequada e se o bebê já estiver com oxigênio 100%, um aumento na $\overline{Paw}$ frequentemente resulta em oxigenação melhorada. Isto pode ser obtido:
        (a) **Aumentando PEEP.**
        (b) **Aumentando PIP.**
        (c) **Aumentando ventilador convencional de fundo** (ou frequências ou pressão).
        iii. **Posicionamento dos bebês.** Posicionar os bebês com o lado afetado para baixo pode acelerar a resolução do PIE. No vazamento de ar bilateral, colocação alternada sobre lados inferiores pode ser efetiva. Observação diligente e frequentes radiografias são necessárias para evitar hiperinsuflação do lado de cima.

e. **Desmame.** Ao desmamar, as seguintes diretrizes são usadas.
   i. **PIP é reduzida tão logo seja possível ($PaCO_2$ < 35–40 mmHg).** Como a eliminação de CO_2 é muito sensível a alterações no VT, a PIP é desmamada 1 cm H_2O de cada vez.
   ii. **Concentração de oxigênio.** Desmamada se a oxigenação permanecer boa (PaO_2 > 70–80 mmHg).
   iii. **Válvula de jato "*on time*" e frequência.** Frequentemente mantidas constantes.
   iv. **Atenção constante é prestada à condição clínica do bebê e radiografias** para detectar atelectasia inicial ou hiperinsuflação.
   v. **Vazamentos de ar são resolvidos.** Continuação da HFJV ocorre até que o vazamento de ar tenha sido resolvido por 24–48 horas, o que, muitas vezes, corresponde a uma queda dramática nas pressões do ventilador e necessidade de oxigênio.
   vi. **Em caso de nenhuma melhora na condição.** Uma experiência de ventilação convencional é usada após 6–24 horas sob ventilação a jato.
f. **Considerações especiais**
   i. **Obstrução da via aérea.** Este problema pode, frequentemente, ser reconhecido rapidamente. Movimento da parede torácica é diminuído, embora sons respiratórios possam ser adequados. A servopressão (pressão impulsora) é, com frequência, muito baixa.
   ii. **PEEP inadvertida (retenção de ar).** Em bebês maiores, o fluxo de gases a jato pode resultar em PEEP inadvertida. Diminuir o fluxo de fundo no ventilador convencional pode corrigir o problema, ou pode ser necessário diminuir a frequência respiratória para permitir mais tempo para expiração.

2. **Ventilador de alta frequência oscilatória.** O HFOV gera VT menor ou igual ao espaço morto por meio de um pistão ou diafragma oscilantes. Este mecanismo cria exalação, bem como inspiração ativa. O SensorMedics 3100B HFOV (CareFusion Corporation, San Diego, CA) está atualmente aprovado pela U.S. Food and Drug Administration para uso em recém-nascidos.
   a. **Indicações. Insuficiência respiratória:** Ventilação de alta frequência oscilatória é indicada quando ventilação convencional não resulta em oxigenação ou ventilação adequada ou exige o uso de pressões muito altas na via aérea. Tal como outras formas de ventilação de alta frequência, sucesso é mais provável quando resistência aumentada da via aérea não constitui a fisiopatologia pulmonar dominante. Melhores resultados são vistos quando a doença parenquimatosa é homogênea. Alguns clínicos advogam ventilação de alta frequência oscilatória como o método principal de ventilação assistida em bebês prematuros com RDS.
   b. **Equipamento.** HFOV é usado sem um ventilador convencional. Os parâmetros definidos pelo usuário são frequência, $\overline{Paw}$, e força aplicada para deslocamento do pistão.
   c. **Procedimento**
      i. **Iniciação**
         (a) **Ventilador convencional é descontinuado.**
         (b) **Ajustes**
            i. **Frequência.** Frequentemente estipulada em 15 Hz para bebês prematuros com RDS. Bebês maiores, ou aqueles com um componente importante de resistência aumentada da via aérea (aspiração de mecônio), devem ser começados em 5–10 Hz.
            ii. **Paw.** Ajustar mais alto (2–5 cm H_2O) do que na ventilação convencional precedente. Se hiperdistensão ou vazamentos de ar estiverem presentes antes da iniciação da ventilação de alta frequência oscilatória, uma $\overline{Paw}$ mais baixa deve ser considerada.
            iii. **Amplitude.** Análoga à PIP na ventilação convencional e é regulada pela força de deslocamento do pistão. Esta força é aumentada até que haja vibração visível da parede torácica.

(c) Após ventilação de alta frequência oscilatória ter sido iniciada, avaliação cuidadosa e frequente da expansão pulmonar e troca gasosa adequada são necessárias. Retenção de ar é uma ameaça potencial contínua nesta forma de tratamento. Sinais de superdistensão, como diafragmas descidos e aplanados e sombra cardíaca pequena, são monitorados com radiografias de tórax frequentes.

d. **Manejo**
   i. **Baixa PaO$_2$.** Um aumento na $\overline{Paw}$ pode ser necessário. Radiografias de tórax podem ser úteis para determinar a adequação da expansão pulmonar.
   ii. **Alta PaCO$_2$**
      (a) **Oxigenação também é precária.** A $\overline{Paw}$ pode estar alta demais ou baixa demais, resultando em hiperinsuflação ou colapso disseminado, respectivamente. Outra vez, radiografias de tórax são necessárias para diferenciar entre estas duas condições.
      (b) **Oxigenação é adequada.** A amplitude (força) deve ser aumentada. Diminuição da frequência pode ser uma alternativa, se hipercapnia for associada à evidência de hiperinsuflação pulmonar.

e. **Desmame**
   i. **Na ausência de hiperinsuflação.** FIO$_2$ é desmamada antes da $\overline{Paw}$ com PaO$_2$ adequada. Abaixo de 40% FIO$_2$, desmamar $\overline{Paw}$ exclusivamente.
   ii. **$\overline{Paw}$.** Deve ser desmamada à medida que a doença pulmonar melhora, com o objetivo de manter expansão pulmonar ótima. Desmame precoce excessivamente agressivo da PAW pode resultar em atelectasia disseminada e necessidade de aumentos importantes na $\overline{Paw}$ e FIO$_2$.
   iii. **Amplitude.** Deve ser desmamada com PaCO$_2$ aceitável.
   iv. **Frequência.** Frequentemente não ajustada durante desmame. Uma diminuição na frequência é necessária, quando sinais de superdistensão pulmonar não puderem ser eliminados por uma redução na $\overline{Paw}$.
   v. **O recém-nascido pode ser mudado para ventilação convencional** a um nível mais baixo de suporte ou pode ser extubado diretamente da HFOV.

f. **Complicações.** Hiperinsuflação com comprometimento do débito cardíaco. Avaliação frequente com CXR de tórax é aconselhada.

GLOSSÁRIO DE TERMOS USADOS EM MANEJO RESPIRATÓRIO

Relação arterial-para-alveolar (relação a/A). Ver Seção I.B.3b.

Assist. Um ajuste em que o bebê inicia a respiração mecânica, disparando o ventilador para aplicar um VT ou pressão pré-ajustados.

Assist/control. O mesmo que assist, exceto que se o bebê ficar apneico, o ventilador fornece o número de respirações mecânicas por minuto estabelecido no controle de frequência.

Pressão positiva contínua na via aérea (CPAP). Um modo espontâneo em que a pressão intrapulmonar ambiente que é mantida durante todo o ciclo respiratório é aumentada.

Control. Um ajuste com o qual um certo número de respirações mecânicas por minuto é aplicado. O bebê é incapaz de respirar espontaneamente entre as respirações mecânicas.

CO$_2$ corrente final (EtCO$_2$ ou PetCO$_2$). Uma medida da PCO$_2$ no fim da expiração.

Tempo expiratório (ET). A quantidade de tempo estipulada para a fase expiratória de cada respiração mecânica.

Taxa de fluxo. A quantidade de gás por minuto que passa através do ventilador. Ela tem que ser suficiente para evitar rerrespiração (isto é, 3 vezes o volume-minuto) e para alcançar a PIP durante o T$_i$. Alterações na taxa de fluxo podem ser necessárias, se forem desejadas alterações na forma de onda na via aérea. A faixa normal é de 6–10 L/min; 8 L/min é comumente usada.

Fração inspirada de oxigênio (FIO$_2$). A porcentagem de concentração de oxigênio do gás inspirado expressada em decimal (ar ambiente = 0,21).

Relação I:E. Razão de tempo inspiratório para tempo expiratório. Os valores normais são 1:1, 1:1,5 ou 1:2.

Tempo inspiratório (T_i). A quantidade de tempo ajustada para a fase inspiratória de cada respiração mecânica.
Ventilação mecânica intermitente. Respirações mecânicas são fornecidas a intervalos. O bebê respira espontaneamente entre as respirações mecânicas.
Ventilação minuto. VT (proporcional à PIP) multiplicado pela frequência.
Índice de oxigenação (OI). MAP × FIO_2 × 100/PaO_2.
Curva de dissociação da oxiemoglobina. Uma curva que mostra a quantidade de oxigênio que se combina com a hemoglobina em função da PaO_2 e $PaCO_2$. A curva muda para a direita quando a captação de oxigênio pelo sangue é menor que o normal a uma dada PO_2, e muda para a esquerda, quando a captação de oxigênio é maior que o normal.
PaO_2. Pressão parcial de oxigênio arterial.
PAP. A pressão total na via aérea. No Siemens Servo 900-C, ela é a PIP mais a PEEP.
Paw. A pressão proximal média aplicada à via aérea através do ciclo respiratório inteiro.
PCO_2. Pressão parcial de dióxido de carbono.
Pressão inspiratória máxima (PIP). A mais alta pressão atingida dentro da via aérea proximal com cada respiração mecânica. *Observação:* No Siemens Servo 900-C, a PIP é definida como a pressão inspiratória acima da PEEP.
PO_2. Pressão parcial de oxigênio.
Pressão positiva expiratória final (PEEP). A pressão na via aérea acima da pressão ambiente durante a fase expiratória da ventilação mecânica.
Frequência. Número de respirações mecânicas por minuto aplicadas pelo ventilador.
SaO_2. Saturação de oxigênio do sangue arterial medida por medição direta (hemogasometria arterial).
Volume corrente (VT). O volume de gás inspirado ou expirado durante cada ciclo respiratório.

Referências Selecionadas.

Brown MK, DiBlasi RM. Mechanical ventilation of the premature neonate. *Respir Care.* 2011;56:1298-1311.
Donn SM, Sinha SK. *Neonatal Respiratory Care.* 3rd ed. Philadelphia, PA: Mosby; 2012.
Goldsmith JP, Karotkin E. *Assisted Ventilation of the Neonate.* 5th ed. Philadelphia, PA: WB Saunders; 2011.
Gupta S, Sinha SK, Donn SM. Myth: mechanical ventilation is a therapeutic relic. *Semin Fetal Neonatal Med.* 2011;16:275-278.
Keszler M. State of the art in conventional mechanical ventilation. *J Perinatol.* 2009;29:262-275.
Klingenberg C, Wheeler KI, Davis PG, Morley CJ. A practical guide to neonatal volume guarantee ventilation. *J Perinatol.* 2011;31:575-585.
Tobin M. *Principles and Practice of Mechanical Ventilation.* New York, NY: McGraw-Hill; 2006.
Wheeler K, Klingenberg C, McCallion N, Morley CJ, Davis PG. Volume-targeted versus pressure-limited ventilation in the neonate. *Cochrane Database Syst Rev.* 2010;CD003666.

9 Líquidos e Eletrólitos

Uma avaliação do metabolismo da água e do equilíbrio eletrolítico do corpo desempenha um papel importante no tratamento médico inicial dos bebês prematuros e bebês de termo doentes que chegam à terapia intensiva neonatal. Líquidos intravenosos e intra-arteriais dados durante os primeiros dias de vida constituem um fator importante no desenvolvimento, ou na prevenção, de morbidades, como hemorragia intraventricular (IVH), enterocolite necrosante (NEC), canal arterial patente (PDA) e displasia broncopulmonar. Os clínicos devem prestar estrita atenção aos detalhes da manutenção e monitoramento da água corporal e eletrólitos séricos, e ao manejo de terapias de infusão de líquidos.

O balanço hídrico do corpo é uma função da distribuição da água no corpo, da ingestão de água e das perdas de água. A distribuição da água no corpo se modifica gradualmente com o aumento da idade gestacional do feto. Ao nascimento, estas alterações gestacionais na água corporal são refletidas no desenvolvimento da maturidade da função renal, perdas d'água insensíveis transepidérmicas e adaptações neuroendócrinas. É preciso levar em conta estas variáveis quando se está decidindo a quantidade de líquidos de infusão a administrar a um bebê.

I. Água corporal

A. Água corporal total (TBW).
Água corresponde a aproximadamente 75% do peso corporal em bebês de termo e tanto quanto 85–90% do peso corporal dos bebês pré-termo. A TBW é dividida em 2 compartimentos básicos da água corporal: água intracelular (ICW) e água extracelular (ECW). A ECW é composta de água intravascular e intersticial. Para o feto há uma diminuição gradual na ECW para 53% às 32 semanas de gestação e um aumento gradual na ICW. Daí em diante as proporções permanecem bastante constantes até 38 semanas de gestação, quando a massa corporal de proteína aumentando, e as reservas de gordura reduzem a ECW ainda mais, em ~5%.

Ao nascimento começa uma contração adicional da ECW como uma função da transição normal da vida intrauterina para extrauterina. Ocorre uma diurese que reduz o peso corporal proporcionalmente à idade gestacional. No corpo do bebê prematuro de muito baixo peso ao nascimento, podem ser esperadas perdas de peso de 10–15%, enquanto os bebês de termo completo frequentemente perdem 5% do peso corporal. Estas perdas consistem predominantemente em água e, em menor extensão, reservas de gordura corporal.

B. Equilíbrio da TBW no recém-nascido

1. Renal. O fluxo de urina fetal aumenta firmemente de 2–5 mL/h para 10–20 mL/h às 30 semanas de gestação. A termo, o fluxo de urina fetal atinge 25–50 mL/h e a seguir cai para 8–16 mL/h (1–3 mL/kg/h). Estas alterações de volume ilustram a grande troca de água corporal durante a vida fetal e as mudanças abruptas que forçam adaptação fisiológica ao nascimento. Apesar do marcado fluxo de urina fetal *in utero*, as taxas de filtração glomerular (GFRs) são baixas. Ao nascimento, a GFR permanece baixa, mas aumenta firmemente no período de recém-nascido sob a influência do aumento da pressão arterial sistólica, do aumento do fluxo sanguíneo renal e do aumento da permeabilidade glomerular. Os rins do bebê são capazes de produzir urina diluída dentro de limites que dependem da GFR. A baixa GFR dos bebês prematuros é o resultado de baixo fluxo sanguíneo renal, mas aumenta consideravelmente após 34 semanas de idade pós-concepcional. Os bebês de termo são capazes de concentrar urina até 800 mOsm/L, em comparação aos 1.500 mOsm/L das crianças mais velhas e adultos. O rim do bebê prematuro é menos capaz de concentrar urina secundariamente a uma concentração de ureia intersticial relativamente baixa, uma alça de Henle anatomicamente mais curta, e um sistema tubular distal e coletor que é menos responsivo ao hormônio antidiurético (ADH). Na extrema prematuridade, a osmolaridade da urina pode ser tão baixa quanto 70 mOsm/L. Embora existam limitações, bebês prematuros sadios com ingestão constante de sódio mas infusão variável de líquido entre 90 e 200 mL/kg/d são capazes de concentrar ou diluir urina para manter um equilíbrio de água corporal.

Contra o pano de fundo da GFR em evolução e capacidade variável de concentrar urina, todos os bebês experimentam uma diurese e uma natriurese nos dias imediatamente seguintes ao nascimento. A diurese do recém-nascido é uma contração da ECW e a iniciação da conservação de água corporal como a adaptação de uma existência intrauterina aquática para o estado de recém-nascido com menos umidade e dependente de água livre. A diurese é facilitada pela responsividade limitada ao ADH, mas é diminuída pela osmolalidade sérica aumentando (> 285 mOsm/kg), e o volume intravascular diminuindo. A natriurese é o resultado de níveis crescentes de peptídeo natriurético atrial e absorção de sódio renal diminuída; os rins do bebê também têm secreção diminuída de bicarbonato, potássio e íon hidrogênio.

2. Perda insensível de água (IWL). Evaporação de água corporal ocorre em grande parte através da pele e membranas mucosas (dois terços) e do trato respiratório (um terço). Uma variável extremamente importante que influencia a IWL é a maturidade de pele do bebê. A maior IWL nos bebês prematuros resulta da evaporação da água corporal através de uma camada epitelial imatura. A camada córnea não está bem desenvolvida até 34 semanas de gestação. Durante todo o terceiro trimestre a camada córnea e a epiderme se espessam. A ceratinização da camada córnea forma a principal barreira à perda de água. A ceratinização começa cedo no segundo trimestre e continua durante todo o terceiro trimestre. Adicionalmente, a IWL é relacionada com uma maior proporção de área de superfície de pele para o peso corporal nos bebês prematuros e vascularidade relativamente maior da pele.

A IWL através do trato respiratório é relacionada com a frequência respiratória e com o conteúdo de água na mistura inspirada de ar-oxigênio (umidificação). A Tabela 9–1 dá uma lista de outros fatores de IWL nos bebês recém-nascidos.

Em geral, nos bebês prematuros sadios, pesando 800–2.000 g, tratados em incubadoras de parede dupla, a IWL aumenta linearmente, à medida que o peso corporal diminui (Tabela 9–2).

Entretanto, nos bebês doentes de peso similar tratados sob um aquecedor radiante e recebendo suporte respiratório de ventilador, a IWL aumenta exponencialmente, à medida que o peso corporal diminui.

Fototerapia pode aumentar a IWL ao aumentar a temperatura corporal e aumentar o fluxo sanguíneo periférico. Em geral, os aumentos recomendados de líquido para bebês prematuros têm sido de 10–20 mL/kg/d. Isto pode não ser necessário com as mais novas luzes de fototerapia que usam diodos emissores de luz (LEDs) porque eles geram muito pouco calor. Além disso, bebês a termo recebendo ingestão hídrica adequada e sem nenhuma outra perda de água corporal aumentada podem não necessitar de ingestão hídrica adicional. Ocasionalmente, a fototerapia induz fezes amolecidas, e a IWL necessitaria ser reconsiderada.

Tabela 9–1. FATORES NO AMBIENTE DA NICU QUE AFETAM A PERDA INSENSÍVEL DE ÁGUA

Peso corporal	Inversamente proporcional à maturidade
Uso de aquecedor radiante durante procedimentos	Aumento da IWL de 50–100% acima do tratamento em incubadora (ver também Capítulo 12)
Fototerapia	IWL *controversa;* pode ser mínima em bebês de termo, mas apreciável em bebês prematuros (até 25%)
Umidade e temperatura de ambientes em incubadoras de parede dupla	Alta umidade de ambiente e um ambiente térmico neutro conservam TBW
Alta temperatura corporal	Pode aumentar a perda em 30–50%
Taquipneia	Variável dependendo do suporte respiratório
Descontinuidade da pele	Mais frequentemente pela remoção de adesivos desnudando a pele
Ausência congênita de cobertura de pele normal	Grandes onfaloceles, defeitos de tubo neural, ou perdas de pele como em epidermólise bolhosa

IWL, perda insensível de água; NICU, unidade de terapia intensiva neonatal; TBW, água corporal total.

Tabela 9–2. ESTIMATIVAS DA PERDA INSENSÍVEL DE ÁGUA EM BEBÊS PREMATUROS DURANTE A PRIMEIRA SEMANA DE VIDA EM UM AMBIENTE TÉRMICO NEUTRO

Peso ao Nascimento (g)	Perda Insensível de Água (mL/kg/d)
< 750	100–200
750–1.000	60–70
1.001–1.250	50–60
1.251–1.500	30–40
1.501–2.000	20–30
> 2.000	15–20

Adaptada de Dell KM, Davis ID. Fluid and electrolyte management. In: Martin RJ, Fanaroff AA, Walsh MC, eds. *Fanaroff and Martin's Neonatal-Perinatal Medicine: Diseases of the Fetus and Infant.* 8th ed. Philadelphia, PA: Mosby Elsevier; 2006:695-703.

3. **Neuroendócrino.** O equilíbrio da TBW também é influenciado por osmorreceptores hipotalâmicos e barorreceptores carotídeos. Osmolaridade sérica > 285 mOsm/kg estimula o hipotálamo e ADH é liberado para afetar a retenção de água livre. Adicionalmente, a diminuição de volume afeta os corpos carotídeos e barorreceptores para estimular ainda mais secreção de ADH para reter água livre ao nível dos ductos coletores dos néfrons distais. Coletivamente, os osmorreceptores e os barorreceptores procuram manter a TBW com volume intravascular adequado em osmolaridade sérica normal. No recém-nascido, hipóxia com acidemia e hipercarbia são estimuladores potentes do ADH. Uma secreção excessiva de ADH pode-se seguir a um ou mais insultos, como hemorragia intracraniana, sepse e/ou hipotensão. Em contraposição, secreção excessiva de ADH pode ocorrer na ausência de hiperosmolaridade ou depleção de volume. Assim pode ocorrer um fenômeno conhecido como síndrome de secreção inapropriada de ADH (SIADH). Ela é manifestada sob a forma de hiponatremia, soro hiposmolar, urina diluída e baixo nitrogênio ureico sanguíneo. Uma vez que a secreção de ADH começa cedo no desenvolvimento fetal, SIADH pode ocorrer tão facilmente em bebês prematuros quanto em bebês de termo.

C. **Monitoramento do equilíbrio da TBW**
   1. **Peso corporal.** Usando balança no leito, o peso corporal deve ser registrado diariamente de todos os bebês recebendo terapia intensiva, e duas vezes ao dia dos bebês de muito baixo peso ao nascimento e extremamente baixo peso ao nascimento. **Perda esperada de peso** durante os primeiros 3–5 dias de vida é 5–10% do peso ao nascimento nos bebês de termo e 10–15% do peso ao nascimento nos bebês prematuros. Uma perda de > 15% do peso ao nascimento durante a primeira semana de vida deve ser considerada excessiva, e o balanço d'água cuidadosamente reavaliado. Se a perda de peso for < 2% na primeira semana de vida, a administração de líquido em infusão de manutenção pode estar sendo excessiva.
   2. **Exame físico.** Edema ou perda do turgor cutâneo, membranas mucosas úmidas ou secas, tecidos periorbitários afundados ou estufados e fontanela anterior cheia ou deprimida têm sido locais consagrados pelo tempo para examinar quanto à desidratação ou super-hidratação. Eles podem ser úteis quando observamos bebês recém-nascidos, mas não são confiáveis em bebês de baixo peso ao nascimento. Eles devem ser observados dentro do contexto de todos os outros pontos de monitoramento da TBW.
   3. **Sinais vitais**
      a. **Pressão arterial** pode ser um indicador de volume intravascular alterado, mas frequentemente é mais atrasado do que antecipado. Alterações e tendências da pressão são necessárias na avaliação global do balanço da TBW.
      b. **Volumes de pulsos,** diminuídos na desidratação com taquicardia, são indicadores algo sensíveis da perda inicial de volume intravascular.
      c. **Taquipneia** pode ser um sinal precoce de acidose metabólica acompanhando volume intravascular inadequado.
      d. **Tempo de reenchimento capilar (CRT)** tem sido uma observação confiável e consagrada pelo tempo. CRT de > 3 segundos em bebês a termo é suspeito de volume intravascular diminuído, enquanto um CRT de escassos 3 segundos em um bebê prematuro deve ser igualmente suspeito.
   4. **Hematócrito (Hct).** Aumentos ou diminuições do Hct central (venoso ou arterial) em relação a valores normais aceitos sugerem alterações no volume intravascular no que ele se relaciona com a TBW. À parte hemorragia óbvia, alterações no Hct podem refletir super-hidratação ou desidratação e devem ser consideradas na avaliação da TBW para hidratação na primeira semana de vida.
   5. **Bioquímica sérica**
      a. **Valores de sódio** de 135–140 mEq/L são indicadores de equilíbrio da TBW e do sódio. Valores acima ou abaixo são sugestivos de hiper ou hiposmolaridade. Um valor de sódio de ≤ 130 mEq/L sugere fortemente que SIADH pode ser um fator.
      b. **Osmolaridade sérica** de 285 mOsm/L (± 3 mOsm) é o padrão para equilíbrio da TBW; valores acima ou abaixo devem ser considerados indicadores de super ou sub-hidrata-

ção. Se a osmolaridade sérica for < 280 mOsm/L, SIADH deve também ser considerada em qualquer bebê prematuro ou de termo doente.
6. **Estado acidobásico**
   a. **Íon hidrogênio (pH).** Um pH menor que o normal (7,28–7,35) é indicador de acidose metabólica e será acompanhado por outros fatores, sugerindo um volume intravascular contraído e hiperosmolaridade.
   b. **Déficit de base.** Um déficit de base aumentando (*i. e.*, acidose metabólica com déficit > 5,0) com débito urinário diminuído, pressão arterial diminuída, e um CRT prolongado sugere fortemente hipovolemia.
   c. **Íon cloreto, conteúdo de dióxido de carbono (CO_2), e bicarbonato (HCO_3).** Estas determinações são importantes para calcular *anion gap* e situação acidobásica global.
   d. *Anion gap* **(diferença de ânions).** O *anion gap* é uma determinação unificadora para identificar acidose metabólica em face de desidratação. Ele é a soma dos íons sódio e potássio séricos *menos* a soma dos íons cloreto e bicarbonato séricos. A faixa normal do *anion gap* é 8–16. Valores de *anion gap* > 16 são indicadores de uma acidemia orgânica. Em face de desidratação com volume intravascular diminuído, acidemia láctica se segue à má perfusão tecidual e é refletida como um *anion gap* se alargando. Ver Capítulo 55.
7. **Urina**
   a. **Débito urinário deve ser 1–3 mL/kg/h pelo terceiro dia de vida em todos os bebês recém-nascidos com rins normais.** Bebês prematuros têm formação limitada de urina no dia 1 de vida, mas devem começar a aumentar a produção de urina durante todo o dia 2.
   b. **Densidade da urina** de 1,005–1,012 é compatível com equilíbrio da TBW.
   c. **Eletrólitos urinários e osmolaridade da urina** oferecem informação adicional quanto à capacidade renal de concentração. Bebês de termo são capazes de concentrar urina a 800 mOsm/kg, enquanto bebês prematuros são limitados a 600 mOsm/kg.
D. **Manutenção da TBW.** Terapia de hidratação para bebês recém-nascidos (de termo e prematuros) deve ser calculada para permitir perdas normais de ECW e perdas de peso corporal conquanto evitando desidratação por excessiva IWL. As consequências da desidratação são hipotensão, hipernatremia e acidose. Em contraposição, terapia excessiva de infusão de líquido é associada a canal arterial patente clinicamente importante e pode agravar desconforto respiratório. Dado monitoramento cuidadoso da TBW conforme detalhado antes, as diretrizes seguintes para infusão de terapia hídrica são oferecidas para manutenção do equilíbrio da TBW em bebês de termo e pré-termo (com a exceção da terapia de infusão hídrica para bebês de extremamente baixo peso ao nascimento; ver Capítulo 12).
1. **Bebês a termo necessitando de hidratação**
   a. **Dia 1.** Dar dextrose 10% em água (D10W) a uma velocidade de 60–80 mL/kg/d. Isto fornece 6–7 mg/kg/min de glicose em suporte às necessidades de energia, enquanto fornece hidratação limitada durante o período de adaptação pós-natal imediata. Nem suplementação de sódio nem de potássio são necessárias a não ser que sejam conhecidas perdas raras de líquidos do corpo.
   b. **Dias 2–7.** Uma vez a tolerância à hidratação tenha sido estabelecida e confirmada pelo monitoramento da TBW (p. ex., débito de urina de 1–2 mL/kg/h), a velocidade e composição da terapia hídrica podem ser modificadas. Os objetivos da hidratação incluem perda de peso esperada de 5% do peso corporal, valores normais confirmados dos eletrólitos séricos, e débito urinário continuado de 2–3 mL/kg/h. As especificidades da hidratação são as seguintes:
      i. **Volume do líquido infundido** 80–120 mL/kg/d. Pode aumentar para 120–160 mL/kg/d até o final da semana, conforme tolerado, ou para satisfazer necessidades, conforme o monitoramento.
      ii. **Glicose** a ser fornecida para manter valores de glicose sérica > 60 mg/dL; pode aumentar para infusão de 8–9 mg/kg/min sob a forma de D10W ou D12,5W.
      iii. **Necessidade de sódio diária** é 2–4 mEq/kg/d conforme o monitoramento sérico (valores-alvo, 135–140 mEq/L).

iv. **Necessidade de potássio diária** é 1–2 mEq/kg/d conforme o monitoramento sérico (valores-alvo, 4,0–5,0 mEq/L). Suplementação de potássio não é iniciada até o segundo ou terceiro dia, e apenas quando função renal normal foi confirmada por débito urinário adequado e valores normais dos eletrólitos séricos foram estabelecidos.

v. **Nutrição.** Glicose no líquido de infusão não satisfaz todas as necessidades para metabolismo basal, crescimento e atividade. Alimentações enterais devem ser começadas tão logo seja possível; entretanto, se o paciente for incapaz de tomar fórmula pela boca ou apenas em quantidade limitada, então nutrição parenteral total (TPN) se torna necessária. À medida que as alimentações enterais aumentarem, os líquidos por infusão ou TPN podem ser diminuídos progressivamente, porém mantendo ingestão de volume total em 120–160 mL/kg/d.

2. **Bebês prematuros**
   a. **Dia 1.** Durante o período pós-natal imediato, bebês prematuros criticamente doentes podem necessitar de reanimação de volume para choque ou acidose. Líquidos administrados durante a estabilização devem ser considerados ao planejar tratamento hídrico subsequente.
   b. **Dias 1–3.** Terapia de infusão de líquido é direcionada para permitir 10–15% de perda de peso durante a primeira semana enquanto mantém equilíbrio da TBW e equilíbrio eletrolítico.
      i. **Volume de infusão de líquido.** Bebês prematuros de baixo peso ao nascimento (> 1.500 g) necessitam 60–80 mL/kg/d. Bebês prematuros de muito baixo peso ao nascimento (1.000–1.500 g) necessitam 80–100 mL/kg/d. Bebês prematuros de extremamente baixo peso ao nascimento (< 1.000 g) necessitam de uma faixa de volumes líquidos de 50–80 mL/kg/d se tratados em incubadoras umidificadas (80%) de dupla parede. Se tratados embaixo de um aquecedor radiante ou em incubadoras sem umidade, as necessidades de líquido podem ser 100–200 mL/kg/d (ver Tabela 12–1 para referências a incrementos de 100 g de peso ao nascimento).
      ii. **Suplementação de glicose.** Mais bem realizada usando-se líquidos de infusão de D5W ou D7,5W para evitar hiperglicemia. Em razão das altas necessidades hídricas nos menores bebês, a utilização da glicose pode não ser suficiente para evitar acumulação de glicose sérica e um estado hiperosmolar secundariamente à hiperglicemia. Se permissível, manutenção reduzida em glicose é preferida, mas extremos de hiperglicemia (> 150 mg/dL) podem exigir terapia com insulina.
      iii. **Sódio.** Durante a primeira semana de vida, a terapia hídrica deve ser manejada por incrementos ou decrementos de 20–40 mL/kg/d, dependendo das mudanças de peso e valores de sódio sérico, enquanto se procura manter o sódio sérico em 135–140 mEq/L. Suplementação de sódio frequentemente não é necessária nos primeiros 2–3 dias de vida. Suplementação de sódio é começada baseando-se nas perdas de peso corporal (contração isotônica pós-natal do compartimento da ECW, diurese fisiológica). Frequentemente pelos dias 3–5, a perda de peso e uma leve diminuição do sódio sérico do valor básico ditam a necessidade de iniciar suplementação de sódio por meio dos líquidos de infusão. Restrição judiciosa da ingestão de sódio durante os primeiros 3–5 dias de vida facilita uma tendência para osmolaridade sérica normal durante toda a primeira semana de vida nos bebês prematuros.
      iv. **Potássio.** A suplementação segue aquela dos bebês de termo, significando que função renal bem estabelecida com bom débito urinário é necessária antes da suplementação a 1–2 mEq/kg/d.
      v. **Nutrição.** As necessidades calóricas para prover ao estado hipermetabólico relativo dos bebês de baixo peso ao nascimento podem ser satisfeitas por terapia líquida com TPN. Iniciação de TPN depois das primeiras 24 horas de vida é desejável (ver Capítulos 10 e 12).
   c. **Dias 3–7.** Manejo da infusão de líquido e eletrólitos é ditado pelos parâmetros de monitoramento já apresentados. Líquidos de infusão devem ser avançados ou diminuídos, à medida que progride o período de transição. Perda excessiva de peso sugere perdas au-

mentadas por IWL e a ameaça de desidratação. Do mesmo modo, edema e mínima ou nenhuma perda de peso sugerem administração excessiva de líquido ou função renal diminuindo e débito urinário diminuído. Todos os bebês prematuros devem ser cuidados sempre que possível em incubadoras de parede dupla para um controle mais estável da umidade e menos IWL.

3. **Outros cálculos e considerações sobre infusão de líquidos**
   a. **Ambientais**
      i. **Aquecedores radiantes.** Recomendações de infusão de volume líquido delineadas anteriormente são supostas para tratamento em incubadora de parede dupla. Se for manter exposição em aquecedor radiante, a terapia hídrica precisa ser aumentada 50–100%. Envoltório plástico limita necessidades aumentadas a 30–50%.
      ii. **Fototerapia.** Se o bebê for a termo completo, hidratação aumentada pode não ser necessária. Se o bebê for de baixo peso ao nascimento, mais provavelmente 10–20 mL/kg/d serão necessários para minimizar IWL, enquanto luzes de fototerapia estiverem em uso.
   b. **Glicose.** A necessidade normal de glicose é de 6–8 mg/kg/min, e a ingestão pode ser aumentada lentamente para 10–12 mg/kg/min, conforme necessário, mas com cuidadoso monitoramento quanto à hiperglicemia e glicosúria para evitar uma diurese osmótica. Os cálculos para suplementação de glicose são

$$\text{Necessidades de glicose (mg/kg/min)} = \frac{(\text{Porcentagem de glicose} \times \text{Velocidade de infusão [mL/h]} \times 0{,}167)}{\text{Peso (kg)}}$$

Um método alternativo é

$$\text{Necessidade de glicose (mg/kg/min)} = \frac{(\text{Quantidade de glicose/mL [da Tabela 9-3]} \times \text{Líquidos totais})}{\text{Peso (kg)}/(60 \text{ min})}$$

   c. **Sódio.** A necessidade normal de sódio para bebês é de 2–3 mEq/kg/d. Os cálculos seguintes podem ser usados para determinar a quantidade de sódio (Na^+) por dia que um bebê receberá de um dado líquido de infusão salina:

Quantidade de Na^+/mL (da Tabela 9-4) × Líquidos totais/d =

Quantidade de Na^+/d

$$\frac{\text{Quantidade de } Na^+/d}{\text{Peso (kg)}} = \text{Quantidade de } Na^+ \text{ (kg/dia)}$$

   d. **Potássio.** A necessidade normal de potássio para bebês é de 1–2 mEq/kg/d. Suplementação de potássio não deve começar até que débito urinário adequado esteja estabelecido.

Tabela 9–3. CONCENTRAÇÃO DE GLICOSE EM LÍQUIDOS DE INFUSÃO INTRAVENOSA COMUMENTE USADOS

Solução	Concentração de Glicose (mg/mL)
Dextrose 5% água	50
Dextrose 7,5% água	75
Dextrose 10% água	100
Dextrose 12,5% água	125
Dextrose 15% água	150

Tabela 9-4. CONTEÚDO DE SÓDIO EM LÍQUIDOS DE INFUSÃO COMUMENTE USADOS

Solução	Concentração de Sódio (mEq/mL)
Sol. salina 3%*	0,500
Sol. salina normal*	0,154
Sol. salina normal 0,50%* = soro fisiológico 0,9% (BR)	0,075
Sol. salina normal 0,25%*	0,037
Sol. salina normal 0,125%*	0,019

*Nomes e convenções dos EUA.

II. Distúrbios eletrolíticos

A. **Sódio.** Valores séricos de 135–145 mEq/L representam equilíbrio homeostático de sódio. A faixa alargada de 131–149 mEq/L tem os limites inferior e superior de sódio (Na^+). Valores acima ou abaixo são indicadores clínicos de hiper ou hiponatremia.

1. **Hipernatremia**
   a. **ECW diminuída com Na^+ de $\geq$ 150 mEq/L**
      i. **Causas.** Incluem perdas de água livre renais aumentadas e/ou IWL aumentada, principalmente através da pele, especialmente em bebês de baixo peso ao nascimento e extremamente baixo peso ao nascimento.
      ii. **Achados clínicos.** Perda de peso, baixa pressão arterial, taquicardia, débito urinário diminuído ou ausente, e densidade urinária aumentada.
      iii. **Tratamento.** Exige cuidadoso manejo da infusão de líquido. **Reposição de água livre é o primeiro objetivo, e manter equilíbrio de Na^+ é o segundo objetivo.** Ambos os objetivos necessitam ser alcançados sem precipitar rápidos desvios de água ou sódio da ICW e ECW, especialmente dentro do sistema nervoso central (CNS). **Correção excessivamente rápida de hipernatremia pode resultar em convulsões.** Desidratação hipernatrêmica não representa um déficit de sódio corporal. Terapia de infusão deve ser guiada para reduzir o Na^+ sérico em não mais que 0,5 mEq/L/h, ou menos, com um objetivo de tempo total de correção de 24–48 horas. Considerar o uso de D5W soro 0,25 fisiológico como um líquido inicial de infusão para correção.
   b. **ECW aumentada e hipernatremia**
      i. **Causas.** Incluem administração excessiva de soro fisiológico ou bicarbonato de sódio como em esforços de reanimação ou tratamento pós-reanimação em asfixia perinatal com acidose metabólica e hipotensão.
      ii. **Achados clínicos.** Ganho excessivo de peso e edema. Se o débito cardíaco tiver sido comprometido, achados de edema e ganho de peso aumentam. Dependendo da situação cardíaca, a frequência cardíaca, pressão arterial e débito urinário serão dentro dos limites normais ou diminuídos.
      iii. **Tratamento.** Envolve a identificação da condição cardíaca. Identificar excessos de infusão líquida e estabelecer limites para infusão de líquido de manutenção; daí em diante, restringir sódio até que os valores de Na^+ sérico retornem à faixa normal.
2. **Hiponatremia.** Ver também Capítulo 64.
   a. **ECW aumentada como água intravascular aumentada e água intersticial em terceiro espaço aumentada**
      i. **Causas.** ECW aumentada com Na^+ sérico < 130 mEq/L, que mais provavelmente representa administração excessiva de líquido de infusão, e água em terceiro espaço (intersticial) aumentada secundária à sepse, choque e permeabilidade capilar aumentada. Também pode ser secundária à insuficiência cardíaca ou paralisia neuromuscular farmacológica durante ventilação mecânica. Mais frequentemente ocorre em bebês recém-nascidos sob forma de SIADH subsequente a trauma do CNS, hemorragia intracraniana, meningite, asfixia perinatal ou pneumotórax.

ii. **Achados clínicos.** Resultam da administração de líquido por infusão excessiva inadvertida: peso corporal aumentado com osmolaridade e densidade urinárias diminuídas. Em contraposição, se SIADH for a causa-raiz da ECW aumentada e hiponatremia, os achados clínicos revelam peso corporal aumentado, presença variável de edema, Na^+ sérico diminuído, débito de urina diminuído e densidade urinária aumentada. Alguns casos de SIADH não refletem ECW aumentada, mas em vez disso se manifestam simplesmente como hiponatremia com débito de urina e densidade de urina diminuídos.

iii. **Tratamento.** Em ambas as situações é restrição de água livre permitindo ao Na^+ sérico se concentrar para níveis normais. Se Na^+ sérico for < 120 mEq/L, e sintomas neurológicos estiverem presentes, considerar fazer uma titulação com infusão de bolos de solução salina a 3%. Consulta com nefrologista é recomendada.

b. **ECW diminuída com hiponatremia**
   i. **Causas.** Incluem excessiva terapia diurética, glicosúria com uma diurese osmótica, vômito, diarreia e líquido em terceiro espaço com enterocolite necrosante.
   ii. **Achados clínicos.** Incluem peso corporal diminuído, sinais de desidratação com fontanela afundada, perda de turgor da pele, membranas mucosas secas, nitrogênio ureico sanguíneo (BUN) aumentado, acidose metabólica, débito urinário diminuído e densidade urinária aumentada.
   iii. **Tratamento.** Envolve repor sódio e água, enquanto minimizando quaisquer perdas continuadas de sódio.

c. **Perdas isotônicas podem ocorrer e se apresentar como hiponatremia.** Essas perdas podem ser líquido cefalorraquidiano por procedimentos de drenagem, torácicas, como no quilotórax, drenagem nasogástrica, ou líquido peritoneal (ascite).

Soro fisiológico para reposição de líquido frequentemente é suficiente, ou soro fisiológico mais coloide como plasma fresco congelado ou albumina humana podem facilitar volume intravascular e restaurar sódio sérico.

B. **Potássio**
1. **Hiperpotassemia.** Representada por valores de K^+ sérico > 5,5 mEq/L. Alguns bebês não manifestam sintomas até que os níveis séricos atinjam 7-8 mEq/L. Hiperpotassemia pode ser causada ou relacionada com insuficiência renal, hemólise, transfusões de sangue, exsanguinotransfusões, ou administração excessiva inadvertida de uma solução com potássio (p. ex., KCl). A condução cardíaca é a preocupação mais imediata, e monitoramento eletrocardiográfico é essencial até que o tratamento corrija os níveis de K^+ sérico. Para uma discussão detalhada da hiperpotassemia e tratamento, ver Capítulo 61.
2. **Hipopotassemia.** Níveis de potássio < 4,0 mEq/L sugerem iminente hipopotassemia, e valores < 3,5 mEq/L exigem tratamento para corrigir. No intervalo, podem ocorrer anormalidades da condução cardíaca, e monitoramento eletrocardiográfico, como na hiperpotassemia, é essencial até que a hipopotassemia seja corrigida. Para uma discussão detalhada da hipopotassemia e tratamento, ver Capítulo 65.

C. **Cloreto.** Ver também Capítulo 55, seção sobre alcalose metabólica.
1. **Hipocloremia.** Valores séricos de 97-110 mEq/L são aceitos como normais na maioria dos bebês recém-nascidos. Valores séricos < 97 mEq/L são indicadores de baixo cloreto e sugerem ou suplementação inadequada durante terapia hídrica por infusão ou, mais comumente, perdas de íon cloreto. Tipicamente, íon cloreto acompanha Na^+ e K^+ como soluções de NaCl ou KCl em soluções de infusão de manutenção. Perdas de cloreto independente de Na^+ ou K^+ ocorrem frequentemente por perdas excessivas de líquido gastrointestinal, particularmente perdas de ácido clorídrico gástrico. Perdas de cloreto levam à reabsorção aumentada de bicarbonato e alcalose metabólica.
2. **Hipercloremia.** Incomum no período de recém-nascido, mas pode ser encontrada quando concentrações inadvertidas de íon Cl^- são dadas em soluções de nutrição parenteral. Ocasionalmente, íon Cl^- aumentado é reflexo da conservação renal excessiva de Cl^- durante correção de alcalose, quando formando urina alcalina.

Referências Selecionadas

Dell KM. Fluid, electrolyte and acid-base homeostasis. In: Martin RJ, Fanaroff AA, Walsh MC, eds. *Fanaroff and Martin's Neonatal-Perinatal Medicine: Diseases of the Fetus and the Infant.* 9th ed. Philadelphia, PA: Elsevier Mosby; 2011:669-684.

Elstgeest LE, Martens SE, Lopriore E, Walther FJ, te Pas AB. Does parenteral nutrition influence electrolyte and fluid balance in preterm infants in the first days after birth? *PLoS One.* 2010;5(2):e9033. DOI:10.1371/journal.pone.0009033.

Gawlowski Z, Aladangady N, Coen PG. Hypernatremia in preterm infants born at less than 27 weeks' gestation. *J Paediatr Child Health.* 2006;42:771-774.

Hartnoll G. Basic principles and practical steps in the management of fluid balance in the newborn. *Semin Neonatol.* 2003;8:307-313.

Maisels MJ, McDonagh AF. Phototherapy for neonatal jaundice. *N Engl J Med.* 2008;358:920-928.

Sung MK, Lee EY, Chen J, Ringer SA. Improved care and growth outcomes by using hybrid humidified incubators in very preterm infants. *Pediatrics.* 2010;125:e137-e145.

Verma RP, Shibli S, Fang H, Komaroff E. Clinical determinants and utility of early postnatal maximum weight loss in fluid management of extremely low birth weight infants. *Early Human Dev.* 2009;85:59-64.

10 Terapia Nutricional

AVALIAÇÃO DO CRESCIMENTO DO RECÉM-NASCIDO

I. **Antropometria.** Medições seriadas do peso, comprimento e circunferência da cabeça permitem a avaliação de padrões de crescimento.

   A. **Peso.** O peso ao nascimento é um reflexo dos ambientes materno, placentário e fetal. Durante a primeira semana de vida, perda de peso de 10-20% do peso ao nascer é esperada por causa de alterações na água corporal. Bebês prematuros perdem mais peso e retomam o peso do nascimento mais lentamente que bebês a termo. Ganho de peso geralmente começa pela segunda semana de vida. O ganho de peso diário médio com base em crescimento intrauterino normal é de 10-20 g/kg/d (1-3% do peso corporal/d).

   B. **Comprimento.** O comprimento é um melhor indicador da massa corporal magra e do crescimento a longo prazo e não é influenciado pelo estado de hidratação. Avaliação semanal é recomendada. O ganho de comprimento médio em bebês prematuros é de 0,8-1,0 cm/sem, enquanto em bebês a termo é em média de 0,69-0,75 cm/sem.

   C. **Circunferência da cabeça.** O crescimento da cabeça intrauterino é de 0,5-0,8 cm/sem e é um indicador do crescimento cerebral. Bebês prematuros exibem crescimento de recuperação no perímetro cefálico que pode exceder o crescimento normal, mas um aumento na circunferência da cabeça > 1,25 cm/sem pode ser anormal e associado à hidrocefalia ou hemorragia intraventricular. O crescimento médio da circunferência da cabeça é de 0,9 cm/sem em bebês de muito baixo peso ao nascimento (VLBW). A circunferência da cabeça é correlacionado com o neurodesenvolvimento a longo prazo.

   D. **Peso para comprimento.** Isto pode ser usado para determinar a simetria do crescimento. O peso atual expressado sob forma de porcentagem do peso ideal para o comprimento pode identificar os bebês em risco de sub ou supernutrição. Crescimento de recuperação ocorre mais rapidamente se apenas o peso estiver atrás, em comparação ao comprimento e a circunferência da cabeça. O ganho de peso é mais lento em bebês grandes para a idade gestacional.

II. **Classificação**

   A. **Medições.** As medidas de peso, comprimento e circunferência da cabeça são plotadas em gráficos de crescimento para facilitar comparação a normas estabelecidas. Isto pode ajudar a identificar necessidades especiais.

B. **Gráficos de crescimento.** Fornecem avaliação longitudinal do crescimento de um bebê. Gráficos de crescimento para meninos e meninas de termo são disponíveis dos Centers for Disease Control (CDC) (www.cdc.gov/growthcharts) e da Organização Mundial de Saúde (WHO). Os gráficos de crescimento dos CDC são **gráficos de referência** de crescimento fundamentados na população, enquanto os gráficos da WHO são **padrões de crescimento**. Os gráficos da WHO são com base em bebês amamentados no peito por mulheres sadias crescendo em um ambiente socioeconômico ideal. O crescimento pós-natal difere entre bebês amamentados no peito e alimentados com fórmula. Os dois gráficos atualmente estão fundidos; os centis da WHO são usados antes de 2 anos e os dos CDC depois de 2 anos (www.who.int/childgrowth/standards/en).

Dois tipos de gráficos existem para bebês VLBW: aqueles baseados no crescimento intrauterino e aqueles fundamentados no crescimento pós-natal. Os gráficos de crescimento intrauterino apresentam padrões de referência. Há variações nas populações de referência dos vários gráficos de crescimento. Gráficos de crescimento intrauterino são encontrados no Capítulo 5. Os gráficos de crescimento pós-natal são limitados, uma vez que eles não mostram o "crescimento de recuperação" ou a velocidade de crescimento relativa do feto. A avaliação de insuficiência de crescimento pós-natal é mais bem refletida em gráficos de crescimento pós-natal. O crescimento normal costumeiramente cai entre o 10° e o 90° percentis quando ajustado para a idade gestacional. Recentemente, gráficos de crescimento *customizados* (elaborados especificamente para certas populações) foram desenvolvidos para determinar peso ideal ao nascimento e para identificar restrição de crescimento fetal (www.gestation.net).

NECESSIDADES NUTRICIONAIS NO RECÉM-NASCIDO

I. **Calorias**
   A. **Para manter o peso.** Dar 50–60 kcal/kg/d (60 kcal não proteicas/kg/d).
   B. **Para induzir ganho de peso.** Dar 100–120 kcal/kg/d a um bebê a termo (ganho: 15–30 g/d) e 110–140 kcal/kg/d a um bebê prematuro (70–90 kcal não proteicas/kg/d). O crescimento em bebês prematuros é considerado adequado quando ele se aproxima da velocidade intrauterina (*i. e.*, 15 g/kg/d.)

II. **Carboidratos.** Aproximadamente 10–30 g/kg/d (7,5–15 g/kg/d) são necessárias para fornecer 40–50% das calorias totais. Quantidades menores de carboidratos devem fornecer necessidades totais de energia em bebês com doença pulmonar crônica.

III. **Proteínas.** A ingestão adequada de proteína foi estimada em 2,25–4,0 g/kg/d (7–16% das calorias totais, ou 2–3 g/100 kcal para utilização eficiente). A ingestão de proteína em bebês de extremamente baixo peso ao nascimento não deve exceder 4,4 g/kg/d.

IV. **Gorduras.** As necessidades de gordura são 5–7 g/kg/d (limite: 40–55% das calorias totais, ou pode resultar cetose). Bebês prematuros podem necessitar de 6,2–8,4 g/kg/d. Para satisfazer necessidades de ácidos graxos essenciais, 2–5% das calorias não proteicas devem ser na forma de ácido linoleico e 0,6% na forma de ácido linolênico (juntos compreendendo 3% das necessidades totais de energia). Os ácidos linoleico e linolênico são precursores do ácido araquidônico (ARA) e do ácido docosaexaenoico (DHA), importantes nas maturações neural e retiniana. O leite materno contém ácidos graxos poli-insaturados de cadeia longa (LCPUFAs), mas as concentrações variam em todo o mundo (0,1–1,4%). LCPUFAs são transferidos predominantemente pela placenta no terceiro trimestre. Fórmulas enriquecidas com LCPUFA são associadas à sensibilidade retiniana e acuidade visual melhoradas, mas não têm efeito sobre morbidades a curto prazo, como displasia broncopulmonar (BPD), enterocolite necrosante (NEC) e retinopatia de prematuridade (ROP). Os benefícios a longo prazo da suplementação de LCPUFA em bebês alimentados com fórmula não estão claros. Os efeitos sobre os parâmetros de crescimento e antropométricos são conflitantes, embora alguns benefícios a longo prazo sobre o desenvolvimento sejam descritos em bebês prematuros. Em bebês prematuros amamentados no peito, LCPUFA pode ser neuroprotetor e melhorar o desenvolvimento cognitivo, particularmente em meninas.

V. **Vitaminas e minerais.** As necessidades de vitaminas e minerais para bebês prematuros não estão claramente estabelecidas. Diretrizes são fornecidas nas Tabelas 10-1 a 10-3 para bebês de

Tabela 10–1. NECESSIDADES DIÁRIAS ENTERAIS DE VITAMINAS E MINERAIS PARA BEBÊS A TERMO E PRÉ-TERMO ESTÁVEIS DE BAIXO PESO AO NASCIMENTO

Nutriente	Bebê a Termo (por dia)	Bebê Prematuro Estável com Baixo Peso ao Nascimento (dose/kg)
Vitaminas		
Vitamina A (com doença pulmonar)	700 mcg	700–1.500 mcg
Vitamina D	400 IU	400 IU
Vitamina E	7 IU	6–12 IU
Vitamina K	200 mcg	8–10 mcg
Vitamina C	80 mg	18–24 mg
Tiamina	1,2 mg	0,18–0,24 mg
Riboflavina	1,4 mg	0,25–0,36 mg
Niacina	17 mg	3,6–4,8 mg
Piridoxina	1,0 mg	0,15–0,20 mg
Vitamina B_{12}	1,0 mcg	0,3 mcg
Ácido fólico	140 mcg	25–50 mcg
Biotina	20 mcg	3,6–6,0 mcg
Pantotenato	5 mg	1,2–1,7 mg
Colina	125 mg	14,4–28 mg
Minerais		
Cálcio	250 mg	120–330 mg
Fósforo	150 mg	60–140 mg
Magnésio	20 mg	7,9–15 mg
Sódio	1–2 mEq/kg	2,0–3,0 mEq
Potássio	2–3 mEq/kg	2,0–3,0 mEq
Ferro	1 mg/kg	2–3 mg
Cobre	20 mcg/kg	120–150 mcg
Zinco	2,5–5,0 mg/d	1.000 mcg
Manganês	5 mcg/100 kcal	0,75–7,5 mcg
Molibdênio	0,75–7,5 mcg	0,3 mcg
Selênio	2 mcg/kg	1,3–3,0 mcg
Cromo	0,20 mcg/kg	0,1–0,5 mcg
Iodeto	1 mcg/kg	30–60 mcg
Ácido linoleico		600–1.680 mg/kg
Ácido linolênico		0,7–2,1% calorias
Ácido docosaexaenoico (DHA)		> 18 mg
Ácido araquidônico (ARA)		> 24 mg

baixo peso ao nascimento. É necessário precaução com suplementação vitamínica, porque toxicidade pode ocorrer com vitaminas hidrossolúveis e lipossolúveis como resultado de funções renal e hepática imaturas. Suplementação de vitamina pode ser necessária com certos tipos de fórmulas de bebês (ver Tabela 10–4).

A. **Vitamina A.** Pode ser útil para atenuar doença pulmonar crônica em bebês VLBW a uma dose de 5.000 UI intramuscular 3 vezes/sem por 12 doses.

B. **Para bebês com osteopenia de prematuridade.** Várias quantidades de cálcio, fósforo e vitamina D podem ser suplementadas.

C. **Para bebês recebendo terapia com eritropoetina humana recombinante (rHuEpo).** É necessário suplementação de ferro adicional. Embora as doses recomendadas variem, há concordância geral em que é necessária uma dose excedendo terapia de manutenção. Estas doses podem-se aproximar de 6–10 mg/kg/d. Ferro pode também ser adicionado à nutrição parenteral. Em bebês recebendo altas doses de ferro, monitoramento quanto à anemia hemolítica é importante, e pode ser necessário suplementação de vitamina E (15–25 IU/d). Uso de rhEPO é associado a risco aumentado de ROP.

Tabela 10–2. NECESSIDADES DIÁRIAS PARENTERAIS DE VITAMINAS E MINERAIS EM BEBÊS A TERMO PRÉ-TERMO E PRÉ-TERMO ESTÁVEIS

Nutriente	Bebê a Termo (por Dia)	Bebê Pré-Termo (Dose/kg)	Bebê Pré-Termo Estável (Dose/kg)
Vitaminas			
Vitamina A (com doença pulmonar)	700 mcg	500 mcg	700–1.500 mcg
Vitamina D	400 IU	160 IU	40–160 IU
Vitamina E	7 mg	2,8 mg	3,5 mg
Vitamina K	200 mcg	80 mcg	8–10 mcg
Vitamina C	80 mg	25 mg	15–25 mg
Tiamina	1,2 mg	0,35 mg	0,2–0,35 mg
Riboflavina	1,4 mg	0,15 mg	0,15–0,20 mg
Niacina	17 mg	6,8 mg	4,0–6,8 mg
Piridoxina	1,0 mg	0,18 mg	0,15–0,20 mg
Vitamina B_{12}	1,0 mcg	0,3 mcg	0,3 mcg
Ácido fólico	140 mcg	56 mcg	56 mcg
Biotina	20 mcg	6 mcg	5–8 mcg
Pantotenato	5 mg	2 mg	1–2 mg
Minerais			
Cálcio		75–90 mcg	
Fósforo		48–67 mcg	
Magnésio		6–10,5 mcg	
Sódio	1–2 mEq/kg	2,5–3,5 mEq < 1,5 kg: 4–8 mEq	
Potássio	2–3 mEq/kg	2–3 mEq	
Ferro		2–4 mcg (após 6–8 semanas)	
Cobre[a]	20 mcg/kg	20 mcg	
Zinco	250 mcg/kg	1.200–1.500 mcg	
Manganês	1 mcg/kg	10–20 mcg	
Molibdênio	0,25 mcg	0,3 mcg	
Selênio[b]	2 mcg/kg	2 mcg	
Cromo	0,20 mcg/kg	0,2 mcg	
Iodeto	1 mcg/kg	1 mcg	

[a]Omitir em icterícia colestática.
[b]Começar suplementação às 2–4 semanas. Omitir em disfunção renal.

Tabela 10–3. NUTRIENTES CONDICIONALMENTE ESSENCIAIS

Nutrientes[a]	Suplementação/100 kcal
Cistina	225–395 mmol
Taurina	30–60 mmol
Tirosina	640–800 mmol
Inositol	150–375 mmol
Colina	125–225 mmol

[a]Nutrientes normalmente sintetizados pelos humanos, mas para cuja produção os bebês prematuros podem ter uma capacidade de síntese reduzida.

Tabela 10–4. INDICAÇÕES E USOS DE FÓRMULAS PARA BEBÊS

Fórmula	Indicações	Suplemento de Vitaminas e Minerais[a]
Leite humano	Todos os bebês	Vitamina D 400 IU/d; ferro
Aditivos ao leite materno	Bebê pré-termo (< 1.500 g e < 34 semanas)	Vitamina D 400 IU/d; ferro; MV
Fórmulas de termo (isosmolares)		
Enfamil Premium	Bebês a termo completo: como	MV se < 896 g/d (aprox.
Similac Advance	suplemento ao leite materno	1 L/d)
Fórmulas de pré-termo (iso e hiperosmolares)		
Enfamil Premature 24	Bebês pré-termo: para bebês sob restrição	
Similac Special Care 24 e 30	hídrica ou que não podem manejar volumes requeridos de fórmula de 20 cal para crescer	
Fórmulas de soja		
(*Nota:* Fórmulas de soja não recomendadas em bebês < 1.800 g)		
ProSobee (isento de lactose e sacarose)	Bebês a termo: sensibilidade ao leite, galactosemia, intolerância a carboidrato	MV se < 896 g/d (aprox. 1 L/d)
Gerber Good Start Soy	Bebês a termo; proteínas de soja hidrolisadas	
Soy Isomil (isento de lactose)	*Não usar em bebês pré-termo. Fitatos podem ligar cálcio e causar raquitismo*	
Fórmulas de hidrolisado de proteínas (caseína predominante)		
Nutramigen com Enflora LGG (Probiotic LGG)	Bebês a termo: hipoalergênico, hidrolisado de caseína isento de lactose, galactose, e sacarose para sensibilidade do tubo digestório a proteínas, galactosemia, múltiplas alergias alimentares, diarreia persistente, cólica decorrente de alergia ao leite de vaca	MV se < 896 g/d aprox. 1 L/d)
Nutramigen AA	Hipoalergênico à base de aminoácidos para alergia à proteína do leite de vaca	
Pregestimil	Bebês pré-termo e a termo: deficiência de dissacaridase, má absorção de gordura, diarreia, defeitos GI, fibrose cística, alergia alimentar, doença celíaca, transição de TPN para alimentação oral	
Alimentum	Bebês a termo: fórmula isenta de lactose; sensibilidade à proteína, insuficiência pancreática, diarreia, alergias, cólica, má absorção de carboidrato e gordura	
Fórmulas de hidrolisado de proteína (soro de leite predominante)	Parcialmente hidrolisado para pequenos peptídeos. Não verdadeiramente hipoalergênico, mas menos caro e mais disponível; enriquecido com ferro	
Gerber Good Start	Bebês a termo: proteína de soro de leite; conteúdo mineral moderado; pode ser mais palatável	
Enfamil Gentlease Similac Sensitive	Bebês a termo; para reduzir irritação ou gás	

(Continua)

Tabela 10–4. INDICAÇÕES E USOS DE FÓRMULAS PARA BEBÊS *(CONTINUAÇÃO)*

Fórmula	Indicações	Suplemento de Vitaminas e Minerais[a]
Fórmulas elementares de aminoácidos livres	100% aminoácidos como fonte de proteína (não um hidrolisado), hipoalergênicas. Usadas em alergia ao leite de vaca, intolerância à proteína alimentar, intestino curto, esofagite eosinofílica	
Neocate	Bebês termo: alergias à proteína do leite de vaca; contém 100% de aminoácidos livres (fórmula elementar)	
EleCare	Fórmula elementar contendo aminoácidos indicada para má absorção, má digestão de proteína, síndromes de intestino curto	
Fórmulas especiais		
Similac PM 60/40	Bebês pré-termo e a termo: problemas de alimentação com fórmula padrão; bebês com doenças renais, cardiovasculares ou digestivas que necessitam de níveis diminuídos de proteínas e minerais; suplemento à amamentação; alimentação inicial	MV e Fe se peso com fórmula padrão > 1.500 g
Enfamil AR	Amido de arroz adicionado para engrossar após ingestão (sensível ao pH). Usado para refluxo simples. Não indicado para bebês prematuros	
Similac Sensitive for Spit-Up	Contém amido de arroz. Não para uso em galactosemia	
Enfaport	Para bebês com quilotórax e deficiência de LCHAD	
Fórmulas para prematuros (baixa osmolalidade)		
Similac Special Care 20 Enfamil Premature 20	Bebês prematuros (< 1.800–2.000 g) que estão crescendo rapidamente. Estas promovem crescimento a velocidades intrauterinas. Concentrações de vitaminas e minerais são mais altas para satisfazer as necessidades de crescimento. Frequentemente iniciadas com 70 cal/100 mL e avançadas para 80 cal/100 mL, conforme tolerado	
Fórmulas para prematuros (isosmolares)		
Similac Special Care 24	As mesmas que para fórmulas para prematuros com baixa osmolalidade	
Similac Special Care 24 com alta proteína	Contém 3,3 g proteína/100 calorias	
Enfamil Premature 24	Bebês prematuros > 1.800 g. Promove crescimento de recuperação e osso melhorado	
Fórmulas para alta ou transicionais		
EnfaCare Similac Expert Care Neosure	Bebês pré-termo; proteína aumentada, cálcio, fósforo, vitaminas A e D, promove melhor mineralização. Também pode ser usado para enriquecer alimentações de leite humano. Uso até 6–9 meses de idade corrigida	
Fórmulas metabólicas	Fórmulas metabólicas especiais são disponíveis para bebês com doenças metabólicas herdadas www.meadjohnson.com www.abottnutrition.com	

Fe, ferro; GI, gastrointestinal; MV, multivitamina; TPN, nutrição parenteral total.
[a]Tal como Poly-Vi-Sol (Mead Johnson).

10: TERAPIA NUTRICIONAL

D. **Deficiência de ferro.** Associada a déficits neurodesenvolvimentais a curto e longo prazos, maturação retardada das respostas auditivas do tronco cerebral e anormalidades de memória e comportamento. Suplementação de ferro a bebês a termo em risco de deficiência de ferro é associada a resultados neurodesenvolvimentais melhorados. Bebês prematuros são mais suscetíveis a deficiência de ferro em razão de pequenas reservas de ferro ao nascimento, alta velocidade de crescimento e perdas por flebotomia. Entretanto, transfusões de sangue fornecem uma rica fonte de ferro; 1 mL de concentrado de eritrócitos fornece 0,5–1,0 mg de ferro, e sobrecarga de ferro pode ser um risco com múltiplas transfusões. Clampeamento tardio do cordão melhora as reservas de ferro em bebês a termo e prematuros. Bebês prematuros estáveis devem receber suplementação de ferro (2–4 mg/kg/d; máximo 15 mg/d) começando às 4–8 semanas de idade (alguns estudos sugeriram tão precocemente quanto com 2 semanas) e continuada até 12–15 meses. Bebês alimentados com fórmula requerem menos suplementação de ferro do que bebês amamentados no peito. Uma contagem de reticulócitos em elevação pode indicar necessidade de começar suplementação de ferro.

VI. **Líquidos.** Ver Capítulo 9 para necessidades hídricas.

PRINCÍPIOS DE ALIMENTAÇÃO DO BEBÊ

I. **Critérios para iniciar alimentação do bebê.** Bebês sadios a termo devem ser amamentados tão logo seja possível dentro da primeira hora. Os seguintes critérios devem frequentemente ser satisfeitos antes de iniciar alimentações do bebê.
   A. **Ausência de excessivas secreções orais,** vômito ou aspirado gástrico com coloração biliosa.
   B. **Abdome não distendido, mole, com sons intestinais normais.** Se o exame abdominal for anormal, deve ser feita uma radiografia do abdome.
   C. **Frequência respiratória.** Deve ser < 60 respirações/min para alimentação oral e < 80 respirações/min para alimentação por gavagem. Taquipneia aumenta o risco de aspiração.
   D. **Prematuridade.** Alimentações devem ser iniciadas e avançadas para alimentos enterais totais tão logo seja possível clinicamente. Alimentações enterais precoces são associadas à melhor adaptação endócrina, funções imunes intensificadas e alta mais cedo. Práticas institucionais podem variar. Nutrição parenteral, incluindo aminoácidos e lipídios, deve ser iniciada dentro de 24 horas para fornecer ingestão adequada de proteínas e calorias. Nutrição parenteral precoce também é associada a melhor ganho de peso.
      1. **Para o recém-nascido prematuro maior estável (> 1.500 g).** A primeira alimentação pode ser dada dentro das primeiras 24 horas de vida. Alimentação precoce pode permitir a liberação de hormônios entéricos, que exercem um efeito trófico sobre o trato intestinal.
      2. **Deve ser exercida precaução na alimentação.** Na presença de asfixia perinatal, instabilidade hemodinâmica, sepse, fluxo diastólico final ausente, terapia com indometacina ou ibuprofeno e canal arterial patente hemodinamicamente importante em razão de preocupações clínicas continuadas em muitas instituições com NEC em bebês de extremamente baixo peso ao nascimento (ELBW) e VLBW.
   E. **Precauções alimentares.** Devem também ser estendidas aos bebês a termo com depressão perinatal, policitemia e cardiopatia congênita, que também estão em risco de desenvolvimento de NEC.

II. **Diretrizes para alimentação e escolha de fórmula.** Leite humano é preferido para alimentar bebês a termo, prematuros e doentes. Se uma fórmula comercial para bebê for escolhida, geralmente nenhuma consideração especial se aplica a bebês recém-nascidos a termo completo sadios. Bebês a pré-termo podem requerer planejamento mais cuidadoso. Muitas fórmulas diferentes altamente especializadas são disponíveis. Fórmula enriquecida com ferro se tornou a fórmula de escolha para bebês a termo, porque seu uso tem contribuído para uma taxa diminuída de anemia. A maioria das fórmulas a termo são agora enriquecidas com oligossacarídeos e nucleotídeos que também são encontrados no leite materno. Algumas fórmulas a termo são também fortificadas com probióticos. São disponíveis fórmulas sob a forma de líquidos prontos para alimentar ou como pós que podem ser reconstituídos antes de alimentar. A Tabela 10-4 delineia as indicações de várias fórmulas. As composições de fórmulas para bebê comumente usadas e leite materno podem ser encontradas na Tabela 10-5.

Tabela 10-5. COMPOSIÇÃO DE FÓRMULAS PARA BEBÊS SELECIONADOS

Características	Leite Materno Humano Maturo	Enfamil Premium e Enfamil Premium Infant	Similac Advance	Similac Advance Organic (Fórmula Orgânica Enriquecida com Ferro)	Similac Special Care 20 (Com Ferro)
Calorias/100 mL	68	67	67,6	67,6	67,6
Osmolalidade (mOsm/kg H_2O)	290	300	310	225	235
Osmolaridade (mOsm/L)	255	270	270		211
Proteína					
Gramas/100 mL	1,05	1,41	1,4	1,4	2,02
% Calorias totais	6	8,5	8	8	12
Fonte	Lactose	Leite sem gordura, soro de leite (soro de leite:caseína = 60:40)	Leite sem gordura proteína de soro	Leite seco sem gordura orgânico	Leite sem gordura, concentrado de soro de leite
Gordura					
Gramas/100 mL	3,9	3,55	3,65	3,65	3,67
% Calorias totais	52	48	49	49	47
Fonte[a]		Oleína de palma, mistura de óleos de soja, coco, girassol alto-oleico rico em DHAl e ARA	Óleos de açafrão alto-oleico, soja e coco (0,15% DHA, 0,40% ARA)	Óleos de girassol alto-oleico orgânico, soja e coco (0,15% DHA, 0,40% ARA)	MCTs, óleos vegetais de soja e coco (0,25% DHA, 0,40% ARA)
Relação de óleos		44:19,5:19,5:14,5:2,5	40:30:29	40:30:29	
Ácido linoleico (mcg) (mg)	374	573,3 (56,6)	675,7	581,6	
DHA (mg)	0,32% ± 0,22%	11,3 (óleo de *Crypthecodinium co-hni*)			473
ARA (mg)		22,7 (óleo de *Montrierella alpina*)			
Carboidratos					
Gramas/100 mL	7,2	7,4	7,57	7,37	6,97
% Calorias totais	42	43,5	43	43	41
Fonte	Lactose	Lactose	Lactose, galacto-oligossacarídios	Maltodextrina de milho orgânico, lactose, açúcar, FOS (44:27:26:3)	Lactose, sólidos de xarope de milho (50:50)
Minerais (mg/100 mL)					
Cálcio (mg) (mEq)	28	52,0	52,8 (2,63)	52,8 (2,63)	121,7 (6,0)
Fósforo (mg)	14	28,6	26,3	28,4	67,6
Iodo (mcg)	11	10,0	4,1	4,1	4,1
Ferro (mg)	0,03	1,20	1,2	1,22	1,2

Magnésio (mg)	3,5	5,3	4,1	8,1
Sódio (mg) (mEq)	18	18	16,2 (7,1)	29,1 (1,26)
Potássio (mg) (mEq)	52	72,0	71 (1,82)	87,2 (2,23)
Cloreto (mg) (mEq)	42	42,0	44 (1,24)	54,8 (1,55)
Zinco (mg)	0,12	0,66	0,51	1,01
Cobre (mcg)	25	50,0	60,9	169,1
Manganês (mcg)	0,6	10	3,4	8,1
Selênio (mcg)	1,5	1,87	1,22	1,2
Vitaminas/100 mL				
Vitamina A (UI)	223	200	202	845
Vitamina D (UI)	2	50	40,6	101
Vitamina E (UI)	0,3	1,3	1,0	2,7
Vitamina K (mcg)	0,2	6,0	5,4	8,1
Tiamina/B_1 (mcg)	21	53,3	67,6	169
Riboflavina/B_2 (mcg)	35	93,3	101,4	419
Niacina/B_3 (mcg)	150	666,6	710,1	3.381
Vitamina B_6 (mcg)	20	40	40,6	169
Vitamina B_{12} (mcg)	0,05	0,20	0,17	0,37
Ácido fólico (mcg)	5	10,7	10,1	25
Vitamina C (mg)	4,1	8,0	6,1	25
Ácido pantotênico (mcg)	180	333,3	304,3	1.285
Biotina (mcg)	0,4	2,0	2,9	25
Colina (mg)	9,2	16	10,8	6,8
Inositol (mg)	15	4,0	3,2	27
Carnitina (mg)		1,34		
Taurina (mg)		4,0		
Probiótico		Galacto-oligossacarídios, polidextrose	Galacto-oligossacarídio	FOS
Nucleotídeos	++	++		+
Carga de soluto renal potencial (mOsm/L)	97,6	129	126,7	188,2

(*Continua*)

Tabela 10-5. COMPOSIÇÃO DE FÓRMULAS PARA BEBÊS SELECIONADOS *(CONTINUAÇÃO)*

Características	Enfamil Premature (Com Ferro)	Similac Special Care 24 (Com Ferro)	Enfamil Premature LIPIL 24 (Com Ferro)	Similac Special Care 30 (Com Ferro)	Similac Soy Isomil
Calorias/100 mL	67	81,2	81	101,4	67,6
Osmolalidade (mOsm/kg H$_2$O)	240	280	300	325	200
Osmolaridade (mOsm/L)	220	246	260		
Proteína					
Gramas/100 mL	2	2,43	2,4	3,0	1,65
% Calorias totais	12	12	12	12	10
Fonte	Leite sem gordura, concentrado de soro de leite	Leite sem gordura, concentrado de soro de leite	Leite sem gordura, concentrado de soro de leite	Leite sem gordura, concentrado de soro de leite	Isolado de proteína de soja, L-metionina
Gordura					
Gramas/100 mL	3,4	4,40	4,1	6,7	3,69
% Calorias totais	44	47	44	57	49
Fonte[a]	MCTs, soja, óleos vegetais alto-oleicos, mistura de óleo de única célula rica em DHA e ARA	MCTs, óleos de soja e coco (0,25% DHA, 0,40% ARA)	MCTs, soja, óleos vegetais alto-oleicos, mistura de óleo de única célula rica em DHA e ARA	MCTs, óleos de soja e coco (0,21% DHA, 0,33% e ARA)	Óleos de açafrão alto-oleicos, soja e coco (41:30:29)
Relação de óleos		50:30:18,3		50:30:18,3	
Ácido linoleico (mcg) (mg)	540 (60)	568,1	642,8 (71,4)	710,1	676,3
ARA (mg)	22,6		26,9		
DHA (mg)	11,3		13,5		
Carboidratos					
Gramas/100 mL	7,3	8,36	8,9	7,8	6,9
% Calorias totais	44	41	44	31	41
Fonte	Lactose, sólidos de xarope de milho	Lactose, sólidos de xarope de milho (50:50)	Lactose, sólidos de xarope de milho	Lactose, sólidos de xarope de milho (50:50)	Sólidos de xarope de milho, açúcar, FOS (78:19:3)

10: TERAPIA NUTRICIONAL

Minerais (mg/100 mL)				
Cálcio (mg) (mEq)	110	146,1 (7,3)	130,9	182,6 (9,1)	71 (3,54)
Fósforo (mg)	55,3	81,2	65,9	101,4	50,7
Iodo (mcg)	16,6	4,9	19,8	6,1	10,0
Ferro (mg)	1,22	1,46	1,42	1,83	1,22
Magnésio (mg)	6,0	9,7	7,14	12,2	5,1
Sódio (mg) (mEq)	38,6	34,9 (1,52)	46	43,6 (1,9)	29,8 (1,29)
Potássio (mg) (mEq)	65,3	104,7 (2,7)	77,7	130,8 (3,35)	73 (1,87)
Cloreto (mg) (mEq)	60	65,7 (1,8)	71,4	82,1 (2,32)	41,9 (1,18)
Zinco (mg)	1,0	1,21	1,19	1,52	0,50
Cobre (mcg)	80	9,7	5,0	12,2	16,9
Manganês (mcg)	4,2	202,9	95,2	253,6	50,7
Selênio (mcg)	1,9	1,46	2,2	1,83	1,22
Vitaminas/100 mL				
Vitamina A (IU)	833,3	1.014	992,1	1.268,1	202,9
Vitamina D (IU)	160	121,7	190,5	152,2	40,6
Vitamina E (IU)	4,2	3,2	5,0	4,06	1,01
Vitamina K (mcg)	5,3	9,7	6,3	12,2	7,4
Tiamina/B$_1$ (mcg)	133,3	202,9	158,7	253,6	40,6
Riboflavina/B$_2$ (mcg)	200	503,2	238,1	629,0	60,9
Niacina/B$_3$ (mcg)	2.666,6	4.057,8	3.174,6	5.072,2	913
Vitamina B$_6$ (mcg)	100	202,9	119,0	253,6	40,6
Vitamina B$_{12}$ (mcg)	0,17	0,44	0,20	0,56	0,3
Ácido fólico (mcg)	26,6	30	31,7	37,5	10,1
Vitamina C (mg)	13,3	30	15,8	37,5	6,1
Ácido pantotênico (mcg)	800	1.541,9	952,3	1.927,4	507,2
Biotina (mcg)	2,7	30	3,2	37,5	3
Colina (mg)	13,3	8,1	15,9	10,1	8,1
Inositol (mg)	29,3	32,5	34,9	40,6	3,38
Carnitina (mg)	1,6		1,9		
Taurina (mg)			4,7		
Carga de soluto renal potencial (mOsm/L)	184	225,8	220	282,3	154,5
Oligossacarídios	+				

(Continua)

Tabela 10-5. COMPOSIÇÃO DE FÓRMULAS PARA BEBÊS SELECIONADOS *(CONTINUAÇÃO)*

Características	Enfamil ProSobee 20 cal/oz	Enfamil Gentlease 20 cal/oz	Similac Expert Care NeoSure 22	EnfaCare[c] 22 cal/oz	Similac PM 60/40	EleCare[d]
Calorias/100 mL	68	68	74,4	74	67,6	67,6
Osmolalidade (mOsm/kg H$_2$O)	200	230	250	250 (líquido); 260 (pó)	280	350
Osmolaridade (mOsm/L)	180	210	224	220 (líquido); 230 (pó)	250	
Proteína						
Gramas/100 mL	1,69	1,53	2,08	2,15	1,5	2,0
% Calorias totais	10	9	11	11	9	15
Fonte	Isolados de proteína de soja (14%)	Proteína de soro de leite parcialmente hidrolisada, sólidos concentrados (soja), leite sem gordura	Leite sem gordura, concentrado de soro de leite	Leite sem gordura, concentrado de soro de leite	Soro de leite, caseinato de sódio	L-aminoácidos livres
Gordura						
Gramas/100 mL	3,6	3,5	4,1	3,9	3,79	3,2
% Calorias totais	48	48	49	47	50	42
Fonte[a]	Oleína de palma, óleos de soja, coco e girassol alto-oleico, mistura de óleo de célula única rica em DHA e ARA	Oleína de palma, óleos de soja, coco e girassol alto-oleico, mistura de óleo de célula única rica em DHA e ARA	Óleos de soja, açafrão alto-oleico, coco, MCT (28:27:25:18,6) (01,5% DHA, 0,40% ARA)	MCT, vegetal alto-oleico, soja, coco, mistura de óleo de célula única rica em DHA e ARA	Óleos de açafrão alto-oleico, soja e coco (41:30:29)	Óleo de açafrão alto-oleico, MCTs, óleo de soja (39:33:28)
Relação de óleos				20:34:14:29: < 2		
Ácido linoleico (mcg) (mg)	573,3	573,3	557,9	700 (63,3)	676,3	568,0 (56,8)
ARA (mg)	22,6	22,6		25,1		
DHA (mg)	11,3	11,5		12,5		
Carboidratos						
Gramas/100 mL	7,2	7,2	7,51	7,7	6,9	7,2
% Calorias totais	42	4,3	40	42	41	43
Fonte	Sólidos de xarope de milho (55%)	Sólidos de xarope de milho	Lactose, sólidos de xarope de milho (50:50)	Maltodextrina, lactose, sólidos de xarope de milho	Lactose	Sólidos de xarope de milho

Minerais/100 mL				
Cálcio (mg) (mEq)	70	54,6	78,1 (3,9)	88,9	37,9 (1,89)	78,1 (3,9)
Fósforo (mg)	46	30,6	46,1	48,8	18,9	56,8
Iodo (mcg)	10,0	10,0	11,2	15,5	4,1	5,6
Ferro (mg)	1,2	1,2	1,34	1,33	0,47	0,99
Magnésio (mg)	7,4	5,3	6,7	5,9	4,06	5,6
Sódio (mg) (mEq)	24	24	24,5 (1,07)	26	16,2 (7,1)	30,5 (1,3)
Potássio (mg) (mEq)	80	72	105,6 (2,7)	77,8	54,1 (1,38)	101 (2,6)
Cloreto (mg) (mEq)	54	42	5,58 (1,57)	57,7	39,9 (1,13)	40,5 (1,1)
Zinco (mg)	0,80	0,67	0,89	0,92	0,51	0,57
Cobre (mcg)	50	50	89,3	88,9	60,9	71,0
Manganês (mcg)	16,7	10	7,4	11,1	3,4	56,8
Selênio (mcg)	1,87	1,87	1,7	2,1	1,22	1,56
Vitaminas/100 mL				
Vitamina A (UI)	200	200	260,4	333,3	202,9	184,6
Vitamina D (UI)	40	40	52,1	51,8	40,6	40,6
Vitamina E (UI)	1,3	1,3	2,68	2,96	1,01	1,4
Vitamina K (mcg)	5,4	5,4	8,18	5,9	5,4	4,0
Tiamina/B$_1$ (mcg)	53,3	53,3	130,2	148,1	67,6	142,0
Riboflavina/B$_2$ (mcg)	60	93,3	111,6	148,1	101,4	71,0
Niacina/B$_3$ (mcg)	666,7	666,7	1.450,6	1.481	710	1.140,0
Vitamina B$_6$ (mcg)	40	40	74,4	74	40,6	56,8
Vitamina B$_{12}$ (mcg)	0,2	0,2	0,29	0,22	0,17	0,28
Ácido fólico (mcg)	10,7	10,7	18,6	19,2	10,1	19,9
Vitamina C (mg)	8,0	8,0	11,2	11,8	6,1	6,1
Ácido pantotênico (mcg)	333,3	333,3	595,1	630	304,3	284,0
Biotina (mcg)	2	2	6,7	4,4	3,0	2,8
Colina (mg)	16,0	16,0	11,9	17,8	8,1	6,4
Inositol (mg)	4,0	4,0	26,0	22,2	16,2	3,4
Carnitina (mg)	1,3	1,3		1,48		
Carga de soluto renal potencial (mOsm/L)	156	140	187,4	184	124,1	187,0

(*Continua*)

Tabela 10-5. COMPOSIÇÃO DE FÓRMULAS PARA BEBÊS SELECIONADOS *(CONTINUAÇÃO)*

Características	Expert Care Alimentum	Enfamil A.R. 20 cal/oz	Gerber Good Start 20 cal/oz	Enfamil Nutramigen com AA/Enflora LGG 20 cal/oz	Pregestimil 20 cal/oz	Pregestimil 24 cal/oz
Calorias/100 mL	67,6	68	67	68	68	81
Osmolalidade (mOsm/kg H$_2$O)	370	240 (líquido); 230 (pó)		270 (líquido); 300 (pó)	280 (líquido); 330 (pó)	330
Osmolaridade (mOsm/L)		220 (líquido); 210 (pó)		240 (líquido); 270 (pó)	250 (líquido); 300 (pó)	290
Proteína						
Gramas/100 mL	1,86	1,69	1,47	1,87	1,89	2,3
% Calorias totais	11	10		11	11	11
Fonte	Hidrolisado de caseína, L-cisteína, L-tirosina, L-triptofano	Leite sem gordura	Concentrado de proteína de soro de leite	Hidrolisado de caseína (17%), aminoácidos	Hidrolisado de caseína, aminoácidos	Hidrolisado de caseína, aminoácidos
Gordura						
Gramas/100 mL	3,75	3,4	3,42	3,53	3,8	4,5
% Calorias totais	48	46		48	48	48
Fonte[a]	Açafrão, MCTs, óleo de soja (0,15% DHA, 0,40% ARA) (38:33:28)	Oleína de palma, óleos de soja, coco e girassol alto-oleicos, mistura de célula única rica em DHA e ARA	Oleína de palma, soja, açafrão alto-oleico, coco	Oleína de palma, óleos de soja, coco e girassol alto-oleico, mistura de célula única rica em DHA e ARA	MCT, óleos de soja e açafrão alto-oleico	MCT, óleos de soja e açafrão alto-oleico
Relação de óleos					55:35:7,5, e óleo 2,5% rico em DHA e ARA (líquido) 55:25:10:[e] óleo 7,5 e 2,5% rico em DHA e ARA (pó)	
Ácido linoleico (mcg) (mg)	1.285	573,3 (56,6)	603 (67)	573,3 (56,6)	626,6 (80 [líquido]/63,3 [pó])	746,0 (95,2)

10: TERAPIA NUTRICIONAL

ARA (mg)		22,6	22,6	22,6	22,6	26,8
DHA (mg)		11,3	11,3	11,3	11,3	13,4
Carboidratos						
Gramas/100 mL	6,9	7,3	7,5	6,9	6,9	8,3
% Calorias totais	41	44	41	41	41	41
Fonte	Açúcar, amido de tapioca modificado (70:30)	Lactose, amido de arroz, maltodextrina	Lactose, maltodextrina de milho	Sólidos de xarope de milho (45%), amido de milho modificado (7%)	Sólidos de xarope de milho, amido de milho modificado, dextrose	Sólidos de xarope de milho, amido de milho modificado
Minerais/100 mL						
Cálcio (mg) (mEq)	71 (3,54)	43,3	44,6	62,7	62,6	74,6
Fósforo (mg)	50,7	35,3	25,3	34,6	34,6	41,2
Iodo (mcg)	10,1	6,7	8,0	10,0	10,0	11,9
Ferro (mg)	1,2	1,2	1,0	1,2	1,2	1,42
Magnésio (mg)	5,1	5,3	4,7	5,3/7,3	5,3	8,7
Sódio (mg) (mEq)	29,8 (1,29)	26,6	18,0	31,3	31,3	37,3
Potássio (mg) (mEq)	79,8 (2,03)	72	72,0	73,3	73,3	87,3
Cloreto (mg) (mEq)	54,1 (1,55)	50	43,3	57,3	57,3	68,2
Zinco (mg)	0,5	0,67	0,53	0,67	0,67	0,89
Cobre (mcg)	50,7	50	53,3	50	50	59,5
Manganês (mcg)	5,4	10,0	10,0	16,6/40,0	16,7	19,8
Selênio (mcg)	1,22	1,87	2,0	1,87	1,87	2,2
Vitaminas/100 Ml						
Vitamina A (UI)	202,9	200	200	200	233,3	301
Vitamina D (UI)	30,4	40	40,2	33,3	33,3	39,6
Vitamina E (UI)	2,03	1,33	1,34	1,3	2,7	3,2
Vitamina K (mcg)	10,1	5,3	5,36	6/5,3	8,0	9,52
Tiamina/B$_1$ (mcg)	40,6	53,3	66,7	53,3	53,3	63,5
Riboflavina/B$_2$ (mcg)	60,9	93,3	93,3	60	60	71,4

(Continua)

Tabela 10-5. COMPOSIÇÃO DE FÓRMULAS PARA BEBÊS SELECIONADOS *(CONTINUAÇÃO)*

Características	Expert Care Alimentum	Enfamil A.R. 20 cal/oz	Gerber Good Start 20 cal/oz	Enfamil Nutramigen com AA/Enflora LGG 20 cal/oz	Pregestimil 20 cal/oz	Pregestimil 24 cal/oz
Niacina/B$_3$ (mcg)	913	666,7	700	666,7	666,7	793,6
Vitamina B$_6$ (mcg)	40,6	40	50,0	40	40	47,6
Vitamina B$_{12}$ (mcg)	0,30	0,2	0,22	0,2	0,2	0,24
Ácido fólico (mcg)	10,1	10,7	10,0	10,7	10,7	12,7
Vitamina C (mg)	6,1	8,0	6,7	8,0	8,0	9,5
Ácido pantotênico (mcg)	507,2	333,3	300	333,3	333,3	396,8
Biotina (mcg)	3,0	2	2,95	2	2	2,4
Colina (mg)	8,1	16,0	16,0	8,0	16	19,0
Taurina (mg)		4,0		4	4,0	4,76
Inositol (mg)	3,4	4,0	4,0	11,3	11,3	13,4
Carnitina		1,3	+	1,35	1,3	1,58
Carga de soluto renal potencial (mOsm/L)	171,3				169	200
Probiótico				*B. lactis*		
Nucleotídeos[b]			++			

ARA, ácido araquidônico; DHA, ácido docosaexaenoico; FOS, fruto-oligossacarídeo.
[a]Produtos Similac e Enfamil: óleo de *C. co-hnii*; fonte de DHA; óleo de *M. alpina*, fonte de ARA.
[b]Nucleotídeos: adenosina 5'-monofosfato, citidina 5'-monofosfato, guanosina 5'-monofosfato dissódico, uridina 5'-monofosfato dissódico.
[c]Concentração de alguns nutrientes varia dependendo de concentrado em pó ou líquido.
[d]Contém molibdênio e cromo.
[e]Óleo de milho.

A. Fórmulas

1. **Fórmulas hipo ou isosmolares (< 300 mOsm/kg água).** A maioria das fórmulas de bebês a termo e prematuros são isosmolares ou brandamente hiposmolares para melhorar a tolerância e diminuir o risco de NEC em bebês pré-termo. Fórmulas para prematuros que contêm 81 cal/100 g são também isosmolares.
2. **Fórmulas hiperosmolares (> 300 mOsm/kh água).** Estas são fórmulas com 100 cal/100 g. Fórmulas, como Similac 30, são fórmulas hipercalóricas projetadas para fornecer uma porcentagem maior das calorias como proteína e para fornecer concentrações aumentadas de minerais. Elas são usadas para satisfazer necessidades nutricionais de bebês que necessitam de restrição de líquido. É importante monitorar a carga de soluto renal.
3. **Fórmulas transicionais.** Bebês prematuros continuam a necessitar de suplementação nutricional após a alta. Estas possuem mais alto conteúdo de proteína e mineral, *mas não densidade calórica mais alta* do que as fórmulas a termo. Bebês com alta sob fórmulas especiais (p. ex., NeoSure, EnfaCare; ver Tabela 10-5) têm melhor crescimento somático, ganho de peso e mineralização óssea. Suplementação deve ser continuada até uma idade corrigida de 9 meses.
4. **Fórmulas orgânicas.** Algumas fórmulas com componentes organicamente derivados são disponíveis. Nenhum estudo até agora demonstrou vantagens sobre fórmulas não orgânicas.

B. Diretrizes gerais

1. **Alimentações iniciais.** Usar leite materno para iniciar alimentações. Na ausência de leite materno, leite materno doado (ver discussão mais tarde do leite materno) pode ser usado em bebês VLBW (depois de obtido consentimento parental) para iniciar alimentações. O uso de alimentações com fórmula é associado a uma incidência 6–10 vezes mais alta de NEC em bebês de baixo peso ao nascimento (LBW) prematuros do que leite materno e 3 vezes mais alta quando leite materno e fórmulas são usados juntos *versus* leite materno isoladamente.
2. **Alimentações subsequentes.** Alimentações devem ser avançadas gradualmente, se as alimentações iniciais forem toleradas. Não há diretrizes fixas. Alimentações são avançadas uma a duas vezes ao dia. Incrementos variam entre 10 e 35 mL/kg/d em vários estudos. Cautela deve ser aplicada quando avançando rapidamente, particularmente com alimentações de fórmulas, por causa do risco de NEC. Alguns clínicos avançam as alimentações em pequenos volumes a cada alimentação. Cuidado particular deve ser tomado em bebês com IUGR, aqueles com fluxo diastólico final ausente em ultrassonografia Doppler antenatal, e aqueles em risco de NEC (ver discussão prévia da NEC). Fórmula ou leite materno não deve ser diluído.
3. **Alimentação contínua *versus* bolos.** Embora nenhuma vantagem clara tenha sido mostrada com qualquer método, bebês com síndromes de tubo digestório curto ou refluxo gastroesofágico e bebês ELBW podem-se beneficiar de alimentações contínuas. As práticas institucionais podem variar. Se usando leite materno, a seringa de infusão deve ser colocada verticalmente para permitir que as gorduras sejam aplicadas.
4. **Alimentações enterais mínimas ("alimentação trófica").** Alimentações tróficas são quantidades subnutricionais de alimentações de leite, baseando-se no conceito de alimentações enterais mínimas. Esta prática — também chamada alimentações (ou dietas ou refeições) hipocalóricas, tróficas, gotejadas, substrato enteral a baixo volume, ou preparação gastrointestinal — é caracterizada por uma alimentação de pequeno volume para suplementar nutrição parenteral. Estudos focalizaram o uso em bebês < 1.500 g ao nascimento. Este método foi aceito em razão de benefícios, como tolerância melhorada à alimentação, prevenção de atrofia gastrointestinal e facilitação da maturação do trato gastrointestinal, levando a um tempo mais curto necessário para atingir alimentações enterais completas. Outros benefícios incluem incidências diminuídas de colestase, infecções nosocomiais, doença óssea metabólica e permanência hospitalar diminuída sem um aumento na incidência de NEC. Não existe nenhum método padrão de alimentação enteral mínima, e há uma ampla variedade de técnicas e fórmulas de alimentação. Leite materno deve ser preferido em relação a leite materno doado ou fórmula de prematuro para alimentações tróficas. Iniciar alimentações tróficas tão logo seja possível, se o bebê estiver clinicamente estável.

a. **Tipo de alimentos.** Leite materno é o alimento preferido; entretanto, resultados positivos foram obtidos usando-se fórmulas de bebê prematuro. Solução enteral em padrão de líquido amniótico humano também foi usada.
b. **Método de alimentação.** Vias orogástrica ou nasogástrica são usadas para alimentação. Tubos nasogástricos em bebês pequenos podem aumentar a resistência da via aérea. Tanto alimentações contínuas quanto bolos foram usados. O método mais efetivo permanece por ser identificado, mas há uma tendência a alimentações por bolos. Alimentações enterais devem ser avançadas, conforme clinicamente tolerado.
c. **Volume.** Volumes estudados variaram de 0,1–24 mL/kg/d.
d. **Alimentações enterais mínimas para bebês ELBW (< 1.000 g, < 28 semanas).** Devem começar a 10–20 mL/kg/d divididas em alimentações cada 2–3 horas, avançadas conforme tolerado. Alternativamente, começar a 0,5–2 mL cada 6 horas; avançar cada 4 horas e, a seguir, cada 2 horas. Se alimentações contínuas forem usadas, até 0,5–1 mL/kg/h de volume pode ser usado.

5. **Diretrizes específicas de peso são baseadas no peso ao nascimento e na idade gestacional, conforme apresentado nesta seção.** Em um bebê que se presume estar em risco de NEC, a velocidade de avanço da alimentação enteral não deve exceder 20 mL/kg/d e 10 cal/kg/d. Protocolos variam por instituição.
   a. **Bebês VLBW < 1.000 g. Alimentação por gavagem através de um tubo orogástrico ou nasogástrico é apropriada.** **Alimentação por gavagem** tipicamente envolve passar um tubo de alimentação 5F (< 1.000 g) a 8F para dentro do abdome e verificar sua posição injetando alguns mililitros de ar e ouvindo o *"whoosh"* característico (ver Capítulo 40). O conteúdo do estômago é aspirado e se < 20% da alimentação precedente ou < 2 mL, o conteúdo pode ser reintroduzido. Pequenas quantidades de alimentação são colocadas no tubo sob gravidade usando a extremidade aberta da seringa. Tipicamente são infundidos 2–3 mL/min.
      i. **Alimentação inicial.** Leite materno, leite materno de doador (ver discussão mais tarde), ou fórmulas de bebê pré-termo.
      ii. **Alimentação de manutenção.** Leite materno (com ou sem enriquecimento para leite humano; ver indicações apresentadas mais tarde) ou fórmulas para prematuro (68 ou 81 cal/100 g). Leite materno de doador não deve ser usado para manutenção porque ele não fornece adequadas proteínas ou minerais para crescimento a longo prazo. Nossa prática é fazer transição para alimentações de fórmula uma vez o bebê esteja entre 1.000 e 1.200 g (em torno de 6–8 semanas).
      iii. **Alimentações subsequentes**
         (a) **Volume.** Alimentações em bolos, 10–20 mL/kg/d em volumes divididos cada 2–3 horas. Avançar alimentações 10–20 mL/kg/d. Alternativamente, dar 0,5–1,0 mL/h continuamente e aumentar 0,5–1,0 mL cada 12–24 horas. Quando 10 mL/h for tolerado, mudar alimentações para cada 2 horas e avançar conforme tolerado.
         (b) **Concentração.** Usar leite espremido da mama ou fórmula de prematuro. Uma vez alimentações completas de 68 cal/100 g sejam toleradas, considerar avançar para alimentações de 81 cal/100 g ou adicionar aditivo para leite humano ao leite materno. Algumas instituições começam com fórmulas de 81 cal/100 g.
   b. **LBW < 1.500 g,** Alimentação por gavagem (ver discussão anterior) através de um tubo nasogástrico deve ser usada.
      i. **Alimentação inicial.** Dar leite materno ou fórmula de prematuro cada 2–3 horas.
      ii. **Alimentações subsequentes**
         (a) **Volume.** Alimentações por bolos, 10–20 mL/kg/d em volumes divididos, cada 3 horas. Avançar alimentações por 10–20 mL/kg/d. Alternativamente, dar 2 mL/kg cada 2 horas, e aumentar 1 mL cada 12 horas até 20 mL cada 2 horas. Então mudar para alimentações cada 3 horas.
         (b) **Concentração.** Usar leite materno ou fórmulas de prematuro. Uma vez alimentações totais de 68 cal/100 g sejam toleradas, avançar para 81 cal/100 g e se deseja-

do ou adicionar enriquecimento para leite humano (74 ou 81 cal/100 g). Algumas instituições começam com fórmulas de 81 cal/100 g.

- **c. Peso: 1.500 a 2.500 g.** Usar alimentação por gavagem através de um tubo orogástrico ou nasogástrico. Alimentação na mama ou alimentação com mamadeira pode ser tentada, se o bebê for > 1.600 g, de > 34 semanas de gestação, e neurologicamente intacto. Iniciação de amamentação precoce é associada a tempo mais precoce para atingir alimentações enterais completas.
    - **i. Alimentação inicial.** Usar leite espremido da mama ou fórmulas de bebê prematuro. Para bebês > 1.800 g (35–36 semanas), fórmulas de bebê a termo frequentemente são usadas. Leite materno ou fórmula de bebê prematuro deve ser usada. Em bebês estáveis, começar alimentações a 80 mL/kg/d e, a seguir, avançar 10–20 mL/kg/d.
- **d. Peso: > 2.500 g.** Amamentar no peito ou usar uma mamadeira, se o bebê for neurologicamente intacto. Bebês estáveis podem ser alimentados à vontade com leite materno ou fórmula a termo.

III. Manejo de intolerância à alimentação. Se a alimentação for iniciada, mas não tolerada, um exame abdominal completo deve ser realizado. Bebês prematuros < 32 semanas podem não estabelecer peristalse anterógrada. Na ausência de outros sinais clínicos, aspirado bilioso por si próprio não constitui uma contraindicação para alimentações em bebês VLBW. Aumentar volume da alimentação ou continuar alimentações pode ser útil para melhorar a tolerância. Presença de aspirados biliosos, vômito, sangue nas fezes, distensão abdominal ou outros sinais sistêmicos, como apneia e bradicardia, devem ser avaliados estritamente. Volumes de aspirado > 2 mL em bebês < 750 g e > 3 mL em bebês de 751–1.000 g (ou maiores que um quinto do volume introduzido) na ausência de outros sinais não devem limitar a alimentação. Considerar radiografias abdominais, se os achados físicos forem suspeitos. Se a avaliação abdominal for normal:

- **A. Tentar alimentação contínua com um tubo nasogástrico ou orogástrico.** Verificar o aspirado gástrico, e atender às recomendações apresentadas no Capítulo 50.
- **B. Usar leite materno preferivelmente ou fórmula especial (p. ex., Pregestimil).** Estes podem ser mais bem tolerados.

IV. Suplementos nutricionais. Suplementos são, às vezes, acrescentados às alimentações, principalmente para aumentar a ingestão calórica (Tabela 10-6). Eles fornecem suprimentos adicionais de energia sem aumento concomitante no volume de líquido. Suplementação de proteína resulta em um aumento no ganho de peso a curto prazo, crescimento linear e perímetro cefálico. Os efeitos a longo prazo sobre crescimento e desenvolvimento não são conclusivos. Há dados insuficientes para avaliar os efeitos da suplementação de carboidrato ou gordura sobre o crescimento e desenvolvimento a longo prazo em bebês pré-termo.

Alguns clínicos acreditam fortemente que qualquer suplementação calórica necessária deve ser dada como fórmula de alta caloria (i. e., 86 kcal/100 g) em vez de como suplemento, porque todos os nutrientes em uma fórmula dessas estão em proporção uns aos outros e permitem absorção máxima. Suplementos nutricionais são frequentemente usados em bebês com BPD que não estão ganhando peso e necessitam de calorias adicionais sem nenhum aumento na ingestão de proteína, gordura ou água.

V. Insuficiência de crescimento pós-natal e crescimento de recuperação em bebês pré-termo.
Nascimento prematuro priva o feto da transferência de nutrientes que tem lugar no terceiro trimestre, particularmente aminoácidos, gorduras e minerais. Nascimento pré-termo é por essa razão associado a importantes déficits nutricionais *a priori*. Pós-natalmente, baixa ingestão de aminoácidos e alto aporte de glicose e alimentações enterais retardadas resultam em mau ganho de peso e insuficiência do crescimento extrauterino de até 20% pela época da alta. Muitos bebês permanecem em < 10º percentil dos gráficos de crescimento intrauterino na época da alta que pode persistir durante 18 meses. Um tempo mais longo para retomar peso de nascimento e ingestão total de proteína, particularmente ingestão enteral de proteína, influencia os resultados neurodesenvolvimentais a longo prazo. O ganho de peso esperado uma vez que o peso ao nascer seja reobtido é 10–20 g/d em bebês < 27 semanas de idade gestacional e 20–30 g/d em bebês > 27 semanas.

Tabela 10-6. SUPLEMENTOS NUTRICIONAIS USADOS EM BEBÊS

Suplemento	Conteúdo de Nutrientes	Calorias	Indicações e Contraindicações	Quantidade a Usar
Carboidrato				
Polycose	Polímeros de glicose a partir de amido de milho hidrolisado	3,8 kcal/g pó; 2 kcal/mL líquido	Suplementação calórica[a] (isenta de lactose e glúten) Contém Na, K, Ca, Cl e P	**Pó:** 0,5 g/28 g de fórmula de 20 cal = 22 cal/28 g; 1 g/28 g de fórmula de 20 cal = 24 cal/28 g **Líquido:** 1 mL para 28 mL de fórmula de 20 cal = 22 cal/28 mL
Cereal arroz de bebê	Arroz	15 cal/c. de sopa	Engrossa alimentações	1 c. de sopa/112 mL de fórmula ou leite
Gordura				
Triglicerídeo de cadeia média	Fração lipídica de óleo de coco	8,3 kcal/g, 7,7 cal/mL	Limitar a 50% das calorias de gordura para evitar cetose; pode causar diarreia; não usar em BPD por causa do risco de pneumonia de aspiração[b]	0,5 mL/112 mL de fórmula = 21 cal/28 mL; 1 mL/112 mL de fórmula = 22 cal/28 mL; 1 mL/56 mL de fórmula = 22 cal/28 mL
Óleo vegetal	Soja, óleo de milho	9,0 cal/g (120 cal/c. de sopa)	Para aumentar calorias se absorção de gordura for normal[c]	0,5 mL/112 mL de fórmula = 21 cal/28 mL; 1 mL/112 mL de fórmula = 22 cal/28 mL
Microlipid	Óleo de açafrão Lecitina de soja Ácido ascórbico Ácido linoleico	4,5 cal/mL 5,9 g/c. de sopa	Para aumentar densidade calórica, restrição de líquido[d]	1 mL/56 mL de fórmula = 22 cal/28 mL

Proteína			
Beneprotein	Isolado de proteína de soro de leite/lecitina de soja	4,1 cal/g (6 g de proteína/pacote[e]) Cálcio = 30 mg/concha Sódio = 15 mg/concha Potássio = 35 mg/concha Fósforo = 15 mg/concha Calorias = 25/concha	Útil para suplementação de proteína e calorias	Experiência clínica é limitada

BPD, displasia broncopulmonar.

[a]Limitar ingestão de fórmula enquanto aumentando calorias pode comprometer ingestão de proteína, vitamina e mineral, o que também pode levar à hiperglicemia e diarreia.
[b]Sempre misturar com fórmula para evitar a possibilidade de aspiração de lipídio ou pneumonia.
[c]Vitamina E pode necessitar ser aumentada para pelo menos 1 IU/g de ácido linoleico.
[d]Ver o texto.
[e]1 pacote = 1 concha = 1 1/2 colher de sopa = 7 g.

Precaução: Microlipid pode induzir a formação de hidroxiperóxidos quando misturado com leite humano. Leite com Microlipid em prematuro pode abolir a função de barreira dos enterócitos e pode resultar em degradação da resistência elétrica transepitelial enterocitária, sugerindo que leite guardado misturado com Microlipid pode aumentar o risco de infecções do tubo digestório. Tentativas foram feitas para suplementar leite com imunoglobulinas para diminuir incidência de NEC sem benefícios significativos. Algum benefício, no entanto, foi notado com suplementação de arginina.

Tentativas foram feitas para reduzir insuficiência de crescimento pós-natal e prover crescimento "de recuperação" pelos 2-3 meses de idade em bebês VLBW e LBW pela iniciação de nutrições parenteral e enteral precoces. O uso de nutrição parenteral agressiva incluindo proteínas e lipídios elevados foi considerado seguro, e é associado a um tempo mais curto para retomar peso de nascimento e uma tendência a riscos mais baixos de sepse de início tardio sem qualquer risco aumentado de NEC ou BPD. Ingestão de proteína de 3 g/kg/d resulta em ganho de peso semelhante ao visto *in utero*. Uso de fórmulas de prematuro especializadas pode também ajudar no crescimento de recuperação e pode superar déficits minerais.

Entretanto, cautela deve ser aplicada ao promover crescimento agressivo na forma de ganho de peso, porque crescimento rápido resulta predominantemente em deposição de gordura e pode ser associado a desenvolvimento subsequente de obesidade, resistência à insulina, diabetes e doença cardiovascular. Melhora na massa corporal magra e uso de leite materno produzem melhores resultados.

A nutrição durante os primeiros dias influencia a morbidade e a mortalidade. Os bebês mais enfermos tendem a receber mais líquido e menos energia inicialmente. Ingestão inicial mais baixa de energia (e proteína) é associada a riscos aumentados de BPD, mortalidade mais alta e piores resultados desenvolvimentais. Velocidade mais lenta de crescimento é também associada a riscos mais altos de retinopatia de prematuridade.

AMAMENTAÇÃO

I. **Vantagens**
   A. **Qualidade da proteína.** A predominância de soro de leite e a mistura de aminoácidos são compatíveis com as necessidades metabólicas dos bebês LBW.
   B. **Digestão e absorção.** Melhoradas com leite materno.
   C. **Benefícios imunológicos.** Amamentação fornece proteção imunológica contra infecções bacterianas e virais (particularmente infecções dos tratos respiratório superior e gastrointestinais). Estudos de bebês amamentados durante > 6 meses mostram que eles têm uma incidência diminuída de asma e câncer.
   D. **Promoção do afeto.** Amamentação promove formação de afeto entre a mãe e seu bebê.
   E. **Mais baixa carga renal de soluto.** Isto facilita melhor tolerância.
   F. **Outras vantagens.** Amamentação em bebês prematuros é associada a um risco diminuído de NEC e um quociente de inteligência (IQ) significativamente mais alto na idade de 8 anos. O risco de cânceres de mama e ovário na mãe também parece ser mais baixo. Alimentações com leite humano são associadas a efeitos benéficos sobre resultados visuais, cognitivos, psicomotores e neurodesenvolvimentais que persistem na infância. O leite materno contém ácidos graxos ômega-3, isto é, ácido α-linolênico (ALA), a partir do qual são produzidos outros LCPUFAs essenciais, DHA e ARA. Estes desempenham um papel importante nos desenvolvimentos retiniano e neurológico. A maioria das fórmulas agora é suplementada com DHA e ARA. Alimentações de leite materno parciais (> 50 mL/kg) são associadas a risco diminuído de sepse de início tardio e NEC em bebês pré-termo. O volume de ingestão de leite materno durante a permanência de um bebê na NICU pode influir diretamente nos escores de neurodesenvolvimento mais tarde.
II. **Contraindicações e desvantagens.** *Observação:* Problemas temporários na mãe, como mamilos doloridos ou fissurados que se resolvem com tratamento ou mastite tratada com antibióticos, não excluem amamentação.
   A. **Tuberculose ativa na mãe.**
   B. **Certas infecções virais e bacterianas na mãe.** Para recomendações específicas, ver Apêndice F. Problemas em mães HIV-infectadas encontram-se discutidos no Capítulo 145.
   C. **Uso de medicações que passam em quantidades importantes no leite materno, que podem ser nocivas ao bebê.** Quanto aos efeitos de drogas e substâncias sobre a lactação e amamentação no peito, ver Capítulo 149.
   D. **Galactosemia.**

E. **Bebê com fenda labial ou palatina.** Esses bebês podem ter dificuldade para amamentação. Leite espremido da mama pode ser dado ao bebê usando-se mamadeiras de desenho especial (contraindicação relativa).
F. **Bebês com IUGR (< 1.500 g).** Podem necessitar de maiores quantidades de proteína, sódio, cálcio, fósforo e vitamina D que as contidas no leite materno não enriquecido. Estas necessidades devem ser monitoradas rotineiramente e suplementadas, conforme necessário.
G. **Amamentação em mulheres dependentes de drogas.** Amamentação pode ser considerada em bebês com exposição *in utero* a substância ilícita se as mães forem (a) inscritas e obedientes em programas de tratamento, (b) abstinentes do uso de droga ilícita durante 90 dias antes do parto, e (c) tiverem perfil de toxicologia negativo no parto. Tratamento com metadona unicamente não é uma contraindicação à amamentação. O efeito do tratamento com buprenorfina sobre a amamentação não está claro, mas parece ser seguro.

III. **Leite materno de doador (Human Milk Banking Association of North America [http://www.hmbana.org]).** O uso de leite materno de doador é ao mesmo tempo regional e **controverso**. Historicamente, leite materno de doador foi usado por séculos; entretanto, a prática atual tende ao uso limitado. Nos últimos anos, uma preocupação com a transmissão de infecções, como HIV, citomegalovírus e tuberculose, levou a dúvidas a respeito da segurança do seu uso. Se leite materno de doador ou banco de leite for usado, triagem da doadora, tratamento térmico (pasteurização) do leite e aconselhamento parental sobre estes riscos potenciais são recomendados. *Leite materno de doador não pasteurizado é usado em alguns países escandinavos com protocolos rigorosos e testagem de doadora.*

Pasteurização e refrigeração resultam em perda de componentes do leite. Entretanto, outros componentes como oligossacarídios do leite humano (HMO); vitaminas A, D e E; e LCPUFAs são preservados. HMO e LCPUFAs são importantes na função imune. Leite de doador é deficiente em proteína, minerais e calorias para satisfazer as necessidades a longo prazo de bebês pré-termo para crescimento e desenvolvimento. Uma metanálise recente mostrou que alimentações de fórmula comparadas a leite de doador são associadas a ganho de peso e crescimento aumentados, mas também com risco aumentado de NEC (risco relativo, 2,5; IC 95%, 1,2–5,1). Uso de leite doador enriquecido *versus* fórmula é associado a ganho mais lento de peso. Quando comparado ao leite da própria mãe, leite materno de doador pode oferecer uma vantagem sobre fórmula em diminuir riscos de infecções, NEC e duração da hospitalização. Na nossa instituição, nós iniciamos alimentações enterais com leite de doador em bebês < 1.000 g se nenhum leite materno for disponível e subsequentemente transferimos para fórmula. Alimentações prolongadas com leite doador são associadas à insuficiência do crescimento pós-natal. Alimentações com leite doador enriquecido também foram tentadas (ver mais tarde).

IV. **Armazenamento.** Leite materno pode ser armazenado congelado a −20°C durante até 6 meses e refrigerado a 4°C durante até 24 horas.

V. **Enriquecimentos (suplementos) para leite materno.** Estes são planejados como um suplemento ao leite materno para bebês prematuros crescendo rapidamente (Tabela 10-7). Uso de leite humano além da segunda e terceira semanas em bebês prematuros pode fornecer quantidades insuficientes de proteína, cálcio, fósforo e possivelmente cobre, zinco e sódio. A experiência clínica mostrou que a adição de aditivo para leite humano ao leite da mãe de um prematuro resultou em retenção de nitrogênio, níveis aumentados de ureia sanguínea e crescimento aumentado somático e linear relacionado com ingestão aumentada de proteína e energia. Não há nenhum efeito sobre os níveis de fosfatase alcalina sérica. Efeito sobre conteúdo mineral ósseo além de 1 ano de idade não é conhecido. Um estudo em bebês LBW comparando leite materno não enriquecido *versus* leite materno fortificado até 4 meses após a alta observou ausência de diferenças nos parâmetros de crescimento com 1 ano de idade. Monitoramento periódico da osmolalidade urinária, nitrogênio ureico sanguíneo sérico, creatinina e cálcio é necessário. A Tabela 10–7 mostra alguns dos enriquecimentos atualmente disponíveis nos Estados Unidos.

A. **Indicações.** Enriquecimentos para leite materno são indicados nos bebês prematuros que toleram leite humano não fortificado em alimentações plenas, frequentemente às 2–4 semanas de idade, até o momento da alta ou a um peso de 3.600 g. Os critérios de uso incluem < 34 semanas de gestação ao nascimento e < 1.500 g ao nascimento. Além disso, fortificadores de

Tabela 10–7. COMPOSIÇÃO DO LEITE HUMANO PRÉ-TERMO[a] E FORTIFICADORES PARA LEITE MATERNO COMERCIALMENTE DISPONÍVEIS

Variável	Leite Humano Pré-Termo[a]	Enfamil HMF[b]	Enfamil HMF Acidificado Líquido[d]	Similac HMF[c]
Volume	100 mL	4 pacotes/100 mL	1 frasco (5 mL)/100 mL	4 pacotes/100 mL
Calorias totais	67	81		79 (24 cal/28 mL)
Osmolalidade (mOsm/kg H_2O)	290	325	+36	385
Osmolaridade	255			
Calorias	67	81		79
Proteína (g)	1,4	2,5	4	2,3
Gordura (g)	3,9	4,9	6	4,1
Ácido linoleico (mg)	369	140	730	359
Ácido linolênico (mg)		17	60	
Carboidratos (g)	6,6	< 0,4	8,1	8,2
Minerais/100 mL				
Cálcio (mg)	24,8	90	145	138
mEq	1,24			6,9
Cloreto (mg)	55	13	89	90
mEq	1,6			2,5
Cobre (mcg)	64,4	44	101	228
Ferro (mg)	0,12	1,44	1,91	0,45
Magnésio (mg)	3,1	1	5,3	9,8
Fósforo (mg)	12,8	50	80	77
Potássio (mg)	57	29	98	116
mEq	1,5			2,9
Sódio (mg)	24,8	16	57	38
mEq	1,1			1,7
Zinco (mg)	0,34	0,72	1,37	1,3
Iodo (mcg)	10,7		18,4	10,5
Manganês (mcg)	0,6	10	10,7	7,6
Selênio (mcg)	1,5		2,5	1,9
Vitaminas/100 mL				
Vitamina A (UI)	389	950	1.250	984
Vitamina B_1 (mcg)	20,8	150	200	247
Vitamina B_2 (mcg)	48,3	220	300	453
Vitamina B_6 (mcg)	14,8	115	151	219
Vitamina B_{12}	0,04	0,18	0,68	0,67
Vitamina C (mg)		12	21	34
Vitamina D (UI)	2	150	210	118
Vitamina E (UI)	1,1	4,6	6,2	4,1
Vitamina K (mcg)	0,2	4,4	7,9	8,3
Ácido fólico (mcg)	3,3	25	35	25
Niacina (mcg)	150,3	3.000	4.000	3.622
Ácido pantotênico (mcg)	180,5	730	1.190	1.636
Biotina (mcg)	0,4	2,7	4	25
Colina (mg)	9,4			10
Inositol (mg)	14,7			18

[a]Representa leite humano pré-termo maturo.
[b]Enfamil HMF: Dados fornecidos por 4 pacotes.
[c]4 pacotes por 100 mL de leite humano fornecem 24 cal/28 mL.
[d]Com base em EHMFAL + leite pré-termo para fornecer 100 cal.

leite materno são indicados para bebês com restrição de líquido que necessitam de um aumento nas calorias. Os aditivos podem ser acrescentados quando 100 mL/kg/d de alimentação enteral são atingidos, embora as práticas possam variar. Fortificadores enriquecidos com ferro são bem tolerados e podem diminuir a necessidade de transfusões de sangue tardias. Fortificação de leite materno fresco não é associada a crescimento bacteriano aumentado durante até 6 horas. Os enriquecimentos disponíveis nos Estados Unidos estão apresentados na página anterior.

1. **Enfamil fortificador de leite humano (EHMF)** (foi substituído por fortificador líquido, ver mais tarde).
   a. **Composição.** A fonte predominante de energia é gordura. A gordura é 70% triglicerídeo de cadeia média (MCT) e 30% soja com ácido linoleico e linolênico fornecendo 1 g/4 pacotes. Gorduras também reduzem a carga osmolar. A proteína é 60% proteína de soro de leite e 40% caseína, que é semelhante a leite materno. Quatro pacotes fornecem 1,1 g de proteína. O carboidrato é sólidos de xarope de milho, sais minerais, e quantidades de traços de lactose e galactose. Este enriquecedor vem em forma de pó.
   b. **Calorias.** Um pacote de enriquecimento adicionado a 50 mL de leite humano fornece adicionais 2 cal/30 mL. Uma vez que o pó seja adicionado ao leite, o recipiente deve ser tampado e bem misturado. Ele pode ser coberto e guardado em refrigeração (2–4°C), mas deve ser usado dentro de 24 horas. Deve ser usado dentro de 4 horas após misturar em temperatura ambiente. Não reutilizar se não for refrigerado por > 2 horas após misturar. Agitar antes de cada uso. *Não levar ao micro-ondas para aquecer.*
   c. **Hipercalcemia.** Esta foi descrita em alguns bebês de ELBW (< 1.000 g) recebendo leite materno enriquecido. Nestes bebês, o cálcio sérico deve ser monitorado. Fortificação do leite materno deve começar depois de 2 semanas de idade pós-natal a uma proporção não excedendo 1 pacote/25 mL de leite materno.
2. **Enfamil fortificador de leite humano–acidificado líquido**
   a. **Composição.** Hidrolisado de proteína de soro de leite, óleo MCT e óleo vegetal (óleos de soja e girassol alto-oleicos). O fortificador é disponível sob a forma de uma solução líquida concentrada *estéril* com concentração mais alta de DHA e ARA.
   b. **Calorias.** Quando misturado com leite humano, fornece 4 g proteína/100 cal, e seu pH é 4,3–4,7. Cada frasco (5 mL) + 25 mL de leite materno fornece adicionais 4 cal/28 mL. Monitorar o volume das alimentações. Usar o leite materno enriquecido dentro de 2 horas de misturar à temperatura ambiente ou dentro de 24 horas de misturar se guardado a 2–4°C.
   c. **Uso de > 25 frascos/d** pode resultar em hipervitaminoses A e D.
3. **Similac fortificador de leite humano (SHMF)**
   a. **Composição.** A proteína é de leite sem gordura, concentrado de proteína de soro de leite. Há < 2% lecitina de soja. O carboidrato é lactose e sólidos de xarope de milho. A gordura é predominantemente óleo de coco (MCT).
   b. **Calorias.** O fortificador fornece 24 kcal/28 mL, quando adicionado na proporção de 1 pacote/25 mL de leite materno. Cada pacote (0,9 g) fornece 3,5 calorias, 0,25 g de proteína, 0,45 g de carboidrato, e 0,09 g de gordura. Cada pacote fornece ~29,2 mg de cálcio e 16,8 mg de fósforo.
   c. **Usar até que o bebê atinja um peso de 3.600 g** ou conforme instruções.
4. **Fortificador de leite humano.** Recentemente, tornou-se comercialmente disponível um fortificador de leite humano (Prolacta + H^2MF) que é feito de leite materno humano de doador 100% pasteurizado. Concentrado até 2–10 vezes, ele é enriquecido com minerais essenciais e oferece aporte de proteína de até 2,3–3,7 g/100 mL e um adicional de 4–10 cal/28 mL de leite fortificado, respectivamente (www.prolacta.com). Uma experiência recente sugeriu que bebês prematuros alimentados com leite humano fortificado com fortificador de leite humano doador tiveram taxas mais baixas de NEC clínica e cirúrgica em comparação àqueles alimentados ou à fórmula ou a leite humano suplementado com fortificador bovino.

Fortificadores de leite humano com base bovina são associados à acidose metabólica, ganho alterado de peso e conteúdo mineral ósseo diminuído.

VI. **Probióticos e leite.** Estudos recentes mostraram um efeito benéfico de suplementar leite com *Bifidobacter* e outros probióticos para diminuir o risco de NEC, infecções nosocomiais e mortalidade em bebês VLBW. Efeitos benéficos também foram descritos diminuindo a permeabilidade intestinal, melhoras no crescimento e circunferência cefálica e tolerância melhorada à alimentação. *Bifidobacter* está presente no leite humano. As doses ótimas, o organismo, a cronologia da suplementação e os benefícios a longo prazo, no entanto, permanecem incertos.

A respeito de **probióticos e leite humano**, oligossacarídios, como inulina, galactose e frutose, aumentam o crescimento de microbioma intestinal benéfico, como *Bifidobacter*, e potencialmente diminuem os riscos de NEC e infecções nosocomiais. Fórmula suplementada com oligossacarídios de leite não humano mostrou melhorar a tolerância à alimentação enteral, mas não diminuir a permeabilidade intestinal. Benefícios a longo prazo ainda não são conhecidos.

VII. **Fórmulas orgânicas.** Diversas fórmulas lácteas orgânicas são disponíveis que são produzidas sem o uso de pesticidas, antibióticos ou hormônios de crescimento. Fórmulas de soja orgânica também são disponíveis. Preocupações foram suscitadas com a presença de alto conteúdo de açúcar em algumas destas fórmulas e o risco de mais tarde obesidade infantil e de lesão do esmalte em desenvolvimento. O custo aumentado das fórmulas orgânicas é considerável. Atualmente não há experiências clínicas comparando benefícios, ou sua falta, das fórmulas orgânicas às fórmulas registradas para bebês.

VIII. **Alimentação em tubo digestório curto.** Síndrome de tubo digestório curto é uma complicação frequente após ressecção intestinal em bebês após NEC e outras malformações congênitas. A perda da válvula ileocecal, excessivo crescimento bacteriano, desconjugação dos sais biliares, hepatopatia colestática e deficiência de vitamina B_{12} e minerais podem ocorrer. Toxicidade de nutrição parenteral total (TPN) pode ser uma complicação decorrente de excesso de lipídios (fitosteróis causando dano ao fígado), aminoácidos em excesso, e toxicidade de manganês e cobre (**controvertida**). Suplementação adequada de zinco é necessária para compensar perdas através de estomas. Atenção cuidadosa deve também ser dedicada ao equilíbrio hídrico-eletrolítico. Realimentação através de fístulas mucosas, alimentações contínuas, pectina, fórmulas de aminoácidos elementares e iniciação de alimentações enterais precoces foram todas experimentadas em uma tentativa para diminuir doença hepática.

NUTRIÇÃO PARENTERAL TOTAL

TPN é a administração intravenosa de todos os nutrientes (gorduras, carboidratos, proteínas, vitaminas e minerais) necessários para demandas metabólicas e crescimento. **Nutrição parenteral (PN)** é administração intravenosa suplementar de nutrientes. **Nutrição enteral (EN)** é alimentação oral ou por gavagem. A quantidade ideal de aporte de energia permanece não esclarecida, mas nenhum benefício adicional no balanço de proteína foi mostrado com ingestão de energia além de 70–90 kcal/kg/d. Acréscimo de proteína é melhorado com ingestão aumentada de proteína a aportes de 30–50 kcal/kg/d.

I. **Vias intravenosas usadas em PN**
   A. **PN central.** PN central é frequentemente reservada para pacientes que necessitam de administração a longo prazo (> 2 semanas) da maioria das calorias. Basicamente, este tipo de nutrição envolve a infusão de uma solução nutriente hipertônica (15–30% glicose, 5–6% aminoácidos) para dentro de um vaso com fluxo rápido através de um cateter de demora, cuja extremidade está na veia cava imediatamente acima ou além do átrio direito. As desvantagens incluem risco aumentado de infecção e complicações da colocação. Dois métodos são comumente usados para colocação.
      1. **Cateter central inserido percutaneamente (PICC).** Posicionado na veia antecubital, temporal, jugular externa ou safena e é avançado para dentro da veia cava superior ou inferior. Esta técnica evita colocação cirúrgica e resulta em menos complicações (ver Capítulo 27).
      2. **Cateter central (Broviac).** Colocado por uma dissecção cirúrgica na veia jugular interna ou externa, subclávia ou femoral. A parte proximal do cateter (que possui um manguito de polivinil para promover proliferação fibroblástica para fixar o cateter) é tunelizada subcutaneamente para sair a alguma distância do local de inserção, geralmente o tórax anterior. Isto protege o cateter de um deslocamento inadvertido e reduz o risco de contaminação por

10: TERAPIA NUTRICIONAL

microrganismos. A anestesia e a cirurgia necessárias para colocação do cateter são desvantagens deste método.
3. **Fotoproteção da nutrição parenteral.** Ajuda a diminuir perda de vitaminas e dano oxidativo aos aminoácidos, diminuir geração de peróxidos de hidrogênio e radicais livres, limitar alterações no tônus vasomotor via geração de peróxidos lipídicos e produção diminuída de óxido nítrico, e melhorar a tolerância à EN mínima. Vitaminas, oligoelementos e ferro *não* devem ser adicionados juntos na solução parenteral para diminuir os riscos de peroxidação de lipídios. Produtos de peroxidação lipídica aumentados podem afetar adversamente o neurodesenvolvimento.
B. **PN periférica.** O emprego de uma veia periférica também pode ser usado na unidade de terapia intensiva neonatal e é frequentemente associado a menos complicações. A concentração dos aminoácidos e a solução de glicose limitam a quantidade de solução que pode ser infundida. A concentração máxima de glicose que pode ser administrada é de 12,5%; a concentração máxima de aminoácidos é de 3,5%.
C. **Cateteres umbilicais.** PN pode ser dada por um **cateter em artéria umbilical**, mas não é preferido e deve ser usada com cautela. Glicose máxima em UAC é a de 15%. PN pode ser dada por **cateter venoso umbilical** depois de assegurar que o cateter está central no átrio direito e não no fígado. Infusão hiperosmolar nos vasos hepáticos é associada à trombose venosa portal e hipertensão portal.
II. **Indicações.** PN é usada como suplemento a alimentações enterais ou como uma substituição completa (TPN) quando nutrição adequada não pode ser realizada pela via enteral. Indicações comuns em recém-nascidos incluem malformação congênita do trato gastrointestinal, gastrosquise, íleo meconial, síndrome de intestino curto, NEC, íleo paralítico, síndrome de desconforto respiratório, prematuridade extrema, sepse e má absorção. PN, particularmente aminoácidos, deve ser começada no primeiro dia de vida, e tão logo seja possível em bebês doentes. Em bebês prematuros ELBW e VLBW, 2,5 g/kg/d de aminoácidos devem ser iniciados no dia 1 associando-se a melhor crescimento linear e melhores resultados neurodesenvolvimentais. Bebês a termo que tiverem probabilidade de ter início retardado da nutrição enteral devem começar com 1,5 g/kg/d de proteínas.
III. **Concentração calórica.** As densidades calóricas de várias fontes de energia são as seguintes:
A. **Glicose (anidra).** 3,4 kcal/g.
B. **Proteína.** 4 kcal/g.
C. **Gordura.** 9 kcal/g.
IV. **Composição das soluções de PN**
A. **Carboidratos**
1. **A única fonte de carboidrato comercialmente disponível é glicose (dextrose).** Uma solução de 5,0–12,5 g/dL é usada em PN periférica e até 25 g/dL em PN central. As concentrações de glicose devem ser calculadas em miligramas por quilogramas por minuto. Glicose é fornecida para manter glicemia entre 45 mg/dL e 125 mg/dL. Fornecer glicose sozinha na ausência de proteínas resulta em balanço nitrogenado negativo que pode ser revertido, fornecendo-se 1,1–2,5 g/kg/d de proteína com ingestão de energia tão baixa quanto 30 kcal/kg/d. Fornecer 25–40 kcal de energia não proteica/g de proteína para otimizar a deposição de proteína (ver Proteínas mais tarde).
2. **Para possibilitar uma resposta apropriada de insulina endógena e para evitar o desenvolvimento de diurese osmótica secundária à glicosúria, os recém-nascidos não devem começar rotineiramente com > 6–8 mg/kg/min de glicose.** A gliconeogênese endógena em bebês pré-termo de ELBW pode ser independente da infusão de glicose ou das concentrações de glicose ou insulina. A captação e utilização periféricas de glicose são melhoradas com infusão simultânea de aminoácidos. Velocidades de infusão podem ser aumentadas 0,5–1 mg/kg/min cada dia, conforme tolerado até 10–12 mg/kg/min para obter ingestão calórica adequada na presença de níveis estáveis de glicemia. Isto também permite glicose adequada para deposição de proteína. As necessidades de glicose endógena diminuem com o aumento da idade gestacional. Na presença de hiperglicemia, a velocidade de infusão de glicose não deve ser reduzida abaixo de 4 mg/kg/min. Insulina pode ser necessária

para manter níveis adequados de glicose sanguínea, embora seu uso de rotina não seja recomendado (ver anteriormente). Ver Capítulo 9 para calcular a quantidade de glicose (mg/kg/min) que um bebê está recebendo.

B. **Proteínas.** Ingestão inadequada de proteína pode resultar em insuficiência de crescimento, hipoalbuminemia e edema. Proteína excessiva pode causar hiperamoniemia, desequilíbrio dos aminoácidos séricos, acidose metabólica e icterícia colestática. Adição precoce de aminoácidos à PN também pode estimular secreção de insulina endógena. A perda pós-natal de proteína é inversamente proporcional à idade gestacional. Os bebês LBW perdem 1% da proteína endógena diariamente a não ser que sejam suplementados. As concentrações de glutation, um antioxidante, sobem com administração precoce de aminoácidos.

1. **Soluções de aminoácidos cristalinos.** Estas são disponíveis como fontes de nitrogênio. As soluções-padrão originalmente projetadas para adultos não são ideais porque elas contêm altas concentrações de aminoácidos (p. ex., glicina, metionina e fenilalanina) que são potencialmente neurotóxicos em bebês prematuros. São disponíveis soluções de aminoácidos cristalinos pediátricas (p. ex., TrophAmine, Aminosyn PF) que contêm menores quantidades daqueles aminoácidos potencialmente neurotóxicos, bem como adicional tirosina, cistina e taurina. Estas soluções pediátricas também têm um pH mais baixo para a adição de quantidades suficientes de cálcio (2 mEq/dL) e fósforo (1–2 mg/dL) para satisfazer às necessidades diárias. Aminoácidos condicionalmente essenciais são arginina, tirosina, cisteína, glutamina, glicina e prolina.

2. **Aminoácidos.** Ingestão precoce de proteína de 3 g/kg/d dentro das primeiras 24 horas é tolerada com segurança em bebês VLBW e melhora o balanço de nitrogênio em razão de uma capacidade aumentada de sintetizar proteína (ver anteriormente). Suplementação precoce de aminoácidos pode ajudar a diminuir hiperglicemia e hiperpotassemia nos bebês de ELBW ao promover secreção de insulina. Em bebês a termo, a velocidade inicial pode ser de 1,5 g, com aumentos de 1 g/kg/d. Para evitar hiperamoniemia e acidose, as proteínas totais não devem exceder 4 g/kg/d em bebês pré-termo. Na maioria das instituições, as soluções de aminoácidos são preparadas em concentrações de 1, 2 e 3%.

3. **Cloridrato de cisteína.** Muitas vezes adicionada às soluções de TPN porque a cisteína é instável ao correr do tempo e é omitida das soluções de aminoácidos. O bebê não tem a capacidade de converter metionina em cisteína; assim ela é condicionalmente essencial. Cisteína também é convertida em cistina e em glutation, um antioxidante. Adição de cisteína na TPN baixa o pH da solução, resultando em acidose. Acetato adicional pode ser necessário. Ela também pode diminuir colestase hepática. A dose recomendada é de 40 mg de cisteína por grama de proteína (72–85 mg/kg/d); entretanto, cisteína não é considerada essencial em bebês alimentados enteralmente.

4. **Glutamina.** Foi identificada como um aminoácido-chave, como combustível respiratório para células proliferando rapidamente, como enterócitos e linfócitos, no balanço acidobásico e como precursor de nucleotídeos. Glutamina pode desempenhar um papel em manter a integridade do tubo digestório e pode diminuir a incidência de sepse. Ela também atenua atrofia do tubo digestório em estado de jejum. Vérnix é uma rica fonte de glutamina. Suplementação de glutamina não tem efeito significativo sobre a mortalidade ou morbidades neonatais, incluindo infecção invasiva, NEC, tempo para atingir nutrição enteral plena, ou duração da hospitalização. Glutamina pode afetar o crescimento somático e diminuir a incidência de dermatite atópica.

C. **Gorduras.** São essenciais para crescimento e desenvolvimento corporais normais, na estrutura e função celulares, e nos desenvolvimentos retiniano e cerebral. Em razão da sua alta densidade calórica, as soluções intravenosas de gorduras proveem uma parte importante das necessidades calóricas diárias. A maioria das soluções lipídicas é derivada de feijão soja, mas agora são disponíveis óleos mais novos em combinação com óleo de oliva, MCT e óleo de peixe (p. ex., Intralipid, Liposyn II, Nutrilipid, Soyacal, Omegavan, Lipoplus, e SMO Flipid). Omegavan é exclusivamente óleo de peixe e rico em ácidos graxos ômega-3. A maioria das soluções de gorduras intravenosas é isotônica (270–300 mOsm/L) e por essa razão não tende a aumentar o risco de infiltração de linhas periféricas. Emulsões lipídicas contêm ácido linoleico e α-linolênico; este último pode ser convertido em DHA. DHA é acumulado no terceiro trimestre, e os bebês prematuros têm capacidade limitada de converter α-linolênico em DHA. Demora para iniciar lipídios pode resultar em evidências bioquímica e clínica de deficiência de ácidos graxos essenciais dentro de 3 dias e aumentar a suscetibilidade à lesão oxidante. Lipídios intravenosos a 0,25 g/kg/d são necessários para prevenir deficiência de ácidos graxos essenciais. Quando administrando soluções de gorduras a recém-nascidos com hiperbilirrubinemia não conjugada, cautela pode ser necessária por causa da ligação competitiva entre bilirrubina e ácidos graxos não esterificados sobre albumina, o que pode aumentar significativamente com altas velocidades de infusão. Também foram notados riscos aumentados de estafilococos coagulase-negativos, liberação de tromboxanos e prostaglandinas e resistência vascular pulmonar aumentada.

1. **Concentrações.** Emulsões lipídicas são frequentemente fornecidas como soluções a 10 ou 20% provendo 10 ou 20 g de triglicerídeo, respectivamente. Começar lipídios a 0,5–1 g/kg/d dentro de 24–30 horas do nascimento é seguro. Avançar 0,5–1,0 g/kg/d, conforme tolerado até 3,0 g/kg/d. A infusão é dada continuamente ao longo de 20–24 horas, e a velocidade não deve exceder 0,12–0,15 g/kg/h. Uso de emulsão lipídica 20% é associado a níveis diminuídos de colesterol, triglicerídeos e fosfolipídios em razão da sua proporção mais baixa de fosfolipídios para triglicerídeos e conteúdo lipossômico mais baixo do que as emulsões lipídicas a 10%. Lipídios devem ser administrados separadamente de proteínas, uma vez que as soluções de aminoácidos sejam ácidas para manter a solubilidade de cálcio e fósforo. Adicionar lipídios a soluções de proteínas aumenta o pH e precipita cálcio/fósforo.

2. **Complicações.** Intolerância à gordura (hiperlipidemia) pode ser vista. Determinação periódica dos níveis de triglicerídeos sanguíneos é recomendada. Os níveis devem ser < 150 mg/dL quando o bebê está ictérico e < 200 mg/dL caso contrário. A infusão de gorduras deve ser diminuída ou parada, quando estes níveis forem excedidos. Avançar cautelosamente em bebês com desconforto respiratório em razão do risco de hipoxemia e resistência vascular pulmonar aumentada.

3. **Suplementação de carnitina (*controversa*).** Síntese e armazenagem de carnitina não estão bem desenvolvidas em bebês < 34 semanas de gestação. Carnitina é uma molécula transportadora necessária para oxidação de ácidos graxos de cadeia longa. Uma fonte exógena de carnitina é disponível a partir de leite humano e fórmulas de bebê; entretanto, estudos mostraram que bebês prematuros sob TPN se tornam deficientes em 6–10 dias. Carnitina pode ser adicionada às soluções de TPN a uma dose inicial segura de 10 mg/kg/d. Bebês deficientes em carnitina podem experimentar hipotonia, hipoglicemia não cetótica, miocardiopatia, encefalopatia e infecções recorrentes.

D. **Vitaminas.** São acrescentadas à soluções intravenosas na forma de uma suspensão multivitamínica pediátrica (MVI Pediatric) com base em recomendações pelo Comitê Consultivo Nutricional da American Academy of Pediatrics. A dose de vitaminas parenterais para bebês prematuros deve ser de 2 mL/kg do pó liofilizado estéril de MVI Pediatric reconstituído a 5 mL. Aplicação de vitamina A é dificultada pela ligação à tubulação plástica.

E. **Oligoelementos.** São adicionados à solução com base no peso e volume total: 0,5 mL/kg/semana para bebês sob TPN a curto prazo e 0,5 mL/kg/d para aqueles sob TPN a longo prazo. Quantidades aumentadas de zinco (1–2 mg/d) são dadas frequentemente para ajudar a promover reparação em pacientes que necessitam de cirurgia gastrointestinal. Em muitas instituições é disponível uma solução preparada. Para doses recomendadas de oligoelementos, ver a Tabela 10–8.

F. **Eletrólitos.** Podem ser adicionados de acordo com necessidades específicas, mas para bebês LBW, as necessidades são frequentemente satisfeitas por formulações de soluções de aminoácidos-padrão que contêm eletrólitos (Tabela 10–9).

G. **Heparina.** Deve ser adicionada à PN (0,5–1 U/mL TPN) para manter desimpedimento de cateter. Além disso, há um risco diminuído de flebite e um aumento na remoção de lipídio como resultado da liberação de lipoproteína lipase.

Tabela 10–8. RECOMENDAÇÕES PARA SUPLEMENTAÇÃO DE OLIGOELEMENTOS EM SOLUÇÕES DE NUTRIÇÃO PARENTERAL TOTAL PARA RECÉM-NASCIDOS

Elemento (mcg/kg/d)	Termo Completo	Prematuro
Zinco	250	400
Cobre	20	20
Cromo[a]	0,2	0,2
Manganês[a]	1	1
Fluoreto	500[b]	–
Iodo	1	1
Molibdênio[a]	0,25	0,25
Selênio	2,0	2,0

TPN, nutrição parenteral total.
[a]Para TPN > 4 semanas.
[b]Não bem definida no bebê prematuro. Indicada apenas em terapia de TPN prolongada (p. ex., > 3 meses).

Tabela 10–9. COMPOSIÇÃO DE SOLUÇÕES DE AMINOÁCIDOS PARA BEBÊS DE BAIXO PESO AO NASCIMENTO (FORMULAÇÃO-PADRÃO)

	Concentração de Aminoácidos					
	1,0%		2,0%		3,0%	
Eletrólitos (mEq/L)	A	T	A	T	A	T
Na^+	20	20	20	20	20	20
Cl^-	20	20	20	20	20	20
K^+	15	15	15	15	15	15
Mg^{2+}	11	11	11	11	11	11
Ca^{2+}	15	15	15	15	15	15
Acetato	7,6	9,3	15,3	18,6	22,8	27,9
Fósforo (mmol/L)	10	10	10	10	10	10

A, Aminosyn PF; T, TrophAmine.

V. **Monitoramento da PN.** Hiperalimentação pode causar muitas alterações na função bioquímica. Assim, compulsivo monitoramento antropométrico e laboratorial é essencial em todos os pacientes. As recomendações estão apresentadas na Tabela 10–10.

VI. **Complicações da PN.** A maioria das complicações da PN é associada ao uso de hiperalimentação central e envolve, principalmente, infecções e problemas relacionados com cateter. Dificuldades metabólicas podem ocorrer com TPN central e periférica. A principal complicação da hiperalimentação periférica é infiltração acidental da solução, que causa necrose da pele.

   A. **Infecção.** Sepse pode ocorrer em bebês recebendo hiperalimentação central. Os organismos mais comuns incluem *Staphylococcus* coagulase-positivos e coagulase-negativos, *Streptococcus viridans*, *Escherichia coli*, *Pseudomonas* sp., *Klebsiella* sp. e *Candida albicans*. Contaminação do cateter central pode ocorrer como resultado de infecção no local de inserção ou do uso do cateter para amostragem de sangue ou administração de sangue. É melhor não abrir o cateter.

   B. **Problemas associados ao cateter.** Complicações associadas à colocação de cateteres centrais (especificamente na veia subclávia) ocorrem em ~4–9% dos pacientes. As complicações incluem pneumotórax, pneumomediastino, hemorragia e quilotórax (causado por lesão ao ducto torácico). Trombose da veia adjacente à ponta do cateter, resultando em "síndrome da veia cava superior" (edema da face, pescoço e olhos), pode ser vista. Embolia pulmonar pode ocorrer secundária à trombose. Cateteres mal posicionados podem resultar em coleção de líquido na cavidade pleural, causando hidrotórax ou no espaço pericárdico, causando tamponamento.

Tabela 10–10. ESQUEMA SUGERIDO DE MONITORAMENTO PARA RECÉM-NASCIDOS RECEBENDO NUTRIÇÃO PARENTERAL

Medição	Estudo Básico	Frequência de Medição
Antropométricas		
Peso	Sim	Diariamente
Comprimento	Sim	Semanalmente
Perímetro cefálico	Sim	Semanalmente
Ingestão e Eliminação	Diariamente	Diariamente
Metabólicas		
Glicose	Sim	2–3 vezes por semana inicialmente; a seguir, conforme necessário
Cálcio, fósforo e magnésio	Sim	2–3 vezes por semana inicialmente; a seguir cada 1–2 semanas
Eletrólitos (Na, Cl, K, CO_2)	Sim	Diariamente inicialmente, a seguir 2–3 vezes por semana. Mais frequentemente em bebês ELBW < 1.000 g
Hematócrito	Sim	Dias alternados durante 1 semana; a seguir semanalmente
BUN e creatinina	Sim	2–3 vezes por semana; a seguir cada 1–2 semanas
Bilirrubina	Sim	Semanalmente
Amônia	Sim	Semanalmente, se usando alta proteína
Proteína total e albumina	Sim	Cada 2–3 semanas
AST/ALT	Sim	Cada 2–3 semanas
Triglicerídeos	Sim	1–2 vezes por semana
Vitaminas e oligoelementos		Conforme indicado
Urina		
Densidade e glicose	Sim	1–3 vezes ao dia inicialmente; a seguir conforme necessário (***controvertido***)

ALT, alanina aminotransferase; AST, aspartato aminotransferase; BUN, nitrogênio ureico sanguíneo; ELBW, extremamente baixo peso ao nascimento; VLBW, muito baixo peso ao nascimento.

- C. **Complicações metabólicas**
    1. **Hiperglicemia.** Resulta de infusão excessiva ou alteração na taxa metabólica, como infecção ou administração de glicocorticoide. Infusão de insulina de rotina para prevenir hiperglicemia não é recomendada e é associada a riscos aumentados de retinopatia de prematuridade, mortalidade e hipoglicemia.
    2. **Hipoglicemia.** Resulta da cessação súbita da infusão (secundária à infiltração intravenosa).
    3. **Azotemia.** Resulta da captação excessiva de proteína (nitrogênio); entretanto, ingestão agressiva de proteína é segura (ver precedentemente).
    4. **Hiperamoniemia.** Todas as misturas de aminoácidos atualmente disponíveis contêm adequada arginina (> 0,05 mmol/kg/d). Por essa razão, se houver um aumento na amônia sanguínea, hiperamoniemia sintomática não ocorre.
    5. **Padrão anormal de aminoácidos séricos e teciduais.**
    6. **Acidose metabólica branda.**
    7. **Doença hepática colestática.** Com administração prolongada de glicose intravenosa e proteína, e ausência de alimentação enteral, colestase geralmente ocorre. A incidência varia de tão alta quanto 80% em bebês VLBW recebendo TPN por > 30 dias (sem alimentação enteral) a ≤ 15% em recém-nascidos pesando > 1.500 g recebendo TPN por > 14 dias. Monitoramento quanto a anormalidades na função hepática e desenvolvimento de hiperbilirrubinemia direta é importante em TPN a longo prazo. Os bebês com IUGR estão em alto risco de desenvolvimento de colestase. TPN prolongada, particularmente uso de lipídios, é associada à colestase. Emulsões lipídicas à base de óleo de peixe (Omegavan) têm

sido usadas na prevenção e tratamento de colestase induzida por TPN. Na nossa instituição, nós ciclamos lipídios a 1 g/kg/d 2 vezes por semana quando é prevista colestase, como em pacientes com síndromes de intestino curto. Curiosamente, emulsões lipídicas à base de óleo de peixe podem diminuir o risco de retinopatia de prematuridade. Ver Capítulos 58 e 111.

   a. **Infecção bacteriana.** Pode desempenhar um papel importante na ocorrência de doença hepática colestática.
   b. **Misturas de aminoácidos.** Uso de misturas de aminoácidos destinadas a manter padrões normais de aminoácidos plasmáticos e começo precoce (tão logo seja possível) de alimentações enterais em pequenas quantidades pode ajudar a aliviar este problema.
   c. **TPN pode ser ciclada ao longo de 10–18 horas** em oposição a uma infusão contínua de 24 horas. Isto facilita um período curto de níveis diminuídos de insulina circulante, o que, por sua vez, facilita a mobilização de reservas de gordura e glicogênio, diminuindo o risco de infiltração gordurosa do fígado e disfunção hepática. Esta prática é reservada para bebês que estão estáveis com TPN e que se prevê permanecerão necessitando TPN a longo prazo.
   d. **Oligoelementos cobre e manganês.** Estes devem ser restringidos na presença de disfunção hepática.

8. **Complicações da administração de gordura** Infusão de emulsão de gordura é associada a várias perturbações metabólicas, hiperlipidemia, disfunção das plaquetas, reações alérgicas agudas, deposição de pigmento no fígado e deposição de lipídio nos vasos sanguíneos do pulmão. A maioria dos problemas metabólicos aparentemente ocorre com velocidades rápidas de infusão e não é observada a velocidades de infusão < 0,12 g/kg/h.

    Exposição de lipídios à luz, especialmente fototerapia, pode causar produção aumentada de hidroperóxidos tóxicos. Adição de multivitaminas e uso de tubulações de administração protetoras/escuras diminuem formação de peróxidos e limitam a perda de vitaminas. Esteroides causam níveis elevados de triglicerídos. Em sepse há uso periférico diminuído de lipídios. Ácidos graxos livres produzidos a partir da degradação de lipídios competem com a bilirrubina pela ligação com albumina, resultando em bilirrubina livre elevada. Infusão lipídica não deve exceder 0,5–1 g/kg/d com bilirrubina plasmática > 8–10 mg/dL e níveis de albumina 2,5–3,0 g/dL. Complicações adicionais incluem trombocitopenia, risco aumentado de sepse, alteração nas funções pulmonares e hipoxemia.

9. **Deficiência de ácidos graxos essenciais (EFAs).** Associada à agregação diminuída das plaquetas (deficiência de tromboxano A_2), mau ganho de peso, erupção cutânea descamativa, crescimento escasso de pelos e trombocitopenia. Deficiência de EFA pode ocorrer dentro de 72 horas em bebês pré-termo, se ácidos graxos exógenos não forem suplementados. Uso apenas de óleo de açafrão para prover emulsões lipídicas pode resultar em deficiência de LCPUFAs ômega-3. EFAs são essenciais aos olhos e cérebro em desenvolvimento do recém-nascido humano.

10. **Deficiência mineral.** A maioria dos minerais é transferida ao feto durante o último trimestre da gravidez. Os seguintes problemas podem ocorrer.
    a. **Osteopenia, raquitismo e fraturas patológicas.** Ver Capítulo 126.
    b. **Deficiência de zinco.** Ocorre se zinco não for adicionado à TPN após 4 semanas. Cisteína e histidina em solução de TPN aumentam as perdas urinárias. Bebês com esta deficiência podem ter pouco crescimento, diarreia, alopecia, suscetibilidade aumentada à infecção e descamação da pele rodeando a boca e o ânus (*acrodermatitis enteropthica*). As perdas de zinco são aumentadas em pacientes com ileostomia ou colostomia.
    c. **Deficiência de cobre.** Bebês com deficiência de cobre têm osteoporose, anemia hemolítica, neutropenia e despigmentação da pele.
    d. **Deficiência de manganês, cobre, selênio, molibdênio e iodo.** Pode ocorrer se não suplementados após 4 semanas.

Tabela 10–11. CÁLCULOS DE NUTRIÇÃO PARENTERAL TOTAL

Aminoácidos:	$\% \text{ Aminoácidos} = \dfrac{\text{Peso (kg)} \times (\text{g/kg/d}) \times 100}{\text{Vol em 24 h}}$
Glicose: velocidade de utilização de glicose (mg/kg/min):	$\dfrac{\text{Velocidade (mL/h)} \times \% \text{ Glicose}}{\text{Peso (kg)} \times 6}$
Lipídios:	$\text{Velocidade (mL/h):} \dfrac{\text{g/kg/d} \times 5 \times \text{Peso (kg)}}{24}$
Calorias não proteicas/kg/d:	$(\text{mL lipídio/24 h} \times 2 \text{ cal/mL}^a) = \dfrac{\text{mL TPN/24 h} \times \% \text{ Glicose} \times 0{,}034}{\text{kg}}$

TPN, nutrição parenteral total.
ᵃPara lipídios a 20% somente.

CÁLCULOS CALÓRICOS

Um bebê deve receber 100–120 kcal/kg/d para crescimento. (Bebês requerem menos calorias [70–90 cal/kg/d] se recebendo TPN somente.) Alguns bebês hipermetabólicos podem necessitar > 120 kcal/kg/d. Para manutenção de um balanço positivo de nitrogênio, é necessário ingestão oral de 70–90 kcal não proteica/kg/d. Seguem-se equações para calcular a ingestão calórica de fórmula oral e TPN (Tabela 10–11).

I. Fórmulas para bebês. A maioria das fórmulas de bebê padrão é de 20 cal/28 g e contém 0,67 kcal/mL. Concentrações calóricas específicas das fórmulas são dadas na Tabela 10–5. Para calcular calorias diárias totais, usar a seguinte equação:

$$\text{kcal/kg/d} = \dfrac{\text{Total de mL de fórmula} \times \text{kcal/mL}}{\text{Peso (kg)}}$$

II. Carboidratos. Se apenas infusão de glicose for dada, o aporte calórico diário total é calculado do seguinte modo. (Para concentração calórica de soluções comuns, ver Tabela 10–12.)

$$\text{kcal/kg/d} = \dfrac{\text{mL de solução/h} \times 24 \text{ h} \times \text{kcal na solução}}{\text{Peso (kg)}}$$

Tabela 10–12. CONCENTRAÇÕES CALÓRICAS DE VÁRIAS SOLUÇÕES PARENTERAIS

Soluções de Glicose (anidra)	% Concentração	Concentração Calórica (kcal/mL)
D_5	5	0,17
$D_{7,5}$	7,5	0,255
D_{10}	10	0,34
$D_{12,5}$	12,5	0,425
D_{15}	15	0,51
D_{20}	20	0,68
D_{25}	25	0,85
Soluções de Proteína (g/d)		
0,5	0,5	0,02
1,0	1	0,04
1,5	1,5	0,06
2,0	2,0	0,08
2,5	2,5	0,10
3,0	3,0	0,12

Uma solução a 0,5%, se dada 100 mL/d = 0,5 g de proteína/d.

III. **Proteínas.** Usar a fórmula precedente dada para carboidratos e as concentrações calóricas determinadas na Tabela 10-12.

IV. **Emulsões de gorduras.** Uma emulsão de gordura a 10% (Intralipid) contém 1,1 kcal/mL; uma emulsão a 20%, 2 kcal/mL. Usar a seguinte fórmula para calcular o aporte calórico diária fornecido por Intralipid 20%.

$$\text{kcal/kg/d} = \frac{\text{Total de mL/d de solução} \times 2 \text{ kcal/mL}}{\text{Peso (kg)}}$$

ESTADO NUTRICIONAL MATERNO E CRESCIMENTOS FETAL E NEONATAL

O estado nutricional materno pode ter um papel importante no crescimento fetal e pós-natal. O índice de massa corporal (BMI) materno e o peso pré-gravidez, bem como ganho excessivo de peso durante a gravidez, aumentam o risco de adiposidade fetal e obesidade subsequente. Em contraposição, perda aumentada de peso na pré-gravidez em mães sem sobrepeso sadias (BMI normal) aumenta o risco de bebês pequenos para a idade gestacional.

Dieta materna suplementada com LCPUFA, particularmente ácidos graxos ômega-3, pode melhorar o peso ao nascimento, o comprimento e a duração da gestação. Suplementação com micronutrientes materna antenatal (p. ex., ferro, ácido fólico) pode influenciar o crescimento fetal, o peso fetal e a duração da gestação e diminuir a morbidade dos bebês. A condição de vitamina D no sangue do cordão é inversamente correlacionada com infecções respiratórias e sibilância na infância.

Ganho rápido de peso em recém-nascidos começando tão cedo quanto com 6 semanas de idade pode aumentar o risco de obesidade. Ganho acelerado de peso mesmo em bebês com IUGR aumenta os riscos de "rebote de adiposidade" e o risco de doenças cardiovasculares e metabólicas subsequentes.

Referências Selecionadas

Agostoni C, Buonocore G, Carnielli VP, et al. Enteral nutrient supply for preterm infants: commentary from the European Society for Pediatric Gastroenterology, Hepatology, and Nutrition Committee on Nutrition. *J Pediatr Gastroenterol Nutr.* 2010;50:85-91.

Bombell S, Mcguire W. Early trophic feeding for very low birth weight infants. *Cochrane Database Syst Rev.* 2009;CD000504.

Chacko SK, Ordonez J, Sauer PJ, Sunehag AL. Gluconeogenesis is not regulated by either glucose or insulin in extremely low birth weight infants receiving total parenteral nutrition. *J Pediatr.* 2011;158:891-896.

Deshpande G, Rao S, Patole S, Bulsara M. Updated meta-analysis of probiotics for preventing necrotizing enterocolitis in preterm neonates. *Pediatrics.* 2010;125:921-930.

Deshpande G, Simmer K. Lipids for parenteral nutrition in neonates. *Curr Opin Clin Nutr Metab Care.* 2011;14:145-150.

Dyer JS, Rosenfeld CR. Metabolic imprinting by prenatal, perinatal and postnatal overnutrition: a review. *Semin Reprod Med.* 2011;29:266-276.

Ehrenkranz RA, Das A, Wrage LA, et al. Early nutrition mediates the influence of severity of illness in extremely low birth weight infants. *Pediatr Res.* 2011;69:522-529.

Grand A, Jalabert A, Mercier G, et al. Influence of vitamins, trace elements, and iron on lipid peroxidation reactions in all-in-one admixtures for neonatal parenteral nutrition. *JPEN J Parenter Enteral Nutr.* 2011;35:505-510.

Groh-Wargo S, Sapsford A. Enteral nutrition support of the preterm infant in the neonatal intensive care unit. *Nutr Clin Pract.* 2009;24:363-376.

Hay WW, Thureen P. Protein for preterm infants: how much is needed? How much is enough? How much is too much? *Pediatr Neonatol.* 2010;51:198-207.

Jansson LM. AMB clinical protocol # 21: Guidelines for breast feeding and the drug dependent woman. *Breastfeed Med.* 2009;4:225-228.

Kaempf JW, Kaempf AJ, Wu Y, Stawarz M, Niemeyer J, Grunkemeier G. Hyperglycemia, insulin and slower growth velocity may increase the risk of retinopathy of prematurity. *J Perinatol.* 2011;31:251-257.

Morgan J, Young L, McGuire W. Slow advancement of enteral feed volumes to prevent necrotising enterocolitis in very low birth weight infants. *Cochrane Database Syst Rev.* 2011;CD001241.

Moyer-Mileur LJ. Anthropometric and laboratory assessment of very low birth weight infants: the most helpful measurements and why. *Semin Perinatol.* 2007;31:96-103.

Rao R, Georgieff MK. Iron therapy for preterm infants. *Clin Perinatol.* 2009;36:27-42.

Schanler RJ. Outcomes of human milk-fed premature infants. *Semin Perinatol.* 2010;35:29-33.

Sinclair JC, Bottino M, Cowett RM. Interventions for prevention of neonatal hyperglycemia in very low birth weight infants. *Cochrane Database Syst Rev.* 2011;CD007615.

Sullivan S, Schanler RJ, Kim JH, *et al.* An exclusively human milk-based diet is associated with a lower rate of necrotizing enterocolitis than a diet of human milk and bovine based products. *J Peds.* 2010;156:562-567.

Tsang RC, Uauy R, Koletzko B, Zlotkin SH, eds. *Nutrition of the Preterm Infant: Scientific Basis and Practical Guidelines.* Cincinnati, OH: Digital Education Publishing; 2005.

Vlaardingerbroek H, van Goudoever JB, van den Akker CH. Initial nutritional management of the preterm infant. *Early Hum Dev.* 2009;85:691-195.

Wessel JJ, Kocoshis SA. Nutritional management of short bowel syndrome. *Semin Perinatol.* 2007;31:104-111.

Wong S, Ordean A, Kahan M, *et al.* Substance use in pregnancy. *J Obstet Gynaecol Can.* 2011;33:367-384.

SEÇÃO III Tratamento Avançado

11 Estudos de Imagem

TÉCNICAS RADIOLÓGICAS COMUNS

I. **Exames radiográficos.** A necessidade de radiografias deve sempre ser ponderada em relação aos riscos da exposição do recém-nascido à radiação (p. ex., 3–5 mrem por incidência de radiografia de tórax). As gônadas do bebê devem ser protegidas tanto quanto possível, e qualquer pessoa segurando o bebê durante o procedimento de radiografia deve também usar veste de proteção. Para a usual exposição radiográfica verticalmente orientada, o pessoal necessita ficar a apenas 30 cm fora da zona de exposição.

   A. **Radiografias de tórax**

      1. **Vista anteroposterior (AP).** A melhor incidência única para identificação de doença cardíaca ou pulmonar, verificação de tubo endotraqueal e posicionamento de outros tubos/cateteres venosos e identificação de complicações de vazamento de ar da ventilação mecânica, como pneumotórax.

      2. **Vista lateral com raios horizontais.** De limitado valor diagnóstico exceto para determinar se um dreno pleural está posicionado anteriormente (melhor para drenagem de um pneumotórax) ou posteriormente (melhor para drenagem de uma coleção líquida pleural).

      3. **Vista em decúbito lateral.** Melhor para avaliação de um pneumotórax pequeno ou uma coleção líquida pleural pequena, uma vez que qualquer das duas pode ser difícil de identificar na vista AP. Por exemplo, se um pneumotórax for suspeitado, uma vista em decúbito contralateral do tórax deve ser obtida. Uma coleção de ar entre pulmão e parede torácica será visível no lado em que o pneumotórax está presente. Em contraste, para identificação de líquido pleural, o mesmo lado deve ser posto embaixo (decúbito ipsolateral). A vista em decúbito lateral pode não ser obtenível com segurança em bebês instáveis.

      4. **Vista ereta.** Raramente usada na unidade de terapia intensiva neonatal (NICU), mas pode identificar perfuração abdominal mostrando ar livre embaixo do diafragma.

   B. **Radiografias abdominais**

      1. **Vista AP.** A melhor incidência isolada para diagnosticar distúrbios abdominais como obstrução intestinal ou lesões de massa e checar colocação de linhas de suporte, como cateteres arteriais e venosos umbilicais e tubos intestinais.

      2. **Vista lateral com raios horizontais.** Ajuda a diagnosticar perfuração abdominal, mas a vista em decúbito lateral esquerdo é melhor para esta finalidade. Perfurações abdominais podem passar despercebidas nas vistas AP e lateral transversal à mesa se a quantidade de ar intraperitoneal for limitada ou se o segmento de intestino perfurado contiver somente líquido.

      3. **Vista em decúbito lateral esquerdo.** (Com o bebê colocado com o lado esquerdo para baixo.) Melhor para diagnóstico de perfuração intestinal. Ar intra-abdominal livre resultando de perfuração do tubo digestório será visível sob a forma de uma coleção de ar entre o fígado e a parede lateral direita.

   C. **Bebegrama.** Uma radiografia que inclui o corpo inteiro ou apenas o tórax e abdome (bebegrama toracoabdominal) em uma única imagem. É mais comumente pedida para colocação de cateter.

   D. **Estudos contrastados com bário (ingestão oral de bário ou enema de bário [clister opaco]).** Sulfato de bário, um composto inerte, não é absorvido do trato gastrointestinal (GI) e resulta em pouco ou nenhum desvio hídrico.

      1. **Indicações.** O uso de bário como agente de contraste é recomendado para o seguinte:

         a. **Imagem do trato GI.** Clister opaco é usado para excluir obstrução do trato intestinal inferior por uma variedade de causas.

b. **Suspeita de fístula traqueoesofágica (TEF) tipo H sem atresia do esôfago (tipo E).** A maioria das atresias esofágicas pode ser diagnosticada inserindo-se um tubo nasogástrico radiopaco; o tubo se enrola na bolsa esofágica proximal terminada cegamente. Se for necessária confirmação adicional, ar pode ser injetado sob fluoroscopia para distender a bolsa. Injeção de bário ou outro agente de contraste raramente é necessária. Entretanto, a avaliação da rara TEF tipo H exige injeção de contraste, como bário para dentro do esôfago.

c. **Suspeita de perfuração esofágica.** Ingestão de bário é usada apenas, se estudos prévios usando agentes de contraste hidrossolúveis de baixa osmolalidade tiverem sido negativos.

d. **Suspeita de refluxo gastroesofágico (GER).** O exame com sensor de pH e a cintigrafia nuclear de refluxo identificam mais confiavelmente e quantificam o GER do que a seriografia GI superior (UGI).

2. **Contraindicações.** Estudos com contraste de bário não são recomendados em bebês com suspeita de perfuração abdominal ou se o destino do contraste administrado for desconhecido, porque o bário é irritante para o peritônio e pode resultar em "peritonite pós-bário".

E. **Estudos com contraste hidrossolúvel de alta osmolalidade (HOWS).** Antigamente largamente empregados em imagem, os agentes de contraste HOWS foram substituídos por agentes de contraste de baixa solubilidade (LOWS).

F. **Agentes de contraste hidrossolúveis de baixa osmolalidade (LOWS).** Estes agentes têm muitas vantagens sobre o bário e substituíram os agentes de contraste de alta osmolalidade em imagem neonatal.

1. **Vantagens**
   a. **Estes agentes não causam desvios hídricos.**
   b. **Se estiver presente perfuração intestinal,** estas substâncias são atóxicas para a cavidade peritoneal. Além disso, elas não danificam a mucosa intestinal.
   c. **Se aspiradas, há irritação limitada (se alguma) dos pulmões.**
   d. **Elas têm absorção muito limitada** a partir do trato intestinal normal e assim mantêm boa opacificação através de todo o trato intestinal em imageamento retardado.

2. **Desvantagens.** Nenhuma outra senão um custo mais alto que o do bário.

3. **Indicações**
   a. **Suspeita de TEF tipo H.**
   b. **Suspeita de perfuração esofágica.**
   c. **Avaliação do intestino,** se for suspeitada perfuração.
   d. **Pneumoperitônio inexplicado.**
   e. **Avaliação de "abdome sem gás"** em um recém-nascido com mais de 12 horas de idade.

G. **Estudos com radionuclídeos.** Estudos radionuclídicos fornecem mais informação fisiológica do que anatômica e frequentemente envolvem uma dose mais baixa de radiação para o paciente em comparação a exames radiográficos.

1. **Cintigrafia de refluxo.** Usada para documentar e quantificar refluxo gastroesofágico e é comparável ao exame com sensor de pH e superior à seriografia GI superior. Pertecnetato de tecnécio 99 m marcado em uma solução à base de água é instilado no estômago. O paciente a seguir é escaneado em posição supina durante 1–2 horas com uma gamacâmera.

2. **Cistografia radionuclídica.** Usada para documentar e quantificar refluxo vesicoureteral. Vantagem sobre o cisturetrograma miccional radiográfico (VCUG) é uma dose muito mais baixa de radiação (cerca de 50–100 vezes) e um período mais longo de monitoramento (1–2 horas). Desvantagens incluem muito pior detalhe anatômico; divertículos vesicais, válvulas de uretra posterior ou refluxo brando não podem ser confiavelmente identificados. Esta técnica não deve ser o exame inicial para avaliação do trato urinário inferior, especialmente em meninos.

3. **Cintigrafia óssea radionuclídica.** Usada para avaliação de possível osteomielite. Este procedimento envolve um estudo com 3 fases (fluxo sanguíneo, acúmulo sanguíneo, captação óssea) depois de uma injeção intravenosa de metileno difosfonato de tecnécio 99 m marcado.
   a. **Vantagens.** Sensibilidade a alterações ósseas mais precocemente do que com a radiografia.

b. **Desvantagens.** Várias. Uma cintigrafia óssea pode não identificar a fase aguda da osteomielite (*i. e.*, as primeiras 24–48 horas), e exige ausência de movimento do paciente, dá menos detalhe anatômico do que radiografias, e tem áreas resultantes de captação positiva ("pontos quentes") que são inespecíficas.
    4. **Cintigrafia com HIDA (hepatobiliar).** Usada em certos tipos de icterícia neonatal para ajudar a diferenciar atresia biliar (doença cirúrgica) de hepatite neonatal (doença clínica).
II. **Ultrassonografia**
    A. **Ultrassonografia do cérebro.** Efetuada principalmente para excluir hemorragia intraventricular, alteração isquêmica (leucomalacia periventricular [PVL]), hidrocefalia e anomalias do desenvolvimento. Pode ser realizada em qualquer NICU com uma unidade de ultrassom portátil. Nenhuma preparação especial é necessária. Entretanto, fontanelas abertas anterior e posterior precisam estar presentes, e nenhum cateter intravenoso deve ser colocado no couro cabeludo. A **AAP recomenda que ultrassom craniano de rotina seja efetuada** em todos os bebês < 30 semanas de gestação uma vez entre 7 e 14 dias de idade e seja repetida entre 36 e 40 semanas de idade pós-menstrual. A classificação da hemorragia intraventricular (IVH) baseada em achados ultrassonográficos encontra-se demonstrada nas Figuras 11–1 a 11–4. A Figura 11–5 mostra uma hemorragia da fossa posterior, e a Figura 11–6 demonstra alterações isquêmicas de PVL. A graduação da IVH no recém-nascido por ultrassonografia é como se segue (baseada em Papile, 1978):
        1. **Grau I.** Hemorragia subependimária da matriz germinativa.
        2. **Grau II.** Extensão intraventricular sem dilatação ventricular.
        3. **Grau III.** Extensão intraventricular com dilatação ventricular.
        4. **Grau IV.** Hemorragias intraventricular e intraparenquimatosa.
    B. **Ultrassonografia abdominal.** Útil na avaliação de distensão abdominal, doença da vesícula biliar, obstrução biliar, líquido intraperitoneal, massas abdominais, abscessos e possíveis causas de insuficiência renal. Ultrassonografia abdominal pode ser executada portatilmente. A adição de avaliação dúplex e Doppler em cores de vasos regionais é um procedimento suplementar que é capaz de identificar hipertensão portal e oclusão vascular resultantes de trombose.
    C. **Ultrassonografia *power* Doppler (= de potência).** Demonstra melhor amplitude do fluxo sanguíneo em comparação a Doppler em cores, mas não define a direção do fluxo sanguíneo e é muito sensível a movimento.
III. **Tomografia computadorizada (CT)**
    A. **CT da cabeça.** Mais complicada que ultrassonografia porque o paciente tem que ser movido para a unidade de CT e pode necessitar de sedação. Entretanto, à medida que os tempos de exame de CT progressivamente diminuem em razão de aperfeiçoamentos técnicos, a necessidade de sedação está diminuindo. CT fornece mais informação global do que ultrassonografia da cabeça, particularmente na periferia do cérebro.
    B. **Esta técnica pode ser usada para diagnosticar sangramento intraventricular, subdural ou subaracnóideo e edema ou infarto cerebrais.** Para diagnosticar infarto cerebral, é necessário infusão de meio de contraste. Se for usado contraste, níveis de nitrogênio ureico e creatinina sanguíneos devem ser obtidos antes do exame com CT para excluir comprometimento renal, que pode ser uma contraindicação ao uso de médios de contraste intravenosos. Um cateter intravenoso precisa ser colocado, preferivelmente não na cabeça.
    C. **Imagem do bebê a termo encefalopata.** CT sem uso de contraste deve ser feita em um bebê a termo encefalopata com tocotraumatismo, baixo hematócrito (Hct) ou coagulopatia. Isto deve ser feito precocemente para excluir hemorragia.
IV. **Imageamento de ressonância magnética (MRI).** Agora um modo aceitável de imagem no recém-nascido, e seu uso está se expandindo. MRI é superior à CT para estudar o tronco cerebral, medula espinal, tecidos moles e áreas de alto artefato ósseo de CT. Arteriografia e venografia por ressonância são agora disponíveis para melhorar a anatomia e fluxo vasculares. Em **bebês a termo encefalopatas**, fazer uma MRI se os achados de CT forem inconclusivos. MRI é recomendada na primeira semana pós-natal para documentar o padrão de lesão e predizer o resultado neurológico.

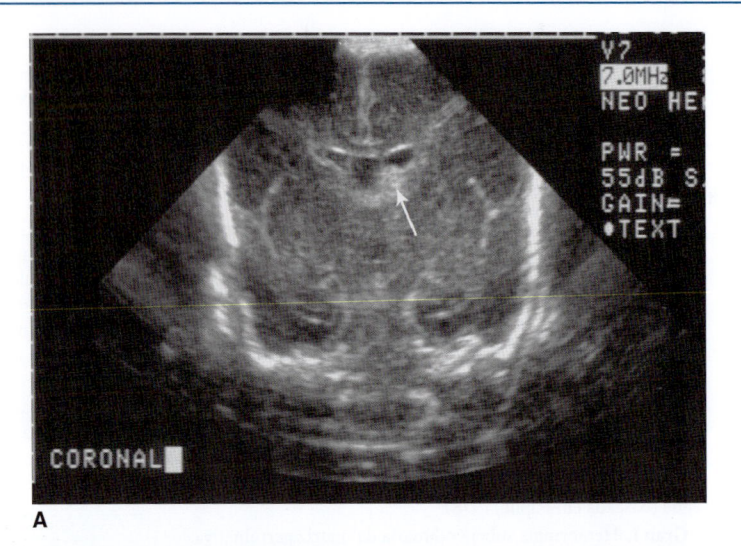

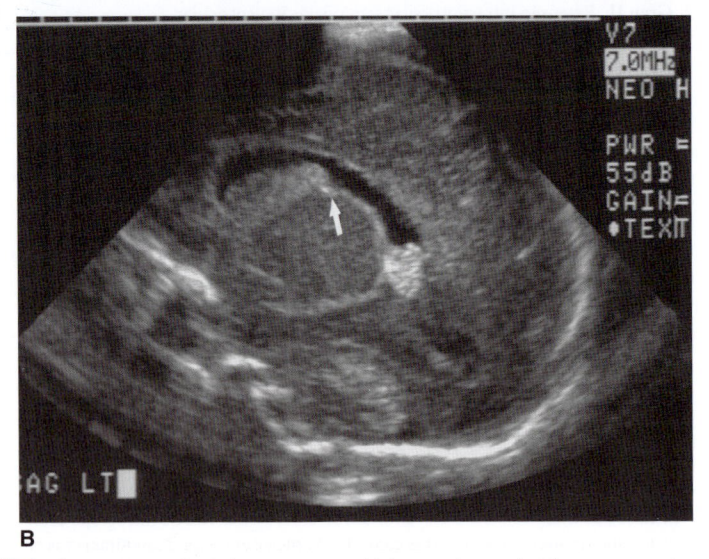

FIGURA 11–1. Ultrassonograma do cérebro. Vistas coronal (A) e sagital esquerda (B) mostram uma hemorragia na matriz germinativa esquerda (grau I ou subependimária) na seta.

   A. **Vantagens.** A ausência de radiação ionizante e visualização da anatomia vascular sem agentes de contraste.
   B. **Desvantagens.** Nem sempre pode ser efetuada em bebês criticamente enfermos exigindo suporte de ventilador, o tempo de exame é mais longo, e sedação frequentemente é necessária.

PREPARAÇÕES RADIOLÓGICAS COMUNS

Ver Tabela 11–1 para diretrizes de estudos radiográficos comuns. As diretrizes das instituições podem variar ligeiramente destas.

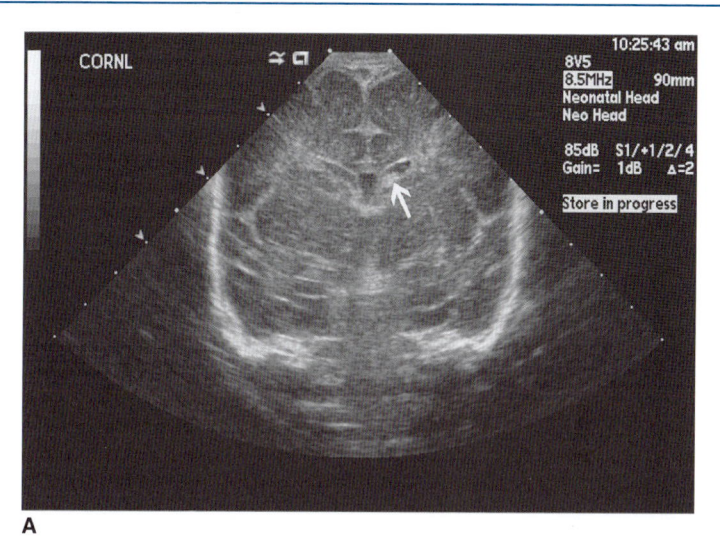

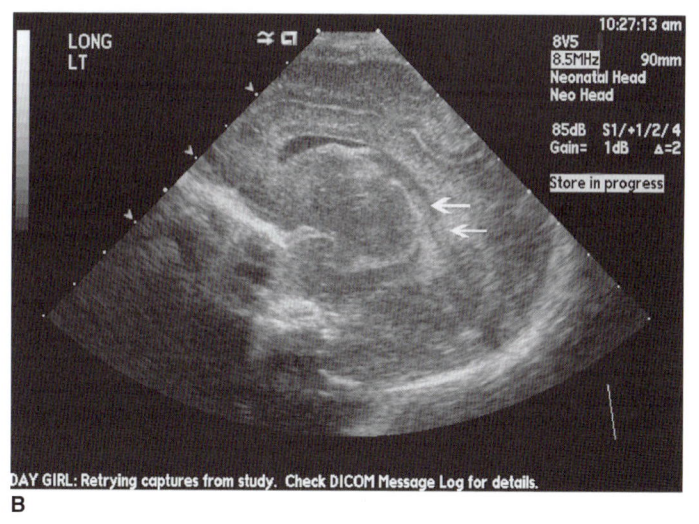

FIGURA 11–2. Ultrassonograma do cérebro. Vistas coronal (A) e sagital esquerda (B) mostram uma hemorragia intraventricular (IVH) limitada com mínimo aumento ventricular nas setas (IVH grau II).

EXEMPLOS RADIOLÓGICOS

Suporte invasivo da vida e técnicas de monitoramento dependem do posicionamento adequado do aparelho que está sendo usado. **Precaução é necessária ao identificar costelas** e correlacionar vértebras no recém-nascido como meio de determinar a posição correta de um cateter ou tubo. Os bebês frequentemente têm uma 12ª costela não calcificada; assim a 11ª costela é tomada erradamente pela 12ª costela, e uma contagem vertebral incorreta pode ocorrer.

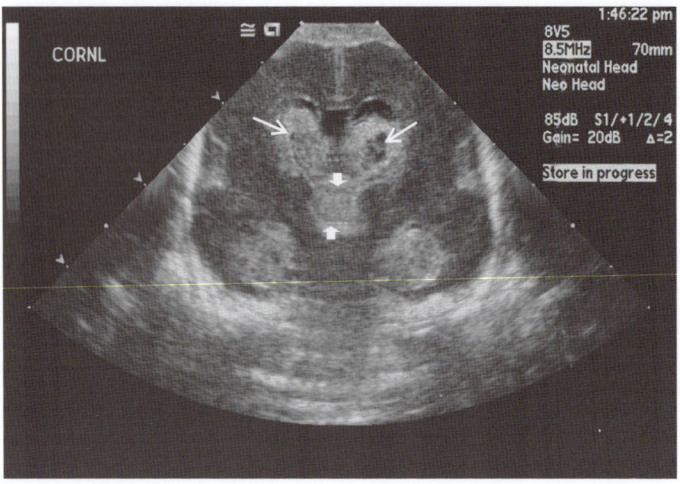

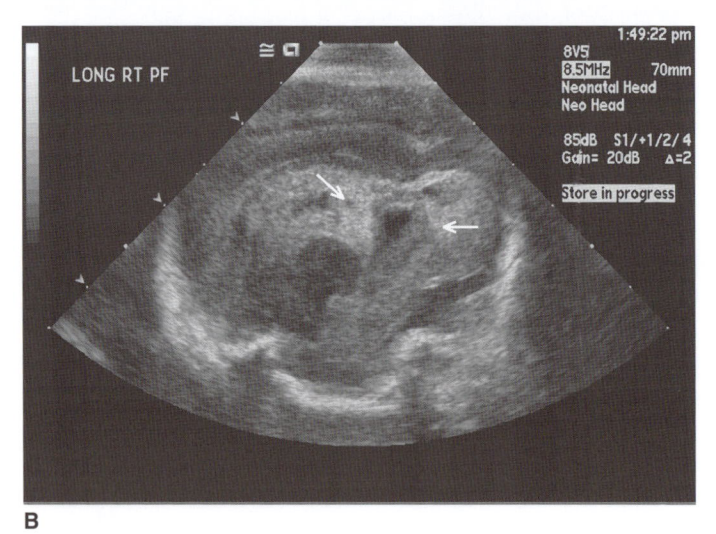

FIGURA 11–3. Ultrassonograma do cérebro. Vistas coronal (A) e parassagital direita (B) demonstram dilatação grave de ambos os ventrículos laterais (setas pequenas) bem como do terceiro ventrículo (setas grandes), que estão cheios de coágulos (hemorragia intraventricular grau III).

I. **Intubação endotraqueal**
   A. **A localização preferida da extremidade do tubo endotraqueal (ETT)** é o meio caminho entre a entrada torácica (as extremidades mediais das clavículas) e a carina. Colocação correta do tubo está mostrada na Figura 11–7.
   B. **Se o ETT for colocado demasiado baixo,** a extremidade frequentemente entra no brônquio principal direito, uma linha mais reta que com o brônquio principal esquerdo. O filme de tórax pode mostrar aeração assimétrica com hiperinsuflação e atelectasia. Se o tubo se estender abaixo da carina ou não combinar com coluna de ar traqueal em posição, suspeitar de

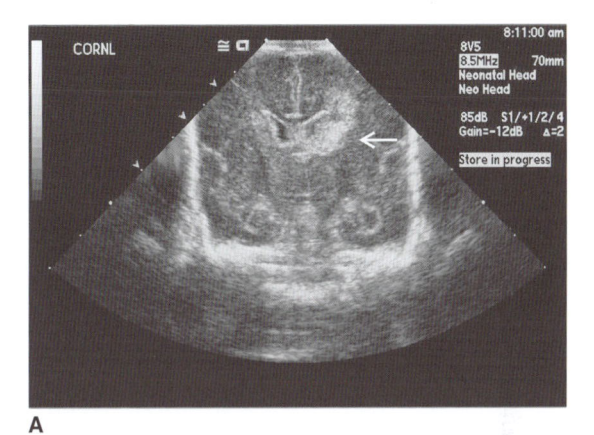

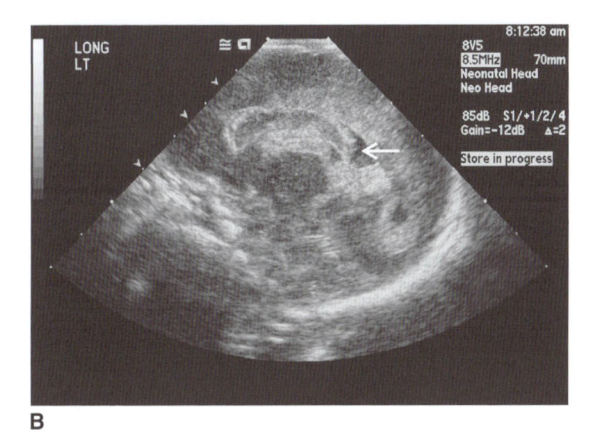

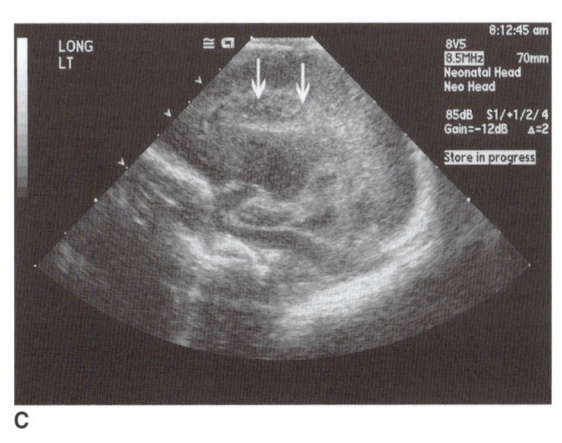

FIGURA 11–4. Ultrassonograma do cérebro. Coronal (A) e sagital esquerdo (B e C) demonstram hemorragia intraventricular (IVH) com dilatação ventricular e hemorragia intraparenquimatosa esquerda localizada (IVH grau IV) (setas). (Ver página seguinte para ultrassonografia de acompanhamento.) (*Continua.*)

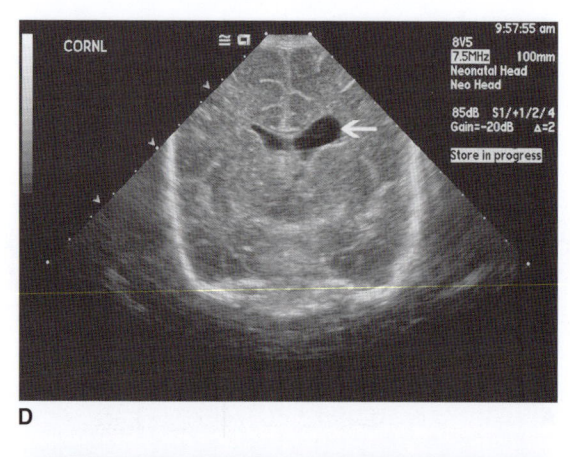

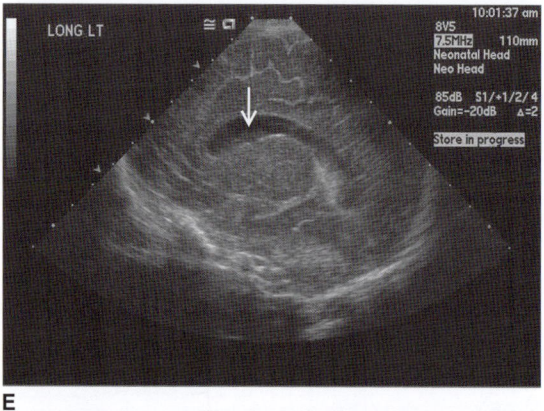

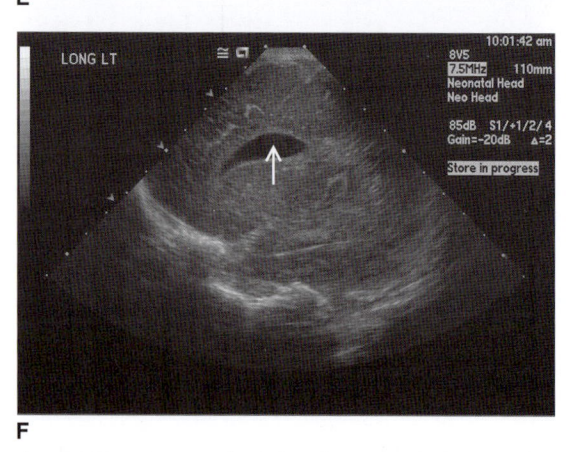

FIGURA 11–4. (*Continuação.*) Ultrassonograma do cérebro. Ultrassonografia de acompanhamento 3 meses mais tarde (vista coronal [D] e vistas sagitais esquerdas [E e F]) mostra resolução do coágulo, ventriculomegalia branda residual e porencefalia focal (seta) no local de hemorragia parenquimatosa prévia.

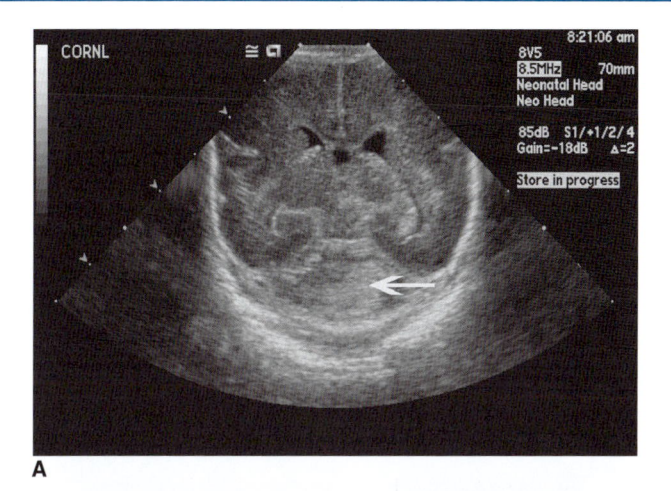

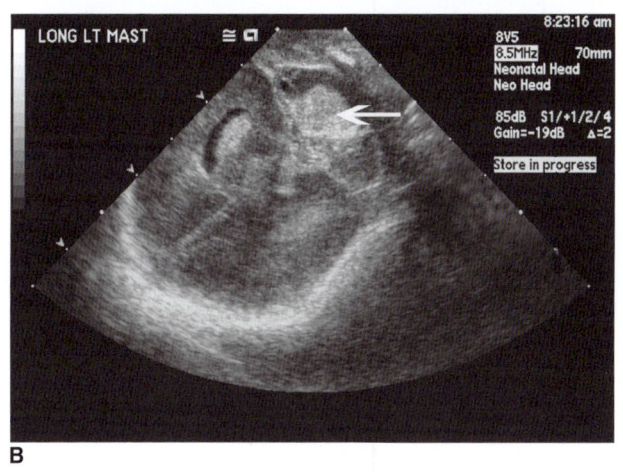

FIGURA 11–5. Ultrassonograma do cérebro. Vistas coronal (A) e mastóidea (B) demonstram hemorragia focal dentro do hemisfério cerebelar esquerdo (hemorragia na fossa posterior, seta).

      intubação esofágica. Ar intestinal proximal aumentado pode também refletir intubação esofágica. Um ETT colocado alto demais tem a extremidade acima da clavícula, e a radiografia pode mostrar atelectasia difusa.
  II. **Tubo naso/orogástrico.** A extremidade do tubo naso/orogástrico deve estar no meio do estômago. A colocação correta está mostrada na Figura 11–8.
 III. **Tubo transpilórico.** O tubo de alimentação pesado fica no duodeno médio a distal. A colocação correta está mostrada na Figura 11–9.
 IV. **Cateterismo da veia umbilical (UVC).** A extremidade do cateter deve ficar na junção da veia cava inferior e o átrio direito, projetando-se imediatamente acima do diafragma na radiografia AP de tórax. O grau e a direção da rotação do paciente afetam o modo como o UVC aparece posicionado na radiografia. **Em decorrência de sua localização mais anterior, o UVC se desvia mais da linha mediana com a rotação do paciente do que acontecerá com o cateterismo de artéria umbilical (UAC).** A Figura 11–10 mostra a colocação correta da extremidade do UVC.

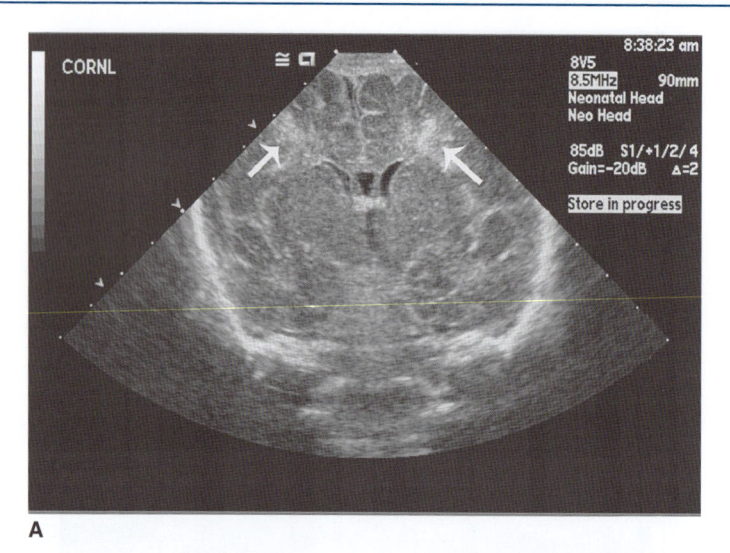

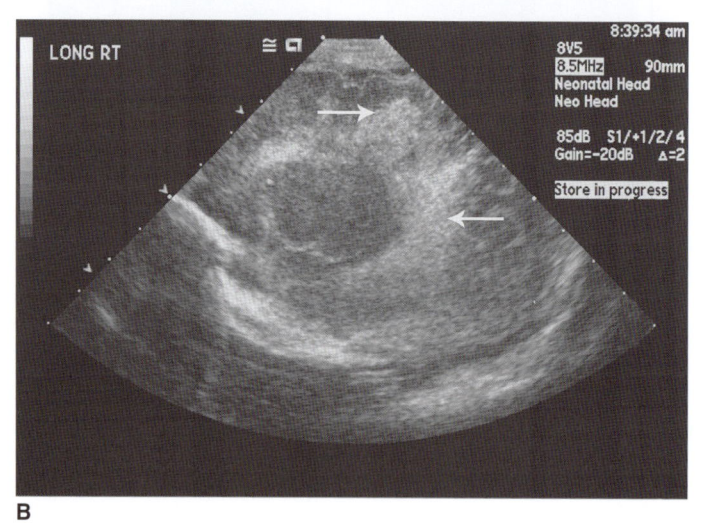

FIGURA 11–6. Ultrassonograma do cérebro. Leucomalacia periventricular (PVL). Vistas coronal (A) e sagital direita (B) demonstram ecogenicidade periventricular (PVE) aumentada sugerindo doença isquêmica da substância branca (setas).

V. **Cateterismo de artéria umbilical (UAC).** Revisão Cochrane afirma que **cateteres altos devem ser usados exclusivamente**. Em certos casos, um cateter pode ter que ser colocado na posição baixa. O uso de colocação alta *versus* baixa de UAC costumava depender da preferência institucional. Cateteres altos foram em certa época considerados associados a um risco mais alto de complicações vasculares, mas uma análise recente mostrou um risco diminuído de complicações vasculares e nenhum aumento de risco de hipertensão, enterocolite necrosante (NEC), IVH ou hematúria. Cateteres baixos são associados a risco aumentado de vasospasmos.

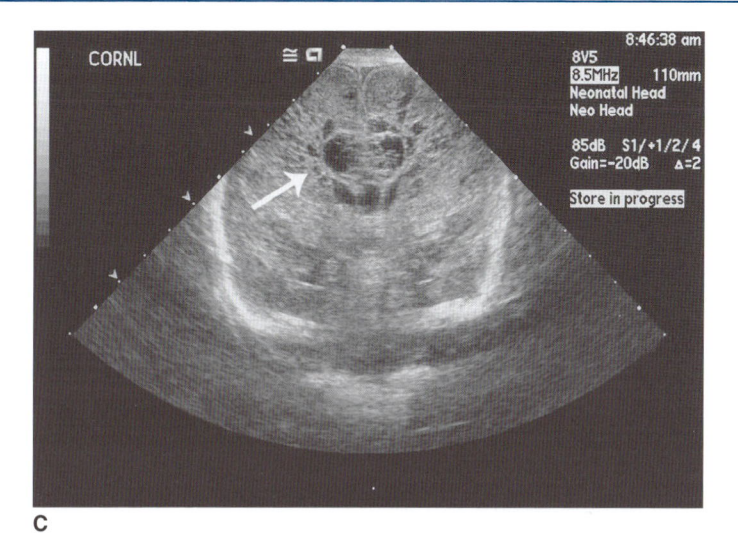

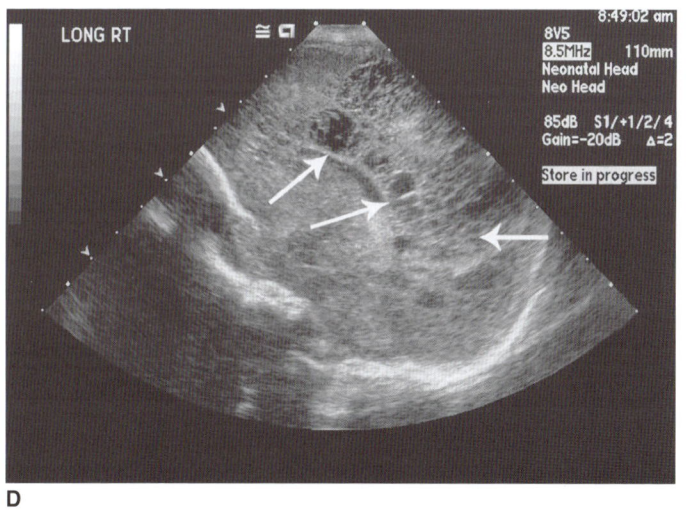

FIGURA 11-6. (*Continuação.*) Ultrassonograma do cérebro. Ultrassonografia de acompanhamento do cérebro 1 mês mais tarde (vistas coronal [C] e sagital [D]) mostrando alteração cística periventricular extensa refletindo PVL.

A. **Se for desejada colocação alta de UAC,** a extremidade deve ficar entre as vértebras torácicas 6 e 9 (acima do diafragma, que é acima do eixo celíaco em T12, da artéria mesentérica superior em T12–L1, e das artérias renais [L1]). (Figura 11–11.)
B. **Para colocação baixa de UAC,** a extremidade deve ficar abaixo da terceira vértebra lombar, otimamente entre L3 e L4 (acima da bifurcação aórtica que é em L4–L5) (Figura 11–12). Um cateter colocado abaixo de L5 frequentemente não funciona bem e acarreta um risco de vasospasmo grave nas pequenas artérias. Observar que o cateter se vira para baixo e em seguida para

NEONATOLOGIA

Tabela 11–1. PROCEDIMENTOS PREPARATÓRIOS PARA ESTUDOS RADIOLÓGICOS EM BEBÊS PREMATUROS E RECÉM-NASCIDOS[a]

Estudo Neonatal	Preparação
Seriografia GI superior	NPO durante 1–2 horas em recém-nascidos e lactentes até 2 anos de idade
Clister opaco	Nenhuma preparação necessária para avaliação de obstrução intestinal ou para excluir doença de Hirschsprung
Ultrassonografia renal	Nenhuma preparação
Ultrassonografia abdominal	NPO durante 1 hora para enchimento da vesícula biliar
Cintigrafia com HIDA (hepatobiliar)	Fenobarbital oral (5 mg/kg/d) durante 5 dias antes do exame
CT do abdome/pelve	Contraste oral começando 2 horas antes do imageamento
Cisturetrograma miccional (VCUG)	Nenhuma preparação necessária

CT, tomografia computadorizada; GI, gastrointestinal; HIDA, ácido hepatoiminodiacético; NPO, nada via oral; VCUG, cisturetrograma miccional.
[a]Rever as recomendações específicas da sua instituição antes de pedir.

cima em uma radiografia de abdome. A virada para cima é o ponto em que o cateter passa através da artéria ilíaca interna (artéria hipogástrica).

Observação: Se tanto um UAC quanto um UVC forem posicionados e um estudo radiográfico for feito, é necessário diferenciar os dois para que a colocação das linhas possa ser apropriadamente avaliada. **O UAC vira para baixo e, em seguida, para cima na radiografia, enquanto o UVC assume apenas uma direção para cima ou cefálica.**

VI. Oxigenação por membrana extracorpórea/suporte extracorpóreo da vida (ECMO/ECLS).
ECLS é um tipo de suporte externo da vida usando um oxigenador de membrana que pode ser aplicado a um recém-nascido em insuficiência respiratória ou cardíaca grave, porém reversível (ver Capítulo 18). Ver radiografias da colocação de cânulas VA ECLS e colocação de cânulas VV ECLS (ver Figuras 18–2 e 18–3, respectivamente).

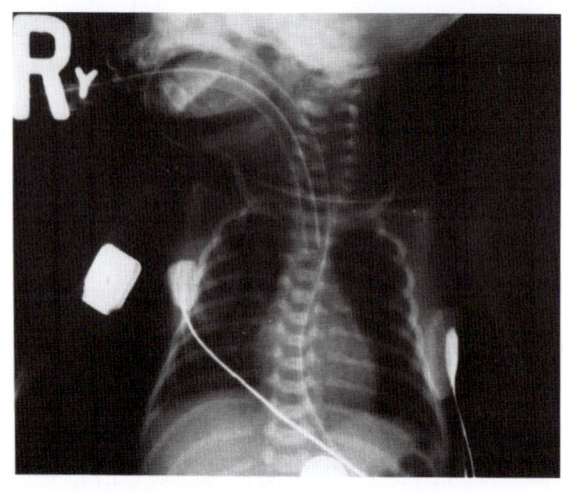

FIGURA 11–7. Radiografia de tórax mostrando a colocação correta de um tubo endotraqueal.

11: ESTUDOS DE IMAGEM

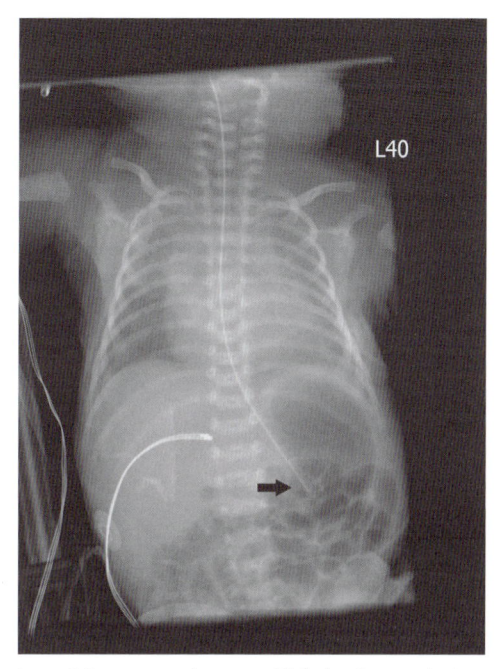

FIGURA 11–8. Filme de tórax e abdome mostrando a extremidade do tubo nasogástrico no meio do estômago (seta no tubo distal).

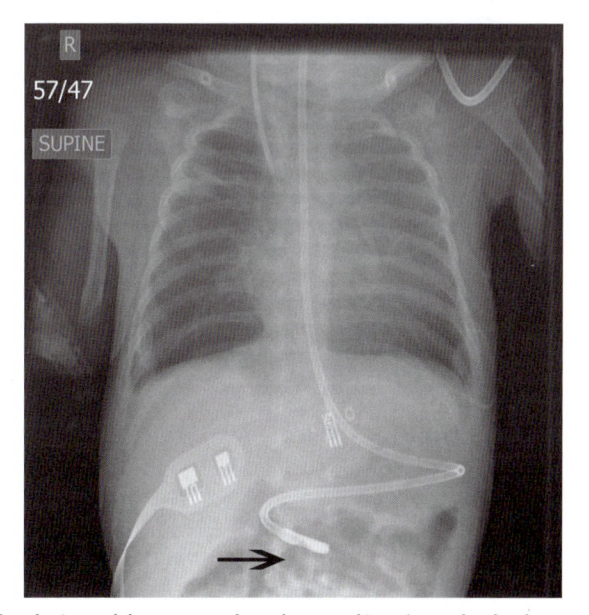

FIGURA 11–9. Filme de tórax e abdome mostrando o tubo transpilórico (ponta de tubo alimentar pesado) no duodeno médio a distal (seta no tubo distal).

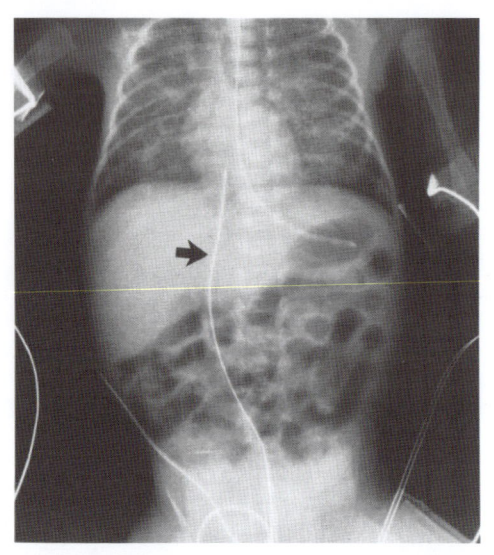

FIGURA 11–10. Radiografia mostrando colocação correta de um cateter venoso umbilical com extremidade na seta. A extremidade do tubo nasogástrico está corretamente posicionada no estômago.

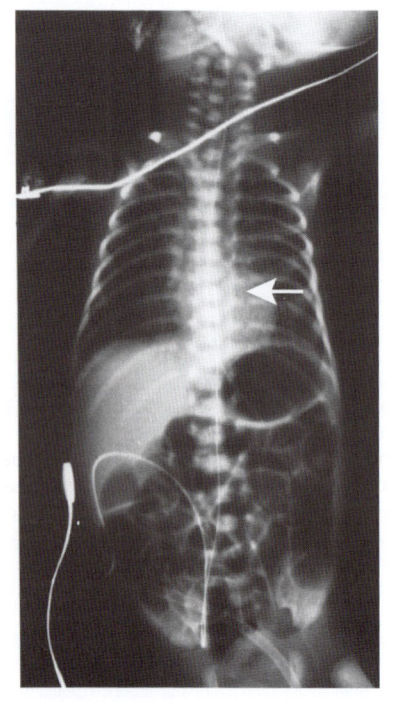

FIGURA 11–11. Radiografia mostrando posicionamento correto de um cateter de artéria umbilical alto.

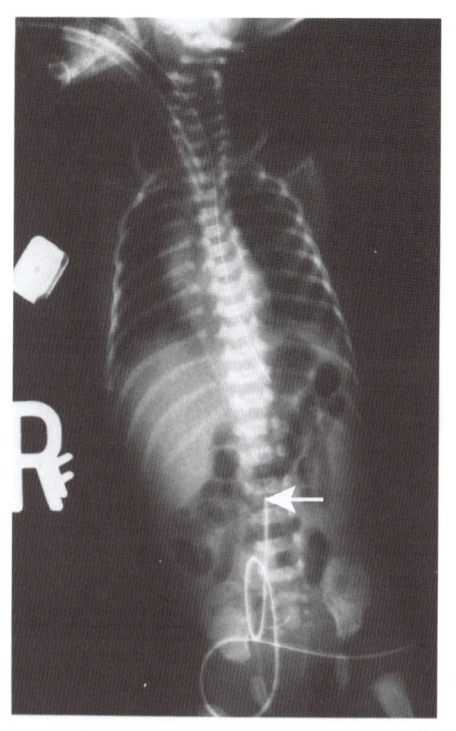

FIGURA 11–12. Radiografia mostrando posicionamento correto de um cateter de artéria umbilical baixo.

PÉROLAS RADIOGRÁFICAS

I. Doenças pulmonares

A. Síndrome de desconforto respiratório (RDS). Observa-se um fino padrão reticulogranular difuso secundário à microatelectasia dos alvéolos. A radiografia de tórax revela áreas radiotransparentes conhecidas como broncogramas de ar, produzidas por ar nas principais vias aéreas e contrastadas com os alvéolos colapsados opacificados (Figura 11–13).

B. Síndrome de aspiração de mecônio (MAS). Infiltrados grosseiros, em focos, bilaterais e hiperinsuflação dos pulmões estão presentes (Figura 11–14). Há também uma incidência aumentada de pneumotórax.

C. Pneumonia. Doença alveolar ou intersticial difusa que, frequentemente, é assimétrica e localizada. Pneumonia estreptocócica grupo B pode aparecer semelhante à síndrome de desconforto respiratório (RDS). Pneumatoceles (cistos pulmonares cheios de ar) podem ocorrer com pneumonia estafilocócica. Derrames pleurais ou empiema podem ocorrer com qualquer pneumonia bacteriana (Figura 11–15).

D. Taquipneia transitória do recém-nascido (TTN). Hiperaeração com infiltrados peri-hilares simétricos e estrias intersticiais são típicas. Derrame pleural pode ocorrer também, aparecendo como alargamento do espaço pleural ou uma proeminência da fissura menor (Figura 11–16).

E. Displasia broncopulmonar (BPD). Agora chamada mais comumente **doença pulmonar crônica (CLD)**, o aspecto radiográfico é altamente variável, desde uma aparência nebulosa

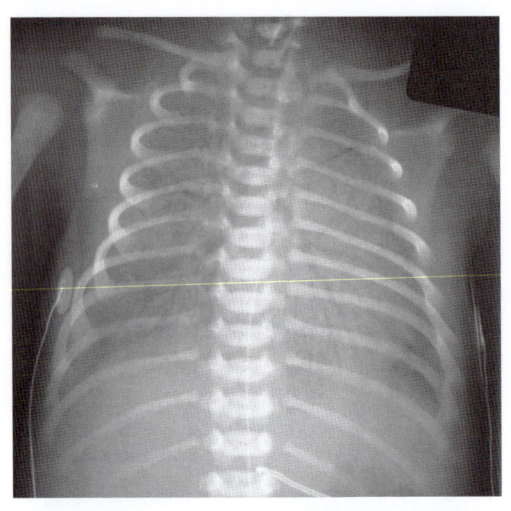

FIGURA 11–13. Radiografia de tórax mostrando opacificação granular difusa dos pulmões com broncogramas de ar. No recém-nascido prematuro, isto quase sempre representaria síndrome de desconforto respiratório (RDS).

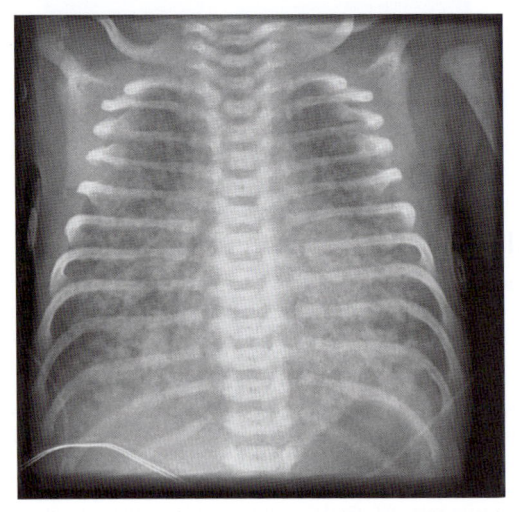

FIGURA 11–14. Radiografia de tórax mostrando aumento grosseiro difuso nas marcas pulmonares acompanhado por hiperinsuflação, típico de síndrome de aspiração de mecônio (MAS).

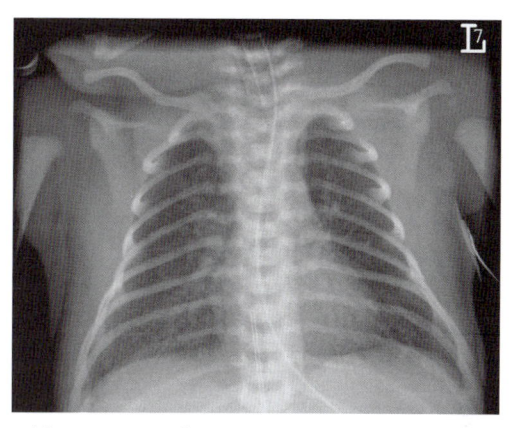

FIGURA 11–15. Aumento difuso nas marcas pulmonares intersticiais é típico na pneumonia neonatal, mas também poderia ser produzido por taquipneia transitória do recém-nascido.

fina, altamente variável, dos pulmões, a marcas pulmonares brandamente engrossadas, até um padrão pulmonar cístico grosseiro (Figura 11-17). Ocorrendo tipicamente em recém-nascidos prematuros ventilados, CLD frequentemente exige um mínimo de 7-10 dias para se desenvolver. Muitos centros não confiam mais no seguinte sistema de graduação desta condição, mas ele é incluído para finalidades históricas.
1. **Grau I.** Achados radiográficos são semelhantes àqueles da RDS grave.
2. **Grau II.** É observada opacificação parenquimatosa densa.
3. **Grau III.** É evidente um padrão bolhoso, fibrocístico.
4. **Grau IV.** Hiperinsuflação está presente com múltiplas densidades finas, rendilhadas espalhando-se para a periferia e com áreas de transparência semelhantes a bolhas do pulmão.

F. **Síndromes de vazamento de ar**
   1. **Pneumopericárdio.** Ar rodeia o coração, inclusive a borda inferior (Figura 11-18). Pode resultar tamponamento cardíaco.
   2. **Pneumomediastino**
      a. **Vista AP.** Uma orla hipertransparente de ar está presente lateral à borda cardíaca e embaixo do timo, desviando o timo superiormente afastando-o da silhueta cardíaca ("sinal das asas de anjo") (Figura 11-19, painel esquerdo).
      b. **Vista lateral.** Uma coleção de ar é vista, ou subesternalmente (pneumediastino anterior) ou na área retrocardíaca (pneumomediastino posterior) (Figura 11-19, painel direito).
   3. **Pneumotórax.** O pulmão está tipicamente desviado para longe da parede torácica lateral por uma zona de ar radiotransparente. O pulmão adjacente pode ser colapsado com pneumotóraces maiores (como na Figura 11-20). O pneumotórax pequeno pode ser muito difícil de identificar, com apenas uma zona sutil de ar perifericamente, um hemitórax difusamente hipertransparente, margens cardiotímicas definidas de modo inusitadamente nítido, ou uma combinação destas.
   4. **Pneumotórax de tensão.** O diafragma no lado afetado está deprimido, o mediastino está desviado para o hemitórax contralateral, e é evidente o colapso dos lobos ipsilaterais (Figura 11-20).
   5. **Enfisema intersticial pulmonar (PIE).** Radiotransparências circulares isoladas ou múltiplas com paredes bem demarcadas são vistas em um padrão localizado ou difuso. O volume da parte comprometida do pulmão frequentemente é aumentado, frequentemente de modo bem acentuado (Figura 11-21). PIE frequentemente ocorre em prematuros ventilados com SDR dentro dos poucos dias iniciais de vida.

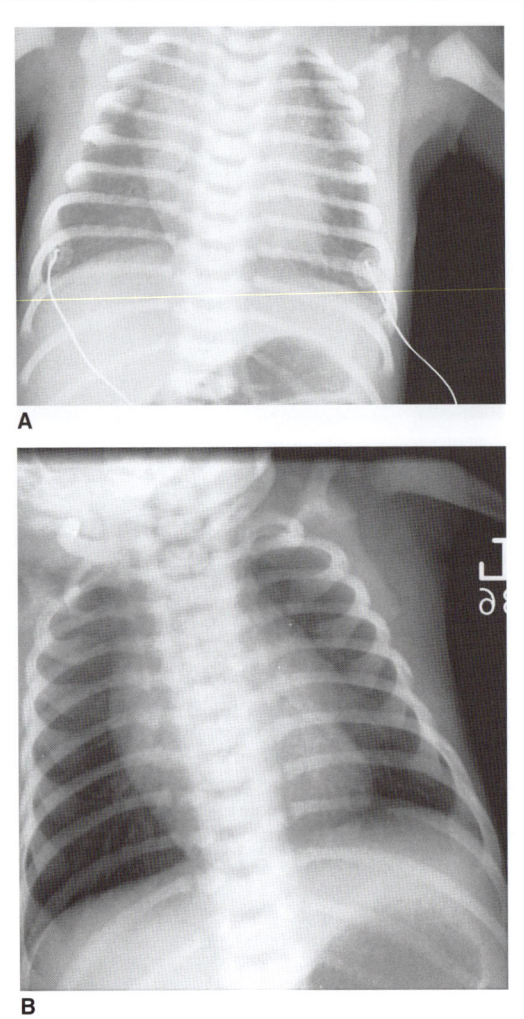

FIGURA 11-16. Radiografia de tórax (A) mostrando aumento brando nas marcas pulmonares intersticiais, compatível com taquipneia transitória do recém-nascido. Os achados tipicamente tinham se resolvido no dia seguinte (B).

G. **Atelectasia.** Uma diminuição no volume pulmonar ou colapso de parte ou todo o pulmão é aparente, mostrando-se como áreas de opacidade aumentada. O mediastino pode ser desviado para o lado da atelectasia. Pode estar presente hiperinsuflação do pulmão oposto.
   1. **Microatelectasia.** Atelectasia não obstrutiva associada à RDS.
   2. **Atelectasia generalizada.** Aumento difuso na opacidade ("branqueamento") dos pulmões é visível na radiografia de tórax. Ele pode ser visto na RDS grave, obstrução das vias aéreas, se o tubo endotraqueal não estiver na traqueia e na hipoventilação.
   3. **Atelectasia lobar.** Atelectasia lobar é atelectasia de um lobo. O local mais comum é o lobo superior direito, que aparece como uma área de opacidade densa ("branqueamento") na

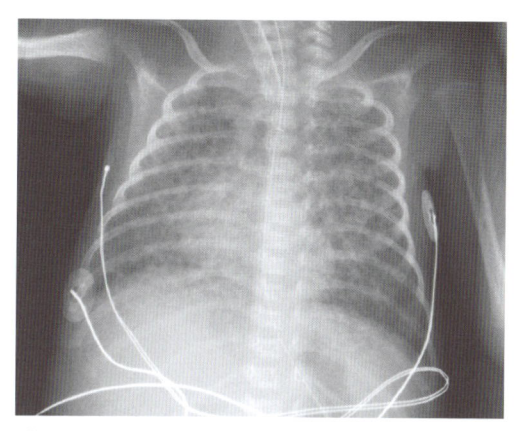

FIGURA 11–17. Radiografia de tórax mostrando um aumento moderadamente grosseiro, difuso, na densidade pulmonar, que, em um ex-prematuro ventilado com 2 meses de idade, é mais compatível com displasia broncopulmonar/doença pulmonar crônica (BPD/CLD).

radiografia de tórax. Além disso, a fissura menor direita frequentemente é elevada. Este padrão de atelectasia ocorre comumente após extubação.

H. Hipoplasia pulmonar. São observados pequenos volumes pulmonares e um tórax em forma de sino. Os pulmões frequentemente aparecem radiotransparentes.

I. Edema pulmonar. Os pulmões aparecem difusamente enevoados com uma área de maior densidade em torno do hilo de cada pulmão. O tamanho cardíaco frequentemente está aumentado.

II. Doenças cardíacas. A relação cardiotorácica, que normalmente deve ser < 0,6, é a largura da base do coração dividida pela largura do tórax inferior. Um índice > 0,6 sugere cardiomegalia. A vascularidade pulmonar está aumentada, se o diâmetro do ramo descendente da artéria pulmonar direita exceder o da traqueia.

A. Dextroversão cardíaca. O ápice cardíaco fica à direita, e o arco aórtico e a bolha do estômago são à esquerda. A incidência de cardiopatia congênita associada a este achado é alta (> 90%).

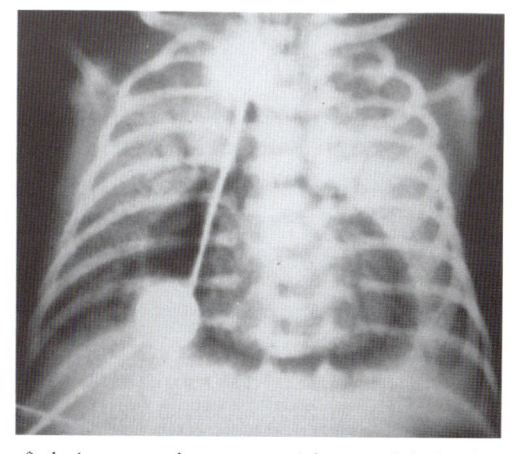

FIGURA 11–18. Radiografia de tórax mostrando pneumopericárdio em um bebê de 2 dias de idade.

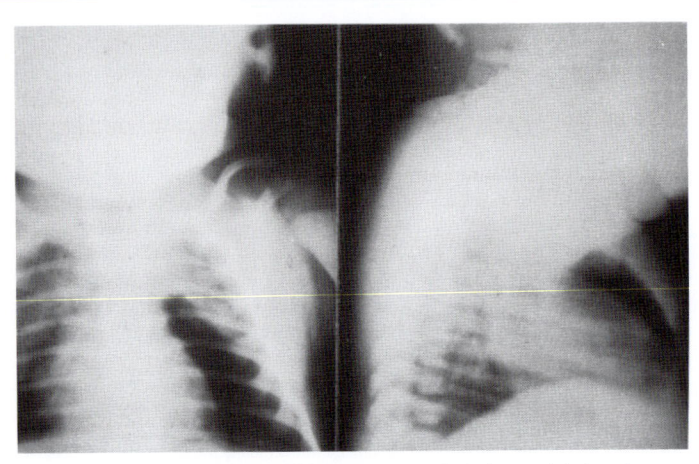

FIGURA 11-19. Pneumomediastino em radiografias anteroposterior (painel esquerdo) e lateral transversal à mesa (painel direito) demonstrando ar no tórax central e elevação dos lobos do timo.

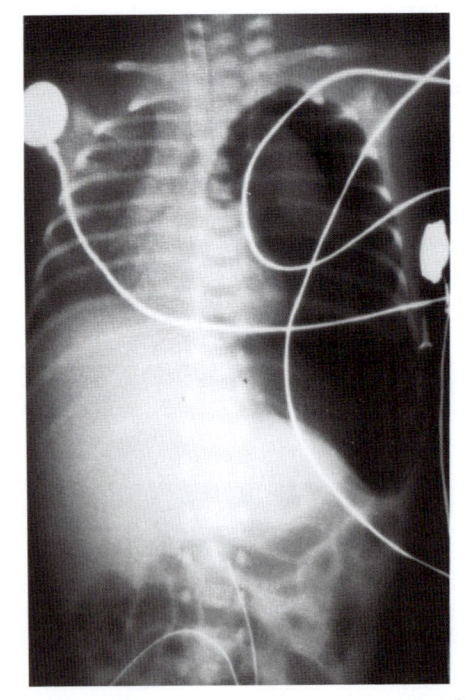

FIGURA 11-20. Pneumotórax de tensão esquerdo conforme aparece em uma radiografia de tórax anteroposterior em um bebê ventilado no dia 2 de vida. Observar a atelectasia acompanhante do pulmão esquerdo, depressão do diafragma esquerdo e desvio contralateral das estruturas mediastinais, todos sinais de pressão aumentada dentro de um pneumotórax.

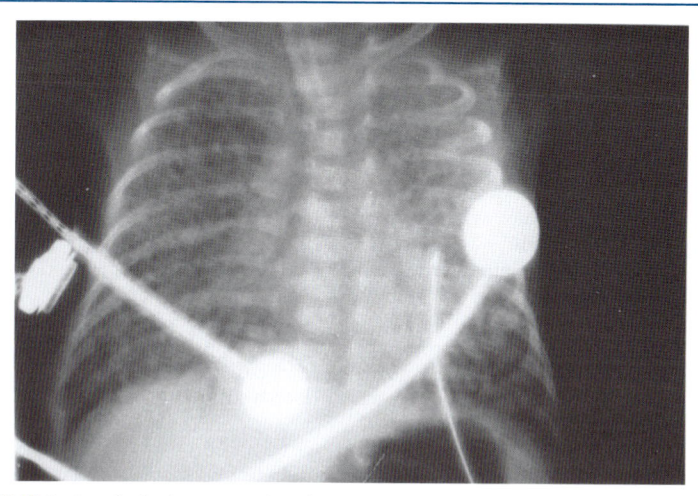

FIGURA 11–21. Radiografia de tórax mostrando enfisema intersticial pulmonar bilateral em um bebê ventilado de 7 dias de idade.

- **B. Insuficiência cardíaca congestiva.** Cardiomegalia, congestão venosa pulmonar (ingurgitamento e diâmetro aumentado das veias pulmonares), opacificação difusa nas regiões peri-hilares e derrames pleurais (algumas vezes) são observados.
- **C. Canal arterial patente.** Cardiomegalia, edema pulmonar, névoa ductal (edema pulmonar com um canal arterial patente) e marcas vasculares pulmonares aumentadas são evidentes.
- **D. Defeito septal ventricular.** Os achados incluem cardiomegalia, um aumento na densidade vascular pulmonar, aumento do ventrículo esquerdo e átrio esquerdo e aumento da artéria pulmonar principal.
- **E. Coarctação da aorta**
    1. **Coarctação pré-ductal.** Cardiomegalia generalizada, com vascularidade pulmonar normal, é observada.
    2. **Coarctação pós-ductal.** Ventrículo esquerdo e átrio esquerdo aumentados e aorta ascendente dilatada estão presentes.
- **F. Tetralogia de Fallot.** O coração tem forma de botina. Átrio esquerdo e ventrículo esquerdo normais são associados a ventrículo direito aumentado, hipertrofiado e artéria pulmonar principal pequena ou ausente. Há vascularidade pulmonar diminuída. Um arco aórtico direito ocorre em 25% dos pacientes.
- **G. Transposição das grandes artérias.** O filme de tórax pode mostrar cardiomegalia, com átrio direito e ventrículo direito aumentados, mediastino estreito e marcas vasculares pulmonares aumentadas, mas, na maioria dos casos, a radiografia de tórax parece normal.
- **H. Retorno venoso pulmonar anômalo total (TAPVR).** Marcas venosas pulmonares estão aumentadas. Cardiomegalia é mínima ou ausente. Insuficiência cardíaca congestiva e edema pulmonar podem estar presentes, especialmente no caso de TAPVR tipo 3 (subdiafragmático).
- **I. Síndrome de coração esquerdo hipoplásico.** A radiografia de tórax pode ser normal a princípio, mas a seguir pode mostrar cardiomegalia e congestão vascular pulmonar, com átrio e ventrículo direitos aumentados.
- **J. Atresia tricúspide.** O tamanho do coração é frequentemente normal ou pequeno, a artéria pulmonar principal é côncava, e a vascularidade pulmonar é diminuída.
- **K. Truncus arteriosus.** Os achados característicos incluem cardiomegalia, vascularidade pulmonar aumentada e aumento do átrio esquerdo. Um arco aórtico direito ocorre em 30% dos pacientes.

L. Defeito septal atrial. Graus variados de aumento do átrio e ventrículo direitos são vistos. A aorta e o ventrículo esquerdo são pequenos, e a artéria pulmonar é grande. Vascularidade pulmonar aumentada é vista também.

M. Anomalia de Ebstein. Cardiomegalia volumosa e vascularidade pulmonar diminuída são evidentes. A margem cardíaca direita é proeminente como resultado de aumento atrial direito.

N. Estenose valvar pulmonar. Tamanho cardíaco e fluxo sanguíneo pulmonar são frequentemente normais, a não ser que a estenose seja grave. Dilatação da artéria pulmonar principal constitui o achado típico no filme de tórax.

III. **Distúrbios abdominais**
  A. **Alterações nos seguintes padrões normais** devem levantar suspeita de doença do trato GI.
    1. **Ar no estômago.** Deve ocorrer dentro de 30 minutos após o parto.
    2. **Ar no intestino delgado.** Deve ser visto pelas 3–4 horas de idade.
    3. **Ar no cólon e reto.** Deve ser visto pelas 6–8 horas de idade.
  B. **Obstrução intestinal.** Distensão gasosa intestinal está presente. Gás pode estar diminuído ou ausente distal à obstrução. Níveis hidroaéreos são vistos proximal à obstrução.
  C. **Ascite.** Alças de intestino cheias de gás, se presentes, estão localizadas na parte central do abdome. O abdome pode estar distendido, com quantidades relativamente pequenas de gás (**aparência "de vidro fosco"**). Um aumento uniforme na densidade do abdome, particularmente nas áreas dos flancos, pode ser evidente.
  D. **Calcificação** no abdome é mais frequentemente vista secundária à peritonite meconial, que também pode causar calcificações no escroto em bebês masculinos. Calcificações no abdome podem também ser vistas em bebês com neuroblastoma ou teratoma, ou podem significar calcificação das suprarrenais após hemorragia suprarrenal.
  E. **Pneumoperitônio**
    1. **Vista supina.** Ar livre é visto como uma transparência central, frequentemente no abdome superior (Figura 11–22).

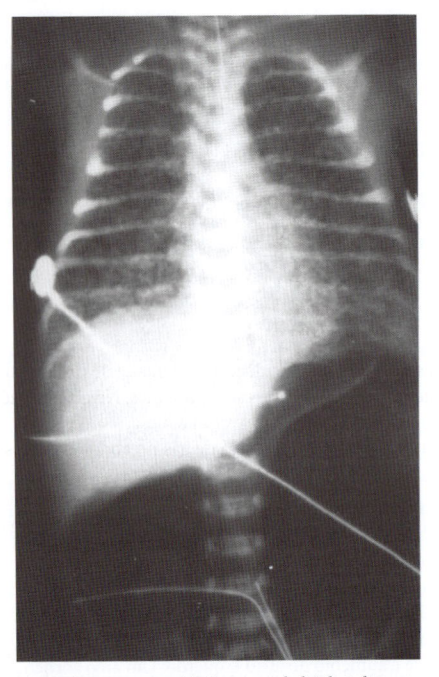

FIGURA 11–22. Radiografia mostrando pneumoperitônio em um bebê de 3 dias.

11: ESTUDOS DE IMAGEM

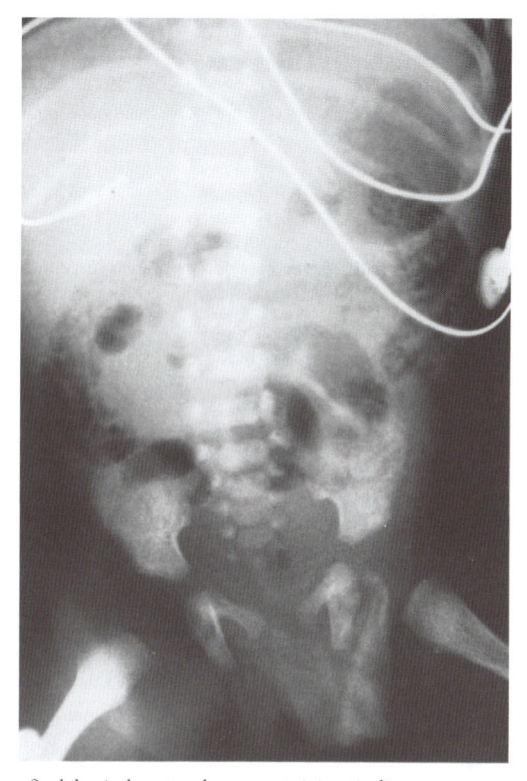

FIGURA 11–23. Radiografia abdominal mostrando *pneumatosis intestinalis*.

   2. **Vista ereta.** Ar livre está presente em uma localização subdiafragmática.
   3. **Vista em decúbito lateral esquerdo.** Ar se coleta sobre a borda lateral do fígado, separando-o da parede abdominal adjacente.
F. ***Pneumatosis intestinalis.*** Gás intraluminal na parede intestinal (produzido por bactérias que invadiram a parede intestinal) pode aparecer como um colar ou conglomerado de bolhas (submucosos) ou uma transparência curvilínea (subserosa). Ela é vista mais frequentemente em bebês com NEC (Figura 11-23).
G. ***Situs inversus*** **(completo).** O estômago, arco aórtico e ápice cardíaco são todos no lado direito. Há apenas uma limitada incidência aumentada de cardiopatia congênita.
H. **Íleo.** Alças distendidas de intestino estão presentes. Níveis hidroaéreos podem ser vistos no filme ereto ou abdominal lateral transversal à mesa.
I. **Ausência de gás no abdome.** Ausência de gás no abdome pode ser visto em pacientes sob medicações paralisantes musculares (p. ex., pancurônio) porque eles não engolem ar. Ela também pode ser evidente em bebês com atresia esofágica sem fístula traqueoesofágica e em casos de anoxia cerebral grave, resultando em depressão do sistema nervoso central e ausência de deglutição.
J. **Ar venoso portal.** (Figura 11-24) Ar é demonstrado nas veias portais (muitas vezes mais bem visto em uma incidência lateral). Este achado pode indicar necrose intestinal, que pode ocorrer em um grau avançado de NEC; infarto intestinal secundário à oclusão de vaso mesentérico; e gás introduzido iatrogenicamente no interior da veia porta, o que pode ocorrer durante cateterismo de veia umbilical ou exsanguinotransfusão.

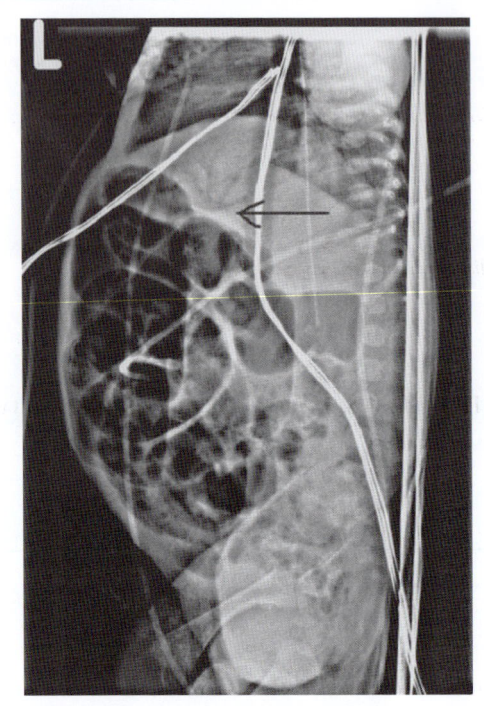

FIGURA 11–24. Radiografia do abdome lateral transversal à mesa mostrando gás venoso portal.

Referências Selecionadas

ACR Manual on Contrast Media, Version 7, 2012. American College of Radiology, Philadelphia, PA. http://www.acr.org/SecondaryMainMenuCategories/quality_safety/contrast_manual/FullManual.aspx. Accessed March 2012.

Agrons GA, Courtney SE, Stocker JT, Markowitz RI. Lung disease in premature neonates: radiologic-pathologic correlation. *Radiographics.* 2005;25:1047-1073.

Barrington KJ Editorial Group: Cochrane Neonatal Group. Umbilical artery catheters in the newborn: effects of position of the catheter tip. *Cochrane Database Syst Rev.* 2010. DOI:10.1002/14651858.CD000505.

Breysem L, Smet MH, Van Lierde S, Devlieger H, De Boeck K. Bronchopulmonary dysplasia: correlation of radiographic and clinical findings. *Pediatr Radiol.* 1997;27:642-646.

Dinger J, Schwarze R, Rupprecht E. Radiologic changes after therapeutic use of surfactant in infants with respiratory distress syndrome. *Pediatr Radiol.* 1997;27:26-31.

Donnelly LF, Frush DP. Localized radiolucent chest lesions in neonates: causes and differentiation. *AJR.* 1999;172:1651-1658.

Donoghue V. *Radiological Imaging of the Neonatal Chest.* Berlin, Germany: Springer; 2002.

Ferguson EC, Krishnamurthy R, Oldham SA. Classical imaging signs of congenital cardiovascular abnormalities. *Radiographics.* 2007;27:1323-1324.

Greenspan JS, Fox WW, Rubenstein SD, Wolfson MR, Spinner SS, Shaffer TH. Partial liquid ventilation in critically ill infants receiving extracorporeal life support. *Pediatrics.* 1997;99(1):E2.

Gross GW, Cullen J, Kornhauser MS, Wolfson PJ. Thoracic complications of extracorporeal membrane oxygenation: findings on chest radiographs and sonograms. *AJR Am J Roentgenol.* 1992;158:353.

Gross GW, McElwee DL, Baumgart S, Wolfson PJ. Bypass cannulas utilized in extracorporeal membrane oxygenation in neonates: radiographic findings. *Pediatr Radiol.* 1995;25:337.

Papile LA, Burstein J, Burstein R, Koffler H. Incidence and evolution of subependymal and intraventricular hemorrhage: a study of infants with birthweights less than 1500 g. *J Pediatr.* 1978;92:529-534.

Veyrac C, Couture A, Saguintaah M, Baud C. Brain ultrasonography in the premature infant [symposium]. *Pediatr Radiol.* 2006;36:626-635.

12 Tratamento do Bebê de Extremo Baixo Peso ao Nascer, durante a Primeira Semana de Vida

Este capítulo lida com o tratamento inicial de bebês prematuros de < 1.000 g de peso ao nascer. Muitos aspectos do tratamento dos bebês de extremamente baixo peso ao nascimento (ELBW) são ***controversos***, e cada instituição deve desenvolver sua própria filosofia e técnicas de manejo. É da máxima importância obedecer às práticas da sua própria instituição. Este capítulo oferece diretrizes que os autores constataram úteis para estabilizar e cuidar de bebês extremamente pequenos.

I. Manejo na sala de parto

    A. Ética. O neonatologista e outros membros da equipe de saúde devem envidar todos os esforços para se encontrarem com a família antes do parto para discutir as opções de tratamento para o bebê ELBW. O aconselhamento deve incluir discussões com os pais a respeito da taxa de sobrevida e das complicações tanto a curto quanto longo prazos, com base nas estatísticas institucionais e na calculadora da Rede de Pesquisa Neonatal do National Institute of Child Health and Human Development (NICHD). Comunicação a respeito de opções de tratamento para o bebê de 22–24 semanas de gestação é crucial. Bioética neonatal encontra-se discutida em detalhe no Capítulo 21.

    B. Reanimação

        1. Termorregulação. Um envoltório ou uma bolsa de polietileno usada imediatamente após o nascimento evita perda de calor no parto em bebês muito prematuros. O invólucro é removido, e o bebê é enxugado depois de ter sido posto em um ambiente termicamente neutro na unidade de terapia intensiva neonatal (NICU).

        2. Suporte respiratório. O uso de oxigênio (O_2) na reanimação foi posto em questão nos últimos anos. São necessários 7–10 minutos para as saturações de oxiemoglobina subirem para 90% após o parto. O Neonatal Resuscitation Program recomenda disponibilidade de oximetria de pulso e O_2 misturado para reanimação e protocolo de baixa saturação. Em bebês que necessitam de intubação, surfactante é recomendado; entretanto, em bebês respirando espontaneamente, ele permanece ***controvertido***. Se o bebê estiver respirando espontaneamente e tiver uma frequência cardíaca > 100, pressão positiva contínua na via aérea (CPAP) de 4–6 cm de H_2O deve ser iniciada para prevenir atelectasia. CPAP não pode ser aplicada com uma bolsa autoinflável.

        3. Transporte. Tão logo seja possível, o bebê deve ser transportado para a NICU. O transporte deve ser em uma incubadora portátil pré-aquecida equipada com O_2 misturado e capacidade de CPAP. Envoltório oclusivo deve permanecer no lugar, e o bebê deve ser colocado sob cobertores aquecidos com uma touca tricotada. Bebês transportados de hospitais encaminhadores devem ser manuseados de uma maneira semelhante com a adição de um colchão térmico subjacente.

II. **Controle de temperatura e umidade.** Uma vez que o diminuto bebê tenha uma área de superfície de pele relativamente grande e mínimas reservas de energia, um **ambiente térmico neutro** (temperatura ambiente que minimiza perda de calor sem aumentar consumo de O_2 ou acarretar estresse metabólico) é essencial. Para manter mínima perda de calor evaporativa, é melhor se a umidade ambiente for 80%. Umidade ambiente mais baixa exige temperaturas ambientes mais altas para manter a temperatura cutânea do bebê.

   A. **Incubadoras e incubadoras híbridas.** Bebês ELBW devem ser admitidos em **incubadoras de paredes duplas** pré-aquecidas. Até recentemente, apenas os **aquecedores radiantes** permitiam acessibilidade ao bebê; entretanto, eles causavam grande calor evaporativo com perdas de água e taxas metabólicas basais um pouco mais altas. Como resultado, desenvolvimento e uso exclusivo de incubadoras umidificadas híbridas têm-se desenvolvido muito, com muitas instituições utilizando estas incubadoras multiuso.

   B. **Umidificação.** Os bebês ELBW têm perda insensível de água aumentada secundariamente à grande área de superfície corporal e uma proporção maior de água corporal para massa corporal. A perda de água transcutânea é aumentada pela sua epiderme fina e *stratum corneum* subdesenvolvido. Umidade ambiental aumentada pode minimizar estas perdas. **Umidificação aquecida dentro da incubadora é recomendada.** As incubadoras de paredes duplas proveem o melhor controle para monitoramento dos níveis de umidade.

   1. **Uso de uma unidade de umidificação de tratamento respiratório.** Umidificação e aquecimento dos gases administrados por ventilador são importantes para minimizar perdas hídricas insensíveis e hipotermia. Os bebês recebendo ventilação mecânica bem como assistência respiratória não invasiva necessitam de umidificação. O aquecimento *in-line* dos circuitos de gás do ventilador minimiza a "condensação" (*rainout*) do ar e O_2 umidificados e mantém a temperatura da via aérea tão perto quanto possível de 35°C. Os líquidos usados para umidificação nestes sistemas devem ser trocados cada 24 horas.

   2. **Minimizar infecção nosocomial nos ambientes umidificados.** Minimizar não permitindo itens não médicos dentro da incubadora e trocando a roupa de cama regularmente, se a condição do bebê for estável. Trocar o leito a cada 7-10 dias, conforme recomendação do fabricante.

   C. **Monitoramento e manutenção da temperatura corporal.** Bebês pesando < 1.000 g têm mecanismos precários de regulação de temperatura e dependem de suporte ambiental.

   1. **Manter temperatura cutânea axilar de 36,0-36,5°C.** Se a temperatura da pele estiver fora da faixa, você pode necessitar mudar do servocontrole para controle manual para aquecer os menores bebês. Usar extrema cautela enquanto no modo de temperatura manual porque existe o perigo de hipertermia. Termômetros retais não devem ser usados em bebês diminutos. Termômetros eletrônicos se tornaram padrão para obtenção das temperaturas dos bebês.

   2. **Registrar a temperatura da pele.** Usando um sensor cutâneo de servocontrole, registrar a temperatura da pele cada hora até que a temperatura cutânea seja estável (36,0-36,5°C), e então em diante com registros a intervalos de 2 horas.

   3. **Registrar a umidade da incubadora.** Registrar cada hora até que esteja estável e a seguir cada 2 horas para manutenção.

   4. **Pesar os bebês de baixo peso ao nascimento pelo menos uma vez ao dia para manejo de líquidos e eletrólitos.** A incubadora deve ser equipada com uma balança embutida para pesagem contínua do bebê a fim de minimizar manipulação e perda do ambiente termocontrolado.

   5. **Outras práticas de conservação de calor.** Estas incluem o uso de touca tricotada, posicionamento fetal e cortinas de vento nas incubadoras.

   6. **Itens acessórios para cuidado do bebê devem ser pré-aquecidos.** Estes itens incluem líquidos intravenosos (IV), estetoscópio, lavagens com soro fisiológico, e quaisquer outros itens que entrem em contato direto com o bebê. Colocação destes itens na incubadora do

bebê 30 minutos antes do uso os aquece para evitar perda de calor por condução a partir do bebê.
- D. **Aquecimento ou esfriamento lentos dos bebês.** Bebês que se tornam hipotérmicos precisam ser reaquecidos gradualmente.
  1. **Aquecimento.** Se a temperatura do bebê for < 36,0°C, ajustar a temperatura do aquecedor 0,4°C mais alto que a temperatura do bebê. Continuar este procedimento até que a temperatura desejada seja alcançada. Observações frequentes das temperaturas ambientes e da pele são essenciais para avaliar os esforços de aquecimento. **Não reaquecer mais rapidamente que 1°C/h.**

     Quando for alcançada temperatura cutânea de 36,5°C, os esforços de reaquecimento devem ser gradualmente descontinuados, e a manutenção da temperatura por servocontrole deve ser monitorada. Reaquecimento rápido de bebês ELBW deve ser evitado porque temperaturas corporais centrais > 37°C causam perdas insensíveis de água aumentadas, aumentam o consumo de O_2, episódios apneicos, incidência aumentada de hemorragia intraventricular, desvios nos sinais vitais e um efeito deletério sobre o neurodesenvolvimento.
  2. **Hipertermia (temperatura da pele > 37°C).** Em caso de hipertermia, ajustar o controle de aquecimento em 0,4°C mais baixo que a temperatura da pele do bebê. Continuar a reduzir o aquecimento até que a temperatura desejada seja alcançada. Se persistir temperatura aumentada, considerar avaliação quanto a condições patológicas, como sepse, hemorragia intraventricular, ou aquecimento excessivo mecânico por lâmpadas exteriores. Não desligar o aquecedor, uma vez que isto possa causar uma diminuição súbita na temperatura do bebê.
- III. **Líquidos e eletrólitos.** Em razão da perda insensível aumentada de água e função renal imatura, estes bebês têm maiores requisitos de líquidos, necessitando de hidratação IV (ver Capítulo 9).
  - A. **Hidratação intravenosa**
    1. **Perda insensível de água.** A perda insensível de água aumenta com o uso de aquecedores radiantes e baixa umidade ambiente. Nestas circunstâncias em que pode ocorrer perda insensível aumentada de água, é necessário suplementação adicional de líquido. Entretanto, aporte excessivo de líquido pode contribuir para o desenvolvimento de um canal arterial patente (PDA) hemodinamicamente importante.
    2. **Primeiro dia de vida.** A Tabela 12–1 apresenta diretrizes sugeridas para líquidos totais por quilograma de peso corporal no primeiro dia de vida para bebês em incubadoras umidificadas/omnibeds e em aquecedores radiantes.
    3. **Segundo dia e dias subsequentes de vida.** O manejo hídrico no segundo dia e dias subsequentes depende das alterações no peso corporal, função renal (nitrogênio ureico sanguíneo, creatinina, débito urinário) e das concentrações de eletrólitos séricos (ver Capítulo 9).
    4. **Líquido adicional pode ser necessário, se fototerapia for usada.** O volume líquido deve ser aumentado em 10–20 mL/kg/d.
       - a. **Incubadoras/omnibeds.** Velocidades hídricas com base em umidade 80% ou mais alta; líquidos devem ser aumentados incrementalmente com umidade ambiental diminuindo.

Tabela 12–1. VELOCIDADES DE ADMINISTRAÇÃO NO PRIMEIRO DIA DE VIDA PARA BEBÊS EM INCUBADORAS UMIDIFICADAS/OMNIBEDS E AQUECEDORES RADIANTES

		Velocidade do Líquido (mL/kg/d)	
Peso ao Nascer (g)	Idade Gestacional (sem)	Incubadoras[a]	Aquecedores Radiantes[b]
500–600	23	60–80	140–200
601–800	24	60–80	120–150
801–1.000	25–27	50–70	100–120

[a]Velocidades líquidas com base em umidade 80% ou mais alta; líquidos devem ser aumentados incrementalmente com umidade ambiental diminuindo.
[b]Velocidades de infusão podem ser diminuídas com a adição de uma tenda de umidade.

b. **Aquecedores radiantes.** Velocidades hídricas podem ser diminuídas com a adição de uma tenda de umidade.
B. **Infusão de líquidos.** Confirmar colocação apropriada de cateter e documentar antes da infusão (ver capítulo do procedimento específico).
   1. **Cateter de artéria umbilical.** Usar apenas para monitoramento laboratorial e hemodinâmico, se outro acesso IV for disponível. Infundir soro meio-fisiológico (0,5 NS) + 0,5 U heparina/mL ou 0,5 acetato de sódio + 0,5 U heparina/mL (acetato de sódio ajuda no equilíbrio acidobásico).
   2. **Cateter venoso umbilical.** Líquidos contendo glicose e aminoácidos adicionam 0,5 U heparina/mL aos líquidos de manutenção.
   3. **Cateteres de Broviac ou venoso central percutâneo.** Adicionar 0,5 U heparina/mL aos líquidos de manutenção.
   4. **Cateter arterial radial/cateter arterial tibial posterior.** Adicionar 2 U heparina/mL a 0,5 NS.
C. **Para jorros em cateteres, usar os mesmos líquidos que os infundidos como líquidos IV.** Evitar NS como solução de jorro por causa do sódio excessivo. Além disso, evitar soluções hipotônicas (< 0,45 NS ou < 5% glicose); estas soluções podem causar hemólise de eritrócitos.
D. **Monitoramento da hidratação.** A situação de hidratação do bebê deve ser avaliada pelo menos duas vezes ao dia durante os primeiros dias de vida, e o aporte líquido ajustado de acordo. A situação hídrica é monitorada pela medição do peso corporal, débito urinário, medições de pressão arterial, sódio sérico, hematócrito e exame físico.
   1. **Peso corporal.** Este é o método mais importante de monitoramento da hidratação. Se for usada balança no leito, pesar o bebê diariamente. Se não disponível, a pesagem pode ser retardada para cada 48 horas, dependendo da estabilidade do diminuto bebê, a fim de evitar excessiva manipulação e estresse de frio. Uma perda de peso de até 15% do peso ao nascer pode ser experimentada ao término da primeira semana de vida. Se a perda de peso for excessiva, os controles ambientais para perdas insensíveis de líquido e manejo da hidratação precisam ser revistos cuidadosamente.
   2. **Débito urinário.** Este é o segundo método mais importante para monitoramento da hidratação. Para máxima acurácia, as fraldas devem ser pesadas antes do uso e imediatamente após micção.
      a. **Primeiras 12 horas.** Qualquer quantidade de débito urinário é aceitável.
      b. **12–24 horas.** O débito urinário mínimo aceitável é 0,5 mL/kg/h.
      c. **Dia 2 e além.** Débito urinário normal no segundo dia é 1–2 mL/kg/h. Depois do segundo dia de vida, e durante uma fase diurética, o débito de urina pode aumentar para 3,0–5,0 mL/kg/h; valores fora desta faixa justificam reavaliação da hidratação.
   3. **Monitoramento hemodinâmico.** Esta é uma ferramenta valiosa para avaliar a situação hídrica do bebê.
      a. **Frequência cardíaca.** A acelerada frequência cardíaca do diminuto bebê é em média 140–160 batimentos/min e é geralmente considerada dentro de limites normais. Taquicardia, com uma frequência cardíaca > 160 batimentos/min, pode ser um sinal de hipovolemia, dor, ventilação inadequada, anemia, sepse ou hipertermia. Frequência cardíaca baixa (< 100 batimentos/min) pode estar relacionada com hipóxia ou medicação.
      b. **Pressão arterial.** Esta é medida mais acuradamente por meio de um cateter arterial de demora e transdutor. Pressões com manguito são difíceis de obter por causa do pequeno tamanho do bebê e pressões sistêmicas mais baixas. Um padrão reconhecido é manter a pressão arterial média do bebê igual à idade gestacional durante as primeiras 48 horas. Daí em diante, a pressão arterial média aumenta com a idade cronológica. É importante avaliar a perfusão do bebê, débito urinário e equilíbrio acidobásico em conjunto com o monitoramento da pressão arterial.
   4. **Valores dos eletrólitos.** Níveis de eletrólitos séricos devem ser monitorados pelo menos duas vezes ao dia ou cada 8 horas nos bebês mais imaturos. Sódio e potássio são adicionados à medida que começa diurese.
      a. **Sódio.** Inicialmente, os pequeninos bebês têm um nível suficiente de sódio (132–138 mEq/L), e, se não houver perdas líquidas continuadas, eles não necessitarão de sódio

adicional. O nível de sódio sérico pode começar a diminuir na fase pós-diurética (geralmente terceiro ao quinto dia de vida). Subsequentemente, cloreto de sódio pode ser adicionado aos líquidos IV (3–8 mEq/kg/d de sódio). **Hiponatremia na fase pré-diurética frequentemente indica sobrecarga hídrica, e hipernatremia durante o mesmo período, com frequência indica desidratação.** *Observação:* Hipernatremia na fase pré-diurética é decorrente de excessiva perda insensível de água. Isto pode ser tratado efetivamente com gota a gota intragástrico de água estéril. Isto evita o uso de líquidos IV hiposmolares. Para monitoramento subsequente dos níveis de sódio séricos:

    i. **Hipernatremia Na^+ > 150 mEq/L.** O diagnóstico diferencial é (**a**) adição prematura de sódio na fase pré-diurética, ou (**b**) desidratação, ou (**c**) aporte excessivo de Na^+.

    ii. **Hiponatremia Na^+ < 130 mEq/L.** O diagnóstico diferencial é (**a**) sobrecarga de líquido, ou (**b**) aporte inadequado de Na^+, ou (**c**) perda excessiva de Na^+.

b. Potássio

    i. **Durante as primeiras 48 horas depois do nascimento.** Durante este tempo, os diminutos bebês são propensos a níveis de potássio sérico aumentados de ≥ 5 mEq/L (faixa, 4,0–8,0 mEq/L). A maioria dos clínicos recomenda que nenhum potássio seja dado durante a fase pré-diurética. O aumento é predominantemente um resultado do seguinte:

        (**a**) Hipoaldosteronismo relativo.

        (**b**) Desvio de potássio intracelular para o espaço extracelular decorrente de uma bomba de Na^+, K^+-ATPase imatura.

        (**c**) Função tubular renal imatura.

        (**d**) Falta de arginina, um precursor para insulina.

    ii. **K^+ > 6 mEq/L obriga ao monitoramento estreito do ECG quanto a alterações de onda T e perturbações do ritmo, juntamente com tendências dos eletrólitos, situação acidobásica e débito urinário.** Acidose deve ser tratada agressivamente porque esta tende a fazer potássio intracelular vazar para fora. Uso de enemas de Kayexalate é ***controvertido*** neste grupo etário, e é melhor que seja evitado se possível. Albuterol por inalador com dosímetro (MDI) (4 baforadas cada 2 horas; 1 baforada – 90 mcg) pode reduzir níveis altos. K^+ sérico > 7 mEq/L pode também ser tratado com insulina, $NaHCO_3$ e gliconato de cálcio (ver Capítulo 61).

    iii. **3–6 dias após o nascimento.** Frequentemente, nesta época, o nível de K^+ inicialmente elevado começa a diminuir. Quando os níveis de K^+ se aproximarem de 4 mEq/L, acrescentar K^+ suplementar aos líquidos IV. Começar com 1–2 mEq/kg/d. Medir K^+ sérico cada 6–12 horas até que o nível seja estabilizado.

IV. Glicemia. Bebês ELBW devem ser mantidos com infusão de glicose de 4–6 mg/kg/min; começar com uma solução de glicose a 5–10%, dependendo das necessidades de glicose. Aminoácidos usados imediatamente após nascimento com soluções de glicose obtêm melhor homeostasia da glicose. Níveis de glicose à beira do leito devem ser monitorados frequentemente até que um nível de glicemia de 50–90 mg/dL tenha sido estabelecido. Valores anormais devem ser confirmados com glicose sérica.

    A. Hipoglicemia é < 40 mg/dL nas primeiras 48 horas, daí em diante < 50 mg/dL. Ela pode ocorrer por causa de uma velocidade inadequada de infusão de glicose ou uma falta fisiológica de reservas de glicogênio. Adicionalmente, estados patológicos, como sepse, estresse de frio ou hiperinsulinemia, necessitam ser considerados.

    B. Hiperglicemia > 150 mg/dL. Esta pode causar glicosúria osmótica, resultando em perda líquida excessiva. Hiperglicemia pode ser secundária à velocidade de infusão aumentada de glicose ou causas patológicas, como sepse, enterocolite necrosante (NEC), hemorragia intraventricular (IVH), ou uma resposta a estresse. Determinar a etiologia subjacente e recalcular a administração de glicose. Tratamento com infusão de insulina é ***controverso***. Uma alternativa é diminuir a velocidade de infusão de glicose (GIR); manter infusão de glicose tão baixa quanto 1,5 mg/kg/min demonstrou fornecer glicose adequada para metabolismo cerebral conquanto não afetando a proteólise e o giro de proteína.

V. **Cálcio.** Cálcio sérico deve ser monitorado diariamente. Hipocalcemia em bebês pré-termo é um cálcio sérico < 6 mg/dL. Algumas instituições também avaliam o cálcio ionizado. Na nossa instituição, fornecemos cálcio de manutenção diária juntamente com nutrição parenteral total logo depois do nascimento (p. ex., 2 mg de gliconato de cálcio/mL de solução IV). Hipocalcemia assintomática não é tratada com cálcio adicional porque ela se resolve com o tempo. Hipocalcemia sintomática é tratada com sais de cálcio (para posologia, ver Capítulo 148). Esta diminuição frequentemente acontece no segundo dia de vida.

VI. **Nutrição para o bebê metabolicamente estável**
  A. **Nutrição parenteral** pode ser começada à admissão e continuada até que o bebê esteja recebendo suficiente alimentação enteral para promover crescimento. Juntamente com uma GIR adequada de 4–6 mg/kg/min, aminoácidos são iniciados a 2,5 g/kg/d e aumentados de 0,5 g/kg/d até um máximo de 3,5–4 g/kg/d.
  B. **Lipídios intravenosos (20%)** devem ser iniciados pelas 24 horas de idade; começar com 0,5 a 1 g/kg/d e aumentar de 0,5 g/kg/d cada 24–48 horas até 3 g/kg/d enquanto monitorando níveis de triglicerídeos. Bebês sépticos e trombocitopênicos necessitam de cautela antes de avançar lipídios. Um nível de triglicerídeos seguro geralmente aceitável é < 200 mg/dL.
  C. **Alimentações iniciais de pequenas quantidades de leite materno ou fórmulas para prematuros (10–20 mL/kg/d)** podem promover desenvolvimento do tubo digestório, caracterizado por crescimento aumentado do tubo digestório, hipertrofia vilosa, secreção de enzimas digestivas e motilidade aumentada. Esta conduta é chamada **alimentações tróficas**. A decisão de avançar ou manter alimentações tróficas em um nível constante deve levar em conta a condição clínica do bebê. Alimentações tróficas devem ser iniciadas com leite materno ou leite de mama doado. A incidência de infecção, NEC, e retinopatia de prematuridade é diminuída quando se usa leite materno. As mães devem receber informação a respeito dos benefícios do leite materno e devem ser incentivadas a bombear suas mamas regularmente. Uma vez alimentações estejam estabelecidas, o leite materno pode ser enriquecido com suplementos. Se leite da mama não for disponível, podem ser usadas fórmulas de prematuros.
  D. **Controvérsia** existe quanto a alimentar bebês, enquanto recebendo tratamento farmacológico para fechamento de PDA e durante transfusões de sangue.

VII. **Suporte respiratório.** Bebês ELBW têm músculos da ventilação subdesenvolvidos. Muitos destes bebês inicialmente necessitam de suporte por ventilação mecânica; entretanto, outros, se vigorosos, podem ser suportados com CPAP ou cânula nasal de alto fluxo (HFNC).
  A. **Intubação endotraqueal**
    1. **Tipo de tubo endotraqueal (ETT).** Quando possível, usar um ETT com marcas a 1 cm no lado. O diâmetro interno (ID) do tubo deve rotineiramente ser 2,5 ou 3,0 mm, de acordo com o peso corporal:
       a. **< 500–1.000 g.** 2,5 mm ID.
       b. **1.000–1.250 g.** 3,0 mm ID.
    2. **Colocação ETT.** Descrito em detalhe no Capítulo 39. Confirmar colocação certa por um estudo com radiografia de tórax, efetuado com a cabeça do bebê na posição mediana, notando a marca na gengiva. *Observação:* Em bebês ELBW, a carina tende a ser ligeiramente mais ao alto que T_4. Como meio de checar subsequentemente a posição correta do tubo, em cada turno, a enfermeira responsável pelo bebê deve checar e registrar os números ou letras na linha da gengiva.
  B. **Ventilação mecânica.** Com o avanço da tecnologia de ventilação, vários modos estão disponíveis, incluindo ventilação-minuto, suporte de pressão e ventilação de alta frequência. Ventilação aplicada apropriadamente ajuda o clínico a evitar hiperexpansão do pulmão ou atelectasia.
    1. **Ventilador convencional.** Os bebês diminutos respondem a uma larga faixa de ajustes de ventilador. Alguns passam relativamente bem com 20–30 ciclos/min; outros necessitam 50–60 ciclos/min com tempos inspiratórios, variando de 0,25–0,35 s. O objetivo é usar mínima pressão e volume corrente para expansão ideal do pulmão, evitando volutrauma e atelectasia. Procurar manter volumes correntes respiratórios mecânicos de 4–6 mL/kg; isto frequentemente pode ser obtido com tão pouco quanto 8–12 cm de pressão inspiratória e 3–5 cm de pressão positiva expiratória final. As pressões podem ser mantidas em um míni-

mo permitindo-se hipercapnia permissiva (pH 7,25–7,32, PCO_2 45–60 mmHg). As seguintes diretrizes de suporte com ventilador convencional são oferecidas para a iniciação do manejo respiratório. Cada diminuto bebê necessita de frequente reavaliação e revisão dos ajustes e parâmetros. Ajustes iniciais recomendados para ventiladores ciclados por tempo limitados de pressão em bebês diminutos são os seguintes (ver também Capítulo 8):
    a. **Frequência.** 20–60 (frequentemente 30) respirações/min.
    b. **Tempo inspiratório.** 0,25–0,35 s.
    c. **Pressão inspiratória máxima (PIP).** Selecionar PIP permitindo expansão ideal dos pulmões.
    d. **FIO_2.** Conforme necessário para manter saturação de O_2 88–92%.
    e. **Taxa de fluxo.** 6–8 L/min.
    f. **Ventilação obrigatória intermitente sincronizada (SIMV) e ventiladores com controle de volume/pressão.** Estes possuem controles internos que ajustam a aplicação do fluxo. Ventiladores atuais incorporaram aperfeiçoamentos para suporte de pressão, resultando em sensibilidade aumentada de disparo, tempos de resposta encurtados, aceleração de fluxo reduzida e parâmetros de terminação de respiração aperfeiçoados.
  2. **Ventilação de alta frequência.** Usa pequenos volumes correntes (menores que o espaço morto) e frequências extremamente rápidas. A vantagem da aplicação de pequenos volumes correntes é que pode ser feita a pressões relativamente baixas, reduzindo o risco de barotrauma. Uma ligeira desvantagem é que o posicionamento do bebê é restringido.
  3. **CPAP nasal (nCPAP).** Alguns bebês ELBW podem não necessitar de ventilação mecânica, enquanto outros podem necessitar de ventilação durante um curto período para reposição de surfactante. nCPAP tornou-se um sustentáculo do manejo respiratório nestes bebês, iniciando-se logo depois do nascimento. Bebês necessitando de intubação e ventilação mecânica devem ser transferidos para nCPAP, à medida que a condição clínica permitir. nCPAP ajuda a manter expansão pulmonar e melhora a oxigenação sem barotrauma importante. Cuidado deve ser tomado para usar as "prongas" nasais apropriadamente a fim de evitar lesões nasais e necrose do septo. Uma forma em gel de soro fisiológico pode ajudar a manter úmidas as vias nasais e evitar essas lesões.
  4. **Cânula nasal de alto fluxo (HFNC).** Fluxos nasais > 1 L usando gases misturados são usados como alternativa à nCPAP no manejo de desconforto respiratório e apneia de prematuridade. Há dados insuficientes para estabelecer sua segurança e eficácia; assim, precaução deve ser usada nesta população, e ela deve ser reservada para bebês estáveis.
C. **Monitoramento da situação respiratória**
  1. **Oxigenação**
    a. **Amostragem de gasometria sanguínea.** Cateterismo arterial (ver Capítulo 22 para cateterismo arterial percutâneo ou Capítulo 23 para cateterismo de artéria umbilical) deve ser executado para amostragem de hemogasometria frequente. À medida que o bebê se torna clinicamente estável, a frequência de testagem laboratorial deve ser diminuída para minimizar perda sanguínea e a necessidade de transfusões de sangue.
      i. **Valores desejáveis de gasometria arterial**
        (a) **PaO_2.** 45–60 mmHg.
        (b) **$PaCO_2$.** 45–60 mmHg.
        (c) **pH.** 7,25–7,32 é aceitável.
      ii. **Valores anormais de gasometria.** Indicam a necessidade de avaliação, incluindo colocação do ETT, movimento da parede torácica, efetividade da ventilação, má função de ventilador, avaliação quanto a pneumotórax e necessidade de aspiração. As ações podem incluir radiografias de tórax imediatas, transiluminação da parede torácica (ver Capítulos 11 e 45) e repetição de determinações de gasometrias.
    b. **Monitoramento contínuo de O_2.** Deve também ser realizado, preferivelmente por oximetria de pulso. Para evitar necrose de pele, locais de oximetria de pulso devem ser mudados a cada 8 horas, e uma barreira protetora colocada embaixo do local do sensor. A mistura de O_2 deve ser ajustada para manter a leitura do oxímetro de pulso entre 88 e 92% de saturação da hemoglobina com O_2. Oxigenação em excesso deve ser evitada neste grupo

de bebês. Deixar de regular estritamente a administração de O_2 pode contribuir para o desenvolvimento de retinopatia de prematuridade e displasia broncopulmonar.
2. **Radiografia de tórax**
   a. **Indicações**
      i. Alteração anormal nos valores de gasometria.
      ii. Ajuste do ETT (para confirmar posicionamento correto).
      iii. Alteração súbita no estado do bebê.
      iv. Aumento importante na necessidade de O2 ou dessaturações frequentes.
   b. **Técnica.** Uma radiografia de tórax deve ser tirada com a cabeça do bebê na linha mediana para checar quanto à colocação do ETT.
   c. **Avaliação da radiografia.** Checar a radiografia de tórax quanto à expansão do pulmão, parede torácica e diafragma. Hiperexpansão (representada por pulmões hiperlucentes e diafragma abaixo do 9° arco costal) e hipoventilação (exibida por campo pulmonar enevoado, branco — atelectasia) devem ser evitadas. Se estiver presente hiperexpansão, diferenciar entre volutrauma e retenção de ar baseando-se na idade do bebê e processo de doença subjacente. Considerar diminuir a pressão máxima na via aérea, se volutrauma for suspeitado. Subexpansão pode ser tratada com o uso de CPAP ou aumentando pressões (pressão inspiratória máxima ou pressão positiva expiratória final) por meio do ventilador.
D. **Aspiração.** Deve ser feita, conforme necessário. A necessidade de aspiração pode ser determinada com o uso de monitoramento de alças de fluxo-volume, que pode ilustrar fluxo aéreo restringido, causado por secreções.
   1. **Avaliação da necessidade de aspiração.** A enfermeira ou o médico deve considerar o seguinte:
      a. **Sons respiratórios.** Sons respiratórios úmidos ou diminuídos podem indicar secreções obstruindo as vias aéreas e a necessidade de aspiração.
      b. **Valores de gasometria.** Se aumento importante na $PaCO_2$, considerar má posição do ETT, secreções bloqueando as passagens das vias aéreas, ventilação inadequada, administração prévia de bicarbonato/acetato, ou dor. Aspiração deve ser considerada para limpar as vias aéreas e evitar o efeito de "válvula de bola" das secreções espessas.
      c. **Monitoramento da via aérea.** Usando-se sensores de fluxo aéreo e imagem em tela de gráfico contínuo de computador, traçados anormais indicadores de acúmulo de secreções ou bloqueio da via aérea podem facilmente ser vistos, e tomadas providências imediatas para limpar a via aérea.
      d. **Secreções visíveis no ETT.**
      e. **Perda de movimento da parede torácica.**
   2. **Técnica de aspiração**
      a. **Aspiração em linha é recomendada para minimizar contaminação da via aérea.** Aspiração deve ser feita apenas até a profundidade do ETT. Usar um guia de aspiração ou um cateter de aspiração marcado (incrementos de 1 cm).
      b. **Aspiração sem solução de lavagem é recomendada.** Uma exceção é o uso de lavagem com soro fisiológico estéril aquecido para secreções espessas.
      c. **Aspiração deve ser regulada.** 80–100 mmHg para aspiração em linha (sistema fechado) e 60–80 mmHg (sistema aberto).
E. **Extubação**
   1. **Pré-extubação.** Considerar o uso de carga de citrato de cafeína uma vez que ele melhore o impulso respiratório e duração reduzida de tempo sob ventilação mecânica. Relatos recentes também indicam que a cafeína tem efeitos neuroprotetores quando iniciada ao nascimento.
   2. **Indicações.** Quando um bebê ELBW foi desmamado para uma pressão média na via aérea de 6 cm H_2O e uma baixa (30%) FIO_2, extubação deve ser considerada. A maioria dos bebês > 26 semanas e 700 g peso ao nascer podem ser extubados nas primeiras 72 horas. Estas são as outras indicações de extubação:
      a. **Frequência do ventilador ≤ 10 respirações/min.**
      b. **Frequência respiratória espontânea regular.**

3. **Manejo pós-extubação.** Observação frequente de padrões respiratórios, esforço respiratório, ausculta do tórax, monitoramento dos sinais vitais e gasometrias são necessários. Após a extubação, o bebê é posto sob CPAP ou HFNC com O_2 misturado. Alguns neonatologistas sugerem que extubação para CPAP por "prongas" nasais ou máscara tem efeitos benéficos sobre a função respiratória e a prevenção de atelectasia.

F. **Vitamina A.** Vitamina A como um modo de terapia para diminuir doença pulmonar crônica em bebês ELBW está bem estabelecida em experiências clínicas. Aplicação deve começar na primeira semana de vida, 5.000 IU por via intramuscular (IM) 3 vezes por semana por 4 semanas. Algumas instituições relutam em usar esta terapia por causa da frequência de injeções IM. Aporte de vitamina A via líquidos IV não é efetivo porque ela se liga à tubulação.

VIII. **Surfactante.** Alguma literatura suporta administração precoce de surfactante durante as primeiras 4 horas de vida para diminuir doença pulmonar crônica. Pesquisa recente suporta CPAP precoce na sala de parto sobre surfactante profilático. Várias preparações de surfactante são disponíveis; algumas têm a vantagem de menor volume e intervalos de aplicação. Deve ser administrado de acordo com as recomendações do fabricante. Critérios de administração de surfactante incluem ausência de esteroides antenatais, demanda de oxigênio aumentada > 30% e uma radiografia compatível com deficiência de surfactante (ver também Capítulo 8).

IX. **PDA.** A incidência de PDA persistente é inversamente proporcional à idade gestacional. Os bebês devem ser monitorados clinicamente quanto a sinais e sintomas de PDA. Um ecocardiograma é recomendado para excluir outros defeitos cardíacos estruturais e confirmação de PDA quando adequado. Esforços devem ser feitos para minimizar o risco de PDA. **Hiper-hidratação deve ser evitada.** Até 30% dos PDAs se fecham espontaneamente. Atualmente, não está claro se é vantajosa uma conduta conservadora, farmacológica ou cirúrgica. Se for tomada a decisão de tratar um PDA hemodinamicamente significativo, indometacina ou ibuprofeno é geralmente aceito (ver Capítulo 128). Efeitos adversos renais e GI são menos comuns com administração de ibuprofeno ou com velocidades mais lentas de infusão de indometacina. Indometacina também pode ser considerada para profilaxia de IVH, embora sua segurança e benefício permaneçam *controvertidos*. Administração concomitante de indometacina e esteroides deve ser evitada por causa do risco associado de perfuração intestinal espontânea.

X. **Transfusão.** Bebês ELBW frequentemente têm baixo volume de eritrócitos, com um hematócrito < 40%, e eles são submetidos a frequentes flebotomias. A maioria dos centros mantém o hematócrito entre 35 e 40%. Valores mais baixos podem ser aceitáveis, se o lactente for assintomático. Cada instituição deve ter diretrizes de transfusão estabelecidas para minimizar exposição a doador e o número de transfusões.

XI. **Cuidado da pele.** Manutenção de pele intacta é a barreira mais efetiva do diminuto bebê contra infecção, perda hídrica insensível, perda de proteína e perda sanguínea, e provê controle mais efetivo da temperatura corporal. Mínimo uso de esparadrapo é recomendado porque a pele do bebê é frágil, e lacerações, muitas vezes, resultam com a remoção. **Esparadrapo à base de zinco** pode ser usado. Alternativas ao esparadrapo incluem o uso de **adesivo hidrogel**, que se remove facilmente com água. Produtos com adesivo hidrogel também incluem eletrodos, cobertura de sensor de temperatura e máscaras. Além disso, a pele muito fina do bebê diminuto permite absorção de muitas substâncias. Cuidado da pele deve-se focalizar em manter integridade da pele e minimizar exposição a agentes tópicos. Curativos adesivos transparentes podem ser usados sobre áreas de proeminência óssea, como os joelhos ou cotovelos, para prevenir necrose por atrito, e embaixo de aparelhos de monitoramento que são movidos frequentemente. Uso de umidade ajuda a manter integridade da pele, até que a pele esteja madura (2–3 semanas). Umidade pode ser reduzida, conforme tolerado após 2 semanas. *Observação:* **Quando a pele parecer seca, espessada e não mais brilhante ou transparente (frequentemente em 10–14 dias), estas recomendações e procedimentos de cuidado da pele podem ser modificadas ou descontinuadas.**

A. **Usar uma cobertura de sensor de pele de hidrogel ou cortar capas para sensor cutâneo de servocontrole no menor tamanho possível (experimentar um círculo de 2 cm de diâmetro).** Isto ajudará a reduzir lesão da pele resultante do adesivo.

B. **Monitoramento da terapia com O_2 é mais bem realizado pelo uso de um oxímetro de pulso.** O sensor precisa ser colocado cuidadosamente para evitar úlceras de pressão. O local deve ser trocado a um mínimo de cada 8 horas. Meios alternativos de monitoramento de O_2 incluem amostragem sanguínea do cateter umbilical.
C. **Bolsas de urina e manguitos de aparelho de pressão.** Estes **não devem ser usados rotineiramente** por causa de adesivos e cortes pelas bordas plásticas afiadas. Aspirações de bexiga devem ser evitadas.
D. **Pomada ocular para profilaxia antigonocócica.** Deve ser aplicada, conforme plano de admissão de rotina. Se as pálpebras estiverem fechadas, aplicar ao longo da linha dos cílios.
E. **Limpeza para procedimentos requeridos (p. ex., artéria umbilical ou tubo de tórax).** Usar mínima solução de povidona-iodo para limpar a área. Depois de completado o procedimento, a solução deve ser enxugada para retirada imediatamente com água estéril morna. O uso de clorexidina no bebê ELBW é ***controvertido*** e deve ser usado conforme diretrizes da instituição.
F. **Afixar eletrodos de ECG usando tão pouco adesivo quanto possível.** Opções incluem as seguintes:
 1. Considerar o uso de eletrodos dos membros.
 2. Considerar eletrodos de gel hidroativado.
 3. Usar eletrodos que tenham sido aparados e afixados com um material de curativo flexível.
G. **Um banho inicial.** Não necessário, mas se IVH for uma consideração, esses bebês devem receber um banho com sabão brando, quando a temperatura do bebê tiver se estabilizado. Banhos de água estéril morna são dados apenas quando necessário durante as seguintes 2 semanas de vida.
H. **Evitar o uso de qualquer coisa que resseque a pele (p. ex., sabões e álcool).** Agentes de fixação devem ser evitados.
I. **Bolas de algodão embebidas em água estéril.** Úteis para remover fita adesiva, capas de sensores e capas de eletrodos.
J. **Ambientais.** Uso de capa de colchão ou cobertores em ambientes umidificados ajuda a prevenir necrose de pele.
K. **Tratamento de necrose de pele**
 1. Limpar área de necrose de pele/escoriada com água estéril morna, deixando aberta ao ar.
 2. Aplicar antibiótico tópico sobre áreas infectadas necrosadas, deixando abertas ao ar.
 3. Aplicar curativos transparentes sobre áreas escoriadas.
 4. Administrar antibióticos IV, se necessário.

XII. **Outras considerações especiais no bebê ELBW**
 A. **Infecção**
  1. **Culturas.** Se o bebê nascer em um ambiente infectado, sangue e líquido cefalorraquidiano devem ser cultivados. Líquido espinal pode ser adiado, se instável. Culturas de pele para vigilância podem ser necessárias à admissão se cepas de *Staphylococcus aureus* resistentes à meticilina forem uma ameaça.
  2. **Antibióticos.** Se o bebê tiver um risco séptico após obtenção de culturas, considerar iniciar **ampicilina** e **gentamicina** empíricas. Níveis de drogas devem ser monitorados se aminoglicosídeos forem usadas e a dose ajustada de acordo (ver Capítulo 148).
  3. **Infecção nosocomial.** O bebê ELBW está em risco mais alto de infecção nosocomial por causa do sistema imune imaturo, pouca integridade da pele e hospitalização prolongada. Higiene das mãos é extremamente importante na prevenção e contenção de infecção. Todos os cuidadores/visitantes devem ser instruídos em higiene apropriada das mãos. Infecções nosocomiais devem ser contidas por uma coorte de bebês e o uso de equipamento e pessoal dedicados. Na nossa instituição, bacitracina é aplicada às narinas diariamente para minimizar o risco.
  4. **Quimioprofilaxia com fluconazol.** Bebês ELBW em NICUs com taxas moderadas (5–10%) ou altas (> 10%) de candidíase invasiva devem receber profilaxia com **fluconazol**. Posologia: Começar 48–72 horas após o nascimento e dar 3 mg/kg IV duas vezes por semana durante 4–6 semanas ou até que acesso IV não seja mais necessário.

B. Hemorragia no sistema nervoso central. Ultrassonografia craniana pode estar indicada durante os primeiros 7 dias para possível hemorragia intracraniana.

C. Hiperbilirrubinemia
1. **Risco.** Esforços devem ser feitos para manter a bilirrubina sérica < 10 mg/dL. Bilirrubina sérica pode necessitar ser monitorada duas vezes ao dia. Uma transfusão de troca deve ser considerada quanto a bilirrubina se aproximar ou exceder 12 mg/dL (ver Capítulos 59 e 112).
2. **Fototerapia.** Para reduzir o nível de bilirrubina sérica, fototerapia pode ser necessária e pode ser usada para minimizar a necessidade de exsanguinotransfusão. Alguns centros começam a usar fototerapia imediatamente após o nascimento; outros quando se aproximando de 5 mg/dL. Se o bebê for tratado com fototerapia, reavaliar as necessidades de hidratação.

D. Dor. Mesmo os menores bebês mostraram resposta a estímulos dolorosos. Diversas ferramentas multidimensionais de avaliação de dor são disponíveis, que incluem indicadores fisiológicos (frequência cardíaca, saturação de O_2, frequência respiratória, pressão arterial) e comportamentais (expressão facial, vocalização e atividade motora). Avaliação de dor no ELBW é muito difícil, e nenhuma destas ferramentas foi padronizada. Nossa unidade usa uma ferramenta de avaliação de dor que permite ajuste para a idade gestacional. Dor deve ser avaliada como o quinto sinal vital e mais frequentemente, conforme indicado pelos escores de dor (ver Capítulo 14).

E. Problemas sociais. Muitas famílias têm grande dificuldade em lutar com os problemas relacionados com a extrema prematuridade do seu bebê. Os pais devem ser convidados a participar no cuidado do bebê desde o começo. A ligação de afeto pais-bebê deve ser promovida, e os pais devem ser encorajados a ajudar no cuidado do seu bebê. Uma consulta de serviço social deve ser obrigatória. Participação em um grupo de suporte de pais para pais parece melhorar as relações mãe-bebê. Enfermeiras experientes e o uso de uma **enfermeira principal** junto com comunicação constante a partir da equipe médica podem diminuir o estresse dos pais e mantê-los atualizados sobre os problemas médicos do seu bebê. Conferências com os pais envolvendo o médico, assistente social e enfermeira principal ajudam a família a compreender o complexo tratamento prolongado do seu bebê. Discussões adicionais podem incluir qualidade de vida, morte, morrer, restringir e retirar suporte e crenças religiosas ou espirituais parentais.

F. Questões de desenvolvimento
1. **Estimulação mínima.** Estes bebês não toleram bem a manipulação e procedimentos medicamente necessários. Outros estressores incluem ruído, luz e atividade, como mover a incubadora. Tarefas de rotina devem ser agregadas para permitir ao bebê períodos ininterruptos e prolongados de repouso; cada tarefa deve ter também um limite de tempo.
2. **Posicionamento.** O feto é mantido em uma posição flexionada. Cuidado deve ser tomado para simular este posicionamento no bebê extremamente prematuro. Uma postura em decúbito lateral flexionada ou prona com limitadores de suporte é preferida. Uma mudança na posição é recomendada a cada 4 horas ou à indicação do bebê. Muitos recursos de posicionamento são disponíveis e devem ser usados, conforme as diretrizes da instituição.
3. **Cuidado de canguru.** Isto foi definido como "contato pele com pele mãe-bebê intra-hospitalar" (ver Capítulo 20). Ele promove organização do estado de comportamento, ligação/confiança parental aumentada e comportamentos de criação que suportam crescimento e desenvolvimento. Temperatura, frequência cardíaca, frequência respiratória e saturação de O_2 permanecem dentro de limites normais durante cuidado de canguru. Ele pode ser uma prática segura para bebês com tubo endotraqueal e cateteres centrais no lugar, se enfermeiras experientes de NICU participarem estritamente com pais cooperantes e bem informados.
4. **Questões ambientais.** Bebês são incapazes de controlar seu próprio ambiente, de modo que esforços devem ser feitos para diminuir ruído ambiente e fornecer iluminação cíclica para suportar seus ritmos circadianos.
5. **Educação parental.** Cuidado centrado na família deve ser encorajado à admissão. Os pais devem ser educados sobre indícios comportamentais que convidam à interação ou sinalizam hiperestimulação. Os pais devem ser instruídos sobre técnicas de contenção e interações que induzem acalmamento.

Referências Selecionadas

Adamkin DH. *Nutritional Strategies for the Very Low Birthweight Infant.* New York: Cambridge University Press; 2009.

Benitz WE. Learning to live with patency of the ductus arteriosus in preterm infants. *J Perinatol.* 2011;31(suppl 1):S42-S48.

Bottino M, Cowett RM, Sinclair JC. Interventions for treatment of neonatal hyperglycemia in very low birth weight infants. *Cochrane Database Syst Rev.* 2009;21:CD007453.

Carroll PD, Nankervis CA, Giannone PJ, Cordero L. Use of polyethylene bags in extremely low birth weight infant resuscitation for the prevention of hypothermia. *J Reprod Med.* 2010;55:9-13.

Claas MJ, Bruinse HW, van der Heide-Jalving M, Termote JU, de Vries LS. Changes in survival and neonatal morbidity in infants with a birth weight of 750 g or less. *Neonatology.* 2010;8:278-288.

Darlow, BA, Graham PJ. Vitamin A supplementation to prevent mortality and short and long-term morbidity in very low birthweight infants. *Cochrane Database Syst Rev.* 2007;4:CD000501.

Escrig R, Arruza L, Izquierdo I, et al. Achievement of targeted saturation values in extremely low gestational age neonates resuscitated with low or high oxygen concentrations: a prospective, randomized trial. *Pediatrics.* 2008;121:875-881.

Finer NN, Carlo WA, Walsh MC, et al. Early CPAP versus surfactant in extremely preterm infants. *N Engl J Med.* 2010;362:1970-1979.

Kattwinkel J, Perlman JM, Aziz K, et al. Part 15: neonatal resuscitation: 2010 American Heart Association Guidelines for Cardiopulmonary Resuscitation and Emergency Cardiovascular Care. *Circulation.* 2010;122:S909-S919.

Kim SM, Lee EY, Chen J, Ringer SA. Improved care and growth outcomes by using hybrid humidified incubators in very preterm infants. *Pediatrics.* 2010;125:e137-e145.

Kirpalani H, Whyte RK, Andersen C, et al. The premature infant in need of transfusion (PINT) study: a randomized, controlled trial of a restrictive (low) versus liberal (high) transfusion threshold for extremely low birth weight infants. *J Pediatr.* 2006;149:301-307.

Rozance PJ. Glucose metabolism in the preterm infant. *J Pediatr.* 2011;158:874-875.

Sinclair L, Crisp J, Sinn J. Variability in incubator humidity practices in the management of preterm infants. *J Paediatr Child Health.* 2009;45:535-540.

Supcun S, Kutz P, Pielemeier W, Roll C. Caffeine increases cerebral cortical activity in preterm infants. *J Pediatr.* 2010;156:490-491.

Tyson JE, Parikh NA, Langer J, et al. Intensive care for extreme prematurity-moving beyond gestational age. *N Engl J Med.* 2008;358:1672-1681.

Wilkinson D, Andersen C, O'Donnell CP, De Paoli AG. High flow nasal cannula for respiratory support in preterm infants. *Cochrane Database Syst Rev.* 2011;5:CD006405.

13 Tratamento do Bebê Pré-Termo Tardio

I. Introdução. O crescente número de bebês que nascem entre 34 e 37 semanas é um problema desconcertante igualmente para pediatras e obstetras. Estes bebês têm um risco aumentado de problemas de saúde a curto prazo e de dificuldades de saúde comportamentais e de aprendizado a longo prazo. Tem sido matéria de crescente interesse e preocupação que tem gerado nova pesquisa sobre a causa, bem como sobre o manejo apropriado destes pacientes. **A definição de bebês pré-termos tardios que mais comumente obtém acordo é constituída por aqueles nascidos entre 34 0/7 e 36 6/7 semanas de gestação.** (Ver Tabela 5–2.) A literatura mais antiga se refere a estes bebês como "quase a termo", sugerindo que eles são equivalentes a bebês a termo. Recentemente, o consenso é referir-se a estes bebês como "pré-termos tardios", o que transmite um sentido apropriado da sua vulnerabilidade.

I. Entre 1992 e 2002 os pré-termos tardios aumentaram de 7,3 para 8,5% de todos os nascidos, representando um aumento de 16%. Eles agora representam cerca de três quartos de todos os nascimentos pré-termo. Um estudo mostrou que os bebês nascidos às 34 semanas tiveram 4,6 vezes maior probabilidade de morrer do que aqueles de 40 semanas, o que contribui significativamente para a taxa de mortalidade neonatal.

II. **Etiologias potenciais.** Embora a causa exata de parto pré-termo tardio aumentado permaneça fugidia, a taxa pode estar se elevando em razão de intervenções médicas aumentadas às ou além das 34 semanas.

   A. **Pré-eclâmpsia.** A complicação mais comum da gravidez, ocorrendo em 6 a 10% das gestações, e está se elevando. Os estudos são conflitantes quanto a se o aumento nos partos de pré-termos tardios é decorrente de pré-eclâmpsia.

   B. **Trabalho de parto prematuro e ruptura prematura das membranas (PROM).** Podem levar a parto pré-termo tardio, mas não são atualmente evitáveis.

   C. **Gestações multifetais.** Estas estão aumentando por causa da idade parental avançada, a partir da reprodução mais tarde na vida e da tecnologia de reprodução assistida (ART). As múltiplas contribuem para parto pré-termo tardio em razão da gestação mais inicial no parto, complicações obstétricas únicas, risco aumentado de restrição do crescimento intrauterino (IUGR) e pré-eclâmpsia. Intervenções para evitar parto pré-termo em múltiplas têm sido inefetivas. Refinamento da ART levando a números diminuídos de gestação multifetal pode ajudar a diminuir sua contribuição para partos de pré-termos tardios.

   D. **Natimortos.** Declinaram de 14 para 6,7 por 1.000 nascidos vivos desde 1970. O número anual de bebês natimortos é equivalente às mortes por prematuridade e síndrome de morte súbita do bebê (SIDS) combinadas. A pesquisa atual não traz sustentação à prevenção de natimortalidade como uma causa de parto pré-termo tardio.

III. **Complicações do nascimento de pré-termo tardio**

   A. **Síndrome de desconforto respiratório (RDS).** Em um grande estudo, 21% dos bebês nascidos às 33 semanas, 7,3% às 35–36 semanas, e 0,6% às 37–42 semanas tiveram RDS. Bebês pré-termo tardio são privados das mudanças hormonais normais que ocorrem a termo e promovem a remoção do líquido pulmonar. Nos Estados Unidos, 17.000 bebês nascidos com > 34 semanas são admitidos em unidades de terapia intensiva neonatal (NICUs) anualmente, responsabilizando-se por até um terço das admissões em NICU. Em uma revisão, 11% dos bebês pré-termos tardios com insuficiência respiratória desenvolveram doença pulmonar crônica e 5% morreram, demonstrando que complicações respiratórias podem ser sérias nesta população.

   B. **Duração da hospitalização.** Estudos mostram que os bebês pré-termos tardios têm uma duração média da estada hospitalar semelhante aos bebês a termo, mas com maior variabilidade. As causas mais comuns de alta retardada são icterícia e má alimentação. Parto pré-termo tardio triplica o custo da hospitalização inicial do bebê.

   C. **Icterícia.** Bebês pré-termos tardios estão em risco aumentado de hiperbilirrubinemia secundária à imaturidade hepática. Os de pré-termo tardio também podem ter um risco aumentado de disfunção neurológica induzida pela bilirrubina (BIND) decorrente da ligação diminuída da bilirrubina, conforme evidenciado pelos 25% dos bebês no Kernicterus Registry que nasceram pré-termo tardio.

   D. **Má alimentação.** Muitos bebês pré-termos tardios com má alimentação necessitam de uma hospitalização inicial prolongada. A coordenação sucção-deglutição e a motilidade intestinal permanecem imaturas, o que influencia sua capacidade de alimentação. Os pré-termos tardios também não possuem as habilidades de alimentação de agarrar adequadamente e a resistência para se alimentar com volumes suficientes de leite materno. Por essa razão, há um risco aumentado de insuficiência da lactação nos bebês pré-termos tardios e suas mães. Sucção inefetiva pode levar à produção retardada de leite. Isto pode exigir o uso de bomba de leite materno para estimular e aumentar a lactogênese. Posições especiais de amamentação, como as pegadas de futebol americano e transversal ao berço, ou o uso de protetor de mamilo, podem levar a melhoras na efetividade da preensão nesta população. Às vezes, alimentação com colher ou suplementação de fórmula podem ser necessárias. Protocolos de amamentação com base em evidência foram desenvolvidos pelo California Perinatal QualityCareCollaborative (http://www.cpqcc.org/quality-_improvement/qitoolkits/care_and_management_of_the_late_preterm_infant_toolkit) e a Aca-

demyofBreastfeeding Medicine (http://www.bfmed.org/ace-files/protocol/near_term.pdf). Problemas com a adequação da amamentação podem persistir até estes bebês atingirem idade equivalente ao termo. Mesmo bebês sendo alimentados com fórmula podem necessitar de uma conduta enriquecida com nutrientes a fim de assegurar ingestão calórica adequada.
- E. **Instabilidade de temperatura.** Hipotermia é mais comum em bebês pré-termos tardios em razão de uma barreira epidérmica imatura, relações mais altas de área de superfície para peso corporal, e intervenções mais frequentes de sala de parto.
- F. **Hipoglicemia.** Ocorre em 10-15% dos bebês pré-termos tardios. Isto é decorrente de uma demora na atividade de glicose fosfato hepática, que é necessária no passo final da gliconeogênese. Má ingestão nos bebês pré-termos tardios exacerba ainda mais a gliconeogênese. Hipoglicemia pode ocorrer a qualquer momento nas primeiras 24 horas. A American Academy of Pediatrics (AAP) tem diretrizes para o tratamento da hipoglicemia no bebê pré-termo tardio. Ver Capítulo 63.
- G. **Síndrome de morte súbita do bebê (SIDS) e apneia.** Imaturidade do sistema nervoso autônomo nos bebês pré-termos tardios eleva o risco de apneia, bradicardia e eventos agudos ameaçadores à vida. Bebês nascidos entre 33 e 36 semanas têm duas vezes maior probabilidade de morrer de SIDS do que aqueles nascidos com ≥ 37 semanas.
- H. **Readmissão.** Os pré-termos tardios tiveram quase o dobro da probabilidade de necessitar de readmissão no hospital. Icterícia e infecção foram os diagnósticos mais comuns. O fator de risco mais forte para readmissão foi amamentação na alta. Estudos recentes demonstraram que visitas de acompanhamento iniciais ou visitas domiciliares de enfermagem foram efetivas para reduzir os índices de readmissão.
- I. **Infecção pelo vírus sincicial respiratório (RSV).** Bebês pré-termos tardios têm uma suscetibilidade aumentada à infecção pelo RSV em razão do desenvolvimento pulmonar incompleto e imunidade prejudicada pela imaturidade e a falta relativa de anticorpos maternos adquiridos passivamente. **O risco de bronquiolite pelo RSV em bebê nascidos entre 32 e 36 semanas é semelhante aos nascidos antes de 32 semanas.** O risco de hospitalização decorrente da infecção pelo RSV é duas vezes mais alta em bebês pré-termos tardios que em bebês termo. Os pré-termos tardios abrangem de 34 0/7 a 36 6/7 semanas, e as recomendações da AAP para profilaxia com palivizumab vão até 35 semanas apenas. Bebês pré-termos tardios de 34 a 35 semanas com fatores de risco ou aqueles com doença pulmonar crônica ou cardiopatia congênita potencialmente se qualificam para tratamento. O bebê não complicado nascido com 34-35 semanas deve também ter um irmão < 5 anos de idade ou estar frequentando creche diurna, de acordo com as diretrizes da AAP. Uma vez que poucos bebês pré-termos tardios se qualificam para palivizumab, precauções como diminuir o contato com indivíduos doentes e boa lavagem das mãos por aqueles que manuseiam estes bebês são de grande importância. Ver Capítulo 147.
- J. **Resultados a longo prazo.** Em comparação, bebês de moderadamente baixo peso ao nascimento (1.500-2.500 g) são mais propensos que bebês > 2.500 g a ter uma necessidade especial de assistência à saúde, uma condição crônica, uma incapacidade de aprendizado, ou distúrbio de déficit de atenção hiperatividade (ADHD). Bebês de moderadamente baixo peso ao nascimento estão em risco aumentado de maus resultados de saúde.
- IV. **Recomendações de tratamento.** Prematuridade iatrogênica deve ser evitada prolongando-se a gravidez sempre que possível. Com esse objetivo, o American College of Obstetrics and Gynecology emitiu recomendações que proíbem indução ou parto cesáreo de repetição marcado para antes de 39 semanas, às quais a maioria dos hospitais agora obedecem. Uma vez que os bebês de pré-termo tardio estão em risco de certos problemas médicos, previamente delineados, estratégias específicas de tratamento devem ser desenvolvidas tanto para sua hospitalização inicial quanto seu cuidado depois da alta. Monitoramento precoce da situação respiratória, temperatura, capacidade de alimentação, níveis de bilirrubina e de glicose são críticos. A AAP lançou recomendações específicas de critérios mínimos de alta para bebês pré-termos tardios. Além das medidas efetuadas para bebês a termo, o bebê pré-termo tardio necessita:
    - A. **Avaliação precisa da idade gestacional.**
    - B. **Individualização do momento da alta** baseando-se na condição do bebê quanto à estabilidade de temperatura e adequação da alimentação.

C. **Identificação de uma referência médica** após a alta.
D. **Sinais vitais normais** durante 12 horas antes da alta.
E. **Eliminar uma evacuação espontaneamente.**
F. **Ausência de perda excessiva de peso.**
G. **Triagem de hiperbilirrubinemia.**
H. **Um estudo em assento de automóvel** quanto à apneia, bradicardia ou dessaturação de oxigênio.
I. **Educação formal sobre amamentação** quando aplicável.
J. **Acompanhamento de alta.** As estratégias devem incluir acompanhamento mais próximo de questões, como ganho de peso e desenvolvimento, bem como bom suporte à família.

Referências Selecionadas

Adamkin DH. Feeding problems in the late preterm infant. *Clin Perinatol.* 2006;33:831-837.
Coffman S. Late preterm infants and risk for RSV. *MCN.* 2009;34(6):378-384.
Colin AA, McEvoy C, Castile RG. Respiratory morbidity and lung function in preterm infants of 32 to 36 weeks' gestational age. *Pediatrics.* 2010;126(1):115-128.
Engle WA, Tomashek KM, Wallman C, et al. "Late preterm" infants: a population at risk. *Pediatrics.* 2007;120(6):1390-1401.
Lee YM, Cleary-Goldman J, D'Alton ME. Multiple gestation and late preterm (near-term) deliveries. *Semin Perinatol.* 2006;30:103-112.
Medoff-Cooper B, Bakewell-Sach S, Buos-Frank ME, et al. The AWHONN Near Term Initiative: a conceptual framework for optimizing health for near-term infants. *JOGNN.* 2005;34(6):666-671.
Meier PP, Furman LM, Degenhardt M. Increased lactation risk for late preterm infants and mothers: evidence and management strategies to protect breastfeeding. *J Midwifery Women's Health.* 2007;52(6):579-587.
Morse SB, Zheng H, Tang Y, et al. Early school-age outcomes of late preterm infants. *Pediatrics.* 2009;123(4):e622-e629.
Petrini JR, Dias T, McCormick MC, et al. Increased risk of averse neurologic development for late preterm infants. *J Pediatr.* 2009;154:169-176.
Raju TN, Higgins RD, Stark AR, et al. Optimizing care and outcome for late-preterm (nearterm) infants: a summary of the workshop sponsored by the NICHD. *Pediatrics.* 2006;118(3):1207-1214.
Tomashek KM, Shapiro-Mendoza CK, Weiss J, et al. Early discharge among late preterm and term newborns and risk of neonatal morbidity. *Semin Perinatol.* 2006;30:61-68.

14 Dor no Recém-Nascido

Antes dos anos 1980, era uma crença comum que os bebês pré-termos não tinham a capacidade do neurodesenvolvimento de sentir dor. Isto resultava em grave insuficiência de tratamento da dor no recém-nascido durante sua hospitalização. Embora a neonatologia tenha feito grandes avanços nos últimos 20 anos para compreender a dor, ela permanece desafiada a avaliar e tratar efetivamente os vários tipos de dor experimentados na unidade de terapia intensiva neonatal (NICU).

I. **Fisiologia da dor no recém-nascido**
   A. **Definição.** Dor foi definida pela Associação Internacional para o Estudo da Dor como "uma experiência sensitiva e emocional desagradável associada à lesão tecidual real ou potencial ou descrita em termos, como esse dano". Quando um bebê responde a dor, isto envolve uma coleção de reações bioquímicas, fisiológicas e comportamentais. Há muitas camadas diferentes da resposta de um bebê que podem ser compreendidas, conforme a idade gestacional e o desenvolvimento. Estímulos nocivos levam à lesão tecidual, causando a liberação de substân-

cias sensibilizadoras, como prostaglandinas, bradicinina, serotonina, substância P e histamina. Estas substâncias produzem um impulso que é, em seguida, transmitido às vias nociceptivas. Nocicepção designa o movimento reflexo que ocorre com a exposição a estímulos nocivos que não exige envolvimento cortical ou a capacidade de perceber dor.
  B. **Desenvolvimento.** O desenvolvimento das terminações nervosas sensitivas começa muito cedo no processo de nocicepção e se segue como:
    1. **7,5–15 semanas de gestação.** Receptores sensitivos cutâneos periféricos se desenvolvem nas áreas perioral, facial, palpar e abdominal e extremidades proximais.
    2. **8–19 semanas de gestação.** Reflexos espinais são capazes de responder a estímulos nocivos, e neurônios povoam o gânglio da raiz dorsal.
    3. **20 semanas de gestação.** Membranas mucosas e áreas cutâneas restantes são povoadas com terminações nervosas sensitivas.
    4. **20–24 semanas de gestação.** Aferentes talâmicos envolvidos na percepção consciente da dor alcançam a zona subplaca e a placa cortical.
    5. **23–27 semanas de gestação.** Aferentes talâmicos alcançam o córtex visual.
    6. **26–28 semanas de gestação.** Aferentes talâmicos alcançam a placa cortical auditiva.
  C. **Exposição repetida a estímulos nocivos.** Esta pode causar desorganização fisiológica e comportamental, levando a alterações no sistema neurodesenvolvimental do bebê. Isto pode fazer o bebê desenvolver uma incapacidade de responder à dor, ou a uma resposta fisiológica exagerada a estímulos dolorosos no futuro.
II. **Tipos de dor no recém-nascido**
  A. **Trauma de parto (tocotraumatismo).** Dor neonatal associada a tocotraumatismo é tipicamente um resultado de nascimentos vacuoassistidos. Alguns bebês podem mostrar sinais de equimose na face ou cabeça simplesmente como resultado do trauma de passar através do canal do parto. Partos a fórceps podem deixar marcas temporárias ou equimoses na face e cabeça do bebê. Cefaloematomas são mais comuns com parto a fórceps ou vacuoextração. Paracetamol pode ser usado para o tratamento da dor associada. Fraturas de clavícula são a mais comum fratura associada ao parto. Se a fratura for dolorosa, limitar o movimento do braço e ombro pode ser útil.
  B. **Dor aguda de procedimento.** A frequência de procedimentos dolorosos na NICU pode variar de 5–15 por dia. **O método ideal de controle da dor consiste em minimizar a quantidade de procedimentos dolorosos. Procedimentos dolorosos executados na NICU** incluem aspiração por tubo endotraqueal (ETT), intubação, ventilação mecânica, inserção de tubo de tórax, exames de retinopatia de prematuridade (ROP), colocação de cateter central, colocação de linha intravenosa (IV), picada no calcanhar, punção lombar, circuncisão, ligadura de canal arterial patente (PDA) e coloração de dreno peritoneal.
  C. **Dor aguda pós-operatória.** Dor pós-cirúrgica permanece um problema na NICU. O maior risco com dor pós-cirúrgica é tratamento insuficiente. Protocolos para dor pós-operatória ajudam a padronizar a prática entre os profissionais de saúde. Avaliação de rotina da dor deve ser efetuada, usando-se escalas específicas para dor pós-operatória ou dor prolongada. **É importante alternar as medicações para controle máximo da dor com mínima toxicidade. Opioides são as medicações de escolha e podem ser dados por infusão contínua ou bolos.**
  D. **Dor crônica.** Dor crônica permanece por ser bem definida dentro da neonatologia. Alguns veem a dor crônica como a extensão da dor aguda não controlada. Ferramentas de avaliação de dor devem incluir medição validada da dor crônica. É necessário continuar a pesquisa para desenvolver esta área crítica da dor.
III. **Avaliação da dor no recém-nascido.** Um dos aspectos mais desafiadores da dor neonatal é o reconhecimento dos sintomas. Avaliação cuidadosa é crítica quando se está avaliando bebês prematuros quanto a sinais de dor. **A avaliação deve incluir sintomas fisiológicos, bem como comportamentais.**
  A. **Sintomas comuns de dor no recém-nascido.** Sintomas de dor comumente avaliados incluem **frequência cardíaca aumentada, alterações na frequência respiratória e flutuações na**

pressão arterial, bem como alterações na expressão facial, como saliência de supercílio, olhos espremidos fechados, sulco nasolabial, choro e movimento aumentado.
B. **Sintomas de dor continuada.** Bebês experimentando dor prolongada podem exibir frequência cardíaca diminuída, frequência respiratória diminuída, consumo de oxigênio diminuído, letargia, perfusão diminuída e extremidades frias.
C. **Dor *versus* desconforto.** Diferenciar entre dor e desconforto do bebê pode ser um desafio para os profissionais de saúde. Bebês prematuros podem exibir mínima resposta à dor, especialmente se estiverem sépticos ou fisiologicamente estressados. Bebês mais velhos que experimentaram múltiplos incidentes ou dor prolongada podem hiper-reagir ou subreagir à dor. Ausência de resposta à dor também pode ser observada em bebês com comprometimento neurológico ou naqueles que foram paralisados quimicamente.
D. **Escalas de avaliação da dor.** Listadas abaixo estão as quatro escalas de dor mais comumente usadas, e estão comparadas na Tabela 14–1.
   1. **Perfil de dor do bebê prematuro, PDBP (Premature Infant Pain Profile [PIPP]).** Esta escala considera dor de procedimento e pós-operatória. Contém 2 indicadores fisiológicos: frequência cardíaca e saturação de oxigênio. Inclui 3 indicadores faciais (saliência superciliar, olhos espremidos e sulco nasolabial). Escores totais de **7–12 indicam dor branda à moderada**, exigindo medidas não farmacológicas para dor. **Escores > 12 indicam dor moderada à grave** e exigem intervenção farmacológica para dor em adição a medidas de conforto.
   2. **Ferramenta de avaliação de dor neonatal CRIES (*c*horando; *r*equer O_2 para SaO_2 < 95%; sinais vitais *I*ncreased [aumentados]; *E*xpressão; *S*em dormir).** Esta escala lida com **dor pós-operatória em bebês de 32–37 semanas de gestação** bem como dor de procedimento em recém-nascidos prematuros e a termo. Ela mede 5 parâmetros, incluindo choro, aumento na necessidade de oxigênio, aumento nos sinais vitais, expressão e falta de sono. Os escores totais variam de 0–10. **Escores < 4 indicam dor branda**, exigindo intervenção não farmacológica. **Escores ≥ 5 indicam dor moderada à grave**, exigindo intervenção farmacológica, bem como medidas de conforto.
   3. **Escala de dor do bebê recém-nascido (NIPS).** Esta escala lida com **dor de procedimento em bebês pré-termos e recém-nascidos bem como dor pós-operatória**. Os escores totais variam de 0 a 7. Não há parâmetros de nível de dor incluídos nesta ferramenta. Escore de nível médio indica dor moderada à grave, exigindo manejo farmacológico. Ela inclui a avaliação de 5 comportamentos e 1 parâmetro fisiológico: expressão facial, choro, relaxamento ou tensão nos braços e pernas, estado de excitação e padrão de respiração.
   4. **Escala (Scale) de dor (Pain), Agitação e Sedação Neonatais (N-PASS).** Esta escala considera **dor/agitação e sedação**. É usada para recém-nascidos pré-termos e a termo com os seguintes tipos de dor: prolongada, pós-operatória e ventilação mecânica. Contém 4 sintomas comportamentais e 4 indicadores fisiológicos: choro, irritabilidade, estado comportamental, tônus das extremidades, frequência cardíaca, frequência respiratória, pressão arterial e saturação de oxigênio. Pontos são somados baseando-se na idade gestacional para um

Tabela 14–1. **COMPARAÇÃO DE ESCALAS DE DOR COMUMENTE USADAS**

	PIPP	CRIES	NIPS	N-PASS
Expressão facial	X	X	X	X
Choro	X	X	X	X
Extremidades	X	X	X	X
Consolabilidade			X	
Saturação de oxigênio		X		X
Sinais vitais				X
Estado de atividade				X
Bebês a termo	X	X	X	X
Bebês prematuros	X	Se ≥ 32 semanas	X	X

CRIES, *c*horo, *r*equer O_2 para SaO_2 < 95%, sinais vitais *i*ncrementados, *e*xpressão, *s*em dormir; NIPS, Neonatal Infant Pain Scale; N-PASS, Neonatal Pain, Agitation, and Sedation Scale; PIPP, Premature Infant Pain Profile.

escore total. **Escores > 3 indicam a necessidade de medidas não farmacológicas ou farmacológicas. Escores de sedação entre 5 e 10 são considerados sedação profunda.**

IV. **Intervenção na dor**
   A. **Não farmacológica.** Preferível para dor de procedimento branda em razão da eficácia a curto prazo e ausência de efeitos colaterais. Mais efetiva quando combinada com uma redução de luz e som. Não é para ser usada em lugar de terapia farmacológica com dor grave e crônica.
      1. **Sucção não nutritiva.** O tipo de sucção associada a uma chupeta sem leite materno ou fórmula. Quando usada com sacarose oral (24%), é efetiva para reduzir a dor associada à picada no calcanhar, colocação de cateter IV periférico (PIV) e exames de ROP.
      2. **Posicionamento.** Uma posição prona pode causar uma melhora no esforço respiratório e diminuir a necessidade de oxigênio do bebê.
      3. **Enfaixamento.** Envolver um bebê seguramente em um cobertor pode causar uma diminuição na frequência cardíaca, um aumento na saturação de oxigênio e um aumento na capacidade de organizar comportamentos. Bom para usar com colocação de PIV, exames de ROP e aspiração de ETT.
      4. **Flexão facilitada.** Manter os braços e pernas do bebê delicadamente em uma posição fletida. Eficaz com colocação de PIV, exames de ROP e aspiração de ETT, para diminuir frequência cardíaca e tempo de recuperação.
      5. **Música.** Efetiva em bebês > 31 semanas de gestação. Ajuda na regulação e redução da frequência cardíaca, bem como aumento na saturação de oxigênio.
      6. **Cuidado de canguru.** Pesquisa suporta seu uso para diminuir a resposta à dor. É efetivo para uso em diminuir a dor com picada no calcanhar.
      7. **Sacarose.** Quando combinada com sucção não nutritiva, demonstra muito eficácia em picadas no calcanhar. Instituições devem adotar um protocolo específico para padronizar o uso de sacarose oral, que é mais efetiva quando combinada com sucção não nutritiva. **Faixa de posologia é 0,012–0,12 g ou 0,05–0,5 mL de uma solução 24%.** Alívio ideal da dor é notado se for dada ~2 minutos antes da picada no calcanhar seguida por 1–2 minutos após finalização do procedimento. Sacarose é efetiva em bebês > 27 semanas de gestação; entretanto, não está aprovada pela US Food and Drug Administration. **Segurança a respeito de aplicações repetidas de sacarose foi investigada e foi mostrado que demonstra efetividade continuada.** Inobstante, precaução deve ser tomada na administração de múltiplas doses, e a administração deve ser limitada ao manejo de dor aguda de procedimento.
   B. **Farmacológica.** Mais frequentemente dor leve e dor moderada de curta duração são mais bem manejadas por medidas não farmacológicas para dor. Escores de avaliação de dor > 12 indicam dor moderada à grave e sugerem fortemente intervenção farmacológica na dor junto com medidas de conforto. **Procedimentos que requerem o uso de intervenção farmacológica para dor** incluem intubação, ventilação mecânica, inserção de tubo de tórax, colocação de linha central, punção lombar, circuncisão, ligadura de PDA e colocação de drenos peritoneais. Drogas de alívio da dor comumente usadas em recém-nascidos (ver Capítulo 148 para informação específica sobre posologia de drogas) são as seguintes: **tópica:** creme EMLA (mistura eutéctica de lidocaína e prilocaína); **infiltração:** lidocaína 0,5–1%; **sistêmicas:** morfina, fentanil, diazepam, midazolam.

V. **Práticas potencialmente melhores de tratamento da dor.** Conforme identificadas pelo Neonatal Intensive Care Quality Improvement Collaborative incluem-se as seguintes:
   A. Reduzir a frequência de procedimentos dolorosos evitáveis, como aspiração de ETT e picadas no calcanhar.
   B. Desenvolver protocolo para padronização da administração de sacarose.
   C. Efetuar avaliação frequente de dor.
   D. Implementar estratégias para manejar a dor durante os seguintes: picadas no calcanhar, procedimentos vasculares periféricos, circuncisão, intubação não de emergência, ventilação mecânica.
   E. Implementar estratégias para manejar dor durante o período pós-operatório.
   F. Implementar estratégias para desmamar recém-nascidos de opiáceos efetivamente e com segurança.

VI. Conclusão. A dor continua a ser um campo emergente de estudo dentro da disciplina da neonatologia. Muita pesquisa é necessária a respeito da avaliação e tratamento continuados da dor neonatal. Há necessidade de que os profissionais de saúde documentem diligentemente a avaliação da dor e os escores de acompanhamento pós-intervenção a fim de assegurar tratamento adequado da dor. É necessário que sejam desenvolvidas diretrizes de prática clínica para a comunidade neonatal, em geral visando à padronização da prática. A pesquisa continua a evoluir para suportar avaliação precisa da dor no recém-nascido. Monitoramento dos escores de condução cutânea durante procedimentos dolorosos constitui uma área de investigação atual. Pesquisa também é focalizada na mensuração do impacto da dor sobre o cérebro do bebê. As medições incluiriam valores durante a experiência de estímulos nocivos e o impacto a longo prazo sobre o neurodesenvolvimento do bebê. É por meio de pesquisa e dedicação contínuas para reduzir a experiência de dor no recém-nascido que nós compreenderemos por completo e trataremos efetivamente o recém-nascido, enquanto sustentamos sua viabilidade.

Referências Selecionadas

American Academy of Pediatrics, Committee on Fetus and Newborn and Section on Surgery, Section on Anesthesiology and Pain Medicine, Canadian Pediatric Society and Fetus and Newborn Committee. Prevention and management of pain in the neonate: an update. *Pediatrics*. 2006;118:2231–2241. Reaffirmed May 2010.

Bouza H. The impact of pain in the immature brain. *J Matern Fetal Neonatal Med*. 2009;22:722-732.

Epstein EG. Moral obligations of nurses and physicians in neonatal end-of-life care. *Nurs Ethics*. 2010;17:577-589.

Harrison D, Loughnan P, Manias E, Johnston L. Utilization of analgesics, sedatives, and pain scores in infants with a prolonged hospitalization: a prospective descriptive cohort study. *Int J Nurs Stud*. 2009;46:624-632.

Sharek PJ, Powers R, Koehn A, Anand KJ. Evaluation and development of potentially better practices to improve pain management of neonates. *Pediatrics*. 2006;118(suppl 2): S78-S86.

Walden M, Carrier C. The ten commandments of pain assessment and management in pre-term neonates. *Crit Care Nurs Clin North Am*. 2009;21:235-252.

Yamada J, Stinson J, Lamba J, Dickson A, McGrath PJ, Stevens B. A review of systematic reviews on pain interventions in hospitalized infants. *Pain Res Manage*. 2008;13:413-420.

15 Triagem de Recém-Nascido

I. Triagem de recém-nascido (NBS). Este é um sistema com base na população para a identificação e tratamento precoces de condições médicas potencialmente devastadoras. Nos Estados Unidos, esta triagem é obrigatória em cada estado, mas as doenças incluídas nos painéis de triagem variam. Uma lista dos testes de triagem providos por cada estado pode ser encontrada no *website* do National Newborn Screening and Genetics Resource Center em http://genes-r-us.uthscsa.edu. Um painel de peritos comissionado pelo American College of Medical Genetics (ACMG) recomendou 29 condições em painéis de triagem de recém-nascidos (Tabela 15–1). Este capítulo aprecia doenças selecionadas incluídas na maioria dos painéis estaduais de triagem de recém-nascidos, bem como tece considerações especiais relacionadas com planejamento de alta e acompanhamento. A American Academy of Pediatrics (AAP) publicou folhas FACT de triagem de recém-nascidos que examinam métodos apropriados de testagem, acompanhamento e testagem diagnóstica para todas as 29 doenças recomendadas pelo ACMG.

II. Cronologia e considerações especiais
  A. Um espécime inicial. Ele é tipicamente colhido entre 24 e 72 horas de vida.
  B. Obter o espécime antes de transfusão de sangue. Constitui prática recomendada obter um espécime antes de transfusão de sangue, se um espécime ainda não tiver sido enviado.

Tabela 15–1. INCIDÊNCIA ESTIMADA DE 29 DOENÇAS (28 CONDIÇÕES GENÉTICAS/METABÓLICAS E TRIAGEM AUDITIVA) RECOMENDADAS PELO ACMG PARA INCLUSÃO EM PAINÉIS DE TRIAGEM DE RECÉM-NASCIDOS

	Incidência Estimada
Doenças do metabolismo dos aminoácidos	
Fenilcetonúria (PKU)	1:10.000
Acidemia argininossuccínica (ASA)	1:70.000
Tirosinemia tipo 1 (TYR 1)	< 1:100.000
Citrulinemia (CIT)	1:100.000
Doença de urina em xarope de bordo (MSUD)	1:185.000
Homocistinúria (HCY)	1:300.000
Doenças do metabolismo dos ácidos orgânicos	
Acidemia glutárica tipo I (GA I)	1:40.000
Acidemia metilmalônica decorrente da deficiência de mutase (MMA)	1:48.000
Deficiência de 3-metilcrotonil-CoA carboxilase (3MCC)	1:50.000
Acidemia propiônica (PROP)	1:75.000
Deficiência de betacetotiolase (BKT)	< 1:100.000
Acidúria hidroximetilglutárica (HMG)	< 1:100.000
Acidemia isovalérica (IVA)	< 1:100.000
Acidemia metilmalônica cblA e cblB (cbl A, B)	< 1:100.000
Deficiência múltipla de carboxilase (MCD)	< 1:100.000
Doenças da oxidação de ácidos graxos	
Deficiência de cadeia média acil-CoA desidrogenase (MCAD)	1:10.000–20.000
Deficiência de cadeia longa 3-OH acil-CoA desidrogenase (LCHAD)	1:100.000
Deficiência de cadeia muito longa acil-CoA desidrogenase (VLCAD)	1:100.000
Deficiência de proteína trifuncional (TFP)	Desconhecida
Defeito de captação de carnitina (CUD)	1:40.000
Hemoglobinopatias	
Anemia falciforme (Hb SS)	1:2,500
Doença de Hb S/C (Hb S/C)	> 1:25.000
Hb S/betatalassemia (HbS/βTh)	> 1:50.000
Outras	
Perda auditiva (HEAR)	2–3:1.000
Hipotireoidismo congênito (CH)	1:3.000–4.000
Fibrose cística (CF)	1:3.500
Hiperplasia suprarrenal congênita (CAH)	1:15.000
Galactosemia clássica (GALT)	1:47.000
Deficiência de biotinidase (BIOT)	1:110.000

ACMG, American College of Medical Genetics.

    C. **Resultados inválidos.** Quaisquer resultados julgados inválidos pelo laboratório executor ou quaisquer resultados que sejam descritos como positivos têm que ter um espécime repetido.
        1. **Antibióticos.** É importante notar que administração de antibiótico aumentará a probabilidade de NBS falso-positiva, o que exigirá uma NBS repetida para assegurar que o paciente não tem a doença subjacente.
        2. **Bebês prematuros.** Estes bebês são muito mais propensos a ter uma triagem de recém-nascido anormal por causa da imaturidade hepática, nutrição parenteral, transfusões de sangue e nutrição enteral retardada, o que frequentemente exigirá que estes pacientes façam envio de múltiplas NBSs durante seu curso na NICU.
  III. **Doenças selecionadas incluídas nos painéis de triagem de recém-nascidos**
    A. **Doenças do metabolismo dos aminoácidos**
      1. **Fenilcetonúria (PKU)**
        a. **Processo de triagem.** Concentrações aumentadas de fenilalanina no sangue podem ser detectadas usando-se análise fluorimétrica e subsequente espectrometria de massa (às vezes chamada MS/MS).

b. **Acompanhamento.** Crianças diagnosticadas com PKU devem receber dieta com fenilalanina reduzida. Acompanhamento por subespecialidade deve ser combinado com nutricionista, bem como com pediatra especializado em doenças metabólicas.
B. **Doenças do metabolismo de ácidos orgânicos**
   1. **Acidemia metilmalônica (MMA)**
      a. **Triagem.** Níveis elevados de propionilcarnitina são detectados por espectrometria de massa em sequência.
      b. **Acompanhamento.** Resultados anormais de triagem devem ser seguidos com análise de ácidos orgânicos no plasma e/ou urina, que pode estabelecer a presença ou ausência de ácido metilmalônico. Um alto nível de ácido metilmalônico é diagnóstico. O tratamento inclui a instituição de uma dieta com baixa proteína. Cuidado de acompanhamento deve ser arranjado com um pediatra especializado em doenças metabólicas, bem como com uma nutricionista. MMA tem um padrão de herança recessivo autossômico. Aconselhamento genético deve ser fornecido.
C. **Doenças da oxidação de ácidos graxos**
   1. **Deficiência de cadeia média acil-CoA desidrogenase (MCAD)**
      a. **Triagem.** Espectrometria de massa sequencial é a ferramenta de triagem de escolha para MCAD. Os níveis de octanoilcarnitina são mais altos durante os primeiros três dias de vida, de modo que é melhor fazer a triagem no período de recém-nascido. Prematuridade, imaturidade da função hepática e nutrição parenteral total podem produzir resultados anormais de aminoácidos, tornando necessária uma repetição da amostragem.
      b. **Acompanhamento.** Testagem diagnóstica é feita por análise de acilcarnitina plasmática e análise de ácidos orgânicos urinários. Análise molecular para determinar o gene particular envolvido fornece informação prognóstica.
D. **Hemoglobinopatias**
   1. **Anemia/doença falciforme**
      a. **Triagem.** Variedades de hemoglobina são detectadas, usando-se focalização isoelétrica, cromatografia líquida de alto desempenho (HPLC), ou eletroforese em acetato de celulose. Retestagem de amostras anormais de triagem é frequentemente feita por técnica eletroforética, HPLC, testagem imunológica ou ensaios de DNA. Transfusões de sangue que incluam componentes dos eritrócitos podem invalidar os resultados de triagem, de modo que triagem inicial deve ser feita antes de transfusão. (Transfusões de plasma, plaquetas e albumina não afetam os resultados de triagem.)
      b. **Acompanhamento.** A maioria dos estados dos EUA exige triagem de acompanhamento em triagens normais 90 dias após a última transfusão. Testagem confirmatória deve ser feita nas triagens anormais antes de 2 meses de idade. Um hematologista pediátrico deve ser envolvido no tratamento de acompanhamento.
E. **Outras**
   1. **Hipotireoidismo congênito (CH).** Ver também Capítulo 102.
      a. **Triagem.** A medição principal na maioria das triagens é a de tireotropina/hormônio tireoestimulador (TSH) e T_4. A cronologia ideal é entre 48 horas e 4 dias de idade. Elevações falso-positivas no TSH podem ocorrer em bebês triados com < 48 horas de idade em razão de uma onda de tireotropina após o nascimento. Esta onda pode ser retardada em bebês prematuros. Da mesma forma, bebês prematuros com hipotireoidismo têm elevação retardada dos níveis de TSH, presumivelmente por causa da imaturidade do eixo hipotalâmico-hipofisário-tireóideo. Por essas razões, pode ser prudente considerar uma segunda triagem de rotina em bebês prematuros entre 2 e 6 semanas de idade. Bebês pré-termos também tipicamente têm níveis mais baixos de T_4, resultando em mais resultados falso-positivos. Triagem de hipotireoidismo não é afetada por dieta ou transfusão, exceto no caso de transfusão de troca total.
      b. **Acompanhamento.** Resultados anormais de triagem devem ser imediatamente seguidos por testagem de TSH e T_4 livre. A etiologia do hipotireoidismo pode ser determinada usando-se ultrassonografia tireóidea, captação e cintigrafia tireóidea, e/ou imunoglobulina inibidora ligadora de tireotropina (em casos de hipotireoidismo transitório suspeitado

relacionado com tireopatia autoimune materna). Testagem diagnóstica para determinar a etiologia é opcional, mas não altera o tratamento, e nunca deve atrasar o tratamento. Pronta consulta com um endocrinologista pediátrico e início precoce de terapia adequada de reposição de tireoide são capitais para melhorar o resultado para toda a vida.

2. **Fibrose cística (CF)**
   a. **Triagem.** Estima-se que ~15% dos pacientes com CF tiveram uma apresentação neonatal, tornando a CF uma doença ideal para ser avaliada por NBS. Determinação da concentração de cloreto no suor é o teste diagnóstico característico da CF; entretanto, ele é impraticável na maioria dos bebês recém-nascidos, especialmente bebês prematuros de < 36 semanas de gestação ou um peso ao nascer de < 2.000 g, e não é recomendado. Testes de triagem alternativos incluem o tripsinogênio sérico imunorreativo (IRT) e a elastase-1 fecal. Mais especificamente, genotipagem pode identificar as mutações mais comuns envolvendo o regulador transmembrânico da CF, das quais a mutação ΔF508 é a mais frequentemente identificada. Recém-nascidos diagnosticados com íleo meconial (MI) devem eventualmente fazer um teste de cloreto no suor, em razão da possibilidade de uma NBS falso-negativa; 80–90% dos pacientes com MI terão CF.
   b. **Acompanhamento.** Recém-nascidos que têm uma triagem positiva necessitarão teste de DNA para avaliar quanto à sua mutação genética particular. Acompanhamento adicional deve incluir encaminhamento a um pneumologista pediátrico de todos os bebês que tenham um teste de triagem positivo para CF ou que tenham resultados duvidosos no seu teste de cloreto no suor.

3. **Deficiência de biotinidase (BIOT)**
   a. **Triagem.** Papel-filtro manchado com sangue total é avaliado quanto à atividade de biotinidase por um método colorimétrico semiquantitativo. Até 20% dos pacientes com deficiência de biotinidase sintomática podem ser perdidos se triados com espectrometria de massa sequencial, de modo que esta metodologia não deve ser usada.
   b. **Acompanhamento.** Alguns estados exigem um espécime repetido entre 1 semana e 4 meses depois da última transfusão de eritrócitos. Uma amostra de soro para medição quantitativa da atividade de biotinidase deve ser colhida, se os resultados da triagem forem positivos. Crianças com BIOT devem ser acompanhadas por alguém especializado em doenças metabólicas para terapia com biotina.

4. **Galactosemia (GALT)**
   a. **Triagem.** Três deficiências enzimáticas diferentes podem resultar em GALT. **Galactosemia clássica**, que é a forma mais comum, resulta da deficiência de galactose 1-fosfato (GALT). **Deficiência de galactocinase (GALK)** e **deficiência de galactose-4-epimerase (GALE)** também resultam em galactosemia, mas são muito raras. Os testes de triagem variam conforme os estados e medem galactose, galactose 1-fosfato mais galactose, e/ou deficiência de enzima GALT, o que pode ser feito usando-se MS/MS. O teste de enzima GALT é efetuado usando-se eritrócitos e é diagnóstico somente para galactosemia clássica. Ele não é afetado pela dieta do bebê, mas, em vez disso, por transfusões de eritrócitos. Os resultados de testes de galactose e galactose 1-fosfato são influenciados pela dieta do bebê, de modo que o bebê deve receber uma fórmula contendo galactose ou leite materno antes da triagem.
   b. **Acompanhamento.** Um resultado falso-negativo pode persistir por 3 meses depois de uma transfusão de eritrócitos, de modo que um teste de repetição é necessário 90 dias após a última transfusão. Todos os bebês com resultados positivos de triagem devem receber uma consulta de nutrição e ser postos sob uma dieta restrita em galactose, aguardando testagem diagnóstica definitiva. Alimentações com leite materno são contraindicadas em lactentes com galactosemia, e fórmulas à base de soja são comumente usadas. Análise quantitativa de galactocinase (GALK) e galactose-4-epimerase (GALE) identifica estes tipos menos comuns de galactosemia.

5. **Hiperplasia suprarrenal congênita (CAH)**
   a. **Triagem.** Medição da 17-hidroxiprogesterona (17-OHP) é realizada por uma variedade de reagentes/imunoensaios ou espectrometria de massa sequencial. Um alto índice de re-

sultados falso-positivos ocorre em amostras tiradas com < 1 dia de idade. Níveis normais de 17-OHP são afetados pelo peso ao nascer e idade gestacional; assim, prematuridade e doença podem produzir resultados falso-positivos. Bebês prematuros tendem a ter níveis mais altos. Os níveis não são afetados por transfusões se forem colhidos várias horas após a transfusão. Entretanto, alguns estados exigem um espécime de repetição com a cronologia da triagem repetida variando de 72 horas a 4 meses após transfusão.
  b. **Acompanhamento.** Resultados anormais de triagem devem ser acompanhados com uma dosagem de 17-OHP sérica. Níveis de eletrólitos séricos e 17-OHP sérica devem ser obtidos em recém-nascidos com um distúrbio do desenvolvimento sexual. Um teste de estimulação com hormônio adrenocorticotrópico é útil para excluir CAH não clássica em bebês com elevações brandas dos níveis de 17-OHP. Bebês com CAH devem ser acompanhados por um endocrinologista pediátrico.
6. **Perda auditiva (HEAR)**
  a. **Triagem.** Triagem universal deve ser feita antes de 1 mês de idade e/ou antes da alta hospitalar inicial. Embora resposta auditiva do tronco cerebral automática (ABR) e emissão otoacústica sejam os principais métodos usados, ABR é a ferramenta de triagem recomendada para bebês com permanências > 5 dias na unidade de terapia intensiva neonatal (NICU) por causa do alto risco de perda auditiva neural.
  b. **Acompanhamento**
     i. **Testagem audiológica e acompanhamento médico** devem ser realizados antes de 3 meses de idade em todos os bebês que não forem aprovados na triagem inicial. Retriagem de ambas as orelhas é recomendada.
     ii. **Bebês que têm um ou mais fatores de risco** devem ser reavaliados por um audiologista não mais tarde que 24–30 meses de idade independentemente dos resultados de triagem iniciais. **Fatores de risco incluem os seguintes:** história de família de perda auditiva neurossensorial, infecções perinatais, anomalias craniofaciais, hiperbilirrubinemia necessitando exsanguinotransfusão, medicações ototóxicas incluindo quimioterapia, tratamento com oxigenação por membrana extracorpórea, meningite bacteriana, ventilação mecânica, doenças neurodegenerativas, síndromes conhecidas por incluírem perda auditiva, ou trauma.
     iii. **Bebês com perda auditiva confirmada** devem ser avaliados por um otorrinolaringologista pediátrico, um oftalmologista pediátrico para avaliação da acuidade visual e serviços de intervenção precoce não mais tarde que 6 meses de idade. Uma consulta genética deve também ser considerada.

Referências Selecionadas

American College of Medical Genetics Newborn Screening Expert Group Genetics Home Reference. Genetic conditions. Lister Hill National Center for Biomedical Communications, U.S. National Library of Medicine National Institutes of Health Department of Health & Human Services: Bethesda, MD; 2007. http://ghr.nlm.nih.gov. Accessed October 24, 2012.

Joint Committee on Infant Hearing. Year 2007 position statement: principles and guidelines for early hearing detection and intervention programs. *Pediatrics*. 2007;120(4):898-921.

Levy PA. An overview of newborn screening. *J Dev Behav Pediatr*. 2010;31:622-631.

Lockwood C, Lemons J, eds. *Guidelines for Perinatal Care*. 6th ed. Elk Grove, IL: American Academy of Pediatrics & The American College of Obstetricians and Gynecologists; 2007:223-224.

Lu KD, Engmann C, Moya F, Muhlebach M. Cystic fibrosis in premature infants. *J Perinatol*. 2011;31:504-508.

Newborn Screening Authoring Committee. Newborn screening expands: recommendations for pediatricians and medical homes—implications for the system. *Pediatrics*. 2008;121:192-217.

Watson MS, Mann MY, Lloyd-Puryear MY, Rinaldo P, Howell RR, American College of Medical Genetics Newborn Screening Expert Group. Newborn screening: toward a uniform screening panel and system—executive summary. *Pediatrics*. 2006;117:S296-S307.

16 Estudos para Avaliação Neurológica

Aperfeiçoamentos continuados em neuroimageamento e neuromonitoramento acrescentaram percepção do cérebro em desenvolvimento e ajudaram o clínico a identificar bebês em risco de mau resultado neurológico. Entretanto, as técnicas disponíveis continuam a ser limitadas na sua capacidade de predizer acuradamente os resultados do neurodesenvolvimento. Além disso, dada a enorme plasticidade do cérebro do recém-nascido, até mesmo defeitos detectáveis importantes podem produzir resultados neurodesenvolvimentais "normais". Nada obstante, modalidades de imageamento e monitoramento encerram promessa para o futuro de assistirem os clínicos a melhor identificar os pacientes em risco de sequelas no neurodesenvolvimento.

I. Neuroimageamento

A. Ultrassonografia

1. **Definição.** Usando a janela óssea de uma fontanela, ondas sonoras são dirigidas para dentro do cérebro e refletidas de acordo com a ecodensidade das estruturas subjacentes. As ondas refletidas são usadas para criar imagens 2 e 3-dimensionais.
2. **Indicação.** Ultrassonografia é preferida para identificação e observação de hemorragia na matriz germinativa/intraventricular e hidrocefalia e é valiosa para detectar anormalidades estruturais na linha mediana, lesão hipóxico-isquêmica, hemorragia subdural e na fossa posterior, ventriculite, tumores, cistos e anormalidades vasculares. Ultrassonografia do sulco do cíngulo em desenvolvimento foi sugerida como refletindo a idade gestacional (ver estudos de exemplificação no Capítulo 11).
3. **Método.** Um transdutor é posto sobre a fontanela anterior, e imagens são obtidas em planos coronais e parassagitais. A fontanela posterior é a janela acústica preferida para a imagem do infratentório, incluindo tronco cerebral e cerebelo. As vantagens incluem alta resolução, conveniência (efetuada à beira do leito), segurança (ausência de sedação, material de contraste, ou radiação), ausência de invasividade e baixo custo. As desvantagens incluem a falta de visualização de estruturas fora da linha mediana, especialmente nas regiões parietais, e a falta de diferenciação entre substância cinzenta e branca.
4. **Resultados.** A integridade das seguintes estruturas pode ser avaliada com ultrassonografia: todos os 4 ventrículos, o plexo coroide, núcleos caudados, tálamo, septo pelúcido e corpo caloso.

B. Ultrassonografia Doppler

1. **Definição.** Ultrassonografia Doppler também usa uma janela óssea para dirigir ondas sonoras para dentro do cérebro. Objetos em movimento (p. ex., eritrócitos) refletem as ondas sonoras com um desvio na frequência (desvio Doppler) que é proporcional à sua velocidade. Estas alterações são medidas e expressadas sob a forma do índice de pulsatilidade e o índice de resistência (RI). O ângulo do explorador em relação ao fluxo afeta o desvio Doppler e exige padrões exatos para medições seriadas.
2. **Indicação.** Conhecendo-se a seção transversa do vaso (área), a ultrassonografia Doppler é capaz de fornecer informação sobre o fluxo sanguíneo cerebral (CBF) e a resistência. CBF (cm^3/tempo) = velocidade do CBF (cm/tempo) × Área (cm^2). A ultrassonografia Doppler é de valor clínico em estados de cessação do CBF (p. ex., morte cerebral ou oclusão vascular cerebral), estados de resistência vascular alterada (p. ex., encefalopatia hipóxico-isquêmica, hidrocefalia ou malformação arteriovenosa [AV]) e síndrome de furto ductal.
3. **Método.** Combinada com ultrassonografia convencional para identificar o vaso sanguíneo, a ultrassonografia Doppler produz uma imagem em cores indicando fluxo (vermelho, na direção do transdutor; azul, afastando-se do transdutor). A velocidade do CBF é medida sob a forma da área embaixo da curva dos traçados de velocidade. Pequeno peso corporal e baixas idades gestacionais influenciam negativamente a taxa de sucesso em visualizar a vasculatura intracraniana. Ultrassonografia contrastada com injeção de microbolhas cheias de gás (tamanho de eritrócitos) poderá vir a oferecer medição melhorada da perfusão cerebral no futuro.

4. **Resultados.** Medições de ultrassonografia Doppler podem ser comparadas a valores normais ajustados à idade para velocidade de fluxo sistólica, diastólica final e média. Medições seriadas de CBF e RI podem ser úteis para acompanhar lesões associadas à pressão cerebral aumentada, bem como para determinar a necessidade de um *shunt* ventriculoperitoneal na hidrocefalia progressiva.

C. Tomografia computadorizada (CT)

1. **Definição.** Usando reconstrução de imagem computadorizada, a CT produz imagens 2 e 3 dimensionais de pacientes expostos à radiação ionizante.
2. **Indicação.** CT é a ferramenta preferida para avaliação da fossa posterior e doenças não na linha mediana (p. ex., coleção de sangue ou líquido no espaço subdural ou subaracnóideo) bem como afecções parenquimatosas. Ela também é útil no diagnóstico de fraturas de crânio.
3. **Método.** O paciente é avançado em pequenos incrementos em um escâner, e são obtidas imagens (cortes). Substância branca cerebral (mais tecido adiposo nas bainhas de mielina em torno dos nervos) e inflamação aparecem menos densas (mais negras) do que a substância cinzenta. Calcificações e hemorragias aparecem em branco. Se um paciente receber material de contraste, vasos sanguíneos e estruturas vasculares (p. ex., foice do cérebro e plexo coroide) aparecem em branco. Espaços contendo líquido cefalorraquidiano são claramente mostrados em preto, tornando fácil identificar doenças que alteram seu tamanho e forma. Ossos também aparecem brancos, mas são pouco definidos, e os detalhes são mais bem avaliados em uma "janela óssea". As desvantagens incluem a necessidade de transporte e sedação, o potencial de hipotermia e exposição à radiação.
4. **Resultados.** CT fornece informação detalhada sobre estruturas cerebrais inacessíveis pela ultrassonografia e é superior à imagem de ressonância magnética (MRI) no diagnóstico de calcificações intracranianas. Cuidado deve ser aplicado ao considerar o uso de múltiplos estudos de CT diagnóstica dada a alta exposição à radiação ionizante no lactente, que pode desempenhar um papel no futuro desenvolvimento de malignidades.

D. Imagem por ressonância magnética (MRI)

1. **Definição.** No interior de um forte campo magnético, núcleos atômicos com propriedades magnéticas (prótons de hidrogênio sendo mais comuns) se alinham e emitem um sinal eletromagnético, quando o campo é terminado, e os núcleos retornam ao seu estado natural. Computadores reconstroem o sinal em cortes de imagem bidimensionais. Uma variedade de constrastes podem ser obtidos em MRI e incluem imagens ponderadas para T1 e T2 (refletindo 2 restrições de tempo de relaxamento, longitudinal e transversa, respectivamente), imagem ponderado para difusão (DWI), imagem dependente de nível de oxigênio sanguíneo (BOLD) e imagens ponderadas para densidade de prótons. Em MRIs funcionais (fMRI), como BOLD e DWI, a fisiologia cerebral subjacente é refletida nas imagens criadas.
2. **Indicação.** MRI é a ferramenta preferida para vários distúrbios cerebrais no recém-nascido que são difíceis de visualizar por CT, como distúrbios da mielinização ou migração neural, lesões isquêmicas ou hemorrágicas, agenesia do corpo caloso, malformações AV, e lesões na fossa posterior e na medula espinal. Sequência de difusão em MRI é a mais sensível à lesão cerebral aguda na primeira semana após lesão. MRI convencional ponderada para T1 e T2 é preferida depois de 1 semana subsequente à lesão. MRI convencional tem sido usada na idade equivalente a termo ou na época da alta do hospital para predizer resultado neurológico.
3. **Método.** O paciente é avançado em pequenos incrementos em um escâner, e imagens (cortes) são obtidas. Dependendo da sequência utilizada, substância cinzenta aparece cinzenta, e substância branca, branca. Líquido cefalorraquidiano e ossos aparecem negros; entretanto, o conteúdo de gordura na medula óssea e o couro cabeludo aparecem brancos. Em MRI T1 e T2, líquido pode aparecer escuro ou brilhante, dependendo do tipo de imagem ponderada. Vantagens da MRI incluem a capacidade de identificar anatomia normal e patológica sem radiação ionizante e percepção do prognóstico neurológico. Desvantagens incluem a necessidade de transporte, um ambiente livre de material ferromagnético, o potencial de hipotermia e dificuldades de monitoramento durante o procedimento. Bebês em ventilador impõem um problema especial, e incubadoras de MRI isentas de material ferro-

magnético foram desenvolvidas e usadas para ajudar a evitar artefato de movimento, fornecer monitoramento cardiorrespiratório aperfeiçoado, manter temperatura e estado hídrico e melhorar a qualidade de imagem, usando bobinas de cabeça embutidas.
4. **Resultados.** MRI fornece imagens de alta resolução do cérebro com extraordinário detalhe anatômico e permite diagnóstico de várias doenças facilmente despercebidas por CT. O desenvolvimento temporal do cérebro pré-natal, incluindo o aparecimento de sulcos e giros e o processo de mielinização, foi descrito, possibilitando uma interpretação mais significativa da MRI em bebês prematuros. MRI volumétrica quantitativa foi usada para demonstrar os efeitos da dexametasona pós-natal sobre o volume da substância cinzenta cortical e para ajudar a fornecer prognóstico a longo prazo do resultado neurológico. MRI ponderada para difusão pode ser usada no diagnóstico precoce de encefalopatia hipóxico-isquêmica perinatal em *qualquer* fase do desenvolvimento. A fMRI promete novas percepções dentro da reorganização funcional do cérebro após lesão. Imagem por tensor de difusão (DTI) pode demonstrar direção e integridade de trilhas de fibras neurais através da difusão tridimensional de moléculas de água ao longo do eixo longitudinal dos axônios mielinizados. Mais recente, a espectroscopia de ressonância magnética permite o estudo de mecanismos metabólicos através de medições quantitativas de certos metabólitos.

E. **Espectroscopia infravermelho próximo (NIRS/NRIS)**
1. **Definição.** Luz na faixa do infravermelho próximo pode facilmente passar através da pele, osso fino e outros tecidos do recém-nascido. A comprimentos de onda selecionados, a absorção da luz depende de hemoglobina oxigenada e desoxigenada bem como citocromo *aa* 3 oxidado, permitindo medições qualitativas do aporte de oxigênio, volume sanguíneo cerebral e disponibilidade e consumo de oxigênio cerebrais.
2. **Indicação.** Embora NIRS não seja largamente usada, ela tem potencial como ferramenta à beira do leito para acompanhar a distribuição de oxigênio cerebral ou o CBF. É uma técnica útil para avaliar os efeitos de novos tratamentos e intervenções comuns (p. ex., aspiração endotraqueal, pressão positiva contínua na via aérea) sobre a perfusão e oxigenação cerebrais.
3. **Método.** Um feixe de fibra óptica aplicado ao couro cabeludo transmite luz de *laser*. Outro feixe de fibra óptica coleta luz e a transmite para um contador de fótons.
4. **Resultados.** NIRS permite determinação qualitativa do fornecimento de oxigênio, volume sanguíneo cerebral e consumo de oxigênio. Em bebês intubados, NIRS foi usado para identificar circulação cerebral passiva à pressão, uma condição associada a um aumento de 4 vezes na leucomalacia periventricular e hemorragia intraventricular grave.

II. **Estudos eletrográficos**
A. **Eletrencefalograma (EEG)**
1. **Definição.** Um EEG captura continuamente a atividade elétrica entre eletrodos de referência no couro cabeludo. No período neonatal, maturação e desenvolvimento cerebrais resultam em significativas alterações do EEG durante diferentes épocas gestacionais que devem ser consideradas quando se está interpretando os resultados.
2. **Indicação.** As indicações incluem atividade convulsiva documentada ou suspeitada, eventos com potencial de lesão cerebral (p. ex., hipóxico-isquêmico, hemorrágico, traumático ou infeccioso), malformações do sistema nervoso central (CNS), distúrbios metabólicos, anormalidades do desenvolvimento e anormalidades cromossômicas.
3. **Método.** Vários eletrodos são afixados ao couro cabeludo do bebê, e a atividade elétrica é amplificada e medida. Registros podem ser traçados em papel ou podem ser guardados eletronicamente. As ondas do EEG são classificadas em diferentes frequências: delta (1–3/s), teta (4–7/s), alfa (8–12/s) e beta (13–20/s).
4. **Resultados.** EEGs são sensíveis a vários fatores externos, incluindo doença aguda e continuada, medicações ou drogas, posição dos eletrodos e estado de estimulação. Diversos achados anormais podem ser documentados no EEG do bebê a termo e pré-termo, incluindo os seguintes:

a. Padrão anormal de desenvolvimento.
b. Depressão ou ausência de diferenciação.
c. Silêncio elétrico cerebral (EEG "plano").
d. Padrão de supressão de surtos (atividade de fundo deprimida alternando com curtos períodos de surtos paroxísticos). Padrões de supressão de surtos são associados à morbidade e mortalidade especialmente altas e mau prognóstico.
e. Assimetria persistente de voltagem.
f. Ondas agudas (multifocais ou centrais).
g. Descargas periódicas.
h. Atividade de frequência alfa rítmica.

B. **Monitor de função cerebral (CFM)/EEG de amplitude integrada (aEEG)**
   1. **Definição.** CFM ou um aEEG registra um único canal para cada hemisfério. A faixa de amplitude do sinal é exibida em microvolts. Descontinuidade no EEG resulta em uma amplitude de traço mais larga e uma margem inferior diminuída.
   2. **Indicação.** O monitor de função cerebral permite a identificação rápida dos bebês em risco de encefalopatia hipóxico-isquêmica (HIE) e assistência na identificação de atividade convulsiva clínica e subclínica. Além disso, ele tem sido usado para selecionar pacientes para medidas neuroprotetoras, como resfriamento da cabeça ou corporal total e tem sido útil em fornecer informação sobre resultado neurodesenvolvimental em casos de HIE e hemorragias intraventriculares. Não disponível em todas as instituições, o aEEG também tem sido usado em outras condições, incluindo doenças metabólicas, anomalias congênitas, oxigenação por membrana extracorpórea e monitoramento pós-operatório.
   3. **Método.** Eletrodos são afixados no couro cabeludo, e o canal aEEG é registrado a uma velocidade de 6 cm/h. CFM não é capaz de fornecer informação sobre frequência de aEEG ou lesões focais. Diversamente do EEG padrão, esta técnica requer menos habilidades de operação e interpretação, tornando-a mais facilmente disponível. O aEEG deve ser usado em conjunção com o EEG padrão para fornecer informação clínica.
   4. **Resultados.** O aEEG fornece informação sobre o padrão de fundo da atividade elétrica do cérebro (Tabela 16–1), a presença ou ausência do ciclo de sono-vigília (SWC), e/ou a presença de atividade epileptiforme e outros exemplos de padrões de aEEG neonatais (Figura 16–1). Após asfixia, a ocorrência de um traçado de aEEG moderada ou gravemente anormal tem um valor preditivo positivo > 70% para prognóstico neurológico anormal. Por exemplo, supressão de surtos, baixa voltagem e traçado plano nas primeiras 12–24 horas

Tabela 16–1. SUMÁRIO DAS CARACTERÍSTICAS DE aEEG MONOCANAL NORMAIS EM RECÉM-NASCIDOS EM DIFERENTES IDADES GESTACIONAIS/PÓS-CONCEPCIONAIS

Idade Gestacional ou Pós-Concepcional (Semanas)	Padrão de Fundo Dominante	SWC	Amplitude Mínima (mcV)	Amplitude Máxima (mcV)	Surtos/h
24–25	DC	(+)	2–5	25–50 (a 100)	> 100
26–27	DC	(+)	2–5	25–50 (a 100)	> 100
28–29	DC/(C)	(+)/+	2–5	25–30	> 100
30–31	C/(DC)	+	2–6	20–30	> 100
32–33	C/DC em QS	+	2–6	20–30	> 100
34–35	C/DC em QS	+	3–7	15–25	> 100
36–37	C/DC em QS	+	4–8	17–35	> 100
38+	C/DC em QS	+	7–8	15–25	> 100

(C), contínuo; DC, padrão de fundo descontínuo; QS, quieto/sono profundo; SWC, ciclo de sono-vigília; SWC (+), iminente/imaturo; SWC +, SWC desenvolvido.
Reproduzida de Hellström-Westas L, Rosén I, de Vries LS, Greisen G. Amplitude-integrated EEG classification and interpretation in preterm and term infants. *NeoReviews*. 2006;7:e76.

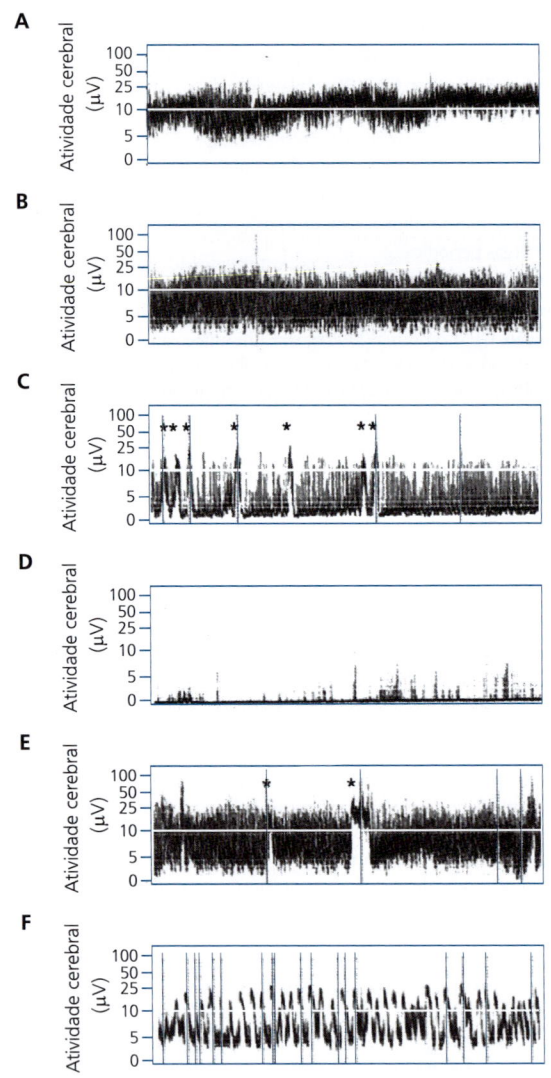

FIGURA 16–1. Exemplos de padrões de aEEG. Os padrões são classificados do seguinte modo: (A) **Voltagem normal contínua** (padrão de fundo normal em bebês de termo caracterizado por atividade contínua com amplitude mais baixa em [5]–7–10 μV e amplitudes máximas em 10–25–[50] μV). (B) **Voltagem normal descontínua** (brandamente anormal em bebês a termo, pode ser normal em alguns bebês pré-termo dependendo da idade pós-menstrual no momento do monitoramento; caracterizado por atividade descontínua com alguma variabilidade na amplitude mínima, mas principalmente < 5 μV e amplitude máxima > 10 μV). (C) **Supressão de surtos** (padrão de fundo anormal caracterizado por amplitude mínima sem variabilidade em 0–2 μV entremeada com surtos de atividade de alta voltagem > 25 μV) com sete convulsões curtas (asteriscos). (D) **Traçado isoelétrico ou plano** (padrão de fundo gravemente anormal com fundo inativo correspondendo à inatividade eletrocerebral). (E) **Duas convulsões** (asteriscos) podem ser identificadas por uma elevação nas margens superior e inferior contra um fundo de voltagem normal descontínuo. (F) **Padrão em dentes de serra** de *status epilepticus*. (*Modificada de Bonifacio SL, Glass HC, Peloquin S, Ferriero D. A new neurologicalfocus in neonatal intensivecare.* Nat Rev Neurol. 2011;7:485-494.)

após lesão são associados a mau prognóstico. SWC retornando antes de 36 horas é associado a bom resultado e depois de 36 horas é associado a mau resultado.

C. Velocidade de condução nervosa periférica

1. **Definição.** Velocidade de condução nervosa permite o diagnóstico de um distúrbio de nervo periférico pela medição da velocidade de transmissão de um estímulo elétrico ao longo de um nervo periférico (mediano, ulnar, fibular). Em razão de o menor diâmetro da fibra nervosa afetar a velocidade de transmissão nervosa, os recém-nascidos têm uma velocidade de condução nervosa mais baixa que os adultos.
2. **Indicação.** No recém-nascido fraco e hipotônico, a velocidade de condução nervosa é uma ferramenta importante para diagnosticar um distúrbio nervoso periférico.
3. **Método.** Um nervo periférico é estimulado com um eletrodo cutâneo, e o correspondente potencial de ação muscular é registrado com outro eletrodo cutâneo. Para determinar a condução nervosa sozinha (em oposição à condução nervosa, transmissão sináptica e reação muscular), o nervo é estimulado em 2 pontos, e os tempos de resposta muscular resultantes são subtraídos. A distância entre os 2 pontos de estimulação dividida pela diferença de tempo equivale à velocidade de condução nervosa.
4. **Resultados.** Velocidades de condução nervosa são prolongadas em distúrbios da mielinizaçãoe em anormalidades axonais e podem ter valor clínico potencial em combinação com outros testes (p. ex., biópsia muscular ou eletromiograma) nestas afecções. Inicialmente, bebês com doenças das células do corno anterior (p. ex., paralisia Werdnig-Hoffmann) têm condução nervosa normal, mas podem demonstrar velocidade diminuída mais tarde na evolução. Doenças da junção neuromuscular e distúrbios musculares não alteram a velocidade de condução nervosa. Este teste também é usado para avaliação da idade gestacional.

D. Potenciais evocados.
Um potencial evocado é uma resposta elétrica pelo CNS a um estímulo específico. Potenciais evocados são usados para avaliar a condição intacta e a maturidade das vias sensitivas *ascendentes* do sistema nervoso e são relativamente inafetados por efeitos de estado, drogas ou metabólicos.

1. **Potencial evocado auditivo (AEP)**
   a. **Definição.** Um AEP é uma resposta elétrica pelo CNS a um estímulo auditivo.
   b. **Indicação.** AEPs do tronco cerebral podem ser usados para detectar anormalidades nas sensibilidades limiares, tempo de condução, amplitudes e forma e podem ser úteis como triagem auditiva em bebês de alto risco.
   c. **Método.** Embora os recém-nascidos respondam a um estímulo auditivo com respostas evocadas do tronco cerebral, bem como corticais, as últimas são variáveis, dependendo do estado de alerta, e assim são difíceis de interpretar. Como resultado, AEPs (gerados por uma sequência rápida de estalidos ou tons puros) viajando ao longo do oitavo nervo para o diencéfalo são registrados por eletrodo sobre a mastoide e o vértice, como AEPs do tronco cerebral, amplificados e guardados digitalmente. A forma (uma série de ondas) e a latência dos AEPs do tronco cerebral dependem da idade gestacional. Esta técnica é sensível a movimento e ruído ambiente.
   d. **Resultados.** Lesões na via periférica (orelha média, cóclea e oitavo nervo) resultam em um limiar sonoro aumentado e um aumento na latência de todas as ondas, enquanto lesões centrais causam somente latência aumentada de ondas originadas de estruturas distais (em relação à lesão). AEPs do tronco cerebral são usados para demonstrar distúrbios das vias auditivas causados por hipóxia-isquemia, hiperbilirrubinemia, infecções (p. ex., citomegalovírus ou meningite bacteriana), hemorragia intracraniana, trauma, doenças sistêmicas, drogas (p. ex., aminoglicosídeo ou furosemida), ou uma combinação destes. Em bebês de baixo peso ao nascer, AEPs do tronco cerebral têm uma alta taxa de falso-positivo secundária a diferenças gestacionais conhecidas (latência mais longa, amplitude diminuída e limiar aumentado em bebês prematuros). Até 20–25% dos bebês na unidade de terapia intensiva neonatal têm testes anormais (não passaram), e a maioria tem testes normais aos 2–4 meses. Em bebês asfixiados, AEPs do tronco cerebral anormais são associados a prejuízos neuromotores. Uma vez que os bebês com infecção congênita e hipertensão pulmonar persistente podem experimentar perda auditiva progres-

siva, eles necessitam de avaliações seriadas da audição, mesmo se os resultados forem normais.
2. **Potencial evocado visual (VEP)**
   a. **Definição.** Um VEP é uma resposta elétrica pelo CNS a um estímulo visual.
   b. **Indicação.** Um VEP pode fornecer informação sobre afecções da via visual e tem sido usado como um indicador de mau funcionamento cerebral (p. ex., hipóxia).
   c. **Método.** Uma resposta elétrica a um estímulo visual (p. ex., lampejo luminoso em recém-nascidos ou inversão do padrão de um tabuleiro de xadrez em crianças mais velhas) é medida por meio de um eletrodo de superfície. A resposta elétrica é complexa e sofre importantes alterações com o desenvolvimento no bebê prematuro.
   d. **Resultados.** Quando corrigidas para idade concepcional, as respostas evocadas permitem a detecção de várias anormalidades das vias visuais. Embora insultos generalizados, como hipoxemia grave, possam resultar na perda temporária de respostas evocadas visuais, anormalidades locais podem ter resultados semelhantes (p. ex., compressão da via na hidrocefalia). Anormalidades persistentes das respostas evocadas visuais em bebês pós-asfixiados foram fortemente correlacionadas com maus resultados neurológicos. Embora VEPs possam ajudar no prognóstico dos resultados neurodesenvolvimentais a longo prazo, eles podem não ser úteis para predizer cegueira ou perda de visão. Melhoras nas respostas evocadas visuais também foram aplicadas para determinar o sucesso de intervenções, como um *shunt* ventriculoperitoneal. O valor prognóstico em bebês pré-termos é **controverso**.
3. **Potencial evocado somatossensitivo (SEP)**
   a. **Definição.** Um SEP é uma resposta elétrica pelo CNS a um estímulo sensitivo periférico.
   b. **Indicação.** SEPs permitem percepção de distúrbios da via sensitiva (nervo periférico, plexo, raiz dorsal, coluna posterior, núcleo contralateral, lemnisco medial, tálamo e córtex parietal).
   c. **Método.** SEPs têm sido registrados sobre o couro cabeludo parietal contralateral após aplicar um estímulo elétrico no nervo mediano ou no tibial posterior. SEPs são tecnicamente mais difíceis de obter do que potenciais evocados auditivos do tronco cerebral e são dependentes da idade, com alterações importantes ocorrendo nos primeiros meses de vida.
   d. **Resultados.** SEPs podem permitir avaliação de lesões periféricas como trauma raquimedular e mielodisplasia, bem como anormalidades cerebrais, como hipóxia, isquemia, hemorragia, hidrocefalia, hipoglicemia e hipotireoidismo. Anormalidades dos SEPs em bebês a termo têm um alto valor preditivo positivo para sequelas neurológicas e resultado neurodesenvolvimental anormal. O significado do SEP permanece **controverso** no bebê prematuro.

III. **Exame clínico neurodesenvolvimental**
   A. **Definição.** O exame clínico neurodesenvolvimental combina a avaliação da postura, movimento, tônus muscular de extremidades e axial, reflexos tendinosos profundos, reflexos patológicos (p. ex., sinal de Babinski), reflexos primitivos (ou primários), função nervosa craniana e oromotora, respostas sensitivas e comportamento por um clínico experiente.
   B. **Indicação.** Todos os bebês devem passar por um breve exame neurológico, incluindo avaliação de tônus e reflexos, como parte do seu exame físico inicial. Um exame neurodesenvolvimental mais detalhado deve ser realizado nos bebês de alto risco. Fatores de risco importantes incluem prematuridade, encefalopatia hipóxico-isquêmica, infecção congênita, meningite, anormalidades importantes em estudos de neuroimagem (p. ex., hemorragia intraventricular, dilatação ventricular, hemorragia intraparenquimatosa, infarto, ou cistos) e dificuldades de alimentação.
   C. **Método.** O clínico experiente deve examinar o bebê quando estável, preferivelmente durante a fase de recuperação. Entretanto, o exame pode também ser bastante útil quando efetuado seriadamente, como na encefalopatia hipóxico-isquêmica. O estado de alerta do bebê pode afetar muitas respostas, incluindo resposta sensitiva, comportamento, tônus e reflexos. Achados normais se modificam de acordo com a idade (real e pós-concepcional).

1. **Recém-nascido a termo completo.** O recém-nascido a termo completo tem hipertonia flexora, tônus adutor de quadris, hiper-reflexia (pode ter clônus não sustentado), tônus e reflexos simétricos, bom tônus de tronco em suspensão ventral, algum grau de atraso da cabeça ao ser puxado para uma posição sentada a partir de uma supina com modulação do movimento da cabeça para frente, presença de reflexos patológicos (p. ex., sinal de Babinski) e primitivos (p. ex., Moro, preensão e reflexos tônicos do pescoço assimétricos), alertando-se ao som, fixação visual e uma distância focal fixa de 20 cm.
2. **O recém-nascido a pré-termo.** Antes de 30 semanas de idade pós-concepcional, o bebê é marcadamente hipotônico. Tônus flexor das extremidades e tônus axial e os reflexos emergem de uma maneira caudocefálica (*i. e.*, de extremidades inferiores para superiores) e centrípeta (*i. e.*, de distal para proximal). Atenção visual e acuidade melhoram com a idade pós-concepcional. O bebê extremamente prematuro é capaz de sugar e deglutir, mas coordenação da sucção com a deglutição ocorre às ~32–34 semanas de idade pós-concepcional. Tônus flexor chega ao máximo a termo e a seguir se torna diminuído de uma maneira caudocefálica. Em comparação a recém-nascidos a termo completo, os bebês pré-termos têm menos hipertonia flexora, mais tônus extensor, mais assimetrias e brandas diferenças em comportamento.

D. **Resultados.** Anormalidades no exame neurodesenvolvimental incluem assimetrias de postura ou reflexos (especialmente importantes se marcadas ou persistentes), tônus flexor ou de extremidades ou tônus axial diminuídos para a idade pós-concepcional, disfunção de nervos cranianos ou oromotora, respostas sensitivas anormais, comportamento anormal (p. ex., letargia, irritabilidade ou nervosismo [*jitteriness*]) e tônus extensor de pescoço, tronco ou extremidades. Um exame neurodesenvolvimental neonatal normal é tranquilizador, mas um exame anormal não pode ser usado para diagnosticar incapacidade no período neonatal. Quanto mais anormalidades forem encontradas no exame e quanto maior o grau de anormalidade (p. ex., acentuada hipertonia extensora do pescoço), mais alta a incidência de incapacidade mais tarde, incluindo paralisia cerebral e retardo mental.

Referências Selecionadas

Allen MC, Caputo AJ. Neonatal neurodevelopmental examination as a predictor of neuromotor outcome in premature infants. *Pediatrics.* 1989;83:498.
Bonifacio SL, Glass HC, Peloquin S, Ferriero D. A new neurological focus in neonatal intensive care. *Nat Rev Neurol.* 2011;7:485-494.
Di Salvo DN. A new view of the neonatal brain: clinical utility of supplemental neurologic US imaging windows. *Radiographics.* 2001;21:943.
Hellström-Westas L, Rosén I, de Vries LS, Greisen G. Amplitude-integrated EEG classification and interpretation in preterm and term infants. *NeoReviews.* 2006;7:e76.
Huppi PS, Inder TE. Magnetic resonance techniques in the evaluation of the perinatal brain: recent advances and future directions. *Semin Neonatol.* 2001;6:195.
Majnemer A, Rosenblatt B, Riley PS. Prognostic significance of multimodality response testing in high-risk newborns. *Pediatr Neurol.* 1990;6:367.
McCarville MB. Contrast-enhanced sonography in pediatrics. *Pediatr Radiol.* 2011;41:238-242.
Stapells DR, Kurtzberg D. Evoked potential assessment of auditory system integrity in infants. *Clin Perinatol.* 1991;18:497.
Van Bel F, Lemmers P, Naulaers G. Monitoring neonatal regional cerebral oxygen saturation in clinical practice: value and pitfalls. *Neonatology.* 2008;94:237-244.
Volpe JJ. *Neurology of the Newborn.* 5th ed. Philadelphia, PA: WB Saunders; 2008.

17 Terapia com Hemocomponentes

I. **Procedimentos de banco de sangue**
   A. **Tipagem e triagem.** Sempre que possível, amostras da mãe e do bebê devem ser obtidas para determinações iniciais de grupo ABO e tipo Rh (D).
      1. **Investigações da amostra materna devem incluir:**
         a. Grupo ABO e tipo Rh (D).
         b. Triagem de anticorpos eritrocitários inesperados, por uma técnica de antiglobulina indireta (IAT).
      2. **Investigações da amostra do bebê (ou do cordão umbilical) devem incluir:**
         a. Grupo ABO e tipo Rh (D).
         b. Teste de antiglobulina direto (DAT) efetuado com eritrócitos neonatais.
         c. Na ausência de soro ou plasma materno, o soro ou plasma do bebê é triado quanto a anticorpos inesperados por uma IAT.
         d. Se um recém-nascido não grupo O for ser transfundido com eritrócitos não grupo O, que são incompatíveis com o grupo ABO materno, então o soro ou plasma do recém-nascido tem que ser testado quanto a anti-A e anti-B usando um IAT. Se qualquer dos dois anticorpos for detectado, então têm que ser escolhidos para transfusão de eritrócitos doadores que não tenham o antígeno correspondente.
         e. Anticorpos inesperados (ou atípicos) dos eritrócitos são anticorpos clinicamente importantes outros que não anti-A e/ou anti-B cuja presença pode ser esperada, dependendo do grupo ABO. Determinações repetidas de grupo ABO e tipo Rh (D) podem ser omitidas durante todo o resto da internação do recém-nascido ou até que seja atingida a idade de 4 meses, o que ocorrer primeiro.
   B. **Tipagem e teste de compatibilidade (prova cruzada) dos eritrócitos.** Misturar eritrócitos doadores com soro ou plasma (ou ambos) materno ou do bebê e inspecionar quanto à aglutinação e/ou hemólise após incubação a 37°C. Bebês muito raramente elaboram aloanticorpos nos primeiros 4 meses de vida. Se a triagem inicial quanto a anticorpos eritrocitários for negativa, então não há necessidade de efetuar prova cruzada durante esse período (ou durante todo o resto da internação do recém-nascido, o que ocorrer primeiro). **Se a triagem inicial quanto a anticorpos eritrocitários for positiva, então testagem adicional deve ser feita.**
      1. **Efetuar testagem** para determinar a especificidade de quaisquer anticorpos identificados (envolve reação de soro ou plasma materno e/ou soro ou plasma do cordão umbilical com um painel de eritrócitos reagentes de fenótipo antigênico conhecido).
      2. **Os eritrócitos transfundidos** usados não devem possuir o antígeno(s) correspondente(s) ou ser compatíveis por prova cruzada de antiglobulina até que esses anticorpos não sejam mais demonstráveis no soro ou plasma do recém-nascido. A presença de múltiplos anticorpos aumenta a dificuldade de identificar doadores compatíveis e atrasa a disponibilidade de sangue.

II. **Doação de sangue de rotina**
   A. **Doações de sangue voluntárias.** Estas são de doadores triados com uma história negativa para doenças potencialmente transmissíveis pelo sangue. Todos os doadores de sangue são testados usando-se imunoensaios enzimáticos (EIAs) sorológicos e testagem de amplificação de ácidos nucleicos (NAT) para riscos virais que incluem HIV (1 e 2), vírus de hepatites B e C (HBV e HCV), vírus linfotrópicos para células T humanas (HTLV I e II) e vírus do oeste do Nilo (WNV). O único ensaio de triagem de parasitas atualmente é um EIA para anticorpos a *Trypanosoma cruzi* (causa da doença de Chagas). Além disso, EIA ou testagem de micro-hemaglutinação para *Treponema pallidum* (sífilis) ainda é exigido. Testagem obviamente não é executada para todas as ameaças transmitidas pelo sangue; testagem para os seguintes vírus *não* é feita rotineiramente: citomegalovírus (CMV), parvovírus B19, vírus hepatite A (HAV), vírus hepatite G (HGV, também conhecido como vírus GB [GBV-C]; sem associação provada à doença), vírus Torque teno (TTV ou vírus transmitido por transfusão; sem associ-

ação provada à doença), vírus de Epstein-Barr (EBV) e herpes-vírus humano-8 (HHB ou KSHV; associado à sarcoma de Kaposi e à doença de Castleman multicêntrica e linfoma de derrame primário em pacientes infectados com HIV).
  B. **Os riscos residuais de transfusão por unidade transfundida são estimados em:**
    1. **HIV tipos 1 e 2.** 1 por 1.467.000.
    2. **HCV.** 1 por 1.149.000.
    3. **HBV.** 1 por 280.000.
    4. **HTLV tipos I e II.** 1 por 2.993.000.
    5. **Vírus do oeste do Nilo.** Risco de WNV varia com a localização, data e método de teste (NAT*mini pool* vs. NAT individual) e esteve decrescendo nos últimos anos, de modo que uma estimativa única de risco aplicável aos Estados Unidos não seja possível. Risco de *T. cruzi* transmitido por transfusão é desconhecido.
    6. **Para perspectiva, riscos relativos de mortalidade comparados selecionados são: anestesia** — 1:7000–1:340.000; **inundação** — 1:455.000; e **atingido por raio** — 1:10.000.000.
III. **Produtos de sangue dirigidos pelo doador.** Sangue doado por um parente ou amigo da família para um bebê especificado. Esta técnica não pode ser usada no contexto de emergência, uma vez que leva até 48 horas para processar o sangue para uso. Não há evidência de que transfusão dirigida pelo doador seja mais segura do que sangue fornecido por doação de rotina. As mães não são doadoras ideais, porque o plasma materno frequentemente contém uma variedade de anticorpos (contra antígenos dos leucócitos e plaquetas) que poderiam interagir com antígenos expressados nas células neonatais. Similarmente, transfusões de doadores paternos apresentam um risco, porque o recém-nascido pode ter sido imunizado passivamente contra antígenos de células sanguíneas paternos (pela transferência transplacentária de anticorpos maternos contra antígenos paternos).
IV. **Doação de sangue autólogo.** Em adultos, a segurança da transfusão é marcadamente aumentada com o uso de sangue autólogo coletado pré-operatoriamente.
  A. **O reservatório sanguíneo fetoplacentário** contém um volume de sangue de ~110 mL/kg e 30–50% deste volume está contido na placenta. Assim, sangue placentário é sangue autólogo. Aproximadamente 20 mL/kg podem ser colhidos ao nascimento e usados para transfusão futura. O potencial de contaminação bacteriana acoplado com a despesa adicional da coleta limitou a adoção difundida da transfusão de sangue autólogo placentário.
  B. **Como alternativa, clampeamento retardado do cordão** por 30–45 segundos depois do nascimento permite a transferência de uma quantidade importante de sangue da placenta para o bebê. O volume sanguíneo de um recém-nascido submetido a clampeamento retardado do cordão é 15–30 mL/kg maior que o dos recém-nascidos com clampeamento precoce do cordão. **Efeitos benéficos** deste procedimento são uma redução nas transfusões necessárias, deficiência de ferro diminuída em uma idade mais tarde, e possivelmente risco diminuído de hemorragia intraventricular em bebês pré-termos.
V. **Hemocomponentes irradiados/filtrados**
  A. **As seguintes reações adversas à transfusão de sangue** são causadas por leucócitos "passageiros" ou contaminados (glóbulos brancos do sangue [WBCs]) — cujos números são máximos quando se usa sangue fresco.
    1. Sensibilização a antígenos leucocitários humanos (HLAs).
    2. Reações transfusionais febris.
    3. Imunomodulação, que pode aumentar o risco de infecção pós-operatória.
    4. Transmissão de CMV.
    5. Doença enxerto-*versus*-hospedeiro associada à transfusão (TA-GVHD) a partir da "pega" de linfócitos T doadores.
  B. **Sensibilização a HLA e reações transfusionais febris** são incomuns em bebês, enquanto CMV transmitida por transfusão e TA-GVHD podem ser ameaçadoras à vida.
    1. **Em risco máximo de infecção por CMV grave** estão os bebês prematuros (< 1.200 g) nascidos de mães CMV-soronegativas.
    2. **Pacientes em risco de TA-GVHD** incluem receptores de unidades dirigidas pelo doador a partir de parentes consanguíneos de primeiro e segundo graus, plaquetas compatíveis

HLA, transfusões intrauterinas e transfusões maciças de sangue fresco ou exsanguinotransfusões, bem como pacientes com estados de imunodeficiência de linfócitos T grave suspeitados ou provados (p. ex., síndrome de DiGeorge).
3. **Para estes pacientes de alto risco,** hemocomponentes transfundidos precisam ser processados para remover leucócitos "passageiros".
   a. **Leucorredução (remoção de leucócitos passageiros)**
      i. Essa denominada leucorredução é quase sempre realizada por filtração do hemocomponente através de filtros de fibra oca comerciais aos quais os leucócitos intactos aderem. (Técnicas com base em centrifugação estão ultrapassadas.) Contagens de leucócitos podem ser reduzidas de 10^9 a 4–6×10^5 por unidade de eritrócitos (redução de 4 unidades log) com filtros de terceira geração.
      ii. Leucorredução é efetiva para reduzir aloimunização HLA e transmissão de vírus associados a células (especialmente herpes-vírus [como CMV e HHV-8] e EBV) — bem como para prevenir algumas reações transfusionais febris.
   b. **Gamairradiação** de hemocomponentes celulares aplica uma dose de 25 Gy e evita mitoses subsequentes dos leucócitos, e desse modo TA-GVHD.
VI. **Transfusões de emergência.** Em pacientes > 4 meses, sangue sem prova cruzada ("liberação de emergência") raramente é transfundido, porque a maioria dos bancos de sangue é capaz de completar uma prova cruzada de IAT dentro de 1 hora. Em casos de hemorragia maciça exsanguinante, pode ser usado sangue "tipo-específico" (combinado ABO e Rh[D] somente), frequentemente disponível em 10 minutos. Se esta demora for longa demais (como em hemorragia fetomaterna grave), devem ser usados eritrócitos tipo O Rh(D)-negativos.

VII. **Produtos do banco de sangue**
   A. **Eritrócitos**
      1. **Concentrado de eritrócitos (PRBCs)**
         a. **Indicações.** Transfusões de concentrado de eritrócitos são dadas para manter o hematócrito (Hct) em um nível julgado o melhor para a condição clínica do bebê. O Hct-alvo selecionado é muito ***controvertido*** e pode variar grandemente entre as unidades neonatais. Em geral, o objetivo é manter o Hct:
            i. **> 35–40%** na presença de doença cardiopulmonar grave. A gravidade da doença cardiopulmonar é avaliada com base no nível de suporte respiratório (ventilação com pressão positiva intermitente [IPPV], pressão positiva contínua na via aérea [CPAP], FIO_2) necessário, sintomas de apneia e/ou taquicardia inexplicada, e/ou mau crescimento.
            ii. **30–35%** para doença cardiopulmonar moderada ou grande cirurgia.
            iii. **20–25%** para bebês com anemia estável, chamada assintomática.
         b. **Administração**
            i. **Tipo.** Concentrado de eritrócitos (PRBCs) transfundido durante toda a lactância deve ser triado a fim de excluir doações de doadores de sangue contendo hemoglobina S.
            ii. **Dosagem.** 10–20 mL/kg dados ao longo de 1–3 horas (4 horas no máximo). **Usar a seguinte fórmula como guia:**

$$\text{Volume PRBCs a transfundir (mL)} = 1{,}6 \times \text{peso (kg)} \times \text{elevação desejada no Hct (\%)}$$

      2. **PRBCs "Adsol".** O uso tradicional de RBCs relativamente frescos (< 7 dias de armazenagem) foi em grande parte substituído pela prática de transfundir alíquotas de RBCs de uma unidade dedicada de PRBCs armazenada até 42 dias. Isto exige um dispositivo de conexão estéril e é feito para diminuir o número de exposições a doador em bebês previstos para necessitar numerosas transfusões durante sua estada na unidade de terapia intensiva neonatal (NICU) (bebês cujo peso ao nascimento é < 1.500 g). PRBCs são suspensos em uma solução de armazenagem anticoagulada com citrato a um Hct de 55–60% guardada a 1–6°C. O armazenamento de soluções aditivas (SA ou Adsol-1, -3 ou -5) contém várias combinações de preservativos (glicose, cloreto de sódio, fosfato, adenina e manitol).

17: TERAPIA COM HEMOCOMPONENTES

3. **PRBCs citrato fosfato dextrose (glicose).** Em razão de preocupação com potencial toxicidade hepatorrenal de adenina e manitol, unidades de RBCs sem meio de armazenamento prolongado são usadas para transfusões de grandes volumes como exsanguinotransfusão e transfusões para grandes procedimentos cirúrgicos. Unidades de PRBCs com apenas pequenas quantidades de adenina e desprovidas de manitol têm um hematócrito de 65–80%, e uma vida na prateleira de 35 dias. Unidades de PRBCs com formulações CPD (citrato-fosfato-dextrose) não possuindo adenina e manitol também têm um hematócrito de 65–80%, mas uma vida na prateleira de apenas 21 dias. Unidades de PRBCsAdsol lavados são uma alternativa, se estas outras unidades de PRBCs não forem disponíveis.
4. **PRBCs lavados.** Durante armazenamento, potássio é progressivamente liberado dos RBCs de modo que, pelo fim do período de armazenamento, os níveis de potássio extracelular (plasmático) se aproximam de 50 e 80 mEq/L nas unidades Adsol e CPD, respectivamente. Este vazamento é aumentado no sangue irradiado. Para transfusões de pequeno volume a quantidade de K infundida é, em geral, de pouco significado clínico (0,3–0,4 mEq/kg por transfusão de 15 mL/kg de RBC). Mas ele pode-se tornar perigoso com maiores volumes de transfusão como em exsanguinotransfusão. Nesse caso e na ausência de sangue total fresco (< 2–3 dias de idade), RBCs (tipicamente O Rh[D] negativos) lavados livres do seu sobrenadante potencialmente hiperpotassêmico usando soro fisiológico e a seguir reconstituídos para um hematócrito de 50–55% com plasma fresco congelado (tipicamente AB, chamado "sangue total reconstituído") podem ser usados. Sangue total reconstituído irradiado deve ser usado para exsanguinotransfusão total.

B. **Plasma — plasma fresco congelado (FFP), plasma descongelado.** Sangue total doado é centrifugado para separar as células (RBCs) e o líquido (plasma). Se a separação for feita dentro de 18 horas de o sangue ter sido doado e for congelado, é chamado plasma fresco congelado. FFP contém albumina, imunoglobulinas e fatores da coagulação (alguns retêm grande parte da sua atividade após descongelação, p. ex., fator von Willebrand [vWF] e fatores V, VII e VIII (sua atividade pode ser reduzida durante processamento antes de congelação).
  1. **Indicações**
     a. Correção de coagulopatia decorrente de deficiências herdadas de alguns fatores da coagulação, deficiência de vitamina K (doença hemorrágica do recém-nascido), ou coagulação intravascular disseminada (DIC). Quando disponíveis, concentrados de fatores da coagulação são preferidos em relação ao plasma em caso de deficiência herdada de fator da coagulação. Não há concentrados de fator isolado disponíveis dos fatores II, V e X. Concentrados de complexo protrombínico contendo fatores II, IX e X são usados para deficiências de fatores II e X.
     b. Profilaxia de coagulopatia dilucional que pode-se seguir durante transfusão maciça de sangue administrada para reposição de perda sanguínea, excedendo metade do volume sanguíneo.
     c. Preparação de sangue total reconstituído a partir de PRBCs lavados para exsanguineotransfusão total.
     d. Embora FFP forneça excelente suporte de volume de coloide, ele não é recomendado para expansão de volume ou reposição de anticorpos, porque componentes mais seguros estão disponíveis para estas finalidades.
  2. **Administração**
     a. Plasma transfundido deve ser ABO compatível com o grupo sanguíneo do paciente. Anticorpos incompatíveis no plasma doador (como anticorpos anti-A ou B no plasma grupo O) podem, raramente, se dados em volume suficiente, resultar em uma reação hemolítica aguda no paciente transfundido.
     b. Posologia: 10–20 mL/kg ao longo de 1–2 horas (4 horas máximo).
     c. Transfusão rápida pode resultar em hipocalcemia transitória decorrente do citrato de sódio que é adicionado ao sangue doado original. Se for necessário infusão rápida de FFP, um pequeno bolo de cloreto de cálcio (3–5 mg/kg) pode ser considerado.

C. **Crioprecipitado.** Preparado a partir de FFP por descongelamento a 1–6°C. Nesta faixa de temperatura, forma-se um crioprecipitado e é separado do chamado plasma sobrenadante pobre em crio por centrifugação. O precipitado é, então, congelado como crioprecipitado. Antes do uso, ele tem que ser novamente descongelado e dissolvido para fora da superfície interior da sua bolsa plástica com soro fisiológico (com um volume total de 10–15 mL). Crioprecipitado é uma fonte concentrada das seguintes proteínas da coagulação: fator VIII, vWF, fibrinogênio e fator XIII (com algumas outras proteínas, p. ex., fibronectina).

1. **Indicações**
   a. Para restaurar níveis de fibrinogênio em pacientes com hipofibrinogenemia adquirida (como ocorre na DIC e transfusão maciça).
   b. Fator XIII em pacientes deficientes.
2. **Administração**
   a. Similarmente ao plasma, deve ser ABO compatível com o grupo sanguíneo do receptor.
   b. Posologia: 10 mL/kg (0,1–0,2 U/kg eleva fibrinogênio em 60–100 mg/dL).
   c. Infusão deve ser completada dentro de 6 horas do descongelamento.

D. **Plaquetas.** Preparadas a partir de doações de sangue total por centrifugação (chamado "doador aleatório") ou por aférese automática (chamado "doador único" ou "plaquetoférese"). Cada unidade de doador aleatório contém $5,5 \times 10^{10}$ plaquetas em 50–70 mL de plasma anticoagulado. Cada unidade de único doador contém 3×10^{11} plaquetas, tipicamente em 200–300 mL de plasma anticoagulado. Ambas são guardadas em temperatura ambiente (20–24°C) com agitação durante um máximo de 5 dias.

1. **Indicações.** Não há diretrizes absolutas sobre contagens de plaquetas que necessitam de transfusão.
   a. Em geral, transfusão de plaquetas é indicada para contagens de plaquetas abaixo de 50.000/µL.
   b. Na presença de sangramento ativo ou antes de cirurgia, este "gatilho transfusional" pode ser elevado para 100.000, enquanto no recém-nascido estável sem sangramento contagens de plaquetas tão baixas quanto 20.000–30.000 podem ser toleradas.
   c. Em pacientes sépticos, os incrementos de plaquetas após transfusão podem ser apenas transitórios.
   d. Em razão do armazenamento à temperatura ambiente, contaminação bacteriana de unidades de plaquetas é procurada ativamente, tipicamente por cultura ou testagem direta de cada componente.
   e. Mortalidade e morbidade aumentadas foram descritas em bebês prematuros recebendo múltiplas transfusões de plaquetas.
2. **Administração**
   a. Bebê e doador devem ser ABO idênticos, se possível. Quando plaquetas ABO-idênticas não são disponíveis, plaquetas grupo AB são o substituto mais adequado. Entretanto, a frequente indisponibilidade de plaquetas grupo AB causa o uso de plaquetas grupo A em receptores grupo B e vice-versa. Plaquetas grupo O são as menos adequadas para bebês não grupo O, uma vez que anticorpos anti-A ou –B passivamente transfundidos podem levar à hemólise.
   b. Plaquetas Rh(D)-negativas devem ser dadas sempre que possível a pacientes Rh(D)-negativos — especialmente bebês meninas.
   c. Em bebês com trombocitopenia aloimune (IAT), plaquetas desprovidas de antígenos plaqueto-específicos (HPAs) aos quais anticorpos são dirigidos são necessárias. Se essas plaquetas forem indisponíveis, então plaquetas HPA 1a,5b-negativas podem ser dadas uma vez que estas serão compatíveis em 95% dos casos de IAT em caucasianos. Se anticorpos anti-HPA não forem demonstrados, então anticorpos anti-HLA podem estar presentes, exigindo plaquetas HLA-compatíveis.
   d. **Posologia:** 10–20 mL/kg IV devem elevar contagens de plaquetas neonatais por 60.000–100.000/µL.

VIII. **Reações transfusionais**
   A. **Hemólise intravascular aguda.** Ocorre em decorrência de incompatibilidade dos eritrócitos doadores com anticorpos no plasma do paciente. Os anticorpos mais comuns responsáveis por hemólise aguda mediada por complemento são iso-hemaglutininas (anti-A, anti-B).

17: TERAPIA COM HEMOCOMPONENTES

Recém-nascidos não fabricam todas as iso-hemaglutininas em alto título até 4–6 meses de idade.

1. **Entretanto, transfusão de RBCs doadores ABO-incompatíveis (mais comumente decorrente de erro de escrita)** pode resultar em hemólise se os títulos de isoaglutininas forem suficientemente altos. Por conseguinte, algumas unidades neonatais podem transfundir todos os recém-nascidos com PRBCs O Rh(D)-negativos (se o fornecedor de sangue puder suportar esta orientação).
2. **Isoglutininas incompatíveis são mais frequentemente encontradas na circulação neonatal** por causa de transfusão do plasma ABO-incompatível em unidades de plaquetas.
3. **Passagem transplacentária de iso-hemaglutininas maternas grupo O para um feto não grupo O** pode também causar hemólise dos RBCs do próprio recém-nascido na ausência de transfusão (tipicamente branda; "ABO HDFN"). Observar que anti-A e anti-B passivamente adquiridas, quer de origem do sangue doador quer materna, não são detectadas por triagens de anticorpo, mas causam provas cruzadas incompatíveis. Por conseguinte, provas cruzadas usando uma IAT são sempre necessárias, quando anticorpos eritrocitários clinicamente importantes, incluindo iso-hemaglutininas, estão presentes no plasma neonatal.
4. **Antígeno T dos eritrócitos está presente em todos os eritrócitos humanos,** mas é expressado somente após exposição à neuraminidase produzida por uma variedade de organismos infecciosos — em particular *Streptpcoccus, Clostridium* e vírus de gripe. Anticorpos anti-T estão presentes em quase todos os adultos, mas não estão presentes no plasma de bebês até 6 meses de idade. Anti-T pode ser associado à hemólise em pacientes, cujos eritrócitos estão "ativados", p. ex., bebês com enterocolite necrosante (NEC) ou sepse. Quando ocorre hemólise intravascular e ativação T dos RBCs neonatais é identificada por testagem com lectina de amendoim, RBCs e plaquetas de doadores devem ser lavados antes do uso.
5. **Possíveis sintomas de hemólise intravascular incluem** hipotensão, febre, taquicardia, hematúria e hemoglobinúria. Diagnóstico pode ser confirmado por hemoglobina sérica livre elevada, haptoglobina ausente (se não for congenitamente ausente, como em cerca de 10% dos bebês afro-americanos), bem como a presença de esquizócitos em um esfregaço do sangue periférico.

B. **Reações febris não hemolíticas.** Frequentemente brandas, decorrentes de transfusão de citocinas liberadas de LEUCOs doadores durante armazenamento ou de LEUCOs doadores fragmentados.

C. **Reações transfusionais alérgicas.** Incomuns em receptores de transfusão neonatal. Decorrentes de anticorpos no plasma do paciente reagindo a epítopos nas proteínas plasmáticas doadoras.

D. **Lesão pulmonar aguda associada à transfusão (LPAAT/TRALI).** Tipicamente decorrente de anticorpos no plasma doador que reagem com os antígenos HLA do paciente. Mais tendente a ocorrer com hemocomponentes contendo grandes quantidades de plasma, como FFP ou plaquetas.

E. **Contaminação bacteriana.** Há um risco pequeno, mas potencialmente fatal, de infecção bacteriana da ordem de 1 para 8–13 milhões com PRBCs, mas de 1 para 300.000 com plaquetas (por causa do armazenamento à temperatura ambiente). *Escherichia coli, Pseudomonas, Serratia, Salmonella* e *Yersinia* são as bactérias mais comumente implicadas.

F. **Hipotermia.** Transfusões de grandes volumes de sangue total reconstituído (exsanguinotransfusão) ou PRBCs (grande cirurgia, grandes hemorragias fetomaternas), que são armazenados a 1–6°C, resultarão em hipotermia a não ser que um aquecedor de sangue seja usado.

G. **Hiperpotassemia.** Em risco estão os bebês que recebem uma grande transfusão de RBCs como em exsanguinotransfusão, grande cirurgia ou ECMO/ECLS. Sangue total reconstituído (PRBCs lavados [< 14 dias de idade] com Hct ajustado usando FFP) é recomendado. Em algumas unidades neonatais, sangue total fresco (< 2–3 dias) pode estar disponível.

Referências Selecionadas

Baer VL, Lambert DK, Henry E, Snow GL, Sola-Visner MC, Christensen RD. Do platelet transfusions in the NICU adversely affect survival? Analysis of 16000 thrombocytopenic neonates in a multihospital healthcare system. *J Perinatol.* 2007;27:790-796.

Carson TH, Banbury MK, Beaton MA, *et al.* Standards for blood banks and transfusion services. *AABB.* 2011;27:32-38.

Nordmeyer D, Forestner J, Wall M. Advances in transfusion medicine. *Adv Anesth.* 2007;25:11-58.

Nunes dos Santos AM, Petean Trindade CE. Red blood cell transfusions in the neonate. *NeoReviews.* 2011;12:e13-e19.

O'Riordan JM, Fitzgerald J, Smith OP, Bonnar J, Gorman WA. Transfusion of blood components to infants under four months: review and guidelines. *Irish Medical J.* 2007;100(6):1-21.

Galel SA. Infectious disease screening. In: Roback JD, Grossman BJ, Harris T, Hillyer CD, eds. *AABB Technical Manual.* 17th ed. Bethesda, MD: American Association of Blood Banks. 2011;17:241-282.

Strauss RG. How I transfuse red blood cells and platelets to infants with anemia and thrombocytopenia of prematurity. *Transfusion.* 2008;48:209-217.

18 Suporte Extracorpóreo da Vida no Recém-Nascido

I. **Introdução.** Suporte extracorpóreo da vida (ECLS) provê fornecimento de oxigênio (O_2), remoção de dióxido de carbono (CO_2) e suporte cardíaco em pacientes que têm insuficiência cardíaca e/ou respiratória, drenando sangue do átrio direito através de uma cânula com a ajuda de uma bomba e a seguir impulsionando o sangue através de um oxigenador, onde ocorre troca gasosa. Daí, ele retorna ao paciente para dentro da aorta (venoarterial [VA]) ou do átrio direito (venovenoso [VV]) (Figuras 18-1, 18-2 e 18-3). Diretrizes uniformes foram estabelecidas para descrever equipamento essencial, procedimentos, pessoal e treinamento necessários para ECLS e podem ser encontradas no *ECMO Specialist Training Manual* publicado pela Extracorporeal Life Support Organization. (**Observação: O termo oxigenação por membrana extracorpórea [ECMO] foi em geral substituído por ECLS, refletindo um papel expandido além da oxigenação por esta tecnologia.**)

II. **Indicações.** ECLS é usado, principalmente, para recém-nascidos a termo e pré-termo tardio criticamente doentes com insuficiência respiratória e/ou cardíaca reversíveis que não tiveram sucesso com tratamento clínico máximo com suporte de ventilador (convencional ou de alta frequência), óxido nítrico inalado, expansão de volume, ou suporte inotrópico/vasopressor. **Condições neonatais tratadas com suporte de ECLS incluem síndrome de aspiração de mecônio, hérnia diafragmática congênita, hipertensão pulmonar persistente do recém-nascido, síndrome de desconforto respiratório, sepse e pneumonia. ECLS pode ser usado para suportar pacientes com insuficiência cardíaca decorrente de cardiopatia congênita, insuficiência cardíaca pós-cardiotomia, miocardiopatia, ou perturbações graves do ritmo, e pode ser usado como uma ponte para transplante cardíaco.**

III. **Pacientes apropriados para ECLS**
   A. **Peso $\geq$ 1,6-1,8 kg; idade gestacional $\geq$ 32-34 semanas.** O tamanho da cânula é determinado pelo peso do bebê; o limite inferior em peso é com base na limitação de tamanhos de cânulas disponíveis.
   B. **Critérios respiratórios**
      1. **Índice de oxigenação (OI).** Historicamente, um OI > 30-40 durante 0,5-4 horas foi usado rotineiramente para determinar a gravidade da doença e estabelecer quando um recém-nascido foi considerado em alto risco de morte, se não fosse tratado com ECLS.

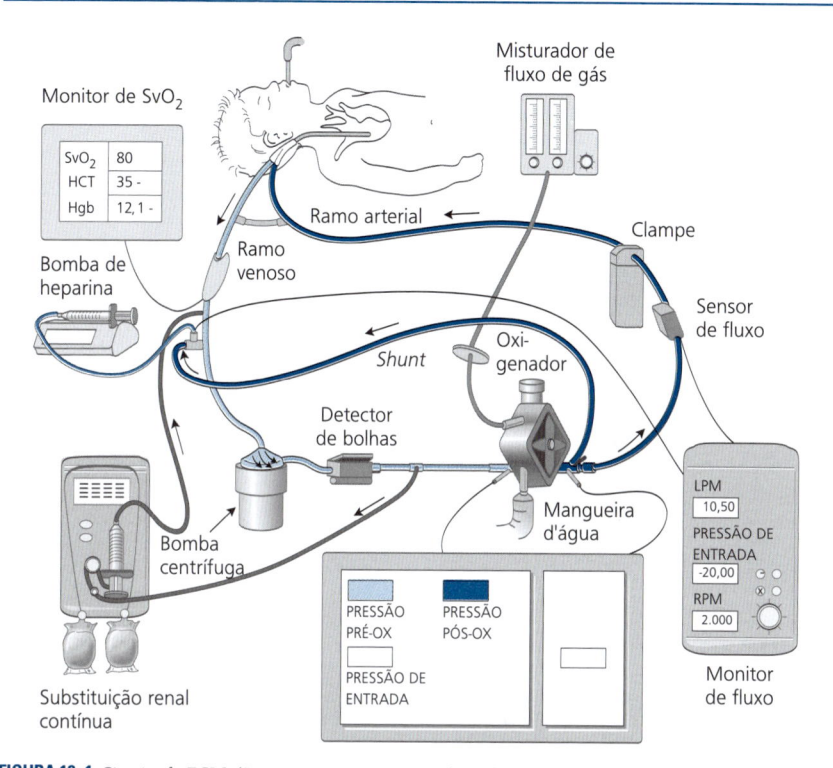

FIGURA 18–1. Circuito do ECLS. (*Reimpressa, com permissão, de Michaele Miller em Michaele Miller Projects LLC.*)

Embora os níveis de OI possam ser úteis para estabelecer uma tendência, a maioria dos centros confia em parâmetros adicionais para guiar suas decisões de iniciar ECLS, incluindo a incapacidade de desmamar de oxigênio 100% dentro de um período de tempo e/ou hipotensão ou acidose metabólica continuadas.

$$OI = \frac{FIO_2 \times MAP \times 100}{PaO_2}$$

(FIO_2, fração de O_2 inspirada; MAP, pressão média na via aérea; PaO_2, pressão parcial de oxigênio, arterial)

2. **Deterioração aguda com hipoxemia intratável.** Pacientes que têm uma PaO_2 < 30–40 mmHg ou uma SaO_2 pré-ductal < 80% durante mais de uma hora e não estão respondendo a terapias convencionais devem ser considerados para suporte de ECLS.
3. **Barotrauma.** Vazamento grave de ar de pneumotóraces que não são responsivos à ventilação convencional com baixo volume corrente ou ventilação oscilatória de alta frequência ou de jato podem-se beneficiar de repouso pulmonar sob ECLS.

C. **Critérios cardiovasculares/fornecimento de oxigênio**
1. **Níveis de lactato plasmático > 5 mmol/L (45 mg/dL).** Pacientes com uma acidose metabólica que não melhora, ou piorando, apesar de expansão de volume e suporte inotrópico/vasopressor podem ser suportados com ECLS.
2. **Saturações de oxigênio venosas misturadas (SvO_2) < 55–60% durante 0,5–1 hora.** Baixos níveis de SvO_2 indicam um nível crítico de extração de O_2 e sugerem um estresse metabóli-

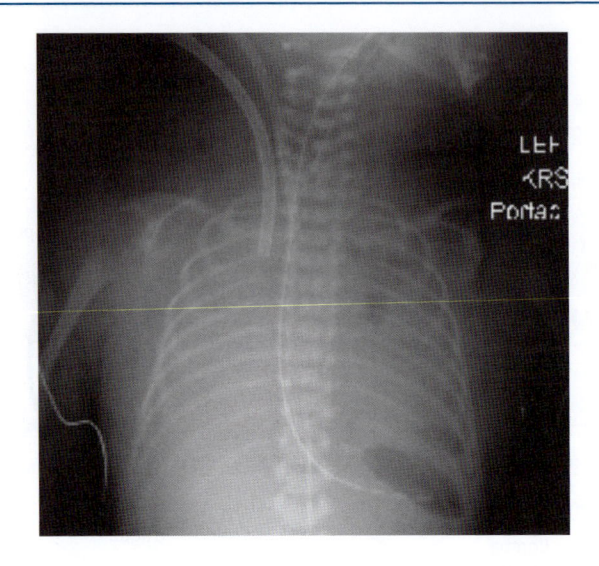

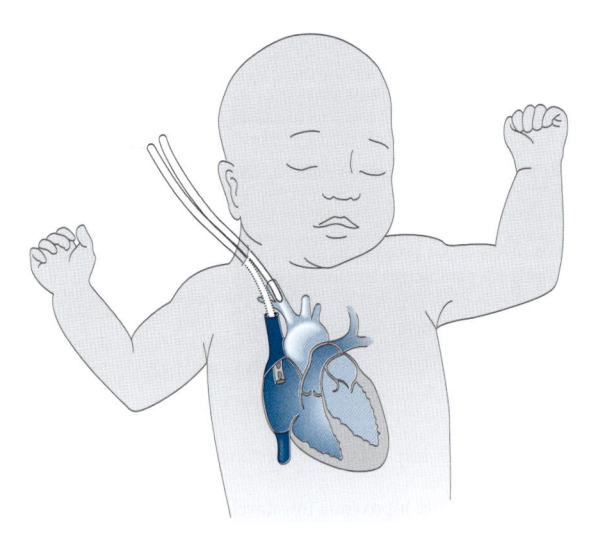

FIGURA 18–2. Colocação das cânulas de ECLS AV. A marca ecogênica denotando a extremidade da cânula venosa em T9 é difícil de visualizar.

co aumentado. Com diminuições adicionais nos níveis de SvO_2, há risco iminente de morte celular se não forem revertidas.
3. **Parada cardíaca.** ECLS durante ressuscitação cardiopulmonar (ressuscitação cardiopulmonar extracorpórea [ECPR]) está disponível em muitos centros para pacientes com ou sem cardiopatia primária em situações em que a parada cardíaca é testemunhada.
IV. **Contraindicações relativas ao ECLS.** Decisões para determinar contraindicações ao ECLS são variadas nas instituições.

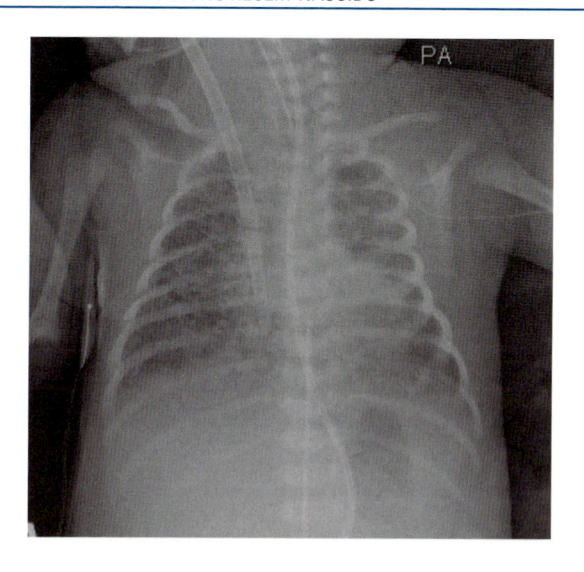

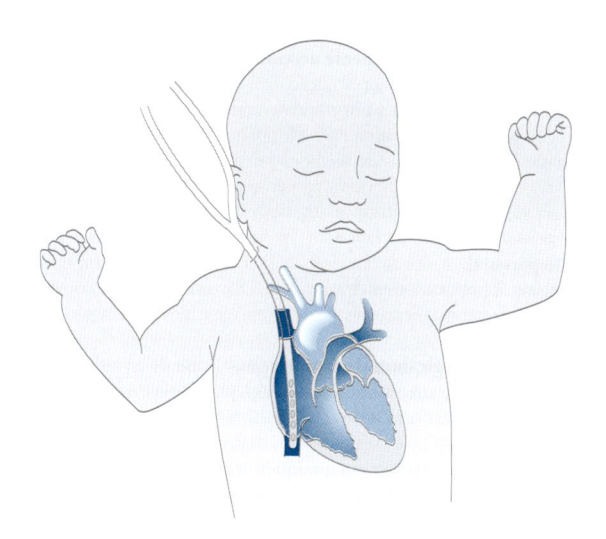

FIGURA 18–3. Colocação das cânulas de VV ECLS.

    A. Idade gestacional < 32–34 semanas e/ou peso ao nascer < 1.600–1.800 g decorrente do risco de hemorragia intracraniana e dificuldades cirúrgicas com a canulização vascular. Os bebês de mais baixo peso ao nascimento e idade gestacional estão em risco de mortalidade e morbidade aumentadas. Com a tecnologia atual exigindo o uso de heparinização sistêmica durante ECLS, há preocupação com um risco mais alto de hemorragia intracraniana nos pacientes < 32 semanas. Apesar das limitações de tamanho em bebês prematuros, tecnologias mais novas e menores tamanhos de cânulas estão sendo desenvolvidos, que podem permitir suporte ECLS em idade gestacionais mais jovens e em categorias de menor peso.

- B. **Ventilação mecânica > 14 dias** decorrente da probabilidade de doença pulmonar irreversível.
- C. **Hemorragia intracraniana > grau II** em razão de um risco mais alto de extensão da hemorragia. Aqueles com uma hemorragia intracraniana > grau II podem ser considerados candidatos a ECLS em bases individuais.
- D. **Anomalias congênitas graves** incompatíveis com sobrevida a longo prazo.
- E. **Lesões cardíacas** que não podem ser corrigidas ou paliadas.
- F. **Pacientes com hérnia diafragmática congênita** com melhor OI > 45 ou que nunca tiveram uma saturação pré-ductal > 85% ou $PaCO_2$ < 70. Ver referências adiante.
- G. **Asfixia perinatal acentuada**
    1. **Síndrome neurológica grave** persistindo após reanimações respiratória e metabólica (estuporoso, flácido e reflexos primitivos ausentes).
    2. **Altos níveis de lactato plasmático**
        a. **Níveis de lactato > 25 mmol/L (225 mg/dL)** são altamente preditivos de morte.
        b. **Níveis de lactato > 15 mmol/L (135 mg/dL)** são altamente preditivos de resultado neurológico adverso.
    3. **Déficit de base > 30 em 2 gasometrias arteriais.**
- H. **Síndrome de disfunção de múltiplos órgãos** em recém-nascidos pode-se desenvolver quando houve sepse aguda, hipoperfusão ou hipóxia e pode ser precedida por uma resposta inflamatória sistêmica. Recém-nascidos podem, muitas vezes, ter insuficiência respiratória, acidose metabólica, uma coagulopatia que não se resolve com terapia transfusional e disfunções cardíaca, renal e gastrointestinal. Se um recém-nascido tiver tão significativa disfunção de múltiplos órgãos à qual eles não têm probabilidade de sobreviver, ECLS pode não trazer qualquer benefício.

V. **Transferência de pacientes possivelmente necessitando de ECLS.** Os pacientes devem, otimamente, ser transferidos cedo na sua evolução. Um OI de > 25 sugere importante insuficiência respiratória hipóxica, equivalendo a um paciente com uma pressão média na via aérea de 15 com uma FIO_2 de 1,0 que alcança uma PaO_2 de apenas 60 mmHg. Qualquer paciente necessitando de oxigênio 100% sem sinais de melhora sob alta frequência e/ou óxido nítrico inalado dentro de 2-3 horas ou aqueles que têm hipotensão persistente, acidose, e/ou acidose láctica apesar de terapia vasopressora/inotrópica deve ser considerado um candidato a transporte sob sua terapia atual para um centro de ECLS.

VI. **Consentimento parental.** Antes da iniciação de ECLS, os pais devem ser informados das complicações potenciais. É importante enfatizar que ECLS é uma terapia de suporte em vez de curativa e que há algumas circunstâncias em que os recém-nascidos podem não sobreviver. **Complicações potenciais:**
- A. **Dificuldades podem surgir durante canulização,** incluindo a incapacidade em obter drenagem ou infusão venosa adequada secundariamente a uma membrana venosa ou espasmo vascular. Perfuração do átrio direito levando a tamponamento pericárdico pode ocorrer subitamente e ser ameaçadora à vida, exigindo evacuação cirúrgica imediata.
- B. **Hemorragia pode-se desenvolver em qualquer órgão, mais significativa no cérebro.** Acumulação de sangue no pericárdio, abdome, retroperitônio ou tórax pode resultar em pressão de pulso diminuída, baixos níveis de SvO_2, hipotensão e incapacidade de manter os fluxos do ECLS.
- C. **Trombose ou êmbolos no circuito** podem levar a um infarto no cérebro, e são associados mais frequentemente a VA ECLS.
- D. **Infecções, hemólise, insuficiência renal, descanulização acidental, arritmias** (decorrentes do cateter venoso posicionado no átrio), e problemas mecânicos (i. e., falha do oxigenador, fratura da tubulação ou locais de conectores) são outras complicações possíveis do ECLS.
- E. **Sobreviventes de ECLS estão em risco de sequelas neurológicas** resultantes do processo de doença subjacente e/ou seu tratamento (ver Seção XXI). Tônus diminuído e má alimentação podem alongar a permanência no hospital e tornar necessários serviços de reabilitação continuados. Doença pulmonar crônica pode levar a hospitalizações futuras. Outras complicações a longo prazo, incluindo cegueira, perda auditiva e problemas cognitivos, exigindo suporte

especial na escola, também podem ocorrer. Apesar destas complicações declaradas, a maioria dos bebês tem excelentes resultados livres de morbidade.

VII. **Estudos e preparação pré-ECLS**
   A. **Antes de iniciar ECLS,** os pacientes necessitam de avaliação quanto à cardiopatia estrutural e hemorragia intracraniana com um **ecocardiograma e ultrassonografia da cabeça**.
   B. **Triagem laboratorial** deve incluir eletrólitos, cálcio ionizado, nitrogênio ureico sanguíneo, creatinina, glicose, hemograma completo, diferencial, contagem de plaquetas, estudos da coagulação, incluindo razão normalizada internacional (INR), produtos de degradação de fibrina, bilirrubina total e direta, gasometria arterial (ABG), lactato, tempo de coagulação ativada (ACT), nível de antitrombina III, hemocultura e tipo sanguíneo e triagem. Os exames laboratoriais devem ser acompanhados diariamente ou duas vezes ao dia.
   C. **Cateter vesical, tubo de alimentação enteral** ou tubo para baixa aspiração intermitente e um sensor de temperatura retal devem ser inseridos, conforme necessário. É extremamente importante colocar estes tubos antes da iniciação da anticoagulação e ECLS dados os riscos de sangramento.
   D. **Para VV ECLS,** uma linha central jugular interna colocada percutaneamente pode servir como guia para colocação da cânula VV. Outro acesso para infusões IV, colheitas de sangue e gasometrias, e monitoramento da pressão arterial central via linhas centrais inseridas percutaneamente, cateteres arterial e/ou venoso umbilicais ou cateteres arterial e/ou venoso femorais devem preferivelmente ser colocados antes de iniciar ECLS também.

VIII. **Pré-tratamento com glicocorticoides.** Durante ECLS, o sangue do paciente é exposto a plásticos, silicone, polimetilpenteno e outros compostos do circuito, que podem causar ativação do sistema imune com a liberação de mediadores inflamatórios (complemento, leucotrienos, citocinas e leucócitos). A cascata da coagulação e o sistema fibrinolítico também são ativados. Consumo de plaquetas pelo oxigenador de fibra oca ou membrana ou pelo filtro usado para substituição renal contínua pode exacerbar a coagulopatia, e as respostas somadas podem resultar em vazamento capilar massivo. Este processo pode ser um pouco mitigado pelo pré-tratamento dos recém-nascidos com um glicocorticoide, mas evidência em favor disto não foi estabelecida.

IX. **Troca gasosa.** A troca gasosa através do **oxigenador** imita a respiração pulmonar (ver Figura 18–1). Alguns oxigenadores abrigam fibras ocas. O sangue flui em torno das fibras, em contato constante com a superfície da fibra. O fluxo de oxigênio, no entanto, ocorre através das fibras. A natureza microporosa das fibras permite troca gasosa por difusão através da membrana com base em gradientes de concentração, possibilitando aporte de O_2 e remoção de CO_2. A FIO_2 fornecida ao oxigenador influencia o oxigênio fornecido ao sangue.

Os oxigenadores de membrana são projetados para permitir ao sangue fluir sobre um lado da membrana, enquanto gás flui sobre o outro lado. Outra vez, gradientes de concentração são a força impulsora para difusão. Os oxigenadores de membrana são mais tendentes a ter complicações com vazamentos de plasma, êmbolos de ar, condensação de vapor d'água e formação de trombo.

Para fornecer concentrações variadas de oxigênio para ambos os tipos de oxigenadores, o **misturador de gás** é usado para dar entrada em uma concentração apropriada de O_2. Para remover CO_2, o **fluxômetro** é ajustado, o que fornece fluxo gasoso ou "varredura de gás" através do oxigenador e serve para tirar CO_2 do sistema oxigenador.

   A. **Em pacientes sob ECLS, o fornecimento de O_2** é influenciado pelos seguintes:
      1. **Conteúdo de O_2** do sangue depois que ele passa através do oxigenador.
      2. **Velocidade de fluxo sanguíneo** através do circuito do ECLS, particularmente nos oxigenadores de membrana.
      3. **Captação de O_2** através do pulmão do paciente.
      4. **Débito cardíaco nativo.**
      5. **Hemoglobina do paciente.**
   B. **Oxigenação** através do circuito depende dos seguintes:
      1. **A quantidade de O_2** na fase gás (o gradiente de concentração impulsionador).
      2. **A facilidade com a qual O_2** cruza a fibra oca ou membrana (permeabilidade).

3. **A capacidade do O_2 de se difundir pela camada sanguínea (sua solubilidade no plasma).** Uma vez que haja mais O_2 no gás de varredura do que no sangue, há sempre um grande gradiente de concentração que nunca atinge equilíbrio em todo o oxigenador. O fluxo de gás de varredura tem pouca influência sobre a troca de oxigênio. O fluxo de sangue, no entanto, pode influenciar a oxigenação. Se o sangue fluir mais rapidamente do que o tempo que leva para alcançar saturação completa da hemoglobina com oxigênio, o sangue sairá do oxigenador incompletamente saturado. O **"fluxo calculado"** é a velocidade de fluxo de sangue da bomba em que é obtido fornecimento máximo de O_2. A oxigenação diminui em fluxos que excedem esse valor calculado. Adicionalmente, a probabilidade de hemólise aumenta. Os aparelhos têm um gráfico de fluxo calculado no seu *website*.

C. **Em pacientes sob ECLS, a troca de CO_2** é afetada por 3 fatores principais:
   1. **A concentração relativa de CO_2** em cada lado das fibras ocas ou da membrana do oxigenador (que é frequentemente pelo menos 45–50 mmHg no sangue venoso e zero no gás de varredura do oxigenador, permitindo transferência muito eficiente de CO_2).
   2. **O movimento de gás através do oxigenador ou velocidade de fluxo do gás varredor** (o que, constantemente, atualiza o gradiente de concentração movendo ar através do oxigenador).
   3. **A área de superfície das fibras ocas ou membrana.** Como a difusão de CO_2 através do sangue e das fibras ocas ou a membrana ocorre rapidamente (6 vezes mais rápido que o O_2), ela permanece independente da velocidade de fluxo do sangue através do oxigenador. Fatores que diminuem a área de superfície funcional, no entanto, limitarão a transferência de CO_2 antes de afetar a oxigenação.

X. **Comparação do VA ECLS e VV**
   A. **Vantagens e desvantagens do VA e VV ECLS**
      1. **VA ECLS.** Fornece *bypass* cardiopulmonar que corre em paralelo ao débito cardíaco nativo. Sangue do átrio direito serve como a fonte para a pré-carga da bomba do ECLS, que é oxigenado e a seguir infundido na circulação da artéria braquiocefálica/aórtica.
         a. **Vantagens do VA ECLS**
            i. **Pode fornecer suportes cardíaco e respiratório para o coração e pulmões não funcionantes.**
            ii. **Pode diminuir a carga sobre o coração, possibilitando recuperação.** Entretanto, se a insuficiência ventricular esquerda (LV) for grave, o fluxo através da cânula arterial pode exceder a capacidade LV de ejetar. Nessas condições, pode ocorrer edema pulmonar agudo, levando a consequências nefastas, se o átrio esquerdo (LA) não for descomprimido.
         b. **Desvantagens do VA ECLS**
            i. Resulta na ligadura da artéria carótida; reconstrução pode ou não ser possível. VA ECLS também causa interrupção temporária do fluxo sanguíneo cerebral iso-hemisférico quando se usa canulização carotídea.
            ii. Causa incidência mais alta de hemorragia no sistema nervoso central (CNS).
            iii. Potencialmente pode permitir que êmbolos entrem na circulação arterial, o que poderia causar um acidente vascular encefálico.
            iv. Pode comprometer tolerância de órgãos à hipóxia (especialmente no cérebro e rins) por causa da falta de pulsatilidade no fluxo sanguíneo.
      2. **VV ECLS.** Fornece suporte respiratório (e indiretamente suporte circulatório) que corre em série com o débito cardíaco nativo.
         a. **Vantagens do VV ECLS**
            i. Mantém função da artéria carótida porque ela não é usada para canulização.
            ii. Preserva fluxo pulsátil, o que pode preservar melhor a função de órgãos.
            iii. Permite aos pulmões servirem como filtros de êmbolos de modo que acidentes vasculares encefálicos (ALV) são menos prováveis.
            iv. Aumenta a disponibilidade de oxigênio para a circulação coronariana uma vez que o sangue seja ejetado do ventrículo esquerdo em razão da mistura arterial do sangue venoso misturado.

18: SUPORTE EXTRACORPÓREO DA VIDA NO RECÉM-NASCIDO

b. Desvantagens do VV ECLS
   i. Fornece apenas suporte circulatório indireto ao melhorar a oxigenação miocárdica; os pacientes podem continuar a necessitar de suporte inotrópico/vasopressor, mas muitos pacientes experimentam melhora na função cardíaca após canulização para VV ECLS.
   ii. Pode não fornecer aporte completo de oxigênio. Neste caso, alguma função do pulmão nativo pode ser necessária para sustentar troca gasosa apropriada.
   iii. Mais propenso a dificuldades com a posição da cânula. Fornece menos suporte à circulação. (Ver Seção XVIII.B.4.)

XI. Diretrizes de canulização e preparação
   A. Preparação do circuito. Ocorre uma vez seja considerado que um paciente necessita de ECLS. A tubulação do circuito é conectada e, a seguir, carregada com concentrado de eritrócitos, plasma fresco congelado (FFP), bicarbonato de sódio, gliconato de cálcio e heparina. Algumas preferências institucionais podem incluir albumina ou tris-hidroximetilaminometano.
   B. Acesso vascular neonatal. Frequentemente através da veia jugular interna direita e artéria carótida comum direita para VA ECLS, cada uma usando uma cânula de luz simples para acesso, e a veia jugular interna direita para VV ECLS com uma cânula de luz dupla para acesso.
   C. Posicionamento do paciente. Pacientes devem ser posicionados com a cabeça virada para a esquerda, e o pescoço estendido usando-se um rolo de pescoço.
   D. Medicações. Para fornecer analgesia/anestesia e preparação cirúrgica, os pacientes devem receber um narcótico e agente bloqueador neuromuscular antes do procedimento. Sedativos e narcóticos são frequentemente aplicados durante todo o curso do ECLS; entretanto, a maioria dos pacientes não necessita de terapia continuada com agentes bloqueadores neuromusculares. Para pacientes recebendo relaxante muscular, os ajustes de ventilador devem ser ajustados e acompanhado o CO_2 corrente final.
   E. Colocação de raios X. Um chassi de raios X deve ser colocado embaixo do paciente antes de iniciar a colocação cirúrgica da cânula(s).
   F. Heparina para anticoagulação. Pacientes ainda sem anticoagulação devem fazer uma colheita para ACT e receber um bolo de heparina de 50–100 U/kg imediatamente antes da inserção da cânula(s) para prevenir formação de coágulo. Depois que o ACT cai para 250–300 s infusão contínua de heparina é começada. A dose inicial típica é 10–20 U/kg/h com infusão contínua de manutenção de 20–40U/kg/h. Se sangramento continuado e coagulopatia forem uma preocupação ou o paciente tiver feito cirurgia recente, o gota a gota de heparina pode ser controlado até ser alcançada uma situação apropriada de coagulação.
   G. Posições/tamanhos apropriados de cânulas. Ver Figuras 18-2 e 18-3. Escolhas de tamanhos de cânulas devem ser determinadas com base no tamanho do paciente. O local da cânula venosa é crítico porque fluxo restringido em razão da alta resistência pode causar trauma sanguíneo, resultando em hemólise.
      1. Para canulização VA. A ponta da cânula arterial deve ficar na artéria braquiocefálica, na ou imediatamente acima da junção do arco aórtico. Posicionamento ideal é obtido quando a ponta da cânula fica em T3-4 (imediatamente acima da carina) depois que o rolo de pescoço é removido. A ponta da cânula venosa deve ficar no átrio direito perto da junção da veia cava inferior. Se a cânula arterial for posicionada alta na artéria carótida comum direita, formação de correnteza de sangue pode ocorrer para dentro da artéria subclávia direita, fazendo o braço direito parecer mais oxigenado que o resto do corpo, invalidando qualquer amostragem de gasometria arterial a partir de uma artéria radial direita. O cateter geralmente necessita ser ajustado nestas situações.
      2. Para canulização VV. A cânula escolhida deve ter o maior diâmetro interno para minimizar resistência ao fluxo de sangue. A ponta da cânula deve ficar bem dentro do átrio direito em T7-8 ou cerca de 1–2 cm acima do diafragma para a maioria das cânulas. Remoção do rolo de pescoço pode avançar o cateter até 1 cm. Posição adequada da cânula ajuda a manter fluxos apropriados, uma característica crítica do VV ECLS. Fluxos de 120 mL/kg/min devem ser obteníveis após expansão do volume intravascular e a remoção do rolo de pesco-

ço. É imperativo avaliar quanto a sinais de recirculação importante após canulização VV. Nesta situação, saturações venosas podem ser > 85–90% e saturações arteriais mais baixas que os seus níveis básicos. (Ver recirculação na Seção XVIII.B.4.)
H. **Volume intravascular.** Antes de conectar a cânula(s) do ECLS ao circuito, os cirurgiões podem permitir refluxo do sangue do paciente na cânula(s) para assegurar que não há ar no circuito. Durante estes momentos, as pressões arteriais podem baixar momentaneamente, e pode ser necessário volume intravascular.
I. **Terapia com heparina continuada.** A faixa do ACT depende do tipo de equipamento de monitoramento e padrões específicos da instituição. Níveis de ACT são monitorados regularmente e **mantidos em uma faixa entre 200 e 220 segundos**. Quando ocorre coagulação intravascular disseminada (DIC) ou sangramento, os clínicos podem visar a um objetivo de ACT mais baixo, tipicamente entre 180 e 200 segundos. Um bolo de heparina pode ser necessário se o ACT cair abaixo de 180 segundos, e o fluxo do ECLS for interrompido para uma troca de circuito ou modificação. Uma vez que a taxa de fluxo do circuito também tem um impacto sobre a formação de trombo, uma tentativa deve ser feita para manter fluxos de ECLS > 80 mL/kg/min sempre que os níveis do ACT caírem a < 180 segundos.

O ACT avalia coagulação de sangue total. Como tal, os fatores que afetam o ACT incluem posologia de heparina, níveis de fatores da coagulação e anticoagulação, e níveis de antitrombina III (ATIII), bem como a contagem e função das plaquetas. Se o ACT estiver na extremidade inferior da faixa-alvo, um bolo de heparina (5–10 U/kg) pode ser necessário, quando plaquetas forem transfundidas. Níveis de ACT podem superestimar o efeito da heparina e, por essa razão, levar à anticoagulação inadequada.

Furosemida, muitas vezes, provoca uma diurese intensa. Diurese aumenta remoção de heparina, muitas vezes, exigindo um aumento na velocidade de infusão de heparina. Da mesma forma, um aumento espontâneo no débito urinário, terapia de substituição renal contínua, ou transfusões de plaquetas frequentemente exigem um aumento na velocidade da heparina para manter o nível-alvo de ACT.
J. **Manejo de coagulopatia e anemia.** Coagulopatias devem ser corrigidas na oportunidade mais precoce possível.
   1. **Níveis de fibrinogênio.** Devem ser mantidos > 150 mg/dL usando crioprecipitado.
   2. **Níveis da INR.** Devem ser mantidos ≤ 1,4 por tratamento com FFP e/ou crioprecipitado.
   3. **Contagens de plaquetas.** Geralmente mantidas > 80.000 µL ou > 100.000 se houver sangramento.
   4. **Níveis de antígeno antitrombina III.** Normalmente mantidos > 60–100%, especialmente com excessiva acumulação de coágulo no circuito e/ou uma velocidade alta de infusão de heparina (p. ex., > 40 U/kg/h). Os bebês demonstram níveis fisiologicamente baixos de ATIII até 6–9 meses de idade, dependendo da sua idade gestacional e outras enfermidades. Além disso, baixos níveis de ATIII podem resultar de DIC, lesão endotelial, perdas continuadas de proteína por um quilotórax ou síndrome nefrótica, efeitos diluicionais de *bypass* cardíaco, doença hepática com insuficiência de síntese, ou por deficiências congênitas (raras).

   ATIII, um inibidor de serina protease produzido pelo fígado, é essencial para anticoagulação endógena ao inibir a atividade da trombina e Xa. Ela também inativa plasmina, IXa, XIa e XIIa. ATIII é necessária para uma resposta adequada à heparina. A heparina, um glicosaminoglicano produzido pelos basófilos e mastócitos, opera ligando-se à ATIII e regulando para cima a atividade catalítica da ATIII a 1.000 vezes.

   FFP tem aproximadamente 1 U de antitrombina/mL. Concentrado de ATIII, no entanto, aumenta o nível sérico com um volume de administração muito menor e, assim, pode ser apropriado para usar se um nível-alvo de ATIII for preferido. Maiores perdas de proteína, com a perda de outros fatores da coagulação, podem ser tratadas mais eficientemente com FFP.
   5. **Níveis de heparina não fracionada (anti-Xa).** Ajudam a determinar se um nível de ACT prolongado é decorrente de um efeito de heparina ou coagulopatia. Objetivos normais são 0,25–0,5 IU/mL
   6. **Níveis de hematócrito.** Mantidos em > 35% para VA ECLSe > 40% para VV ECLS.

7. **Tromboelastografia.** Ensaio de sangue total para fornecer informação sobre fator intrínseco, função das plaquetas, anticoagulação e função fibrinolítica. Como tal, pode ser usado para avaliação adicional em casos particularmente difíceis.

XII. **Monitoramento durante ECLS**
  A. **Trombo no oxigenador.** Suspeitado quando ocorre um aumento na pressão pré-oxigenador e uma queda na pressão pós-oxigenador (ver Figura 18–1). Devem ser acompanhadas as tendências na alteração nas pressões (Δ pressão). Se a Δ pressão estiver aumentando acima de valores aceitáveis, o oxigenador ou o circuito deve ser trocado. Além disso, consumo de fatores da coagulação e plaquetas sugere a presença de trombos no circuito, chamada "DIC do circuito". Isto, muitas vezes, exige uma troca do circuito inteiro.
  B. **Pressão de gás.** Monitorada e controlada na linha de gás de varredura.
  C. **Níveis de SvO_2.** Durante ECLS, os níveis de SvO_2 refletem o grau de extração de O_2 e devem normalmente ser na faixa de 75–80%. Níveis de $SvO_2 < 50\%$ indicam um nível crítico de extração de O_2 e sugerem que a velocidade de metabolismo tecidual excede perigosamente a velocidade de fornecimento de O_2. Uma vez isto ocorra, as células usam o metabolismo anaeróbico marcadamente menos eficiente, produzindo ácido láctico. Os níveis de SvO_2 representam um parâmetro útil a acompanhar no VA ECLS, mas por causa do fenômeno da recirculação no VV ECLS, eles podem, às vezes, ser mais difíceis de interpretar. (Ver Tabelas 18–1 e 18-2.)

XIII. **Repouso pulmonar durante ECLS.** Recém-nascidos que recebem ECLS já têm substancial inflamação e lesão pulmonares associadas a ventilador. Um benefício extremamente importante do ECLS é fornecer ajustes de ventilador "de repouso". Embora os centros variem no nível de ajustes de ventilador de repouso, para os pacientes de VA ECLS é usada uma baixa frequência de 10 respirações/min (10–20), uma pressão positiva expiratória final (PEEP) modesta à alta de 5–14 cm H_2O, uma baixa pressão máxima inspiratória (PIP) na faixa de 12–20 cm H_2O, com uma baixa FIO_2 de ~40%. **Em VA ECLS, a FIO_2 do ventilador de ~40% pode melhorar a oxigenação do sangue coronariano.**

Tabela 18–1. NÍVEIS DE SvO_2 DIMINUÍDOS DURANTE SUPORTE EXTRACORPÓREO DA VIDA

O_2	Causas	Etiologias
↓ Suprimento de O_2	↓ CO	Insuficiência cardíaca, depressores cardíacos, ↑ PEEP, ↓ pré-carga
	↓ SaO_2	↓ Função respiratória, falha do oxigenador, aspiração, fluxo insuficiente no ECLS, ↓ FIO_2 do misturador do ECLS
	↓Hb	Anemia, metemoglobinemia
↑ Demanda de O_2	↑ VO_2	Febre, tremor, agitação, dor, convulsões, infecção
	↑ CO	↑ Trabalho da respiração

CO, débito cardíaco; ECLS, suporte extracorpóreo da vida; PEEP, pressão positiva expiratória final; VO_2, consumo de oxigênio.

Tabela 18–2. NÍVEIS DE SvO_2 AUMENTADOS DURANTE SUPORTE EXTRACORPÓREO DA VIDA

O_2	Causas	Etiologias
↑ Suprimento de O_2	↑CO	Função cardíaca melhorada
	↑ SaO_2	Função pulmonar melhorada, fluxo excessivo no ECLS,↑ FIO_2
	↑Hb	Transfusão de sangue
	↑ Fluxo	Recirculação
↓ Demanda de O_2	↓ VO_2	Hipotermia, anestesia, relaxamento muscular
	↓Utilização	Sepse, toxicidade de cianeto (a partir de nitroprussiato de sódio), lesão neurológica grave

CO, débito cardíaco; ECLS, suporte extracorpóreo da vida; PEEP, pressão positiva expiratória final; VO_2, consumo de oxigênio.

Ajustes mais altos de ventilador podem ser necessários se troca gasosa apropriada não puder ser obtida com VV ECLS (isto é, uma frequência de 20–30 respirações/min, PIP de 15–25 cm H_2O, PEEP de 5–10 cm H_2O, e FIO_2sw 30 a 50%). Alguns centros usam ventilação oscilatória de alta frequência para repouso pulmonar, frequentemente com uma pressão média na via aérea de 10–14 cm H_2O e baixas amplitudes.

XIV. **Função renal durante ECLS.** Os pacientes de ECLS frequentemente necessitam de seu débito urinário aumentado com um diurético. Particularmente com VA ou VV ECLS, os rins podem ser sensíveis à natureza não pulsátil do fluxo, resultando em uma diminuição na função renal. Em pacientes com insuficiência renal preexistente ou em desenvolvimento e/ou naqueles com anasarca, hemofiltração pode ser acrescentada em paralelo ao circuito de ECLS por intermédio de um pequeno *shunt*. Este sistema permite remoção do líquido em excesso e estabiliza anormalidades eletrolíticas. (Ver Figura 18-1.)

XV. **Medicações e nutrição.** Antibióticos, sedativos, medicações antiansiedade, inibidores de bomba de prótons e nutrição parenteral devem ser fornecidos ao paciente se possível, mas com acesso limitado podem ser fornecidos para dentro do circuito do ECLS em localizações de acesso venoso ao paciente. Uma vez que o volume de distribuição seja mais alto por causa do volume do circuito do ECLS, podem ser necessárias doses mais altas. Se estiver presente insuficiência renal, as doses podem necessitar ser diminuídas. Discussão com o farmacêutico ajudará a corrigir a posologia.

XVI. **Atordoamento miocárdico.** Pode ocorrer após um insulto isquêmico ao coração e depois do início de VA ou VV ECLS. Em pacientes com VA ECLS, atordoamento ventricular esquerdo (LV) pode ocorrer, quando o LV não está ejetando sangue adequadamente, torna-se hiperdistendido, e impede a ejeção cardíaca, potencialmente resultando em dano cardíaco e edema pulmonar. Atordoamento cardíaco deve ser suspeitado a qualquer tempo, quando houver uma perda de pressão no ECLS que não é secundária à iniciação recente de VA ECLS, hipovolemia, pneumotórax, pneumopericárdio, hemotórax ou hemopericárdio. Um eco mostrando mínimo movimento da parede LV pode confirmar o diagnóstico.

O tratamento do atordoamento cardíaco é difícil. Aumentar o fluxo do ECLS em uma tentativa de melhorar a oxigenação pode causar ainda mais dilatação do LV, aumentando a pós-carga LV e aumentando o consumo de oxigênio miocárdico. Volume adicional para melhorar o enchimento cardíaco direito, agentes inotrópicos para melhorar a ejeção cardíaca esquerda, maximizar o conteúdo de oxigênio pós-membrânico e o aporte total de oxigênio e reduzir a pós-carga com vasodilatadores podem permitir recuperação do ventrículo atordoado.

Atordoamento cardíaco que não melhora dentro de 4–5 dias representa um sinal ameaçador e sugere miocardite ou infarto do miocárdio. Descompressão pode ser necessária por septostomia de balão com ou sem um *stent* colocado. Alternativamente, um cateter LV transtorácico pode ser conectado ao lado da drenagem venosa do circuito de ECLS.

Disfunção ventricular direita (RV) pode ocorrer, particularmente em recém-nascidos com hipertensão pulmonar grave antes do início do ECLS. Em alguns casos, mesmo enquanto sob VV ECLS, o RV se torna ainda mais dilatado e disfuncional, fazendo-o encurvar-se para dentro do LV, comprometendo o enchimento LV e o débito cardíaco. Avaliação ecocardiográfica é necessária, e o uso de agentes para reduzir a pós-carga RV, como óxido nítrico inalado, milrinona e/ou sildenafil, é justificado. Se o manejo clínico não for efetivo, os pacientes podem necessitar ser convertidos para VA ECLS.

XVII. **Alterações/trombose no circuito.** Trombose no circuito podem tornar necessária uma troca de circuito. Durante trocas de circuito, uma grande porcentagem do volume sanguíneo é trocada, e pode haver desequilíbrios eletrolíticos e arritmias. Níveis de drogas no sangue podem necessitar ser também ajustados. Coágulos na(s) cânula(s) podem ser difíceis de manejar, porque a remoção destes trombos exige descontinuação temporária do ECLS.

XVIII. **Considerações práticas para manejo do ECLS**
  A. **VA ECLS**
   1. **Fluxos sanguíneos no VA ECLS** Após canulização, fluxo de *bypass* é lentamente aumentado. Tipicamente, o fluxo do VA ECLS é mantido em ~60–80% do fluxo sanguíneo total

(100–150 mL/kg/min), e a pressão de pulso é geralmente em torno de 10–20 mmHg, se o coração tiver contratilidade efetiva.

O objetivo do VA ECLS é fornecer distribuição adequada de oxigênio a todos os tecidos. À medida que mais sangue é encaminhado pelo circuito com uma alta taxa de fluxo, o contorno de pulso arterial sistêmico pode-se tornar amortecido e a seguir achatar-se, se *bypass* total for obtido. Nesta situação, mais sangue drena para dentro do circuito, diminuindo ambas a pré-carga cardíaca direita e a esquerda e resultando em uma diminuição no volume sistólico ventricular esquerdo. Apesar da falta de pulsatilidade, a pressão arterial média permanece bastante constante e é a melhor aferição da dinâmica da pressão arterial.

2. **Níveis de SvO₂.** Níveis de SvO_2 de 75–80% frequentemente refletem suprimento adequado de oxigênio aos tecidos.
3. **Fornecimento de oxigênio/remoção de CO_2.** No VA ECLS, parte do sangue do átrio direito também circula através do pulmão nativo para dentro do coração esquerdo e para fora pela aorta, retornando novamente ao coração direito. Este sangue será exposto à ventilação variável, dependendo da função pulmonar e situação do processo de doença. Com melhora na função do pulmão nativo e no débito cardíaco, o conteúdo de oxigênio do sangue retornando será mais alto.

   Uma estratégia importante para melhorar a distribuição de oxigênio inclui manter um nível mais alto de hemoglobina. Aumentar o O_2 do misturador do ECLS ou a FIO_2 do ventilador também melhorará as saturações arteriais, se elas estiverem baixas. Um oxigenador falhando (por causa de área reduzida de superfície funcional) também pode diminuir o aporte de oxigênio.

   Aumentar a taxa de fluxo do gás de varredura abaixará o CO_2. Um nível crescente de CO_2 pode ser o primeiro sinal de que o oxigenador está desenvolvendo formação excessiva de coágulo.
4. **Experimentando tirar do VA ECLS.** Depois que o processo de doença inicial e respostas inflamatórias regrediram e a função pulmonar melhorou (demonstrado por melhora nas radiografias de tórax e na complacência pulmonar), os pacientes estão prontos para ser desmamados do VA ECLS. Antes da experimentação, todas as infusões devem ser mudadas do circuito do ECLS para o paciente, se isso não tiver sido feito previamente. Heparina pode continuar a correr através do circuito ou ser dividida de modo que metade seja transfundida para o paciente e metade para o circuito. A equipe cirúrgica deve ser notificada do momento estimado da possível descanulização.
    a. **Começando 12 horas antes da prova de desligamento prevista, os fluxos sanguíneos do ECLS são diminuídos lentamente,** e os ajustes de ventilador, ajustados, conforme necessário baseando-se nos gases sanguíneos. O fluxo da bomba pode ser desmamado a cada hora em 10–20 mL/min enquanto gradualmente se aumenta o suporte ventilatório. Os fluxos sanguíneos do ECLS são desmamados para um fluxo "ocioso" alvo de 50–100 mL/kg/min. Uma vez isto seja realizado, as cânulas são clampeadas, e o clampe da ponte é removido. Para manter integridade das cânulas e do circuito enquanto experimentando desconectar, as cânulas são irrigadas cada 5 minutos, abrindo-se a cânula venosa, clampeando-se a ponte ou *shunt,* a seguir abrindo-se a cânula arterial por 5–10 segundos, seguindo-se pela reversão da sequência. Gasometrias do paciente devem ser feitas com uma frequência que assegure função pulmonar adequada durante toda a tentativa. O estado de baixo fluxo da experiência aumenta a possibilidade de formação de trombose no circuito; a duração de tempo da experiência pode depender da integridade das cânulas e circuito. Se o paciente não parecer pronto para descanulização, infusões podem continuar nos cateteres vasculares do paciente ou ser mudadas para o circuito. Todas infusões de heparina serão mudadas de volta para o circuito. Se os parâmetros permanecerem dentro das faixas aceitáveis, os pacientes podem ser descanulizados.

B. **VV ECLS**
   1. **Fluxos sanguíneos no VV ECLS.** Como no caso do VA ECLS, o fluxo é gradualmente aumentado em 100–120 mL/kg/min. Com o uso de um cateter de VV ECLS de luz dupla, sangue é tirado simultaneamente do átrio direito por via de um lado da cânula, oxigenado

no pulmão extracorpóreo ou oxigenador, a seguir reinfundido de volta para dentro do átrio direito por via do outro lado da cânula; consequentemente, não há nenhum efeito líquido sobre o volume atrial direito, fluxo intracardíaco ou fluxo sanguíneo aórtico. Idealmente o débito da porta de retorno é dirigido para a válvula tricúspide. O débito cardíaco nativo propele sangue oxigenado para frente para o sistema arterial sistêmico e os tecidos. Fornecimento de O_2 pode ser aumentado, aumentando-se o conteúdo de O_3 do sangue venoso no átrio direito ou por manobras que diminuem a recirculação (p. ex., aumentando-se o débito cardíaco nativo, reposicionando-se a cânula). Uma vez que sangue do oxigenador se misture continuamente com sangue venoso dessaturado entrando no átrio direito, o conteúdo de O_2 final do sangue que alcança a aorta e os tecidos é limitado pela quantidade de sangue que pode ser drenada para dentro do circuito do ECLS, oxigenado e retornado ao sistema venoso. A taxa de fluxo ideal da bomba é uma que forneça o mais alto fluxo efetivo da bomba às mais baixas revoluções por minuto da bomba, resultando na mais alta distribuição de O_2 e causando o menor grau de desgaste da tubulação e/ou hemólise.

2. **Níveis de PaO_2.** Os pacientes frequentemente têm níveis de saturação arterial de 80–95%, com níveis de PaO_2 de 50–80 mmHg. Durante VV ECLS, apenas suporte circulatório indireto é alcançado, e, muitas vezes, é necessário tolerar saturações de oxigênio mais baixas. Os níveis de PaO_2 podem subir, à medida que a função pulmonar nativa melhore.
3. **Estratégias de ventilador.** Quando o tamanho da cânula venosa limita o fluxo do ECLS, manutenção de alguma troca gasosa pulmonar nativa pode ser necessária para obter oxigenação adequada do paciente. Nesta situação, utilizar níveis mais altos de PEEP pode facilitar o fornecimento de O_2.
4. **Recirculação.** Ocorre quando sangue oxigenado a partir do circuito do ECLS fornecido à luz de reinfusão é sifonado de volta para a luz de drenagem venosa em vez de fluir através da valva tricúspide. A fração de recirculação depende do tipo de cânula, do débito cardíaco nativo, e do volume atrial direito. Quando o fluxo da bomba sobe acima do fluxo ideal, a recirculação aumenta, e o fluxo efetivo diminui. **Recirculação clinicamente significativa é reconhecida por uma diminuição nas saturações arteriais do paciente e uma elevação nos níveis de SvO_2 com fluxo da bomba aumentado**. Graus mais altos de recirculação diminuem o fornecimento efetivo de O_2 pelo circuito, possivelmente contribuindo também para hemólise aumentada. Outros fatores que aumentam a recirculação incluem os seguintes:
   a. **Volume atrial direito diminuído** faz com que uma porcentagem mais alta de sangue oxigenado retornado seja drenada de volta para a bomba.
   b. **Um cateter mal posicionado alto demais na veia cava superior ou baixo demais na veia cava inferior aumenta a recirculação.** Além disso, posicionamento inapropriado das portas de saída pode resultar em o sangue ser dirigido afastando-se da valva tricúspide, assim aumentando a fração de recirculação. Catéteres podem migrar com alterações no volume pulmonar, aumento do edema do pescoço, uma alteração na posição do paciente ou com os movimentos do paciente, exigindo ajustamento da cânula para manter fluxos adequados e minimizar recirculação. Manutenção da posição do cateter é crítico no VV ECLS.
   c. **Mau débito cardíaco** leva à maior recirculação, porque uma fração menor do sangue oxigenado da bomba é impulsionada para frente para fora do átrio direito.
5. **Distribuição de oxigênio/remoção de CO_2.** Estratégias importantes para melhorar o fornecimento de oxigênio no VV ECLS incluem aumentar a hemoglobina, aumentar o fluxo do ECLS e melhorar o débito cardíaco nativo. Problemas de recirculação podem não ser suscetíveis a alterações no fluxo do ECLS, forçando à aceitação de troca gasosa subótima. Aumentar a velocidade de fluxo do gás de varredura abaixará o CO_2.
6. **Experimentando tirar do VV ECLS.** Dada a dinâmica do VV ECLS, as taxas de fluxo do circuito não exigem desmame. Fluxo sanguíneo pode permanecer constante (frequentemente 60–100 mL/kg/min) seguido por desmame da FIO_2 do gás de varredura para ar ambiente. Durante este tempo, os ajustes de ventilador são aumentados para níveis previstos para alcançar troca gasosa normal. A seguir a tubulação do gás de varredura é desconectada da fonte misturadora, o que, funcionalmente, remove o paciente do ECLS. Níveis

de ACT, gases sanguíneos e níveis de SvO_2 são acompanhados, e uma vez assegurado o sucesso após 1–2 horas, o paciente pode ser descanulizado, e o gota a gota de heparina descontinuado. Se uma técnica percutânea tiver sido usada para inserção de cânula VV, simplesmente cortar as suturas e removê-las, e, em seguida, a cânula é tudo que se faz necessário. Pressão no local por 15–20 minutos deve obter hemostasia adequada.

XIX. **Complicações do ECLS**
  A. **Complicações do paciente do ECLS.** Complicações dos pacientes conforme os dados do Extracorporeal Life Support Organization (ELSO) International Summary Data até julho de 2011 em pacientes respiratórios neonatais são as seguintes: insuficiência renal aguda (substituição renal contínua necessária, 16,5%; diálise necessária, 3,2%); hipertensão exigindo vasodilatadores, 12,3%; hipotensão exigindo inotrópicos, 20,1%; infarto do CNS, 7,5%; hemorragia intracraniana, 7,0%; infecção provada por cultura, 6,0%; sangramento cirúrgico, 6,3%; hemorragia pulmonar, 4,5%; pneumotórax exigindo tratamento, 6,1%; DIC, 2,5%; hemólise, 10,9%; convulsões, 10,5%; morte cerebral, 0,9%.
  B. **Problemas mecânicos.** Incluem coágulos no oxigenador, 17,2%; problemas de cânula, 11,7%; falha do oxigenador, 6%; ar no circuito, 5,9%; falha da bomba, 1,7%; ruptura de conduto, 0,3%.

XX. **Prognóstico.** O **Neonatal ECLS Registry** (estabelecido em 1985), até julho de 2011, arrola 29.839 pacientes neonatais. Atualmente, a taxa de sobrevida neonatal cumulativa global é 75% com uso de ECLS para ressuscitação extracorpórea respiratória, 39% para cardíaca, e 39% para cardiopulmonar em pacientes com parada cardiopulmonar refratária. A queda cumulativa na sobrevida ao longo dos anos reflete uma proporção maior de pacientes tratados com diagnósticos de alta mortalidade. O registro também rastreia taxas de sobrevida cumulativas de doenças específicas: síndrome de aspiração de mecônio, 94%; hipertensão pulmonar, 78%; doença de membrana hialina, 84%; sepse, 75%; pneumonia, 57%; síndrome de vazamento de ar, 74%; hérnia diafragmática congênita, 51%; cardiopatia congênita, 38%; parada cardíaca, 22%; choque cardiogênico, 39%; miocardiopatia, 63%; miocardite, 49%; transplante cardíaco, 30%. Hérnia diafragmática congênita e condição de mais baixo peso ao nascer nesses pacientes tratados de insuficiência respiratória são variáveis associadas à mortalidade e morbidade aumentadas.

XXI. **Resultados do neurodesenvolvimento.** Os resultados de um estudo randomizado comparando pacientes tratados com ECLS *versus* suporte convencional sugerem que os processos de doença subjacentes parecem ser a principal influência aos 7 anos de idade em ex-recém-nascidos com insuficiência respiratória grave. Quando comparando o grupo de ECLS ao grupo tratado convencionalmente, uma morbidade respiratória mais alta e risco aumentado de problemas comportamentais foram notados no grupo de crianças tratadas convencionalmente. Não houve diferenças cognitivas entre os 2 grupos de experiência (76% das crianças disponíveis para testagem de acompanhamento em ambos os grupos estavam dentro da faixa normal, embora elas caíssem abaixo das normas da população). Globalmente, 40% das crianças tiveram desenvolvimento neuromotor normal (43% das crianças no grupo do ECLS e 35% no grupo tratado convencionalmente). Perda auditiva neurossensorial progressiva foi encontrada em ambos os grupos e podia ser de início tardio e progressivo. Causas incitantes de certas sequelas neurológicas foram difíceis de discernir. Entretanto, foi admitido que a própria canulização, causando distúrbio da circulação cerebral, não foi responsável por consequências neurológicas ou comportamentais subsequentes. A sobrevida aumentada entre as crianças randomizadas para ECLS (67% em comparação à sobrevida convencional de 41%) não foi contrabalançada por incapacidade entre as sobreviventes.

Referências Selecionadas

Extracorporeal Life Support Organization. *Registry Report, International Summary.* Ann Arbor, MI: Extracorporeal Life Support Organization; January 2011.

Extracorporeal Life Support Organization. Organization web site. www.elsonet.org.

Hansell DR. ECLS equipment and devices. In: Van Meurs K, Lally KP, Peek G, Zwischenberger JB, eds. *ECMO Extracorporeal Cardiopulmonary Support in Critical Care.* 3rd ed. Ann Arbor, MI: Extracorporeal Life Support Organization; 2005:108.

Hoffman SB, Massaro AN, Gingalewski C, Short BL. Survival in congenital diaphragmatic hernia: use of predictive equations in ECLS population. *Neonatology.* 2011;99:258-265.
McNally H, Bennett CC, Elbourne D, Field DJ; UK Collaborative ECMO Trial Group. United Kingdom collaborative randomized trial of neonatal extracorporeal membrane oxygenation; follow-up to age 7 years. *Pediatrics.* 2006;117:e845-e854.
Short BL, Williams L. *ECMO Specialist Training Manual.* 3rd ed. Ann Arbor, MI: Extracorporeal Life Support Organization; 2010.

19 Acompanhamento de Bebês de Alto Risco

Sempre que um bebê necessita de terapia intensiva neonatal, as preocupações com a sobrevivência são seguidas por preocupações com a qualidade de vida do bebê. As clínicas de acompanhamento constituem um adjunto necessário à terapia intensiva neonatal porque elas fornecem *feedback* a respeito da saúde e desenvolvimento continuados da criança às famílias, pediatras, neonatologistas e obstetras. Para as famílias, as clínicas de acompanhamento de unidade de terapia intensiva neonatal (NICU) proveem o suporte e aconselhamento que elas necessitam em seguida à alta da NICU.

I. **Objetivos de uma clínica de acompanhamento neonatal**
   A. **Identificação precoce de deficiência do neurodesenvolvimento.** Estes bebês necessitam de avaliações neurodesenvolvimentais abrangentes e serviços apropriados da comunidade.
   B. **Avaliação da necessidade de intervenções precoces em uma criança** Embora NICUs encaminhem muitos bebês diretamente para programas de intervenção precoce da comunidade, as necessidades das crianças mudam com a neuromaturação, exigindo revisão periódica.
   C. **Aconselhamento aos pais.** Tranquilização de que o seu filho está fazendo bom progresso no neurodesenvolvimento é sempre bem-vindo, uma vez que esta é uma época de alta ansiedade para os pais. Os pais de crianças com retardo do desenvolvimento necessitam de informação realística sobre o seu significado, e conselho sobre avaliações e intervenções necessárias. Os pais necessitam saber tão cedo quanto possível se o seu filho está demonstrando sinais de prejuízo neurodesenvolvimental. Uma avaliação abrangente pode lhes fornecer informação essencial. Fisioterapeutas e terapeutas ocupacionais proporcionam sugestões valiosas sobre como posicionar, manusear e alimentar os bebês. Mesmo se o seu bebê passar bem, os pais de bebês de alto risco devem ser aconselhados acerca de sinais precoces de problemas na escola ou de comportamento.
   D. **Identificação e tratamento de complicações médicas** que não foram reconhecidas ou previstas na época da alta da NICU.
   E. **Encaminhamento para avaliações abrangentes e serviços da comunidade, conforme indicado.**
   F. ***Feedback* para neonatologistas, pediatras, obstetras, cirurgiões pediátricos e outros** a respeito de resultados de neurodesenvolvimento, problemas médicos continuados e complicações inusitadas ou imprevistas nestes bebês é essencial.
II. **Equipe da clínica de acompanhamento neonatal.** Pediatras, pediatras neurodesenvolvimentais e neonatologistas constituem a equipe regular da clínica, e muitas clínicas incluem neuropsicólogos e fisioterapeutas, terapeutas ocupacionais e/ou fonoaudiologistas. Além disso, alguns bebês podem necessitar de encaminhamentos a audiologistas, oftalmologistas, neuropsicólogos, assistentes sociais, terapeutas respiratórios, nutricionistas, gastroenterologistas, cirurgiões ortopedistas ou outras subespecialidades.
III. **Fatores de risco para deficiência do desenvolvimento.** É geralmente impossível diagnosticar deficiência de desenvolvimento com certeza no período neonatal, mas diversos fatores de risco perinatais foram identificados para selecionar bebês de alto risco para acompanhamento estrito.

19: ACOMPANHAMENTO DE BEBÊS DE ALTO RISCO

A. Nascimento pré-termo. Os riscos de paralisia cerebral e deficiência intelectual aumentam com a diminuição da idade gestacional. O risco de deficiência, especialmente prejuízos cognitivos, é mais alto em sobreviventes nascidos no limite da viabilidade (às ou antes das 25 semanas de gestação). Crianças nascidas pré-termo têm taxas mais altas de distúrbios da linguagem, problemas de percepção visual, pequena disfunção neuromotora, déficits de atenção, disfunção executiva e deficiências de aprendizado do que controles de termo completo. Embora a maioria evolua bem, as crianças nascidas às 33–36 semanas de gestação têm taxas mais altas de prejuízos cognitivos, paralisia cerebral e problemas escolares do que crianças nascidas a termo completo. Além da idade gestacional, os preditores de deficiência neurodesenvolvimental incluem mau crescimento (especialmente perímetro cefálico), asfixia, sepse (especialmente meningite), doença pulmonar crônica e retinopatia de prematuridade. O risco é maior em bebês com sinais de lesão cerebral no exame neurodesenvolvimental neonatal e estudos de neuroimagem (ver Capítulo 16).

B. Restrição do crescimento intrauterino (IUGR). Bebês a termo completo que são pequenos para a idade gestacional (SGA) têm um risco mais alto de comprometimentos motores ou cognitivos, déficits de atenção, deficiência de aprendizado específica e problemas na escola e de comportamento do que bebês adequados para a idade gestacional (AGA). A etiologia e gravidade da sua IUGR, a cronologia do insulto e complicações perinatais subsequentes (p. ex., asfixia, hipoglicemia ou policitemia) influenciam o seu grau de risco (ver Capítulo 88). Após 30 semanas de gestação, os mecanismos compensadores de circunstâncias intrauterinas adversas incluem maturação acelerada para melhorar a sobrevida se nascidos pré-termo. Circunstâncias intrauterinas adversas, nascimento pré-termo e neuromaturação acelerada influenciam adversamente os resultados neurodesenvolvimentais, especialmente cognitivos, em bebês PIG pré-termos.

C. Encefalopatia neonatal (NE). Encefalopatia neonatal é uma síndrome clínica caracterizada por uma constelação de achados, incluindo convulsões e anormalidades de consciência, tônus muscular, reflexos, controle respiratório e alimentação. As etiologias incluem infecção, inflamação, erros metabólicos, exposições a drogas, malformações cerebrais, acidente vascular encefálico, hipóxia, isquemia ou qualquer combinação destas condições. Etiologia, gravidade dos sintomas clínicos, padrão anormal de eletrencefalograma (EEG) (especialmente baixa voltagem ou padrões de supressão de surtos) e padrões de lesão cerebral (p. ex., lesão dos gânglios basais e tálamo) são preditores muito mais fortes de deficiência do neurodesenvolvimento do que sinais de sofrimento fetal, pH do cordão ou escores de Apgar. Bebês com NE branda ou moderada que não desenvolvem importante incapacidade estão em risco de transtornos mais sutis, incluindo déficit de atenção, deficiência de aprendizado e outros problemas escolares. Bebês com NE grave têm uma alta taxa de mortalidade; muitos dos sobreviventes têm incapacidades múltiplas graves, incluindo deficiência intelectual, tetraplegia espástica, microcefalia, convulsões e comprometimento sensorial. Tratamento dos bebês com NE moderada à grave com hipotermia melhora os resultados de neurodesenvolvimento.

D. Insuficiência respiratória. Alguns bebês pré-termos tardios e a termo completo desenvolvem insuficiência respiratória que pode ser decorrente de hipoplasia pulmonar, pneumonia, aspiração de mecônio ou hipertensão pulmonar persistente. Estudos de resultados de experiências controladas randomizadas de tratamentos para insuficiência respiratória grave (p. ex., óxido nítrico inalado, ECMO/ECLS) relatam prejuízo cognitivo em até um quarto dos sobreviventes, paralisia cerebral em até 15%, e prejuízo auditivo em até 30%. Quando acompanhados até a idade escolar, muitos têm problemas de déficit de atenção, deficiência específica de aprendizado, pequena disfunção neuromotora e problemas de comportamento. As sequelas na saúde incluem mau crescimento e doença reativa das vias aéreas. Alguns sobreviventes demonstraram perda auditiva progressiva, de modo que estas crianças necessitam de avaliações seriadas da audição.

E. Infecção e/ou inflamação. Infecção ou inflamação materna, fetal e neonatal foram implicadas como etiologias de nascimento pré-termo, lesão cerebral (p. ex., lesão da substância branca), paralisia cerebral e comprometimentos cognitivos.

F. **Outros fatores de risco**
  1. **Infecções congênitas (TORCH —** *t*oxoplasmose, *o*utras, *r*ubéola, *c*itomegalovírus e vírus *h*erpes *simples*). Bebês com infecção congênita por citomegalovírus, toxoplasmose ou rubéola que são sintomáticos ao nascer têm uma alta incidência (60–90%) de deficiência neurodesenvolvimental. Bebês assintomáticos estão em risco de comprometimento sensitivo e deficiência de aprendizado.
  2. **Exposições** *in utero*. Drogas maternas descritas como influenciando o desenvolvimento fetal incluem narcóticos, cocaína, álcool, fenitoína, trimetadiona, valproato, varfarina, aminopterina e ácido retinoico. Há preocupações de que tóxicos do ambiente influenciem nascimento prematuro e desenvolvimento fetal.

IV. **Terminologia.** Comunicação a respeito de resultados pré-termo exige definições constantes.
  A. **Idade gestacional.** Tempo entre o primeiro dia da última menstruação da mãe até o nascimento.
  B. **Idade pós-menstrual (PMA).** Idade gestacional (GA) mais idade cronológica (desde o nascimento) do bebê.
  C. **Idade corrigida.** Calculada da data prevista do bebê, a idade do bebê corrigida para o grau de prematuridade (*i. e.*, idade cronológica menos o número de semanas nascido pré-termo).
  D. **Usar PMA para bebês pré-termo** em uma NICU e **idade corrigida** para acompanhamento de pré-termo.

V. **Parâmetros que exigem acompanhamento**
  A. **Crescimento (altura, peso, perímetro cefálico, peso para altura).** Devem ser avaliados em cada visita de acompanhamento. Pouco crescimento da cabeça é associado a escores cognitivos mais baixos. A maioria dos bebês prematuros "recupera" o crescimento, mas alguns bebês com IUGR, nascimento extremamente pré-termo, doença pulmonar crônica ou síndrome de intestino curto permanecem menores que os seus pares.
  B. **Pressão arterial.** Alta pressão arterial (BP) é uma sequela séria da NICU; monitorar BP.
  C. **Doenças da respiração**
    1. **Apneia.** Em bebês com alta para casa com monitores, frequentemente há incerteza sobre quando descontinuar o monitor.
    2. **Doença pulmonar crônica.** Bebês com doença pulmonar crônica têm taxas mais altas de infecções respiratórias, doença reativa da via aérea, re-hospitalização e deficiência de neurodesenvolvimento. Aqueles sob oxigênio suplementar, monitores, diuréticos e outras medicações necessitam de acompanhamento de subespecialidade e proteção de exposição ao fumo de segunda mão. Orientação antecipatória contra eles próprios fumarem é essencial.
  D. **Audição.** Audição é essencial para aquisição da linguagem, de modo que deve ser verificada tão cedo quanto possível. Antes da alta do hospital, todos os recém-nascidos devem fazer triagem da audição (p. ex., **potenciais evocados do tronco cerebral, emissões otoacústicas evocadas transitórias**) e encaminhados para uma avaliação audiológica abrangente, se houver preocupações. Aparelhos de audição, implantes cocleares e outras estratégias de tratamento tiveram um efeito profundo na aquisição da linguagem. Bebês que tiveram infecção perinatal congênita (p. ex., TORCH), malformações congênitas da cabeça ou pescoço, hipertensão pulmonar persistente, otite crônica, uma história de família de prejuízo auditivo, ou um atraso da linguagem merecem avaliações seriadas da audição.
  E. **Visão. Retinopatia de prematuridade (ROP)** é uma doença da retina em desenvolvimento em bebês prematuros (ver Capítulo 133). Os bebês em risco de ROP necessitam de exame ocular seriado até que suas retinas estejam completamente vascularizadas. Exames oftalmológicos também são indicados em bebês com infecção congênita, anomalias congênitas e encefalopatia neonatal. Todos os bebês de alto risco devem fazer exame de acuidade visual quando com 1–5 anos de idade.
  F. **Neuromaturação (o desenvolvimento funcional do sistema nervoso central [CNS]).** Um processo dinâmico: o que é típico em uma idade é frequentemente anormal em outra idade. Bebês extremamente prematuros são hipotônicos ao nascimento e tipicamente desenvolvem tônus flexor primeiro nas pernas e a seguir nos braços (p. ex., direção caudocefálica) à medida que eles se aproximam do termo. Bebês pré-termos típicos a termo e bebês a termo com-

pleto têm forte tônus flexor (*i. e.*, hipertonia flexora), bem como vários reflexos primitivos (p. ex., de Moro) e patológicos (p. ex., sinal de Babinski). Nos meses subsequentes ao termo, o aparecimento de controle cortical superior suprime o tônus flexor e reflexos patológicos e primitivos. Os examinadores precisam conhecer o desenvolvimento típico do bebê e o significado dos desvios da norma.

G. **Exame neurodesenvolvimental.** Inclui uma avaliação da postura, tônus muscular das extremidades e axial (pescoço e tronco), reflexos tendinosos profundos, reflexos primitivos, reflexos patológicos, reações posturais (p. ex., movimentos automáticos necessários para manter o corpo ereto) e função motora.

H. **Anormalidades neuromotoras.** Comuns em muitos bebês de alto risco durante o primeiro ano, mas elas frequentemente se resolvem ou se tornam menos proeminentes por volta de 1-2 anos. Elas persistem e são acompanhadas por retardo motor em bebês que desenvolvem paralisia cerebral. Estes bebês devem passar por uma avaliação multidisciplinar abrangente, uma vez que os bebês com paralisia cerebral possam ter déficits associados debilitantes. Bebês com anormalidades neuromotoras e brandos ou nenhum retardo motor têm pequena disfunção neuromotora, o que significa riscos aumentados de dificuldades de equilíbrio e coordenação, incapacidade de aprendizado, déficit de atenção e problema de comportamento.

1. **Hipotonia** (hipotonia generalizada ou axial) é comum em bebês prematuros e bebês com doença pulmonar crônica.
2. **Hipertonia** é mais comum nos tornozelos e quadris. Hipertonia persistente (especialmente extensora) e hiper-reflexia indicam espasticidade. Em crianças pré-termo, diplegia espástica (*i. e.*, de ambas as extremidades inferiores) é o tipo mais comum de paralisia cerebral. Evitar atividades em pé, até que os bebês sejam capazes de se puxar para cima eles próprios apoiados pela mobília.
3. **Assimetria** de função, tônus, postura ou reflexos. Incentivar os pais a posicionar os bebês no berço de modo que eles virem sua cabeça para cada lado. Alguns bebês de NICU desenvolvem uma preferência de cabeça tão forte que eles desenvolvem torcicolo e plagiocefalia. Hemiplegia espástica é espasticidade de um braço e perna ipsolaterais.
4. **Hipertonia extensora de pescoço, tronco e extremidade inferior e retração de ombro** (*i. e.*, arqueamento excessivo, ombros para trás) pode interferir com o controle da cabeça, uso da mão, rolar, sentar e entrar e sair de uma posição sentada. Encorajar as famílias a manter e posicionar os bebês com sua cabeça e ombros em linha com seu corpo e evitar atividades em pé até que seus filhos se puxem por si mesmos para ficar de pé de encontro aos móveis.
5. **Disfunção motora fina** é dificuldade em usar as mãos para manipular objetos.
6. **Problemas de alimentação.** Bebês alimentados por tubo necessitam de programas de estimulação oromotora para evitar aversão oral (p. ex., não tolerar nada na sua boca).

I. **Desenvolvimento cognitivo.** Linguagem e atenção visual são sinais iniciais de desenvolvimento cognitivo. Encaminhar bebês com atraso da linguagem para uma avaliação audiológica. Encorajar as famílias a falar e ler para o seu bebê, reforçar vocalizações e, pelos 9-10 meses, identificar objetos pelo nome. A precisão das avaliações cognitivas melhora com a idade.

J. **Avaliação do desenvolvimento.** Diversos testes padronizados são disponíveis para triagem ou avaliação desenvolvimental. Muitos deles são fáceis de aprender e administrar.

1. **Marcos do desenvolvimento do bebê.** História e observação da realização de marcos da linguagem, motores e adaptativos fornecem uma visão geral rápida do progresso do desenvolvimento.
2. **Testes padronizados de triagem e avaliação.** Vários testes padronizados são disponíveis, alguns para triagem do desenvolvimento, bem como testes abrangentes para avaliação do desenvolvimento.

VI. **Correção para o grau de prematuridade.** A maioria concorda em que devemos corrigir para o grau de prematuridade em bebês pré-termos, mas corrigir além de 2-3 anos é **controverso**. Quanto mais velha uma criança, menos importante é a correção: pelos 5 anos, diferença aritmética de 3 meses (p. ex., 60 *vs.* 57 meses) importa pouco. Realização de marcos motores até a marcha independente prossegue de acordo com a idade corrigida para o grau de prematuridade, mas alguns dados sugerem que a correção influencia os escores cognitivos em crianças nascidas extremamente pré-termo até bem além da idade de 3 anos.

VII. **Avaliações abrangentes.** Reconhecimento de retardo ou deficiência constitui uma indicação para avaliação abrangente ("compreensiva") de todas as áreas de função. Dano cerebral raramente é focal e frequentemente é difuso. Uma avaliação multidisciplinar abrangente reconhece as áreas de força e ajuda a desenvolver estratégias para intervenção, fornecer dados realísticos para aconselhamento aos pais e identificar programas e recursos da comunidade.

Referências Selecionadas

Accardo PJ. *Caputo & Accardo's Neurodevelopmental Disabilities in Infancy and Childhood.* Baltimore, MD: Paul H. Brookes Publishing Co.; 2008.

Allen MC. Assessment of gestational age and neuromaturation. *Ment Retard Dev Disabil Res Rev.* 2005;11:21-33.

Allen MC, Cristofalo EA, Kim C. Outcomes of preterm infants: morbidity replaces mortality. *Clin Perinatol.* 2011;38:441-454.

Behrman RE, Butler AS, Institute of Medicine (U.S.). Committee on Understanding Premature Birth and Assuring Healthy Outcomes. Preterm birth: causes, consequences, and prevention. Washington, D.C.: National Academies Press; 2007.

Council on Children With Disabilities; Section on Developmental Behavioral Pediatrics; Bright Futures Steering Committee; Medical Home Initiatives for Children With Special Needs Project Advisory Committee. Identifying infants and young children with developmental disorders in the medical home: an algorithm for developmental surveillance and screening. *Pediatrics.* 2006;118:405-420.

Dong Y, Yu JL. An overview of morbidity, mortality and long-term outcome of late preterm birth. *World J Pediatr.* 2011;7:199-204.

Engle WA. Age terminology during the perinatal period. *Pediatrics.* 2004;114:1362-1364.

Leppert M, Allen MC. Risk assessment and neurodevelopmental outcomes. In: Gleason CA Devaskar SU, eds. *Avery's Diseases of the Newborn.* Philadelphia, PA: Saunders Elsevier; 2012:920-935.

Shah PS. Hypothermia: a systematic review and meta-analysis of clinical trials. *Semin Fetal Neonatal Med.* 2010;15:238-246.

20 Terapias Médicas Complementares e Alternativas em Neonatologia

I. **Introdução.** A onda de tratamento complementar/alternativo que varre o país possívelmente se desviou das unidades de terapia intensiva neonatal (NICUs). Entretanto, se escutarmos, encontramos famílias pedindo complementos ao tratamento tradicional em muitos aspectos da medicina. A consciência que os pacientes queriam em torno do seu leito de morte ainda não estava nem na tela de radar da maioria dos hospitais quando começou o movimento dos *hospices*. Hoje, um novo senso de assistência humanizadora está lutando para ganhar forma nas nossas NICUs. **Terapias complementares e alternativas (CAMs ou CAMs)** podem ser um adjunto para ajudar a abrandar o ambiente de alta tecnologia de uma NICU, impregnando-o com os elementos ternos e carinhosos que se espera encontrar em torno dos recém-nascidos.

A exposição precoce ao ambiente *ex-utero*, muito tempo antes que o desenvolvimento seja capaz de manejá-lo, tem miríade de sequelas. Não conseguimos escapar da percepção em evolução das influências ambientais e epigenéticas sobre o desenvolvimento do cérebro imaturo. Estes bebês necessitam de cuidado desenvolvimental igual ao seu tratamento médico agudo e crônico.

20: TERAPIAS MÉDICAS COMPLEMENTARES E ALTERNATIVAS EM NEONATOLOGIA

As terapias CAMs nos dão algumas opções que poderiam ajudar a melhorar algumas das morbidades rotineiramente esperadas.

Este capítulo descreve com brevidade algumas das CAMs mais populares e promissoras, explora como estas opções são usadas na NICU, oferece algum suporte com base em evidência e apresenta ideias sobre potenciais expansões futuras de CAMs. **As seguintes categorizações de modalidades de CAM vêm do National Center of Complementary Medicine:**

A. **Terapias de estilo de vida (chamadas "cuidado desenvolvimental" em neonatologia).** Exemplos incluídos são terapias de luz e cor, terapias de som e música, aromaterapia, cuidado e posicionamento de canguru. Bem como evitar fatores negativos, como ruídos intensos e luzes brilhantes.

B. **Terapias biomecânicas.** Massagem, reflexologia, osteopatia/terapia craniossacral e cuidado quiroprático.

C. **Terapias bioenergéticas.** Acupuntura, toque de cura, Reiki e trabalhadores de energia.

D. **Terapias bioquímicas.** Homeopatia e medicina herbácea.

II. **Terapias de estilo de vida.** Muitas práticas de CAM atualmente implementadas em unidades neonatais são categorizadas em terapias de estilo de vida, mas elas são mais comumente citadas na NICU como intervenção de cuidado desenvolvimental. Pesquisa mostra que o ambiente de um recém-nascido é uma influência importante sobre os desenvolvimentos sensorial, neural e comportamental. As CAMs tentam criar um ambiente na NICU que seja um reflexo do ambiente intrauterino.

A. **Cuidado desenvolvimental.** Inclui muitas intervenções, tanto no nível macro, quanto, microambiental. Muitas unidades neonatais fizeram tremendos esforços para modificar os berçários existentes ou desenharam novas unidades com modificações ambientais que incluem particular atenção a níveis de ruído, exposição à luz, organização do cuidado e cuidado centrado na família.

1. **Ruído.** Estímulos auditivos ambientais adversos são uma preocupação comum. A maioria dos que trabalham na NICU tem dificuldade com a constante e confusa barragem de alarmes. Imagine tentar dormir naquele ambiente. Muitas NICUs incorporam um sistema de avaliação e regulação do ruído. Também sabemos que uma das desvantagens das incubadoras é o ruído aproximado de 77 decibéis e mínima estimulação vestibular, o que difere marcadamente do ambiente *in utero*. *Ex-utero*, o sistema auditivo não é protegido pelos tecidos maternos que atenuam significativamente as frequências. Ruído ambiente na NICU pode causar desconforto, e tentativas foram feitas para minimizar o ruído usando-se protetores auriculares ou usando-se som para anular outros sons, o chamado mascaramento acústico sônico.

2. **Luz.** A regulação da luz ambiente na NICU é também uma preocupação importante. Exposição constante à luz pode resultar em desorganização do estado de um bebê. A iluminação da unidade é agora projetada ou modificada para regular a luz e incluir ciclagem desenvolvimentalmente suportiva de escuro/luz circadianos. Iluminação focalizada para procedimentos e o uso de coberturas de olhos ou campos nas incubadoras são todos grandes adjuntos.

3. **Organização do cuidado.** Planos de cuidado bebê-específicos ajudam a regular melhor a miríade de intrusões da terapia intensiva. Posicionamento, manuseio e interações devem ser coordenados quando possível com indícios de prontidão do bebê. Admite-se que isto ajude o bebê a minimizar perdas de energia e permita condições ideais para maturação do neurodesenvolvimento. Os bebês necessitam de cuidado desenvolvimental mais cônscio quando a situação permitir.

4. **Envolvimento da família.** Durante anos os pais expressaram um sentimento de desamparo quando ganhavam pouca oportunidade de serem envolvidos no cuidado do seu filho doente. Muitas terapias complementares têm o benefício de encorajar participação precoce pelos membros da família, incentivando interações dos pais com o recém-nascido, e aumentando a ligação de afeto. Muitos profissionais, que de outra forma nem mesmo considerariam algumas das terapias complementares que se seguem, agora olham para estas por nenhuma outra razão senão ter alguma coisa que permita mais participação e conexão parental. Os pais

podem criar um ambiente amoroso, instilar um senso de segurança, e promover uma responsividade confiante; entretanto, quando eles confrontam um autoritário "Você não pode tocar no seu filho", eles podem-se sentir empurrados para longe e confusos.

Nós estamos apenas começando a ver como os pais podem ser incluídos no nosso foco expandido sobre os aspectos desenvolvimentais do cuidado. O que os pais necessitam é de um contexto para suas interações — alguém ensiná-los a como titular interações enquanto se vão tornando conhecedores das indicações do seu bebê. O **Programa Individualizado de Cuidado e Avaliação Desenvolvimentais do Recém-Nascido (NIDCAP)** tem sido especialmente influente em encorajar a percepção do uso das comunicações de um bebê como base para ministrar cuidado individualizado. Estas podem ser detectadas pela leitura da linguagem de sinais ou comportamentos relacionados com o estado do bebê, como espalhar os dedos, cerrar punhos frequente, arqueamento do tronco, aversão do olhar, ou comportamentos mais típicos, como arrulhar, "tagarelar", ou fazer ruído com a face franzida. A percepção destes estados mudou nossa compreensão, de pensar no bebê como um organismo passivo para um parceiro ativo em um sistema de *feedback* de ricas interações humanas.

Administração pela mãe de atividade física como movimentos passivos dos membros demonstrou aumentar a aquisição mineral óssea em bebês VLBW. Esta poderia ser uma grande maneira de um pai também se sentir incluído no cuidado do seu bebê. Estas práticas de cuidado também podem proporcionar uma oportunidade para o bebê ouvir as vozes dos seus pais, uma vez que se admite que o desenvolvimento da fala e linguagem é influenciado pela fala materna pré-natal. Os efeitos a longo prazo da exposição perdida à fala materna na vida fetal adiantada não são conhecidos.

5. **Cuidado de canguru (KC).** Frequentemente utilizado para promover afeto e ligação entre o bebê e os pais (o bebê, com frequência, está usando não mais que uma fralda enquanto mantido sobre o peito nu dos pais). KC foi originalmente desenvolvido para uma finalidade diferente. Bebês pré-termo em Bogotá, Colômbia, estavam morrendo de infecção causada por contaminação cruzada a partir de leitos e equipamento compartilhados no berçário. Os médicos colombianos decidiram experimentar deixar as mães permanecerem no hospital e incubar os seus filhos junto do seu corpo até que os bebês estivessem estáveis e tivessem alta para casa.

KC tem muitas justificações convincentes. Ele suporta o crescente interesse do consumidor pela participação no cuidado dos bebês hospitalizados, ao mesmo tempo dando uma autonomia importante aos pais. Quando um dos pais mantém o bebê de encontro à sua pele, a respiração, saturação de oxigênio e tônus do bebê melhoram. Também foi mostrado que o cuidado pele com pele resulta em menos episódios de apneia, estados de sono menos desorganizados, e uma duplicação dos períodos de sono regular tranquilo. Por outro lado, a posição variada do corpo parece afetar o esvaziamento gástrico e o refluxo. Evidência se acumulando de que o KC promove estabilidade fisiológica encorajou estudos expandidos com bebês muito imaturos e ventilados.

6. **Aromaterapia.** Vários artigos recentes examinam o papel da olfação como ferramenta em bebês prematuros. O mais ilustrativo foi um estudo francês (Marlier) que apareceu na *Pediatrics*, em 2005, demonstrando uma redução de 36% na apneia com a introdução do aroma vanilina (usado em razão da sua fraca ativação do nervo trigêmeo) quando empregado no tratamento de apneia não responsiva à cafeína.

Pesquisadores relataram que os recém-nascidos têm um apurado sentido do olfato. Odor faz parte do complexo processo de ligação de afeto. Os efeitos calmantes do odor de uma mãe estão em completo contraste com os odores nocivos de álcool, limpadores da pele e adesivos normalmente encontrados em uma NICU. Em algumas culturas, odores familiares são frequentemente deixados no berço de um recém-nascido para acalmar um bebê na ausência da mãe. Um artigo avaliou os efeitos de odores familiares (p. ex., leite da mama materna, líquido amniótico) usados em bebês prematuros sadios durante colheitas de sangue de rotina, observando-se uma diminuição no choro e caretas em comparação aos básicos.

Através do uso de aromas, neurotransmissores são liberados, que acalmam, sedam e diminuem sensações dolorosas ou podem ser usados para estimulação. Alfazema (lavanda) foi o mais estudado; por exemplo, quando alfazema é posta em travesseiros de adultos, sabe-se que alivia insônia e estresse.

Poderíamos usar alfazema em vez de sedativos para sono ou acalmar bebês durante procedimentos, como tomografia computadorizada ou imagem de ressonância magnética? Como no estudo francês, poderiam outros estimulantes aromáticos, como hortelã, ser usados em incubadoras como "cafeína olfatória" para minimizar apneia e bradicardia? É possível usar odores como ansiolíticos ou para aumentar ligação de afeto? Pode a olfação ser usada para minimizar os efeitos deletérios da dor neonatal?

Aromaterapia poderia ser útil também para a equipe da NICU. Em um estudo do Japão, operadores de perfuradora de cartões foram monitorados 8 horas ao dia durante 1 mês. Quando o ar do escritório foi perfumado com jasmim, as taxas de erro diminuíram 33%, e foi observado que a fragrância aumentou a eficiência e aliviou o estresse entre os empregados.

Uma variedade de óleos de aromaterapia também é usada para erupções de fralda, como banhos de alfazema, óleos de amêndoas e cera de abelhas. Foi observado que óleo de goiaba do Brasil tem efeitos analgésicos, e está sendo investigado para uso em bebês.

7. **Terapia de som e música.** Canções de ninar foram ligadas a bebês através de toda a história; a musicoterapia leva adiante esta tradição para a NICU. Na primeira metanálise da musicoterapia em bebês prematuros, Standley relatou que as frequências cardíaca e respiratória, saturações de oxigênio, ganho de peso, duração da internação, velocidade de alimentação e frequências de sucção não nutritiva foram todas influenciadas positivamente. Recentemente foi mostrado que música de Mozart reduz o gasto de energia em repouso em bebês prematuros e poderia ser uma explicação para o ganho melhorado de peso. Musicoterapia também demonstrou acalmar o desconforto após estímulos dolorosos, resultando em retorno mais rápido a estados mais organizados, e melhora a hipersensibilidade que é associada à estimulação. Outros documentam melhoras nas alimentações, ganho de peso e níveis diminuídos de cortisol salivar, bem como desenvolvimento e ligação parental aumentados.

Alguns estudos procuram imitar ruídos e movimento *in utero* usando leitos d'água e estimulação vibroacústica. Algumas musicoterapias são usadas para estimulação, enquanto outras são usadas para mascarar a estimulação — uma camuflagem sonora, tudo procurando melhorar o ambiente de neurodesenvolvimento do recém-nascido. Literatura recente sobre a canção de ninar ativada pela chupeta (uma chupeta dotada de um transdutor de pressão que ativa música) coordena a sucção do bebê com música. As taxas de sucção durante os períodos de música contingente foram 2,43 vezes maiores do que as taxas básicas (silêncio) de sucção. Reforço com música para sucção não nutritiva pode ajudar no desenvolvimento de alimentação no mamilo.

Ainda há muitas dúvidas não respondidas sobre o potencial da terapia pelo som nos nossos berçários. Devemos usá-la? Que tipos de música são melhores em situações particulares? O benefício terapêutico da música ao vivo é maior que o da gravada? É melhor Shostakovich, Vivaldi, ou a estação de rádio predileta das enfermeiras? Pode a música afetar o humor e comportamento dos cuidadoras? Existe uma "cafeína sonora" — uma música ou padrão sonoro que possa melhorar apneia e bradicardia em bebês prematuros?

8. **Terapia de cor e luz.** Profissionais de saúde tendem a dispensar terapia pela cor e luz como alguma coisa dos anais distantes da medicina, mas certamente os neonatologistas poderiam expandir a percepção nesta área por causa do uso quase onipresente da fototerapia nas unidades neonatais. A pesquisa sobre fototerapia mostrou o significado biológico da exposição à luz. À parte os efeitos classicamente reconhecidos de diminuir a bilirrubina e de ativação da vitamina D, numerosos estudos mostraram outras alterações metabólicas com a fototerapia efetuando estimulação tireóidea, alterações em parâmetros renais e vasculares e tempos aumentados de trânsito no tubo digestório. Poderia haver outros comprimentos de onda da luz que tivessem outros efeitos fisiológicos? Isto se tornou a base para o campo de estudo da terapia pela cor e luz.

O interesse atual pela terapia com luz na NICU tem menos ênfase no efeito de diferentes comprimentos de onda (cores) sobre o meio metabólico de um bebê; em lugar disso, ele se focaliza na iluminação generalizada da unidade. Estabelecer ritmicidade circadiana pela variação de ciclos de luz no ambiente do bebê parece minimizar flutuações endócrinas, bem como os estados de desorganização que vêm da estimulação pela luz constante. Podemos apenas postular o potencial para disfunção neurológica a longo prazo que poderia vir da estimulação pela luz constante. Antes de 28 semanas, quando não usando coberturas de incubadora ou oculares, foi sugerido que a excessiva exposição à luz pode também interferir com o desenvolvimento dos outros sentidos.

III. Terapias biomecânicas

A. Massoterapia. Terapia por massagem tem sido usada no cuidado de bebês prematuros por muitos anos, e um volume importante de pesquisa já mostrou sua efetividade. Tiffany Fields realizou pesquisa em massagem no bebê desde os 1970, grande parte da qual focalizou o bebê prematuro. Fields relatou que os bebês massageados têm melhor ganho de peso e estados de sono mais bem organizados; eles se tornam mais responsivos à estimulação social, têm desenvolvimento motor mais organizado e têm alta comumente 6–10 dias mais cedo do hospital. Os estudos de Fields sugerem que a massagem aumenta a atividade vagal, o que, por sua vez, libera gastrina e insulina, e também aumenta os níveis de fator de crescimento semelhante à insulina-1. Estes achados podem explicar o ganho de peso nos bebês prematuros massageados. Estudos recentes mostraram que os bebês massageados são constatados mais calmos à alta com resultado neurodesenvolvimental melhorado aos 2 anos de idade corrigida.

A quantidade de massagem ou estimulação aplicada deve ser alterada de acordo com a maturação do bebê, acuidade, indícios de "entrosamento" e resposta ao toque. Os vários tipos de massagem podem incluir alisamento, toque delicado sem alisamento, toque terapêutico, estimulação cinestésica (bicicleta), ou mesmo retenções de confinamento imitando o útero. Ter percepção do bebê e sua receptividade ou condição alerta é importante para determinar o melhor momento para uma massagem, em vez de confiar em um horário predeterminado.

Ênfase importante foi colocada em os pais fazerem massagem como ferramenta de ligação de afeto similar à que a amamentação seria para a mãe. Também pode ser uma grande maneira de conseguir envolver outros membros da família, como os avós. Um dia nós podemos descobrir que, exatamente tão importante quanto as tecnologias da medicina de terapia intensiva, será o toque suportivo de um pai para ajudar a ativar um meio neurodesenvolvimental ideal. Dados sugerem que a mãe, como massagista, se beneficia com níveis mais baixos de hormônios de estresse e diminuição da depressão e ansiedade pós-natais.

Embora haja numerosos estudos repetidos, a massagem ainda não é um sustentáculo do cuidado neonatal. Preocupações de que a massagem no bebê possa produzir hiperestimulação e, portanto, efeitos adversos foram externadas. É necessária pesquisa adicional através de experiências controladas para determinar os benefícios, bem como os riscos desta terapia; entretanto, muitos terapeutas de CAM acham que este é um exemplo clássico da integração de terapias de CAM em uma NICU. Se extensa pesquisa sobre massagem não se traduzir por uma mudança na prática, muitos ficam a imaginar — que esperança existe para outras terapias? Eles acreditam que no atual meio médico, se fosse desenvolvida uma droga que tivesse os mesmos efeitos, ela certamente seria usada.

B. Osteopatia/terapia craniossacral. Os osteopatas acreditam que muitos problemas começam no nascimento. Trabalho de parto é visto como muito traumático, e um bebê pode ser alterado física e psicologicamente pela experiência. Os terapeutas craniossacrais acham que desalinhamento de estrutura que não seja corrigido pode levar a potenciais alterações em função. Problemas, como dificuldades de sucção/deglutição, amamentação subótima e refluxo recorrente após o nascimento, são tão comuns que muitas mães e médicos os consideram normais; entretanto, em osteopatia, eles são considerados com base em anormalidades craniossacrais. Reconhecimento e tratamento destas disfunções no período pós-parto imediato são considerados medida preventiva essencial. De acordo com a teoria craniossacral, elas podem ser facilmente corrigidas.

Admite-se que a região occipital sofra a maior parte do trauma no parto. Um estudo complexo pela osteopata Viola Frymann explorou a relação entre a sintomatologia no recém-nascido e perturbações anatômicas. O estudo sugeriu que esforços dentro dos fragmentos não fundidos dos ossos occipitais produzem problemas no sistema nervoso, como vômito, refluxo, peristalse hiperativa, tremor, hipertonia e irritabilidade. Frymann assinala que a compressão no ponto de saída do nervo hipoglosso pode fazer um bebê sugar ineficazmente. Sintomas deixados não tratados podem resultar em empuxo da língua, deglutição desviada, problemas de fala e, mais tarde na vida, má oclusão. Descomprimam-se as partes condilares do occipício, e o vômito para. No desenvolvimento do osso temporal, desalinhamento pode causar otite média recorrente. Se os seios esfenoidais forem comprometidos, a criança pode ter cefaleias. Quando o nervo vago é comprimido, vômito ou refluxo recorrente pode ocorrer.

Os osteopatas acreditam que toda criança deve ser avaliada estruturalmente depois de qualquer tipo de trauma, especialmente o nascimento. Até que a causa estrutural de um problema seja reconhecida e atacada, a fisiopatologia subjacente não mudará. Um profissional desta disciplina realinha delicadamente ossos cranianos, trazendo-os para relações apropriadas.

C. **Terapia quiroprática.** Ajustamentos quiropráticos têm sido usados em mulheres grávidas, recém-nascidos e bebês por mais de um século. A especialização da pediatria quiroprática emergiu na última década. A necessidade de cuidado espinal imediatamente após o nascimento é um foco da profissão quiroprática, particularmente se houver qualquer história de trauma do parto.

Um exame quiroprático neonatal consistindo em observação, palpação estática e em amplitude de movimento, e percussão espinal é usado para detectar fixação ou movimento aberrante na coluna vertebral. Ajuste quiroprático delicado é usado para corrigir quaisquer anormalidades detectadas.

IV. Terapias bioenergéticas

A. **Acupuntura.** Acupuntura faz parte do sistema tradicional da medicina chinesa. O principal conceito por trás deste sistema é a do chi (energia corporal não mensurável atualmente pela instrumentação atual), que é subjacente e suporta todos os aspectos do corpo físico. Este chi/energia circula por todo o corpo ao longo de vias específicas, chamadas meridianos. Obstruções ao fluxo do chi podem causar doença. Delicadamente colocando finas agulhas metálicas sólidas descartáveis para dentro da pele ao longo dos meridianos onde o chi está bloqueado, os acupunturistas reequilibram o fluxo de energia.

Acupuntura demonstrou resultados promissores no uso em anestesia, dor pós-operatória e recuperação de vício. Acupuntura auricular tem sido usada pré-natalmente desde os começos dos 1970 para várias formas de vício e abstinência maternos. Ela também é usada para ajudar a reduzir os efeitos da abstinência de droga neonatal.

Atualmente na China, acupuntura é usada para tratar bebês com icterícia (aumentando "chi hepático"), problemas de pele, dentição, infecções da orelha, constipação, conjuntivite e lesão nervosa periférica. Pesquisadores estão atualmente considerando se acupuntura pode ajudar a tratar cólica, constipação, débito urinário pós-operatório diminuído e bradicardia. Ela também é usada em controle das dores intraoperatória e pós-operatória.

B. **Toque de cura.** Toque de cura (HT) é uma terapia à base de energia fundamentada em remover, alinhar e equilibrar o sistema de energia humano através do toque. HT é uma terapia energética que usa delicadas técnicas manuais que visam a reconfigurar o campo de energia de um paciente e acelerar a cura.

Um exemplo de uma técnica de HT que pode fazer os pais sentirem que estão participando ativamente no cuidado do seu bebê é chamado infusão de conforto e é usado para aliviar dor. Os pais são ensinados a colocar sua palma esquerda sobre o bebê, encorajando qualquer dor que o bebê possa estar tendo a se mudar do bebê para a palma do pai e a seguir através do seu corpo para drenar para fora da sua mão direita. Quando os pais não mais sentem dor, a mão direita é colocada sobre o bebê, e a esquerda é virada para cima para infundir energia curativa. Quando os pais estão em um ponto de se sentirem totalmente desamparados no apuro do seu bebê, isto pode restaurar um senso de conexão energética sem nenhum toque envolvido, de modo que eles podem fazer isto não importando quão doente seu bebê possa estar.

C. **Reiki.** Reiki é uma forma de cura energética não invasiva, similar ao HT, em que energia é transferida das mãos de um mestre Reiki para um paciente usando uma sequência de posições da mão sobre o corpo. Reiki relaxa e cura ao limpar meridianos de energia e chakras (vórtices de energia ao longo da coluna vertebral). Bloqueios à energia são dissolvidos, permitindo que a frequência de vibração do corpo aumente, assim restaurando equilíbrio. À medida que ocorre um equilíbrio calmante, as respirações se retardam, a pressão arterial se normaliza, e a dor é aliviada — todos os quais são considerados como acelerando o processo de cura.

D. **Reflexologia.** Reflexologia é uma forma antiga de cura, algo similar à acupuntura tradicional. Nesta modalidade, o chi é restaurado pela manipulação de pontos reflexos nas mãos e pés que têm correlações específicas com órgãos, glândulas e partes do corpo. Reflexologia pode beneficiar bebês aumentando o fluxo sanguíneo para órgãos específicos, como aumentando a perfusão dos rins e aumentando o débito cardíaco.

Imagine-se o sofrimento para um recém-nascido provocado por uma picada no calcanhar; os efeitos da reflexologia são exatamente o oposto. Em vez de uma picada dolorosa, admite-se que esta modalidade forneça um aterramento para um paciente — uma equilibração e suavização das suas bioenergias.

E. **Trabalhadores de energia.** Cura com base em energia está crescendo em popularidade. Os trabalhadores de energia são uma torção contemporânea em algumas das antigas tradições operando com chi. Sua capacidade de "ler" padrões de energia pode fornecer algumas ideias novas no cuidado de bebês. Há numerosas observações energéticas feitas em torno de nascimento e ligação. Uma é conhecida como "umbigo psíquico", uma conexão energética persistente entre a mãe e o bebê depois do parto. Admite-se que esta conexão diminua com a passagem do tempo, de tal modo que se a duração da amamentação for deixada para os instintos naturais do bebê, uma criança para de mamar exatamente quando esta conexão energética não pode mais ser vista ou sentida por um clínico. Os trabalhadores de energia mencionam as notáveis alterações que eles sentem nesta conexão energética, dependendo do método do parto (*i. e.*, partos vaginais ou cesarianas medicados *versus* não medicados).

Outro conceito interessante é da Índia, onde se sente que junto com a nutrição corpórea padrão do leite materno, há pequeninas aberturas energéticas (ou chakras — como na cura Reiki) nos mamilos da mãe que suprem o bebê com nutrimento energético.

V. **Intervenções bioquímicas**
A. **Homeopatia.** A ideia básica por trás da homeopatia é que a sabedoria interna do corpo se defenderá e se curará a si mesmo escolhendo a resposta mais benéfica. A homeopatia é fundamentada no princípio "semelhante cura semelhante": um sintoma em um paciente é tratado com um remédio que causa este mesmo sintoma, assim estimulando as respostas naturais do corpo (similar em filosofia a uma vacina). Homeopatia pode ser considerada um catalisador para "dar chupeta" no processo de cura do corpo. Os remédios homeopáticos são um enigma para aqueles desconhecedores do conceito da memória da água e das dinamizações potencializadoras que são admitidas como intensificadoras dessa memória.

Os homeopatas prescrevem medicamento que é muito específico para o paciente, e baseiam estas prescrições na história pregressa de saúde, tratamentos médicos passados, herança genética e uma constelação de sintomatologias física, emocional, mental e espiritual. Aparentemente, titular medicamento(s) individualizado(s) para recém-nascidos nem sempre é fácil. Bebês rechonchudos necessitam de remédios constitucionais diferentes de bebês pequenos ou de baixo peso ao nascimento, do mesmo modo que bebês que dormem toda a noite em comparação aos que não o fazem.

Alguns exemplos de terapias homeopáticas são para bebês que experimentam trabalho de parto traumático com contusões ou outras lesões (*i. e.*, infiltrados de intravenosas pós-natais). Eles são considerados como se beneficiando de um remédio chamado **Arnica** e **Hypericum perforatum**, que são considerados capazes de otimizar as tentativas do corpo para curar feridas, tanto físicas quanto psicológicas. É proposta a hipótese de que remédios homeopáticos como estes, bem como **Staphysagria** e **Calendula**, podem ajudar recém-nascidos circuncidados a se curar dos traumas físico e psicológico do procedimento.

Na Europa, onde remédios homeopáticos são usados muito mais comumente, **carbovege** é usado para apneia e bradicardia. **Aethusa** é usada para intolerância ao leite, bem como para refluxo. ***Nux vomica*** e ***Chamomilla*** são usadas para cólica. ***Magnesium phosphorica*** é usada para aliviar sintomas de gás, empanzinamento e eructação. ***Calendula tópica*** é usada para dermatite de fralda.

B. **Medicina herbácea.** A Organização Mundial de Saúde estima que ~75% da população mundial confia em medicamentos botânicos; na verdade, 30% dos americanos também usam remédios botânicos, e a prática está crescendo em popularidade. Cabe aos profissionais de saúde estar familiarizados com o campo em expansão da medicina herbácea. Muitas mães usam remédios herbáceos durante a gravidez. Eles são especialmente populares entre as mulheres que estão amamentando. Saber quais remédios herbáceos as mães lactantes usam é essencial, porque as substâncias podem ser passadas pelo leite materno aos filhos. **Ervas galactagogas** ganharam uma reputação de aumentar o leite materno. (Ver Seção VI.D.) **Sálvia** e **salsa** podem secar o leite. **Erva-de-são-joão** é comumente usada para depressão pós-parto. Foi especulado que a incidência aumentada de hiperbilirrubinemia não conjugada neonatal em asiáticas pode resultar da ingestão materna de certas medicações ou alimentos herbáceos etnicamente característicos. Alguns destes remédios herbáceos podem causar hemólise em bebês com deficiência de glicose-6-fosfato desidrogenase.

Cafeína é, provavelmente, o medicamento herbáceo mais usado em tratamento neonatal. Muitos creditam o uso de **probióticos**, um tópico quente em neonatologia para prevenção de enterocolite necrosante, como tendo se originado do campo da medicina herbácea. Muitos outros são remédios tradicionais herbáceos. **Aloe vera** é usado como protetor da pele ou para queimaduras e irritações da pele. Cremes feitos de **confrei**, **fanchagem** ou ***marigold*** são usados para tratamento de erupções e touca do berço. **Calêndula** é usada na Rússia para conjuntivite. **Óleo de planta chá** é usado como antifúngico. **Dente-de-leão** é usado como diurético. **Hortelã** estimula fluxo biliar e diminui a pressão do esfíncter inferior do esôfago. **Tripola** aumenta a peristalse intestinal. **Cardo-leiteiro** aumenta a circulação enteroepática. Na China, **Artemísia**, **Scutellaria**, **rheumofficinale**, **glicirrhiza** e **coptischinensis** são prescritas para bebês ictéricos, muitas vezes, em combinação com fototerapia. **Kava** pode ser usada para induzir entorpecimento oral, o que seria útil com desconforto de tubo endotraqueal.

VI. **Tratamento suportivo**
A. **Assistência de *hospice*.** Outro foco da CAM, cada vez mais prevalente no contexto de NICU, é tratamento de *hospice*. Muitas NICUs estão desenvolvendo ligações mais fortes com equipes de tratamento de *hospice* para lidar com o processo de morrer e as fases do luto dos pais e membros da família.

Hospice prolongou mesmo sua trajetória filosófica para a arena pré-natal, de modo que as famílias que não optam por abortar bebês com conhecidas anomalias letais recebam serviços de apoio, enquanto o bebê está *in utero*.
B. **Tratamento paliativo.** Múltiplas linhas de evidência sugerem que exposição precoce repetida e prolongada à dor (p. ex., IV e picadas no calcanhar, raios X, ventilação, cateter central inserido perifericamente, ultrassonografias) pode contribuir para desenvolvimento alterado dos sistemas de dor, comportamento, cognição e aprendizado em ex-bebês prematuros mais tarde na infância. Dor recorrente e, portanto, estresse precoces podem reajustar ("ressetar") a estimulação e, desse modo, afetar as interações com o ambiente. Nós temos muito a aprender sobre a integração da estimulação sensitiva e o uso de terapias de CAM para aliviar dor e estresse.
C. **Cuidado emocional.** Outra área de foco complementar é a miríade de opções que lidam com as necessidades emocionais e espirituais dos pais. Grupos de apoio podem ajudar os pais a ganhar perspectiva da sua situação. Estes grupos podem evitar o trauma emocional que os pais podem sentir sobre terem um bebê assim vulnerável, ou eles podem lidar com a extrema destruição que as famílias experimentam nos períodos usuais da gravidez, que pode influenciar sua preparação para criar seu filho. A mesma ideia pode ser usada para satisfazer as necessidades frequentemente desatendidas dos irmãos.
D. **Galactagogos.** Terapias no tratamento do suprimento inadequado de leite materno são de especial interesse para os neonatologistas. Galactagogos de receituário e ingestão líquida aumentada são sustentáculos tradicionais, mas muitas mães preferem terapias mais naturais quando amamentando. Terapias de CAM que têm sido usadas há séculos incluem galactago-

gos herbáceos, como feno-grego, agnocasto, cardo-santo, erva-doce, *trobangun* (considerados como antagonistas dos receptores à dopamina, e desse modo aumentando a liberação de prolactina), e galactagogos biomecânicos, que variam desde massagem, cuidado canguru, e terapias de relaxamento, à acupuntura auricular, que é usada na China para o tratamento de hipogalactia.

VII. **Conclusão.** À medida que o cuidado neurodesenvolvimental emerge como nova fronteira da neonatologia, as terapias de CAM nos desafiam a pensar nas muitas opções para sustentar e nutrir as complexidades da saúde e cura nos bebês. Muitas destas proporcionam a possibilidade de usar estímulos estruturados para ajudar a reduzir o estresse e outros fatores ambientais nocivos. Por exemplo, recente pesquisa de neurociência mostrou que o enriquecimento ambiental pode acelerar a maturação da atividade EEG e a função visual em recém-nascidos.

Uma vez que a corrente principal da medicina tradicionalmente tem visto as terapias de CAM com suspeição, pesquisa será necessária para demonstrar a eficácia de muitas destas terapias, bem como avaliar os benefícios e encargos a curto e longo prazos.

Referências Selecionadas

Als H, Duffy FH, McAnulty GB, *et al.* Early experience alters brain function and structure. *Pediatrics.* 2004;113:846–857.
Fields TM. *Touch in Early Development.* Mahwah, NJ: Erlbaum; 1995.
Frymann VM. *The Collected Papers of Viola M. Frymann, DO: Legacy of Osteopathy to Children.* Ann Arbor, MI: Edward Brothers; 1998.
Guzzetta A, Baldini S, Bancale A, *et al.* Massage accelerates brain development and the maturation of visual function. *J Neurosci.* 2009;29:6042-6051.
Kramer LI, Pierpont ME. Rocking waterbeds and auditory stimuli to enhance growth of pre-term infants. *J Pediatr.* 1976;88:297-299.
Lubetzky R, Mimouni FB, Dollberg S, Reifen R, Ashbel G, Mandel D. Effect of music by Mozart on energy expenditure in growing preterm infants. *Pediatrics.* 2010;125:e24-e28.
Marlier L, Gaugler C, Messer J. Olfactory stimulation prevents apnea in premature newborns. *Pediatrics.* 2005;115:83-88.
Moyer-Mileur LJ, Ball SD, Brunstetter VL, Chan GM. Maternal-administered physical activity enhances bone mineral acquisition in premature very low birth weight infants. *J Perinatol.* 2008;28:432-437.
Procianoy R, Mendes EW, Silveira RC. Massage therapy improves neurodevelopment outcome at two years corrected age for very low birth weight infants. *Early Hum Dev.* 2010;86:7-11.
Standley JM. A meta-analysis of the efficacy of music therapy for premature infants. *J Pediatric Nurs.* 2002;17:107-113.

21 Bioética Neonatal

I. **Introdução.** Ética é um termo que descreve "fazer bem feito". O estudo da bioética como um campo separado da própria medicina é um fenômeno recente. Os médicos historicamente têm estabelecido e mantido normas concernentes ao comportamento ético na prática médica. Durante os últimos 30 anos, o estudo separado da bioética passou a existir. A obrigação de agir de uma maneira ética na prática médica exige que conheçamos algo sobre como nós devemos atuar e que diretrizes internas e externas devem ser obedecidas para atingir esse objetivo. As questões éticas devem ser examinadas das perspectivas do paciente e sua família, do médico e da sociedade como um todo.

II. **Perspectivas da bioética**

A. **O paciente.** A bioética centrada no paciente lida com princípios básicos através dos quais toda interação deve ser filtrada. Isto protege os pacientes na sua posição mais vulnerável e possibilita igual tratamento. Os princípios que governam a interação médico–paciente são a respeito da **autonomia, não maleficência, beneficência e justiça**.

B. **O médico.** Apesar de uma crescente desconfiança do público quanto aos motivos dos médicos, a prática da medicina exige que os médicos se desempenhem de uma maneira excepcionalmente profissional. De fato, a própria ideia de "profissional" é estritamente ligada à boa conduta e comportamento virtuoso. Várias virtudes importantes tornam a prática da medicina uma profissão em comparação a trabalho cotidiano.

1. **Fidelidade à confiança.** Confiança é uma virtude importante em qualquer relação humana. Isto envolve não apenas dizer a verdade, mas também aspectos de constância, integridade e confidência. A relação médica entre médico e paciente se estende ainda mais longe adentro desta ideia de confiança. A relação entre profissionais, como médicos, advogados e sacerdotes, é chamada uma relação fiduciária. Nessa relação, o paciente confia no médico para ajudar o paciente, e se espera que o médico forneça esta ajuda segundo o melhor da sua capacidade. Em outras palavras, como médicos, devemos sempre ser considerados confiáveis.

2. **Compaixão.** Se há um aspecto do caráter de um médico mais escrutinado pelos pacientes, é a compaixão. Compaixão, embora difícil de definir precisamente, é a qualidade mais associada a comportamento ético. A palavra compaixão (*com* significando "com" e *paixão* significando "sofrer") literalmente significa "sofrer com" o seu paciente.

3. **Frônese.** O termo frônese foi usado por Aristóteles para designar a virtude da sabedoria prática, a capacidade de *insight* moral, a capacidade, em um dado conjunto de circunstâncias, de discernir qual escolha moral ou curso de ação é mais conducente ao bem do agente ou à atividade em que o agente está empenhado. Em suma, frônese pode ser definida como "bom-senso".

4. **Justiça.** É definida como "servir a alguém o que lhe é devido". Como médicos, nós temos uma obrigação específica de prover aos nossos pacientes o que é devido: a cura do paciente. A virtude da justiça também indica uma qualidade incessante. Esta qualidade está ligada à regra da não maleficência ou à evitação de fazer mal ao paciente.

5. **Fortaleza.** Descreve não apenas coragem física, mas também mental e emocional. Nós tendemos a pensar em coragem em termos de um soldado em batalha, mas os médicos demonstram coragem de uma variedade de maneiras: cuidando de pacientes com infecção HIV, continuando no nosso cuidado por muito tempo depois de qualquer hora que trabalhos razoáveis exigiriam, e enfrentando o desgaste e ruptura emocionais de lidar com famílias em situações de crise.

6. **Moderação ou prudência.** Frequentemente pensadas em termos de atividades sociais ou vida moral. O médico, certamente, seria sensato de considerar isto; entretanto, moderação em medicina lida com o nosso uso de tecnologia.

7. **Integridade.** Integrar é "juntar todas as partes". No mesmo sentido, os médicos necessitam ter todas as partes unidas. Nossa apresentação exterior para os pacientes e famílias deve ser aquela da constância e previsibilidade. Esta virtude é importante para desenvolver confiança nas nossas relações médico–paciente. Integridade verdadeira, em oposição a uma fachada de autoconfiança, exige continuado autoexame e reflexão.

8. **Modéstia.** Evitar a elevação de si próprio acima de outrem. Embora os médicos sejam altamente treinados e peritos na arte da medicina, é importante que nos lembremos do nosso lugar; devemos ajudar os pais (ou os tutores) a cuidar do paciente. Modéstia também envolve atitudes com os pacientes em estudos e protocolos de pesquisa.

9. **Sociedade.** Em alguns casos, o bem da sociedade supera os direitos individuais. Em casos de quarentena para doenças infecciosas ou tratamento obrigatório para prevenir epidemia, devemos compreender que a perda temporária de direitos é para o bem maior de todas as pessoas. Esta perspectiva deve sempre ser considerada em decisões de tratamento de saúde, mas não deve preponderar a ponto de que possa resultar perda injusta de direitos.

III. **Questões pediátricas**

A. **O padrão do melhor interesse.** Quando os médicos trabalham com pacientes que não são capazes de falar, seja por causa da idade, seja por causa de incapacidade mental, não podemos obter consentimento direto para tratamento e procedimentos. Nestes casos, precisamos decidir que opções de tratamento o paciente escolheria. Isto é chamado "padrão do melhor interesse", que descreve o que devemos fazer como médicos: fornecer tratamento que seja no melhor interesse do paciente. No caso de crianças pequenas, nós normalmente admitimos que os pais têm a melhor ideia do que constitui o melhor interesse da criança. Em outros casos, os melhores interesses do paciente são decididos por um curador ou designado legal. Os médicos, às vezes, assumem este papel em emergências quando não há tempo suficiente para fazer contato com outros responsáveis membros da família.

B. **Os pais como advogados do paciente**
   1. **Direitos parentais.** No cuidado de bebês e crianças, os pais são uniformemente considerados como representantes dos melhores interesses do paciente. Eles estão intimamente envolvidos na situação da criança e estarão muito tempo depois que o médico esteja fora do quadro. A não ser que dano iminente atinja a criança, devemos deixar os pais tomar todas as decisões concernentes ao bem-estar da criança.
   2. **Casos de exceção.** Há alguns casos em que os direitos parentais não são mantidos. O mais amplamente conhecido destes se refere a transfusões de sangue em filhos de famílias que pertencem à seita das Testemunhas de Jeová. O direito dos pais de recusar terapia potencialmente salvadora, no entanto, comumente não se estende aos filhos. O raciocínio é que esta solicitação particular está fora do que é "normal e usual" na sociedade americana, e assim o direito parental de recusar esta terapia é posto em questão. Normalmente, um médico pode procurar uma ordem judicial que colocará a criança sob a proteção do estado, que, então, consente a transfusão de sangue. Este mesmo padrão tem sido aplicado a outras solicitações parentais que estão fora do que seria razoavelmente esperado. Recusa de cirurgia para uma anomalia corrigível ou demanda de tratamentos que não têm efetividade são casos em que os direitos parentais podem ser recusados.

C. **Menores como pais.** Cada vez mais, vemos adolescentes — menores — ter filhos. Na maioria das circunstâncias, a menor progenitora é tratada com *status* de adulta. Em muitos casos, pode haver uma figura supervisora, como um dos avós, que ajuda neste processo de decisão. Observar, no entanto, que os pais têm a palavra final em questões de consentimento e tratamento, a não ser que o menor progenitor seja incapacitado de outra forma.

D. **Abuso contra criança.** Normalmente, nós pensamos em abuso de criança como ocorrendo após o nascimento quando vemos certo número de lesões e problemas associados a isto, como abusos físico e emocional, abandono ou abuso sexual. Diversos estados, no entanto, fizeram propostas para processar abuso de criança pré-natal por mães que atuam de uma maneira nociva ou negligente para com seus bebês não nascidos. Abuso continuado de droga intravenosa ou cocaína é considerado diretamente nocivo ao feto e, em alguns casos, foi processado. Nestes casos, a criança se torna protegida do estado depois do nascimento.

IV. **Questões éticas específicas em neonatologia**
   A. **Consentimento informado é um termo recente.** Significa os dois componentes exigidos para tratamento adequado de pacientes. Primeiro, eles devem ser informados completamente da doença e suas ramificações a curto e longo prazos. Adicionalmente, o tratamento ou procedimentos devem ser efetuados de maneira semelhante. Complicações potencialmente maiores, efeitos colaterais a longo prazo e indicações e benefícios do tratamento ou procedimento devem ser explicados para compreensão dos pais. Possível tratamento alternativo deve também ser apresentado. Como médicos, nós também necessitamos avaliar o consentimento que é dado. Os pais têm uma boa compreensão da doença da criança, prognóstico e opções terapêuticas? Os pais são capazes de atuar no melhor interesse da criança e, assim, capazes de dar consentimento? Obviamente, é impossível discutir cada complicação ou ramificação da operação; entretanto, alguma menção deve ser feita de que outras complicações existem, e as principais complicações devem ser listadas. Estas devem ser explicadas mais completamente, se os pais desejarem. O consentimento obtido deve sempre ser durável e escrito, não meramente suposto, porque os pais não apresentam opinião discordante. Situações de emergência e ameaçando a vida complicam nossa capacidade de obter consentimento informado. É prudente, portanto, tentar discutir problemas potenciais antes que eles se desenvolvam.

B. Restrição de tratamento. Há algumas vezes um sentimento entre os médicos de que, para fornecer tratamento ideal, aos pacientes deve ser oferecido todo tratamento ou procedimento tecnológico possível. Em muitos casos, no entanto, a aplicação de procedimentos altamente técnicos não é o melhor interesse do paciente. Frequentemente, bebês criticamente doentes que não estão respondendo à terapia presente devem ter restringida terapia adicional ou mais avançada. A decisão, nestes casos, repousa sobre se terapia adicional:
  1. **Terá seu efeito pretendido.**
  2. **Reverterá o processo.**
  3. **Restaurará qualidade de vida que é aceitável ao paciente ou os cuidadores.**

  Com estes objetivos em mente, pode-se ver que é tão importante obter consentimento informado para restringir tratamento quanto o é para a aplicação de procedimentos. O médico não deve restringir tratamento sem discutir este curso de ação com os pais. Da mesma forma, a decisão de restringir tratamento deve ser discutida com os outros médicos e equipe de enfermagem envolvidos. As indicações e benefícios de restringir tratamento devem ser claramente definidos.

C. Retirar tratamento. Em alguns casos, tratamento pode e deve ser retirado por várias razões.
  1. **O cuidado ou tratamento** aplicado não cumpre mais sua finalidade pretendida (*i. e.*, futilidade do tratamento).
  2. **Avaliações ou testes continuados** revelam informações que mudam o diagnóstico ou o prognóstico do paciente. Nestes casos, reavaliação e discussão com os pais do paciente são requeridos para fornecer esta nova informação no melhor interesse do paciente.
  3. **Tratamento aplicado em uma emergência** deve ser retirado se for contrário aos desejos dos pais, quando eles forem informados. Conforme indicado, há algumas exceções legais a esta regra. Globalmente, a retirada de tratamento depende da ideia de futilidade. O paciente se beneficia desse tratamento? Podemos esperar que a terapia realize objetivos a curto e longo prazos? Como exemplo, o uso de agentes pressores em um bebê moribundo pode chegar ao ponto de futilidade. Se o objetivo a curto prazo (*i. e.*, elevar a pressão arterial) não for realizado e nem o foro objetivo a longo prazo (*i. e.*, restaurar saúde), então a terapia não é mais útil e deve ser retirada. A dificuldade com a retirada de tratamento repousa sobre a definição de futilidade. Isto pode depender da perspectiva do profissional de saúde. A capacidade de um médico de usar as virtudes da compaixão, frônese e moderação entra em jogo ao discutir estas questões. A cada passo, os pais do paciente devem ser claramente informados das decisões e possíveis resultados.

D. Nutrição e conforto do paciente. A **nutrição** foi classificada como uma terapia, isto é, como uma medicação que poderia potencialmente ser retirada ou, em outros casos, como um dos direitos básicos do paciente para seu conforto. Em qualquer discussão de ética e cuidado de pacientes, há consenso de que ao paciente devem ser providos alguns confortos básicos apesar de que outra circunstância possa estar em questão. O conforto do tratamento de enfermagem, limpeza, alívio da dor e a mera presença são fatores considerados básicos para a vida humana e não sujeitos à diminuição ou retirada secundariamente a questões do fim da vida. Na maioria dos casos, nutrição (isto é, alimento e água) é classificada como um destes tratamentos básicos de conforto. Isto foi contestado no sistema legal em uma variedade de casos, com um largo espectro de opiniões variadas. Com isto em mente, provavelmente é sensato admitir que nutrição e alimentação são direitos básicos para tratamento dos pacientes, e questionar esta posição apenas em circunstâncias extremas. A compreensão dos pais sobre a nutrição como terapia ou um direito básico é importante. Concordância entre os pais, cuidadores, administração e autoridades legais tem que ser obtida, se for contemplada a retirada de nutrição. A ativação e a opinião do comitê de bioética da instituição podem ser muito úteis para resolver estes problemas.

E. Questões de sala de partos. Tratamento neonatal na sala de parto exige rápida avaliação e tomada de decisão. Em bebês com anomalias congênitas graves ou extrema prematuridade, estes primeiros momentos de vida são críticos. Nestes casos, o pediatra é chamado a tomar decisões críticas dentro de segundos a respeito de viabilidade, qualidade de vida e prognóstico. Tratamento durante este período deve ser guiado pelos seguintes princípios gerais.

1. **Discutir tão completamente quanto possível** com os pais seus desejos e expectativas antes do parto real da criança. Coordenação entre os pediatras e obstetras pode facilitar este diálogo (aconselhamento dos pais antes de parto de alto risco é discutido no Capítulo 46).
2. **Errar para o lado da vida.** Se a mãe for incapaz de expressar seus desejos, então terapia de emergência deve ser realizada. É muito melhor errar para o lado de terapia de sustentação da vida do que restringir essa terapia. Se na sequência desta crise for descoberto que os pais não desejam essa terapia, então é apropriado retirar a terapia. Isto, no entanto, dá aos pais a oportunidade de formar sua própria opinião e exercer seu direito de proteger o melhor interesse da criança.
3. **Não iniciação de reanimação** no bebê extremamente imaturo ou em casos de anomalia congênita grave é um problema desafiador em neonatologia. De acordo com as diretrizes da American Heart Association e American Academy of Pediatrics, a não iniciação da ressuscitação parece apropriada em gestação confirmada de < 23 semanas ou peso ao nascer < 400 g, anencefalia, ou trissomia 13 ou 18 confirmada. Nestes casos, todos os dados sugerem que é altamente improvável que a reanimação destes bebês resulte em sobrevida ou sobrevida sem deficiência grave. Em casos em que a informação pré-natal pode ser inconfiável ou prognóstico incerto, as opções incluem um período de reanimação com a opção de descontinuação da reanimação, se a avaliação do bebê após o parto não suportar os esforços continuados. Reanimação inicial e retirada subsequente do suporte podem conceder tempo para reunir informação clínica-chave e aconselhar a família apropriadamente.
4. **Descontinuação da reanimação** pode ser apropriada, se o bebê não tiver retorno de circulação espontânea dentro de 15 minutos. Isto é baseado em fortes dados que sugerem que após um período de 10 minutos de assistolia, sobrevida ou sobrevida sem grave deficiência é altamente improvável. O Comitê de Diretrizes da American Academy of Pediatrics e American Heart Association recomenda que cada instituição desenvolva discussões locais destas questões, baseando-se na disponibilidade de recursos e dados de resultados.

V. Resolução de conflito

A. **Identificação de conflito.** **Conflito** é qualquer disputa ou desacordo de opinião. Isto pode ocorrer entre o médico e a paciente ou o curador da paciente. Alternativamente, conflitos podem-se originar entre o médico e a equipe de enfermagem, assistentes sociais e equipe administrativa ou qualquer combinação destes. A maioria das questões éticas surge como conflito entre diferentes valores ou ideais morais. Por essa razão, a identificação de conflito é um ingrediente-chave ou essencial nas decisões bioéticas. Conflito é mais bem identificado por comunicação continuada. Normalmente, nós pensamos nesta como uma comunicação entre médico e paciente. Entretanto, este é apenas o primeiro passo. Comunicação continuada entre membros da equipe de saúde, os pais, membros da família e outros envolvidos no caso revelará preocupações e opiniões não apresentadas. Estas devem ser analisadas de uma maneira aberta e honesta a fim de obter consenso sobre questões éticas.

B. **Pôr a virtude em prática.** A Seção II deste capítulo descreve várias virtudes ou atributos que ajudarão um médico a tomar decisões éticas. Muitas destas virtudes são comuns a todos os humanos. Outras, no entanto, se aplicam especificamente às obrigações e responsabilidades de um médico. Se usadas, muitas destas virtudes ajudarão o médico a desarmar ou evitar completamente muitos problemas éticos. Atenção cuidadosa à responsabilidade e comportamento do médico cria um ambiente em que diálogo aberto e troca de ideias e valores podem ocorrer entre a paciente e o médico. Este diálogo continuado corrige automaticamente muitas das comunicações defeituosas ou conflitos que levam a crises éticas.

C. **O parecer de bioética: obtenção de uma perspectiva de fora.** Muitas instituições possuem comitês ou departamentos de bioética permanentes que podem ajudar a resolver conflitos bioéticos. Apesar das nossas melhores intenções, às vezes somos incapazes de resolver conflito com pacientes ou não conseguimos explicar completamente a necessidade de uma ação aos pacientes, causando confusão. Nestes casos, uma perspectiva externa pode ser de valor. Um parecer do comitê de bioética é simplesmente uma revisão externa dos fatos e valores associados a uma crise particular. Este observador externo pode ser um médico, outro profis-

sional de saúde ou um membro do clero. A finalidade do parecer não é prover uma opinião "mais perita", mas revelar valores morais diferentes e defeito de comunicação que levam ao conflito. Em muitos casos, isto é tudo que é necessário para resolver estes problemas. Se consenso não puder ser obtido desta maneira, intervenções adicionais estão justificadas.
- D. **O comitê de bioética é frequentemente formado por membros multidisciplinares.** Composto de administradores, advogados, médicos, equipe de enfermagem e sacerdotes, o comitê revê dilemas éticos que lhe são apresentados. Muitos comitês de bioética também têm um papel permanente de monitorar o comportamento ético dos médicos e profissionais de saúde na sua instituição. Ativação do comitê de bioética, em oposição a um parecer, constitui um processo mais complicado. A finalidade do comitê não é apenas resolver conflito em instâncias particulares, mas também fornecer orientação e diretrizes gerais para comportamento ético nessa instituição. Em razão das ramificações legais potenciais, este grupo pode rotineiramente consultar o sistema judiciário para aconselhamento adicional. Constitui norma usual da maioria dos comitês que os médicos ou outros profissionais de saúde, membros das famílias, clero ou outras partes interessadas possam propor perguntas ao grupo. Estas interrogações podem ser propostas sem temor de retribuição ou punição por outros membros da equipe. O procedimento para ativar o comitê de bioética deve existir publicado no manual dos residentes ou dos médicos ou no manual de enfermagem dessa unidade de pacientes.
- E. **O sistema legal.** Ocasionalmente, surge conflito que não pode ser resolvido pelo médico, parecer de bioética ou opinião do comitê. Nestes casos, devem ser procuradas opiniões judiciárias externas. O comitê de bioética pode, frequentemente, ser útil para obter esta opinião legal. Não apenas o comitê tem familiaridade em acessar o sistema judiciário, mas eles também devem ser capazes de montar a questão de tal maneira a fornecer a mais concisa resposta legal. Ativação do sistema legal desta maneira também protege o médico de consequência direta de ação legal.

Referências Selecionadas

Barber B. *The Logic and Limits of Trust.* New Brunswick, NJ: Rutgers University Press; 1983.
Beauchamp TL. *Principles of Biomedical Ethics.* 4th ed. New York, NY: Oxford University Press; 1994.
Kattwinkel J. *Textbook of Neonatal Resuscitation.* 6th ed. Elk Grove, IL: American Heart Association/American Academy of Pediatrics; 2011.
Pellegrino ED. Socrates at the bedside. *Pharos Alpha Omega Alpha Honor Medical Society* 1983;46(1):38.
Pellegrino ED, Thomasma DC. *The Virtues in Medical Practice.* New York, NY: Oxford University Press; 1993.
Purdy IB. Embracing bioethics in neonatal intensive care, part I: evolving toward neonatal evidence-based ethics. *Neonatal Netw.* 2006;25(1):33-42.
Purdy IB, Wadhwani RT. Embracing bioethics in neonatal intensive care, part II: case histories in neonatal ethics. *Neonatal Netw.* 2006;25(1):43-53.
Winyard A. The Nuffiend Council on Bioethics report—critical care decisions in fetal and neonatal medicine: ethical issues. *Clin. Risk.* 2007;13(2):70-73.

SEÇÃO IV Procedimentos

Princípios de Procedimentos Neonatais

CONSENTIMENTO INFORMADO

Quando da admissão na unidade de terapia intensiva neonatal (NICU), a maioria das instituições apresenta para ser assinado um consentimento informado aplicável a todos os casos para procedimentos de rotina efetuados em recém-nascidos (p. ex., flebotomia, colocação de intravenosas) e procedimentos de emergência para situações ameaçando a vida. Para procedimentos invasivos à beira do leito não emergenciais que podem acarretar risco importante, deve ser obtida permissão parental ou do tutor ou curador. Riscos, benefícios e procedimentos alternativos, se apropriado, devem ser discutidos. Procedimentos de grande cirurgia necessitam de consentimento informado. Consultar o manual de normas da sua unidade local para orientação detalhada.

PRECAUÇÕES-PADRÃO

Precauções-padrão integram e expandem os elementos das **precauções universais** previamente adotadas e são projetadas para proteger profissionais de saúde e pacientes. **Precauções-padrão** se aplicam ao contato com sangue, todos os líquidos do corpo, secreções e excreções, exceto suor, pele não intacta e membranas mucosas. **Precauções-padrão** têm que ser usadas no cuidado de todas as pacientes, independentemente da sua situação de infecção.

No caso de uma infecção transmissível conhecida, precauções adicionais conhecidas, como **precauções expandidas ou com base em transmissão**, são recomendadas. Estas são usadas para interromper a disseminação de doenças que são transmitidas por transmissão aérea, gotículas ou contato. A maioria dos procedimentos à beira do leito incorpora princípios de **precauções-padrão**.

Componentes-Chave das Precauções-Padrão

- **Higiene das mãos** antes e depois do contato com paciente.
- **Luvas** para contato com sangue, líquidos do corpo, secreção, itens contaminados, membranas mucosas e pele não intacta.
- **Equipamento de proteção individual (máscaras, óculos, proteção facial)** quando for provável contato com sangue e líquidos do corpo.
- **Capotes** para contato com sangue ou líquido do corpo e para evitar sujar a roupa.
- **Precauções com afiados.** Evitar recapear agulhas usadas, evitar dobrar, quebrar ou manipular agulhas usadas com as mãos; e colocar afiados usados em recipientes resistentes à punção. Usar dispositivos autoprotetores de agulhas.

Tempo Parado

A JCAHO (Joint Commission on Accreditation of Health Care Organizations – Comissão Conjunta de Credenciação de Organizações de Assistência à Saúde) produziu um protocolo universal para "A Prevenção de Cirurgia em Local Errado, Procedimento Errado e Pessoa Errada". Os 3 componentes principais do Protocolo Universal incluem uma verificação pré-procedimento, marcação do local e tempo parado. Originalmente desenvolvido para a sala de operações, muitas instituições usam este protocolo antes de procedimentos invasivos à beira do leito. Toda atividade é interrompida, uma pausa ocorre ("tempo parado"), e a seguir será verificada verbalmente por cada membro da equipe:

- Identidade correta do paciente.
- Lado e local corretos.
- Concordância sobre o procedimento a ser feito.
- Posição correta do paciente.
- Disponibilidade do equipamento correto e/ou requisitos especiais.

CONSIDERAÇÕES SOBRE PROCEDIMENTOS NA NICU

Alergia ao Látex

Há uma crescente preocupação com a exposição ao látex no hospital. Certas populações pediátricas estão em risco mais alto de alergia ao látex como em espinha bífida. Muitos hospitais estão se convertendo para um ambiente isento de látex. Equipamento isento de látex é recomendado quando disponível na NICU.

Higiene das Mãos

Higiene das mãos é o método mais efetivo para diminuir infecções relacionadas com assistência à saúde. É melhor obedecer aos protocolos de prevenção de infecção com base no seu hospital.

1. Uma escovação ou esfregação de 3 a 5 minutos (cirúrgica, lavando até os cotovelos) frequentemente é necessária antes de entrar na NICU. Isto também é necessário para certos procedimentos importantes (p. ex., punção lombar, tubo de tórax, colocação de linha central ou dissecção).
2. Uma escovação ou esfregação de 2 a 3 minutos (até os cotovelos) é recomendada para um pequeno procedimento (aspiração vesical, colheita de sangue, linhas intravenosas).
3. Uma lavagem das mãos de 30 segundos ou esfregação com álcool mais curta é indicada antes e depois de cada contato com paciente.

Soluções Antissépticas

1. **Regras gerais**
   a. Sempre deixar antissépticos secarem sobre o local (pelo menos 30 segundos recomendados).
   b. Remover soluções de iodóforo da área maior ao término do procedimento exceto no local exato do procedimento de inserção.
2. **Antissépticos comumente usados**
   a. **Álcool** (60–90% etílico ou isopropílico) é comumente usado na preparação da pele para pequenos procedimentos (p. ex., flebotomia); não para membranas mucosas. Aplicar 3 vezes em um círculo começando no centro do local e indo para fora. Não utilizada para grandes procedimentos e pode causar queimaduras em bebês prematuros.
   b. **Preparações de iodo** têm atividade antimicrobiana de amplo espectro (bactérias, vírus, fungos, esporos).
      i. **Iodo tópico** (1%) não é recomendado uma vez que pode causar hipersensibilidade da pele, sobrecarga de iodo e hipotireoidismo transitório.
      ii. **Soluções iodóforas** (iodo mais um agente solubilizante, como surfactante ou povidona). Um exemplo é povidona iodo (polivinilpirrolidona mais iodo elementar) que libera iodo lentamente. Não é recomendada em recém-nascidos prematuros, mas pode ser usada em recém-nascidos a termo (pequeno risco de hipotireoidismo transitório com grande área do corpo ou > 5 dias de uso). Tipicamente soluções a 10% de povidona iodo (Betadine, Wescodyne) são recomendadas para grandes procedimentos.
   c. **Soluções de clorexidina**
      i. **Hibiclens** (gliconato de clorexidina solução a 4%) é boa para lavagem das mãos e usada nos seguintes procedimentos em preparação ou manutenção: inserção de cateter venoso central, preparação de cateter venoso umbilical, outros. Usar com cuidado em bebês prematuros ou bebês < 2 meses de idade. Pode causar irritação ou queimaduras químicas.
      ii. **Chloraprep** (clorexidina 2% em álcool isopropílico 70%) é usado para PIV (IV periférica), PICC (cateter venoso central inserido perifericamente), punção de linha arterial umbilical, inserção de tubo de tórax. Não usar em pele não intacta, abaixo do pescoço, bebês < 26 semanas, bebês < 1.000 g, punção lombar, cateter uretral. Aprovado para bebês > 2 meses de idade.
   d. **Hexaclorofeno** (Phisohex) é usado para lavagem das mãos e apenas recomendado para bebês a termo durante surto de *Staphylococcus aureus*.

MANEJO DA DOR NO RECÉM-NASCIDO

A American Academy of Pediatrics (AAP) recomendou que toda instituição de assistência à saúde cuidando de recém-nascidos possua um programa efetivo de prevenção da dor e use terapias farmacológicas e não farmacológicas para prevenção da dor com procedimentos. Cada procedimento nesta seção possui uma seção designada sobre dor. Esta informação é fundamentada nas recomendações da AAP mais uma revisão de diretrizes internacionais (ver referências). Os Capítulos 14 e 78 apresentam detalhes adicionais.

1. **Tratamento farmacológico da dor.** Agentes tópicos e sistêmicos são revistos nos Capítulos 14 e 78. EMLA (mistura eutéctica de lidocaína e prilocaína) deve ser usada com cautela em bebês muito prematuros e com uso repetido para múltiplos procedimentos.
2. **Técnicas não farmacológicas de prevenção e alívio da dor.** Referem-se à amamentação, sucção não nutritiva (chupeta), cuidado de canguru, posição "enfiada" facilitada (braços e pernas são mantidos em uma posição flexionada), enfaixamento e cuidado desenvolvimental (posicionamento lateral, arrumação suportiva do leito, atenção a indicações comportamentais [sobrolho franzido, olhos apertados] e limitação dos estímulos ambientais). Sugar uma chupeta libera endorfina possivelmente através de um ponto de pressão no teto da boca.
   a. **Sacarose/glicose oral**
      i. **Sacarose.** Elimina alterações no eletrencefalograma associadas a um procedimento doloroso (mecanismo desconhecido). Administração intraoral (não intragástrica) de sacarose sem sucção é efetiva. Doses de 0,012–0,12 g (0,05-0,5 mL de solução 24%) dadas 2 minutos antes e 1–2 minutos depois são mais efetivas do que dose única. Sacarose não elimina totalmente a dor; usar com outras terapias não farmacológicas.
      ii. **Glicose.** Diminui a dor de punção venosa; não diminui consumo de oxigênio ou gasto de energia.
   b. **Amamentação ou leite materno.** Isto pode aliviar dor de procedimento em recém-nascidos submetidos a um único procedimento doloroso. Administração de glicose/sacarose parece ser semelhante em efetividade.

Referências Selecionadas

American Academy of Pediatrics Committee on Fetus and Newborn; American Academy of Pediatrics Section on Surgery; Canadian Paediatric Society Fetus and Newborn Committee; Batton DG, Barrington KJ, Wallman C. Prevention and management of pain in the Neonate: an update. *Pediatrics*. 2006;118:2231-2241. Policy statement reaffirmation, August 1, 2010.

Guideline Statement: management of procedure related pain in neonates. Royal Australasian College of Physicians, 2005. http://www.racp.edu.au/. Accessed September, 2012.

Joint Commission. Standards. http://www.jointcommission.org/standards_information/up.aspx. Accessed July 2012.

Lago P, Garetti E, Merazzi D, Tavares EC, Yerkes Silva YP Guidelines for procedural pain in the newborn. *Acta Pediatrica*. 2009;98:932-939.

Marcatto Jd'O, Tavares EC, Yerkes Silva YP. Topical anesthesia in preterm neonate: a reflection on the underutilization in clinical practice. *Revista Brasileira de Terapia Intensiva*. 2010;22.

22 Acesso Arterial: Cateterismo Arterial Percutâneo (Linha Arterial Radial)

I. **Indicações**
   A. **Quando são necessárias amostras frequentes de sangue arterial** e um cateter arterial umbilical não pode ser colocado ou foi removido por causa de complicações.
   B. **Monitoramento intra-arterial da pressão arterial.**
   C. **Para medir a PaO$_2$ pré-ductal** (frequentemente feito com oxímetro de pulso da mão ou dedo direito, se cateterismo não necessário). Cateterismo da extremidade superior direita tem que ser feito para medição pré-ductal,
   D. **Exsanguinotransfusões (para remoção de sangue somente).** Usado em exsanguinotransfusão em vasos periféricos (PVET) quando retirando sangue de uma artéria periférica e infundindo através de uma veia periférica.
   E. **Não para infusão** de hiperalimentação, medicações, soluções hipertônicas ou hipotônicas, soluções de glicose ou administração de hemocomponentes.

II. **Equipamento.** Aparelho de acesso de cateter sobre agulha especial de segurança com base nas práticas locais (calibre 22 ou 24; calibre 24 preferido para bebês < 1.500 g), prancha de braço (ou dois abaixadores de língua esparadrapados juntos), esparadrapo, campos estéreis, luvas, povidona-iodo ou desinfetante de pele, pomada antisséptica, material de sutura opcional (porta-agulha, tesoura para fio, suturas de seda 4–0 ou 5–0, solução de irrigação soro ½ ou ¼ fisiológico (a última preferida em bebês prematuros, diminui risco de hipernatremia) com heparina (0,25–0,50 unidade de heparina/1 mL soro fisiológico), bolsa de pressão (para prevenir refluxo e manter a linha livre do coágulos), tubulação conectora, transdutor de pressão para monitoramento contínuo de pressão arterial, opcional: luz de fibra óptica para transiluminação ou um ultrassom Doppler/tempo real para localizar a artéria.

III. **Procedimento.** Dois métodos são descritos aqui usando a **artéria radial**, o local mais comum em razão de baixas taxas de complicação. Os métodos podem ser adaptados a outras artérias. Outro local comum é a **artéria tibial posterior**, uma vez que ambas a artéria radial e a tibial posterior tenham boa circulação colateral. Artéria **ulnar** (a ser usada apenas na ausência de tentativa prévia de punção da artéria radial) e **dorsal do pé** são locais alternativos. As artérias temporal, braquial e femoral não são recomendadas. Canulização de artéria axilar é muito difícil e também não recomendada. Cateterismo de artéria temporal pode ter sequelas neurológicas adversas. A artéria braquial não tem bom fluxo colateral e pode ter muitas complicações. **Transiluminação lateral ou posterior do punho ou ultrassom Doppler/tempo real podem ser úteis em localizar a artéria em bebês prematuros.** Cateterismo arterial exige paciência.
   A. **Localizar a artéria por palpação, transiluminação ou ultrassom Doppler/tempo real.** Palpação da artéria pode ser feita nos seguintes locais: artéria radial (punho lateral), artéria ulnar (punho medial), artéria tibial posterior (posterior ao maléolo medial) e artéria dorsal do pé (em cima do pé). Para técnica com transiluminação, ver Capítulo 45. Uso de ultrassom em tempo real e imagem Doppler em cores pode identificar a artéria e ajudar a dirigir o cateter no vaso. Pode levar a um tempo mais curto, uma taxa mais alta de sucesso na primeira tentativa e uma diminuição nas complicações.
   B. **Verificar circulação colateral adequada na mão usando o teste de Allen modificado.** (Ver Capítulo 24.) Alguns recomendam fazer uma avaliação Doppler para verificar fluxo colateral uma vez que possa haver falso-positivos com o teste de Allen modificado.
   C. **Tratamento da dor.** Sacarose oral ou leite materno e/ou chupeta é recomendado com outra prevenção não farmacológica da dor e técnicas de alívio. Uso de agentes anestésicos locais tópicos (EMLA, mistura eutéctica de lidocaína e prilocaína) ou infiltração subcutânea de lidocaína também podem ser considerados. Considerar dose de opioide, se acesso IV disponível. (Ver Capítulos 14 e 78.)

ACESSO ARTERIAL: CATETERISMO ARTERIAL PERCUTÂNEO (LINHA ARTERIAL RADIAL)

D. **Colocar o punho do bebê sobre prancha de braço** (alguns preferem bolsa de IV) e hiperestender ligeiramente o punho colocando gaze embaixo dele. Esparadrapar o braço e mão seguramente à prancha (Figura 22–1).

E. **Escovar ou esfregar e colocar luvas. Limpar o local** com solução antisséptica e colocar campos estéreis em torno do local da punção.

F. **Métodos de inserção**
   1. **Método-padrão** (preferido para qualquer recém-nascido que não seja prematuro)
      a. **Puncionar (com bisel para cima) ambas as paredes anterior e posterior da artéria** em ângulo de 30 a 45°. Remover o estilete. Deve haver pouco ou nenhum refluxo de sangue.
      b. **Puxar o cateter de volta lentamente até ser visto sangue;** isto significa que a luz arterial foi penetrada.

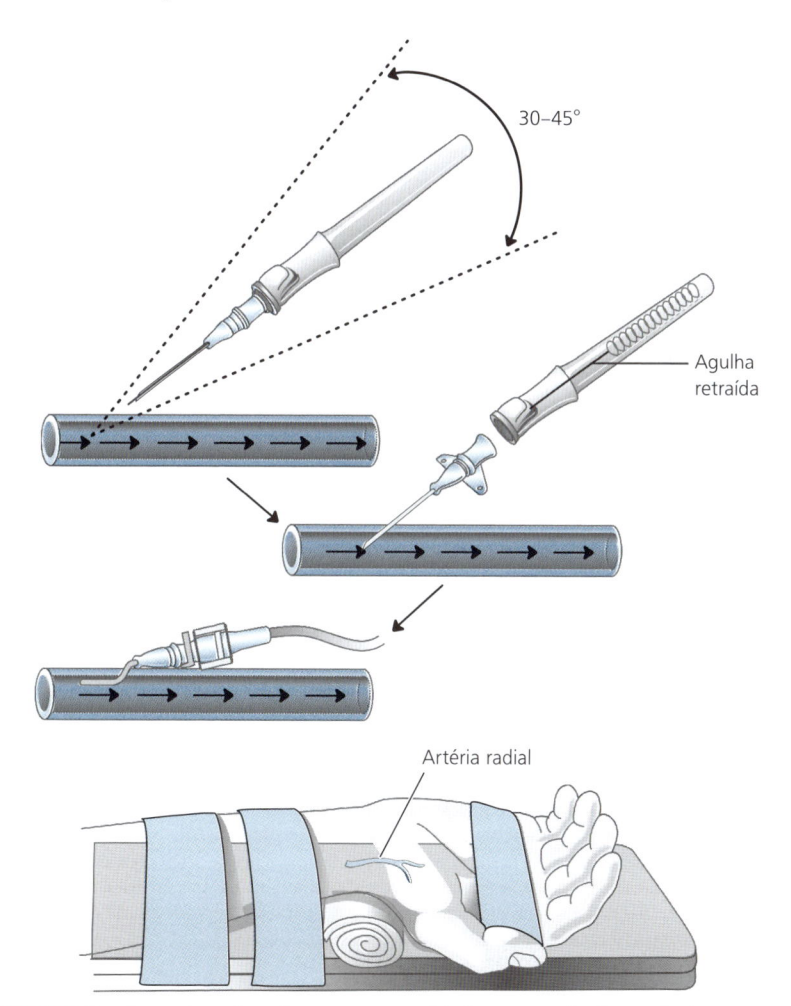

FIGURA 22–1. Quando se estiver colocando um cateter arterial de demora, o punho deve ser fixado como mostrado. A montagem do cateter é introduzida em um ângulo de 30 a 45°.

c. **Avançar o cateter** depois de conectar a seringa e irrigar o cateter. Nunca usar soluções hipertônicas para irrigar um cateter arterial.
d. **Fixar seguramente o cateter** com Steri-strips™ e Tegaderm™ (preferidos) ou fixar o cateter com suturas de seda 4–0 ou 5–0 em 2 lugares (pode promover infecção da pele e não é recomendado).
e. **Conectar a tubulação** da bolsa de pressão com soro heparinizado ao cateter.
f. **Pomada iodófora** sobre a área não é mais recomendada porque pode obscurecer o local e pode promover infecção. Firmar a cânula com um curativo transparente para permitir visualização do local.

2. **Método em bebê prematuro**
    a. **Com o bisel para baixo, em um ângulo de 10 a 15°, puncionar a parede anterior da artéria até que seja visto retorno sanguíneo.** Neste ponto, o cateter deve estar na luz da artéria. Vasospasmo é incomum, e o procedimento deve ser executado lentamente.
    b. **Avançar o cateter para dentro da artéria enquanto simultaneamente retirando a agulha.** O sangue deve estar fluindo livremente do cateter, se o cateter estiver corretamente posicionado.
    c. **Conectar a seringa e irrigar o cateter.** Fixar a linha como no método-padrão.

IV. **Aditivos**
    A. **Heparina é recomendada nas irrigações e na linha de pressão.** Faixa posológica: 0,5 a 2 U/mL, conforme texto do Pediatric Advanced Life Support. Doses tão baixas quanto 0,25 U/mL foram usadas com sucesso em cateteres de artéria umbilical e cateteres intravenosos periféricos. Usar a mais baixa quantidade recomendada. Obedecer às diretrizes da instituição. American College of Chest Physicians Evidence-Based Clinical Practice Guidelines (2012) recomenda infusões contínuas de UFH (heparina não fracionada) a 0,5 U/mL a 1 mL/h para recém-nascidos com cateteres arteriais periféricos.
    B. **Papaverina.** Adicionada à linha arterial (30 mg/250 mL) pode prolongar a patência de linhas arteriais periféricas (***controvertido***).
    C. **Lidocaína.** Algumas vezes dada intra-arterialmente, se houver um problema de vasospasmo (***controvertido***).

V. **Remoção de cateter de artéria radial**
    A. **Remover o curativo e suturas se presentes.**
    B. **Lentamente remover o cateter.** Ter gaze estéril disponível.
    C. **Aplicar pressão ao local durante 5 a 10 minutos e curativar o local.**

VI. **Complicações**
    A. **Vasospasmo/embolia/trombose.** (Ver Capítulo 79.) Endotélio vascular, lesado por cateteres, reage provocando uma resposta inflamatória com estase sanguínea e formação de trombo, resultando em isquemia tecidual e liberação de vasoconstritores potentes. Usar o cateter de menor calibre possível, minimizar a velocidade de infusão, e evitar infusões grandes ou rápidas e retiradas. Evitar soluções hipertônicas e hemocomponentes. Remover cateter aos sinais mais iniciais de isquemia. Estes eventos podem causar um largo espectro de complicações:
        1. Descoramento temporário da extremidade.
        2. Úlceras cutâneas com esfacelo de pele.
        3. Isquemia tecidual, necrose de pele, gangrena e perda parcial de dedos. Isquemia transitória do antebraço e mão foi relatada com canulização de artéria radial.
        4. Embolização cerebral a partir de um coágulo de um cateter na artéria radial ou temporal e trombose retrógrada da artéria auricular posterior foram descritas a partir de um cateterismo de artéria temporal. Êmbolos retrógrados ao sistema nervoso central (CNS) podem ocorrer, se o cateter for irrigado com demasiada força.
        5. Oclusão temporária. Oclusão total reversível da artéria foi descrita após um cateterismo de artéria radial.
    B. **Embolia de ar.** Pode ser evitada assegurando-se que ar não seja introduzido no cateter e que o cateter seja irrigado com soro fisiológico heparinizado.

C. **Hemorragia/hematoma no local de punção.** Se o cateter for deslocado, sangramento pode ocorrer. Fixar apertadamente as conexões.
D. **Infecção.** Baixo risco de infecção, raramente associado à infecção da corrente sanguínea. Infecção local, sepse, celulite e abscesso foram descritos. Antibióticos profiláticos não são recomendados.
E. **Extravasamento/infiltração de solução.** Ver Capítulo 37.
F. **Lesão nervosa.** Lesão de nervos mediano, ulnar, tibial posterior e fibular com base no local do cateter.
G. **Hipernatremia.** Usar 0,25% de soro fisiológico em bebês de baixo peso ao nascimento.
H. **Pseudoaneurisma.** Raro.

Referência Selecionada

Monagle P, Chan AK, Goldenberg NA, et al. Antithrombotic therapy in neonates and children: Antithrombotic Therapy and Prevention of Thrombosis. 9th ed. American College of Chest Physicians Evidence-Based Clinical Practice Guidelines. *Chest.* 2012;141(suppl 2):e737S.

23 Acesso Arterial: Cateterismo de Artéria Umbilical

I. Indicações
  A. Medições frequentes ou contínuas de gasometria arterial.
  B. Monitoramento contínuo de pressão arterial.
  C. Acesso para exsanguinotransfusão (para retirar sangue).
  D. Angiografia.
  E. Administração de medicações e líquidos de reanimação de emergência. *Observação:* Preferida veia umbilical.
  F. Infusão de soluções de manutenção.
  G. Infusão a curto prazo/infusão de emergência de expansores de volume, nutrição parenteral e/ou medicações (*controvertida*). Nutrição parenteral pode ser dada por um UAC, uma via que tem sido usada em alguns centros, especialmente em bebês de muito baixo peso ao nascimento (VLBW); entretanto, a artéria umbilical não é preferida e deve ser usada com cautela. A concentração máxima de glicose que pode ser administrada usando-se este método é 15%. Se necessário, antibióticos podem ser dados via UAC, mas este também não é um método preferido. Indometacina, medicações vasopressoras (epinefrina, dopamina, dobutamina), bolos de cálcio e anticonvulsivos **não devem** ser dados por via do UAC (preferidos cateter venoso umbilical [UVC], linha venosa central).
  H. **Hemocomponentes (*controverso*, emergência apenas).** Hemocomponentes podem ser dados por via de um UAC, mas é preferido UVC ou acesso periférico/central. UAC é menos preferido, porque isto pode aumentar o risco de trombose.
II. Equipamento
  A. **Básico.** Bandeja pré-embalada de cateterismo de artéria umbilical (frequentemente inclui campos estéreis, fita métrica, um porta-agulha, tesoura para fios, hemostáticas, pinças, bisturi, torneira de 3 vias), fita umbilical, fita de seda (p. ex., Dermicel), sutura de seda 3-0, compressas de gaze, solução antisséptica, capote estéril, luvas, máscara, gorro, seringa de 10 mL, solução de irrigação 0,5% de soro fisiológico (NS 0,25% para bebês muito pequenos para diminuir o risco de hipernatremia), NS com heparina (0,25–1,0 U/mL) em infusão contínua, transdutor de pressão calibrado para monitoramento de pressão. Equipamento de ultrassom é opcional para guiar inserção do cateter.

B. **Cateter de artéria umbilical (tamanhos 2,5 F, 3,5 F, 5 F, 30–37,5 cm).** Recomendações de tamanho variam com base em diretrizes institucionais. Algumas diretrizes gerais:
   1. **UAC recomendação 1.** 2,5 F se < 800–1.000 g, 3,5 F > 1.000 g, 5 F em bebê a termo.
   2. **UAC recomendação 2.** 3,5 F se < 1,2 kg ou 1,5 kg, 5 F se para um bebê pesando > 1,2 ou 1,5 kg.
   3. **Se usando cateter sem conexão (*hub*).** Cortar fora parte larga do cateter e inserir agulha romba: Nº 18 para 5 F, Nº 20 para 3,5 F.
   4. **Recomendado UAC de luz única.** Cateteres de luz múltipla não são recomendados (recomendados para uso de UVC somente). Cateteres com furo terminal são associados a um risco diminuído de trombose aórtica, quando comparados a cateteres de furo lateral. Evitar cateteres de furo lateral.
   5. **Tubos de alimentação usados como cateteres.** Associados a aumento em trombose; evitar o uso.
   6. **Revisão Cochrane assinala que não há benefício de usar um cateter de poliuretano com liga de heparina *versus* o cateter padrão de cloreto de polivinila (PVC).** Um cateter feito de Silastic (silicone) é mais difícil de usar porque é mais mole, mas pode reduzir trombose aórtica em comparação à tubulação de PVC. Cateteres de Teflon ou poliuretano foram associados a menos infecções e trombogenicidade do que cateteres de PVC ou polietileno.

III. **Procedimento**
   A. **Dicas importantes de UAC**
      1. **As 2 artérias umbilicais (1 artéria umbilical em ~1% dos nascidos) são vasos de parede muscular (2–3 mm) que transportam sangue desoxigenado do feto para a placenta.** As artérias umbilicais são a continuação direta das artérias ilíacas internas. O cateter entra na artéria umbilical no umbigo; ela corre para baixo para a artéria ilíaca interna e a seguir para a ilíaca comum e a seguir a aorta.
      2. **As artérias umbilicais frequentemente se constringem dentro de segundos após o nascimento e se fecham alguns minutos mais tarde.** Elas podem ser dilatadas e usadas durante os primeiros 3–4 dias de vida. É mais fácil pôr o UAC no primeiro dia de vida. Depois do primeiro dia, obtém-se ajuda pela colocação de uma gaze com soro fisiológico sobre o coto umbilical durante 45–60 minutos antes de tentar o procedimento.
      3. **A não ser que seja uma emergência (em que você põe o UVC primeiro), colocar o UAC primeiro se estiver colocando ambos um UAC e UVC.** O UAC é o mais difícil de colocar, e, muitas vezes, um segundo corte do coto umbilical necessita ser feito quando inserindo um UAC.
      4. **Hemoculturas.** Hemoculturas podem ser coletadas do UAC durante até 6 horas depois da inserção (logo depois da inserção preferido, venopuntura preferida).
      5. **Uso de heparina. Revisões** Cochrane observam que o uso de heparina (tão baixa quanto 0,25 U/mL) é recomendado para prolongar a vida do cateter ao diminuir a incidência de oclusão do cateter. Ele não diminui a incidência de trombose aórtica. Heparinização de jorros intermitentes isoladamente é inefetiva para prevenir oclusão de cateter. **American Academy of Pediatrics (AAP)** recomenda baixas doses de heparina (0,25–1,0 U/L) através do cateter de artéria umbilical. As **American College of Chest Physicians Evidence-Based Clinical Practice Guidelines** (2012) recomendam profilaxia com uma infusão de baixa dose de UFH (heparina não fracionada) pelo UAC (concentração de heparina de 0,25–1,0 U/mL, dose total de heparina de 25–200 U/kg/d) para manter a patência.
      6. **Uso profilático de antibiótico (*controverso*).** Revisão Cochrane observou que não havia evidência suficiente para suportar ou refutar o uso de antibióticos profiláticos em bebês com UACs.
      7. **Direcionamento ultrassônico.** Mais rápido e resulta em menos manipulações e radiografias em comparação à colocação convencional.
   B. **Cateter "alto" *versus* "baixo".** Posição do cateter costumava ser determinada por diretrizes da instituição. Cateteres altos foram em certa época considerados associados a um risco mais alto de complicações vasculares, mas uma análise recente mostrou um risco diminuído de complicações vasculares e nenhum risco aumentado de hipertensão, enterocolite necrosante

ACESSO ARTERIAL: CATETERISMO DE ARTÉRIA UMBILICAL

(NEC), IVH (hemorragia intraventricular) ou hematúria. Cateteres baixos são associados a um risco aumentado de vasospasmos. **Revisão Cochrane agora recomenda cateteres altos exclusivamente**. Eles constataram que cateteres altos tiveram menos complicações e menor necessidade de substituição e reinserção. As **American College of Chest Physicians Evidence-Based Clinical Practice Guidelines** (2012) sugerem colocação alta de UAC em vez de posição baixa. Uma posição baixa pode apenas ser necessária, se houver um problema para colocar um cateter alto. Esteja certo de que você sabe se inserirá um cateter alto ou baixo e do comprimento correto do cateter a ser inserido. Ver Figura 23–1 para marcos anatômicos vasculares.

1. **Cateter/linha alto.** Extremidade do UAC situa-se acima do diafragma ao nível de T6–T9. Esta posição é acima da artéria celíaca (T12), das artérias renais (L1) e da artéria mesentérica superior (T12–L1). Posicionamento alto é associado a complicações vasculares diminuídas, incidência mais baixa de descoramento e cianose das extremidades com duração mais longa do uso do cateter, e nenhum aumento estatisticamente significativo em hipertensão,

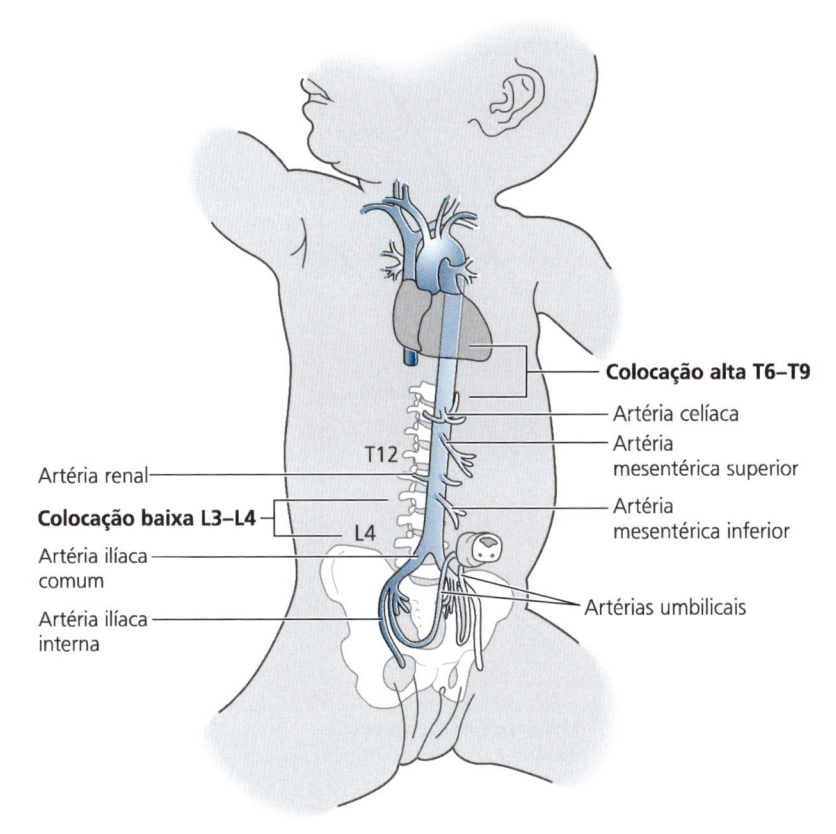

FIGURA 23–1. Marcos anatômicos importantes, vasos relacionados e o trajeto da artéria umbilical. A artéria ilíaca interna é também chamada artéria hipogástrica.

hemorragia intraventricular, enterocolite necrosante (NEC) ou hematúria. Entretanto, posicionamento alto é associado à hipoglicemia e hiperglicemia.

2. **Cateter/linha baixo.** Extremidade do UAC situa-se entre o nível de L3 e L4 (acima da bifurcação aórtica em L4–L5) e é associado a mais episódios de vasospasmo de extremidades inferiores.

C. **Comprimento necessário do UAC.** Isto pode ser obtido por vários métodos, nenhum sendo universalmente aceito. **Lembrar de acrescentar o comprimento do coto umbilical.**

1. **Método de Dunn.** Usa o comprimento ombro-umbigo (SUL) e um nomograma para determinar o comprimento de inserção. Pode ser usado para colocação **alta ou baixa do UAC** (Figura 23-2).

2. **Método de Shukla e Ferrara.** Usa o peso ao nascimento (BW) e a seguinte fórmula para um **UAC alto**. O método de Shukla foi mais acurado que o método de Dunn para determinar comprimento de inserção de UAC.

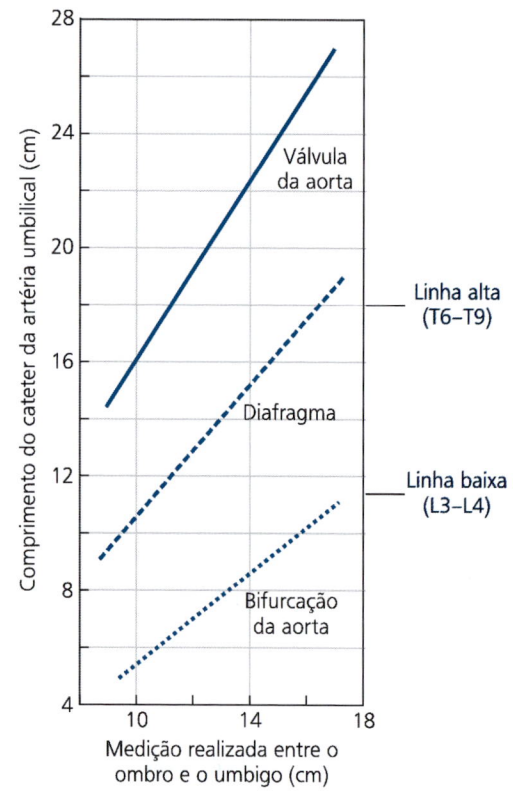

FIGURA 23-2. O cateter de artéria umbilical pode ser colocado em 1 de 2 posições. O **cateter baixo** é colocado abaixo do nível de L3 para evitar os vasos renais e mesentéricos. O **cateter alto** é colocado entre as vértebras torácicas de T6 a T9. O gráfico é usado como um guia para ajudar a determinar o comprimento do cateter para cada posição. A **linha baixa** corresponde à bifurcação aórtica no gráfico, enquanto uma **linha alta** corresponde ao diafragma. Para determinar o comprimento do cateter, medir (em centímetros) uma linha perpendicular de cima do ombro ao umbigo. Isto determina o comprimento ombro-umbigo. Plotar este número no gráfico para determinar o comprimento correto de cateter para o cateter de artéria umbilical. Somar o comprimento do coto umbilical ao comprimento do cateter. (*Dados de Dunn PM. Localization of the umbilical catheter by postmortem measurement.* Arch Dis Child. *1966;41:69.*)

a. **Equação do BW modificada.** Comprimento UAC (cm) = (peso ao nascimento em kg × 3) + 9 cm.
   b. **Equação do BW exata.** 2,5 × BW em kg + 9,7.
3. **Fórmula de Wright.** Para bebês de baixo peso ao nascimento (< 1.500 kg) e é apenas para **posição alta do cateter**.

   Comprimento UAC (cm) = (peso ao nascimento em kg × 4) + 7 cm

D. **Tratamento da dor.** Dado que o cordão umbilical é desnervado, dor será mínima. Evitar a colocação da hemostática ou quaisquer suturas na pele em torno do umbigo, uma vez que isto causará dor. Considerar quaisquer métodos não farmacológicos de alívio da dor (ver Capítulo 14).

E. **Técnica**
   1. **Colocar o paciente supino.** Enrolar uma fralda em torno de ambas as pernas e esparadrapar a fralda ao leito. Isto estabiliza o paciente para o procedimento e permite observação dos pés quantso a vasospasmo.
   2. **Colocar luvas estéreis, máscara, gorro e capote estéril.**
   3. **Preparar a bandeja de UAC.** Conectar a torneira à agulha romba e a seguir conectar o cateter à agulha romba. Encher a seringa de 10 mL com solução de irrigação, e injetá-la através do cateter.
   4. **Limpar a área do cordão umbilical com solução antisséptica (povidona-iodo).** Colocar campos estéreis em torno do umbigo, deixando expostos os pés e a cabeça.
   5. **Amarrar um pedaço de fita umbilical em torno da base do cordão umbilical suficientemente apertado para minimizar perda sanguínea, mas suficientemente frouxo para que o cateter possa ser passado facilmente pelo vaso (*i. e.*, justo, mas não apertado).** Cortar fora o excesso de cordão umbilical com tesoura ou bisturi, deixando um coto de 1 cm (Figura 23–3A). Um bisturi frequentemente faz um corte mais limpo, de modo que os vasos são vistos mais facilmente. Frequentemente há 2 artérias umbilicais (posições de 1 e 7 horas). A veia, com frequência, tem uma parede fina flácida grande na posição de 12 horas (Figura 23–3B).
   6. **Usando a hemostática curva, pegar a extremidade do umbigo e mantê-lo vertical e firme.**
   7. **Usar a pinça de íris para abrir e dilatar a artéria umbilical.** Lembrar que o diâmetro é apenas 2–3 mm. Primeiro, colocar um ramo da pinça na artéria, e a seguir usar ambos os ramos para dilatar delicadamente o vaso (Figura 23–3C e D).
   8. **Uma vez a artéria esteja suficientemente dilatada, inserir o cateter caudalmente ou na direção dos pés.** É comum haver alguma resistência na parede abdominal ou ao nível da bexiga. Se for sentida resistência, aplicar pressão delicada durante cerca de 30–60 segundos. Evitar sondagem repetida. Aproximadamente 5–10% terão dificuldade para passar o cateter. Se houver dificuldade em passar o cateter:
      a. **A causa mais comum de não conseguir cateterizar** uma artéria umbilical é dilatação inadequada da artéria.
      b. **Usar 0,5 mL de lidocaína** e gotejar dentro do vaso até ele se dilatar (***controvertido***).
      c. **Uso da "técnica de duplo cateter"** (como para UVC). **Não recomendado** por causa do maior risco de perfuração.
      d. **Se um falso canal (ausência de retorno de sangue).** Remover e usar a outra artéria.
      e. **Trajeto incorreto.** Raramente o UAC irá da artéria umbilical para a artéria femoral (por intermédio da artéria ilíaca interna, artéria ilíaca comum, e artéria ilíaca externa) ou para a artéria glútea (por intermédio da artéria ilíaca interna). Usar um cateter pequeno em um bebê grande aumenta o risco de o cateter ir para dentro da artéria glútea. Esta linha não é usável e terá que ser removida.
   9. **Uma vez o cateter esteja em posição, aspirar para verificar retorno de sangue.** Nunca avançar o cateter uma vez que a técnica estéril seja violada. É melhor avançá-lo alto demais e retirá-lo. Uma vez que o campo estéril tenha sido comprometido, pode-se apenas reposicioná-lo puxando-o para fora, não empurrando-o para dentro.

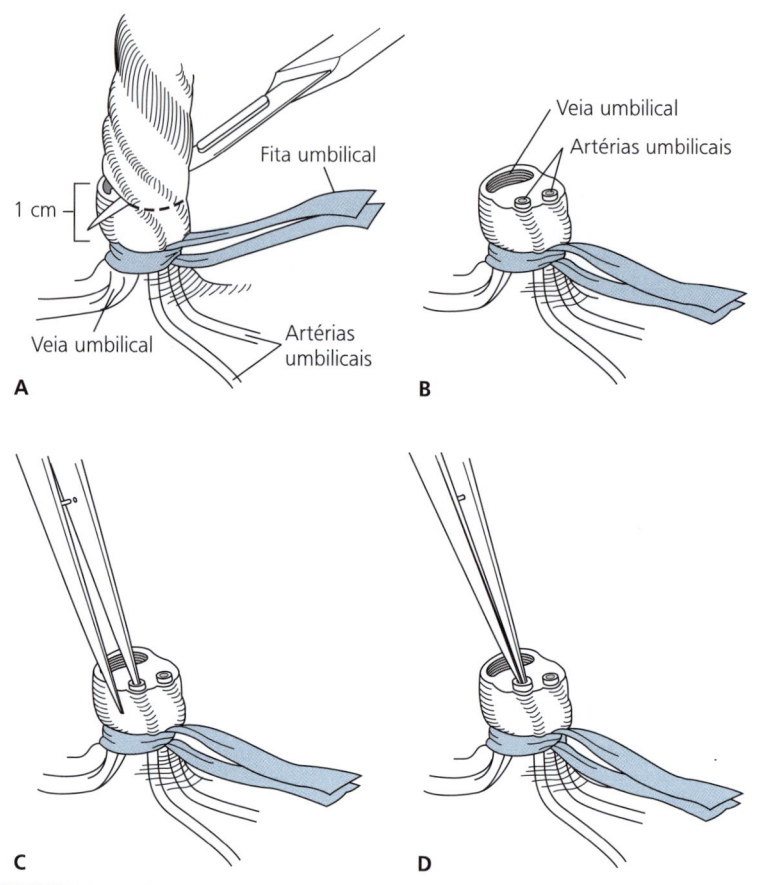

FIGURA 23-3. (A) O cordão umbilical deve ser amputado, deixando um coto de 1 cm. (B) Identificação dos vasos do cordão umbilical. (C e D) Uma pinça é usada para dilatar delicadamente a artéria umbilical.

10. **Fixar o cateter.** Vários métodos são descritos.
    a. **Método 1.** Ver Figura 23-4A. A fita de seda é dobrada sobre parte do caminho, o cateter é colocado, e a porção restante da fita é dobrada por cima. Suturar a fita de seda à base do cordão umbilical (através da geleia de Wharton, não a pele ou os vasos) usando suturas de sede 3-0. Conectar a tubulação ao monitor e irrigá-la. Nenhum curativo especial é necessário. O coto umbilical com o cateter no lugar é deixado aberto ao ar. Uma vez fixado o cateter, afrouxar a fita umbilical.
    b. **Método 2.** Colocar um fio em bolsa em torno da base do cordão, e a seguir enrolar as extremidades da sutura em torno do cateter e amarrar.
    c. **Método 3.** Fixar o cateter com ponte de fita. (Ver Figura 23-4B, método da "trave do gol".) Fabricar 2 postes de fita e colocar em cada lado do umbigo. A seguir pegar outro pedaço de fita e envolver em torno dos 2 postes.
    d. **Método 4.** Também pode ser usado NeoBridge (NEOTECH, Valencia, CA) disponível no comércio.
11. **Não usar pomada antibiótica tópica no local de inserção do cateter umbilical.** Isto pode promover infecções fúngicas.

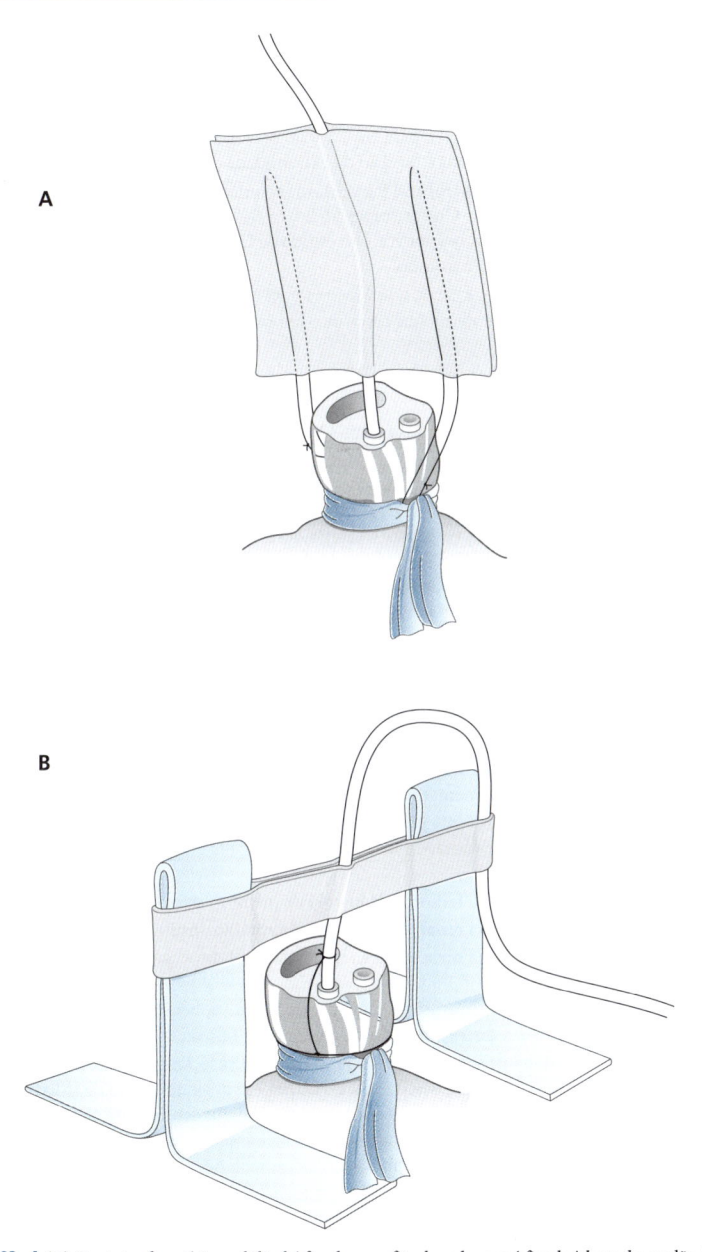

FIGURA 23-4. (A) O cateter de artéria umbilical é fixado com fita de seda, que é fixada à base do cordão (através da geleia de Wharton, não da pele ou dos vasos). (B) O cateter umbilical é fixado com uma ponte de fita (método da "trave do gol"). (*De: The Johns Hopkins Hospital. Tshudy MM, Arcara KM, Eds.* The Harriet Lane Handbook. *19th ed. Philadelphia, PA: Elsevier; 2012.*)

12. **Fazer uma radiografia do abdome.** Para verificar a posição de um cateter baixo ou uma radiografia de tórax para checar a posição de um cateter alto. A Figura 23-1 mostra os marcos anatômicos e a relação das artérias umbilicais a outras grandes artérias abdominais. Radiografias mostrando posicionamento podem ser encontradas no Capítulo 11 (para UAC alto, ver Figura 11-11, e para UAC baixo, ver Figura 11-12). Um **ultrassom** também pode ser usado para avaliar a posição da extremidade do cateter.
13. **Centers for Disease Control and Prevention recomenda que UACs permaneçam inseridos não mais de 5 dias.** Outras fontes afirmam 5-7 dias. A duração dos UACs foi um fator de risco para trombose aórtica. Um estudo de UACs colocados durante até 28 dias não teve risco aumentado de trombo.

IV. **Remoção do UAC.** Certificar-se de que o laço está levemente amarrado em torno do coto.
   A. Retirar o cateter lentamente até que cerca de 5 cm permaneçam no vaso.
   B. Apertar o laço umbilical.
   C. Descontinuar a infusão e puxar o cateter lentamente (1 cm/min).
   D. Se sangrando, aplicar pressão ao cordão.

V. **Complicações** foram descritas na faixa de 5-32%.
   A. **Infecção (êmbolos sépticos, celulite, onfalite, sepse).** O cateter rompe a integridade da pele, introduzindo bactérias ou fundos e causando uma infecção; minimizar usando técnica estéril estrita. Nenhuma tentativa deve ser feita de avançar um cateter uma vez que ele tenha sido posto em posição; em vez disso, o cateter deve ser substituído. Antibióticos profiláticos não são recomendados. Bebês VLBW que receberam antibióticos por > 10 dias estiveram em risco aumentado de infecções da corrente sanguínea relacionadas com cateter em um estudo. AAP recomenda que o cateter seja removido e não substituído, se houver quaisquer sinais de infecção da corrente sanguínea associada à linha central.
   B. **Acidentes vasculares. Vasospasmo, trombose, embolia e infarto podem ocorrer.** Uso de heparina em UACs não diminuiu a taxa de trombos aórticos. Embolia de ar também foi descrita. Ultrassom Doppler é útil para examinar a aorta e vasos renais. AAP recomenda remover o UAC, se trombose estiver presente. Ver Capítulo 79 para planos de tratamento.
      1. **Vasospasmo arterial.** Este pode causar descoramento e cianose das nádegas, pernas, pés e dedos dos pés. Ele é aumentado com cateteres posicionados a baixo. Perda de extremidade é rara, mas pode ocorrer. Se a perna descorar, aquecer a outra perna (vasodilatação reflexa).
      2. **Trombose.** Esta pode causar amortecimento do traçado arterial e é classificada do seguinte modo:
         a. **Trombose de artéria femoral.** Isquemia de membro, gangrena.
         b. **Trombose de artéria renal.** Hematúria, hipertensão, insuficiência renal.
         c. **Trombose de artéria mesentérica.** Isquemia do tubo digestório, enterocolite necrosante.
         d. **Trombose aórtica.** Insuficiência cardíaca congestiva, hematúria, paraplegia, hipertensão renovascular, discrepância de crescimento de pernas.
   C. **Hemorragia.** Esta pode ser secundária à perfuração do vaso, sangramento do local do cordão umbilical em torno do cateter, desconexão do cateter em qualquer ponto no sistema e deslocamento acidental da linha. As torneiras da tubulação têm que ser firmemente encaixadas.
   D. **Perfuração de vaso.** O cateter nunca deve ser forçado para posição. Se o cateter não puder ser avançado facilmente, uso de outro vaso deve ser tentado. Se ocorrer perfuração, intervenção cirúrgica pode ser necessária.
   E. **Complicações gastrointestinais.** UACs podem levar à isquemia gastrointestinal, necrose intestinal (embolização ao tubo digestório), ou perfuração localizada. Os dados não sustentam UACs alterem a incidência de NEC quer eles sejam altos ou baixos ou independentemente da situação de alimentação enteral.
   F. **Cateter colocado inadequadamente.** Isto pode causar perfuração de um vaso, falso aneurisma, perfuração do peritônio, paralisia de nervo ciático e hipoglicemia refratária (ponta do cateter oposta ao eixo celíaco). Necrose da nádega esquerda foi descrita.
   G. **Hematúria.** Lesão da bexiga foi descrita.

H. **Hipertensão secundária a êmbolo na artéria renal.** Isto pode ocorrer como complicação a longo prazo causada por estenose da artéria renal como resultado da colocação inadequada do cateter próximo às artérias renais.
I. **Úraco patente.** Se o trato uracal não for obliterado durante o desenvolvimento embrionário, pode resultar um úraco patente. Se urina for obtida de um UAC e não sangue, pode haver um úraco patente. É necessária assessoria de urologia ou cirurgia pediátrica.
J. **Outras complicações.** Lesão e ruptura da bexiga, ascite urinária, êmbolo de geleia de Wharton ou fibras de algodão, hipernatremia, paralisia de nervo fibular, hipernatremia ou hiperpotassemia factícias e hipoglicemia.

Referências Selecionadas

Barrington KJ. Umbilical artery catheters in the newborn: effects of position of the catheter tip. *Cochrane Database Syst Rev.* 2000;CD000505.

College of Respiratory Therapists of Ontario. Central Access: Umbilical Artery and Vein Cannulation. http://www.crto.on.ca/pdf/PPG/Umbilical_CBPG.pdf. Assessed September, 2012.

Monagle P, Chan AK, Goldenberg NA, et al. Antithrombotic therapy in neonates and children: Antithrombotic Therapy and Prevention of Thrombosis. 9th ed. American College of Chest Physicians Evidence-Based Clinical Practice Guidelines. *Chest.* 2012;141(suppl 2):e737S.

24 Acesso Arterial: Punção Arterial (Punção da Artéria Radial)

I. Indicações
   A. **Para obter sangue arterial para gasometrias.**
   B. **Quando é necessário sangue e amostras venosas ou capilares não podem ser obtidas.** Não preferido.
   C. **Para obter níveis de amônia.** Sangue venoso pode ser usado se for colhido, transportado apropriadamente, e feito rapidamente.
   D. **Para obter níveis de lactato e piruvato.** Sangue arterial fluindo livremente; estase do sangue aumenta o lactato.
II. **Equipamento.** Uma agulha de veia do couro cabeludo (*butterfly*) calibre 23–25 ou uma agulha de venopuntura calibre 23–25 (dispositivo de segurança de autocobertura), seringa de 1–3 mL, povidona-iodo e bolas de algodão, compressas de gaze 10 × 10 cm, luvas, heparina 1:1.000 ou *kit* de gasometria autônomo, luz de fibra óptica de alta intensidade para transiluminação, ou um ultrassom Doppler (opcional, pode ser útil para localizar a artéria). Agulhas menores preferidas (calibre 25 para bebês prematuros, calibre 23 para bebês de termo).
III. Procedimento
   A. **Para gasometria, a maioria dos hospitais tem *kits* com seringas de 1 mL revestidas com heparina.** Se isto não for disponível, puxar uma pequena quantidade de heparina (1:1.000) para dentro da seringa de gasometria (revestir as superfícies e descartar o excesso de heparina da seringa). A pequena quantidade de heparina revestindo a seringa é suficiente para evitar coagulação. Heparina em excesso pode interferir com os resultados de laboratório (ver adiante). Se algum outro teste laboratorial for ser realizado, não usar heparina.
   B. **A artéria radial é o local mais frequentemente usado e é descrito em detalhe aqui.** Uma das vantagens do local da artéria radial é que o nervo radial não está próximo da artéria, de modo que não há preocupação com lesão nervosa. Locais alternativos são a artéria tibial posterior (segundo local preferido) ou a artéria dorsal do pé. Artérias femorais devem ser reservadas para situações de emergência. Artérias braquiais não devem ser usadas (a menos que

absolutamente necessário) porque há mínima circulação colateral e um risco de lesão do nervo mediano. Artérias temporais não devem ser usadas por causa do alto risco de complicações neurológicas.

C. **Verificar quanto à circulação colateral e desimpedimento da artéria ulnar por meio do teste de Allen modificado.** Elevar o braço e simultaneamente ocluir as artérias radial e ulnar no punho; esfregar a palma para causar descoramento. Liberar a pressão sobre a artéria ulnar. Se cor normal retornar à palma em < 10 segundos, circulação colateral adequada a partir da artéria ulnar está presente. Se cor normal não retornar durante > 15 segundos ou não retornar absolutamente, a circulação colateral é pobre, e é melhor não usar a artéria radial neste braço. As artérias radial e ulnar no outro braço devem, então, ser testadas quanto à circulação colateral. Em razão de preocupação com a confiabilidade do teste de Allen modificado, outros métodos como o teste de Allen modificado com avaliação por ultrassom Doppler do fluxo colateral estão sendo usados (***controverso***). Um estudo observou que a melhor maneira de efetuar o teste de Allen foi usando o método de fluxometria Doppler a *laser*. Alguns estão combinando o uso de oximetria de pulso com o teste de Allen modificado.

D. **Dor.** Uso de **agentes anestésicos locais tópicos (EMLA)** pode diminuir a dor da punção arterial. A literatura é conflitante a respeito da utilidade da EMLA para punção arterial, mas pode haver algum benefício. Sacarose oral, leite materno e/ou chupeta são preferidos. Outras técnicas não farmacológicas são também recomendadas.

E. **Para obter a amostra.** Pegar a mão do paciente na sua mão esquerda (de um operador destro) e estender ligeiramente o punho. Hiperextensão pode ocluir o vaso. **Palpar a artéria radial** com o indicador da sua mão esquerda (Figura 24–1). **Transiluminação** com uma luz de fibra óptica de alta intensidade e marcar o local da punção com uma impressão da unha pode ser útil (ver Capítulo 45). Um **ultrassom Doppler** pela observação de sons característicos ou **ultrassonografia bidimensional em tempo real** também pode ajudar a localizar o vaso. **Ultrassom em tempo real** pode resultar em menos tentativas e menor probabilidade de um hematoma em comparação à palpação.

F. **Limpar o local da punção.** Limpar com um aplicador de povidona-iodo e a seguir com uma mecha com álcool.

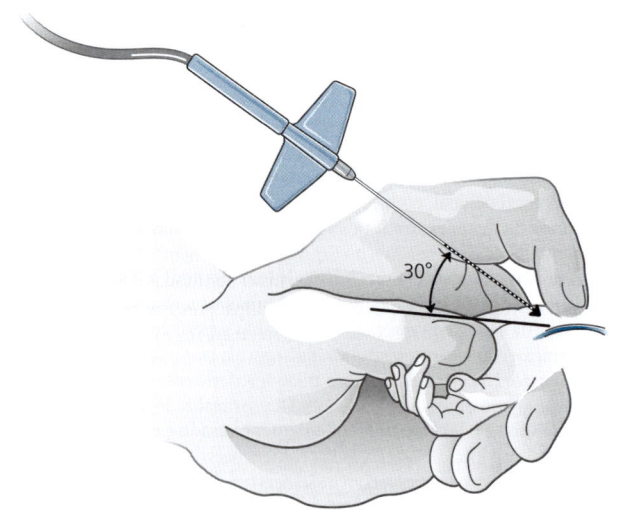

FIGURA 24–1. Técnica de punção da artéria radial no recém-nascido.

G. **Puncionar a pele aproximadamente em um ângulo de 30°.** A seguir avançar lentamente a agulha e penetrar a artéria com o bisel para cima até sangue aparecer na tubulação (ver Figura 24–1). Se a artéria inteira for perfurada (paredes anterior e posterior), e nenhum sangue for obtido, retirar lentamente a agulha até o sangue ser obtido. Como a artéria pode entrar em espasmo, você pode necessitar esperar o sangue retornar. **Para uma artéria mais superficial ou em um bebê prematuro ou de extremo baixo peso ao nascer,** puncionar a pele a 15–25° com o bisel para baixo. Com amostras de sangue arterial, pouca aspiração frequentemente é necessária para encher a seringa. Se não houver retorno de sangue, retirar a agulha lentamente, porque a artéria pode ter sido puncionada de lado a lado. (Melhor limitar-se a 2 tentativas.)

H. **Coletar a menor quantidade de sangue necessária.** O volume de sangue tirado em uma vez não deve exceder 3–5% do volume sanguíneo total (o volume sanguíneo total em um recém-nascido é ~80 mL/kg). Como exemplo, se 4 mL de sangue for tirado de um bebê pesando 1 kg, isto representa 5% do volume sanguíneo total.

I. **Retirar a agulha e aplicar pressão firme, mas não oclusiva, no local durante ≥ 5 minutos com uma compressa de gaze de 10 × 10 cm para assegurar hemostasia adequada. Proteger** e eliminar a agulha em um recipiente apropriado. Checar os dedos quanto à circulação adequada.

J. **Antes de enviar uma amostra para gasometria arterial, expelir bolhas de ar da amostra e tampar apertadamente a seringa.** Deixar de fazer isto pode levar a erros na testagem. (Ver a discussão adiante sobre imprecisão de resultados de gasometria.)

K. **Colocar a seringa sobre gelo, e levá-la para o laboratório imediatamente.** Anotar a hora da coleta e a temperatura e hemoglobina do paciente na tira do laboratório.

L. **Resultados inexatos de gasometria.** Heparina excessiva na seringa pode resultar em um pH e $PaCO_2$ falsamente baixos. Remover excesso de heparina antes de obter a amostra de sangue. Bolhas de ar causadas por deixar de tampar a seringa podem elevar falsamente a PaO_2 e baixar falsamente a $PaCO_2$. Choro durante punção arterial pode diminuir a $PaCO_2$, diminuir HCO_3 e a saturação de oxigênio. **Gasometrias por punções arteriais intermitentes podem não refletir acuradamente a situação respiratória do bebê.** Uma diminuição súbita na $PaCO_2$ e PaO_2 pode ocorrer durante a punção. **Observação: Contagens de neutrófilos** são mais baixas em amostras de sangue arterial que em amostras venosas.

IV. **Complicações**

A. **Sangramento/hematoma.** Para minimizar risco de hematoma, usar a agulha de menor calibre possível e manter compressão durante 5 minutos imediatamente depois de retirar a agulha. Hematomas frequentemente se resolvem espontaneamente.

B. **Vasospasmo, trombose e embolia.** Estes podem causar isquemia distal e podem ser minimizados, usando-se a agulha de menor calibre possível. No caso de trombose, o vaso frequentemente se recanaliza ao longo de um período de tempo. Arteriospasmo, com frequência, se resolve espontaneamente (ver Capítulo 79).

C. **Infecção.** Risco é raro e pode ser minimizado, usando-se técnica estéril estrita. Infecção é comumente causada por organismos Gram-positivos, como *Staphylococcus epidermidis*, que devem ser tratados com nafcilina ou vancomicina e gentamicina (ver Capítulo 148). Sensibilidades a drogas no hospital específico devem ser verificadas. Osteomielite foi descrita.

D. **Fístula arteriovenosa.** Pode ocorrer após múltipla punções arteriais e é tratada cirurgicamente. Como a artéria braquial e a veia cubital mediana são anatomicamente muito próximas, um única punção pode causar uma fístula. Diagnóstico é por fluxo Doppler dos vasos braquiais.

E. **Lesão nervosa.** Lesão do nervo mediano foi descrita após punção de artéria braquial. Lesão de nervo tibial posterior e nervo femoral também foi descrita.

F. **Complicações raras. Síndrome de compartimento do antebraço** com punção de artéria braquial. **Lesão de bainha de tendões extensores** por repetidas punções de artéria radial. **Pseudoaneurisma da artéria braquial** pode ocorrer por trauma à parede de uma artéria e pode exigir tratamento cirúrgico.

25 Acesso Venoso: Cateterismo de Veia Umbilical

I. **Indicações**
   A. **Acesso imediato, principalmente neonatal para líquidos** intravenosos (IV) ou medicações de emergência.
   B. **Monitoramento de pressão venosa central** (se UVC passado pelo ducto venoso).
   C. **Exsanguinotransfusão total ou parcial** (extremidade do cateter não deve ficar no sistema venoso intra-hepático ou no sistema porta).
   D. **Acesso venoso central a longo prazo** em bebês de extremo baixo peso ao nascer ou bebês doentes para administração de líquidos IV, nutrição parenteral total, medicações.
   E. **Transfusão de sangue ou hemocomponentes.**
   F. **Outras indicações descritas** incluem acesso venoso geral em acesso IV periférico difícil, administração de líquidos e nutrição parenteral total, infusão de soluções hipertônicas (> 12,5% somente se extremidade do cateter estiver na veia cava inferior), infusão de drogas vasoativas, antibióticos e medicações.
   G. **Auxílio secundário** no diagnóstico de anomalias cardiovasculares ou outras por um trajeto raro do cateter venoso umbilical ou se as amostras de gasometria sanguínea forem suspeitas.
      1. **Hérnia diafragmática congênita.** Cateter venoso umbilical (UVC) é à esquerda da linha mediana por causa do posicionamento anômalo do fígado no tórax.
      2. **Veia cava superior esquerda persistente.** Diagnosticada pelo trajeto de um UVC. UVC estendido além do pulmão (ele teria entrado na veia cava superior esquerda persistente e entrado na veia jugular esquerda).
      3. **Ausência congênita do ducto venoso.** Isto pode causar um trajeto anormal do UVC. (Alça caudal é vista em radiografia em UVC.)
      4. **Retorno venoso pulmonar anômalo total infracardíaco.** Diagnosticado por alta pressão parcial de oxigênio em um UVC abaixo do diafragma.

II. **Equipamento**
   A. **Básico.** Idêntico ao do cateterismo de artéria umbilical (ver Capítulo 23, página 233).
   B. **Cateteres UV**
      1. **Tipos. Luz simples:** 2,5 F, 3,5 F, 5,0 F; **luz dupla:** 3,5 F, 5,0 F; **luz tripla:** 5,0 F, 8,0 F.
      2. **Guia de tamanho.** Pré-termo: 3,5 F; a termo e pré-termo tardio: 5 F. Outras guias: cateter 3,5 F ou 5 F < 3,5 kg, 5 F ou 8 F > 3,5 kg. Um cateter 8 F é recomendado para exsanguinotransfusão ou reposição de grande volume. **Cateteres de luz dupla** são, às vezes, recomendados em bebês < 28 semanas e < 1.000 g, em bebês que necessitam de inotrópicos ou insulina, e quaisquer recém-nascidos criticamente doentes, como hipertensão pulmonar persistente ou síndrome de aspiração de mecônio.

III. **Procedimento**
   A. **Dicas importantes de UVC**
      1. **Existe somente 1 veia umbilical, e ela permanece aberta e viável para canulização durante até 1 semana após o nascimento.** A veia umbilical transporta sangue oxigenado da placenta para o feto. O UVC passa para dentro da veia umbilical através do umbigo e segue este trajeto: junção da veia porta direita e esquerda no fígado, o ducto venoso, cruza ao nível das veias hepáticas direita e esquerda, e entra na veia cava inferior até a junção da veia cava inferior e átrio direito.
      2. **Em uma situação pós-natal de emergência (sala de parto).** O UVC pode ser inserido rapidamente apenas até que retorno adequado de sangue seja obtido (frequentemente 2–4 cm em um bebê a termo, menos em pré-termo) como um acesso venoso de emergência. Medicações de reanimação, volume e sangue podem ser dados.
      3. **Revisão Cochrane** não faz quaisquer recomendações sobre uso de **cateteres de luz simples** *versus* **luz múltipla**. Cateteres de luz dupla diminuíram o número de linhas venosas

adicionais durante a primeira semana de vida, mas cateteres de luz dupla quebraram, vazaram e obstruíram-se mais (menor diâmetro). Nenhuma diferença foi notada em dificuldade de colocação do cateter, colocação errada, infecções relacionadas com o cateter ou coágulos sanguíneos, ou taxa de mortalidade de bebê. Mais estudos são necessários; considerar o uso da menor quantidade de luzes requerida.

4. **Suspeitar tamponamento cardíaco em um recém-nascido com um UVC** (mesmo se corretamente colocado) que desenvolva uma deterioração clínica inexplicada súbita no estado cardiopulmonar. Ecocardiografia urgente ou pericardiocentese deve ser considerada. Radiografia de rotina para verificar colocação da ponta é recomendada por alguns para checar quanto à migração da ponta.

5. **Recomendações de duração do cateter.** Centers for Disease Control and Prevention, 14 dias; outras fontes: 7 dias, até 28 dias, se absolutamente necessário. A American Academy of Pediatrics (AAP) afirma que cateteres podem ser usados até 14 dias, se usados assepticamente.

6. **Uso de heparina em UVCs é *controverso*.** A literatura é conflitante uma vez que haja recomendações a favor e contra seu uso. A maioria das NICUs usa heparina nos UVCs. Nossa recomendação: heparina (mais baixa dose pelo menos 0,25 U/mL) em todos os líquidos pelo UVC. Uso de jorros de heparina, somente, não é efetivo para manter a patência. O estudo de Diretrizes de Prática Clínica Baseadas em Evidência do American College of Chest Physicians recomenda heparina nos aparelhos de acesso venoso central (AAVC). Elas recomendam infusão contínua de heparina não fracionada (UFH) a 0,5 U/kg/h para manter patência de CVAD.

7. **Hemoculturas** podem ser obtidas do UVC imediatamente após colocação (punção venosa preferida).

8. **Orientação com ultrassom.** Mais rápida e resulta em menos manipulações e radiografias em comparação à colocação convencional.

B. **Determinar o comprimento de UVC necessário.** Há múltiplos métodos descritos; consultar normas da instituição, se possível.

1. **Método de Dunn.** Mede o comprimento ombro-umbigo e usa um nomograma para determinar o comprimento de inserção. Este método foi mais acurado que o método de Shukla em um estudo. A extremidade do cateter deve ser colocada entre o nível do diafragma e o átrio esquerdo no gráfico (Figura 25–1).

2. **Método de Shukla.** Com base no peso ao nascimento (BW):
   a. **Equação do BW modificada.** Cálculo da linha de UAC dividido por 2 + 1 cm (**UAC**: BW em quilogramas × 3 + 9).
   b. **Equação do BW exata.** 1,5 × BW em quilogramas + 5,6.

3. **Medir do xifoide ao umbigo e somar 0,5–1,0 cm.** Este número indica até que distância o cateter venoso deve ser inserido.

4. **Comprimento do UVC** (em centímetros) = comprimento do ombro (extremidade distal da clavícula) ao umbigo × 0,66.

C. **Tratamento da dor.** Uma vez que o cordão umbilical seja desnervado, a dor pode ser mínima. Nenhuma anestesia formal é geralmente necessária, se você evitar usar uma hemostática para pegar a pele ou evitar colocar suturas através da pele em torno do umbigo. Usar quaisquer técnicas não farmacológicas de prevenção e alívio de dor, se possível.

D. **Técnica**

1. **Colocar o bebê supino com uma fralda enrolada em torno de ambas as pernas para estabilização.**

2. **Preparar a área em torno do umbigo com solução de povidona-iodo.** Usar capote, luvas e máscara.

3. **Preparar a bandeja como faria para cateterismo de artéria umbilical.** (Ver Capítulo 23, página 237.) Encher a luz com solução de infusão de modo que fique livre de ar.

4. **Colocar campos estéreis, deixando exposta a área umbilical.** Usar capote, máscara e luvas.

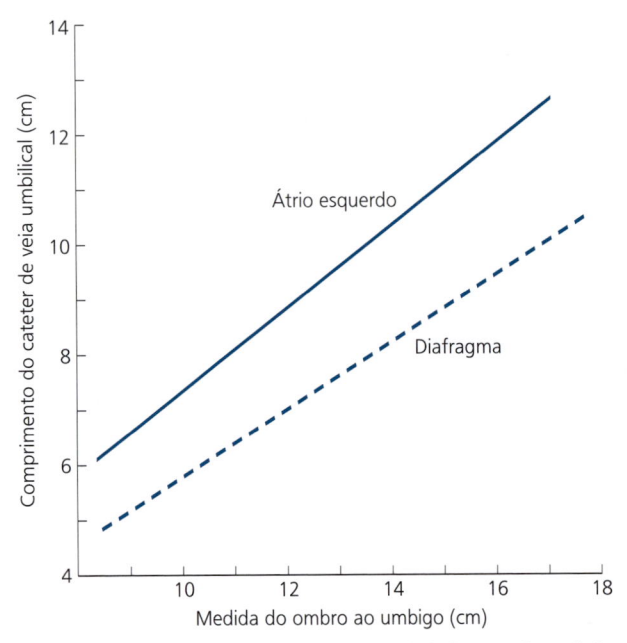

FIGURA 25–1. O cateter venoso umbilical é colocado acima do nível do diafragma e abaixo do átrio esquerdo. Determinar o comprimento ombro-umbigo como para o cateter de artéria umbilical. Usar este número e determinar o comprimento do cateter usando o gráfico. Somar o comprimento do coto umbilical ao comprimento do cateter. O comprimento do cateter deve ficar entre o diafragma e o átrio esquerdo no gráfico. *(Dados de Dunn PM: Localization of the umbilical catheter by post-mortem measurement.* Arch Dis Child. 1966;41:69.)

5. **Amarrar um pedaço de fita umbilical ou uma sutura em bolsa em torno da base do umbigo.**
6. **Cortar o excesso do cordão umbilical com um bisturi ou tesoura, deixando um coto de ~0,5–1,0 cm.** Identificar a veia umbilical. A veia umbilical tem parede fina, é maior que as 2 artérias, e próxima da periferia do coto (ver Figura 23–3B, página 238).
7. **Pegar a extremidade do umbigo com a hemostática curva para mantê-lo vertical e firme.** (Figura 25–2A.)
8. **Abrir e dilatar a veia umbilical com a pinça.** Se for uma inserção mais tardia, remover quaisquer coágulos visíveis na luz com a pinça. Uma vez suficientemente dilatada a veia, **inserir o cateter** (Figura 25–2B) até o comprimento desejado. Dirigir o cateter na direção da cabeça/cefalicamente com uma das mãos fornecendo imobilização do fígado, uma vez que isto melhora a taxa de inserção do UVC para dentro da veia cava inferior. Algumas unidades usam **ultrassom para ajudar a guiar o cateter**, e foi observado que isto reduz complicações durante inserção de UVC.
9. **Ocasionalmente, um cateter entra na veia porta.** (Figura 25–3.) Suspeitar entrada na veia porta se você encontrar resistência e não puder avançar o cateter à distância desejada ou se você detectar um movimento pulsátil. Várias opções são disponíveis para corrigir isto.
    a. **Retirar o cateter** 2-3 cm, girá-lo e tentar reinseri-lo.
    b. **Tentar injetando jorro enquanto você avança o cateter.** Às vezes, isto torna mais fácil passar o cateter através do ducto venoso.

ACESSO VENOSO: CATETERISMO DE VEIA UMBILICAL

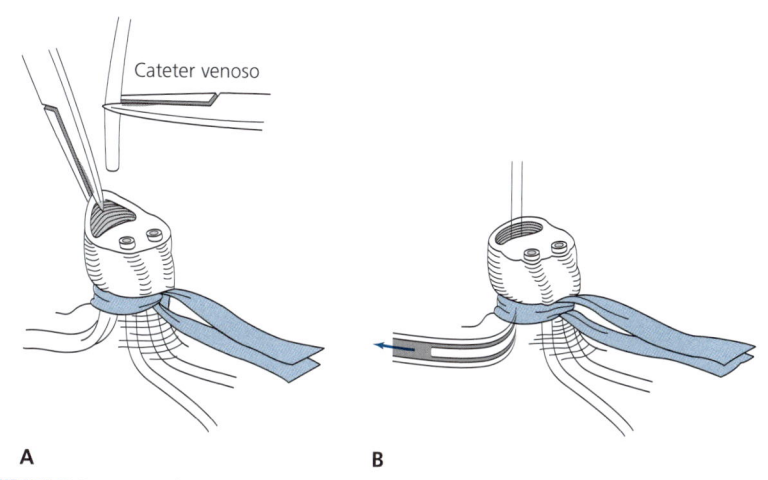

FIGURA 25–2. Cateterismo de veia umbilical. (A) O coto umbilical é mantido vertical antes que o cateter seja inserido. (B) O cateter é passado para dentro da veia umbilical.

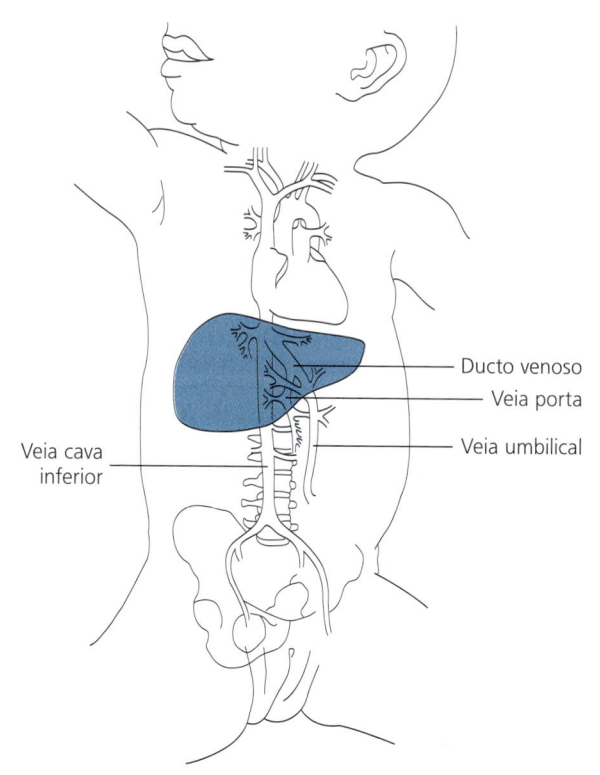

FIGURA 25–3. Relações anatômicas usadas na colocação de um cateter venoso umbilical.

c. **Técnica com duplo cateter** é com base no fato de que uma vez que o primeiro cateter ocupa o vaso errado, o segundo cateter terá que entrar no vaso correto, porque o errado está bloqueado. Deixar o cateter mal colocado dentro, e passar outro cateter através da mesma abertura. Às vezes isto permite que um cateter vá através do *ductus venosus*, enquanto o outro entre no sistema portal. Aquele no sistema portal pode, então, ser removido (taxa de sucesso descrita 50%). Esta técnica aumenta o risco de perfuração.

10. **Conectar o cateter ao líquido e tubulação.**
11. **Fixar o cateter exatamente como o UAC.** (Ver Figura 23-4, página 239.) Nunca avançar um cateter uma vez ele esteja fixado no lugar.
12. **Confirmar a colocação.** Colocação incorreta de UVC é associada a uma taxa mais alta de complicação. O UVC deve ser colocado na veia cava inferior abaixo do nível do átrio direito e acima do nível do ducto venoso. Recentemente, alguns centros usaram **ultrassom combinado com radiografia** para colocação do cateter e para verificar posição.

    a. **"Bebegrama" anteroposterior (AP) e lateral (inclui o abdome e tórax)** são as radiografias de escolha para colocação de cateter para confirmar a posição (ver Figura 11-10). O UVC deve ficar **acima do diafragma**, mas abaixo do átrio direito do coração. A posição correta do UVC é ponta do cateter 0,5–1,0 cm (distâncias descritas 0–2 cm) acima do diafragma direito (ponta do UVC nas vértebras torácicas 8–9 correspondendo à junção do átrio direito [RA] e veia cava inferior [IVC]). **A imagem lateral é necessária para mostrar a localização exata e mostrará o trajeto da veia umbilical e ducto venoso em relação ao fígado.** *Nota:* Na radiografia, às vezes, ar pode ser visto nos ramos venosos portais imediatamente após inserção de UVC. Como achado transitório isolado, ele não deve ser confundido com ar portal em razão da enterocolite necrosante.

    i. **Nível torácico no CXR tórax não prediz acuradamente a posição do cateter.** Linhas de UVC foram encontradas localizadas em uma larga variação de corpos vertebrais (T6–T11) por ecocardiograma. Recomendações variam sobre qual nível deve ser o da linha do UVC, em T8–T9, T9, ou T9–T10.

    ii. **Alguns clínicos sugerem que radiografia não é confiável** para confirmar posição da extremidade do cateter. CXRs laterais demonstraram não predizer acuradamente colocação do cateter. A AP subestima a incidência de colocação atrial esquerda, e radiografia lateral superestima colocação atrial esquerda.

    b. **Ultrassom/ecocardiografia à beira do leito** é uma opção. Ultrassom confirma mais acuradamente a posição da ponta do cateter do que radiografia e reduz a exposição à radiação ionizante.

    c. **PO_2 e saturação venosa** pode ser obtida, mas tem apenas uma sensibilidade de 45% e especificidade de 95%.

    d. **Padrão ouro** é considerado ecocardiografia com injeção de contraste de soro fisiológico para documentar localização distal do cateter.

    e. **Se sangue vermelho-vivo (sangue arterial)** for obtido, então o UVC cruzou o forame oval, e o cateter necessita ser puxado de volta.

13. **Há evidência insuficiente para suportar ou refutar o uso de rotina de antibióticos profiláticos com UVC (revisões Cochrane).** Não usar pomada antibiótica tópica ou cremes em locais de inserção de cateter, uma vez que promoverão infecções fúngicas.

IV. **Remoção de UVC.** Remoção de UVC deve ser tão logo possível por causa do risco mais alto de colonização e infecção com tempos de retenção mais longos. Comparar as marcas no UVC a outro cateter do mesmo tamanho e rever colocação para determinar a distância necessária para puxar o UVC para a marca de 2 cm.

   A. **Assegurar que a amarração umbilical está frouxamente amarrada** e remover quaisquer suturas ou fita.
   B. **Retirar o cateter lentamente** até que cerca de 2–5 cm permaneçam.
   C. **Apertar a amarração umbilical e parar a infusão.**
   D. **Puxar o resto do cateter para fora lentamente** (velocidade de 1 cm/min).
   E. **Aplicar pressão** e uma vez que sangramento tenha parado, afrouxar a amarração umbilical.

F. **Enviar ponta para cultura se suspeitar infecção.** Observar o coto quanto à babação excessiva ou hemorragia.
V. **Complicações.** Risco de complicações é alto (10–50%). Manter a extremidade do cateter no ducto venoso ou veia cava inferior e não no forame oval, veia porta ou veia hepática. Lembre-se, você pode ter complicações de um UVC apropriadamente colocado.
   A. **Infecção.** O efeito adverso mais comumente descrito. Minimizar o risco por técnica estéril estrita, nunca avançando um cateter que já foi posicionado, e limitando tempo de retenção. Sepse é a mais comum, celulite, onfalite, endocardite, êmbolos sépticos, abscessos do fígado e pulmonar (com má-posição de UVC dentro de veia pulmonar direita). AAP recomenda remover e não substituir a linha, se quaisquer sinais de infecção da corrente sanguínea associada à linha central estiverem presentes.
   B. **Complicações cardíacas.** Derrame pericárdico é a segunda complicação mais comum. Ele pode ser assintomático, e suspeitado em bebês com cateter e cardiomegalia progressiva. Arritmias atriais direitas podem ser causadas por um UVC inserido até longe demais e que irrita o coração. Tamponamento cardíaco, perfuração cardíaca, pneumopericárdio e endocardite trombótica também foram descritos.
   C. **Fenômeno trombótico ou embólico.** O fator de risco mais importante é colocação de cateteres centrais. Nunca deixar ar entrar pela extremidade do cateter. Um cateter não funcionante deve ser removido. Nunca tentar lavar coágulos da extremidade do cateter. Êmbolos podem ser nos pulmões (se o cateter passar através do ducto venoso), fígado (cateter no sistema porta e ducto venoso está fechado), ou em qualquer lugar na circulação sistêmica (cateter está através do ducto venoso, e há *shuntagem* da direita para a esquerda através do canal arterial ou forame oval). Monitoramento cuidadoso está indicado em bebês de muito baixo peso ao nascer que têm um hematócrito > 55% na primeira semana de vida, uma vez que haja um aumento na trombose associada a UVC neste grupo. AAP recomenda remover a linha se trombose estiver presente.
   D. **Perda sanguínea/hemorragia.** Ocorre se tubulação desconectar (usar conexões Luer lock).
   E. **Extravasamento de líquido retroperitoneal** (genital, nádegas, coxa, abdominal), nutrição parenteral total/líquido IV, ascite, hemoperitônio.
   F. **Enterocolite necrosante.** Considerada uma complicação de UVCs, especialmente se deixados no lugar > 24 horas.
   G. **Infecções fúngicas do átrio direito.** Complicação descrita de 13%.
   H. **Edema pulmonar, hemorragia, infarto (com/sem hidrotórax), hidrotórax** pode ocorrer a partir de um cateter alojado ou por perfuração na veia pulmonar.
   I. **Hipertensão venosa portal.** Causada por um cateter posicionado no sistema portal.
   J. **Complicações hepáticas** incluem necrose, calcificação, laceração, abscesso, formação de fístula biliar-venosa, ascite por infundido, coleções líquidas subcapsulares e ar venoso portal/hematoma/erosão. Não deixar um cateter permanecer no sistema portal. Em caso de colocação de emergência, o cateter deve ser avançado apenas 2–3 cm (apenas até sangue retornar) para evitar infusão hepática. Se o UVC perfurar uma parede vascular intra-hepática, pode resultar um hematoma.
   K. **Outras complicações raras.** Criação de um falso trajeto luminal, perfuração de vaso, hidrotórax, cisto hepático, isquemia digital, perfuração do peritônio, infarto hemorrágico do pulmão, perfuração de cólon, perfuração do divertículo de Meckel (UVC inserido por uma luz estreita no cordão umbilical confundida com veia umbilical), hipoglicemia neonatal persistente, ascite com perfuração peritoneal, líquido na cavidade peritoneal a partir de veia umbilical perfurada, embolia de geleia de Wharton, gangrena da extremidade (UVC colocado em ramo da artéria ilíaca).

Referências Selecionadas

College of Respiratory Therapists of Ontario. Central Access: Umbilical Artery and Vein Cannulation: Clinical Best Practice Guideline. http://www.crto.on.ca/pdf/PPG/Umbilical_ CBPG.pdf. Accessed September, 2012.

Kabra NS, Kumar M, Shah SS. Multiple versus single lumen umbilical venous catheters for newborn infants. *Cochrane Database Syst Rev.* 2005;CD004498.

Monagle P, Chan AK, Goldenberg NA, et al. Antithrombotic therapy in neonates and children: Antithrombotic Therapy and Prevention of Thrombosis. 9th ed. American College of Chest Physicians Evidence Based Clinical Practice Guidelines. *Chest.* 2012;141;e737S-e801S.

26 Acesso Venoso: Cateterismo Intravenoso Periférico

I. **Indicações**
   A. **Acesso vascular em situações não emergentes e emergentes** para a administração de líquidos e medicações intravenosos (IV).
   B. **Administração de nutrição parenteral.**
   C. **Administração de sangue e produtos de sangue.**
   D. **Amostragem sanguínea (apenas após colocação de IV inicial).**

II. **Equipamento**
   A. **Básico:** Prancha de braço, esparadrapo, torniquete, aplicadores de álcool, soro fisiológico para lavar (0,5% de soro fisiológico, se hipernatremia for uma preocupação), solução/aplicadores de povidona-iodo, material de curativo transparente; tubulação apropriada para líquido IV e de conexão, equipamento de transiluminação (opcional). Filtros em linha são usados às vezes.
   B. **Cateter intravenoso.** Preferidos aparelhos com fabricação de segurança (protegidos): agulha para veia do couro cabeludo calibres 23 a 25 ("*butterfly*") ou um cateter sobre agulha calibres 22 a 24. Usar pelo menos calibre 24 para transfusão de sangue.

III. **Procedimento**
   A. **Agulha para veia do couro cabeludo ("*butterfly*")**
      1. **Selecionar a veia.** Locais IV neonatais estão mostrados na Figura 26–1. É útil selecionar o "Y" ou região da forquilha da veia, onde 2 veias se juntam, para a inserção. Para ajudar a identificar a veia, usar palpação, visualização e transiluminação. O dorso da mão é a melhor escolha para preservar os locais potenciais de cateteres centrais (veias cefálica, braquial, safena magna) se necessário. Evitar áreas de flexão.
         a. **Couro cabeludo.** Veia supratroclear, temporal superficial ou auricular posterior (último recurso).
         b. **Dorso da mão.** Local preferido usando a rede venosa dorsal. Isto inclui as veias metacarpais dorsais.
         c. **Antebraço.** Na área do punho, estão as veias cefálica e basílica. Veia antebraquial mediana ou cefálica acessória situam-se mais ao alto no antebraço.
         d. **Pé.** Arco venoso dorsal.
         e. **Fossa antecubital.** Veias basílica ou cubital.
         f. **Tornozelo.** Veias safena magna e parva.
      2. **Raspar a área se for usar uma veia do couro cabeludo.** Tentar colocar a agulha atrás da linha do cabelo para cicatrização cosmética.
      3. **Prender a extremidade sobre uma prancha de braço.** Ou ter um assistente ajudando a segurar a extremidade ou a cabeça.
      4. **Tratamento da dor.** A **American Academy of Pediatrics (AAP)** recomenda anestésicos tópicos (p. ex., mistura eutéctica de anestésicos locais – lidocaína e prilocaínz [EMLA]) aplicados 30 minutos antes do procedimento. Sacarose/glicose oral, chupeta, enfaixamento e outros métodos não farmacológicos podem ser usados para redução da dor.

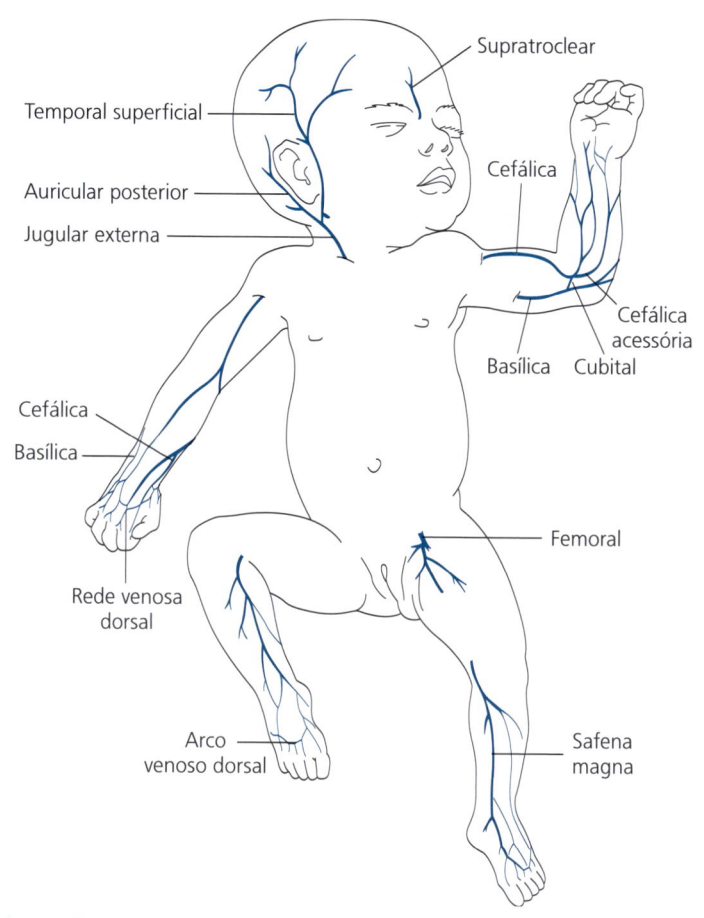

FIGURA 26–1. Locais frequentemente usados para acesso venoso no recém-nascido.

5. **Aplicar um torniquete proximal ao local da punção.** Se for ser usada uma veia do couro cabeludo, uma faixa de borracha pode ser colocada em torno da cabeça, imediatamente acima dos supercílios.
6. **Limpar a área com solução de povidona-iodo.** Deixar secar e limpar com água ou soro fisiológico estéreis.
7. **Encher a tubulação com irrigação e destacar a seringa da agulha.**
8. **Pegar as asas plásticas.** Usando seu dedo indicador livre, **esticar a pele** para ajudar a estabilizar a veia.
9. **Inserir a agulha através da pele na direção do fluxo sanguíneo e avançar ~0,5 cm antes de entrar no lado do vaso.** Alternativamente, o vaso pode ser penetrado diretamente após a puntura da pele, mas isto, frequentemente, resulta em puncionar o vaso "de lado a lado" (Figura 26-2).
10. **Avançar a agulha quando sangue aparecer na câmara *flash* ou na tubulação. Delicadamente injetar um pouco da irrigação** para assegurar a patência e posicionamento certo da agulha.
11. **Conectar a tubulação IV e o líquido, e esparadrapar a agulha em posição.**

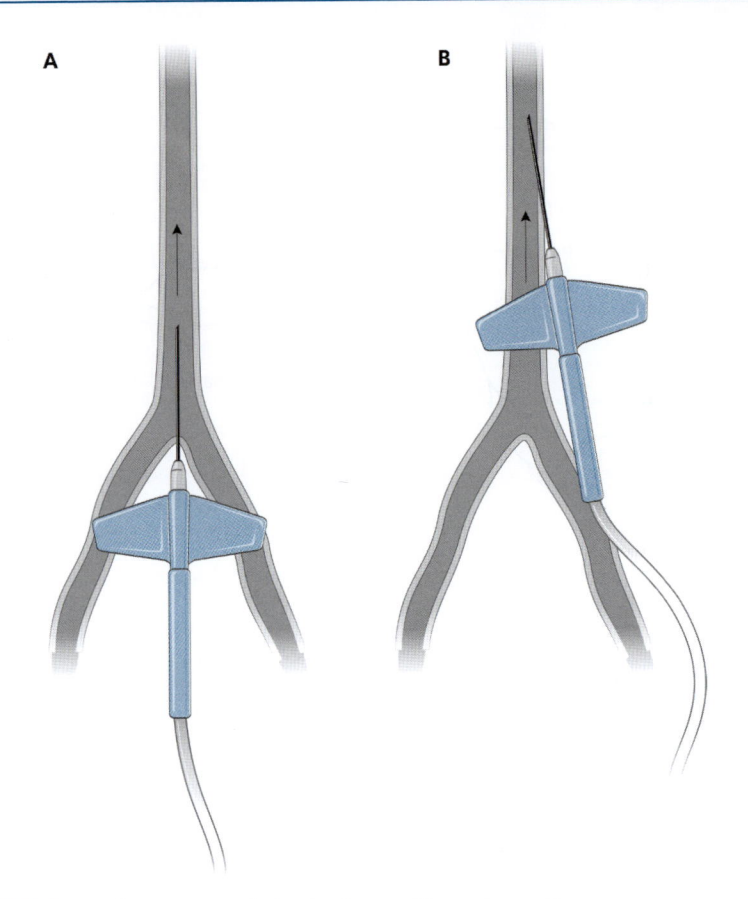

FIGURA 26-2. Duas técnicas para entrada da veia pelo acesso IV no recém-nascido.
(A) Puntura direta. (B) Entrada lateral.

12. **Heparina não é recomendada para linhas IV periféricas.** Revisão Cochrane afirma que heparina no líquido IV pode reduzir as trocas de tubo IV, mas poderia ter efeitos adversos sérios. Mais estudos são necessários antes que se possam fazer recomendações sobre uso de heparina em recém-nascidos com cateteres IV periféricos (PIV).

B. Montagem de cateter sobre agulha
1. **Obedecer aos passos 1-6** para a agulha em veia do couro cabeludo.
2. **Encher a agulha e o conector com irrigação** via seringa, a seguir remover a seringa.
3. **Esticar a pele** para estabilizar a veia.
4. **Puncionar a pele** e, em seguida, entrar no lado da veia em um movimento separado. Alternativamente, a pele e a veia podem ser penetradas em um movimento.
5. **Cuidadosamente avançar a agulha** até um *flash* de sangue aparecer no conector.
6. **Ativar o protetor** para embainhar a agulha e avançar o cateter. Injetar uma pequena quantidade de solução de irrigação dentro da veia antes de avançar o cateter pode ajudar.
7. **Remover o torniquete** e delicadamente injetar um pouco de soro fisiológico para dentro do cateter para verificar a patência e a posição.
8. **Conectar a tubulação IV e o líquido** e esparadrapar seguramente no lugar usando curativo transparente.

IV. Complicações

- **A. Hematoma** (complicação mais comum) no local pode frequentemente ser tratado efetivamente por pressão delicada.
- **B. Flebite (inflamação da veia)** é um risco que aumenta quanto mais tempo um cateter é deixado no lugar, especialmente se > 72–96 horas. Locais são rotados a intervalos de 72 a 96 horas para diminuir flebite e infecção.
- **C. Vasospasmo** raramente ocorre quando veias são acessadas e frequentemente regride espontaneamente.
- **D. Infecção** é um risco que pode ser minimizado usando-se técnica estéril, incluindo preparação antisséptica. O risco de infecção aumenta depois de 72 horas. Raramente associada à infecção da corrente sanguínea.
- **E. Êmbolo (de ar ou coágulo).** Nunca deixar a extremidade do cateter aberta ao ar, e certificar-se de que o cateter IV seja irrigado livre de bolhas de ar antes de ser conectado. Não usar força excessiva ao lavar.
- **F. Lesão de infiltração/extravasamento** resulta do vazamento de líquido de uma veia para dentro do tecido circunvizinho, frequentemente por causa da colocação inadequada do cateter ou dano ao vaso. **Infiltração** de líquido não vesicante não causa necrose, mas um grande volume pode causar compressão das estruturas neurovasculares, levando à síndrome compartimental. **Extravasamento** pode causar uma lesão branda ou necrose grave (bolhas, lesão tecidual e necrose) e pode resultar na necessidade de enxerto de pele. Para limitar isto, confirmar colocação intravascular do cateter com a solução de irrigação antes de o cateter ser conectado à tubulação IV. Infiltração, muitas vezes, significa que o cateter necessita ser removido. Evitar soluções hiperosmolares para infusão periférica, e usar cautela com dopamina, que pode causar constrição. Material de cateter Vialon demonstrou reduzir o risco de infiltração (35% em bebês < 1.500 g) em comparação a Teflon. Ver Capítulo 37 para detalhes sobre tratamento de infiltração e extravasamento.
- **G. Calcificação de tecido subcutâneo** secundária à infusão de uma solução contendo cálcio.
- **H. Sobrecarga hídrica,** problemas eletrolíticos (hipernatremia).

Referência Selecionada

Shah PS, Ng E, Sinha AK. Heparin for prolonging peripheral intravenous catheter use in neonates. *Cochrane Database Syst Rev.* 2005;(4). DOI:10.1002/14651858.CD002774.pub2.

27 Acesso Venoso: Cateterismo Venoso Central Percutâneo

I. Indicações.
Cateterismo venoso central percutâneo (também chamado **cateter central inserido perifericamente [PICC]**) consiste em inserir um cateter longo de pequeno calibre em uma veia periférica e dirigi-lo para dentro de uma localização venosa central. O cateter é colocado perifericamente, mas é mais longo do que o aparelho intravenoso (IV) usual, e por isso sua extremidade se situa em uma localização mais central. O cateter pode ser colocado em vasos grandes, como as veias cefálica e basílica no braço ou a veia safena na perna.

- **A. Quando acesso IV é previsto** por um período prolongado de tempo.
- **B. Em bebês de baixo peso ao nascimento quando se prevê** que alimentações enterais não serão realizadas dentro de um curto período.
- **C. Para o fornecimento de líquidos, soluções nutricionais, e medicações quando outro acesso venoso não é aceitável** (p. ex., soluções IV hipertônicas).

II. Equipamento
   A. **Suprimentos básicos.** Gorro, máscara, luvas estéreis, capote estéril, curativo transparente e tiras de esparadrapo estéril (para estabilização do cateter), uma bandeja estéril (bandeja de multifinalidades ou bandeja de cateter de artéria umbilical), solução de povidona-iodo ou preparação cutânea bactericida localmente aprovada, um torniquete (ou tira de borracha) estéril, solução salina de irrigação e conector em T.
   B. **Aparelho de cateter percutâneo.** Dois tipos de aparelhos de inserção existem disponíveis: cateteres de Silastic (silicone) (frequentemente com um fio introdutor). Diversos tamanhos e cateteres de luz dupla são também disponíveis. Diretrizes da National Association of Neonatal Nurses (NANN) recomendam os seguintes tamanhos de cateteres: bebês < 2.500 g, 1,1–2 F (cateter calibres 28 a 23); bebês ≥ 2.500, 1,9–3 F (cateter calibres 26 a 20).

III. Procedimento.
Existem 2 tipos comumente usados de cateteres, e alguns dos menores vêm com fios-guias. O procedimento varia se um fio-guia estiver ou não presente, porque o fio-guia necessita ser removido antes que sangue seja colhido ou o cateter seja irrigado. **Sugere-se que a pessoa que colocará o cateter deve ser familiarizada com as instruções do fabricante específico para colocação dos cateteres usados. Treinamento especial é sugerido antes da colocação destes aparelhos**. Uma revisão da NANN *Guideline for Peripherally Inserted Central Catheters* (ver Referências Selecionadas) também é sugerida e é útil.
   A. **Obter consentimento informado e efetuar tempo técnico.** Reunir o equipamento e montar a bandeja com o cateter usando técnica estéril.
   B. **Selecionar uma veia adequada no braço, como a veia cefálica ou a basílica, ou usar a veia safena na perna.** (Ver Figura 26–1.) Posicionar o bebê de tal modo que o vaso selecionado seja acessível. Fazer contenção do bebê para evitar contaminação do campo estéril com as outras extremidades. É útil ter uma segunda pessoa disponível para ajudar a estabilizar a posição do bebê, para ajudar a manter a esterilidade e para oferecer uma chupeta e medidas de conforto.
   C. **Determinar o comprimento do cateter.** Medir a distância entre o local de inserção e a localização desejada da extremidade do cateter. (Para cateteres colocados nas extremidades superiores, medir até o nível da veia cava superior ou do átrio esquerdo; para cateteres colocados nas extremidades inferiores, medir até a veia cava inferior.) Cateteres são tipicamente marcados a intervalos de 5 cm.
   D. **Vestir gorro e máscara, lavar as mãos, e a seguir vestir o capote e luvas estéreis.** Se outros estiverem ajudando ou observando à beira do leito, qualquer um a cerca de 1 m da beira do leito deve vestir gorro e máscara e observar precauções máximas de barreira estéril. Qualquer um ajudando e escovado deve usar gorro, máscara, capote e luvas.
   E. **Preparar a área de inserção.** Isto deve ser feito com uma tripla preparação de solução de povidona-iodo ou agente bactericida aprovado pela unidade, e deixar a solução secar. Alguns cateteres advertem contra usar álcool por causa da degradação dos cateteres. (Consultar as instruções do seu fabricante.) *Observação:* Cateteres que não contêm um fio-guia exigem irrigação com soro fisiológico antes de serem inseridos no vaso (ver bula da embalagem do produto específico).
   F. **Dor.** A American Academy of Pediatrics recomenda **anestésicos tópicos** para inserção de cateter IV (anestésicos tópicos comprovaram não ser efetivos em um estudo de colocação de PICC). Outras técnicas não farmacológicas de prevenção e alívio da dor podem ser usadas. Outras recomendações incluem analgesia sistêmica com base em opiáceo.
   G. **Pedir a um assistente para aplicar o torniquete se estiver usando um torniquete não estéril.**
   H. **Colocar campos estéreis sobre a maior parte do paciente.** Possibilitar máxima precaução de barreira estéril, um grande campo estéril em torno da área de inserção, e cobrir a maior parte do bebê.
   I. **Remover o protetor de plástico da agulha introdutora.**
   J. **Inserir a agulha introdutora para dentro de uma veia.** Confirmar entrada na veia, observando um refluxo de sangue na agulha. Não avançar a agulha introdutora, uma vez que o refluxo (ou o sangue) tenha sido observado, ou você pode puncionar de lado a lado o vaso (Figura 27–1).

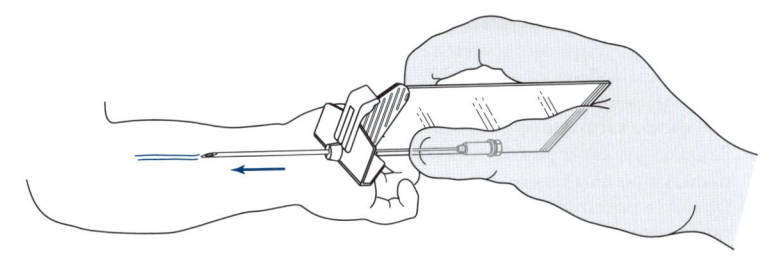

ACESSO VENOSO: CATETERISMO VENOSO CENTRAL PERCUTÂNEO

FIGURA 27–1. Técnica para inserção da agulha introdutora para dentro da veia.

K. Soltar o torniquete.
L. **Segurar a agulha introdutora para manter a posição na veia.** Avançar lentamente o cateter através da agulha introdutora com uma pinça lisa ou dedos para dentro da veia. **Não usar uma hemostática ou pinça estriada porque pode danificar o cateter** (Figura 27–2).
M. **Uma vez que o cateter tenha sido avançado para a localização pré-medida, estabilizá-lo colocando um dedo sobre o vaso onde o cateter foi introduzido (~1–2 cm acima da ponta da agulha introdutora).** Então cuidadosamente retirar a agulha introdutora completamente para fora da pele. A área pode sangrar em torno do cateter. Manter gaze estéril sobre a área até o sangramento se resolver (Figura 27–3).

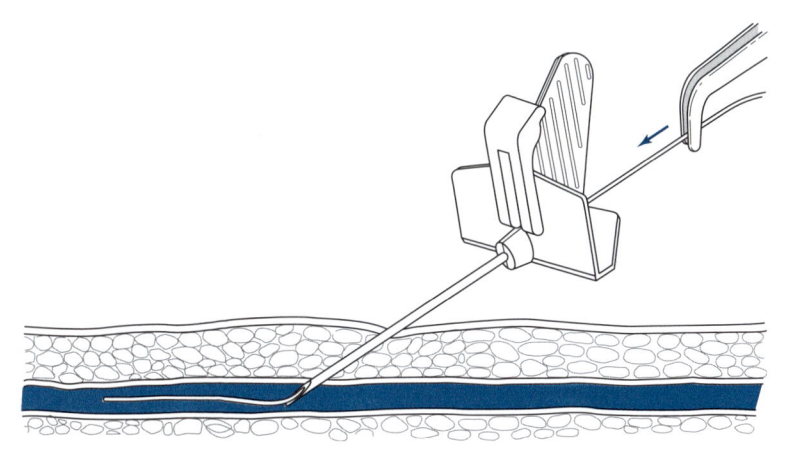

FIGURA 27–2. O cateter é inserido pela agulha introdutora com pinça.

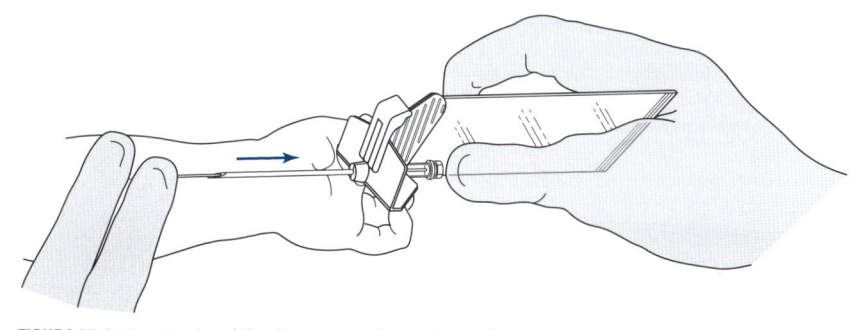

FIGURA 27–3. O cateter é estabilizado, enquanto é retirada a agulha.

N. **Separar a agulha introdutora do cateter, usando a técnica especificada pelo fabricante da agulha.** Pegar as metades opostas da agulha introdutora, e cuidadosamente descascar cada metade separando-as até que a agulha se divida completamente (Figura 27–4.).
O. **Enquanto se está removendo a agulha, ocasionalmente o cateter também é puxado para fora da veia e tem que ser reavançado para a localização desejada.**
P. **Se um fio-guia estiver presente, remover o fio lenta e continuamente do cateter.** Não tentar reintroduzir o fio, uma vez que ele tenha sido removido do cateter.
Q. **Quando o fio introdutor é retirado, um retorno de sangue pode ou não ser observado no cateter, dependendo do tamanho do cateter.** Cateteres menores são menos tendentes a ter retorno de sangue. Usando uma seringa de 3 mL, aspirar o sangue através do cateter até o sangue atingir o conector. (Ligeiramente mais pressão é necessária para retirar sangue através do diâmetro muito pequeno do cateter; entretanto, se sangue está retornando, o cateter está desimpedido e no sistema intravascular.) Uma vez que o sangue tenha sido aspirado de volta para o conector do cateter, colocar um conector em T e irrigar o cateter com soro fisiológico. (Em razão do pequeno diâmetro do cateter, será necessária ligeiramente mais pressão na seringa para aspirar o sangue e lavar com solução através do cateter; entretanto, não usar pressão excessiva ao irrigar o cateter, porque ela pode causar ruptura do cateter ou fragmentação com possível embolização.) ***Observação:*** Praticar a técnica de irrigação com outro cateter antes de tentar inserção e irrigação de um cateter em um paciente, se você não for familiarizado com este tipo de cateter.
R. **Fixar o cateter à extremidade colocando uma tira de esparadrapo estéril sobre o cateter no local de inserção para ancorar o cateter.** Enrolar o cateter externo restante, certificando-se de que não há dobras, e cobrir com um curativo transparente estéril. **Não suturar o cateter no lugar.**
S. **Conectar o líquido IV.** Líquidos IV estéreis frescos novos devem ser conectados ao novo cateter. **Heparina** deve ser usada. Revisão Cochrane recomenda uso profilático de **heparina** em linhas venosas centrais colocadas perifericamente, porque ela permite que um número mais alto de bebês complete sua terapia e reduz o risco de oclusão do cateter. As Diretrizes Clínicas Baseadas em Evidência (2012) do American College of Chest Physicians recomendam infusão contínua de HNF (heparina não fracionada – *UFH*) a 0,5 U/kg/h para manter a patência em recém-nascidos com aparelhos de acesso venoso central.
T. **Fazer uma radiografia para verificar a localização da extremidade do cateter venoso central.** A maioria dos cateteres é radiopaca e, portanto, pode ser vista em radiografia; entretanto, em razão do seu pequeno tamanho, pode ser difícil avaliar a localização da extremidade. Alguns fabricantes sugerem injetar meio de contraste (~0,3–1 mL) através do cateter imedia-

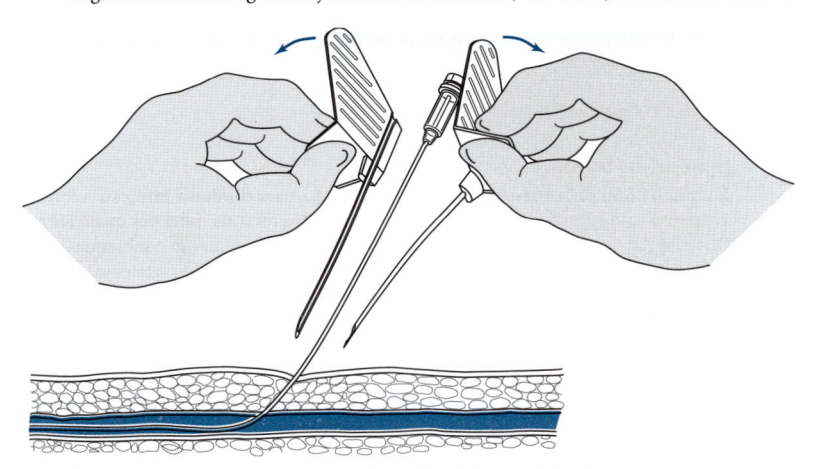

FIGURA 27–4. Técnica para remover a montagem de asas da agulha da maioria dos cateteres.

tamente antes da radiografia para avaliar a colocação da ponta do cateter. **Nota:** Idealmente, a posição da ponta do cateter deve ser em uma localização central na veia cava superior para inserções no corpo superior, e na veia cava inferior torácica para inserções nas extremidades inferiores. Entretanto, se o cateter tiver um retorno de sangue e estiver patente, mas não pôde ser avançado para uma localização central, ele pode ser puxado de volta na porção proximal da extremidade e usado como um cateter na linha mediana. Soluções hipertônicas não devem ser infundidas por um cateter mediano.

U. **Ao colocar o PICC na extremidade inferior.** Uma radiografia lateral transversal à mesa deve ser feita para avaliar a colocação correta do cateter na veia cava inferior.

V. **Registre o tamanho e o comprimento do cateter que foi inserido** e a posição do cateter na radiografia.

W. **Precauções**
   1. **Não medir a pressão arterial do bebê na extremidade que contém o cateter percutâneo.** Pode ocorrer oclusão ou dano ao cateter.
   2. **Não aparar o cateter antes da colocação a não ser que especificado pelo fabricante.** Uma extremidade de corte irregular pode aumentar formação de trombo.
   3. **Não usar uma pinça hemostática ou estriada para avançar o cateter porque ela poderia danificar o cateter.**
   4. **Ao inserir o cateter através da agulha introdutora, não puxar o cateter de volta através da agulha introdutora.** Fazer isso poderia secionar o cateter.
   5. **Não suturar o próprio cateter.** O cateter é muito pequeno, e uma sutura o ocluiria.
   6. **Não tentar infundir produtos de sangue ou soluções viscosas através do cateter.** Isto poderia causar oclusão do cateter.
   7. **Tomar cuidado ao lavar o cateter.** Pressão excessiva poderia rompê-lo. Não usar uma seringa < 3 mL para a linha de irrigação.

X. **Manutenção do cateter**
   1. **Prevenção de infecção da corrente sanguínea associada à linha central (CLABSI)** (ver mais adiante) começa antes da inserção, com diretrizes estritas para colocação e manutenção dos cateteres. Técnica estrita de lavagem das mãos também é necessária.
   2. **O curativo transparente deve permanecer no lugar sobre o cateter.** Trocas de curativo de rotina não são recomendadas, por causa do risco de lacerar ou deslocar o cateter. O curativo deve ser trocado, usando-se técnica estéril, apenas se o curativo atual tiver drenagem embaixo ou não for mais oclusivo. Verficar o curativo em cada turno para avaliar a condição, certificando-se de que esteja seco e seja oclusivo. Se o curativo estiver descolando, pode necessitar ser trocado, usando-se técnica estéril.
   3. **Examinar frequentemente o local e a extremidade ou a área onde o cateter está localizado quanto à inflamação (eritema) ou dor à palpação (conforme protocolo IV específico da unidade).**
   4. **Líquidos e medicações** correndo através do cateter devem ser preparados, usando-se condições estéreis e heparinizados de acordo com o protocolo do hospital ou da unidade para cateteres centrais.
   5. **Limitar o número de vezes que o cateter é acessado, para diminuir infecção.** Limpar conectores e locais de injeção com antisséptico antes de entrar na linha por qualquer razão. Pesquisa sugere que o conector é um local comum de contaminação e subsequente infecção. O número de vezes que o conector é aberto e a duração de uso do cateter são ambos relacionados com a presença de infecções associadas ao cateter.

Y. **Remoção do cateter.** O cateter pode permanecer no lugar por várias semanas. Diversos estudos mostraram um aumento na taxa de infecção após ~2–3 semanas.
   1. **Delicadamente remover o curativo oclusivo** da extremidade e o cateter, tendo cuidado de não rasgar o curativo do cateter.
   2. **Pegar a tubulação do cateter perto do local de inserção,** e delicadamente puxar o cateter em um movimento contínuo. Se for encontrada resistência, não aplicar força e não estirar o cateter. Fazê-lo poderia causar ruptura do cateter.

3. **Aplicar uma compressa úmida morna na área acima do trato do cateter por vários minutos, e a seguir tentar novamente a remoção do cateter.** Se o cateter ainda for resistente, consultar NANN Practice Guidelines (ver Referências Selecionadas). Pode levar de várias horas a dias para remover alguns cateteres.
4. **Uma vez removido o cateter, inspecioná-lo e medi-lo para assegurar-se de que o cateter inteiro foi removido da veia.** Comparar este comprimento à medida inicial no momento da colocação. Cobrir a área com um curativo estéril.

IV. **Complicações.** Só as complicações mais comuns estão listadas. Consultar as instruções do fabricante para uma lista de complicações adicionais. Treinamento especial é necessário para a colocação destes aparelhos.

   A. **Infiltração.** Como ocorre com qualquer aparelho intravascular, infiltração é um risco, e a área inchará. Como os cateteres são mais longos que cateteres IV periféricos, é necessário avaliar quanto a aumento de volume na área onde está localizada a ponta do cateter, não somente no local de inserção.

   B. **Oclusão do cateter.** Este cateter é extremamente pequeno, frágil e facilmente ocluído durante fixação com esparadrapo ou se o bebê dobrar a extremidade que contém o cateter. Ao fixar o cateter com o curativo e esparadrapo, evitar dobrar o cateter; fazê-lo poderia criar uma oclusão. Se resistência for encontrada quando irrigando o cateter, não tentar irrigá-lo mais. Fazê-lo poderia resultar em ruptura do cateter com possível embolização.

   C. **Infecção ou sepse.** **Uma infecção da corrente sanguínea associada a cateter é a mais comum infecção associada a tratamento de saúde na NICU. A prevenção de CLABSI é extremamente importante**. Cada unidade deve desenvolver uma estratégia para rastrear CLABSI e desenvolver estratégias de prevenção, incluindo durante colocação e manutenção da linha. Consultar as diretrizes da NANN (ver Referências Selecionadas) e as diretrizes dos Centers for Disease Controle and Prevention para estratégias de redução de risco. Bebês necessitando um PICC estão em risco aumentado de infecções nosocomiais (pouca integridade da pele, sistema imune imaturo, múltiplos procedimentos invasivos, exposição a múltiplas peças de equipamento). Infecção de PICC parece ser relacionada com a duração de tempo que o cateter permanece no lugar; cateteres em demora durante > 3 semanas parecem estar em maior risco de sepse relacionada com cateter. O cateter deve somente ser acessado quando necessário para trocar líquidos e limitar as interrupções na linha. Estafilococos coagulasenegativos se responsabilizam por mais de 50% das infecções. Outros patógenos incluem Gram-negativos (20%), *Staphylococcus aureus* (4-9%), *Enterococcus* (3-5%) e *Candida* (10%). Amostras pareadas devem ser colhidas (cateter e uma veia periférica) dos recém-nascidos com suspeita de sepse, para isolar um cateter potencialmente infectado. Tratamento de recém-nascidos com suspeita de CLABSI deve ser com antibióticos de amplo espectro para cobrir organismos Gram-positivos e Gram-negativos.

   D. **Embolia de ar.** Uma vez que estes cateteres estejam em uma localização central, embolia de ar é um risco. O cateter deve ser cuidado como qualquer cateter central. Precauções especiais devem ser tomadas para evitar ar na linha.

   E. **Êmbolo de cateter.** Não puxar o cateter de volta através da agulha introdutora, o que poderia causar secionamento do cateter.

   F. **Migração/má-posição do cateter.** Cateteres podem-se mover após a colocação inicial. Avaliar a posição do cateter com uma radiografia 2-3 dias depois da inserção e periodicamente cada semana (alguns duas vezes por semana) daí em diante para avaliar a posição depois da colocação inicial. (Coordenar com outras radiografias que o paciente possa necessitar, se possível.)

   G. **Derrames pericárdicos são uma complicação rara, mas ameaçadora à vida, dos cateteres venosos centrais percutâneos.** Manter um alto índice de suspeição clínica em um recém-nascido que tem uma linha central e subitamente tem colapso cardiovascular que não responde à reanimação, resistência a compressões cardíacas externas e não tem nenhum vazamento de ar por transiluminação torácica. Ele é mais comum com linhas no átrio direito, e o tempo médio para ocorrência é 3 dias após inserção de cateter central percutâneo. Radiografia de tórax pode não ser diagnóstica; ecocardiografia é diagnóstica, mas pode retardar o tratamento. A mortalidade é alta. Ver Capítulo 42.

Referências Selecionadas

Monagle P, Chan AK, Goldenberg NA, et al. Antithrombotic therapy in neonates and children: Antithrombotic Therapy and Prevention of Thrombosis. 9th ed. American College of Chest Physicians Evidence-Based Clinical Practice Guidelines. *Chest.* 2012;141(suppl 2):e737S.

Pettit J, Wyckoff MM. *Peripherally Inserted Central Catheters: Guideline for Practice.* 2nd ed. Glenview, IL: National Association of Neonatal Nurses (NANN); 2007.

Shah PS, Shah VS. Continuous heparin infusion to prevent thrombosis and catheter occlusion in neonates with peripherally placed percutaneous central venous catheters. *Cochrane Database Syst Rev.* 2008;(2). DOI:10.1002/14651858.CD002772.

28 Acesso Venoso: Infusão Intraóssea

I. **Indicações.** **Infusão intraóssea (IO)** é usada para acesso vascular de emergência (líquidos e medicações), quando outros métodos de acesso foram tentados e não podem ser rapidamente estabelecidos ou falharam. A **veia umbilical é a via preferida** em contexto hospitalar, mas acesso IO pode ser considerado, se acesso intravenoso rápido for essencial, e o operador não for experiente em colocação de cateter em veia umbilical (UVC).

II. **Equipamento.** Solução de povidona-iodo, compressas de gaze estéril 10 × 10 cm, compressas estéreis grandes ("toalhas"), luvas, aparelho IO (aparelhos aprovados para recém-nascidos existem disponíveis; Tabela 28–1), seringa com irrigação de soro fisiológico, líquido IV e equipo para infusão.

III. **Procedimento**

A. **Contraindicações** incluem doenças ósseas (p. ex., osteogênese imperfeita, osteopetrose), infecção da pele sobrejacente, presença de uma fratura e lesão térmica da pele sobrejacente. Há dados limitados, mas IO parece segura em bebês pré-termo.

Tabela 28–1. COMPARAÇÃO DE APARELHOS INTRAÓSSEOS USADOS EM NEONATOLOGIA

Aparelho IO	Características
Agulha *butterfly* ou cateter IV padrão sobre agulha	Agulha simples, calibre 18 a 20 (*Nota:* não recomendado; ausência de estilete aumenta incidência de obstrução por espículas ósseas)
Agulha espinal[a]	Agulha reta com estilete, calibre 18–20
Agulha de biópsia de medula óssea[a]	Agulha oca com cabo e estilete, calibre 18
Agulha intraóssea	Cabos e estiletes especializados com corpos de agulha curtos, calibre 18
EZ-IO Pediatric (Vidacare, San Antonio, TX)	Furadeira reusável com bateria de lítio; agulha calibre 15; comprimento 15 mm para bebês de 3–39 kg
Bone Injection Gun, Pediatric (B.I.G., WaisMed, Houston, Texas)	Aparelho automático (com carga de mola); usa o mecanismo "colocar em posição e pressionar"; calibre 18 < 12 anos; mostrador por idade para profundidade da agulha

[a]Melhor para uso de emergência quando aparelho IO especificamente projetado não está disponível.
Dados de Tobias JA, Ross AK. Intraosseous infusions: a review for the anesthesiologist with a focus on pediatric use. *Anesth Analg.* 2010;110:391–401. www.vidacare.com. Acessado julho, 2012.

B. **A tíbia proximal (superfície anteromedial) é o local preferido no bebê** (*vs.* o esterno em adultos) e é descrito aqui (Figura 28–1). O vaso intramedular na medula tibial esvazia-se para dentro da veia poplítea e para dentro da veia femoral. Os outros 2 locais mais comuns usados em recém-nascidos são o **fêmur distal** e a **tíbia distal**.

C. **Selecionar a área na linha mediana na superfície plana da tíbia anterior, a 1–2 cm abaixo da tuberosidade tibial.** Alguns recomendam inserir um mínimo de 10 mm (1 cm) distal à tuberosidade tibial: isto evita lesão da placa de crescimento epifisária, e o córtex mais fino que assegura uma inserção mais fácil.

D. **Conter** a perna do paciente e colocar uma pequena bolsa de areia ou bolsa de IV atrás do joelho para suporte.

E. **Limpar a área** com solução de povidona-iodo. Campos estéreis podem ser colocados em torno da área.

F. **Manejo da dor.** Lidocaína (0,5–1%) pode ser injetada na pele, tecido mole e periósteo, mas isto é opcional, uma vez que este frequentemente seja um procedimento de emergência.

G. **Inserção da agulha IO.** (Ver aparelhos específicos na Tabela 28–1.) Local de inserção deve ser pelo menos 10 mm distal à tuberosidade tibial para evitar a placa de crescimento epifisária.

1. **Agulha de biópsia de medula óssea ou agulha intraóssea.** Introduzir a agulha em um ângulo de 10 a 15° na direção do pé para evitar a placa de crescimento. Avançar a agulha até uma falta de resistência ser sentida (frequentemente não mais que 1 cm é necessário), ponto em que deve ter ocorrido entrada no espaço medular. ***Nota:*** É melhor não colocar a outra mão sob a tíbia para estabilização, uma vez que força excessiva possa fazer a agulha passar através do osso e sair pelo outro lado.

2. **Aparelho B. I. G. Pediatric.** Marcar a idade no mostrador para ter a profundidade apropriada da agulha. Posicionar o aparelho a 90° com a pele e segurar firmemente com uma das mãos enquanto a outra mão puxa a tranca de segurança. Ele usa um mecanismo de "posicionar e pressionar" com um dispositivo carregado por mola que penetra o córtex, quando o botão é empurrado. Não é necessária força adicional a não ser segurar o aparelho firmemente contra a pele. Local recomendado pelo fabricante em bebês é 1,25 cm medial e distal à tuberosidade tibial.

3. **EZ-IO Pediatric.** (Só recomendado para bebês > 3 kg.) O aparelho opera como uma furadeira. Tem uma ponta que gira para dentro do espaço IO a uma profundidade preestabelecida. Uma vez a agulha entre no espaço, o estilete é retirado e um cateter de metal permanece com um encaixe Luer lock. O fabricante recomenda remoção dentro de 24 horas.

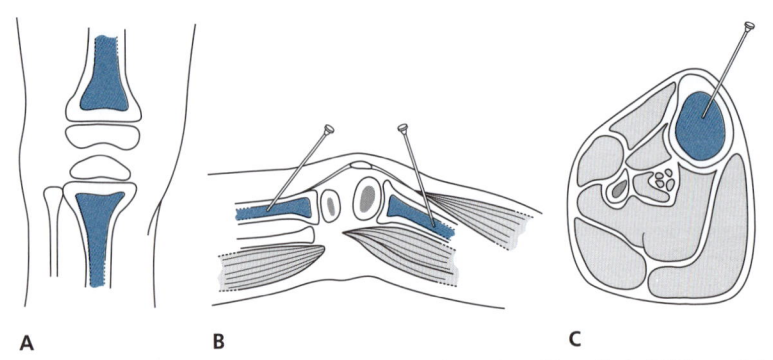

FIGURA 28–1. Técnica de infusão intraóssea. (A) Vista anterior dos locais na tíbia e a fíbula. (B) Vista sagital. (C) Corte transversal através da tíbia. (*Reproduzida com permissão de Hodge D. Intraosseous infusion: a review.* Pediatr Emerg Care. *1985;1:215.*)

H. **Uma vez o aparelho esteja no lugar, remover o estilete e fixar com esparadrapo a agulha no lugar.** Aspiração de medula óssea para estudos laboratoriais pode ser feita, se necessário. Aspirados de medula óssea podem ser enviados para bioquímica, pH, PCO_2, hemoglobina, cultura e sensibilidade, tipo sanguíneo e prova cruzada. Mesmo se medula não puder ser aspirada, a agulha IO pode ser usada, se ela irrigar sem extravasamento. Se apropriado, fixar a agulha na pele com esparadrapo para evitar que seja deslocada.
I. **Conectar a agulha a líquidos IV e infundir à mesma velocidade usada para via IV.** Soluções hipertônicas e alcalinas devem ser diluídas a 1:2 com soro fisiológico. Administrar à mesma velocidade que uma infusão IV. Qualquer líquido ou medicação que possa ser usada por via IV periférica pode ser usada pela via IO (Tabela 28–2).
J. **Confirmar colocação apropriada da agulha IO** por aspiração de sangue ou medula óssea e também pelo livre fluxo gravitacional de cristaloide sem extravasamento. Confirmação com ultrassom pode ser obtida, mas uma radiografia simples confirma posição e frequentemente é tirada para excluir fratura. Em razão do risco de uma fratura, uma radiografia de acompanhamento deve ser feita em todos os bebês em que IO foi tentada.
K. **Acesso vascular IO deve otimamente ser usado por < 2 horas** para minimizar o risco de complicações infecciosas, com alguns aparelhos aprovados pela U.S. Food and Drug Administration (FDA) para uso mais longo. Quando completado, retirar a agulha, aplicar pressão e curativar o local.
L. **Com colocação malsucedida de IO,** não repetir tentativas no mesmo local ou usar o mesmo local por 1–2 dias.

IV. **Complicações**
   A. **Mais comum é extravasamento.** Se estiver dando medicações cáusticas/vasoconstritoras, como dopamina, e ocorrer extravasamento, lesão tecidual é possível. Também pode ocorrer infiltração subperióstica de líquido.
   B. **Infecções.** Celulite localizada, abscesso subcutâneo, periostite e sepse foram todas descritas. Osteomielite é rara (< 0,6%). Para prevenir osteomielite, soluções hipertônicas e alcalinas e todas as medicações devem ser diluídas. Técnica estéril é importante, e se comprometida, considerar cobertura antibiótica.

Tabela 28–2. LÍQUIDOS E MEDICAÇÕES QUE FORAM ADMINISTRADOS PELA VIA INTRAÓSSEA

Líquidos IV			
Sangue e hemocomponentes (plasma fresco congelado, sangue total)	Cristaloides (soluções de Ringer-lactato, cloreto de sódio)	Soluções de glicose (dextrose; D50 deve ser diluída)	Coloides

Medicações			
Adenosina	Aminofilina	Amiodarona	Agentes anestésicos
Antibióticos (vários)	Atracúrio	Atropina	Cloreto e gliconato de cálcio
Bicarbonato de sódio (deve ser diluído)	Dobutamina	Diazepam	
Cloreto de potássio	Heparina	Dopamina	Diazóxido
Digoxina	Lidocaína	Fenobarbital	Fenitoína
Epinefrina	Metilprednisolona	Fentanil	Furosemida
Levarterenol	Pancurônio	Insulina	Labetalol
Meios de contraste (diluir, se possível)	Succinilcolina	Lorazepam	Morfina
Naloxona	Vecurônio	Midazolam	Rocurônio
Vasopressina		Propranolol	Sulfato de magnésio
		Tiamina	Tiopental

Dados de www.vidacare.com. Acessado julho, 2012.

C. **Coagulação da medula óssea.** Resulta em perda do acesso vascular.
D. **Fratura óssea iatrogênica.** Confirmação radiográfica da agulha deve ser feita para confirmar posição e excluir fratura (fratura tibial é mais comum).
E. **Síndrome de compartimento.** Em razão da infusão e extravasamento prolongados. O líquido vazado se coleta nos espaços entre os músculos da perna.
F. **Blastos no sangue periférico.** Estes foram observados após infusões IO.
G. **Embolia de gordura.** Muito menos provável em bebês que em adultos. Antes da idade de 5 anos, o espaço intramedular consiste, principalmente, em medula vermelha, que é mais vascular e tem um componente mais baixo de gordura.
H. **Preocupações com crescimento ósseo foram excluídas.** Estudos mostraram que não há efeito a longo prazo sobre o crescimento tibial após infusão IO com um trocarte de agulha IO apropriadamente colocado. Na tíbia, transfusões de sangue IO podem resultar em alterações radiológicas transitórias, mas não influenciam o crescimento ósseo.
I. **Deslocamento da agulha.**

Referência Selecionada

Tobias JA, Ross AK. Intraosseous infusions: a review for the anesthesiologist with a focus on pediatric use. *Anesth Analg.* 2010;110:391-401.

29 Acesso Venoso: Venopuntura (Flebotomia)

I. **Indicações.** *Observação:* Revisão Cochrane afirma que **venopuntura**, por um operador experiente, constitui o **método de escolha para amostragem de sangue** em bebês a termo. Ele foi constatado menos doloroso que amostragem por picada no calcanhar e um método mais efetivo de amostragem.
   A. **Para obter uma amostra de sangue para análise de rotina ou hemocultura.** Venopuntura tipicamente permite que um volume maior de sangue (recomendado se necessário ≥ 1 mL) seja colhido e é o método de escolha para obter **hemoculturas**. É preferido em relação à amostragem de sangue capilar para certos testes (níveis de drogas, hemoglobina/hematócrito, cariótipo, estudos da coagulação, prova cruzada sanguínea e amônia, lactato e piruvato). Sangue arterial é preferido para lactato, piruvato e amônia.
   B. **Para obter um hematócrito central.** Venopuntura é mais confiável do que picada no calcanhar.
   C. **Administrar medicações.**
   D. **Hemogasometria venosa.** Esta pode ser usada em algumas doenças (sepse/síndrome de desconforto respiratório [RDS] neonatais) para diagnosticar desequilíbrio acidobásico, se uma gasometria arterial não puder ser obtida. Embora hemogasometria arterial seja preferida, amostras venosas mostram boa validade em termos de pH, PCO_2 e HCO_3.
II. **Equipamento.** Luvas, agulha para veia do couro cabeludo com fabricação de segurança calibre 23 ou 25 ou agulha (calibre 23 preferida para reduzir risco de hemólise ou coagulação), aplicadores de álcool, 3 aplicadores de povidona-iodo (para hemocultura), recipientes apropriados para amostras (p. ex., tubo com tampa vermelha), seringa, transiluminador para imageamento de veia (opcional) (ver Capítulo 45).
III. **Procedimento**
   A. **Usar locais venosos distais primeiro, para preservar acesso venoso.** Decidir que veia usar. Usar a Figura 26–1 como guia. Veias a usar: fossa antecubital, dorso da mão ou pé, punho,

veia safena magna no tornozelo, veia do couro cabeludo, jugular externa. Evitar colheitas proximais a locais IV.
- B. **Em casos de localização difícil de veia.** Transiluminação para imagem de veia pode ser usada e é descrita no Capítulo 45.
- C. **Ter um assistente para conter o bebê.** Se um assistente não estiver disponível, conter a área específica selecionada para venopuntura, esparadrapando a extremidade sobre uma prancha de braço.
- D. **Tratamento da dor**
  1. **A American Academy of Pediatrics (AAP) recomenda** anestesia tópica (p. ex., mistura eutéctica de lidocaína e prilocaína [ELMA], aplicada 30 minutos antes do procedimento) e uma combinação de sacarose/glicose oral e prevenção não farmacológica e técnicas de alívio da dor (combinação é mais efetiva).
  2. **Outras recomendações** com base em estudos de venopuntura (muitas vezes com resultados conflitantes): sacarose/leite humano foi comparável a ELMA em um estudo. Combinação de sacarose e ELMA mostrou melhores resultados do que sacarose isolada em bebês pré-termo. Alguns recomendam lidocaína lipossômica 4% uma vez que ela tenha início mais rápido de ação e não exija curativo oclusivo.
- E. **Aplicar "torniquete" na extremidade para ocluir a veia.** Usar uma fita de borracha (para a cabeça), um torniquete, ou a mão de um assistente para circundar a área proximal à veia. Remover e reaplicar podem otimizar a distensão da veia.
- F. **Preparar o local com solução antisséptica.** Para hemoculturas, limpar pelo menos 3 vezes em círculos concêntricos, começando no local da punção.
- G. **Com o bisel para cima** (para fluxo ideal e menos chance de oclusão pela parede da veia), puncionar a pele, e a seguir dirigir a agulha para dentro da veia em ângulo de 25 a 45°. Usar a bifurcação do vaso, se possível.
- H. **Uma vez que sangue entre na tubulação.** Conectar a seringa e coletar o sangue lentamente (ou administrar a medicação).
- I. **Remover o torniquete.** Então remover e pressionar o botão para proteger a agulha. Aplicar pressão delicada na área até ter ocorrido hemostasia (frequentemente 2–3 minutos). Distribuir amostras de sangue nos recipientes apropriados; delicadamente misturar os tubos com aditivos.

IV. **Complicações**
- A. **Infecção** é uma complicação rara que pode ser minimizada usando-se técnica estéril. Artrite séptica do quadril foi descrita após venopuntura femoral.
- B. **Trombose/êmbolo venoso** é, muitas vezes, inevitável, especialmente quando múltiplas punções são executadas na mesma veia e a veia é grande.
- C. **Hematoma ou hemorragia** é evitado, aplicando-se pressão sobre o local durante tempo suficiente, depois de removida a agulha, para assegurar hemostasia. Se um defeito da coagulação estiver presente, hemorragia pode ocorrer.
- D. **Formação cicatricial no dorso da mão** a partir de múltiplas venopunturas em recém-nascidos de muito baixo peso ao nascimento (VLBW).
- E. **Punção dural cervical** por venopuntura jugular interna em um bebê. Isto é secundário à inserção da agulha a uma profundidade excessiva.
- F. **Laceração de artéria** junto da veia.

Referências Selecionadas

Bilan N, Behbahan AG, Khosroshahi AJ. Validity of venous blood gas analysis for diagnosis of acid-base imbalance in children admitted to the pediatric intensive care unit. *World J Pediat.* 2008;4(2):114-117.

Shah VS, Ohlsson A. Venipuncture versus heel lance for blood sampling in term neonates. *Cochrane Database Syst Rev.* 2011;(10). DOI:10.1002/14651858.CD001452.pub4.

30 Aspiração Vesical (Coleta Suprapúbica de Urina)

I. **Indicação.** Para obter urina para cultura quando uma técnica menos invasiva não é possível. Ela é a **mais precisa e preferida para cultura** de bebês e crianças < 2 anos de idade quando comparada a cateterismo uretral e espécimes de urina de bolsa. Quaisquer bactérias ou crescimento em uma cultura suprapúbica são considerados anormais e exigem tratamento. **Outros termos comuns** incluem aspiração suprapúbica da bexiga (SBA), aspiração suprapúbica (SPA) e punção vesical.

II. **Equipamento.** Agulha projetada para segurança: agulha calibre 23 ou 25 de 2,5 cm ou calibres 21 a 22 de 3,75 cm (bebê grande) ou *butterfly* calibre 23 (para prematuro) conectada a uma seringa de 3 mL, luvas estéreis, solução de povidona-iodo, compressas de gaze de 10 × 10 cm, e recipiente estéril; fonte de luz de transiluminação ou ultrassom portátil recomendados.

III. **Procedimento**
   A. **Contraindicações.** Bexiga vazia, trombocitopenia, presença de distensão abdominal, distúrbios hemorrágicos, anomalias genitourinárias, celulite no local, após cirurgia recente abdominal inferior ou urológica.
   B. **Notar que antes de 2 anos a bexiga é um órgão abdominal,** e isto torna mais fácil o procedimento. Depois de 2 anos de idade, a bexiga se move para dentro da pelve.
   C. **Verificar que micção não tenha ocorrido** dentro da hora precedente de tal modo que haverá urina suficiente na bexiga para o procedimento. Houve uma fralda molhada recente? A fralda está molhada agora?
      1. **Palpar ou percutir a bexiga.** Submacicez à percussão 2 dedos acima da sínfise púbica sugere urina na bexiga. A bexiga neonatal se estende acima da sínfise púbica à medida que ela se enche.
      2. **Transiluminação** pode determinar a altura da bexiga e verificar a presença de urina. Com as luzes diminuídas, a fonte de transiluminação é apontada para a bexiga. A área ficará vermelha se urina estiver presente. (Ver Capítulo 45.)
      3. **Ultrassom da bexiga** pode ajudar a determinar o tamanho e a localização da bexiga e o volume de urina na bexiga. Ultrassom portátil pode melhorar significativamente o rendimento diagnóstico; um volume mínimo no ultrassom de 10 mL é associado a uma aspiração 90% bem-sucedida da aspiração da bexiga. Se o diâmetro cefalocaudal da bexiga (vista sagital) for > 20 mm, e o diâmetro anteroposterior for > 15 mm, a taxa de sucesso se aproxima de 100%.
   D. **Tratamento da dor.** Este procedimento é significativamente mais doloroso do que cateterismo transuretral (conforme evidenciado pela proeminência do supercílio em um estudo). Procedimentos não farmacológicos para dor podem ser usados. **EMLA** (mistura eutéctica de lidocaína e prilocaína) sozinha ou **EMLA mais injeção local de lidocaína** pode ser usada. Em um estudo o uso de EMLA 1 hora antes da aspiração suprapúbica demonstrou reduzir escores de dor mais do que sem EMLA. Injeção local de lidocaína muitas vezes transforma de um procedimento de "uma picada" em "duas picadas".
   E. **Ultrassonografia à beira do leito** se disponível pode ser usada para **ajudar a guiar a inserção da agulha** e **punção da parede vesical**. Quando usada, menos inserções de agulha são necessárias.
   F. **Um assistente deve segurar o bebê** em uma posição supina com as pernas na posição de pernas de rã.
   G. **Localizar o local da punção vesical,** que é ~1–2 cm acima da sínfise púbica na linha mediana do abdome inferior (procurar o sulco transversal abdominal inferior imediatamente acima da sínfise púbica). Ver Figura 30–1A.

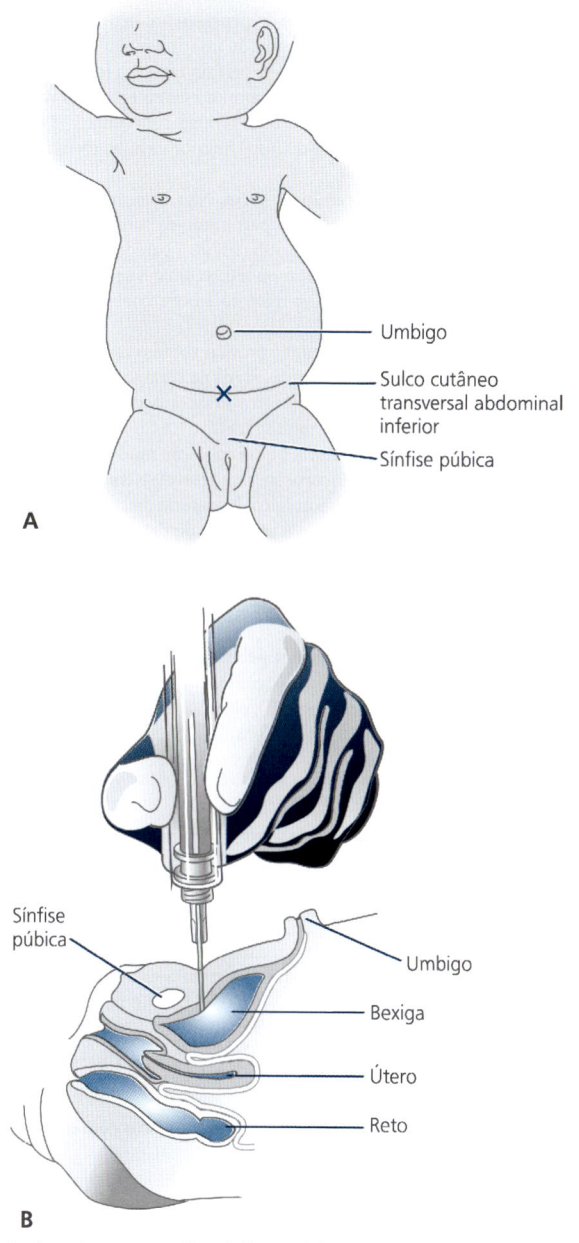

ASPIRAÇÃO VESICAL (COLETA SUPRAPÚBICA DE URINA)

FIGURA 30–1. Técnica de aspiração suprapúbica da bexiga. (A) Marcos anatômicos e local recomendado para aspiração suprapúbica vesical. (B) Técnica da aspiração suprapúbica.

H. **Para evitar que a bexiga se esvazie** (micção reflexa), quando a agulha for inserida, pedir a um assistente para manter pressão na base do pênis em um bebê masculino, ou em um bebê feminino, aplicar pressão retal anterior depois de inserir a ponta do dedo no ânus.
I. **Colocar luvas estéreis** e limpar toda a área de pele suprapúbica (da sínfise púbica ao umbigo) com solução antisséptica três vezes. Colocar campos estéreis em torno do local de inserção.
J. **Palpar a sínfise púbica.** Inserir a agulha com seringa conectada 1–2 cm acima da sínfise púbica (no sulco cutâneo transversal abdominal inferior na linha mediana) em um ângulo de 90° (Figura 30–1B).
K. **Avançar a agulha enquanto aspirando ~2–3 cm.** Não avançar a agulha, uma vez que urina seja vista na seringa, para reduzir o risco de perfuração da parede vesical posterior. Usar apenas aspiração delicada para evitar que a agulha aspire a parede vesical.
L. **Se nenhuma urina aparecer,** não avançar ou redirecionar a agulha. Retirar a agulha e tentar outra vez o procedimento dentro de, no mínimo 1 hora; considerar ultrassom para avaliar enchimento da bexiga.
M. **Coletar amostra,** retirar a agulha, manter pressão sobre o local da punção e aplicar uma bandagem (opcional). Colocar uma tampa estéril na seringa ou transferir o espécime para um frasco de urina estéril, e entregar a amostra ao laboratório.

IV. **Complicações.** Complicações sérias são muito raras.
A. **Sangramento e hematomas.** Hematúria é a complicação mais comum; ela frequentemente é microscópica, raramente causa preocupação, e se resolve. Hemorragia macroscópica é mais provável, se houver um distúrbio hemorrágico; hematúria macroscópica transitória é descrita em até 3,4% dos casos. Trombocitopenia é uma contraindicação. Hematomas (paredes abdominal, pélvica, supravesical e vesical), hemoperitônio maciço e sangramento vaginal são raros.
B. **Infecção.** Rara e não tende a ocorrer, se for usada técnica estéril estrita. Sepse, bacteriemia, abscesso de parede abdominal, formação de abscesso suprapúbico e osteomielite do osso púbico foram todos descritos.
C. **Perfuração do intestino ou outros órgãos pélvicos.** Com identificação cuidadosa dos marcos anatômicos e não avançando demais a agulha, esta complicação é rara. Se o intestino for perfurado (aspiração de conteúdo intestinal), observação atenta é recomendada, e antibióticos intravenosos devem ser considerados. Consulta cirúrgica pode ser obtida.
D. **Quebra da agulha.**

31 Cânula de Máscara Laríngea

A cânula de máscara laríngea (LMA) consiste em uma máscara elíptica macia com um manguito inflável que é conectado a um tubo de cânula flexível. A máscara cobre a abertura laríngea com um manguito inflável que a oclui o esôfago. Ela pode fornecer ventilação com pressão positiva. Citando o *Textbook of Neonatal Resuscitation,* de 2011, da American Academy of Pediatrics/American Heart Association, quando você "não consegue ventilar e não consegue intubar", o aparelho pode proporcionar uma via aérea de resgate bem-sucedida.

I. **Indicações**
A. **Ventilação inefetiva por máscara facial em recém-nascidos com o seguinte:**
1. Anatomia facial anormal (p. ex., fenda labial, fenda palatina).
2. Coluna cervical instável (p. ex., osteogênese imperfeita, artrogripose, trissomia 21).
3. Obstrução da via aérea superior (p. ex., sequência de Pierre-Robin, micrognatia, língua grande, tecidos redundantes e tumores orais, faríngeos ou do pescoço).
B. **Procedimento de resgate após intubação falhada ou intubação não exequível.**
C. **Para ventilação com pressão positiva a curto prazo na unidade de terapia intensiva neonatal.**
D. **Reanimação/ressuscitação** (sala de parto ou outra) quando máscara facial e intubação endotraqueal falham. Se necessário, compressões torácicas podem ser tentadas com a LMA no lugar.

CÂNULA DE MÁSCARA LARÍNGEA

II. **Equipamento.** LMA apropriada (tamanho 1 para recém-nascido; ver Figura 31–1; tipos reusáveis e descartáveis), lubrificante (hidrossolúvel), seringa de 5 mL e luvas.

III. **Procedimento.**
   A. **Limitações da LMA.** Para aspirar mecônio, dar medicações intratraqueais (pode vazar), suporte prolongado de ventilador (evidência insuficiente, altas pressões de ventilação são necessárias, e pode vazar ar), bebês extremamente pequenos (< 1.500 g), quando são feitas compressões torácicas (ETT preferido, mas, se impossível, compressões torácicas podem ser tentadas com LMA).
   B. **Com distensão gástrica importante.** Considerar um tubo orogástrico temporário para descomprimir o estômago e remover.
   C. **A LMA cobre a abertura laríngea.** O manguito inflado se adapta à conformação da hipofaringe e oclui o esôfago. Ver Figura 31–2.
   D. **Usar LMA tamanho 1.** Máscaras comercialmente disponíveis são desenhadas para bebês > 2.000 g, mas podem ser usadas em bebês menores (> 1.500 g), se necessário.
   E. **Obedecer às precauções-padrão.** Luvas, proteção ocular etc.
   F. **Checar manguito quanto a vazamento, inflando-o com 2–3 mL de ar.** Desinflar completamente o manguito antes da inserção.
   G. **Posicionar paciente sobre as costas, ficar de pé atrás da cabeça, colocar na "posição de cheirar".**
   H. **Lubrificar o dorso da máscara da LMA, se necessário.**
   I. **Segurar a LMA como um lápis e abrir a boca do bebê.**
   J. **Com a abertura voltada anteriormente, inserir a LMA contra o palato duro e usando o seu dedo indicador guiar a LMA.** Inserir até sentir resistência.
   K. **Inflar a máscara com 2–4 mL de ar para fornecer vedação adequada.** Não exceder o máximo recomendado pelos fabricantes de 4 mL de ar em uma máscara tamanho 1.
   L. **Observar a elevação do manguito da LMA durante a insuflação.**
   M. **Conectar a extremidade do tubo a uma bolsa, peça T ou ventilador.**
   N. **Avaliar a posição similarmente a um tubo endotraqueal.** Verificar movimento do tórax, sons respiratórios iguais, saturação de O_2 melhorada, frequência cardíaca aumentada e monitor colorimétrico de CO_2.
   O. **Fixar a LMA com esparadrapo similarmente a um tubo endotraqueal.** Lembrar-se de que gemer e chorar através do aparelho é normal. Ouvir um vazamento grande de ar ou presença

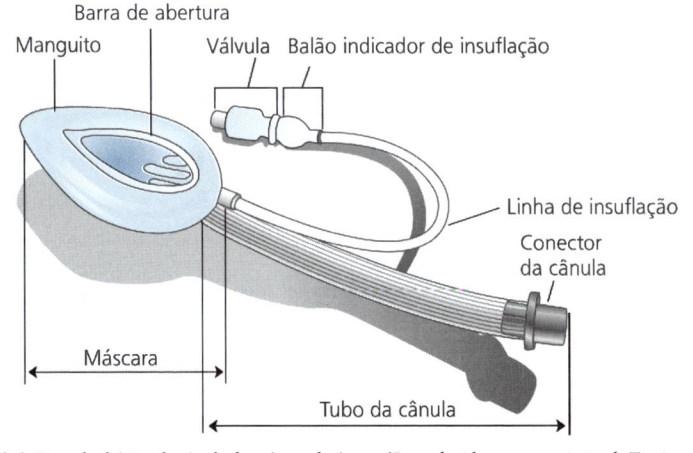

FIGURA 31–1. Desenho básico da cânula de máscara laríngea. (*Reproduzida, com permissão, de Trevisanuto D, Micaglio M, Ferrarese P, Zanardo V. The laryngeal mask airway: potential applications in neonates.* Arch Dis Child Fetal Neonatal Ed. *2004;89:F485–F489. Review.*)

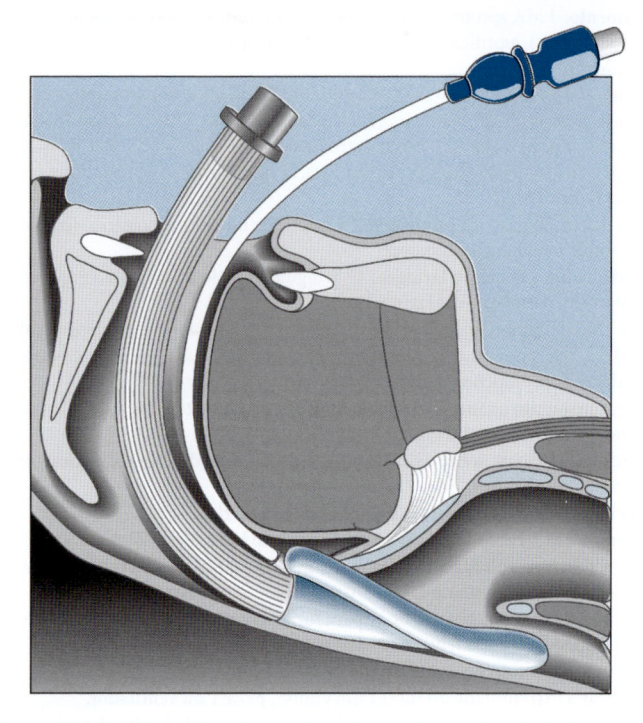

FIGURA 31–2. Demonstração do posicionamento anatômico correto do manguito da cânula de máscara laríngea em torno da entrada da laringe. (*Reproduzida, com permissão, de Trevisanuto D, Micaglio M, Ferrarese P, Zanardo V. The laryngeal mask airway: potential applications in neonates.* Arch Dis Child Fetal Neonatal Ed. 2004;89:F485–F489. Review.)

        de uma saliência no pescoço do bebê deve alertar que a LMA não está adequadamente colocada.
- **P. Remoção da LMA.** A decisão de remover a máscara é baseada na situação respiratória do bebê ou se um tubo endotraqueal pode ser colocado com sucesso. Aspirar a boca e garganta antes que o manguito seja desinflado e remover a LMA.
- **IV. Complicações**
  - **A. Vazamento de ar em torno da LMA pode resultar em ventilação inefetiva.**
  - **B. Distensão abdominal e aspiração.**
  - **C. Malposição.**
  - **D. Laringospasmo e broncospasmo.**
  - **E. Trauma de tecido mole.**
  - **F. Uso prolongado em adultos (incidência em bebês não disponível)** pode causar edema lingual e dano aos nervos orofaríngeos.

Referências Selecionadas

Bingham RM, Proctor LT. Airway management. *Pediatr Clin North Am.* 2008;55:873-886.

El-Orbany M, Woehlck HJ. Difficult mask ventilation. *Anesth Analg.* 2009;109:1870-1880.

Karlsen KA, Trautman M, Price-Douglas W, Smith S. National survey of neonatal transport teams in the United States. *Pediatrics.* 2011;128:685-691.

Kattwinkel J. Endotracheal intubation and laryngeal mask airway insertion. In: Kattwinkel J, ed. *Textbook of Neonatal Resuscitation.* 6th ed. Elk Grove Village, IL/Dallas, TX: American Academy of Pediatrics/American Heart Association; 2011:189-195.

Keidan I, Fine GF, Kagawa T, Schneck FX, Motoyama EK. Work of breathing during spontaneous ventilation in anesthetized children: a comparative study among the face mask, laryngeal mask airway and endotracheal tube. *Anesth Analg.* 2009;91:1381-1388.

32 Cateterismo Vesical

I. **Indicações**
  A. **Para coletar um espécime de urina quando uma colheita limpa** não puder ser obtida ou for insatisfatória ou uma aspiração suprapúbica não puder ser realizada. Cateterismo da bexiga é uma alternativa à aspiração suprapúbica, mas não é o método de primeira escolha. Ele tem uma taxa mais alta de falso-positivo do que a aspiração suprapúbica e pode também introduzir bactérias e causar uma infecção do trato urinário (UTI).
  B. **Para monitorar o débito urinário, aliviar retenção urinária,** ou instilar contraste para obter um cistograma ou cisturetrograma miccional.
  C. **Para determinar um volume de urina residual na bexiga.**

II. **Equipamento.** Luvas estéreis, bolas de algodão, solução de povidona-iodo, campos estéreis, lubrificante, um recipiente de coleta estéril (muitas vezes embalados juntos em um conjunto comercial) e escolha de cateter (cateteres de retenção com balão [Foley] não são usados em recém-nascidos).
  A. **Usar o menor cateter possível.** As recomendações variam amplamente; é melhor obedecer às diretrizes da sua instituição, se disponíveis.
  B. **Cateteres uretrais.** Tamanhos comercialmente disponíveis: 3,5; 5,0; 6,5 e 8 F.
    1. 3,5 F para peso < 1.000 g.
    2. 5 F para peso 1.000–1.800 g.
    3. 6,5 F para peso 1.800–4.000 g.
    4. 8 F para peso > 4.000 g.
  C. **Recomendações da National Association of Neonatal Nurses (NANN).** 3, 5 F para peso < 1.000 g; 5 F para peso 1.000–1.800 g; 8 F para peso > 1.800 g.
  D. **Tubos de alimentação.** Quando usados como alternativa, eles podem aumentar o risco de trauma ou fazer nó (os tubos são mais moles). Tubo de alimentação de 5 F às vezes é usado (não preferido).
  E. **Cateter umbilical 3,5 F ou 5 F.** Pode ser usado como alternativa: 3,5 F para peso < 1.000 g; 5 F para peso > 1.000 g.

III. **Procedimento**
  A. **Quando estiver efetuando cateterismo para obter uma amostra, é melhor aguardar até 1–2 horas após micção.** Fazer ultrassom da bexiga para determinar o **índice de medida da bexiga urinária** (produto dos diâmetros anteroposterior e transverso, expressados em centímetros quadrados), que identificará se existe urina suficiente na bexiga. Um índice de bexiga urinária < 2,4 cm^2 significa que há falta de volume de urina, e o cateterismo pode ser malsucedido. Um índice de bexiga urinário > 2,4 cm^2 sugere um volume adequado de urina.
  B. **Tratamento da dor.** Considerar o uso de lubrificante aditivado com lidocaína tópica e intrauretral. Meios não farmacológicos de redução da dor também são recomendados.
  C. **Cateterismo masculino.** Ver Figura 32–1.
    1. **Colocar o bebê supino, com as coxas abduzidas (posição de pernas de rã).**
    2. **O bebê masculino recém-nascido tem uma fimose fisiológica, e o prepúcio não pode ser retraído completamente.** Retrair delicadamente o prepúcio apenas o suficiente para expor o meato; não forçar a retração do prepúcio.

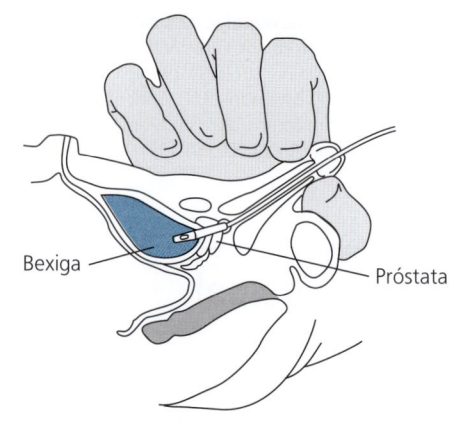

FIGURA 32–1. Cateterismo da bexiga no recém-nascido masculino.

3. Colocar luvas estéreis e campos na área com compressas estéreis.
4. **Limpar o pênis com solução de povidona-iodo.** Começar pelo meato e mover-se em uma direção proximal. Esmegma do bebê (um resíduo branco de descamação celular) pode ser delicadamente tirado.
5. **Colocar a ponta do cateter em lubrificante estéril.**
6. **Segurar o pênis aproximadamente perpendicular ao corpo para retificar a uretra peniana e ajudar a evitar falso trajeto.** Usar uma pequena quantidade de pressão na base do pênis para evitar micção reflexa.
7. **Avançar o cateter até urina aparecer. Comprimento de inserção em meninos** é geralmente o seguinte: peso < 750 g, > 5 cm; peso > 750 g, ~6 cm. Uma leve resistência pode ser sentida, quando o cateter passa pelo esfíncter externo; por essa razão, segurar o cateter no lugar com mínima pressão. Pressão contínua delicada capacita o cateter a passar, quando o esfíncter se relaxar. Nunca forçar o cateter, porque pode ocorrer trauma uretral ou falsa passagem.
8. **Coletar o espécime de urina.** Se o cateter for ser removido, retirá-lo delicadamente. Se o cateter for ser deixado no lugar, conectá-lo a um sistema fechado de coleta de urina. Ele deve ser esparadrapado ao abdome inferior em vez da perna em meninos para ajudar a diminuir formação de estenose causada por pressão sobre a uretra posterior. Contraste pode ser injetado neste momento, se o cateter tiver sido colocado para um estudo radiográfico.

D. **Cateterismo feminino.** Ver Figura 32–2.
   1. **Técnica em posição supina**
      a. Colocar o bebê supino, com as coxas abduzidas (posição de pernas de rã).
      b. Colocar luvas estéreis, e colocar compressas estéreis em torno dos lábios.
      c. Separar os lábios, e limpar a área em torno do meato com solução de povidona-iodo. Usar passagens de anterior a posterior para evitar contaminação fecal.
      d. Afastar os lábios com 2 dedos. Ver Figura 32–2 para marcos anatômicos. Lubrificar o cateter, e avançá-lo na uretra até urina aparecer. **Comprimento geral de inserção:** peso < 750 g, geralmente < 2,5 cm; peso > 750 g, até 5 cm.
      e. Fixar com esparadrapo a perna, se for permanecer em posição.
   2. **Técnica em posição prona.** Usada em um bebê feminino que não pode ser colocado na posição supina (p. ex., bebê com meningomielocele).
      a. Colocar o bebê em pronação sobre cobertores, de tal modo que o corpo superior fique elevado em comparação ao corpo inferior.
      b. Fixar com esparadrapo uma compressa de gaze sobre o ânus para evitar contaminação. Colocar campos estéreis.

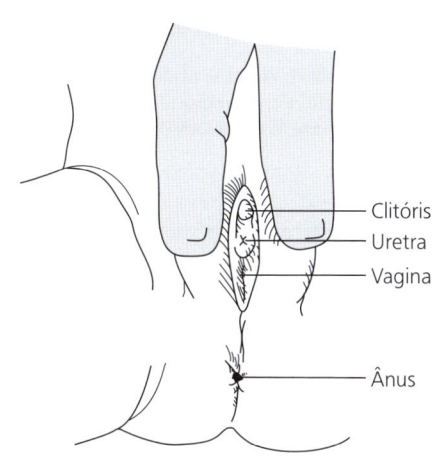

FIGURA 32–2. Marcos anatômicos usados no cateterismo da bexiga em meninas recém-nascidas na posição supina.

     c. A seguir proceder como para posição supina.
   3. Se urina não aparecer no cateter, este pode estar na vagina. Checar a posição do cateter e substituí-lo, se necessário.
IV. Remoção do cateter. Uma vez que a urina tenha sido obtida e o fluxo tenha parado, retirar delicadamente o cateter. Observar quanto a débito urinário.
V. Complicações
  A. Infecção. Há um risco de introdução de bactérias para dentro do trato urinário e a seguir para a corrente sanguínea. Técnica estéril é necessária para ajudar a evitar infecção. Cateterismo de "entrada e saída" acarreta um risco pequeno (< 5%) de infecção do trato urinário. Quanto mais tempo um cateter for deixado no lugar, maior é o risco de infecção. O risco de UTI é alto em pacientes cateterizados. Infecções que podem ocorrer incluem sepse, cistite, pielonefrite, uretrite e epididimite.
  B. Trauma da uretra ou bexiga. Laceração uretral, falso trajeto uretral, erosão, estritura, estenose meatal ou lesão vesical (perfuração) é mais comum em meninos. Minimizar lubrificando adequadamente o cateter e esticando o pênis para retificar a uretra masculina. Nunca forçar o cateter, se for sentida resistência. Usar o menor cateter possível, e avançá-lo somente até urina ser obtida.
  C. Hematúria. Hematúria é frequentemente transitória, mas pode exigir irrigação com soro fisiológico. Hematúria macroscópica à inserção pode indicar uma falsa passagem.
  D. Estenose uretral. Mais comum em meninos. Ela é frequentemente causada por um cateter que é grande demais ou por cateterismo prolongado ou traumático. Em meninos, fixar com esparadrapo o cateter à parede abdominal anterior ajuda a diminuir a pressão sobre a uretra posterior.
  E. Retenção urinária. Secundária a edema uretral.
  F. Nó do cateter. Raro, mas pode acontecer, se o cateter avançar demais, e é mais comum se tubos de alimentação forem utilizados. Inserir somente o suficiente para obter urina e nunca forçar um cateter. Usar comprimentos apropriados, baseando-se na idade e sexo pode ajudar a evitar esta complicação. Se isto ocorrer, pode ser necessária uma consulta de urologia.
  G. Cateter mal posicionado. O cateter pode ser acidentalmente colocado na vagina. Se isto acontecer durante cistografia, a vagina pode simular a bexiga. O indício disto é que o líquido está na cavidade peritoneal (material de contraste que fluiu através do útero e tubas uterinas para dentro da cavidade peritoneal).
  H. Hidrureteronefrose bilateral obstrutiva. Rara.

Referência Selecionada
Milling TJ Jr, Van Amerongen R, Melville L, et al. Use of ultrasonography to identify infants for whom urinary catheterization will be unsuccessful because of insufficient urine volume: validation of the urinary bladder index. *Ann Emerg Med.* 2005;45:510-513.

33 Colocação de Tubo de Tórax

I. **Indicações**
   A. **Evacuação de pneumotórax** que compromete a ventilação e causa trabalho aumentado da respiração, hipóxia e $PaCO_2$ aumentada.
   B. **Aliviar pneumotórax de tensão** que causa comprometimento respiratório e retorno venoso diminuído ao coração, resultando em débito cardíaco diminuído e hipotensão. **Isto é uma emergência que deve ser atacada por aspiração imediata com agulha antes da colocação de tubo de tórax.** (Ver Capítulo 74.)
   C. **Drenagem de líquido pleural significativo** (derrame pleural, empiema, quilotórax, hemotórax, extravasamento de uma linha venosa central). Estudos mostraram que a colocação de um cateter de drenagem em vez de somente aspiração é mais efetiva e igualmente segura.
   D. **Drenagem pós-cirúrgica** após reparo de uma fístula traqueoesofágica, fístula broncopleural, atresia esofágica ou outro procedimento torácico.
II. **Equipamento.** Bandeja de tubo de tórax pré-embalada (compressas estéreis, compressas de gaze 10 × 10 cm, fio de seda 3–0, hemostáticas curvas, um bisturi n° 11 ou 15, tesoura, porta-agulha, solução antisséptica, pomada antibiótica, lidocaína 1%, seringa de 3 mL, agulha calibre 25); luvas estéreis, máscara, proteção ocular, gorro, capote, sistema de drenagem a aspiração (p. ex., sistema Pleur-Evac). Uma luz de fibra óptica de alta intensidade para transiluminação é útil (ver Capítulo 45). Tipos e tamanhos de tubos de tórax são os seguintes:
   A. **Inserção de tubo de tórax padrão (tradicional).** Necessita de uma incisão na pele com dissecção romba da parede torácica e suturas. Usar tubos de tórax de cloreto de polivinila (PVC) 8, 10 ou 12 F. **Tamanho recomendado conforme o peso:** 8 ou 10 F < 2.000 g, 12 F > 2.000 g.
   B. **Tubo de tórax com cateter-rabo-de-porco (*pig-tail*) percutâneo.** Não exige uma incisão na pele. O cateter rabo-de-porco é inserido por uma agulha. Esta é uma técnica mais fácil e menos invasiva que exige menos anestesia. As desvantagens são que o cateter pode dobrar e se tornar obstruído, uma vez que eles sejam mais moles. Ele pode não drenar um pneumotórax com um vazamento de ar continuado. **Tamanhos de cateter rabo-de-porco** variam de 5 F a 12 F com 8 e 10 F mais comumente usados.
III. **Procedimento**
   A. **O local de inserção na pele para a inserção** eletiva de tubo de tórax é o mesmo para ar e líquido, mas a direção do tubo é determinada, examinando-se os filmes de tórax anteroposterior e lateral transversal à mesa ou em decúbito lateral para ar ou líquido. Ar se coleta nas áreas mais superiores do tórax, e líquido nas áreas mais inferiores. Para coleções de ar, colocar o tubo anteriormente. Para coleções líquidas, colocar o tubo posterior e lateralmente.
   B. **Transiluminação** do tórax pode ajudar a detectar pneumotórax, mas não um pneumotórax pequeno (ver Capítulo 45). Com as luzes da sala apagadas, um fonte de luz forte é colocada sobre a parede anterior do tórax acima do mamilo e na axila. O lado afetado frequentemente aparece hipertransparente ("ilumina-se") e radia transversalmente ao tórax em comparação ao lado não afetado. A não ser que a condição do bebê esteja deteriorando rapidamente, uma radiografia de tórax deve ser obtida para confirmar pneumotórax, antes que o tubo de tórax seja inserido. Uma radiografia em decúbito lateral ou lateral transversal à mesa deve ser feita. Se for suspeitado ar, o bebê deve ficar deitado de lado com o lado suspeito para cima; se for

suspeitado líquido, o bebê deve ser colocado com o lado suspeito embaixo. Ver Figura 11-20 para uma radiografia mostrando um pneumotórax de tensão esquerdo.
1. **Transiluminação falso-positiva.** Ar subcutâneo, enfisema intersticial pulmonar grave, enfisema lobar, pneumomediastino, grande bolha de ar no estômago e fonte de luz muito fraca.
2. **Transiluminação falso-negativa.** Fonte fraca de luz, luzes da sala intensas, pneumotórax pequeno, parede torácica grossa com edema, dobras de pele grossas em um bebê grande e pele pigmentada escura.

C. **Posicionar o paciente** de modo que o local de inserção seja acessível. A posição mais comum é supina, com o braço em ângulo de 90° no lado afetado. Alguns dizem para posicionar o bebê com uma compressa enrolada em ângulo de 60-75° afastado da cama para evacuar ar, e 15-30° para líquido, quilo, sangue ou pus.

D. **Selecionar o local apropriado**
1. **Aspiração de emergência com agulha (pneumotórax de tensão).** Aspiração com agulha é feita no **segundo espaço intercostal na linha hemiclavicular** no lado suspeitado do pneumotórax. A agulha é introduzida acima da terceira costela. Ver Capítulo 74 e Figura 74-1. O **quarto espaço intercostal na linha axilar anterior** também pode ser usado (agulha seria inserida acima da quinta costela).
2. **Para ar ou líquido.** Colocação é a mesma, mas o tubo é direcionado de forma diferente. O tubo de tórax deve estar no **quarto ou quinto espaço intercostal entre a linha axilar anterior e a linha axilar média (posição de Buelau modificada)**. Este local é seguro para ambos os lados torácicos, para bebês pré-termo e a termo, uma vez que somente parênquima pulmonar e nenhuma estrutura de órgão sejam encontrados. Ver Figura 33-1.
   a. **Ar.** Incisão na pele é na quinta ou sexta costela. Se a incisão na pele for na quinta costela, a pleura é puncionada acima da quinta costela no quarto espaço intercostal. Se a incisão na pele for na sexta costela, a pleura é puncionada acima da sexta costela no quinto espaço intercostal. **Inserir o tubo anteriormente e na direção do ápice**.
   b. **Líquido.** Incisão na pele no quinto ou sexto espaço intercostal. Se a incisão na pele for na quinta costela, a pleura é puncionada acima da quinta costela no quarto espaço intercostal. Se a incisão na pele for na sexta costela, a pleura é puncionada acima da sexta costela no quinto espaço intercostal. **Inserir o tubo posterior e inferiormente**.
3. **O mamilo é um marco anatômico do quarto espaço intercostal.** Não colocar o tubo na área do mamilo de uma menina, uma vez que isto possa causar futuro desenvolvimento assimétrico do tecido mamário.

E. **Vestir capote estéril, máscara, gorro e luvas.** Limpar a área de inserção com solução de povidona-iodo e colocar campos.

F. **Antibióticos profiláticos.** Revisão Cochrane declara que não há nenhuma evidência para recomendar ou refutar o uso de antibióticos profiláticos em bebês, quando é colocado um tubo de tórax.

G. **Tratamento da dor.** Não há estudos prospectivos sobre manejo da dor para inserção de tubo de tórax.
1. **A American Academy of Pediatrics (AAP) recomenda infiltração lenta** da área com um anestésico local antes da incisão (a não ser instabilidade ameaçando a vida) e o uso de analgesia sistêmica com um opiáceo de ação rápida (fentanil). Se não houver tempo suficiente para infiltrar antes que o tubo de tórax seja inserido, a infiltração deve ser feita depois que o tubo de tórax esteja introduzido (pode diminuir respostas à dor mais tarde).
2. **Anestésico local.** Infiltrar lentamente a área superficialmente com lidocaína 0,5-1% e a seguir cortar até a costela. Infiltrar nos músculos intercostais e ao longo da pleura parietal.
3. **Analgesia sistêmica** com um opiáceo de ação rápida (fentanil).
4. **Medidas não farmacológicas gerais** devem também ser usadas.

H. **Inserção de tubo de tórax padrão (tradicional)**
1. **Fazer uma incisão pequena** (aproximadamente a largura do tubo, frequentemente ≤ 0,5-75 cm) na pele sobre a costela imediatamente abaixo do espaço intercostal, onde o tubo será inserido (ver Figura 33-1).

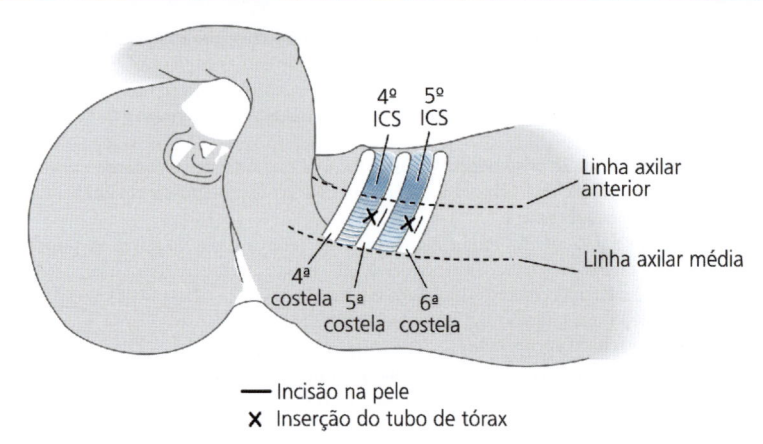

FIGURA 33–1. Local recomendado para incisão na pele e inserção de tubo de tórax no recém-nascido: quarto e quinto espaços intercostais entre as linhas axilares anterior e média.
ICS, espaço intercostal.

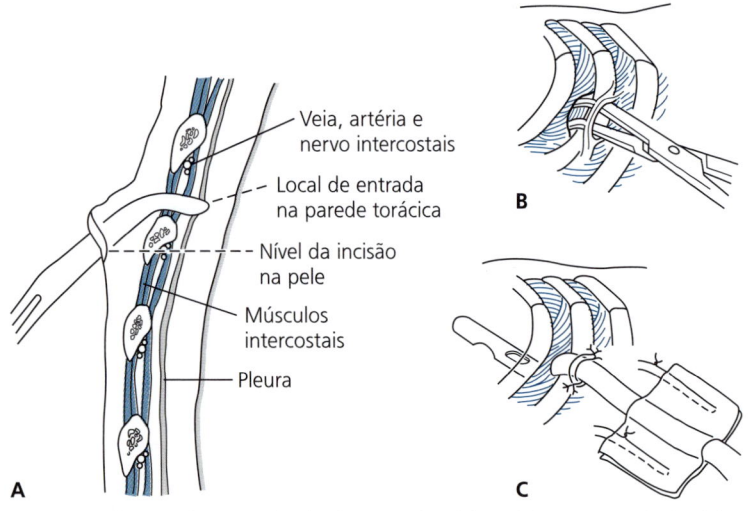

FIGURA 33–2. Procedimentos de inserção de tubo de tórax padrão. (A) Nível da incisão na pele e local de entrada na parede torácica em relação à costela e o feixe neurovascular. (B) Hemostática aberta, através da qual o tubo de tórax é inserido. (C) O tubo de tórax é a seguir fixado à pele com fios de seda.

2. **Inserir uma pinça hemostática curva fechada dentro da incisão** e separar os tecidos até a costela. Usando a ponta da hemostática, **puncionar a pleura imediatamente acima da costela** (evita os vasos sanguíneos subcostais, minimiza lesão vascular) e abrir delicadamente. A veia, artéria e nervo intercostais jazem abaixo das costelas (Figura 33–2A). Isto cria um túnel subcutâneo que ajuda a fechar o trato, quando o tubo for removido. Este túnel pode ser levado superiormente sobre a costela seguinte, anterior (para ar) ou posteriormente (para derrame) paralelamente às costelas, ou obliquamente.

3. **Quando a pleura for penetrada, uma corrida de ar é frequentemente ouvida ou líquido aparece.** Inserir o tubo de tórax através da hemostática aberta (Figura 33–2B). Certificar-se de que os furos laterais do tubo estão dentro da cavidade pleural. A presença de umidade no tubo frequentemente confirma colocação correta na cavidade intrapleural em um pneumotórax. Uso de um guia trocarte frequentemente é desnecessário e pode aumentar o risco de complicações, como perfuração pulmonar. **O tubo de tórax deve ser inserido 2–3 cm em um bebê prematuro pequeno e 3–4 cm em um bebê a termo**. (Estas são apenas orientações; o comprimento do tubo a ser inserido varia com base no tamanho do bebê.) Uma conduta alternativa para inserção de tubo consiste em medir o comprimento desde o local de inserção até o ápice do pulmão (aproximadamente o meio da clavícula) e amarrar um fio de seda em torno do tubo à mesma distância da extremidade. Posicionar o tubo até que o fio de seda fique imediatamente fora da pele.

4. **Primeiro segurar o tubo firme** e a seguir deixar um assistente conectar o tubo a um sistema de drenagem a vácuo com selo d'água (p. ex., sistema Pleur-Evac). Cinco a dez centímetros de aspiração frequentemente são usados. Começar ao nível mais baixo de aspiração e aumentar, conforme necessário, se o pneumotórax ou derrame não se resolver. Alguns recomendam iniciar a 10 cm aumentando até 20 cm, se necessário. Aspiração excessiva pode puxar tecido para dentro dos furos do tubo. Sistemas, como o Pleur-Evac, fornecem aspiração contínua e vedação d'água. Um selo d'água evita que ar seja puxado de volta para o espaço pleural.

5. **Fixar o tubo de tórax** com pontos de seda 3-0 e fita de seda (Figura 33–2C). Fechar a abertura da pele com suturas, se necessário. Usar uma sutura em bolsa em torno do tubo ou uma sutura em pontos separados em cada lado do tubo.

6. **Fazer uma radiografia de tórax imediata (AP e lateral) para verificar a colocação e checar quanto a líquido residual ou pneumotórax.** Procurar taquipneia, dispneia, necessidade de oxigênio aumentada, hipotensão, ou gasometria arterial piorando. Posicionamento do tubo deve sempre ser verificado por uma radiografia de tórax. Colocar um curativo oclusivo transparente estéril no local. A Figura 33–3 mostra um tubo de tórax padrão em posição.

I. **Técnica de Seldinger modificada usando um cateter rabo-de-porco (Fuhrman).** As vantagens incluem rapidez, segurança (menos complicações), desconforto melhorado e facilidade de aprendizado. Esta é a colocação preferida de tubo de tórax em prematuros diminutos. O cateter é um cateter de poliuretano de luz simples enrolado (5–12 F), com tamanho 8 ou 10 F sendo comumente usado.

   1. **Obedecer às seleções de local e anestésicos descrito conforme anteriormente.**

   2. **Inserir uma agulha calibre 18 com a seringa conectada** (ou um cateter IV calibre 18) para dentro da pele em cima da costela no local designado para dentro do espaço pleural. Puxar a seringa para trás ao inserir a agulha. Não avançar mais que 2 cm de profundidade. Verificar a colocação, aspirando líquido ou ar. Quando ar ou líquido for obtido, parar a inserção.

   3. **Segurar a agulha e remover a seringa, manter a luz ocluída.** Se um cateter IV calibre 18 for usado, o cateter IV atuará como a agulha introdutora.

   4. **Retificar a ponta em J do fio-guia e inserir no cubo da agulha ou o cateter IV.** Avançar o fio-guia para dentro da agulha cerca de 2–3 cm além da ponta da agulha ou até que a linha colorida no fio esteja ao nível do cubo.

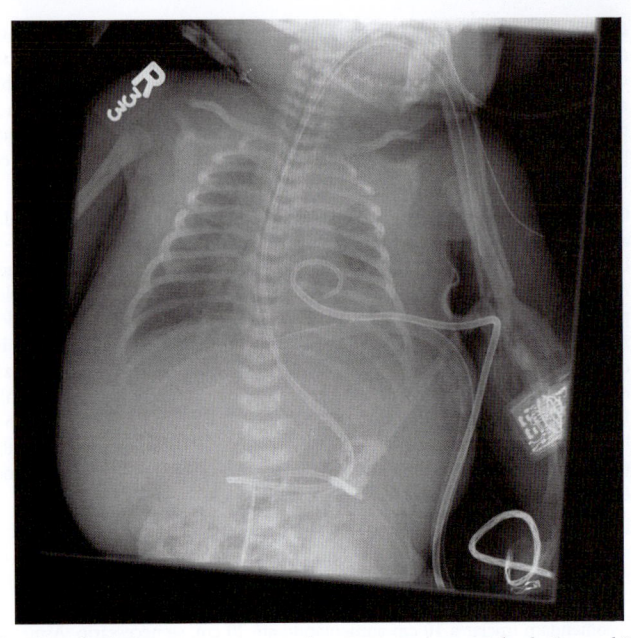

FIGURA 33–3. Radiografia de tórax incomum mostrando ao mesmo tempo um tubo de tórax padrão e cateter rabo de porco no mesmo paciente.

5. **Retirar a agulha ou cateter IV, enquanto segura o fio-guia.**
6. **Enfiar o dilatador abaixo sobre o fio-guia.** Torcer o dilatador para dilatar a pele, músculos e pleura. O local tem que ser bem dilatado para que o cateter se ajuste. Uma vez dilatado, remover o dilatador, enquanto segurando o fio-guia.
7. **Retificar o cateter rabo-de-porco e inserir sobre o fio-guia.** Avançar até que todos os furos estejam dentro da pele e da cavidade pleural e a seguir 1 a 2 cm adicionais.
8. **Lentamente remover o fio-guia, enquanto segura o tubo no lugar.** O cateter rabo-de-porco se enrolará dentro da cavidade pleural. Imediatamente conectar o tubo à drenagem a selo d'água (ver Seção III.H.4).
9. **Para um cateter rabo-de-porco, frequentemente não se tem que suturar, já que a pele muitas vezes se fecha em torno do cateter.** Colocar um curativo oclusivo transparente estéril no local.
10. **Fazer uma radiografia de tórax imediata (AP e lateral).** Para verificar colocação e checar líquido residual ou pneumotórax (ver Seção III.H.6). A Figura 33–3 mostra um cateter rabo-de-porco em posição.

IV. **Remoção do tubo de tórax**
   A. **Tratamento da dor.** Remover um tubo de tórax é conhecido como doloroso. **AAP recomenda** medidas não farmacológicas gerais e um analgésico sistêmico de início rápido e ação curta. Metoexital foi usado com bom controle da dor e sem comprometimento respiratório importante. Alguns recomendam EMLA (mistura eutéctica de lidocaína e prilocaína) no local da inserção e um bolo de opiáceo IV lento.
   B. **Em pneumotórax.** Se não houver mais borbulhamento no selo d'água ou presença de ar por 24 a 48 horas, descontinuar a aspiração e deixar o selo d'água por 4 a 12 horas (algumas unidades o deixam por 24 horas). Transiluminar ou preferivelmente verificar uma radiografia. Se não houver ar na radiografia ou na transiluminação, é correto remover o tubo de tórax. **Nunca** clampear um tubo de tórax (risco de pneumotórax de tensão).

C. **Limpar a área de pele em torno do tubo de tórax com uma solução antisséptica.** Remover qualquer fita ou suturas, mas deixar a sutura da ferida. Cobrir o local de entrada com gaze e suas pontas de dedos para evitar que ar entre no tórax, enquanto o tubo é retirado, a seguir cobrir com gaze vaselinada. Manter pressão sobre ele e remover pontos quando curado.

D. **Sinais clínicos e sintomas de desconforto respiratório** identificarão quase todos os pacientes com pneumotóraces importantes após remoção de tubo de tórax. Monitorar quanto à taquicardia, dispneia, necessidade aumentada de oxigênio, hipotensão, ou gasometria arterial piorando. Transiluminação e radiografia de tórax podem ser necessários.

V. **Complicações**
   A. **Infecção.** Técnica estéril estrita minimiza infecções. Celulite é comum. Inoculação intrapleural de *Candida* foi descrita após colocação de tubo de tórax. Muitas instituições recomendam antibióticos profiláticos (p. ex., Nafcillin), quando um tubo de tórax é colocado (***controvertido***). Empiema exige antibióticos e drenagem.
   B. **Sangramento.** Pode ocorrer se um dos vasos principais (intercostal, axilar, pulmonar ou mamária interna) ou o miocárdio for perfurado, ou se o pulmão for danificado durante o procedimento. Pode causar um hematoma ou hemotórax. Esta complicação pode ser evitada se os marcos anatômicos forem adequadamente identificados. Sangramento é menos provável, se um trocarte não for usado. Sangramento pode parar durante aspiração; entretanto, se sangramento importante continuar, é necessária consulta cirúrgica imediata. Lacerações de vasos subclávios e trauma tímico podem ocorrer com hemorragia. Sangramento pode ser mais significativo com uma coagulopatia.
   C. **Lesão nervosa.** Passar o tubo por cima da costela ajuda a evitar lesão do nervo intercostal que corre sob a costela. Síndrome de Horner, paralisia diafragmática, ou eventração com lesão de nervo frênico foram descritas. A extremidade média do tubo de tórax deve ficar a não menos de 1 cm da coluna vertebral em radiografia de tórax frontal (paralisia de nervo frênico é relacionada com a localização anormal da extremidade medial do tubo de tórax). O trato principal do nervo jaz fora do pericárdio no mediastino médio. A extremidade não deve ficar contra o mediastino.
   D. **Trauma.** O pulmão prematuro está em maior risco de trauma, porque a parede torácica é fina, e o tecido pulmonar é frágil. Trauma pulmonar (perfuração ou laceração) pode ser minimizado nunca forçando o tubo para posição. Trauma também pode ocorrer ao tecido mamário. Perfuração traqueobrônquica iatrogênica (tubo através do esôfago, carina, brônquio principal direito) e fístula traqueoesofágica foram descritas. Trauma do fígado com hemoperitônio pode ocorrer. Lesão do coração, grandes vasos, diafragma, timo e fígado e baço podem todas ocorrer, mas são raras.
   E. **Enfisema subcutâneo.** Secundário a um vazamento através da abertura pleural.
   F. **Quilotórax.** Resulta de o cateter causar trauma ao ducto torácico. É melhor evitar penetração adentro do mediastino superior posterior.
   G. **Tamponamento cardíaco.** Ver Capítulo 42.
   H. **Desequilíbrio hídrico-eletrolítico/hipoproteinemia.**
   I. **Complicações raras.** Perfuração miocárdica, secionamento do nervo frênico, laceração de vaso subclávio com perda sanguínea, trauma tímico com perda sanguínea, trauma do fígado com hemoperitônio, fístula arteriovenosa traumática, obstrução aórtica, compressão da aorta e desvio da traqueia podem todas ocorrer.

Referência Selecionada

Eifinger F, Lenze M, Brisken K, Welzing L, Roth B, Koebke J. The anterior to midaxillary line between the 4th or 5th intercostal space (Buelau position) is safe for the use of thoracostomy tubes in preterm and term infants. *Paediatr Anaesth*. 2009;19(6):612-617.

34 Cuidado de Ostomia

I. **Indicações.** Uma variedade de procedimentos cirúrgicos pode exigir uma **ostomia**, um **desvio intestinal temporário ou permanente**. A maioria destas ostomias na unidade de terapia intensiva neonatal é para o tratamento de **enterocolite necrosante (NEC)**. Outras indicações são malformações anorretais, íleo meconial (relacionado com fibrose cística ou decorrente de muito baixo peso ao nascer), doenças de Hirschsprung, volvo e atresias intestinais, e são discutidas em outros locais neste livro. Uma **gastrostomia (abertura cirúrgica no estômago)** pode ser necessária para alimentação ou descompressão em uma variedade de condições, como a incapacidade de deglutição (neurológica ou anomalias congênitas como a sequência de Pierre Robin), ou anormalidades esofágicas.

II. **Classificação das ostomias**
   A. **Ileostomia.** Abertura de estoma a partir do íleo, usada para NEC, má rotação ou volvo intestinal e atresia ou estenose de intestino delgado.
   B. **Colostomia.** Abertura de estoma a partir do cólon, usada para NEC, doença de Hirschsprung, má rotação ou volvo, ânus imperfurado e atresia do cólon.
   C. **Fístula mucosa.** Ramo não funcionante distal do intestino fixado rente à pele com uma anastomose mucocutânea.
   D. **Bolsa de Hartman.** Intestino distal é deixado na cavidade abdominal em vez de removido ou fixado como fístula mucosa, permitindo reconexão ao estoma em data subsequente.
   E. **Estoma em dupla boca.** Alça de intestino é completamente dividida e 2 extremidades trazidas para fora, como estomas na superfície abdominal. Pele e fáscia são fechadas entre as extremidades para fornecer separação dos estomas.
   F. **Ostomia terminal.** Intestino é completamente dividido. A extremidade proximal é evertida, elevada acima da pele e fixada circunferencialmente.
   G. **Ostomia de alça.** O intestino é dividido incompletamente com uma abertura no lado antimesentérico, enquanto é deixado intacto o lado mesentérico. Isto é usado quando é necessário desvio temporário ou procedimento cirúrgico mínimo. Não é efetuada tão frequentemente quanto ostomia terminal.
   H. **Gastrostomia.** Abertura cirúrgica para dentro do estômago, onde um tubo de gastrostomia (GT ou "tubo g") é inserido pela abertura para suporte nutricional, medicações ou descompressão gastrointestinal.

III. **Equipamento.**
   A. **Ostomia.** Saco ou bolsa de ostomia (sistema de 1 peça ou de 2 peças), "*wafer*" protetor de barreira para pele, agentes de preparação da pele, água estéril, compressas de gaze, gaze vaselinada e luvas. **Produtos que melhoram a segurança da bolsa** incluem vedantes impermeáveis plastificados para pele, pasta barreira cutânea (proteção da pele exposta), agentes adesivos (melhoram a aderência), e pó–barreira cutânea (pulverizado sobre pele desnudada para formar uma crosta protetora).
   B. **Tubo de gastrostomia.** Tubo de gastrostomia 12–14 F com balão ou tipo cogumelo; cateteres de Foley de tamanho semelhante às vezes são usados. Silicone é preferido a látex, barreira para pele como para ostomias.

IV. **Procedimentos**
   A. **Ileostomia e colostomia**
      1. **Cuidado pós-operatório de ileostomia e colostomia**
         a. **Nenhuma bolsa é aplicada nas primeiras 24–48** horas pós-operatórias em razão da produção mínima de fezes.
         b. **Aplicar gaze vaselinada ao estoma** até primeira emissão de fezes aparecer.
         c. **Medir débito de efluente.** Volume > 2 mL/kg/h deve ser reposto com soro ½ fisiológico (0,5 SF). Algumas instituições adicionam 10–20 mEq KCl/L.
      2. **Troca de bolsa de ostomia.** Não é um procedimento estéril, mas lavagem regular das mãos e uso de luvas são importantes. Objetivos são contenção de fezes/odores e proteção

da pele periestomal. Minimizar vedantes de pele, adesivos e removedores de adesivos em bebês prematuros por causa da pele mais permeável.
- a. **Esvaziar bolsa** e cuidadosamente remover a pele.
- b. **Limpar pele e estoma com água morna e secar completamente.** Inspecionar estoma e pele periestomais.
- c. **Medir estoma na base usando guia de medição de estoma ou gabarito.** Cortar buraco de tamanho apropriado no curativo bordejado de silicone mole ou *wafer* para a bolsa; não constringir o estoma, mas assegurar que a pele seja coberta pelo dispositivo.
- d. **Preparar a pele para aplicação do *wafer*.** Se não houver comprometimento da pele, aplicar vedante de pele na área da superfície. Aplicar pasta adesiva de estoma em torno do estoma para melhor aderência. Aplicar pó de barreira cutânea na pele desnudada para formar crosta protetora.
- e. **Posicionar *wafer* sobre a pele em torno do estoma** e moldar para conformação da pele.
- f. **Aderir bolsa de ostomia com extremidade fechada** ou saco ao *wafer*.
- g. **Posicionar bolsa em posição lateral** para permitir fácil drenagem.
- h. **Esvaziar bolsa regularmente** quando encher de um terço à metade. Trocar a bolsa com qualquer evidência de vazamento.

B. Tubos de gastrostomia (GT)

1. **Tipos de tubos de gastrostomia**
   - a. **Extremidade de balão.** Colocação inicial exige cirurgia abdominal. Tubo tem balão na extremidade distal, similar a um cateter urinário de demora.
   - b. **Extremidade de cogumelo.** Extremidade em cogumelo fixa o tubo à parede do estômago.
   - c. **Gastrostomia endoscópica percutânea (PEG).** Colocada por endoscopia. Tubo tem escora interna firmada contra mucosa gástrica e escora externa estabiliza o tubo.
   - d. **Gastrostomia de baixo perfil ("botão").** Substitui tubo original uma vez o trato do estoma tenha amadurecido, cerca de 6-8 semanas. Dispositivo de acesso é rente à pele.
2. **Cuidado de todos os tubos de gastrostomia**
   - a. **Irrigar** tubulação cada 4 horas durante alimentações contínuas ou antes e depois de alimentações intermitentes com pelo menos 3 mL de água morna.
   - b. **Dar apenas uma medicação de cada vez** e lavar entre medicações.
   - c. **Avaliar o local diariamente** quanto à escoriação, calor, rubor, edema, drenagem purulenta, vazamento, odor fétido ou dor.
   - d. **Limpar local do GT** com água morna e sabão brando para remover drenagem ou encrostamento. Enxugar pele por completo; o local deve ser mantido limpo e seco.
   - e. **Não usar peróxido de hidrogênio** água oxigenada para limpar o local.

V. Complicações

A. Ileostomia e colostomia.
Considerar consulta com enfermeira especialista em ostomia para problemas persistentes de ostomia.

1. **Escoriação da pele periestomal.** Problema comum, uma vez que o efluente do intestino delgado contém alta concentração de enzimas digestivas.
   - a. Limpeza cuidadosa do estoma e da pele circundante requer técnica delicada para evitar abrasões.
   - b. Para minimizar dermatite de contato por líquidos digestivos, material fecal ou adesivos, selecionar um sistema de coleta que seja de tamanho correto para minimizar exposição da pele.
   - c. Usar produtos protetores da pele (ver anteriormente) que evitarão ainda mais o contato entre a pele e a saída da ostomia.
2. **Débito excessivo pode causar desidratação e/ou desequilíbrio eletrolítico.** Débito líquido diário é normalmente 10-15 mL/kg; débito de ileostomia é frequentemente maior que o de colostomia.
   - a. **Repor débito excessivo com líquidos apropriados (½ NS).** Algumas instituições adicionam 10-20 mEq KCl/L aos líquidos de reposição; outros suplementam potássio nos líquidos diários. Considerar consulta com gastroenterologia.

b. **Má absorção.** Um risco em situações envolvendo perda cirúrgica de comprimento do intestino delgado global.
c. **Diarreia.** Diarreia secundária a agentes infecciosos ou cargas osmóticas enterais constitui uma ameaça constante. Repor perda hídrica intravenosamente e avaliar o equilíbrio eletrolítico.
d. **Tratamento.** Pode envolver alterações nas alimentações enterais, como alimentações contínuas ou fórmulas elementares para melhorar absorção ou tolerância. Probióticos podem melhorar a flora do tubo digestório. Colestiramina pode reduzir diarreia relacionada com tubo digestório curto e excessivos ácidos biliares.
3. **Se dermatite for suspeitada (de contato, fúngica ou outro caso), trocar bolsa e barreira cada 24–48 horas para reavaliar para tratamento adicional.** Infecções fúngicas da pele aparecem na forma de pústulas ou pápulas. Aplicar pó antifúngico (p. ex., nistatina) na área antes de aplicar o *wafer* de barreira cutânea e a bolsa. Considerar consulta com uma enfermeira especialista de ostomia ou um dermatologista quanto a sinais persistentes de dermatite.
4. **Sangramento de uma pequena quantidade do tecido do próprio estoma após limpeza é normal.** Um cirurgião pediátrico deve ser notificado sobre sangramento excessivo ou sangue proveniente da luz do estoma.
5. **Hérnia periestomal.** Um defeito na fáscia abdominal que permite que intestino se saliente pela área periestomal. Intervenção cirúrgica será necessária, se a hérnia for encarcerada.
6. **Estenose estomal.** Um comprometimento da drenagem decorrente de estreitamento ou contração do tecido do estoma ao nível da pele ou da fáscia subcutânea; pode exigir revisão.
7. **Retração de um estoma.** Tecido estomal sendo puxado para baixo do nível da pele. Reavaliação cirúrgica é sugerida. Aderência adequada da bolsa pode ser difícil, se o estoma não puder ser revisado.
8. **Necrose de tecido estomal pode ocorrer por fluxo sanguíneo prejudicado.** Estomas são frequentemente úmidos e de cor rosa-vermelho. Alterações de cor podem ocorrer, quando o bebê chora, mas devem retornar ao normal, quando se acalmar. Um estoma marrom-escuro ou negro pode indicar necrose.
9. **Prolapso é uma telescopagem de intestino através do estoma além do nível da pele.** Isto exige avaliação cirúrgica quanto à perfusão, comprimento e função do estoma. Se isquemia ou obstrução for suspeitada, então será necessária intervenção cirúrgica.

B. **Gastrostomia**
1. **Vazamento em torno do tubo.** Isto pode resultar de deslocamento do tubo, insuflação inadequada do balão, estabilização inadequada do tubo ou pressão abdominal aumentada.
2. **Irritação da pele.** Causas possíveis incluem vazamento, pontos de sutura e infecção. Tratamentos tópicos incluem pó ou pomada antifúngica, óxido de zinco e *wafer* de barreira cutânea. Cobrir o local com gaze seca ou curativo de espuma embaixo de estabilizador para puxar drenagem para fora da pele até que a irritação regrida.
3. **Infecção.** Mais provavelmente ocorre dentro das primeiras 2 semanas após a colocação do tubo. Fatores de risco incluem destruição da pele, paciente imunossuprimido, corticosteroides crônicos e excessiva manipulação/manuseio do tubo.
4. **Formação de tecido de granulação.** Uma proliferação de capilares que se apresenta como tecido vermelho, cruento, cárneo, doloroso ou sangrando salientando-se do estoma. Causas possíveis incluem umidade, infecção, tubo não estabilizado e uso de peróxido de hidrogênio.
5. **Oclusão do tubo.** Pode ser causada por irrigação inadequada do tubo, dobra no tubo, fórmula, ou precipitação de medicação no tubo.
6. **Remoção acidental.** O local pode fechar dentro de 1–4 horas. Colocar imediatamente cateter de Foley no estoma, se o tubo for removido, para mantê-lo patente.

Referências Selecionadas

Celegato M, Gancia P. Medical and nursing care in post-operative period to the newborn with surgical problems and intestinal ostomy. *Early Hum Dev.* 2011;87S:S83.
Colwell JC, Beitz, J. Survey of wound, ostomy, and continence (WOC) nurse clinicians on stomal and peristomal complications: a content validation study. *J Wound Ostomy Continence Nurs.* 2007;34:57-69.

Goldberg E, Barton S, Xanthopoulos MS, Stettler N, Liacouras CA. A descriptive study of complications of gastrostomy tubes in children. *J Pediatr Nurs.* 2010;25:72-80.

Hansen A, Puder M. Part 11: Ostomy diversions and management. In: *Manual of Neonatal Surgical Intensive Care.* 2nd ed. Shelton, CT: People's Medical Publishing House; 2009:353-370.

Wound, Ostomy, and Continence Nurse Society. Management of gastrostomy tube complications for the pediatric and adult patient. http://www.health.state.nm.us/ddsd/ClinicalSvcsBur/Initiatives/documents/WOCNguidelines.pdf.

35 Desfibrilação e Cardioversão

Desfibrilação e cardioversão são usadas para terminação rápida de uma taquiarritmia (um ritmo anormal rápido originado no átrio ou ventrículo) que não responde ao tratamento básico ou está fazendo o paciente ter comprometimento cardiovascular (perfusão sistêmica inadequada). O tratamento básico consiste em corrigir problemas metabólicos, uso de manobras vagais (bolsa de gelo sobre os olhos e face do bebê sem obstruir a via aérea, pressão sobre as pálpebras fechadas), uso de medicações (adenosina, digoxina, propranolol, verapamil, amiodarona, procainamida, lidocaína ou sulfato de magnésio), ou marca-passo transesofágico. É melhor tentar estas manobras ou terapia clínica, se acesso venoso estiver disponível. **Arritmias neonatais são raras, e a maioria delas pode ser tratada com estas medidas iniciais.**

Os desfibriladores atuais são capazes de aplicar 2 modos de choque: sincronizado e não sincronizado. Choques sincronizados são de dose mais baixa e usados para cardioversão. Choques não sincronizados são de dose mais alta e usados para desfibrilação. **Consulta de cardiologia pediátrica é recomendada para todos os bebês com uma taquiarritmia.**

I. Indicações
   A. **Cardioversão (cardioversão sincronizada)**
      1. **Pacientes instáveis** com taquiarritmias que têm um ritmo que está perfundindo, mas evidência de má perfusão, insuficiência cardíaca, ou hipotensão (sinais de comprometimento cardiovascular). Exemplos de taquiarritmias são:
         a. **Taquicardia (taquicardia supraventricular [SVT] ou taquicardia ventricular [VT])** com pulso e má perfusão.
         b. **Taquicardia supraventricular com choque** e sem acesso vascular.
         c. *Flutter* **atrial com choque.**
         d. **Fibrilação atrial com choque** (muito rara em bebês).
      2. **Cardioversão eletiva** em bebês com SVT, VT ou *flutter* atrial **estáveis** (boa perfusão tecidual e pulsos) que não respondem a outros tratamentos. Isto é sempre feito sob a supervisão de um cardiologista pediátrico. Sedação e um eletrocardiograma de 12 derivações são recomendados antes de cardioversão.
   B. **Desfibrilação (assincronizada).** Usada em parada sem pulso com um ritmo chocável (VT e fibrilação ventricular). Ela é usada dentro de ressuscitação cardiopulmonar (CPR) e **não usada em assistolia ou atividade elétrica sem pulso (PEA).** A causa mais comum de uma arritmia ventricular em um recém-nascido é desequilíbrio eletrolítico. Desfibrilação não parará a arritmia nestes pacientes. **Desfibrilação é o tratamento mais efetivo para fibrilação ventricular e taquicardia ventricular sem pulso.**

II. Equipamento
   A. **Desfibrilador padrão externo (manual ou semiautomático) e 2 pás dos tamanhos corretos com almofadas condutivas.** Em bebês, usar o menor tamanho (frequentemente medindo 4,5 cm). É importante ser familiarizado com o equipamento da sua instituição, porque há muitos tipos e modelos diferentes de máquinas. Desfibriladores externos automáticos pediátrico capazes (desfibriladores externos automáticos adultos com almofadas redutoras de energia) podem ser usados em bebês.
   B. **Outro equipamento.** Monitor de frequência cardíaca, equipamento para via aérea, medicações de ressuscitação, medicações antiarrítmicas e equipamento usado em suporte básico e avançado da vida.

III. Procedimento

A. Sedação adequada (pode não ser possível em situações de emergência), pré-oxigenação e monitoramento cardíaco contínuo são essenciais. Equipamento de emergência de via aérea deve estar prontamente disponível.

B. Manejo da dor. Durante um código, alívio da dor não é focalizado. Dependendo do tipo de procedimento, sedação pode ser considerada.

1. **Cardioversão planejada.** Usar propofol (ação curta, efeitos colaterais são raros). Posologia de indução: 2,5–3,5 mg/kg ao longo de 20–30 segundos, a seguir 200–300 mcg/kg/min.
2. **Cardioversão de emergência.** Estes pacientes são frequentemente demasiado instáveis para aguardar sedação apropriada. É melhor prosseguir com cardioversão sem sedação.
3. **Desfibrilação.** Estes pacientes estão inconscientes, portanto, não necessitam de sedação.

C. Limpar qualquer creme ou sabão do tórax.

D. Colocar as almofadas firmemente sobre a parede torácica. Para prevenir queimaduras da pele, certificar-se de que a almofada condutiva cobre totalmente a pá e que a pele não esteja em contato com qualquer parte não isolada da pá. Se as almofadas estiverem em contato uma com a outra, isto pode levar a corrente a fazer arco cruzando o tórax em vez de em direção ao coração. Há 2 posições diferentes para colocação das almofadas (ver Figuras 35–1 e 35–2).

1. **Posicionamento anterolateral.** (Figura 35–1) A almofada anterior é colocada à direita do esterno superior, e a almofada posterior é colocada abaixo do mamilo esquerdo na direção da axila.
2. **Posicionamento anteroposterior.** (Figura 35–2) Isto pode ser preferido em taquicardia atrial. A almofada anterior é colocada sobre a margem esternal média, e a almofada posterior é colocada entre as escápulas. As pás ou almofadas não devem fazer contato uma com a outra. **No caso de dextrocardia, as almofadas necessitam ser colocadas cruzando o tórax direito.**

E. Carregar o desfibrilador

1. **Cardioversão usa mais baixa energia.** Carregar o desfibrilador a **0,5 J/kg** e sincronizar. **O botão SYNC tem que ser ativado cada vez, porque o ajuste *default* em um desfibrilador é no ajuste assincronizado.**
2. **Desfibrilação usa mais alta energia.** Carregar o desfibrilador a **2 J/kg**.
3. **Uma vez carregado, certificar-se de que todas as pessoas estão afastadas do paciente, inclusive a pessoa que mantém o oxigênio.** Perguntar se cada um está afastado, e checar visualmente enquanto eles respondem. Usar a frase aceita **"Eu estou afastado, você está**

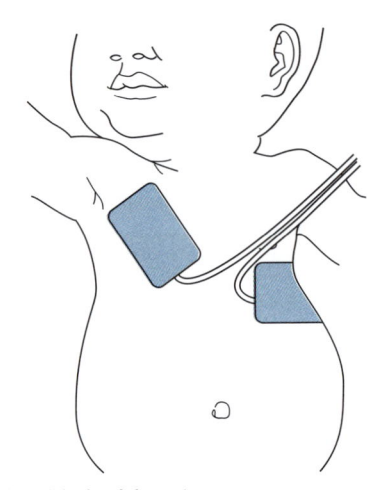

FIGURA 35–1. Colocação anterolateral de almofadas e pás.

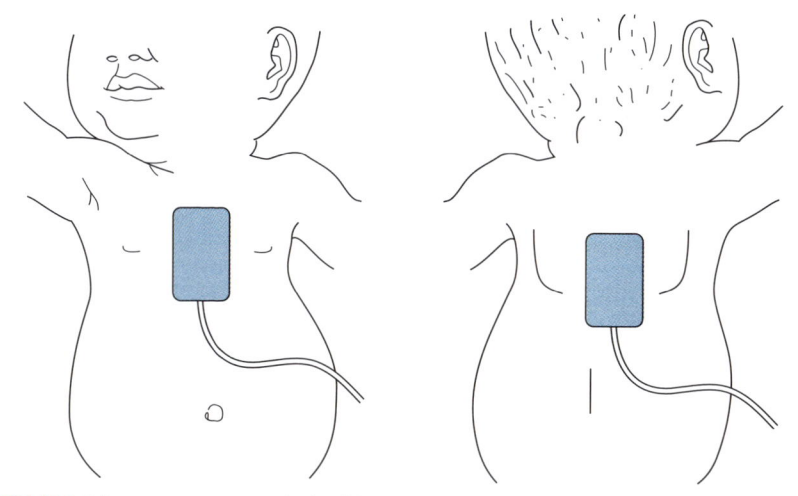

FIGURA 35–2. Colocação anteroposterior de almofadas e pás.

afastado, oxigênio afastado". Verificar que oxigênio não esteja fluindo através da área. É melhor desconectar a bolsa e verificar que ninguém esteja tocando o tubo endotraqueal ou qualquer parte do circuito de ventilação. A máquina indicará que ela está carregada e pronta para a descarga com um sinal audível e/ou uma luz vermelha lampejando na máquina ou no extremo da pá com base no modelo.

   F. **Aplicar o choque pressionando ambos os botões juntos**
      1. **Cardioversão.** Se a primeira tentativa não funcionar, devem ser feitas tentativas adicionais. **Repetir os passos C–E usando 1 J/kg, a seguir aumentando até um máximo de 2 J/kg**.
      2. **Desfibrilação.** Em bebês sem pulso, continuar CPR com compressões apropriadas, ventilação e medicações entre as tentativas. Tentativas adicionais devem ser feitas repetindo os passos C–E. **O segundo choque e qualquer subsequente deve ter uma dose de 4 J/kg**. Acidose e hipóxia diminuem o sucesso da desfibrilação, e a correção aumenta a probabilidade de sucesso.
IV. **Complicações.** O risco de complicações é maior quando há uma dose aumentada de energia, múltiplos choques, impedância aumentada, ou intervalo diminuído entre os choques.
   A. **Integridade alterada da pele.** Lesão de tecido mole, lesões de parede torácica, queimaduras da pele, equimose e dor podem ocorrer. Queimaduras podem ser moderadas a graves em 20–25% dos pacientes. Elas são frequentemente decorrentes da colocação inadequada das almofadas.
   B. **Edema pulmonar.** Uma complicação rara. Mais provavelmente é decorrente da disfunção ventricular esquerda, mas o mecanismo verdadeiro é desconhecido.
   C. **Prejuízo neurológico.** Isto pode ocorrer por um acidente vascular encefálico a partir de um evento tromboembólico após cardioversão e mais frequentemente ocorre ao efetuar cardioversão de *flutter* atrial ou fibrilação atrial. Um ecocardiograma pré-cardioversão eletiva para avaliar quanto a coágulos atriais poderia ajudar a determinar se o paciente está em risco de um evento embólico.
   D. **Arritmias cardíacas.** Disritmias decorrentes da automaticidade aumentada, como toxicidade digitálica ou arritmias induzidas por catecolaminas, têm risco aumentado de VT/FibV com choque. Batimentos prematuros também podem ocorrer. FibV também pode ocorrer com má sincronização da administração do choque.
   E. **Necrose miocárdica.** Quando excessiva energia é aplicada, tecido cardíaco pode ser danificado. Isto pode causar necrose com segmentos ST elevados vistos no eletrocardiograma. Se o dano miocárdico for suficientemente grave, isto pode causar choque.

F. **Choque cardiogênico.** Pacientes podem desenvolver débito cardíaco diminuído transitório com disfunção diastólica ventricular e dano miocárdico após cardioversão ou desfibrilação.
   G. **Fogo (raro).** Incêndio resultou de faíscas na presença de oxigênio e algodão. A touca de meia do bebê e parte do lençol pegaram fogo. Uso de oxigênio pode aumentar o risco de incêndio. Para evitar isto, colocar o oxigênio a pelo menos 1 metro de distância do paciente antes da desfibrilação.
   H. **Choque elétrico nos profissionais de saúde.** Isto pode resultar em formigamento, pequenas queimaduras, ou letargia transitória.

Referências Selecionadas

Minczak BB. Cardioversion and defibrillation. In: Roberts JR, ed. *Roberts: Clinical Procedures in Emergency Medicine.* 5th ed. Philadelphia, PA: Saunders; 2009.

Sutton RM, Berg RA, Nadkarni V. Performance of cardiopulmonary resuscitation in infants and children. In: Fuhrman BP, ed. *Fuhrman: Pediatric Critical Care.* 4th ed. Philadelphia, PA: Saunders; 2011.

36 Exsanguinotransfusão

I. **Indicações**
   A. **Hiperbilirrubinemia. Exsanguinotransfusão (ET)** é mais comumente efetuada em bebês com hiperbilirrubinemia de qualquer origem quando o nível de bilirrubina sérica atinge ou excede um nível que põe o bebê em risco de toxicidade para o sistema nervoso central (ver Capítulos 59 e 112). Os níveis de bilirrubina sérica com os quais começar uma ET estão sob considerável debate. **ETs de duplo volume,** levando 50-70 minutos, são usados para remoção e redução da bilirrubina sérica. A eficiência da remoção de bilirrubina é aumentada em trocas com velocidade mais baixa para conceder tempo para equilíbrio das bilirrubinas extravascular e intravascular.
   B. **Doença hemolítica do recém-nascido.** Resulta da destruição de eritrócitos fetais (RBCs) por anticorpos maternos passivamente adquiridos. ET ajuda na remoção de RBCs revestidos com anticorpo e os substitui por RBCs doadores não revestidos, que não possuem antígeno sensibilizador, desse modo prolongando a sobrevivência intravascular dos RBCs. ET também reduz uma concentração de bilirrubina potencialmente tóxica, resultado da destruição de RBCs por anticorpo. Imunoglobulina intravenosa (IVIG) é agora usada para reduzir a necessidade de ET na doença hemolítica do recém-nascido. As diretrizes da American Academy of Pediatrics recomendam IVIG, se a bilirrubina sérica total (TSB) estiver subindo apesar de fototerapia intensiva ou o nível de TSB estiver dentro de 2-3 mg/dL do nível de transfusão de troca.
   C. **Sepse.** Pode ser associada a choque causado por endotoxinas bacterianas. ET pode ajudar a remover bactérias, toxinas, produtos de degradação de fibrina e ácido láctico acumulado. Ela também pode fornecer imunoglobulinas, complemento e fatores da coagulação.
   D. **Coagulação intravascular disseminada (DIC).** ET pode fornecer fatores da coagulação necessários e ajuda a reduzir causas subjacentes da coagulação anormal. Repleção de fatores da coagulação por transfusão de plasma fresco congelado (10-15 mL/kg) pode ser tudo que é necessário em casos menos graves de DIC.
   E. **Distúrbios metabólicos causando acidose grave.** Trocas sanguíneas parciais são frequentemente aceitáveis e benéficas; entretanto, diálise peritoneal pode também ser necessária para tratar distúrbios gravemente acidóticos do metabolismo.
   F. **Desequilíbrio hídrico ou eletrolítico grave.** Exsanguinotransfusões isovolumétricas podem ser usadas para modular flutuações dos eletrólitos com cada alíquota de sangue trocada. O procedimento permite uma correção gradual de desequilíbrios eletrolíticos.

G. **Policitemia.** Isto pode ser tratado por ET parcial usando soro fisiológico. Soro fisiológico é preferido porque ele reduz tanto a policitemia, quanto a hiperviscosidade do volume sanguíneo circulante do bebê. (Ver também Capítulos 75 e 129.)

H. **Anemia grave.** Anemia normovolêmica ou hipervolêmica causando insuficiência cardíaca, como na hidropsia fetal, é mais bem tratada com uma ET parcial usando concentrado de RBCs.

I. **Qualquer doença necessitando complemento, opsoninas ou gamaglobulina.** Bebês com estas condições podem necessitar de trocas frequentes, e sua situação de hidratação deve ser cuidadosamente manejada. Trocas parciais são recomendadas.

II. **Tipos de exsanguinotransfusões**

   A. **Exsanguinotransfusão de um volume.** Refere-se a 1 vez o volume de sangue estimado em ~60% do volume sanguíneo do bebê.

   B. **Exsanguinotransfusão de duplo volume.** Refere-se a 2 vezes o volume de sangue estimado em ~85% do volume sanguíneo do bebê. Isto é indicado para hiperbilirrubinemia grave (para remover bilirrubina), para doença hemolítica aloimune dos recém-nascidos, para remover anticorpos e proteínas anormais, e para hipermagnesemia grave idiopática, DIC, leucemia congênita, sepse neonatal, malária, coqueluche maligna, superdose de droga e remoção de toxina metabólica (hiperamoniemia, acidemia orgânica, envenenamento por chumbo). **Revisão Cochrane** afirma que há dados insuficientes para suportar ou refutar o uso de ET de um volume em comparação à ET de duplo volume em recém-nascidos com icterícia. ET de duplo volume ainda é recomendada para bebês com icterícia grave e doença hemolítica Rh.

   C. **Exsanguinotransfusão de duplo volume isovolumétrica.** A troca é feita simultaneamente puxando sangue para fora pela artéria umbilical e impelindo sangue para dentro pela veia umbilical. Indicada em recém-nascidos doentes e instáveis em razão de menos flutuação da pressão arterial e da hemodinâmica cerebral (p. ex., hidropsia fetal).

   D. **Exsanguinotransfusão de volume parcial (< 2 volumes).** Este tipo de troca é indicado em recém-nascidos com policitemia (para diminuir o hematócrito e a viscosidade do sangue total) ou para corrigir anemia grave (frequentemente associada à insuficiência cardíaca ou hipervolemia).

III. **Equipamento.** É necessário um assistente para ajudar a manter um campo estéril, monitorar e avaliar o bebê e registrar o procedimento e volumes trocados. Também são necessários leito de aquecimento radiante ou incubadora híbrida, equipamento para monitoramento cardiorrespiratório, suporte e reanimação, acesso imediato a determinações de gasometria, equipamento para cateterismo de artéria umbilical e veia umbilical (ver Capítulos 23 e 25), bandeja de ET descartável e tubo nasogástrico para evacuar o estômago antes de começar a transfusão. Aparelho termocontrolado deve ser usado para aquecimento do sangue antes e durante a transfusão (deve ter uma serpentina descartável interna e conectores à bolsa de sangue doador e ao circuito de ET. O sangue deve ser aquecido a 37°C. Uso de banho-maria ou aquecedores improvisados não é aconselhado porque sangue que fica demasiado quente pode hemolisar.)

IV. **Escolha do sangue**

   A. **Coleta de sangue**

      1. **Sangue homólogo.** Sangue doado por um doador anônimo com um tipo sanguíneo compatível é usado mais comumente. Sangue dirigido pelo doador (sangue doado por uma pessoa selecionada com tipo sanguíneo compatível) é outra opção.

      2. **Citomegalovírus (CMV). Sangue doador soronegativo é preferido.** Leucócitos abrigando CMV podem ser removidos, usando-se filtros de leucodepleção durante a preparação do sangue. O emprego de RBCs desglicerolizados congelados, reconstituídos com plasma fresco congelado, é outro meio de usar sangue soropositivo livre de CMV viável.

      3. **Hemoglobina S (caráter falciforme).** Precauções devem ser tomadas para evitar ET com sangue doador de um portador. Se o sangue doador com caráter falciforme ficar ácido, afoiçamento pode ocorrer, com complicações previstas para o paciente.

      4. **Doença enxerto-*versus*-hospedeiro.** Considere usar sangue doador irradiado para evitar doença enxerto-*versus*-hospedeiro em bebês imunocomprometidos conhecidos e bebês de

baixo peso ao nascimento. Bebês prematuros que foram transfundidos *in utero* ou que receberam > 50 mL de sangue transfundido são candidatos a sangue irradiado.
- **B. Tipagem e prova cruzada sanguíneas**
  1. **Bebês com incompatibilidade Rh.** O sangue deve ser tipo O, Rh-negativo, baixo título anti-A, anti-B. Deve passar por prova cruzada com o plasma e RBCs da mãe.
  2. **Bebês com incompatibilidade ABO.** O sangue deve ser tipo O, Rh-compatível (com a mãe e o bebê) ou Rh-negativo, baixo título anti-A, anti-B. Deve passar por prova cruzada com ambos o sangue do bebê e da mãe.
  3. **Outras incompatibilidades de grupos sanguíneos.** Para outras doenças hemolíticas (p. ex., anti-Rhc, anti-Kell, anti-Duffy), o sangue deve passar por prova cruzada com o sangue da mãe para evitar antígenos ofensores.
  4. **Hiperbilirrubinemia, desequilíbrio metabólico, ou hemólise não causada por doenças isoimunes.** O sangue deve passar por prova cruzada contra o plasma e RBCs do bebê.
- **C. Frescor e preservação do sangue.** Em recém-nascidos, é preferível usar sangue ou plasma que tenha sido colhido em citrato fosfato dextrose (CPD). O sangue deve ter > 72 horas de idade. Estes 2 fatores asseguram que o pH do sangue seja > 7,0. Para doenças associadas à hidropsia fetal ou asfixia fetal, é melhor usar sangue que seja < 24 horas de idade. **Uso de sangue irradiado** menos de 24 horas antes da ET é recomendado para todas as ETs para diminuir o potássio no sangue e para diminuir doença enxerto-*versus*-hospedeiro.
- **D. Hematócrito (Hct).** A maioria dos bancos de sangue é capaz de reconstituir uma unidade de sangue a um Hct desejado de 50-70%. O sangue deve ser agitado periodicamente durante a transfusão para manter um Hct constante.
- **E. Níveis de potássio no sangue doador.** Devem ser determinados se o bebê estiver asfixiado ou em choque, e lesão renal for suspeitada. Se os níveis de potássio forem > 7 mEq/L, considerar usar uma unidade de sangue que foi colhida mais recentemente ou uma unidade de RBCs lavados.
- **F. Temperatura do sangue.** Aquecimento do sangue é especialmente importante em bebês recém-nascidos de baixo peso ao nascimento e doentes.

V. Procedimento
- **A. Exsanguinotransfusão de 2 volumes simples é usada para hiperbilirrubinemia não complicada**
  1. **O volume sanguíneo normal em um bebê recém-nascido a termo completo é 80 mL/kg.** Em um bebê pesando 2 kg, o volume seria 160 mL, e o dobro do volume de sangue é trocado em uma transfusão de 2 volumes. Portanto, a quantidade de sangue necessária para um bebê de 2 kg seria 320 mL. Volume sanguíneo de recém-nascidos de baixo e extremo baixo peso ao nascimento, que pode ser até 95 mL/kg, deve ser levado em conta, quando calculando volumes de troca.
  2. **Permitir tempo adequado para tipagem e prova cruzada sanguíneas no banco de sangue.** O nível de bilirrubina do bebê aumenta durante este tempo, e este aumento precisa ser levado em consideração, quando se prescrever o sangue.
  3. **Efetuar a transfusão em um contexto de terapia intensiva.** Colocar o bebê na posição supina. Contenções devem ser justas, mas não apertadas. Um tubo nasogástrico deve ser passado para evacuar o estômago e deve ser deixado no lugar para manter descompressão gástrica e evitar regurgitação e aspiração de suco gástrico.
  4. **Escovar-se e vestir capote e luvas estéreis.**
  5. **Efetuar cateterismo de veia umbilical e confirmar a posição por radiografia.** (Ver Figura 11-10.) Se for realizar uma troca isovolumétrica, então um cateter de artéria umbilical (posição alta preferida) deve também ser colocado e confirmado por radiografia (ver Figura 11-11 para posicionamento correto de um cateter de artéria umbilical alto e Figura 11-12 para posicionamento correto de um cateter de artéria umbilical baixo).
  6. **Ter a unidade de sangue preparada.**
     a. **Verificar os tipos sanguíneos do doador e do bebê.**
     b. **Verificar a temperatura do sangue e procedimentos de aquecimento.**
     c. **Verificar o Hct.** O sangue deve ser agitado regularmente para manter um Hct constante.

7. **Conectar a bolsa de sangue à tubulação e torneiras de acordo com as instruções da bandeja de transfusão.** A orientação das torneiras para infusão e retirada deve também ser verificada pelo assistente (isto é, um procedimento de "tempo parado" ["tempo técnico"]).
8. **Estabelecer o volume de cada alíquota.** (Tabela 36-1).

B. **Exsanguinotransfusão de duplo volume isovolumétrica.** Efetuada usando-se uma dupla configuração, com infusão pela veia umbilical e retirada pela artéria umbilical. Este método é preferido quando desvios volumétricos durante troca simples poderiam causar ou agravar insuficiência miocárdica (p. ex., hidropsia fetal). Dois operadores são necessários; uma para efetuar a infusão, e o outro para manejar a retirada.

1. **Efetuar os passos 1-6 como na ET de duplo volume.** Além disso, efetuar cateterismo de artéria umbilical.
2. **Conectar a unidade de sangue à tubulação e torneiras conectadas ao cateter de veia umbilical.** O cateter pode ser deixado no lugar depois da ET para monitorar pressão venosa central. Ele deve ser colocado acima do diafragma com colocação confirmada por radiografia de tórax.
3. **A tubulação e as torneiras da segunda montagem** são conectadas ao cateter de artéria umbilical e a uma bolsa plástica estéril para descartar o sangue trocado.
4. **Se troca isovolumétrica estiver sendo efetuada por causa de insuficiência cardíaca, a pressão venosa central pode ser determinada via cateter de veia umbilical.** Ele deve ser colocado acima do diafragma na veia cava inferior.

C. **Exsanguinotransfusão parcial (PET).** Efetuada da mesma maneira que a ET de duplo volume. Se uma troca parcial for para policitemia (usando soro fisiológico) ou para anemia (usado concentrado de RBCs), a seguinte fórmula pode ser usada para determinar o volume da transfusão.

1. **Para calcular volume a trocar na policitemia:**

$$\text{Volume de troca (mL)} = \frac{\text{Volume sanguíneo estimado (mL)} \times \text{Peso (kg)} \times (\text{Hct observado} - \text{Hct desejado})}{\text{Hct observado}}$$

2. **Para calcular volume a trocar na anemia:**

$$\text{Volume de troca (mL)} = \frac{\text{Volume sanguíneo estimado (mL)} \times \text{Peso (kg)} \times (\text{Hct desejado} - \text{Hct observado})}{\text{Hct concentrado RBCs} - \text{Hct observado}}$$

D. **Exsanguinotransfusão parcial isovolumétrica** com concentrado de RBCs. Melhor procedimento, se o diagnóstico for hidropsia fetal.

E. **Procedimentos complementares**
1. **Estudos laboratoriais.** Sangue deve ser obtido para estudos de laboratório antes e depois de ET.
   a. **Bioquímica sanguínea.** Cálcio total, sódio, potássio, cloreto, pH, $PaCO_2$, estado acidobásico, bicarbonato e glicose sérica.

Tabela 36-1. ALÍQUOTAS FREQUENTEMENTE USADAS EM EXSANGUINOTRANSFUSÃO NEONATAL

Peso do Bebê	Alíquota (mL)
3 kg	20
2-3 kg	15
1-2 kg	10
850 g-1 kg	5
< 850 g	1-3

b. **Estudos hematológicos.** Hemoglobina, Hct, contagem de plaquetas, contagem de leucócitos e contagem diferencial. Sangue para retipagem e reprova cruzada após a troca e para estudo de reação transfusional, se necessário.

c. **Hemocultura.** Recomendada após ET (***controverso***).

2. **Administração de gliconato de cálcio.** O tampão CPD no sangue armazenado liga cálcio e baixa transitoriamente os níveis de cálcio ionizado. Tratamento de suspeita de hipocalcemia em pacientes recebendo transfusões é ***controvertido***. Alguns médicos administram rotineiramente 1–2 mL de gliconato de cálcio 10% por infusão lenta após 100–200 mL de sangue doador na troca. Outros sustentam que este tratamento não tem efeito terapêutico a não ser que hipocalcemia seja documentada por eletrocardiograma mostrando uma alteração no intervalo QT.

3. **Fototerapia.** Começar ou retomar fototerapia após ET para doenças envolvendo um alto nível de bilirrubina (para orientação sobre fototerapia, ver Capítulos 59 e 112).

4. **Monitorar níveis de bilirrubina sérica após transfusão com 2, 4 e 6 horas e a seguir a intervalos de 6 horas.** Um rebote dos níveis de bilirrubina é previsto 2–4 horas após a transfusão.

5. **Remedicação.** Pacientes recebendo antibióticos ou anticonvulsivos necessitam ser remedicados. Pacientes recebendo digoxina não devem ser remedicados, a menos que a situação cardíaca esteja deteriorando ou os níveis de digoxina sérica sejam reconhecidos como baixos. A porcentagem de medicações perdidas é extremamente variável. Tão pouco quanto 2,4% de digoxina é perdida, mas até 32,4% de teofilina pode ser perdida durante uma ET de 2 volumes. Determinação de níveis medicamentosos após ET é aconselhável.

6. **Profilaxia antibiótica depois da transfusão deve ser considerada em uma base individual.** Infecção é incomum, mas é a complicação mais frequente.

VI. **Complicações.** Ver também complicações relacionadas com cateterismo de veia umbilical, Capítulo 25.

A. **Infecção.** Bacteriemia (frequentemente um organismo *Staphylococcus*), hepatite, CMV, malária e HIV foram relatados.

B. **Complicações vasculares.** Embolia de coágulo ou ar, vasospasmo dos membros inferiores, trombose e infarto de órgãos importantes podem ocorrer. Perfuração de vasos pode ocorrer.

C. **Cardíaca.** Arritmias, parada cardíaca e sobrecarga de volume podem ocorrer.

D. **Sangramento/coagulopatias.** Coagulopatias podem resultar de trombocitopenia ou fator da coagulação diminuídos. Plaquetas podem diminuir > 50% após uma ET de 2 volumes.

E. **Anormalidades eletrolíticas.** Hiperpotassemia, hipernatremia, hiperglicemia, hipercalcemia, hipomagnesemia e hipocalcemia podem ocorrer.

F. **Hipoglicemia.** Especialmente provável em lactentes de mães diabéticas e naqueles com eritroblastose fetal por causa de hiperplasia de células das ilhotas e hiperinsulinismo. Hipoglicemia de rebote pode resultar nestes bebês em resposta à glicose concentrada (300 mg/dL) contida no sangue doador CPD.

G. **Acidose metabólica.** Acidose metabólica por sangue doador armazenado (secundariamente à carga ácida) ocorre menos frequentemente em sangue CPD.

H. **Alcalose metabólica.** Alcalose metabólica pode ocorrer como resultado de remoção retardada do preservativo citrato do sangue doador pelo fígado.

I. **Enterocolite necrosante.** Uma incidência aumentada de NEC após ET foi sugerida. Por esta razão, o cateter de veia umbilical deve ser removido depois do procedimento a não ser que seja necessário monitoramento da pressão venosa central. Por outro lado, é recomendado que alimentações sejam retardadas durante pelo menos 24 horas para observar o bebê quanto à possibilidade de íleo pós-ET.

J. **Diversas.** Intolerância alimentar, hipotermia, hipertermia, doença enxerto-*versus*-hospedeiro, apneia, bradicardia.

37 Extravasamento e Infiltração IV Periféricos: Tratamento Inicial

I. **Indicação.** Para minimizar lesão inicial resultante da infiltração de líquidos IV para dentro do tecido. **Infiltração** refere-se ao vazamento inadvertido de líquido **não vesicante** (não irritante) a partir da veia para dentro dos tecidos circundantes. Infiltração é frequentemente considerada benigna, a não ser que uma quantidade muito grande de líquido cause compressão de nervos ou síndrome de compartimento. **Extravasamento** refere-se ao vazamento inadvertido de **líquido vesicante** (líquido ou medicação altamente cáustica que é capaz de causar necrose tecidual) a partir da veia para dentro dos tecidos circundantes. Isto pode causar uma reação cutânea branda ou necrose tecidual grave ou uma lesão tão grave que conduz à amputação.

II. **Procedimentos**

A. **O tratamento inicial é determinado pelo estadiamento da infiltração, o tipo de solução se infiltrando, e a disponibilidade de antídotos específicos.** Há falta de evidência conclusiva a respeito do cuidado ideal após extravasamento IV no recém-nascido. A informação disponível na literatura é, principalmente, de relatos de casos. Foi proposto um sistema de estadiamento que apresenta orientação concernente às opções apropriadas de tratamento inicial (Tabela 37–1). Este capítulo se refere apenas ao tratamento inicial e não ao tratamento de complicações a longo prazo (formação de cicatriz, contraturas, perda de tecido, comprometimento vascular).

B. **Antídotos específicos**
   1. **Hialuronidase**
      a. **Apropriada para extravasamento estádio III** de líquidos IV, exceto vasoconstritores.
      b. **Administrar dentro de 1 hora** após o insulto, se possível, e não depois de 3 horas.

Tabela 37–1. ESTADIAMENTO DOS INFILTRADOS IV[a]

Estádio	Descrição	Opções de Tratamento[a]
I	Local IV doloroso Ausência de rubor ou edema	1. Remover cânula IV 2. Elevar a extremidade
II	Local IV doloroso Edema leve (0–20%)	1. Remover cânula IV 2. Elevar a extremidade
III	Local IV doloroso Edema acentuado (30–50%) Descoramento Pele fria ao toque, mas com bom pulso e reenchimento capilar intenso abaixo do local da infiltração	1. Deixar cânula IV no lugar. Usando seringa de 1 mL, aspirar tanto líquido quanto possível 2. Remover cânula a não ser que ela seja necessária para administração de um antídoto. 3. Elevar a extremidade 4. Considerar antídoto (p. ex., hialuronidase, fentolamina)
IV	Local doloroso Edema muito acentuado (> 50%) Descoramento Pele fria ao toque Pulso diminuído ou ausente Reenchimento capilar retardado < 4 segundos Ruptura da pele, formação de bolha, ou necrose	1. Deixar cânula no lugar. Usando seringa de 1 mL, aspirar tanto líquido quanto possível 2. Remover cânula a não ser que ela seja necessária para administração de um antídoto 3. Elevar a extremidade 4. Considerar um antídoto 5. Se o local estiver tenso com edema e a pele estiver descorada, usar técnica de múltiplas punções com agulha (ver Seção II.C)

[a]Dados de Millam D. Managing complications of IV therapy. *Nursing.* 1988;18:34–43; e Thigpen JL. Peripheral intravenous extravasation: nursing procedure for initial treatment. *Neonatal Netw.* 2007;26(6):379–384.

c. **Limpar a área** com agente antimicrobiano.
d. **Injetar 1 mL (150 U) em 5 injeções separadas subcutâneas de 0,2 mL** em torno da periferia do local do extravasamento. Usar técnica asséptica e trocar a agulha após cada injeção.
e. **Cobrir com curativo de hidrogel** (Intrasite, Smith and Nephew, London) por 48 horas.
2. **Fentolamina (Regitine)**
   a. **Droga de escolha para extravasamento** de dopamina e outros vasoconstritores.
   b. **Limpar a área com** agente antimicrobiano.
   c. **Injetar uma solução 0,5 mg/mL subcutaneamente dentro da área afetada.** Quantidade usual necessária é 1-5 mL, dependendo do tamanho do infiltrado. Pode repetir, se necessário.
C. **Técnica de múltiplas punções com agulha**
   1. **Pode ser usada para criar um caminho para** o líquido escapar e ajudar a minimizar dano tecidual.
   2. **Limpar** com agente antimicrobiano.
   3. **Usar uma agulha calibre 20, puncionar a pele subcutaneamente** em múltiplas áreas do tecido edematoso. Trocar a agulha após cada injeção.
   4. **Cobrir com gaze embebida em soro fisiológico** para absorver o líquido, e elevar a extremidade.
   5. **Avaliar** a cada 1-2 horas durante 48 horas.
III. **Complicações.** Tratamento inicial pode causar o seguinte:
   A. **Infecção.** Usar técnica asséptica estrita durante injeções.
   B. **Trauma no local.** Manipular a pele delicadamente; remover desinfetante da pele com compressa de soro fisiológico estéril.
   C. **Hipotensão.** Poderia potencialmente ocorrer com uma grande dose de fentolamina ou com absorção de nitroglicerina tópica.

Referências Selecionadas

Chandavasu O, Garrow E, Valda V, Alsheikh S, Dela Vega S. A new method for the prevention of skin sloughs and necrosis secondary to intravenous infiltration. *Am J Perinatol.* 1986;3(1):4-5.
Lawson EE, Lehmann CU, Nogee LM, Terhaar M, McCullen KL, Pieper B. Neonatal extravasation injuries associated with intravenous infusions. *eNeonatal Rev.* 2008;5(11).
Ramasethu J. Pharmacology review: prevention and management of extravasation injuries in neonates. *NeoReviews.* 2004;5:E491-E497.
Thompson Reuters Clinical Editorial Staff. *Neofax 2011, A Manual of Drugs Used in Neonatal Care.* New York, NY:PDR Network; 2011:205, 324-325.

38 Hipotermia Terapêutica

I. **Indicação.** Para reduzir mortalidade em bebês com isquemia hipóxica perinatal, quando iniciada antes de 6 horas de idade. É indicada no tratamento de bebês (36 0/7 semanas de gestação ou mais, com menos de 6 horas) que preenchem os critérios para o diagnóstico de encefalopatia isquêmica hipóxica (HIE) moderada à grave. Resfriamento pode ser feito por **resfriamento seletivo da cabeça** (Olympic Cool-Cap System, Olympic Medical Corporation, Seattle, WA) ou **resfriamento corporal total.** Este capítulo discute resfriamento corporal total.
II. **Elegibilidade para hipotermia.** Os bebês devem ser avaliados quanto à elegibilidade por **(passo A) critérios clínicos e fisiológicos seguidos por (passo B) exame neurológico completo.** Os bebês têm que satisfazer diagnósticos fisiológicos e neurológicos. Os critérios de elegibilidade são

para resfriamento corporal total por cobertor ou colchão ou resfriamento cefálico por um capacete ajustado. **Para resfriamento da cabeça** é exigido um passo C, que inclui um eletrencefalograma de amplitude integrada (aEEG) (registrando pelo menos duração de 20 minutos) que mostre atividade aEEG de fundo moderadamente ou gravemente anormal ou convulsões.

A. **Passo A: critérios clínicos e fisiológicos.** Todos os bebês devem ser avaliados como se segue:
   1. **Gasometria sanguínea** (uma hemogasometria do cordão ou uma arterial [preferida] ou venosa/capilar dentro da primeira hora de vida): pH < 7 ou déficit de base > 16, prosseguir para o passo B.
   2. **Ausência de gasometria sanguínea arterial/venosa/capilar com pH 7-7,15 ou déficit de base de 10-15,9 com um evento perinatal agudo** (prolapso do cordão, descolamento da placenta, anormalidade grave da frequência cardiofetal [FHR], desacelerações variáveis ou tardias; trauma materno, hemorragia ou parada cardíaca) mais ou a ou b (a seguir), então prosseguir para o passo B.
      a. Apgar de 10 minutos ≤ 5.
      b. Necessidade continuada de ventilação iniciada ao nascimento e continuada durante pelo menos 10 minutos.
B. **Passo B: exame neurológico completo.** Uma vez que o bebê satisfaça os critérios clínicos e fisiológicos do passo A, efetuar um exame neurológico padronizado completo. **Encefalopatia moderada à grave é definida como convulsões na presença de um ou mais sinais em 3 das 6 categorias no estadiamento de HIE** (nível de consciência, atividade espontânea, postura, tônus, reflexos primitivos e sistema autônomo). O número de sinais moderados ou graves determinará a extensão da encefalopatia; se os sinais forem igualmente distribuídos, a designação é com base no nível de consciência.
   1. **Se convulsões forem documentadas ou estiverem ocorrendo, o bebê é automaticamente elegível para resfriamento.**
   2. **Não são relatadas convulsões,** o bebê tem **que ter pelo menos 3 dos 6 sinais neurológicos em encefalopatia moderada ou grave** (Tabela 38-1) para ser elegível para resfriamento.
C. **Bebê é elegível para resfriamento uma vez que critérios no passo A e B sejam satisfeitos.**
III. **Equipamento.** Máquina de hiper-hipotermia usada para elevar ou baixar a temperatura de um paciente a um nível-alvo através de transferência condutiva de calor; **cobertor de hiper-hipotermia tamanho bebê**, uso em único paciente, capaz de fornecer aquecimento e resfriamento para manter a temperatura-alvo do paciente; **sensor esofágico de bebê e cabo** para monitoramento contínuo da temperatura central do paciente; 8–12 L de água destilada para montagem inicial; **mangueira de drenagem; leito aberto de terapia crítica de bebê** com capacidade de aquecimento à **conclusão da hipotermia terapêutica.** Unidade de aparelho de resfriamento (p. ex., Blanketrol III com cobertores de resfriamento, Kool-Kit Neonate, Cincinnati SubZero, Cincinnati, OH).

Tabela 38–1. ESTADIAMENTO E AVALIAÇÃO DA ENCEFALOPATIA ISQUÊMICA HIPÓXICA

Categoria	Encefalopatia Moderada	Encefalopatia Grave
1. Nível de consciência	Letárgico	Estupor/coma
2. Atividade espontânea	Atividade diminuída	Sem atividade
3. Postura	Flexão distal, extensão total	Descerebrado
4. Tônus	Hipotonia (focal, geral)	Flácido
5. Reflexos primitivos		
Sucção	Fraco	Ausente
Moro	Incompleto	Ausente
6. Sistema autônomo		
Pupilas	Constringidas	Desvio enviesado/dilatadas/não reativas
Frequência cardíaca	Bradicardia	Frequência cardíaca variável
Respirações	Respiração periódica	Apneia

IV. Procedimento

A. **Confirmar a elegibilidade para resfriamento, conforme assinalado na Seção II.**
B. **Reunir equipamento para resfriamento.** Obedecer às instruções para preparação da máquina de hiper-hipotermia, conforme o manual de operação. A instituição do autor usa a unidade de aparelho de resfriamento Blanketrol III Model 233 de hiper-hipotermia.
C. **Manejo da dor.** Não são recomendados analgésicos ou anestésicos específicos. Sedação durante todo o procedimento é baseada nas necessidades para ventilação mecânica e/ou controle de convulsões. Sedação mais comumente usada é morfina.
D. **Pré-esfriar o cobertor a 5°C para resfriamento corporal total para manter uma temperatura esofágica de 33,5°C ± 0,5°C para neuroproteção.** Deitar o bebê supino sobre o cobertor pré-esfriado com occipício repousando sobre o cobertor. Um cobertor fino de camada única pode ser colocado entre o bebê e o cobertor de resfriamento para evitar sujar o equipamento (Figura 38–1).
E. **Inserir o sensor de temperatura esofágico dentro de uma narina externa.** O sensor pode ser amolecido, colocando-o em água morna por alguns minutos. O sensor deve ser posicionado no terço inferior do esôfago (comprimento desejado = distância da narina ao meio do esterno menos 2 cm). Fixar o sensor com fita adesiva ao lado do nariz do bebê. Conectar o sensor à unidade de resfriamento e começar monitoramento de temperatura imediatamente. Confirmar colocação com uma radiografia, mas não esperar uma radiografia para iniciar resfriamento.
F. **Usar um leito aberto de tratamento crítico para monitoramento ideal.** Temperatura cutânea será monitorada por sensor de temperatura no abdome inferior conectado ao aquecedor radiante. O aquecedor radiante é ajustado para "modo manual" com o calor desligado (permitir monitoramento contínuo da temperatura cutânea sem qualquer emissão de calor). Não usar qualquer outra fonte de calor exógeno.
G. **Operar a unidade resfriamento em modo automático** com um objetivo de temperatura central de 33,5°C ± 0,5°C. Obedecer ao manual de instruções do aparelho de resfriamento específico da sua unidade de terapia intensiva neonatal (NICU).
H. **A temperatura esofágica do bebê começará a diminuir logo depois do início da terapia de resfriamento.** O sistema do cobertor de resfriamento se ajusta automaticamente para alcançar 33,5°C em ~90–120 minutos. Uma vez estável em 33,5°C, alguma flutuação da temperatura esofágica em torno do ponto ajustado é de se esperar, mas não deve ser maior que ± 0,5°C. Monitorar e registrar temperaturas esofágica, cutânea e da água, bem como todos os sinais vitais a intervalos de 15 minutos durante o resfriamento (ou obedecer a normas específicas da unidade). **Período total de resfriamento é de 72 horas**.

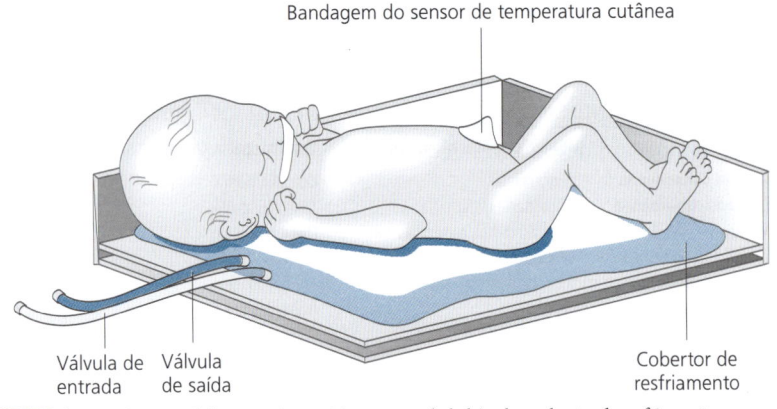

FIGURA 38–1. Procedimento de hipotermia; posicionamento do bebê sobre cobertor de resfriamento. (*Reproduzida, com permissão, de Cincinnati Subzero.*)

I. **Reaquecimento gradual é feito ao longo de 6 horas após completo o período de resfriamento de 72 horas.** A temperatura ajustada da unidade automática de resfriamento é aumentada 0,5°C cada hora até um ponto ajustado máximo de 36,5°C. O objetivo é aumentar lentamente a temperatura 0,5°C por hora para atingir normotermia pelo fim de 6 horas. Monitorar sinais vitais (especialmente temperatura) durante todo o período de reaquecimento. Hipertermia tem que ser evitada a todo custo.
J. **Ao fim do período de reaquecimento de 6 horas, desligar a unidade de hiper-hipotermia e remover cobertor de resfriamento e, sensor esofágico.** Obedecer à manutenção da unidade de resfriamento, conforme o protocolo da NICU local.
K. **Durante o processo de resfriamento e reaquecimento, o bebê deve receber tratamento clínico de rotina apropriado para o nível de agudeza, incluindo estudos sanguíneos laboratoriais para vigilância de disfunção respiratória, cardiovascular, hematológica e renal.** Medidas de gasometria devem ser corrigidas para a temperatura corporal durante a hipotermia.

V. **Complicações.** A seguinte é uma lista de complicações potenciais e pode incluir outras não indicadas aqui.
   A. **Cardiovasculares e respiratórias**
      1. **Arritmia.** Hipotermia pode diminuir a despolarização das células de marca-passo cardíacas, causando bradicardia (mais comum complicação cardiovascular). Manter a temperatura do bebê dentro do alvo de 33,5°C ± 5°C para evitar arritmias mais graves.
      2. **Hipotensão.** Diminuições no volume sistólico e frequência cardíaca podem contribuir para débito cardíaco diminuído e hipotensão. A necessidade de inotrópicos para suporte de pressão durante resfriamento é mais relacionada com o comportamento do médico.
         a. **Hipertensão pulmonar.** Resistência vascular pulmonar aumentada foi descrita em bebês hipotérmicos; entretanto, o número de bebês hipóxico-isquêmicos com hipertensão pulmonar persistente em grandes experiências clínicas foi similar entre bebês esfriados e não esfriados.
         b. **Gases sanguíneos.** Hipotermia diminui o consumo de O_2 e a produção de CO_2; por essa razão, ajustes de ventilador necessitam ser monitorados e ajustados para evitar hiperventilação que pode causar vasoconstrição cerebral. Valores de gases sanguíneos são dependentes da temperatura, e se amostras de sangue forem aquecidas a 37°C antes da análise (como é comum na maioria dos laboratórios), a PO_2 e a PCO_2 serão superestimadas, e o pH subestimado em pacientes hipotérmicos. Para interpretação acurada, as amostras devem ser analisadas à temperatura real do paciente. Se isto não for possível, Polderman sugere que valores de gasometria ensaiados a 37°C podem ser estimados como se segue:
            i. **Subtrair 5 mmHg PO_2 por 1°C** para que a temperatura do paciente seja < 37°C.
            ii. **Subtrair 2 mmHg PCO_2 por 1°C** para que a temperatura do paciente seja < 37°C.
            iii. **Adicionar 0,012 unidade de pH por 1°C** para que a temperatura do paciente seja < 37°C.
   B. **Dermatológicas**
      1. **Destruição da pele.** Vasoconstrição durante frio extremo pode levar a fluxo sanguíneo diminuído, e dano localizado é causado à pele e outros tecidos. Inspeção regular da pele do bebê faz parte do cuidado de rotina durante resfriamento.
      2. **Necrose de gordura subcutânea.** A causa é desconhecida e é associada à asfixia perinatal. Hipotermia causa vasoconstrição que piora a perfusão da pele que já foi comprometida por asfixia, desse modo levando à necrose de gordura. A maioria dos casos descritos ocorreu após o completo resfriamento. Níveis de cálcio sérico devem ser monitorados nos bebês afetados por causa do risco de hipercalcemia (Ilustração 9).
   C. **Hematológicas.** Acompanhamento seriado dos parâmetros hematológicos é uma parte importante da vigilância durante resfriamento.
      1. **Trombocitopenia induzida por hipotermia** é decorrente da **destruição aumentada de plaquetas** (sequestro de plaquetas no fígado e baço) e **coagulação intravascular dissemi-**

nada **(DIC)**, resultando em trombocitopenia inicial e supressão da medula óssea com produção reduzida de plaquetas.
2. **Coagulopatia** induzida por hipotermia branda com o risco de sangramento grave associado a resfriamento terapêutico é relativamente pequena.

D. **Metabólicas**
1. **Acidose metabólica.** Débito cardíaco diminuído, levando à remoção reduzida de ácido láctico.
2. **Metabolismo alterado da glicose.** Hipotermia diminui a sensibilidade e a secreção de insulina, levando à hiperglicemia; doses mais altas de insulina podem ser necessárias. Durante o processo de reaquecimento, bebês tratados com insulina podem ficar em risco de hipoglicemia, à medida que a sensibilidade à insulina for restaurada.
3. **Metabolismo de drogas** e excreção de drogas e metabólitos poderiam ser modificados pelo resfriamento, bem como a presença de prejuízos hepatocelular e renal complicando HIE. Metabolismo de drogas, como fenobarbital, morfina e vecurônio, é retardado por efeitos do sistema do citocromo P450 hepático dependente da temperatura. **Níveis potencialmente tóxicos de drogas podem-se acumular no sistema, se o metabolismo e a excreção forem prejudicados.**

E. **Infecções.** Resfriamento tem efeitos imunossupressores e anti-inflamatórios. Metanálises de grandes experiências não mostraram qualquer incidência aumentada de infecção em bebês esfriados.

Referências Selecionadas

Blanketrol III, Operation Manual, Model 233 Hyper-Hypothermia Units. Cincinnati Sub-Zero Products, Inc.

Polderman KH. Mechanism of action, physiological effects and complications of hypothermia. *Crit Care Med.* 2009;37:S186-S202.

Sarkar S, Barks JD. Systemic complications of hypothermia. *Semin Fetal Neonatal Med.* 2010;15:270-275.

Shah PS. Hypothermia: a systematic review and meta-analysis of clinical trials. *Semin Fetal Neonatal Med.* 2010;15(5):238-246.

Shankaran S, Laptook AR, Ehrenkranz RA, et al. Whole-body hypothermia for neonates with hypoxic-ischemic encephalopathy. *N Engl J Med.* 2005;353(15):1574-1584.

Strohm B, Hobson A, Brocklehurst P, Edwards AD, Azzopardi D; UK TOBY Cooling Register. Subcutanoeus fat necrosis after moderate therapeutic hypothermia in neonates. *Pediatrics.* 2011;128:e450-e452.

Zanelli S, Buck M, Fairchild K. Physiologic and pharmacologic considerations for hypothermia therapy in neonates. *J Perinatol.* 2011;31:377-386.

39 Intubação e Extubação Endotraqueal

I. **Indicações**
A. Fornecer suporte respiratório mecânico.
B. Obter aspirados para cultura.
C. Assistir na higiene broncopulmonar ("toalete pulmonar").
D. Aliviar obstrução da via aérea superior (estenose subglótica).
E. Limpar mecônio da traqueia.
F. Efetuar ventilação brônquica seletiva.
G. Assistir no tratamento de hérnia diafragmática congênita (para evitar distensão intestinal).
H. Administrar medicações ("NEAL" ou "LANE" ver Seção III.O) no contexto de emergência, enquanto é estabelecido acesso intravenoso.

I. Administração de surfactante.
J. Tratamento de apneia.

II. **Equipamento.** Tubo endotraqueal (ETT) correto e cateter de aspiração (Tabela 39–1), um cabo de laringoscópio pediátrico com uma lâmina de Miller (lâmina "00" para bebês extremamente pré-termo, lâmina "0" para bebês pré-termo, lâmina "1" para bebês a termo completo; lâminas retas [lâminas de Miller] são preferidas em relação a lâminas curvas [lâmina de Macintosh] em razão da melhor visualização), um adaptador de ETT, um aparelho de aspiração, cateteres de aspiração, esparadrapo, tesoura, tintura de benjoim, um estilete maleável (*opcional*), equipamento de proteção individual, aparelho de bolsa e máscara com oxigênio 100% e manômetro de pressão devem estar disponíveis à beira do leito. O ventilador mecânico deve estar verificado e pronto. Monitoramento com eletrocardiograma e oximetria de pulso é essencial, se o tempo permitir. Um aparelho colorimétrico ou capnógrafo para confirmar a posição do tubo. Equipamento de aspiração e cateteres.

III. **Procedimento**
  A. **Intubação orotraqueal *versus* nasotraqueal**
    1. **Intubação orotraqueal.** Mais comumente executada emergencialmente e é descrita aqui. É mais fácil e rápida que intubação nasotraqueal. O tubo orotraqueal deve ser pré-cortado para eliminar espaço morto (cortar a 15 cm).
    2. **Intubação nasotraqueal.** Mais comumente efetuada no contexto eletivo ou se a anatomia excluir a via oral. Intubação nasotraqueal pode ser usada em bebês hiperativos ou nos bebês que têm secreções copiosas. Ela oferece estabilidade do tubo, mas pode ser associada a um aumento em atelectasia pós-extubação e um risco de lesão nasal. Na intubação nasotraqueal o procedimento é o mesmo, exceto que o tubo nasotraqueal lubrificado é passado para dentro da narina, a seguir para a faringe e dentro das cordas, acompanhando o dorso da garganta. Pequenas doses de gel de lidocaína 2% podem ser usadas.
    3. **Revisão de Cochrane.** Não encontrou diferenças no efeito da intubação nasal *versus* a oral.
  B. **Dor/pré-medicação**
    1. **Pré-medicação não é necessária** no caso de uma intubação de emergência na sala de parto ou após uma deterioração aguda em uma unidade de terapia intensiva neonatal (NICU). Também não é necessária em alguns casos de bebês com anomalias da via aérea superior (como a sequência de Pierre Robin).
    2. **Se acesso IV não for disponível,** deve ser considerada a via IM.
    3. **Pré-medicação.** Muitas intubações exigem mais de uma tentativa e levam mais tempo do que a referência de tempo recomendada; por esta razão, pré-medicação pode melhorar a intubação e também aliviar a dor com ela associada. **Pré-medicação para intubação não emergencial no recém-nascido é mais segura e mais efetiva** do que acordado, mas a combinação ideal de pré-medicação não foi estabelecida. Medicações preferidas são as de início rápido e duração curta de ação. Uma sequência preferida é a seguinte:
      a. **Administrar oxigênio.**
      b. **Agente vagolítico para prevenir bradicardia.** Atropina preferida.
      c. **Analgésico (preferido fentanil) e/ou sedativo/hipnótico.** Nenhum preferido.

Tabela 39–1. DIRETRIZES PARA TAMANHO DE TUBO ENDOTRAQUEAL, PROFUNDIDADE DE INSERÇÃO E TAMANHO DO CATETER DE ASPIRAÇÃO COM BASE NO PESO E IDADE GESTACIONAL

Peso (g)	Idade Gestacional (Sem)	Tamanho do Tubo Endotraqueal, Diâmetro Interno (mm)	Profundidade de Inserção (da Ponta do Tubo ao Lábio Superior[a] em cm)
< 1.000	< 28	2,5	6 (se < 750 g) –7
1.000–2.000	28–34	3,0	7–8
2.000–3.000	34–38	3,5	8–9
> 3.000	> 38	3,5–4,0	9 (3.000 g) –10 (4.000 g)

[a]Da ponta ao lábio.
Dados das diretrizes de Kattwinkel J. *Textbook of Neonatal Resuscitation*. 6th ed. Elk Grove, IL: American Heart Association/American Academy of Pediatrics; 2011.

    d. **Relaxante muscular.** Vecurônio ou rocurônio são preferidos.
 4. **Uma vez que protocolos e medicações ideais não tenham sido estabelecidos,** cada unidade deve adotar seus próprios protocolos de dor e pré-medicação. Ver Tabela 39–2 para uma listagem de medicações para intubação eletiva revista pela American Academy of Pediatrics (AAP). Pontos-chave de pré-medicação:
    a. **Não usar um sedativo** sem um agente analgésico.
    b. **Não usar um relaxante muscular** sem um agente analgésico.

Tabela 39–2. MEDICAÇÕES PARA PRÉ-MEDICAÇÃO PARA INTUBAÇÃO NÃO DE EMERGÊNCIA

Droga	Via/Dose	Início de Ação	Duração de Ação	Efeitos Adversos Comuns	Comentários[a]
Analgésicos					
Fentanil	IV ou IM:[b] 1–4 mcg/kg	IV, quase imediato; IM, 7–15 minutos	IV, 30–60 minutos; IM 1–2 horas	Apneia, hipotensão, depressão do CNS, rigidez da parede torácica	Analgésico preferido. Efeitos reversíveis com naloxona. Dar lentamente (preferivelmente ao longo de 3–5 minutos, pelo menos ao longo de 1–2 minutos) para evitar rigidez da parede torácica. Rigidez da parede torácica pode ser tratada com naloxona e relaxantes musculares
Remifentanil	IV: 1–3 mcg/kg; pode repetir em 2–3 minutos, se necessário	IV, quase imediato	IV, 3–10 minutos	Apneia, hipotensão, depressão do CNS, rigidez da parede torácica	Analgésico aceitável. Curta duração de ação e experiência limitada em recém-nascidos. Efeitos reversíveis com naloxona. Dar lentamente ao longo de 1–2 minutos para evitar rigidez da parede torácica. Rigidez da parede torácica pode ser tratada com naloxona e relaxantes musculares
Morfina	IV ou IM: 0,05–0,1 mg/kg	IV, 5–15 minutos; IM, 10–30 minutos	IV, 3–5 horas; IM, 3–5 horas	Apneia, hipotensão, depressão do CNS	Agente analgésico aceitável. Usar apenas se outros opioides não forem disponíveis; se escolhido, necessário aguardar pelo menos 5 minutos para início de ação. Efeitos reversíveis com naloxona

INTUBAÇÃO E EXTUBAÇÃO ENDOTRAQUEAL

Tabela 39–2. MEDICAÇÕES PARA PRÉ-MEDICAÇÃO PARA INTUBAÇÃO NÃO DE EMERGÊNCIA *(CONTINUAÇÃO)*

Droga	Via/Dose	Início de Ação	Duração de Ação	Efeitos Adversos Comuns	Comentários[a]
Hipnóticos/sedativos					
Midazolam	IV ou IM: 0,05–0,1 mg/kg	IV, 1–5 minutos; IM, dentro de 5–15 minutos	IV, 20–30 minutos; IM, 1–6 horas	Apneia, hipotensão, depressão do CNS	Sedativo aceitável para uso em bebês a termo em combinação com agentes analgésicos Hipotensão mais provável quando usado em combinação com fentanil Não recomendado em bebês prematuros Efeitos reversíveis com flumazenil
Tiopental	IV: 3–4 mg/kg	IV, 30–60 segundos	IV, 5–30 minutos	Liberação de histamina, apneia, hipotensão, broncospasmo	Agente hipnótico aceitável Hipotensão mais provável quando usado em combinação com fentanil e/ou midazolam
Propofol	IV: 2,5 mg/kg	Dentro de 30 segundos	3–10 minutos	Liberação de histamina, apneia, hipotensão, broncospasmo, bradicardia; muitas vezes causa dor no local de injeção	Agente hipnótico aceitável Experiência limitada em recém-nascidos Posologia neonatal não foi bem estabelecida
Relaxantes musculares					
Pancurônio	IV: 0,05–0,10 mg/kg	1–3 minutos	40–60 minutos	Branda liberação de histamina, hipotensão, taquicardia, broncospasmo, salivação excessiva	Relaxante muscular aceitável Duração de ação relativamente mais longa Efeitos reversíveis com atropina e neostigmina
Vecurônio	IV: 0,1 mg/kg	2–3 minutos	30–40 minutos	Branda liberação de histamina, hipertensão/hipotensão, taquicardia, arritmias, broncospasmo	Relaxante muscular preferido Efeitos reversíveis com atropina e neostigmina

(Continua)

Tabela 39–2. MEDICAÇÕES PARA PRÉ-MEDICAÇÃO PARA INTUBAÇÃO NÃO DE EMERGÊNCIA *(CONTINUAÇÃO)*

Droga	Via/Dose	Início de Ação	Duração de Ação	Efeitos Adversos Comuns	Comentários[a]
Rocurônio	IV: 0,6–1,2 minuto	1–2 minutos	20–30 minutos	Branda liberação de histamina, hipertensão/hipotensão, taquicardia, arritmias, broncospasmo	Relaxante muscular preferido Efeitos reversíveis com atropina e neostigmina
Succinilcolina	IV: 1–2 mg/kg; IM:[b] 2 mg/kg	IV, 30–60 segundos, IM, 2–3 minutos	IV, 4–6 minutos; IM, 10–30 minutos	Hipertensão/hipotensão, taquicardia, arritmias, broncospasmo, hiperpotassemias, mioglobinemia, hipertermia maligna	Relaxante muscular aceitável Contraindicado na presença de hiperpotassemia e história familial de hipertermia maligna
Vagolíticos					
Atropina	IV ou IM: 0,02 mg/kg	1–2 minutos	0,5–2 horas	Taquicardia, pele quente seca	Agente vagolítico preferido
Glicopirrolato	IV: 4–10 mcg/kg	1–10 minutos	~6 horas	Taquicardia, arritmias, broncospasmo	Agente vagolítico aceitável Experiência limitada em recém-nascidos Contém álcool benzílico como preservativo

Observação: A maioria destas drogas tem dados farmacocinéticos limitados em recém-nascidos e não está aprovada para uso no recém-nascido, mas elas têm sido usadas em recém-nascidos.
CNS, sistema nervoso central; IM, via intramuscular; IV via intravenosa.
[a]Designação preferida e aceitável das medicações é com base em opinião de consenso após revisão da evidência disponível.
[b]Considerar somente se não houver acesso intravenoso.
Reproduzida, com permissão, de Kumar P, Denson SE, Mancuso TJ. Committee on Fetus and Newborn, Sections on Anesthesiology and Pain Medicine. Clinical report—premedication for nonemergency endotracheal intubation in the neonate. *Pediatrics.* 2010;125:608–615.

    c. **Dose analgésica ou anestésica** de uma droga hipnótica deve ser dada.
    d. **Vagolítico e relaxantes musculares (ação rápida)** devem também ser considerados.
  5. **Intubação em sequência rápida (RSI).** Envolve pré-medicação antes da intubação, com atropina, um sedativo e um bloqueador neuromuscular. Comumente é usada no departamento de emergência para intubação rápida. Quando RSI é usada em recém-nascidos, há melhor visualização da via aérea, nenhum movimento do bebê, e a intubação é mais rápida com menos tentativas. Uma recomendação: atropina IV por *push* (0,01–0,03 mg/kg, dose mínima 0,1 mg), fentanil (2–3 mcg por dose), e por último vecurônio (0,1 mg/kg por dose). É necessária pesquisa adicional antes que recomendações definitivas possam ser feitas sobre o uso de RSI no recém-nascido.
C. **Confirmar que a luz do laringoscópio está funcionando** antes de começar o procedimento. Colocar o estilete (se usado) no tubo endotraqueal (ETT). Estiletes maleáveis são opcionais, mas podem ajudar a dirigir o tubo para posição mais eficientemente. Ter certeza de que a ponta do estilete não se salienta da extremidade do ETT. O estilete deve ficar 1–2 cm proximal à extremidade distal do ETT.

D. **Colocar o bebê na "posição de cheirar"** (com o pescoço ligeiramente estendido). Um pequeno rolo atrás do pescoço pode ajudar no posicionamento. Hiperextensão do pescoço em bebês pode fazer a traqueia colapsar. Ela desvia as cordas anteriormente e torna difícil passar o ETT. A cabeça do bebê deve ficar ao mesmo nível do operador.
E. **Cautelosamente aspirar a orofaringe** conforme necessário para tornar os marcos anatômicos claramente visíveis.
F. **Pré-oxigenar** o bebê com um aparelho de bolsa e máscara, e monitorar a frequência cardíaca, cor e oxímetro de pulso. **Para limitar hipóxia, limitar cada tentativa de intubação a < 20 segundos antes de reoxigenação. Bebês frequentemente deterioram durante uma tentativa de intubação.**
G. **Segurar o laringoscópio com sua mão esquerda.** Inserir o escópio para dentro do lado direito da boca, e varrer a língua para o lado esquerdo. Alguns clínicos movem a língua para a esquerda, usando o dedo indicador da mão direita colocado ao longo da cabeça. Para efetuar esta manobra, estabilizar a cabeça e manter a boca aberta.
H. **Avançar a lâmina alguns milímetros,** passando-a embaixo da epiglote.
I. **Levantar a lâmina verticalmente para elevar a epiglote** e visualizar a glote (Figura 39–1). *Observação:* A finalidade do laringoscópio é levantar a epiglote verticalmente, não alavancá-la aberta. Para visualizar melhor as pregas vocais, um assistente pode colocar delicada pressão externa sobre a cartilagem tireoide. Se as pregas estiverem juntas, aguardar que elas se abram (nunca forçar um tubo entre pregas fechadas). Não tocar nas pregas fechadas uma vez que isto pode causar espasmo.
J. **Passar o ETT ao longo do lado direito da boca** e para baixo além das pregas vocais durante a inspiração. Avançar o tubo *somente* 2–2,5 cm dentro da traqueia para evitar colocação no brônquio principal direito (não mais que 1–2 cm abaixo das pregas vocais). Se um estilete foi usado, ele deve ser removido delicadamente, enquanto o tubo é mantido em posição. **Se o tubo for necessário para aspiração (como em aspiração de mecônio), conectar a um aspirador de mecônio.**
K. **Múltiplas profundidades de ETT, conforme métodos de inserção estão descritos:**
   1. **Regra 7-8-9 (regra de Tochen).** A profundidade de inserção do ETT em centímetros (da ponta ao lábio ["tip to lip"]) é estimada como 6 mais o peso em quilogramas. Esparadrapar o ETT no lábio quando o tubo tiver avançado 7 cm em um bebê de 1 kg, 8 cm em um bebê de 2 kg, 9 cm em um bebê de 3 kg ou 10 cm em um bebê de 4 kg (**"1, 2, 3, 4, 7, 8, 9, 10"**). Não usar isto em bebês < 750 g (superestima a profundidade de inserção) ou em bebês com deformidades graves do pescoço ou orofaciais. Bebês pesando < 750 g podem necessitar apenas de uma inserção de 6 cm (ver Tabela 39–1).

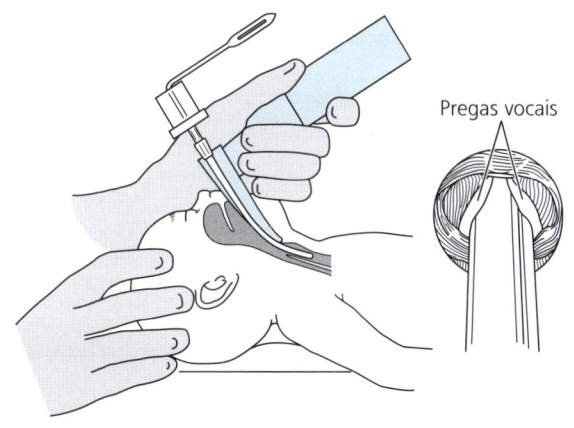

FIGURA 39–1. Intubação endotraqueal no recém-nascido.

2. **Comprimento do ETT baseado em normas com base na gestação.** Comprimento do ETT é mais relacionado à gestação de uma maneira linear do que com o peso ao nascimento. Usar normas fundamentadas na gestação está associado a uma diminuição na expansão pulmonar desigual e uma diminuição no número de tubos que necessitam ser reposicionados. Ver Tabela 39–3.
3. **Comprimento nariz-trago (NTL) e comprimento esternal (STL).** Um método que permite avaliação do comprimento em ~10 segundos e não exige o peso é o NTL (base do septo nasal ao trago da orelha); o outro método é o STL (incisura supraesternal à extremidade do processo xifoide).
   a. **Via orotraqueal.** NTL ou STL mais 1.
   b. **Via nasotraqueal.** NTL ou STL mais 2.
L. **Confirmar a posição do tubo imediatamente após a inserção.** Detecção de dióxido de carbono exalado mais avaliação clínica são os métodos iniciais mais confiáveis para confirmar a colocação de um tubo traqueal em um recém-nascido.
   1. **Auscultação.** A bolsa de reanimação é conectada ao tubo, usando-se o adaptador, e um assistente aplica respirações mecânicas, enquanto o operador ausculta quanto a sons respiratórios iguais em ambos os lados do tórax. Alguns recomendam o estetoscópio lateralmente e alto na axila do tórax. Auscultar o estômago para ter certeza de que o esôfago não foi intubado. **Precaução é necessária,** uma vez que sons respiratórios ouvidos sobre a parte anterior do tórax possam vir do estômago ou esôfago. Se corretamente intubado, deve haver um aumento na frequência cardíaca e na cor. Sons respiratórios são audíveis sobre os campos pulmonares e são ausentes no estômago. Não deve haver nenhuma distensão gástrica, nem vapor se condensando no lado de dentro do tubo durante a exalação.
   2. **Detectores de CO_2.** Para confirmar a posição do ETT.
      a. **Aparelho colorimétrico.** Muda de cor na presença de CO_2 é talvez o aparelho mais comumente usado. Detectores de dióxido de carbono corrente final conectados ao ETT são disponíveis comercialmente, que confirmam rapidamente a colocação endotraqueal correta. Um aparelho desses (detector de CO_2 Pedi-Cap, Nellcor) mostra violeta na ausência de CO_2, e amarelo significa presença de CO_2 (tubo na traqueia).
      b. **Capnógrafos.** Estes têm um eletrodo especial no conector do ETT, e um traçado mostra oscilação com cada respiração, se o tubo estiver no lugar correto.
      c. **Limitações dos detectores de CO_2 em ETT.** Com algumas doenças cardíacas congênitas cianóticas, eles podem subestimar o nível verdadeiro de CO_2 arterial. Se o débito cardíaco for baixo ou ausente e não houver batimento cardíaco, o monitor de CO_2 pode não mudar de cor porque não é exalado suficiente CO_2 para detectar. Qualquer substância ácida (ácido gástrico, epinefrina endotraqueal) pode contaminar o aparelho colorimétrico e causar um resultado falso-positivo.

Tabela 39–3. **COMPRIMENTO DO ETT COM BASE EM NORMAS FUNDAMENTADAS NA IDADE GESTACIONAL**

Comprimento do ETT nos Lábios (cm)	Gestação Corrigida[a] (Sem)	Peso Atual[b] (kg)
5,5	23–24	0,5–0,6
6,0	25–26	0,7–0,8
6,5	27–29	0,9–1,0
7,0	30–32	1,1–1,4
7,5	33–34	1,5–1,8
8,0	35–37	1,9–2,4
8,5	38–40	2,5–3,1
9,0	41–43	3,2–4,2

[a]Gestação corrigida é gestação ao nascimento mais idade pós-natal.
[b]Peso atual é peso à intubação.
Dados de Kempley ST, Moreiras JW, Petrone FL. Endotracheal tube length for neonatal intubation. *Resuscitation.* 2008;77(3):369–373.

M. **Pintar a pele com tintura de benjoim e esparadrapar o tubo firmemente no lugar.** Um fixador de tubo Neofit (Ackrad Laboratories, Cranford, NJ) elimina a necessidade de uso de esparadrapo e fornece estabilização. Ele se adapta a tamanhos de tubo de 2,5–4,0 mm. Também pode ser usado um Neobar (Valencia, CA).

N. **Depois de fixado o ETT, fazer uma radiografia de tórax para confirmar a colocação correta do tubo.** A Figura 11-7 mostra colocação correta de um ETT neonatal. Algumas fontes indicam que a ponta do ETT deve ficar colocada ao nível do corpo da primeira vértebra torácica, e não usar a extremidade medial das clavículas (referência mais comum), uma vez que a sua posição possa ser variável. Outros afirmam que a ponta do ETT deve ficar colocada 2 cm acima da carina.

O. **Certas medicações de emergência podem ser dadas pelo ETT.** Estas medicações são *l*idocaína, *a*tropina, *n*aloxona e *e*pinefrina. Estas podem ser lembradas pelo mnemônico "LANE" ou "NEAL". Epinefrina dada por via intravascular é recomendada como a via mais efetiva, uma vez que a absorção pelos pulmões seja lenta e imprevisível; entretanto, ela pode ser dada pela via do ETT, enquanto a IV está sendo obtida. Uma dose mais alta de epinefrina (0,5–1 mL/kg de 1:10.000) é necessária, mesmo apesar de estudos não validarem a segurança disto. Não há estudos confirmando que naloxona endotraqueal seja efetiva.

IV. **Extubação endotraqueal**
  A. **A decisão de remover um tubo endotraqueal é uma decisão clínica complexa.** As questões em torno do suporte ventilatório são discutidas no Capítulo 8. Quando ventilação adequada é mantida com ajustes (*settings*) mínimos, é tentada extubação. Manejar atelectasia pós-extubação intensivamente com fisioterapia de tórax.
  B. **Uso de medicações antes da extubação**
    1. **Uso de dexametasona é** *controverso*
       a. **Estridor.** Alguns advogam dexametasona sistêmica antes e depois da extubação para reduzir a incidência de estridor. Uma revisão Cochrane declara que usar corticosteroides em recém-nascidos para prevenir ou tratar estridor após extubação não é efetivo.
       b. **Risco de reintubação.** Dexametasona IV dada antes da extubação reduz a necessidade de reintubação em recém-nascidos de alto risco. Uma revisão Cochrane declara que ela é melhor de usar em bebês em risco (intubações repetidas e prolongadas) de edema e obstrução da via aérea.
       c. **Corticosteroides sistêmicos.** Terapia corticosteroide precoce (primeiras 2 semanas após o nascimento) reduziu o risco de BPD/CLD e encurtou o tempo até extubação. Esteroidoterapia após 3 semanas promoveu extubação mais cedo. Em razão de estudos a longo prazo mostrando mau neurodesenvolvimento, o uso não é recomendado rotineiramente. Revisão Cochrane afirma que esteroidoterapia deve ser limitada até que estudos adicionais sejam realizados.
    2. **Metilxantinas** usadas profilaticamente (p. ex., cafeína) aumentam a probabilidade de extubação bem-sucedida de bebês pré-termo dentro de 1 semana de vida. O grupo de cafeína teve taxas mais baixas de ligadura de canal arterial patente, paralisia cerebral, morte, displasia broncopulmonar/doença pulmonar crônica (BPD/CLD), ou mais incapacidade aos 18–21 meses. A maioria dos bebês prematuros recebe cafeína antes da extubação e é mantida com esta medicação enquanto sob pressão positiva contínua nasal nas vias aéreas (NCPAP) ou ventilação nasal.
    3. **Outras medicações.** Revisão Cochrane declara que não há evidência suficiente para suportar o uso de rotina de **doxapram** profilático e não há evidência a favor ou contra o uso de **epinefrina racêmica** nebulizada.
  C. **Procedimento de extubação**
    1. **Fazer fisioterapia torácica e aspiração.**
    2. **Remover esparadrapo e quaisquer dispositivos** que estejam retendo o ETT no lugar.
    3. **Remover o tubo.** Melhor usar a recomendação da sua própria unidade sobre como e quando remover o tubo. **Recomendações variam:**
       a. Dar inspiração com pressão positiva, enquanto lentamente remove o tubo.
       b. Aspirar, dar respirações com pressão positiva, remover o ETT.

c. Usando ventilação manual, dar ao bebê uma respiração de suspiro e retirar o tubo durante exalação.
   4. **Fisioterapia de tórax.** Revisão Cochrane observou que menos bebês tiveram que voltar para suporte de ventilador, quando fisioterapia de tórax pós-extubação foi usada.
D. **Outros procedimentos pós-extubação.** Nível de suporte respiratório varia e depende do estado clínico do paciente. (Ver também Capítulo 8.) Possibilidades incluem:
   1. **Oxigênio suplementar por capacete (*hood*) ou cânula nasal de alto fluxo (HFNC) > 3–6 L/min.** Limitar fluxos em bebês de extremo baixo peso ao nascimento (ELBW) a menos de 6 L/min (*controvertido*). Cânula nasal de alto fluxo pode ser associada a uma taxa mais alta de reintubação do que NCPAP em bebês pré-termo. Revisão Cochrane afirma que não há evidência suficiente para usar HFNC como uma forma de suporte respiratório em bebês pré-termo.
   2. **Pressão positiva contínua nasal na via aérea (NCPAP).** Revisão Cochrane observou que NCPAP reduziu a incidência de apneia, acidose respiratória e necessidades aumentadas de oxigênio após extubação em bebês prematuros. Revisão Cochrane afirma que "prongas" binasais são mais efetivas que "pronga" simples após desmame para reduzir reintubação. NCPAP é usada com uma interface nasal, como "prongas" nasais (p. ex., tipo Hudson). Outras formas de suporte pós-extubação são **CPAP de bolhas,** e **N-BiPAP (pressão positiva bifásica nasal na via aérea).**
   3. **Ventilação nasal.** Pressão positiva intermitente nasal (NIPPV) é melhor que NCPAP na prevenção de reintubação em bebês extubados. Tanto NIPPV quanto ventilação com pressão positiva intermitente nasal sincronizada (SNIPPV) parecem ser igualmente efetivas.
E. **Observar quanto à atelectasia.** Se o bebê tiver uma necessidade aumentada de oxigênio e sinais de desconforto respiratório, uma radiografia de tórax deve ser obtida.

V. **Complicações**
A. **Hipóxia, apneia, hipoventilação e bradicardia podem ocorrer durante o processo de intubação.** Isto pode ser secundário a uma tentativa prolongada ou reflexo vagal.
B. **Perfuração/ruptura e trauma hipofaríngeo ou traqueal.** Perfuração traqueal é uma complicação rara que exige intervenção cirúrgica e é evitada pelo uso cuidadoso do laringoscópio e o ETT. Hemorragia, edema da laringe e lesão de prega vocal podem ocorrer. Lesão traqueal frequentemente se apresenta com ocorrência rápida de enfisema subcutâneo, pneumomediastino e insuficiência respiratória. Contusões das gengivas, língua e via aérea podem ocorrer.
C. **Perfuração esofágica.** Frequentemente causada por intubação traumática, e o tratamento depende do grau de perfuração. A maioria das lesões pode ser tratada conservadoramente pelo uso de nutrição parenteral até que o vazamento se vede, uso de antibióticos de amplo espectro e observação quanto a sinais de infecção. Um estudo contrastado com gole de bário pode ser necessário após várias semanas para avaliar a cura ou excluir formação de estritura.
D. **Edema de laringe.** Frequentemente visto após extubação e pode causar desconforto respiratório. Uma curta série de esteroides (p. ex., dexametasona) pode ser dada intravenosamente e imediatamente após a extubação. Entretanto, dexametasona sistêmica não tem nenhum efeito em reduzir estridor agudo pós-extubação em recém-nascidos.
E. **Posicionamento inadequado do tubo (intubação esofágica, ou do brônquio principal direito).** Sinas de intubação esofágica incluem mau movimento torácico, ausência de sons respiratórios à auscultação, zero de névoa no tubo, cianose continuada, distensão gástrica e ar auscultado sobre o estômago. Sinais de intubação do brônquio principal direito incluem sons respiratórios ouvidos sobre o tórax direito e nada ouvido no esquerdo, e nenhuma melhora na cor. ETT no brônquio principal direito causa hiperventilação do pulmão direito e hipotensão ou atelectasia do pulmão esquerdo. Se o tubo estiver no brônquio principal direito, ele necessita ser puxado de volta para a posição em que os sons respiratórios em ambos os lados do tórax se tornam iguais.
F. **Obstrução ou dobra do tubo.** Experimentar aspirar ou possivelmente reintubação.
G. **Infecção.** Pneumonia e traqueobronquite podem ocorrer.

H. **Sulcos palatais/alveolares.** Sulcos palatais e alveolares são frequentemente vistos em casos de intubação a longo prazo e tipicamente se resolvem com o tempo.
I. **Estenose subglótica.** Estenose subglótica é mais frequentemente associada à intubação endotraqueal de longa duração (> 3–4 semanas). Ela é a mais séria complicação a longo prazo e é secundária à fibrose pós-traumática da laringe do bebê. Correção cirúrgica é normalmente necessária. No caso de intubação prolongada, consideração pode ser dada à traqueostomia cirúrgica para ajudar a prevenir estenose.
J. **Outras complicações.** Aspiração, atelectasia, pneumotórax, pressão intracraniana aumentada e hipertensão podem ocorrer.

Referências Selecionadas

Davis PG, Henderson-Smart DJ. Intravenous dexamethasone for extubation of newborn infants. *Cochrane Database Syst Rev.* 2001;(4). DOI:10.1002/14651858.CD000308.
Davis PG, Henderson-Smart DJ. Prophylactic doxapram for the prevention of morbidity and mortality in preterm infants undergoing endotracheal extubation. *Cochrane Database Syst Rev.* 2000;(3). DOI:10.1002/14651858.CD001966.
Davies MW, Davis PG. Nebulized racemic epinephrine for extubation of newborn infants. *Cochrane Database Syst Rev.* 2010. DOI:10.1002/14651858.CD000506.
Kaye S, Peter B. Nasal versus oral intubation for mechanical ventilation of newborn infants. *Cochrane Database Syst Rev.* 1999;(2). DOI:10.1002/14651858.CD000948.
Kempley ST, Moreiras JW, Petrone FL. Endotracheal tube length for neonatal intubation. *Resuscitation.* 2008;77(3):369-373.
Peterson J, Johnson N, Deakins K, Wilson-Costello D, Jelovsek JE, Chatburn R. Accuracy of the 7-8-9 rule for endotracheal tube placement in the neonate. *J Perinatol.* 2006;26:333-336.
Whyte KL, Levin R, Powls A. Optimal positioning of endotracheal tubes in neonates. *Scott Med J.* 2007;52(2):25-27.
Wilkinson D, Andersen C, O'Donnell CP, De Paoli AG. High flow nasal cannula for respiratory support in preterm infants. *Cochrane Database Syst Rev.* 2011;11(5). DOI:10.1002/14651858.CD006405.

40 Intubação Gástrica e Transpilórica

Na intubação gástrica, um tubo gástrico é inserido pelo nariz (NG) ou boca (OG) até o estômago. Na **intubação transpilórica**, um tubo transpilórico é inserido pelo nariz ou boca através do piloro para dentro do duodeno ou jejuno.

Intubação Gástrica

I. Indicações
   A. **Alimentação entérica nas seguintes situações:**
      1. **Alta frequência respiratória.** Alimentações entéricas são usadas em alguns centros se a frequência respiratória for > 60 respirações por min para diminuir o risco de pneumonia de aspiração (***controvertido***).
      2. **Doença neurológica.** Se ela prejudicar o reflexo de sucção ou a capacidade do bebê de se alimentar. Um reflexo faríngeo (ânsia de vômito) anormal constitui uma indicação para um tubo gástrico.
      3. **Bebês prematuros.** Podem ter mecanismos de sucção e deglutição imaturos que normalmente se desenvolvem após 32 semanas. Prematuros têm imaturidade de função motora e fatigam antes que possam captar calorias suficientes para manter crescimento.
      4. **Ingestão oral insuficiente.**

B. **Descompressão gástrica.** Em bebês com enterocolite necrosante (NEC), obstrução intestinal ou íleo.
C. **Administração de medicações.**
D. **Quando um tubo transpilórico é colocado, um tubo gástrico é necessário para esvaziar conteúdo gástrico e administrar medicações.**
E. **Análise de conteúdo gástrico.**

II. **Equipamento.** Tubo de alimentação de bebê (3,5 ou 5 F se < 1.000 g ou 5–8 F se ≥ 1.000 g), para descompressão tubo Replogle de duas luzes com suspiro (6, 8, 10 F) (**Nota:** tubos vêm com e sem estilete), estetoscópio, água estéril (para lubrificar o tubo), seringas (10–20 mL), esparadrapo de 1,25 cm, benjoim, luvas, equipamento de aspiração, monitor cardíaco, papel de pH e ventilação com bolsa e máscara com oxigênio 100% (em caso de emergência). Recomendado: aparelho colorimétrico (p. ex., detector de CO_2 CO2nfirm Now [Covidian, Mansfield, MA] ou capnógrafo) para ajudar a confirmar a posição do tubo pela ausência de CO_2 dentro do tubo.

III. **Procedimento**
A. **Monitorar frequência cardíaca e função respiratória durante todo o procedimento.** Colocar o bebê na posição supina, com a cabeceira do leito elevada. O bebê pode ser enfaixado para fornecer conforto.
B. **Há 4 métodos de estimar comprimento de inserção de tubo gástrico:**
  1. **Inserção de tubo OG.** Tabela 40–1 fornece normas OG para bebês de muito baixo peso ao nascimento < 1.500 g.
  2. **Método relacionado com a idade/com base na altura (ARHB)**
    a. **Menos de 1 mês de idade: NG somente**
      i. Tubo NG, comprimento de inserção (cm) = 1,950 cm + 0,372 × (comprimento do bebê em centímetros).
    b. **Maior que 1 mês de idade (se maior que 44,5 cm de comprimento)**
      i. **Tubo OG,** distância de inserção = 13,3 cm + 0,19 × (comprimento do bebê em centímetros).
      ii. **Tubo NG,** distância de inserção = 14,8 cm + 0,19 × (comprimento do bebê em centímetros).
  3. **NEMU (nariz/orelha/médio umbigo) para tubos NG/OG.** Medir a distância da ponta do nariz até embaixo na orelha (lóbulo) até o ponto médio entre o xifoide e o umbigo. Esta medida comprovou ser a **mais precisa** em um estudo.
  4. **NEX (nariz/orelha/xifoide).** Distância da ponta do nariz até embaixo na orelha até o xifoide (***controverso***). Esta técnica deu uma distância de inserção que foi curta demais em bebês com uma alta taxa de erro e é considerada inacurada por alguns.
C. **Marcar o comprimento no tubo.** Medir baseando-se na escolha dos cálculos precedentes e lubrificar o tubo, molhando sua extremidade com água estéril. (Observar que tubos menores como 3,5 F se obstruem facilmente.)
D. **Tratamento da dor.** Considerar métodos não farmacológicos como sacarose oral, enfaixamento, ou contenção flexionando e segurando o bebê. Assegurar-se de que seja usada lubrificação apropriada do tubo.

Tabela 40–1. DIRETRIZES PARA COMPRIMENTO MÍNIMO DE INSERÇÃO DE TUBO OROGÁSTRICO PARA FORNECER POSICIONAMENTO INTRAGÁSTRICO ADEQUADO EM BEBÊS DE MUITO BAIXO PESO AO NASCIMENTO

Peso (g)	Comprimento de Inserção (cm)
< 750	13
750–999	15
1.000–1.249	16
1.250–1.500	17

Dados de Gallaher KJ, Cashwell S, Hall V, Lowe W, Ciszek T. Orogastric tube insertion length in very low birth weight infants. *J Perinatol.* 1993;13:128.

E. **O tubo pode ser colocado em 1 de 2 pontos de inserção, oral ou nasal.** A maioria das unidades usa técnica de permanência em oposição à intubação intermitente.
   1. **Muitos centros preferencialmente usam tubos NG uma vez que eles não limitam alimentações na mama ou com mamadeira. Não usar inserção nasal** com trauma nasal, cirurgia esofágica recente, atresia coanal, pressão positiva contínua com "prongas" nasais (CPAP), desconforto respiratório, gemido, com necessidade de oxigênio (CPAP, ventilação nasal ou oxigênio suplementar nasal). Nestes casos, a via oral é preferida.
   2. **Inserção oral.** Menos traumática e não influencia a respiração. É mais fácil deslocar o bebê e pode limitar alimentação no peito e com mamadeira.
   3. **Inserção nasal.** Evitar NG em bebês de muito baixo peso ao nascimento < 2 kg por causa da incidência aumentada de comprometimento respiratório.
      a. **Verificar narinas quanto à patência.**
      b. **Flexionar o pescoço, empurrar o nariz para cima** e inserir o tubo, dirigindo-o direto para trás (na direção do occipício).
      c. **Inclinar a cabeça ligeiramente para a frente.** Avançar o tubo para a distância desejada.
   4. **Inserção oral.** Empurrar a língua para baixo com um abaixador de língua e passar o tubo para a orofaringe. Avançar lentamente o tubo a distância desejada.
F. **Não empurrar contra qualquer resistência (potencial de perfuração).** Remover estilete, se presente.
G. **Continuar a observar o bebê quanto a desconforto respiratório e/ou bradicardia.** Parar procedimento imediatamente até que o paciente esteja estabilizado.
H. **Determinar a localização do tubo e nunca instilar materiais dentro do tubo até que a posição seja verificada. Verificação radiológica** pode ser feita e é considerada o padrão ouro e é recomendada no momento da colocação inicial de tubo ou troca de tubo. A radiografia deve ser analisada antes da alimentação ou instilação de medicação por um profissional de saúde treinado apropriado. **Verificação não radiológica** pode ser feita pelos seguintes métodos:
   1. **Auscultação** é feita, mas não é confiável como único método para verificar colocação. Injetar ar para dentro do tubo com uma seringa de 10–20 mL e auscultar um jato de ar (um gargarejo no estômago comumente conhecido como "teste do *swoosh*"). Isto pode não ser confiável porque uma corrente de ar pode ocorrer, quando a extremidade está no esôfago distal, e ar no trato respiratório pode ser ouvido por auscultação.
   2. **Inspeção visual do aspirado** não tem sido confiável quando usado isoladamente uma vez que o conteúdo gástrico possa variar em cor. Conteúdo gástrico normal pode ser tingido de sangue, amarelo, verde claro, puxando para branco, transparente, leitoso ou bronzeado em cor. Aspirados de intestino delgado são frequentemente amarelo dourado ou castanho esverdeado. Secreções respiratórias podem ser amarelas, cor de palha, transparentes ou brancas. Aspirados respiratórios e gástricos podem ser semelhantes em cor, portanto, o resultado pode ser interpretado errado. Se usado com pH pode ser mais benéfico. Aspirado grosseiramente sanguíneo pode indicar uma perfuração.
   3. **CO_2 na extremidade proximal do tubo. Ausência de CO_2** sugere colocação no trato alimentar, e **CO_2** com um traçado de capnógrafo normal sugere colocação na traqueia e vias aéreas distais. Inserção inadvertida na traqueia e via aérea distal ocorre em 0,3 a 15%.
   4. **Testagem do pH do aspirado gástrico usando papel de pH ou um medidor de pH (papel de pH é preferido a papel de tornassol).** Um pH do aspirado < 5 sugere colocação gástrica. Se o pH for > 6, então, a colocação deve ser questionada. Os valores médios de pH não são frequentemente afetados pela condição de alimentação ou uso de medicações de supressão de ácido. ***Observação:*** Líquido amniótico deglutido pode transitoriamente elevar o pH gástrico, e alguns bebês pré-termo têm uma capacidade diminuída de produzir HCl gástrico. pH gástrico ao nascer é alto (pH 6–8) por causa do líquido amniótico alcalino. Líquido gástrico tem um pH muito mais baixo que líquido respiratório ou intestinal. Para diferenciar líquido intestinal e respiratório, pH é menos efetivo, porque ambos têm um pH alto.

5. **Testar aspirado quanto à bilirrubina, pepsina e tripsina** pode ajudar a identificar o local de colocação do tubo. Frequentemente não é prático para procedimentos de rotina. **Testagem de aspirado gástrico:** bilirrubina < 5, pepsina alta, tripsina baixa. **Testagem de aspirado intestinal:** bilirrubina > 5, pepsina baixa, tripsina alta. **Aspirado respiratório:** pouca ou nenhuma tripsina ou pepsina. Uma bilirrubina < 5 mL/dL, pepsina ≥ 100 mcg/mL e tripsina ≤ 30 mcg/mL indicam colocação gástrica.
6. **Se a localização ainda estiver em dúvida, fazer uma radiografia.** Entretanto, isto só verifica a localização no momento exato da radiografia. A ponta do tubo deve estar abaixo de T12. Ver Figura 11-8, que demonstra um tubo nasogástrico corretamente posicionado no estômago.
7. **É melhor verificar colocação após inserção, uma vez por turno, antes de cada alimentação, e com administração de medicação.** Alguns recomendam radiografia para verificar colocação se planejado inicialmente alimentação enteral ou administrar medicação.

I. **Aspirar o conteúdo gástrico e fixar o tubo à bochecha com benjoim e esparadrapo de 1,25 cm.** Para tubos NG, certificar-se de que o tubo não pressione a asa do nariz. Para alimentação, conectar o tubo a uma seringa. Para descompressão, conectar o tubo (preferivelmente um **tubo Replogle** de luz dupla) à aspiração contínua baixa.
J. **Quando não em uso, o tubo deve ser deixado aberto** em uma posição de drenagem gravitacional abaixo do nível do estômago.

IV. **Remoção do tubo.** Desconectar aspiração (se conectada) e quando puxar para fora apertar fechando o tubo gástrico, de modo que o seu conteúdo não vá para dentro da faringe.

V. **Complicações**
   A. **Apneia e bradicardia.** Frequentemente mediadas por uma resposta vagal e se resolvem sem tratamento específico.
   B. **Hipóxia.** Sempre ter ventilação com bolsa e máscara com oxigênio 100% disponível para tratar este problema.
   C. **Tubo colocado errado.** Colocação incorreta na traqueia, esôfago, tuba de Eustáquio, repetida ou orofaringe. Torção, enrolação ou nó do tubo.
   D. **Perfuração do esôfago, faringe posterior, estômago ou duodeno.** O tubo jamais deve ser forçado durante inserção.
   E. **Aspiração.** Se alimentação foi iniciada em um tubo que é acidentalmente inserido para dentro do pulmão ou se o trato gastrointestinal não está passando os alimentos para fora do estômago. Periodicamente checar os volumes residuais no estômago para evitar distensão excessiva e aspiração. (Ver Capítulo 50.) Qualquer tubo NG ou OG pode aumentar refluxo gastroesofágico e trazer risco de pneumonia de aspiração.
   F. **Complicações nasofaríngeas.** Irritação, sangramento, infecções. Sulcos palatais com colocação prolongada OG.

Intubação Transpilórica

Intubação transpilórica requer um tubo gástrico para aspiração, drenagem e administração de medicação. Revisão Cochrane observou que tubos transpilóricos não são recomendados em bebês prematuros, porque não houve nenhuma evidência de qualquer efeito benéfico da alimentação transpilórica em bebês pré-termo, com efeitos adversos aumentados. Alimentações com leite humano via tubos transpilóricos podem reduzir apneia e bradicardia em bebês pré-termo com suspeita de refluxo gastroesofágico.

I. **Indicações**
   A. **Alimentação entérica nas seguintes condições:**
      1. Não tolerando alimentação gástrica (p. ex., refluxo gastroesofágico grave).
      2. Bebês em risco de aspiração (o tubo transpilórico fica abaixo do esfíncter pilórico).
      3. Esvaziamento gástrico retardado.
      4. Distúrbios da motilidade.
      5. Distensão gástrica grave.
      6. Intolerância simples a alimentos gástricos (resíduos gástricos persistentes).

INTUBAÇÃO GÁSTRICA E TRANSPILÓRICA

  B. **Para testagem de conteúdos duodenal e jejunal.**
  C. **Atresia duodenal pós-operatória.**
II. **Equipamento.** Tubo de alimentação de bebê com peso (tubos de Silastic preferidos com ou sem estilete) 6 F < 1.500 g, 8 F > 1.500 g, estetoscópio, água estéril (para lubrificar o tubo), uma seringa (20 mL), esparadrapo de 1,25 cm, papel de pH, bomba de infusão contínua e tubulação, luvas, equipamento de aspiração e ventilação com bolsa e máscara com oxigênio 100%.
III. **Procedimento**
  A. **Determinar comprimento de inserção.** Medir usando o método ARHB, NEMU ou NEX. Somar a distância desde o ponto designado até a margem costal lateral direita. Marcar o ponto no tubo com fita.
  B. **Seguir os passos iniciais para intubação gástrica conforme indicado na página 305.** Confirmar a posição gástrica inicial, conforme descrito previamente.
  C. **Colocar o bebê em uma posição lateral direita.** Com o paciente sobre o seu lado direito, elevar a cabeceira do leito 30–45°.
  D. **Para distender o estômago.** Injetar 10 mL/kg de ar através do tubo e, então, fechar o tubo.
  E. **Inserir o tubo até o comprimento desejado.** Manter o bebê na posição de decúbito direito por 1–2 horas para permitir que o tubo pesado migre para dentro do duodeno.
  F. **Periodicamente, injetar 2–3 mL de ar e aspirar o tubo.** Nenhum ar ("teste de estalo", estertores crepitantes de tonalidade alta e incapacidade de aspirar ar) sugere que o tubo esteja em posição no duodeno. Um aspirado alcalino (pH > 6) e um bilioso (ouro a verde) sugere colocação adequada. (Ver também Seção III.E.5.)
  G. **Colocar um tubo OG/NG conforme descrito na página 305 para aspiração e aplicação de medicação.** *Nota:* Consultar especialista farmacêutico para medicações que são administradas dentro do estômago ou duodeno.
  H. **Verificar colocação checando o pH e a cor do aspirado.** Se pH > 6 e a cor do aspirado for amarelo-ouro, o tubo provavelmente está na posição transpilórica. Para confirmar ainda mais, **checar nível de bilirrubina** no aspirado (um valor > 5 é visto, se o tubo estiver na posição transpilórica).
  I. **Confirmar a colocação com uma radiografia.** A extremidade do tubo deve estar imediatamente além da segunda porção do duodeno. Ver Figura 11-9. **Aspirar conteúdo** ou iniciar alimentação por tubo.
  J. **Irrigar o tubo com 3 mL de água após cada uso limitará obstrução do tubo.** Evitar irrigar tubos com seringas de pequeno calibre (1–5 mL) uma vez que elas geram alta pressão e podem romper tubulação.
  K. **Se previsto uso a longo prazo, considerar trocar o tubo a cada 2–4 semanas.**
IV. **Remoção do tubo.** Descontinuar a infusão, apertar o tubo e retirar lentamente. Tubo gástrico pode ser deixado no lugar ou removido conforme descrito na página 306.
V. **Complicações.** Estas são semelhantes às da colocação do tubo NG/OG (página 306). Outras complicações podem incluir:
  A. **Impossibilidade de passar o tubo além do piloro.** Orientação fluoroscópica pode ser necessária.
  B. **Aspiração.** Tubos de alimentação transpilóricos não têm um risco diminuído de aspiração em comparação a tubos de alimentação gástricos.
  C. **Infecção.** Infecção local ou sepse pode ocorrer. Enterocolite pode ocorrer secundária a *Staphylococcus* ou NEC.
  D. **Má absorção.** Alimentos enterais "desviam-se" do estômago: má absorção de gordura, frequência aumentada de evacuações, algumas medicações podem não ser absorvidas.
  E. **Complicações raras.** Intussuscepção, estenose pilórica, fístula enterocutânea, metemoglobinemia em muito prematuros por obstrução intestinal e inflamação induzida pelo tubo transpilórico, fístula broncopleural e pneumotórax.

Referência

Cirgin Ellett ML, Cohen MD, Perkins SM, Smith CE, Lane KA, Austin JK. Predicting the insertion length for gastric tube placement in neonates. *AWHONN*. 2011;40(4):412–421. DOI:10.1111/j.1552-6909.2011.01255.x.

41 Paracentese (Abdominal)

I. Indicações
   A. **Para obter líquido peritoneal para testes diagnósticos** a fim de determinar a causa de ascite. **Ascite** é uma quantidade excessiva de líquido na cavidade peritoneal, e no recém-nascido frequentemente ela é urinária, biliar ou quilosa. Outras causas podem ocorrer, mas são menos comuns.
   1. **Ascite urinária.** Decorrente da perfuração do ureter, sistema coletor intrarrenal ou bexiga (intraperitoneal) muitas vezes causada por uma obstrução distal. A causa mais comum é válvula uretral posterior. Outras causas: ureterocele, estenose ureteral, estenose/atresia uretral, bexiga neurogênica, seio urogenital, síndrome nefrótica congênita, obstrução do colo da bexiga e trombose de veia renal.
   2. **Ascite biliar.** Decorrente da perfuração de ducto biliar (mais comum), lesão das vias biliares ou um cisto do colédoco.
   3. **Ascite quilosa.** Ligeiramente mais comum em meninos e frequentemente idiopática. Outras causas incluem uma anormalidade linfática congênita (mais comum), ou ruptura dos ductos linfáticos por trauma ou cirurgia.
   4. **Ascite hepatocelular.** Pode ser causada por hepatite neonatal, hepatite viral, fibrose hepática congênita, síndrome de Budd-Chiari, ou trombose de veia hepática/portal.
   5. **Ascite pancreática.** Frequentemente causada por trauma ou pseudocistos.
   6. **Causas gastrointestinais de ascite.** Qualquer perfuração do trato gastrointestinal (gástrica, outras), enterocolite necrosante (NEC) com perfuração/peritonite, peritonite de mecônio, perfuração do divertículo de Meckel, atresia, má rotação, volvo, gastrosquise, onfalocele, pós-cirurgia abdominal, ou intussuscepção. **Peritonite** em recém-nascidos é mais comumente associada a perfurações do trato gastrointestinal.
   7. **Infecções.** Mais comum é congênita (CMV, toxoplasmose, sífilis e outras), mas pode ser também a partir de infecções fúngicas, virais (parvovírus, enterovírus) ou bacterianas.
   8. **Erros inatos do metabolismo.** Doenças de armazenamento de glicogênio, doenças de armazenamento lisossômico e galactosemia podem causar ascite. Exemplos incluem doença de armazenamento de ácido siálico livre infantil (ISSD), doença de Salla, gangliosidose GM1 e doença de Gaucher, deficiência de α_1-antitripsina.
   9. **Anormalidades cardíacas.** Insuficiência cardíaca congestiva e obstrução cardíaca direita podem causar ascite.
   10. **Causas cromossômicas.** Síndrome de Turner e trissomia 21.
   11. **Iatrogênica.** Pode ocorrer por líquido de catéteres venosos centrais ou extravasamento intraperitoneal de nutrição parenteral total (TPN) a partir de uma perfuração de vaso relacionada com cateterismo de veia umbilical. Ver Capítulo 25.
   12. **Hemoperitônio (ascite sanguínea).** Incomum, mas pode ser não traumática (hepatoblastoma) ou secundária a trauma de parto (hepático, esplênico ou suprarrenal) ou secundária a um órgão interno roto. Trauma esplênico pode ser associado à coagulopatia consuntiva.
   B. **Como procedimento terapêutico,** como remoção de **líquido peritoneal de ascite volumosa ou ar de um pneumoperitônio** para ajudar na ventilação de um paciente com comprometimento respiratório.

PARACENTESE (ABDOMINAL)

II. **Equipamento.** Campos estéreis, luvas estéreis, desinfetante tópico como solução de povidona-iodo, compressas de gaze estéril, seringa de tuberculina, lidocaína 1%, tubos estéreis para líquido, uma seringa de 10 a 20 mL com uma torneira de 3 vias, montagem de cateter com características de segurança calibre 22 ou 24 sobre agulha (agulha 24 para < 2.000 g, calibres 22–24 para > 2.000 g). Considerar o uso de ultrassom para guiar a colocação da agulha.

III. **Procedimento**
   A. **Contraindicações e precauções.** Paracentese pode ser feita com trombocitopenia ou coagulopatia se corrigidas antes do procedimento. Com distensão intestinal massiva, tentar reduzir a distensão com um tubo nasogástrico (NG) ou retal. Evitar locais de cicatriz cirúrgica.
   B. **Diagnóstico de ascite.** Ascite é frequentemente diagnosticada por exame clínico e ultrassom (pré-natal ou pós-natal). Ascite é, com frequência, óbvia pelo exame clínico (distensão abdominal, perímetro abdominal aumentando, ganho aumentado de peso, submacicez de flancos salientes à percussão e veias superficiais dilatadas). A maioria destes bebês também é muito edematosa. Ascite óbvia pelo exame clínico frequentemente indica um volume líquido de 200 mL ou mais. Ascite não óbvia pelo exame físico, geralmente significa que o volume de líquido ascítico é menor que 100 mL.
   C. **Posicionar o bebê supino com ambas as pernas contidas.** Para restringir todos os movimentos das pernas, uma fralda pode ser enrolada em torno das pernas e fixada no lugar. Elevar ligeiramente o flanco no lado que você não está usando de modo que os intestinos flutuem, e o líquido fique mais inferior.
   D. **Escolher o local para paracentese.** A área entre o umbigo e o osso púbico não é geralmente usada em recém-nascidos por causa do risco de perfurar a bexiga ou intestinos. Os locais mais frequentemente usados são os flancos direito e esquerdo. Uma boa regra é traçar uma linha do umbigo à espinha ilíaca anterossuperior, e usar a área dois terços mais longe do umbigo à espinha ilíaca anterossuperior (Figura 41–1). **Orientação ultrassônica pode ser usada e é recomendada**.
   E. **Preparar a área com povidona-iodo de uma maneira circular, começando no local da puntura.** Colocar luvas estéreis, e colocar campos na área. Executar "tempo técnico", conforme protocolo da unidade.

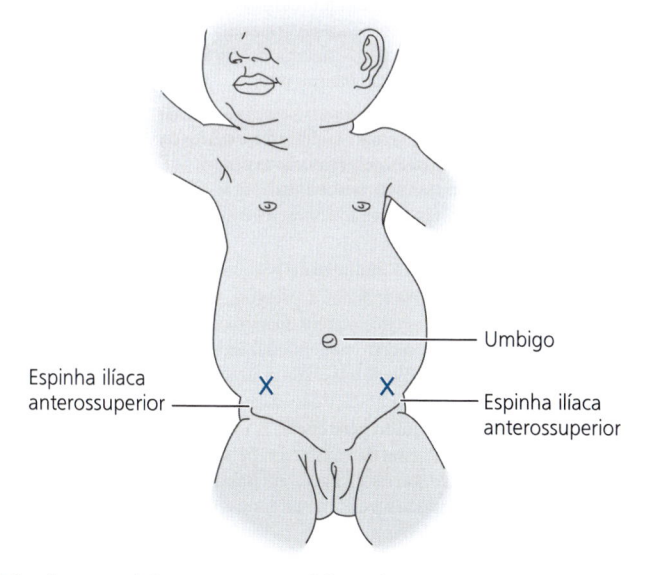

FIGURA 41–1. Locais recomendados para paracentese abdominal assinalados pelos Xs.

F. **Tratamento da dor.** Anestésico tópico (mistura eutéctica de lidocaína e prilocaína [EMLA]) pode ser usada, se o procedimento não for de emergência, ou infiltrar a área com uma agulha de tuberculina (da pele ao peritônio) com lidocaína 0,5–1%. Usar outra prevenção não farmacológica da dor, como sacarose oral, leite materno e outras.

G. **Conectar a seringa de 10–20 mL à montagem de cateter e agulha.**

H. **Inserir a agulha no local selecionado.** (Ver Seção D, anteriormente.) A agulha é posicionada na direção das costas em um ângulo de 45°. Uma técnica de trajeto em Z é frequentemente usada para minimizar vazamento persistente de líquido depois da punção. Inserir a agulha perpendicularmente à pele. Quando a agulha estiver imediatamente abaixo da pele, movê-la 0,5 cm antes de puncionar a parede abdominal.

I. **Avançar a agulha, aspirando até líquido aparecer no cano da seringa.** Segurar a montagem firmemente e remover a agulha. Aspirar o conteúdo lentamente com a seringa e torneira conectados ao cateter. Pode ser neessário reposicionar o cateter para obter uma quantidade adequada de líquido. Uma vez a quantidade necessária de líquido seja tirada (frequentemente 5–10 mL para testes específicos e pelo menos 10–15 mL, suficiente para ajudar a ventilação), remover o cateter. Se líquido demais for removido ou se for removido demasiado rapidamente, pode resultar hipotensão. Se não houver líquido, o cateter pode ter se fixado ao intestino ou ao retroperitônio; retirar ou remover o cateter e tentar novamente.

J. **Cobrir o local com uma compressa de gaze estéril até o vazamento parar**

K. **Distribuir o líquido em recipientes, conforme apropriado para o contexto clínico.** Contagem celular e diferencial, coloração com Gram, cultura e sensibilidade, proteína, albumina, triglicerídeos, colesterol, bilirrubina, glicose, eletrólitos, creatinina, corpos de inclusão e treponemas, ácido siálico e amilase.

L. **Análise de líquido ascítico.** Castanho com detritos sugere matéria fecal secundário à perfuração intestinal ou gangrena, como NEC; **coloração com Gram-positivo para bactérias** — perfuração ou peritonite; **creatinina na ascite > creatinina sérica** — vazamento urinário; **bilirrubina elevada** — vazamento biliar ou intestinal; **líquido leitoso, triglicerídeos elevados** com linfócitos predominantes e colesterol elevado — ascite quilosa; **amilase e lipase elevadas** — ascite pancreática; **alto gradiente de albumina soro-ascite > 1,1 g/dL** — doença hepatocelular (hepatite, deficiência de α_1-antitripsina); **ascite de líquido iatrogênico ou TPN** — valores compatíveis com infundido; **corpos de inclusão** (infecções congênitas) e **treponemas** (sífilis); e ácido siálico (doença de armazenamento de ácido siálico livre infantil), **líquido sanguíneo (hemorrágico)** — trauma de parto, comprometendo fígado, baço ou glândulas suprarrenais, ou um órgão interno roto.

IV. **Complicações**

A. **Efeitos cardiovasculares.** Hipotensão, taquicardia e débito cardíaco diminuído podem ocorrer. **Hipotensão** pode ser causada pela remoção excessiva de líquido ou remoção muito rápida do líquido. Para minimizar esta possibilidade, tirar apenas a quantidade necessária para estudos ou o que for necessário para melhorar a ventilação e sempre remover líquido lentamente.

B. **Infecção.** O risco de peritonite é minimizado pelo uso de técnica estéril estrita.

C. **Perfuração de uma víscera.** Para ajudar a prevenir perfuração, usar a agulha mais curta possível e tomar nota cuidadosa dos marcos anatômicos (ver Seção III.D). Se ocorrer perfuração, antibióticos de amplo espectro podem estar indicados com observação estrita quanto a sinais de infecção. Frequentemente o local da punção se cura espontaneamente. **Perfuração da bexiga** normalmente é autolimitada e não exige tratamento específico.

D. **Vazamento persistente de líquido peritoneal.** A técnica do trajeto em Z (ver Seção III.H) frequentemente evita o problema de vazamento persistente de líquido. Vazamentos persistentes de líquido podem ter que ser captados em bolsa para quantificar o volume. Aplicação de pressão sobre o local durante alguns minutos, ou aplicação de um curativo compressivo e monitoramento do local podem ser feitos.

E. **Pneumoperitônio.** Observação é frequentemente necessária (ver Figura 11–22 para radiografia de um pneumoperitônio).

PERICARDIOCENTESE

F. Sangramento. Sangramento do fígado ou vasos intra-abdominais, se grave, pode exigir consulta sobre cirurgia de emergência. Um **hematoma da parede abdominal pode ocorrer mas frequentemente é autolimitado.** Corrigir fatores da coagulação anormais, se necessário.

G. Aumento escrotal. Ocorre em meninos a partir do extravasamento de líquido ascítico entre as camadas da parede do corpo e frequentemente é autolimitado.

42 Pericardiocentese

I. Indicações
   A. Evacuação de emergência de ar ou líquido no **tratamento de tamponamento cardíaco** (incapacidade do coração de se expandir, com volume sistólico e débito cardíaco diminuídos) causado por **derrame pericárdico (acumulação de excesso de líquido)** ou **pneumopericárdio (acumulação de ar)** no espaço pericárdico. Reconhecimento e intervenção precoces são cruciais.
   1. **Tamponamento cardíaco secundário a um derrame pericárdico.** Uma complicação rara, mas ameaçadora à vida de cateteres venosos centrais, incluindo cateteres venosos centrais percutâneos (CVP) e cateteres venosos umbilicais (UVC). A etiologia não está clara, mas as causas propostas incluem uma punção direta de um vaso ou do miocárdio pela extremidade do cateter durante a inserção ou perfuração secundária à erosão da parede cardíaca ou vascular. **Manter um alto índice de suspeição clínica em um recém-nascido que tem uma linha central e subitamente tem colapso cardiovascular** que não responde à reanimação ou tem resistência a compressões cardíacas e não tem vazamento de ar segundo a transiluminação torácica. Ele é mais comum com linhas no átrio direito, e o tempo médio para ocorrência é 3 dias após a inserção de um cateter venoso central. Uma radiografia de tórax pode não ser diagnóstica; um ecocardiograma é, mas pode retardar tratamento. Mortalidade é alta.
   2. **Tamponamento cardíaco secundário a um pneumopericárdio.** Raro, mas é muito perigoso e, frequentemente, ocorre com outras síndromes de vazamento de ar, com patologia pulmonar grave, uma história de ressuscitação vigorosa, e/ou uma história de ventilação assistida. (Ver Figura 11–18 para uma radiografia de pneumopericárdio.)
   B. Para obter líquido pericárdico para estudos diagnósticos em bebês com um derrame pericárdico. Derrame pericárdico é raro em recém-nascidos e é mais comum ocorrer em um bebê **hidrópico** ou **séptico**. Outras causas incluem disfunção tireoidea, tumores cardíacos e pericárdicos, anomalias congênitas (hérnia diafragmática congênita/eventração, divertículo ventricular roto), infecções, relacionado com a cirurgia (pós-operatório), autoimune, idiopático e outras causas.
II. Equipamento. Solução de povidona-iodo, luvas estéreis, capote, campos estéreis, um conjunto de cateter calibre 22 ou 24 de 2,5 cm sobre a agulha com característica de segurança, tubulação de extensão, seringa de 10 mL, torneira de 3 vias, lidocaína, e selo d'água, se o cateter for ser deixado em repouso, aparelho de transiluminação para pneumopericárdio, ecocardiograma transtorácico/aparelho de ultrassom.
III. Procedimento. *Observação:* Se um cateter venoso central estiver no lugar, e um derrame pericárdico for suspeitado, parar infusão de líquidos para dentro do cateter imediatamente.
   A. Idealmente, pericardiocentese é efetuada com a ajuda de uma ecocardiografia/ultrassom. Além de diagnosticar o derrame pericárdico, ele ajuda a dirigir a inserção da agulha para reduzir complicações. No caso de um pneumoperitônio, transiluminação torácica pode ser útil. **Com colapso cardiovascular súbito, o tempo não permite estes testes, e uma aspiração imediata é necessária. Pericardiocentese não deve ser retardada, uma vez que ela seja salvadora.** Em certos casos, uma preparação rápida com betadine, seguida por uma inserção "cega" da agulha com aspiração, é necessária. **Se o tempo permitir, é melhor seguir estes passos.**

B. **Fazer um ecocardiograma para diagnosticar e mostrar o derrame pericárdico.** Ele também ajudará a determinar o local e ângulo de entrada e permitirá uma estimativa da distância que a agulha deve penetrar. Imagem também pode ajudar no monitoramento do derrame, enquanto o procedimento é realizado.
C. **Se um pneumopericárdio for suspeitado.** Transiluminação torácica pode ser feita para ajudar a diagnosticar e também ajudar a monitorar a evacuação do ar, enquanto o procedimento for feito (ver Capítulo 45).
D. **Monitorar eletrocardiograma e sinais vitais.**
E. **Preparar a área (xifoide e precórdio) com solução antisséptica.** Vestir as luvas estéreis e o capote e colocar campos na área, deixando o xifoide e uma área circular de 2 cm em torno dele expostos.
F. **Manejo da dor.** Se o tempo permitir, anestesia local pode ser administrada (0,25–1,0 mL de lidocaína 1% por via subcutânea).
G. **Preparar o conjunto de agulha.** Conectar o cateter sobre a agulha a um curto pedaço de tubulação de extensão que é conectado a uma torneira de 3 vias. Uma seringa é conectada à torneira. Método alternativo é usar apenas uma agulha calibre 22 ou 24 conectada a uma seringa (nenhuma cânula é colocada; quando líquido ou ar não pode mais ser aspirado, a agulha é removida).
H. **Identificar o local onde a agulha será inserida.** Mais comumente é ~0,5 cm à esquerda ou imediatamente abaixo do xifoide do bebê (Figura 42–1). Pedir a um assistente para aplicar aspiração constante à seringa, enquanto avança a agulha.
I. **Inserir a agulha em um ângulo de cerca de 30°, mirando para a linha hemiclavicular esquerda.** (Ver Figura 42–1.) Ter um assistente aplicando aspiração constante na seringa, enquanto estiver avançando a agulha.
J. **Uma vez ar ou líquido seja obtido (dependendo de qual será evacuado).** Parar de avançar a agulha, avançar a cânula sobre a agulha, remover a agulha do cateter, e reconectar a cânula à tubulação de extensão.
K. **Retirar tanto ar ou líquido quanto for possível.** O objetivo é aliviar os sintomas ou obter líquido suficiente para estudos laboratoriais.
L. **Se um cateter de demora for ser deixado no lugar.** Fixar com esparadrapo e conectar a tubulação à aspiração contínua (10–15 cm H$_2$O é usada).
M. **Fazer uma radiografia de tórax ou um ultrassom.** Para confirmar a posição do cateter e a efetividade da drenagem. Transiluminação também pode ser feita.

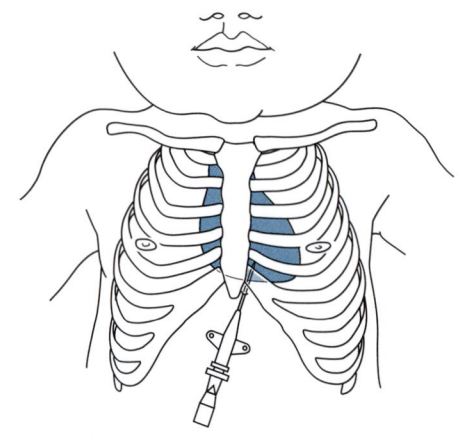

FIGURA 42–1. Locais recomendados para pericardiocentese.

IV. Complicações

A. **Puncionar o coração.** Sangue macroscopicamente sanguíneo pode indicar que a agulha puncionou o coração. Perfuração do ventrículo direito pode ser evitada, avançando-se a agulha apenas o bastante para obter líquido ou ar. **Orientação ultrassônica** é recomendada, se o tempo permitir. **Outra técnica** para evitar puncionar o coração (se ultrassom não estiver disponível) consiste em fixar a derivação torácica anterior do eletrocardiograma (ECG) à agulha com um clampe jacaré. Se alterações forem vistas no ECG (p. ex., batimentos ectópicos, alterações no segmento ST, aumento na voltagem do QRS), a agulha fez contato com o miocárdio e deve ser retirada. Evitar deixar uma agulha de metal em demora para drenagem contínua. A maioria das perfurações de agulha se cura espontaneamente. Se ocorrer perfuração, há necessidade de intervenção de emergência e consulta com cirurgião cardíaco.

B. **Pneumotórax ou hemotórax.** Isto pode ocorrer se marcos anatômicos não forem usados e forem feitas punturas "cegas". Se esta complicação tiver ocorrido, frequentemente é necessário um tubo de tórax no lado afetado.

C. **Infecção.** Técnica estéril estrita minimiza o risco de infecção.

D. **Arritmias.** Frequentemente transitórias. Reposicionamento da agulha com frequência é efetivo, mas com arritmia persistente, pode ser necessário tratamento.

E. **Sangramento.** Sangramento é frequentemente superficial e controlado com compressão. Punção hepática pode ocorrer.

F. **Hipotensão.** Pode ocorrer se uma quantidade importante de líquido for drenada. Um bolo de líquido pode ser necessário.

G. **Pneumomediastino.** Observação apenas é necessária.

H. **Pneumopericárdio.** Tratar como descrito anteriormente.

43 Picada no Calcanhar (Amostragem de Sangue Capilar)

I. Indicações

A. **Coletar amostras de sangue,** quando apenas um pequena quantidade de sangue é necessária ou quando há dificuldade para obter amostras por venipuntura ou outra fonte. Estudos comuns incluem hemograma completo (CBC), bioquímica, testes de função hepática, anemia falciforme, tireoide, níveis de bilirrubina, toxicologia/níveis de drogas, monitoramento de glicose à beira do leito e triagem metabólica do recém-nascido. Estudos da coagulação, análises cromossômicas, títulos de imunoglobulinas e alguns outros testes mais sofisticados não podem ser feitos com amostragem capilar.

B. **Determinação de gasometria capilar** dá pH e PCO_2 satisfatórios, mas não PO_2.

C. **Hemoculturas** quando acesso venoso ou outro acesso não é possível. Técnica estéril é necessária, mas picada no calcanhar não é o método preferido.

D. **Triagem metabólica do recém-nascido** idealmente é executada nas primeiras 48–72 horas de vida (entretanto, pode ser feita após 24 horas). Deve ser feita antes de uma transfusão e terapia antibiótica e idealmente depois de receber leite materno ou fórmula para assegurar testagem precisa. Ver Capítulo 15.

II. Equipamento.
Lancetas autoprotegidas automáticas são preferidas em recém-nascidos (Tabela 43–1); lancetas manuais estéreis não são recomendadas, mas podem ser usadas em algumas unidades, se lancetas automáticas não forem disponíveis (tamanhos: 2 mm para < 1.500 g e 4 mm para > 1.500 g). Tubo capilar (para testes rápidos de hematócrito e bilirrubina) ou tubos de coleta maiores BD Microtainer™ se mais sangue for necessário [p. ex., para determinações de bioquímica]), cartão de papel filtro para triagem de recém-nascido (se apropriado), argila para vedar o tubo capilar, um pano úmido aquecido ou aparelho de aquecimento do calcanhar (p. ex., um pacote químico ativado), solução antisséptica, luvas e uma fralda.

Tabela 43–1. LANCETAS AUTOPROTEGIDAS AUTOMÁTICAS COMUMENTE USADAS PARA COLETA DE AMOSTRAS EM RECÉM-NASCIDOS

Aparelho	Bebê	Características
Tenderfoot MicroPreemie[a]	< 1.000 g	Azul: profundidade 0,65 mm, comprimento 1,40 mm Tipo de incisão
Tenderfoot Preemie[a]	Baixo peso ao nascimento, 1.000–2.500 g	Branco: profundidade 0,85 mm, comprimento 1,75 mm Tipo de incisão
Tenderfoot Newborn[a]	Nascimento a 3–6 meses, > 2.500 g	Rosa/azul: profundidade 1,0 mm, comprimento 2,5 mm Tipo de incisão
BD Microtainer Quikheel Preemie Lancet[b]	Bebês prematuros de baixo peso ao nascimento (> 1,0 kg e < 1,5 kg) ou a termo completo para menor volume sanguíneo	Rosa: profundidade 0,85 mm, comprimento 1,75 mm Tipo de incisão
BD Microtainer Genie Lancet[b,c]	Picada em calcanhar de bebê para teste de glicose	Púrpura: 1,25 mm × 28 g Tipo de puntura
BD Microtainer Quikheel Infant Lancet[b]	Bebês que necessitam de alto fluxo, a termo completo com alto volume sanguíneo necessário	Verde-azulado: profundidade 1,00 mm, comprimento 2,50 mm Tipo de incisão
babyLance Preemie: BLP[d]	Prematuro	Verde: profundidade 0,85 mm Tipo de incisão
babyLance Newborn[d]	Recém-nascido	Azul: profundidade 1,00 mm Tipo de incisão

[a]ITC Edison, NJ.
[b]BD, Franklin Lakes, NJ.
[c]BD Microtainer Genie Lancet (rosa/verde/azul) são para picadas em dedos e não para picadas em calcanhar em bebês.
[d]MediPurpose, Duluth, GA.

III. Procedimento

A. **Lancetas autoprotegidas automáticas são preferidas em recém-nascidos porque são associadas a menos complicações e dor diminuída.** Aparelhos automáticos causam menos hemólise e menos erro de valor laboratorial, e fornecem uma largura e profundidade exatas de incisão. **Lancetas manuais sem proteção** não são mais recomendadas (a menos que lancetas automáticas não estejam disponíveis) porque elas causam mais dor, podem penetrar fundo demais, e podem ferir profissionais de saúde. Estudos mostraram que o uso da lanceta automática Tenderfoot Preemie™ (ITC, Edison, NJ) *versus* uma lanceta manual resultou em menos punções no calcanhar, menor tempo de coleta e uma frequência de coleta mais baixas. Há dois tipos de aparelhos: punção e incisão (ver Tabela 43–1).

   1. **Aparelhos de puntura.** (p. ex., BD Microtainer Contac-Activated Lancet.) Ativam-se apenas quando posicionadas e pressionadas contra a pele. Estas puncionam a pele inserindo uma lâmina ou agulha verticalmente dentro do tecido. Aparelhos estilo puntura tipicamente fornecem uma única gota de sangue e são melhores para locais que são puncionados repetidamente (p. ex., para teste de glicose).

   2. **Aparelhos de incisão.** (p. ex., BD Microtainer Quikheel Lancets, Tenderfoot, BD, baby-Lance). Estes aparelhos cortam através dos leitos capilares. São menos dolorosos, exigem menos incisões repetidas e tempos mais curtos de coleta, e são recomendados para picadas no calcanhar em bebês. Aparelhos de incisão fornecem um pequeno fluxo de sangue em oposição a uma gota e são melhores para encher tubos Microtainer.

B. **Amostragem de sangue capilar é considerada o procedimento doloroso mais comum mas o menos invasivo e mais seguro de todos os métodos de colheita de sangue feitos na unidade de terapia intensiva neonatal (NICU).** Amostragem é feita puncionando-se a camada da derme da pele para ter acesso aos capilares correndo através da camada subcutânea da pele. A amostra é uma mistura de sangues arterial e venoso (de arteríolas, vênulas e capilares) mais líquidos intersticiais e intracelulares. A proporção de sangue arterial é maior que a de sangue venoso em razão da pressão aumentada nas arteríolas levando aos capilares. Aquecimento do local da punção arterializa ainda mais o sangue. As áreas na superfície de baixo do calcanhar contêm o melhor leito capilar. *Nota:* **Revisão Cochrane afirma que venipuntura, não amostragem de sangue capilar, por um operador perito é o método de escolha para amostragem sanguínea em recém-nascidos a termo. Escores de dor mais baixos são vistos com venipuntura.**
C. **Picadas no calcanhar são contraindicadas.** Se houver infecção local, má perfusão, edema importante, qualquer lesão do pé, ou qualquer anomalia congênita do pé.
D. **Bebê deve ficar supino.** Alguns advogam que o bebê deve ficar sobre o estômago com o membro mais baixo que o nível do coração para aumentar o fluxo sanguíneo.
E. **Envolver o pé em um pano úmido aquecido e a seguir em uma fralda por 3–5 minutos (calor úmido ajuda a aumentar o fluxo de sangue).** Existem pacotes comerciais disponíveis para aquecer o calcanhar e devem ser aplicados por 5 minutos. Uma almofada de aquecimento pode ser usada, mas sua temperatura não deve exceder 40°C. Este pré-aquecimento do sangue (arterialização do sangue capilar) aumenta o fluxo sanguíneo local e reduz a diferença entre as pressões dos gases arterial e venoso. Embora não obrigatório, ele produzirá hiperemia, o que aumenta a vascularidade, tornando mais fácil a coleta da amostra. Ele é obrigatório ao colher uma amostra para gasometria ou determinação de pH. Um estudo sugere que aquecer o calcanhar é um passo desnecessário. Nitroglicerina tópica não facilitou a colheita de sangue em um estudo de picada no calcanhar.
F. **Tratamento da dor.** Fatores que contribuem para respostas de dor a uma picada do calcanhar são o tamanho da agulha, idade gestacional, exposição repetida, espremer o calcanhar, gravidade da doença e estado comportamental do bebê.
  1. **A American Academy of Pediatrics (AAP) recomenda prevenção não farmacológica da dor,** como sacarose/glicose oral, leite materno, cuidado de canguru, enfaixamento, chupeta ou outros métodos.
  2. **EMLA (mistura eutéctica de lidocaína e prilocaína). Não constatada efetiva** em picadas no calcanhar.
  3. **Aparelhos automáticos.** Causam menos dor que aparelhos manuais.
  4. **Outros métodos que mostraram ajudar.** Chupeta revestida com açúcar, canção de ninar ativada pela chupeta, terapia Yakson (método coreano de assentar uma das mãos nas costas e acariciar o abdome por 5 minutos) e vibração mecânica.
G. **Escolher a área de punção.** (Figura 43–1) A área azul na imagem é preferida. Um local alternativo é a área entre os lados do calcanhar (área plantar), mas ela só deve ser usada se as outras áreas forem usadas extensamente. Evitar a terminação (coroa) do calcanhar (a curvatura posterior do calcanhar onde o osso calcâneo está perto da pele), uma vez que esta área seja associada a uma incidência aumentada de osteomielite. Pontas de dedos das mãos e pés não são recomendadas em bebês e só são recomendadas em crianças > 1 ano. Variar os locais para evitar hematoma. **Uma recomendação para prevenir osteomielite** é usar as partes medial e lateral da superfície plantar do calcanhar, a uma profundidade de não mais de 2,4 mm; nunca na curvatura posterior e não através de um local de picada prévia no calcanhar.
H. **Limpar a área com povidona-iodo, seguida por uma limpeza com soro fisiológico.** Alguns advogam apenas uma preparação com álcool 70% e deixar secar. Não usar bola de algodão. (*Nota:* Povidona-iodo pode interferir com potássio, bilirrubina, fósforo e ácido úrico. Se a área estiver úmida com álcool, hemólise pode ocorrer, alterando os resultados.)
I. **Dois aparelhos gerais são disponíveis: automático e manual**
  1. **Usando uma lanceta automática (método preferido).** Aparelhos comuns estão descritos na Tabela 43–1. Preparar a unidade e segurar o aparelho a 90° com a superfície. O aparelho

pode ser orientado perpendicularmente ou a 90° com o eixo longo do pé (ver Figura 43–1A). Abaixar o gatilho com o seu dedo indicador para ativar o aparelho e fazer automaticamente a puntura. Imediatamente descartar o aparelho.
   2. **Usando uma lanceta de calcanhar manual padrão.** Circundar o calcanhar com a palma da sua mão e o dedo indicador (Figura 43–1B). Fazer uma punção rápida, funda (< 2,0 mm). Nunca puncionar mais de 2 mm para evitar complicações.
J. **Enxugar tirando a primeira gota de sangue com gaze, uma vez que a primeira gota de sangue é, muitas vezes, contaminada com líquido tecidual e pode ter um nível alto de potássio, causando diluição do espécime, hemólise e coagulação.** Enxugar e tirar a primeira gota também permite à amostra fluir melhor, uma vez que as plaquetas se agregam no local e possam interromper o sangramento. Delicadamente aplicar pressão ao calcanhar ("pegada de raquete de tênis"), e colocar o tubo de colheita no local da punção. Os tubos capilares se encherão automaticamente por ação capilar; delicadamente "bombear" o calcanhar para continuar o fluxo de sangue para colher gotas de sangue em um tubo maior. Conceder tempo suficiente para reenchimento capilar do calcanhar, e aplicar pressão de tal modo que a incisão seja aberta com cada manobra de bombeamento. Não espremer, ordenhar, cavar, raspar ou massagear a área uma vez que estas possam afetar os resultados de teste.
K. **Vedar a extremidade do tubo capilar com massa.** Coletar as amostras maiores no BD *Microtainer* ou tubos similares.

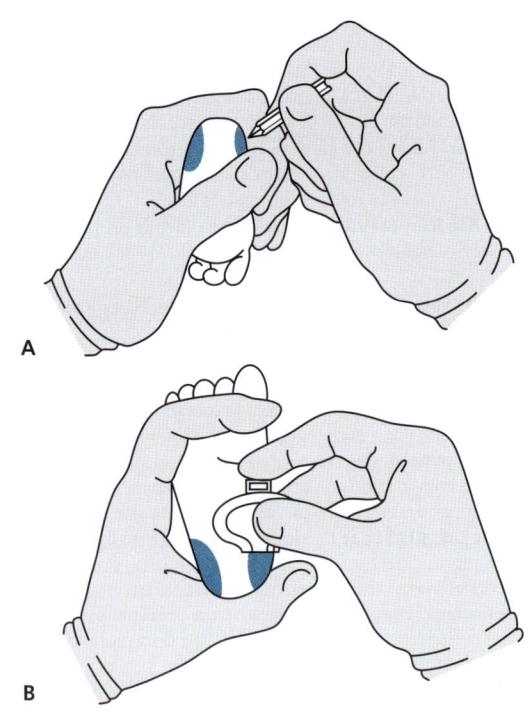

FIGURA 43–1. Locais e técnica preferidos para picada no calcanhar em um bebê. Usar a área sombreada quando executar uma picada no calcanhar em um bebê. (A) Uso de uma lanceta autorretrátil automática (BD Quikheel) para picada no calcanhar em um bebê está ilustrado. A lanceta automática é mantida a 90° com o eixo do pé e ativada. (B) Técnica-padrão de lanceta está mostrada. A lanceta automática é mantida a 90° com o eixo do pé e ativada. (*Reproduzida com permissão de Gomella LG, Haist SA, eds.* Clinician's Pocket Reference. *11th ed. New York: McGraw-Hill; 2007.*)

L. **Coletar primeiro a amostra para gasometria sanguínea.** O sangue se torna mais venoso, se a colheita for retardada. Enviá-lo para o laboratório prontamente, certificando-se de que não há bolhas de ar. Estudos de hematologia devem ser feitos a seguir, depois a bioquímica. Por outro lado, se o CBC for retardado há uma probabilidade aumentada de contagens celulares errôneas decorrentes da agregação de plaquetas. Usar a seguinte **"Ordem de Colheita":** gasometria sanguínea, tubos com ácido etilenodiaminotetracético (EDTA), outros tubos com aditivos, tubos séricos.

M. **Para triagem de recém-nascido com papel filtro.** (Ver Capítulo 15.) O papel pode ser diretamente aplicado ao calcanhar ou o sangue pode ser transferido para um tubo capilar (sem anticoagulantes) e a seguir aplicado ao papel filtro. Esta testagem é frequentemente feita, no mínimo, 24 a 48 horas após o nascimento.

N. **Manter pressão sobre o local de puntura com uma compressa de gaze estéril seca até que o sangramento pare e elevar o pé.** Uma compressa de gaze de 10 × 10 cm pode ser enrolada em torno do calcanhar e deixada em aposição para fornecer hemostasia; atadura adesiva não é recomendada.

O. **Resultados laboratoriais inexatos.** Falsamente valores elevados glicose/dextrostix, potássio, hematócrito e valores inacurados de gasometria sanguínea (pH ligeiramente mais baixo, PCO_2 ligeiramente mais alta, e PCO_2 marcadamente mais baixa) podem ocorrer com amostragem de picada no calcanhar. Ordenhar ou espremer causa hemólise e valores inexatos.

IV. **Complicações**
   A. **Infecção**
      1. **Celulite.** O risco pode ser minimizado com o uso adequado de técnica estéril. Uma cultura da área afetada deve ser obtida e considerado o uso de antibióticos de amplo espectro.
      2. **Osteomielite.** Frequentemente, ocorre no osso calcâneo. Evitar a área do centro do calcanhar, e não fazer a abertura da puntura muito profunda. Se ocorrer osteomielite, tecido deve ser obtido para cultura, e antibióticos de amplo espectro devem ser começados até que um organismo específico seja identificado. Doença infecciosa e consulta ortopédica frequentemente é obtida.
      3. **Outras infecções.** Abscesso e pericondrite foram descritos.
   B. **Cicatriz no calcanhar.** Ocorre quando houve múltiplas punturas na mesma área. Se estiver presente cicatrização extensa, considerar outra técnica de coleta de sangue, como amostragem venosa central.
   C. **Dor.** Causada por picadas no calcanhar em bebês prematuros e pode levar a declínios na saturação de oxigênio da hemoglobina, conforme medida por oximetria de pulso.
   D. **Nódulos calcificados.** Estes podem ocorrer, mas, frequentemente, desaparecem pelos 30 meses de idade.
   E. **Outras complicações.** Incluem lesão nervosa, laceração da artéria tibial (aspecto medial do calcanhar), queimaduras, sangramento, equimose, hematoma e calcificação óssea.

44 Punção Lombar (Punção Espinal)

I. **Indicações**
   A. **Obter líquido cefalorraquidiano (CSF) para o diagnóstico de doença do sistema nervoso central (CNS), como meningite/encefalite.** Infecções que podem ser diagnosticadas são bacterianas, fúngicas, e **TORCH** (*t*oxoplasmose, *o*utras [geralmente sífilis], *r*ubéola, *c*itomegalovírus e vírus *h*erpes simples). Meningite pode estar presente em até 15–25% dos casos de sepse neonatal.
   B. **Auxílio no diagnóstico de hemorragia intracraniana.** Estudos do CSF são indicadores, mas não diagnósticos de hemorragia intracraniana: grande número de eritrócitos (RBCs), xantocromia, conteúdo aumentado de proteína e hipoglicorraquia (conteúdo anormalmente baixo de glicose no CSF).

C. **Diagnosticar um erro inato do metabolismo.** Análise de aminoácidos no CSF pode ser obtida para excluir hiperglicinemia não cetótica. CSF pós-morte (espécime de 1 a 2 mL, congelado) é recomendado: suspeita de erro inato do metabolismo.
D. **Drenar CSF em hidrocefalia comunicante associada à hemorragia intraventricular.** (Punções lombares seriadas para isto são *controvertidas*.) Revisão Cochrane afirma que a punção precoce do CSF não pode ser recomendada para recém-nascidos em risco de desenvolvimento de hidrocefalia pós-hemorrágica.
E. **Administração de medicações intratecais.** Quimioterapia, antibióticos ou agentes anestésicos ou material de contraste.
F. **Monitorar eficácia de antibióticos usados para tratar infecções do CNS examinando o CSF.**
G. **Diagnosticar comprometimento do CNS por leucemia.**
H. **Para o estudo inicial de sepse (*controvertido*).** Se comprometimento do CNS for suspeitado ou hemoculturas forem positivas, alguns recomendam uma punção lombar (LP). Uma vez que os sinais e sintomas de meningite neonatal sejam tão vagos e inespecíficos, alguns clínicos aconselham que todos os bebês com sepse provada ou suspeitada sejam submetidos à LP.

II. **Equipamento.** *Kit* de punção lombar (frequentemente contém três tubos estéreis para espécimes; quatro tubos estéreis são muitas vezes necessários); campos estéreis; gaze estéril; agulha espinal calibre 20, 22 ou 24 de 3,75 cm com estilete (**não usar uma agulha *butterfly***, porque ela pode introduzir pele para dentro do espaço subaracnóideo e formar um cisto dermoide); lidocaína 1%; agulha calibre 25 a 27, seringa de 1 mL; luvas estéreis, máscara; capote; gorro e desinfetante para pele (solução de povidona-iodo 10%).

III. **Procedimento**
A. **Contraindicações** incluem pressão intracraniana aumentada (risco de herniação no CNS), anormalidade de sangramento não corrigida, diátese hemorrágica grave, infecção próxima ao local da punção, instabilidade cardiorrespiratória grave e anormalidades lombossacrais que possam interferir com a identificação de estruturas-chave.
B. **Se for suspeitada pressão intracraniana aumentada importante,** fazer uma tomografia computadorizada (CT) ou imagem de ressonância magnética (MRI) da cabeça. Herniação raramente ocorre no recém-nascido com suturas cranianas abertas, mas foi descrita.
C. **Tratamento da dor**
1. **AAP recomenda** que anestésicos tópicos (**EMLA** [mistura eutéctica de lidocaína e prilocaína] ou outros agentes tópicos) sejam aplicados 30 minutos antes do procedimento. Manejo não farmacológico da dor, se apropriado, pode ser usado.
2. **Lidocaína** 0,5–1% (em uma seringa de 1 mL com uma agulha calibre 25 ou 27) pode ser injetada subcutaneamente. *Nota:* Instabilidade fisiológica não é reduzida com uso de lidocaína e não é recomendada por algumas fontes.
3. **Terapia sistêmica.** Outras recomendações incluem sedação com um bolo de opiáceo IV lento, se o bebê estiver intubado; se não intubado, um bolo de midazolam em bebê a termo pode ser usado (ver Capítulo 78).
D. **Um assistente deve conter o bebê em uma posição sentada ou de decúbito lateral,** com a coluna flexionada como na Figura 44–1, dependendo da preferência pessoal. Um bebê criticamente doente intubado deve ser tratado na posição de decúbito lateral. Alguns advogam que se CSF não puder ser obtido na posição de decúbito lateral, a coluna deve ser flexionada (posição genupeitoral). O pescoço não deve ser flexionado por causa de uma incidência aumentada de comprometimento da via aérea; manter a patência da via aérea. Oxigênio suplementar pode evitar hipoxemia. Monitorar sinais vitais e oximetria de pulso durante o procedimento.
E. **Uma vez o bebê esteja em posição, verificar quanto aos marcos anatômicos.** (Ver Figura 44–1.) Palpar a crista ilíaca e deslizar seu dedo para baixo para o corpo vertebral L4. Então usar o espaço intervertebral L4–L5 (local preferido para LP a fim de evitar penetração da medula) como o local da punção lombar. Fazer uma impressão com a unha na localização exata para marcar o local.

PUNÇÃO LOMBAR (PUNÇÃO ESPINAL)

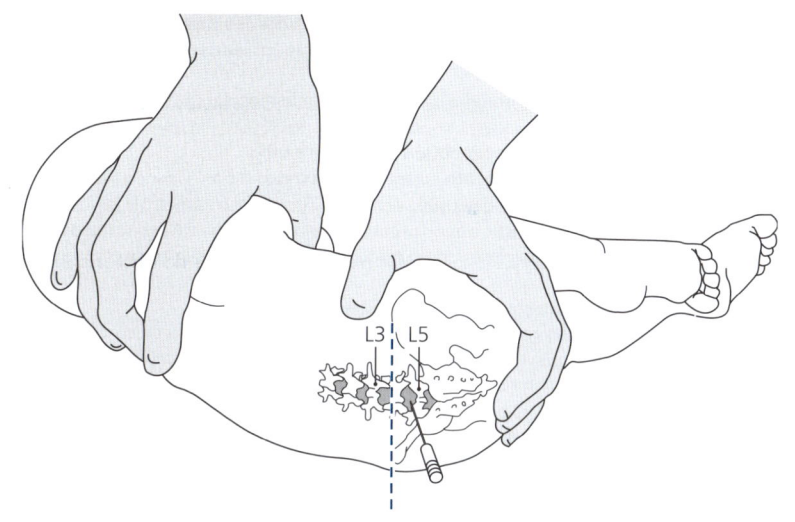

FIGURA 44–1. Posicionamento e marcos anatômicos usados para punção lombar. A crista ilíaca (linha tracejada) marca o nível aproximado de L4.

F. Preparar os materiais. Abrir recipientes estéreis, derramar solução antisséptica dentro da cuba plástica localizada no *kit* de punção lombar.

G. Vestir luvas e limpar a área lombar com solução antisséptica, começando no interespaço selecionado. Preparar em um círculo se alargando a partir do interespaço para cima e sobre a crista ilíaca.

H. Colocar campos na área com uma compressa grande sob o bebê e um campo cobrindo tudo, menos o espaço intervertebral selecionado. Manter exposta a face do bebê. Palpar outra vez para encontrar o interespaço selecionado.

I. Inserir a agulha na linha mediana com pressão constante mirando o umbigo.

1. **Diretrizes para profundidade da agulha espinal.** 1–1,5 cm em bebê a termo, < 1 cm em um prematuro, ou calcular a profundidade de inserção da agulha: 0,03 × comprimento corporal (em centímetros). Avançar a agulha lentamente e, a seguir, remover o estilete para checar quanto ao aparecimento de líquido. O líquido deve ser transparente, mas pode ser ligeiramente xantocrômico (comum e associado a trabalho de parto materno precedendo o parto).

2. **Remover o estilete frequentemente para evitar ir longe demais e obter um espécime sanguinolento.** Remoção precoce do estilete melhora a taxa de sucesso. Um "estalo" (*pop*) quando o ligamento amarelo e a dura-máter são penetrados frequentemente não é encontrado, como é o caso com crianças mais velhas e adultos. Rotar a agulha, se nenhum líquido for visto, e nunca aspirar com uma seringa.

J. Coletar 0,5–1 mL de CSF em cada um dos 4 tubos estéreis para espécimes, deixando o líquido gotejar dentro dos tubos. **Valores de leucócitos (WBCs) e glicose no CSF podem diminuir com o tempo (> 2 horas)**; por essa razão, estes necessitam ser enviados imediatamente. Para exame de rotina do CSF, enviar 4 tubos de CSF ao laboratório na seguinte ordem recomendada:

1. **Tubo 1.** Coloração com Gram, cultura bacteriana e testagem de sensibilidade.
2. **Tubo 2.** Níveis de glicose e proteína. Outros, se suspeitada doença metabólica.
3. **Tubo 3.** Contagem de células e diferencial.

4. **Tubo 4.** Opcional e pode ser enviado para testes rápidos de antígeno para patógenos específicos (p. ex., *Streptococcus* grupo B) ou PCR (reação em cadeia de polimerase; p. ex., herpes).
K. **Para o tratamento de hidrocefalia comumente com hemorragia intraventricular.** Remover 10–15 mL/kg de CSF.
L. **Se um espécime com sangue for obtido no primeiro tubo:**
   1. **Observar quanto a clareamento no segundo e terceiro tubos.** Uma contagem de RBCs no primeiro e último tubos determina se há uma diferença no número de RBCs/mm³. Se o último tubo tiver menos RBCs que o primeiro, a punção foi provavelmente traumática (frequentemente punção do plexo venoso epidural na superfície posterior do corpo vertebral). *Nota:* Ajuste das contagens de WBCs em uma punção lombar traumática não ajuda no diagnóstico de meningite em recém-nascidos.
   2. **Se sangue não desaparecer, mas formar coágulos.** Um vaso sanguíneo provavelmente foi puncionado. Como CSF não foi obtido, é necessário fazer uma repetição de punção.
   3. **Se sangue não desaparecer e não coagular e houver números iguais de RBCs no primeiro e no último tubos.** O bebê provavelmente tem sangramento intracraniano.
M. **Recolocar o estilete antes de remover a agulha para evitar apreender as raízes espinais.** Retirar a agulha. Manter pressão temporária e limpar, enfaixar o local.
N. **Uma repetição da punção em 24 a 48 horas é recomendada.** Se a primeira punção não for diagnóstica, e o quadro clínico for preocupante.
IV. **Complicações.** Não há evidência de que cefaleia relacionada com LP ocorra em bebês.
   A. **Contaminação do espécime de CSF com sangue.** (Ver Seção III.L, anteriormente.) Correção dos WBCs em função dos RBCs não é útil. Repetir LP em 12–24 horas.
   B. **Infecção.** Técnica estéril reduz o risco. Bacteriemia pode resultar se um vaso sanguíneo for puncionado depois que a agulha tiver passado por CSF contaminado. Meningite pode ocorrer, se LP é efetuada durante bacteriemia. Abscesso (espinal e epidural) e osteomielite vertebral são raros.
   C. **Tumor epidermoide intraespinal.** Resulta de executar LP com uma agulha que não tem estilete. A causa é o desvio de um "tampão" de tecido epitelial para dentro da dura. A incidência de punção lombar traumática não é reduzida pelo uso de uma agulha sem um estilete. Não usar uma *butterfly* ou qualquer agulha sem estilete.
   D. **Herniação de tecido cerebral através do forame magno.** Incomum em recém-nascidos em razão da fontanela aberta.
   E. **Lesão das medulas espinal e nervosa.** Para evitar esta complicação, usar o interespaço L4–L5. Entre 25 e 40 semanas de gestação a medula espinal termina entre a segunda e quarta vértebras lombares. Após 2 meses pós-termo, a medula está na posição adulta normal.
   F. **Hemorragia intramedular resultando em paraplegia.** É importante considerar a localização do cone medular em um bebê pré-termo.
   G. **Sangramento/hematoma.** Hematoma epidural espinal, hematoma intracraniano ou espinal, e hematomas subaracnóideos intracraniano ou espinal foram todos descritos.
   H. **Vazamento de líquido cefalorraquidiano.** Complicações frequentes são vistas em sonogramas.
   I. **Apneia e bradicardia.** Algumas vezes, ocorrem por comprometimento respiratório causado por segurar o bebê demasiado apertadamente durante o procedimento.
   J. **Hipóxia.** Vista comumente; aumentar o oxigênio durante o procedimento pode ajudar. Pré-oxigenação também pode ajudar.
   K. **Parada cardiopulmonar.**
V. **Interpretação dos achados no CSF.** Valores normais do CSF estão listados na Tabela 44–1. Lembrar que meningite neonatal pode ocorrer com valores normais no CSF. Nenhum valor isolado do CSF pode excluir meningite no CSF. Valores do CSF no recém-nascido que indicam meningite são ***controversos***. **Usar cautela** ao interpretar resultados no bebê prematuro. Os dados sugerem que os resultados em bebês prematuros não podem ser usados confiavelmente para excluir meningite.
   A. **Líquido do CSF sanguinolento.** Ver Seção III.L.

Tabela 44–1. VALORES NORMAIS DO LÍQUIDO CEFALORRAQUIDIANO EM NEONATOLOGIA

	WBCs (mm³)	Proteína (mg/dL)	Glicose (mg/dL)
Termo	0–32 (média 61% PMN)	20–170	34–119
Pré-termo (970–2.500 g)	0–29 (média 57% PMN)	65–170	24–63
VLBW (550–1.500 g)	0–44 (faixa 0–66% PMN)	45–370	29–217

PMN, neutrófilos polimorfonucleares; VLBW, muito baixo peso ao nascimento.
Dados de Rodriguez AF, Kaplan SL, Mason EO Jr. Cerebrospinal fluid values in the very low birth weight infant. *J Pediatr.* 1990;116(6):971–974; Sarff LD, Platt LH, McCracken GH Jr. Cerebrospinal fluid evaluation in neonates: comparison of high-risk infants with and without meningitis. *J Pediatr.* 1976;88(3):473–477; e Martín-Ancel A, García-Alix A, Salas S, Del Castillo F, Cabañas F, Quero J. Cerebrospinal fluid leucocyte counts in healthy neonates. *Arch Dis Child Fetal Neonatal Ed.* 2006;91(5):F357–F358.

- B. **Proteína e contagem de WBCs no CSF.** Diminuem com o aumento da idade pós-natal. Proteína no CSF diminui cerca de 6,8% com cada semana de idade.
- C. **Proteína elevada no CSF sem contagens aumentadas de WBCs no CSF.** Vista em infecções congênitas, hemorragia intracraniana e infecções paramenígeas (p. ex., abscesso cerebral).
- D. **Contagens de WBCs no CSF.** Mais altas na meningite Gram-negativa do que na meningite Gram-positiva.
- E. **Números de bastões em um espécime de CSF.** Não prediz meningite.
- F. **Glicose no CSF.** Esta é 80% da glicemia a termo, 75% da glicemia pré-termo. **Uma baixa glicose no CSF** tem a maior especificidade para meningite.
- G. **Glicose e proteína no CSF.** Não são capazes de diagnosticar meningite acuradamente.
- H. **Geralmente proteína no CSF é mais alta em bebês pré-termo** quando comparada a bebês a termo. Quanto a glicose no CSF, os valores tendem a ser mais altos ou semelhantes em bebês pré-termo em comparação a bebês a termo.
- I. **Outros valores sugestivos de meningite**
  1. **Contagem de WBCs no CSF** > 20–30 células com predominância de leucócitos polimorfonucleares (PMN) (com meningite bacteriana: bebês > 34 semanas, média WBCs 477/mm³; bebês < 34 semanas, WBCs em média 110/mm³).
  2. **Proteína CSF** > 150 mg/dL em bebês pré-termo, > 100 mg/dL em bebês a termo (96% dos bebês com meningite têm uma proteína no CSF > 90 mg/dL).
  3. **Glicose no CSF** < 20 mg/dL em bebês pré-termo, < 30 mg/dL em bebês a termo.
  4. **Meningite pode ocorrer** com valores normais do CSF.
- J. **Valores que sugerem que meningite não está presente**
  1. **Contagem de WBCs média no CSF em pré-termo e termo** < 10 células/mm³.
  2. **Proteína no CSF em bebês a termo < 100 mg/dL.** Em bebês prematuros ela varia com a idade gestacional.
  3. **Valores de proteína idade-específicos, média** 0-14 dias, 79 mg/dL; 15–28 dias, 69 mg/dL; 29–42 dias, 58 mg/dL.

Referências Selecionadas

Polin RA; Committee on Fetus and Newborn. Management of neonates with suspected or proven early onset bacterial sepsis. *Pediatrics.* 2012;129(5):1006-1015.

Shah S, Ebberson J, Kestenbaum LA, Hodinka RL, Zorc JJ. Age-specific reference values for cerebrospinal fluid protein concentration in neonates and young infants. *J Hosp Med.* 2011;6(1): 22-27.

Whitelaw A. Repeated lumbar or ventricular punctures in newborns with intraventricular hemorrhage. *Cochrane Database Syst Rev.* 2001. DOI:10.1002/14651858.CD000216.

45 Transiluminação

I. Indicações. Transiluminação é o uso de uma luz forte como um instrumento não invasivo para diagnóstico à beira do leito e auxílio em procedimentos. Lançando uma luz intensa através de uma área do corpo ou um órgão, é possível diagnosticar anormalidade de ar, líquido, ou uma massa não sólida. Podem-se também localizar vasos, verificar urina na bexiga e ajudar na inserção em muitos procedimentos.

A. Procedimentos
  1. **Localizar uma artéria ou veia** para canulização vascular ou amostragem de sangue.
  2. **Aspiração da bexiga.** Transiluminação verifica a presença de urina na bexiga e mostra o tamanho e localização da bexiga.
  3. **Canulização de vasos umbilicais.** Transiluminação identifica o caminho dos vasos e pode identificar um falso trajeto de um cateter umbilical.
  4. **Ajuda na inserção de tubo de alimentação oro/nasoduodenal** (avaliando distensão do estômago com ar).
  5. **Toracotomia torácica/pericardiocentese.** A transiluminação pode registrar o sucesso da remoção de ar em pneumotórax ou pneumopericárdio.
  6. **Transiluminação seriada** em bebês em alto risco de pneumotórax.

B. Diagnóstico. Ar ou líquido ou massas não sólidas se clarearão brilhantemente quando transiluminadas. Massas sólidas aparecerão escuras. Normalmente, há uma área de 2 cm de translucidez em torno do explorador. Se houver mais de 2 cm de translucidez, o teste é anormal e testagem adicional pode ter que ser feita.
  1. **Anormalidades torácicas.** Vazamentos de ar em bebês (como pneumotórax, pneumomediastino e pneumopericárdio) podem ser suspeitados e alguns diagnosticados à beira do leito com transiluminação. A fina parede do tórax do bebê torna-a fácil de transiluminar, e tão pouco quanto 10 mL de ar livre podem ser detectados. Obtenha uma transiluminação de base em qualquer bebê em um alto risco de um vazamento de ar.
  2. **Anormalidades na cabeça.** Como hidrocefalia, hemorragia intracraniana, derrame subdural, hematoma subdural, fraturas de crânio, hidrocefalia, hidranencefalia, anencefalia, porencefalia, encefalocele e grandes cistos cerebrais. Transiluminação do crânio é conhecida como **diafanoscopia craniana**. Ela pode ser usada como ferramenta de triagem para macrocefalia.
  3. **Diferenciar massas císticas de sólidas.** Como higroma cístico, uma malformação linfática macrocística congênita comumente encontrada na base esquerda do pescoço que revela transiluminação completa.
  4. **Anormalidades abdominais.** Como ascite, intestino distendido, pneumoperitônio, cistos, intestino perfurado em bebês masculinos com um processo vaginal patente.
  5. **Anormalidades geniturinárias.** Como bexiga distendida, hidrocele, hidronefrose, rins císticos.

II. Equipamento. Fonte de luz como minidiodo emissor de luz, fonte de luz de fibra óptica de alta intensidade, transiluminadores comercialmente disponíveis (p. ex., Veinlite, TransLite LLC, Sugarland, TX; Pediascan, Sylvan Fiberoptics, Irwin, PA), otoscópio simples com luz, capa plástica descartável ou luva estéril para cobrir a fonte de luz para técnica asséptica, aplicador de álcool.

III. Procedimento. Exame clínico é sempre necessário com transiluminação. É melhor transiluminar o lado contralateral do corpo para comparar alterações.
  A. Limpar extremidade da fonte de luz com aplicador de álcool e cobrir com uma capa plástica descartável ou uma luva estéril.
  B. Baixar as luzes na sala e ligar a luz na mais baixa intensidade e aumentar, conforme necessário. Limitar o tempo de contato da fonte de luz com a pele.
  C. Exame da cabeça. A fonte de luz é colocada sobre a fontanela anterior, e se transiluminação de mais de 2 cm em torno da margem do feixe ou assimetria for notada, isto pode ser anormal, e mais estudos são necessários. A fonte de luz deve ser movida por sobre todo o crânio. Exemplos: derrame subdural (transiluminação aumentada superior ao tentório), hematoma subdu-

ral (transiluminação diminuída), hidrocefalia (translucidez aumentada na região supratentorial), hidranencefalia (translucidez aumentada em áreas superiores à fossa posterior).
D. **Localização de vasos.** Colocar a fonte de luz em oposição ao local de punção (lado ventral, como na palma para canulização na mão) de modo que a luz passe através para mostrar o vaso. Vasos são vistos como linhas escuras contra um fundo transiluminado; artérias são fixas, veias se movem com a pele.
E. **Sistema geniturinário/abdome**
  1. **Escroto.** Colocar a luz embaixo do escroto. Se o escroto inteiro se iluminar, uma coleção de líquido (hidrocele ou processo vaginal patente) é a causa provável. Os testículos aparecerão como sombras do tamanho de bola de gude. Com material particulado ou bolhas de gás no escroto, suspeitar perfuração intestinal.
  2. **Rim/bexiga.** Para rim: o bebê é colocado sobre seu lado, e o transiluminador é colocado anteriormente sobre a área do rim. O rim necessita ser manipulado contra a parede abdominal. Rins normais não transiluminam. **Para bexiga:** o transiluminador é apontado na área da bexiga acima da sínfise púbica. A área brilhará em vermelho, se urina estiver presente. O tamanho da bexiga em transiluminação se correlaciona com o tamanho real em urografia excretora.
  3. **Abdome.** Colocar o transiluminador na posição paramediana esquerda e dirigir o explorador para a linha mediana. Se a cavidade peritoneal clarear intensamente, suspeitar de um pneumoperitônio. O ligamento falciforme frequentemente pode ser visto como uma banda escura. Para diferenciar ar de líquido no abdome, colocar o bebê em uma posição de decúbito lateral, ascite iluminará inferiormente, e ar livre iluminará superiormente.
F. **Tórax**
  1. **Pneumotórax.** Colocar transiluminador sobre a parede torácica anterior acima do mamilo e na axila ou ao longo da linha axilar posterior no lado do tórax onde é suspeitado ar. Normalmente, há uma área translúcida de 2 a 3 cm em torno da ponta do explorador. Em um pneumotórax, a área de translucidez é imensa (às vezes o lado inteiro do tórax). Comparar ao outro lado do tórax. O lado afetado aparecerá hipertransparente e se radia pelo tórax em comparação ao lado não afetado. Observar que um pneumotórax pequeno pode não ser visto. Comparar ao outro lado do tórax, especialmente se preocupado com uma pequena acumulação de ar.
  2. **Pneumopericárdio.** Colocar o transiluminador no terceiro ou quarto espaço intercostal na linha hemiclavicular esquerda e angular na direção do processo xifoide. O pericárdio se iluminará. Ele aparecerá como uma coroa no tórax esquerdo inferior.
  3. **Pneumomediastino.** Diferenciar entre um pneumomediastino e um pneumotórax é difícil. Pulsações cardíacas dentro da área de transparência sugerem ar no mediastino.
  4. **Hidrotórax e quilotórax.** Acumulação anormal de líquido no espaço pleural se iluminará.
IV. **Complicações**
A. **Queimaduras e bolhas térmicas pela fonte de luz.** Limitar o tempo de contato da fonte de luz.
B. **Resultados falso-positivos e falso-negativos.** Limitá-los usando uma fonte luminosa suficientemente intensa e escurecendo as luzes da sala. **Indivíduos com deuteranopia** (visão de cores com cegueira vermelho-verde) podem ter dificuldade com esta técnica.
  1. **Falso-positivo.** Exemplo de pneumotórax: ar ou edema subcutâneo, enfisema intersticial pulmonar grave, enfisema lombar, pneumomediastino, grande bolha de ar no estômago.
  2. **Falso-negativo** Exemplo de pneumotórax: pequeno vazamento de ar, parede espessa do tórax com edema, pregas de pele grossas em um bebê grande, pele pigmentada escura, sala não suficientemente escura.

Referências Selecionadas

Buck JR, Weintraub WH, Coran AG, Wyman M, Kuhns LR. Fiberoptic transillumination: a new tool for the pediatric surgeon. *J Pediatr Surg.* 1977;12(3):451-463.
Donn SM, Faix RG. Transillumination in neonatal diagnosis. *Clin Perinatol.* 1985;12(1):3-20.

SEÇÃO V Problemas no Plantão

46 Aconselhamento aos Pais antes do Parto de Alto Risco

I. **Problema.** A enfermeira liga para notificar você de um parto iminente de alto risco. Você está de plantão na sala de parto, e é chamado para aconselhar os pais antes do nascimento do seu bebê.

II. **Perguntas imediatas**
   A. **Ambos os pais e outros membros importantes da família estão disponíveis?** É necessário um tradutor? Discutir a situação com a equipe obstétrica. Um membro da família frequentemente está demais envolvido emocionalmente para traduzir com precisão.
   B. **A mãe está muito doente ou desconfortável para ser capaz de participar adequadamente na discussão?** Nesta situação, é essencial incluir outros membros da família.
   C. **Quão bem os pais compreendem sua situação atual?** Discutir as circunstâncias com a equipe obstétrica, e perguntar aos pais o que eles compreendem.
   D. **O que eles sabem sobre unidades de terapia intensiva neonatais (NICUs), gravidez e complicações neonatais, problemas crônicos de saúde, e deficiência neurocomportamental?** Isto ajuda você a começar a discussão.

III. **Diagnóstico diferencial.** Neonatologistas são chamados a aconselhar pais expectantes em uma variedade de circunstâncias. Estas incluem:
   A. Parto prematuro.
   B. Restrição do crescimento intrauterino (IUGR).
   C. Uso materno de droga.
   D. Sinais de sofrimento fetal.
   E. Anomalias congênitas.

IV. **Banco de dados**
   A. **Dados maternos/paternos.** Obter informação sobre a idade de ambos os pais; história obstétrica, médica pregressa e social da mãe; história da gravidez, medicações e dados laboratoriais pertinentes e história familiar.
   B. **Dados fetais.** Rever informação fetal com a equipe obstétrica, incluindo precisão da datação, achados em ultrassonografias pré-natais e sinais de sofrimento fetal.

V. **Plano**
   A. **Abordagem geral ao aconselhamento aos pais.** Embora as circunstâncias frequentemente sejam abaixo de ideais, é importante se comunicar tão efetiva e compreensivamente quanto possível. Sentar, comunicar-se ao nível dos olhos, tirar tempo para se apresentar e apresentar o seu papel, e falar de uma maneira clara e sem pressa. Explicar todos os termos médicos, evi-

Tabela 46–1. ESTIMATIVAS DE MORBIDADE ÚTEIS AO ACONSELHAR OS PAIS

Fator de Risco	Paralisia Cerebral (%)	Deficiência Intelectual (%)	Comprometimento Sensitivo (%)
Nenhum	0,1–0,4	1–2	0,1–0,2
Prematuridade			
GA 33–36 semanas	0,6–0,7	1–2	0,1–0,2
GA 29–32 semanas	4	2–3	0,4–2
GA ≤ 28 semanas	8–12	12–16	2–4
GA ≤ 25 semanas	17–40	27–47	4–9

GA, semanas completadas de gestação ao nascer (dados de peso ao nascer são difíceis de determinar acuradamente para aconselhamento pré-natal).

tar usar abreviações e porcentagens (muitas pessoas não as compreendem), e admitir incertezas. Perguntar se eles compreendem e resumir os pontos mais importantes. Perguntar se eles têm alguma pergunta e oferecer continuar com eles se tiverem mais perguntas.
  B. **Objetivo da sessão de aconselhamento.** Uma vez que uma discussão completa muitas vezes não é realística, o seu objetivo é ajudar os pais a preverem e fornecer um arcabouço para eles compreenderem o que acontece durante o parto e na NICU.
  C. **Conteúdo da discussão.** Discutir as probabilidades de sobrevida do bebê, possíveis complicações e o alcance dos resultados a longo prazo. Rever referências apropriadas e outros capítulos neste livro e livros-textos para mais informação. Descrever a atividade prevista durante o parto. Dar-lhes a oportunidade de visitar a NICU permite-lhes ver o equipamento de monitoramento e suporte da vida, de modo que eles possam ver melhor seu próprio bebê embaixo dele todo.
  D. **Atitude à beira do leito.** Para muitos, o choque e ansiedade de enfrentar circunstâncias difíceis dificultam sua capacidade de processar. Evitar sobrecarregar a família com informação. Sua comunicação é mais efetiva se transmitida de uma maneira cuidadosa, compreensiva e sem pressa. *Compreenda que a esperança ajuda as pessoas a atravessarem as situações mais terríveis.*
VI. **Questões específicas de aconselhamento.** Embora termos médicos sejam usados nesta seção, evitar usar termos médico tanto quanto possível quando estiver aconselhando os pais.
  A. **Parto pré-termo.** Quanto mais imaturo o bebê, maiores são os riscos de morte, complicações, sequelas à saúde, e deficiência neurocomportamental (Tabela 46–1). A idade gestacional serve como substituto da maturidade ao aconselhar os pais antes do parto.
    1. **Perguntas imediatas.** Por que a mãe está tendo parto prematuro? Qual é a idade gestacional do feto? Quais são as preocupações com crescimento fetal, sofrimento fetal, ou infecção?
    2. **Questões específicas a considerar com os pais**
        a. **Mortalidade.** Mesmo com intervenção agressiva, o limite inferior de viabilidade é 23–24 semanas de gestação, com sobrevida ocasional descrita de gestação de 22 semanas.
        b. **Complicações da prematuridade.** Complicações de prematuridade incluem síndrome de desconforto respiratório; problemas eletrolíticos e metabólicos; infecção; enterocolite necrosante; canal arterial patente; apneia e bradicardia; anemia e hemorragia intraventricular e outros sinais de lesão cerebral. Complicações crônicas incluem displasia broncopulmonar/doença pulmonar crônica (BPD/CLD); retinopatia de prematuridade com subsequentes problemas visuais; comprometimento auditivo e prejuízo neurodesenvolvimental. Taxas de complicação aumentam com diminuição da idade gestacional.
        c. **Resultado neurodesenvolvimental a longo prazo.** Taxas de deficiências neurodesenvolvimentais aumentam com a diminuição da idade gestacional ao nascimento, com as taxas mais altas naqueles nascidos antes de 25 semanas de gestação (ver Tabela 46–1). Mesmo crianças pré-termo tardio (nascidas às 34–36 semanas de gestação) têm taxas mais altas de paralisia cerebral e problemas escolares do que bebês nascidos a termo completo. Deficiência de aprendizado, retardos de linguagem, déficits perceptuais visuais, pequena disfunção neuromotora, disfunção executiva, déficits de atenção e problemas de comportamento são mais frequentes em crianças em idade escolar nascidas pré-termo do que em controles nascidos a termo completo. Inobstante, a maioria dos sobreviventes pré-termo tem inteligência normal, completam o segundo grau e se tornam adultos funcionantes nas suas comunidades.
  B. **Restrição do crescimento intrauterino (IUGR).** Ver também Capítulo 88.
    1. **Perguntas imediatas.** Qual é a causa da IUGR e quando foi detectada? Há sinais de descompensação?
    2. **Questões específicas a lidar com os pais**
        a. **Predição do resultado.** O determinante do resultado da IUGR é sua causa. Bebês com doenças cromossômicas e infecções congênitas (p. ex., toxoplasmose, citomegalovírus) sofrem IUGR precoce, muitas vezes, não toleram bem o trabalho de parto e o parto e, comumente, têm uma deficiência. Quando há privação fetal de suprimento uterino, o feto

inicialmente compensa, reduzindo peso e comprimento antes do crescimento da cabeça e, após 30 semanas de gestação, pode acelerar a maturação fetal. Embora maturação acelerada melhore a sobrevida fetal, se nascido pré-termo, há um custo em termos de desenvolvimento cognitivo. Circunstâncias intrauterinas adversas que sobrepujam os mecanismos compensatórios levam ao dano progressivo a órgãos fetais, incluindo o cérebro, e podem resultar em morte fetal.

    b. **Complicações da IUGR.** Os bebês a IUGR são vulneráveis a complicações, incluindo asfixia perinatal, estresse de frio, policitemia e hipoglicemia.

    c. **Resultado a longo prazo.** Bebês a termo com IUGR com privação fetal de suprimento têm um risco aumentado de comprometimentos motores e cognitivos (paralisia cerebral, pequena disfunção neuromotora, deficiência de aprendizado, déficits de atenção, problemas de comportamento) e, como adultos, doença cardiovascular, obesidade e diabetes. Bebês pré-termo com IUGR são vulneráveis às complicações de parto prematuro e IUGR.

C. Uso materno de drogas
1. **Perguntas imediatas.** Que drogas a mãe usou? Quando e quanto?
2. **Questões específicas a lidar com os pais**
   a. **IUGR.** Bebês com exposição intrauterina a opiáceos, cocaína, álcool, cigarros e algumas drogas de receituário podem ser diagnosticados com IUGR (ver Seção VI.B precedente).
   b. **Síndromes e riscos específicos.** Síndromes alcoólica fetal e hidantoínica fetal são bem definidas, mas frequentemente difíceis de diagnosticar no período neonatal. Ambas acarretam um risco aumentado de deficiência intelectual. (Ver Capítulo 138.)
   c. **Síndrome de abstinência neonatal.** Bebês com exposição intrauterina a opiáceos, cocaína, álcool ou algumas medicações de prescrição podem demonstrar síndrome de abstinência neonatal (ver Capítulo 132). Estes bebês necessitam de observação estrita após parto e podem necessitar de medicações para ajudá-los através do período de abstinência. Mais tarde, estes bebês têm uma incidência aumentada de problemas escolares e de comportamento.
   d. **Exposição e riscos da cocaína.** Uso materno de cocaína é associado a taxas aumentadas de aborto, natimorto, descolamento, parto prematuro e IUGR. Bebês com infartos do sistema nervoso central, resultando de exposição à cocaína, estão em risco aumentado de paralisia cerebral, especialmente hemiplegia, bem como comprometimentos cognitivos e sensoriais.

D. Sinais de sofrimento fetal
1. **Perguntas imediatas.** Que sinais de sofrimento fetal são evidentes e durante quanto tempo?
2. **Problema específico a considerar.** O tipo de sofrimento fetal e, após nascimento, evidência de encefalopatia neonatal e lesão cerebral em neuroimagem, eletrencefalograma e exame neurodesenvolvimental (ver Capítulo 16) são indicadores prognósticos. Nada obstante, a maioria dos bebês que demonstram sinais de sofrimento fetal não desenvolve encefalopatia pulmonar persistente ou deficiência neurodesenvolvimental.

E. Anomalias congênitas
1. **Perguntas imediatas.** Que anomalias congênitas foram detectadas e como elas foram observadas? A anomalia ameaça a vida? Que estudo foi feito? Outras anomalias foram detectadas?
2. **Problemas específicos a considerar com os pais.** Ver Capítulo 138.
   a. **Diagnóstico.** O tipo de anomalia congênita, sua gravidade, e se avaliação adicional identificou outras anomalias ou etiologia, para determinar como você deve aconselhar os pais.
   b. **Prognóstico.** Evoluções clínicas e resultados foram bem descritos para a maioria das doenças cromossômicas (p. ex., trissomia 21, deleção 22q11), muitas síndromes de anomalias congênitas múltiplas {p.ex., associação VATER/VACTERL [defeitos *v*ertebrais, *a*tresia *a*nal, fístula *t*raqueo*e*sofágica e displasia *r*adial ou *r*enal/defeitos *v*ertebrais, atre-

sia *a*nal, malformações *c*ardíacas, fístula *t*raqueo*e*sofágica, displasia *r*enal e anormalidades de membros (*l*imb)], artrogripose} e algumas anomalias isoladas específicas (p. ex., meningomielocele, cardiopatia congênita). A presença de uma anomalia congênita aumenta os riscos de um bebê para parto prematuro, resultado neurodesenvolvimental.

c. **Aconselhamento aos pais.** As mães que foram aconselhadas após diagnóstico pré-natal de uma anomalia congênita relataram em uma entrevista uma semana após o parto que a consulta ajudara a prepará-las. O estudo concluiu que "os pais querem informação médica realística, específica para sua situação, fornecida de uma maneira compreensiva, e querem poder esperar pelo melhor resultado possível".

Referências Selecionadas

Allen MC. Assessment of gestational age and neuromaturation. *Ment Retard Dev Disabil Res Rev.* 2005;11:21-33.

Allen MC. Risk assessment and neurodevelopmental outcomes. In: Gleason CA, Devaskar SU, eds. *Avery's Diseases of the Newborn.* Philadelphia: Saunders/Elsevier, 2012:920-935.

Allen MC, Cristofalo EA, Kim C. Outcomes of preterm infants: morbidity replaces mortality. *Clin Perinatol.* 2011;38:441-454.

Behrman RE, Butler AS, eds. *Preterm Birth: Causes, Consequences, and Prevention. Committee on Understanding Premature Birth and Assuring Healthy Outcomes.* Washington, DC: National Academies Press; 2007.

Donohue PK, Boss RD, Shepard J, Graham E, Allen MC. Intervention at the border of viability: perspective over a decade. *Arch Pediatr Adolesc Med.* 2009;163:902-906.

Graham EM, Ruis KA, Hartman AL, Northington FJ, Fox HE. A systematic review of the role of intrapartum hypoxia-ischemia in the causation of neonatal encephalopathy. *Am J Obstet Gynecol.* 2008;199:587-595.

Miquel-Verges F, Woods SL, Aucott SW, Boss RD, Sulpar LJ, Donohue PK. Prenatal consultation with a neonatologist for congenital anomalies: parental perceptions. *Pediatrics.* 2009;124:e573-e579.

Raz S, Debastos AK, Newman JB, Batton D. Intrauterine growth and neuropsychological performance in very low birth weight preschoolers. *J Int Neuropsychol Soc.* 2012;18:200-211.

Shankaran S, Lester BM, Das A, et al. Impact of maternal substance use during pregnancy on childhood outcome. *Semin Fetal Neonatal Med.* 2007;12:143-150.

47 Antibióticos Pós-Parto

I. **Problema.** Dois bebês nasceram dentro da última hora. A mãe de um dos bebês teve ruptura prematura das membranas ovulares (PROM), mas não recebeu antibióticos. A mãe do outro bebê foi pré-tratada com antibióticos para uma cultura positiva para *Streptococcus* grupo B (GBS) tirada às 36 semanas. Deve-se fazer um estudo de sepse, e devem antibióticos ser iniciados em qualquer destes recém-nascidos?

Sepse de início precoce (EOS) ocorre dentro dos primeiros 3 dias de vida e é transmitida verticalmente (organismos ascendendo do canal do parto), podendo ocorrer por causa de membranas rotas, inalação ou deglutição de líquido amniótico infectado, ou um vazamento de líquido amniótico antes ou durante o trabalho de parto. Sepse nos primeiros 3 dias de vida é uma causa importante de morbidade e mortalidade em bebês pré-termo. A incidência de sepse é 1–10 em 1.000 nascidos vivos e 1 em 250 nascidos prematuros vivos, com GBS sendo o patógeno mais comum, seguido por *Escherichia coli*. Bebês pré-termo negros têm a mais alta incidência e casos fatais. Desde a instituição das diretrizes dos Centros de Controle e Prevenção de Doenças (CDC), a incidência de GBS de início precoce diminuiu 80%. Sepse de início tardio é

47: ANTIBIÓTICOS PÓS-PARTO

discutida no Capítulo 135, e infecções de bebês prematuros com hospitalizações longas podem exigir um estudo e escolha de antibióticos diferente. **Este problema de plantão focaliza antibióticos pós-parto para sepse de início ou suspeitada precoce.** A American Academy of Pediatrics (AAP) tem uma conduta prática com base em evidência para o manejo dos bebês com suspeita e com sepse de início precoce provada por cultura.

II. **Perguntas imediatas**
   A. **Há quaisquer fatores de risco importantes para sepse de início precoce?** Fatores de risco importantes são nascimento pré-termo, baixo peso ao nascimento (fator de risco mais associado à sepse de início precoce), ruptura das membranas (ROM) > 18 horas, colonização materna com GBS (se terapia intraparto inadequada), ou corioamnionite materna (definida como febre materna ≥ 38,0°C e um mínimo de 2 dos seguintes: contagem de leucócitos materna [WBC] > 15.000/mm^3, taquicardia materna [> 100 batimentos/min], taquicardia fetal [> 160 batimentos/min], dor à palpação uterina, odor ofensivo do líquido amniótico).
   B. **Há quaisquer outros fatores de risco maternos para sepse no bebê?** Outros fatores de risco incluem raça africana, desnutrição materna, doença sexualmente transmitida/infecção sexualmente transmitida (STD/STI) recentemente adquirida, idade materna < 20 anos, baixa condição socioeconômica e bacteriúria materna assintomática. História materna de um bebê precedente com infecção GBS também aumenta o risco de sepse.
   C. **Há outros fatores de risco intraparto para sepse no bebê?** Estes incluem infecção materna, qualquer infecção não tratada ou incompletamente tratada da mãe e febre materna sem causa identificável. O uso de eletrodos no couro cabeludo fetal no período intraparto aumenta o risco de infecção no bebê. Líquido amniótico corado de mecônio e parto traumático são também fatores de risco.
   D. **Há quaisquer outros fatores de risco neonatais envolvidos?** Outros fatores de risco incluem sexo masculino, baixos escores de Apgar, depressão grave ao nascimento com intubação e reanimação, asfixia perinatal, parto gemelar e presença da doença metabólica, galactosemia (risco aumentado de sepse Gram-negativa).
   E. **Quanto tempo antes do parto as membranas se romperam?** RPMO que ocorre > 18 horas antes do nascimento é associada a uma incidência aumentada de infecção no recém-nascido.
   F. **O bebê foi monitorado durante o trabalho de parto?** Taquicardia fetal (> 160 batimentos/min), especialmente sustentada, e desacelerações (frequentemente tardias) podem ser associadas à infecção neonatal. Duração prolongada do monitoramento intrauterino é um fator de risco para doença estreptocócica grupo B de início precoce.
   G. **A mãe foi submetida a uma cerclagem para incompetência cervical?** Cerclagem aumenta o risco de infecção no bebê. PROM pré-termo ocorre em 38% das mulheres com cerclagem no lugar. Foi observado que a retenção da cerclagem por mais de 24 horas após PROM prolongou a gravidez por mais de 48 horas, mas também aumentou corioamnionite materna e mortalidade neonatal por sepse.
   H. **Há sinais de sepse presentes no bebê?** Sinais de sepse são inespecíficos e podem incluir apneia e bradicardia, instabilidade de temperatura (hipotermia ou hipertermia), intolerância à alimentação, taquipneia, icterícia, cianose, má perfusão periférica, hipoglicemia, letargia, reflexo de sucção fraco, aspirados gástricos aumentados e irritabilidade. Outros sinais incluem taquicardia, choque, vômito, convulsões, erupção anormal, distensão abdominal e hepatomegalia. Sepse neonatal é associada à disfunção miocárdica sistólica e diastólica. Bacteriemia também pode ocorrer sem sinais clínicos.
   I. **A mãe recebeu analgesia epidural?** Estudos mostram um aumento na febre intraparto materna (15–20%) com o uso de analgesia epidural. Por causa desta febre, foi encontrado um aumento nas avaliações de sepse e tratamento antibiótico. Entretanto, o estudo não observou que epidurais causaram infecções ou mesmo aumentaram o risco de infecções.
   J. **A mãe foi testada quanto a GBS, e ela recebeu antibióticos se deu teste positivo?** Existem agora diretrizes específicas para seguir após parto, se a mãe foi tratada de GBS.
   K. **A mãe teve corioamnionite?** Ver definição acima. Corioamnionite é um fator importante de risco para sepse, e sua incidência varia inversamente com a idade gestacional. Corioamnio-

nite histológica aumenta a probabilidade de haver aumento dos marcadores de infecção (proteína C-reativa aumentada e neutrofilia, colonização bacteriana [por lavado gástrico e *swab* auricular] e sepse congênita. Quatorze a 28% por cento das mães que dão à luz bebês pré-termo com 22 a 28 semanas têm sinais de corioamnionite. **Fatores de risco para corioamnionite** incluem trabalho de parto espontâneo, baixa paridade, múltiplos exames vaginais digitais, líquido amniótico tingido de mecônio, presença de microrganismos no trato genital, longa duração do trabalho de parto e ruptura das membranas e monitoramento interno fetal ou uterino.

III. Diagnóstico diferencial
  A. **Sepse provada por cultura.** Culturas confirmam diagnóstico de sepse.
  B. **Sepse suspeitada.** Um bebê tem sinais inespecíficos de sepse ou há uma alta probabilidade de que o bebê tenha sepse com base em sinais clínicos. Sepse necessita ser "excluída" no bebê. De 18 a 33% dos bebês com hemoculturas negativas têm sepse confirmada em necropsia.
  C. **Risco aumentado de sepse.** O bebê tem fatores de risco (nascimento pré-termo, colonização materna com GBS, ruptura das membranas > 18 horas antes do nascimento, mãe tem sinais de uma infecção intrauterina) que podem aumentar o risco de sepse de início precoce.
  D. **Bebê em baixo risco de sepse.** Recém-nascidos sem os fatores de risco anotados precedentemente estão em baixo risco de sepse.

IV. Banco de dados
  A. **História completa materna, perinatal e do parto.** Esta deve ser obtida e revisada em uma tentativa de identificar fatores de risco, conforme assinalado previamente. História materna é exatamente tão importante quanto a história do parto. É especialmente importante discutir o diagnóstico de corioamnionite com o departamento de obstetrícia (OB), uma vez que ele tenha importantes implicações para o tratamento do recém-nascido.
  B. **Exame físico.** Observar quanto a sinais de sepse (ver anteriormente). Observação clínica é importante. Um estudo observou que afeto, perfusão periférica e estado respiratório foram preditores-chave na sepse em comparação a padrões de alimentação, nível de atividade e nível de alerta. O exame clínico materno deve ser revisado com o serviço de obstetrícia e ginecologia (OB/GYN). **Sepse de início precoce pode ocorrer em bebês que parecem sadios ao nascimento.**
  C. **Estudos laboratoriais**
    1. **Hemograma completo (CBC) com diferencial.** Uma única contagem de WBC não é útil quando comparada a exames seriados. A cronologia do CBC é importante; um CBC precoce não é recomendado. CBC com 4–6 a 12 horas é ideal, depois que ocorreu a resposta inflamatória. A incidência de sepse é aumentada apenas, quando a contagem de WBC e de neutrófilos absoluta é baixa. Alguns recomendam que razões de probabilidade a intervalos sejam usadas para interpretar CBC em vez de usar faixas normais.
       a. **WBCs totais normais.** A contagem de leucócitos totais é um indicador muito inconfiável de infecção neonatal. Contagens de WBCs normais podem ser vistas em até 50% dos casos de sepse provada por cultura. Uma contagem de WBCs normal não exclui sepse, mas WBC normal é um melhor preditor negativo de sepse.
       b. **Contagem de WBCs anormalmente baixa ou alta é preocupante.** Valores < 6.000 células/mm^3 ou > 30.000 células/mm^3 nas primeiras 24 horas de vida são anormais. Uma contagem de neutrófilos em bastão > 20% é anormal. Apenas metade dos bebês com WBCs < 5.000 células/mm^3 ou WBCs > 20.000 células/mm^3 tem hemoculturas positivas. Bebês sépticos com uma contagem de WBCs < 5.000 células/mm^3 tem maior probabilidade de ter meningite bacteriana.
       c. **Neutropenia pode ser um bom marcador para sepse** porque ela ocorre apenas em sepse, asfixia, erros inatos do metabolismo (IEMs), doença hemolítica e hipertensão materna induzida pela gravidez. As faixas de neutropenia dependem da idade gestacional (contagem de WBCs aumenta com a idade gestacional), tipo de parto (partos vaginais têm contagens de WBCs mais altas do que cesariana sem trabalho de parto), tipo de amostra (amostras arteriais dão contagens de WBCs mais baixas do que amostras venosas) e altitude (contagens de WBCs são mais altas a maiores altitudes). Os resultados de

Manroe (Tabela 47–1) são de bebês pré-termo tardio e a termo a baixas altitudes > 150 m. Os resultados de Schmutz *et al.* são de bebês pré-termo e a termo a altitudes mais altas, ~1.440 m.

  i. **Contagem de neutrófilos totais** é mais sensível que contagem de leucócitos totais, mas demasiado frequentemente é normal em casos de infecção. Ela chega ao máximo em 12 horas, e tem pouca sensibilidade e pouca precisão preditiva para sepse de início precoce. Ver Tabelas 47–1 e 47–2 para dados de Manroe. Para **alta altitude (dados de Schmutz),** os limites inferiores e superiores do normal para neutrófilos são:
    (a) **< 28 semanas de gestação.** 500–8.000/mm^3.
    (b) **28–36 semanas de gestação.** 1.000–10.500/mm^3.
    (c) **> 36 semanas de gestação.** 3.500–18.000/mm^3.
    Valores máximos são vistos 6–8 horas após o nascimento. Os limites inferiores e superiores do normal nesse momento são:
    (a) **< 28 semanas de gestação.** 1.500–41.000/mm^3.
    (b) **28–36 semanas de gestação.** 3.500–25.000/mm^3.
    (c) **> 36 semanas de gestação.** 7.500–28.500/mm^3.
  ii. **Contagem de neutrófilos imaturos totais** tem pouca sensibilidade, porém melhor valor preditivo positivo. Ver Tabela 47–1.
  iii. **Razão de neutrófilos imaturos para totais (I:T)** tem a mais alta sensibilidade para sepse neonatal de início precoce. O maior valor reside no seu valor preditivo negativo; a probabilidade de infecção é mínima, se a razão I:T for normal. Na maioria dos bebês pré-termo sadios a < 32 semanas (96%), a razão I:T é < 0,22. A contagem de neutrófilos totais pode ser calculada, e as faixas de referência normais podem ser encontradas nas Tabelas 47–1 e 47–2.
2. **Culturas de sangue periférico são o padrão ouro para diagnóstico de sepse.** Volumes pequenos de amostra diminuem a sensibilidade (mínimo de **1 mL** por frasco único, cultura aeróbica apenas recomendada). Frascos de aparelho de remoção de antibiótico (ARD) devem ser usados, se a mãe tiver recebido quaisquer antibióticos. **Modos aceitáveis de obter hemocultura em um recém-nascido:** veia periférica, punção arterial, cateter intravenoso recém-colocado, cateter de artéria umbilical (UAC) imediatamente depois da inserção. Cateter venoso umbilical (UAC) no parto é também aceitável, se o cordão for adequadamente preparado.
3. **Cultura de urina não é mais recomendada em bebês < 72 horas de idade em um estudo de sepse de início precoce.** Mais apropriadamente feita para estudo de sepse de início tardio.
4. **Aspirados gástricos. Lâmina com Gram é de valor limitado e não recomendada.** WBCs no aspirado gástrico representam resposta materna e não se correlacionam com sepse no recém-nascido.
5. **Culturas de superfícies corporais** (axila, canal auditivo externo, coto umbilical, virilha) não são recomendadas.
6. **Punção lombar (LP) para exame do líquido cefalorraquidiano (CSF) é *controvertida*.** A **AAP recomenda** que uma LP seja feita com hemocultura positiva, se o bebê deteriorar ou não responder sob antibioticoterapia, e em bebês cujos dados de laboratório ou evolução clínica sugerirem sepse bacteriana. Aproximadamente 13% dos bebês com sepse de início precoce também terão meningite. Bebês com bacteriemia têm um risco de meningite de 23%. Hemoculturas podem ser negativas em 38% dos bebês com meningite. Bebês com síndrome de desconforto respiratório (RDS) e bebês de alto risco parecendo sadios estão em baixo risco de meningite.
7. **Aspirado traqueal.** Pode ser útil para coloração com Gram e cultura se realizado imediatamente após colocação de tubo endotraqueal. Alguns advogam isto apenas se pneumonia for suspeitada ou volume de secreções aumentar, ou em EOS (sepse de início precoce) devastadora do recém-nascido. Aspirados traqueais feitos depois de vários dias de intubação não têm valor.

8. **Glicose sérica básica.**
9. **Gasometria arterial.** Para excluir acidose metabólica.
10. **Contagem de plaquetas e estudos da coagulação para excluir trombocitopenia e coagulação intravascular disseminada (DIC).** Uma contagem diminuída de plaquetas frequentemente é um sinal tardio de sepse. Uma contagem baixa de plaquetas é um teste inespecífico e insensível para sepse.
11. **Velocidades de hemossedimentação (ESRs).** Aumentadas com infecção, mas têm valor muito limitado para diagnosticar ou monitorar infecção. Um valor baixo não exclui o diagnóstico de sepse.
12. **Reagentes de fase aguda (proteína C-reativa [CRP] e procalcitonina [PCT]). Usados para identificar bebês com sepse.** CRP é um teste quantitativo. Uma CRP aumentando é preocupante e está elevada em 50–90% dos bebês com sepse. CRP aumenta com 6–8 horas e chega ao máximo às 24 horas. Se CRPs permanecerem normais, sepse é improvável. O principal interesse na CRP é o seu valor preditivo negativo se repetido ao longo de 1–3 dias. Não existem recomendações sobre usar uma CRP elevada para ajudar a determinar a duração da terapia antibiótica. Níveis de **procalcitonina sérica** estão elevados na sepse e podem ser úteis como marcador de sepse. Ela também pode estar elevada na RDS, asfixia, hemorragia intracraniana, pneumotórax e ressuscitação. Ela tem melhor sensibilidade, mas é menos específica que a CRP. Níveis seriados de PCT podem ser úteis para decidir a duração da terapia antibiótica. A seguinte é uma lista de níveis preditos de CRP e PCT com limites inferiores e superiores entre parênteses em bebês a termo e pré-termo.
    a. **CRP (termo) em mg/dL.** Nascimento: 0,1 (0,01–0,65); 21 horas: 1,5 (0,2–10,0); 56–70 horas: 1,9 (0,3-13); 96 horas: 1,4 (0,2–9).
    b. **CRP (pré-termo) em mg/dL.** Nascimento: 0,1 (0,01–0,64); 27–36 horas: 1,7 (0,3–11); 90 horas: 0,7 (0,1–4,7).
    c. **Procalcitonina (termo) em mcg/L.** Nascimento: 0,08 (0,01–0,55); 24 horas: 2,9 (0,4–18,7); 80 horas: 0,3 (0,04–1,8).
    d. **Procalcitonina (pré-termo) em mcg/L.** Nascimento: 0,07 (0,01–0,56); 21–22 horas: 6,5 (0,9–48,4); 5 dias: 0,10 (0,01–0,8).
13. **Testes laboratoriais que poderiam ser úteis em rastreio de sepse, mas não são usados rotineiramente.** Falta de disponibilidade, falta de estudos de confirmação e largas variações nos resultados.
    a. **Citocinas.** Interleucinas (IL-1, IL-6, IL-8), receptor a IL-2 solúvel e receptor a fator de necrose tumoral alfa (TNF-α) solúvel foram identificados; IL-6 foi a mais estudada. **Interleucinas 6 e 8 são marcadores sensíveis iniciais de infecção.** IL-6 é mais alta em bebês com policitemia.

Tabela 47–1. FAIXAS DE REFERÊNCIA DOS ÍNDICES DOS NEUTRÓFILOS NEONATAIS EM BEBÊS PRÉ-TERMO TARDIO E A TERMO (POR MM^3) A BAIXA ALTITUDE

Variável	Nascimento	12 Horas	24 Horas	48 Horas	72 Horas	> 120 Horas
Contagem de neutrófilos totais absoluta[a]	1.800–5.400	7.800–14.400	7.200–12.600	4.200–9.000	1.800–7.000	1.800–5.400
Contagem de neutrófilos imaturos totais[b]	≤ 1.120	≤ 1.440	≤ 1.280	< 800	< 500	< 500
Razão I:T[c]	< 0,16	< 0,16	< 0,13	< 0,13	< 0,13	< 0,12

[a]Contagem total inclui formas maturas e imaturas.
[b]Inclui todos os neutrófilos, exceto os segmentados.
[c]Razão da contagem de neutrófilos, imaturos totais dividida pela contagem de neutrófilos totais absoluta (I:T), razão de neutrófilos imaturos para totais.
Com base em dados de Manroe BL, Weinberg AG, Rosenfeld CR, Browne R. The neonatal blood count in health and disease: I. Reference values for neutrophilic cells. *J Pediatr.* 1979;95:89.

Tabela 47–2. FAIXAS DE REFERÊNCIA DAS CONTAGENS DE NEUTRÓFILOS EM BEBÊS DE MUITO BAIXO PESO AO NASCIMENTO (< 1.500 g)

Idade	Contagem de Neutrófilos Total Absoluta (por mm^3) (mín. a máx.)
Nascimento	500–6.000
18 horas	2.200–14.000
60 horas	1.100–8.800
120 horas	1.100–5.600

Com base em dados de Mouzinho A. Rosenfeld CR, Sánchez PJ, Risser R. Revised reference ranges for circulating neutrophils in very-low-birth-weight neonates. *Pediatrics.* 1994;94:76.

    b. Antígenos de superfície dos neutrófilos. CD11b é um marcador de sepse de início precoce.

    c. Lipocalina gelatinase-associada dos neutrófilos urinária (NGAL). Um biomarcador promissor de sepse em recém-nascidos, ela está elevada em sepse, isquemia, hipóxia e toxicidade de droga.

    d. Múltiplos marcadores. Uso de marcadores investigacionais seriados e múltiplos mostrou a melhor confiabilidade para predizer sepse.

    e. Sistemas de escore de sepse. Frequentemente incluem uma bateria de múltiplos testes laboratoriais (e às vezes indicadores clínicos de sepse) em que cada teste recebe um número com base no resultado, e o escore total avalia o risco de sepse. Instituições elaboraram seus próprios sistemas de escore séptico. Estudos dos sistemas de escore (usando uma combinação dos testes laboratoriais previamente mencionados) mostraram que todos eles têm valor limitado no rastreio de sepse a não ser que o escore seja alto, com um painel negativo sendo um preditor melhor do que um painel positivo. Eles podem ser úteis para decidir quais bebês de alto risco sadios não necessitam de antibióticos ou se antibióticos podem ser suspensos.

D. Imagem e outros estudos
    1. Radiografia de tórax. Com sinais de infecção respiratória, fazer uma radiografia de tórax para excluir pneumonia.
    2. Ecocardiografia e imageamento Doppler. Para avaliar função miocárdica. Bebês com sepse têm disfunções miocárdicas sistólica e diastólica.
    3. Ultrassom da cabeça ou imagem de ressonância magnética (MRI). Pode ser útil em meningite.

V. Plano
    A. Medidas gerais. Na maioria dos casos, uma decisão sobre se um bebê necessita de um estudo de sepse e antibióticos é usualmente simples. Estes bebês ou estão clinicamente doentes ou têm uma história positiva de um risco aumentado de sepse com sinais clínicos, desse modo tornando fácil a decisão sobre antibióticos. Entretanto, se um bebê não tiver uma história e apresentação clínica nítidas, a decisão é mais difícil. Um teste isolado, muitas vezes, não é útil e é necessário "repetir, repetir e repetir" o teste. Uma vez tomada a decisão de tratar o bebê, o tratamento frequentemente envolve pelo menos 36-48 horas de antibióticos depois de obter as culturas. As seguintes diretrizes podem ser usadas para ajudar a tomar a decisão de tratar.
        1. Recomendações do CDC devem ser seguidas se possível. O CDC agora recomenda triagem pré-natal universal quanto a GBS vaginal e retal em todas as mulheres grávidas às 35-37 semanas de gestação. As seguintes são recomendações do CDC para tratamento de **todos os recém-nascidos.** Se antibióticos forem dados, usar amplo espectro para as causas mais comuns de sepse (ampicilina IV para GBS e cobertura para outros organismos [*E. coli* e outros organismos Gram-negativos]). Ao decidir antibióticos, checar padrões locais de resistência a antibióticos. Se houver quaisquer sinais de sepse durante o período de observação, o bebê deve receber uma avaliação diagnóstica completa. Profilaxia de GBS é indicada se houver um ou mais dos seguintes:
            a. Triagem vaginal retal para GBS positivo na gestação adiantada (ideal com 35-37 semanas de gestação).

b. **Situação GBS desconhecida à instalação do trabalho de parto** (cultura não feita, cultura incompleta ou resultados desconhecidos) com um ou mais fatores de risco intraparto, incluindo parto < 37 semanas de gestação, ROM ≥ 18 horas ou T intraparto ≥ 38°C, teste de amplificação de ácido nucleico (NAAT) intraparto positivo para GBS.
c. **Bacteriúria de GBS** durante qualquer trimestre durante a gravidez atual (profilaxia antibiótica intraparto [IAP] não indicada, se cultura e sensibilidade [C/S] feitas antes do início do trabalho com membranas intactas).
d. **História de um bebê precedente** com doença GBS invasiva.
2. **Plano de tratamento do CDC para prevenção secundária de GBS de início precoce entre todos os recém-nascidos (termo e pré-termo).** Ver também Figura 135–1.
   a. **Quaisquer sinais de sepse.** Estudo diagnóstico completo (CBC com diferencial e plaquetas, hemocultura, radiografia de tórax [CXR] com sinais respiratórios anormais, LP se estável o suficiente para tolerar, e sepse for fortemente suspeitada). Dar antibióticos empíricos.
   b. **Bebê bem, mãe com suspeita de corioamnionite.** Parecer do departamento de OB é importante para discutir nível de avaliação clínica de corioamnionite. Fazer uma avaliação limitada: Fazer uma hemocultura ao nascer, CBC com diferencial, plaquetas ao nascer e/ou com 6–12 horas de vida. Começar antibióticos empíricos.
   c. **Bebê bem, mãe sem corioamnionite, e profilaxia de GBS não indicada para a mãe.** Cuidado clínico de rotina. Se sinais de sepse se desenvolverem, fazer uma avaliação diagnóstica completa e iniciar antibióticos.
   d. **Bebê bem, profilaxia de GBS indicada para a mãe e ela recebeu profilaxia de GBS adequada intraparto (≥ 4 horas de penicilina, ampicilina ou cefazolina IV antes do parto).** Observar por 48 horas ou mais; nenhuma testagem necessária. Se sinais de sepse se desenvolveram, fazer uma avaliação diagnóstica completa e começar antibióticos. Bebê pode ir para casa após 24 horas se ≥ 37 semanas de gestação e critérios de alta tiverem sido satisfeitos. **Bebês parecendo bem com idade gestacional (GA) de 35–36 semanas** rotineiramente não necessitam de avaliações diagnósticas.
   e. **Bebê bem, mãe teve indicação de profilaxia de GBS, mas não recebeu profilaxia adequada.**
      i. **Bebê ≥ 37 semanas e ROM < 18 horas.** Observar bebê por 48 horas ou mais; sem testagem. Alguns recomendam HC e diferencial com 6–12 horas. Se sinais de sepse se desenvolverem, fazer uma avaliação diagnóstica completa e começar antibióticos.
      ii. **Bebê < 37 semanas ou ROM ≥ 18 horas.** Avaliação limitada (hemocultura ao nascimento, CBC com diferencial ao nascer e/ou às 6–12 horas de vida) com observação por 48 horas ou mais. Alguns peritos recomendam um CBC e diferencial às 6–12 horas. Se sinais de sepse se desenvolverem, fazer uma avaliação diagnóstica completa e começar antibióticos.
3. **As diretrizes da AAP** reconhecem os desafios clínicos nesta área. A preocupação com excesso de tratamento é validada por dados recentes mostrando que tratamento antibiótico prolongado > 5 dias em bebês pré-termo teve uma incidência mais alta de NEC, sepse de início tardio e mortalidade. **Eles propuseram planos de tratamento para recém-nascidos com suspeitada ou comprovada sepse bacteriana de início precoce.** Ao rever estas diretrizes específicas, lembrar estes pontos-chave. **Se a mãe foi diagnosticada com corioamnionite**, é importante falar com os obstetras e confirmar o diagnóstico uma vez que ele tenha importantes implicações de tratamento para o bebê. **IAP (profilaxia antibiótica intraparto) inadequada** significa que a mãe recebeu outro antibiótico (não penicilina, ampicilina ou cefazolina) ou recebeu o antibiótico correto, mas a duração foi < 4 horas.
   a. **Qualquer bebê doente crítico.** Exige uma avaliação completa de sepse e antibióticos (mesmo se não houver fatores de risco).
   b. **Qualquer bebê maturo sem fatores de risco para infecção com achados brandos (taquipneia com ou sem necessidade de O_2).** Observar por ~6 horas depois de nascido. Com melhora (taquipneia está se resolvendo, necessidade de O_2 está diminuindo), anti-

bióticos provavelmente não estão indicados, mas observação continuada está. Com estado clínico piorando, obter culturas e começar antibióticos empiricamente.
  c. **Bebê < 37 semanas assintomático parecendo bem com um fator de risco para sepse.** Por exemplo, profilaxia antimicrobiana intraparto indicada, mas inadequada ou PROM ≥ 18 horas ou corioamnionite.
     i. **Fazer cultura ao nascimento,** WBCs e diferencial e CRP opcional com a idade de 6–12 horas.
     ii. **Começar antibióticos de amplo espectro.** E depois?
        (a) **Hemocultura positiva.** Continuar antibióticos. Punção lombar está indicada em qualquer bebê com hemocultura positiva ou se sepse for altamente suspeitada (com base em sinais clínicos, resposta ao tratamento ou resultados de laboratório).
        (b) **Hemocultura negativa, bebê bem, valores laboratoriais anormais.** Continuar antibióticos no bebê até um total de 72 horas, se a mãe recebeu antibióticos durante o trabalho e o parto. Se com 72 horas o exame físico for normal, os antibióticos podem ser descontinuados.
        (c) **Hemocultura negativa, bebê bem, valores laboratoriais normais.** Descontinuar antibióticos após 48 horas.
  d. **Bebê ≥ 37 semanas assintomático, parecendo bem, com fator de risco de corioamnionite.**
     i. **Hemocultura ao nascer,** WBCs e diferencial e CRP opcional na idade de 6–12 horas.
     ii. **Começar antibióticos de amplo espectro.** E depois?
        (a) **Hemocultura positiva.** Continuar antibióticos. Punção lombar está indicada em qualquer bebê com uma hemocultura positiva ou se sepse for altamente suspeitada (com base em sinais clínicos, resposta ao tratamento ou resultados de laboratório).
        (b) **Hemocultura negativa, bebê bem, valores laboratoriais anormais.** Continuar antibióticos por um total de 48–72 horas no bebê, se a mãe recebeu antibióticos durante trabalho de parto e o parto. Descontinuar antibióticos às 48–72 horas, se o exame físico permanecer normal.
        (c) **Hemocultura negativa, bebê bem, valores laboratoriais normais.** Descontinuar antibióticos e dar alta pelas 48 horas.
  e. **Bebê ≥ 37 semanas, assintomático, parecendo bem, com fatores de risco para sepse, mas não corioamnionite.** PROM ≥ 18 horas ou profilaxia antimicrobiana intraparto indicada, mas inadequada.
     i. **Observação sem fazer quaisquer testes laboratoriais.** Aceitável, se observação for cada 2–4 horas durante um mínimo de 24 horas.
     ii. **Ou fazer testes laboratoriais.** Fazer WBCs e diferencial e CRP opcional com a idade de 6–12 horas.
     iii. **Não necessários antibióticos, observação.** E depois?
        (a) **Valores laboratoriais anormais.** Fazer hemocultura. Se a hemocultura for negativa e o bebê estiver bem, então dar alta com 48 horas.
        (b) **Valores laboratoriais normais.** Bebê, bem, dar alta pelas 48 horas. Alta com 24 horas é aceitável apenas se outros critérios de alta forem satisfeitos, acesso à assistência médica for facilmente disponível, e houver uma pessoa capaz que possa cumprir por completo as instruções para observação em casa.

B. **Terapia antibiótica**
  1. **Se a decisão for tratar:**
     a. **Obter culturas** do sangue e líquido espinal se indicado. Punção lombar está indicada se houver uma hemocultura positiva ou se sepse for altamente suspeitada com base em sinais clínicos ou valores laboratoriais, ou se os bebês não responderem ao tratamento. Quaisquer outras culturas que parecerem apropriadas devem ser enviadas ao laboratório (p. ex., se houver corrimento ocular, enviar para lâmina com Gram e cultura). Aspirado tra-

queal para lâmina com Gram e cultura, se pneumonia for suspeitada e houver um aumento nas secreções traqueais. (**Nota:** Aspirados traqueais necessitam ser obtidos logo depois da colocação do tubo endotraqueal para ter valor em sepse de início precoce.)

    b. **Ampicilina e gentamicina** são os antibióticos mais comumente usados para terapia inicial empírica em um recém-nascido com sepse. Uma vez um patógeno seja identificado, usar terapia estrita se possível a menos que sinergismo seja necessário. Se GBS for documentado, é dada penicilina G ou ampicilina, mas um aminoglicosídeo é, muitas vezes, adicionado para sinergismo. Revisões recentes documentaram que em bebês (≥ 32 semanas de gestação), gentamicina uma vez ao dia é superior a múltiplas doses ao dia porque atinge níveis máximos mais altos e evita níveis tóxicos. Cefalosporinas de terceira geração são uma alternativa à gentamicina, mas estudos recentes mostraram resistência e candidíase aumentada com o uso. Cefotaxima só deve ser usada em bebês com meningite Gram-negativa. Cefotaxima e um aminoglicosídeo devem ser usados em bebês com meningite Gram-negativa até que cheguem os resultados dos testes de suscetibilidade.

    c. **Se as culturas forem positivas, tratar de acordo.** Bacteriemia sem fonte: tratar por 10 dias. Meningite por GBS não complicada: tratar por 14 dias. Meningite Gram-negativa: tratar por 21 dias ou 14 dias depois de obter uma cultura negativa.

2. **Descontinuação de antibióticos** é outro tópico **controvertido.**

    a. **Ver diretrizes de tratamento da AAP acima** para recém-nascidos com suspeitada ou provada sepse bacteriana de início precoce.

    b. **Outras recomendações**

        i. **Se as culturas forem negativas, o paciente estiver passando bem, e o risco de sepse for baixo.** Antibióticos podem ser suspensos após 48 horas (em bebês a termo assintomáticos, culturas negativas após 36 horas podem ser suficientes). Uma razão I:T normal e CRP negativa seriada poderiam ajudar a determinar se antibióticos podem ser suspensos, em razão do seu alto valor preditivo negativo. Uso de concentrações de procalcitonina pode também ser útil para decidir quando parar antibióticos.

        ii. **Se as culturas forem negativas, mas o bebê tiver sinais se sepse (sepse clínica).** Alguns clínicos tratam o bebê por 7–10 dias.

C. **Além da antibioticoterapia**

1. **Terapia com imunoglobulina (Ig)** (*controvertida*). Síntese de imunoglobulina endógena começa às 24 semanas de vida. Transferência placentária de imunoglobulinas não ocorre até mais tarde, e os níveis de IgG pós-natais diminuem após o nascimento. Estudos mostram uma redução na mortalidade em infecção comprovada, porém menos redução em infecção suspeitada. Em uma revisão recente, administração de imunoglobulina intravenosa resultou em uma redução de 3% na sepse, mas não se observou qualquer efeito significativo sobre a mortalidade. Os dados não suportam o uso de rotina na sepse. Algumas instituições dão uma única dose em bebês com sepse devastadora.

2. **Plasma fresco congelado.** Seu uso apenas é indicado em coagulação intravascular disseminada, e nenhum benefício foi mostrado em bebês sépticos.

3. **Transfusões de granulócitos ou neutrófilos.** Embora benefícios de transfusões de granulócitos tenham sido documentados, há efeitos colaterais sérios potenciais. Revisão Cochrane declara que não há evidência suficiente para suportar ou refutar o uso em sepse.

4. **Citocinas.** Fator estimulador de colônias de granulócitos e macrófagos (GM-CSF) e fator estimulador de colônias de granulócitos (G-CSF) estimulam neutrófilos na medula óssea. Revisão Cochrane afirma que não há evidência suficiente para suportar o uso de GM-CSF ou G-CSF como tratamento para reduzir a mortalidade ou como profilaxia.

5. **Exsanguinotransfusão de duplo volume.** Exsanguinotransfusão com sangue total fresco é benéfico em sepse neonatal grave ou Gram-negativa, e ela pode ser usada como último recurso. Em razão de riscos significativos e de que a evidência de poucos estudos prospectivos não é forte sobre o assunto, muitas instituições não têm defendido seu uso.

6. **Pentoxifilina.** Evidência atual mostra que pentoxifilina como adjunto a antibióticos reduz a mortalidade na sepse neonatal e a duração da hospitalização. Os estudos foram pequenos, e os resultados precisam ser interpretados com precaução. É necessária mais pesquisa.
7. **Suplementação com selênio/melatonina.** Mais estudos são necessários antes que recomendações possam ser feitas.
8. **Lactoferrina.** Revisão Cochrane afirma que não há recomendação para usar ou refutar o uso no tratamento de sepse neonatal.

Referências Selecionadas

Polin RA; Committee on Fetus and Newborn. Management of neonates with suspected or proven early-onset bacterial sepsis. *Pediatrics* 2012;129(5):1006-1015. Erratum to Pediatrics.
Prevention of Perinatal Group B Streptococcal Disease. *MMWR*. Revised guidelines from CDC, 2010. November 19, 2010/59(RR10);1-32. http://www.cdc.gov/mmwr/preview/mmwrhtml/rr5910a1.htm. Accessed September, 2012.
Sise ME, Parravicini E, Barasch J. Urinary neutrophil gelatinase–associated lipocalin (NGAL) identifies neonates with high probability of sepsis. *Pediatrics* 2012;130(4):1053-1054.

48 Apneia e Bradicardia ("A's e B's")

I. **Problema.** Um bebê acabou de ter um episódio apneico com bradicardia. **Apneia é a ausência de respiração por > 20 segundos ou uma pausa mais curta (> 10 segundos) associada à dessaturação de oxigênio ou bradicardia (< 100 batimentos/min).** Apneia mais curta < 10 segundos sem hipoxemia ou bradicardia é decorrente da imaturidade e não é clinicamente importante. A incidência de apneia de prematuridade (AOP) é inversamente correlacionada com a idade gestacional e o peso ao nascimento. Apneia ocorre em > 50% dos bebês < 1.500 g e em 90% dos bebês < 1.000 g. **Tipos de apneia** com incidência aproximada são:
   A. **Apneia central.** Ausência completa do estímulo do tronco cerebral para respirar, resultando em ausência de esforço respiratório (40%).
   B. **Apneia obstrutiva.** Bebê respira, mas nenhum fluxo aéreo está presente por causa de uma obstrução por muco ou atelectasia das vias aéreas (10%).
   C. **Apneia mista.** Elementos de ambas apneia central e obstrutiva. Este é o tipo encontrado na maioria dos bebês pré-termo (> 50%).
   D. **Respiração periódica.** Três ou mais pausas respiratórias durando > 3 segundos separadas por intervalos respiratórios normais não > 20 segundos e não associados a bradicardia. Respiração periódica pode ocorrer em 2–6% dos recém-nascidos a termo sadios e em até 25% dos bebês pré-termo.
   E. **Apneia do lactente (AOI).** Definição da American Academy of Pediatrics (AAP): "um episódio inexplicado de cessação da respiração por 20 segundos ou mais ou uma pausa respiratória mais curta associada à bradicardia, cianose, palidez e/ou acentuada hipotonia" em um bebê > 37 semanas de idade gestacional.
   F. **Apneia de prematuridade (AOP).** Ausência súbita de respiração que dura pelo menos 20 segundos ou é associada à bradicardia ou cianose (dessaturação de oxigênio) em um bebê < 37 semanas de idade gestacional. Ela é mais comumente apneia central ou mista. AOP é um distúrbio do desenvolvimento frequentemente de imaturidade fisiológica do controle respiratório, mas outras doenças podem contribuir. AOP pode ser hereditária. AOP frequentemente se apresenta nos dias 2–7. Se apneia se apresentar nas primeiras 24 horas de vida ou depois do dia 7, é muito improvável que seja AOP. **Nota:** Apneia de prematuridade é um diagnóstico de exclusão.
   G. **Apneia persistente.** Apneia persiste em um recém-nascido ≥ 37 semanas de idade pós-menstrual. Ela frequentemente ocorre em bebês nascidos com < 28 semanas de gestação.

H. Causas secundárias de apneia. Apneia que tem uma causa específica (p. ex., sepse, anemia, asfixia, instabilidade de temperatura, pneumonia e outras). Lembrar que **imaturidade** pode piorar qualquer apneia que esteja associada a uma causa específica.

II. Perguntas imediatas

  A. Você observou a apneia? O que estava acontecendo quando a apneia ocorreu? Você sabe que tipo de apneia é? Tentar distinguir o tipo; apneia obstrutiva é a mais fácil de detectar visualmente, enquanto a central e a mista são mais difíceis. Uma história completa do evento pode ajudar a diferenciar o tipo de apneia. Se ela ocorreu durante alimentação por um tubo naso ou orogástrico, o tubo está na posição apropriada? (Estimulação de receptores laríngeos causa apneia central.) Ocorreu com a inserção de um tubo naso-/orogástrico? Pensar em resposta vagal. (Estimulação do nervo vago resultando em apneia central.) Ocorreu exatamente com alimentação? (Possível refluxo gastroesofágico; apneia mista.) Se o bebê não tiver nenhum esforço respiratório no monitor ou ao exame físico (sons respiratórios ausentes, parede torácica não se movendo), pensar em apneia central. Em que posição estava o bebê quando ela ocorreu? Flexão do pescoço pode obstruir a via aérea e causar apneia obstrutiva. O bebê acabara de ser aspirado, quando a apneia ocorreu? (Aspiração agressiva da faringe pode causar apneia central.) O bebê tem secreções excessivas? (Apneia obstrutiva.)

  B. Qual é a idade gestacional do bebê? A's e B's são comuns em bebês prematuros (~70% experimentam apneia antes de 34 semanas de gestação) e incomuns em bebês a termo. Em bebês a termo apneia é, geralmente, associada a uma doença séria ou relacionada com uma condição materna (tratamento com magnésio ou exposição materna a narcóticos). **Apneia em um bebê a termo nunca é fisiológica; ela exige um estudo completo para determinar a causa.**

  C. Foi necessária estimulação significativa para retornar a frequência cardíaca ao normal?
  Um bebê que necessita de estimulação significativa (p. ex., oxigênio por ventilação com bolsa e máscara) frequentemente necessita de uma avaliação imediata. Um bebê que teve um episódio de apneia e bradicardia não exigindo suplementação de oxigênio pode não necessitar de uma avaliação completa a não ser que o bebê seja a termo.

  D. Se o paciente já estiver recebendo medicação (p. ex., metilxantina) para apneia e bradicardia, a posologia é adequada? Determinar o nível de droga sérico.

  E. O episódio ocorreu durante ou após alimentação? Foi afirmado que refluxo gastroesofágico (GER) causa apneia e bradicardia porque ele foi observado quando regurgitação de fórmula para dentro da faringe ocorreu após alimentação. Isto foi fonte de muito debate, com estudos recentes mostrando ausência de relação temporal. Considerar aspiração em um bebê que estava passando bem e se alimentando. Inserção de um tubo nasogástrico (NG) pode causar um reflexo vagal, resultando em apneia e bradicardia.

  F. Qual é a idade do bebê? Apneia nas primeiras 24 horas frequentemente é patológica. O máximo de incidência de apneia de prematuridade ocorre entre 5 e 7 dias de idade pós-natal.

  G. Há uma mudança na frequência ou aumento na gravidade dos episódios? Este é o primeiro episódio ou o padrão se alterou? Se o padrão se alterar ou a quantidade e gravidade de cada episódio aumentar, então alguma coisa nova pode estar se passando, e um estudo deve ser feito.

III. Diagnóstico diferencial. As causas de A's e B's podem ser classificadas de acordo com as doenças e distúrbios de vários sistemas de órgãos, idade gestacional ou idade pós-natal. **Apneia de prematuridade é um diagnóstico de exclusão; por essa razão, é importante diagnosticar e tratar qualquer causa secundária.**

  A. Doenças e distúrbios de vários sistemas de órgãos
   1. Cabeça e sistema nervoso central
   a. Asfixia perinatal.
   b. Hemorragia intraventricular/intracraniana ou hemorragia subaracnóidea.
   c. Meningite.
   d. Hidrocefalia com pressão intracraniana aumentada.
   e. Infarto cerebral com convulsões.

f. Convulsões (apneia é uma apresentação incomum de uma convulsão sutil). Considerar uma convulsão, se apneia ocorrer sem bradicardia; taquicardia pode ser vista antes ou durante o ataque apneico.
   g. Trauma de parto.
   h. Miopatias ou neuropatias congênitas.
   i. Malformações congênitas.
   j. Síndrome de hipoventilação central congênita.
   k. Encefalopatia.
2. **Sistema respiratório**
   a. Hipóxia.
   b. Obstrução/malformação da via aérea.
   c. Doença pulmonar/pneumonia/síndrome de desconforto respiratório (RDS)/aspiração.
   d. Ventilação inadequada ou executar extubação cedo demais.
   e. Deficiência de surfactante.
   f. Hemorragia pulmonar.
   g. Pneumotórax.
   h. Hipercarbia.
3. **Sistema cardiovascular**
   a. **Insuficiência cardíaca congestiva.**
   b. **Canal arterial patente.**
   c. **Doenças cardíacas,** como cardiopatia congênita cianótica, bloqueio cardíaco congênito, síndrome de coração esquerdo hipoplástico e transposição dos grandes vasos.
   d. **Hipovolemia/hipotensão/hipertensão.**
   e. **Tônus vagal aumentado.** Há tônus vagal aumentado em recém-nascidos especialmente no período pós-parto. Hiper-reatividade vagal foi descrita na síndrome de morte súbita do bebê (SIDS).
4. **Trato gastrointestinal (GI)**
   a. **Enterocolite necrosante (NEC).** Apneia foi associada ao início de NEC.
   b. **Refluxo gastroesofágico (GER).** Considerado por alguns investigadores como relacionado com AOP; entretanto, até agora, nenhuma pesquisa mostrou uma relação entre as duas. Alguns estudos sugerem que cirurgia antirrefluxo pode reduzir apneia em bebês pré-termo em mais alto risco. É uma causa rara/infrequente de apneia em um bebê a termo completo.
   c. **Intolerância à alimentação.**
   d. **Alimentação oral.**
   e. **Distensão abdominal.**
   f. **Evacuação.**
   g. **Infecção não rotavírus causa apneia em um bebê prematuro.**
   h. **Hematoma esofágico.** Raro.
5. **Sistema hematológico**
   a. **Anemia.** Não há hematócrito específico com o qual ocorram apneia e bradicardia, e podem ser vistas em bebês com anemia de prematuridade. Estes bebês mostram melhora após transfusão; foi mostrado que transfusão mais liberal de sangue pode reduzir apneia em comparação à transfusão de sangue mais restritiva.
   b. **Policitemia.** Mais comum em bebês a termo.
6. **Outras doenças e distúrbios**
   a. **Instabilidade de temperatura.** Especialmente hipertermia, mas também hipotermia, podem causar apneia e bradicardia. Notar a temperatura da incubadora; o bebê pode ter uma temperatura corporal normal, mas pode ter uma elevação na temperatura da incubadora (o bebê é hipotérmico) ou pode necessitar de uma temperatura mais baixa da incubadora (o bebê é hipertérmico). Qualquer flutuação rápida de temperatura pode causar apneia. Estresse de frio pode ocorrer após nascimento ou durante transporte ou um procedimento, e pode produzir apneia.

b. **Infecção (sepse).** Checar quanto a infecções bacterianas, fúngicas e virais. Vírus sincicial respiratório, *Ureaplasma urealyticum* e botulismo podem causar apneia em bebês pré-termo.

c. **Desequilíbrio metabólico/eletrolítico e erros inatos do metabolismo.** Hipoglicemia, hipo-/hipernatremia, hipermagnesemia (durante nutrição parenteral), hiperpotassemia, hiperamoniemia e hipo/hipercalcemia podem causar apneia e bradicardia. Hipotireoidismo e erros inatos do metabolismo podem também causar apneia e bradicardia.

d. **Reflexo vagal.** Pode ocorrer secundário à inserção de tubo nasogástrico, alimentação, aspiração.

e. **Dor aguda/crônica.**

f. **Posição da cabeça/corpo (flexão do pescoço).**

g. **Drogas/abstinência de droga.** Hipersedação por **drogas maternas**, como **sulfato de magnésio**, narcóticos, como opiáceos e anestesia geral, podem causar apneia no recém-nascido. Apneia pode ser vista em abstinência de droga de bebês nascidos de mães viciadas em drogas. **No bebê**, altos níveis de fenobarbital ou outros narcóticos ou sedativos, como diazepam e hidrato de cloral, podem causar apneia e bradicardia. Gotas oculares tópicas para exames oculares de rotina podem, algumas vezes, causar alterações no padrão da apneia. Terapia com prostaglandina E_1, ácido γ-aminobutírico (GABA) e adenosina pode causar apneia.

h. **Imunização.** Apneia aumenta em bebês pré-termo após imunização com o componente de coqueluche celular integral. Novos estudos mostraram um aumento na apneia/bradicardia/dessaturação depois do DTaP-IPV-HIb e DTaP-IPV-HIb-HBV em bebês prematuros com doença crônica. É recomendado dar estas às 8 semanas, se ainda hospitalizados, com observação estrita. Bebês com doença pulmonar importante ou sepse podem experimentar apneia após imunização. Há um risco de recorrência de apneia em bebês prematuros que tiveram apneia com sua primeira imunização. Monitoramento durante um mínimo de 24 horas depois da sua imunização seguinte é recomendado.

i. **Cuidado de canguru.** Estudos iniciais mostraram uma relação, mas estudos recentes não encontraram efeitos adversos. Observar posicionamento da cabeça enquanto segurando.

j. **Cirurgia.** Esta pode causar apneia pós-operatória em bebês prematuros.

k. **Retinopatia de prematuridade (ROP).** Exame de ROP foi descrito como uma causa.

B. **Idade gestacional.** Ver Tabela 48–1.

Tabela 48–1. CAUSAS MAIS COMUNS DE APNEIA E BRADICARDIA DE ACORDO COM A IDADE GESTACIONAL

Bebê Prematuro	Bebê a Termo Completo	Todas as Idades
Apneia de prematuridade	Infarto cerebral	Sepse
PDA	Policitemia	NEC
RDS		Meningite
Insuficiência respiratória de prematuridade PV-IVH		Aspiração
		GER
Anemia de prematuridade		Pneumonia
Hidrocefalia pós-hemorrágica		Doença cardíaca
		Atelectasia pós-extubação
		Convulsões
		Estresse de frio
		Asfixia

GER, refluxo gastroesofágico; NEC, enterocolite necrosante; PDA, canal arterial patente; PV-IVH, hemorragia periventricular-intraventricular; RDS, síndrome de desconforto respiratório.

1. **Bebês a termo completo.** Frequentemente não têm apneia e bradicardia por causas fisiológicas; a doença ou afecção precisa ser identificada. O início de apneia em um bebê a termo a qualquer tempo é um **evento crítico** que exige investigação imediata.
2. **Bebês pré-termo.** A causa mais comum é AOP, frequentemente se apresentando entre os dias 2 e 7 de vida (frequentemente < 34 semanas de gestação, < 1.800 g, e sem outra causa identificável) e é um diagnóstico de exclusão.

C. **Idade pós-natal pode ser um indício da causa da apneia**
  1. **Início dentro de horas após nascimento.** Hipersedação por drogas maternas, asfixia, convulsões, hipermagnesemia.
  2. **Apneia no dia 1.** Frequentemente patológica; considerar sepse ou insuficiência respiratória.
  3. **Apneia nos dias 1-2.** Sepse, hipoglicemia, insuficiência respiratória, policitemia.
  4. **Início < 1 semana.** Canal arterial patente, hemorragia periventricular-intraventricular, sepse, insuficiência respiratória ou AOP.
  5. **Início > 1 semana de idade.** Hidrocefalia pós-hemorrágica com pressão intracraniana aumentada ou convulsões, atelectasia pós-extubação, necessidade de maior dose de cafeína ou teofilina.
  6. **Início após 2 semanas em um bebê prematuro previamente bem.** Algo novo está acontecendo que necessita de uma avaliação imediata, frequentemente indicador de uma enfermidade séria, como sepse, meningite ou outras causas.
  7. **Início 4-6 semanas.** Infecção pelo vírus sincicial respiratório (RSV).
  8. **Início variável.** Sepse, NEC, meningite, aspiração, GER, doença cardíaca, pneumonia, estresse de frio, ou flutuações em temperatura.

IV. **Banco de dados.** Determinar qualquer risco pré-natal de sepse. Uma história de intolerância à alimentação aumenta a suspeita de NEC.

  A. **Exame físico completo** com atenção aos seguintes sinais:
   1. **Cabeça.** Sinais de pressão intracraniana aumentada, depressão do sistema nervoso central (CNS) ou irritabilidade.
   2. **Narinas.** Passar um tubo de alimentação de pequeno diâmetro através das narinas para excluir atresia coanal.
   3. **Coração.** Auscultar procurando sopro ou galope.
   4. **Pulmões.** Checar quanto a movimento adequado do tórax, se ventilação mecânica estiver sendo usada. Checar quanto a sinais de desconforto respiratório.
   5. **Abdome.** Checar quanto à distensão abdominal, que é um dos primeiros sinais de NEC. Outros sinais de NEC são sons intestinais diminuídos e alças intestinais visíveis.
   6. **Pele.** Um bebê com policitemia tem uma aparência vermelha. Palidez é associada à anemia.
   7. **Exame neurológico.** Fazer um exame neurológico completo e procurar atividade convulsiva. Existe hipotonia?

  B. **Estudos de laboratório**
   1. **Estudos imediatos**
      a. **Gasometria arterial.** Para excluir hipóxia e acidose.
      b. **Hemograma completo (CBC) com diferencial.** Pode sugerir infecção, anemia ou policitemia.
      c. **Culturas do sangue, urina e líquido cefalorraquidiano (CSF).** Se infecção for suspeitada e testes indicados. **Proteína C-reativa** às 36-48 horas após nascimento pode ser útil como triagem de infecção. Análises de reação em cadeia de polimerase (PCR) e culturas virais são apropriadas, se uma infecção viral for suspeitada. **Punção lombar e análise do CSF** se meningite for suspeitada ou se pressão intracraniana aumentada a partir de hidrocefalia estiver causando apneia e bradicardia.
      d. **Níveis de eletrólitos, cálcio, magnésio e glicose séricos.** Para excluir anormalidade metabólica.
      e. **Níveis de fenobarbital e metilxantina séricos.** Para checar níveis, se indicado.

2. **Estudos adicionais**
   a. **Se um erro inato do metabolismo for suspeitado.** Testar quanto a níveis de ácidos orgânicos, perfis de aminoácidos, amônia, piruvato e lactato. Cetonas na urina podem indicar uma acidemia orgânica.
   b. **Análise de fezes.** Para excluir botulismo do bebê ou outros organismos.
C. **Imagem e outros estudos**
   1. **Estudos imediatos**
      a. **Radiografia de tórax.** Deve ser feita imediatamente se houver qualquer suspeita de doença cardíaca ou pulmonar.
      b. **Eletrocardiograma (ECG).** Se doença cardíaca for suspeitada.
      c. **Radiografia do abdome.** Deve ser feita imediatamente, se indicada. Pode detectar sinais de NEC (ver Figura 11-23).
      d. **Ultrassonografia da cabeça.** Para excluir hemorragia periventricular-intraventricular, hidrocefalia ou quaisquer anormalidades congênitas.
   2. **Estudos adicionais**
      a. **Ecocardiografia e parecer cardíaco.** ECG pode revelar alterações na amplitude da onda R e duração do QRS, aparecendo ao início e término de episódios de apneia e bradicardia. Também exclui síndrome de QT prolongado.
      b. **Eletrencefalografia.** Apneia e bradicardia podem ser uma manifestação de atividade convulsiva.
      c. **Tomografia computadorizada (CT) da cabeça.** Para detectar infarto cerebral e hemorragia subaracnóidea. Usar protocolo ajustado para limitar exposição à radiação. A **American Academy of Pediatrics (AAP) recomenda** CT sem contraste precoce em bebês a termo encefalopatas para excluir hemorragia. **Imagem de ressonância magnética (MRI)** pode ser indicada por causa da preocupação com exposição à radiação. Bebês a termo podem necessitar de uma MRI para um estudo mais extenso.
      d. **Ultrassonografia abdominal ou estudo de esvaziamento gástrico.** Útil quando suspeitado distúrbio de motilidade GI.
      e. **Deglutograma/Seriografia de bário.** Para excluir GER (apenas em casos de apneia e bradicardia associados à alimentação). É útil se o bebê tiver uma disfunção da deglutição ou você suspeitar de fístula traqueoesofágica (TE) ou membrana esofágica. Um estudo de deglutição videofluoroscópico (VFSS ou VSS) é um estudo de gole de bário modificado.
      f. **Testagem com sensor de pH esofágico (teste de refluxo de ácido de Tuttle e Grossman).** Útil para determinar se GER ácido está presente. Um tubo de pequeno calibre com um eletrodo de pH é passado para o esôfago distal. Monitoramento contínuo pode ser realizado ao longo de 4-24 horas. Se o pH for ácido, GER ácido está ocorrendo. Maioria do refluxo em bebês não é ácida. Monitoramento de pH é de uso limitado em prematuros, porque o seu pH gástrico é > 4 ~90% do tempo.
      g. **Impedância intraluminal multicanal.** Mede refluxo de fluxo retrógrado de líquido do estômago através do esôfago indo para cima para a orofaringe. Pode detectar tão pouco quanto 0,1 mL de volume por alterações de impedância. Esta técnica permite detecção de refluxo de pH neutro, que pode ser até 75% do refluxo de um bebê.
      h. **Cintiscan de refluxo (chamado "leite scan" se usado com leite ou fórmula).** Este teste é usado para documentar GER. Ele é comparável ao sensor de pH e superior ao gole de bário. Pertecnetato marcado com tecnécio-99 m é posto em uma solução à base de água ou leite (leite *scan*) e é instilado no estômago. O paciente é escaneado na posição supina por 2 horas com a gama câmera. Cintigrafia positiva não tem correlação com sintomas.
      i. **Radiografia cervical lateral, tomografia de cabeça e pescoço (3 dimensional), e avaliação de otorrinolaringologia.** Pode ajudar a avaliar a via aérea superior em apneia obstrutiva.

j. **Registro poligráfico.** (Frequentemente multicanal, que pode incluir muitos parâmetros fisiológicos.) Registro contínuo durante até 24 horas pode ajudar no diagnóstico diferencial de apneia. Há muitos tipos diferentes de aparelhos usados.
   i. **Polissonografia.** Esta é o processo coletivo de monitoramento e registro de dados fisiológicos durante o sono. Ela inclui respiração, eletromiografia perioral, saturação de oxigênio, frequência cardíaca, eletrencefalografia, eletrocardiografia e eletrooculografia.
   ii. **Pneumocardiograma de termistor.** Isto incorpora um termistor, que detecta alterações no fluxo de ar nasal e da boca. Incorpora um sensor de pH para estudar a acidez do esôfago.
   iii. **Pneumografia de impedância.** Esta mede movimentos da parede torácica, fluxo oronasal, frequência cardíaca e saturação de O_2 por um registrador multicanal para ajudar a identificar diferentes tipos de apneia.

V. **Plano.** Ver também Capítulo 81.
   A. **Terapia profilática e monitoramento recomendado**
      1. **Bebês em risco.** Revisão Cochrane não suporta cafeína profilática para bebês prematuros em risco de apneia, bradicardia ou episódios hipoxêmicos.
      2. **Apneia/bradicardia pós-operatórias.** Cafeína pode ser usada para prevenir apneia/bradicardia e dessaturação de oxigênio pós-operatórias em bebês pré-termo. Bebês < 46 semanas de idade pós-concepcional devem ser monitorados um mínimo de 12 horas pós-operatoriamente.
      3. **Pós-imunização de prematuros.** Bebês que tiveram apneia depois da sua primeira imunização devem receber monitoramento cardiorrespiratório durante um mínimo de 24 horas após imunização.
      4. **Gêmeos pré-termo na mesma cama (*cobedding*).** Uma diminuição na apneia central ocorre com gêmeos pré-termo na mesma cama.
   B. **Plano geral**
      1. **Tratamento de emergência.** Estimulação tátil, oxigênio, se o bebê estiver hipóxico, ventilação com bolsa e máscara, e intubação pode ser necessário, se o bebê não estiver respondendo. Uma vez estabilizado o bebê, avaliação deve começar. Envio de exames laboratoriais imediatamente, fazer RX tórax (CXR) e possível radiografia abdominal. Excluir causas simples: Temperatura está OK na incubadora? Tubo NG, tubo endotraqueal (ETT) está na posição correta? Posição do bebê está OK?
      2. **Determinar a causa de apneia e bradicardia e tratar, se possível.** Sepse é uma causa que não pode ser despercebida, porque antibióticos precisam ser iniciados. Excluir sepse/infecção e outras causas tratáveis (como hemorragia intraventricular [IVH], convulsões, PDA, anemia, NEC e outras) antes de diagnosticar e tratar o bebê com apneia de prematuridade.
      3. **Apneia de prematuridade (AOP)**
         a. **Tratamentos não farmacológicos**
            i. **Temperatura ambiente.** Aquecimento excessivo pode desempenhar um papel na apneia. Manter o ambiente termoneutro ou no extremo inferior da faixa; uma temperatura ambiente específica não pode ser recomendada. Alguns recomendam umidificação de gás aquecido.
            ii. **Posicionamento do bebê.** Em bebês recebendo outros tratamentos, estas posições não resultaram em uma diminuição adicional na AOP. **Lembrar que o bebê necessita fazer transição para ficar sobre as costas antes da alta**.
               (a) **Posição prona.** Evitar flexão ou extensão do pescoço, que pode diminuir a patência da via aérea. **Posição prona reduz apneia**, melhora oxigenação e ventilação, diminui GER e reduz gasto de energia na respiração. Apenas recomendada para bebês com apneia na unidade de terapia intensiva neonatal (NICU). Amamentação na posição prona também é feita.
               (b) **Posição inclinada de cabeça elevada ("HETP").** O leito é inclinado em posição de 15° tal que cabeça e pescoço são elevados 15° da posição prona; esta posição reduz episódios de hipóxia.

(c) **Posição de três degraus ("TSP").** A cabeça e abdome são mantidos em posição horizontal. A cabeça sobre 3 cobertores, o tórax fica sobre 2 cobertores, e a pelve sobre um. Obstrução da via aérea e inclinação do pescoço não ocorrem. Esta posição mostrou melhorar apneia, bradicardia e dessaturação.

iii. **Estimulação**
  (a) **Estimulação tátil.** Fornece atividade excitatória no tronco cerebral para estimular atividade respiratória. Esta é a intervenção mais comum. Fornecer estimulação tátil (p. ex., esfregando a pele, alisando as costas, afagos no bebê, percussão ou cócegas nos pés).
  (b) **Estimulação olfatória.** Introduzir um odor agradável (vanilina) na incubadora diminuiu apneia (estudo apenas 24 horas) em bebês que não responderam à cafeína ou doxapram (ver Capítulo 20).
  (c) **Cuidado de canguru.** Resultados conflitantes: efeito é semelhante à posição prona.
  (d) **Estimulação cinestésica (colchão oscilante).** Não efetiva em apneia clinicamente significativa. **Estimulação mecanossensitiva estocástica** mostrou diminuir a duração da dessaturação de oxigênio e potencialmente diminuir apneia.

iv. **Manter patência nasal.** Uma vez que tubos nasogástricos aumentem a resistência da via aérea nasal, e um aumento na resistência da via aérea superior pode aumentar apneia de prematuridade, **tubos orogástricos** foram preferidos em bebês prematuros com apneia. Estudos recentes mostram que não há diferença entre os dois para alimentar bebês com AOP. A colocação dos tubos de alimentação oral *versus* nasal também não teve efeito sobre a hipóxia e bradicardia. **Alimentações transpilóricas (especialmente quando apenas leite humano é usado)** podem reduzir apneia e bradicardia em prematuros com suspeita de GER.

C. **Tratamento.** Decidir sobre que bebês tratar frequentemente **depende de quantos episódios de apneia estão ocorrendo, da gravidade de cada episódio e da intervenção necessária para parar o episódio de apneia.** Se houver múltiplos ou graves episódios apneicos, tratamento médico pode ser necessário. Diferentes instituições têm diretrizes diferentes sobre quando começar tratamento. **Algumas recomendações** são: > 6 episódios apneicos cada 12 horas, exigindo apenas mínima estimulação, ou > 2 episódios apneicos por hora, exigindo mínima estimulação durante algumas horas, ou > 1–2 episódios apneicos em 24 horas, exigindo estimulação vigorosa, ou qualquer episódio em que o bebê não responda à estimulação tátil, ou quando o bebê necessita de ventilação com oxigênio por bolsa e máscara.

1. **Suporte respiratório.** Manter saturação de oxigênio adequada com oxigênio suplementar (indicado se houver dessaturação ou bradicardia). Evitar aspiração vigorosa.
   a. **Oxigênio a baixo fluxo.** Isto pode diminuir a frequência de hipóxia e apneia intermitente. Evitar hiperoxia.
   b. **Oxigênio por cânula nasal.** Esta é uma pequena cânula afilada que é usada para fornecer oxigênio, ou oxigênio misturado. Ela pode causar irritação nasal, causando estimulação, e pode ajudar a prevenir apneia.
      i. **Cânula nasal a baixo fluxo (< 1 L/min)** pode ser usada como adjunto para apneia. Oxigênio a baixo fluxo diminui a frequência de hipóxia e apneia intermitente.
      ii. **Cânula nasal a alto fluxo (HFCN)** pode fornecer altas concentrações de oxigênio e também aplicar uma pressão positiva expiratória e pode também ser usada como uma alternativa a pressão positiva contínua na via aérea nasal (NCPAP). As taxas são 1–6 L/min. Um estudo mostrou que oxigênio por cânula nasal foi exatamente tão efetivo quanto CPAP nasal (NCPAP). Cânula nasal de alto fluxo umidificado aquecido (HHHFCN) é preferida em relação à HFCN.
   c. **Pressão positiva contínua na via aérea (CPAP).** CPAP por prongas nasais reduz ataques apneicos. (*Nota:* Diferentes fontes citam diferentes parâmetros de CPAP. Faixas descritas: 2–4, 3–6, 4–6 e 5–8 cm H_2O. **Uma faixa de 4–6 cm H_2O parece ser citada frequentemente e é segura**. Usar os ajustes recomendados na sua instituição. Pode ser usada em conjunção com medicação (depois de um nível terapêutico ter sido obtido). Efei-

tos colaterais da CPAP incluem distensão intestinal, trauma nasal, barotrauma e pneumotórax.
  d. **Ventilação não invasiva (NIV).** NIV é um método de ventilação sem intubação traqueal que usa pressão constante ou variável para fornecer suporte ventilatório. Ela é muitas vezes usada com CPAP. **Ventilação com pressão positiva intermitente nasal (NIPPV)** é um tipo de ventilação não invasiva que combina NCPAP com respirações de pressão positiva superpostas. Revisão Cochrane afirma que NIPPV reduziu a frequência de apneias mais efetivamente do que NCPAP. NIPPV por via prongas nasais é mais efetiva do que NCPAP isolada em apneia de prematuridade. NIPPV também reduz a incidência de falha da extubação mais efetivamente quando comparada a NCPAP. É recomendada mais pesquisa.
  e. **Ventilação mecânica.** Deve apenas ser usada se apneia e bradicardia não puderem ser controladas por outras intervenções (terapia medicamentosa ou CPAP nasal ou NIPPV). Baixas pressões (mínima pressão inspiratória máxima) são usadas à frequência necessária para prevenir apneia.
2. **Farmacoterapia.** Ver doses no Capítulo 148.
  a. **Cafeína é a droga de escolha para apneia.** Teofilina e cafeína parecem ter igual eficácia (ambas reduzem apneia dentro de 2–7 dias do início do tratamento), mas cafeína oferece benefícios (menos efeitos colaterais, aplicação uma vez ao dia, e penetração aumentada no CSF). Terapia com cafeína é associada a resultado neurodesenvolvimental melhorado e sobrevida aos 18–21 meses em bebês de 500–1.250 g e uma redução em morte, incidência de paralisia cerebral, retardo cognitivo e ROP grave. Terapia pode frequentemente ser descontinuada pela idade pós-concepcional, frequentemente 35–37 semanas, dependendo do peso do bebê (frequentemente 1.800–2.000 g) ou se o bebê esteve livre de apneia por 5–7 dias.
  b. **Se apneia persistir, começar doxapram.** (*Controverso,* **não recomendado como terapia de rotina.**) Doxapram parece ser eficaz quando teofilina, cafeína e CPAP falharam; ele pode reduzir apneia dentro de 48 horas depois que outros métodos falharam. Há preocupações com riscos de efeitos colaterais de fluxo sanguíneo cerebral reduzido com retardo mental mais tarde; intervalo QTc aumentado, bloqueio cardíaco de segundo grau, índice mais baixo de desenvolvimento mental aos 18 meses; irritabilidade, retenção gástrica, hipertensão, convulsões e perturbação GI; acidose metabólica (tem preservativo ácido benzílico). Se ocorrer acidose, considerar suspender a medicação.

D. Tratamento específico
1. **Anemia.** Transfusão não é rotineiramente recomendada, porque os dados são conflitantes, e a evidência é insuficiente. A maioria das instituições não trata anemia, se o bebê for assintomático, o bebê estiver se alimentando e crescendo, e a contagem de reticulócitos for > 5–6%. Se o hematócrito (Hct) for baixo (< 21–25% com base nas diretrizes institucionais), transfusão pode ser indicada. Se o bebê for sintomático (importante apneia e bradicardia, definidas como > 9 episódios em 12 horas ou > 2 episódios em 24 horas, exigindo ventilação com bolsa e máscara), sob doses terapêuticas de metilxantinas, não se alimentando bem, ou sob oxigênio ou suporte respiratório e a contagem de reticulócitos não for apropriada para o baixo hematócrito (i. e., contagem de reticulócitos < 2–3%), transfusão pode ser indicada até um nível de ≥ 30% ou mais alto (***controvertido***). Alguns dados sugerem que transfusão de sangue em bebês de extremo baixo peso ao nascimento é associada a um risco aumentado de displasia broncopulmonar/doença pulmonar crônica (BPD/CLD) e NEC. O uso de eritropoetina humana recombinante (rHuEPO) com ferro para anemia de prematuridade, diminuindo a necessidade de transfusões, é ***controvertido*** e pode aumentar a incidência de progressão de ROP.
2. **Refluxo gastroesofágico (GER).** Comum em bebês prematuros. Apneia não é relacionada com GER na maioria dos estudos. A impressão de que apneia e bradicardia são mais prevalentes após alimentação não tem suporte pela literatura. A maioria das instituições trata GER por causa da possível associação. GER não ácido é responsável por um número

variável de AOPs após GER. Se avaliação clínica (refluxo ou êmese importante com alimentações) justificar intervenção, então as opções de tratamento incluem:

a. **Alimentações.** Considerar uma mudança no volume de alimentação, método de alimentação ou tipo de alimentação. Alimentação excessiva pode agravar refluxo, de modo que pequenos volumes mais frequentemente são recomendados. Alimentações contínuas por tubo podem ajudar. Alimentações engrossadas são recomendadas, mas ***controvertidas***, porque experiências randomizadas são inconcludentes (espessamento com amilo pode ser associado a um aumento na osmolalidade do leite humano, o que tornar pior o GER). Pequeno volume de leite engrossado é preferido. Uma mudança na dieta da mãe com um bebê mamando no peito pode ser necessária. **Alimentações transpilóricas com leite humano** podem reduzir apneia e bradicardia em bebês prematuros com GER.

b. **Posição.** Segurar o bebê vertical nos seus braços durante pelo menos 30 minutos depois de alimentação. Posicionamento prono com cabeça elevada mostrou uma redução na apneia e bradicardia e é preferido em bebês com GER, mas se tornou ***controvertido*** por causa da sua associação à SIDS. Bebês com GER devem dormir deitados sobre suas costas. Posição prona ou lateral esquerda no período pós-prandial limita GER.

c. **Medicações** para refluxo têm limitações baseadas em efetividade inconclusiva e preocupação com efeitos colaterais. Se necessárias, as seguintes podem ser usadas. Alguns clínicos advogam um agente procinético (p. ex., metoclopramida). Se houver refluxo ácido verdadeiro (documentado por estudos com sensor de pH esofágico), então, um bloqueador H_2 ou inibidor de bomba de prótons é usado. Terapia de supressão de ácido foi associada a um aumento nas infecções respiratórias inferiores e um aumento nas infecções Gram-negativas em razão do potencial de colonização GI. Ver doses no Capítulo 148.

   i. **Agentes procinéticos** aumentam o tônus muscular do trato digestório.

      (a) **Metoclopramida (Reglan®).** Melhora motilidade G\I e reduz intolerância à alimentação. Em GER de prematuridade ela é comumente usada, mas ***controvertida***. (Ver Capítulo 148 para posologia e outra informação.) Efetividade é inconclusiva, e efeitos colaterais são uma preocupação: sonolência, agitação, sintomas extrapiramidais.

      (b) **Eritromicina.** Um agente procinético; ela aumenta motilidade gástrica e tem sido usada no GER. Revisão Cochrane afirma que há evidência insuficiente para recomendar doses baixas ou altas de eritromicina para intolerância à alimentação em bebês pré-termo. Estudos em bebês > 32 semanas, usando eritromicina em alta dose, mostraram melhora na intolerância alimentar.

   ii. **Antiácidos (Maalox® e Mylanta®).** Neutralizam ácido, mas seu uso aumenta o risco de infecção e intolerância à alimentação em bebês recebendo alimentações por gavagem, e há um risco de formação de concreção. Efeitos colaterais incluem diarreia ou constipação. Se usados, a posologia é 0,5–1 mL/kg pela boca cada 4 horas por tubo nasogástrico. **Formulações à base de alginato** (alginato de sódio, dose de Gaviscon® 0,25 mL/kg por dose 4 vezes ao dia) mostraram diminuir o grau e acidez do GER, mas não tiveram efeito sobre GER não ácido. Elas não reduzem o número total de apneias ou apneias gastroesofágicas. Efeitos colaterais incluíram formação de bezoar e efeitos adversos do conteúdo de alumínio. Estudos adicionais necessitam ser feitos.

   iii. **Bloqueadores H_2.** Inibem produção de ácido gástrico em recém-nascidos e são frequentemente recomendados. Dos 4 bloqueadores H_2 disponíveis, ranitidina e famotidina são os mais comumente usados em bebês. São preferidos por causa de menos efeitos colaterais. Terapia com bloqueador H_2 é associada a taxas mais altas de NEC em bebês de muito baixo peso ao nascimento (VLBW) e um risco aumentado de infecções por *Candida* com bloqueadores H_2 (predispõe à colonização gástrica e aumenta o risco de bacteriemia). Eles também podem aumentar o risco de sepse Gram-negativa. Ranitidina é associada a infecções aumentadas, NEC aumentada e

um aumento no resultado fatal em bebês VLBW e deve ser usada com cautela em recém-nascidos < 1.500 g.
- iv. **Inibidores da bomba de prótons (PPIs).** Constatados não efetivos em reduzir sintomas de GER em bebês. Médicos devem usar cautela quando prescreverem PPIs em bebês e só os usar se houver doença documentada com monitoramento estrito. Os estudos mostram que está faltando evidência suportando a segurança de PPIs em bebês. Lansoprazol (Prevacid®) e omeprazol (Prilosec®) foram os mais usados em bebês (só aprovados pela U.S. Food and Drug Administration [FDA] para bebês > 1 ano). Como os bloqueadores H_2, eles também aumentam o risco de infecções por *Candida*. Há também um aumento no risco de sepse Gram-negativa.
- E. **Apneia persistente.** Apneia de prematuridade frequentemente se resolve pelas 36 semanas. Apneia persistente é a que persiste ≥ 37 semanas de idade pós-menstrual. Ela frequentemente ocorre em bebês nascidos < 28 semanas de gestação. Estes bebês frequentemente estão prontos para ir para casa, exceto por continuarem a ter apneia. Estes bebês podem estar em risco de episódios sérios de apneia, bradicardia e cianose por vários meses. Não está bem estudado como tratar estes bebês em casa, e faltam recomendações.
    1. **Um registro poligráfico abrangente é, algumas vezes, feito antes da alta.** Isto não prediz o risco de SIDS ou um evento cardiopulmonar grave. Pode dar uma explicação mais detalhada da apneia e ajudar no processo de decisão.
    2. **Medicação é mantida.** Decisão de quando parar depende de diretrizes institucionais.
    3. **Monitoramento de apneia em casa.** Monitoramento cardiorrespiratório em casa com um registrador de eventos pode ser recomendado. Os pais necessitam ser instruídos do uso do monitor e ser treinados em ressuscitação cardiopulmonar (CPR). Monitoramento em casa não previne SIDS. **Recomendações da AAP sobre monitoramento em casa** podem ser justificadas em bebês prematuros que estão em alto risco de apneia recorrente, bradicardia e hipoxemia; bebês com BPD/CLD; bebês que são dependentes de tecnologia respiratória; e bebês com condições médicas afetando sua respiração. Uso é limitado depois que os episódios param ou ~43 semanas de idade pós-menstrual.

Referências Selecionadas

Committee on Fetus and Newborn. Apnea, sudden infant death syndrome, and home monitoring. *Pediatrics*. 2003;111:914.

Davis PG, Lemyre B, de Paoli AG. Nasal intermittent positive pressure ventilation (NIPPV) versus nasal continuous positive airway pressure (NCPAP) for preterm neonates after extubation. *Cochrane Database Syst Rev*. 2001;(3):CD003212.

Lemyre B, Davis PG, De Paoli AG. Nasal intermittent positive pressure ventilation (NIPPV) versus nasal continuous positive airway pressure (NCPAP) for apnea of prematurity. *Cochrane Database Syst Rev*. 2002;(1):CD002272.

Zhao J, Gonzalez F, Mu D. Apnea of prematurity: from cause to treatment. *Eur J Pediatr*. 2011;170:1097-1105.

49 Arritmia

- I. **Problema.** Um bebê tem um traçado anormal no monitor de frequência cardíaca.
- II. **Perguntas imediatas**
    - A. **Qual é a frequência cardíaca?** A frequência cardíaca em recém-nascidos varia de 70–190 batimentos/min. Ela normalmente é 120–140 batimentos/min, mas pode diminuir para 70–90 batimentos/min durante sono e aumenta para 170–190 batimentos/min com atividade aumentada, como chorar. Ver Tabela 49–1 para valores normais de frequência cardíaca.

Tabela 49-1. FREQUÊNCIA CARDÍACA EM RECÉM-NASCIDOS

Idade	Bebês a Termo		Bebês Pré-Termo	
	HR Média	Faixa de HR	HR Média	Faixa de HR
1 minuto	80	20–140	100	50–145
2 minutos	140	80–200	120	80–160
3 minutos	150	100–200	140	105–175
4 minutos	160	120–195	155	120–183
5 minutos	160	120–190	160	120–180
10 minutos	160	110–185	160	129–195
Recém-Nascidos Normais				
Até 24 horas	119	84–145		
1–7 dias	133	100–175		
8–30 dias	163	115–190		

HR, frequência cardíaca.
Dados de Hastreiter AR, Abella JE. The electrocardiogram in the newborn period: I. The normal infant. *J Pediatr.* 1971;78:146. Dawson JA, Kamlin CO, Wong C et al. Changes in heart rate in the first minutes after birth. *Arch Dis Child Fetal Neonat Ed.* 2010;95:F177–F181, 2010. Brady JP, James LS. Heart rate changes in the fetus and newborn infant during labor, delivery and immediate neonatal period. *Am J Obstet Gynecol.* 1962;84:1–12. Davidson S, Reina N, Shefi O, Hai-Tov U, Akselrod S. Spectral analysis of heart rate fluctuations and optimal thermal management for low birth weight infants. *Med Biol Eng Comput.* 1997;35:619–625.

    B. A anormalidade é contínua ou transitória? Episódios transitórios de bradicardia, taquicardia ou arritmias sinusais (frequentemente durando < 15 segundos) são benignos e não exigem estudo adicional. Episódios durando > 15 segundos frequentemente requerem avaliação completa do eletrocardiograma (ECG).
    C. O bebê é sintomático? Um bebê sintomático pode necessitar de tratamento imediato. Sinais e sintomas de algumas arritmias patológicas incluem taquipneia, má perfusão da pele, letargia, hepatoesplenomegalia, e estertores ao exame pulmonar. Todos estes sinais e sintomas podem significar insuficiência cardíaca congestiva (CHF), que pode acompanhar arritmias. CHF resultando de ritmos cardíacos rápidos é rara com frequências cardíacas < 240 batimentos/min.
III. Diagnóstico diferencial
    A. Anormalidades da frequência cardíaca. As frequências cardíacas no recém-nascido normal variam dramaticamente. Alguma evidência, usando programas de computador para avaliar a variabilidade da frequência cardíaca no período neonatal, sugere que as frequências cardíacas mais baixas no início são decorrentes da incapacidade do sistema simpático do bebê de inibir a resposta parassimpática (ou vagal).
        1. Taquicardia. Frequência cardíaca > 2 desvios-padrão (SD) acima da média para a idade (ver Tabela 49–1).
            a. Causas benignas. Pós-parto, estresse de calor ou frio, estímulos dolorosos, medicações (p. ex., atropina, cafeína, epinefrina, glucagon intravenoso, brometo de pancurônio, tolazolina e isoproterenol).
            b. Causas patológicas
                i. Comuns. Febre, choque, hipóxia, anemia, sepse, canal arterial patente e CHF.
                ii. Incomuns. Hipertireoidismo, distúrbios metabólicos, arritmias cardíacas e hiperamoniemia.
        2. Bradicardia. Bradicardia é uma frequência cardíaca > 2 SD abaixo da média para a idade (ver Tabela 49–1). Bradicardia transitória é bastante comum em recém-nascidos; as frequências variam de 60–70 batimentos/min.
            a. Causas benignas. Durante defecação, vômito ou micção, alimentações por gavagem, aspiração, medicações (p. ex., propranolol, digital, atropina e infusão de cálcio, β-bloqueador de longa ação materno para tratar hipertensão dado dentro de 24 horas do parto).

b. **Causas patológicas**
      i. **Comuns.** Hipóxia, apneia, convulsões, obstrução da via aérea, escape aéreo (p. ex., pneumotórax), CHF, sangramento intracraniano, acidose grave e hipotermia grave.
      ii. **Incomuns.** Hiperpotassemia, arritmias cardíacas, hemorragia pulmonar, hérnia diafragmática, hipotireoidismo e hidrocefalia.
B. **Arritmias**
   1. **Arritmias benignas.** Incluem qualquer episódio transitório (< 15 segundos) de bradicardia e taquicardia sinusal e qualquer uma das causas benignas de taquicardia e bradicardia sinusal notadas na Seção III.A.1 e III.A.2. Arritmia sinusal, uma variação fásica na frequência cardíaca associada à respiração, é também benigna.
      a. **Batimentos atriais prematuros.** Estes podem ocorrer no recém-nascido e são frequentemente benignos. O QRS é estreito, e as ondas T são frequentemente discordantes. (Ver o exemplo na Figura 49–1C.) Eles tendem a diminuir em número ou desaparecer inteiramente nos primeiros meses de vida. Um estudo frequentemente não está indicado a não ser que o bebê tenha os batimentos atriais prematuros em associação à doença cardíaca estrutural.
      b. **Batimentos ventriculares prematuros unifocais.** Bastante frequentes no recém-nascido. O QRS é largo, e a onda T é discordante com a onda T sinusal. (Ver Figura 49–1D). Se vistos em um recém-nascido, obter um ECG de 12 derivações. Não tratar a menos que o bebê seja sintomático. Às vezes contrações ventriculares prematuras (PVCs) se tornam menos frequentes, quando a frequência sinusal aumenta. PVCs tendem a diminuir em número ou desaparecer inteiramente nos primeiros meses de vida.
      c. **Bradicardia benigna.** Incomum.
   2. **Arritmias patológicas**
      a. **Taquicardia supraventricular (SVT).** O tipo mais comum de arritmia cardíaca visto no recém-nascido (Figura 49–1A).
      b. **Flutter atrial.** Difícil de distinguir de outras SVTs, a não ser que o bloqueio seja > 2:1. Administração de adenosina pode aumentar o bloqueio para 3:1 ou 4:1, permitindo às ondas de *flutter* se tornarem mais visíveis no traçado do ECG.
      c. **Fibrilação atrial.** Menos comum que SVT ou *flutter* atrial.
      d. **Síndrome de Wolff-Parkinson-White (WPW).** (Um intervalo PR curto e onda delta e ascensão lenta do complexo QRS.) Difícil de identificar, quando a frequência é rápida (Figura 49–1B).
      e. **Batimentos ectópicos.**
      f. **Taquicardia ventricular.**
      g. **Bloqueio atrioventricular (AV) com sintomas.** Ocorre em recém-nascidos com bloqueio completo e frequências ventriculares < 55 batimentos/min. Bebês prematuros podem mesmo necessitar de uma frequência mais alta. Uma vez que o débito cardíaco em bebês prematuros e a termo jovens só pode crescer por aumento da frequência (seu volume sistólico é fixo pelo pequeno tamanho dos ventrículos), febres, sepse e outros estressores são mal tolerados por bebês com bloqueio cardíaco completo.
   3. **Secundárias à doença extracardíaca**
      a. **Sepse (frequentemente taquicardia).**
      b. **Doenças do sistema nervoso central (frequentemente bradicardia.)**
      c. **Hipoglicemia.**
      d. **Toxicidade de droga.** Digoxina (potencializada por hipopotassemia, alcalose, hipercalcemia e hipomagnesemia); teofilina (menos frequentemente usada em unidades de terapia intensiva neonatal).
      e. **Anormalidades eletrolíticas** como anormalidades do potássio, sódio, magnésio ou cálcio.
      f. **Outras.** Acidose ou alcalose metabólica, insuficiência suprarrenal.

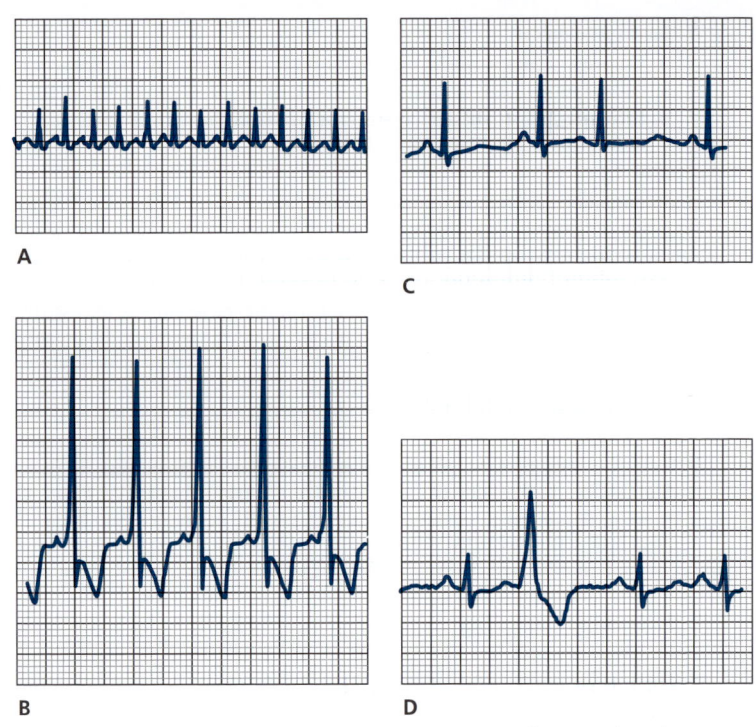

FIGURA 49-1. (A) Taquicardia supraventricular com QRS estreito com uma frequência de 300 batimentos/min. O intervalo PR é longo para esta frequência. (B) Síndrome de Wolff-Parkinson-White com um intervalo PR curto e um ascenso delta no complexo QRS. As ondas T, muitas vezes, são discordantes. (C) Um batimento atrial prematuro. O QRS é estreito, e a onda T é concordante com ondas T sinusais. (D) Um batimento ventricular prematuro. O QRS é largo, e a onda T é discordante com a onda T sinusal.

IV. Banco de dados

A. Exame físico. Checar quanto a sinais de CHF (*i. e.*, taquipneia, estertores ao exame pulmonar, fígado aumentado e cardiomegalia). Vômito e letargia podem ser vistos em pacientes com toxicidade digitálica. Hipopotassemia pode causar íleo.

B. Estudos laboratoriais
  1. **Níveis de eletrólitos, cálcio e magnésio.**
  2. **Gasometria sanguínea pode revelar acidose ou hipóxia.**
  3. **Níveis de drogas para avaliar quanto à toxicidade.**
     a. **Digoxina.** Normal 0,5–2,0 mcg/mL (às vezes até 4 mcg/mL). Níveis elevados de digoxina isoladamente não são diagnósticos de toxicidade; achados clínicos e ECG compatíveis com toxicidade são também necessários, e muitos recém-nascidos têm substâncias ocorrendo naturalmente que interferem com o teste de radioimunoensaio para digoxina.
     b. **Cafeína.** Toxicidade é manifestada por taquicardia e intolerância à alimentação. Reduzir dose ou saltar dose.

C. Imageamento e outros estudos
  1. **ECG.** Deve ser efetuado em todos os bebês que têm um ritmo anormal que dura > 15 segundos ou não é relacionado com uma condição benigna. Características diagnósticas

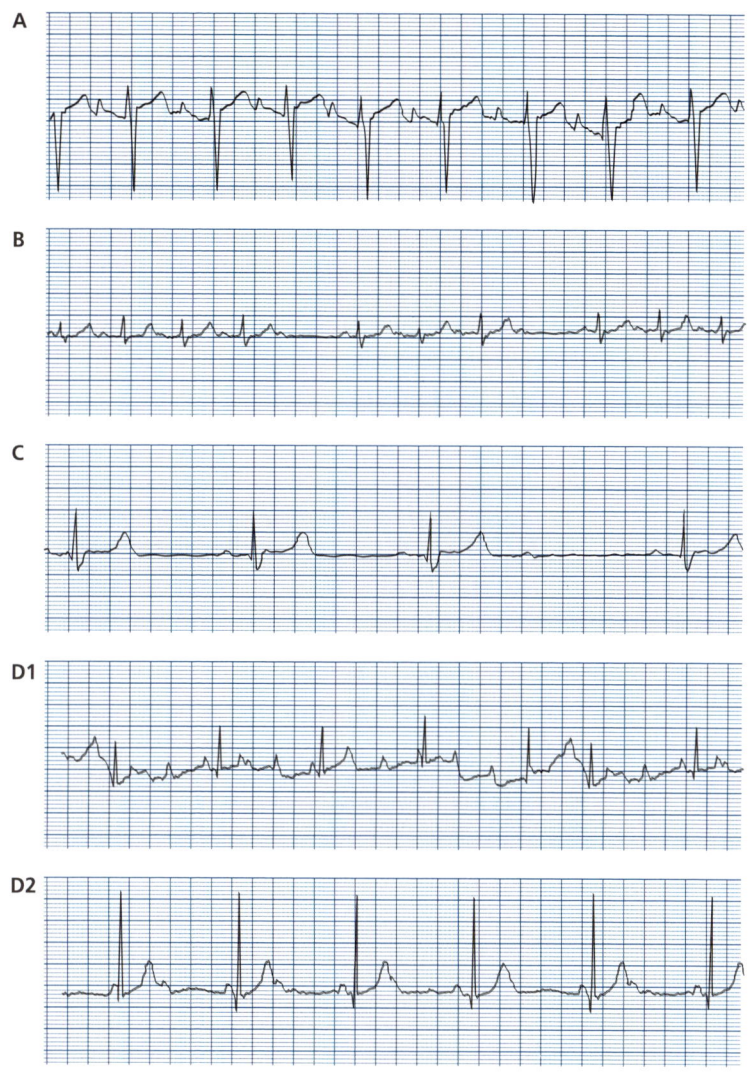

FIGURA 49–2. Tipos de bloqueio AV. (A) Bloqueio AV de primeiro grau: intervalo PR é longo. (B) Bloqueio de segundo grau tipo I de Mobitz (Wenckebach): alongamento progressivo do intervalo PR até que batimento ventricular seja bloqueado. (C) Bloqueio de segundo grau tipo II de Mobitz: intervalo PR é constante; batimento ventricular é bloqueado. (D1) Bebê com bloqueio cardíaco completo ou de terceiro grau; frequência atrial é de 175 batimentos/min, frequência ventricular é de 62 batimentos/min; nenhuma relação entre ondas P e complexos QRS. (D2) Mesmo bebê aos 2 meses de idade: frequência atrial é de 119 batimentos/min, frequência ventricular é de 54 batimentos/min; ainda nenhuma relação entre ondas P e complexos QRS.

das arritmias comuns estão listadas a seguir. Embora intervalo PR varie com a frequência cardíaca, um **intervalo PR de > 160 milissegundos** é anormal em qualquer recém-nascido.

a. **Taquicardia supraventricular** (ver Figura 49–1A)
   i. Freqüência ventricular de 180–300 batimentos/min.

ii. Nenhuma alteração na frequência cardíaca com atividade ou choro.
  iii. Uma onda P ou intervalo PR anormal.
  iv. Um intervalo R-R fixo.
b. *Flutter* atrial
  i. Frequência atrial é de 220-400 batimentos/min.
  ii. Uma configuração em dentes de serra, é mais bem vista nas derivações V_1-V_3 mas frequentemente difícil de identificar, quando está presente um bloqueio 2:1 ou frequência ventricular rápida.
  iii. O complexo QRS é normal, mas a resposta ventricular é irregular.
c. **Fibrilação atrial**
  i. Ondas atriais irregulares que variam em tamanho e forma de batimento a batimento.
  ii. A frequência atrial é de 350-600 batimentos/min.
  iii. O complexo QRS é normal, mas a resposta ventricular é irregular.
d. **Síndrome de Wolff-Parkinson-White** (ver Figura 49-1B)
  i. Um intervalo PR curto.
  ii. Um complexo QRS alargado.
  iii. Presença de uma onda delta.
e. **Taquicardia ventricular**
  i. Batimentos prematuros ventriculares a uma frequência de 120-200 batimentos/min e um complexo QRS alargado.
f. **Batimentos ectópicos**
  i. Onda P anormal e complexo QRS alargado.
g. **Bloqueio atrioventricular**
  i. **Bloqueio de primeiro grau** (Figura 49-2A)
    (a) Um intervalo PR prolongado (faixa normal, 0,08-0,12 segundo).
    (b) Ritmo sinusal normal.
    (c) Um complexo QRS normal.
  ii. **Bloqueio de segundo grau**
    (a) **Tipo I de Mobitz.** (Figura 49-2B)
      • Um intervalo PR progressivamente prolongado, até que um batimento ventricular seja perdido (Wenckebach).
      • Um complexo QRS normal.
    (b) **Tipo II de Mobitz.** (Figura 49-2C). Um intervalo PR constante com batimentos ventriculares perdidos ou ondas P não conduzidas.
  iii. **Bloqueio de terceiro grau** (Figura 49-2D)
    (a) Batimento atrial regular.
    (b) Frequência ventricular mais lenta.
    (c) Batimentos atriais e ventriculares independentes.
    (d) Frequência atrial aumenta com choro e nível de atividade. A frequência ventricular frequentemente permanece a mesma.
h. **Hiperpotassemia**
  i. Ondas T altas em forma de tenda.
  ii. Um complexo QRS alargado.
  iii. Uma onda P plana e larga.
  iv. Fibrilação ventricular e assistolia tardia.
i. **Hipopotassemia**
  i. Intervalos QT e PR prolongados.
  ii. Segmento ST deprimido.
  iii. Onda T plana.
j. **Hipocalcemia.** Um intervalo QT prolongado. Prolongamento do intervalo QT pode também ser decorrente de estresse miocárdico no momento do parto e pode regredir. Prolongamento persistente do intervalo PR com normocalcemia obriga a perguntas sobre história familiar de arritmia ou morte súbita. ECG dos pais pode estar indicado.
k. **Hipercalcemia.** Intervalo QT encurtado.

l. **Hipomagnesemia.** O mesmo que para hiperpotassemia.
   m. **Hiponatremia**
      i. Intervalo QT curto.
      ii. Duração aumentada do complexo QRS.
   n. **Hipernatremia**
      i. Intervalo QT prolongado.
      ii. Duração diminuída do complexo QRS.
   o. **Acidose metabólica**
      i. Intervalos PR e QRS prolongados.
      ii. Amplitude aumentada da onda P.
      iii. Ondas T altas, pontudas.
   p. **Alcalose metabólica.** Onda T invertida.
   q. **Digoxina**
      i. **Níveis terapêuticos.** Intervalo PR prolongado e um intervalo QT curto.
      ii. **Níveis tóxicos.** Mais comuns são bloqueio sinoatrial, bloqueio AV de segundo grau e batimentos ectópicos múltiplos; também vistos são bloqueio AV e bradicardia.
   r. **Cafeína**
      i. **Níveis terapêuticos.** Efeito desejado é frequência e duração diminuídas de ataques apneicos; ausência de alterações significativas no ECG.
      ii. **Níveis tóxicos.** Taquicardia com intolerância à alimentação.
 2. **Radiografia de tórax.** Fazer em todos os bebês com suspeita de insuficiência cardíaca ou vazamento de ar.

V. **Plano**
  A. **Tratamento geral.** Decidir se a arritmia é benigna ou patológica, conforme assinalado. Se for patológica, avaliação ECG completa deve ser efetuada. Qualquer distúrbio acidobásico, hipóxia ou anormalidade eletrolítica necessita ser corrigida.
  B. **Tratamento específico**
    1. **Anormalidades da frequência cardíaca**
      a. **Taquicardia**
         i. **Benigna.** Nenhum tratamento é necessário, porque a taquicardia é frequentemente secundária a um evento autolimitado.
         ii. **Medicações.** Com certas medicações, como cafeína, observar o bebê quanto a outros sinais de toxicidade e diminuir ou saltar a dose seguinte.
         iii. **Condições patológicas.** A doença subjacente deve ser tratada.
      b. **Bradicardia.** Confirmar que é bradicardia sinusal e não bloqueio cardíaco completo.
         i. **Benigna.** Nenhum tratamento é frequentemente necessário.
         ii. **Relacionada com droga.** Checar o nível sérico de droga, se possível, e a seguir considerar redução da posologia ou descontinuar a droga a menos que ela seja necessária.
         iii. **Patológica.** Tratar a doença subjacente.
            (a) Em hipotensão grave ou parada cardíaca, checar a via aérea e iniciar respirações e compressões cardíacas.
            (b) Administrar atropina, epinefrina ou isoproterenol para restaurar ritmo normal. (Ver Capítulo 148 para posologia.)
    2. **Arritmias.** Para posologias e outra informação farmacológica, ver Capítulo 148; para detalhes sobre cardioversão, ver Capítulo 35.
      a. **Benignas.** Observação.
      b. **Patológicas.** Tratar quaisquer distúrbios acidobásicos subjacentes, hipóxia ou anormalidades eletrolíticas.
         i. **Taquicardia supraventricular**
            (a) **Se a condição do bebê for crítica.** Cardioversão elétrica está indicada, com digoxina iniciada para terapia de manutenção, se ritmo sinusal sem pré-excitação estiver presente após cardioversão. Propranolol é a droga de escolha em bebês com pré-excitação (WPW).

(b) **Se a condição do bebê for estável.** Estimulação vagal (gelo ou um pano úmido gelado) aplicado à face do bebê por alguns segundos) pode ser experimentada. Adenosina, 100 mcg/kg, *push* IV para dentro de uma veia central, converte SVT em ritmo sinusal. Pode ser necessário duplicar a dose para 200 mcg/kg (300 mcg/kg máximo). **Nunca usar verapamil em bebês.** Digoxina deve ser iniciada como droga de manutenção, a não ser que haja pré-excitação. Outra droga que pode ser usada em lugar de ou em adição à digoxina é propranolol. SVT refratária à digoxina e propranolol pode ser tratada com flecainida ou amiodarona.

ii. *Flutter* atrial
  (a) **Se a condição do bebê for crítica (CHF grave ou estado hemodinâmico instável).** Efetuar cardioversão elétrica, com digoxina começada para manutenção.
  (b) **Se o bebê estiver estável.** Começar digoxina, que retarda a frequência ventricular. Uma combinação de digoxina e propranolol pode ser usada em lugar de digoxina sozinha.
  (c) **Se frequência for rápida e bloqueio 2:1 presente.** *Flutter* atrial pode ser difícil de identificar em ECG. Pode dar adenosina (ver acima) para aumentar bloqueio para 3 ou 4:1.

iii. **Tratamento de *flutter* atrial recorrente.** O mesmo que para *flutter* atrial.

iv. **Fibrilação atrial (incomum em bebês).** Tratamento é o mesmo que para *flutter* atrial.

v. **Síndrome de Wolff-Parkinson-White.** Muitas vezes acompanhada por SVT. β-Bloqueadores são preferidos, porque digoxina pode promover condução 1:1 e morte.

vi. **Taquicardia ventricular.** Efetuar cardioversão elétrica (exceto em toxicidade digitálica), com lidocaína iniciada para terapia de manutenção. Embora lidocaína seja a droga de escolha, outras drogas que podem ser usadas são procainamida ou fenitoína.

3. **Batimentos ectópicos**
   a. **Assintomáticos.** Nenhum tratamento é necessário.
   b. **Sintomáticos.** Com doença cardíaca subjacente, no improvável evento de que batimentos ectópicos comprometam o débito cardíaco, suprimir com fenitoína, propranolol ou amiodarona.

4. **Bloqueio atrioventricular**
   a. **Primeiro grau.** Nenhum tratamento específico necessário.
   b. **Segundo grau.** Tratar a causa subjacente.
   c. **Terceiro grau (bloqueio cardíaco completo)**
      i. **Frequência > 70 batimentos/min.** Se o bebê for assintomático, observar. Geralmente a esta frequência, nenhum problema se desenvolve.
      ii. **Frequência < 50 batimentos/min.** O paciente frequentemente necessita de marca-passo transvenoso de emergência, com a necessidade de marca-passo permanente subsequente.
      iii. **Frequência entre 50 e 70 batimentos/min.** Zona cinzenta. Monitorar débito urinário como indicador da perfusão de órgãos finais e medir lactato sérico. Checar a mãe quanto a anticorpos antinucleares SAA ou SSA (associação a bloqueio cardíaco completo e miocardiopatia). Bebês com bloqueio cardíaco completo não imune geralmente se saem melhor do que aqueles, cujo bloqueio é causado por anticorpos maternos. Mães que deram à luz um bebê com bloqueio cardíaco completo de anticorpos SSA ou SAA relacionados com autoimunidade têm uma probabilidade de 50–69% de bebês subsequentes terem bloqueio cardíaco completo. Padrão de tratamento para gestações subsequentes destas mães inclui tratamento materno com Plaquenil e acompanhamento do intervalo PR do feto semanalmente começando às 12 semanas. Em um esforço para aumentar frequência cardíaca fetal, terbutalina materna é, às vezes, usada, se a frequência cardíaca do bebê for suficientemente lenta para causar preocupação com morte fetal.

5. **Arritmias secundárias a uma causa extracardíaca**
   a. **Condições patológicas.** Tratar a doença subjacente.
   b. **Toxicidade de digoxina.** Checar o intervalo PR antes de cada dose, obter um nível de digoxina imediatamente, e reter a dose. Considerar Fab imune à digoxina (Digibind).
   c. **Toxicidade de teofilina.** Reduzir a posologia ou descontinuar a medicação.
6. **Anormalidades eletrolíticas**
   a. Checar níveis de eletrólitos séricos com determinações repetidas.
   b. Tratar anormalidades eletrolíticas de acordo.
VI. **Técnica de desfibrilação/cardioversão.** Apresentada no Capítulo 35.
VII. **Considerações fetais.** Uma abordagem multidisciplinar em qualquer feto com qualquer arritmia séria o suficiente para causar hidropsia fetal é obrigatória. Perinatologistas, neonatologistas e cardiologistas devem estar preparados para exercer esforços em concerto para que esses bebês sobrevivam. Frequentemente há pelo menos algum aviso de que um bebê desses está sendo dado à luz, mas no caso de os especialistas não estarem todos presentes, o médico assumindo responsabilidade pelo tratamento deve estar pronto para intubar, fazer punções pleurais e pericárdica, e uma paracentese, se necessário, e tratar a arritmia responsável pela CHF fetal.

Referências Selecionadas

Baruteau A, Fouchard S, Behaghel A, et al. Characteristics and long-term outcome of non-immune isolated atrioventricular block diagnosed in utero or early childhood: a multi-centre study. *Eur Heart J.* 2012;33:622-629.

Costedoat-Chalumeau N, Georgin-Lavialle S, Amoura Z, Piette JC. Anti-SSA/Ro and antiSSB/La antibody mediated congenital heart block. *Lupus.* 2005;14:660-664.

Friedman DM, Kim MY, Copel JA, et al. Utility of cardiac monitoring in fetuses at risk for congenital heart block: the PR Interval and Dexamethasone Evaluation (PRIDE) prospective study. *Circulation.* 2008;117:485-493.

Glickstein J, Buyon J, Kim M, Friedman D; PRIDE investigators. The fetal Doppler mechanical PR interval: a validation study. *Fetal Diagn Ther.* 2004;19:31-34.

Izmirly PM, Kim MY, Llanos C, et al. Evaluation of the risk of anti-SSA/Ro-SSB/La antibody-associated cardiac manifestations of neonatal lupus in fetuses of mothers with systemic lupus erythematosus exposed to hydroxychloroquine. *Ann Rheum Dis.* 2010;69:1827-1830.

Kleinman CS, Neghme RA. Cardiac arrhythmias in the human fetus. *Pediatr Cardiol.* 2004;25:234-251.

Orozco-Gregorio H, Mota-Rojas D, Villanueva H, et al. Caffeine therapy for apnoea of prematurity: pharmacological treatment. *African J Pharmacy Pharmacol.* 2011;5:564-571.

50 Aspirado Gástrico (Resíduo Gástrico)

I. **Problema.** A enfermeira alerta você que um aspirado gástrico foi obtido em um bebê. **Aspiração gástrica antes de alimentação** é um procedimento pelo qual o estômago é aspirado com um tubo oro ou nasogástrico. O procedimento é frequentemente efetuado antes de cada alimentação, para determinar se as alimentações estão sendo toleradas e digeridas. A quantidade de resíduo é medida e registrada (**resíduo gástrico**). Os resíduos gástricos indicam a rapidez do esvaziamento gástrico e podem ser um indicador de intolerância à alimentação, infecção ou outras doenças, como obstrução/perfuração intestinal, se o volume ou cor do aspirado gástrico forem anormais. Aspirados gástricos isolados em bebês de muito baixo peso ao nascimento podem refletir maturação e motilidade retardadas do tubo digestório e podem não significar um problema gastrointestinal (GI), especialmente se não existirem outros sinais de advertência.

II. Perguntas imediatas

A. **Qual é o volume do aspirado?** Um volume de > 20-30% da fórmula total dada na última alimentação pode ser anormal e frequentemente necessita de avaliação. Um aspirado gástrico de > 10-15 mL é considerado excessivo. Um aspirado gástrico pré-alimentação de > 20% pode predizer (com outros fatores) sepse de início tardio.

B. **Qual é a cor e as características do aspirado (p. ex., aspirado bilioso, não bilioso, não amarelo, sanguíneo, amarelo)?** Isto é importante no diagnóstico diferencial (ver Seção III. A-D). Algumas unidades de terapia intensiva neonatal (NICUs) estão introduzindo cartas de cores para ajudar a identificar aspirados biliosos.

C. **Os sinais vitais são normais?** Sinais vitais anormais podem indicar um processo patológico, possivelmente um processo intra-abdominal.

D. **O abdome é mole, com bons sons intestinais, ou distendido, com alças intestinais visíveis?** A circunferência abdominal aumentou > 2 cm? Ausência de sons intestinais, distensão, dor à palpação e eritema são todos sinais anormais e podem indicar um processo patológico. Ausência de sons intestinais sugere um íleo. Um aumento na circunferência abdominal > 2 cm é considerado anormal. Palpação do abdome pode revelar uma "oliva" pilórica (estenose pilórica).

E. **Quando foi a última evacuação?** Constipação resultando em distensão abdominal pode causar intolerância à alimentação e aspirados gástricos aumentados.

F. **Que medicações o bebê está recebendo?** Teofilina retarda o esvaziamento gástrico em bebês de muito baixo peso ao nascimento. Uso de cisaprida (não disponível nos Estados Unidos) aumenta o volume de aspirado gástrico total diário. Doxapram pode causar resíduo gástrico.

G. **O bebê é prematuro?** Esvaziamento gástrico retardado e intolerância à alimentação é comum em bebês prematuros. Eles têm atividade motora duodenal diminuída, dismotilidade gastrointestinal e tempo de trânsito intestinal mais lento. Intolerância à alimentação é menos comum em bebês a termo; por essa razão, se houver um aspirado bilioso ou corado de bile, é necessário fazer um estudo.

III. **Diagnóstico diferencial.** As características do aspirado podem fornecer indícios clínicos importantes quanto à causa do problema e são descritas adiante. É importante ser capaz de identificar aspirados biliosos. Um aspirado bilioso é um aspirado que é verde-claro a escuro, mas pode ser amarelo-vivo nas fases iniciais. Colostro pode aparecer de cor amarela. Lembrar que identificação excessiva de aspirados biliosos pode levar os bebês a ficarem com NPO e passar por avaliações desnecessárias.

A. **Aspirado bilioso (verde-claro a escuro).** Frequentemente indica uma obstrução intestinal distal à ampola de Vater, geralmente no intestino delgado proximal. Obstrução intestinal distal também pode resultar em vômito ou aspirados biliosos. Um aspirado bilioso pode ser uma emergência cirúrgica (especialmente se ocorrer nas primeiras 72 horas de vida) e, com frequência significa obstrução intestinal até prova em contrário. Especialmente no **bebê a termo**, patologia GI necessita ser investigada, e deve ser obtida consulta cirúrgica precoce. No **bebê prematuro**, aspirados biliosos podem ocorrer sem patologia intestinal séria e podem indicar **imaturidade do intestino**. Nem todos os casos de aspirados biliosos são causados por obstrução intestinal. Em um estudo de vômito bilioso, 62% dos bebês não tinham obstrução intestinal e tiveram resolução com tratamento conservador.

1. **Tubo nasogástrico mal posicionado.** Passagem do tubo de alimentação para dentro do duodeno ou o jejuno em lugar do estômago pode causar um aspirado bilioso.

2. **Enterocolite necrosante (NEC).** Isto ocorre, principalmente, em bebês prematuros. Dez por cento dos casos envolvem bebês a termo. Frequentemente se apresenta 10-12 dias após nascimento.

3. **Obstrução intestinal.** Estudos mostram que 30-38% dos bebês com vômito bilioso nas primeiras 72 horas de vida tiveram obstrução, dos quais 20% necessitaram cirurgia. **Perfuração intestinal com pneumoperitônio** pode-se apresentar com resíduo gástrico bilioso aumentado.

a. **Má rotação com volvo do tubo digestório médio.** Mais comum e encontrada em 22% dos bebês com vômito bilioso. Apresenta-se aos 3–7 dias de idade. Aspirado gástrico bilioso pode ser o único sinal precoce de volvo do intestino delgado.
b. **Atresia duodenal.** (Se obstrução distal à ampola de Vater, que é vista em 80% dos casos.) Pode-se ver êmese biliosa sem distensão abdominal. Obstrução duodenal é vista com anomalias associadas em mais de 50% dos casos (síndrome de Down, ânus imperfurado, Cornelia de Lange, VATER/VACTERL [defeitos *v*ertebrais, atresia *a*nal, fístula *t*raqueoesofágica e displasia *r*adial ou *r*enal/defeitos *v*ertebrais, atresia *a*nal, malformações *c*ardíacas, fístula *t*raqueoesofágica, displasia *r*enal e anormalidades de membros {*l*imb}] e outras).
c. **Atresia jejunoileal. Atresia do intestino delgado**, incluindo atresia do duodeno distal e jejunal e ileal, pode causar aspirados biliosos. Apresenta-se dentro de 24 horas do nascimento.
d. **Íleo meconial/tampão de mecônio.** Apresenta-se logo depois do nascimento com distensão abdominal e aspirados/vômito biliosos.
e. **Doença de Hirschsprung.** Frequentemente se apresenta com distensão abdominal e sem fezes, mas pode ter aspirado ou vômito bilioso ou amarelo.
4. **Íleo** pode ser associado à sepse, prematuridade, hipopotassemia, efeitos de drogas maternas (especialmente sulfato de magnésio), pneumonia, hipotireoidismo e outras etiologias.
5. **Prematuridade e aspirados biliosos.** Alguns bebês prematuros terão aspirados biliosos por dismotilidade e imaturidade gástricas. Estes bebês não têm uma obstrução intestinal ou processo patológico.
6. **Refluxos gastroesofágico e duodenogástrico** podem causar aspirados/vômito biliosos.
7. **Idiopático.** Nenhuma causa é encontrada.

B. **Aspirado não bilioso, não amarelo (branco, transparente, turvo, fórmula não digerida ou digerida)**
1. **Problemas com o esquema de alimentação.** Fórmula não digerida ou digerida pode ser vista no aspirado, se o esquema de alimentação for demasiado agressivo, e é mais provável em bebês prematuros pequenos que recebem uma pequena quantidade de fórmula inicialmente e a seguir recebem volumes maiores demasiado rapidamente, ou após acrescentar enriquecimento ao leite materno.
   a. **Aspirado contendo fórmula não digerida.** Pode ser visto se o intervalo entre as refeições for curto demais ou se estiver sendo dada fórmula demais.
   b. **Aspirado contendo fórmula digerida.** Pode ser um sinal de esvaziamento gástrico retardada ou excesso de alimentação. Por outro lado, se a osmolaridade da fórmula for aumentada pela adição de vitaminas, pode ser vista fórmula digerida retida.
2. **Outras**
   a. **Intolerância à fórmula.** Uma causa incomum de aspirado, mas deve ser considerada. Alguns bebês não toleram a fonte de carboidrato em algumas fórmulas. Se o bebê estiver recebendo uma fórmula contendo lactose (p. ex., Similac ou Enfamil), fazer um pH das fezes para excluir intolerância à lactose. Se o pH das fezes for ácido (> 5,0), intolerância à lactose pode estar presente. Há, frequentemente, uma história familiar forte de intolerância ao leite. Diarreia é mais comum do que aspirados gástricos com a intolerância à lactose.
   b. **Constipação.** Este é um fator especialmente se o abdome estiver cheio, mas mole, e não tiver havido evacuação em 48–72 horas.
   c. **NEC ou estenose pós-NEC.**
   d. **Estenose pilórica.** Estenose pilórica tipicamente se apresenta às 3–4 semanas com vômito projétil não bilioso.
   e. **Hérnia encarcerada.**
   f. **Infecções.** Um estudo observou que um aspirado pré-alimentação > 20% (junto com outros fatores) pode ajudar a predizer sepse de início tardio.
   g. **Hipermagnesemia.** Esta pode-se apresentar com aspirados gástricos aumentados e eliminação retardada de mecônio.

h. **Exame quanto à retinopatia de prematuridade (ROP).** Aspirados gástricos são associados a exame ocular para ROP. Alimentação é recomendada 1 hora antes do exame de ROP.
i. **Outras causas raras. Obstrução intestinal** pode-se apresentar com aspirados não biliosos ou vômito, erros inatos do metabolismo, e síndrome adrenogenital.

C. **Aspirado sanguíneo.** (Ver também Capítulo 76.) Sangramento gastrointestinal superior é perda sanguínea proximal ao ligamento de Treitz no duodeno distal. Isto é sangramento do esôfago, estômago ou duodeno.
 1. **Sangue materno deglutido.** Precisa ser excluído para verificar se há sangramento fetal verdadeiro.
 2. **Trauma de intubação nasogástrica.** Uma razão comum.
 3. **Coagulopatias.** Deficiência de vitamina K (doença hemorrágica do recém-nascido; deve ser considerada, se eles não receberam profilaxia com vitamina K ao nascimento), coagulação intravascular disseminada a partir de infecção, coagulopatia por insuficiência hepática, e qualquer deficiência congênita de fator da coagulação pode causar um aspirado sanguíneo.
 4. **Gastrite/esofagite/erosões de estresse da mucosa esofágica, gástrica ou duodenal/úlcera gastroduodenal** podem todas ter um aspirado sanguíneo.
 5. **Colite alérgica.** Enterocolite de leite ou soja ou intolerância à proteína do leite. Intolerância ao leite de vaca. Sangramento GI inferior é a apresentação mais comum.
 6. **Asfixia fetal grave.**
 7. **Medicações** que podem causar um aspirado sanguíneo são teofilina (raro), indometacina, heparina, drogas anti-inflamatórias não esteroides e corticosteroides. Tolazolina, especialmente por infusão contínua, pode causar hemorragia gástrica massiva. Uso materno de aspirina, cefalotina e fenobarbital pode causar anormalidades da coagulação nos seus bebês.
 8. **Causas raras.** NEC, perfurações GI, volvo ou duplicação gástrica, duplicações intestinais, cisto de duplicação e anomalias vasculares, incluindo hemangiomas, telangiectasias, malformações arteriovenosas, enterocolite de Hirschsprung e diverticulite de Meckel.

D. **Aspirados amarelos. Aspirados amarelos não corados de bile** podem ser associados à obstrução intestinal e não devem ser ignorados. Alguns bebês têm aspirados biliosos que são inicialmente de cor amarelo-vivo. Avaliação clínica pode estar justificada nesta situação, e estudo adicional dependendo da avaliação. Lembrar que colostro também pode ser de cor amarela.

IV. **Banco de dados**
 A. **Exame físico.** Checar quanto a qualquer instabilidade de temperatura ou quaisquer sinais sutis que possam indicar um processo patológico. Como está a perfusão do bebê? Há alguma apneia? Há alguma outra coisa acontecendo além dos aspirados gástricos? As fezes são normais? Dedicar particular atenção ao **exame abdominal**. Checar quanto a sons intestinais (sons intestinais ausentes podem indicar íleo), distensão abdominal, dor à palpação e eritema do abdome (pode significar peritonite), ou alças intestinais visíveis. Checar quanto a hérnias (podem causar obstrução). **Distensão abdominal (um aumento na circunferência abdominal > 2 cm)** é um sinal sério e não deve ser ignorado.
 B. **Estudos de laboratório**
  1. **Estudos imediatos**
   a. **Hemograma completo com diferencial.** Para avaliar quanto à sepse, se suspeitada. O hematócrito e contagem de plaquetas podem ser verificados se sangramento tiver ocorrido.
   b. **Hemocultura.** Se sepse for suspeitada e antes que antibióticos sejam iniciados.
   c. **Nível de potássio sérico, se íleo estiver presente.** Para excluir hipopotassemia.
   d. **Hemogasometria arterial.** Para excluir acidose. Se acidose metabólica ocorrer, isto é uma bandeira vermelha neste contexto, e um estudo adicional deve ser feito.

2. **Estudos adicionais**
   a. **pH das fezes.** (Ver Seção III.B.2a.) Se houver uma história familiar de intolerância ao leite, um pH das fezes deve ser obtido para excluir intolerância à lactose (pH das fezes é frequentemente > 5,0).
   b. **Perfil da coagulação.** (Tempo de protrombina, tempo de tromboplastina parcial, fibrinogênio e plaquetas.) Um aspirado sanguíneo pode significar a presença de uma coagulopatia.
C. **Imagem e outros estudos**
   1. **Estudos imediatos**
      a. **Radiografia simples do abdome** deve ser tirada, se o aspirado for bilioso, se houver qualquer anormalidade no exame físico, ou se os aspirados continuarem. A radiografia mostrará, se o tubo nasogástrico está na posição correta e definirá o padrão do gás intestinal. Procurar um padrão gasoso incomum, pneumatose intestinal, íleo ou evidência de obstrução intestinal. Alças intestinais dilatadas, e níveis hidroaéreos sugerem um abdome cirúrgico. Atresia duodenal tem um sinal de dupla bolha. (Ver Capítulo 11 para exemplos de radiografias.)
      b. **Um filme em decúbito lateral esquerdo** é útil, porque uma perfuração pode facilmente ser despercebida no filme anteroposterior. Um abdome sem gás pode ser visto com volvo do tubo digestório médio.
   2. **Estudos adicionais**
      a. **Cintigrafia de refluxo gastroesofágico ("cintigrafia de leite").** O bebê é alimentado com líquido (ou leite) misturado com pertecnetato de tecnécio marcado 99 m. O bebê é examinado na posição supina durante 1–2 horas com uma gamacâmera para mostrar se há esvaziamento retardado do estômago ou refluxo.
      b. **Endoscopia** deve ser considerada para avaliação de úlcera.
      c. **Ultrassom abdominal** e estudos com contraste do trato GI, se indicado.
V. **Plano.** A conduta de manejo do recém-nascido com aspirados gástricos aumentados é frequentemente baseada inicialmente na natureza do aspirado (se o aspirado estiver aumentando com cada refeição, se ele for maior que o volume da alimentação, ou se o aspirado for persistente) e se o exame físico for anormal. **Regras gerais quando chamado a avaliar um bebê com um aspirado incluem as seguintes:**
A. **Examinar o bebê por completo.** Exame cuidadoso do abdome é essencial.
   1. **Se o exame for anormal.** Abdome distendido, alça palpável no exame, fezes anormais/ausentes, sinais vitais anormais, apneia e bradicardia, ou quaisquer outros sinais anormais: Colocar o bebê NPO enquanto começa o estudo. Pedir radiografias abdominais tão logo seja possível e considerar antibióticos, uma vez avaliação de sepse seja feita. Consulta cirúrgica deve ser considerada.
   2. **Se o exame for normal.** Sem sinais sistêmicos ou quaisquer outras bandeiras vermelhas, e se o bebê for prematuro, pode-se considerar alimentar com observação estrita. **Se a termo**, considerar radiografia básica e observação estrita.
B. **Tratamento de tipos específicos de aspirados**
   1. **Aspirado bilioso**
      a. **Tubo nasogástrico mal posicionado. Excluir isto primeiro.** Uma radiografia abdominal confirmará a posição do tubo nasogástrico distalmente no duodeno. Substituir ou reposicionar o tubo no estômago.
      b. **Patologia GI.** A maioria é tratada inicialmente, colocando-se o **bebê NPO** e colocando-se um tubo nasogástrico para repousar e descomprimir o tubo digestório enquanto se faz um estudo. Pedir uma radiografia abdominal.
         i. **NEC.** Ver Capítulo 103.
         ii. **Íleo.** Pode ser secundário à sepse, hipopotassemia, efeitos de drogas maternas (especialmente sulfato de magnésio), pneumonia e hipotireoidismo. Situação NPO e tubo nasogástrico estão indicados. Tratar causa subjacente.

iii. **Outros problemas cirúrgicos (p. ex., obstrução intestinal, má-rotação, volvo, tampão de mecônio).** Série abdominal deve ser pedida em adição ao ultrassom e estudos contrastados. Consulta cirúrgica pediátrica deve ser obtida imediatamente.
c. **Prematuridade e aspirados biliosos.** Acompanhar o bebê estritamente. Se o bebê tiver um exame normal, é aceitável alimentar com observação estrita. Se os aspirados biliosos persistirem ou alguma coisa mudar nos sinais vitais ou no exame, então o bebê necessita ser reavaliado, obtida uma radiografia básica, e uma obstrução intestinal (má rotação) necessita ser excluída.
d. **Refluxos gastroesofágico e duodenogástrico.** Ver Capítulo 48.
e. **Aspirados biliosos idiopáticos.** Tratamento conservador.
2. **Aspirado não amarelo não bilioso.** Frequentemente envolve fórmula não digerida ou digerida.
a. **Aspirado contendo fórmula não digerida.** Se o volume de fórmula não digerida no aspirado não exceder 20-30% da refeição prévia ou for > 10-15 mL no total, e o exame físico e sinais vitais forem normais, o aspirado gástrico pode ser reposto. Se aspirados gástricos continuarem, e o exame do bebê for normal, o seguinte pode ser experimentado:
   i. **O intervalo de tempo entre alimentações pode não ser suficientemente longo** para ocorrer a digestão. Se o bebê estiver sendo alimentado cada 2 horas, e aspirados continuarem, o intervalo entre refeições pode ser aumentado para 3 horas.
   ii. **Diminuir o volume** das alimentações pode ser experimentado.
   iii. **Alimentações por gavagem contínua** podem ser tentadas. O paciente pode também ter que ser alimentado intravenosamente para permitir que o tubo digestório repouse.
   iv. **Se aspirados elevados ainda continuarem, ou se o aspirado exceder > 20-30% da alimentação precedente, ou for > 10-15 mL no total,** o paciente deve ser reavaliado. Se o bebê tiver achados físicos, estudar o bebê e restringir alimentações. Uma radiografia abdominal deve ser obtida.
b. **Aspirado contendo fórmula digerida.** O aspirado geralmente é descartado, especialmente se contiver uma grande quantidade de muco. Se o exame físico e sinais vitais forem normais, continuar alimentações. Se aspirados elevados continuarem, o paciente deve ser reavaliado. Se o exame for normal, considerar **diminuir a quantidade de alimentações.** O número de calorias deve ser calculado para assegurar que superalimentação (frequentemente > 130 kcal/kg/dia) não está ocorrendo. Se o exame não for normal, deve ser feito estudo adicional.
c. **Outros**
   i. **Intolerância à fórmula.** Uma experiência de fórmula isenta de lactose (p. ex., ProSobee ou Isomil) pode ser instituída, se intolerância à lactose for verificada. (Ver componentes de fórmulas no Capítulo 10.)
   ii. **NEC ou estenose pós-NEC.** Ver Capítulo 103.
   iii. **Estenose pilórica.**
   iv. **Constipação.** Estimulação anal pode ser tentada. Se isto falhar, um supositório de glicerina pode ser aplicado. (Ver Capítulo 70.)
   v. **Infecções.** Se sepse for provável, antibióticos de amplo espectro são iniciados depois de efetuado um estudo laboratorial. Uma penicilina (frequentemente ampicilina) e um aminoglicosídeo (geralmente gentamicina) são dados inicialmente até ficarem disponíveis os resultados de cultura. O paciente não é alimentado oralmente, se este diagnóstico for presumido; um bebê com sepse, com frequência, não tolera alimentações orais.
   vi. **Erros inatos do metabolismo.** Ver Capítulo 105.
   vii. **Síndrome adrenogenital.** Reposição de hormônio/esteroide, tratamentos hídrico e eletrolítico e cirurgia são indicados.
   viii. **Hipermagnesemia.** Ver Capítulo 93.
3. **Aspirado sanguíneo.** Ver também Capítulo 76.

a. **Sangue materno deglutido.** Observação apenas.
b. **Trauma nasogástrico.** Trauma nasogástrico pode ocorrer, se o tubo nasogástrico for grande demais ou a inserção for traumática. Usar o menor tubo nasogástrico possível. Observação está indicada. Como os sangramentos geralmente são mínimos, tratamento ativo não é necessário.
c. **Coagulopatias. Hemorragia GI** por coagulação intravascular disseminada, deficiência de vitamina K e outra são discutidas em detalhe no Capítulo 142.
d. **Gastrite de estresse.** Ver página 525.
e. **Colite alérgica.** Mudar de fórmula.
4. **Aspirado amarelo não corado de bile.** Exame clínico completo e possível radiografia abdominal. Se algo anormal for encontrado, estudos adicionais são necessários para excluir qualquer obstrução intestinal. Estes bebês necessitam ser acompanhados estritamente.
C. **Medicações. Se não houver obstrução ou qualquer outra causa tratável** dos aspirados, algumas instituições experimentarão agentes procinéticos, como metoclopramida e eritromicina para estimular esvaziamento gástrico e diminuir volume residual.
1. **Metoclopramida.** Usada para tratar refluxo gastroesofágico e diminuir volumes residuais gástricos em bebês. A preocupação é que possa haver limitações com base em efetividade inconclusiva e preocupação com efeitos colaterais. Revisão Cochrane afirma que metoclopramida pode ter algum benefício em comparação a placebo, mas isto precisa ser ponderado em relação aos efeitos colaterais.
2. **Eritromicina.** Bebês podem ter imaturidade da motilidade GI que causa problemas de alimentação. Eritromicina é um agonista da motilina (o peptídeo GI que estimula contratilidade) e produz um efeito procinético sobre o tubo digestório que pode ajudar frente a problemas de alimentação. Experiências envolvendo **eritromicina como um agente procinético** são conflitantes. Bebês sob eritromicina tiveram significativamente menor número de episódios de grandes aspirados gástricos residuais ao longo de 10 dias. Administração de eritromicina é dada em alguns centros a bebês prematuros de alto risco com intolerância alimentar grave ou com retardo documentado no esvaziamento gástrico por motilidade diminuída na cintigrafia com leite. **Revisão Cochrane** afirma que não há evidência suficiente para recomendar o uso de eritromicina para prevenir ou tratar bebês prematuros com problemas de alimentação. Usar dentro de 2 semanas após o nascimento; duração de tratamento maior que 14 dias aumenta o risco de estenose pilórica hipertrófica.
3. **Gaviscon bebê.** Um antiácido que é supressor de refluxo. Estudos mostram que seu efeito é somente uma diminuição marginal na altura do refluxado.

51 Atividade Convulsiva

I. **Problema.** A enfermeira relata que um bebê está tendo movimentos anormais das extremidades compatíveis com atividade convulsiva. Convulsões no recém-nascido são comuns e são mais prevalentes durante o período neonatal do que em qualquer outra época. Convulsões neonatais podem ser danosas para o cérebro imaturo e podem ter resultados adversos do neurodesenvolvimento a longo prazo. A incidência é 2,5–3,5 por 1.000 em bebês a termo completo, e até 22% em pré-termo. **Convulsões neonatais raramente são idiopáticas, e são uma manifestação comum de um distúrbio sério do sistema nervoso central:** encefalopatia isquêmica hipóxica (~30–50%; mais comum), hemorragia intracraniana (10–17%), anormalidades metabólicas (hipocalcemia [6–15%]; hipoglicemia [6–10]), infecções do sistema nervoso central (CNS) (5–14%), infarto (7%), erros inatos do metabolismo (3%), malformações do CNS (5%) e causas desconhecidas (10%).

II. **Perguntas imediatas**
A. **O bebê está realmente convulsionando?** Esta questão é muito importante e é, muitas vezes, inicialmente difícil de responder. Os bebês podem ter muitos movimentos incomuns que

podem parecer convulsões, mas não o são. Às vezes, é difícil distingui-los, e um eletrencefalograma (EEG) muitas vezes é necessário. Os seguintes são movimentos episódicos comuns que não são convulsões.

1. **"Nervosismo" ou "tremor" (*jitteriness*).** "Nervosismo" (*jíter*) é, às vezes, confundido com convulsões. Em um bebê nervoso, os movimentos oculares são normais (sem desvio ocular), as mãos param de se mover se forem agarradas, e os movimentos são de uma natureza fina (semelhante a tremor, não semelhantes a clônicos, como em convulsões). Em um bebê que está convulsionando, os movimentos oculares podem ser anormais (p. ex., mirada fixa, piscando, abalos nistagmoides, ou desvio ocular horizontal tônico). As mãos continuam a se mover se agarradas, e os movimentos são de uma natureza mais grosseira. O EEG é normal com nervosismo (*jíter*) e anormal com atividade convulsiva.
2. **Mioclônus de sono neonatal benigno.** Outra condição benigna que simula convulsões. Esta se apresenta com movimentos rítmicos somente durante sono. EEG não mostra convulsão.
3. **Mioclônus benigno da lactância inicial (raro).** Este envolve espasmos musculares da cabeça, pescoço e extremidades e piscar de olhos que se assemelham a convulsões.
4. **Ataques de estremecimento benignos.** Estes eventos envolvem movimentos de estremecimento que consistem em tremores e enrijecimento das extremidades superiores.
5. **Distonia/discinesia neonatal.** Estes movimentos anormais podem ser associados à asfixia, doenças metabólicas ou toxicidade materna.
6. **Movimentos associados a movimentos oculares rápidos (REM).** Bebês podem ter movimentos oculares rápidos verticais e horizontais combinados com contrações dos membros até movimentos do corpo inteiro.
7. **Síndrome de Sandifer.** Bebês com refluxo gastroesofágico (GE) podem ter ataques de postura opistotônica e enrijecimento com olhar fixo e extremidades com abalos. Isto pode ser secundário à dor de material ácido, refluindo para dentro do esôfago. Eles tipicamente ocorrem 30 minutos depois de comer.
8. **Torcicolo paroxístico benigno.** Inclinação episódica da cabeça para um lado pode ocorrer com irritabilidade e palidez.
9. **Reação distônica à droga.** Isto pode ocorrer com uma reação aguda à droga. Metoclopramida pode causar isto.
10. **Opistótono pode ser visto.** Há prolongado arqueamento do dorso e movimentos oculares normais. Isto pode ser secundário à irritação meníngea (doença de Gaucher, kernicterus, aminoacidúrias).
11. **Opsoclônus neonatal.** Isto é caracterizado por oscilações rápidas dos olhos. Pode ser normal ou visto em encefalite de herpes simples ou encefalopatia isquêmica hipóxica (HIE).
12. **Outros movimentos (automatismos motores).** Certos movimentos (espreguiçar, sucção, pedalar, nadar, bicicleta, movimentos linguais bucais orais intermitentes e fasciculações da língua) podem ser normais ou representar uma convulsão sutil ou representar fenômenos de liberação do tronco cerebral, uma vez que eles não se correlacionam com atividade convulsiva EEG.

B. **Há uma história de asfixia de parto ou fatores de risco para sepse?** Asfixia e sepse com meningite podem causar convulsões neonatais.

C. **O bebê é a termo completo ou pré-termo?** Os bebês a termo são mais tendentes a ter convulsões sutis e convulsões por asfixia, e a desenvolver convulsões mais cedo. Os bebês pré-termo são mais tendentes a ter convulsões clônicas e convulsões por hemorragia peri-intraventricular, e a desenvolver convulsões mais tarde.

D. **O bebê tem quaisquer fatores de risco?** Baixo peso ao nascimento ou pequeno para a idade gestacional.

E. **Qual é o nível da glicemia?** Hipoglicemia é uma causa facilmente tratável de convulsões no período neonatal.

F. **Qual é a idade do bebê?** A idade do bebê é, muitas vezes, o melhor indício quanto à causa das convulsões. Causas comuns de convulsões em idades específicas são as seguintes:

1. **Ao nascimento.** Agentes anestésicos maternos podem causar convulsões tônicas graves tipicamente nas primeiras horas de vida, e elas podem ocorrer até 6–8 horas de vida. O anestésico pode ser injetado no recém-nascido acidentalmente durante o parto. Recém-nascido se apresenta com apneia, flacidez, asfixia e convulsões.
2. **Dentro de 30 minutos a 3 dias após o nascimento.** Deficiência de piridoxina (convulsões dependentes de B_6). Estes bebês podem também ter convulsões *in utero*.
3. **Dia 1 (primeiras 24 horas).** Anormalidades metabólicas, como hipoglicemia, hipocalcemia, HIE (apresentando-se às 6–18 horas após nascimento e se tornando mais grave nas 24–48 horas seguintes). Trauma de parto (apresenta-se com 12 horas ou mais: hemorragia subaracnóidea primária, trombose venosa cerebral, laceração da foice ou do tentório com hematoma subdural), infecções intrauterinas do CNS e sepse, abstinência de droga, toxicidade de anestésico local inadvertida e dependência de piridoxina.
4. **24–72 horas.** Disgenesia cerebral, vascular (infarto cerebral, hemorragia intracerebral, trombose venosa cortical/sinusal), hemorragia intraventricular (IVH), hemorragia subaracnóidea com contusão cerebral de trauma de parto. Metabólica (hipocalcemia, hipoglicemia, hiponatremia, hipernatremia), encefalopatia de glicina, distúrbios do ciclo da ureia, e aminoacidúrias e acidúria orgânica.
5. **72 horas a 1 semana.** Convulsões neonatais familiais, malformações cerebrais, infarto cerebral, hipoparatireoidismo, eventos vasculares (hemorragia de trombose venosa), kernicterus, encefalopatia de glicina, distúrbios do ciclo da ureia, aminoacidúrias e acidúria orgânica, hipocalcemia de esclerose tuberosa e infecções TORCH.
6. **1–4 semanas (> 1 semana).** Hipocalcemia de início tardio, distúrbios peroxissômicos, disgenesia cerebral, dismetabolismo da frutose, doença de Gaucher tipo 2, GM1 gangliosidose tipo 1, encefalite de vírus herpes simples (HSV) 2, hiperglicinemia cetótica, doença de urina em xarope de bordo (*MSUD*), esclerose tuberosa, distúrbios do ciclo da ureia, abstinência de metadona e síndrome de De Vivo (convulsões mais precoces às 2 semanas de idade, mas tipicamente nesta faixa).
7. **Início variável.** Acidente vascular encefálico, trombose sinusal, outros defeitos do desenvolvimento.

G. **Há uma história de família de convulsões?** Se assim for, uma síndrome genética/herdada pode estar presente e pode sugerir um bom prognóstico (convulsões infantis familiais benignas).

H. **Existem quaisquer indícios na história da gravidez, parto ou pós-natal que apontariam convulsões?** Nuliparidade, pré-eclâmpsia, diabetes gestacional, obesidade, fumo e asma aumentam o risco. Idade materna avançada e bebês de mães afro-americanas têm um risco mais alto; bebês de mães asiáticas e hispânicas brancas têm um risco mais baixo do que mães caucasianas. Fatores de risco intraparto são segundo período prolongado do trabalho de parto, sofrimento fetal, parto catastrófico, cesariana ou parto vaginal operatório, infecções TORCH, ou história de rubéola.

I. **O bebê está sob protocolo de hipotermia terapêutica?** Convulsões são comuns durante o protocolo de hipotermia terapêutica. (Ver Capítulo 38.)

III. **Diagnóstico diferencial.** (Ver também Capítulo 86 e Tabela 86–1.) A maioria dos recém-nascidos (75–90%) com convulsões tem uma etiologia subjacente. **Atividade convulsiva** pode ser secundária a:

A. **Anormalidades do CNS**
1. **Lesão cerebral hipóxico-isquêmica.** Esta é a causa mais comum de convulsões neonatais. Ela pode ser secundária a causas pré-natais (descolamento da placenta, sofrimento fetal, compressão do cordão), perinatais (sofrimento fetal, hemorragia materna) e pós-natais (hipertensão pulmonar persistente [PPH], cardiopatia congênita, doença respiratória). Pode ser generalizada, clônica, ou mais sutil. **Bebês recebendo hipotermia terapêutica têm uma alta incidência de convulsões.**
2. **Sangramentos no CNS.** Hemorragia intracraniana, incluindo subaracnóidea (mais comum em bebês a termo), matriz germinal, periventricular-intraventricular (principalmente pré-termo), parenquimatosa (mais comum em bebês prematuros) ou subdural (mais

comum em bebês a termo). Bebês nascidos de parto vaginal tendem mais a ter uma hemorragia intracraniana. Trauma do CNS por um parto difícil pode contribuir.
3. **Infarto cerebral neonatal (acidente vascular encefálico perinatal).** Uma causa comum de convulsões em bebês a termo completo (1 em 2.300 a 1 em 5.000). Sua origem permanece não clara (ou causas trombóticas ou embólicas). Frequentemente se apresenta com convulsões focais com infarto de artéria ou veia cerebral. Lesões isquêmicas cerebrais são raras no bebê a termo e se apresentam como convulsões focais.
4. **Trombose de seio venoso perinatal.** Apresenta-se com convulsões, apneia e irritabilidade.
5. **Hidrocefalia.** Vinte por cento dos bebês com hemorragia periventricular ou intraventricular desenvolvem hidrocefalia pós-hemorrágica.
6. **Anormalidades congênitas/desenvolvimentais do cérebro.** Estas podem causar convulsões. Frequentemente o bebê tem anomalias óbvias da face ou cabeça se estiverem presentes anormalidades do desenvolvimento. Mais comuns são lissencefalia e holoprosencefalia.
7. **Encefalopatia hipertensiva.**
8. **Trauma do CNS.** Frequentemente há uma história de um parto difícil.
9. **Síndromes neurocutâneas,** como esclerose tuberosa e *incontinentia pigmenti*.

B. **Anormalidades eletrolíticas**
1. **Hipoglicemia.** Bebê de mãe diabética (IDM), doença pancreática, doença de armazenamento de glicogênio.
2. **Hipocalcemia.** Recém-nascidos expostos a topiramato *in utero* ou com deleção cromossômica 22q11 podem ter convulsões hipocalcêmicas. **Hipocalcemia precoce** (2–3 dias) pode ocorrer em bebês pré-termo com insultos pré-natais ou perinatais. **Hipocalcemia tardia** (5–14 dias) pode ocorrer por causas nutricionais, hiperparatireoidismo materno e do recém-nascido, ou síndrome de DiGeorge.
3. **Hipomagnesemia, hiponatremia ou hipernatremia.**

C. **Infecção**
1. **Meningite, encefalite ou abscesso.** Meningite bacteriana (especialmente decorrente de *Escherichia coli* e *Streptococcus* grupo B) é uma causa comum. Herpes simples é a causa mais comum de encefalite não bacteriana. *Paraechovírus* humano pode causar encefalite e convulsões.
2. **Sepse.** Muitas vezes decorrente de *E. coli* e *Streptococcus* grupo B. Septicemia sem meningite pode-se apresentar com convulsões.
3. **Infecções congênitas.** Toxoplasmose, citomegalovírus, herpes simples, rubéola, sífilis, coxsackievírus, vírus de imunodeficiência adquirida (AIDS).

D. **Abstinência de droga neonatal.** (Ver Capítulo 132.) Convulsões são uma manifestação incomum de abstinência, cujo mecanismo não está claro. Convulsões ocorrem em 2–11% dos bebês com abstinência de opiáceo. Bebês também podem ter um EEG anormal sem convulsões (30% em abstinência de opiáceo). Convulsões também podem ocorrer em abstinência não relacionado com narcótico (álcool, antidepressivos, inibidores seletivos da recaptação de serotonina [SSRIs], barbitúricos, sedativo-hipnóticos, cocaína).

E. **Erros inatos do metabolismo.** (Ver Capítulo 105.) Convulsões são um sintoma comum de doenças metabólicas. O tipo de convulsão ou os achados EEG raramente são específicos de um distúrbio metabólico particular. Frequentemente vistas em bebês após alimentação e que têm > 72 horas de idade. Incluem doença de armazenamento de glicogênio, galactosemia, acidemias orgânicas, intolerância hereditária à frutose, doença de urina em xarope de bordo, distúrbios do ciclo da ureia, hiperglicinemia não cetótica, distúrbios congênitos da glicosilação, distúrbios da oxidação de ácidos graxos e defeitos da cadeia respiratória.
1. **Convulsões dependentes de piridoxina ou epilepsia dependente de piridoxina (PDE).** A maioria é causada por uma rara mutação genética.
2. **Convulsões responsivas ao ácido folínico.** Ocorrem quando há uma anormalidade nos estudos de neurotransmissores no líquido cefalorraquidiano (CSF). Doença muito rara; < 10 casos foram descritos.

3. **Síndrome de De Vivo (síndrome de deficiência de GLUT-1).** Esta é uma condição rara que é causada por transporte inadequado de glicose através da barreira hematoencefálica.
F. **Agentes anestésicos maternos (causa rara).** Se um anestésico local (p. ex., mepivacaína) for acidentalmente injetado no couro cabeludo do bebê durante um bloqueio pudendo, paracervical ou epidural, convulsões podem ocorrer ao nascimento. Pode-se verificar enviando pedido de nível sanguíneo do agente suspeitado.
G. **Toxicidade de droga.** Ocorre por agentes, como teofilina ou cafeína.
H. **Policitemia com hiperviscosidade.**
I. **Síndromes genéticas.** As que podem-se apresentar com convulsões incluem a síndrome de Zellweger, síndrome de Smith-Lemli-Opitz e outras.
J. **Cinco síndromes epilépticas precoces que podem-se apresentar no período de recém-nascido (causa rara de convulsões neonatais).** Estes bebês podem ter um exame normal e parecer bem com convulsões recorrentes.
 1. **Convulsões neonatais familiais benignas.** Frequentemente se apresentam no segundo ou terceiro dia de vida e são frequentemente dominantes autossômicas ou por uma mutação espontânea. Bebês podem ter 10–20 convulsões por dia, mas frequentemente "as superam" após 1–6 meses sem nenhum problema a longo prazo ou recorrente.
 2. **Convulsões neonatais não familiais (idiopáticas) benignas, conhecidas de outro modo como "ataques do quinto dia".** Geralmente, começam nos dias 4–6 e tendem a acabar em 24 horas. São multifocais sem história familial. A probabilidade de ter convulsões mais tarde é a mesma que na população em geral.
 3. **Epilepsia mioclônica precoce é uma rara encefalopatia epiléptica.** Apresenta-se dentro de horas do nascimento com mioclônus e convulsões parciais. Os bebês geralmente morrem dentro dos primeiros 2 anos de vida e podem ter um defeito metabólico subjacente.
 4. **Encefalopatia epiléptica infantil precoce (síndrome de Ohtahara).** Uma síndrome epiléptica grave com uma malformação cerebral associada.
 5. **Convulsões parciais migratórias malignas no lactente.** Ocorrem em 3 fases: a primeira é de convulsões focais esporádicas, apresentando-se desde o primeiro dia de nascimento; na segunda fase, as convulsões se tornam mais frequentes; e a terceira fase é livre de convulsões.

IV. **Banco de dados**
A. **História.** Uma história detalhada pode ajudar a diagnosticar atividade convulsiva. A mãe tem diabetes gestacional, tem quaisquer doenças sexualmente transmitidas/infecções sexualmente transmitidas (STDs/STIs), usa quaisquer medicações ou drogas, ou tem um distúrbio hemorrágico, ou tem qualquer história de epilepsia na família? Existe uma história de consanguinidade (pensar em erro inato do metabolismo). O prestador observando a atividade deve registrar uma descrição completa do evento no prontuário. A mãe observou soluços *in utero* (hiperglicemia não cetótica)? Bebês nascidos por parto vaginal têm mais probabilidade de ter hemorragia intracraniana do que bebês nascidos de cesariana.
B. **Exame físico.** Dedicar estrita atenção ao estado neurológico. Olhar o couro cabeludo quanto à evidência de injeção durante o parto. Há macro/microcefalia? Apneia recorrente pode ser uma manifestação de uma convulsão. O exame cutâneo revela uma erupção vesicular (herpes, *incontinentia pigmenti*)? Procurar características dismórficas em síndrome de Zellweger ou síndrome de Smith-Lemli-Opitz. A maioria das convulsões no recém-nascido é focal. Tentar avaliar o tipo de convulsões, usando a classificação de Volpe:
 1. **Clônicas.** Principalmente bebês a termo com movimento rítmico lento. Focais ou multifocais. Tipicamente vê-se uma extremidade (focais; melhor prognóstico) ou apenas um lado do corpo.
 2. **Tônicas.** Frequentemente generalizadas. Principalmente bebês pré-termo com postura de extensão ou flexão sustentada. Tipicamente compromete uma extremidade ou o corpo todo com extensão de braços e pernas ou enrijecimento do corpo. Olhos desviam-se para cima, e se observa apneia. Focais (menos comuns) e generalizadas (mais comuns).
 3. **Mioclônicas (raras).** Abalos em flexão rápidos ou movimentos de sacudidelas. Tipicamente uma extremidade ou em várias partes do corpo. Podem ser focais, multifocais ou

generalizadas. Movimentos rápidos de flexão ou extensão de extremidades acarretam mau prognóstico.
4. **Convulsões sutis/convulsões autonômicas (automatismos motores).** Quaisquer alterações no comportamento neonatal, funções motoras e função autonômica que são frequentemente difíceis de reconhecer e passam despercebidas. Exemplos incluem movimentos oculares, mastigação, pedalagem ou apneia. Algumas destas alterações podem não representar atividade convulsiva, mas liberação do tronco cerebral (comportamentos reflexos automáticos liberados, quando o córtex cerebral não está funcionando normalmente). Se encontrados em bebês pré-termo, é mais comum e mais provável que seja atividade convulsiva do que se encontrados em bebês a termo. Apneia recorrente pode raramente ser uma manifestação convulsiva (suspeitar isto se nenhuma alteração na frequência cardíaca [nenhuma bradicardia] e houver postura tônico-clônica).

C. **Estudos laboratoriais.** Testes laboratoriais imediatos devem incluir um mínimo de gasometria arterial, eletrólitos séricos e hemograma completo (CBC) com diferencial.
  1. **Estudo metabólico**
     a. **Glicose sérica.** Se a testagem com tira de papel à beira do leito for < 40 mg/dL, obter um valor central.
     b. **Sódio sérico.** Para avaliar hiponatremia ou hipernatremia.
     c. **Níveis de cálcio ionizado e total séricos.** Apenas um nível de cálcio ionizado é frequentemente necessário, mas se isto não puder ser feito IMEDIATAMENTE, um cálcio total deve ser pedido. Cálcio ionizado é a medida mais acurada do cálcio.
     d. **Magnésio sérico.**
  2. **Estudo de infecção**
     a. **CBC com diferencial.** Um hematócrito também exclui policitemia.
     b. **Culturas de sangue, urina e CSF (para bactérias e vírus).** Reação em cadeia de polimerase (PCR) do CSF para vírus herpes simples, se suspeitado.
     c. **Imunoglobulina M (IgM) sérica e títulos TORCH IgM-específicos.** O título de IgM sérica pode estar elevado em infecções TORCH.
  3. **Triagem de droga na urina.** Se for suspeitada abstinência de droga.
  4. **Nível de teofilina ou cafeína.** Se o bebê estiver com esta medicação e toxicidade for suspeitada.
  5. **Gasometrias sanguíneas.** Para excluir hipóxia ou acidose.
  6. **Estudos da coagulação.** Se houver evidência de hemorragia.
  7. **Estudos para erros inatos do metabolismo.** Incluir amônia sérica (aumentada em defeitos do ciclo da ureia e do metabolismo de ácidos orgânicos), ácido láctico (elevado no metabolismo de ácidos orgânicos), lactato no CSF, ensaios de ácidos orgânicos urinários/aminoácidos séricos. Urina para aminoácidos e teste de 2,4-dinitrofenilidrazina (DNPH) (*MSUD*). Testar soro e CSF para glicina (hiperglicinemia não cetótica).
  8. **Punção lombar.** Se sangue estiver no CSF, ele pode sugerir uma hemorragia intraventricular (IVH). Culturas e testagem rápida do líquido devem ser feitas para diagnosticar infecção (ver Capítulos 44 e 124). Checar glicose para síndrome De Vivo e neurotransmissores no CSF para convulsões responsivas a ácido folínico, líquido espinal para glicina para hiperglicinemia não cetótica, ácido láctico para doenças mitocondriais, e neurotransmissores para ácido hidroxiindolacético (HIAA) e ácido homovanílico (HVA). Nível elevado de amônia pode indicar um defeito do ciclo da ureia ou do metabolismo dos ácidos orgânicos.

D. **Imageamento e outros estudos.** Estudos radiológicos imediatos devem incluir uma ultrassonografia da cabeça e EEG.
  1. **Exame com ultrassonografia da cabeça.** Isto confirma hemorragia periventricular-intraventricular (PV-IVH). **Nota:** A coexistência de IVH e convulsões não significa necessariamente que as duas são relacionadas.
  2. **CT da cabeça.** Para diagnosticar hemorragia subaracnóidea ou subdural. Ela pode também revelar uma malformação congênita ou infarto cerebral, se suspeitados. Exposição à radiação é uma preocupação.

3. **Imagem de ressonância magnética (MRI) craniana.** Um exame muito sensível usado para ajudar a determinar a etiologia das convulsões. Ela na realidade tem maior sensibilidade para identificar dano isquêmico, hemorragias intracranianas e malformações cerebrais do que tomografia computadorizada (CT) ou ultrassom. Sua desvantagem é que é difícil de obter em um bebê instável. **Ressonância magnética angiografia e venografia** é útil para fazer o diagnóstico de infarto cerebral. **Imagem ponderada em difusão (*DWI*)** é útil em lesão hipóxica inicial.

4. **Eletrencefalografia (EEG).** Geralmente não é possível efetuar um EEG durante o episódio de atividade convulsiva. O EEG raramente é útil para fazer um diagnóstico específico. Este estudo deve ser feito em algum tempo depois de a atividade convulsiva ter sido documentada; ele pode também ser usado como um estudo básico e pode mostrar alterações compatíveis com a localização da lesão no infarto cerebral. O padrão interictal também é útil para predizer futura atividade convulsiva. Convulsões clônicas focais possuem uma correlação EEG constante; convulsões sutis não. **Monitoramento EEG em vídeopoligráfico** pode ser feito, se convulsões neonatais infrequentes continuarem.

5. **Eletrencefalografia de amplitude integrada (aEEG).** Unidades portáteis menores com apenas 2–4 eletrodos de couro cabeludo, em vez dos usuais 12–16. Elas também fornecem leitura mais curta, mais simples do que o EEG convencional. Estas unidades detectaram a maioria das convulsões em bebês de risco. aEEG tem mais alta sensibilidade e especificidade nas mãos de usuários experientes.

V. Plano

A. **Medidas gerais.** Uma vez determinado que o bebê está tendo convulsões, **é necessária avaliação imediata e possível tratamento.** Revisão Cochrane afirma que há pouca evidência para suportar o uso de quaisquer anticonvulsivos atualmente usados em recém-nascidos. A maioria da evidência suporta que convulsões recorrentes devem ser tratadas. Deve ser obtido parecer de neurologia. As seguintes medidas imediatas devem ser tomadas:

1. **Excluir hipóxia pela medição dos gases sanguíneos, e começar oxigenoterapia.** Avaliar a via aérea e a respiração do bebê. Intubação e ventilação mecânica podem ser necessárias para manter oxigenação e ventilação. Corrigir qualquer acidose metabólica.

2. **Checar a glicemia.** Um teste com Dextrostix ou Chemstrip-bG tira de papel deve ser feito imediatamente para excluir hipoglicemia, enquanto uma amostra IMEDIATA é enviada ao laboratório para confirmação. Se o teste com tira de papel mostrar baixa glicemia, é aceitável dar glicose 10%, 2–4 mL/kg *push* IV, antes de obter resultados do laboratório.

3. **Obter IMEDIATAMENTE níveis séricos de cálcio, sódio e magnésio.** Se estes níveis forem baixos em valores anteriores e uma doença metabólica for fortemente suspeitada como a causa das convulsões, é aceitável tratar o bebê antes que novos valores de laboratório estejam disponíveis.

4. **Terapia anticonvulsiva.** Se hipóxia e todas as anormalidades forem tratadas, ou se gasometria e valores de estudo metabólico forem normais, começar terapia anticonvulsiva. Para informação farmacológica detalhada, ver Capítulo 148.

   a. **Fenobarbital é a droga de primeira linha.** Inicialmente, 20 mg/kg são dados como dose de carga, mas doses adicionais de 5 mg/kg até 40 mg/kg podem ser dadas, se as convulsões continuarem. Tem sucesso em < 50% dos pacientes.

   b. **Se convulsões persistirem.** Dar **fenitoína** (Dilantin), 20 mg/kg/dose, a uma velocidade de 1 mg/kg/min ou menos. **Fosfenitoína pode ser preferida** em alguns centros (ver posologia no Capítulo 148) porque foi associada a menor número de efeitos colaterais que a fenitoína (menos hipotensão, menos anormalidades cardíacas e menos lesão de tecido mole).

   c. **Se convulsões ainda persistirem.** A **terceira medicação** usada é uma **benzodiazepina.** Depressão respiratória pode ocorrer com estas medicações, mas frequentemente não é um problema, porque a maioria dos bebês já está sob ventilação mecânica. A maioria das instituições usa **lorazepam**.

i. **Lorazepam.** Dar IV, pode ser repetido 4-6 vezes em um período de 24 horas. É vantajoso de usar em relação ao diazepam porque causa menos sedação e depressão respiratória. A dose é de 0,05-0,1 mg/kg cada 8-12 horas.
ii. **Midazolam.** Uma benzodiazepina de ação curta que pode ser dada por infusão contínua. Ver dose no Capítulo 148.
iii. **Diazepam.** Efetivo se dado por uma infusão contínua de 0,3 mg/kg/h. Outra dose listada foi de 0,25 mg/kg cada 6-8 horas.
iv. **Algumas instituições** estão usando levetiracetam (Keppra) como a terceira de escolha, especialmente após consulta à neurologia pediátrica.

d. **Se convulsões persistirem e outras causas tiverem sido excluídas.** Três doenças necessitam ser consideradas porque são tratáveis:
   i. **Convulsões dependentes de piridoxina (B_6).** Uma experiência de piridoxina (vitamina B_6), 50-100 mg dada IV com monitoramento EEG, é agora recomendada. Em caso de dependência de piridoxina, as convulsões param rapidamente depois que a medicação foi dada. Algumas instituições aguardam para dar isto depois de 3 medicações terem sido dadas e falhado; alguns experimentam isto após 2 medicações terem sido dadas.
   ii. **Convulsões responsivas ao ácido folínico (raras).** Obter estudos de neurotransmissores no CSF. Então ácido folínico é dado a 2,5 mg duas vezes ao dia (até 4 mg/kg/d inicialmente) em 2 doses. Após 24 horas de tratamento, convulsões podem parar. Ácido folínico pode ser dado por 48 horas como experiência.
   iii. **Síndrome de De Vivo (deficiência de transportador de glicose).** Tratamento é uma dieta cetogênica.

e. **Se convulsões ainda persistirem.** As drogas de salvamento seguintes podem ser usadas, dependendo da preferência da instituição:
   i. **Fenobarbital em alta dose.** > 30 mg/kg para alcançar nível sérico > 60 mcg/mL.
   ii. **Midazolam.** IV e tem sido dado intranasalmente. Dose IV é de 0,2 mg/kg, a seguir 0,1-0,4 mg/kg/h.
   iii. **Pentobarbital.** 10 mg/kg IV, a seguir 1 mg/kg/h.
   iv. **Tiopental.** 10 mg/kg/IV, a seguir 2-4 mg/kg/h.
   v. **Clonazepam.** 0,1 mg/kg oralmente.
   vi. **Ácido valproico.** 10-25 mg/kg, a seguir 20 mg/kg/d em 3 doses.
   vii. **Levetiracetam (Keppra).** Ver dose no Capítulo 148.
   viii. **Lignocaína.** 2 mg/kg IV com manutenção de 1-6 mg/kg/h,
   ix. **Paraldeído.** Dado por via retal (preparação IV, não mais disponível nos Estados Unidos); usado como último esforço.
   x. **Lidocaína.** 2 mg/kg IV, a seguir 6 mg/kg/h com monitoramento cardíaco. Têm sido usadas doses de infusão nova para diminuir arritmias cardíacas. Não recomendada em bebês que foram tratados com fenitoína ou que têm cardiopatia congênita.

B. **Medidas específicas**
   1. **Lesão hipóxico-isquêmica.** Convulsões secundárias à asfixia de parto frequentemente presentes em algum lugar entre 6-18 horas de idade. Muitos bebês receberão hipotermia terapêutica, em que a incidência de convulsões é alta.
      a. **Observação cuidadosa.** Necessária pelo médico e a equipe de enfermagem para detectar atividade convulsiva.
      b. **Fenobarbital profilático.** Usado em algumas instituições (***controvertido***). Um estudo afirmou que o uso de fenobarbital dentro de 6 horas do nascimento em bebês com encefalopatia isquêmica hipóxica diminuiu a incidência de convulsões neonatais. Entretanto, terapia anticonvulsiva logo depois do nascimento em bebês asfixiados de parto não pode ser recomendada a não ser que maiores estudos e em maior número sejam feitos.
      c. **Restringir líquidos a ~60 mL/kg/d.** Monitorar eletrólitos séricos e débito urinário.
      d. **Se convulsões começarem.** Seguir as diretrizes dadas na Seção V.A.4. Tratamento ideal de convulsão é ***controvertido***, e muitas das medicações têm eficácia limitada.
   2. **Hipoglicemia.** Tratar e determinar a causa, conforme delineado no Capítulo 63.

3. **Hipocalcemia.** Dar 100–200 mg/kg de gluconato de cálcio lentamente IV. Certificar-se de que o bebê está recebendo terapia com cálcio para manutenção (frequentemente 50 mg/kg cada 6 horas). Monitorar a frequência cardíaca continuamente, e confirmar posição IV correta. (Ver também Capítulo 91.)
4. **Hipomagnesemia.** Dar 0,2 mEq/kg de sulfato de magnésio IV cada 6 horas, até que os níveis de magnésio estejam normais ou os sintomas regridam. (Ver Capítulo 93.)
5. **Hiponatremia.** Ver Capítulo 64.
6. **Hipernatremia.** Tratar a atividade convulsiva como descrito na Seção V.A.4. Se a hipernatremia for secundária a aporte líquido diminuído, aumentar a quota de água livre. A quantidade de sódio necessita ser diminuída; ela deve ser reduzida ao longo de 48 horas para diminuir a possibilidade de edema cerebral.
7. **Hipercalcemia.** Planos usuais incluem o seguinte:
    a. **Aumentar líquidos IV** em 20 mL/kg/d.
    b. **Administrar um diurético** (p. ex., furosemida [Lasix], 1–2 mg/kg/dose cada 12 horas).
    c. **Administrar fosfato** 30–40 mg/kg/d oralmente ou IV.
    d. **Glicocorticoides** podem ser efetivos a curto prazo.
    e. **Calcitonina,** mas experiência é limitada com recém-nascidos.
8. **Infecção.** Se sepse for suspeitada, um estudo completo deve ser efetuado, e iniciada antibioticoterapia de amplo espectro empírica. Lembrar que aminoglicosídeos têm má penetração no CSF. Terapia antiviral (aciclovir) deve ser considerada em bebês > 1 semana de idade ou mais cedo, se houver ruptura prematura das membranas, para tratamento de vírus herpes simples. Algumas instituições tratam todos os bebês com convulsões empiricamente com aciclovir, quando há um alto índice de suspeição de infecção herpética. Um levantamento séptico completo inclui contagem de leucócitos com diferencial, hemocultura, testes de antígenos urinários e séricos, punção lombar, cultura para bactérias e vírus (se indicado), e exame de urina e urocultura (se indicado). Reação em cadeia de polimerase do CSF e culturas de superfícies devem ser feitas, se herpes for suspeitado.
9. **Síndrome de abstinência de droga.** Terapia suportiva e anticonvulsivos são usados. (Ver Capítulo 132.)
10. **Hemorragia subaracnóidea.** Apenas terapia suportiva é necessária. (Ver Capítulo 108.)
11. **Hemorragia subdural.** Apenas terapia suportiva é necessária, a não ser que o bebê tenha lacerações da foice e tentório, para as quais correção cirúrgica rápida é necessária. Hemorragia sobre as convexidades cerebrais é tratada por punções subdurais. (Ver Capítulo 108.)
12. **Trauma do CNS.** Em casos de fratura de crânio com afundamento, elevação do osso pode ser necessária.
13. **Hidrocefalia.** Repetidas punções lombares podem ser necessárias, ou um *shunt* pode ter que ser colocado. (Ver Capítulo 110.)
14. **Policitemia.** Troca parcial por plasma é muitas vezes usada. (Ver Capítulos 75 e 129.)
15. **Infarto cerebral.** Terapia suportiva e terapia de convulsões, conforme descrito anteriormente. Acompanhamento estrito é necessário por causa de possíveis sequelas neurológicas (p. ex., hemiplegia, dificuldades cognitivas, retardos na aquisição de linguagem e retardo do desenvolvimento). A maioria dos casos tem um resultado normal.
16. **Injeção acidental de anestésico.** Suporte ventilatório vigoroso e remoção da droga por diurese ou exsanguinotransfusão é recomendada. Medicações para convulsão geralmente não são necessárias.

52 Cianose

I. **Problema.** Durante um exame físico, um bebê parece azul. Cianose pode ser causada por uma elevação na hemoglobina desoxigenada (mais comum) ou uma doença de hemoglobina anormal.

II. **Perguntas imediatas**

  A. **O bebê tem dificuldade respiratória?** Se o bebê tiver esforço respiratório aumentado com frequência aumentada, retrações e dilatação nasal, doença respiratória deve ficar no alto da lista de diagnósticos diferenciais. **Cardiopatia cianótica** frequentemente se apresenta sem sintomas respiratórios ("bebê azul feliz"), mas pode ter taquipneia sem esforço (frequência respiratória rápida sem retrações). **Doenças do sangue** frequentemente se apresentam sem sintomas respiratórios ou cardíacos.

  B. **O bebê tem um sopro?** Um sopro geralmente significa cardiopatia, mas em bebês com malformações cardíacas congênitas, < 50% têm um sopro no período de recém-nascido. Transposição dos grandes vasos pode-se apresentar sem um sopro (~60%). Bulhas cardíacas abafadas podem indicar derrame pericárdico ou pneumopericárdio.

  C. **O bebê era cianótico ao nascer?** Bebês com **transposição dos grandes vasos** e **atresia tricúspide** podem-se apresentar com cianose quase imediatamente ao nascimento. No período perinatal, bebês com *truncus arteriosus*, retorno venoso pulmonar anômalo total e tetralogia de Fallot podem-se apresentar com cianose.

  D. **A cianose é contínua, intermitente, cíclica, de início súbito, ou ocorre apenas com alimentação ou choro?** **Cianose intermitente** é mais comum com doenças neurológicas; estes bebês podem ter ataques apneicos, alternando com períodos de respiração normal. **Cianose cíclica** pode ocorrer com obstrução nasal. **Cianose contínua** é mais comumente associada à doença pulmonar intrínseca ou doença cardíaca. **Cianose com alimentação** pode ocorrer com atresia esofágica e refluxo gastroesofágico grave. **Início súbito de cianose** pode ocorrer com um vazamento de ar, como pneumotórax. **Cianose que desaparece com choro** pode significar atresia coanal. **Cianose apenas com choro** pode ocorrer em bebês com tetralogia de Fallot. **Ataques cianóticos** com nenhuma ou mínima tosse podem ocorrer com coqueluche. **Choro** pode melhorar cianose em doença respiratória e piorar em doença cardíaca.

  E. **O oxímetro de pulso está normal e o bebê azul?** O oxímetro de pulso mede saturação de hemoglobina que está disponível para ligar oxigênio. Se houver hemoglobina anormal, ela não será medida. Se você vir um oxímetro de pulso normal em um bebê cianótico, pense em metemoglobinemia.

  F. **O bebê fez a triagem de oximetria de pulso recomendada para cardiopatia congênita?** Esta foi recomendada pela American Academy of Pediatrics (AAP) em todos os recém-nascidos (ver página 43) como um método útil de triagem para cardiopatia congênita cianótica crítica.

  G. **Existe cianose diferencial (DC)?** Cianose diferencial é quando há cianose da parte superior ou inferior do corpo somente, e frequentemente significa cardiopatia séria. **O pré-requisito para isto acontecer é a presença de um *shunt* da direita para a esquerda através do canal arterial patente (PDA).** Para diagnosticar isto, a saturação de oxigênio deve ser medida na área pré-ductal (mão direita é preferida uma vez que ela reflita acuradamente o valor pré-ductal) e na área pós-ductal (pé). Há 2 tipos diferentes de cianose diferencial.

   1. **Metade superior do corpo rosada, cianose na parte inferior do corpo (mais comum).** (Saturação de oxigênio é maior na mão direita do que no pé.) Ocorre com coarctação grave da aorta ou arco aórtico interrompido. Também pode ocorrer com hipertensão pulmonar persistente (PPH) com *shunt* da direita para a esquerda através do canal arterial.

   2. **Cianose na parte superior do corpo, parte inferior do corpo rosada.** Este tipo é muito raro (cianose diferencial inversa [RDC]) e ocorre quando a saturação de oxigênio é mais baixa na mão direita do que no pé. Isto é visto na transposição completa das grandes artérias com *shunt* através do PDA com hipertensão pulmonar persistente ou interrup-

ção/coarctação aórtica. Também pode ser vista em um bebê com conexão venosa pulmonar anômala total (TAPVC) supracardíaca à veia cava superior com um *shunt* através do PDA.

H. Qual é a história pré-natal e do parto? A mãe fez uma ultrassonografia pré-natal? Ela pode mostrar uma anomalia cardíaca. Um bebê de uma mãe diabética tem um risco aumentado de hipoglicemia, TTN (taquipneia transitória neonatal), policitemia, síndrome de desconforto respiratório e cardiopatia (TGA). Infecção, como a que pode ocorrer com ruptura prematura das membranas, pode causar choque e hipotensão com resultante cianose. Infecções virais Coxsackie B causam miocardite em bebês recém-nascidos. Anormalidades do líquido amniótico, como oligo-hidrâmnio (associado à atresia esofágica), podem sugerir uma causa para a cianose. Cesariana é associada a desconforto respiratório aumentado, taquipneia transitória neonatal (TTN) e hipertensão pulmonar persistente neonatal (PPHN). Hipertensão induzida pela gravidez pode ser associada à restrição do crescimento intrauterino (IUGR), policitemia e hipoglicemia. Infecções congênitas podem levar a anormalidades cardíacas. Idade materna avançada pode ser associada a defeitos congênitos, como síndrome de Down e síndrome de Turner, que incluem defeitos cardíacos. **Certas condições perinatais aumentam a incidência de cardiopatia congênita.**

1. **Medicações usadas pela mãe podem causar um aumento em cardiopatia congênita.** Anticonvulsivantes, lítio, indometacina, drogas anti-inflamatórias não esteroides (NSAIDs), ibuprofeno, sulfassalazina, talidomida, trimetoprim, sulfa, vitamina A, inibidores seletivos da recaptação de serotonina (SSRIs), maconha, álcool, fumar cigarros, cocaína e exposição a solventes orgânicos.

2. **Doenças maternas que aumentam o risco de cardiopatia congênita.** Fenilcetonúria (PKU) não tratada, diabetes pré-gestacional materno, doença febril durante o primeiro trimestre, gripe, rubéola materna, epilepsia e lúpus/doença do tecido conectivo maternos.

3. **Cardiopatia congênita materna e/ou cardiopatia congênita em um parente de primeiro grau.** Incidência aumentada de cardiopatia na criança.

III. Diagnóstico diferencial. Cianose se torna visível quando há > 3–5 g/dL de hemoglobina desoxigenada/dL. O grau de cianose depende de ambas a saturação de oxigênio e a concentração de hemoglobina. Cianose pode ser um sinal de comprometimento grave cardíaco, respiratório ou neurológico. **A etiologia mais comum de cianose em um bebê recém-nascido é respiratória.** Cianose também pode ser causada por uma capacidade reduzida de transportar oxigênio secundária a uma forma anormal de hemoglobina, como metemoglobinemia. Cianose pode não ser aparente em um bebê gravemente anêmico ou pode ser difícil de ver em um bebê com pigmentação escura. As causas de cianose podem ser classificadas como se originando de doença respiratória, cardíaca, do sistema nervoso central (CNS) ou outras.

A. Doenças respiratórias. Incluem doenças pulmonares primárias, obstrução da via aérea e compressão extrínseca dos pulmões e defeitos congênitos. **Doenças pulmonares são a causa mais comum de cianose no recém-nascido.**

1. **Doenças pulmonares primárias.** Síndrome de desconforto respiratório (RDS), TTN, síndromes de aspiração, pneumonia, displasia broncopulmonar/doença pulmonar crônica (BPD/CLD), enfisema intersticial pulmonar (PIE), hemorragia pulmonar.

2. **Obstrução da via aérea.** Tampão de muco, síndrome de Pierre Robin, atresia coanal, paralisia de prega vocal, macroglossia, atelectasia e outras.

3. **Compressão externa dos pulmões.** Qualquer síndrome de vazamento de ar, derrame pleural e outras.

4. **Defeitos congênitos.** Hérnia diafragmática congênita, hipoplasia pulmonar, malformação adenomatoide cística, enfisema lobar e outros.

B. Infecções. Sepse é a segunda causa mais comum de cianose em bebês. Sepse causa utilização aumentada de oxigênio, o que resulta em cianose. Meningite também pode-se apresentar com cianose.

C. Hipotensão e choque. Isto pode ser secundário à sepse, cardiogênico, neurogênico ou hipovolêmico, e todos podem-se apresentar com cianose (Ver Capítulo 66).

D. **Doenças cardíacas.** A maioria das cardiopatias congênitas que se apresentam nas primeiras semanas de vida são lesões cardíacas dependentes do canal arterial.
  1. **Todas as cardiopatias cianóticas que incluem os 5 Ts.** Transposição das grandes artérias é a mais comum cardiopatia congênita cianótica em recém-nascidos.
     a. *Transposição das grandes artérias.*
     b. *Retorno venoso pulmonar anômalo total.*
     c. *Atresia tricúspide.*
     d. *Tetralogia de Fallot.*
     e. *Truncus arteriosus.*
     f. **Sexto T ("toneladas de outras"/"Ts terríveis")** inclui todas as outras: estenose pulmonar grave, ventrículo direito com dupla saída, atresia pulmonar com septo ventricular intacto/ou com defeito septal ventricular (VSD), variações de ventrículo único, anomalia de Ebstein da valva tricúspide, síndrome de coração esquerdo hipoplásico com forame oval intacto (sem mistura ao nível atrial) e outras.
  2. **Hipertensão pulmonar persistente neonatal (PPHN).** Na PPHN, os bebês não fazem a transição de circulação fetal para recém-nascido. Hipertensão pulmonar causa *shunt* de sangue da direita para a esquerda, uma diminuição no fluxo sanguíneo pulmonar e cianose.
  3. **Insuficiência cardíaca congestiva grave.** Isto pode ocorrer por miocardiopatias (bebê de mãe diabética [IDM], erros inatos do metabolismo, doença genética ou neuromuscular), miocardite (bacteriana ou viral), cardiopatia congênita, sepse, asfixia perinatal e taquiarritmias sustentadas.
  4. **Pneumopericárdio ou derrame pericárdico.**
  5. **Outras anomalias congênitas,** como as associadas a malformações cardíacas: síndrome de Turner, síndrome de Noonan etc. **Malformação arteriovenosa pulmonar** é uma causa rara de cianose no recém-nascido.
E. **Doenças do sistema nervoso central.** Doenças do CNS podem causar apneia, convulsões e esforço respiratório diminuído.
  1. **Infecciosas.** Infecção bacteriana ou viral do CNS (meningite, encefalite).
  2. **Convulsões.** Infecção, metabólica, lesão do CNS, síndrome genética, doença congênita, distúrbio convulsivo primário.
  3. **Encefalopatia isquêmica hipóxica (HIE).**
  4. **Hemorragia.** Hemorragia periventricular/intraventricular, hemorragia subdural, hemorragia subaracnóidea, hemorragia intracerebelar, infarto.
  5. **Doenças congênitas.** Hidrocefalia congênita, atrofia muscular espinal, síndrome de hipoventilação central congênita.
  6. **Toxicidade de droga (toxicidade de opioide).**
F. **Doenças neuromusculares.** Doença de Werdnig-Hoffman, doença de Pompe, síndrome de Barth. Distrofia muscular de Duchenne ou de Becker, distrofia muscular de cinturas de membros, miopatia congênita, miastenia grave neonatal, lesão de nervo frênico e distrofia miotônica congênita.
G. **Doenças hematológicas.** Uma doença da hemoglobina pode interferir com o transporte de oxigênio e causar cianose.
  1. **Metemoglobinemia (O_2 arterial normal).** Uma vez que o sangue arterial seja de cor castanha, ele dá uma tonalidade azulada na pele de pessoas caucasianas. Pode ser congênita (familial) ou secundária a uma toxina (medicações, como mistura eutéctica de anestésicos locais, lidocaína e prilocaína [EMLA], sulfas, outras) ou substâncias ambientais.
  2. **Síndrome de policitemia/hiperviscosidade (O_2 arterial normal).** Bebês com esta podem-se apresentar com cianose periférica, taquipneia, insuficiência cardíaca congestiva (CHF) e cardiomegalia. Cianose é detectável a um valor mais alto de SaO_2. Policitemia pode causar hipertensão pulmonar.
  3. **Anemia grave** por hemorragia ou doenças hemorrágicas.

H. **Anormalidades metabólicas podem-se apresentar com apneia e cianose**
   1. **Abstinência de droga.**
   2. **Hipoglicemia, hipermagnesemia, acidose metabólica grave.**
   3. **Erros inatos do metabolismo.**
   4. **Raramente anormalidades** do cálcio, potássio e fósforo podem causar hipóxia e cianose. Anormalidades do cálcio e potássio podem causar arritmias cardíacas.
I. **Outros distúrbios**
   1. **Apneia e bradicardia.**
   2. **Hipotermia.**
   3. **Hipoadrenalismo/hipopituitarismo.**
   4. **Distensão abdominal com elevação do diafragma.**
   5. **Depressão respiratória** secundária a medicações (p. ex., sulfato de magnésio e narcóticos) ou sedação maternas.
J. **Pseudocianose.** Causada por iluminação fluorescente.

IV. **Banco de dados.** Obter uma história pré-natal e do parto (ver Seção II.H).
   A. **Exame físico**
      1. **Avaliar o bebê quanto à cianose central, periférica, acrocianose, *versus* cianose diferencial**
         a. **Cianose central.** Pele, lábios e língua aparecem azuis. Isto indica cianose generalizada. É causado por saturação de oxigênio arterial reduzida.
         b. **Cianose periférica.** A pele é azulada, mas as membranas mucosas orais são róseas. Vista na metemoglobinemia, causada por uma saturação de oxigênio arterial normal e extração aumentada de oxigênio.
         c. **Acrocianose.** Mãos e pés são azuis e nada mais. Isto pode estar presente em bebês normais nas primeiras 24–48 horas. É causado por tônus vascular imaturo ou vasoconstrição secundária a um ambiente frio. Menos comumente pode indicar má perfusão tecidual ou uma diminuição no débito cardíaco.
         d. **Cianose circum-oral.** Aparência azul em torno da boca. Há um plexo venoso em torno da boca que fica ingurgitado durante alimentação. Frequentemente um achado normal, pode ser uma expressão de cianose periférica.
         e. **Má perfusão periférica com cianose.** Vista em sepse, hipoglicemia, desidratação e hipoadrenalismo.
         f. **Cianose diferencial.** Cianose da parte superior ou inferior do corpo apenas (ver Seção II.G).
      2. **Avaliar o coração.** Verificar quanto a quaisquer sopros e quanto à frequência cardíaca e pressão arterial. Intensidade aumentada da segunda bulha cardíaca pode ser vista em hipertensão pulmonar. Segunda bulha única pode ser vista com transposição dos grandes vasos, atresia aórtica, *truncus arteriosus*, atresia pulmonar e condições com hipertensão pulmonar. Lembrar que nem todos os bebês com cardiopatia congênita têm um sopro. (Transposição dos grandes vasos pode não ter sopro detectável.) Bulhas cardíacas hipofonéticas podem significar pneumopericárdio ou derrame pericárdico. Um impulso cardíaco desviado pode significar dextrocardia ou dextroposição. Nem todos os bebês com sopros têm cardiopatia congênita.
      3. **Avaliar o sistema respiratório.** Há retração, dilatação nasal ou gemido? Retrações são frequentemente mínimas em cardiopatia. Checar a passagem nasal quanto à atresia coanal. Bebês com doença pulmonar terão taquipneia e respiração difícil, enquanto bebês com doença cardíaca não terão.
      4. **Avaliar o abdome.** Verificar um fígado aumentado. O fígado pode estar aumentado na CHF e hiperexpansão dos pulmões. Um abdome escafoide pode sugerir uma hérnia diafragmática. Hepatomegalia pode indicar alta pressão venosa.
      5. **Checar os pulsos.** Na coarctação da aorta, os pulsos femorais estão diminuídos. No canal arterial patente, os pulsos batem forte.

6. **Considerar problemas neurológicos.** Verificar apneia e respiração periódica, que podem ser associadas à imaturidade do sistema nervoso. Observar o bebê quanto a convulsões, que podem causar cianose, se o bebê não estiver respirando durante as convulsões.
7. **Avaliar quanto a malformações múltiplas no exame.** Estas podem sugerir defeitos subjacentes cardíacos ou pulmonares (anomalias "CHARGE" ou "VATER/VACTERL").

B. **Estudos laboratoriais**
   1. **Medições de gasometria arterial em ar ambiente.** Se o paciente não estiver hipóxico, ela sugere metemoglobinemia, policitemia ou doença do CNS. Se o paciente for hipóxico, efetuar o teste de hiperoxia, descrito mais tarde. Oximetria de pulso pode ser usada para verificar saturação arterial, mas não é um bom indicador de cianose central. Um **CO_2 aumentado** pode indicar distúrbios pulmonares, PPHN ou do CNS. **Acidose metabólica** pode indicar sepse, hipoxemia grave ou choque. Um **CO_2 baixo ou normal** pode indicar doença cardíaca.
   2. **Hemograma completo (CBC) com diferencial.** Isto pode revelar um processo infeccioso. Um hematócrito central de > 65% confirma policitemia.
   3. **Estudo de sepse.** Hemocultura e proteína C-reativa (CRP), urocultura e punção lombar (LP), se indicadas.
   4. **Glicemia.** Para detectar hipoglicemia.
   5. **Nível de metemoglobina.** Se o bebê tiver metemoglobinemia, o sangue não ficará vermelho quando exposto ao ar. Ele terá uma tonalidade chocolate. Para confirmar o diagnóstico, o laboratório deve executar uma determinação espectrofotométrica.

C. **Imagem e outros estudos**
   1. **Transiluminação do tórax.** (Ver Capítulo 45.) Deve ser feita em uma base emergencial, se pneumotórax for suspeitado.
   2. **Radiografia de tórax.** Se normal, sugere uma doença do CNS ou outra causa para a cianose (ver Seção III). Ela pode verificar doença pulmonar, vazamento de ar ou hérnia diafragmática. Pode ajudar a diagnosticar doença cardíaca ao avaliar o tamanho cardíaco e a vascularidade pulmonar. O **tamanho cardíaco** pode ser normal ou aumentado em hipoglicemia, policitemia, choque e sepse. Em lesões cardíacas com cianose e fluxo sanguíneo pulmonar aumentado, haverá **cardiomegalia**. **Marcas vasculares pulmonares diminuídas** representam fluxo sanguíneo diminuído pela circulação pulmonar e podem ser vistas na tetralogia de Fallot, atresia/estenose pulmonar, *truncus arteriosus* e anomalia de Ebstein. **Marcas arteriais pulmonares aumentadas** podem ser vistas no *truncus arteriosus*, ventrículo único e transposição das grandes artérias. **Marcas venosas aumentadas** podem ser vistas na síndrome de coração esquerdo hipoplásico e retorno venoso pulmonar anômalo total. **Forma do coração** pode ser importante:
      a. **Coração em forma de botina.** Tetralogia de Fallot, atresia tricúspide.
      b. **Coração em forma de ovo ("ovo em um cordão").** Transposição das grandes artérias.
      c. **Coração globoso grande.** Anomalia de Ebstein.
      d. **Dextrocardia/mesocardia.** Cardiopatia congênita.
      e. **"Boneco de neve" ou "figura de um 8".** Retorno venoso pulmonar anômalo total.
   3. **Teste de hiperoxia.** Por causa de *shunt* da direita para a esquerda intracardíaca, o bebê com cardiopatia congênita cianótica, em contraste com o bebê com doença pulmonar, é incapaz de elevar a saturação arterial. Medir o oxigênio arterial ao ar ambiente. A seguir colocar o bebê com oxigênio 100% durante 10–20 minutos. Então medir novamente o oxigênio arterial. É melhor não usar oximetria de pulso porque pode não dar um resultado acurado. *Nota:* Um valor de > 150 mmHg nem sempre exclui cardiopatia cianótica. Diagnóstico de doença cardíaca pode ser retardado por um teste enganador de hiperoxia e foi descrito (doença pulmonar com doença cardíaca, conexão venosa pulmonar anômala total infracardíaca com PaO_2 > 250 mmHg). Ecocardiograma deve ser feito, se não houver certeza.
      a. **Bebê normal.** PaO_2 > 300.
      b. **Doença pulmonar.** PaO_2 > 150 mmHg. Em um bebê com doença pulmonar grave, a saturação de oxigênio arterial pode não aumentar significativamente.

c. **Doença cardíaca.** PaO$_2$ < 50–70 mmHg. Em cardiopatia cianótica a PaO$_2$ mais provavelmente não aumentará significativamente (frequentemente < 100 mmHg e muitas vezes < 70 mmHg). O teste de hiperoxia também pode ajudar a diferenciar os diferentes tipos de cardiopatia. Bebês com transposição das grandes artérias ou obstrução grave da ejeção pulmonar frequentemente terão uma PaO$_2$ < 50 mmHg. Bebês com doença com ambos *shunts* da direita para a esquerda e da esquerda para a direita (*truncus arteriosus*, TAPVC sem obstrução, síndrome de coração esquerdo hipoplásico, ventrículo único com PDA) podem ter um aumento na PaO$_2$, mas raramente > 150 mmHg.

d. **HPPN.** Em bebês com PPHN, pode ou não aumentar significativamente. Se a PaO$_2$ aumentar < 20–30 mmHg, HPPN deve ser considerada.

e. **Doença neurológica.** PaO$_2$ > 150 mmHg.

f. **Metemoglobinemia.** PaO$_2$ > 200 mmHg, mas oximetria de pulso permanece baixa.

4. **Teste de *shunt* da direita para a esquerda.** Feito para excluir PPHN. Melhor modo de fazer isto é com oximetria de pulso. Colocar 2 oxímetros de pulso no bebê (um pré-ductal na mão direita, um pós-ductal em um dos pés). Se a diferença simultânea for > 5% entre as saturações de oxigênio pré-ductal e pós-ductal, ela é indicadora de um desvio da direita para a esquerda. Pode-se também tirar uma amostra de sangue simultânea da artéria radial direita (pré-ductal) e da aorta descendente ou da artéria radial esquerda (pós-ductal). Se houver uma diferença de > 10–15 mmHg (pré-ductal maior que pós-ductal), o desvio é significativo.

5. **Teste de hiperventilação.** Hiperventilar o bebê por 10 minutos (baixando a PaCO$_2$ e aumentando o pH) resultará em uma melhor acentuada na oxigenação (> 30 mmHg de aumento na PaO$_2$) na PPHN. Isto pode ajudar a diferenciar o bebê com PPHN daquele com cardiopatia congênita cianótica (pouca ou nenhuma resposta na CHD).

6. **Eletrocardiografia (ECG).** Frequentemente normal em pacientes com metemoglobinemia ou hipoglicemia. Com policitemia, hipertensão pulmonar ou doença pulmonar primária, o ECG é normal, mas pode mostrar hipertrofia ventricular direita. O ECG frequentemente não é diagnóstico por causa do desvio do eixo para a direita neonatal normal e onda direita dominante nas derivações torácicas direitas. Ele é muito útil para identificar pacientes com atresia tricúspide; mostrará desvio do eixo para a esquerda e hipertrofia ventricular esquerda. ECG pode ser normal na transposição dos grandes vasos.

7. **Ecocardiografia.** Deve ser feita imediatamente, se doença cardíaca for suspeitada ou se o diagnóstico não for claro. Ela é o **padrão ouro** e o teste diagnóstico definitivo para cardiopatia congênita. Pode confirmar hipertensão pulmonar.

8. **Tomografia computadorizada (CT) e angioCT.** Pode ajudar a identificar anomalias do retorno venoso pulmonar.

9. **Ultrassonografia da cabeça.** Efetuada para excluir hemorragia periventricular/intraventricular.

10. **Registro polissonográfico.** Ajuda a diagnosticar apneia e seu tipo.

11. **Eletrencefalograma (EEG).** Se convulsão for suspeitada.

V. **Plano**

A. **Tratamento geral.** Agir rapidamente e realizar muitas das tarefas diagnósticas imediatamente. Efetuar ressuscitação (ABCs), se necessário, e aplicar suporte respiratório, ressuscitação de volume, se necessário, e antibióticos, conforme indicado. Suporte inotrópico e correção de acidose metabólica são essenciais.

1. **Fazer um exame físico rápido.** Qual é a pressão arterial? Outros sinais vitais? Transiluminar o tórax (ver Capítulo 45). Se um pneumotórax de tensão estiver presente, pode ser necessário descompressão rápida.

2. **Pedir estudos imediatos.** Por exemplo, gasometria, CBC e radiografia de tórax. Considerar ecocardiografia.

3. **Efetuar o teste de hiperoxia.** Ver Seção IV.C.3.

B. **Tratamento específico**
1. **Doença pulmonar.** (Ver o Capítulo apropriado da doença.) Depressão respiratória causada por narcótico pode ser tratada com naloxona (Narcan) (ver Capítulo 148 para posologia).
2. **Vazamento de ar (pneumotórax).** Ver Capítulo 74.
3. **Defeitos congênitos.** Cirurgia está indicada para hérnia diafragmática.
4. **Cardiopatia.** Prostaglandina E_1 (PGE_1) é indicada em qualquer condição clínica em que o fluxo sanguíneo tem que ser mantido pelo canal arterial para sustentar circulação pulmonar ou sistêmica, até que a cirurgia possa ser executada.
   a. **Dar PGE_1 para aumentar fluxo sanguíneo pulmonar** em atresia/estenose pulmonar, atresia tricúspide, tetralogia de Fallot e anomalia de Ebstein da valva tricúspide. Outras maneiras de melhorar fluxo sanguíneo pulmonar são com oxigênio suplementar, manutenção de uma alcalose respiratória, sildenafil e óxido nítrico inalado.
   b. **Dar PGE_1 para aumentar fluxo sanguíneo sistêmico** para síndrome de coração esquerdo hipoplásico, coarctação da aorta, estenose aórtica crítica, arco aórtico interrompido.
   c. **Dar PGE_1 para melhorar a mistura** na transposição das grandes artérias.
   d. **PGE_1 não é recomendada** na síndrome de desconforto respiratório, PPHN, retorno venoso anômalo total com obstrução (PGE_1 pode minimizar obstrução, mas não ajuda clinicamente), e *shunt* dominante da esquerda para a direita (canal arterial patente, *truncus arteriosus* ou defeito septal ventricular).
   e. **Se o diagnóstico for incerto, um teste terapêutico com PGE_1 pode ser feito ao longo de 30 minutos em um esforço para melhorar valores de gasometria sanguínea.**
   f. **Outro tratamento.** D-transposição das grandes artérias exige urgente septostomia atrial com balão sob ecocardiograma no berçário, se ocorrer hipóxia ou acidose. TAPVR, transposição das grandes artérias com VSD e *truncus arteriosus* necessitam de avaliação cardíaca adicional e possível cirurgia.
5. **PPHN.** Ver Capítulo 113.
6. **Doenças do CNS.** Tratar a doença subjacente.
7. **Metemoglobinemia.** Tratar o bebê com azul de metileno somente se o nível de metemoglobina for acentuadamente aumentado, e o bebê estiver em sofrimento cardiopulmonar (taquipneia e taquicardia). Administrar por via IV 1 mg/kg de uma solução a 1% de **azul de metileno** em soro fisiológico. A cianose deve desaparecer dentro de 1–2 horas.
8. **Choque.** Ver Capítulo 66.
9. **Policitemia.** Ver Capítulos 75 e 129.
10. **Atresia coanal.** Geralmente necessita de cirurgia (ver Capítulo 97).
11. **Hipotermia.** Reaquecer é necessário como descrito no Capítulo 7.
12. **Hipoglicemia.** Ver Capítulo 63.

53 Corrimento Ocular e Conjuntivite

I. **Problema.** Um corrimento purulento do olho é observado em um bebê de 3 dias de idade. Corrimento ocular em um recém-nascido é frequentemente causado por conjuntivite ou obstrução congênita de ducto lacrimal. **Conjuntivite neonatal (*ophthalmia neonatorum*)** é uma inflamação da superfície ou cobertura do olho que se apresenta com corrimento ocular e hiperemia nas primeiras 4 semanas de vida. É a mais comum doença ocular em recém-nascidos. A maioria das infecções é adquirida durante parto vaginal. Nos Estados Unidos, a incidência de conjuntivite infecciosa é 1–2%; no mundo é de 0,9–21%. **Obstrução congênita do ducto lacrimal (CLDO)** (dacriostenose) é uma condição em que há um bloqueio do sistema de drenagem lacrimal. Ela ocorre em ~5–6% dos bebês. Os sintomas são lacrimejamento persistente e um corrimento mucoide no canto interno do olho.

II. Perguntas imediatas

A. Que idade tem o bebê? Idade pode ser útil para determinar a causa do corrimento do olho. Quanto à conjuntivite: nas primeiras 6–24 horas de vida, conjuntivite é frequentemente decorrente da profilaxia ocular (geralmente gotas de nitrato de prata; pode ser também tetraciclina, eritromicina ou gentamicina). Após 24–48 horas, uma infecção bacteriana é mais provável; os organismos neonatais mais comuns são *Neisseria gonorrhoeae* (2–7 dias, mas pode-se apresentar mais tarde) e *Staphylococcus aureus* (5–14 dias). Conjuntivite por *Chlamydia trachomatis* é vista frequentemente depois da primeira semana de vida (5–14 dias) e, muitas vezes, apresenta-se tão tarde quanto na segunda ou terceira semana. Conjuntivite de herpes é vista 6–14 dias após o nascimento. Infecções por *Pseudomonas aeruginosa* são vistas tipicamente entre 5 e 18 dias. *Nota:* Infecções bacterianas podem ocorrer a qualquer tempo. Obstrução de ducto lacrimal usualmente se manifesta às 2 semanas de idade, mas pode ser vista nos primeiros dias às primeiras semanas depois do nascimento.

B. O corrimento é unilateral ou bilateral? Conjuntivite **unilateral** é mais frequentemente vista com *S. aureus*, *P. aeruginosa* e herpes simples (HSV) e adenovírus. Conjuntivite **bilateral** é vista com infecção causada por *N. gonorrhoeae* ou pelo uso de profilaxia ocular. Clamídia frequentemente se desenvolve em um olho, mas afeta o outro depois de 2–7 dias. Obstrução de ducto lacrimal frequentemente causa corrimento unilateral, mas até 20% dos bebês têm obstrução bilateral.

C. Quais são as características do corrimento (purulento vs. aquoso)? Corrimento purulento é mais comum com infecção bacteriana. Um corrimento seroso é mais comum com uma infecção viral. Gonorreia tem um corrimento purulento profuso. Corrimento esverdeado é mais característico de *P. aeruginosa*. Infecção clamidial pode ser aquosa inicialmente e purulenta mais tarde, mas um corrimento manchado de sangue é típico. Conjuntivite de herpes geralmente tem um corrimento não purulento e serossanguíneo. **Obstrução de ducto lacrimal** pode causar lágrimas aquosas no canto do olho ou lágrimas drenando da pálpebra pela bochecha. Ela pode também causar um corrimento de muco ou amarelado no olho.

D. O bebê recebeu profilaxia ocular? Profilaxia é usada para diminuir o risco de desenvolver infecção gonocócica ocular (prevenir cegueira), e ela também diminui o risco de conjuntivite não gonocócica e não clamidial nas primeiras 2 semanas de vida. Lembrar que os bebês ainda podem adquirir conjuntivite gonocócica com profilaxia (o risco cai de 50 para 2%). Profilaxia é obrigatória nos Estados Unidos, mas pode não o ser em outros países. Taxas de falha da profilaxia ocular e melhor triagem e terapia materna estão causando uma reavaliação deste processo, especialmente em áreas, onde infecção materna é baixa. **Técnica correta é a seguinte:** dar dentro de 1 hora do nascimento; limpar cada pálpebra com algodão estéril; 2 gotas de solução de nitrato de prata 1% ou uma tira de 1 cm de tetraciclina 1% ou eritromicina 0,5% são introduzidas dentro de cada saco conjuntival inferior e não enxaguadas. Pomada pode ser enxugada depois de 1 minuto. Massagear as pálpebras para espalhar a pomada. Embalagens com dose única são recomendadas. No bebê muito prematuro com olhos fechados, aplicar o agente profilático sem separar as pálpebras. Profilaxia pode ser com pomada oftálmica de tetraciclina 1% ou solução (evidência sugere melhores resultados e mais efetividade), solução de povidona-iodo 2,5% (não aprovada nos Estados Unidos, mas é usada em outros lugares), solução de nitrato de prata 1% (recomendada em relação à eritromicina se a população de pacientes tiver um alto número de *N. gonorrhoeae* produtor de penicilinase), e pomada de eritromicina 0,5%. Alternativas são neomicina, cloranfenicol e azitromicina (usada quando houve uma escassez de eritromicina), e gentamicina (usada durante uma escassez, mas causou reações oculares graves, portanto, não recomendada). Uma terapia mais recente é ácido fusídico.

E. A mãe tem uma história de infecções sexualmente transmitidas? Bebês que passam através do canal do parto de uma mãe infectada com gonorreia ou clamídia têm um risco aumentado de conjuntivite. Conjuntivite neonatal é frequentemente diagnosticada em bebês nascidos de mães infectadas com vírus de imunodeficiência humana (HIV).

F. O bebê está em alto risco? Recém-nascidos estão **em risco aumentado de conjuntivite** e um caso mais sério dela por causa da produção diminuída de lágrima, falta de imunoglobulina IgA nas lágrimas, função imune diminuída, ausência de tecido linfoide da conjuntiva e atividade diminuída de lisozima. Fatores de risco podem incluir o modo do parto, exposição do bebê a organismos infecciosos, profilaxia ausente ou inadequada após o nascimento, trauma ocular/lesão local do olho durante o parto, más condições de higiene, ruptura prematura das membranas (PROM), parto prolongado, prematuridade, ventilação mecânica, peso ao nascer aumentado, história de interferência de parteira, mãe infectada com HIV, pouca assistência pré-natal, infecção sexualmente transmitida documentada ou suspeitada, infecção após parto por contato direto de profissional de saúde, ou aerossolização. Recém-nascidos estão **em um risco aumentado de obstrução congênita de ducto lacrimal** com síndrome de Down, sequência de Goldenhar, síndromes de fendas, qualquer anomalia facial mediana, microssomia hemifacial e craniossinostose.

G. **O bebê é de baixo peso ao nascimento ou baixa idade gestacional?** Um bebê com conjuntivite que tem baixo peso ao nascer e baixa idade gestacional tem um risco mais alto de ter uma conjuntivite causada por um **organismo Gram-negativo** (*Klebsiella* sp., *Escherichia coli*, *Serratia marcescens*, *P. aeruginosa* e *Enterobacter* sp.). Bebês prematuros têm um risco aumentado de obstrução congênita de ducto lacrimal.

III. **Diagnóstico diferencial. Corrimento ocular** pode ser **conjuntivite** (*ophthalmia neonatorum* decorrente da causa infecciosa, química/inflamatória) ou devida a uma **obstrução** (obstrução congênita de ducto lacrimal). Outros diagnósticos que podem causar um corrimento do olho em um bebê são corpo estranho, celulite orbitária ou pré-septal, entrópio, triquíase, trauma ocular (abrasão corneana após parto), dacriocistite, ceratite, hemorragia subconjuntival (ruptura de vasos durante o parto), anomalias congênitas do sistema nasolacrimal, doença epitelial corneana, abstinência neonatal (da lacrimação) e glaucoma congênito.

A. **Conjuntivite química/inflamatória.** Frequentemente secundária a gotas oculares de nitrato de prata e é a causa mais comum de conjuntivite nos países subdesenvolvidos. Conjuntivite química pode ocorrer por outros antibióticos oculares profiláticos usados após o nascimento, mas ocorre menos frequentemente. É uma inflamação não purulenta do olho que causa um corrimento aquoso, congestão conjuntival e edema dentro de várias horas da instilação da medicação. A conjuntivite mostra uma resposta inflamatória máxima em torno de 48 horas e geralmente regride pelo quarto dia.

B. **Conjuntivite infecciosa.** Conjuntivite infecciosa bacteriana, viral ou clamidial no recém-nascido é causada por *C. trachomatis* (2–40%), *N. gonorrhoeae* (< 1%), herpes simples (< 1%) e outros micróbios bacterianos (30–50%). Outros micróbios incluem *Staphylococcus* sp., *Streptococcus pneumoniae, Haemophilus influenzae, Streptococcus mitis,* estreptococos grupos A e B, *Enterobacter, Acinetobacter, Neisseria cinerea, Corynebacterium* sp., *Moraxella catarrhalis, S. marcescens, Strenotrophomonas maltophilia, E. coli,* estreptococos *viridans, Klebsiella pneumoniae, Eikenella corrodens* e *P. aeruginosa*. Epidemiologia da conjuntivite Gram-negativa: *Klebsiella* sp. (23%), *E. coli* (17%), *S. marcescens* (17%), *P. aeruginosa* (3%) e *Enterobacter* sp. (2%).

1. **Mecanismos de infecção**
   a. **Infecções adquiridas através de parto vaginal.** Tipicamente *N. gonorrhoeae, C. trachomatis,* estreptococos grupo B, ou HSV. Elas tendem a refletir infecções sexualmente transmitidas na comunidade. Quaisquer bactérias que normalmente estão presentes na vagina (não sexualmente transmitidas) podem também causar conjuntivite neonatal.
   b. **Cesariana pode ser associada a infecções ascendentes.** Fatores de risco incluem vazamento de líquido amniótico, exames vaginais e uso de monitores internos.
   c. **Infecções adquiridas pós-natalmente.** Infecção por organismos que estão presentes no ambiente (flora normal da pele ou flora nasofaríngea). Exemplos são *S. aureus* (coagulase-negativo mais comum em um estudo), *Staphylococcus epidermidis, Streptococcus* sp., *Pseudomonas* sp., *Serratia* sp., *Klebsiella* sp. e *Enterococcus* sp. Infecções por *Pseudomonas* são mais típicas em prematuros hospitalizados além de 5 dias do nascimento.

2. **Conjuntivite gonocócica.** Mais comumente transmitida da mãe durante parto vaginal. A taxa de transmissão de uma mãe infectada para o seu recém-nascido é 30–50%. Ela tende a ocorrer 3–5 dias após o nascimento com início abrupto. Frequentemente bilateral, os olhos

estão muito vermelhos (conjuntivite hiperaguda) com uma drenagem purulenta espessa e edema. A pálpebra tem quemose (edema), e uma membrana conjuntival pode estar presente. Esta é uma emergência porque, deixada não tratada, pode causar uma úlcera de córnea e perfuração dentro de horas. A incidência é baixa em razão do tratamento ocular profilático imediatamente após o nascimento. Bebês podem ter manifestações sistêmicas, sepse, meningite, rinite, estomatite, artrite e infecção anorretal.
3. **Conjuntivite clamidial.** Transmitida da mãe, desenvolve-se em 30–40% dos bebês nascidos por via vaginal de mães infectadas não tratadas. **Profilaxia tópica com eritromicina não previne, mas reduz a incidência de *ophthalmia neonatorum clamidial*.** Profilaxia não erradica colonização nasofaríngea ou pneumonia. Os olhos têm uma drenagem moderada, vermelhidão e edemas conjuntival e palpebral. Pode ser unilateral ou bilateral e usualmente começa como um corrimento aquoso que se torna purulento e copioso mais tarde. Opacificação corneana, quemose e pseudomembranas podem estar presentes. Pneumonia está presente em 10–20% dos bebês com conjuntivite clamidial. Otite, colonizações faríngea e retal podem ocorrer. Infecçoes repetidas e crônicas de *C. trachomatis* podem causar **tracoma** (raro nos Estados Unidos), que é uma **ceratoconjuntivite folicular crônica** que causa cicatrização e neovascularização da córnea que podem resultar em cegueira.
4. **Conjuntivite por *Pseudomonas*.** Frequentemente, uma infecção nosocomial que está se tornando mais comum nos berçários. Pode levar a uma ulceração corneana devastadora, perfuração, endoftalmite e morte. O organismo cresce em ambientes cheios de umidade como equipamento respiratório e ocorre mais frequentemente em bebês prematuros hospitalizados ou naqueles com imunidade deprimida. Pode ser responsável por conjuntivite epidêmica em bebês prematuros. Bebês com conjuntivite por Pseudomonas podem ter complicações sistêmicas.
5. **Ceratoconjuntivite de herpes simples.** Herpes simples tipo 2 (HSV-2) pode causar conjuntivite unilateral ou bilateral, neurite óptica, coriorretinite e encefalite, e é a causa viral mais frequente de conjuntivite. A conjuntivite pode ser superficial ou pode comprometer as camadas mais profundas da córnea; vesículas podem aparecer na pele vizinha. Os bebês podem ter edema palpebral, congestão conjuntival e um corrimento não purulento aquoso. Uma membrana conjuntival pode estar presente. A maioria destas infecções é secundária à infecção por HSV-2 transmitido sexualmente (infecção ascendente no trato genital materno) ou através do canal do parto ou por mecanismos transplacentários; 15–20% são causadas por HSV-1. Suspeitar herpes, se a conjuntivite não estiver respondendo à terapia antibiótica. A maioria das infecções neonatais por HSV-1 é relacionada com contato com alguém com uma infecção ativa ("vesicula de febre" ou "ferida de frio") no período perinatal.
6. **Causas virais (outras que não herpes).** Estas são frequentemente associadas a outros sintomas de doença do trato respiratório decorrente de adenovírus, enterovírus e parechovírus. Frequentemente há vermelhidão, e é mais comumente unilateral. O corrimento é, geralmente, brando e aquoso e raramente é purulento. Adenopatia pré-auricular pode ser vista.
7. **Outras infecções bacterianas.** (Ver Seção III. B.) A conjuntivite por outros agentes microbianos geralmente se apresenta **como uma forma mais branda de conjuntivite**. Ela pode causar congestão conjuntival, quemose e um corrimento. Infecções causadas por *Haemophilus* sp. e *S. pneumoniae* são associadas à dacriocistite (inflamação do saco nasolacrimal). **Conjuntivite estafilocócica** é frequentemente uma infecção nosocomial. Ela é o isolado mais frequente, mas pode não causar conjuntivite em bebês que são colonizados. Pode causar hiperemia conjuntival. **Conjuntivite** por *S. aureus* resistente à meticilina (MRSA) também pode ocorrer e foi associada a berçários e unidades de terapia intensiva neonatal (NICUs).

C. **Obstrução congênita de ducto lacrimal (dacriostenose) ocorre em ~5–6% dos bebês.** O ducto nasolacrimal pode deixar de se canalizar completamente ao nascimento. A obstrução é frequentemente na extremidade nasal do ducto e é geralmente unilateral. Os sintomas são lacrimejamento persistente e um corrimento mucoide no canto interno do olho. Um em 5 bebês pode ter corrimento transitório (aquoso e viscoso, particularmente após sono) devido a um retardo no desenvolvimento normal e abertura do ducto lacrimal que se resolve espontaneamente. **Dacriocistite** é uma infecção secundária no saco lacrimal.

IV. Banco de dados

A. Exame físico

1. **Exame oftálmico.** Examinar ambos os olhos/pálpebras quanto a edema e checar a conjuntiva quanto à congestão (dos vasos sanguíneos) e quemose (edema conjuntival). Um corrimento purulento, edema e eritema das pálpebras bem como congestão da conjuntiva são sugestivos de conjuntivite bacteriana. Checar quanto a ulcerações e à presença de um reflexo vermelho.
2. **Efetuar um exame físico.** Para excluir sinais de infecção respiratória ou sistêmica. Avaliar quanto a edema periorbitário e adenopatia.

B. Estudos laboratoriais

1. **Esfregaço do corrimento corado com Gram** para verificar leucócitos (sinal de infecção) e bactérias (para identificar o organismo). **Uma amostra do corrimento deve também ser entregue para cultura e testagem de sensibilidade** (ágar chocolate e/ou meio de Thayer Martin para *N. gonorrhoeae* e ágar sangue para outras bactérias). **Achados na lâmina com Gram:**
   a. **Conjuntivite por *N. gonorrhoeae*.** Diplococos intracelulares Gram-negativos e leucócitos (WBCs).
   b. **Conjuntivite por *S. aureus*.** Cocos Gram-positivos em aglomerados e WBCs.
   c. **Conjuntivite por *P. aeruginosa*.** Bacilos Gram-negativos e WBCs.
   d. **Conjuntivite causada por *Haemophilus* sp.** Cocobacilos Gram-negativos.
   e. **Estreptococos ou enterococos.** Estreptococos são cocos esféricos Gram-positivos, e enterococos são diplococos encapsulados em forma de lanceta Gram-positivos.
   f. **Outros organismos Gram-positivos.** *S. pneumoniae, S. viridans, S. epidermidis*, estreptococos grupos A e B, e espécies de *Corynebacterium*.
   g. **Outros organismos Gram-negativos.** *E. coli, K. pneumoniae, S. marcescens, Proteus, Enterobacter, H. influenzae, Acinetobacter, P. aeruginosa, N. cinerea, M. catarrhalis, E. corrodens* e *S. maltophilia*.
   h. **Herpes simples.** Ver linfócitos, células plasmáticas e células gigantes multinucleadas.
   i. ***C. trachomatis*.** Neutrófilos, linfócitos e células plasmáticas.
   j. **Conjuntivite química.** Ver neutrófilos e linfócitos (ocasionalmente).
   k. **Obstrução de ducto lacrimal.** A coloração com Gram é negativa ou há flora conjuntival normal a não ser que haja uma infecção superposta.
2. **Se uma infecção clamidial for suspeitada, material é colhido para coloração com Giemsa por raspagem (*não com swab*)** da conjuntiva palpebral inferior com uma alça de platina ou espátula romba para obter células epiteliais. A testagem deve incluir células epiteliais conjuntivais, porque ***C. trachomatis*** é um organismo intracelular obrigatório, e exsudatos não são adequados para exame. Este é um método específico (mas não sensível) para detectar conjuntivite. *Swabs* de algodão ou Calgonite não se comprovaram adequados. Se infecção clamidial estiver presente, **corpos de inclusão citoplasmáticos típicos (intracitoplasmáticos basofílicos)** são vistos dentro das células epiteliais. **Cultura do organismo é o padrão ouro**. Testes de amplificação de ácidos nucleicos (NAATs) podem ser usados. Mais comumente usado é a **reação em cadeia de polimerase (PCR)**, uma vez que ela tenha mais alta sensibilidade e especificidade. Outros NAATs incluem amplificação mediada por transcrição (TMA) e amplificação de desvio de filamento (SDA). Outros testes disponíveis incluem testes de detecção de antígeno (ensaio imunofluorescente direto [DFA] e testes de imunoensaio enzimático [EIA]) e sondas de DNA. Checar disponibilidade laboratorial local.
3. **Se herpes for suspeitado,** um raspado conjuntival mostra células gigantes multinucleadas com inclusões intracitoplasmáticas. Inclusões intranucleares eosinofílicas em células epiteliais são vistas em esfregaço de Papanicolaou. Por outro lado, a conjuntiva deve ser colhida com *swab* e transportada em meios de transporte viral especiais para cultura.

4. **Em infecção gonocócica,** devem ser obtidas culturas de sangue e líquido cefalorraquidiano. Outros locais devem ser cultivados, se apropriado. Culturas apropriadas da mãe e o parceiro devem ser feitas.

C. **Imagem e outros estudos.** Nenhum é frequentemente necessário.
   1. **Teste de desaparecimento de corante de fluoresceína. Melhor exame para excluir obstrução de ducto lacrimal.** Instilar uma gota de fluoresceína dentro da conjuntiva inferior de cada olho. Depois de 5 minutos, avaliar se algum corante ainda está presente. Se houver corante significativo presente no olho, então pode existir uma obstrução. Se o corante desaparecer, então não há obstrução. Alternativamente, uma luz azul cobalto pode ser usada, para ver se o corante ainda está presente.

V. **Plano.** Complicações (perfuração da córnea, cegueira, pneumonia por *Chlamydia*) podem ser graves, de modo que é importante tratar tão logo seja possível. **Não aguardar resultados de cultura para tratar o bebê.** Enviar a cultura, e com base nas colorações de Gram, Giemsa e Papanicolaou, começar tratamento empírico. Ver Apêndice F para diretrizes específicas de isolamento.

   A. **Fatos importantes no tratamento de conjuntivite**
   1. **Infecção pode-se alastrar facilmente** de um olho ao outro ou a outras pessoas pelo contato com o olho ou a drenagem. Lavagem correta e frequente das mãos e uso de luvas são essenciais.
   2. **Drenagem é contagiosa por 24–48 horas** depois de começar tratamento.
   3. **Irrigar olho com soro fisiológico estéril** para remover drenagem purulenta acumulada.
   4. **Tratamento sistêmico é necessário** para conjuntivite gonocócica, estafilocócica, *clamidial*, por *Pseudomonas* e herpética. Alguns recomendam tratamento sistêmico para conjuntivite por *H. influenzae* uma vez que ela, muitas vezes, seja associada à otite média ou outras infecções graves, como sepse e meningite.
   5. **Evitar oclusão ocular.**
   6. **Consulta com oftalmologista ou infectologista pediátrico** deve ser considerada.
   7. **Avaliar todos quanto a sinais de doença sistêmica. Bebês com conjuntivite estão em risco** de infecções secundárias, como sepse, meningite e pneumonia.
   8. **Algumas instituições tratarão todas as conjuntivites neonatais** de conjuntivite gonocócica até resultados de cultura estarem disponíveis, por causa da progressão rápida e grave da doença.
   9. **Algumas instituições tratarão todas as conjuntivites gonocócicas** para clamídia também.
   10. **Acompanhar diariamente quanto a sinais de melhora** ou piora.
   11. **Leite materno/colostro para tratar conjuntivite.** Colostro e leite materno contêm propriedades antimicrobianas e anti-inflamatórias e foram usados para tratar conjuntivite ou corrimento mucopurulento de obstrução de ducto nasolacrimal. Colostro é mais efetivo do que leite materno maduro, porque tem mais altas concentrações de anticorpos, especialmente IgA. Uma vez que a evidência seja limitada, e os estudos sejam conflitantes, este tratamento não é recomendado.

   B. **Conjuntivite química.** Observação, somente, é necessária, uma vez que isto geralmente se resolva dentro de 48–72 horas. Lubrificação com lágrimas artificiais pode ser útil 4 vezes ao dia.

   C. **Conjuntivite gonocócica.** Esta é considerada uma emergência. Por causa da alta prevalência de *N. gonorrhoeae* resistente à penicilina (PCN), o tratamento não é PCN, mas uma cefalosporina de terceira geração (p. ex., ceftriaxona). **Nota: Conjuntivite gonocócica pode ocorrer mesmo com profilaxia ocular apropriada em bebês nascidos de mães com infecção gonocócica materna positiva.**
   1. **Isolar o bebê** durante as primeiras 24 horas de antibioticoterapia parenteral. A mãe e o parceiro necessitam de exames médicos completos e tratamento. Mãe não pode visitar o bebê até ela receber 24 horas de antibióticos.
   2. **Avaliar quanto à doença disseminada** (artrite, meningite, sepse, infecção anorretal). Culturas devem incluir sangue, corrimento do olho, líquido cefalorraquidiano (CSF) e outros locais, conforme indicado anteriormente.

3. **Testes para infecção concomitante** com *C. trachomatis,* sífilis congênita e HIV. A mãe e o parceiro sexual devem também ser avaliados e tratados. Checar antígeno de superfície de hepatite B materno.
4. **Em razão da alta taxa de coinfecção,** frequentemente é recomendado **tratar para clamídia**. Mãe e parceiro sexual devem também ser tratados.
5. **Para conjuntivite gonocócica sem disseminação,** administrar uma dose única de ceftriaxona, 25–50 mg/kg IV ou IM; para bebês de baixo peso ao nascimento, usar 25–50 mg/kg/dia IM ou IV (até máximo de 125 mg). Uma terapia alternativa é cefotaxima em dose única (100 mg/kg, dada IV ou IM).
6. **Para conjuntivite gonocócica com disseminação,** ceftriaxona, 25–50 mg/kg IV ou IM pode ser dada uma vez ao dia durante 7 dias. Se meningite estiver presente, deve ser dada por um total de 10–14 dias. Terapia alternativa é cefotaxima (recomendada para bebês hiperbilirrubinêmicos) a 50–100 mg/kg/dia, dada IV ou IM em 2 doses divididas durante 7 dias ou 10–14 dias, se estiver presente meningite.
7. **Em bebês sadios (sem conjuntivite) nascidos de mães com infecção gonocócica,** terapia antimicrobiana tópica é inadequada. Uma dose única de ceftriaxona (25–50 mg/kg IV ou IM) não excedendo 125 mg é dada. Cefotaxima é uma alternativa (100 mg/kg IV ou IM em dose única). Terapia antimicrobiana tópica não é necessária, se terapia sistêmica tiver sido dada.
8. **Irrigar os olhos** com soro fisiológico estéril imediatamente e a intervalos frequentes (cada 1–2 horas) para remover corrimento mucopurulento até desaparecer. **Antibióticos tópicos não são necessários,** quando antibióticos sistêmicos são usados e são apenas recomendados, quando uma úlcera de córnea está presente.
9. **Consulta oftalmológica** frequentemente é pedida, porque oftalmia gonocócica pode levar à perfuração de córnea e cegueira.

D. **Conjuntivite clamidial.** Avaliar quanto à doença sistêmica (pneumonia, otite, colonizações faríngea e retal). Pneumonia foi descrita em 20% dos bebês com conjuntivite clamidial.
1. **Profilaxia neonatal recomendada** não previne conjuntivite clamidial neonatal.
2. **Tratamento tópico com antibióticos** é ineficaz e desnecessário.
3. **Eritromicina base oral** ou etilsuccinato, 50 mg/kg/d, em 4 doses divididas durante 14 dias pela boca é recomendada. Terapia com azitromicina (20 mg/kg por dia durante 3 dias) pode ser efetiva, mas os dados são limitados. Sulfas orais podem ser usadas após o período neonatal imediato para bebês que não toleram eritromicina. Uma segunda série de antibióticos é, às vezes, necessária, porque ~20% dos casos recidivam após antibioticoterapia. **Estenose pilórica hipertrófica infantil (IHPS) foi vista em bebês < 6 semanas tratados com eritromicina**. Aconselhar os pais sobre o risco e sinais de EPHI. A American Academy of Pediatrics (AAP) ainda recomenda eritromicina, porque outros tratamentos não foram bem estudados.
4. **Antibióticos macrolídeos,** como azitromicina, claritromicina e roxitromicina, podem ser mais efetivos contra clamídia, mas não foram bem estudados neste grupo.
5. **Bebês nascidos de mães com clamídia não tratada** estão em alto risco de infecção. Tratamento antibiótico profilático não é indicado. Monitorar quanto à infecção. Se acompanhamento adequado não for possível, alguns clínicos advogam tratamento. Mães e seus parceiros sexuais de bebês infectados devem ser tratados de *C. trachomatis.*

E. **Conjuntivite por pseudomonas**
1. **Isolar o paciente** e implementar precauções padrão a não ser que infecção seja resistente, quando, então, precauções de contato são indicadas.
2. **Avaliar quanto à doença sistêmica, se indicado** (sepse, meningite, pneumonia, abscesso cerebral e outras). Bebês com baixo peso ao nascimento e mais baixa idade gestacional têm um risco aumentado de doença sistêmica.
3. **Terapia parenteral é recomendada,** porque *Pseudomonas* é um organismo virulento. Usar um antibiótico β-lactâmico ou uma cefalosporina apropriada mais um aminoglicosídeo (gentamicina) durante um mínimo de 10–14 dias. Para infecções que incluem meningite, ampicilina ou cefalosporina mais um aminoglicosídeo é recomendada durante 21

dias. Lembrar que há crescente resistência antibiótica; portanto, alguns estão recomendando antibióticos de terceira e quarta gerações.
   4. **Tratar com gentamicina pomada oftálmica** 4 vezes ao dia durante 2 semanas. Tratar com antibióticos tópicos "concentrados".
   5. **Consulta de oftalmologia** é crítica porque a infecção pode ser devastadora. **Consulta de infectologia** pode também ser útil, especialmente com meningite por *Pseudomonas*.
F. **Conjuntivite de herpes simples**
   1. **Isolar o paciente;** implementar precauções de contato.
   2. **Obter um conjunto completo de culturas virais** (sangue, líquido cefelorraquidiano, olhos, fezes ou reto, urina, boca ou nasofaringe e quaisquer lesões). Obter PCR do CSF.
   3. **Administrar terapia oftálmica tópica** com pomada de vidarabina 3% ou pomada de trifluridina 1% ou iododesoxiuridina 0,1% (todas foram provadas efetivas) 5 vezes ao dia durante 10 dias (cada 2 horas durante 14 dias).
   4. **Terapia com aciclovir sistêmica** durante um mínimo de 14 dias, se doença SEM (pele, olhos, boca). Se doença do sistema nervoso central ou doença disseminada estiver presente, tratar durante um mínimo de 21 dias. (Para posologia, ver Capítulo 148.) A dose é 60 mg/kg/d IV dividida 3 vezes ao dia.
   5. **Avaliação oftalmológica** e acompanhamento são necessários, porque coriorretinite, cataratas e retinopatia podem-se desenvolver.
G. **Outras infecções bacterianas**
   1. **Irrigação local com soro fisiológico.**
   2. **Antibióticos tópicos,** apenas, são frequentemente necessários. Para organismos Gram-positivos: eritromicina ou bacitracina. Para organismos Gram-negativos: gentamicina ou tobramicina ou ciprofloxacina. Alguns autores recomendam Neosporin oftálmico para a maioria das infecções bacterianas. Pomada oftálmica: tira de 0,5 a 1 cm em cada olho cada 6 horas por 7 dias. Solução oftálmica: 1–2 gotas em cada olho cada 4 horas por 7 dias. Pomada preferida em relação a colírio para recém-nascidos, porque elas têm efeito de lavagem reduzido.
   3. **Infecção por** *Haemophilus influenzae* pode exigir avaliação adicional do bebê (excluir sepse, meningite e outras infecções, se indicado), e antibióticos sistêmicos podem ser necessários.
   4. **Conjuntivite por MRSA.** Tratamento depende da situação clínica; algumas não necessitam ser tratadas. Colírio de cloranfenicol foi usado, mas não é recomendado. Soluções oftálmicas de tobramicina/Polytrim são recomendadas. Ver Capítulo 120.
   5. **Para conjuntivite Gram-negativa em bebês de baixo peso ao nascimento prematuros,** lembrar que há crescente resistência a antibióticos, especialmente entre os antibióticos β-lactâmicos. São recomendados antibióticos de terceira e quarta gerações.
H. **Obstrução de ducto lacrimal**
   1. **Maioria desaparece espontaneamente sem tratamento.** Massagear o canto interno do olho sobre o saco lacrimal, espremendo na direção do nariz, pode ajudar a estabelecer a patência.
   2. **Se o problema não se resolver, e sintomas persistirem (frequentemente após 6–7 meses), o bebê deve ser avaliado por um oftalmologista.** Sondagem do ducto está indicada com uma taxa de sucesso de > 90%.
   3. **Dacriocistite** Tratada com sondagem do ducto e antibióticos tópicos ou sistêmicos, dependendo da gravidade da infecção.

Referência Selecionada

Pickering LK, Baker CJ, Kimberlin DW, Long SS, eds. *Red Book: 2012 Report of the Committee on Infectious Diseases.* 29th ed. Elk Grove Village, IL: American Academy of Pediatrics, 2012.

54 Erupções e Problemas Dermatológicos

I. **Problema.** Uma enfermeira chama você para dizer que um bebê tem uma erupção cutânea. Uma erupção é qualquer alteração da pele que afete sua cor, aparência ou textura. **Embora a maioria das erupções em recém-nascidos seja benigna e não exija tratamento, certas erupções necessitam de estudo e intervenção.**

II. **Perguntas imediatas**
  A. **Quais são as características da erupção?** A morfologia da lesão ajuda no diagnóstico diferencial. **Ela é maculosa** (lesão plana < 1 cm), **papulosa** (elevada até 1 cm), **nodulosa** (elevada até 2 cm), **vesiculosa** (elevada, < 1 cm, cheia de líquido claro), **bolhosa** (elevada, > 1 cm, com líquido claro), ou **pustulosa** (elevada com líquido purulento)?
  B. **Existem petéquias (diminutos pontos vermelhos de vasos sanguíneos rompidos), púrpura (grande área plana de sangue embaixo de tecido), ou equimose (muito grande área de cor azul ou purpúrea)?** Todas podem resultar de sangramento intradérmico e necessitam ser diferenciadas de **eritema** (vermelhidão da pele). No caso de eritema, a vermelhidão desaparece quando pressionada e retorna quando você solta. Com pressão, petéquias, púrpura e equimose não descoram. Petéquias no corpo inferior após um parto de nádegas ou no corpo superior com uma apresentação de vértex podem ser normais. Se disseminadas, petéquias são consideradas anormais. **Petéquias e púrpura podem significar trombocitopenia e exigem um estudo.**
  C. **Há uma história de uma infecção congênita?** Obter uma história materna completa. Infecções TORCH (*t*oxoplasmose, *o*utras, *r*ubéola, *c*itomegalovírus, vírus *h*erpes simples) reconhecidamente causam erupções. O **"bebê de bolinho de arando"** tem púrpura e pápulas disseminadas e pode ser visto na rubéola (o termo foi usado pela primeira vez para descrever bebês infectados com rubéola na epidemia de 1960), citomegalovírus (CMV; a mais comum infecção viral) e sífilis. Hematopoese extramedular cutânea causa a erupção em bolinho de arando. A erupção em bolinho de arando tem sido historicamente associada a infecções virais congênitas, mas também pode ser vista em doenças do sangue (doença hemolítica do recém-nascido, transfusão intergemelar, esferocitose hereditária), doenças vasculares (hemangiomas múltiplos, nevo em bolha de borracha azul, glomangiomas múltiplos, linfangioendoteliomatose multifocal) e malignidades (neuroblastoma, *leukemia cutis* congênita, histiocitose de células de Langerhans e rabdomiossarcoma congênito). Ver Capítulo 122 e capítulos específicos das doenças.
  D. **O bebê aparenta estar doente?** Um bebê passando bem com uma erupção sugere uma erupção benigna. Um bebê febril ou com aparência doente com uma erupção requer uma análise completa para procurar especificamente uma causa infecciosa.
  E. **Que medicações a mãe recebeu durante a gravidez e o parto?** A mãe está amamentando e tomando quaisquer medicações? Medicações são uma causa rara de erupção em bebês. Metimazol, uma medicação antitireóidea, foi associada à aplasia cútis, uma ausência localizada de pele no couro cabeludo.
  F. **A lesão faz você pensar em uma doença genética?** Lesões da pele podem ser associadas a síndromes genéticas. **Bolhas:** epidermólise bolhosa. **Áreas castanhas planas:** neurofibromatose. **Cutis marmorata:** síndrome de Cornelia de Lange e trissomias 18 (síndrome de Edward) e 21 (síndrome de Down). **Cabelo e unhas deficientes:** displasias ectodérmicas. **Pele escamosa, seca:** ictioses. **Pele fina, frágil:** doenças do colágeno e hipoplasia da derme. **Pele não formada:** *aplasia cutis congenita*, Adams-Oliver e epidermólise bolhosa. **Pele e cabelo branco:** piebaldismo, esclerose tuberosa.

III. **Diagnóstico diferencial**
  A. **Ausência de parte da pele.** *Aplasia cutis congenita* consiste em 9 grupos de doenças com base na localização e presença de outras malformações que envolvem ausência de uma parte da pele. Ela pode ser localizada (mais comumente no couro cabeludo) ou envolve uma grande parte do corpo (Ilustração 3).

B. **Infecções da pele e tecidos moles na unidade de terapia intensiva neonatal (NICU).** Estas são comuns porque os bebês pré-termo têm pele frágil. Tipos de infecções vistos são **celulite, abrasões e abscessos**. Estas ocorrem onde a pele foi traumatizada (áreas da fralda, locais de incisão cirúrgica, eletrodos de couro cabeludo fetal, locais de venopuntura, picadas no calcanhar e outros). O organismo mais comum é *Staphylococcus aureus*. Cepas resistentes à meticilina estão se tornando mais frequentes. Infecções da pele e tecidos moles envolvendo procedimentos cirúrgicos (trato gastrointestinal [GI]) são causadas mais comumente por bacilos Gram-negativos e leveduras. **Onfalite**, uma infecção do coto umbilical e da área em torno dele, também pode ocorrer e, frequentemente, é causada por bactérias (Gram-negativas e Gram-positivas).

C. **Doenças/erupções benignas da pele que geralmente não exigem estudo ou intervenção.** Estas erupções são muito comuns.
   1. ***Erythema toxicum.*** A erupção mais comum em recém-nascidos, consiste em máculas eritematosas com uma pápula ou pústula central. Pode estar presente ao nascimento, tipicamente aparece dentro das primeiras 48 horas, e pode aparecer até 2 semanas de idade. É mais comum em bebês a termo completo e mais comum no tronco, extremidades e períneo. Lesões novas podem aparecer depois da instalação inicial e frequentemente desaparecem depois de uma semana (Ilustração 4).
   2. **Melanose pustulosa neonatal transitória.** Estas pústulas de 2 a 5 mm estão geralmente presentes ao nascimento em vários locais, tipicamente a face e o sacro de bebês a termo completo. As pústulas evoluem e desaparecem dentro de 48 horas, mas podem deixar máculas hiperpigmentadas que eventualmente regridem, mas podem persistir durante meses (Ilustração 5).
   3. **Hiperplasia de glândulas sebáceas.** Diminutas pápulas amarelas frequentemente ocorrendo nas bochechas e nariz. Menores e mais amarelas do que *milia*.
   4. ***Milia.*** Diminutas (1 mm) pápulas amarelo-brancas frequentemente presentes na face, mento e testa e couro cabeludo. Causadas por cistos de retenção sebáceos (Ilustração 6).
   5. ***Miliaria crystallina.*** Obstrução de ductos exócrinos/sudoríferos. Pode aparecer no couro cabeludo ou face como lesões vesiculosas ou papulosas com ou sem eritema. Exacerbada pelo calor e umidade, resolvem-se rapidamente, quando o bebê é refrescado.
   6. ***Miliaria rubra* ("brotoeja").** Pápulas ou papulopústulas de 1 a 2 mm rodeadas por pequenas áreas vermelhas. *Miliaria pustulosa* é uma variante com mais pústulas e menos eritema.
   7. **Miliária profunda.** Obstrução profunda dos ductos sudoríferos. Pápulas brancas e edema que podem impedir sudorese, levando à hipertermia.
   8. **Acropustulose do lactente.** Áreas recorrentes de vesicopústulas pruríticas desenvolvem-se na superfície palmar das mãos e na superfície plantar dos pés. Geralmente dura 7–14 dias (Ilustração 7).
   9. **Dermatite seborreica.** Vermelhidão e escamas em áreas focais no couro cabeludo (**"touca do berço"**), face, pregas da pele e atrás das orelhas.
   10. **Acne neonatal.** Comedões, pápulas e pústulas eritematosas. Pode estar presente ao nascimento ou se desenvolver durante o começo da lactância; pode levar várias semanas/meses para resolução completa (Ilustração 8).
   11. **Bolha de sucção.** Lesões vesiculares ou bolhosas presentes ao nascimento nos dedos das mãos, lábios ou mãos; sem eritema associado (distingue estas de lesões herpéticas).
   12. **Necrose de gordura subcutânea.** Nódulos e placas eritematosas ocorrendo durante as primeiras semanas de vida e resolvendo-se pelos 2 meses de idade. Frequentemente em áreas de trauma (face, dorso, braços, pernas e nádegas). Hipercalcemia pode ocorrer, se estas lesões se calcificarem (Ilustração 9).
   13. **Nevus simplex ("bicada da cegonha", "área salmão", "beijo de anjo").** Máculas róseas que são capilares superficiais dilatados, vistas comumente na nuca, meio da testa e pálpebras superiores, mas também no nariz e lábio superior, que geralmente desvanecem dentro de um ano. A mais comum malformação vascular.

14. **Mancha mongólica (melanocitose dérmica).** Uma coloração macular azul-negra na base da coluna e nas nádegas, mas pode ocorrer em outros locais. Mais comum em negros (> 90%) e asiáticos (81%); frequentemente vai se apagando em vários anos. Manchas extensas foram descritas em bebês com GM1 gangliosidose (Ilustração 10).
15. **Sinal de arlequim (alteração de cor, não feto arlequim).** Secundário à instabilidade vasomotora, há uma demarcação nítida de descoramento (um lado do corpo é vermelho, e o outro é pálido) que geralmente dura apenas alguns minutos.
16. **Hemangioma infantil.** Um tumor vascular comum (3–5% de todos os bebês). Mais comum em meninas e bebês pré-termo.
17. **Petéquias benignas.** Máculas eritematosas que não descoram presentes no corpo inferior após um parto de nádegas ou no corpo superior com uma apresentação de vértex.

D. **Erupções causadas por infecções.** Estas tipicamente requerem intervenção. Os patógenos mais comuns são S. aureus, Streptococcus sp., Candida albicans e herpes simples.
   1. **Infecções bacterianas que causam erupções**
      a. *Staphylococcus aureus*
         i. **Impetigo (não bolhoso e bolhoso).** Frequentemente apresenta-se com vesículas intactas, a seguir pústulas intactas se rompem, erodem e secam para formar crostas muitas vezes secundárias a uma ferida umbilical infectada.
         ii. **Síndrome de pele escaldada estafilocócica (SSSS).** Geralmente apresenta-se durante a primeira semana de vida; começa com marcado eritema da face, a seguir se alastra caudalmente e tende a ser mais grave em áreas flexurais. Lesões progridem para bolhas que são facilmente desnudadas (Ilustração 11).
      b. **Infecções estreptocócicas cutâneas.** Incomuns, infecções estreptocócicas grupo A podem ter uma erupção semelhante à erisipela. Infecções da pele causadas por grupo B são muito raras. Lesões vesiculopustulosas, abscessos e celulite (mais comuns) foram descritas.
      c. **Sífilis.** Frequentemente erupções maculosas ou maculopapulosas (na sífilis congênita, bebês apresentam-se com vesículas, bolhas e erosões). Bolhas hemorrágicas nas palmas e plantas são características de sífilis.
      d. *Listeria monocytogenes.* Pequenos (2–3 mm) granulomas cutâneos cinzento-rosados são característicos.
   2. **Infecções virais que causam erupções**
      a. **Vírus herpes simples (HSV).** (Ilustração 12) Ver também Capítulo 146.
         i. **HSV neonatal.** Transmitido perinatalmente e ocorre em 3 formas. Pápulas eritematosas ou vesículas progridem para aglomerações pustulosas com eritema intenso.
         ii. **HSV congênito.** Adquirido *in utero* e se apresenta com vesículas que são aparentes no primeiro dia de vida. Tipicamente associado a baixo peso ao nascimento, coriorretinite e microcefalia.
      b. **Varicela-zóster.** Ver também Capítulo 121.
         i. **Síndrome de varicela congênita/fetal.** Adquirida *in utero* no primeiro/segundo trimestre. Bebê nasce com cicatrizes.
         ii. **Varicela congênita/perinatal/neonatal inicial.** Adquirida *in utero* tardia no terceiro trimestre ou nos primeiros dias pós-parto. Bebê se apresenta com erupção centrípeta similar à erupção pós-natal no primeiros 10–12 dias de vida.
         iii. **Catapora adquirida pós-natal.** Nenhuma infecção transplacentária. Bebê se apresenta com sintomas nos dias 12–28 de vida. Erupção típica de catapora com alastramento centrípeto primeiro no tronco, depois face e couro cabeludo. Todos os estágios aparecem (máculas vermelhas, vesículas claras, encrostamento). (Ilustração 13).
      c. **CMV.** A mais comum infecção congênita. A maioria dos casos são assintomáticos. Se sintomáticos, podem ter doença de múltiplos órgãos com petéquias, púrpura e icterícia.
      d. **Rubéola.** Pode ter petéquias, mas se grave, pode ter pápulas vermelho-azuladas ("bolinho de arando") que aparecem na cabeça e tronco e extremidades.

54: ERUPÇÕES E PROBLEMAS DERMATOLÓGICOS

3. **Infecções fúngicas que causam erupções**
   a. *Candida albicans.* A infecção fúngica mais comum que causa problemas em recém-nascidos é discutida aqui. Outras espécies (*Candida parapsilosis, Candida lusitaniae, Candida glabrata* etc.) são menos comuns.
      i. **Dermatite de fralda/candidíase oral (sapinho) por** *Candida.* Apresentação mais comum de infecções por *Candida* em bebê normal. A erupção de fralda é frequentemente eritematosa com pústulas satélites. Candidíase oral pode-se apresentar com irritabilidade e recusa a tomar alimentações orais, e é caracterizada por áreas brancas na cavidade oral.
      ii. **Candidíase congênita.** Adquirida *in utero,* os bebês podem ter doença cutânea ou sistêmica. **Candidíase cutânea congênita** se apresenta com uma erupção extensa dentro de 12 horas do nascimento. A erupção consiste em máculas eritematosas, pápulas e pústulas difusas. Diferentemente do *erythema toxicum,* esta erupção frequentemente compromete as palmas e plantas. Em bebês a termo, há descamação destas lesões, que podem simular SSSS. Bebês prematuros podem-se apresentar com uma erupção com apresentação variável (pústula, vesículas ou uma dermatite semelhante à queimadura com descamação) (Ilustração 14). Na **candidíase sistêmica congênita,** a maioria dos bebês não tem uma erupção, mas pode-se apresentar com pneumonia, meningite ou outras apresentações. Esta é uma infecção muito invasiva com alta taxa de mortalidade, especialmente em bebês de muito baixo peso ao nascimento.
   b. *Aspergillus.* Este foi descrito causando infecções fúngicas cutâneas, mas é raro.
      i. **Aspergilose cutânea primária (PCA).** Caracterizada por ausência de comprometimento de órgãos, exceto a pele ao tempo do diagnóstico. Bebês pré-termo estão em risco de PCA por causa da vulnerabilidade da sua pele e defesas de hospedeiro imaturas. Fatores de risco incluem prematuridade, neutropenia, uso prévio de antibióticos e administração de glicocorticoide. Uma placa com uma escara é característica de PCA. Descontinuidade da pele ocorre por causa da imobilização de mão contaminada, maceração da pele causada por sensor de oxímetro, ou esparadrapo.
      ii. **Aspergilose secundária.** Caracterizada por comprometimento de órgãos e uma erupção maculopapular causada por trombose de pequenos vasos.
4. **Infecções parasitárias que podem causar uma erupção**
   a. **Escabiose.** Uma infestação com o ácaro *Sarcoptes scabiei* que foi descrita em bebês tão jovens quanto 2 semanas. Os bebês tendem a ter lesões disseminadas muitas vezes na face e couro cabeludo (frequentemente não vistas em pacientes mais velhos que se apresentam com localizações intertriginosas). Eles podem ter pápulas, nódulos, vesículas e pústulas.
   b. **Infecções por** *Toxoplasma gondii.* Apresentam-se com uma erupção maculopapular generalizada.

E. **Erupções que causam escamação.** Geralmente benignas e autolimitadas. Etiologias infecciosas e dietéticas necessitam ser excluídas porque elas precisam de tratamento imediato. Etiologias genéticas e imunes podem ser consideradas mais tarde no diferencial.
   1. **Pós-maturidade.** A maioria dos bebês a termo e pós-maturos normalmente descama sua pele. A pele parece semelhante a papel pergaminho e se descasca. Este é um achado fisiológico normal que não exige tratamento médico.
   2. **Dermatite seborreica.** Frequentemente vista no couro cabeludo e áreas flexuras. É uma erupção eritematosa vermelha com descamação amarela. Pode ser vista na área da fralda e é autolimitada.
   3. **Deficiência de ácidos graxos.** Formação de escamas superficiais e descamação podem ocorrer. Pode ser vista na síndrome de deficiência de ácidos graxos (quando os bebês têm reservas diminuídas de gorduras) ou em má-absorção de gorduras. É necessária reposição de ácidos graxos.
   4. **Ictioses.** Podem-se apresentar como "feto arlequim" ou "bebê de colódio". Muitos tipos de ictioses existem. Estas são doenças genéticas que causam pele escamosa, espessa, grave, às

vezes com movimento restrito. O bebê pode ter uma membrana brilhante, apertada, cobrindo-o ao nascimento, que pode descascar. A pele é propensa à rachadura e infecção secundária. Algumas das ictioses são associadas a defeitos auditivos neurossensoriais; outras são associadas a problemas neurológicos, incluindo convulsões (Ilustração 15).

5. **Eczema infantil.** Descamação está presente. Eczema raramente é visto no recém-nascido, mas é frequentemente visto em bebês.
6. **Dermatite atópica.** Erupção escamosa e pruriginosa vermelha; raramente vista no recém-nascido.
7. **Síndrome de pele escaldada estafilocócica (SSSS).** Ver página 386.
8. **Psoríase.** Vista como uma erupção de fralda com disseminação (áreas escamosas além da erupção de fralda) ou pode-se apresentar como eritrodermia, progredindo para psoríase pustulosa.
9. **Infecções por *Candida*.** Estas também podem causar vermelhidão e escamação (ver precedentemente).
10. **Sífilis.** Ver página 386.
11. **Displasias ectodérmicas.** Há mais de 150 subtipos, mas a forma mais comum é displasia ectodérmica hipo-hidrótica recessiva ligada ao X.
12. **Imunodeficiências.** Bebês com imunodeficiências (síndrome de imunodeficiência adquirida [AIDS], imunodeficiência combinada grave, mastocitose cutânea difusa, síndrome de Wiskott-Aldrich, histiocitose de células de Langerhans) podem ter uma erupção escamosa vermelha.
13. **Lúpus neonatal.** Uma doença imunomediada que é causada por autoanticorpos transferidos de modo materno (SSA/Ro, SSB/La e/ou U1RNP). As principais manifestações são cutâneas e cardíacas (causa principal de bloqueio cardíaco congênito). Achados na pele são transitórios e frequentemente começam com algumas semanas de idade, mas podem estar presentes ao nascimento. Duas variedades são papuloescamosa e anular. Quinze a 25% dos casos têm manifestações cutâneas. Erupção típica é com pápulas eritematosas anulares de 0,5 a 3 cm com uma escama central. Comprometimentos hepático e hematológico ocorrem em cerca de 10% dos casos (Ilustração 16).

F. **Erupções que causam vesículas e bolhas.** Causas infecciosas e dietéticas necessitam ser excluídas porque eles exigem tratamento imediato. Causas menos comuns podem ser avaliadas.
  1. ***Epidermolysis bullosa.*** Um grupo de doenças herdadas que causam vesiculação. Trauma induz as bolhas. Ausência localizada congênita da pele é frequentemente observada ao nascimento (Ilustração 17).
  2. **Dermatose de deficiência de zinco.** Apresenta-se como uma erupção bolhosa ou mais comumente uma erupção eczematosa no ângulo da boca, mento ou bochechas em uma distribuição em forma de U, e na área da fralda. Pode ser vermelha e escamativa, e pode ter uma cor escura na periferia.
  3. **Infecção herpes congênito.** Ver anteriormente.
  4. **Síndrome de pele escaldada estafilocócica (SSSS).** Ver anteriormente.
  5. ***Incontinentia pigmenti.*** Uma rara doença genética dominante ligada ao X que é mais comum em mulheres. Ela tem 4 estágios: estágio 1 ocorre ao nascimento a 2 semanas —vesiculobolhoso (vesículas/bolhas eritematosas que ocorrem linearmente no tronco, extremidades e couro cabeludo); estágio 2 ocorre 2–3 semanas após o nascimento —verrucoso; estágios 3 e 4 ocorrem mais tarde. Os bebês também podem ter anormalidades neurológicas, dentárias e oftalmológicas. ***Nota:*** Lesões estágio 1 podem ser confundidas com infecção herpes simples (Ilustração 18).
  6. **Causas menos comuns.** Doenças genéticas, hiperceratose epidermolítica, necrólise epidérmica tóxica e mastocitose bolhosa.

G. **Marcas de nascença.** A maioria das marcas de nascença é benigna e não exige tratamento. Entretanto, se houver muitas lesões presentes, isto pode significar uma síndrome associada, ou se muito grandes elas podem estar em risco de melanoma e têm que ser acompanhadas estritamente. Lesões vasculares necessitam ser avaliadas, uma vez que possam interferir com órgãos vitais.

1. **Lesões pigmentadas**
   a. **Manchas café com leite (máculas).** Lesões benignas que são ovais ou irregulares com uma cor castanho-clara. Se elas forem > 5 mm de diâmetro e houver mais de 6, suspeitar uma síndrome associada (pensar em neurofibromatose, síndrome de Albright, síndromes de Turner e de Noonan, esclerose tuberosa, ataxia-telangiectasia).
   b. **Mancha azul mongólica.** Ver página 386.
   c. **Nevo melanocítico congênito.** Pequeno (< 1,5 cm) e intermediário (< 20 cm) em tamanho são comuns com um pequeno risco de melanoma. Grandes nevos congênitos (> 20 cm) e nevos congênitos gigantes (> 40 cm) têm um risco mais alto de transformação maligna (risco 5-15%). Os nevos melanocíticos gigantes também têm um risco de melanose neurocutânea (Ilustração 19).
   d. **Nevo de Ota/Ito.** Uma área azul ou acinzentada afetando as áreas orbitária e zigomática comuns em asiáticos, e acarreta o risco de glaucoma. Diferentemente das manchas mongólicas, estes não se apagam.
2. **Hiperpigmentação difusa.** Anormal e pode ser secundária à doença de Addison, atresia biliar, atresia hepática, espru, melanismo, lentiginose, porfiria, doença de Hartnup ou idiopática.
3. **Hipopigmentação/lesões hipopigmentadas**
   a. **Perda de pigmento difusa ou localizada.** Esta pode ser secundária à fenilcetonúria, doença de Addison, trauma, pós-inflamação ou genética.
   b. **Máculas em folha de freixo.** Pequena área de hipopigmentação, de forma oval e semelhante a uma folha de freixo; um marcador de esclerose tuberosa.
   c. **Hipomelanose de Ito.** Síndrome (principalmente neurológica) com mácula hipopigmentada ou padrão linear/espiralado de hipopigmentação.
   d. **Albinismo parcial (piebaldismo).** Um distúrbio dominante autossômico de máculas puxando ao branco na testa, couro cabeludo, tronco e extremidades. Este tipo de despigmentação também pode ser visto secundário à doença de Addison, esclerose tuberosa, vitiligo e síndrome de Klein-Waardenburg.
   e. **Albinismo.** Distúrbios genéticos que causam síntese anormal de melanina.
4. **Lesões vasculares**
   a. **Mancha em vinho do Porto (*nevus flammeus*).** Esta frequentemente se apresenta ao nascimento na face ou extremidades. É um angioma capilar permanente. Raramente é associado à síndrome de Sturge-Weber, síndrome de Klippel-Trenaunay, síndrome de Parkes-Weber, ou mutações de RASA-1 (Ilustração 20).
   b. *Nevus simples*/**mancha salmão.** Ver página 385.
   c. **Hemangiomas.** Os mais comuns tumores benignos de endotélio vascular no bebê, e são mais frequentes em prematuros. Mulheres tendem mais a ser afetadas, e eles ocorrem mais comumente na cabeça e pescoço, seguidos pelo tronco e membros.
      i. **Hemangioma superficial ("em morango").** Um tumor vermelho-vivo (de massa dilatada de capilares) que se salienta acima da pele e pode aparecer em qualquer lugar no corpo. Geralmente não necessita de tratamento a não ser que interfira com funções vitais.
      ii. **Hemangioma profundo (cavernoso).** Mais fundo na pele e de cor azulada; frequentemente benigno a não ser que interfira com órgãos vitais.
      iii. **Hemangioma misto.** Este tem componentes tanto profundos quanto superficiais.
      iv. **Hemangiomatose neonatal benigna.** Múltiplos hemangiomas cutâneos congênitos que aparecem ao nascimento ou logo depois, com regressão espontânea das lesões dentro dos primeiros 2 anos de vida.
      v. **Hemangiomatose neonatal difusa.** Múltiplos hemangiomas cutâneos mais hemangiomas em, pelo menos, 3 sistemas de órgãos separados. Esta doença tem prognóstico grave se não reconhecida e tratada.
H. **Erupções que causam petéquias/púrpura.** Estas podem-se relacionar com trauma de parto (consideradas "normais") ou se generalizadas e recorrentes podem significar uma infecção séria ou etiologia hematológica que necessita de imediata avaliação e tratamento.

1. **Trauma de parto.** Petéquias no corpo inferior após um parto de nádegas ou no corpo superior com uma apresentação de vértex podem ser normais. Elas não recidivam.
2. **Distúrbios autoimunes.** Lúpus neonatal com transmissão materna de autoanticorpos.
3. **Trombocitopenia.** Geralmente petéquias dispersas generalizadas, particularmente em resposta a pequeno trauma.
4. **Trombocitopenia aloimune neonatal (NAIT).** Uma reação imune que pode causar trombocitopenia e sangramento grave, inclusive sangramento intracraniano.
5. **Púrpura trombocitopênica idiopática materna.** Aproximadamente 80% dos casos de trombocitopenia são causados pela forma autoimune.
6. **Deficiências de fatores da coagulação.** Petéquias e púrpura são mais comuns na trombocitopenia, com grandes equimoses, hemorragias musculares e sangramento de picadas no calcanhar, venopuntura e outros locais sendo mais comuns com defeitos da coagulação.
7. **Relacionadas com sepse/infecção.** Frequentemente causadas por sepse bacteriana Gram-negativa (*Escherichia coli, Pseudomonas*). Listeriose e aspergilose também envolvidas. Coxsackievírus podem causar lesões "em bolinho de arando".
8. **Coagulação intravascular disseminada.** Principais causas são sepse, asfixia de parto, enterocolite necrosante (NEC) e síndrome de desconforto respiratório (RDS). Podem-se ver petéquias na pele, e sangramento pode ocorrer de locais de punção venosa e do trato GI.
9. *Purpura fulminans.* Lagos simétricos e bem-definidos de equimose confluente sem petéquias, com início súbito e desenvolvimento de bolhas hemorrágicas e morte súbita. Característica de sepse meningocócica ou outra infecção ameaçadora à vida.
10. **Infecções TORCH.** Toxoplasmose, outras infecções (sífilis), rubéola, citomegalovírus e herpes podem todas causar lesões "em bolinho de arando" (pápulas e púrpura disseminadas) (Ilustração 21).
11. **Drogas maternas.** Salicilatos, esteroides.
12. **Leucemia cútis congênita.** Uma doença rara. Infiltrados leucêmicos cutâneos ocorrem em 25–30% dos bebês com leucemia congênita. Os bebês podem-se apresentar com petéquias, púrpura, lesões violáceas azuis firmes, nódulos purpúreos, hepatoesplenomegalia, letargia, palidez e febre. Cloromas (infiltrações nodulares da pele que são coleções sólidas de mieloblastos) parecem pápulas e nódulos púrpura-vermelhos (**erupção em bolinho de arando**) (Ilustração 21). Leucemia congênita pode ser associada às síndromes de Down, Edward e Patau. Pode ser confundida com hemangiomatose benigna.

IV. Banco de dados

A. **História.** Obter história completa da mãe e da família, e uma história detalhada do departamento de obstetrícia. Há uma história de família de doenças de pele? Muitas doenças de pele são genéticas (ictioses, imunodeficiência, albinismo). Perguntar sobre infecções recentes (varicela), infecções mais antigas durante a gravidez (infecções congênitas), história sexual (sífilis), destinos incomuns de viagem, e história de animais de estimação (*T. gondii*) pode fornecer alguns indícios sobre o diagnóstico. A mãe tem herpes? Ela comeu produtos alimentares raros ou carne malcozida (*Listeria*)? Que medicações a mãe recebeu?

B. **Exame físico.** Checar sinais vitais. O bebê está febril ou o bebê parece doente, sugerindo uma infecção? Não simplesmente examinar a erupção de apresentação, mas checar o corpo inteiro para ver se há sinais da erupção em qualquer outro lugar. A distribuição da erupção pode ser característica. Exames frequentes de acompanhamento podem documentar qualquer progressão ou resolução das lesões. Examinar o olho para verificar coriorretinite (infecções TORCH). Hepatoesplenomegalia pode ser vista em infecções TORCH congênitas.

C. **Estudos laboratoriais**
1. **Avaliação de sepse** pelos exames de laboratório, se infecção sistêmica for suspeitada. **Aspirar líquido de lesão apropriada** para cultura bacteriana, cultura viral e reação em cadeia de polimerase (PCR) e culturas fúngicas.
2. **Se sangramento ativo for suspeitado,** enviar sangue para hemograma completo com diferencial, contagem de plaquetas e contagem de reticulócitos, títulos de TORCH e estudo de sepse.

54: ERUPÇÕES E PROBLEMAS DERMATOLÓGICOS

3. **Preparação de hidróxido de potássio,** se infecção candidal/fúngica for suspeitada (revela pseudo-hifas).
4. **Coloração com Wright** do líquido de lesão pode mostrar neutrófilos polimorfonucleares com impetigo bolhoso e pustulose neonatal transitória e eosinófilos com *erythema toxicum*. Coloração de Wright de *milia* mostra ceratinócitos.
5. **Preparação com óleo mineral** pode mostrar ácaros e ovos na escabiose.
6. **PCR ou anticorpo fluorescente direto (DFA) de lesão cutânea,** se herpes for suspeitado.
7. **Biópsia de pele,** às vezes, está indicada, especialmente se a lesão for atípica.
8. **Coloração com Gram, cultura** do material purulento de celulite/abscesso. Coloração com Gram de pustulose estafilocócica mostrará cocos Gram-positivos e neutrófilos.
9. **Autoanticorpos maternos e do recém-nascido** para lúpus.
10. **Estudos da coagulação.** Contagem de plaquetas, fibrinogênio, tempo de protrombina (PT) e tempo de tromboplastina parcial (PTT).
11. **Análise citogenética molecular de DNA de biópsia de pele,** se suspeitada leucemia congênita.

D. **Imagem e outros estudos (raramente necessários)**
 1. **Tomografia computadorizada (CT) ou imagem de ressonância magnética (MRI) com contraste da cabeça** para excluir calcificações, se for suspeitada síndrome de Sturge-Weber.
 2. **Ultrassonografia, ecocardiografia e/ou CTs** podem ser necessários para tratar hemangiomas.
 3. **Estudos de imagem** podem ser necessários para defeitos maiores de aplasia cútis congenita a fim de excluir defeitos subjacentes de osso ou tecido mole.

V. **Plano.** Conforme indicado previamente, a maioria das erupções que ocorrem no recém-nascido não exige tratamento. **Parecer de dermatologia pediátrica** é recomendado para quaisquer lesões raras. É importante assinalar que aciclovir é recomendado precocemente em casos de bebês com uma erupção cutânea vesicular, mesmo se o diagnóstico de herpes não for confirmado.
 A. **Aplasia cútis congênita.** Dependendo do tamanho e comprometimento, o tratamento inclui clínico (local inclui limpeza, pomada, possíveis antibióticos), cirúrgico (nenhum se pequena; maior pode requerer excisão com fechamento, enxerto de pele e outro tratamento), ou ambos.
 B. **Infecções da pele e tecidos moles (abscessos e/ou celulite, onfalite).** Incisão e drenagem de **abscesso** (se indicada) com tratamento local da ferida. Enviar fluido para cultura e sensibilidade. Uma incisão e drenagem do abscesso podem ser adequadas, se o bebê não estiver clinicamente doente. Se o bebê estiver clinicamente doente, hemograma completo (CBC) com diferencial e hemocultura é feito frequentemente. Antibióticos (frequentemente nafcilina) são começados para cobrir a flora cutânea, a não ser que *S. aureus* resistente à meticilina (MRSA) seja suspeitado (usar vancomicina). Punção lombar é feita, se o bebê tiver quaisquer sinais suspeitos de meningite. Bebês com **celulite**, especialmente em locais IV, são geralmente tratados com antibióticos com base em cultura ou empiricamente com oxacilina ou nafcilina e gentamicina. **Onfalite** é tratada com um estudo completo de sepse (incluindo punção lombar [LP]), e antibióticos (ampicilina e gentamicina) são iniciados para cobrir organismos Gram-positivos e negativos até que chegue a cultura e sensibilidades.
 C. **Distúrbios benignos da pele.** Nenhum tratamento é necessário.
 D. **Erupções que são causadas por infecções.** Ver capítulos específicos de doenças infecciosas para mais detalhes quando apropriado.
  1. *Staphylococcus aureus.* Antibióticos sistêmicos.
  2. **Estreptococos.** Infecção cutânea é frequentemente grupo A, tratado com penicilina.
  3. **Sífilis.** Ver Capítulo 136.
  4. *Listeria monocytogenes.* Ampicilina e um aminoglicosídeo, como gentamina (cefalosporinas não são ativas).
  5. **Herpes simples.** Aciclovir 60 mg/kg/d IV dividido duas vezes ao dia por 14 dias para doença SEM (pele, olhos e/ou boca) apenas se não houver doença do sistema nervoso central (CNS) ou disseminada.

6. **Varicela.** Aciclovir e VariZIG (ver doses no Capítulo 148) podem diminuir a gravidade da evolução e melhorar o resultado. Tratamento tem que começar cedo no curso da doença.
7. **Citomegalovírus (CMV).** Ganciclovir (Cytovene) em adultos; dados limitados em pediatria. Gangiclovir parenteral e valganciclovir oral estão sendo usados, mas são limitados ao uso naqueles com doença CMV congênita sintomática com doença do CNS. Ver Capítulo 85.
8. **Rubéola.** Tratamento suportivo. Ver Capítulo 134.
9. *Candida albicans.* Medicações antifúngicas sistêmicas, como anfotericina B, para tratar infecção disseminada. Antifúngicos tópicos são usados para tratar lesões isoladas da pele. Sapinho é tratado com nistatina oral, 0,5 mL dentro de cada bochecha duas vezes ao dia, durante 10 dias.
10. *Aspergillus.* Anfotericina B desoxicolato em altas doses.
11. **Escabiose.** Aplicar creme de permetrina 5% topicamente. (*Nota:* Permetrina é fora de bula em recém-nascidos e pode não ser segura em bebês de muito baixo peso ao nascimento.)
12. **Toxoplasmose.** Ver Capítulo 141.

E. **Erupções que causam escamação**
   1. **Pós-maturidade.** Nenhum tratamento é necessário.
   2. **Dermatite seborreica.** Frequentemente se resolve em 1 ano; tratamento suportivo.
   3. **Deficiência de ácidos graxos.** Reposição de ácidos graxos através de soluções lipídicas IV ou dieta é necessária.
   4. **Ictioses.** Tratamento suportivo agressivo, monitoramento estrito de balanço hídrico-eletrolítico, tratamento meticuloso da pele com o objetivo de evitar infecções. Bebê de colódio frequentemente tem instabilidade de temperatura e perda hídrica excessiva.
   5. **Eczema infantil.** Evitar quaisquer irritantes; usar cremes protetores, como óxido de zinco na área da fralda. Esteroides locais a curto prazo podem ser necessários.
   6. **Dermatite atópica.** Emolientes e esteroides tópicos brandos são usados.
   7. **Síndrome de pele escaldada estafilocócica.** Antibióticos (resistentes à penicilinase IV, antiestafilocócicos [p. ex., Cloxacillin]), tratamento suportivo e atenção ao tratamento hídrico e eletrolíticos.
   8. **Psoríase.** Esteroides tópicos e, às vezes, curativos úmidos são usados.
   9. *Candida.* Ver anteriormente.
   10. **Sífilis.** Ver Capítulo 136.
   11. **Displasias ectodérmicas.** Tratamento suportivo com lágrimas artificiais.
   12. **Imunodeficiências.** Ver a entidade específica.
   13. **Lúpus eritematoso neonatal.** Exame cardíaco completo, testes de função hepática e CBC. Aplicar filtro solar protetor e evitar luz solar direta durante 4 a 6 meses. Esteroides tópicos podem ser necessários.

F. **Erupções que causam vesículas e bolhas**
   1. **Epidermólise bolhosa.** Tratamento meticuloso da pele, prevenção de infecção, e atenção especial à nutrição e alimentações por causa dos problemas com disfagia a partir da cicatrização.
   2. **Dermatose de deficiência de zinco.** Suplementação de zinco.
   3. **Herpes congênito.** Ver Capítulo 146.
   4. **Síndrome de pele escaldada estafilocócica.** Ver Seção V.D.1.
   5. *Incontinentia pigmenti.* Nenhum tratamento específico para as lesões cutâneas.

G. **Marcas de nascença**
   1. **Lesões hiperpigmentadas.** A maioria destas lesões não requer tratamento. Se as lesões forem grandes (> 3 cm), remoção é recomendada. Nevos pilosos gigantes são removidos para prevenir desenvolvimento de câncer.
   2. **Lesões hipopigmentadas.** Piebaldismo é tratado com camuflagem cosmética. Aqueles com albinismo devem obedecer às restrições de sol e uso de filtro solar.
   3. **Lesões vasculares.** Muitos hemangiomas podem ser estritamente vigiados e deixados regredir. Se tratamento for necessário, terapia esteroide, embolização, excisão, oclusão, terapia com *laser,* interferon-α e radioterapia são opções. Manchas de vinho do Porto podem

ser tratadas com terapia a *laser*. Necessário diferenciar hemangiomatose neonatal benigna de hemangiomatose neonatal difusa uma vez que o tratamento seja diferente.

H. **Erupções que causam petéquias e púrpura.** Estas erupções frequentemente exigem um estudo e tratamento completos, se houver uma doença hemorrágica. Infecções são tratadas com antibióticos ou agentes antivirais. Transfusão de plaquetas e reposição de fatores da coagulação podem ser necessárias.
  1. **Trauma de parto.** Nenhum tratamento é necessário.
  2. **Doenças autoimunes, como lúpus materno ou neonatal.** Exame de cardiologia para procurar bloqueio cardíaco está indicado.
  3. **Trombocitopenia, trombocitopenia isoimune neonatal (NAIT)/púrpura trombocitopênica idiopática materna (ITTP).** Ver Capítulo 143.
  4. **Deficiências de fatores da coagulação.** Ver Capítulo 142.
  5. **Sepse/infecções TORCH.** Ver Capítulos 122 e 135.
  6. **Coagulação intravascular disseminada (DIC).** Ver Capítulo 142.
  7. *Purpura fulminans.* Tratar a infecção subjacente.
  8. **Leucemia congênita.** O plano ideal de tratamento não está claro. Tratamento consiste em terapia de combinação intensiva mais tratamento suportivo.

55 Gasometria Anormal

I. **Problema.** Um valor anormal de gasometria de um recém-nascido é relatado pelo laboratório.
II. **Perguntas imediatas**
  A. **Qual componente da gasometria está anormal?** Valores normais aceitos para uma gasometria arterial ao ambiente são pH 7,35–7,45 (pH varia com a idade, um pH > 7,30 geralmente é aceitável), $PaCO_2$ 35–45 mmHg (ligeiramente mais alta é aceita, se o pH sanguíneo permanecer normal), e $PaCO_2$ 50–95 mmHg (depende da idade gestacional). (Ver Tabela 8-1, página 71.) Gasometria sanguínea mede pH, PCO_2 e oxigênio (O_2), e todos os outros componentes (excesso de base, concentração de bicarbonato e saturação de oxigênio) são calculados com base nos 3 níveis medidos. Conceitos gerais de gasometria são como se segue:
  1. **pH é proporcional ao HCO_3 (excesso de base)**
    a. **Acidose metabólica.** Anormal ↓ do HCO_3 com ↓ do pH.
    b. **Alcalose metabólica.** Anormal ↑ do HCO_3 com ↑ do pH.
  2. **pH é inversamente proporcional à PCO_2**
    a. **Acidose respiratória.** Anormal ↑ da PCO_2 com ↓ do pH.
    b. **Alcalose respiratória.** Anormal ↓ da PCO_2 com ↑ do pH.
  B. **Este valor de gasometria sanguínea é muito diferente da determinação de hemogasometria precedente do paciente?** Se o paciente teve acidose metabólica nas últimas 5 medições de gasometria e agora tem alcalose metabólica, poderia ser melhor repetir as medições de gasometria antes de iniciar tratamento. **Não tratar o bebê com base em um valor de gasometria anormal**, especialmente se a condição clínica do bebê não tiver se alterado.
  C. **Como foi colhida a amostra?** Medições de gasometria podem ser informadas em amostras de sangue **arterial, venoso,** ou **capilar (picada no calcanhar)**.
  1. **Amostras de sangue arterial.** Melhor indicador do pH, $PaCO_2$ e PaO_2. O padrão ouro de obtenção de uma gasometria é obter de um cateter arterial de demora (periférico ou umbilical). Gasometrias por punções arteriais intermitentes podem não refletir precisamente a situação respiratória do bebê. Uma diminuição súbita na $PaCO_2$ e PaO_2 pode ocorrer durante a punção. Chorar pode diminuir a $PaCO_2$, HCO_3 e saturação de oxigênio.
  2. **Amostras de sangue venoso.** Dão um valor mais baixo de pH, PO_2 significativamente mais baixa, e uma PCO_2 mais alta do que amostras arteriais. São boas para estimativa do HCO_3.

3. **Amostras capilares (picada no calcanhar).** Dão uma avaliação satisfatória do pH e PCO_2 do bebê, mas não uma PaO_2 precisa. Amostras capilares dão um valor de pH semelhante ou mais baixo (não tão baixo quanto pH venoso), PCO_2 semelhante ou ligeiramente mais alta, e PO_2 mais baixa do que amostras arteriais; medidas de gasometria capilar não são confiáveis em um bebê que esteja hipotenso ou em choque.
D. **O bebê está com suporte ventilatório?** Manejo de níveis anormais de hemogasometria é abordado diferentemente, em um bebê intubado, de um paciente respirando ar ambiente.
III. **Diagnóstico diferencial**
   A. **Acidose metabólica (pH < 7,30–7,35 com CO_2 normal a baixo).** Depois do nascimento é normal um bebê ter uma acidose metabólica branda. As 3 principais causas de acidose metabólica são perda de base (principalmente bicarbonato) de causa renal ou gastrointestinal (GI), excreção renal diminuída de ácido, ou uma produção aumentada de ácido. Acidose metabólica é classificada como acidose com *anion gap* (diferença de ânions aumentada, alta) ou sem *anion gap* (diferença de ânions normal). **Determinar o *anion gap* ajudará a decidir a causa da acidose**.
      1. *Anion gap.* Diferença nos cátions e ânions medidos no soro ou plasma. Calculada por:

      $$\text{Anion gap (mEq/L)} = \text{Sódio (mEq/L)} - [\text{Cloreto (mEq/L)} + \text{Bicarbonato (mEq/L)}]$$

         a. **Normal.** 8–16 mEq/L (até 18 mEq/L em bebês prematuros < 1.000 g).
         b. **Aumentado.** > 16 mEq/L em bebês (> 18 mEq/L em bebês prematuros < 1.000 g).
      2. **Causas comuns de acidose metabólica no recém-nascido**
         a. **Acidose metabólica com *anion gap* aumentado (cloreto normal)**
            i. **Acidose láctica associada à evidência clínica de perfusão tecidual diminuída é comum no recém-nascido.** Um *anion gap* sérico > 16 mEq/L é altamente preditivo de acidose láctica (acidose láctica < 8 mEq/L é altamente improvável). Alguns bebês podem não ter um *anion gap* aumentado com acidose láctica. **Causas:** asfixia, hipóxia, síndrome de desconforto respiratório (RDS), sepse, débito cardíaco comprometido (choques cardiogênico, séptico e hipovolêmico), insuficiência circulatória ou respiratória, hemorragia maciça/anemia grave, hemorragia periventricular (PVH)/hemorragia intraventricular (IVH), hipotermia/estresse de frio, hipotensão, canal arterial patente (PDA), enterocolite necrosante (NEC) ou qualquer isquemia intestinal, pressões excessivas de ventilador com débito cardíaco diminuído, convulsões e ascite/líquidos em terceiro espaço.
            ii. **Erros inatos do metabolismo.** Erros inatos têm acidose láctica não associada à evidência clínica de má perfusão tecidual. Um *anion gap* de > 16 é visto em muitos erros inatos do metabolismo, como **acidemias orgânicas** (mais comuns), galactosemia, intolerância à frutose hereditária, doença de urina em xarope de bordo, acidose láctica congênita/primária, doença de armazenamento de glicogênio tipo I e deficiência de piruvato desidrogenase/carboxilase, defeitos da cadeia respiratória mitocondrial, deficiência múltipla de carboxilase e defeitos de oxidação de ácidos graxos.
            iii. **Insuficiência renal.** Insuficiência renal com perdas renais de bicarbonato.
            iv. **Acidose metabólica tardia de prematuridade (primeira à terceira semana de vida).** Carga ácida excessiva a partir de fórmula com alta proteína (fórmulas com base em caseína), ingestão de aminoácidos ou alimentação intravenosa.
            v. **Toxinas e medicações.** Uso materno de salicilatos e acidose materna. Álcool benzílico com doxapram. Outras: álcoois e glicóis, acetaminofeno, agentes β-adrenérgicos, cocaína, nitroprussiato, ibuprofeno, ferro, isoniazida, paraldeído, sulfassalazina, ácido valproico.
         b. **Acidose metabólica com *anion gap* normal ou sem *anion gap* (acidose hiperclorêmica, com *anion gap* normal, cloreto sérico elevado).** Um potássio sérico baixo indica perda de base; um potássio sérico alto sugere acidose tubular renal. Causas mais comuns são acidose tubular renal (RTA) e diarreia.
            i. **Perda renal de bicarbonato**

(a) **Rins imaturos.** Perda de bicarbonato.
(b) **RTA.** Defeito na reabsorção de bicarbonato ou na secreção de íon hidrogênio. (**Causa mais comum em bebês pré-termo é RTA proximal**). Checar pH da urina, < 7 sugere RTA, > 5,5 sugere RTA distal.
(c) **Insuficiência renal.**
(d) **Displasia renal.**
(e) **Medicações. Inibidores de anidrase carbônica** podem causar captação reduzida de íons bicarbonato (acetazolamida, dorzolamida, metazolamida, hidroxiureia). **Inibidores de aldosterona:** espironolactona e eplerenona.
(f) **Hipoaldosteronismo.** Na^+ baixo, K^+ elevado.
(g) **Hiperparatireoidismo.**

ii. **Perda GI de bicarbonato**
   (a) **Diarreia (frequentemente secretória).**
   (b) **Procedimentos urológicos e GI.** Cirurgia para NEC, ileostomia, fístula enterocutânea ou intestinal, drenagem de intestino delgado ou pancreática, qualquer desvio intestinal em contato com urina.
   (c) **Medicações.** Resinas de troca iônica, colestiramina, cloreto de cálcio, sulfato de magnésio.

iii. **Acidose dilucional.** Expansão rápida de volume com solução de Ringer–lactato, soro fisiológico, ou glicose com diluição do bicarbonato.

iv. **Acidose factícia.** Por causa da heparina excessiva na seringa. Contaminação com ar pode dar um grande déficit de base.

v. **Cloreto excessivo em líquidos IV.**

vi. **Acidose de hiperalimentação causada pela carga ácida.**

vii. **Diuréticos poupadores de potássio e hiperpotassemia.**

c. **Acidose metabólica com baixo *anion gap*.** (*Anion gap* baixo ou negativo.) Rara, frequentemente causada por erro laboratorial ou hipoalbuminemia.

B. **Alcalose metabólica (pH > 7,45 com excesso de base de > 5).** Frequentemente iatrogênica e incomum, é decorrente de um excesso de base (HCO_3) ou perda de ácido. Há 3 tipos: Resistente a cloreto e responsiva a cloreto. **Obter um cloreto urinário na hora** para ajudar a determinar a etiologia.

1. **Alto cloreto urinário > 20 mEq/L (alcalose metabólica resistente a cloreto; volume aumentado do líquido extracelular [ECF]).** Hipopotassemia, terapia diurética inicial (especialmente furosemida), administração de excesso de álcali, grande transfusão de sangue, síndrome de Bartter (excesso de mineralocorticoide), terapia com esteroide exógeno, síndromes de Cushing, de Conn, ou de Liddle, aldosteronismo primário, variante de hiperplasia suprarrenal congênita (síndrome de excesso de DOC), síndrome de leite-álcali.

2. **Baixo cloreto urinário < 10 mEq/L (alcalose metabólica responsiva a cloreto; baixo cloreto sérico e volume diminuído do ECF).** Perda de secreções gástricas (vômito persistente, aspiração contínua nasogástrica/orogástrica), diarreia secretória (diarreia perdedora de cloreto congênita), correção aguda de acidose respiratória cronicamente compensada, terapia diurética tardia, síndrome pós-hipercapnia.

3. **Causas comuns de alcalose metabólica no recém-nascido**
   a. Aspiração NG/OG prolongada.
   b. Terapia diurética (especialmente furosemida em pacientes com displasia broncopulmonar/doença pulmonar crônica [BPD/CLD]).
   c. Administração de álcali em excesso (p. ex., infusão de bicarbonato de sódio, citrato, acetato ou lactato) como em nutrição parenteral ou carga de álcali aumentada a partir de alimentação.
   d. Depleção de potássio.
   e. Compensação de acidose respiratória (p. ex., bebê com BPD/CLD/ventilação crônica).

4. **Causas menos comuns.** Estenose pilórica (vômito persistente), síndrome de Bartter (rara), hiperaldosteronismmo primário, diarreia com perda de cloreto, hiperplasia suprarrenal congênita (certos tipos).

C. **Baixo CO_2.** Alcalose respiratória: uma diminuição no CO_2 com um aumento no pH.
  1. **Hiperventilação pelo ventilador.** Causa mais comum na NICU.
  2. **Bolha de ar na seringa de coleta de gasometria.** Isto pode baixar falsamente a PaO_2 e $PaCO_2$. **Heparina** pode baixar falsamente a $PaCO_2$.
  3. **Terapia de hiperventilação.** Conforme usada na hipertensão pulmonar persistente.
  4. **Hiperventilação central.** Estimulação do impulso respiratório pelo sistema nervoso central (CNS) causada por uma doença do CNS ou hiperamoniemia transitória (amônia estimula o centro respiratório resultando em hiperventilação).
  5. **Hipoxemia pode causar um baixo CO_2.** Centros respiratórios são estimulados por quimiorreceptores.
  6. **Hiperventilação.** Vista em um **bebê respirando espontaneamente**, secundária à sepse, febre, pneumonia de aspiração, líquido retido.
  7. **Compensação de uma acidose metabólica primária.**
D. **Alto CO_2.** Acidose respiratória: aumento na $PaCO_2$ com diminuição no pH.
  1. **ETT obstruído (p. ex., tampão de muco).**
  2. **Posição incorreta do ETT.** Um tubo endotraqueal posicionado na orofaringe, pelo brônquio principal direito, ou na carina.
  3. **Má função de ventilador ou suporte respiratório insuficiente.**
  4. **Estratégia de ventilador que possibilita hipercapnia permissiva (hipoventilação mecânica controlada) é** *controvertida*. Usar cautela com hipercapnia permissiva até que sejam feitos estudos adicionais. Hipercapnia ou hipocapnia grave deve ser evitada. Em bebês com BPD/CLD, CO_2 mais alto é, às vezes, tolerado para desmamá-los da ventilação mecânica.
  5. **Insuficiência respiratória aumentanda; doenças pulmonares,** como RDS, pneumonia, taquipneia transitória (TTN), BPD/CLD, derrame pleural, hipoplasia pulmonar, atelectasia.
  6. **Pneumotórax.**
  7. **Hipoventilação ou mau esforço respiratório** a partir de anestesia materna, medicações, doenças neuromusculares, síndrome de hipoventilação central congênita, sepse, hemorragia intracraniana ou hipoglicemia.
  8. **PDA com edema pulmonar.** Suspeitar PDA se o bebê tiver um sopro sistólico, percórdio ativo, pulsos latejantes e pressão de pulso aumentada. Outros sinais e sintomas clínicos podem incluir insuficiência cardíaca congestiva, gases sanguíneos deteriorando com um aumento nos ajustes do ventilador, e cardiomegalia com vascularização pulmonar aumentada em radiografia de tórax.
  9. **Outras.** Hérnia diafragmática congênita, paralisia de nervo frênico e outras causas.
E. **Baixo O_2 (hipóxia).** Ver também Capítulo 52.
  1. **Agitação.**
  2. **Posição inadequada do ETT ou suporte ventilatório inadequado.**
  3. **Cardiopatia congênita (cianótica).**
  4. **Doenças respiratórias**
     a. **Doença pulmonar primária.** RDS, TTN, BPD/CLD, outras.
     b. **Obstrução da via aérea.** Tampão de muco, atresia de coana, outras malformações congênitas (macroglossia, higroma cístico etc.)
     c. **Compressão externa dos pulmões.** Síndrome de vazamento de ar (p. ex., pneumotórax) ou defeitos congênitos (p. ex., hérnia diafragmática congênita).
  5. **Apneia de prematuridade.**
  6. **Hipertensão pulmonar.**
  7. **Doenças do CNS/neuromusculares.**
  8. **Anormalidades metabólicas.**
  9. **Doenças hematológicas.**
  10. **Sepse/hipotensão.**
IV. **Banco de dados**
  A. **Exame físico.** Avaliar quanto a sinais de sepse (p. ex., hipotensão ou má perfusão). Checar sons respiratórios iguais; sons respiratórios assimétricos sugerem pneumotórax ou colocação

incorreta do ETT. Observar quanto a movimento da parede torácica. Auscultar sons respiratórios sobre o tórax *versus* a região epigástrica, o que pode ajudar a determinar se o ETT está mal posicionado. Auscultar o coração quanto a qualquer sopro, e palpar quanto a desvio cardíaco.

B. **Estudos laboratoriais**
   1. **Repetir hemogasometria.** Repetir se o resultado for inesperado. Não tomar uma decisão clínica importante com base em valores de gasometria venosa ou capilar ou 1 resultado de gasometria arterial.
   2. **Eletrólitos séricos.** Incluindo nitrogênio ureico sanguíneo, creatinina, glicose, potássio (alcalose metabólica grave pode causar hipopotassemia). Na, K, Cl e bicarbonato sérico (de gasometria arterial) para determinar *anion gap*.
   3. **Cloreto urinário.** Para avaliar alcalose metabólica. Pode não ser válido no contexto de uso de diurético.
   4. **Cetonas urinárias.** Se ausentes ou pequenas, pensar em acidose láctica; se moderadas ou grandes, suspeitar de acidemias orgânicas (doença de urina em xarope de bordo, doença de armazenamento de glicogênio, doenças do metabolismo do piruvato, outras).
   5. **Nível de amônia plasmática.** Se normal, pode ser RTA; pode estar aumentado em defeitos do ciclo da ureia, pode estar aumentado em algumas acidemias orgânicas (acidose e hiperamoniemia).
   6. **Nível de potássio sérico.** Alcalose metabólica grave pode causar hipopotassemia.
   7. **Medir o *anion gap*.** Corrigir para hipoalbuminemia somando 2,5 mEq/L ao *anion gap* para cada grama por decilitro que a concentração de albumina sérica estiver reduzida abaixo do valor normal de 3,5 g/dL.
   8. **Lactato plasmático.** Aumentado na acidose láctica. É importante fazer isto em bebês que têm um *anion gap* normal, mas nos quais acidose láctica for suspeitada. Bebês com acidose láctica nem sempre têm um *anion gap* aumentado. Lactato normal e elevado podem ser vistos em acidemias orgânicas.
   9. **Hemograma completo com diferencial.** Se sepse estiver sendo considerada.
   10. **Estudo adicional de sepse, se indicado.** Hemocultura, exame de urina e urocultura, punção lombar, se indicada.
   11. **Perfil metabólico, se indicado.** Urina e plasma para aminoácidos e ácidos orgânicos.

C. **Imagem e outros estudos**
   1. **Mecânica pulmonar.** Verificar o volume corrente (VT) fornecido pelo ventilador. O VT normal é 5–6 mL/kg. Se o VT for baixo, poderia significar que não é dada pressão suficiente ou há uma obstrução no ETT.
   2. **Transiluminação do tórax.** Se pneumotórax for suspeitado (ver Capítulo 74).
   3. **Radiografia de tórax.** Deve ser feita se um valor anormal de gasometria for informado, a não ser que haja causa óbvia. Uma vista anteroposterior deve ser tirada para checar colocação do ETT (ver Figura 11–7), excluir vazamento de ar (p. ex., pneumotórax, ver Figura 11-20), checar tamanho cardíaco e vascularização pulmonar (aumentada ou diminuída) e determinar se o bebê está sendo hipoventilado ou hiperventilado.
   4. **Radiografia abdominal.** Se NEC for suspeitada em um paciente com **acidose metabólica grave.** Ver Figura 11–23.
   5. **Ultrassonografia da cabeça.** Para diagnosticar IVH. Ver Figuras 11–1 a 11–4 para exemplos de IVH.
   6. **Ecocardiografia.** Pode detectar PDA ou outra anormalidade cardíaca e pode ser usada para diagnosticar baixo débito cardíaco.
   7. **Ultrassonografia do abdome com estudos Doppler em cores.** Para avaliar quanto à NEC e necrose de intestino.

V. **Plano**
   A. **Plano global.** Verificar o resultado da gasometria, encontrar a causa do problema, e aplicar tratamento para a causa específica. Primeiro, examinar o bebê. Se o estado clínico do bebê não tiver mudado, repetir medições de gasometria para verificar o valor. Se o estado tiver

mudado, o resultado anormal provavelmente é correto; repetir as medições de gasometria e começar avaliação adicional do bebê.
B. **Tratamento específico**
  1. **Acidose metabólica.** O tratamento principal é **tratar a causa subjacente**. Corrigir hipóxia, hipovolemia, baixo débito cardíaco e anemia. Tratamento com bicarbonato não é recomendado como terapia de suporte, e seu uso é muito *controverso*. Ele foi citado como "terapia basicamente inútil" e associado a sequelas adversas (hipernatremia, hemorragia intracraniana, flutuações no fluxo sanguíneo cerebral, deterioração cardíaca e piora da acidose).
     a. **Pontos importantes e *controvertidos* no tratamento de acidose metabólica.**
        i. **Bicarbonato de sódio na sala de parto (*controverso*).** Diretrizes da American Academy of Pediatrics e American Heart Association afirmam que o uso de bicarbonato de sódio é ***controverso*** durante reanimação na sala de parto. Ele não é recomendado bem no início, e se usado mais tarde em reanimação ou durante uma ressuscitação prolongada não respondendo à terapia, assegurar que os pulmões sejam adequadamente ventilados. Bicarbonato de sódio é hiperosmolar e pode causar IVH, se dado rapidamente. **Revisão Cochrane** afirma que há dados insuficientes para fazer uma recomendação de usar bicarbonato de sódio durante reanimação.
        ii. **Bicarbonato de sódio em um recém-nascido asfixiado (*controverso*).** Se a acidose metabólica for grave ou persistente, algumas instituições podem usar bicarbonato de sódio. Infusão rápida aumenta a osmolalidade sérica, e alcalinização pode diminuir o fluxo sanguíneo cerebral. **Algumas instituições fazem apenas correções de 24 horas** em pacientes com acidose profunda pós-asfixia.
        iii. **Bicarbonato de sódio em bebês pré-termo (*controverso*).** Revisão Cochrane afirma que há evidência insuficiente para declarar que uso de bicarbonato de sódio em bebês pré-termo com acidose metabólica reduz mortalidade e morbidade.
        iv. **Bicarbonato de sódio em uma parada cardíaca (*controverso*).** Pode ser nocivo e não há evidência de benefício.
        v. **Se bicarbonato de sódio for dado, e o bebê não responder,** pensar em erro inato do metabolismo.
        vi. **Vigiar quanto à hipopotassemia,** à medida que a acidose metabólica for corrigida.
        vii. **Não tratar acidose metabólica** com hiperventilação.
        viii. **Reposição de base para perdas continuadas GI e renais.** Não provada, mas é frequentemente aceita como terapia razoável.
        ix. **Hidratação para acidose metabólica.** Expansão de volume não deve ser usada para tratar acidose a não ser que haja sinais de hipovolemia. Acidose grave causa uma diminuição na contratilidade miocárdica. **Revisão Cochrane** afirma que há evidência insuficiente para declarar que um bolo hídrico reduz morbidade e mortalidade em bebês pré-termo com acidose metabólica.
     b. **Medicações para acidose metabólica.** É melhor corrigir a causa subjacente da acidose metaboica. Algumas instituições tratam acidose se grave com uma infusão de álcali se o excesso de base for > −5 a −10 ou se o pH for ≤ 7,25 (*controverso*). O álcali pode ser dado como *push* IV, 1 dose ao longo de 30 minutos, ou pode ser dado como uma correção em 8-24 horas. Se a acidose for branda, frequentemente apenas 1 dose é dada, e são obtidas medidas de gasometria de repetição. Se a acidose for grave, uma dose é dada, e correção é iniciada ao mesmo tempo. Uma de 3 medicações é usada:
        i. **Bicarbonato de sódio** pode ser usado, se o sódio sérico e PCO_2 do bebê não forem altos. É a medicação mais comumente usada. Se usado, recomenda-se dar uma formulação diluída e uma correção lenta. Se dado a um bebê prematuro, é importante dá-lo mais lentamente do que o recomendado.
           (a) **Dose única.** 1–2 mEq/kg/dose, dado como solução a 4,2% (0,5 mEq/mL); infundir a 1 mEq/kg/min máximo ao longo de pelo menos 30 minutos.
           (b) *Push* **IV (para parada cardíaca, uso de rotina não recomendado, *controverso*).** 1 mEq/kg *push* IV lento, dado a 0,5 mEq/mL (concentração 4,2%). Velocidade máxima em recém-nascidos e bebês é de 10 mEq/min. Pode repetir com

uma dose de 0,5 mEq/kg em 10 minutos, uma vez conforme indicado pelo estado acidobásico instável do paciente.
    (c) **Correção lenta** deve ser dada ao longo de 8–24 horas em líquidos IV. Dar metade da correção de início, a seguir reavaliar. A dose total requerida para corrigir o déficit de base é a seguinte:

$$\text{Dose de HCO}_3^- \text{ (mEq)} = \text{Déficit de base (mEq/L)} \times \text{peso (kg)} \times 0,3$$

  ii. **Trometamina (THAM)** pode ser usada em bebês que têm uma acidose metabólica grave, mas têm um alto sódio sérico (> 150 mEq/L) ou alta PCO_2 (> 65 mmHg) apesar de ventilação assistida agressiva. Ela não aumenta CO_2 ou sódio como o faz o bicarbonato. Ela não é indicada para acidose metabólica causada por deficiência de bicarbonato. **Usar só em bebês com bom débito urinário (risco de hiperpotassemia) e monitorar quanto à hipoglicemia.** (*Controvertido:* Muitas instituições não usam THAM por causa de efeitos colaterais: carga osmolar mais alta, risco de hipoglicemia, outros). Ver dose no Capítulo 148.
  iii. **Policitrato (Polycitra) (solução oral).** Este álcali pode ser útil em pacientes com acidose associada à insuficiência renal crônica, doença renal intrínseca, ou desperdício renal ou sob medicações que promovem acidose, como acetazolamida (Diamox). Ele consiste em 1 mEq Na^+, 1 mEq K^+ e 2 mEq de citrato. Cada 1 mEq de citrato equivale a 1 mEq de bicarbonato. A dose é 2–3 mEq/kg/d de policitrato em 3–4 doses divididas; ajustar para manter um pH normal.
  iv. **Acetato de sódio ou potássio (preparações IV)** pode ser usado para tratar acidose metabólica crônica através da conversão de acetato em bicarbonato. Ele é usado em hiperalimentação para reposição de bicarbonato como parte das perdas urinárias em bebês pré-termo e tratamento de acidose metabólica. Ver doses no Capítulo 148.
  c. **Tratamentos específicos para acidose metabólica**
    i. **Sepse.** Iniciar um estudo de estado séptico e considerar antibióticos de amplo espectro. (Ver Capítulo 135.)
    ii. **NEC.** Ver Capítulo 103.
    iii. **Hipotermia ou estresse de frio.** Ver Capítulo 7.
    iv. **Hemorragia periventricular-intraventricular.** Exames ultrassonográficos semanais da cabeça e circunferência cefálica diária estão indicados. Monitorar o bebê quanto a sinais de pressão intracraniana aumentada (convulsões, vômito e/ou hipotensão). (Ver Capítulo 108.)
    v. **PDA.** Se hemodinamicamente importante, PDA deve ser tratado. (Ver Capítulo 128.)
    vi. **Choque/baixo débito cardíaco.** Dar expansão de volume, se hipovolêmico ou medicações vasoativas baseando-se na função cardíaca. (Ver Capítulo 66.)
    vii. **Acidose tubular renal.** Tratada com terapia alcalina, como bicarbonato de sódio ou uma das soluções de citrato e ácido cítrico.
    viii. **Erros inatos do metabolismo.** Causa rara (ver Capítulo 105).
    ix. **Uso materno de salicilatos.** Acidose frequentemente se resolve sem tratamento.
    x. **Insuficiência renal.** Ver Capítulo 123.
    xi. **Acidose láctica congênita.** Tratamento de suporte, correção da acidose metabólica com bicarbonato de sódio.
    xii. **Hiperalimentação parenteral.** Bebês pré-termo frequentemente necessitam de suplementação de acetato na hiperalimentação para corrigir perdas continuadas de bicarbonato. Ele deve ser dado aos bebês com um déficit de base > −5. O uso de acetato na nutrição parenteral total reduz a gravidade da acidose e a incidência de hipercloremia.
2. **Alcalose metabólica.** Alcalose branda ou mesmo moderada pode não exigir correção. Primeiro tratar qualquer causa subjacente. Reposição de volume pode ser usada em casos de contração de volume e depleção de cloreto. Se hipopotassemia estiver presente, esta deve ser tratada. Reposição de cloreto sob forma de KCl pode ser usada, mas a velocidade de

infusão pode ter que ser limitada. KCl ou cloreto de amônio pode ser considerado em casos persistentes graves, mas deve ser dado cuidadosamente. Acetazolamida foi usada em alguns pacientes cardíacos pediátricos com alcalose metabólica resistente a cloreto.
   a. **Excesso de álcali administrado.** Ajustar ou descontinuar a dose de THAM, bicarbonato de sódio ou policitrato; reduzir acetato na hiperalimentação.
   b. **Hipopotassemia.** Isto pode causar um desvio de íons hidrogênio para dentro das células, à medida que potássio é perdido. O nível de potássio do bebê deve ser corrigido (ver Capítulo 65).
   c. **Aspiração nasogástrica prolongada.** Tratada com reposição de líquido IV, frequentemente com 0,5% de soro fisiológico com 10–20 mEq KCl/L, reposto mL/mL em cada turno.
   d. **Vômito e perda de cloreto por diarreia.** Dar líquidos IV e repor déficits.
   e. **Compensação de acidose respiratória.** Corrigir ventilação.
   f. **Diuréticos.** Estes podem causar alcalose branda; nenhum tratamento específico é frequentemente necessário. Parar a dose temporariamente, ou diminuir a dose de diurético, se necessário, ou adicionar um diurético poupador de potássio como espironolactona.
   g. **Síndrome de Bartter.** Tratada com indometacina e suplementos de potássio. Repor perdas de eletrólitos.
   h. **Hiperaldosteronismo primário.** Tratamento depende da causa. Terapias agudas incluem diuréticos, inibidores da enzima conversora de angiotensina e esteroides.
3. **Outras causas de gasometrias anormais**
   a. **Problemas do ETT.** Determinar se há quaisquer alterações nas medidas de teste de função pulmonar no ventilador que possam indicar um problema com o ETT. Detectores colorimétricos de CO_2 podem ser usados para determinar patência das vias aéreas, com uma alteração de cor de púrpura para amarelo, se houver gás CO_2 exalado. Se não houver nenhuma mudança de cor, há obstrução da via aérea e possível problema de ETT. Marcar a posição no ETT quando ele estiver corretamente colocado para observar, se o tubo estiver fora de posição.
      i. **Tampão de muco.** Com sons respiratórios bilaterais diminuídos e retrações, um ETT obstruído é possível. Medições de função pulmonar em ventiladores específicos também podem definir se o VT está baixo. O bebê pode ser aspirado, e, se clinicamente estável, medições repetidas de hemogasometria podem ser feitas. Se o bebê estiver em extrema angústia, substituir o tubo.
      ii. **Problemas de colocação do ETT.** Um bebê com tubo colocado no brônquio principal direito tem sons respiratórios no lado direito unicamente. Um bebê com tubo que se deslocou tem sons respiratórios diminuídos ou ausentes na auscultação torácica.
   b. **Problemas de ventilador.** Alterações nos níveis de gases sanguíneos com base em alterações nos ajustes de rotina do ventilador podem ser encontradas na Tabela 55–1. Manejo avançado de ventilador para aparelhos de alta frequência pode ser encontrado no Capítulo 8, página 85.

Tabela 55–1. ALTERAÇÕES NOS NÍVEIS DE GASOMETRIAS CAUSADAS POR ALTERAÇÕES NOS AJUSTES DO VENTILADOR

Variável	Frequência	PIP	PEEP	IT	FIO_2
Para aumentar $PaCO_2$	↓	↓	NA	NA	NA
Para diminuir $PaCO_2$	↑	↑	NA[a]	NA[b]	NA
Para aumentar PaO_2	↑	↑	↑	↑	↑
Para diminuir PaO_2	NA	↓	↓	NA	↓

FIO_2, fração de oxigênio inspirada; IT, tempo inspiratório; NA, não aplicável; PEEP, pressão positiva inspiratória final; PIP, pressão inspiratória máxima.
[a]Em edema pulmonar grave e hemorragia pulmonar, PEEP aumentada pode diminuir a $PaCO_2$.
[b]Não aplicável a não ser que relação inspiratória para expiratória seja excessiva.

i. **Hiperventilação.** Se os níveis de gasometrias revelarem hiperventilação, os parâmetros do ventilador necessitam ser ajustados. Decidir qual parâmetro ajustar depende da doença pulmonar do paciente e da evolução da doença.
   (a) **Se o nível de oxigênio for alto.** Diminuir a FIO_2. Outras opções incluem diminuição da pressão positiva expiratória final (PEEP), pressão inspiratória máxima (PIP), tempo inspiratório, frequência e fluxo.
   (b) **Se o nível de CO_2 for baixo.** Diminuir a frequência. Outras opções incluem diminuição da PIP, tempo expiratório ou fluxo.
ii. **Suporte respiratório insuficiente.** Se o tórax do bebê não estiver se movendo, a PIP não é suficientemente alta; é necessário um ajuste do ventilador. Também checar o VT; se ele for baixo, poderia significar que não é dada pressão suficiente.
   (a) **Se o oxigênio for baixo.** Um ou mais dos seguintes pode ser aumentado: FIO_2, PIP, PEEP, tempo inspiratório, frequência e taxa de fluxo.
   (b) **Se o CO_2 for alto.** Um ou mais dos seguintes pode ser aumentado: frequência, PIP, taxa de fluxo, ou tempo expiratório. Diminuir a PEEP aumentará o volume corrente e diminuirá o CO_2.
iii. **Mau funcionamento do ventilador.** Notificar terapia respiratória para checar o ventilador e substituí-lo, se necessário.
c. **Agitação.** Pode fazer o bebê cair de oxigenação; sedação pode ser necessária (***controvertido***) ou ajustes do ventilador. Ver também Capítulo 78.
   i. *Observação:* **Agitação pode ser um sinal de hipóxia, de modo que uma gasometria deve ser feita antes de prescrever sedação.** Se houver hipóxia documentada, procurar aumentar a oxigenação.
   ii. **Sentar-se à beira do leito e tentar diferentes frequências de ventilador.** Para ver se o bebê "briga" menos.
   iii. **Sedação de rotina. Frequentemente não recomendada** porque em bebês de muito baixo peso ao nascimento e bebês prematuros, ela é associada a um aumento em IVH grave, retardo na diurese e íleo. **Se for usada sedação,** usar o agente preferido na sua instituição (ver Capítulo 78 para os agentes usados: diazepam, lorazepam, midazolam, fentanil, hidrato de cloral, morfina).
d. **Alteração aguda no estado pulmonar clínico**
   i. **Pneumotórax.** Ver Capítulo 74.
   ii. **Atelectasia.** Tratamento consiste em percussão e drenagem postural e possivelmente PIP aumentada ou PEEP. Evitar percussão em bebês pré-termo pequenos; um estudo mostrou uma ligação forte entre IVH e porencefalia com fisioterapia torácica em bebês extremamente prematuros.
   iii. **Edema pulmonar.** Diuréticos (p. ex., furosemida) são o principal tratamento com ventilação mecânica, conforme indicado.
   iv. **Hipertensão pulmonar persistente.** Ver Capítulo 113.

56 Hematúria

I. **Problema.** A enfermeira relata que um bebê tem a fralda manchada de vermelho e declara que o bebê pode ter hematúria. Hematúria é a presença de sangue macro ou microscópico na urina. Ela é definida como ≥ 5 eritrócitos por campo de grande aumento (CGA) em uma amostra de urina centrifugada. Alguns autores recomendam que 2 ou 3 exames de urina mostrem micro-hematúria antes que uma avaliação seja empreendida. Hematúria é rara em recém-nascidos.
II. **Perguntas imediatas**
   A. **O bebê tem débito normal de urina?** Baixo débito urinário deve levantar preocupação com obstrução do trato urinário. Além das primeiras 24 horas de vida, o débito de urina deve ser

1–2 mL/kg/h. Micção espontânea pode não ocorrer até 24 horas de vida. Se o recém-nascido não for sintomático e não tiver bexiga distendida, é apropriado continuar observação, aguardando a fralda molhada.
- B. **Ultrassonografias pré-natais foram normais?** Anormalidades, incluindo hidronefrose, massas renais/abdominais e alterações císticas renais, podem levar à hematúria.
- C. **Houve qualquer instrumentação do trato urinário?** Cateterismo traumático, aspiração da bexiga ou instrumentação do trato urinário pode levar à hematúria que, geralmente, é transitória.
- D. **Houve uma história materna de diabetes?** Diabetes materno deve levantar suspeita de trombose de veia renal.
- E. **Foi dada vitamina K?** Considerar doenças hemorrágicas do recém-nascido.
- E. **Há um cateter de artéria umbilical?** Presença de um cateter com hematúria deve provocar dúvida de possível trombose aórtica ou de artéria renal.

III. **Diagnóstico diferencial.** Hematúria não é comum em recém-nascidos, e a maioria dos recém-nascidos normais não tem hematúria. Hematúria transitória é comum em bebês criticamente doentes. A causa mais comum é necrose tubular aguda (ver Capítulo 123).
- A. **Excluir causas que não são hematúria.** Uma fralda corada em vermelho frequentemente significa hematúria, mas pode ser decorrente de pigmentos biliares, porfirinas, ou cristais de uratos. Excluir fontes extraurinárias de sangramento: sangramento vaginal (pseudomenstruação), sangramento retal, pós-circuncisão, ou uma erupção grave de fralda com escoriação. Na mioglobinúria ou hemoglobinúria, a urina aparece vermelha, e o teste com bastão é positivo para sangue, mas não há eritrócitos no exame microscópico.
- B. **Causas de hematúria**
    1. **Trauma.** De parto ou iatrogênico, como aspiração da bexiga ou cateterismo, tubo de nefrostomia. Hematúria transitória em recém-nascidos asfixiados.
    2. **Vasculares.** Trombose de veia ou artéria renal, infusões hiperosmolares para dentro de cateteres umbilicais, cateteres arteriais umbilicais com ou sem trombo. Considerar trombose venosa renal em um bebê de mãe diabética (BMD), cardiopatia congênita cianótica ou bebês com um cateter venoso umbilical.
    3. **Renais.** Necrose cortical ou medular renal, necrose tubular aguda, glomerulonefrite neonatal (mais comumente causada por sífilis), nefrite intersticial (medicações), doença de rins policísticos recessiva autossômica, displasia renal multicística, síndrome nefrótica congênita.
    4. **Urológicas.** Qualquer causa de obstrução ou anomalia anatômica: válvulas uretrais posteriores, obstrução da junção ureteropélvica, refluxo, ureterocele etc. Obstrução, nefrocalcinose, urolitíase (após administração crônica de Lasix).
    5. **Infecção.** Inflamação levará à hematúria. Infecção do trato urinário.
    6. **Neoplasmas.** Incomuns em recém-nascidos: rabdomiossarcoma, tumor de Wilms, neuroblastoma, nefroblastoma, angiomas, nefroma mesoblástico congênito.
    7. **Hematológicas.** Coagulopatia, doença hemorrágica do recém-nascido, coagulação intravascular disseminada (CID), deficiência de fator da coagulação, trombocitopenia grave.

IV. **Banco de dados**
- A. **Exame físico.** Notar pressão arterial, equimose ou edema. Massa abdominal (obstrução, neoplasma, trombose de veia renal) pode ser observada. Notar a presença de cateter urinário ou de artéria umbilical.
- B. **Estudos laboratoriais**
    1. **Exame de urina.** Exame microscópico e testagem com bastão confirmam presença de sangue e outras causas de urina "vermelha". Cilindros de eritrócitos são vistos com doença renal intrínseca, como glomerulonefrite. Bactérias ou leucócitos sugerem infecção.
    2. **Urocultura.** Coleta de urina por cateterismo ou aspiração suprapúbica da bexiga.
    3. **Níveis séricos de nitrogênio ureico sanguíneo e creatinina.** Níveis anormais podem indicar insuficiência renal; também podem refletir função renal materna durante a primeira semana de vida.

4. **Níveis de cistatina C séricos.** Estima a taxa de filtração glomerular (TFG), embora não validada em pacientes < 2 anos.
5. **Estudos da coagulação.** Trombocitopenia pode indicar trombose de veia renal. Tempo de protrombina e tempo de tromboplastina anormais podem indicar CID ou doença hemorrágica do recém-nascido.

C. **Imagem e outros estudos**
1. **Ultrassonografia** pode mostrar dilatação do trato urinário superior, anomalias congênitas do trato urinário, trombose de veia renal ou neoplasmas.
2. **Tomografia computadorizada/imageamento de ressonância magnética** podem ser usados para avaliação de neoplasmas.
3. **Renografia nuclear** pode ser usada para avaliar parênquima renal funcional.

V. **Plano.** A maioria dos casos é transitória e se resolve sem qualquer terapia específica. Hematúria persistente exige consulta urológica ou de nefrologia.

A. **Trauma.** Tratamento expectante de pequeno trauma de parto ou instrumentação do trato urinário.
B. **Infecção do trato urinário.** Tratar com antibióticos apropriados. (Ver Capítulo 148.)
C. **Trombose de veia renal.** Hidratação intravenosa, pode ser considerada tentativa de revascularização/trombólise. (Ver Capítulo 142.)
D. **Obstrução.** Cateter uretral de demora para obstrução da saída da bexiga. Pode exigir intervenção operatória aguda ou não urgente para anomalias congênitas do trato urinário. Consultar urologia.
E. **Neoplasmas.** Intervenção operatória pode ser necessária. Consulta com oncologista pediátrico.
F. **Hematológicas.** Corrigir coagulopatias. (Ver Capítulo 142.)
G. **Renais.** Medidas de suporte e tratamento da causa específica. Restringir ingestão líquida e repor perdas insensíveis. Podem necessitar de terapia de substituição (diálise ou transplantação). (Ver Capítulo 123.)

Referências Selecionadas

Ballard RA, Wernosky G. Clinical evaluation of renal and urinary tract disease. In: Gleason CA, Devaskar SU, eds. *Avery's Diseases of the Newborn.* 8th ed. Philadelphia, PA: Elsevier Saunders; 2005:1267-1271.

Meyers KE. Evaluation of hematuria in children. *Urol Clin North Am.* 2004;31:559-573.

Palmer LS, Trachtman H. Renal functional development and diseases in children. In: Wein AJ, Kavoussi LR, *et al.*, eds. *Campbell-Walsh Urology.* 10th ed. Philadelphia, PA: Elsevier Saunders; 2012:3002-3027.

57 Hemorragia Pulmonar

I. **Problema.** Secreções macroscopicamente sanguíneas são observadas no tubo endotraqueal (ETT). A incidência de hemorragia pulmonar varia de 0,8 a 12 por 1.000 nascidos vivos. Pode ser tão alta quanto 50 por 1.000 nascidos vivos, se de alto risco. A taxa de mortalidade pode ser tão alta quanto 50%. Sobreviventes de hemorragia pulmonar necessitam de suporte de ventilador por mais longo tempo, e muitos desenvolverão displasia broncopulmonar/doença pulmonar crônica. Outros sobreviventes podem ter um aumento em paralisia cerebral, retardo cognitivo, convulsões e leucomalacia periventricular. **A maioria dos casos de hemorragia pulmonar é secundária a edema pulmonar hemorrágico e não um sangramento verdadeiro.**

II. **Perguntas imediatas**

A. **Quaisquer outros sinais são anormais?** Tipicamente, um bebê com hemorragia pulmonar é um bebê de baixo peso ao nascimento, ventilado, muitas vezes de um parto múltiplo, e com

2-4 dias de idade (frequentemente na primeira semana de vida). Bebês de gestação avançada com hemorragia pulmonar geralmente têm baixos escores de Apgar de 1 e 5 minutos. O bebê tem uma deterioração súbita: hipóxico, retrações graves e podem experimentar associada palidez, choque, apneia, bradicardia e cianose.

- B. **O bebê está hipóxico?** Uma transfusão de sangue foi dada recentemente? Hipóxia ou hipervolemia (frequentemente causada por excesso de transfusão) pode causar uma elevação aguda na pressão capilar pulmonar e levar à hemorragia pulmonar.
- C. **Há sangramento de outros locais?** Caso afirmativo, coagulopatia pode estar presente, e estudos da coagulação devem ser obtidos. Reposição de volume com coloide ou hemocomponentes pode ser necessária.
- D. **Qual é o hematócrito (Hct) do sangue endotraqueal?** Se o Hct for próximo do Hct venoso, ele representa uma hemorragia verdadeira, e o sangue é geralmente proveniente de trauma, aspiração de sangue materno ou diátese hemorrágica. Se o Hct for 15–20 pontos percentuais mais baixo que o Hct venoso, o sangramento é provavelmente líquido de edema hemorrágico. Isto é visto com a maioria dos casos de hemorragia pulmonar (como aqueles secundários a canal arterial patente [PDA], terapia com surfactante e insuficiência cardíaca esquerda; outros discutidos mais tarde).
- E. **Houve um procedimento recente ou aspiração acabou de ser efetuada? Surfactante foi dado recentemente?** Aspiração vigorosa, intubação traumática ou inserção de tubo de tórax podem ser uma causa. Surfactante também pode ser associado.
- F. **A mãe ou o bebê têm quaisquer fatores de risco para hemorragia pulmonar?**
    1. **Fatores de risco maternos.** Parto de nádegas, uso materno de cocaína, hipertensão materna durante a gravidez, descolamento da placenta, antibioticoterapia materna, pré-eclâmpsia, possíveis perdas de gravidezes prévias. (Esteroides antenatais podem ser protetores.)
    2. **Bebê. Prematuridade é o fator mais comum.** Outros incluem problemas respiratórios (hipóxia, asfixia, síndrome de desconforto respiratório [RDS], aspiração de mecônio, pneumotórax, tratamento com surfactante, ou qualquer necessidade de suporte de ventilador), ventilação mecânica, PDA com *shunt* da esquerda para a direita, coagulação intravascular disseminada (DIC), lesão pelo frio, toxicidade de oxigênio, defeitos do ciclo da ureia, partos múltiplos, sexo masculino, infecções/sepse, coagulopatia, hipotermia, policitemia, restrição do crescimento intrauterino, eritroblastose fetal, oxigenação por membrana extracorpórea/suporte extracorpóreo da vida, toxemia da gravidez, terapia com surfactante.
    3. **Bebê próximo do termo ou a termo.** Hipotensão, necessidade de ventilação com pressão positiva na sala de parto, aspiração de mecônio.
- G. **O bebê recebeu indometacina?** Indometacina profilática reduz a taxa de hemorragia pulmonar séria precoce; ela reduziu a taxa de hemorragia pulmonar séria em 35%, mas apenas na primeira semana. É menos efetiva depois da primeira semana de vida para prevenção de hemorragia pulmonar séria.

III. Diagnóstico diferencial

- A. **Edema pulmonar hemorrágico.** Líquido a partir dos pulmões é uma mistura de plasma e sangue com hematócrito baixo. Sua causa não é conhecida e pode ser multifatorial. Causas podem incluir estresse e lesão dos capilares pulmonares, capilares pulmonares frágeis, tensão superficial inadequada, insuficiência ventricular esquerda aguda causada por asfixia e acidose grave ou outras condições que levam à lesão do endotélio capilar. Uma diminuição na resistência vascular pulmonar pode aumentar o *shunt* da esquerda para a direita através do PDA com aumento no fluxo sanguíneo pulmonar. Surfactante diminui a resistência vascular pulmonar, aumentando o *shunt* através do PDA, com um aumento no fluxo sanguíneo pulmonar com edema pulmonar e ruptura de capilares pulmonares. Outras teorias incluem disfunção do surfactante ou ativação dos neutrófilos intrauterinos em bebês prematuros com RDS, causando hemorragia pulmonar.

B. **Trauma direto da via aérea.** Ocorre decorrente da intubação nasotraqueal ou endotraqueal, aspiração vigorosa, ventilação mecânica, ou trauma do pulmão durante inserção de tubo de tórax.

C. **Aspiração de sangue gástrico ou materno.** Frequentemente vista após cesariana ou parto vaginal. A maioria do sangue é frequentemente obtida do tubo nasogástrico, mas sangue pode ser visto no ETT.

D. **Coagulopatia. Pode ser decorrente de sepse, DIC ou fatores congênitos.** O papel das anormalidades da coagulação não é causar a hemorragia pulmonar (como se acreditava anteriormente), mas exacerbar o grau de hemorragia.

E. **Outros distúrbios associados à hemorragia pulmonar**

1. **Hipóxia/asfixia.** Insuficiência ventricular esquerda aguda causada por asfixia é um fator na hemorragia pulmonar. Asfixia intrauterina e intraparto pode ser relacionada com hemorragia pulmonar. Reanimação pode exacerbar hemorragia pulmonar.
2. **Hipervolemia.** Transfusão excessiva ou sobrecarga hídrica.
3. **Cardiopatia congênita ou insuficiência cardíaca congestiva (especialmente em edema pulmonar causado por PDA).** Um PDA pode causar um aumento rápido no fluxo sanguíneo pulmonar. Em uma série, 60% dos bebês com hemorragia pulmonar tinham um PDA clínico, com mais de 90% daqueles com uma hemorragia pulmonar apresentando um PDA de > 1,6 mm de tamanho.
4. **Relacionados com os pulmões.** RDS, enfisema intersticial pulmonar, pneumotórax, aspiração de mecônio, aspiração e pneumonia (geralmente causada por organismos Gram-negativos). Congestão pulmonar (função ventricular esquerda gravemente reduzida em um bebê asfixiado ou séptico) também pode ser um fator. Êmbolos pulmonares difusos podem ser um fator predisponente.
5. **Administração de surfactante.** Hemorragia pulmonar dentro de horas da terapia com surfactante, e pode ser relacionada com um aumento rápido no fluxo sanguíneo pulmonar em razão da função pulmonar melhorada. Há importante relação entre hemorragia pulmonar e um PDA clínico em bebês tratados com surfactante. Terapia de resgate com surfactante não aumentou o risco de hemorragia pulmonar, mas surfactante profilático o aumentou.
6. **Distúrbios hematológicos.** Incompatibilidade Rh grave, trombocitopenia, doença hemorrágica do recém-nascido (por falta de administração de vitamina K).
7. **Prematuridade, restrição do crescimento intrauterino,** e/ou partos múltiplos.
8. **Hipotermia grave.**
9. **Infecção/seose.** Sepse devastadora é vista em muitos casos de hemorragia pulmonar e pode ser associada à DIC que acompanha sepse e a permeabilidade microvascular aumentada que é observada. Hemorragia pulmonar pode ocorrer por coxsackievírus grupo B e múltiplas infecções com septicemia (citomegalovírus congênito, *Haemophilus influenzae, Escherichia coli, Candida, Staphylococcus epidermidis* etc.).
10. **Defeitos do ciclo da ureia com hiperamoniemia.** Estes bebês tipicamente têm hepatomegalia, coagulopatia e frequentemente testes de função hepática normais, exceto hiperamoniemia. Sangramento pulmonar é geralmente um evento terminal nestes bebês.
11. **Altas concentrações de oxigênio ou toxicidade de oxigênio.** Evidência histológica de toxicidade de oxigênio foi associada à hemorragia pulmonar maciça.
12. **Hemangioma da via aérea (raro).**

IV. **Banco de dados**

A. **Exame físico.** Tipicamente, o bebê é prematuro e tem uma deterioração súbita e secreções sanguíneas da via aérea. Sinais clínicos podem variar desde o bebê estar pálido, flácido e não responsivo, a brigar com o ventilador, a parecer bem. O bebê pode estar cianótico, com bradicardia, apneico, arquejando, hipotenso, agitado, hipóxico ou hipercápnico ou ter um trabalho aumentado da respiração e necessitar mais suporte ventilatório. Notar a presença de outros locais de sangramento, sinais de pneumonia, infecção ou insuficiência cardíaca congestiva. Procurar edema periférico, hepatosplenomegalia e sopro. Auscultar o tórax quanto a sons respiratórios diminuídos. Pode haver um **pródromo de secreções traqueais coloridas de sangue avermelhadas espumosas** antes da hemorragia pulmonar.

B. **Estudos laboratoriais**
1. **Hemograma completo com diferencial e contagem de plaquetas.** Com pneumonia, sepse ou outra infecção, os resultados destes estudos podem ser anormais. Trombocitopenia pode ser observada. O Hct deve ser checado para determinar se ocorreu excessiva perda sanguínea.
2. **Coagulograma (tempo de protrombina [PT], tempo de tromboplastina parcial [PTT] ativada, tempo de trombina, D-dímero, nível de fibrinogênio)** pode revelar distúrbios da coagulação ou DIC.
3. **Gasometria arterial detecta hipóxia e aumento na PCO_2, uma diminuição no oxigênio, e acidose metabólica.** O índice de oxigenação pode aumentar significativamente depois da hemorragia.
4. **Teste de Aptose** for suspeitada aspiração de sangue materno. (Ver Capítulo 76.)
5. **Hct do aspirado** pode diferenciar entre edema pulmonar hemorrágico e um sangramento verdadeiro (ver anteriormente).
6. **Nível de amônia** para avaliar defeitos do ciclo da ureia.

C. **Imagem e outros estudos**
1. **Radiografia de tórax** pode ser variável e inespecífica. Ela pode indicar pneumonia, RDS ou insuficiência cardíaca congestiva. Com hemorragia pulmonar, os achados radiográficos dependem de se a hemorragia é focal (áreas, linear, densidades nodulares ou opacidades penugentas) ou massiva (o filme mostra opacidades difusas tipo vidro despolido ou uma brancura completa). A radiografia de tórax pode também ser limpa.
2. **Ultrassonografia pulmonar** pode detectar complicações pulmonares de RDS mostrando consolidações, mas não é capaz de diferenciar entre pneumonia, hemorragia ou atelectasia.
3. **Ecocardiograma** para excluir desvio da esquerda para a direita através de um PDA e função ventricular.

V. **Plano**
A. **Medidas de emergência.** Estes métodos são modos aceitáveis de tratamento.
1. **Aspirar a via aérea inicialmente (às vezes tão frequentemente quanto cada 15 minutos) até o sangramento regredir.** Isto é crítico para reduzir o risco das secreções bloquearem a via aérea. Usar um cateter de aspiração 6,5 F para um ETT de 2,5 mm e um cateter de aspiração 8,0 F para um ETT de 3,0 ou 3,5 mm. **Percussão deve ser usada com cautela e não tem papel principal em hemorragia pulmonar.**
2. **Oxigenoterapia deve ser dada.** Se já dada, aumentar a concentração de oxigênio inspirado.
3. **Se ventilação mecânica não estiver sendo usada.** Considerar iniciar seu uso.
4. **Se já no ventilador, aumentar a pressão positiva expiratória final para 6–8 cm H_2O (ou mais alta, se necessário).** Isto pode causar tamponamento dos capilares, forçar edema de volta para dentro do leito vascular pulmonar e melhorar a ventilação e a oxigenação. Os riscos da pressão positiva expiratória final incluem hipercapnia e hiperventilação.
5. **Considerar aumentar a pressão inspiratória máxima.** Considerar se o sangramento não regredir para melhorar ventilação e elevar a pressão média na via aérea.

B. **Medidas gerais**
1. **Sustentar e corrigir a pressão arterial com expansão de volume e coloides.** (Ver Capítulo 66.) Medicações vasoativas podem ser necessárias.
2. **Volume sanguíneo e Hct devem ser restaurados com transfusões de papa de hemácias.** A maioria destes bebês não está com depleção de volume e assim administrar volume líquido excessivo pode só piorar a situação (aumentar a pressão arterial atrial esquerda pode aumentar o edema pulmonar). **Corrigir quaisquer distúrbios da coagulação, se presentes.**
3. **Corrigir acidose corrigindo hipovolemia, hipóxia e baixo débito cardíaco.** Infusão de bicarbonato em certos casos selecionados pode ser considerada, **se acidose metabólica**

persistir após ventilação estar adequada e volume restaurado, mas não é recomendada rotineiramente (***controvertido***).
   4. **Tratar qualquer distúrbio subjacente.** Reconhecimento precoce e tratamento de PDA é essencial, especialmente em bebês extremamente prematuros. Tratamento cirúrgico do PDA deve ser considerado. Tratar sepse/infecção com antibióticos se indicado. Tratar qualquer asfixia ou coagulopatia.
C. **Outras medidas a considerar se os métodos precedentes não forem efetivos (*controvertido*)**
   1. **Administração pelo ETT de epinefrina (0,1 mL/kg de 1:10.000) (*controvertido*).** Isto pode causar constrição dos capilares pulmonares. Epinefrina e/ou cocaína 4% (4 mg/kg) pode ser um adjunto útil para aumentar a pressão média nas vias aéreas no tratamento de hemorragia pulmonar. Epinefrina é muito usada clinicamente, mesmo apesar de a eficácia não ter sido provada em experiências clínicas.
   2. **Considerar ventilação de alta frequência.** Não se sabe se ela tem quaisquer benefícios sobre a ventilação convencional, mas alguns estudos sugerem que ventilação de alta frequência pode melhorar a sobrevida. Uma revisão mostrou uma sobrevida de 71% com o uso de ventilação de alta frequência (ventilação de alta frequência a jato, **ventilação de alta frequência oscilatória** [HFOV] e interruptor de fluxo de alta frequência foram usados na revisão) depois que a ventilação convencional falhou. HFOV foi usada como terapia de resgate em alguns bebês com hemorragia pulmonar massiva e mostrou melhoras dramáticas.
   3. **Considerar o uso de uma única dose de surfactante.** Isto foi descrito melhorando o estado respiratório com base no índice de oxigenação. Hemorragia pulmonar pode desativar surfactante. Revisões mostram resultados promissores, mas uma falta de experiências randomizadas impede que isto seja recomendado universalmente. Revisão Cochrane não dá recomendação com base em estudos controlados randomizados.
   4. **Esteroides.** Uma vez que inflamação crônica tenha sido encontrada em biópsias pulmonares de bebês com hemorragia pulmonar, e sobreviveram mais bebês com hemorragia pulmonar que tinham estado sob esteroides, uso de esteroide pode ser considerado. Metilprednisolona 1 mg/kg cada 6 horas durante a hospitalização e 1 mg/kg diariamente daí em diante e descontinuada após um período de 4 semanas foi descrita como benéfica.
   5. **Fator VII recombinante ativado (rFVIIa).** Alternativa de baixo volume a produtos de sangue e é efetivo como um agente pan-hemostático. Se plaquetas forem dadas ao mesmo tempo, o efeito é aumentado. Ele foi usado em bebês de muito baixo peso ao nascimento, quando tratamento convencional no ventilador falhou. Há alguns estudos positivos, mas a dose ideal não foi estabelecida. Uma dose de 50 mcg/kg duas vezes ao dia com 3 horas de intervalo por 2–3 dias foi usada com sucesso.
   6. **Hemocoagulase.** Bebês pré-termo tratados com hemocoagulase (0,5 KU [unidade Klobusitzky] através do ETT cada 4–6 horas) até a hemorragia parar mais ventilação mecânica para hemorragia pulmonar mostraram resultados promissores; a duração da ventilação, hemorragia pulmonar e mortalidade foram todas diminuídas em comparação a controles. Em razão dos riscos potenciais do uso e falta de estudos de qualidade, uso de rotina não é recomendado ainda. Usar como último recurso.
   7. **Diuréticos.** Alguns advogam terapia diurética (furosemida 1 mg/kg) para tratar sobrecarga líquida. Revisão Cochrane afirma que não é benéfica.
   8. **Antibióticos.** Podem ser necessários até infecção ser excluída.
D. **Terapia direcionada específica**
   1. **Trauma direto nasotraqueal ou endotraqueal.** Se houver sangramento importante imediatamente após uma intubação endotraqueal ou nasotraqueal, trauma é a causa mais provável; parecer cirúrgico está indicado.
   2. **Aspiração de sangue materno.** Se o bebê estiver estável, nenhum tratamento é necessário, porque a condição tipicamente é autolimitada.
   3. **Coagulopatia.** Ver Capítulo 142.
      a. **Doença hemorrágica do recém-nascido.** Vitamina K, 1 mg, administrada intravenosamente com plasma fresco congelado no caso de sangramento ativo.

b. **Outras coagulopatias. Transfusão de hemocomponentes e correção de coagulopatias é necessária.** Plasma fresco congelado, 10 mL/kg cada 12–24 horas, pode ser dado. Se a contagem de plaquetas for baixa, transfundir 1 unidade e monitorar estritamente. Monitorar PT/PTT, contagem de plaquetas e nível de fibrinogênio. DIC é tratada conforme descrito no Capítulo 142.
 4. **PDA.** Se o canal arterial patente for hemodinamicamente importante, tratar clínica ou cirurgicamente (ver Capítulo 128). Tratamento cirúrgico deve ser considerado porque indometacina causa sangramento.
 5. **Sepse.** Antibióticos apropriados devem ser iniciados imediatamente.

Referências Selecionadas

Cetin H, Yalaz M, Akisu M, Karapinar DY, Kavakli K, Kultursay N. The use of recombinant activated factor VII in the treatment of massive pulmonary hemorrhage in a preterm infant. *Blood Coagul Fibrinolysis*. 2006;17:213-216.

Olomu N, Kulkarni R, Manco-Johnson M. Treatment of severe pulmonary hemorrhage with activated recombinant factor VII (rFVIIa) in very low birth weight infants. *J Perinatol*. 2002;22:672-674.

Zahr RA, Ashfaq A, Marron-Corwin M. Neonatal pulmonary hemorrhage. *NeoReviews*. 2012;13:e302-e306.

58 Hiperbilirrubinemia Direta (Conjugada)

 I. **Problema.** O nível de bilirrubina sérica direta (conjugada) de um bebê é de 3 mg/dL. As diretrizes da North American Society for Pediatric Gastroenterology, Hepatology, and Nutrition usam a seguinte definição de bilirrubina direta anormal: **a bilirrubina direta é > 1 mg/dL, se a bilirrubina total for < 5 mg/dL, ou a bilirrubina direta é > 20% do total, se a bilirrubina total for > 5 mg/dL.** Hiperbilirrubinemia conjugada nunca é normal ou fisiológica. Ela ocorre em 1 em cada 2.500 bebês. Uma bilirrubina direta elevada persistente ou aumentando é sempre patológica e deve ser avaliada prontamente. **Diagnóstico precoce é urgente, e tratamento é essencial** porque ele significa um melhor resultado para o bebê e pode potencialmente ser salvador (p. ex., atresia biliar). O objetivo é completar a avaliação pelos 45 a 60 dias de idade (cirurgia de atresia biliar tem seu melhor resultado se efetuada antes da idade de 45–60 dias).
II. **Perguntas imediatas**
   A. **A urina é escura, e de que cor são as fezes?** É melhor examinar as fezes, porque a história obtida por alguma outra pessoa pode não ser exata. **Urina escura** é um indicador inespecífico de bilirrubina conjugada aumentada. **Fezes claras ou de cor de argila** ocorrem com colestase, e obstrução necessita ser excluída. Uma ou duas evacuações claras frequentemente não indicam doença, e bebês com atresia biliar se apresentaram com fezes normais. Há uma alta especificidade de fezes claras persistentes.
   B. **O bebê está recebendo nutrição parenteral total (TPN)?** TPN pode causar hiperbilirrubinemia direta por um mecanismo desconhecido e geralmente não ocorre até o bebê ter estado com TPN por > 2 semanas. É mais comum em bebês prematuros doentes.
   C. **O bebê está ganhando peso?** Falta de ganho de peso pode ser vista em hepatite neonatal e algumas doenças metabólicas.
   D. **O bebê parece doente?** Bebês com icterícia colestática causada por sepse **bacteriana** parecem agudamente enfermos. Infecção pode causar lesão hepatocelular, levando a níveis aumentados de bilirrubina direta. **Bebês com infecção do trato urinário, galactosemia, tirosinemia, hipopituitarismo, frutosemia, hemocromatose, qualquer doença metabólica, obstrução aguda do ducto colédoco, cálculos biliares com icterícia colestática ou hemólise** também parecem doentes. Estas doenças exigem diagnóstico e tratamento imediatos.

E. **Hiperbilirrubinemia direta ocorreu apenas depois que alimentações foram estabelecidas?** Isto sugere que uma doença metabólica como galactosemia pode estar presente.
F. **Foram identificados quaisquer fatores de risco?** Os **fatores de risco mais importantes** incluem baixa idade gestacional, exposição precoce ou prolongada a nutrição parenteral, ausência de alimentação enteral e sepse. Episódios de sepse podem ser associados a um aumento de 30% no nível de bilirrubina. Outros fatores de risco incluem hepatite neonatal, infecções congênitas, incompatibilidade ABO e trissomia 21. Anestesia pode ser um fator de risco, com níveis de bilirrubina direta sendo mais altos nos grupos espinal e epidural do que no grupo de inalação, após 24 horas.
G. **O bebê está sendo tratado de icterícia por outra condição e não está melhorando?** Qualquer bebê que esteja sendo tratado de icterícia e cuja icterícia não se resolva ou melhore necessita ser avaliado de colestase.
H. **Qual é a idade do bebê?** Hiperbilirrubinemia conjugada nas primeiras 24 horas de vida é anormal e pode indicar uma infecção. Se ocorrer apresentação com insuficiência hepática nos primeiros dias, considerar os seguintes: infecção (hepatite, herpes simples vírus [HSV], citomegalovírus [CMV] e outras), hemocromatose, deficiência de α_1-antitripsina, erro inato do metabolismo (tirosinemia, galactosemia, outros), incompatibilidade ABO, leucemia congênita, neuroblastoma, evento isquêmico (trombose da veia hepática e choque), atresia biliar e hemoglobinopatia. Início de icterícia em um bebê assintomático **depois de 8 dias** pode significar uma infecção do trato urinário. **Icterícia às 2 semanas de idade** é comum (2,4–15%) nos recém-nascidos. A maioria é não conjugada e causada por icterícia de leite da mama.

III. **Diagnóstico diferencial.** Ver Tabela 111–1. **Bilirrubina** é o principal produto de eliminação da degradação da hemoglobina, quando o fígado decompõe eritrócitos velhos. Há 2 formas de bilirrubina circulante: **indireta e direta**. **Bilirrubina direta** pode ser medida diretamente no sangue e é um produto do metabolismo da bilirrubina dentro do fígado (**bilirrubina indireta** é conjugada no fígado para se tornar bilirrubina direta). Bilirrubina direta é excretada na bile, fezes e urina. As estatísticas variam sobre quais são as causas mais comuns de hiperbilirrubinemia direta. O **North American Society for Pediatric Gastroenterology, Hepatology, and Nutrition Guidelines Committee** afirma que as causas mais comuns são **atresia biliar e hepatite neonatal**. A causa mais comum na unidade de terapia intensiva neonatal (NICU) é provavelmente **uso de TPN** em bebês prematuros.
   A. **Causas comuns.** *Observação:* O diagnóstico de uma doença não exclui que outra doença também possa existir.
      1. **Atresia biliar.** Este é um processo obliterativo progressivo que compromete os ductos biliares e é fatal, se não tratado. Ela é a causa mais comum de doença hepática terminal neste grupo etário. Estes bebês frequentemente têm fezes cor de argila e urina escura. Ela é a causa mais comum em bebês a termo. Os bebês, geralmente e, parecem em bom estado.
      2. **Hepatite neonatal idiopática/hepatite de células gigantes neonatal.** Diagnosticada depois que todas as outras causas conhecidas foram excluídas. Nenhuma causa infecciosa ou metabólica conhecida pode ser encontrada. **Hepatite neonatal idiopática pode ocorrer em bebês prematuros** em razão de uma árvore biliar imatura. Eles podem ter dificuldades de alimentação e hipoglicemia.
      3. **Colestase intra-hepática genética.** Inclui muitos subtipos propostos de colestase intra-hepática. Alguns destes incluem colestase intra-hepática familial progressiva (PFIC1 [antes doença de Byler], PFIC2 e PFIC3), síndrome de Alagille, distúrbios da biossíntese e conjugação dos ácidos biliares e outros. Cada uma destas doenças é rara, mas coletivamente como um grupo esta é uma causa comum de hiperbilirrubinemia conjugada. Estas são doenças crônicas, e muitas podem progredir e exigir transplantação de fígado.
      4. **Hiperalimentação** (Colestase induzida por TPN ou hiperbilirrubinemia conjugada associada à nutrição parenteral). Comum em bebês prematuros ou de muito baixo peso ao nascimento. Longa duração de hiperalimentação é um fator de risco juntamente com prematuridade/baixo peso ao nascer, enterocolite necrosante (NEC) e sepse. Bebês podem-se apresentar com hepatomegalia e fezes acólicas. TPN pode também causar lama biliar.

5. **Infecções.** Icterícia colestática e anormalidades das enzimas hepáticas foram descritas na sepse no recém-nascido. **Em bebês com níveis de bilirrubina conjugada > 0,5 mg/dL e < 2 mg/dL, uma infecção precisa ser excluída.**
   a. **Bactérias.** Mais comumente sepse ou infecção do trato urinário (UTI). **Infecções Gram-negativas são as mais comuns.** Outras são *Streptococcus* grupo B, sífilis (*Treponema pallidum*), *Listeria monocytogenes, Staphylococcus* e tuberculose. Se o início da icterícia ocorrer após 8 dias de idade em um bebê assintomático, suspeitar uma UTI Gram-negativa.
   b. **Virais.** Mais comuns parecem ser vírus de imunodeficiência humana (HIV) e CMV. Outras incluem vírus de Epstein-Barr, adenovírus, enterovírus, coxsackievírus, reovírus, herpes (simples, HV-6, zóster) vírus, hepatite (A [rara], B, C, E), varicela-zóster e echovírus 14 e 19. **Infecções intrauterinas incluem TORCH (*t*oxoplasmose, *o*utras infecções, *r*ubéola, *c*itomegalovírus e *h*erpes simples vírus), hepatites B e C e sífilis. Estas se responsabilizam por cerca de 20% das hepatites neonatais.** CMV comprovou ser mais comum em alguns estudos. Infecção congênita por parvovírus B19 e B6 também pode estar envolvida. Papilomavírus humano foi ligado à hepatite de células gigantes neonatal.
   c. **Parasitárias.** *Toxoplasma gondii,* malária.
6. **Doença hemolítica. Síndrome de bile espessada** é bilirrubina excessiva que resulta de doença hemolítica. Pode ser a partir de deficiência de vitamina K, incompatibilidade Rh ou ABO, suporte extracorpóreo/oxigenação por membrana extracorpórea (ECMO/ECLS) e outras causas. **Pseudolitíase de ceftriaxona** pode causar síndrome de bile espessada.
7. **Cisto coledociano.** Bebês apresentam icterícia com 1–3 meses, fezes acólicas; alguns podem ter hepatomegalia óbvia, massa palpável no quadrante superior direito, raramente vômito ou febre.
8. **Deficiência de α_1-antitripsina.** Esta é a **mais comum causa genética** de colestase (5–15% dos casos). Estes bebês podem-se apresentar com restrição do crescimento intrauterino (IUGR) e hepatomegalia.
9. **Galactosemia.** Esta é a **mais bem conhecida doença metabólica** que se apresenta com icterícia prolongada.
10. **Isquemia hipóxica perinatal.** Esta foi identificada como um importante fator causal na colestase neonatal transitória. **Choque** pode causar insulto hepático. **Insuficiência circulatória aguda** a partir de cardiopatia congênita, miocardite e asfixia grave, pode causar insuficiência hepática fulminante e hiperbilirrubinemia conjugada.

B. **Causas menos comuns de hiperbilirrubinemia direta**
   1. **Colelitíase (cálculos biliares), lama biliar.**
   2. **Escassez de ductos biliares intra-hepáticos.**
   3. **Colecistite (aguda e crônica).**
   4. **Estenose de colédoco/perfuração espontânea de colédoco.**
   5. **Colangite esclerosante neonatal.** Etiologia é desconhecida; apresenta-se no começo da lactância e, a seguir, se resolve.
   6. **Erros inatos do metabolismo.** Doença de Wolman, doenças de Niemann-Pick A e C, doença de armazenamento de glicogênio tipo IV, doença de Gaucher, síndrome de Zellweger (síndrome cérebro-hepatorrenal), hemocromatose neonatal, tirosinemia, frutosemia, acidúria mevalônica e citrulinemia. Fibrose cística raramente se apresenta com doença hepática no período neonatal. Defeitos de síntese de ácidos biliares, distúrbios de oxidação de ácidos graxos e deficiência de citrina podem todas causar colestase. Defeitos da cadeia respiratória mitocondrial podem causar insuficiência hepática.
   7. **Doenças endócrinas.** Hipotireoidismo, pan-hipo-pituitarismo.
   8. **Congênitas. Síndrome de Rotor** exibe altas hiperbilirrubinemias direta e indireta. **Síndrome de Dubin-Johnson** é um defeito genético no sistema de transporte canalicular que exibe altas hiperbilirrubinemias direta e indireta. **Doença de Caroli** é uma doença congênita que tem dilatações saculares das vias biliares intra-hepáticas e é associada à doença

renal policística. Outras doenças raras incluem a **síndrome de Aagenaes, cirrose familial índia norte-americana e síndrome de ductos biliares semelhantes a cabelos.**

9. **Genéticas.** Trissomia 21, 18, 13; monossomia X; trissomia parcial 11; síndrome de olhos de gato.

10. **Neoplasma (raro).** Inclui hamartoma mesenquimal, rabdomiossarcoma da árvore biliar, neuroblastoma e leucemia neonatal.

11. **Medicações.** Uso prolongado de hidrato de cloral. Drogas que podem causar colestase: anticonvulsivos, cefalosporinas, trimetoprim-sulfametoxazol e fluconazol.

IV. **Banco de dados.** As marcas clínicas características da doença incluem **icterícia, fezes acólicas ou claras, urina escura, hepatomegalia e esplenomegalia.** Ver Figura 58–1 para uma abordagem a um bebê com colestase.

A. **História.** Deve incluir pré-natal (avaliar quanto à infecção ou doença hemolítica intrauterina) e pós-natal (história da alimentação com perguntas sobre a composição da fórmula, bem como a presença de quaisquer fezes acólicas). Outros membros da família tiveram este problema? Isto pode significar doença genética. Consanguinidade aumenta o risco de herança recessiva autossômica. Foi feita uma ultrassonografia fetal, e quais são os resultados? Isto pode identificar um cisto coledociano (estrutura cística inferior ao fígado ou obstrução gástrica incompleta por um cisto grande) ou outras anormalidades, como duplicação intestinal. Existe sangramento excessivo, que poderia significar uma coagulopatia ou deficiência de vitamina K? O bebê é letárgico ou irritável? Letargia pode significar hipotireoidismo ou pan-hipopituitarismo. Irritabilidade pode significar uma doença metabólica. A fórmula contém galactose (galactosemia); ela contém frutose ou sacarose (intolerância hereditária à frutose)? Vômito pode indicar estenose pilórica, doença metabólica ou obstrução intestinal. Evacuações retardadas são associadas a hipotireoidismo ou fibrose cística (CF). Com insuficiência de crescimento, hepatite neonatal e doença metabólica devem ser excluídas.

B. **Exame físico.** O bebê parece doente? Pensar em sepse, hipopituitarismo, galactosemia ou cálculo biliar. Sinais vitais, avaliação do peso (pequeno para a idade gestacional [SGA] significa comprometimento fetal), e avaliação geral da nutrição e observação quanto a quaisquer sinais de sepse. Existe macroglossia (hipotireóideo)? Checar equimoses ou petéquias na pele (coagulopatia). Há evidência de pneumonia no exame do tórax? Há um sopro ou evidência de insuficiência cardíaca (síndrome de Alagille ou atresia biliar)? Ser familiarizado com as características das síndromes aqui citadas no diferencial. Atenção deve ser dada ao exame do abdome. Ele está distendido? Palpar quanto a um fígado ou baço aumentado ou quanto a quaisquer massas. Checar quanto a uma massa palpável no lado direito do abdome (cisto coledociano). Esplenomegalia é mais comum em hepatite neonatal, mas pode ser um sinal tardio em atresia biliar. Icterícia tem uma tonalidade esverdeada em comparação à icterícia não conjugada, que é mais amarela. **"Síndrome do bebê de bronze"** (uma coloração de bronze da pele como resultado da acumulação de coproporfirinas na derme) ocorre nos bebês com hiperbilirrubinemia direta que são expostos à fototerapia. Perguntar às enfermeiras sobre o exame das fraldas. A urina é escura (hiperbilirrubinemia conjugada), e de que cor são as fezes (fezes claras sugerem colestase)?

C. **Estudos laboratoriais.** Verificar a triagem de recém-nascido quanto a hipotireoidismo (hiperbilirrubinemia não conjugada e de início precoce) e galactosemia, uma vez que estas condições exigem tratamento urgente para prevenir ou diminuir sequelas sérias. Se não foi feita, uma repetição pode ser enviada, ou urina para substâncias redutoras, e tireoxina sérica e hormônio tireoestimulador sérico (TSH) podem ser obtidos. Avaliação de sepse deve também ser feita precocemente em qualquer bebê doente com icterícia, para melhorar o resultado. Efetuar primeiro os exames com base nos resultados da história e exame físico, e excluir as etiologias mais comuns.

1. **Em bebês com um nível de bilirrubina conjugada > 0,5 mg/dL e < 2 mg/dL infecção deve ser excluída (a maioria fica inexplicada).** Se a bilirrubina conjugada continuar a aumentar e for ≥ 2 mg/dL, é necessária a avaliação do sistema hepatobiliar.

2. **Diretrizes de testagem da North American Society for Pediatric Gastroenterology, Hepatology, and Nutrition.** Qualquer bebê com icterícia às 2 semanas de idade deve ser avaliado quanto à colestase pela obtenção de uma bilirrubina total e direta. Bebês amamentados no peito devem ser avaliados às 3 semanas de idade (se a história e exame físico forem normais sem urina escura ou fezes claras). **Testar novamente o bebê com** uma doença aguda ou um cuja icterícia não melhore com tratamento.

3. **Diretrizes da American Academy of Pediatrics (AAP) para bebês ictéricos ≥ 35 semanas de gestação.** Bilirrubina total e direta devem ser obtidas em qualquer bebê doente, ou se icterícia estiver presente às ou depois de 3 semanas de idade. Se a bilirrubina direta estiver elevada, fazer um exame de urina e urocultura. Efetuar uma avaliação de sepse, se indicada pela história e exame físico. Avaliar quanto a causas de colestase, inclusive checando os resultados da triagem de recém-nascido para tireoide e galactosemia. Procurar sinais e sintomas de hipotireoidismo no bebê.

4. **Causas comuns.** O estudo é como se segue:
   a. **Níveis de bilirrubina (total e direta) são os testes mais importantes. Uma bilirrubina na urina** detecta uma elevação substancial da bilirrubina conjugada. Quando os níveis séricos excederem 3–4 mg/dL, bilirrubina será encontrada na urina.
   b. **Testes de função hepática.** Aspartato aminotransferase (AST/SGOT), alanina aminotransferase (ALT/SGPT), fosfatase alcalina e gamaglutamiltranspeptidase (GGTP). **Níveis elevados de AST e ALT** significam lesão hepatocelular. **Níveis elevados de fosfatase alcalina** podem significar obstrução biliar (inespecífica porque ela é encontrada no fígado, rim e osso). **GGTP elevada** é um marcador sensível, mas inespecífico de obstrução biliar ou inflamação. Ela foi usada no passado para diferenciar atresia biliar de hepatite neonatal, mas a larga variabilidade nos resultados torna difícil a interpretação. **GGTP elevada** sugere obstrução de vias biliares: atresia biliar ou doenças que danificam os ductos biliares. **GGTP baixa/normal** sugere colestase intra-hepática familial progressiva tipo 1 ou 2, defeito da síntese de ácidos biliares, ou hepatite neonatal (hepatite de células gigantes na histologia). **Uma GGTP muito baixa e fosfatase alcalina alta** sugerem causas metabólicas e genéticas de colestase intracelular. **Lipoproteína X** não é recomendada rotineiramente.
   c. **Hemograma completo (CBC) com diferencial e contagem de plaquetas.** Pode ajudar a determinar se infecção está presente. **Culturas de sangue e urina** se sepse ou infecção do trato urinário for suspeitada. Uma **proteína C-reativa (CRP)** como rastreio de infecção.
   d. **Exame de urina e cultura.** Indicados em qualquer bebê com bilirrubina direta elevada.
   e. **Glicemias.** Hipoglicemia pode ser vista em doença hepática metabólica, pouca reserva hepática ou hipopituitarismo.
   f. **Teste de Coombs direto.** Usado para testar quanto à doença hemolítica/síndrome de bile espessada.
   g. **Níveis de colesterol sérico, triglicerídeos e albumina. Colesterol e triglicerídeos** podem ser checados para avaliação de insuficiência hepática e albumina para função hepática.
   h. **Tempo de protrombina e tempo de tromboplastina parcial.** Para avaliar a função hepática.
   i. **Contagem de reticulócitos.** Pode estar elevada (*i. e.*, > 4–5%) se sangramento tiver ocorrido ou hemólise estiver presente.
   j. **Testagem para doença viral.** Determinar o nível de imunoglobulina M (IgM) total sérica. Se alto, testar quanto a infecções TORCH (ver Capítulo 122). Urina é testada quanto a citomegalovírus, e um perfil para hepatite sérico é obtido (antígeno de superfície de hepatite e anticorpo IgM à hepatite A). Marcadores de hepatite B devem ser testados na mãe e no bebê com **estudos de reação em cadeia de polimerase (PCR)** sendo os mais específicos.
   k. **Níveis de amônia séricos.** Se elevados, podem ser causados por insuficiência hepática.

58: HIPERBILIRRUBINEMIA DIRETA (CONJUGADA)

   l. **Níveis de ferritina sérica estão elevados,** nível de transferrina sérica é baixo, mas hipersaturada, e lactato desidrogenase (LDH) está elevado na hemocromatose neonatal.
   m. **Testagem da urina quanto a substâncias redutoras.** Se galactosemia for suspeitada. Galactose na urina resulta em uma substância redutora positiva na urina em um Clinitest, mas terá um teste da urina negativo para glicose (à glicose oxidase). Urina para succinilacetona deve ser feita e se detectada pode ser vista na tirosinemia hereditária tipo 1.
   n. **Níveis de tireoxina e hormônio tireoestimulador séricos.** Se for suspeitado hipotireoidismo.
  5. **Causas menos comuns.** Efetuar os seguintes:
      a. **Teste de cloreto no suor/tripsina imunorreativa.** Para excluir fibrose cística.
      b. **Cortisol sérico.**
      c. **Rastreio de aminoácidos no plasma e urina.** Ácidos orgânicos urinários e aminoácidos plasmáticos são triagens de erros inatos do metabolismo que causam disfunção hepática.
      d. **Cariótipo.** Para testar quanto a doenças genéticas.
      e. **Níveis de α_1-antitripsina sérica e fenótipo.** Para excluir deficiência.
D. **Imagem e outros estudos**
   1. **Radiografia de tórax.** Para checar quanto a anomalias cardiovasculares ou de *situs* que possam sugerir atresia biliar. Bebês com atresia biliar podem ter síndrome de poliesplenia. Síndrome de Alagille pode ter vértebras em borboleta na radiografia de tórax.
   2. **Ultrassonografia do fígado e trato biliar (ultrassom hepático).** Recomendada em todos os bebês com colestase, conforme diretrizes. Ela pode excluir anormalidades anatômicas, como cisto de colédoco (vista de massa cística), cálculos, tumor e massas e também fornecer informação sobre a vesícula biliar. A ausência de, ou encontrar uma vesícula biliar pequena sugere, mas não pode ser usada para excluir, atresia biliar. O procedimento é dependente do operador. **"Cordão triangular"** (espessura da parede anterior ecogênica da veia porta direita de mais de 4 mm em imagem longitudinal) e um comprimento anormal da vesícula biliar podem ser positivos no diagnóstico de atresia biliar.
   3. **Imagem de ressonância magnética (MRI).** Melhor estudo para hemocromatose neonatal para detectar excesso de ferro no fígado.
   4. **Escaneamento (cintigrafia) hepatobiliar.** Imagens com radionuclídeos, como **ácido iminodiacético hepatobiliar (HIDA), ácido diisopropil iminodiacético (DISIDA) ou ácido paraisopropil iminodiacético (PIPIDA)**, permitem avaliação da anatomia biliar. Material radioativo injetado normalmente é excretado para dentro do intestino. Se não houver nenhuma visualização após 24 horas, obstrução biliar ou disfunção hepatocelular pode estar presente (alta sensibilidade para atresia biliar, porém baixa especificidade). Os testes são caros, demorados e têm muitos resultados falso-positivos e falso-negativos e não são rotineiramente recomendados.
   5. **Colangiopancreatografia por ressonância magnética (MRCP) e colangiopancreatografia retrógrada endoscópica (ERCP).** Estas podem ser feitas para diagnóstico e terapia de cálculos de colédoco. Elas não são feitas rotineiramente, mas ERCP pode ser útil se executada por um operador experiente. MRCP exige sedação profunda ou anestesia geral e não é recomendada rotineiramente.
   6. **Biópsia hepática percutânea.** Tipicamente realizada após avaliação extensa sem diagnóstico definitivo e é recomendada pelas diretrizes. É útil em bebês com colestase de etiologia desconhecida. Evidência indica que este exame pode ser efetuado com segurança em bebês pequenos. **Alguns estudos mostraram que este procedimento teve a maior exatidão diagnóstica e deve ser feito antes de cirurgia para diagnosticar atresia biliar.** Resultados devem ser interpretados por um patologista com *expertise* e experiência em doença hepática pediátrica.
   7. **Aspirado duodenal.** Pode ser útil em lugares distantes onde outros exames não estão disponíveis. Líquido é obtido do duodeno, e, a seguir, o aspirado é enviado para avaliar concentração de bilirrubina. Com obstrução, a concentração de bilirrubina no aspirado é menor ou igual à concentração de bilirrubina no soro.

8. **Laparotomia exploradora e colangiopancreatografia operatória.** Estas devem ser consideradas, se todos os outros testes foram realizados e são inconclusivos, e atresia biliar necessita ser diagnosticada.

V. **Plano.** Ver Figura 58-1 para uma abordagem a um bebê a termo completo ou prematuro com hiperbilirrubinemia conjugada. A causa da hiperbilirrubinemia direta é determinada, e tratamento específico é dirigido para a causa. Uma vez que poucas condições sejam tratáveis, o tratamento é principalmente de suporte. O tratamento envolve medidas dietéticas, medicações e cirurgia. Esta seção também discute algumas das causas mais comuns de hiperbilirrubinemia conjugada, com informação mais detalhada sobre tratamento no Capítulo 111. **Consulta com um gastroenterologista pediátrico é recomendada para todos os bebês.**

A. **Diagnosticar o bebê que parece doente e necessita tratamento urgente.**
1. **Sepse.** Se sinais de sepse estiverem presentes, culturas apropriadas devem ser realizadas e iniciada antibioticoterapia empírica.
2. **Infecção do trato urinário.** Antibioticoterapia apropriada.
3. **Doenças metabólicas.** (Galactosemia, tirosinemia, frutosemia, hemocromatose.) Eliminação imediata de produtos contendo galactose da dieta é necessária. **Hemocromatose** necessita tratamento de suporte (respiratório, ventilação, pressores) e tratamento com quelação e outros agentes. Transplante de fígado pode ser necessário.
4. **Hipotireoidismo.** O tratamento é com L-tireoxina. Ver Capítulo 102.
5. **Doença hemolítica/hemólise.** O tratamento depende da etiologia (vitamina K etc.)
6. **Hipopituitarismo.** Reposição hormonal, terapias hídrica e eletrolítica.
7. **Cálculos biliares com obstrução aguda do ducto colédoco.** Cirurgia está indicada.
8. **Infecção intrauterina.** Agentes antivirais apropriados ou outras medicações devem ser iniciadas, se indicado.

B. **Colestase associada à nutrição parenteral (PNAC).** Se o bebê esteve com nutrição parenteral (PN) por 2 semanas e não foi alimentado, então o bebê pode ter colestase associada à PN. Considerar parar TPN completamente, ciclar TPN, ou usar nutrição parenteral com algumas alimentações enterais. Alimentação enteral pode reduzir a incidência e gravidade da PNAC. A maioria dos bebês se recupera com desaparecimento da colestase em 1-3 meses depois que alimentações normais começaram. O uso de terapia com fenobarbital é *controverso*. Ácido ursodesoxicólico está sendo usado investigacionalmente em recém-nascidos de alto risco com colestase de TPN com bons resultados. Colecistocinina como tratamento ou agente profilático mostrou benefício menos conclusivamente. Eritromicina, aumentando a motilidade, pode ser útil para prevenir ou tratar PNAC. Emulsões lipídicas à base de óleo de peixe podem ser capazes de reverter colestase de TPN e podem ser benéficas, mas não estão facilmente disponíveis. O único tratamento efetivo conhecido é parar a nutrição parenteral e fazer a transição para alimentações enterais completas.

C. **Atresia biliar.** Atresia biliar precisa ser diferenciada de hepatite neonatal. Diagnóstico mais cedo de atresia biliar e reparação cirúrgica levam a um melhor resultado. Cirurgia exploradora com colangiografia intraoperatória constitui frequentemente o passo inicial. Hepaticoportoenterostomia (o **procedimento de Kasai**) é atualmente o procedimento inicial de escolha no bebê. Ele tem a maior probabilidade de restabelecimento do fluxo biliar e a sobrevida a mais longo prazo do fígado do bebê, se efetuada antes da idade de 45-60 dias. **Transplante hepático ortotópico** é efetuado seletivamente nos bebês ou crianças com insuficiência hepática progressiva. Transplante de fígado oferece sobrevida e qualidade de vida melhoradas para aqueles em quem a operação de Kasai não tem sucesso.

D. **Outras etiologias**
1. **Cisto colédoco.** O tratamento é a remoção cirúrgica do cisto e *bypass* biliar.
2. **Hepatite neonatal idiopática.** Tratamento de suporte (medicações, fórmulas específicas, vitaminas) existe com um prognóstico regular. Os que desenvolvem cirrose podem necessitar transplante de fígado.
3. **Deficiência de α_1-antitripsina.** Bebês podem, inicialmente, ser tratados com suporte nutricional, vitaminas e tratamento da colestase. A única terapia curativa é transplantação hepática.

58: HIPERBILIRRUBINEMIA DIRETA (CONJUGADA)

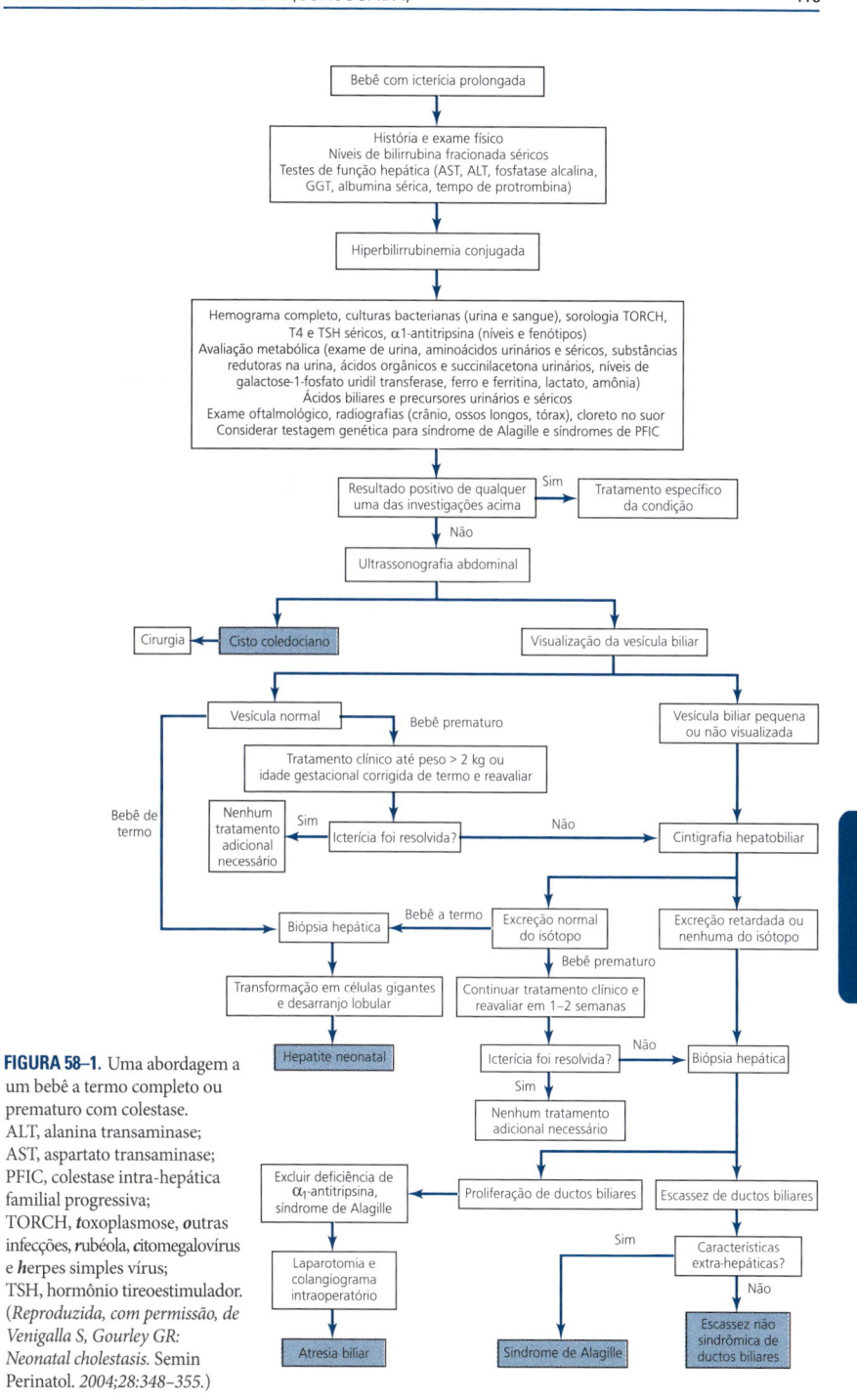

FIGURA 58–1. Uma abordagem a um bebê a termo completo ou prematuro com colestase. ALT, alanina transaminase; AST, aspartato transaminase; PFIC, colestase intra-hepática familial progressiva; TORCH, *t*oxoplasmose, *o*utras infecções, *r*ubéola, *c*itomegalovírus e *h*erpes simples vírus; TSH, hormônio tireoestimulador. (*Reproduzida, com permissão, de Venigalla S, Gourley GR: Neonatal cholestasis.* Semin Perinatol. *2004;28:348–355.*)

4. **Bile espessada.** Bile espessada secundária à doença hemolítica é tratada de modo suportivo. O uso de fenobarbital é *controvertido*.
E. **Recomendações gerais**
   1. **Dietéticas.** A maioria destes bebês necessita de fórmulas especiais (p. ex., Pregestimil, Enfaport, Portagen) que incluem triglicerídeos de cadeia média (MCTs) que podem ser absorvidos melhor com uma deficiência de sais biliares. MCTs suplementares podem ser dados aos bebês amamentados no peito. Vitaminas suplementares (A, D, E, K) são necessárias em muitos destes bebês. Alguns bebês podem necessitar de outras restrições dietéticas.
   2. **Medicações.** Ácido ursodesoxicólico, fenobarbital e colestiramina são usados frequentemente e são discutidos em detalhe no Capítulo 111, página 745.
   3. **Cirurgia.** Cirurgia inclui o procedimento de Kasai e transplantação de fígado.

Referências Selecionadas

American Academy of Pediatrics: Subcommittee on Hyperbilirubinemia. Management of hyperbilirubinemia in the newborn infant 35 or more weeks of gestation. *Pediatrics*. 2004;114:297-316.

Guideline for the evaluation of cholestatic jaundice in infants: recommendations of the North American Society for Pediatric Gastroenterology, Hepatology, and Nutrition. *J Pediatric Gastroenterol Nutr*. 2004;39:115-128.

Venigalla S, Gourley GR. Neonatal cholestasis. *Semin Perinatol*. 2004;28:348-355.

59 Hiperbilirrubinemia Indireta (Não Conjugada)

I. **Problema.** O nível de bilirrubina sérica indireta (não conjugada) de um bebê é de 10 mg/dL. A definição exata de uma faixa fisiológica e tratamento da hiperbilirrubinemia indireta é complexa e fundamentada em muitos fatores, incluindo a idade gestacional (GA), idade pós-natal, peso ao nascimento, estado de doença, fatores de risco, grau de hidratação, estado nutricional e etnicidade. A **bilirrubina sérica total (TSB)** é a soma da direta (conjugada) e a indireta (não conjugada) e pode ser medida no sangue. A **bilirrubina indireta** é calculada subtraindo-se a bilirrubina direta da bilirrubina total. **Bilirrubina transcutânea (TcB)** é uma medida da bilirrubina sérica total com um instrumento que usa medições de refletância na pele e se correlaciona bem com o valor laboratorial da TSB.

II. **Perguntas imediatas**
   A. **Que idade tem o bebê? Qual é a idade gestacional? Altos níveis de bilirrubina sérica indireta durante as primeiras 24 horas de vida nunca são fisiológicos.** Doença hemolítica (isoimunização Rh ou incompatibilidade ABO), infecção congênita (p. ex., rubéola, toxoplasmose), sepse, hemorragia oculta e policitemia são causas prováveis. A idade e gestação do bebê ajudam a determinar o nível de bilirrubina com o qual fototerapia deve ser iniciada. O risco da hiperbilirrubinemia não conjugada é inversamente proporcional à GA. Em bebês prematuros, hiperbilirrubinemia frequentemente é mais grave e dura mais tempo.
   B. **O bebê está sendo amamentado no peito? Icterícia de amamentação (início precoce)** ocorre dentro da primeira semana de vida e é, provavelmente, associada a produção diminuída ou ingestão diminuída de leite da mama resultando em privação calórica. **Icterícia de leite da mama (início tardio)** frequentemente ocorre após a primeira semana de vida entrando na segunda à terceira semana. Ela é secundária à absorção intestinal aumentada de bilirrubina pela enzima β-glicuronidase, e pode haver uma associação familiar. Há uma correlação entre os níveis de bilirrubina e as concentrações de fator de crescimento epidérmico em bebês com icterícia de leite materno. Isto pode explicar a razão da icterícia nestes recém-nascidos.

59: HIPERBILIRRUBINEMIA INDIRETA (NÃO CONJUGADA)

C. **Qual é a etnicidade da família?** A incidência de icterícia neonatal é aumentada em bebês de descendência índia nativa americana, inuíte, mediterrânea (Grécia, Turquia, Sardenha), judia sefardita, nigeriana e asiática oriental. Os gregos nativos têm uma incidência mais alta que os gregos nos Estados Unidos. A incidência é mais baixa em afro-americanos. Deficiência de glicose-6-fosfato desidrogenase (G6PD) é mais comum em muitos destes grupos e pode ser parcialmente responsável. Imigração e casamento misto aumentaram a incidência **de deficiência** de G6PD nos Estados Unidos.

D. **O bebê está desidratado?** Com desidratação (ou perda de peso desde o nascimento > 12%), administração de líquido pode baixar o nível de bilirrubina sérica. Alimentações adicionais devem ser dadas, se tolerado (fórmula à base de leite é recomendada em bebês amamentados no peito desidratados); caso contrário, devem ser dados líquidos IV. É recomendado que as mães amamentem no peito seus bebês 8–12 vezes ao dia, no mínimo, durante os primeiros dias. Por exemplo, um bebê de 3 dias de idade está estritamente mamando no peito, mas o leite da sua mãe ainda não **"chegou"**, e ele perdeu peso importante e ficou desidratado. Hidratação adequada é essencial, mas **excesso de hidratação não fará desaparecer a bilirrubina mais rapidamente, evitará hiperbilirrubinemia ou diminuirá a TSB.**

E. **O bebê tem < 35 semanas? Caso afirmativo, o bebê está em maior risco de toxicidade de bilirrubina? Bebês < 35 semanas obedecem a um conjunto diferente de diretrizes para fototerapia e exsanguinotransfusão.** Bebês com uma idade gestacional mais baixa ou uma albumina sérica < 2,5 g/dL ou uma TSB subindo rapidamente (sugerindo doença hemolítica) ou os bebês que estão clinicamente instáveis (pH sanguíneo < 7,15, sepse de hemocultura positiva nas 24 horas precedentes, apneia e bradicardia exigindo ressuscitação cardiorrespiratória [bolsa-máscara e/ou intubação] durante as 24 horas precedentes, hipotensão exigindo tratamento pressórico durante as 24 horas precedentes, ou ventilação mecânica no momento da amostragem sanguínea) necessitam, todos, receber fototerapia ou uma exsanguinotransfusão feita ao nível mais baixo recomendado.

III. **Diagnóstico diferencial.** Bilirrubina indireta (não conjugada) é derivada principalmente do metabolismo da hemoglobina e tem que ser conjugada no fígado antes que possa ser excretada na bile, fezes ou urina. Ela não pode ser medida diretamente no sangue e nunca está presente na urina. Icterícia no recém-nascido é causada por um aumento na circulação enteroepática, uma diminuição na remoção da bilirrubina, uma diminuição na conjugação e captação hepática, fluxo de bile prejudicado, e um aumento na produção. (Ver também Capítulo 112.)

A. **Causas comuns de hiperbilirrubinemia indireta.** A maioria dos bebês tem hiperbilirrubinemia na primeira semana de vida. Diferenciar hiperbilirrubinemia fisiológica de não fisiológica. A cronologia do início e duração pode ajudar a diferenciar fisiológica de não fisiológica. Os seguintes são mais tendentes a ser associados à hiperbilirrubinemia indireta não fisiológica: início < 24 horas durando > 1–2 semanas, nível mais alto exigindo tratamento, ou se o bebê estiver doente.

1. **Hiperbilirrubinemia fisiológica.** Uma resposta normal e pode ocorrer por causa de uma duração de vida mais curta dos eritrócitos (RBCs) que causa um aumento na bilirrubina; uma deficiência relativa de uridina 5'-difosfo-glicuronosiltransferase (UGT), o que causa uma diminuição na remoção de bilirrubina; excreção hepática diminuída e um aumento na circulação enteroepática. Ela frequentemente aparece depois do segundo dia e chega ao pico entre o terceiro e o quinto dias. O nível de bilirrubina é frequentemente < 12 mg/dL, mas pode subir até 18 mg/dL e em seguida diminuir. Ela não é importante clinicamente e geralmente regride dentro de uma semana. **Icterícia fisiológica exagerada/grave** pode ocorrer quando ocorrem níveis mais altos de bilirrubina e a hiperbilirrubinemia dura mais tempo (i. e., 2 semanas). Alguns fatores associados a isto incluem prematuridade, perda grave de peso, diabetes materno, indução do trabalho com oxitocina, equimose do bebê e amamentação no peito. Estes bebês podem exigir tratamento.

2. **Hiperbilirrubinemia não fisiológica**

   a. **Icterícia de amamentação no peito ou de leite de mama.** Icterícia de amamentação é decorrente da desidratação de não ingerir leite materno suficiente (13%). Uma substância no leite materno que bloqueia eliminação de bilirrubina pode também estar presente.

b. **Infecção (p. ex., sífilis congênita, infecções virais ou protozoárias).** Icterícia, como o único sinal de sepse, é rara. Em um estudo de 171 recém-nascidos readmitidos por uma bilirrubina média de 18,8 mg/dL, nenhum caso de sepse foi identificado.
c. **Relacionada com hemólise.** Incompatibilidade ABO.
d. **Carga aumentada de bilirrubina por degradação de RBCs.** Hematoma subdural, hemorragia intraventricular em bebês prematuros, cefaloematoma, equimose excessiva, hemorragia pulmonar, policitemia, hiperviscosidade.
e. **Bebê de mãe diabética.**
f. **Asfixia/hipóxia.**
g. **Síndrome de angústia respiratória.**
h. **Hipoglicemia.**

B. **Causas menos comuns de hiperbilirrubinemia indireta**
 1. **Isoimunização Rh.** Como resultado do tratamento pré-natal das mães Rh-negativas com RhoGAM, esta se tornou menos frequente.
 2. **Deficiência de G6PD.** Observa-se uma bilirrubina aumentando tardiamente. Isto também é mais comum em indivíduos de certas origens étnicas (ver Seção I anteriormente.)
 3. **Deficiência de piruvato cinase.**
 4. **Esferocitose, eliptocitose, picnocitose congênitas.**
 5. **Síndromes.** Síndromes de Lucey-Driscoll (icterícia neonatal familial), de Crigler-Najjar (tipos I e II), e de Gilbert.
 6. **Hipotireoidismo/hipopituitarismo.**
 7. **Hemoglobinopatia.** Talassemias α e γ.
 8. **Galactosemia ou intolerância à frutose iniciais.**
 9. **Medicações.** Penicilina, oxitocina, sulfas, vitamina K, nitrofurantoína, novobiocina (não disponível nos Estados Unidos). Uso materno de naproxeno, atazanavir ou metildopa pode causar um teste de antiglobulina direta positivo e icterícia no recém-nascido. Oxitocina e Valium maternos são um fator de risco.
 10. **Coagulopatia intravascular disseminada.**
 11. **Intestinal (raras).** Obstrução, estenose pilórica ou tampão de mecônio.

IV. **Banco de dados**
 A. **História.** Qual é o esquema de alimentação do bebê e a frequência de micção (estado de hidratação)? Perguntar sobre icterícia em irmãos precedentes e etnicidade da família. Existe uma história familiar de doença hemolítica significativa? Existe uma história de fezes de cor clara ou urina escura? Algum uso materno de medicação?
 B. **Exame físico.** Atenção a sinais de equimose, cefaloematoma ou sangramento intracraniano. Checar quanto à hepatoesplenomegalia. A acumulação de bilirrubina nos tecidos produz icterícia (pele amarela) e icterícia escleral. Icterícia é vista primeiro na face e progride caudalmente para o tronco e extremidades. Pressão sobre a pele muitas vezes revela icterícia. **A TSB pode ser estimada (não 100% confiável) examinando-se a pele de diferentes áreas do corpo** quanto à icterícia (face, ~5 mg/dL; tórax superior, ~10 mg/dL; abdome, ~12 mg/dL; palmas e plantas, frequentemente > 15 mg/dL). Um exame neurológico completo deve ser realizado, uma vez que possa ocorrer encefalopatia por bilirrubina. Procurar sinais como má alimentação, letargia, hipotonia ou convulsões.
 C. **Estudos laboratoriais.** Estudos puseram em questão a necessidade de testagem extensa de qualquer bebê com possível hiperbilirrubinemia. Em bebês normais e sadios, poucos testes são necessários. É útil guardar sangue do cordão para testagem futura, se necessário.
  1. **Bebê ictérico de ≥ 35 semanas de idade gestacional.** Estas recomendações são com base no Subcomitê de Hiperbilirrubinemia da American Academy of Pediatrics (AAP). Todos os níveis de bilirrubina devem ser interpretados com base na idade do bebê em horas. Ver também o algoritmo na Figura 59-1 para tratamento de icterícia no berçário de recém-nascidos.
   a. **Bebê ictérico nas primeiras 24 horas ou a icterícia parece excessiva para a idade: medir TSB e TcB.** TcB é determinada por um instrumento transcutâneo portátil que mede a quantidade de cor amarela na pele, que se correlaciona com a medida laboratorial de TSB.

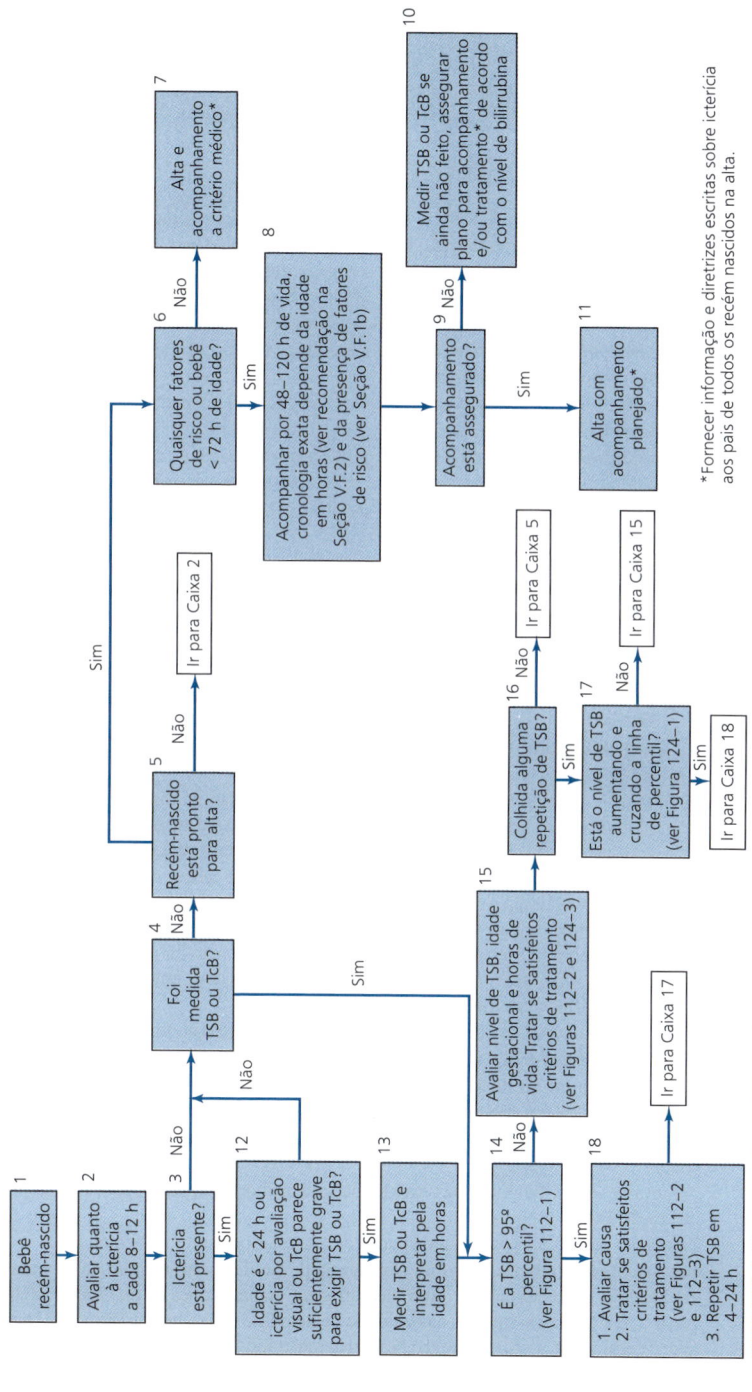

59: HIPERBILIRRUBINEMIA INDIRETA (NÃO CONJUGADA)

FIGURA 59-1. Algoritmo para o tratamento de icterícia no berçário de recém-nascidos. (*Reproduzida, com permissão, de Subcommittee on Hyperbilirubinemia. Management of hyperbilirubinemia in the newborn infant 35 or more weeks of gestation. Pediatrics. 2004;114:297–316.*)

1. Bebê recém-nascido
2. Avaliar quanto à icterícia a cada 8–12 h
3. Icterícia está presente?
   - Não → 4. Foi medida TSB ou TcB?
     - Não → 5. Recém-nascido está pronto para alta?
       - Não → Ir para Caixa 2
       - Sim → 6. Quaisquer fatores de risco ou bebê <72 h de idade?
         - Não → 7. Alta e acompanhamento a critério médico*
         - Sim → 8. Acompanhar por 48–120 h de vida, cronologia exata depende da idade em horas (ver recomendação na Seção V.F.2) e da presença de fatores de risco (ver Seção V.F.1b)
     - Sim → 15
   - Sim → 12. Idade é <24 h ou icterícia por avaliação visual ou TcB parece suficientemente grave para exigir TSB ou TcB?
     - Não → 4
     - Sim → 13. Medir TSB ou TcB e interpretar pela idade em horas
       - 14. É a TSB >95º percentil? (ver Figura 112-1)
         - Não → 15. Avaliar nível de TSB, idade gestacional e horas de vida. Tratar se satisfeitos critérios de tratamento (ver Figuras 112-2 e 124-3)
         - Sim → 18.
           1. Avaliar causa
           2. Tratar se satisfeitos critérios de tratamento (ver Figuras 112-2 e 112-3)
           3. Repetir TSB em 4-24 h
           → Ir para Caixa 17

9. Acompanhamento está assegurado?
   - Não → 10. Medir TSB ou TcB se ainda não feito, assegurar plano para acompanhamento e/ou tratamento* de acordo com o nível de bilirrubina
   - Sim → 11. Alta com acompanhamento planejado*

16. Colhida alguma repetição de TSB?
    - Não → Ir para Caixa 5
    - Sim → 17. Está o nível de TSB aumentando e cruzando a linha de percentil? (ver Figura 124-1)
      - Não → Ir para Caixa 15
      - Sim → Ir para Caixa 18

*Fornecer informação e diretrizes escritas sobre icterícia aos pais de todos os recém-nascidos na alta.

b. **Bebê está recebendo fototerapia ou TSB está subindo rapidamente e inexplicada pela história e exame físico.** Obter:
   i. **Bilirrubina direta (conjugada).**
   ii. **Tipo sanguíneo e teste de Coombs.** Se não obtido com sangue do cordão.
   iii. **Hemograma completo (CBC) com diferencial e esfregaço.** Observar morfologia dos RBCs.
   iv. **Contagem de reticulócitos.**
   v. **Nível de G6PD.**
   vi. **ETCOc se disponível.** ETCOc (concentração de CO corrigida do volume corrente para ambiente) é uma medida da taxa de catabolismo do heme e da taxa de produção de bilirrubina. Ele é usado para confirmar hemólise e pode ajudar a identificar bebês em risco de desenvolver altos níveis de bilirrubina.
   vii. **Repetir TSB em 4–24 horas, dependendo da idade do bebê e nível de TSB.**
c. **TSB está se aproximando dos níveis de exsanguinotransfusão (ver Tabela 112–1) ou não está respondendo à fototerapia:**
   i. **Contagem de reticulócitos.** Se for suspeitada anemia ou doença hemolítica.
   ii. **Nivel de G6PD.**
   iii. **Albumina.** Uma albumina de < 3,0 g/dL é um fator de risco para baixar o limiar de fototerapia. Dosar a albumina sérica permitirá a você calcular a relação bilirrubina-para-albumina (B/A), que pode ajudar a determinar a necessidade de exsanguinotransfusão (ver Figura 112–3).
   iv. **ETCO.** Ver anteriormente.
d. **Bilirrubina direta está elevada**
   i. **Avaliar quanto à sepse** incluindo exame de urina e urocultura, se indicada.
   ii. Ver Capítulos 58 e 111 para mais detalhes sobre hiperbilirrubinemia direta.
e. **Icterícia está presente às 3 semanas ou além, e o bebê está doente**
   i. **Bilirrubina total e direta. Se bilirrubina direta estiver elevada**, avaliar quanto à colestase.
   ii. **Triagem tireóidea (hipotireoidismo) e triagem de galactosemia.** O bebê tem sinais ou sintomas de hipotireoidismo?
2. **Bebê ictérico < 35 semanas de gestação (*controvertido*).** Não há diretrizes formais para valores laboratoriais em bebês ictéricos < 35 semanas. Estas são recomendações apenas. Obedecer às diretrizes institucionais. (Ver também testes precedentes para bebê > 35 semanas.)
   a. **Níveis de bilirrubina sérica total e direta.** Em bebês pré-termo ou enfermos, checar níveis cada 12–24 horas, dependendo da velocidade de subida e até estáveis. Em bebês a termo, bilirrubina direta é indicada, apenas se icterícia for persistente ou o bebê estiver doente. Em bebês pré-termo, em razão da falta de dados, não há recomendações para um bebê com um aumento na bilirrubina direta. Bebês com uma bilirrubina direta > 50% da TSB necessitam de avaliação individual.
   b. **HC com diferencial.** Se doença hemolítica, anemia ou infecção for suspeitada.
   c. **Tipo sanguíneo da mãe e bebê com determinação do Rh.**
   d. **Testes de Coombs direto e indireto.** Usados para detectar reações anticorpo-antígeno *in vivo* ou *in vitro* em anemia hemolítica.
   e. **Contagem de reticulócitos.** Se o bebê for anêmico ou doença hemolítica for suspeitada.
   f. **Albumina sérica.** Se albumina sérica for baixa, é melhor tratar esses bebês a níveis mais baixos de TSB.
   g. **Esfregaço de RBCs.** RBCs fragmentados devem estar presentes na hemólise.
   h. **Rastreio de deficiência de G6PD.** Deficiência de G6PD é mais comum em homens e em bebês de descendência mediterrânea, africana, árabe, asiática ou do Oriente Médio. A icterícia é tardia em início, e há evidência de hemólise (baixo hematócrito, alta contagem de reticulócitos e um esfregaço periférico mostrando RCBs nucleados e outras células fragmentadas) ou a resposta à fototerapia é precária.

59: HIPERBILIRRUBINEMIA INDIRETA (NÃO CONJUGADA)

  i. **Eletroforese da hemoglobina.** Usada para excluir hemoglobinopatias (anemia hemolítica, talassemia, anemia falciforme, doença de hemoglobina C).
  D. **Imagem e outros estudos.** Frequentemente desnecessários.
V. **Plano.** Com base na idade gestacional, seguir as diretrizes, para > 35 semanas *versus* < 35 semanas. Ver também Capítulo 112 para uma discussão detalhada.
  A. **Fototerapia**
   1. **Princípios de fototerapia.** Absorção pela bilirrubina de luz visível na região azul do espectro transforma bilirrubina não conjugada (ligada à albumina) em "fotoprodutos" da bilirrubina, predominantemente isômeros da bilirrubina. O AAP Committee on Fetus and Newborn recomentou considerações sobre a prática com os aparelhos e a administração ideal de fototerapia em bebês > 35 semanas de gestação:
      a. Assegurar que o aparelho de fototerapia ilumine por completo a área de superfície do corpo do paciente. Área máxima de pele deve ser exposta.
      b. Nível de irradiação de ≥ 30 $\mu W.cm^{-2}/nm^{-1}$ em faixa de ondas de 460–490 nm (região azul-verde).
      c. Fototerapia deve ser implementada de uma maneira expedita/urgente.
      d. Interromper brevemente para alimentação e outros cuidados.
      e. Medir redução da carga de bilirrubina e descontinuar quando atingido nível desejado. Cuidado com aumento de rebote na bilirrubina.
   2. **Fototerapia no bebê hospitalizado de ≥ 35 semanas de gestação.** (Ver Figura 112-2.) Fototerapia é iniciada quando a TSB excede a linha (ou uma opção é começar 2–3 níveis abaixo da linha) indicada, para cada categoria. Os fatores de risco foram selecionados porque estas condições têm um efeito negativo sobre a ligação da bilirrubina à albumina, a barreira hematoencefálica e a suscetibilidade das células cerebrais à lesão pela bilirrubina. Ao usar esta figura, seguir estas normas:
      a. **Usar TSB.** Não subtrair bilirrubina direta do total.
      b. **Medir albumina sérica.** Se < 3 g/dL, é considerada um fator de risco. Baixar o limiar para fototerapia.
      c. **Outros fatores de risco.** Doença hemolítica isoimune, deficiência de G6PD, asfixia, letargia importante, instabilidade de temperatura, sepse, acidose ou albumina < 3,0 g/dL.
      d. **Bebês em baixo risco.** Bebês que têm ≥ 38 semanas e passando bem.
      e. **Bebês em médio risco.** Bebês que têm ≥ 38 semanas e têm fatores de risco (ver precedentemente). Outros bebês em médio risco envolvem aqueles que têm 35–37 6/7 semanas e passando bem. É opcional intervir em um nível mais baixo de TSB nos bebês que estão mais perto de 35 semanas e em nível mais alto nos bebês que estão mais perto de 37 6/7 semanas.
      f. **Bebês em alto risco.** Bebês que têm 35–37 6/7 semanas com fatores de risco listados anteriormente.
   3. **Fototerapia no bebê hospitalizado < 35 semanas de gestação.** (Ver Tabela 112-1.) Por causa da falta de experiências com base em evidência, a AAP não publicou diretrizes para bebês < 35 semanas. Entretanto, uma recomendação baseada em consenso foi publicada. Recentemente, diretrizes de consenso semelhantes foram publicadas em outros países (Canadá, Israel, Noruega, África do Sul, Holanda, Reino Unido). Ao usar esta tabela, seguir estas diretrizes:
      a. **Usar o número de faixa mais baixa, se o bebê estiver em maior risco de toxicidade de bilirrubina. Risco inclui** idade gestacional, albumina sérica < 2,5 g/dL, TSB subindo rapidamente (sugerindo doença hemolítica), e aqueles que estão clinicamente instáveis (ver mais adiante).
      b. **Quando uma decisão está sendo tomada acerca do início de fototerapia ou exsanguinotransfusão, os bebês são considerados clinicamente instáveis se tiverem uma ou mais das seguintes condições:**
         i. pH sanguíneo < 7,15.
         ii. Sepse com hemocultura positiva nas 24 horas precedentes.

iii. Apneia e bradicardia, exigindo ressuscitação cardiorrespiratória (bolsa-máscara e/ou intubação) durante as 24 horas precedentes.
iv. Hipotensão exigindo tratamento pressor durante as 24 horas precedentes.
v. Ventilação mecânica no momento da amostragem sanguínea.
  c. **Mortalidade aumentada é observada em bebês < 1.000 g tratados por fototerapia.** Usar níveis menos intensivos de irradiância nestes bebês.
  d. **Bebês < 35 semanas. Lâmpadas fluorescentes azuis especiais ou sistemas de diodo emissor de luz (LED)** que podem ser trazidos para mais perto do bebê que as lâmpadas halógenas ou de tungstênio (risco de queimadura).
  e. **Descontinuar fototerapia quando TSB for 1–2 mg/dL abaixo do nível de iniciação para a idade pós-menstrual do bebê.**
4. **Se fototerapia for usada, efetuar os seguintes procedimentos adicionais:**
  a. **Aumentar a infusão de manutenção de líquidos IV por 0,5 mL/kg/h, se o bebê pesar < 1.500 g e por 1 mL/kg/h, se o bebê pesar > 1.500 g (*controvertido*).** Administração excessiva de líquido não diminuirá o nível de bilirrubina, mas alguns bebês com altos níveis de bilirrubina estão desidratados e podem necessitar de líquido extra. (*Nota:* Suplementos de água para bebês amamentados não reduzem a bilirrubina sérica. Se estiver suplementando bebês amamentados no peito, usar fórmula à base de leite, porque ela inibe a circulação enteroepática de bilirrubina e ajuda a diminuir o nível.) Manter hidratação adequada e bom débito urinário ajudará a eficácia da fototerapia, porque os subprodutos responsáveis pelo declínio no nível de bilirrubina são parcialmente excretados na urina.
  b. **Efetuar dosagem da TSB cada 6–12 horas.**
  c. **Tentar alimentações regulares se possível, e alimentar frequentemente.** Alimentação inibe a forma enteroepática de bilirrubina e ajuda a baixar o nível de bilirrubina sérica. Estudos indicam que aumentar a frequência da alimentação não terá um efeito significativo sobre o nível de bilirrubina sérica nos primeiros 3 dias de vida.
  d. **Se a TSB aumentar.** Aumentar a irradiação ou trazer o bebê para mais perto da lâmpada de fototerapia ou aumentar a área de superfície corporal do bebê exposta à fototerapia (acima e embaixo do bebê, material refletivo em torno da incubadora).
5. **Fototerapia pode ser descontinuada com segurança uma vez que os níveis de bilirrubina sérica tenham caído 1–2 mg/dL abaixo do nível com o qual a fototerapia foi iniciada (*controverso*). Não existe padrão universal para descontinuação da fototerapia.** Fatores a considerar ao parar fototerapia são a causa e a idade com as quais a fototerapia foi iniciada. Uma repetição da medição da TSB é recomendada em todos os bebês dentro de 24 horas da suspensão da fototerapia. Uma vez que a fototerapia seja suspensa, o rebote médio da bilirrubina em bebês sem doença hemolítica é < 1 mg/dL
6. **Se a TSB continuar a subir ou não diminuir sob fototerapia.** Hemólise pode estar presente.
7. **Se o bebê tiver um nível elevado de bilirrubina direta e estiver recebendo fototerapia.** Alguns destes bebês podem desenvolver síndrome do bebê de bronze. Isto não é uma contraindicação à fototerapia.
8. **Porfiria congênita e uso de medicações que são fotossensibilizantes.** Contraindicação à fototerapia.
B. **Exsanguinotransfusão.** (Ver Capítulo 36.) Exsanguinotransfusões devem ser efetuadas apenas por pessoal treinado em uma unidade de terapia intensiva neonatal. Há considerável ***controvérsia*** sobre o nível exato em que iniciar exsanguinotransfusão.
  1. **Exsanguinotransfusão em bebês ≥ 35 semanas de gestação.** Ver Figura 112–3. Esta figura é com base em diretrizes da AAP e demonstra os níveis sugeridos para exsanguinotransfusão (ver as linhas) em bebês ictéricos > 35 semanas de GA apesar de fototerapia. Ao usar esta figura, obedecer a estas diretrizes:
    a. **Usar TSB.** Não subtrair bilirrubina direta.
    b. **Fatores de risco.** Deficiência de G6PD, asfixia, sepse, instabilidade de temperatura, acidose, doença hemolítica isoimune, e letargia que seja importante.

c. **As primeiras 24 horas.** (Ver linhas tracejadas na Figura 112-3.) **Representam incerteza** secundária à ampla variedade de circunstâncias clínicas e uma gama de respostas à fototerapia.
d. **Exsanguinotransfusão imediata.** Indicada se o bebê mostrar sinais de encefalopatia de bilirrubina (hipertonia, arqueamento, retrocolo, opistótono, febre, ou choro agudo) mesmo se a TSB estiver caindo ou se a TSB for 5 mg/dL acima destas linhas na Figura 112-3.
e. **Medir albumina sérica e calcular relação bilirrubina/albumina (B/A) em que exsanguinotransfusão deve ser considerada. Se uma exsanguinotransfusão estiver sendo considerada**, a albumina sérica deve ser medida para que a relação B/A possa ser calculada e usada com os níveis de TSB para ajudar a decidir se uma exsanguinotransfusão necessita ser feita. A relação B/A se correlaciona com a bilirrubina não ligada medida em recém-nascidos, que se elevada pode ser associada a kernicterus em recém-nascidos pré-termo doentes, e anormalidades transitórias na resposta audiométrica do tronco cerebral em bebês. Ver Figura 112-3.
2. **Exsanguinotransfusão em lactentes < 35 semanas.** Ver diretrizes de consenso na Tabela 112-1. Recomendações para exsanguinotransfusão são apenas para os bebês cujos níveis de TSB estão subindo e estão em fototerapia intensiva na área máxima de superfície. Exsanguinotransfusão é recomendada para qualquer bebê que mostre sinais de **encefalopatia aguda de bilirrubina** (hipertonia, arqueamento, retrocolo, opistótono, choro agudo), embora estes sinais raramente ocorram em bebês de muito baixo peso ao nascimento. Exsanguinotransfusão é recomendada em níveis mais baixos nos bebês com doença hemolítica e em alto risco, conforme listado anteriormente.

C. **Farmacoterapia**
1. **Fenobarbital.** Efetivo para reduzir o nível de bilirrubina sérica ao aumentar a atividade de glicuronosiltransferase hepática e a conjugação de bilirrubina. Frequentemente usado para tratar síndrome de Crigler-Najjar tipo II e síndrome de Gilbert. Estudos indicam que é efetivo para reduzir níveis de bilirrubina durante a primeira semana de vida. Em geral, não é útil urgentemente, porque leva alguns dias para se tornar efetivo. Estudos sobre os efeitos a longo prazo do fenobarbital são necessários. (Para posologia, ver Capítulo 148.)
2. **Metaloporfirinas de estanho (Sn) e zinco (Zn).** SnMP e ZnMP, respectivamente, diminuem a necessidade de fototerapia em experiências clínicas. Elas operam diminuindo a produção de bilirrubina por inibição competitiva da heme oxigenase. SnMP foi extensamente estudada e se observou que reduz efetivamente a necessidade de fototerapia e exsanguinotransfusão. Estas drogas não estão aprovadas pela U.S. Food and Drug Administration, e segurança a longo prazo necessita estudo adicional.
3. **Albumina.** Dada a 1 g/kg IV em 2 horas pode oferecer mais locais de ligação para bilirrubina livre (*controvertido*).
4. **Imunoglobulina IV.** Esta tem sido efetiva em bebês com doença hemolítica Rh e ABO e reduziu a necessidade de exsanguinotransfusão em estudos limitados. A dose é 500 mg–1 g/kg em 2 horas, repetida em 12 horas, se necessário. **A AAP recomenda isto na doença hemolítica isoimune, se a TSB estiver subindo apesar da fototerapia ou se a TSB estiver dentro de 2–3 mg/dL do nível de exsanguinotransfusão.** A AAP também sugere seu uso em outros tipos de doença hemolítica Rh (anti-C e anti-E), mesmo apesar de os dados serem limitados. Um estudo recente observou que administração de gamaglobulina intravenosa em lactentes com doença hemolítica Rh grave não reduziu a necessidade de exsanguinotransfusão. ***Observação:*** Uma incidência aumentada de NEC foi encontrada em bebês a termo e pré-termo tardio com doença hemolítica que tinham sido tratados com imunoglobulina intravenosa.

D. **Bebês amamentados no peito.** A AAP não recomenda a interrupção da amamentação em bebês a termo sadios com hiperbilirrubinemia e incentiva amamentação continuada e frequente. Bebês que necessitam de fototerapia devem continuar amamentação. Eles recomendam que as mães amamentem seus bebês pelo menos 8–12 vezes ao dia nos primeiros dias. Eles não recomendam suplementação de rotina com água ou água açucarada para bebês

amamentados não desidratados. **Suplementação com água ou água glicosada não baixa o nível de bilirrubina.** Diferentes opções estão disponíveis, e a decisão sobre qual opção de tratamento usar depende do bebê específico, de se está indicada fototerapia, do julgamento do médico, e das circunstâncias da família.
1. Se fototerapia não for recomendada:
   a. Observação e acompanhar níveis de TSB seriados.
   b. Continuar amamentação, mas suplementar com fórmula, ao mesmo tempo acompanhando níveis de TSB seriados.
   c. Interromper amamentação e substituir por fórmula, ao mesmo tempo acompanhando níveis de TSB seriados.
2. Se fototerapia for recomendada:
   a. Continuar amamentação, e administrar fototerapia (recomendação da AAP). Suplementação com **leite da mama espremido** é indicada se a ingestão do bebê for inadequada, perda de peso for excessiva ou houver uma dúvida de desidratação. Embora fototerapia não reduza a concentração de bilirrubina sérica em bebês amamentados no peito tão rapidamente quanto o faz em bebês alimentados com mamadeira, ela ainda é efetiva.
   b. **Continuar amamentação no peito e administrar fototerapia (recomendação da AAP).** Suplementação com fórmula está indicada, se a ingestão do bebê for inadequada, a perda de peso for excessiva, ou se houver uma dúvida de desidratação.
   c. **Interromper amamentação temporariamente e substituir por fórmula e administrar fototerapia (recomendação opcional da AAP).** Isto reduz os níveis de bilirrubina e melhora a eficácia da fototerapia.
E. **Bebês amamentados com icterícia persistente após 2 semanas.** Aproximadamente 30% dos bebês a termo sadios têm icterícia persistente depois de 2 semanas de idade. Tratar do seguinte modo:
   1. **Observar.** Se o exame físico for normal e fezes claras ou urina amarelo-escuro não estiverem presentes.
   2. **Rastrear hipotireoidismo congênito.** Uma causa rara de hiperbilirrubinemia direta.
   3. **Se icterícia ainda estiver presente depois de 3 semanas, uma bilirrubina na urina e bilirrubina sérica total e direta devem ser obtidas.** Se elevadas, sugerem hiperbilirrubinemia direta (ver Capítulos 58 e 111).
F. **Acompanhamento deve ser fornecido a todos os recém-nascidos (especialmente aqueles com alta < 72 horas de idade) para monitorar quanto a problemas relacionados com bilirrubina.**
   1. **Efetuar uma avaliação de risco de todos os bebês antes da alta.** A AAP recomenda 2 opções clínicas usadas individualmente ou em combinação: a TSB ou TcB pré-alta e/ou uma avaliação completa dos fatores de risco clínicos. Estudos recentes afirmam que a combinação destes 2 oferece a melhor estimativa para predizer o risco de hiperbilirrubinemia mais tarde.
      a. **Medida pré-alta do nível da TSB sérica ou TcB pode a seguir ser plotada no nomograma na Tabela 112-1.** Este prediz hiperbilirrubinemia significativa subsequente. Esta tabela é do risco em recém-nascidos passando bem às 36 semanas de GA com peso ao nascer ≥ 2.000 g ou 35 semanas de GA com BW > 2.500 g.
         i. **TSB na alta na zona de baixo risco.** Risco 0% de desenvolver um nível de TSB > 95º percentil.
         ii. **TSB na alta na zona de risco intermediário baixo.** Risco de 12% de desenvolver um nível de TSB > 95º percentil.
         iii. **TSB na alta na zona de risco intermediário alto.** Risco de 46% de desenvolver um nível de TSB > 95º percentil.
         iv. **TSB na alta na zona de alto risco.** Risco de 68% de desenvolver um nível de TSB > 95º percentil.
      b. **Fatores de risco com base nas recomendações da AAP em ordem de importância.** Quanto maior o número de fatores de risco presentes, maior o risco de hiperbilirrubinemia importante. Foi observado que certos fatores de risco antes da alta são mais frequen-

temente associados à hiperbilirrubinemia: amamentação no peito, icterícia importante em um irmão precedente, GA < 38 semanas e icterícia notada antes da alta.
- i. **Risco diminuído.** TSB ou TcB na zona de baixo risco, idade gestacional ≥ 41 semanas, alimentação com mamadeira, raça negra, alta após 72 horas,
- ii. **Fatores de risco menores.** TSB ou TcB pré-alta na zona de risco intermediário-alto, GA 37–38 semanas, icterícia antes da alta, irmão precedente com icterícia, bebê macrossômico de mãe diabética, idade materna ≥ 25 anos e sexo masculino.
- iii. **Fatores de risco importantes.** TSB ou TcB pré-alta na zona de alto risco, icterícia nas primeiras 24 horas, incompatibilidade de grupo sanguíneo com teste de antiglobulina direta positiva (outra doença hemolítica conhecida, ETCO elevado). GA 35–36 semanas, irmão precedente que recebeu fototerapia, cefaloematoma ou equimose importante, amamentação no peito exclusiva (especialmente se amamentação não estiver indo bem, com perda de peso), raça asiática oriental.

c. **Pontos-chave**
- i. **Alguns recém-nascidos podem necessitar 2 visitas de acompanhamento, especialmente se o bebê tiver alta antes de 48 horas.** Estas podem ser entre 24 e 72 horas e entre 72 e 120 horas.
- ii. **Bebê com fatores de risco para hiperbilirrubinemia.** Visitas de acompanhamento mais cedo e mais frequentes são recomendadas.
- iii. **Bebê com risco elevado e acompanhamento não pode ser garantido.** Pode ser necessário retardar a alta.

2. **Planejamentos de acompanhamento**
   a. **Bebê com alta antes de 24 horas.** Acompanhamento no consultório pelas 72 horas.
   b. **Bebê com alta entre 24 e 47,9 horas.** Acompanhamento no consultório pelas 96 horas.
   c. **Bebê com alta entre 48 e 72 horas.** Acompanhamento no consultório pelas 120 horas.
3. **Avaliação de acompanhamento.** Deve incluir peso, ingestão alimentar, padrão de micção e evacuação, e presença de icterícia. Usar julgamento clínico ao decidir se uma TSB deve ser feita.

Referências Selecionadas

American Academy of Pediatrics. Subcommittee on hyperbilirubinemia. Clinical practice guideline: management of hyperbilirubinemia in the newborn infant 35 or more weeks of gestation. *Pediatrics.* 2004;114:297-316.

Bhutani VK; Committee on Fetus and Newborn; American Academy of Pediatrics. Phototherapy to prevent severe neonatal hyperbilirubinemia in a newborn infant 35 or more weeks of gestation. *Pediatrics.* 2011;128:e1046-e1052.

Maisels MJ, Watchko JF, Bhutani VK, Stevenson DK. An approach to the management of hyperbilirubinemia in the preterm infant less than 35 weeks of gestation. *J Perinatol.* 2012;32:660-664.

60 Hiperglicemia

I. **Problema.** A enfermeira informa que um bebê tem glicemia de 240 mg/dL. A incidência de hiperglicemia é mais alta em bebês pré-termo que a termo (60–80% em bebês de extremo baixo peso ao nascimento [ELBW]). A definição e o tratamento de hiperglicemia são controvertidos. Seguem-se algumas das definições usadas:
   A. **Glicose em sangue total > 120–125 mg/dL ou glicose plasmática > 145–150 mg/dL** independentemente da idade gestacional ou pós-natal ou peso.
   B. **Glicose em sangue total > 125 mg/dL em a termo e > 150 mg/dL em pré-termo.**
   C. **Glicose em sangue total > 215 mg/dL** (definição operacional por Edmund Hey).

II. Perguntas imediatas

A. **Qual é o valor de glicose sérica em testagem de laboratório?** Testagem de glicose à beira do leito usando tiras reagentes é amplamente usada para triagem. É melhor confirmar com um nível de glicose sérica do laboratório antes de iniciar tratamento. Medidas de glicose em sangue total são 10-15% mais baixas que glicose plasmática.

B. **Glicose está sendo derramada na urina (glicosúria)?** Glicosúria não é confiável para hiperglicemia, uma vez que ela possa ocorrer a níveis normais de glicemia. Hiperglicemia branda pode também ser associada à glicosúria branda ou nenhuma. Uma quantidade de traços de glicose na urina é aceita como normal. Se o **nível de glicose urinária for +1, +2 ou acima, o limiar renal foi atingido com uma probabilidade aumentada de diurese osmótica.** Algumas instituições aceitam um nível de glicose urinária de +1 sem tratar o paciente (***controvertido***). Alguns autores sugerem que a presença de glicosúria > 1+ sugere alterações osmolares e deve ser tratada. ***Observação:*** Cada 18 mg/dL de elevação na glicemia causam um aumento na osmolaridade sérica de 1 mOsm/L.

C. **Quanta glicose o paciente está recebendo?** Alta ingestão de glicose é uma causa comum de hiperglicemia em um bebê pré-termo. Níveis > 10-12 mg/kg/min podem resultar em hiperglicemia, e hiperglicemia pode ocorrer a níveis mais baixos, se o bebê estiver estressado. Terapia com glicose para manutenção inicial normal em bebês que não estão sendo alimentados oralmente é com 6-7 mg/kg/min no dia 1 a 8-9 mg/kg/min nos dias 2 a 7. Bebês ELBW devem começar com 4-6 mg/kg/min (ver Capítulo 12).

D. **Há sinais de estresse?** Situações estressantes, como cirurgia, podem causar hiperglicemia ao induzirem uma resposta de estresse (mediada por catecolaminas).

E. **O bebê tem enterocolite necrosante (NEC) ou sepse?** Quando um bebê que tem tido níveis normais de glicose desenvolve hiperglicemia e não há nenhuma alteração nos líquidos IV, ou se um bebê que está sendo alimentado apenas enteralmente desenvolve subitamente hiperglicemia, suspeitar de sepse ou NEC. Hiperglicemia é vista mais frequentemente **em infecções fúngicas** que em infecções bacterianas. Em sepse por *Candida*, os bebês podem ter uma glicemia alta por 2-3 dias antes que apareçam sinais clínicos.

F. **Qual é o peso ao nascimento do bebê?** Baixo peso ao nascimento é o fator de risco mais importante para hiperglicemia em qualquer idade gestacional. A incidência é ~2% em bebês > 2.000 g, 45% em bebês < 1.000 g, e 80% em bebês < 750 g.

G. **O bebê tem qualquer dos fatores de alto risco para hiperglicemia?** Os fatores de risco incluem idade gestacional < 37 semanas, idade pós-natal < 72 horas, peso < 2.500 g (mais baixo peso ao nascimento), hipóxia, infecção, uso de ionotrópicos, infusões lipídicas, alta velocidade de infusão de glicose, síndrome de desconforto respiratório (RDS) e sepse. Estes bebês devem fazer monitoramento frequente da glicemia.

H. **Que medicações o bebê está recebendo?** Esteroides (mais comuns), drogas vasoativas e metilxantinas podem causar hiperglicemia.

III. **Diagnóstico diferencial.** Hiperglicemia pode causar hiperosmolaridade, diurese osmótica e subsequente desidratação. Hiperglicemia é muito comum em bebês ELBW e prematuros e é associada a um aumento na mortalidade, redução da substância branca na imagem de ressonância magnética (MRI) do cérebro, hemorragia intracraniana, NEC estádio II/III, risco de sepse (se hiperglicemia ocorrer nos primeiros dias após o nascimento), retinopatia de prematuridade (ROP) em bebês ELBW e retardo do desenvolvimento. As etiologias incluem excessiva administração ou produção, secreção inadequada de insulina ou resistência à insulina, intolerância à glicose e controle hormonal regulatório defeituoso.

A. **Hiperglicemia factícia**
   1. **Sangue colhido de uma linha IV** contendo glicose, ou um bolo foi dado ao lavar uma linha.
   2. **Falsa hiperglicemia à beira do leito com um glicosímetro.** Alguns glicosímetros superestimarão a glicose sérica em um bebê com galactosemia por causa da falta de especificidade da enzima usada pelo ensaio. Sempre confirmar com uma amostra sérica, se o glicosímetro der valor alto.

B. Hiperglicemia verdadeira

1. **Administração de excesso de glicose** tem um papel importante na hiperglicemia. Dar aos bebês mais glicose do que eles são capazes de manejar necessita ser avaliado primeiro. Cálculo incorreto de níveis de glicose ou erros na formulação de líquidos IV podem causar hiperglicemia.
2. **Incapacidade de metabolizar glicose** pode ocorrer com prematuridade ou secundariamente a sepse ou estresse. Mais comumente, um bebê diminuto sob nutrição parenteral total se torna hiperglicêmico por causa de intolerância à glicose.
3. **Homeostasia prejudicada da glicose**
   a. **Bebês de extremo baixo peso ao nascimento (< 1.000 g).** Estes bebês têm maior necessidade de líquido por causa da sua função renal imatura e perda insensível de água aumentada. Isto, muitas vezes, leva a um alto volume de líquido e administração de glicose demasiada. Eles também podem ter resistência à insulina, uma resposta imatura à insulina, e são incapazes de parar a gliconeogênese quando é dada glicose IV.
   b. **Bebês pré-termo/bebês pequenos para a idade gestacional (SGA).** Bebês pré-termo recebendo uma provocação com glicose mostram aumentos variáveis nos níveis de insulina compatíveis com **resistência à insulina**. Esta resistência pode ser relacionada com imaturidade ou regulação para baixo dos receptores periféricos. Hiperglicemia transitória também pode ser vista em **bebês SGA** por homeostasia prejudicada da glicose.
4. **Sepse** pode causar hiperglicemia. Suspeitar sepse em um recém-nascido que tinha níveis normais de glicose, sem nenhuma alteração na velocidade ou quantidade de glicose IV. As etiologias podem incluir a resposta de estresse, uma redução na utilização periférica de glicose, ou uma diminuição na liberação de insulina. Hiperglicemia é mais frequente em sepse fúngica que bacteriana no recém-nascido. Hiperglicemia pode ser o primeiro sinal em sepse neonatal; em sepse por *Candida* ela pode aparecer 2 a 3 dias antes de outros sinais.
5. **Fórmula hiperosmolar.** Perguntar como a fórmula foi feita. Uma diluição inapropriada pode levar a uma fórmula hiperosmolar, o que por sua vez pode causar intolerância à glicose neonatal transitória. Desidratação grave por gastroenterite pode levar à hipernatremia e hiperglicemia.
6. **Infusão lipídica.** Bebês que recebem infusão de lipídio mesmo com baixas velocidades de administração de glicose podem desenvolver hiperglicemia. Lipídios são emulsificados em uma solução de dextrana. O componente lipídico também pode causar uma resposta glicêmica e uma diminuição na utilização periférica de glicose, e pode inibir o efeito da insulina. Um estudo observou que administração de infusão lipídica aumentou as concentrações de glicose plasmática 24% acima dos valores básicos.
7. **Estresse.** Dor, procedimentos dolorosos (venopuntura, dissecções vasculares e outros), procedimentos cirúrgicos (durante cirurgia e pós-operatório), NEC, sangramento intracerebral agudo, hipóxia, infusões de catecolaminas, angústia respiratória e outros podem, todos, causar hiperglicemia secundária a cortisol aumentado.
8. **Hipóxia** pode causar produção aumentada de glicose.
9. **Medicações,** como uso materno de diazóxido, pode causar hiperglicemia no bebê. Drogas usadas em bebês que foram associadas à hiperglicemia incluem cafeína, teofilina (leve aumento), esteroides (comum), drogas vasoativas e fenitoína. Prostaglandina E_1 foi associada à hiperglicemia em um relato de caso.
10. **Diabetes melito neonatal.** É uma causa rara de diabetes e ocorre quando há hiperglicemia persistente que dura mais de 2 semanas e exige terapia com insulina. Diabetes neonatal ocorre em bebês < 6 meses de idade; ele não é uma doença autoimune e é mais comumente causado por defeitos genéticos. Análise molecular de anomalias do cromossomo 6 e nos genes KCNJ11 e ABCC8 pode proporcionar uma maneira de diferenciar diabetes neonatal transitório de permanente. **Bebês com diabetes melito neonatal podem ter acidose metabólica, cetose e glicosúria. Há 2 tipos:**
    a. **Diabetes melito neonatal transitório (TNDM)(50–60% dos casos).** Um distúrbio do desenvolvimento da produção de insulina que regride. É primariamente um distúrbio

genético (anomalias do cromossomo 6q24 e defeitos do canal KATP). A maioria dos bebês são SGA ou têm restrição do crescimento intrauterino (IUGR); eles se apresentam de 2 dias a 6 semanas de idade com hiperglicemia e necessitam de insulinoterapia. Persiste durante mais de 2 semanas e frequentemente se resolve pelos 3–4 meses. Achados comuns são hiperglicemia, desidratação, glicosúria, poliúria, emaciação progressiva, hipoinsulinismo, cetose, acidose metabólica e ausência de cetonúria, e níveis de peptídeo C normais ou transitoriamente baixos na urina e soro. Há uma história familiar positiva em ~33% dos casos. Cerca da metade destes casos desenvolverão diabetes insulino dependente na adolescência ou na idade adulta.
- b. **Diabetes melito neonatal permanente (PDN ou PNDM).** (Menos comum do que TNDM.) Desenvolve-se no período neonatal e não entra em remissão. Mutações genéticas são comuns (genes KCNJ11, ABCC8 e INS). Não é associado à IUGR.
- c. **Diabetes melito insulinodependente (tipo 1).** Uma doença autoimune que ocorre em crianças e adolescentes.

11. **Idiopática.** Nenhuma causa identificável é encontrada; diagnóstico de exclusão.

IV. Banco de dados
A. Exame físico e história.
O bebê é prematuro, SGA ou IUGR? Determinar se há uma história de família de diabetes e perguntar sobre medicações maternas e do bebê. Bebês com hiperglicemia frequentemente não têm sinais óbvios. Procurar desidratação, perda de peso e febre. Avaliar quanto a sinais sutis de sepse (p. ex., instabilidade de temperatura, alterações na perfusão periférica) ou alterações em aspirados gástricos, se o bebê estiver se alimentando. Procurar sinais de NEC.

B. Estudos laboratoriais
1. **Estudos iniciais**
   - a. **Nível de glicose sérica.** Confirmar qualquer resultado de teste rápido à beira do leito de fita de papel com uma glicose sérica. É aconselhável repetir glicose sanguínea sérica antes de tratar.
   - b. **Teste com bastão de imersão em urina para glicose.** Níveis altos são um sinal de aviso sobre diurese osmótica.
   - c. **Hemograma completo (CBC) com diferencial.** Teste de triagem para sepse.
   - d. **Culturas de sangue, urina e líquido cefalorraquidiano.** Para detalhar estudo de sepse, se indicado.
   - e. **Eletrólitos séricos.** Hiperglicemia pode causar diurese osmótica, que pode levar a perdas de eletrólitos e desidratação. Monitorar níveis eletrolíticos séricos em pacientes hiperglicêmicos.
   - f. **Hemogasometria arterial.** Se houver preocupação com hipóxia. Acidose metabólica pode ser vista em sepse e diabetes neonatal.
2. **Estudos adicionais**
   - a. **Cetonas séricas** podem ser positivas em diabetes melito neonatal. **Cetonúria** pode ser ausente ou branda.
   - b. **Nível de insulina sérica** é baixo a normal no diabetes melito neonatal e normal a alto na sepse.
   - c. **Níveis de peptídeo C sérico ou urinário** são baixos no diabetes neonatal transitório.
   - d. **Análise molecular de anomalias do cromossomo 6q24 e dos genes KCNJ11 e ABCC8** ajudará a diferenciar diabetes melito neonatal transitório de permanente.
   - e. **Testagem genética** pode identificar que tipos de diabetes neonatal responderão a terapia com sulfonilureia oral e quais os que exigirão insulina.

C. Imagem e outros estudos.
Nenhum frequentemente é necessário; entretanto, uma **radiografia de tórax** pode ser útil na avaliação de desconforto respiratório e sepse, e uma **radiografia abdominal** pode ser útil em NEC. **Ultrassonografia da cabeça** é recomendada em bebês prematuros para excluir um sangramento.

V. Plano.
Os tratamentos padrão de hiperglicemia são observação somente, ou diminuir a quantidade de glicose dada, ou dar insulina, ou uma combinação de restrição de glicose e insulina. O risco mais imediato é diurese osmótica decorrente da carga de glicose. Enquanto tratando hiper-

glicemia, manter nutrição adequada para crescimento pós-natal ideal, porque isto se relaciona com a morbidade. **Revisão Cochrane** afirma que são necessários grandes experiências randomizadas para determinar se e quando hiperglicemia deve ser tratada. Não houve evidência de que tratar hiperglicemia em bebês de muito baixo peso ao nascimento (VLBW) diminuiria as taxas de mortalidade ou morbidade. Tratamento recomendado é conservador, uma vez que a maioria dos casos sejam transitórios.

A. **Tratamento inicial.** Excluir hiperglicemia factícia. Assegurar que o bebê não esteja recebendo glicose demais. Experimentar diminuir a quantidade de glicose. **Tratar quaisquer causas subjacentes de hiperglicemia** (sepse, hipóxia, dor, desconforto respiratório, suspensão de medicações, verificar diluição da fórmula e outras).

B. **Administração excessiva de glicose**
   1. **Nível de glicose urinária positivo.** A presença de glicosúria ≥ 1+ pode aumentar o risco de alterações osmolares. Diminuir a concentração de glicose nos líquidos IV ou reduzir gradualmente a velocidade de infusão. A velocidade pode ser diminuída com segurança de 1–2 mg/kg/min cada 2–4 horas. A maioria dos bebês que não estão se alimentando inicialmente necessita 5–7 mg/kg/min de glicose para manter níveis normais de glicose. Monitorar com teste de glicose à beira do leito cada 4–6 horas, e checar quanto glicose na urina a cada micção.
   2. **Nível de glicose urinária negativo.** Se glicose estiver sendo dada para aumentar o aporte calórico, é aceitável ter um nível mais alto de glicose sérica, contanto que a glicose não esteja sendo derramada na urina. Monitorar com teste de glicose à beira do leito cada 4–6 horas, e checar quanto à glicose na urina a cada micção.

C. **Incapacidade de metabolizar glicose.** Sepse deve sempre ser considerada em um bebê com hiperglicemia. Se o CBC for suspeito ou houver sinais clínicos de sepse, é aceitável tratar o bebê por 3 dias com antibióticos e parar se as culturas forem negativas. Ampicilina e um aminoglicosídeo frequentemente são dados inicialmente (para doses, ver Capítulo 148). **Tratamento de bebês incapazes de metabolizar glicose por qualquer razão é descrito a seguir.**
   1. **Diminuir a concentração da glicose ou a velocidade de infusão até que esteja presente um nível normal de glicose sérica.** Não usar uma solução que tenha uma concentração de glicose de < 4,7%. Essa solução é hiposmolar e poderia causar hemólise, com resultante hiperpotassemia.
   2. **Alimentar tão precocemente quanto possível.** Com hiperalimentação ou enteralmente; ambas são associadas a uma incidência diminuída de hiperglicemia. Mesmo alimentações enterais mínimas induzem secreção de insulina. Se a situação clínica for grave, alimentação pode não ser possível.
   3. **Insulina.** Se hiperglicemia persistir ou se ocorrer uma diurese osmótica, insulina pode ser necessária. Os níveis variam amplamente nas recomendações, mas muitos tratarão o bebê com insulina, se os níveis glicêmicos estiverem em um nível de 180 a 250 mg/dL (alguns recomendam > 300 mg/dL). As diretrizes são dependentes das instituições e **controvertidas**. Administração de insulina tem sido usada em bebês prematuros com sucesso e tem permitido maior ingestão de energia, promove tolerância à glicose e promove ganho de peso nestes bebês. A mortalidade (incidência mais alta de problemas comportamentais e neurológicos na idade de 2 anos) foi mais alta em bebês muito pré-termo com hiperglicemia tratada com insulina durante o período neonatal. Terapia com insulina precoce oferece pouco benefício clínico em bebês de VLBW. **Revisão Cochrane** não suporta o uso de rotina de insulina para prevenir hiperglicemia em bebês de VLBW. Insulinoterapia acarreta um risco de hipoglicemia. Diversos esquemas são disponíveis para posologia de insulina:
      a. **Infusão de bolo.** Insulina 0,05–0,1 U/kg/dose ao longo de 15–20 minutos cada 4–6 horas, conforme necessário. Monitorar glicose a cada 30 a 60 minutos. Considerar infusão, se bolo não funcionar após 2 a 3 doses.
      b. **Infusão contínua (método mais comum e preferido).** Dose de carga de insulina de 0,05–0,1 U/kg/dose IV ao longo de 15–20 minutos, a seguir manutenção de 0,01–0,1 U/kg/h por infusão contínua IV. Adicionar albumina à bolsa para evitar aderência da insulina à tubulação plástica é agora considerado desnecessário. Lavando-se a tubulação

com uma quantidade adequada (> 25 mL) da solução contendo insulina, todos os locais na tubulação serão saturados satisfatoriamente ante de começar a infusão. Potássio deve ser acrescentado à solução para limitar hipopotassemia. Testagem de glicose à beira do leito deve ser feita cada 30–60 minutos até a glicose ficar estável.
- c. **Insulina subcutânea,** 0,1–0,2 U/kg/dose cada 6–12 horas. É preferida insulina IV contínua. Teste de glicose à beira do leito deve ser efetuado a cada 60 minutos até o nível de glicose ficar estável.
- d. **Insulinoterapia precoce para prevenir hiperglicemia.** Não recomendada.
- e. **Administração de aminoácidos e lipídios.** Fornece um substrato para gliconeogênese e ajuda a estimular liberação de insulina em bebês recebendo glicose.
- f. **Níveis de potássio e glicose necessitam ser monitorados quando administrando terapia insulínica.** Insulina pode causar hipopotassemia e hipoglicemia.

D. **Diabetes melito neonatal transitório ou permanente**
1. **Dar líquidos IV ou orais** e monitorar o débito urinário, pH sanguíneo e níveis de eletrólitos séricos.
2. **Dar insulina** por infusão constante ou subcutaneamente (ver Seção V.C.3).
3. **Infusão de insulina subcutânea contínua (CSII)** é usada com uma bomba de insulina e foi usada em recém-nascidos com diabetes, com menos variabilidade na glicose. Diretrizes estão faltando por causa dos poucos casos em que foi usada.
4. **Terapia com sulfoniluréia oral** pode ser uma opção útil de tratamento para alguns pacientes em que insulina subcutânea poderia ser difícil para alguns cuidadores.
5. **Repetir valores de insulina sérica** para excluir diabetes melito permanente. Deve ser feita testagem genética precoce.
6. **Diabetes neonatal permanente relacionado com KCNJ11 e ABCC8** são responsivos à terapia oral com sulfoniluréia. **Diabetes neonatal permanente relacionado com GCK e IPF1** exigem terapia com insulina.
7. **Consultar um endocrinologista pediátrico.**

E. **Medicações**
1. **Se o bebê estiver recebendo teofilina,** o nível de teofilina sérica deve ser checado para detectar possível toxicidade, com resultante hiperglicemia. Outros sinais de toxicidade de teofilina incluem taquicardia, nervosismo, intolerância à alimentação e convulsões. Se o nível for alto, a posologia deve ser alterada, ou descontinuada a droga.
2. **Com uso materno de diazóxido,** o bebê pode ter taquicardia e hipotensão, bem como hiperglicemia. Toxicidade no bebê frequentemente é autolimitada, e somente observação é usualmente necessária.
3. **Cafeína e fenitoína** devem ser ajustadas ou descontinuadas, se possível.
4. **Esteroides.** Tratamentos prolongados e posologia farmacológica de corticosteroides estão sendo usados em alguns bebês com doença pulmonar crônica. Quando o uso de esteroide é julgado necessário, reduzir a dose ou a frequência pode limitar os efeitos hiperglicêmicos.

F. **Hiperosmolaridade.** Reidratação é necessária. Se hiperglicemia for secundária a uma fórmula hiperosmolar, suspender a fórmula e dar instruções detalhadas sobre como preparar a fórmula, usando pó ou fórmula concentrada.

61 Hiperpotassemia

I. **Problema.** O nível de potássio sérico é 6,5 mEq/L em um bebê de extremamente baixo peso ao nascimento. Os níveis normais de potássio são geralmente entre 3,5 e 5,5 mEq/L. As definições podem variar conforme o peso, mas a maioria define hiperpotassemia como > 6 mEq/L em recém-nascidos. Hiperpotassemia é comum em bebês de extremo baixo peso ao nascimento. Esta é a mais séria das anormalidades eletrolíticas, porque pode causar arritmias fatais. Se estiverem presentes alterações do eletrocardiograma (ECG) relacionadas com hiperpotassemia, esta é uma situação de emergência. (Ver Seção V.B.)

II. Perguntas imediatas

A. Como foi colhida a amostra? Qual é o nível de potássio sérico central? Ele é um nível verdadeiro ou factício? Sangue colhido por picada no calcanhar ou tirado por agulha diminuta pode fornecer níveis de potássio falsamente elevados secundários à hemólise. Formação de coágulo também pode causar potássio falsamente elevado. O sangue não deve ser obtido de um cateter umbilical revestido com heparina (liberação de benzalcônio de um cateter umbilical revestido com heparina pode elevar a leitura de potássio). *Observação:* Nível de potássio sérico é de 0,4 mEq/L mais alto que o nível plasmático.

B. O ECG mostra alterações cardíacas características de hiperpotassemia? Esta pode ser a primeira indicação de hiperpotassemia. Em recém-nascidos, potássio sérico > 6,7 mEq/L é associado a alterações ECG. Alterações cardíacas iniciais incluem ondas T altas, pontudas, "em forma de tenda", seguidas por perda ou onda P achatada, QRS alargando-se, depressão do segmento ST, bradicardia, QRS-T em forma de onda senoidal, bloqueio atrioventricular de primeiro grau, taquiarritmias ventriculares e finalmente parada cardíaca, se os níveis de potássio continuarem a aumentar.

1. **K sérico 5,5–6,5 mEq/L.** Ondas T altas pontudas com base estreita.
2. **K sérico 6,5–8 mEq/L.** Ondas T altas pontudas, intervalo PR prolongado, perda ou onda P diminuída, onda R amplificada, alargamento do QRS.
3. **K sérico > 8 mEq/L.** Onda P ausente, QRS difásico bizarro largo, alargamento progressivo do QRS fundindo-se com a onda T, bloqueios de ramo, fibrilação ventricular ou assistolia.

C. Quanto potássio o bebê está recebendo? Quantidades normais de potássio dadas para manutenção são 1–3 mEq/kg/d.

D. Quais são os níveis de nitrogênio ureico sanguíneo (BUN) e creatinina? Qual é o débito urinário e o peso corporal? BUN e creatinina elevados sugerem insuficiência renal. Outra indicação de insuficiência renal é débito urinário diminuindo ou inadequado com ganho de peso.

E. Existem associada hiponatremia, hipoglicemia e hipotensão? Com sódio e glicose baixos, potássio alto e hipotensão, considerar insuficiência suprarrenal.

F. O bebê tem qualquer uma das características comuns dos bebês prematuros propensos à hiperpotassemia? Estas incluem pequeno para a idade gestacional, sexo feminino, síndrome de angústia respiratória grave, muito baixo peso ao nascimento, necessidade de surfactante exógeno, necessidade de medicações inotrópicas e alimentação retardada. Níveis brandamente elevados de potássio (> 5,6 mEq/L) e fosfato (> 2 mEq/L) dentro de 6 horas do nascimento podem predizer o desenvolvimento de hiperpotassemia.

III. Diagnóstico diferencial.
Hiperpotassemia verdadeira pode ser causada por um aumento na ingestão de potássio (frequentemente não um problema, se os rins forem capazes de excretar potássio), um aumento na liberação de potássio, uma diminuição ou incapacidade na excreção de potássio pelos rins, ou por um desvio de potássio para dentro do espaço extracelular ou uma atividade de aldosterona prejudicada, causando excreção renal diminuída.

A. Pseudo-hiperpotassemia é um nível de potássio falsamente elevado (o potássio plasmático é normal). Pode ser decorrente da hemólise (trauma causa destruição de eritrócitos [RBCs] com vazamento de potássio) durante flebotomia ou picada no calcanhar ou colheita da amostra proximal a um local de infusão IV de potássio. Se uma amostra não centrifugada for deixada assentar ou se houver uma demora para o processamento (após 2 horas), a liberação de potássio das células aumenta. Erro de laboratório (processamento de múltiplas variáveis) também pode ser uma razão. **Trombocitose e leucocitose** podem levar a uma falsa elevação dos níveis de potássio sérico, porque potássio vaza para fora de um número aumentado de leucócitos (WBCs) e plaquetas durante coagulação. O potássio sérico aumenta 0,15 mEq/L para cada 100.000/mL de elevação na contagem de plaquetas. Duas síndromes genéticas raras que podem causar pseudo-hiperpotassemia são **pseudo-hiperpotassemia familial** e **esferocitose hereditária**.

B. **Hiperpotassemia verdadeira**
   1. **Causas comuns de hiperpotassemia**
      a. **Aporte aumentado de potássio.** A partir de quantidade excessiva em líquidos IV, suplementação oral excessiva (como em suplementação excessiva de KCL em um bebê com displasia broncopulmonar/doença pulmonar crônica), ou medicações contendo potássio. Suplementos de potássio frequentemente não são necessários no primeiro dia de vida e, muitas vezes, não são necessários até o dia 3, com a necessidade típica de 1–2 mEq/kg/d. Isto é causa rara, porque os rins frequentemente excretam qualquer excesso de potássio.
      b. **Hemólise patológica de RBCs.** Pode ser secundária à hemorragia intraventricular, uso de uma solução de glicose hipotônica (< 4,7% glicose), sepse (mais comumente, *Pseudomonas*), hemólise intravascular, cefaloematoma, sangramento, asfixia ou incompatibilidade Rh.
      c. **Necrose e destruição tecidual.** Em certos estados patológicos, como enterocolite necrosante (NEC), necrose de tecido pode ocorrer e pode resultar hiperpotassemia. Trauma e hipotermia grave podem causar rabdomiólise.
      d. **Insuficiência renal.** Função renal prejudicada pode levar à hiperpotassemia. Oligúria pode causar remoção diminuída de potássio e hiperpotassemia.
      e. **Hiperpotassemia não oligúrica (NOHK) relacionada com imaturidade.** Ocorre em até 50% dos bebês de extremo baixo peso ao nascimento e é definida como um nível de potássio > 6,5 mEq/L na ausência de insuficiência renal aguda/lesão renal aguda ou um potássio sérico ≥ 7 mEq/L durante as primeiras 72 horas de vida com débito urinário ≥ 1 mL/kg/h. Isto ocorre sem aporte de potássio ou oligúria. Pode resultar de um desvio de potássio do espaço intracelular para o extracelular, funções renais tubular e glomerular imaturas e uma resposta diminuída à aldosterona. Hiperpotassemia é muitas vezes associada à hiperglicemia como resultado de resistência à insulina e insuficiência de energia intracelular (**"síndrome de hiperglicemia-hiperpotassemia"**).
      f. **Acidose metabólica.** Faz potássio mover-se para fora das células, resultando em hiperpotassemia. Para cada 0,1 unidade de diminuição no pH, o potássio sérico aumenta ~0,3–1,3 mEq/L. Acidose respiratória raramente causa hiperpotassemia importante.
      g. **Desidratação.** Causa hiperpotassemia. Depleção de volume e insuficiência cardíaca congestiva podem causar hipoperfusão renal e por essa razão hiperpotassemia.
      h. **Medicações contendo potássio.** Podem elevar o nível de potássio sérico. Terapia com digoxina pode levar à hiperpotassemia secundariamente à redistribuição de potássio. Diuréticos poupadores de K^+ causam perdas diminuídas de potássio. Propranolol e fenilefrina são associados à hiperpotassemia. Carga elevada de glicose pode levar à hiperpotassemia secundariamente a aumentos na osmolalidade plasmática. Outras medicações, incluindo trometamina, indometacina, inibidores da enzima conversora de angiotensina, β-bloqueadores, heparina, trimetoprim, captopril e drogas anti-inflamatórias não esteroides são associadas à hiperpotassemia.
      i. **Insuficiência suprarrenal.** Vista **na hiperplasia suprarrenal congênita e hemorragia suprarrenal bilateral**. Na hiperplasia suprarrenal congênita perdedora de sal, os bebês têm baixo sódio, cloreto e glicose séricos; níveis elevados de potássio e hipotensão. Na hemorragia suprarrenal bilateral, são vistas anemia, trombocitopenia e icterícia, e são palpáveis massas suprarrenais bilaterais. Hiperpotassemia tubular renal/acidose tubular renal distal hiperpotassêmica tipo IV ocorre secundariamente a hipoaldosteronismo. Os bebês apresentam acidose metabólica e hiperpotassemia. Ela é vista em doenças suprarrenais (hipoaldosteronismo, hiperplasia suprarrenal congênita) e uropatia obstrutiva, massa renal reduzida, refluxo renal, infecção do trato urinário e pseudo-hipoaldosteronismo.
      j. **Níveis de insulina diminuídos.** Associados à hiperpotassemia. Insulina impele potássio para dentro das células; deficiência de insulina pode causar hiperpotassemia.
      k. **Hiperpotassemia induzida por transfusão.** Irradiação acelera o vazamento de potássio para fora de RBCs armazenados, o que pode induzir o risco de arritmias induzidas

por transfusão a partir da hiperpotassemia. Lavagem dos ERIs irradiados reduz as cargas de potássio e lactato. Exsanguinotransfusão também pode ser uma causa.
  l. **Hiperosmolalidade.** Causada por fórmula inapropriadamente diluída/soluções hiperosmolares de aminoácidos/infusões de glicose.
2. **Causas menos comuns**
   a. **Síndrome de Bartter neonatal (uma variante desta com mutação *ROMK* se apresenta com hiperpotassemia inicial).** É um grupo de doenças tubulares renais frequentemente caracterizadas por alcalose metabólica hipopotassêmica.
   b. **Doenças hiperpotassêmicas hereditárias.** Pseudo-hiperpotassemia hereditária, paralisia periódica hiperpotassêmica hereditária, vários tipos de hipoaldosteronismo, defeitos tubulares hereditários que causam hiperpotassemia.
   c. **Doenças que causam excreção renal diminuída de potássio.** Doença de Addison, deficiência de mineralocorticoide, hipoaldosteronismo primário, deficiência de aldosterona sintase e pseudo-hipoaldosteronismo.

IV. Banco de dados
   A. **Exame físico.** O bebê pode não exibir sinais ou pode ter bradicardia, fibrilação ventricular ou outras arritmias, ou choque. Prestar especial atenção ao abdome para sinais de NEC (*i. e.*, distensão abdominal, sons intestinais diminuídos e alças intestinais visíveis). Avaliar quanto a sinais de doenças subjacentes. É difícil citar um número exato quando sinais clínicos aparecerão, mas a maioria concorda em quando o potássio sérico aumentar para > 7 mEq/L. Sinais podem ser poliúria, distensão abdominal, letargia. Fraqueza muscular ocorre se > 8 mEq/L, mas ela é difícil de avaliar em um recém-nascido. Reflexos tendinosos podem estar diminuídos.
   B. **Estudos laboratoriais**
      1. **Testes imediatos**
         a. **Nível de potássio sérico medido a partir de uma amostra venosa corretamente colhida.** Uma repetição do nível de potássio sérico é frequentemente recomendada antes de tratamento.
         b. **Eletrólitos séricos e urinários.**
         c. **Hemograma completo e diferencial.** Para excluir sepse e hemólise.
         d. **Níveis de cálcio ionizado e total séricos.** Hipocalcemia pode potencializar os efeitos de hiperpotassemia. Manter concentrações normais de cálcio sérico.
         e. **pH e bicarbonato séricos.** Para excluir acidose, que pode potencializar hiperpotassemia.
         f. **Níveis de BUN e creatinina sérica.** Podem revelar insuficiência renal.
         g. **Teste com bastão de imersão e densidade urinárias.** Para avaliar situação renal e sangue e hemoglobina quanto à destruição tecidual secundária à hemólise. Examinar quanto a cilindros e sedimento.
      2. **Testagem adicional**
         a. **Níveis séricos de cortisol, 17-OH progesterona, 11β-hidroxilase, 21-hidroxila,** se para hiperplasia suprarrenal congênita.
         b. **Renina, angiotensina e aldosterona sérica** para hipoaldosteronismo.
   C. **Imagem e outros estudos**
      1. **Radiografia abdominal,** se NEC for suspeitada.
      2. **ECG** pode revelar as alterações cardíacas características de hiperpotassemia e fornece um estudo básico (ver Seção II.B).

V. Plano.
Primeiro, confirmar o nível de potássio sérico através de uma repetição com amostra imediata de soro. **Documentar quaisquer alterações ECG, e se presentes, esta é uma emergência clínica e necessita ser tratada imediatamente (ver adiante).**
   A. **Considerações importantes**
      1. **Suspender todo aporte de potássio.** Líquidos IV, suplementos orais, medicações contendo potássio.
      2. **Verificar o cálculo do potássio nos líquidos IV.** Verificar que potássio em excesso não tenha sido dado.

3. **Corrigir hipovolemia usando soro fisiológico.** Para promover secreção tubular de potássio.
4. **Tratar a causa específica. Insuficiência renal** pode ser tratada com restrição de líquido. Se existir **insuficiência renal**, terapia de reposição está indicada.
5. **Monitorar alterações ECG durante terapia.**
6. **Bebês pré-termo.** A combinação de insulina e glicose como tratamento tem resultados mais imediatos e é preferida em relação ao tratamento com Kayexalate.
7. *Lembrar:* **Cálcio evita arritmias cardíacas, estabilizando a membrana celular do miocárdio; ele não faz nada com o potássio sérico. Insulina e glicose, albuterol e bicarbonato de sódio** diminuem o nível de potássio sérico movendo potássio para dentro das células, o que reduz o risco de complicações imediatas, mas não remove potássio do corpo. **Furosemida, poliestireno sódico (Kayexalate) e diálise (exsanguinotransfusão, diálise peritoneal)** removem potássio do corpo por excreção renal, perda gastrointestinal ou remoção por diálise.

B. **Hiperpotassemia com alterações ECG.** Arritmia por hiperpotassemia é difícil de tratar. Os passos usuais de desfibrilação, epinefrina ou mesmo drogas antiarrítmicas não funcionarão sem abaixamento do nível de potássio. *Nota:* Cálcio somente protege o miocárdio e não diminui o potássio sérico. Primeiro, dar cálcio para proteger o coração, a seguir dar medicações para baixar os níveis de potássio sérico, mas não as reservas corporais totais, e a seguir dar medicações para causar excreção de potássio e baixar as reservas corporais totais.

1. **Suspender administração de potássio em líquidos IV.** Considerar parar quaisquer medicações, contendo potássio ou medicações que se sabe induzirem hiperpotassemia (ver Seção III.H).
2. **Proteger o coração dos efeitos tóxicos do potássio com cálcio (não baixa o potássio).** Ele estabiliza o miocárdio e baixa o potencial limiar para proteger contra arritmias. Administrar infusão IV lenta ao longo de 10 minutos, idealmente através de uma linha central, não uma IV no couro cabeludo. Observar o ECG, enquanto infundindo a medicação. **Melhora no ECG deve ocorrer dentro de 1–5 minutos.** Uma vez a arritmia ou alterações ECG desapareçam, o bolo pode ser suspenso. Isto apenas diminui a excitabilidade miocárdica. É necessário dar uma medicação imediatamente que começará a diminuir o potássio. Se o bebê estiver sob terapia com digoxina, lembrar que terapia com cálcio pode piorar toxicidade de digoxina, e uma infusão mais lenta pode ser necessária. **Gluconato de cálcio 10% (100–200 mg/kg/dose) IV diluído em um líquido apropriado e dado ao longo de 10–30 minutos pode ser usado.**
3. **Começar uma medicação para reduzir os níveis de potássio sérico.** Bicarbonato de sódio, glicose e insulina e agonistas β-adrenérgicos causam captação celular de potássio. Bicarbonato de sódio tem um início imediato; glicose, insulina e albuterol levam um mínimo de 15 minutos para operar. Decidir o que usar depende da preferência da sua unidade. **Para bebês prematuros**, a maioria concorda que **insulina e glicose** são a terapia de primeira linha. **Uma recomendação** é dar bicarbonato de sódio ou insulina e glicose ou albuterol até o potássio baixar, então dar Lasix ou Kayexalate.

a. **Bicarbonato de sódio pode ser usado mesmo quando o pH do sangue é normal** (*controverso*). Uso debatido e não recomendado como monoterapia ou com cautela em bebês prematuros. Revisão Cochrane afirmou que os resultados são duvidosos (tampona ácido, elevando o pH). Alguns sugerem usar apenas em hiperpotassemia ameaçando a vida, ou não usar absolutamente. Corrigir o déficit de base usando a seguinte fórmula:

$$NaHCO_3 \text{ (mEq)} = 0{,}3 \times \text{peso (kg)} \times \text{déficit de base (mEq/L)}$$

Ou dar 1–2 mEq/kg ao longo de 10–30 minutos intravenosamente (funciona em 5–10 minutos). Indução de alcalose impulsiona íons potássio para dentro das células. Em bebês muito diminutos, bicarbonato de sódio pode ter riscos associados. Evitar infusão rápida de bicarbonato de sódio para diminuir o risco de hemorragia intraventricular. Se o bebê estiver intubado, hiperventilação pode causar alcalose respiratória (0,1 unidade de aumento no pH causa uma diminuição de 0,6 mEq/L no K sérico). Isto pode diminuir a perfusão cerebral.

    b. Insulina e glicose. Insulina impulsiona potássio para dentro das células. Insulina precisa ser dada com glicose para evitar hipoglicemia. A dose usual é de 0,1–0,2 U/kg/h de insulina em combinação com uma infusão contínua de 0,5 g/kg/h de glicose. Ajustar velocidade de infusão com base nas concentrações séricas de glicose e potássio. Tempo para início de efeito de 15–30 minutos. Monitorar os níveis de glicose.

    c. Agonistas β-adrenérgicos (*controvertido*). Impulsionar potássio para dentro da célula. Eles têm um início rápido de ação. A medicação mais comumente usada é albuterol nebulizado 0,1–0,5 mg/kg/dose (dose mínima 2,5 mg) cada 2–6 horas, conforme necessário. Albuterol nebulizado é efetivo em recém-nascidos prematuros.

C. Hiperpotassemia sem alterações ECG. Tratamento é recomendado, quando o potássio sérico é > 6–6,5 mEq/L (***controvertido***). Decidir que medicação usar depende da sua instituição.

  1. Parar administração de potássio nos líquidos IV. Considerar suspender quaisquer medicações contendo potássio ou medicações conhecidas como indutoras de hiperpotassemia (ver Seção III.H).

  2. Monitoramento cardíaco com ECGs frequentes.

  3. Checar o potássio sérico frequentemente (*i. e.*, cada 1–2 horas) até estável.

  4. Furosemida (Lasix). Aumenta a excreção de potássio na urina e pode ser dado **se a função renal for adequada**; a dose usual é de 1 mg/kg IV cada 12 horas (***controvertido***). Leva 5–10 minutos para funcionar. Valor é limitado em insuficiência renal, sendo necessárias doses mais altas. Útil em hiperpotassemia associada à insuficiência cardíaca congestiva e hipoaldosteronismo.

  5. Albuterol inalado (*controvertido*). Ver Seção V.B.3c.

  6. Poliestireno sulfonato de sódio (Kayexalate), uma resina de troca de potássio, pode ser dado. Ele remove potássio do tubo digestório (1 g de resina remove ~1 mEq de potássio) em troca por sódio. (Sem sorbitol é recomendado em recém-nascidos, uma vez que sorbitol possa causar necrose do tubo digestório e retenção de sódio.) A dose usual é de 1 g/kg/dose oralmente cada 6 horas ou retalmente cada 2–6 horas. Via retal é preferida porque tem início mais rápido em 1–2 horas (não efetivo pelas 4 horas em uma revisão Cochrane). Administrado oralmente, baixa o nível de potássio lentamente e, por essa razão, é de limitado valor agudamente. **Esta terapia não deve ser usada em bebês de extremamente baixo peso ao nascimento por causa do risco de irritação, concreções, colite hemorrágica, hemorragia gastrointestinal, necrose colônica, sobrecarga de sódio e NEC.** Este tratamento pode causar um aumento no sódio e no cálcio. Uso retal repetitivo pode causar sangramento local. Não usar com doença intestinal obstrutiva e em bebês com motilidade diminuída do tubo digestório (risco de necrose intestinal).

D. Hiperpotassemia persistente. Infusão contínua de insulina com glicose é recomendada. Bebês com doença renal crônica podem necessitar de dieta com baixo potássio, tratamento com álcali, resinas de troca e diálise peritoneal.

E. Hiperpotassemia refratária. Se todas estas medidas falharem em baixar o nível de potássio, outras medidas, como **exsanguinotransfusão** com concentrado de ERIs recém-lavados reconstituídos com plasma, ou **diálise peritoneal** devem ser consideradas. Estes métodos operam imediatamente e são muito efetivos, mas são limitados pelo tempo e complexidade envolvidos. Se hiperpotassemia for secundária à degradação celular, exsanguinotransfusão é preferida.

F. Tratamento e prevenção da hiperpotassemia não oligúrica de bebês de extremo baixo peso ao nascimento. Potássio não deve ser administrado nos primeiros dias de vida até que bom débito urinário esteja estabelecido e o potássio sérico esteja normal e não subindo. Níveis de potássio devem ser monitorados cada 6 horas nos primeiros dias de vida. Administração precoce de aminoácidos (primeiro dia de vida) pode estimular secreção de insulina endógena e evitar a necessidade de infusão de insulina. Infusão IV contínua de insulina pode ser necessária. Revisão Cochrane não tem recomendações para tratamento de hiperpotassemia na hiperpotassemia não oligúrica no bebê pré-termo, exceto que **insulina e glicose sejam preferidas em comparação a Kayexalate.**

Referência Selecionada

Vemgal P, Ohlsson A. Interventions for non-oliguric hyperkalaemia in preterm neonates. *Cochrane Database Syst Rev.* 2012;CD005257.

62 Hipertensão

I. **Problema.** Um bebê tem pressão arterial (BP) sistólica de > 95 mmHg. Valores normais de pressão arterial dependem da idade gestacional do bebê, da idade pós-natal e do peso ao nascer. **Hipertensão é comumente definida como uma BP > 2 desvios-padrão acima dos valores normais** para idade e peso, mas existem outras definições. A Força-Tarefa sobre Controle de Pressão Arterial em Crianças define hipertensão como o percentil 95% ou acima em 3 ocasiões separadas. Para uma referência rápida das faixas de pressão arterial de bebês prematuros e à termo, ver Tabela 66–1, página 462. Para níveis de BP estimados nos percentis 95º e 99º em bebês após 2 semanas de idade, ver Tabela 62–1. Para outros valores de BP detalhados, ver Apêndice C. A pressão arterial normal aumenta com o peso ao nascimento, a idade gestacional e a idade pós-concepcional.

II. **Perguntas imediatas**
   A. **Como foi tirada a BP? Verificar que a leitura de BP esteja correta e a hipertensão seja real.** Como a primeira leitura é frequentemente a mais alta, é melhor tirar 2–3 medições confirmatórias. A BP sobe, quando o bebê está se alimentando, sugando ou em uma posição ereta. BP é mais baixa na posição prona *versus* a supina. Medir quando o bebê está calmo. A maioria dos dados de BP é de medições feitas no braço direito.
   1. **Tamanho do manguito de pressão** é importante; ele deve circundar dois terços do comprimento do segmento "braço" do membro superior Se o manguito for estreito demais, a BP será elevada falsamente. **As recomendações da American Academy of Pediatrics (AAP) para largura da câmara de ar de BP são as seguintes:** recém-nascido — 4 cm; lactente — 6 cm. **Para comprimento:** recém-nascido — 8 cm; lactente — 12 cm. Circunferência máxima do braço: recém-nascido — 10 cm; lactente — 15 cm.
   2. **Leitura de BP de um cateter de demora (artéria radial ou umbilical) é o mais acurado (padrão ouro) de todos os métodos.** Se medidas forem tiradas por meio de um cateter de artéria umbilical (UAC), certificar-se de que o cateter esteja livre de bolhas ou coágulos, e o transdutor esteja calibrado; de outra forma, ocorrerão resultados errôneos.

Tabela 62–1. **NÍVEIS DE PRESSÃO ARTERIAL ESTIMADA NO 95º E 99º PERCENTIS EM BEBÊS APÓS 2 SEMANAS DE IDADE**

	Idade Pós-Concepcional em Semanas								
	26	28	30	32	34	36	38	40	42	44
95º percentil (sistólica/diastólica)	72/50	75/50	80/55	83/55	85/55	87/65	92/65	95/65	98/65	105/68
99º percentil (sistólica/diastólica)	77/56	80/54	85/60	88/60	90/60	92/70	97/70	100/70	102/70	110/73

Dados de Dionne JM, Abitbol CL, Flynn JT. Hypertension in infancy: diagnosis, management and outcome. *Pediatr Nephrol.* 2012;27(1):17–32. Epub 2011 Jan 22. Review. Erratum in: *Pediatr Nephrol.* 2012;27(1):159–160.

3. **Aparelhos oscilométricos automáticos** (sensor de pressão eletrônico), comum na unidade de terapia intensiva neonatal (NICU), pode dar pressões mais baixas do que cateteres intra-arteriais.
4. **Protocolos de BP** foram estabelecidos para padronizar medição de pressão arterial em bebês. Um sugerido por Nwankwo consiste em medir BP 1,5 hora após alimentação ou intervenção médica, com o bebê dormindo ou em um estado tranquilo e deitado prono ou supino. Colocar um manguito de tamanho apropriado no braço direito, e deixar o bebê repousar imperturbado depois da colocação do manguito por 15 minutos. Medir por aparelho oscilométrico, e fazer 3 leituras sucessivas de BP a intervalos de 2 minutos.
5. **A AAP** não recomenda triagem universal, mas afirma que é importante fazer triagem da pressão arterial nos bebês em que coarctação da aorta ou doença renal for suspeitada.

B. **Está no lugar um cateter de artéria umbilical, ou esteve um no lugar no passado?** Incidência de hipertensão é ~9% com um UAC. Cateteres de artéria umbilical são associados a uma incidência aumentada de hipertensão renovascular. A hipertensão provavelmente é relacionada com a formação de trombo ao tempo da colocação da linha. As seguintes condições são fatores de risco para formação de trombo na aorta: displasia broncopulmonar/doença pulmonar crônica (BPD/CLD), canal arterial patente, hipervolemia e certas doenças do sistema nervoso central (CNS). Cateteres aperfeiçoados e o uso de heparina ajudaram a diminuir a incidência de formação de trombo. Hipertensão aparece com igual frequência em cateteres altos *versus* baixos.

C. **Estão presentes sinais de hipertensão?** Bebês com hipertensão podem ser assintomáticos ou manifestar os seguintes: irritabilidade, taquipneia, cianose, convulsões, letargia, tônus aumentado, apneia, distensão abdominal, febre e mosqueamento da pele. Eles podem ter também insuficiência cardíaca congestiva (CHF), insuficiência de crescimento, problemas GI e desconforto respiratório.

D. **Qual é a BP nas extremidades?** A BP em um bebê sadio deve ser mais alta nos braços que nas pernas. Se a pressão for mais baixa nas pernas, **coarctação da aorta** pode ser a causa da hipertensão. Coarctação da aorta é a mais comum malformação cardíaca que causa hipertensão em um recém-nascido.

E. **Qual é o peso ao nascimento, idade gestacional e idade pós-natal do bebê?** Os valores normais de BP aumentam com cada vez maior peso ao nascimento, idade gestacional e idade pós-concepcional. Os valores sobem ~1–2 mmHg/d durante a primeira semana de vida e a seguir ~1–2 mmHg/semana duante as seguintes 6 semanas.

F. **O bebê está com dor ou agitado?** Dor proveniente de um procedimento invasivo, choro, agitação ou aspiração pode causar um aumento transitório na BP. A pressão sistólica pode ser 5 mmHg mais baixa em bebês dormindo.

G. **O bebê tem BPD/CLD ou uma hemorragia intraventricular?** Bebês com BPD/CLD têm um problema importante de hipertensão (6 a 40%). Ela frequentemente ocorre após alta do berçário. Bebês com uma hemorragia intraventricular (incidência 3%) também têm um risco aumentado de hipertensão.

H. **O bebê tem quaisquer fatores de risco que seriam associados ao desenvolvimento de hipertensão?** Doença pulmonar crônica, síndrome de desconforto respiratório (RDS), prematuridade, extremo baixo peso ao nascimento (ELBW), colocação de UAC, hipertensão materna, esteroides antenatais, insuficiência renal aguda (lesão renal aguda) no período pós-natal e tratamento com indometacina são todos associados ao desenvolvimento de hipertensão em um recém-nascido.

I. **Foram dados bolos recentes de líquidos ou produtos de sangue?** Sobrecarga hídrica é uma causa iatrogênica comum de hipertensão, especialmente em bebês com débito urinário diminuído.

J. **Houve uso materno de droga (cocaína ou heroína)?** Uso materno de droga cocaína ou heroína foi associado à hipertensão nos seus bebês recém-nascidos.

III. **Diagnóstico diferencial.** Hipertensão é rara no bebê recém-nascido de termo sadio. A incidência é de 0,2–3% (recém-nascido sadio) a 40% (em bebês com doença pulmonar crônica). **Hiper-**

tensão em recém-nascidos é principalmente de origem renal (doenças renovascular e parenquimatosa renal). **BPD/CLD é a causa não renal mais comum.**
   A. Causas comuns de hipertensão. Ver Tabela 62-2 para lista abrangente
      1. Causas renais/causas vasculares
         a. Estenose de artéria renal. O bebê é hipertenso desde o nascimento. Esta se responsabiliza por 20% dos casos de hipertensão em bebês. Pode ser secundária à displasia fibro-

Tabela 62-2. CAUSAS DE HIPERTENSÃO EM RECÉM-NASCIDOS

Cardíacas	Coarctação da aorta (torácica), interrupção do arco aórtico, aorta hipoplásica
Drogas: bebê	Glicocorticoides (dexametasona), teofilina, cafeína, intoxicação pela vitamina D, indometacina, pancurônio (uso prolongado), alta dose de agentes adrenérgicos, colírio de fenilefrina, doxapram, abstinência de opiáceo
Drogas: maternas	Cocaína (pode lesar rim neonatal e causar abstinência) e heroína (causa abstinência), administração de esteroide antenatal (*controvertida*)
Endócrinas	Hemorragia/hematoma suprarrenal, síndrome adrenogenital, hiperplasia suprarrenal congênita, síndrome de Cushing, hiperaldosteronismo primário, hipertireoidismo/doença de Graves, pseudo-hiperaldosteronismo tipo II, hiperaldosteronismo familial tipo II, síndrome de Gordon
Metabólica	Hipercalcemia
Neurológicas	Pressão intracranina elevada secundária à hemorragia intracraniana, hidrocefalia, meningite ou hemorragia/hematoma subdural, convulsões, hematoma subdural, disautonomia familial, abstinência de droga (opiáceo), tumor da crista neural, angioma cerebral
Dor/agitação	Frequentemente causa hipertensão episódica
Pulmonares	BPD/CLD, pneumotórax (raro)
Doenças parenquimatosas renais (adquiridas)	Necrose tubular aguda, necrose cortical e medular, nefrite intersticial, síndrome hemolítico-urêmica, nefrolitíase/nefrocalcinose, uropatia obstrutiva (p. ex., tumor ou cálculos), pielonefrite, glomerulonefrite, hematoma ou urinoma perirrenal, insuficiência renal, infecção renal
Doenças parenquimatosas renais (congênitas)	Doença de rins policísticos (recessiva ou dominante autossômica), doença renal multicística-displásica, rim hipoplásico/displásico, síndrome nefrótica congênita, hipoplasia renal unilateral, esclerose tuberosa, disgenesia tubular renal, uropatia obstrutiva (válvulas da uretra posterior, obstrução da junção ureteropélvica), nefroma mesoblástico congênito
Renovasculares/vasculares	Trombose de artéria renal (relacionada com UAC), estenose de artéria renal, trombose de veia renal, síndrome aórtica média (coarctação abdominal), síndrome de rubéola congênita (causa calcificação arterial), calcificação arterial idiopática, compressão de artéria renal, aorta hipoplásica, aneurisma da aorta abdominal, trombose aórtica, trombose do canal arterial, hiperplasia intimal, compressão mecânica de um ou ambas as artérias (massa ou tumor abdominal)
Síndromes/síndromes de malformação	Síndromes de Noonan, Williams, Turner, Liddle (aldosteronismo remediável com glicocorticoide) e Cockayne; neurofibromatose; complexo da esclerose tuberosa
Tumores (compressão de vasos renais ou produzem substâncias vasoativas)	Tumor de Wilms, nefroma mesoblástico, neuroblastoma, nefroblastoma, feocromocitoma
Diversas	Asfixia de parto, fechamento de defeitos da parede abdominal (p. ex., onfalocele ou gastrosquise), cirurgia abdominal, ECMO/ECLS, hipertensão essencial, iatrogênica (sobrecarga de volume secundária à administração de excesso de sódio ou líquidos IV), idiopática, relacionada com nutrição parenteral total (TPN), poliarterite nodosa infantil, hipertensão materna, estresse de frio ou ruído ambientais

muscular. Infecção rubéola congênita pode causar calcificação arterial e estenose de artéria renal.
- **b. Trombose de artéria renal.** Mais comumente relacionada com **cateterização de artéria umbilical**, esta é uma causa relativamente comum de hipertensão. Os trombos embolizam os rins, causando infarto e liberação aumentada de renina.
- **c. Trombose de veia renal.** Vista em bebês hipovolêmicos ou asfixiados, bebês de mães diabéticas e bebês com coagulopatias. Os sinais são hipertensão, hematúria macroscópica, trombocitopenia e uma massa no flanco.
- **d. Insuficiência renal.** Insuficiência renal aguda pós-natal (lesão renal aguda) é associada à hipertensão. Necrose tubular aguda (ATN) secundária à asfixia ou sepse perinatais é uma causa comum.
- **e. Doença renal congênita.** Doença renal policística dominante autossômica ou recessiva autossômica pode-se apresentar no recém-nascido com hipertensão e rins aumentados. **Obstrução da junção utereropélvica** pode ativar o sistema renina-angiotensina e causar hipertensão.

2. **Displasia broncopulmonar/doença pulmonar crônica (BPD/CLD) é a causa mais comum de hipertensão não renal no recém-nascido.** Aproximadamente 13–43% dos pacientes com DBP/DPC têm hipertensão. A origem não está clara, mas, provavelmente, é multifatorial (atividade de renina e secreção de catecolaminas aumentada e hipoxemia crônica podem ser associadas à doença pulmonar). **A maioria destes bebês desenvolve hipertensão após ter alta do hospital**.
3. **Coarctação da aorta.** Uma causa comum de hipertensão em recém-nascidos. Ocorre com uma incidência aumentada na síndrome de Turner.
4. **Neurológica.** Pressão intracraniana aumentada e convulsões podem causar hipertensão episódica. Hemorragia intraventricular pode causar pressão intracraniana aumentada.
5. **Medicações.** Como corticosteroides (pré-natais e pós-natais), teofilina, cafeína, agentes adrenérgicos e fenilefrina ocular. Uso materno de cocaína pode causar dano aos rins. **Abstinência de droga** de heroína pode causar hipertensão.
6. **Sobrecarga hídrica/eletrolítica.**
7. **Dor ou agitação.** Isto frequentemente causa hipertensão episódica.
8. **Outras.** Oxigenação por membrana extracorpórea/suporte extracorpóreo da vida (ECMO/ECLS) (até 50% dos bebês), cirurgia abdominal (fechamento de um defeito da parede abdominal).

IV. Banco de dados
- **A. História.** Avaliar fatores maternos: Cocaína ou heroína foram usadas durante a gravidez, ou foram usados esteroides antenatais? O bebê tem uma doença predisponente que se responsabilizaria pela hipertensão, p. ex., BPD/CLD, doença do CNS, PDA? Avaliar a lista de medicações atual, e determinar se o bebê tem um UAC.
- **B. Exame físico.** Na maioria dos bebês, hipertensão é descoberta em sinais vitais sem sinais francos. **Apresentações que ameaçam a vida** podem incluir insuficiência cardíaca congestiva com choque cardiogênico ou convulsões ou poucos ou nenhum sinal. Alguns bebês apresentam-se com apneia, dificuldades de alimentação, insuficiência de crescimento, irritabilidade, letargia, taquipneia inexplicada e mosqueamento da pele. Checar quanto à taquicardia e rubor para hipertireoidismo.
    1. **Checar o pulso femoral em ambas as pernas,** que estão ausentes ou diminuídos na coarctação da aorta. Checar a pressão arterial em todas as 4 extremidades (discrepâncias entre as extremidades superiores e inferiores, hipertensão arterial nas extremidades superiores com pressão arterial normal ou baixa nas extremidades inferiores).
    2. **Existem quaisquer características dismórficas** que indicariam uma síndrome genética a qual explicaria a hipertensão? Considerar síndrome de Turner, Noonan, William ou Liddle.
    3. **Fazer um exame cardíaco completo** para excluir insuficiência cardíaca congestiva. Há um sopro cardíaco? Há cianose? Há taquicardia? Há mosqueamento da pele e sinais de instabilidade vasomotora?
    4. **Respiratórios.** Há taquipneia ou cianose?

5. **Examinar o abdome** quanto a massas e determinar o tamanho dos rins. Há distensão abdominal? Um rim aumentado ou massa no flanco pode indicar tumor, rins policísticos, obstrução ou trombose de veia renal. Um sopro epigástrico pode indicar estenose de artéria renal.
6. **Examinar a genitália** para excluir apneia, letargia, tremores, convulsões, reflexos assimétricos ou hipertonicidade.
7. Os sinais neurológicos podem incluir apneia, litargia, tremores, convulsões, refluxos assimétricos ou hipertonicidade.

C. **Estudos laboratoriais.** Poucos exames são frequentemente necessários e devem ser ditados pela história e exame físico. **Testes básicos devem incluir HC e contagem de plaquetas, eletrólitos séricos e cálcio sérico.** Sódio e potássio anormais sugerem causas endócrinas. Leucócitos elevados podem ser vistos em pielonefrite. Cálcio alto valida hipercalcemia. Avaliação da função renal é importante e é como se segue:

1. **Avaliação da função renal** com o seguinte:
   a. **Creatinina sérica e BUN.** Elevação sugere insuficiência renal, que pode ser associada à hipertensão.
   b. **Exame de urina.** Eritrócitos na urina sugerem obstrução, infecção ou trombose de veia renal.
   c. **Cultura de urina.** Para avaliar quanto à infecção do trato urinário (UTI), incluindo pielonefrite.
   d. **Eletrólitos séricos e dióxido de carbono.** Um nível baixo de potássio sérico e um nível alto de dióxido de carbono sugerem hiperaldosteronismo primário.
   e. **Relação proteína/creatinina na urina, relação albumina/creatinina na urina.** Para avaliar proteinúria importante e doença parenquimatosa renal.

2. **Outros testes úteis em bebês selecionados**
   a. **Níveis de renina plasmática (atividade de renina plasmática [PRA])** pode estar elevada em pacientes com doença renovascular. Níveis serão baixos no hiperaldosteronismo primário. Raramente elevada em bebês normais, PRA pode estar falsamente elevada por causa de medicações como aminofilina. Ensaio de renina direto foi usado, mas valores neonatais normais não são facilmente disponíveis.
   b. **Estudos tireóideos (hormônio tireoestimulador [TSH], T$_4$ livre)** para excluir hipertireoidismo.
   c. **Cortisol sérico.**
   d. **Aldosterona sérica.**
   e. **Ácido valinilmandélico (VMA)/ácido homovanílico (HVA)** urinários. Catecolaminas urinárias de 24 horas para avaliar quanto a feocromocitoma ou neuroblastoma.
   f. **Níveis de 17-hidroxiesteroides e 17-cetosteroides urinários** para avaliar quanto à síndrome de Cushing e hiperplasia suprarrenal congênita.
   g. **Triagem de toxicologia na urina.**
   h. **Coagulograma.**

D. **Imagem e outros estudos**
   1. **Radiografia de tórax.** Pode ajudar nos bebês com insuficiência cardíaca congestiva e naqueles com um sopro. Cardiomegalia pode ser vista.
   2. **Ultrassonografia renal/abdominal. Teste preferido de triagem em recém-nascidos** e deve ser feito em todos os bebês hipertensos para detectar massas abdominais, avaliar suprarrenais e checar quanto à trombose de veia renal, bem como obstrução renal. **Ultrassonografia Doppler de fluxo em cores** pode ser usada para rastrear problemas arteriais ou venosos (trombose). Bebês que receberam um UAC devem ter sua aorta e artérias renais estudadas quanto a trombos.
   3. **Ultrassonografia da cabeça.** Para excluir hemorragia intraventricular.
   4. **Ecocardiografia.** Se for suspeitada uma doença como coarctação ou para avaliar dano a órgãos finais causado por hipertensão (p. ex., hipertrofia ventricular esquerda ou contratilidade diminuída).
   5. **Estudos adicionais.** Os seguintes procedimentos e estudos são às vezes necessários para avaliar adicionalmente o bebê com hipertensão:

62: HIPERTENSÃO

    a. **Angiografia** para avaliar doença renovascular, ou **venacavografia** para avaliar trombose de veia renal. Isto é mais comumente feito pelo cateter de artéria umbilical. **Angiografia/cintigrafia renal** ajuda a quantificar a função de cada rim. **Ressonância magnética angiografia (MRA) é o padrão ouro para hipertensão renovascular** e é recomendada em bebês > 3 kg.

    b. **CT do abdome,** se necessário, para obter informação anatômica mais específica sobre uma massa abdominal.

    c. **Cisturetrografia miccional,** se houver suspeita de patologia do trato urinário.

    d. **Imagem por radionuclídeo (cintigrafia nuclear)** pode mostrar anormalidades da perfusão renal. Também pode mostrar fluxo renal diminuído e concentração aumentada de isótopo no rim anormal. Uma **cintigrafia renal com ácido dimercaptossuccínico (DMSA)** pode excluir infartos arteriais.

    e. **Biópsia renal** para excluir qualquer doença renal intrínseca.

V. Plano

A. Geral. Primeiro tratar qualquer causa subjacente óbvia ou corrigível de hipertensão. Suspender medicações ou ajustar infusões inotrópicas se estiverem causando hipertensão. Corrigir sobrecarga hídrica, diminuindo líquidos e administrando diuréticos. Sempre checar situação de volume e restringir aporte de sódio e líquido. Administrar medicações para dor, se necessário. Remover UAC, se possível. Tratar hipercalcemia. Reposição de hormônio deve ser iniciadas nos bebês com doenças endócrinas. Recomenda-se consulta com um cardiologista pediátrico.

B. Farmacoterapia. (Ver Capítulo 148.) Para dirigir a farmacoterapia, determinar se a hipertensão é **branda, moderada ou ameaçadora à vida. Observar que os limiares para tratamento não são claros, e muitas das recomendações são** *controvertidas*. Mais estudos são necessários para estabelecer diretrizes em bebês pré-termo. Muitos bebês necessitarão mais de uma medicação. **Alguns peritos acreditam que qualquer bebê assintomático com hipertensão sem nenhum comprometimento de órgão final deve apenas ser observado.**

    1. **Hipertensão ameaçando a vida.** Ver Tabela 62–1. Se a BP for extremamente alta (> 99º percentil), isto é considerado uma crise hipertensiva com ou sem sinais (CHF, choque cardiogênico, convulsões). Evitar uma diminuição demasiado rápida na BP, uma vez que isto possa causar isquemia e hemorragia cerebral. Monitorar a BP cada 10 minutos. As medicações escolhidas dependem das suas diretrizes institucionais. **No caso de hipertensão ameaçando a vida, infusões intravenosas contínuas são preferidas, uma vez que estas possam ser tituladas, e a BP deve começar a cair dentro de 15 minutos a uma hora.**

        a. **Nicardipina.** Um bloqueador dos canais de cálcio é muitas vezes considerado uma **droga de escolha** por causa das suas vantagens e poucos efeitos colaterais (taquicardia reflexa). Dose inicial é de 0,5 mcg/kg/min infusão IV constante (ver também Capítulo 148).

        b. **Labetalol.** Um α- e β-bloqueador. Contraindicações relativas são insuficiência cardíaca e BPD/CLD. Dose é de 0,4–1 mg/kg/h infusão IV (máximo 3 mg/kg/h).

        c. **Esmolol.** Um β-bloqueador de ação curta. Dose é de 50 mcg/kg/min, aumentada em 25–50 mcg/kg/min cada 5 minutos até pressão arterial-alvo ser atingida (máximo 200 mcg/kg/min).

        d. **Nitroprussiato de sódio.** Um vasodilatador. É difícil de usar, mas tem uma meia-vida muito curta, de modo que o seu efeito pode ser rapidamente revertido. A dose é de 0,25–0,5 mcg/kg/min infusão IV. Titular cada 20 minutos até a resposta desejada. Uso por > 72 horas ou em bebês com insuficiência renal. Pode causar toxicidade de tiocianato. A dose usual é de 3 mcg/kg/min; raramente > 4 mcg/kg/min. Máximo é 8–10 mcg/kg/min.

        e. **Mesilato de fenoldopam.** Um novo agonista seletivo dos receptores à dopamina 1. Amplamente estudado em crianças acima de 5 kg e até 12 anos, tem sido usado para débito urinário inadequado após *bypass* cardiopulmonar neonatal.

    2. **Hipertensão moderada.** Ver posologia no Capítulo 148.

        a. **Começar diuréticos primeiro,** como furosemida, hidroclorotiazida ou clorotiazida.

b. **Acrescentar uma droga de segunda linha (p. ex., hidralazina ou propranolol), se necessário.** Escolha da droga depende da sua instituição; propranolol é o β-bloqueador mais extensamente estudado e tem um baixo risco de efeitos colaterais.
c. **Se uma terceira droga for necessária com propranolol.** Hidralazina pode ser adicionada.
d. **Dar captopril sozinho ou com um diurético.** Esta droga é contraindicada em bebês com doença renovascular bilateral. Inibidores de enzima conversora de angiotensina (ACE) também podem resultar em eventos hipotensivos ao início da terapia e após uso a longo prazo. Oligúria e algumas complicações neurológicas foram descritas após uso de captopril; portanto, usar cautelosamente.
3. **Hipertensão branda.** Frequentemente manejada por observação (recomendada) ou medicações orais. **Observação simples** é melhor para pacientes assintomáticos sem nenhuma causa facilmente identificável e é suportada em revisões recentes. Se necessário, **diuréticos** (como clorotiazida ou hidroclorotiazida) são preferidos em relação à furosemida por causa de menos perturbações eletrolíticas. Eles funcionam bem em casos de sobrecarga de volume, mas podem causar hipotensão, quando usados com outros agentes. Espironolactona é um diurético poupador de potássio que também pode ser considerado.
4. **Pacientes com hipotensão branda à moderada que não são capazes de tolerar terapia oral por causa de problemas gastrointestinais (GI).** Estes são bons candidatos para **bolo IV** ou agentes IV administrados intermitentemente.
   a. **Diuréticos,** como furosemida IV. Monitorar eletrólitos.
   b. **Hidralazina** (vasodilatador). Dose é de 0,1–0,5 mg/kg/dose em bolo IV a cada 6–8 horas (máximo 2 mg/kg/dose). Efeitos colaterais incluem taquicardia.
   c. **Labetalol.** Dose é de 0,2–0,5 mg/kg/dose em 2–3 minutos IV bolo intermitente. Faixa: 0,2–1,0 mg/kg/dose, máximo 20 mg/dose. Efeitos colaterais incluem insuficiência cardíaca. Evitar em pacientes com BPD/CLD.
5. **Medicações anti-hipertensivas orais a longo prazo.** Estas são tipicamente usadas em bebês com hipertensão moderada à grave que estejam prontos para passar para terapia oral a longo prazo. A escolha da medicação depende da preferência da sua instituição. Ver Capítulo 148 para informação mais detalhada. As classes mais comuns recomendadas são inibidores da ACE, α/β- e β-bloqueadores, bloqueadores dos canais de cálcio, vasodilatadores e diuréticos. Começar todas as medicações à mais baixa dose.
   a. **Inibidores da ACE.** Não usar, se for suspeitada doença vascular renal.
      i. **Captopril.** Uma droga oral comumente usada, mas em razão da preocupação com problemas de desenvolvimento renal, especialmente em bebês prematuros, é preferida em bebês com pelo menos 38 a 40 semanas (alguns afirmam 44 semanas). Contraindicado em hiperpotassemia e doença renal unilateral e hiperpotassemia.
      ii. **Enalapril.** Começar com 0,04–0,1 mg/kg/d cada 24 horas. Monitoramento estrito é recomendado.
      iii. **Lisinopril.** 0,07–0,6 mg/kg/d.
   b. **β-bloqueadores, α/β-bloqueadores.** Não usar em bebês com BPD/CLD.
      i. **Propranolol (β-bloqueador).** Este é o β-bloqueador mais comumente usado e não deve ser usado em bebês com BPD/CLD.
      ii. **Labetalol (α/β-bloqueador).** Evitar em bebês com BPD/CLD.
      iii. **Carvedilol (α/β-bloqueador).** Pode ser bom de usar em insuficiência cardíaca. Começar com 0,1 mg/kg/dose.
   c. **Vasodilatadores**
      i. **Hidralazina.** Pode causar aumento na frequência cardíaca e ruborização.
      ii. **Minoxidil.** Mais útil para hipertensão refratária. Dose: 0,2–5 mg/kg/d dividida em 3 vezes ao dia.
   d. **Bloqueadores dos canais de cálcio**
      i. **Anlodipina.** Por causa do seu início lento, é útil em hipertensão crônica. Dose é 0,1–0,3 mg/kg/d dividida em duas vezes ao dia.

ii. **Isradipina.** Posologia ideal é difícil em menores prematuros em razão da capacidade da droga para ser constituída em uma suspensão estável. Dose é de 0,05–0,15 mg/kg dividida em 4 vezes ao dia.

iii. **Nifedipina.** Pode causar taquicardia e queda temporária rápida na pressão arterial e não é usada a longo prazo por causa de efeitos colaterais. Também é difícil de administrar em pequenas doses (melhor evitar). Dose é de 0,2 mg/kg/dose.

e. **Diuréticos.** Diuréticos são bons para hipertensão com BPD/CLD. Monitorar eletrólitos.
  i. **Hidroclorotiazida.**
  ii. **Clorotiazida**
  iii. **Espironolactona (antagonista da aldosterona)** pode causar hiperpotassemia.

6. **Hipertensão renovascular neonatal,** Enalaprilat (dicarboxilato IV contendo inibidor da ACE) foi usado com algum sucesso mas tem que ser usado com extrema precaução. Efeitos colaterais são insuficiência renal oligúrica aguda (lesão renal aguda) e hipotensão prolongada, e o uso pode ser limitado por causa destes efeitos colaterais.

C. **Intervenção cirúrgica.** Usada em obstrução do trato urinário, certos tumores (de Wilms e neuroblastoma), trombose de veia renal unilateral, trombose de artéria renal, raros casos de doença de rins policísticos e coarctação da aorta.

Referências Selecionadas

Dionne JM, Abitbol CL, Flynn JT. Hypertension in infancy: diagnosis, management and outcome. *Pediatr Nephrol*. 2012;27(1):17-32. Epub 2011 Jan 22. Review. Erratum in: *Pediatr Nephrol*. 2012;27(1):159-160.

Nwankwo MU, Lorenz JM, Gardiner JC. A standard protocol for blood pressure measurement in the newborn. *Pediatrics*. 1997;99(6):E10.

Pejovic B, Peco-Antic A, Marinkovic-Eric J. Blood pressure in non-critically ill preterm and full-term neonates. *Pediatr Nephrol*. 2007;22(2):249-257.

63 Hipoglicemia

I. **Problema.** Um bebê tem "glicemia baixa" no teste de glicose à beira do leito. O Comitê de Feto e Recém-Nascido da American Academy of Pediatrics (AAP) afirma que **"definição absoluta de hipoglicemia como um valor ou uma faixa específica não pode ser dada, uma vez que não haja estudos com base em evidência que possam definir o que é hipoglicemia neonatal clinicamente relevante."** Portanto, é difícil descrever tratamento para hipoglicemia, uma vez que não seja possível um nível glicêmico único que exija intervenção em todo recém-nascido. Uma vez que a glicemia seja mais baixa nas primeiras 12–24 horas após o nascimento, alguns clínicos usam um número-alvo mais baixo nas primeiras 24 horas de vida para definir hipoglicemia. **Decisões de tratamento** dependem da situação clínica e características do bebê. *Observação:* Triagem agressiva e tratamento são recomendados porque hipoglicemia é ligada a mau resultado de neurodesenvolvimento. A incidência varia dependendo de muitos fatores, incluindo a idade gestacional e a causa, mas é ~15%.

A. **Bebês pré-termo tardio (34–36 6/7 semanas) e bebês a termo (pequenos para a idade gestacional [SGA], bebês de mães diabéticas [IDMs], grandes para a idade gestacional [LGA]) em risco.** As diretrizes da AAP recomendam tratamento para baixa glicemia nos seguintes contextos:
  1. **Bebês sintomáticos em qualquer idade** com uma glicose plasmática < 40 mg/dL.
  2. **Bebês assintomáticos (nascimento a 4 horas)** com uma glicose plasmática < 40 mg/dL.
  3. **Bebês assintomáticos (4–24 horas)** com uma glicose plasmática < 45 mg/dL

B. Diretrizes da AAP recomendam uma glicose plasmática alvo de ≥ 45 mg/dL antes de alimentação de rotina.
C. **Bebês pré-termo < 34 semanas. Glicose plasmática < 45 mg/dL** (*controvertido*; melhor usar suas diretrizes institucionais). Não foram estabelecidas diretrizes para bebês prematuros, com a literatura citando faixas de **40–50 mg/dL**.
D. **Bebês com estados hiperinsulinêmicos documentados.** Valor de **< 60 mg/dL** é considerado hipoglicêmico (*controvertido*).

II. Perguntas imediatas

A. **O valor foi repetido, e uma amostra para glicose sanguínea sérica foi enviada para o laboratório?** Fitas reagentes podem dar valores incorretos e ser muito inacuradas na faixa baixa (< 40–50 mg/dL). Fitas de teste podem variar 10–20 mg/dL do nível real de glicose plasmática corretamente colhida. **Nunca diagnosticar ou tratar hipoglicemia baseando-se nestas fitas reagentes de triagem unicamente.** Sempre enviar uma amostra de soro para o laboratório antes de começar tratamento. **Glicosímetros à beira do leito (usar somente liberados pela FDA para testagem em recém-nascidos) são suficientemente acurados e precisos para uso intra-hospitalar**, mas apenas como aparelhos de triagem. Lembrar que em bebês com um hematócrito alto pode ocorrer uma falsa glicemia baixa, e com galactosemia ocorrerá uma falsa glicemia alta. *Observação:* Glicose plasmática é 10–18% mais alta que glicose sérica.

B. **A mãe tem quaisquer fatores de risco que aumentariam o risco de hipoglicemia do seu bebê, como diabetes gestacional ou insulinodependente?** Aproximadamente 40% dos IDMs têm hipoglicemia. Durante toda a gravidez, as mães diabéticas podem ter episódios de hiperglicemia, resultando em hiperglicemia fetal. Esta hiperglicemia fetal induz hiperplasia de células β-pancreáticas, o que por sua vez resulta em hiperinsulinismo. Depois do parto, o hiperinsulinismo persiste, e resulta hipoglicemia. Um bebê de uma mãe obesa sem intolerância à glicose pode também aumentar o risco no bebê. Bebês nascidos de mães que tiveram pré-eclâmpsia, ou receberam infusão de glicose durante o parto, ou estavam com terbutalina oral estão também em risco aumentado.

C. **O bebê está em risco de hipoglicemia?** Prematuridade, restrição do crescimento intrauterino (IUGR), LGA/SGA, IDMs, hipotermia, hipóxia/asfixia, pós-exsanguinotransfusão, doença (desconforto respiratório, sepse) e policitemia podem aumentar o risco de hipoglicemia. Se a mãe recebeu uma infusão de glicose intraparto, estava sob β-bloqueadores, ou estava sob agentes hipoglicêmicos orais, então o bebê também estará em risco.

D. **Quanta glicose o bebê está recebendo?** A necessidade de glicose depende da idade gestacional, do peso, e de quantos dias de idade tem o bebê. A necessidade de glicose inicial normal em bebês a termo durante as primeiras 24 horas de vida é 5–8 mg/kg/min. Em bebês de extremo baixo peso ao nascimento, ela é frequentemente mais baixa, de 4–6 mg/kg/min. Se a prescrição não foi calculada com base no peso corporal, o bebê pode não estar recebendo glicose suficiente. (Para cálculos de glicose, ver Capítulo 9.)

E. **O bebê está demonstrando sinais de hipoglicemia?** Bebês podem ter hipoglicemia documentada e não mostrar sinais exteriores. Não existe nenhum sinal patognomônico de hipoglicemia, e muitos destes sinais podem ser vistos em outras doenças (sepse, doença do sistema nervoso central, cardiopatia congênita, síndrome de desconforto respiratório grave, insuficiências renal e hepática, insuficiência suprarrenal, distúrbios metabólicos). Estes sinais podem incluir irritabilidade, tremores, nervosismo, letargia, flacidez, apneia, má alimentação, cianose, reflexo de Moro exagerado, rolagem dos olhos, taquipneia, convulsões e choro fraco ou de tonalidade alta. Se estes sinais desaparecerem com tratamento e normalização do nível de glicose, então eles podem ser mais provavelmente atribuídos à hipoglicemia e não outra afecção. Convulsões e coma frequentemente ocorrem com hipoglicemia grave, prolongada e repetitiva.

III. Diagnóstico diferencial.
Hipoglicemia é, muitas vezes, classificada como **transitória** (durando alguns dias ou mais até algumas semanas a meses) ou **persistente**. **Hipoglicemia pode ser causada** por hiperinsulinemia (transitória ou persistente), produção diminuída de glicose, reservas de glicogênio diminuídas/esgotadas, ou utilização aumentada de glicose.

A. **Hipoglicemia transitória.** A maioria da hipoglicemia no período de recém-nascido é transitória e dura apenas alguns dias. Ela é muito comum em bebês, cuja alimentação é retardada. Alguns casos de hipoglicemia transitória podem durar mais tempo que alguns dias (algumas semanas a meses). Estes casos são causados por hiperinsulinemia e são adquiridos de estresse perinatal e não genético. A fisiopatologia não está clara. Estes casos podem incluir bebês com asfixia de parto, toxemia materna, prematuridade, SGA, e recém-nascidos com sofrimento fetal. **Causas comuns de hipoglicemia transitória incluem as seguintes:**
    1. **Problemas intravenosos (IV).** Cessação abrupta de infusão de glicose hipertônica no recém-nascido ou infiltração da IV é uma causa comum.
    2. **Aporte calórico insuficiente ou início retardado da alimentação.**
    3. **Problemas de posologia de insulina.**
    4. **Cateter de artéria umbilical perto de vasos suprindo o pâncreas (artérias celíaca e mesentérica superior).** Estimula liberação de insulina.
    5. **Administração materna de glicose intraparto.**
    6. **Terapia materna com droga.** Insulina, medicações antidiabéticas orais (sulfonilureias, glinidas, gliptina), β-bloqueadores (propranolol, labetalol), terbutalina, ritodrina, clorotiazida, clorpropamida.
    7. **Bebê LGA, SGA, IUGR.**
    8. **Bebê de mãe diabética gestacional ou insulinodependente (IDM), bebê de mãe obesa sem intolerância à glicose.**
    9. **Bebê pós-maturo, prematuro.**
    10. **Infecção, sepse.**
    11. **Choque.**
    12. **Angústia respiratória.**
    13. **Estresse perinatal.**
    14. **Asfixia ou encefalopatia hipóxico-isquêmica.**
    15. **Hipotermia/hipertermia.**
    16. **Policitemia/hiperviscosidade.**
    17. **Eritroblastose fetal.**
    18. **Pós-ressuscitação ou exsanguinotransfusão.**
    19. **Cardiopatia congênita.**
    20. **Infusão de indometacina.**
    21. **Idiopática (nenhuma causa identificada).**
B. **Hipoglicemia persistente.** Frequentemente definida como hipoglicemia durante mais que 7 dias ou em bebês que necessitam de quantidades mais altas de glicose (> 10–12 mg/kg/min) para manter uma glicemia normal durante uma semana. Alguns definem hipoglicemia como persistente, se ela continuar na lactância (> 1 mês). Como alguns tipos de hipoglicemia transitória podem persistir além de 1 mês, hipoglicemia persistente é tipicamente usada para descrever a hipoglicemia mais grave que é causada por causas mais raras, como hiperinsulinemia congênita, doenças endócrinas ou erros inatos do metabolismo.
    1. **Hiperinsulinismo**
        a. **Hiperinsulinismo congênito (HI).** (Terminologia mais antiga inclui nesidioblastose, hipoglicemia idiopática da lactância, hipoglicemia hiperinsulinêmica persistente da lactância e hipoglicemia hiperinsulinêmica da lactância.) HI é uma quantidade inapropriada ou excessiva de insulina secretada pelas células β das ilhotas pancreáticas causada por um grupo de doenças genéticas. Ele é a **causa mais comum de hipoglicemia persistente**. Mutações nos genes ABCC8 e KCNJ11 se responsabilizam por 60–75% dos casos e são a causa mais comum. A incidência é de 1 por 2.500 a 1 por 50.000.
            i. **Causas genéticas.** Anormalidades genéticas em vários genes causam formas congênitas de hiperinsulinismo.
                (a) **Hiperinsulinemia de adenosina trifosfato de potássio (KATP).** Tipo mais comum de hiperinsulinismo genético com uma forma histológica difusa e focal (mais comum). Ele é causado por mutações nos genes ABCC8 e KCNJ11. A maioria das mutações é recessiva, e elas causam hipoglicemia grave que não res-

ponde ao tratamento clínico. As poucas mutações dominantes causam hipoglicemia mais branda e respondem a diazóxido.
- (b) **HI de glutamato desidrogenase (HI-GDH) (síndrome de hiperinsulinismo-hiperamoniemia).** Segundo tipo mais comum, é causado por uma mutação no gene da glutamato desidrogenase 1. Apresenta-se mais tarde (depois de 6 meses) e é uma forma mais branda de hipoglicemia.
- (c) **Mutações da glicocinase (GCK).** Estas podem causar hiperinsulinismo desde fácil até muito difícil de controlar.
- (d) **SCHAD-HI.** Causado por defeito genético da cadeia curta 3-hidroxiacil coenzima A desidrogenase (HADH). Causa hipoglicemia branda à grave.
- (e) **Outras causas.** Mutações genéticas de HNF4A, UCP2 e SLC16A1.
  - ii. **Lesões focais de tumores produtores de insulina.** Incluem adenoma de células β ou adenomatose das ilhotas. Hiperplasia/displasias de células β incluem espectro adenoma, defeito de receptor à sulfonilureia. Insulinoma é raro em crianças.
  - iii. **Síndromes associadas à hiperinsulinemia (hiperinsulinemia sindrômica).** A mais comum é a síndrome de Beckwith-Wiedemann (hipoglicemia, macroglossia, visceromegalia, onfalocele, sulcos/fossetas auriculares, anormalidades renais, macrossomia). Outras incluem as síndromes de Perlman, Kabuki, Ondine, Costello, Usher tipo Ic, Simpson-Golabi-Behmel e Sotos.
  - iv. **Defeitos congênitos da glicosilação.** Defeitos herdados da glicosilação de proteína. Dois tipos (tipo Ia e Ib) com muitos subconjuntos podem causar hipoglicemia. CDG-Ia pode-se apresentar com defeito/malformação cardíaca, atrofia/hipoplasia cerebelar e retinite pigmentar.
  - v. **Síndromes de insulinorresistência.** Estas podem causar hipoglicemia hiperinsulinêmica de jejum e podem ser genéticas ou autoimunes.
2. **Doenças endócrinas.** Doenças de deficiência hormonal (raras) causadas por deficiências em cortisol, epinefrina, glucagon e hormônio do crescimento (GH). Alguns destes distúrbios podem ter hiperinsulinemia coexistente.
   - a. **Deficiência de hormônio de crescimento (isolada).**
   - b. **Insuficiência suprarrenal (deficiência de cortisol).** Hiperplasia suprarrenal congênita, hipoplasia suprarrenal ligada ao X, hemorragia suprarrenal, síndrome adrenogenital.
   - c. **Hipopituitarismo congênito.** Decorrente da hipoplasia ou aplasia da hipófise anterior.
   - d. **Deficiência de hormônio adrenocorticotrópico (ACTH) congênita ou deficiência glicocorticoide familial.**
   - e. **Muito raras.** Malformações nervosas centrais medianas, como hipoplasia congênita do nervo óptico, hipotireoidismo congênito, deficiência de glucagon e deficiência de epinefrina.
3. **Erros inatos do metabolismo.** Hipoglicemia é vista mais comumente em distúrbios do metabolismo dos carboidratos ou da oxidação de ácidos graxos, mas pode ser vista em distúrbios do metabolismo de aminoácidos, acidúrias orgânicas e defeitos da cadeia respiratória.
   - a. **Distúrbios do metabolismo dos carboidratos.** Estes incluem galactosemia, intolerância hereditária à frutose e doenças de armazenamento de glicogênio. Hipoglicemia pode ser o achado predominante em doenças de armazenamento de glicogênio hepático (mais comum IEM associado à hipoglicemia). Distúrbios de armazenamento de glicogênio hepático têm hipoglicemia mais comumente durante jejum. Galactosemia e intolerância hereditária à frutose (após sacarose na dieta) ambas têm hipoglicemia.
   - b. **Defeitos da oxidação de ácidos graxos.** Apresentam-se com hipoglicemia não cetótica isolada ou podem também ter hiperamoniemia, acidose metabólica e transaminases elevadas. O mais comum é a deficiência de cadeia média acil-CoA desidrogenase (MCAD). Outros incluem deficiência de cadeia longa 3-OH acil-CoA desidrogenase (LCHAD) e distúrbios de deficiência de carnitina.

63: HIPOGLICEMIA

      c. Distúrbios do metabolismo de aminoácidos. Tirosinemia hereditária e doença de urina em xarope de bordo são distúrbios do metabolismo de aminoácidos que podem-se apresentar com hipoglicemia.
      d. Distúrbios de acidúrias orgânicas que podem-se apresentar com hipoglicemia. Acidemia metilmalônica, acidemia propiônica, acidemia glutárica tipo II, acidúria 3-hidróxi-3-metilglutárica.
      e. Defeitos da cadeia respiratória (deficiência da fosforilação oxidativa). Podem-se apresentar apenas com hipoglicemia.
   4. Síndrome de deficiência de transportador de glicose. Neuro-hipoglicemia é uma condição rara em que o bebê não possui a cadeia de transporte (transportador de glicose 1) que faz a glicose ser transportada pelo cérebro.

IV. Banco de dados
  A. História e exame físico. Avaliar o bebê quanto a sinais de hipoglicemia (ver Seção II.E).
   1. Achados diagnósticos sugestivos. Há sinais de sepse ou choque? Há dismorfismo que possa sugerir uma síndrome? O bebê é pletórico (policitemia)? O bebê tem genitália ambígua (hiperplasia suprarrenal congênita)? Existe um defeito na linha mediana e um micropênis (pan-hipopituitarismo)? Há presença de cataratas (galactosemia e infecções intrauterinas)? A urina tem odor de xarope de bordo (erro inato do metabolismo)? O crescimento é anormal (IUGR/SGA e LGA)? Há um fígado grande (síndrome de Beckwith-Wiedemann, galactosemia, frutosemia)? O bebê é macrossômico? A maioria dos bebês será macrossômica. O bebê tem orelha pilosa (sugere IDM)? Espasmos infantis (raros) podem ser vistos na hipoglicemia hiperinsulinêmica. Bebês com formas congênitas de hiperinsulinismo podem ter dismorfismo facial (testa alta, ponta nasal pequena com columela curta, face quadrada). Bebês podem também se apresentar com convulsões.
   2. Achados específicos de hiperinsulinemia sindrômica. Síndrome de Beckwith-Wiedemann: grande para a idade gestacional, grande língua protrusa, grandes olhos proeminentes, sulcos nos lóbulos das orelhas, orelhas em posição baixa, defeito da parede abdominal, testículos não descidos, diástase dos retos; **síndrome de Perlmann:** gigantismo fetal, defeito/malformação cardíaca, risco de tumor de Wilms, olhos situados fundo, ponte nasal deprimida, agenesia do corpo caloso; **síndrome de Costello:** defeito/malformação cardíaca, *cutis laxa* (pregas frouxas de pele), boca grande; **síndrome de Usher tipo 1C:** malformação intestinal, surdez, retinite pigmentar; **síndrome de Sotos:** LGA, malformação esquelética, defeito/malformação cardíaca; **síndrome de Timothy:** sindactilia, defeito/malformação cardíaca, síndrome de QT longo; **síndrome de Kabuki:** malformação esquelética, anomalias do trato urinário, defeito/malformação cardíaca, malformação intestinal; **síndrome de Simpso-Golabi-Behmel:** olhos largamente espaçados, macrostomia (boca grande), LGA, malformação esquelética, defeito/malformação cardíaca, malformação intestinal, risco de tumor, agenesia do corpo caloso, atrofia/hipoplasia cerebelar, surdez.
  B. Estudos de laboratório
   1. Diretrizes da AAP para triagem de hipoglicemia. Ver Figura 63–1.
      a. Assintomático
         i. Bebês a termo sadios após gravidez e parto normais (sem sintomas clínicos e sem risco). Nenhuma triagem ou monitoramento necessários. Rastrear apenas bebês a termo que tenham sinais clínicos ou sejam de risco.
         ii. Bebê pré-termo tardio ou a termo em risco. Fazer triagem baseando-se em fatores de risco. IDM pode ser hipoglicêmico tão cedo quanto 1 hora após o nascimento. Bebês SGA ou LGA podem ser hipoglicêmicos pelas 3 horas de idade, mas podem ser hipoglicêmicos durante 10 dias depois do nascimento.
            (a) Fazer triagem do bebê assintomático em risco. Deve incluir **glicose sanguínea** dentro das primeiras horas de nascido e continuada por múltiplos ciclos de alimentação. Eles devem ser alimentados com 1 hora de idade e feita triagem 30 minutos depois da alimentação.

(b) **Bebês IDM e LGA ≥ 34 semanas.** Continuar triagem de BMD e PIG por 12 horas e manter glicose plasmática de > 40 mg/dL.
(c) **Bebês pré-termo tardio e SGA a termo.** Fazer triagem antes de cada alimentação durante pelo menos 24 horas. Alimentar cada 2-3 horas. Depois de 24 horas se glicose ainda < 45 mg/dL, continuar triagem antes de cada alimentação.
  b. **Sintomático.** Qualquer bebê com sinais clínicos que sugiram hipoglicemia necessita de uma glicemia **imediatamente (dentro de minutos).**
2. **Recomendações laboratoriais para bebês < 34 semanas.** Não há diretrizes formais para estes bebês. Níveis de glicose à beira do leito devem ser monitorados frequentemente nestes bebês, até que um nível glicêmico estável seja obtido. Uma recomendação é rastrear à admissão, a seguir com 2, 4, 6, 12, 24 e 48 horas. Seguir as suas diretrizes institucionais.
  a. **Estudos iniciais quanto à hipoglicemia transitória**
    i. **Nível de glicose sérica** para confirmar a determinação rápida à beira do leito.
    ii. **CBC com diferencial** para avaliar quanto à sepse e para excluir policitemia.
3. **Estudos quanto à hipoglicemia persistente em todos os bebês.** Colher quaisquer exames laboratoriais necessários ao tempo da determinação da hipoglicemia. Há múltiplos testes que podem ser realizados, mas o objetivo principal é determinar se o bebê tem hiperinsulinemia.
  a. **Estudos iniciais**
    i. **Glicose e insulina séricas (nível I/G).** Insulina sérica será alta ao tempo da hipoglicemia com hiperinsulinemia, com alguns autores obtendo glicose e insulina séricas para determinar a relação de insulina para glicose (I/G). Uma I/G é < 0,30. Um nível > 0,30 sugere uma causa hiperinsulinêmica de hipoglicemia.
    ii. **Cetonas séricas.** Baixas a ausentes na presença de hiperinsulinemia e altas em deficiência de GH e cortisol.
    iii. **β-Hidroxibutirato e ácidos graxos livres.** Níveis diminuídos podem indicar insulina excessiva.
    iv. **Lactato sérico.** Este pode estar elevado em defeitos metabólicos.
    v. **Amônia sérica.** Para excluir síndrome de hiperinsulinismo/hiperamoniemia.
    vi. **Níveis de peptídeo C.** Elevados em hiperinsulinemia e insulinoma.
    vii. **Proteína ligadora de fator de crescimento semelhante à insulina. (IGF-BP1).** Diminuída na hiperinsulinemia.
    viii. **Nível sérico aumentado de insulina, peptídeo C e pró-insulina e diminuído de glicose, ácidos graxos livres, cetonas e IGF-BP1** pode diagnosticar hiperinsulinismo congênito.
  b. **Exames laboratoriais críticos para diagnosticar hiperinsulinismo, se associados à hipoglicemia**
    i. **Insulina plasmática** > 2 μU/mL.
    ii. **Ácidos graxos livres plasmáticos** < 1,5 mmol/L.
    iii. **β-Hidroxibutirato plasmático** < 2 μmol/L.
    iv. **Desafio com glucagon 0,03 mg/kg IV elevação** > 25-40 mg/dL na glicemia.
  c. **Para diferenciar um defeito metabólico de hipopituitarismo e hiperinsulinismo.** Obter conjunto de determinações laboratoriais antes e 15 minutos depois da administração parenteral de glucagon (0,3 mg/kg/dose). Estas incluem glicose, cetonas, ácidos graxos livres, lactato, alanina, ácido úrico, insulina, hormônio do crescimento, cortisol, glucagon, T_4 e hormônio tireoestimulador (TSH) séricos. Os resultados são interpretados conforme mostrado na Tabela 63-1.
  d. **Outros testes.** pH sérico (distúrbios metabólicos), cortisol e ACTH (insuficiência suprarrenal), níveis de hormônio de crescimento (deficiência de hormônio de crescimento), amônia sanguínea (galactosemia, hiperinsulinismo/hiperamoniemia), T_4 e TSH (hipotireoidismo), níveis de lactato sanguíneo (doenças de armazenamento de glicogênio), cetonas e substâncias redutoras ou aminoácidos e ácidos orgânicos na urina (erro inato do metabolismo), níveis de ácidos graxos (defeito de oxidação de ácidos graxos), acilcarnitinas plasmáticas (deficiência de 3-hidroxiacil-CoA desidrogenase [HADH]).
  e. **Testagem genética.** Para diagnosticar quaisquer síndromes herdadas.

Tabela 63–1. DIAGNÓSTICO DA HIPOGLICEMIA PERSISTENTE ANTES E DEPOIS DA ADMINISTRAÇÃO DE GLUCAGON PARENTERAL

Variável	Hiperinsulinismo		Hipopituitarismo		Defeito Metabólico	
	Antes	Depois	Antes	Depois	Antes	Depois
Glicose	↓	↑↑↑	↓	↑/N	↓	↓/N
Cetonas	↓	↓	N/↓	N	↑	↑
Ácidos graxos livres	↓	↑	N/↓	N	↑	↑
Lactato	N	N	N	N	↑	↑↑
Alanina	N	?	N	N	↑	↑↑
Ácido úrico	N	N	N	N	↑	↑↑
Insulina	↑↑	↑↑↑	N/↑	↑	N	↑
Hormônio de crescimento	↑	↓	↓	↓	↑	↑
Cortisol	↑	↓	↓[a]	↓[a]	↑	↑
TSH e T_4	N	N	↓[a]	↓[a]	N	N

N, normal ou inalterado; ↑, elevado; ↓, abaixado; ?, desconhecido; TSH, hormônio tireoestimulador; T_4, tireoxina.
[a]Resposta pode variar dependendo do grau de hipopituitarismo.

C. Imagem e outros estudos

1. **Ultrassom/tomografia computadorizada (CT) do pâncreas** para procurar adenoma.
2. **Ecocardiograma** pode mostrar miocardiopatia hipertrófica em bebês com hiperinsulinismo transitório (IDM).
3. **Espectrometria de massa sequencial com ionização de *electrospray*** pode identificar erros inatos do metabolismo mais rapidamente (ver Capítulo 105).
4. **Tomografia de emissão positrônica de flúor 18-L diidroxifenilalanina ([18] F-DOPA PET/CT)** permite localização pré-operatória da lesão focal, possibilitando ressecção cirúrgica.

V. Plano

A. Plano global. Existem muitas recomendações diferentes sobre tratamentos. É melhor seguir as diretrizes da sua instituição. As recomendações da AAP para bebês pré-termo e a termo em risco e também recomendações sugeridas para bebês pré-termo < 34 semanas são anotadas aqui. O objetivo global é manter normoglicemia. Bebês em risco de hipoglicemia e aqueles com hipoglicemia estabelecida devem fazer triagem de glicose cada 1–2 horas até os níveis de glicose estarem estáveis e a seguir cada 4 horas. Uma vez estável o nível de glicose, o passo seguinte é determinar por que o paciente está hipoglicêmico. Algumas vezes a causa é óbvia, como no caso de um bebê de mãe diabética ou um com IUGR. Se a causa não for óbvia, é necessário análise adicional.

1. **Recomendações da AAP para bebês pré-termo tardio e bebês a termo (> 34 semanas) em risco.** Sinais de hipoglicemia incluem nervosismo, cianose, convulsões, episódios aneicos, taquipneia, choro fraco ou de tonalidade aguda, flacidez ou letargia, má alimentação e rolagem dos olhos. (Ver Figura 63–1.)
   a. **Bebês sintomáticos.** Se glicemia < 40 mg/dL, tratar com glicose. Dar 2 mL/kg de glicose 10% em água (G10A) a uma velocidade de 1 mL/min. A seguir uma infusão contínua de 5–8 mg/kg/min (80–100 mL/kg/d) para atingir uma glicose plasmática de 40–50 mg/dL.
   b. **Bebês assintomáticos.** Ver Figura 63–1.
   c. **Se níveis de glicose não puderem ser mantidos a > 45 mg/dL (com 5–8 mg/kg/min de G10A).** Considerar hipoglicemia hiperinsulinêmica e enviar pedido de dosagem de insulina sérica com glicose plasmática, quando a glicemia à beira do leito for < 40 mg/dL. Deve ser obtida consulta com endocrinologia.
2. **Recomendações para bebês pré-termo < 34 semanas (*controvertido*)**
   a. **Tratamento de hipoglicemia assintomática é *controvertido*.** Uma conduta de tratamento é apresentada aqui. Alguns clínicos com alimentação precoce baseando-se no ní-

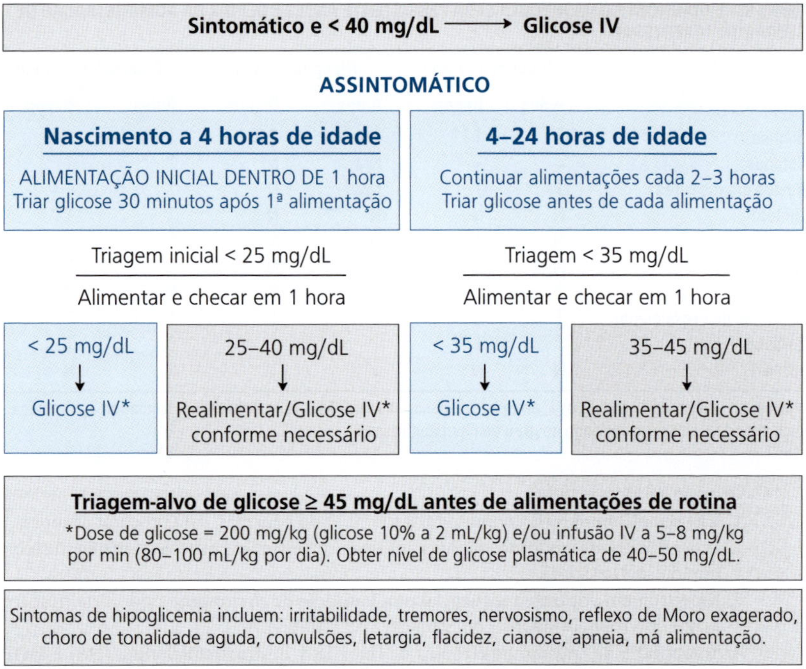

| Sintomático e < 40 mg/dL ──→ Glicose IV |

ASSINTOMÁTICO

Nascimento a 4 horas de idade	4–24 horas de idade
ALIMENTAÇÃO INICIAL DENTRO DE 1 hora Triar glicose 30 minutos após 1ª alimentação	Continuar alimentações cada 2–3 horas Triar glicose antes de cada alimentação

Triagem inicial < 25 mg/dL   Triagem < 35 mg/dL
Alimentar e checar em 1 hora   Alimentar e checar em 1 hora

< 25 mg/dL	25–40 mg/dL	< 35 mg/dL	35–45 mg/dL
↓	↓	↓	↓
Glicose IV*	Realimentar/Glicose IV* conforme necessário	Glicose IV*	Realimentar/Glicose IV* conforme necessário

Triagem-alvo de glicose ≥ 45 mg/dL antes de alimentações de rotina
*Dose de glicose = 200 mg/kg (glicose 10% a 2 mL/kg) e/ou infusão IV a 5–8 mg/kg por min (80–100 mL/kg por dia). Obter nível de glicose plasmática de 40–50 mg/dL.

Sintomas de hipoglicemia incluem: irritabilidade, tremores, nervosismo, reflexo de Moro exagerado, choro de tonalidade aguda, convulsões, letargia, flacidez, cianose, apneia, má alimentação.

FIGURA 63–1. Triagem e manejo da homeostasia de glicose pós-natal em bebês pré-termo tardio (LPT 34–36 6/7 semanas), a termo pequenos para a idade gestacional (SGA), e bebês que nasceram de mães com diabetes (IDM)/bebês grandes para a idade gestaconal (LGA). LPT e SGA (triar 0–24 horas), IDM e LGA ≥ 34 semanas (triar 0–12 horas). IV indica intravenosa. (*Reimpressa, com permissão, de Committee on Fetus and Newborn, Adamkin DH. Postnatal glucose homestasis in late-preterm and term infants.* Pediatrics. 2011;127:575–579.)

vel de glicose, estado clínico e idades gestacional e pós-natal do bebê. Outros confiam no nível de glicose plasmática (frequentemente < 25 mg/dL) e tratam todos esses bebês com glicose parenteral. Siga as diretrizes da sua própria instituição.
  i. **Tirar uma amostra de sangue e enviá-la para o laboratório para um nível de glicose plasmática básico IMEDIATO.**
  ii. **Bebês com uma glicose plasmática < 25 mg/dL.** Inserir uma IV e começar uma infusão de glicose a 5–8 mg/kg/min (cálculo específico no Capítulo 9), mesmo se o bebê não estiver mostrando sinais de hipoglicemia (***controvertido***). Inicialmente, níveis de glicose devem ser checados cada 30 minutos até estáveis. A infusão deve ser aumentada até que seja obtida normoglicemia. Um bolo de glicose no bebê assintomático é contraindicado porque se admite que resulte em hipoglicemia de rebote (***controvertido***).
  iii. **Bebês com uma glicose plasmática de 25–45 mg/dL.** Se não houver fatores de risco para hipoglicemia, e o bebê for clinicamente estável, uma alimentação precoce (gavagem, se necessário) de glicose 5% em água ou fórmula pode ser dada. Os níveis de glicose são monitorados cada 30–60 minutos até estáveis e a seguir cada 4 horas. Se a glicose permanecer baixa, uma linha IV deve ser iniciada com uma infusão de glicose de 5–8 mg/kg/min.
  b. **Hipoglicemia sintomática (transitória).** Ver sintomas precedentemente. Tratamento de hipoglicemia sintomática com glicose parenteral é comum, embora ***controvertido***.

i. **Tirar uma amostra para um nível de glicose plasmática básico IMEDIATO.**
ii. **Inserir uma IV e começar uma infusão de glicose.** Infundir um minibolo (frequentemente não associado à hipoglicemia de rebote neste contexto) de 2 mL/kg de uma solução de glicose 10% a uma velocidade de 1,0 mL/min. A seguir iniciar uma infusão contínua de glicose (5–8 mg/kg/min ou 80–100 mL/kg/d) e aumentar a velocidade, conforme necessário, para manter uma glicemia normal (> 40–50 mg/dL). O nível deve ser monitorado cada 30–60 minutos até estável. **A mais alta concentração de glicose que pode ser infundida por um cateter periférico é de 12,5%.** Um estudo constatou que glicose 12,5% em água (DW) foi preferida em relação a DW 10% em bebês pré-termo doentes pesando 1.500–2.000 g. Se uma solução mais concentrada for necessária, é preciso um cateter central. Concentrações mais altas são hipertônicas e podem danificar as veias. Por outro lado, se houver dificuldade em começar um cateter IV, um cateter venoso umbilical pode ser colocado emergencialmente.

3. **Se uma IV não for disponível, glucagon (ver Capítulo 148) pode ser dado a bebês com reservas adequadas de glicogênio.** Isto pode ser particularmente efetivo em IDMs e menos efetivo em bebês que têm retardo do crescimento ou que são SGA por causa de pouca massa muscular e reservas de glicogênio. A dose é de 0,02–0,30 mg/kg/dose, não excedendo 1,0 mg de dose total. Ele pode ser dado subcutânea ou intramuscularmente, enquanto acesso vascular está sendo tentado.
4. **Hiperinsulinemia transitória que dura mais tempo do que alguns dias (até 2–3 meses).** Estes bebês têm uma alta necessidade de glicose (> 20 mg/kg/min). Eles respondem bem à terapia com diazóxido e frequentemente o necessitam transitoriamente.
5. **Hipoglicemia persistente.** Definida como hipoglicemia persistindo ou recorrendo ao longo de > 7 dias. Ela também ocorre quando o bebê necessita > 12 mg/kg/min para manter uma glicose normal. O tratamento destes bebês pode ser complicado, uma vez que eles possam ter sobrecarga hídrica e insuficiência cardíaca. Muitos requerem uma linha central para fornecer altos níveis de glicose. Alguns necessitarão uma gastrostomia para alimentações frequentes. Deve ser obtida **consulta de endocrinologia e possível cirúrgica**.
   a. **Continuar glicose IV e aumentar a velocidade da glicose IV para 16–20 mg/kg/min.** Velocidades > 20 mg/kg/min frequentemente não são úteis. Se for evidente neste ponto que o bebê ainda tem problemas com hipoglicemia, devem ser começadas medicações para tratar a hipoglicemia.
      i. **Corticosteroides.** Antes usados no tratamento de hipoglicemia persistente. Algumas unidades ainda estão usando corticosteroides como terapia de primeira linha. Ela não é mais recomendada em razão de efeitos colaterais e agora apenas é usada se houver evidência de insuficiência suprarrenal. (Ver posologia no Capítulo 148.)
      ii. **As seguintes medicações podem ser tentadas.** Não é necessário parar o agente precedente ao experimentar uma nova medicação. **Escolha do tratamento** pode ser variável e depende da instituição. **Conhecimento do subtipo genético pode guiar o tratamento**. Bebês com mutações GLUD1, HNF4A, HADH, GCK e UCP2 respondem melhor ao diazóxido do que aqueles com mutações ABCC8 e KCNJ11. O tipo causado por mutação ABCC8/KCNJ11 paterna é focal e pode responder à cirurgia. **Bebês com hiperinsulinemia transitória por estresse perinatal e hiperinsulinemia sindrômica também respondem ao diazóxido.** Ver Capítulo 148 para posologias.
         (a) **Diazóxido. Primeiro tratamento de escolha.** Inicial 10 mg/kg/d PO em doses divididas cada 8 horas. Faixa é de 5–15 mg/kg/d dividida cada 8 horas. **Clorotiazida** é, muitas vezes, usada em conjunto pelo seu efeito sinergístico e para diminuir retenção de líquido. Diazóxido é começado para uma experiência de 5 dias. A responsividade é com base na ausência de hipoglicemia sob alimentações normais e durante um jejum de 4 horas. Se não responsivo, octreotídeo é experimentado a seguir.

(b) **Octreotídeo.** Um análogo de ação longa da somatostatina; preferido em relação à somatostatina, porque a última tem uma meia-vida muito curta. Ele pode ser usado se o bebê não responder ao diazóxido. A dose inicial é de 2–10 mcg/kg/d via subcutânea dividida cada 6–12 horas, ou por infusão IV contínua. Doses até 40 mcg/kg/d dividida cada 6–8 horas podem ser usadas. Tem sido usado a longo prazo em combinação com alimentação.

(c) **Glucagon.** Usado se o bebê tiver boas reservas de glicogênio. Frequentemente só dado em situações temporárias (p. ex., aguardando acesso IV/linha central, aguardando cirurgia, usado com octreotídeo em estabilização a curto prazo de bebês com hiperinsulinemia). Dose é de 0,02–0,30 mg/kg/dose via IV, intramuscular ou subcutânea. Pode repetir em 20 minutos (1 mg dose máxima).

(d) **Nifedipina.** Foi usada em alguns bebês, mas por causa de hipotensão grave e falta de experiência a longo prazo, não é usada com frequência.

(e) **Medicações para distúrbios de deficiência endócrina.** **Hormônio de crescimento** deve ser usado, se houver uma deficiência de GH. **Epinefrina** pode ser usada em deficiência de epinefrina. **Glucagon protamina zinco** é indicado para bebês com deficiência de glucagon. **Síndrome de deficiência de transportador de glicose** é tratada com uma dieta cetogênica.

b. **Cirurgia pancreática.** Considerada, se tratamento clínico não funcionar. Também é recomendada para os bebês com **lesões focais** (pancreatectomia parcial) e alguns bebês com lesões difusas, como hiperplasia de células β (pancreatectomia subtotal). Alguns bebês podem necessitar de uma pancreatectomia total para controlar sua hiperinsulinemia.

B. **Planos específicos de tratamento**
1. **Hiperinsulinismo neonatal.** Pancreatectomia (remove pelo menos 95% do órgão) frequentemente é necessária. Pancreatectomia parcial pode ser feita, quando a hipersecreção se demonstra limitada a uma pequena área do pâncreas. Estudos mostraram que alguns casos de hiperinsulinemia congênita foram tratados efetivamente com diazóxido e octreotídeo durante décadas.
2. **Hipopituitarismo congênito.** Frequentemente responde à administração de cortisona e glicose IV. Administração de GH humano pode ser necessária. (Para posologias, ver Capítulo 148.)
3. **Defeitos metabólicos**
   a. **Doença de armazenamento de glicogênio tipo I.** Frequentes alimentações pequenas, evitando frutose ou galactose, podem ser benéficas.
   b. **Intolerância hereditária à frutose.** Começar uma dieta isenta de frutose.
   c. **Galactosemia.** Começar uma dieta isenta de galactose imediatamente à suspeita do diagnóstico.

Referência Selecionada

Committee on Fetus and Newborn, Adamkin DH. Postnatal glucose homeostasis in latepreterm and term infants. *Pediatrics.* 2011;127:575-579.

64 Hiponatremia

I. **Problema.** Um bebê tem um sódio sérico de 127 mEq/L, abaixo do valor aceito normal de 135 mEq/L. A incidência de hiponatremia é maior que a de hipernatremia em bebês prematuros. A evidência mostra agora que ela é uma condição séria em bebês muito pré-termo (< 33 semanas de gestação), que têm grandes variações na concentração de sódio sérico, uma vez que eles correm risco de mau desenvolvimento neuromotor aos 2 anos. Os bebês pré-termo com um risco aumentado de hiponatremia por restrição de sódio mostram crescimento prejudicado e pior neurodesenvolvimento aos 10–13 anos de idade. Hiponatremia é também um fator de risco para perda auditiva neurossensorial, hemorragia intracraniana e paralisia cerebral. Hiponatremia em bebês que experimentaram asfixia de parto perinatal é risco para mortalidade aumentada.

II. Perguntas imediatas

A. Há qualquer atividade convulsiva? Atividade convulsiva pode ser vista em pacientes com níveis extremamente baixos de sódio sérico (frequentemente < 120 mEq/L). **Esta é uma emergência médica, e é necessária correção de sódio intravenosa (IV) urgente.**

B. Quanto sódio e água livre o paciente está recebendo? Está ocorrendo ganho ou perda de peso? Tenha certeza de que uma quantidade adequada de sódio está sendo dada e de que o aporte de água livre não é excessivo. A quantidade normal de aporte de sódio é de 2–4 mEq/kg/d. Ganho de peso com níveis baixos de sódio sérico constitui mais provavelmente um resultado de sobrecarga de volume, especialmente no primeiro ao segundo dia de vida, quando é esperada perda de peso.

C. Qual é o débito urinário? No caso de síndrome de secreção inapropriada de hormônio antidiurético (SIADH), o débito de urina é diminuído. Se o débito de urina for aumentado (> 4 mL/kg/h), fazer uma checagem imediata do sódio urinário para determinar se as perdas de sódio na urina estão altas.

D. Que medicações o bebê está recebendo? Estão sendo dadas medicações perdedoras de sal? Diuréticos, como furosemida, podem causar hiponatremia hipovolêmica. Outras medicações que causam hiponatremia incluem teofilina, carbamazepina, clorpromazina, indapamida, amiodarona e inibidores seletivos da recaptação de serotonina. A maioria destes causa SIADH (hiponatremia euvolêmica). Morfina e barbitúricos também podem causar hiponatremia.

E. A mãe recebeu líquidos IV hipotônicos ou uma quantidade excessiva de oxitocina? A mãe estava hiponatrêmica no período intraparto? Caso afirmativo, o bebê pode ter hiponatremia ao nascimento. Bebês de mães com hiponatremia podem ter baixos níveis de sódio depois do nascimento.

F. O bebê tem < 1 semana de idade (hiponatremia de início precoce) ou o bebê está na terceira à quarta semana de vida (hiponatremia de início tardio)? Hiponatremia de início precoce pode ser decorrente de excesso de água livre a partir de água livre materna aumentada no trabalho de parto ou liberação não osmótica perinatal de vasopressina (ocorre na asfixia perinatal, síndrome de angústia respiratória, pneumotóraces bilaterais, hemorragia intraventricular [IVH], e com certas medicações). Também pode ocorrer por água livre em demasia administrada ou não suficiente aporte de sódio nos líquidos. **Hiponatremia de início tardio** frequentemente é por ingestão inadequada de sódio ou perdas renais excessivas. Início tardio também pode ser por liberação de excessivo hormônio antidiurético (ADH), insuficiência renal, ou edema causando retenção de água livre, mas é menos comum. Bebês pré-termo > 28 semanas têm uma alta fração de excreção de sódio.

III. Diagnóstico diferencial.
Ao considerar o diferencial, determinar se o valor é real. Certas condições podem causar pseudo-hiponatremia. É adequada a quantidade de sódio dada? Então você necessita decidir se a hiponatremia é causada por *deficit* de sódio corporal total ou um excesso de água livre. Existe uma incapacidade de excretar água? Há uma perda excessiva de sódio? Medicações causaram a hiponatremia? A causa dita a forma de tratamento. **A causa mais frequente de hiponatremia no recém-nascido é hiponatremia hipotônica (dilucional) causada por administração excessiva de líquido ou retenção de água livre.**

A. Pseudo-hiponatremia. Esta pode ser causada por hiperlipidemia, hiperproteinemia ou hiperglicemia. Na hiperglicemia, para cada 100 mg/dL que a glicose está acima de 100, o sódio cai 1,6 mEq/L. Um resultado espúrio também pode resultar de uma amostra diluída tirada de um cateter de demora com um líquido com baixo sódio.

B. Ingestão inadequada de sódio. Sódio de manutenção é frequentemente de 2–4 mEq/d.

C. Hiponatremia com excesso de líquido extracelular (ECF) (hipervolemia). Isto ocorre com excesso de ECF. Há um balanço positivo de água. O sódio corporal total e a água corporal

total estão aumentados. O ECF está muito aumentado, resultando em edema e ganho de peso. As causas incluem as seguintes:
1. **Insuficiência cardíaca congestiva.**
2. **Sepse com débito cardíaco diminuindo.**
3. **Paralisia neuromuscular com retenção de líquido (p. ex., pancurônio).**
4. **Insuficiência renal.**
5. **Insuficiência hepática (cirrose).**
6. **Síndrome nefrótica.**
7. **Enterocolite necrosante (avançada).**
8. **Terapia com indometacina (pode causar retenção de água).**

D. **Hiponatremia com hipovolemia (*deficit* de ECF).** Isto ocorre com um *deficit* de ECF e pode ser causado por perdas renais ou perdas extrarrenais. O sódio corporal total e a água corporal total e o ECF estão todos diminuídos.
  1. **Perdas renais (Na urinário imediato > 20 mEq/L)**
     a. **Diuréticos.**
     b. **Doenças renais**
        i. **Imaturidade renal.** Recém-nascidos podem ter rins imaturos. Bebês pré-termo são propensos à hiponatremia por causa de uma taxa de filtração glomerular mais baixa, reabsorção tubular proximal de sódio mais baixas e um nível aumentado de arginina vasopressina, quando doentes. Frequentemente bebês de muito baixo peso ao nascimento mostram perda aumentada de sódio tubular renal e de água causando hiponatremia.
        ii. **Nefropatia perdedora de sal.**
        iii. **Insuficiência renal aguda/crônica.**
        iv. **Acidose tubular renal.**
        v. **Uropatia obstrutiva.** Esta pode causar altas perdas urinárias de sódio.
        vi. **Síndromes de Bartter e de Fanconi.**
        vii. **Síndrome de hipertensão-hiponatremia em recém-nascidos causada por patologia renovascular.** Isquemia renal por microtrombos pode ser a causa. Suspeitar se cateter de artéria umbilical foi colocado, e estiver presente estenose de artéria renal unilateral.
     c. **Deficiência de mineralocorticoide (doenças suprarrenais perdedoras de sal)**
        i. **Doença de Addison.**
        ii. **Hipoaldosteronismo.**
        iii. **Hiperplasia suprarrenal congênita.**
        iv. **Pseudo-hipoaldosteronismo.**
        v. **Hipopituitarismo.**
     d. **Síndrome cerebral perdedora de sal.** Ocorre quando há perda de sódio na urina e é secundária à lesão aguda ou crônica do sistema nervoso central (hemorragia, pressão intracraniana aumentada). O volume extracelular é aumentado, e nitrogênio ureico sanguíneo, albumina e hematócrito são aumentados.
     e. **Diurese osmótica por hiperglicemia (rara em recém-nascidos), hiperosmolalidade.**
  2. **Perdas extrarrenais (Na urinário < 20 mEq/L)**
     a. **Perdas gastrointestinais (GI),** como vômito, diarreia, tubo nasogástrico.
     b. **Líquidos retidos em terceiro espaço.** Ascite, derrame pleural, íleo, enterocolite necrosante, necrose de pele.
     c. **Perda cutânea por aquecedor radiante.**

E. **Hiponatremia com ECF normal.** Água corporal total está aumentada, sódio total é normal ou ligeiramente diminuído, ECF está minimamente aumentado, mas sem edema.
  1. **Excesso de líquidos IV, água livre, ou uso de fórmulas diluídas (hipotônicas).** Uma causa comum da hiponatremia em um recém-nascido. Sobrecarga hídrica materna (com soluções de glicose apenas, sem sódio), ou intoxicação pela água materna é também uma causa de hiponatremia em um recém-nascido. Isto é associado a uma baixa densidade urinária e alto débito de urina.

2. **SIADH.** Ocorre mais comumente em distúrbios do CNS, como IVH, hidrocefalia, asfixia de parto e meningite, mas também pode ser vista com doença pulmonar (pneumotórax e ventilação com pressão positiva). SIADH é frequentemente vista em recém-nascidos prematuros e a termo criticamente doentes. Também pode ser vista em associação à dor e com medicações, como opiáceos, carbamazepina, barbitúricos, teofilina e tiazidas.
3. **Relação endócrina.** Hipotireoidismo ou hipoadrenalismo.

F. **Hiponatremia induzida por droga.** Diuréticos (usados frequentemente com displasia broncopulmonar/doença pulmonar crônica [BPD/CLD]) podem levar a perdas de sódio. Indometacina causa retenção de água (hiponatremia dilucional). SIADH pode ser decorrente de medicações, conforme anotado precedentemente. Infusão de manitol ou glicose hipertônica pode causar hiperosmolalidade com perda de sal. Uso materno de medicação (diuréticos, infusão de oxitocina e glicose) pode causar hiponatremia no bebê.

IV. **Banco de dados**
  A. **Avaliar o prontuário à beira do leito**
   1. **Checar quanto à perda ou ganho de peso.** Ganho de peso é mais provável estar associado à hiponatremia dilucional. Perda de peso é vista com hiponatremia com ECF diminuído.
   2. **Checar aporte e eliminação de líquido ao longo de um período de 24 horas.** Normalmente, bebês retêm dois terços do líquido administrado, e o resto é perdido na urina ou por perda insensível. Se o aporte for muito maior que a eliminação, o paciente pode estar retendo líquido, e hiponatremia dilucional deve ser considerada.
   3. **Avaliar o débito e a densidade urinários.** Um baixo débito de urina com uma densidade alta é visto mais comumente com SIADH. Com líquido excessivo, veem-se uma baixa densidade urinária e alto débito de urina.
  B. **História e exame físico.** Existem presentes fatores maternos (líquidos IV hipotônicos ou uma quantidade excessiva de oxitocina), ou houve hiponatremia materna no período intraparto? Assinalar sinais de atividade convulsiva (movimentos oculares anormais, contrações das extremidades, projeção da língua). Há uma fontanela saliente, alguma letargia? Checar edema, um sinal de sobrecarga de volume (insuficiência renal, insuficiência cardíaca congestiva). Turgor cutâneo diminuído e membranas mucosas secas são vistos na desidratação. O bebê está em choque? O bebê tem hiperpigmentação genital (hiperplasia suprarrenal congênita)? Existe virilização ou genitália ambígua em um bebê feminino ou hipospadia em um masculino (deficiência de 3-β-hidroxiesteroide desidrogenase?
  C. **Estudos laboratoriais**
   1. **Testes específicos**
      a. Sódio e osmolalidade séricos.
      b. Sódio, osmolalidade e densidade imediatos da urina.
      c. Eletrólitos séricos, creatinina e proteína total para avaliar a função renal.
   2. Ver Tabela 64–1 para diagnóstico de resultados laboratoriais específicos
      a. Sobrecarga de volume (hiponatremia dilucional)

Tabela 64–1. HIPONATREMIA E ACHADOS LABORATORIAIS EM DIAGNÓSTICOS ESPECÍFICOS

	Débito Urinário	Sódio Urinário	Osmolalidade Urinária	Densidade Urinária
Excesso de líquidos IV	Aumentado		Diminuída	Diminuída
SIADH	Diminuído	Aumentado	Aumentada	Aumentada
GI/pele/terceiro espaço	Diminuído	Diminuído	Aumentada	Aumentada
Perda renal	Aumentado	Aumentado	Diminuída	Diminuída
Retenção de líquido	Diminuído			Aumentada

IV, intravenoso; SIADH, síndrome de secreção inapropriada de hormônio antidiurético; GI, gastrointestinal.

i. **Líquidos IV em excesso.** Débito urinário aumentado e osmolalidade urinária diminuída e baixa (diminuída) densidade urinária.
ii. **Outros (insuficiência cardíaca congestiva ou paralisia com retenção de líquido).** Débito urinário diminuído e densidade urinária aumentada.
 b. **Perdas de sódio aumentadas**
  i. **Perdas renais, com diuréticos e insuficiência suprarrenal.** Débito de urina e Na^+ na urina aumentados, e osmolalidade e densidade urinárias diminuídas.
  ii. **Perdas cutâneas e GI e com retenção em terceiro espaço.** Débito e sódio urinários diminuídos, e osmolalidade e densidade urinárias aumentadas.
 c. **SIADH.** O diagnóstico é feito documentando-se o seguinte em estudos laboratoriais simultâneos: baixo débito de urina, osmolalidade da urina maior que a osmolalidade sérica, baixo nível de sódio sérico e baixa osmolalidade sérica e alto nível de sódio e alta densidade urinários. Uma concentração de ADH plasmático e uma concentração plasmática de peptídeo natriurético atrial podem ser obtidas. Se elas mostrarem uma alta concentração de ADH na presença de baixa osmolalidade sérica e osmolalidade urinária elevada, o diagnóstico está confirmado.
D. **Imagem e outros estudos.** Nenhum frequentemente necessário. Ultrassonografia da cabeça ou imagem de ressonância magnética (MRI) cerebral pode revelar IVH como causa de hiponatremia secundária a SIADH.
V. **Plano.** Tratamento é essencial, e esforço deve ser feito para manter o sódio na faixa normal especialmente no bebê pré-termo, uma vez que a hiponatremia possa causar futuros problemas.
 A. **Medidas de emergência.** Se o bebê estiver tendo convulsões induzidas por hiponatremia como resultado do baixo sódio (frequentemente < 120 mEq/L), deve ser dada solução de cloreto de sódio hipertônica (cloreto de sódio 3%). Convulsões hiponatrêmicas frequentemente param com uma correção de apenas 3–5 mEq/L. Correções rápidas (especialmente em hiponatremia crônica ou um aumento de > 8 mEq/L em 24 horas) podem causar dano cerebral (**mielinólise pontina central**). Suspeitar isto em um recém-nascido que, no curso da correção, desenvolver disfunção de nervos cranianos e tetraparesia. MRI mostra uma lesão redonda na área pontina central. **Uma vez que os sintomas regridam**, e o sódio sérico seja > 120 mEq/L, uma correção lenta pode ser dada ao longo de 24 horas (não excedendo 8 mEq/L/D). Há *controvérsia* a respeito da velocidade e como ela deve ser dada. Obedecer às normas institucionais.
  1. *Push* IV ao longo de 15 minutos (1–3 mL/kg de NaCl 3% [513 mEq de sódio/L]). Este método deve ser reservado para os pacientes que têm convulsões, aqueles com apneia repetida, exigindo intubação, ou *status epilepticus* refratário a partir da hiponatremia (***controvertido***).
  2. **Correção horária.** 2 mL/kg/h de NaCl 3% podem ser dados (deve elevar a concentração de sódio 2 mmol/L/h) até que o sódio seja > 120 mmol/L.
  3. **Correção em 24 horas.** O *deficit* corporal total pode ser calculado (ver abaixo), e metade disso é dada ao longo de 12–24 horas.
  4. **Terapia anticonvulsiva.** Medicação deve ser considerada, se convulsões persistirem depois de dada solução de cloreto de sódio 3%. ***Observação:*** Uso de anticonvulsivos pode não ser efetivo e pode ser associado à apneia.
 B. **Tratamento geral.** Sempre tratar a doença subjacente.
  1. **Hiponatremia com hipervolemia.** Restrição de sódio e água.
  2. **Hiponatremia com hipovolemia.** Expansão de volume com sódio e água para repor as perdas.
  3. **Hiponatremia com ECF normal.** Restrição de água.
 C. **Tratamento específico**
  1. **Sobrecarga de volume (hiponatremia dilucional).** Tratada com restrição de líquido. Os líquidos de manutenção totais podem ser diminuídos em 20 mL/kg/d, e os níveis de sódio sérico devem ser monitorados cada 6–8 horas. A causa subjacente deve ser investigada e tratada.

2. **Aporte inadequado de sódio**
   a. **A necessidade de sódio de manutenção para bebês a termo é de 2–4 mEq/kg/d é mais alta em bebês prematuros.** Calcular a quantidade de sódio que o paciente está recebendo, usando as equações no Capítulo 9. Reajustar o aporte de sódio IV, se ele for a causa da hiponatremia.
   b. **Se o bebê estiver recebendo fórmula oral somente, checar a fórmula que está sendo usada.** Fórmulas com baixo sódio, como Similac PM 60/40 ou leite da mama (que é baixo em sódio), podem contribuir para hiponatremia. Uso de cloreto de sódio suplementar ou uma fórmula com conteúdo mais alto de sódio pode ser necessário.
   c. **Calcular o *deficit* de sódio total usando a seguinte equação.** O resultado será a quantidade de sódio necessária para corrigir a hiponatremia. Frequentemente, **só metade desta quantidade** é dada ao longo de 12–24 horas.

   (Sódio desejado [130 – 135 mEq/L] – Valor de sódio do bebê) ×
   (Peso [kg] × 0,6) = *Deficit* total de sódio

3. **Perdas de sódio aumentadas.** Tratar a causa subjacente e aumentar o sódio administrado para repor as perdas.
4. **Hiponatremia induzida por droga.** Se uma medicação perdedora de sal renal, como furosemida, estiver sendo dada, os níveis de sódio sérico serão baixos mesmo apesar de uma quantidade adequada de sódio estar sendo dada na dieta. Um aumento na ingestão de sódio pode ser necessário, como frequentemente é o caso em bebês com BPD/CLD que estão recebendo diuréticos. A maioria também está recebendo alimentações orais, de modo que um suplemento oral de cloreto de sódio pode ser usado. Começar com 1 mEq 3 vezes ao dia com alimentos e ajustar, conforme necessário. Alguns bebês podem necessitar de 12–15 mEq/d. Os níveis de sódio devem ser mantidos nos 130 baixos, porque níveis mais altos podem resultar em retenção hídrica, quando diuréticos forem usados. Hiponatremia induzida pela indometacina é tratada com restrição de líquido.
5. **SIADH.** A causa da SIADH é frequentemente óbvia; se não for, é necessária mais investigação (p. ex., ultrassonografia da cabeça ou radiografia de tórax para excluir doença pulmonar). Durante o tratamento, monitorar o sódio sérico, a osmolalidade e o débito urinário para determinar se o paciente está respondendo.
   a. **Convulsões presentes ou sódio sérico é < 120 mEq/L**
      i. **Solução de cloreto de sódio hipertônica (cloreto de sódio 3%).** Ver Seção V.A.
      ii. **Lasix.** 1 mg/kg IV cada 6 horas.
      iii. **Terapia anticonvulsiva pode ser considerada (*controvertida*).** Um relato de caso usou com sucesso fenitoína em um recém-nascido com SIADH e convulsões hiponatrêmicas refratárias.
      iv. **Restrição de líquido.** Frequentemente 40–60 mL/kg/d de água livre.
   b. **Sódio sérico é > 120 mEq/L sem convulsões:**
      i. **Restrição de líquido.** Frequentemente 40–60 mL/kg/d. Este esquema não permite perda hídrica que acompanha o uso de um aquecedor radiante ou fototerapia.
      ii. **Lasix** pode também ser usado.

Referências Selecionadas

Baraton L, Ancel PY, Flamant C, Orsonneau JL, Darmaun D, Rozé JC. Impact of changes in serum sodium levels on 2-year neurologic outcomes for very preterm neonates. *Pediatrics*. 2009;124:e655-e661. DOI:10.1542/peds.2008-3415.

Moritz ML, Ayus JC. Hyponatremia in preterm neonates: not a benign condition. *Pediatrics*. 2009;124:e1014. DOI:10.1542/peds.2009-1869.

65 Hipopotassemia

I. **Problema.** A enfermeira informa um potássio sérico de 2,8 mEq/L. Os valores de potássio sérico normal variam com a técnica usada pelo laboratório que são frequentemente entre **3,5 e 5 mEq/L.** Hipopotassemia é definida como um potássio sérico < 3,5 mEq/L. Hipopotassemia branda é de 3,0–3,5 mEq/L. Hipopotassemia moderada é de 2,5–3,0 mEq/L; hipopotassemia grave é < 2,5 mEq/L. Hipopotassemia grave pode causar arritmias cardíacas.

II. **Perguntas imediatas**
   A. **Qual é o potássio sérico central?** Se um baixo valor for obtido por picada no calcanhar, valores centrais devem ser obtidos, porque eles podem na realidade ser mais baixos que os valores obtidos por picada no calcanhar, por causa da hemólise dos eritrócitos. **A amostra foi enviada imediatamente para o laboratório?** Se uma amostra repousou durante horas em uma área aquecida, pode ocorrer pseudo-hipopotassemia.
   B. **O bebê está tomando diuréticos? Medicações perdedoras de potássio, ou digitálicos, estão sendo dadas?** Hipopotassemia pode causar arritmias importantes, se digitálico estiver sendo administrado.
   C. **Quanto potássio o bebê está recebendo?** Doses de manutenção normal são de 1–2 mEq/kg/d.
   D. **Há quaisquer perdas gastrointestinais (GI) por diarreia, um tubo nasogástrico/orogástrico (NG/OG), ou ileostomia?** Perda de grandes quantidades de líquidos GI podem causar hipopotassemia. Vômito grave também pode causar hipopotassemia, como na estenose pilórica hipertrófica infantil.
   E. **Qual é o nível de magnésio do bebê? Hipomagnesemia** pode causar hipopotassemia. Considerar este diagnóstico, se a hipopotassemia não se corrigir apesar da suplementação de potássio.

III. **Diagnóstico diferencial.** Hipopotassemia pode ser causada por um aporte inadequado prolongado de potássio, perdas gastrointestinais, perdas renais e desvios ou distribuição transcelulares. Perdas GI e renais são mais comuns. **Medicações (diuréticos) são a causa mais comum na unidade de terapia intensiva neonatal (NICU).**
   A. **Pseudo-hipopotassemia** pode ocorrer, se a amostra de sangue repousar tempo demasiado em um ambiente cálido, com uma contagem muito alta de leucócitos (WBC) (captação de potássio por WBC anormais), ou de uma amostra de picada no calcanhar.
   B. **Hipopotassemia verdadeira (déficit corporal total)**
      1. **Aporte inadequado (raro)** da infusão de manutenção ou da ingestão oral de potássio. Para uma discussão adicional, ver Capítulo 9.
      2. **Perdas gastrointestinais**
         a. **Perda de líquido via tubo nasogástrico (comum).** Perda não reposta de eletrólito pelo tubo NG ou drenagem excessiva de ileostomia.
         b. **Diarreia.** Diarreia congênita de cloreto, qualquer fístula gastrointestinal, síndrome de intestino curto.
         c. **Vômito.** Pode causar hipopotassemia, como na estenose hipertrófica infantil com vômito.
         d. **Medicações.** Kayexalate causa perda fecal de potássio.
      3. **Perdas renais**
         a. **Medicações**
            i. **Uso de diurético,** especialmente terapia a longo prazo com qualquer tiazida ou diurético de alça, constitui a mais comum causa relacionada com medicação.
            ii. **Esteroides e medicações semelhantes a esteroides.**
            iii. **Antibióticos.** Alta dose de penicilina, ampicilina, carbenicilina, vancomicina. Tratamento combinado com aminoglicosídeos e vancomicina pode causar perturbações tubulares em bebês de extremo baixo peso (ELBW) com perda tubular renal de potássio.

65: HIPOPOTASSEMIA

        iv. **Medicações que causam depleção de magnésio,** como anfotericina B e aminoglicosídeos. Anfotericina B pode causar dano tubular renal direto com perda de potássio.
     b. **Qualquer causa de poliúria**
     c. **Perdas tubulares renais**
        i. **Acidose tubular renal (RTA).** Tipos 1 e 2.
        ii. **Hipomagnesemia.** Exacerba perda de potássio, aumentando a secreção distal de potássio.
        iii. **Síndrome de Bartter (neonatal).** Uma forma rara de desperdício de potássio, secundária a uma anormalidade do canal de cloreto. **Pseudossíndrome de Bartter** apresenta-se com as mesmas características clínicas e biológicas que a síndrome de Bartter, mas sem as anormalidades tubulares renais primárias. **Hipopotassemia congênita com hipercalciúria** assemelha-se à síndrome de Bartter.
        iv. **Outras síndromes.** Síndromes de Liddle, Gitelman e Fanconi.
  4. **Desvios transcelulares de potássio do soro para as células**
     a. **Alcalose** (metabólica ou respiratória) impulsiona potássio para dentro das células, causando hipopotassemia. Um aumento no pH de 0,1 unidade causa uma diminuição no potássio sérico de 0,6 mEq/L. A diminuição é menor na alcalose respiratória que na metabólica.
     b. **Insulinoterapia** causa captação intracelular de potássio.
     c. **Medicações** que causam um aumento na captação intracelular de potássio incluem agonistas β-adrenérgicos (como epinefrina, descongestionantes, broncodilatadores, drogas tocolíticas) e derivados da xantina (teofilina, cafeína). Relacionadas com superdose: insulina, verapamil.
     d. **Hipotermia** pode impelir potássio para dentro das células e baixar a concentração de potássio plasmático.
     e. **Endocrinopatias** que causam perda de potássio (menos comuns)
        i. **Hiperplasia suprarrenal congênita.** Deficiência de 11β-hidroxilase se responsabiliza por ~5–10% dos casos e causa hipertensão, alcalose hipopotassêmica e retenção de sal.
        ii. **Hiperaldosteronismo primário/síndrome de Conn.** Hipertensão, hipopotassemia e atividade de renina suprimida são as 3 marcas laboratoriais típicas desta doença. **Hiperaldosteronismo secundário** pode ocorrer por estenose de artéria renal, tumores secretores de renina e coarctação da aorta.
        iii. **Síndrome de Cushing.** Hiperfunção do córtex suprarrenal em bebês é frequentemente causado por um tumor corticossuprarrenal funcionante.
        iv. **Síndrome de excesso aparente de mineralocorticoide (AME).** Esta pode ser congênita e causa hipopotassemia.
        v. **Hiperparatireoidismo.**

IV. Banco de dados

  A. **Exame físico.** Hipopotassemia branda pode não causar quaisquer sinais. Sintomas de baixo potássio podem incluir sinais musculoesqueléticos (fraqueza, reflexos tendinosos diminuídos, parestesias, paralisia), GI (náusea, vômito, diarreia, íleo) e do sistema nervoso central (CNS) (letargia). Estes são difíceis de avaliar em um bebê. Na hipopotassemia grave, o bebê pode ter letargia; um íleo (distensão abdominal e sons intestinais hipoativos); arritmias cardíacas (raras a menos que < 2,5 mEq/L); paralisia flácida ou diafragmática e bradicardia com colapso cardiovascular. Na estenose pilórica hipertrófica em bebês, um piloro aumentado, ou **"oliva pilórica"** pode ser palpada 23% das vezes (mais bem palpada durante ou ao término de uma alimentação).
  B. **Estudos laboratoriais**
     1. **Repetir o nível de potássio sérico para confirmar o valor.**
     2. **Checagem instantânea dos eletrólitos urinários.** Efetuar checagem instantânea periódica dos níveis urinários de potássio para determinar, se as perdas urinárias forem altas. Não acurada com uso recente de diurético.

3. **Eletrólitos e creatinina séricos.** Para avaliar situação renal e outras anormalidades eletrolíticas.
4. **Hemogasometrias.** Uma alcalose pode causar ou agravar hipopotassemia (*i. e.*, íons hidrogênio saem das células, íons potássio entram nas células, causando níveis de potássio sérico diminuídos). **Tratamento de acidose pode piorar hipopotassemia.**
5. **Magnésio sérico.** Para excluir hipomagnesemia.
6. **Níveis de drogas.** Se o bebê estiver sob qualquer medicação que possa causar hipopotassemia, é melhor checar os níveis. Checar nível de digoxina, se o paciente estiver com uma preparação de digital. Hipopotassemia pode potencializar arritmias induzidas por digital.
7. **Níveis séricos de hormônio adrenocorticotrópico (ACTH), cortisol, atividade de renina e aldosterona.** Para avaliar quanto a síndromes de Cushing, hiperplasia suprarrenal e de Conn.
8. **Testes de insulina sérica e peptídeo C.** Para avaliar quanto a hiperinsulinismo.

C. **Imagem e outros estudos**
1. **Radiografia abdominal.** Se íleo for suspeitado.
2. **Ultrassonografia abdominal.** Em bebês em que for suspeitada estenose pilórica, é o procedimento de escolha. Checar também quanto a tumor ou hiperplasia suprarrenal.
3. **Eletrocardiografia (ECG).** O ECG pode parecer normal na hipopotassemia ou pode mostrar defeitos de condução. Se hipopotassemia estiver presente, e o bebê estiver instável, um ECG pode mostrar defeitos de condução, como onda U proeminente com intervalo QT prolongado, achatamento ou onda T bifásica e um segmento ST deprimido. Arritmias ventriculares e atriais também podem-se desenvolver. O aspecto da onda U pode imitar *flutter* atrial. Notar que estes achados ECG também são vistos em hipomagnesemia. Toxicidade digitálica é aumentada com potássio baixo.
4. **Imagem de ressonância magnética (MRI).** MRI da cabeça para excluir tumor hipofisária, se indicado.

V. **Plano**
A. **Medidas gerais.** Hipopotassemia está aumentando nas unidades de terapia intensiva neonatal por causa do uso muito difundido de diuréticos. O objetivo do tratamento é aumentar o aporte de potássio, de tal modo que níveis sanguíneos normais sejam mantidos. Administração de potássio, intravenoso (IV) a curto prazo pode causar dano às veias e ocasionalmente hiperpotassemia, uma vez que potássio não se equilibre rapidamente. Correção rápida não é recomendada por causa do risco de hiperpotassemia com potenciais complicações cardíacas. Correções são dadas lentamente, muitas vezes ao longo de 24 horas. Se for dado um bolo grande demais, pode resultar parada cardíaca. Níveis de potássio séricos devem ser monitorados cada 4–6 horas até ser obtida correção. Uma vez os níveis atinjam normal alto, diminuir a quantidade de potássio dada. A maioria dos casos pode ser corrigida, aumentando-se a ingestão diária de potássio em 1 ou 2 mEq/kg/d.
1. **Se alcalose estiver presente,** corrigir antes da correção do potássio (ver página 399).
2. **Se o bebê estiver acidótico,** podem ser dados sais de acetato, ou citrato de potássio pode ser dado. Tratamento de acidose pode piorar hipopotassemia.
3. **Corrigir baixo magnésio,** ver página 1003.
B. **Tratamento de emergência de arritmias cardíacas ameaçando a vida ou potássio < 2,5 mEq/L.** Potássio IV acompanhado por monitoramento ECG. Nunca dar um bolo; só em emergências extremas considerar dar 0,5–1 mEq/kg/dose ao longo de 1 hora em uma linha central com monitoramento ECG contínuo (velocidade máxima de dose: 1 mEq/kg/g).
C. **Hipopotassemia sintomática.** (Não ameaçando a vida.) Deve ser tratada com potássio IV. Isto pode ser feito aumentando, se a quantidade nos líquidos IV (preferido) ou uma correção ao longo de 24 horas:

Deficit de potássio (mEq/L) = (Potássio normal − Potássio observado)
× Peso corporal em kg × 0,3

D. **Hipopotassemia branda.** Pode-se resolver sem tratamento. Se o bebê estiver com alimentações orais, suplementação oral de potássio pode ser dada, frequentemente 2–3 mEq/kg/d em

3 a 4 doses divididas (diluído com alimentações), ajustada dependendo dos níveis de potássio sérico.
- E. **Hipopotassemia com hipovolemia.** Líquido IV com cloreto de potássio (KCL) está indicado.
- F. **Medidas específicas.** Quaisquer defeitos específicos (*i. e.*, defeitos renais, distúrbios suprarrenais e certos problemas metabólicos) exigem avaliação e terapia específicas.
  1. **Infusão de potássio de manutenção inadequada.** Calcular a infusão de potássio de manutenção normal que deve ser dada e aumentar de acordo a quantidade (infusão de manutenção normal é de 1-2 mEq/kg/d, geralmente só necessária depois do primeiro dia de vida).
  2. **Perdas anormais de potássio**
     - a. **Medicações.** Se o bebê estiver recebendo medicações perdedoras de potássio, aumentar a dose de manutenção de potássio (p. ex., pacientes com displasia broncopulmonar sob terapia com furosemida a longo prazo). Suplementação oral com cloreto de potássio pode ser dada, 1-2 mEq/kg/d em 3 a 4 doses divididas (com alimentações), ajustada dependendo dos níveis de potássio sérico. Antigamente se admitiu que um diurético poupador de potássio diminuía a quantidade de suplementação de potássio; entretanto, um estudo randomizado mostrou que os eletrólitos séricos sódio e potássio não foram afetados pela adição de espironolactona.
     - b. **Perdas gastrointestinais**
       - i. **Correção de diarreia grave.** Restringir alimentações orais para permitir ao tubo digestório repousar e dar potássio IV (dose inicial de KCL, 1-2 mEq/kg/d). Níveis de potássio sérico são monitorados, e a dose IV é ajustada.
       - ii. **Drenagem nasogástrica/vômito grave.** Esta quantidade deve ser medida cada turno e reposta mL/mL com soro 1/2 fisiológico com 10-20 mEq de KCL/L.
       - iii. **Estenose pilórica.** Corrigir desidratação, se presente, e se cirurgia for indicada.
- G. **Perda renal de potássio.** Outras que não a induzida por medicações.
  1. **Síndrome de Bartter.** Suplementação de potássio é dada oralmente com uma posologia inicial de 2-3 mEq/kg/d, que é aumentada conforme necessário para manter um nível de potássio sérico normal. Certas formas respondem à indometacina.
  2. **Hiperaldosteronismo.** Cirurgia e terapia com dexametasona podem estar indicadas.
  3. **Síndrome de Cushing.** Medicação e possível cirurgia.
  4. **Acidose tubular renal tipos 1 e 2.** Terapia alcalina e suplementação de potássio, se necessária.
- H. **Redistribuição de potássio**
  1. **Alcalose.** Determinar a causa da alcalose metabólica ou respiratória e tratar o distúrbio subjacente. Tratar a alcalose antes de aumentar o aporte de potássio.
  2. **Medicações.** Devem ser descontinuadas, se possível, ou usadas alternativas que não afetem o potássio (ver Seção III.B.3a).

66 Hipotensão e Choque

I. **Problema.** A enfermeira relata que um bebê pode estar hipotenso e está mostrando sinais de choque. Hipotensão (pressão arterial [BP] diminuída) é diferente de choque, uma síndrome clínica de perfusão tecidual inadequada com os sinais clínicos anotados na Seção II.B. Embora hipotensão frequentemente acompanhe choque, não há consenso sobre a definição exata de hipotensão no recém-nascido. Valores de BP normais em bebês extremamente prematuros também são debatidos. Os dados são conflitantes a respeito da BP exata que exige tratamento para cada idade gestacional, idade pós-natal e peso do bebê. Alguns definem hipotensão como uma BP > 2 desvios-padrão abaixo do normal para a idade ou abaixo do quinto percentil. Para uma referência rápida sobre faixas de BP em bebês prematuros e a termo, ver Tabela 66–1 e para valores mais detalhados, ver Apêndice C.

II. **Perguntas imediatas**
  A. **Que método de medição foi usado?** Se foi usado um manguito de pressão, ter certeza de que ele tinha a largura correta (*i. e.*, cobrindo dois terços do segmento do braço do membro superior). Um manguito grande demais dá leituras falsamente baixas. Se as medidas forem obtidas de um cateter arterial de demora, um traçado de onda "amortecido" sugere ar no transdutor ou na tubulação ou um coágulo no sistema, e as leituras são inexatas (ver também página 436).
  B. **Estão presentes sinais de choque?** Sinais de choque incluem taquicardia, perfusão má/reduzida, tempo de reenchimento capilar prolongado (> 3–4 segundos), angústia respiratória, mau tônus, pouca cor, extremidades frias (com temperatura central normal), letargia, pressão de pulso estreita, apneia e bradicardia, taquipneia, acidose metabólica e pulso fraco.
  C. **O débito de urina é aceitável?** Débito normal de urina é ~1–2 mL/kg/h e está diminuído no choque em razão da perfusão renal diminuída. Se a BP for baixa, mas o débito urinário for adequado, tratamento agressivo pode não ser necessário uma vez que a pressão renal seja adequada. (*Nota:* Uma exceção é o bebê com choque séptico e hiperglicemia com diurese osmótica.)
  D. **Há uma história de asfixia de parto?** Asfixia de parto pode ser associada à disfunção miocárdica e choque cardiogênico.
  E. **No momento do parto, havia sangramento materno (p. ex., descolamento da placenta ou placenta prévia) ou o pinçamento do cordão foi retardado?** Estes fatores podem ser associados à perda de volume sanguíneo no bebê.
III. **Diagnóstico diferencial.** Os tipos de choque são hipovolêmico, cardiogênico, distributivo (séptico, neurogênico, suprarrenal, anafilático), **obstrutivo** e **dissociativo**. Algumas das causas enquadram-se em mais de uma categoria. *Nota:* Alguns erros inatos do metabolismo que resultam em hipoglicemia ou hiperamoniemia podem simular a apresentação de choque em um recém-nascido (p. ex., galactosemia, doença de urina em xarope de bordo e outros). (Ver Capítulo 105.)
  A. **Choque hipovolêmico.** O tipo mais comum de choque em um recém-nascido resulta de um volume sanguíneo inadequado e pode ser secundário a choque hemorrágico (perda sanguí-

Tabela 66–1. FAIXAS DE PRESSÃO ARTERIAL PARA REFERÊNCIA RÁPIDA EM BEBÊS PREMATUROS DE ACORDO COM O PESO CORPORAL E BEBÊS A TERMO COM BASE NO NASCIMENTO (VALORES DETALHADOS DE PRESSÃO ARTERIAL SÃO ENCONTRADOS NO APÊNDICE C)

Peso ao Nascimento (g)	Média (mmHg)	Sistólica (mmHg)	Diastólica (mmHg)
Bebês prematuros			
501–750	38–49	50–62	26–36
751–1.000	35,5–47,5	48–59	23–36
1.001–1.250	37,5–48	49–61	26–35
1.251–1.500	34,5–44,5	46–56	23–33
1.501–1.750	34,5–45,5	46–58	23–33
1.751–2.000	36–48	48–61	24–35
Bebês a termo			
Dia 1	31–63	46–94	42–57
Dia 2	37–68	46–91	27–58
Dia 3	36–70	51–93	26–61
Dia 4	41–65	60–88	34–57

Com base em dados de Hegyi T, Carbone MT, Anwar M *et al.* Blood pressure ranges in premature infants: I. The first hours of life. *J Pediatr.* 1994;124:627; and Kent A, Kecskes Z, Shadbolt B, Falk MC. Normative blood pressure data in the early neonatal period. *Pediatr Nephrol.* 2007;22:1335–1341.

nea pré-parto ou pós-parto) ou choque não hemorrágico (perdas de líquidos e eletrólitos). A **maioria dos bebês de muito baixo peso ao nascimento (VLBW)** que estão hipotensos não é hipovolêmica.

1. **Perda sanguínea pré-parto/intraparto** (muitas vezes associada à asfixia)
   a. **Descolamento da placenta.**
   b. **Placenta prévia.**
   c. **Transfusão intergemelar.**
   d. **Hemorragia feto-materna.**
   e. **Outras.** Parto difícil, laceração de cordão umbilical, tocotraumatismos (ruptura de baço e fígado).
2. **Perda sanguínea pós-parto**
   a. **Distúrbios da coagulação** (coagulação intravascular disseminada [DIC], coagulopatias).
   b. **Deficiência de vitamina K.**
   c. **Causas iatrogênicas** (p. ex., perda de um cateter arterial).
   d. **Tocotraumatismo** (p. ex., lesão do fígado, hemorragia suprarrenal, hemorragia intraperitoneal).
   e. **Hemorragia pulmonar.**
   f. **Hemorragia intracraniana.**
   g. **Ferida de circuncisão.** Sangramento de artéria frenular com morte, porque a quantidade de perda sanguínea na fralda foi oculta.
3. **Perdas hídricas e eletrolíticas.** Depleção de volume é comum em bebês prematuros. Além da perda insensível de água e uso de diurético, sepse, estresse térmico, vômito, diarreia, anormalidades gastrointestinais (GI) e iatrogênicas são outras causas.

B. **Choque cardiogênico.** Perfusão tecidual inadequada secundária à disfunção miocárdica. Ele significa insuficiência primária do coração como uma bomba e é relativamente incomum no recém-nascido.
   1. **Asfixia de parto grave** pode causar baixo débito cardíaco.
   2. **Problemas metabólicos** (p. ex., hipoglicemia grave [bebê de mãe diabética], hipocalcemia, acidemia) podem causar débito cardíaco diminuído com uma diminuição na BP. Insuficiência suprarrenal e erros inatos do metabolismo podem-se apresentar com comprometimento cardíaco, incluindo insuficiência cardíaca congestiva, arritmias, miocardiopatia e perturbações da condução.
   3. **Cardiopatia congênita** com lesões obstrutivas esquerdas são as mais comuns a se apresentar com choque depois que o canal arterial patente (PDA) se fecha: síndrome de coração esquerdo hipoplásico, estenose aórtica congênita, coarctação da aorta, interrupção do arco aórtico e outras com obstrução da ejeção sistêmica. Outras cardiopatias congênitas podem-se apresentar com choque, mas não são tão comuns.
   4. **Miocardiopatias.**
   5. **Hipertensão pulmonar persistente.**
   6. **PDA em um bebê prematuro** pode causar insuficiência cardíaca e hipotensão. Bebês de extremo baixo peso ao nascimento (ELBW) muitas vezes se apresentam apenas com hipotensão sem um sopro.
   7. **Arritmias/disritmias** podem causar uma diminuição no débito cardíaco. Exemplos incluem taquicardia supraventricular (SVT), taquicardia ventricular, fibrilação ventricular, bloqueio atrioventricular (AV) completo, *flutter* atrial e outras.
   8. **Agentes infecciosos** (bacterianos, virais ou protozoários) podem causar miocardite e disfunção miocárdica, além de choque séptico.

C. **Choque distributivo inclui séptico, neurogênico, suprarrenal, anafilático e outros.** Há anormalidades dentro dos leitos vasculares que podem fazer o volume sanguíneo ser distribuído inadequadamente aos órgãos e tecidos. Não há uma perda definida de volume, mas vasodilatação inapropriada, disfunção do endotélio com vazamento capilar, perda do tônus vascular ou uma combinação dos anteriores. Uma vez que o volume líquido intravascular esteja mal distribuído, aparecem sinais de choque. **A forma mais comum de choque distributivo no recém-nascido é sepse.**

1. **Choque séptico.** Ocorre endotoxemia, com liberação de substâncias vasodilatadoras e resultando hipotensão. Ele frequentemente envolve organismos Gram-negativos, como *Escherichia coli, Klebsiella* sp., *Enterobacter, Pseudomonas* e *Proteus*, mas pode também ocorrer com organismos Gram-positivos. Vírus como herpes simples e enterovírus também podem causar choque séptico. Infecções fúngicas, como *Candida*, ocorrem, principalmente, em bebês ELBW e podem causar sepse e choque. DIC pode ser uma consequência de sepse.
2. **Choque neurogênico.** Raro em recém-nascidos, este é secundário à atividade simpática diminuída e leva a uma falta de tônus vascular e vasodilatação, com perfusão tecidual diminuída. Asfixia de parto e hemorragia intracraniana podem ambas causar hipotensão.
3. **Choque anafilático.** Muito raro em recém-nascidos, este é causado por uma resposta de hipersensibilidade. Há vasodilatação, permeabilidade capilar aumentada e desvios hídricos com hipotensão grave e colapso circulatório. Causas típicas incluem alimento (através do leite da mama), leite de vaca, fórmulas, medicações (antibióticos β-lactâmicos), penicilina (PCN), antipiréticos (ibuprofeno e bloqueadores neuromusculares), imunoglobulina intravenosa, imunoglobulina de hepatite B (HBIG; a mãe era portadora do vírus hepatite B [HBV]), nutrição parenteral, vacina de hepatite B, exposição ao frio, látex, vacinações e anafilaxia idiopática, e todas foram descritas em bebês.
4. **Choque suprarrenal.** Causado por distúrbios endócrinos; deficiência completa de 21-hidroxilase e hemorragia suprarrenal são os mais comuns. Suspeitar de síndrome adrenogenital com baixo sódio sérico, alto potássio sérico e hipotensão.
5. **Outras causas de vasorregulação periférica anormal.** Enterocolite necrosante (NEC), oxigenação por membrana extracorpórea/suporte extracorpóreo da vida (ECMO/ECLS), síndrome de desconforto respiratório (RDS), grande cirurgia, asfixia e hidropsia fetal entre outras.

D. **Choque obstrutivo.** Qualquer obstrução do retorno venoso (pneumotórax de tensão, tamponamento pericárdico, hérnia diafragmática, enfisema intersticial pulmonar grave, embolia de ar, cardiopatia congênita obstrutiva específica [estenose aórtica crítica, coarctação da aorta, síndrome de coração esquerdo hipoplásico, arco aórtico interrompido e outras]).

E. **Choque dissociativo.** Capacidade de liberação de oxigênio inadequada, como em anemia grave ou metemoglobinemia.

F. **Hipotensão induzida por droga.** Drogas, como tolazolina, tubocurarina, nitroprussiato, sedativos, sulfato de magnésio, digital e barbitúricos, podem causar vasodilatação e uma queda na BP. Hipotensão transitória foi vista após administração de surfactante.

G. **Prematuridade extrema e hipotensão.** Hipotensão é muito comum em bebês ELBW (60-100% às 24-26 semanas) e bebês VLBW (40% às 27-29 semanas). Hipotensão neste grupo de bebês raramente é secundária à hipovolemia, e mais provavelmente decorrente da insuficiência corticossuprarrenal, mau tônus vascular, respostas imaturas de catecolaminas e disfunção ventricular esquerda transitória. Hipotensão com evidência de disfunção de órgãos finais em bebês ELBW é associada à hemorragia intraventricular/leucomalacia periventricular (IVH/PVL). A pressão arterial frequentemente melhora espontaneamente durante as primeiras 24 horas em um bebê ELBW. Em bebês VLBW nos primeiros 3 dias de vida uma pressão arterial média < 30 mmHg ou uma pressão arterial média com um número mais baixo que a idade gestacional em semanas do bebê é usada para definir hipotensão (p. ex., BP média < 27 em um recém-nascido de 27 semanas). Ver Apêndice Figura C-1 para pressão arterial média de bebês < 1.000 g.

IV. **Banco de dados**

A. **Exame físico.** Particular atenção é dada a sinais de perda sanguínea (p. ex., sangramento intracraniano ou intra-abdominal), sepse, ou sinais de choque (extremidades frias, mosqueamento da pele, taquicardia, débito urinário diminuído). Anafilaxia em um bebê é difícil de diagnosticar. Pode ser visto início súbito de letargia ou hipotonia. Sintomas normais de prurido não podem ser avaliados, e sinais podem ser inespecíficos. Verificar os pesos e situação de ingestão e eliminação (balanço). Uma perda de > 15% do peso ao nascer durante a primeira semana de vida deve ser considerada excessiva, e o balanço de água corporal pode mostrar perda excessiva e estar contribuindo para baixa BP. Fototerapia e aquecedor radiante podem aumentar as perdas hídricas insensíveis (ver Capítulo 9). Edema periférico, sopro cardíaco e hepatomegalia podem ser vistos no choque cardiogênico. Avaliar **tempo de reenchimento capilar** no recém-nascido. Medi-lo pressionando sobre o esterno por 5 segundos e notando o tempo que leva para a cor retornar. O limite superior normal é de 3 segundos. Há baixo fluxo sanguíneo sistêmico? O bebê está em uma fase inicial ou avançada de choque? Choque pode ser dividido em duas fases: choque quente (cálido) ou choque tardio (frio). Choque pode também ser classificado como compensado, não compensado, ou irreversível.

1. **Choque quente (estágio inicial do choque).** Extremidades estão quentes com perda do tônus vascular, vasodilatação periférica, taquicardia, pulsos periféricos batendo forte, aumento no fluxo sanguíneo sistêmico e uma diminuição na pressão arterial.
2. **Choque frio (estágio avançado do choque).** Extremidades estão frias e mosqueadas com um tempo de reenchimento capilar prolongado (> 3–4 segundos), pulsos periféricos diminuídos, um aumento no tônus vascular, vasoconstrição, diminuição no fluxo sanguíneo sistêmico e uma diminuição na pressão arterial.
3. **Baixa pressão arterial sistêmica (LSBF).** Quando os órgãos finais sistêmicos recebem uma quantidade diminuída de sangue, causando uma diminuição no fornecimento de oxigênio e resulta em choque.
4. **Choque compensado.** O fluxo sanguíneo para os órgãos vitais é mantido. O bebê apresenta taquicardia, palidez e extremidades frias. Sinais vitais são normais.
5. **Choque não compensado.** O fluxo sanguíneo para os órgãos vitais está comprometido. O bebê tem acidose metabólica, respiração rápida e pressão arterial e débito urinário diminuídos.
6. **Choque irreversível.** Lesão irreversível dos órgãos vitais. Insuficiência profunda resultando em morte.

B. **Estudos laboratoriais**
1. **Hemograma completo (CBC) com diferencial.** Hematócrito (Hct) diminuído identifica perda sanguínea; entretanto, o Hct pode ser normal em pacientes com perda sanguínea aguda. Contagem de leucócitos elevada/diminuída e diferencial podem ajudar a identificar sepse como sendo a causa.
2. **Estudos da coagulação (tempo de protrombina [PT]/tempo de tromboplastina parcial [PTT] e contagem de plaquetas.** Se for suspeitada DIC.
3. **Níveis de glicose, eletrólitos e cálcio séricos.** Podem revelar um distúrbio metabólico.
4. **Culturas.** Obter sangue, urina e líquido espinal para cultura e testes de sensibilidade a antibióticos, se indicado.
5. **Teste de Kleihauer-Betke.** Se for suspeitada transfusão feto-materna. O teste detecta a presença de eritrócitos fetais no sangue da mãe por uma técnica de eluição em lâmina. Um esfregaço de sangue materno é fixado e incubado em um tampão ácido. Ele faz hemoglobina adulta ser eluída dos eritrócitos; hemoglobina fetal resiste à eluição. Depois de corada a lâmina, as células com hemoglobina fetal, se presentes, aparecem escuras, enquanto os eritrócitos maternos aparecem claros. Pedir ao obstetra da mãe para solicitar este teste na mãe.
6. **Gasometria arterial.** Para avaliar hipóxia ou acidose. Uma acidose com *anion gap* aumentando é vista no choque.
7. **Lactato sérico/plasmático.** Se aumentado, pode significar metabolismo anaeróbico e sepse. Pode indicar baixa perfusão tecidual.
8. **Níveis de histamina ou níveis de triptase séricos.** Elevados com choque anafilático. Um nível normal não exclui anafilaxia.
9. **Nível de cortisol básico.** Se considerando terapia com hidrocortisona.

C. **Imagem e outros estudos**
1. **Radiografia de tórax.** Uma radiografia de tórax anteroposterior avalia o coração e pulmões e exclui qualquer causa mecânica de choque (p. ex., pneumotórax). **Cardiomegalia** pode ser vista com defeitos cardíacos (choque cardiogênico).

2. **Ultrassonografia da cabeça.** Em bebês em que for suspeitada hemorragia intracraniana.
3. **Eletrocardiografia (ECG).** Se uma arritmia for suspeitada. Choque cardiogênico pode ter complexos QRS largos e anormalidades de onda T no ECG. Avaliar quanto a bloqueio cardíaco.
4. **Ecocardiografia.** Útil em bebês com asfixia de parto para avaliar função miocárdica e débito ventricular esquerdo. Se houver insuficiência miocárdica, é necessário terapia para melhorar o débito cardíaco. Ecocardiografia também é útil para excluir uma lesão cardíaca congênita. É importante medir o débito ventricular esquerdo ao avaliar a pressão arterial média e dirigir o tratamento da hipotensão. Isto ajuda a determinar se são necessários líquidos ou vasopressores. O débito ventricular direito pode também ajudar a avaliar o fluxo sanguíneo sistêmico. Fluxo na veia cava superior também tem sido medido para avaliar fluxo sanguíneo sistêmico. Ver Seção V.A.1e.
5. **Medição da pressão venosa central (CVP).** Um cateter venoso umbilical pode ser colocado acima do diafragma (extremidade ao átrio direito) para obter leituras de pressão venosa central. Valores normais são 4–6 (VLBW) e 5–8 (recém-nascido) mmHg. Intervalos da CVP em bebês VLBW podem ser mais amplos do que previamente descrito em algumas fontes em 2,8–13,9 mmHg. Leituras são mais altas em bebês ventilados. Se as leituras forem baixas, hipovolemia está presente, e reposição de volume frequentemente é necessária. Valores de CVP em bebês ventilados são limitados, mas podem ser usados como orientação, quando usados seriadamente. CVP pode ser alta em choques cardiogênico e obstrutivo. CVP pode ser normal em choque séptico inicial, mas alta em choque séptico avançado.
6. **Espectroscopia infravermelho próximo (NIRS).** Permite uma medição não invasiva da saturação de oxigênio venosa nos tecidos da pele. Pode ser usada nas regiões cerebrais, renais e mesentéricas para dar uma avaliação da distribuição de oxigênio (ver Capítulo 16).

V. **Plano.** Se baixa pressão arterial for achada, avaliar o bebê quanto a choque. Se o bebê estiver hipotenso sem choque (oxigenando-se, não acidótico, débito normal de urina, boa perfusão e tempo de reenchimento capilar normal), tratamento agressivo geralmente não é necessário, independentemente da BP. Observação estreita e reavaliação do bebê são necessárias. Se o bebê estiver hipotenso e mostrando sinais clínicos de choque (acidótico, não se oxigenando, débito urinário diminuído, tempo de reenchimento capilar prolongado e má perfusão periférica), o bebê provavelmente não está se perfundindo e tem uma BP que necessita ser tratada. Tratamento agressivo precoce do choque é necessário.

A. **Medidas gerais**
1. **Avaliar rapidamente o bebê para determinar o que está causando a hipotensão a fim de direcionar a terapia.** Primeiro excluir causas que exigem tratamento imediato: tubo de tórax para pneumotórax, pericardiocentese para tamponamento cardíaco, epinefrina para choque anafilático, prostaglandina E_1 (PGE_1) para lesão cardíaca dependente do canal arterial e outras. A seguir, a decisão básica é se o bebê necessita de reposição de volume ou administração de agentes inotrópicos. A decisão não é difícil na maioria dos pacientes. Cinco parâmetros são úteis para tomar esta decisão:
    a. **História.** Para excluir asfixia de parto, perda sanguínea (pré-parto ou pós-parto), infusão de droga e trauma de parto (hemorragia suprarrenal ou lesão hepática).
    b. **Exame físico.** Frequentemente revela que sistemas de órgãos estão comprometidos. Checar ECG para excluir bloqueio cardíaco completo ou outras arritmias.
    c. **Radiografia de tórax.** Um coração pequeno é visto na depleção de volume; um coração grande é visto em doença cardíaca. Avaliar quanto a pneumotórax. **Transiluminação** do tórax pode ajudar a detectar pneumotórax.
    d. **Pressão venosa central.** Se ela for baixa (< 4 mmHg em VLBW ou 5 mmHg em recém-nascidos), o bebê tem depleção de volume. Se ela for alta (> 6 mmHg em VLBW ou > 8 mmHg em recém-nascido), o bebê provavelmente tem choque cardiogênico.
    e. **Ecocardiograma.** Débito ventricular esquerdo (LVO)/débito ventricular direito podem ser avaliados por ecocardiograma. Débito ventricular esquerdo pode medir fluxo sanguíneo sistêmico, mas é afetado por *shunt* ductal da esquerda para a direita nos primei-

ros dias após nascimento. Débito ventricular direito é menos afetado por *shunt* ductal, mas pode ser afetado por *shunt* da esquerda para a direita pelo forame oval. Débito ventricular direito pode ser uma avaliação melhor de baixo fluxo nos primeiros dois dias de vida. **Fluxo na veia cava superior** também foi medido para avaliar fluxo sanguíneo sistêmico.

  i. **Se LVO for normal ou alto sem canal arterial patente (PDA).** Um vasopressor (dopamina) está indicado. Se um PDA estiver presente, ele deve ser tratado.
  ii. **Se LVO for baixo, e o ventrículo esquerdo mostrar subenchimento.** Expansão de volume está indicada.
  iii. **Se LVO for normal, mas o ventrículo esquerdo mostrar contratilidade prejudicada.** Dobutamina está indicada.
  iv. **Disfunção ventricular direita (RV). Débito ventricular direito por ecocardiografia pode ajudar na medição do fluxo sanguíneo sistêmico.** Agentes para reduzir a pós-carga RV são óxido nítrico inalado, milrinona e sildenafil.
  v. **Fluxo na veia cava superior (fluxo SVC). Medido por ecocardiograma** Doppler, pode avaliar o fluxo sanguíneo sistêmico, e é baixo com baixo fluxo sanguíneo sistêmico. Fluxo da veia cava superior < 40 mL/kg/min é considerado baixo e anormal.

2. **Se a causa for incerta.** Começar **expansão de volume empírica** com cristaloide (p. ex., soro fisiológico [NS] 10 mL/kg IV ao longo de 30 minutos).
   a. **Se houver uma resposta.** Continuar expansão de volume.
   b. **Se não houver resposta ou se piorar (pensar em choque cardiogênico).** Um agente inotrópico (p. ex., dopamina) deve ser começado.
   c. **Em casos em que expansão de volume e agentes inotrópicos não ajudam.** Glicocorticoides podem ser tentados e têm sido efetivos.
3. **Fornecer suporte respiratório, conforme necessário.** Oxigênio a alto fluxo aquecido e umidificado por cânula nasal ou pressão positiva contínua na via aérea (CPAP) deve ser aplicado inicialmente até que uma determinação de gasometria e exame clínico sejam feitos. Decidir se o bebê necessita de intubação e ventilação mecânica depende da gasometria e avaliação clínica sob oxigênio suplementar ou CPAP.
4. **Corrigir acidose metabólica, hipoglicemia ou hipocalcemia.**
5. **Começar antibióticos, se infecção for suspeitada.** Antibióticos devem ser administrados tão logo seja possível (recomendados dentro da primeira hora em choque séptico neonatal).
6. **Começar PGE$_1$.** Se for suspeitada lesão cardíaca ducto-dependente.

B. **Medidas específicas**
  1. **Choque hipovolêmico.** Tratar, se houver sinais de depleção de volume intravascular, mas lembrar que depleção de volume não é uma razão comum de hipotensão pós-natal em bebês prematuros. Expansão de volume precoce em bebês pré-termo é controvertida e aumenta riscos, como hemorragia intracraniana nos primeiros dias após o nascimento.
     a. **Expansão de volume usando cristaloide intravenoso,** como soro fisiológico ou solução de Ringer-lactato. Cristaloides são preferidos em relação a coloides em razão da ausência de risco de infecção, disponibilidade e mais baixo custo. Se perda sanguínea tiver ocorrido, e o paciente estiver gravemente hipovolêmico, expansão imediata do volume é essencial e deve ser continuada até que seja atingida perfusão tecidual adequada. No ínterim, uma amostra de sangue deve ser enviada ao laboratório para valor do Hct, que é usado para guiar produtos de sangue específicos para terapia de reposição. **Bebês a termo:** Dar bolo de 10 mL/kg em 5–10 minutos; isto pode ser repetido uma vez, então reavaliar o bebê. Bolos até 40–60 mL/kg podem ser dados até que a perfusão melhore ou hepatomegalia se desenvolva. **Bebês pré-termo:** Dar 10 mL/kg em 10–30 minutos, então reavaliar o bebê. Podem ser necessárias doses maiores.
     b. **Terapia de reposição de sangue, se hemorragia grave tiver ocorrido (choque hemorrágico).** Tratar a causa e parar o sangramento se possível. Transfundir se tiver ocorrido perda sanguínea importante.
        i. **Hct < 30–35%.** Considerar transfusão se Hct for < 35% (algumas instituições recomendam < 40%) e se o bebê tiver doença cardiopulmonar grave com acidose ou se o Hct

for < 30% e o bebê tiver doença cardiopulmonar moderada e for acidótico. Deve ser dada papa de hemácias, 5–10 mL/kg. A fórmula a seguir também pode ser usada para calcular o volume de concentrado de eritrócitos necessário. Esta fórmula pressupõe que o volume sanguíneo total é de 80 mL/kg, e o Hct do concentrado de eritrócitos é de 70%.

Volume necessário =

$$\frac{(\text{Peso [kg]} \times \text{Volume sanguíneo total}) \times (\text{Hct desejado} - \text{Hct do paciente})}{\text{Hct do hemocomponente}}$$

   ii. **Hct > 50%. Pode ser dado soro fisiológico.** Se os estudos da coagulação forem anormais, plasma fresco congelado pode ser dado para reposição de volume.
  c. **Choque hipovolêmico em um bebê VLBW.** Em bebês VLBW com hipovolemia ou perda sanguínea aguda, um bolo único de NS, solução de Ringer-lactato ou sangue total (sangue **O** Rh-negativo) de 10 mL/kg ao longo de 10 minutos pode ser dado e a seguir reavaliado o bebê. Uma dose repetida pode ser dada. Dopamina cuidadosamente titulada pode ser considerada.
2. **Choque cardiogênico.** Primeiro tratar qualquer causa óbvia.
  a. **Arritmia.** Reconhecer a arritmia e tratá-la.
  b. **Causa metabólica.** Problemas metabólicos necessitam ser corrigidos.
  c. **Asfixia.** A hipotensão frequentemente responde a agentes inotrópicos. Tratar insuficiência respiratória com oxigênio e ventilação assistida. Não dar carga de volume (ver a seguir).
  d. **Cardiopatia congênita com lesão obstrutiva esquerda.** Deve ser tratada com infusão de prostaglandina (para posologia ver Capítulo 148).
  e. **Choque cardiogênico.** O objetivo é melhorar o débito cardíaco. Agentes inotrópicos devem ser usados IV. Uso de expansão de volume não está justificado e pode ser nocivo. É difícil equilibrar hidratação e agentes inotrópicos. Ecocardiograma ajuda a guiar a terapia (avaliar LVO e disfunção RV).
      i. **Dopamina.** Droga de escolha, e é superior à dobutamina, especialmente no tratamento a curto prazo de bebês pré-termo. Estudos sugerem que posologias mais altas do que as tradicionalmente usadas (≥ 30–50 mcg/kg/min) podem ser usadas sem causar efeitos colaterais α-adrenérgicos (perfusão renal e débito urinário diminuídos). Uma revisão observou que bebês com asfixia perinatal que foram tratados com dopamina em baixa dose (2,5 mcg/kg/min) não mostraram melhora na mortalidade ou resultado desenvolvimental a longo prazo.
     ii. **Dobutamina.** Se dopamina não aumentar a BP, dobutamina é recomendada como terapia de segunda linha. Em recém-nascidos, ela geralmente é dada junto com infusão de dopamina. *Nota:* Dobutamina causa vasodilatação periférica.
    iii. **Outros agentes.** Se dopamina ou dobutamina não funcionarem.
        (a) **Epinefrina** também tem sido usada. Descontinuar dopamina, se epinefrina for usada.
        (b) **Milrinona,** um inibidor de fosfodiesterase tipo III, pode ser usada como terapia de segunda ou terceira linha. Ela aumenta contratilidade e débito cardíacos, diminui a pós-carga RV e tem sido usada pós-operatoriamente. Não há evidência a suportar o uso em bebês VLBW.
        (c) **Vasopressina, óxido nítrico inalado, milrinona e/ou sildenafil** podem ser usados.
        (d) **Considerar reposição de tireoide,** se houver hipotireoidismo (pode-se apresentar em choque cardiogênico).
     iv. **ECMO/ECLS.** Melhoraram sobrevida de choque cardiogênico pós-cardiotomia.
  f. **Choque cardiogênico em um bebê VLBW com disfunção miocárdica.** Dar dobutamina como terapia de primeira linha; segundo tratamento deve ser com dopamina em baixas doses. Se hipotensão continuar, usar epinefrina (suspender dopamina).

3. **Choque distributivo**
   a. **Choque séptico.** Hipotensão é principalmente causada por vasodilatação sistêmica.
      i. **Colher culturas** (sangue e urina [a não ser nas primeiras 72 horas de vida, caso em que fazer apenas hemocultura], líquido cefalorraquidiano (CSF).
      ii. **Iniciar antibioticoterapia empírica** após espécimes para cultura terem sido obtidos. Antibióticos devem ser administrados dentro da primeira hora. **Ampicilina e gentamicina intravenosas** são recomendadas. **Vancomicina** pode substituir ampicilina, se for suspeitada infecção estafilocócica (frequentemente bebês > 3 dias de idade com cateteres invasivos de monitoramento ou tubos de tórax). Algumas instituições estão advogando o uso de **cefotaxima (especialmente com infecção do sistema nervoso central [CNS])** com vancomicina em lugar de gentamicina para evitar a nefrotoxicidade (ver Capítulo 148). Considerar usar cobertura Gram-negativa mais específica com base nos padrões locais de resistência. Para perfuração intestinal ou NEC, considerar Zosyn (piperacilina/tazobactam) e gentamicina.
      iii. **Usar expansão de volume e agentes inotrópicos, conforme necessário** para manter perfusão adequada tecidual e renal. Frequentemente bem no início, expansão de volume está indicada; se hipotensão continuar e houver choque refratário à hidratação, então agentes inotrópicos são usados (dopamina primeiro, a seguir dobutamina e, a seguir, epinefrina [se líquido e medicações não funcionarem]).
      iv. **Em bebês VLBW com choque séptico,** dopamaina é considerada primeiro, seguida por epinefrina. Se refratário, considerar uso de hidrocortisona (ver a seguir).
      v. **Usar corticosteroides** se expansão de volume e agentes inotrópicos forem inefetivos. Dosar cortisol sérico pode ser útil para decidir que bebês se beneficiarão. Terapia corticosteroide IV para sepse é ***controvertida***. Agentes, como dexametasona e hidrocortisona, foram usados. Não usar hidrocortisona com indometacina. Estudos mostraram que uma única dose pode ser útil em hipotensão refratária, ou uma série curta de esteroides pode ser benéfica sem efeitos adversos em recém-nascidos. Revisão Cochrane não suporta o uso de rotina de hidrocortisona em hipotensão pré-termo. **Uma dose única de hidrocortisona em bebês pré-termo que têm hipotensão refratária com epinefrina pode ser efetiva, mas não é recomendada para uso de rotina.** Dexametasona não é recomendada (associação à paralisia cerebral com uso pós-natal cedo).
      vi. **Se todos os anteriores não funcionarem,** os seguintes são opções (ver definições de choques frio e quente na página 465; recomendações são baseadas nas diretrizes de consenso do American College of Critical Care Medicine [ACCCM]):
         (a) **Bebês a termo**
            (i) **Choque frio, pressão arterial normal, má função LV.** Se fluxo na SVC for < 40 mL/kg/min, considerar carga de volume, vasodilatador, (milrinona).
            (ii) **Choque frio, baixa pressão arterial, disfunção RV.** Se hipertensão pulmonar persistente do recém-nascido (PPHN) com fluxo SVC < 40 mL/kg/min, considerar óxido nítrico inalado, milrinona. Considerar Iloprost inalado ou adenosina IV.
            (iii) **Choque quente com baixa pressão arterial.** Acrescentar volume, norepinefrina, considerar vasopressina, terlipressina ou angiotensina. Usar inotrópicos para manter fluxo SVC > 40 mL/kg/min.
         (b) **Pré-termo**
            (i) **Choque frio, pressão arterial normal, má função LV.** Considerar milrinona, se função renal normal.
            (ii) **Choque frio, baixa pressão arterial, disfunção RV.** Se PPHN, adicionar óxido nítrico. Considerar milrinona, se função renal normal.
            (iii) **Choque quente com baixa pressão arterial.** Considerar vasopressina ou terlipressina com inotrópicos.
         (c) **Choque refratário.** Excluir e tratar pneumotórax ou derrame pericárdico.

(i) **Bebês a termo.** Considerar hidrocortisona (se insuficiência suprarrenal estiver presente), corrigir hipotireoidismo, se presente. Fechar PDA, se presente, e hemodinamicamente importante.

(ii) **Bebês pré-termo.** Considerar imunoglobulina intravenosa (IVIG); fechar PDA se presente e hemodinamicamente significativo. Considerar óxido nítrico inalado para PPH e hipoxemia que persiste. Considerar pentoxifilina, se VLBW.

(iii) **Considerar ECMO/ECLS.** Se tudo mais falhar, e choque não for revertido.

vii. **Terapias adjuntivas.** Não claro se benéficas, mas são usadas.

(a) **Naloxona** tem sido usada em pacientes com choque séptico e hipotensão persistente, mas seu uso é **controvertido**. Naloxona e metilprednisolona podem ser sinergísticas em melhorar a hemodinâmica; naloxona raramente é útil em choque isquêmico hipóxico.

(b) **Azul de metileno** (***controvertido***) foi usado em choque séptico não responsivo a coloide, agentes inotrópicos e corticosteroides.

(c) **Exsanguinotransfusão de duplo volume (*controvertido*).** Exsanguinotransfusão com sangue total fresco é benéfica na sepse (ver Capítulo 36). Em razão do risco importante e poucos estudos, muitas instituições não defenderam seu uso.

(d) **Imunoglobulina intravenosa (IVIG) (*controvertido*)** demonstrou reduzir a mortalidade em 1 revisão (3% redução com sepse). Sua conclusão não suportou seu uso de rotina em sepse. Algumas instituições dão uma única dose em bebês com sepse devastadora.

(e) **Plasma fresco congelado.** Só indicado em DIC e não tem benefício em bebês sépticos.

(f) **Outros agentes com potenciais benéficos, mas evidência insuficiente para uso de rotina.** Transfusões de granulócitos/neutrófilos, citocinas (fator estimulador de colônias de granulócitos [G-CSF], proteína C ativada humana recombinante (rhAPC), pentoxifilina, inibidores de óxido nítrico (milrinona), infusão de terlipressina, noradrenalina, arginina vasopressina.

(g) **ECMO/ECLS** têm sido usados em recém-nascidos com choque séptico com hipotensão refratária.

b. **Choque neurogênico.** Choque neurogênico é tratado com expansão de volume e agentes inotrópicos.

c. **Choque anafilático.** Avaliar gasometrias, dar oxigênio e líquidos IV, conforme necessário, e epinefrina IV (droga de escolha). Outras terapias incluem anti-histamínicos e esteroides, albuterol nebulizado para broncoespasmo e dopamina para suporte de pressão arterial. Terapia adjuntiva pode incluir agentes bloqueadores dos receptores H_1 e H_2.

d. **Choque suprarrenal.** Para hemorragia suprarrenal usar expansão de volume, reposição de sangue e corticosteroides. Hiperplasia suprarrenal congênita é tratada com hidrocortisona e suplementação de sódio. Consulta com endocrinologista pediátrico é recomendada.

4. **Choque obstrutivo.** Alívio da obstrução salva a vida. **Vazamento de ar:** Se um pneumotórax de tensão estiver causando hipotensão obstruindo retorno venoso, é necessário evacuação imediata do ar (ver Capítulo 74). **Em tamponamento cardíaco:** Pericardiocentese imediata (ver Capítulo 42).

5. **Choque dissociativo.** Causado por anemia grave (ver Capítulo 80) e metemoglobinemia (ver Capítulo 52). **Metemoglobinemia aguda** pode-se apresentar como choque. Usar terapia com azul de metileno, a não ser que o bebê tenha deficiência de G6PD.

6. **Hipotensão induzida por droga.** Expansão de volume frequentemente mantém a BP em casos de vasodilatação induzida por droga. Se a BP não puder ser mantida, a droga que causa hipotensão pode necessitar ser descontinuada.

7. **Causa de hipotensão desconhecida.** Para bebês VLBW, considerar dopamina e, a seguir, dobutamina; se inefetiva, mudar para epinefrina. Para hipotensão refratária, usar hidro-

cortisona. **Para todos os outros bebês** experimentar um bolo líquido; se sem resposta, usar dopamina, a seguir dobutamina, epinefrina, a seguir hidrocortisona.
8. **Hipotensão em bebês ELBW.** Estudos observaram que a pressão arterial aumenta sem tratamento em 24 horas no bebê ELBW. Bebês com boa perfusão, mesmo com pressões arteriais baixas por critério padrão, tiveram um bom resultado em comparação àqueles com pressões arteriais normais. É difícil avaliar pressão arterial normal e avaliar a perfusão no ELBW. **Tratamento é limitado àqueles com hipoperfusão** (baixa pressão arterial com acidose metabólica, baixo débito urinário e mau reenchimento capilar).
   a. **Esteroides antenatais diminuem o risco de hipotensão** em bebês ELBW.
   b. **Dopamina** é mais efetiva que soro fisiológico (contanto que não haja evidência de disfunção miocárdica) para aumentar a BP em bebês pré-termo.
   c. **Dobutamina,** se houver evidência de disfunção miocárdica. **Epinefrina** também pode ser efetiva, se dopamina ou dobutamina não funcionarem.
   d. **Doses fisiológicas de hidrocortisona** foram usadas em hipotensão refratária (resistente a vasopressor) com incerteza de efeitos colaterais a longo prazo. Dexametasona em baixa dose aumenta a pressão arterial e também diminui as necessidades de pressores em bebês ELBW com hipotensão resistente a volume e pressor (ver discussão precedente concernente a recomendações antes de tratamento com hidrocortisona). Revisão Cochrane não recomenda isto. **Uma única dose de hidrocortisona em bebês pré-termo** que têm hipotensão refratária com epinefrina pode ser efetiva, mas ela não é recomendada para uso de rotina. Obter um cortisol sérico básico pode ser benéfico.
   e. **Mais estudos** são necessários para avaliar a segurança do uso de cristaloides/dopamina/dobutamina para tratar baixa BP em bebês pré-termo.
   f. **Considerar a possibilidade e o papel do** *shunt* **da esquerda para a direita pelo PDA** na hipotensão em bebês ELBW. Estudos revelaram que hipotensão não respondendo a vasopressores era significativamente associada a um PDA hemodinamicamente importante. Ecocardiografia é recomendada precocemente para detectar *shunt* antes que seja usada hidrocortisona. Considerar o fechamento do PDA.
   g. **Indometacina com hidrocortisona** não é recomendada porque há um aumento nas perfurações gástricas.
   h. **Terapia de infusão de vasopressina em baixa dose** pode ser considerada como terapia de salvamento, quando terapia com esteroides e catecolaminas falhou.

Referências Selecionadas.

Wynn JL, Wong HR. Pathophysiology and treatment of septic shock in neonates. *Clin Perinatol.* 2010;37(2):439-479.

Vargo L, Seri I. New NANN Practice Guideline: the management of hypotension in the verylow-birth-weight infant. *Adv Neonatal Care.* 2011;11(4):272-278.

67 Má Perfusão

I. **Problema.** Você recebe uma informação de que um bebê "não parece bem" ou parece "mosqueado". Outras descrições podem incluir uma "aparência desbotada" ou "má perfusão".

II. **Perguntas imediatas**
   A. **Qual é a idade do bebê?** Síndrome de coração esquerdo hipoplásico pode causar má perfusão e uma aparência mosqueada. Ela pode ser vista nos dias 1–21 de vida (mais comumente no dia 2 ou 3). Em um bebê > 3 dias de idade, **sepse** pode ser uma causa. Fatores de risco associados para sepse são ruptura prematura das membranas, infecção materna e febre.
   B. **Quais são os sinais vitais?** Se a temperatura for mais baixa que o normal, estresse de frio ou hipotermia associada à sepse podem estar presentes. Hipotensão pode causar má perfusão

(ver valores de pressão arterial normal na Tabela 66–1 e Apêndice C). Débito urinário diminuído (< 2 mL/kg/h) pode indicar depleção do volume intravascular ou choque.

C. **O fígado está aumentado?** Estão presentes acidose metabólica, má frequência de pulso periférico, e um galope? Estes problemas são sinais de insuficiência do lado esquerdo do coração (p. ex., síndrome do coração esquerdo hipoplásico). Má perfusão ocorre por causa de fluxo sanguíneo reduzido para a pele.

D. **Se estiver sendo usada ventilação mecânica, os movimento do tórax são adequados e os níveis das gasometrias estão melhorando?** Ventilação inadequada pode resultar em má perfusão. Pneumotórax também pode ser uma causa.

E. **Estão presentes anomalias congênitas?** *Cutis marmorata* persistente (ver Seção III. A. 12) pode ser vista na síndrome de Cornelia de Lange e nas trissomias 18 e 21. **Síndrome de deleção do cromossomo 22q11** pode-se apresentar com tônus vascular anormal com hipotensão. **Síndrome de Cornelia de Lange** consiste em múltiplas anomalias congênitas: uma aparência facial típica, deficiência de crescimento pré- e pós-natal, problemas de alimentação, retardo psicomotor, problemas comportamentais e malformações que comprometem, principalmente, as extremidades superiores.

III. **Diagnóstico diferencial**
   A. **Causas mais comuns**
      1. **Sepse.**
      2. **Estresse de frio/hipotermia.** Em geral, uma temperatura cutânea < 36,5°C.
      3. **Hipotensão** frequentemente com choque.
      4. **Hipoventilação.**
      5. **Pneumotórax.**
      6. **Hipoglicemia** pode simular hipoxemia, e pode ser vista má perfusão.
      7. **Policitemia com hiperviscosidade.** Bebês têm reenchimento capilar lento e má perfusão periférica.
      8. **Anemia hemorrágica aguda** decorrente da perda sanguínea aguda pode-se apresentar com sintomas de hipovolemia, incluindo má perfusão, hipotensão, taquicardia e palidez. Uma diminuição na perfusão periférica ocorre com uma perda de 10% do volume sanguíneo.
      9. **Enterocolite necrosante (NEC).**
      10. **Cardiopatia obstrutiva esquerda.** Recém-nascidos com lesões obstrutivas esquerdas críticas (circulação sistêmica dependente do canal arterial) geralmente parecem normais ao nascer, e quando o canal arterial começa a se fechar, eles têm insuficiência cardíaca com hipoperfusão sistêmica (má perfusão com pele fria, pegajosa, mosqueada), pulsos periféricos fracos, acidose metabólica aumentando e choque. Cianose pode não ser vista até mais tarde. Um estudo mostrou que a maioria dos bebês se apresentou com choque, aproximadamente um terço se apresentou com insuficiência cardíaca, e uma pequena porcentagem se apresentou com cianose profunda. Estas doenças incluem síndrome de coração esquerdo hipoplásico (HLHS), estenose aórtica (AS) crítica, coarctação da aorta (COA) (com ou sem defeito septal) e arco aórtico interrompido (IAA). Quando o *ductus arteriosus* se fecha, os bebês com COA e IAA têm hipoperfusão da metade inferior do corpo, e os bebês com AS e HLHS têm hipoperfusão da circulação sistêmica inteira.
      11. **Bebê de mãe abusadora de substância.** Mosqueamento pode ser um sinal de abstinência neonatal.
      12. *Cutis marmorata.* Um padrão de mosqueamento reticulado semelhante a mármore, vermelho/azul, rendilhado na pele. Pode ocorrer em bebês sadios especialmente quando expostos a estresse de frio (sistemas nervoso e vascular imaturos). Também pode indicar má perfusão em bebês sépticos. Mosqueamento persistente (*cutis marmorata* persistente) pode ocorrer no hipotireoidismo, disfunção do sistema nervoso central e algumas síndromes congênitas (de Cornelia de Lange, de Edward [trissomia 18] e de Down [trissomia 21]). *Cutis marmorata* **telangiectática** congênita é uma malformação vascular rara (ver Capítulo 6). Ver Ilustração 1.

B. Causas menos comuns

1. **Infecção enteroviral/viral ou fúngica.** Apresenta-se com má perfusão e sepse devastadora.
2. **Hemorragia periventricular/intraventricular (PVH/IVH).** A apresentação varia, mas pode-se apresentar com sinais extremos, incluindo início súbito de má perfusão, palidez e hipotonia.
3. **Hemorragia subgaleal (rara).** Mais comumente associada à vacuoextração ou parto a fórceps. Ela progride após o nascimento e pode ter uma quantidade volumosa de sangue.
4. **Erros inatos do metabolismo.** Apresentam-se com uma história de deterioração com má perfusão. Acidemia orgânica, defeitos do ciclo da ureia e certos distúrbios do metabolismo dos aminoácidos podem-se apresentar com má perfusão, letargia e outros sintomas.
5. **Convulsões.**
6. **Hematológicas.** Distúrbios hemorrágicos.
7. **Problemas suprarrenais.** Hiperplasia suprarrenal congênita, doença de Addison, hemorragia suprarrenal.
8. **Hipertensão renovascular.** Apresenta-se com apneia, irritabilidade e mosqueamento da pele.
9. **Problemas gastrointestinais.** NEC, perfuração, volvo.
10. **Embolia de ar sistêmica.** Sintomas são súbitos e incluem mosqueamento da pele com palidez.
11. **Dor crônica.** Bebês experimentando dor crônica podem exibir perfusão diminuída com extremidades frias.

IV. Banco de dados

A. Exame físico.
Anotar a temperatura e sinais vitais e procurar sinais de sepse. Os exames cardiovascular e pulmonar são importantes porque podem sugerir problemas cardíacos ou pneumotórax. O bebê tem um galope de S3 com ou sem um sopro cardíaco (lesão cardíaca obstrutiva esquerda dependente do *ductus arteriosus*)? Sinais de trissomia 18 incluem micrognatia e dedos superpostos. Sinais de trissomia 21 incluem um sulco transverso palmar único e pregas epicânticas. Procurar saliência no couro cabeludo para excluir hemorragia subgaleal. Distensão abdominal pode ser observada com problemas gastrointestinais.

B. Estudos laboratoriais

1. **Hemograma completo (CBC) para avaliar quanto à sepse ou hematócrito diminuído/aumentado.** Para avaliar quanto à policitemia ou perda sanguínea.
2. **Hemogasometria.** Estes estudos revelam ventilação inadequada ou a presença de acidose, que podem ser vistos em sepse ou NEC. Acidose metabólica persistente pode ser vista com hemorragia subgaleal.
3. **Níveis de glicemia.** Para excluir hipoglicemia.
4. **Culturas.** Se for suspeitada sepse, um estudo completo deve ser considerado, especialmente se antibióticos serão iniciados. Este levantamento inclui culturas de sangue, urina e líquido cefalorraquidiano (se indicado). Se for suspeitada infecção enteroviral, enviar para culturas virais.
5. **Reação em cadeia de polimerase.** Estudos de fezes e líquido cefalorraquidiano e *swabs* de nasofaringe e garganta para enterovírus e outros vírus.
6. **Erros inatos do metabolismo.** Ver Capítulo 105 para os testes apropriados.

C. Imageamento e outros estudos

1. **Transiluminação do tórax** (ver Capítulo 33, Seção III.B, e Capítulo 45) pode ser efetuada rapidamente para ajudar a determinar, se um pneumotórax estiver ou não presente.
2. **Radiografia de tórax se for suspeitada pneumonia, pneumotórax, cardiopatia congênita ou hipoventilação.** Em lesões cardíacas esquerdas, a radiografia mostra cardiomegalia com congestão venosa pulmonar (exceto na síndrome de coração esquerdo hipoplásico, em que o tamanho do coração pode ser normal). Se uma incidência tirada durante expansão pulmonar mostrar que os pulmões vão apenas até a sexta costela ou menos, hipoventilação deve ser considerada. No caso de hiperventilação, a expansão pulmonar é até a nona

ou décima costela. Ver Figura 11-15 para radiografia de pneumonia. Ver Figura 11-20 para radiografia mostrando um pneumotórax.
3. **Radiografia abdominal se NEC for suspeitada.** Ver Figura 11-23 para uma radiografia mostrando pneumatose intestinal vista em NEC. Ar pode ser visto com uma perfuração. Obstrução pode ser vista com má rotação com volvo.
4. **Ecocardiografia** deve ser realizada, se uma lesão cardíaca congênita for suspeitada. Na síndrome de coração esquerdo hipoplásico, um ventrículo direito grande e um ventrículo esquerdo pequeno são vistos no ecocardiograma, e há falta de visualização da valva mitral ou aórtica. Na estenose aórtica, o ecocardiograma revela uma valva aórtica deformada. Na coarctação da aorta, ele revela diâmetro aórtico diminuído. Na embolia de ar venosa, pode-se ver obstrução aguda do trato de ejeção ventricular direito.
5. **Ultrassonografia da cabeça** para excluir sangramento intraventricular. Imageamento ideal para hemorragia subgaleal é por tomografia computadorizada (CT) ou imageamento de ressonância magnética.
6. **Cariotipagem ou testagem genética molecular,** se trissomia 18 ou 21 ou uma deleção for suspeitada. Síndrome de Cornelia de Lange tem mutações nos genes NIPBL e SMC3.
7. **CT da cabeça** para procurar bolhas de ar intracranianas, se embolia de ar sistêmica for suspeitada.

V. **Plano**
A. **Plano imediato.** Um estudo rápido inicial deve ser realizado. Enquanto são verificados os sinais vitais e rapidamente é examinado o paciente, pedir uma gasometria IMEDIATA e uma radiografia de tórax. Iniciar suplementação de oxigênio e transiluminar o tórax se um pneumotórax for suspeitado. Enviar um CBC IMEDIATO com diferencial e hemocultura.
B. **Planos específicos**
1. **Sepse.** Culturas completas e antibioticoterapia empírica podem ser iniciadas a critério do médico.
2. **Estresse de frio.** Reaquecimento gradual é necessário, frequentemente a uma velocidade de ≤ 1°C/h. Pode ser realizado por meio de um aquecedor radiante ou incubadora ou almofada de aquecimento. (Ver Capítulo 7.)
3. **Hipotensão ou choque.** Se a pressão arterial for baixa por causa de depleção do volume intravascular, dar cristaloide (soro fisiológico), 10 mL/kg por via intravenosa durante 5-10 minutos. (Ver Capítulo 66.)
4. **Hipoventilação.** Se suspeitada, pode ser necessário aumentar a pressão que estiver sendo dada pelo ventilador. A quantidade de pressão deve ser decidida em uma base individual. Um método consiste em aumentar a pressão em 2-4 cm H_2O e a seguir fazer gasometrias em 20 minutos. Outro método consiste em usar ventilação com bolsa e máscara, observando o manômetro para determinar a quantidade de pressão necessária para mover o tórax. (Ver Capítulo 55.)
5. **Pneumotórax.** Ver Capítulo 74.
6. **Hipoglicemia.** Ver Capítulo 63.
7. **Policitemia.** Ver Capítulos 75 e 129.
8. **Anemia secundária à perda sanguínea aguda.** Ver Capítulo 80.
9. **NEC.** Ver Capítulo 103.
10. **Cardiopatias obstrutivas esquerdas.** Estabilização inicial com suporte respiratório (intubação endotraqueal e ventilação mecânica, se houver mau esforço respiratório e hipoxemia), ressuscitação com volume, suporte inotrópico com dopamina para baixo débito cardíaco e correção de acidose metabólica. Parecer cardiológico imediato. PGE_1 é considerada antes que diagnóstico seja confirmado, se for suspeitado fluxo sanguíneo sistêmico dependente do canal arterial. O bebê deve ser estabilizado e transferido para um centro cardíaco pediátrico. Cirurgia é frequentemente indicada em todos estes pacientes. Para uma discussão completa das anormalidades cardíacas, ver Capítulo 84.
11. **Cutis marmorata.** Se esta condição for secundária a estresse de frio, tratar o paciente como descrito na Seção VB2. Se a condição persistir, considerar testagem genética formal

para várias síndromes apontadas. Estudos tireóideos serão necessários, se suspeitado hipotireoidismo. Se disfunção do CNS for suspeitada, isto deve ser avaliado mais a fundo.
12. **Hemorragia periventricular/intraventricular (PVH/IVH).** Tratamento suportivo inicial (manter pressão arterial, estabilizar gases sanguíneos, transfundir, se necessário, tratar convulsões etc.). Após estabilização, acompanhamento estrito é necessário. Punções lombares seriadas podem ser necessárias. (Ver também Capítulo 108.)
13. **Hemorragia subgaleal.** Reconhecimento precoce, reanimação apropriada, tratamento suportivo, como reposição de volume, transfusão de sangue e fatores da coagulação, se necessário. Envoltório de pressão na cabeça é *controvertido*.
14. **Erros inatos do metabolismo.** Ver Capítulo 105.
15. **Convulsões.** Ver Capítulo 86.
16. **Problemas hematológicos.** Transfusões de sangue, e diagnosticar e tratar a doença hemorrágica específica são necessários.
17. **Insuficiência suprarrenal.** Reposição de volume sanguíneo e terapia esteroide são geralmente necessárias.
18. **Hipertensão renovascular.** Frequentemente tratada com terapia clínica agressiva.
19. **Problemas intestinais.** Ver Capítulos 103 e 127.
20. **Infecções enterovirais.** Tratamento suportivo. Ver Capítulo 104.
21. **Embolia de ar sistêmica.** Tratamentos suportivos cardíaco e respiratório. Oxigenoterapia 100%, oxigênio hiperbárico.
22. **Dor crônica.** Ver Capítulo 14.

68 Morte de um Bebê

I. **Problema.** Um recém-nascido está morrendo ou acabou de morrer. A taxa de mortalidade de recém-nascidos nos Estados Unidos é 4,56 por 1.000 nascidos vivos. Revisões recentes focalizaram a importância do apoio na perda e o profundo efeito que os profissionais de saúde podem ter para os pais que perderam um bebê. Estudos mostram que a insensibilidade de um profissional de saúde aos pais pode contribuir para dificuldades de superação e pode aumentar o risco de uma reação de luto complicada. Enfermeiras que receberam treinamento para cuidado de perda tiveram mais probabilidade de ter uma reação positiva para cuidado de luto perinatal. Estudos mostram que mais médicos do que enfermeiras nunca receberam qualquer treinamento formal em tratamento de perda. Os hospitais devem estabelecer treinamento e protocolos para uma morte de bebê, de modo a potencialmente serem capazes de diminuir os efeitos traumáticos.

II. **Perguntas imediatas**
   A. **A família foi preparada para a morte, ou ela foi inesperada?** É importante preparar a família com antecipação, se possível, para a morte de um bebê, e estar pronto para responder a perguntas após o evento.
   B. **Esta foi uma morte neonatal inicial ou tardia?** Morte neonatal inicial descreve a morte de um bebê nascido vivo durante os primeiros 7 dias completados de vida. Morte neonatal refere-se à morte de um bebê nascido vivo após 7, mas antes de 28 dias completados de vida. Depois de 28 dias, é considerada uma morte de lactente.
   C. **Que membros da família estão presentes?** Frequentemente, vários membros imediatos da família estão presentes, o que é bom para apoio emocional. Cada um dos membros da família pode adotar um papel especial. A família deve ser deixada passar pelo processo imediato de perda da maneira que eles acharem mais confortável (p. ex., consigo mesmos, com o capelão, com sua enfermeira favorita, ou com o médico em quem confiam) e na localização que acha-

rem mais confortável (p. ex., na unidade de terapia intensiva neonatal [NICU] ou na sala de conferência com família). Atenção deve ser focada em ambos os pais.
- D. **Se os membros da família não estiverem presentes, há um telefone de contato disponível?** Constitui prática padrão assegurar que haja um número de telefone disponível para cada bebê doente. Se os membros da família não estiverem presentes, contato por telefone deve ser feito tão logo seja possível para alertar a família de que o seu bebê está morrendo ou já faleceu. Em qualquer dos casos, pedir à família para vir e estar com seu bebê.
- E. **Há necessidades religiosas expressadas pela família?** As necessidades religiosas devem ser respeitadas, e provido o apoio necessário (p. ex., cuidado de padre, rabino, capelão ou pastor). Todo hospital tem serviços pastorais, e é útil informar o capelão antecipadamente porque alguns podem pedir que seu filho seja batizado antes da morte. Lembrar que a cultura ou religião de um paciente pode influenciar a decisão da família sobre como manejar o tempo da morte, necropsia e funeral.

III. **Diagnóstico diferencial.** Não aplicável.

IV. **Banco de dados.** Lembrar que o bebê morrendo pode continuar com um reflexo de arquejo por algum tempo mesmo sem respiração espontânea e movimento. O batimento cardíaco pode ser muito débil; por essa razão, auscultação por 2–5 minutos é aconselhável. As definições legais de "morte" variam nos estados. É essencial ser familiarizado com os requisitos legais locais para declarar a morte.

V. **Plano**
- A. **Preparações.** Uma revisão recente descreveu os comportamentos vistos mais favoravelmente pelos pais, depois que seu bebê morreu, delineados na Tabela 68–1.
  1. **O ambiente da NICU.** O nível de ruído deve ser mantido em um mínimo. A equipe deve ser sensível às emoções dos pais e a família. O bebê e membros da família devem ter privacidade em um recinto silencioso isolado ou uma área demarcada com cortinas na NICU. Exame do bebê pelo médico para determinar a morte pode ser feito nessa mesma área particular, com a família.
  2. **O bebê.** O equipamento (p. ex., IVs e tubo endotraqueal) pode ser removido do bebê a menos que uma necropsia seja prevista. Nesse caso, é melhor deixar no lugar cateteres centrais e possivelmente o tubo endotraqueal. Os pais devem ter permissão para segurar o

Tabela 68–1. COMPORTAMENTOS VISTOS MAIS FAVORAVELMENTE PELOS PAIS APÓS MORTE PERINATAL

Oferecendo apoio emocional
Permanecer com a família e passar tempo extra com eles tanto quanto possível
Falar sobre o bebê pelo nome
Permitir aos pais se lamentar ou chorar
Ter sensibilidade para comentários que poderiam ser percebidos como banais ou minimizando a perda
Retornar para ver a família em múltiplas ocasiões, se possível

Atendendo a necessidades físicas dos pais e bebê
Continuar enfermagem pós-parto de rotina e cuidado médico da mãe
Tratar com respeito o corpo do bebê
Considerar dar banho, vestir ou envolver o bebê como um bebê vivo
Ser flexível sobre normas do hospital que podem não ser apropriadas para famílias enlutadas
Ajudar os pais a criar memórias tangíveis dos seus bebês

Educando os pais
Comunicar a perda a toda a equipe para ajudar a evitar comentários ou ações inapropriadas
Ajudar os pais a prever como será o luto normal
Fornecer informação simples sobre a causa da morte se conhecida. Usar linguagem leiga
Tirar tempo para sentar com os pais quando discutindo informação

Reproduzida, com permissão, de Gold KJ. Navigating care after a baby dies: a systematic review of parent experiences with health providers. *J Perinatol.* 2007;27:230–237.

bebê tanto tempo quanto desejarem. Este tipo de contato visual e físico é importante para começar o processo de luto de uma maneira sadia e tentar aliviar qualquer culpa futura. Tratar o bebê sem cuidado por membros da equipe não é bem tolerado pelos pais. A prática descrita na literatura de colocar o bebê morto sobre uma mesa de metal, descoberto, ou colocado em um balde após parto é inaceitável. Os pais são agudamente conscientes de como as enfermeiras cuidam do bebê falecido. Banhar e vestir o bebê de uma maneira carinhosa e tratar o bebê morto com respeito é apreciado pela família. As famílias também apreciam quando as enfermeiras tiram fotos especiais do bebê e dão à família lembranças especiais de modo a que possam ter algumas memórias.

B. Discussão da morte com a família
   1. **Localização.** Pais e membros imediatos da família devem estar em uma sala de consulta particular, silenciosa, e o médico deve explicar calmamente a causa e inevitabilidade da morte.
   2. **Notícias da morte.** Estudos mostram que os pais valorizam comunicação clara. O médico deve oferecer condolências à família pela sua perda. Notícias da morte do bebê podem ser muito difíceis para o médico transmitir e para a família aceitar. O médico deve ser sensível às reações emocionais da família. Enfermeiras, em uma revisão, foram percebidas como o profissional de saúde mais tendente a fornecer apoio emocional. A capacidade da enfermeira de compartilhar com a família é muito importante em ajudar a família a dar passos na sua capacidade de sofrer. É importante que as enfermeiras participem neste processo, porque elas podem prestar apoio mais continuado por esta hora difícil. Elas podem também guiar novas mães e pais em cuidar de tarefas que podem realizar pelo seu bebê e criar memórias que lhes trarão um senso de conforto mais tarde. Comunicar a notícia da morte a todos os membros da equipe que estarão cuidando da mãe, se ela estiver hospitalizada ao tempo da morte do bebê. Isto inclui a equipe de nutrição e doméstica de modo a saberem o modo apropriado de agir.
   3. **Áreas de insatisfação dos pais.** Revisões enfatizaram que os pais ficam perturbados por falta de comunicação entre membros da equipe. Membros que não sabiam que o bebê morrera e fizeram comentários, membros que evitaram ou silenciaram com a família, e membros que mostraram insensibilidade ou falta de apoio emocional, todos criaram grande estresse nas famílias dos mortos. Tratar a mãe e o bebê falecido com respeito é importante.

C. Efeitos sobre a família
   1. **Emocionais (sofrimento).** Uma breve descrição do processo normal de luto pode ser discutida. Os estágios que Kübler-Ross identificou são **negação** ("Isto não está acontecendo comigo!"); **ira** ("Por que isto está acontecendo comigo?"); **negociação** ("Prometo que serei uma pessoa melhor se..."); **depressão** ("Não me importo mais"); e **aceitação** ("Estou pronto para o que vier"). Temes descreveu 3 tipos particulares de comportamento exibidos por aqueles sofrendo de luto e perda: entorpecimento (funcionamento mecânico e isolamento social), desorganização (sentimentos de perda intensamente dolorosos) e reorganização (reentrada em uma vida social mais "normal".) Médicos que ofereceram especificações à família sobre o que esperar no processo de luto foram classificados como os médicos mais competentes.
   2. **Físicos.** Perda de apetite e ruptura de padrões de sono.
   3. **Irmãos.** É importante discutir o impacto da morte em um irmão. Um estudo foi feito para avaliar o impacto desenvolvimental de sobreviver a um irmão que morreu na NICU; ele mostrou que os irmãos nascidos antes e depois de uma morte de um bebê estão em risco e necessitam de apoio psicológico. Fotos e rituais de família são importantes para os pais e irmãos. Os clínicos devem permitir que irmãos sejam participantes ativos na vida e morte do bebê.
   4. **Gêmeo ou gêmeos sobreviventes.** A equipe deve ser cônscia do estresse adicional sobre os pais cuidando de um gêmeo ou gêmeos sobreviventes.

D. Aspectos práticos
   1. **Programas de perda perinatal.** Uma vez que a equipe neonatal desempenhe um papel importante em ajudar as famílias a enfrentar a perda do seu bebê, é importante que cada

unidade estabeleça um programa abrangente para ajudar as famílias a lidar com sua perda. Algumas unidades estabeleceram um serviço de apoio à perda que inclui uma suíte de luto, coordenadores de luto, apoio ao luto (funerais e cerimônias, comunicação 24 horas, conselho e benefícios financeiros, fornecimento de lembranças e memórias, envolvimento e aconselhamento a irmãos e acompanhamento). É importante não apenas focalizar as necessidades físicas do recém-nascido, mas lidar com as necessidades espirituais, religiosas e existenciais da família. Estudos recentes mostram que serviços intergerações devem ser oferecidos e proveem benefício à família inteira. **Equipes de tratamento paliativo** estão sendo envolvidas na arena pré-natal (mães com bebês com anomalias letais conhecidas) e dão suporte, enquanto o bebê está *in utero* e também na NICU para lidar com o processo de morrer e estágios do luto para os pais.

2. **Educação.** Revisões recentes relataram que os pais apreciaram educação pelos profissionais de saúde. Os pais querem ter informação sobre por que o bebê morreu e também informação específica sobre o processo da perda. Pais indicaram que os membros da equipe que os mantiveram informados e forneceram respostas honestas com informação constante foram os mais valorizados. *Hello Means Good-Bye* por Paul Kirk e Pat Schwiebert (www.griefwatch.com) é um livro leigo frequentemente recomendado que pode ajudar a família a superar a perda de um bebê.

3. **Apoio adicional.** Os membros da família devem ser perguntados se eles necessitam de algum suporte para transporte ou arranjos de funeral e se necessitam uma declaração sobre licença do trabalho e assim por diante. Assistentes sociais ou operadores de casos são frequentemente disponíveis para assistir no contexto hospitalar. Perguntas sobre benefícios de licença-maternidade e retorno ao trabalho podem ser respondidas. Algumas unidades oferecem uma linha de telefone dedicada 24 horas para famílias enlutadas conseguirem fazer contato, conforme necessário.

4. **Fotografia de luto.** Dar consolo aos pais depois de uma perda perinatal. Incluir fotos do bebê sozinho ou com membros da família feitas pela equipe, um fotógrafo profissional ou várias organizações para ajudar a aliviar o luto de pais da NICU, tirando fotografias profissionais. Estas imagens podem servir como uma ligação a memórias e sentimentos e ajudar os pais a sofrer e curar. Os pais podem querer vestir o seu bebê ou incluir momentos nas imagens. É importante respeitar os desejos dos pais.

5. **Rituais.** Proporcionam uma maneira ordenada de dizer adeus a uma pessoa querida. Eles podem ser benéficos para indivíduos e famílias que sofreram a perda de uma criança. Estes incluem funerais, caixas de memória (com pulseira de nome, pinça de cordão, mecha de cabelo do bebê etc.), batizar o bebê, práticas religiosas e tradições culturais específicas.

6. **Permissão escrita.** Deve ser obtida para o seguinte: fotografia, lembranças, necropsia ou biópsia.

7. **Doação de órgãos.** Ocasionalmente, pais e membros da família imediata podem ter discutido doação de órgãos antes da morte do bebê. Caso contrário, ela pode ser trazida delicadamente à família, que terá tempo adequado para refletir sobre ela, levando em consideração as exigências para doação de órgãos. Algumas vezes, os pais podem querer doar um órgão, mas isto pode não ser possível por causa da presença de infecção ou função inadequada do órgão antes da morte. Isto deve ser explicado cuidadosamente aos pais. Obedeça ao procedimento da sua instituição para solicitar colheita de órgãos.

8. **Necropsia.** Pode ser uma parte vital da determinação da causa da morte e pode ser importante em aconselhar os pais para futuras gestações. É sempre uma questão muito sensível a discutir com os pais, especialmente depois da perda da sua pessoa querida. Os pais devem sempre ter tempo adequado para discutir isto entre eles e com a família, se já não tiverem tomado sua resolução. Um estudo recente sobre a percepção de pais enlutados sobre necropsia revelou que é importante discutir abertamente os benefícios de uma necropsia; 90% dos pais avaliaram como um modo de descobrir por que seu filho morrera, e 77% sabiam que contribuiria para o conhecimento médico. Quarenta e dois por cento acharam que o exame da necropsia agravava seu sofrimento, 30% a acharam um conforto, e 41% disseram que os ajudava na sua perda.

9. **Documentação**
   a. **Nota resumo de morte neonatal.** O médico pode incluir uma breve sinopse da história do bebê ou uma lista de problemas. Os eventos que conduziram à morte do bebê naquele dia, se foi súbita ou gradual, e o tratamento ou intervenções efetuados devem ser anotados. Também é importante anotar conversas com membros da família, enquanto o bebê estava morrendo, se não escritas antes em notas separadas.
   b. **Atestado de óbito.** O médico que declarou morto o bebê inicia o atestado de óbito, obedecendo a diretrizes estritas de cada condado/estado.
E. **Disposições de acompanhamento**
   1. **Contato com a família.** Um telefonema de um dos membros da equipe médica deve ser realizado dentro da primeira semana da morte. Uma carta de condolências pode ser enviada. Outro contato pode ser feito ao fim do primeiro mês para confortar a família, compartilhar qualquer informação adicional e responder a dúvidas. Algumas equipes de NICU podem fazer contato novamente ao final do 1º ano.
   2. **Aconselhamento.** É extremamente importante discutir os arranjos para aconselhamento futuro e encaminhar os pais a obstetrícia de alto risco, se apropriado. Aconselhamento genético pode também ser apropriado com base no caso específico. Os pais devem poder passar pelo luto da morte do seu filho e devem ter a oportunidade de fazer contato com o médico mais tarde, quando estiverem mais receptivos emocionalmente. Irmãos estão em risco e podem necessitar de suporte psicológico.
   3. **Acompanhamento de necropsia.** Se consentimento para necropsia foi obtido, uma conferência de necropsia após ~6-8 semanas é essencial. A presença de um geneticista neste acompanhamento pode ser apropriada. Esta conferência não apenas fornece aos pais informação concreta, mas também ajuda no processo de superação.
   4. **O obstetra, pediatra e médico da família** envolvidos com o cuidado da mãe ou família devem ser notificados da morte.
   5. **As necessidades dos cuidadores também devem ser consideradas.** Lidar com luto, perda e sofrimento constitui um dos principais estressores no contexto da NICU. Várias unidades desenvolveram programas específicos neste campo, e recursos devem ser tornados disponíveis à equipe também. Algumas unidades possuem uma equipe de cuidados paliativos que recebe treinamento específico. Elas oferecem sessões de "discussão após missão" (*debriefing*) para qualquer um da NICU comparecer.

69 Nenhum Débito Urinário em 24 Horas

I. **Problema.** Débito urinário foi escasso ou ausente durante 24 horas. Cem por cento dos bebês prematuros, a termo completo e pós-termo sadios urinam dentro de 24 horas de idade. **Oligúria** é definida como débito urinário < 1,0 mL/kg/h durante 24 horas. **Anúria** é definida como ausência de débito urinário pelas 48 horas de idade. **Oligúria** é uma das **marcas características clínicas** de **insuficiência renal**. Débito urinário diminuído pode ser por desidratação branda ou insuficiência renal aguda (ARF) ou lesão renal aguda (AKI). ARF/AKI é uma disfunção renal aguda e ocorre quando há uma diminuição na taxa de filtração glomerular, um aumento na creatinina e produtos de eliminação nitrogenados, com a perda da capacidade de regular líquidos e eletrólitos. A incidência de ARF/AKI neonatal é em torno de 6–24%. Há uma alta porcentagem de ARF/AKI em bebês de muito baixo peso ao nascimento, bebês pós-cirurgia de cardiopatia congênita, bebês sob oxigenação por membrana extracorpórea/suporte extracorpóreo da vida (ECMO/ECLS) (especialmente em caso de hérnia diafragmática congênita) e bebês com depressão perinatal.

II. **Perguntas imediatas**
   A. **A bexiga é palpável?** Se uma bexiga distendida estiver presente, ela frequentemente é palpável. Uma bexiga palpável sugere que há urina na bexiga. **Manobra de Credé** (compressão

manual da bexiga) pode iniciar micção, especialmente em bebês recebendo medicações que causam paralisia muscular.
B. **Foi efetuada cateterização da bexiga?** Cateterização determina se urina está presente na bexiga. Ela é comumente feita em bebês mais maturos.
C. **Qual é a pressão arterial?** Hipotensão pode causar perfusão renal e débito urinário diminuídos. Hipertensão pode indicar doença renal/renovascular (se grave suspeitar trombose de artéria ou venosa renal).
D. **O bebê urinou alguma vez?** O bebê urinou e não foi registrado no prontuário à beira do leito? Se o bebê nunca urinou, considerar agenesia renal bilateral, acidente renovascular ou obstrução. A Tabela 69–1 mostra o tempo após o nascimento com o qual ocorre a primeira micção. Lembrar: micção pode ser despercebida (ocorrida na sala de parto ou com os pais e não foi registrada). Aproximadamente 13–21% dos bebês urinam na sala de parto.
E. **A mãe teve oligo-hidrâmnio?** Uma das causas de oligo-hidrâmnio (diminuição no líquido amniótico) pode ser uma diminuição da produção de urina fetal. Isto pode ser causado por problemas renais, como perfusão renal diminuída, uropatia obstrutiva, e ausência congênita de tecido renal (agenesia renal, displasia cística e atresia ureteral).
F. **Há hematúria macroscópica?** Hematúria macroscópica sugere doença renal intrínseca.
G. **Que medicações a mãe esteve tomando durante sua gravidez?** Certas medicações (p. ex., inibidores da enzima conversora de angiotensina [ACE], drogas anti-inflamatórias não esteroides [NSAIDs], se dadas à mãe durante sua gravidez, podem interferir com a nefrogênese fetal, o que pode resultar em lesão renal fetal e levar à lesão renal aguda no recém-nascido. Inibidores da ACE durante a gravidez podem causar disgenesia tubular renal no bebê.
H. **O bebê tem uma doença renal congênita?** A ultrassonografia pré-natal sugeriu doença renal? Insuficiência renal aguda no recém-nascido pode ter um início pré-natal. Agenesia renal, displasia renal, doença de rins policísticos e síndrome nefrótica congênita, ou qualquer obstrução, todas podem causar insuficiência renal aguda no recém-nascido.
I. **A mãe teve diabetes?** Bebês de mães diabéticas têm um risco aumentado de anomalias renais (agenesia renal, hidronefrose e duplicação ureteral).
III. **Diagnóstico diferencial.** Um retardo na micção pode ser por desidratação branda ou ARF/AKI. Para uma discussão completa da ARF/AKI, ver Capítulo 123.
A. **Desidratação branda.** Um bebê pode ter micção diminuída nos primeiros dias de vida, especialmente se o bebê estiver sendo amamentado. Produção inadequada de leite materno pode causar desidratação. Achados laboratoriais são frequentemente normais ou podem mostrar mínima alteração.
B. **Insuficiência renal aguda/lesão renal aguda.** Definições variam e podem ser fundamentadas na creatinina sérica (ver Seção IV.C.1). ARF/AKI pode ser decorrente de causas pré-renais, renais e pós-renais.
1. **Insuficiência pré-renal (tipo mais comum).** Rins normais com fluxo sanguíneo renal (perfusão) inadequado ou diminuído. Isto conduz à função renal diminuída. **Hipoperfusão renal** pode ser causada por uma **depleção verdadeira de volume** (hemorragia, desidratação, perdas em terceiro espaço) ou um **volume sanguíneo efetivo diminuído** (um processo de doença que resulta em perfusão diminuída do rim, como insuficiência cardía-

Tabela 69–1. TEMPO DA PRIMEIRA MICÇÃO, COM BASE EM UM ESTUDO DE 500 BEBÊS A TERMO E PRÉ-TERMO

Horas	Bebês a Termo Completo (%)[a]	Bebês Pré-Termo (%)[a]
Sala de parto (0)	12,9	21,2
1–8	51,1	83,7
9–16	91,1	98,7
17–24	100,0	100,0

[a]Porcentagens são cumulativas.
Dados de Clark DA. Times of first void and stool in 500 newborns. *Pediatrics*. 1977;60:457.

ca congestiva ou tamponamento cardíaco). Causas comuns na unidade de terapia intensiva neonatal (NICU) são:
   a. **Hemorragia (perinatal ou pós-natal).**
   b. **Desidratação.**
   c. **Sepse.** Insuficiência renal ocorre em 26% dos recém-nascidos com choque séptico.
   d. **Enterocolite necrosante.**
   e. **Síndrome de desconforto respiratório.**
   f. **Choque e hipotensão.**
   g. **Perdas gastrointestinais.**
   h. **Perdas em terceiro espaço.**
   i. **Cardíacas.** Insuficiência cardíaca congestiva, canal arterial patente, cardiopatia congênita/cirurgia cardíaca, pericardite, tamponamento cardíaco.
   j. **Policitemia** pode causar uma diminuição na GFR, oligúria, hematúria e trombose de veia renal.
   k. **Bebês necessitando ECMO/ECLS** podem experimentar sobrecarga hídrica e fluxo sanguíneo renal diminuído.
   l. **Hipoalbuminemia.**
   m. **Medicações.** Quaisquer medicações que possam diminuir o fluxo sanguíneo renal podem levar à doença pré-renal. Estas incluem indometacina, NSAIDS, aminoglicosídeos, anfotercina, drogas adrenérgicas (colírio de fenilefrina) e inibidores da ACE (captopril).
2. **Doença renal intrínseca (lesão renal).** Isto ocorre por causa da lesão renal estrutural dos túbulos, glomérulos ou interstício. Mais frequentemente é disfunção tubular renal decorrente de um insulto agudo. Necrose tubular aguda (induzida por isquemia, droga ou toxina), lesões glomerulares e lesões vasculares constituem a maior parte da insuficiência renal intrínseca.
   a. **Necrose tubular aguda.** Causa mais comum de doença renal intrínseca, pode ser secundária a choque, desidratação, toxinas, asfixia perinatal, cirurgia cardíaca, insultos isquêmicos ou hipóxicos, induzida por droga ou meios de contraste IV. Asfixia perinatal é a causa mais comum de necrose tubular aguda. Há uma grande porcentagem de bebês com asfixia perinatal grave que têm insuficiência renal (25% dos casos são oligúricos e 15% são anúricos). **Insuficiência pré-renal prolongada** que não seja tratada progredirá para necrose tubular aguda.
   b. **Nefrite intersticial.** Induzida por droga ou idiopática.
   c. **Anomalias renais congênitas.** Disgenesia tubular renal, agenesia renal (síndrome de Potter), doença de rins policísticos, síndrome nefrótica congênita, rins hipoplásicos ou displásicos.
   d. **Infecções.** Pielonefrite aguda, sepse, infecções Gram-negativas, candidíase e infecções congênitas (toxoplasmose, citomegalovírus, sífilis).
   e. **Lesões vasculares.** Trombose de artérias renais bilaterais ou trombose de veias renais bilaterais. Insultos isquêmicos ou hipóxicos (transfusão intergemelar, descolamento da placenta ou asfixia perinatal) podem causar necrose cortical renal.
   f. **Medicações nefrotóxicas.** Algumas **medicações nefrotóxicas** comumente usadas na NICU incluem aminoglicosídeos, vancomicina, aciclovir, NSAIDS, médios de contraste IV, inibidores da ACE (p. ex., captopril, enalapril) e anfotericina B. ARF/AKI nefrotóxica é geralmente associada a antibióticos aminoglicosídicos e NSAIDS que são usados para fechar um canal arterial patente. Diuréticos podem aumentar a nefrotoxicidade de outras medicações (p. ex., NSAIDS).
   g. **Toxinas endógenas (raro).** Ácido úrico (nefropatia de ácido úrico), mioglobina, hemoglobina livre.
3. **Causas pós-renais.** (Quando a urina é formada, mas não eliminada.) Mais comuns em bebês recém-nascidos que em bebês mais velhos. Causadas por uma obstrução mecânica ou funcional ao fluxo de urina. A obstrução pode ser no trato superior, como obstrução de junções ureteropélvicas bilaterais, ou no trato inferior, como válvulas uretrais posteriores.

a. **Bexiga neurogênica** causada por mielomeningocele ou medicações, como pancurônio ou sedação pesada.
b. **Obstrução por qualquer razão em um rim solitário.**
c. **Estenose meatal (frequentemente meninos).**
d. **Obstrução ureteral bilateral** (obstrução bilateral da junção ureteropélvica).
e. **Estenose uretral.**
f. **Válvulas da uretra posterior (meninos somente)** podem também ser complicadas por ruptura da bexiga.
g. **Compressão extrínseca** (p. ex., teratoma sacrococcígeo).
h. **Drogas.** Certas medicações (p. ex., aciclovir e sulfas) podem-se precipitar dentro dos túbulos e causar obstrução.
i. **Candidíase sistêmica com formação de bezoar fúngico ureteropélvico bilateral** (bolas de fungo causando obstrução).
j. **Ruptura espontânea da bexiga** com insuficiência renal anúrica.
k. **Obstrução oculta da junção ureteropélvica** apresentando-se como anúria.
l. **Hímen imperfurado (menina)** causando hidrometrocolpo, anúria e hidronefrose bilateral.

IV. **Banco de dados**

A. **Histórias pré-natal e materna.** Rever quanto a oligo-hidrâmnio, distúrbios renais genéticos, lista de medicações maternas. Houve algum risco de infecção? Ocorreu sangramento durante o parto? Ocorreu asfixia perinatal? Houve hipovolemia materna?

B. **Exame físico.** Primeiro, determinar o estado de hidratação. O bebê está desidratado? Há evidência de insuficiência cardíaca congestiva? O bebê é edematoso? O bebê tem hipertensão/hipotensão? Exame do abdome pode revelar distensão da bexiga (obstrução da saída vesical), massas abdominais ou ascite (trato urinário obstruído com ruptura). Sinais de doenças renais (p. ex., fácies de Potter [orelhas em situação baixa, sulco cantal interno) devem ser notados. Características dismórficas sugestivas de doença renal incluem artéria umbilical única, hipospadia, anormalidades anorretais, anomalias vertebrais, orelhas anormais e atresia do esôfago. Ascite urinária pode ser vista com válvulas uretrais posteriores. Oligo-hidrâmnio sugere possíveis problemas renais.

1. **Pré-renais.** Sinais de depleção de volume (taquicardia e hipotensão).
2. **Renais intrínsecos.** Edema, sinais de insuficiência cardíaca congestiva, hipertensão. Rins palpáveis podem significar rim policístico, hidronefrose ou tumores.
3. **Pós-renais.** Jato urinário fraco, bexiga aumentada, gotejamento de urina; ascite urinária em caso de ruptura.

C. **Estudos laboratoriais.** Os seguintes testes laboratoriais podem ajudar a estabelecer o diagnóstico em casos de baixo débito urinário. Interpretar os resultados, conforme descrito na Tabela 123–1. Lembrar que níveis de nitrogênio ureico sanguíneo (BUN) e creatinina refletirão a função materna logo depois do nascimento.

1. **Creatinina sérica é usada para definir ARF/AKI e existem múltiplas definições.**

    a. **Elevação persistente da creatinina sérica** ou uma creatinina sérica ≥ 1,5 mg/dL é diagnóstica de insuficiência renal aguda (se função renal materna normal).
    b. **Definição e estadiamento de ARF/AKI com base na creatinina sérica propostos por Jetton e Askenazi:**
        i. **Ausência de ARF/AKI.** Nenhuma alteração na creatinina sérica ou um aumento < 0,3 mg/dL de um nível de coleta prévia.
        ii. **ARF/AKI estádio 1.** Um aumento na creatinina sérica de 0,3 mg/dL ou 1,5 a 2 vezes o nível de coleta prévia.
        iii. **ARF/AKI estádio 2** Um aumento na creatinina sérica de 2 a 3 vezes o nível de coleta prévia.
        iv. **ARF/AKI estádio 3.** Uma creatinina sérica ≥ 2,5 mg/dL, ou um aumento de 3 vezes do nível de cavado prévio, ou a necessidade de diálise.

2. **Eletrólitos séricos e nitrogênio ureico sanguíneo também ajudam a avaliar a função renal.** Um BUN aumentado e BUN/creatinina sérica > 20 são vistos em oligúria pré-renal. Relação BUN/creatinina de 10–15 pode ser vista em lesão renal intrínseca. Eletrólitos podem ser anormais, especialmente potássio (hiperpotassemia) com insuficiência renal.
3. **Hemograma completo e contagem de plaquetas.** Um hemograma completo anormal pode ser visto na sepse. Trombocitopenia ou policitemia podem ser vistas em trombose renal bilateral.
4. **Exame de urina.** Mais provavelmente normal em doença pré-renal e obstrução do trato urinário. Pode revelar leucócitos, sugerindo uma infecção do trato urinário. Eritrócitos, células tubulares e proteinúria sugerem doença renal intrínseca. Cilindros de eritrócitos são vistos em glomerulonefrite. Proteína na urina pode indicar doença glomerular. Cilindros epiteliais e cilindros granulosos castanhos podem ser vistos em necrose tubular aguda.
5. **pH do sangue arterial.** Uma acidose metabólica pode ser vista em qualquer coisa que cause hipovolemia, hipoperfusão ou hipotensão, como sepse.
6. **Índices urinários. Ver Tabela 123-1.** Osmolalidade, sódio urinário, relação de creatinina urina-para-plasma, fração de excreção de sódio e índice de insuficiência renal podem ajudar na avaliação para decidir se a insuficiência renal é pré-renal ou intrínseca.
7. **Níveis de lipocalina associada à gelatinase dos neutrófilos urinários ao nascimento.** Podem ser capazes de predizer função renal mais precocemente que a creatinina sérica em bebês de muito baixo peso ao nascimento.

D. **Imagem e outros estudos**
1. **Ultrassonografia renal com estudos Doppler de fluxo do abdome** e rins excluirão obstrução do trato urinário e ajudarão a avaliar quanto a outras anormalidades renais, congênitas ou vasculares. **Exame Doppler** do fluxo sanguíneo renal pode diagnosticar trombose vascular renal.
2. **Estudos com radiografia abdominal** podem revelar ascite ou massas. Espinha bífida ou ausência de sacro sugere bexiga neurogênica.
3. **Cisturetrografia miccional** pode ajudar a diagnosticar lesões do trato inferior que causam obstrução, se obstrução da saída vesical for suspeitada. Ela também pode excluir refluxo vesicoureteral.
4. **Cintigrafia renal radionuclídica** pode ser útil em obstrução.

V. **Plano.** Para tratamento de insuficiência renal, ver Capítulo 123.
A. **Débito urinário diminuído, ausência de evidência de insuficiência renal com base em achados laboratoriais ou exame clínico.** Para **desidratação** branda apenas um aumento nos líquidos (IV) ou alimentações pode ser necessário. Para um bebê apenas em amamentação que está desidratado, suplementar amamentação com uso de fórmula.
B. **Avaliação inicial, se suspeitada insuficiência renal**
1. **Cateterismo da bexiga.** Isto é feito para ver se urina está sendo fabricada e para excluir obstrução do trato urinário inferior. Não ajudará em disfunção renal ou obstrução do trato urinário superior. Pode ser útil manter um cateter de demora a curto prazo para fazer balanço estrito (aporte e eliminação).
2. **Avaliação dos resultados de laboratório e ultrassom.** Baseando-se nos resultados de laboratório e ultrassom, deve-se ser capaz de identificar se o bebê tem insuficiência pré-renal, renal ou pós-renal.
3. **Desafio hídrico para diagnóstico e tratamento inicial.** Um desafio hídrico pode ser dado a um bebê sem evidência de insuficiência cardíaca ou sobrecarga de volume (10–20 mL/kg de soro fisiológico IV ao longo de 1–2 horas). Se nenhuma resposta, isto pode ser repetido uma vez. Um aumento no débito de urina de ≥ 1 mL/kg/h indica uma **causa pré-renal**. Ausência de resposta sugere **doença renal intrínseca**.
4. **Descontinuar ou restringir potássio dos líquidos IV.** Restringir aporte de fosfatos.
5. **Avaliar as medicações do bebê.** Ajustar doses, se necessário. Descontinuar quaisquer medicações nefrotóxicas. **Se medicação nefrotóxica** não puder ser descontinuada, reduzir a dose ou usar a dose efetiva mínima, se possível.

6. **Balanço estrito de aporte (ou ingestão) e eliminação deve ser feito.** Pesar o bebê cada 12 horas.
7. **Para hipotensão.** Dopamina pode aumentar a perfusão renal.

C. **Insuficiência** pré-renal. O objetivo é restaurar e manter perfusão renal adequada. Uma vez que os rins estejam normais, insuficiência pré-renal é reversível uma vez restaurada a perfusão renal.
   1. **Tratar a causa específica (p. ex., sepse, NEC e outras).**
   2. **Fornecer reposição de volume para restaurar perfusão renal.** Dependendo de quanto líquido foi dado durante o desafio hídrico, outro desafio hídrico pode ser necessário para obter euvolemia. Dose usual é de 10–20 mL/kg em 1–2 horas de solução isotônica de cloreto de sódio.
   3. **Manter adequada manutenção de volume e reposição de quaisquer perdas.**
   4. **Dopamina.** Uso de agentes inotrópicos pode estar indicado em insuficiência pré-renal causada por hipóxia, acidose ou indometacina ou em bebês que desenvolverem hipotensão. Dose renal de dopamina (1–3 mcg/kg/min) para melhorar a perfusão renal é advogada por alguns, mas não há estudos mostrando que ela melhore a sobrevida. Ela aumenta o débito de urina, mas não evita disfunção renal ou morte. Revisão Cochrane afirma que não há evidência suficiente para dar dopamina para prevenir disfunção renal especificamente em bebês pré-termo tratados com indometacina.
   5. **Furosemida.** Pode estar indicada se houver oligúria e sobrecarga de volume. Diuréticos podem ajudar no tratamento hídrico, mas não mudam o curso da ARF/AKI. Furosemida (1–2 mg/kg/dose) pode aumentar o fluxo de urina, mas devem-se limitar as doses por causa da ototoxicidade, especialmente se não houver resposta observada.

D. **Doença renal intrínseca.** Medidas suportivas e tratamento da causa específica. Recuperação e prognóstico dependem da etiologia.
   1. **Consulta de nefrologia pediátrica.**
   2. **Descontinuar quaisquer medicações nefrotóxicas.**
   3. **Restringir aporte de líquido, e apenas repor perdas insensíveis mais débito urinário.** Considerar restrição de aporte de potássio.
   4. **Acompanhar sódio, potássio, cálcio e fosfato séricos e equilíbrio acidobásico.** Bebês com ARF podem ter hiponatremia (frequentemente dilucional), hiperpotassemia, hipocalcemia, hiperfosfatemia e acidose metabólica.
   5. **Considerar dopamina em baixa dose para aumentar o fluxo sanguíneo renal** (*controvertido*). Ver Seção V.C.4.
   6. **Considerar diuréticos (furosemida etc.), se houver sobrecarga hídrica.** Limitar doses em razão da ototoxicidade. Ver Seção V.C.5.
   7. **Acompanhar a pressão arterial.** Pode ocorrer hipertensão branda.

F. **Pós-renal**
   1. **Consulta urológica/cirúrgica pediátrica.**
   2. **Se obstrução for distal à bexiga.** Efetuar cateterismo vesical inicial. Vesicostomia cirúrgica pode estar indicada.
   3. **Se obstrução for proximal à bexiga.** Intervenção cirúrgica urológica deve ser considerada (p. ex., tubos de nefrostomia ou ureterostomia cutânea).
   4. **Bexiga neurogênica.** Inicialmente manejada com cateterismo.
   5. **Medicações.** Medicações que causam retenção urinária devem ser descontinuadas.
   6. **Considerar profilaxia de infecção do trato urinário com antibióticos.**

F. **Terapia de substituição renal (RRT).** Diálise peritoneal (método preferido em recém-nascidos), hemodiálise e hemofiltração com ou sem diálise são consideradas apenas depois que falha o tratamento clínico. RRT pode ser usada em bebês sob ECMO com ARF/AKI e sobrecarga de líquido. As indicações incluem hiperpotassemia grave, acidose grave, hiponatremia grave, hipocalcemia grave, hiperfosfatemia, uremia, nutrição inadequada e sobrecarga grave de volume.

Referências Selecionadas

Andreoli SP. Acute kidney injury in children. *Pediatr Nephrol.* 2009;4(2):253-263.
Bridges BC, Selewski DT, Paden ML, et al. Acute kidney injury in neonates requiring ECMO. *NeoReviews.* 2012;13(7):e428.
Chan CMJ, Williams, DM, Roth KS. Kidney failure in infants and children. *Pediatr Rev.* 2002;23(2):47-60.
Chua AN, Sarwal MM. Acute renal failure management in the neonate. *NeoReviews.* 2005;6:e369-e376.
Jetton JG, Askenazi DJ. Update on acute kidney injury in the neonate. *Curr Opin Pediatr.* 2012;24(2):191-196.
Zappitelli M, Selewski DT, Askenazi, DJ. Nephrotoxic medication exposure and acute kidney injury in neonates. *NeoReviews.* 2012;13(7):e420.

70 Nenhuma Evacuação em 48 Horas

I. **Problema.** A enfermeira relata que nenhuma evacuação foi eliminada por um bebê prematuro que tem 36 horas de idade. Noventa e nove por cento dos bebês a termo, 100% dos bebês pós-termo, e 76% dos bebês prematuros (a maioria tem > 32 semanas) têm uma evacuação nas primeiras 24 horas de vida. A maioria dos bebês prematuros tem defecação retardada (37% em 24 horas, 32% depois de 48 horas, e 99% até 9 dias em um estudo). O momento em que as primeiras fezes de mecônio são eliminadas tem sido usado como um **marcador de funcionamento gastrointestinal normal**, e uma demora pode ocorrer por causa de imaturidade gestacional, uma doença grave, uma obstrução intestinal, ou outra causa. Eliminação retardada de mecônio pode ser um fator predisponente à perfuração intestinal. Meninos evacuam mais tarde que meninas, e o tipo de alimentação não prediz o tempo da primeira evacuação.

II. **Perguntas imediatas**

A. **Uma evacuação foi eliminada desde o nascimento?** Se uma defecação foi eliminada desde o nascimento, mas não nas últimas 48 horas, a causa pode ser constipação. Na obstrução de intestino delgado, mecônio pode ser eliminado e depois ocorrer uma diminuição ou nenhuma evacuação. Se uma evacuação nunca foi eliminada, pode estar presente ânus imperfurado ou algum grau de obstrução intestinal inferior. A Tabela 70-1 mostra o tempo após o nascimento com o qual a primeira evacuação tipicamente é eliminada.

B. **Qual é a idade gestacional e o peso ao nascimento do bebê?** Há uma relação inversa entre idade gestacional, peso ao nascimento e eliminação de mecônio. Bebês prematuros e de muito baixo peso ao nascimento (VLBW) comumente têm uma evacuação retardada em razão da imaturidade das células intersticiais do cólon, viscosidade aumentada do mecônio (pre-

Tabela 70–1. TEMPO ATÉ A PRIMEIRA EVACUAÇÃO, COM BASE EM UM ESTUDO DE 500 BEBÊS A TERMO E PRÉ-TERMO

Horas	Bebês Pré-Termo (%) (Maioria > 32 Sem.)[a]	Bebês a Termo Completo (%)	Bebês Pós-Termo (%)
Sala de parto (0)	5,0	16,7	32
1–8	32,5	59,5	68
9–16	63,8	91,1	88
17–24	76,3	98,5	100
24–48	98,8	100,0	–
> 48	100	–	–

As porcentagens são cumulativas.
[a]Pré-termo: apenas 3 bebês < 32 semanas no estudo.
Dados de Clark DA. Times of first void and stool em 500 newborns. *Pediatrics.* 1977;60:457.

maturos têm ausência de água nas fezes), e ausência do efeito desencadeador de alimentações enterais sobre os hormônios do tubo digestório quando o paciente é mantido sob NPO. Estudos mostram que quanto mais velha a idade gestacional, mais curto o tempo até a primeira defecação. Eliminação retardada de mecônio pode ser tão alta quanto 80% em bebês VLBW. Lembrar que a falta de eliminação de mecônio por um bebê a termo completo ou pós-termo dentro de 24 horas pode significar uma obstrução intestinal. Em bebês pré-termo não pode.

- C. **Foram usadas drogas maternas que pudessem causar um íleo paralítico com eliminação retardada de fezes?** Sulfato de magnésio, que é usado para retardar o início prematuro do trabalho de parto, pode causar íleo paralítico. Narcóticos para controle da dor ou uso de heroína pela mãe também podem causar eliminação retardada de fezes no recém-nascido. Exposição pré-natal à betametasona leva à eliminação mais precoce de fezes, e exposição pré-natal ao sulfato de magnésio tem resultados conflitantes — alguns estudos mostram que ele não afeta a cronologia da primeira defecação em bebês prematuros, e outros afirmam que foi associado à eliminação retardada de fezes.
- D. **Existem quaisquer outras anormalidades congênitas e síndromes associadas?** Doença de Hirschsprung é associada à trissomia 21, neurofibromatose, síndrome de Waardenburg, neoplasia endócrina múltipla (MEN) tipo 2, síndrome de hipoventilação central e defeitos septais cardíacos.

III. **Diagnóstico diferencial**
- A. **Constipação.** Esta é precisamente em bebês que já eliminaram uma evacuação e, a seguir, deixam de eliminar. Os bebês têm uma média de 4 evacuações ao dia durante a primeira semana de vida; isto gradualmente diminui para uma média de 1,7 ao dia com a idade de 2 anos. Alguns bebês amamentados no peito não têm evacuação por vários dias.
- B. **Obstrução intestinal.** Bebês com obstrução do intestino delgado distal (íleo) ou do cólon podem-se apresentar com distensão abdominal e eliminação retardada de mecônio. **Obstrução do intestino delgado** frequentemente se apresenta com vômito bilioso com ou sem distensão abdominal, e mecônio pode ser eliminado, mas ela geralmente progride para uma diminuição ou ausência de fezes. **Obstrução do intestino grosso** frequentemente se apresenta com **distensão abdominal e ausência de fezes**.
  1. **Obstrução do intestino grosso**
     - a. **Síndrome de tampão de mecônio.** Uma obstrução no cólon inferior e reto causada por mecônio. É uma forma transitória de obstrução colônica distal ou retal. A incidência é 1 em 500–1.000 recém-nascidos. (***Nota:*** Uma biópsia retal deve ser considerada em todos estes pacientes, porque eles têm uma incidência aumentada [10–15%] de doença de Hirschsprung.) Síndrome de tampão de mecônio é mais comum em bebês de mães diabéticas (síndrome de cólon esquerdo pequeno) e em bebês prematuros (microcólon de prematuridade).
     - b. **Síndrome de cólon esquerdo pequeno.** Uma obstrução intestinal distal funcional em que o tampão se estende à flexura esplênica, causado por dismotilidade transitória no cólon descendente. Geralmente visto em bebês a termo. Aproximadamente 50% têm uma história de diabetes materno, e a maioria não elimina mecônio nas primeiras 24 horas de vida. Os outros têm sepse, hipoglicemia, hipotireoidismo, ou magnésio aumentado. **Microcólon de prematuridade** é o equivalente pré-termo da síndrome de cólon esquerdo pequeno. Anormalidade funcional com falha do conteúdo do intestino delgado em passar para o cólon *in utero*. A maioria das mães teve toxemia e recebeu sulfato de magnésio.
     - c. **Doença de Hirschsprung (megacólon aganglônico congênito).** Responsabiliza-se por ~15% dos bebês que têm eliminação retardada de fezes. Ocorre em 1 em 4.000 nascidos vivos. Uma obstrução funcional é causada por aganglionose das células nos plexos de Meissner e Auerbach no reto e quantidades variáveis no cólon distal. O segmento afetado do cólon e reto é aperistáltico. Tipicamente, o bebê é a termo completo e se apresenta com eliminação retardada de mecônio. Sessenta a noventa por cento dos bebês com doença de Hirschsprung não eliminam mecônio nas primeiras 24–48 horas de vida. Ela tem uma penetrância dependente do sexo (4 meninos para 1 menina), e 8% dos pacientes têm síndrome de Down. É mais comum em homens brancos.

d. **Malformações anorretais (1 em 4.000–8.000 bebês),** como ânus imperfurado (ou atresia anal), que pode ser de tipo alto ou baixo com uma fístula ou estenose anal. Há uma alta porcentagem de anomalias associadas à atresia anal (70%). Um exemplo é a associação VATER/VACTERL (defeitos *v*ertebrais, atresia *a*nal, fístula *t*raqueoesofágica e displasia *r*adial ou *r*enal/defeitos *v*ertebrais, atresia *a*nal, defeitos *c*ardíacos, fístula *t*raqueoesofágica com atresia *e*sofágica, defeitos *r*enais e hipoplasia radial do membro (*l*imb) superior). **Estenose anal** pode ocorrer e pode-se apresentar com um pequeno ânus apertado, às vezes com um ponto de mecônio presente.
 2. **Obstrução do intestino delgado**
   a. **Íleo de mecônio.** Ocorre quando mecônio fica obstruído no íleo terminal. Pode-se apresentar como uma falta de eliminação de mecônio. Ocorre em 15% dos recém-nascidos com fibrose cística (CF); 90% dos pacientes com íleo meconial têm CF e, assim, devem ser testados quanto a ela. É a mais comum apresentação de CF no período neonatal.
   b. **Atresias intestinais.** Atresias ocorrem mais comumente no íleo, seguido pelo duodeno, jejuno e, a seguir, o cólon. Êmese biliosa, distensão abdominal e falta de eliminação de mecônio são observadas; icterícia é possível.
   c. **Outras obstruções do intestino delgado.** (Atresia duodenal, má rotação e volvo e peritonite meconial.) Frequentemente mecônio é eliminado, e, a seguir, elas progridem para uma diminuição ou ausência de fezes.
 3. **Aderências.** Pós-operatoriamente, como após cirurgia para enterocolite necrosante (NEC), há uma probabilidade de 30% de haver aderências.
 4. **Causas raras.** Estenose/atresia de cólon: o cólon é o local menos comum de estenose e atresia. Ver intestino proximal dilatado em radiografia. **Hipoganglionose:** um número reduzido de células ganglionares se apresenta com sintomas semelhantes à doença de Hirschsprung e pode ocorrer com doença de Hirschsprung. **Displasia intestinal neuronal tipo A** é hipoplasia ou aplasia da inervação simpática do plexo mientérico e da mucosa, com inflamação da mucosa; apresenta-se com sintomas semelhantes aos da doença de Hirschsprung. **Síndrome de megaciste-microcólon hipoperistalse intestinal (síndrome de Berdon)** tem retenção urinária, intestino delgado dilatado, microcólon, megaciste (bexiga gigante) e hidronefrose. Patologia revela que células ganglionares estão presentes.
C. **Outras causas/associações**
 1. **Prematuridade/bebês VLBW.** (Ver Seção II.B.) Eliminação retardada de mecônio é comum. Cólon imaturo e primeira alimentação retardada com canal arterial patente (PDA), síndrome de desconforto respiratório (RDS), ventilação mecânica e insuficiência uteroplacentária são associados à eliminação retardada em bebês VLBW. Estes bebês frequentemente não têm distensão abdominal ou aspirado nasogástrico bilioso.
 2. **Infecção. Sepse é a infecção mais comum causadora de eliminação retardada.** Outras infecções que podem resultar em disfunção intestinal incluem pneumonia/enterovírus/onfalite/peritonite.
 3. **Síndrome de desconforto respiratório.** Bebês com RDS podem ter esvaziamento gástrico retardado que pode causar dismotilidade do intestino.
 4. **Anormalidades eletrolíticas.** Hipopotassemia, hiponatremia, hipercalcemia e hipermagnesemia. Hipoglicemia fetal também pode prejudicar a motilidade intestinal neonatal.
 5. **Medicações maternas.** Sulfato de magnésio, agentes bloqueadores ganglionares ou drogas ilícitas (opiáceos, heroína), neurolépticos, antidepressivos.
 6. **Medicações do bebê.** Teofilina, opiáceos, terapia analgésica com narcótico.
 7. **Hipotireoidismo (mais comum).** Outras endocrinopatias — insuficiência suprarrenal, hiperparatireoidismo, sangramento suprarrenal.
 8. **Íleo.** Isto pode causar uma evacuação retardada.
 9. **Idiopática.**
 10. **Outras causas menos comuns.** Insuficiência cardíaca congestiva, hiperbilirrubinemia, trombose de veia renal, hipovolemia, PDA, embolia/trombose.

IV. **Banco de dados**
   A. **História pré-natal pode revelar anormalidades no ultrassom fetal.** Poli-hidrâmnio pode ser visto em atresia jejunoileal. Calcificações de mecônio extraluminais podem ser vistas com íleo meconial. A bolha dupla clássica da atresia duodenal pode ser vista em ultrassom pré-natal.
   B. **Exame físico.** Atenção especial ao abdome é importante. Primeiro, inspecionar o ânus (p. ex., dedo mínimo explorador, termômetro retal ou tubo de alimentação macio). Se a patência for duvidosa, consultar cirurgia sobre a melhor maneira de avaliar mais a fundo. Checar distensão abdominal ou rigidez, sons intestinais e evidência de uma massa. Um exame retal também determinará se o tônus muscular é adequado e pode revelar fezes endurecidas no reto. Os bebês com doença de Hirschsprung tipicamente têm abdome distendido (63–91% dos recém-nascidos) e vômito bilioso (19–37%).
   C. **Achados laboratoriais**
      1. **Hemograma completo (CBC) com diferencial e hemocultura para excluir sepse.** Uma urocultura sob condições estéreis deve também ser feita.
      2. **Triagem de droga urinária** na mãe e bebê para detectar uso materno de narcóticos.
   D. **Imagem e outros estudos**
      1. **Radiografias simples do abdome.** Radiografias horizontal e ereta do abdome devem ser tiradas para procurar íleo ou obstrução intestinal em qualquer bebê que não tenha eliminado uma evacuação dentro de 48 horas do nascimento. A radiografia não diz se é obstrução do intestino delgado ou grosso. Tipicamente, alças dilatadas de intestino, níveis hidroaéreos e ausência de ar no reto serão vistos. Com doença de Hirschsprung ou tampão de mecônio, observa-se distensão do cólon com múltiplos níveis hidroaéreos.
         a. **Doença de Hirschsprung.** Gás e fezes no cólon.
         b. **Tampão de mecônio.** Distensão dos intestinos delgado e grosso, frequentemente não são vistos níveis hidroaéreos. Pode ser vista obstrução distal com ausência de ar no reto.
         c. **Íleo meconial.** Intestino distendido, alguns níveis hidroaéreos. Abdome inferior direito com mecônio e ar com aparência de vidro despolido.
         d. **Síndrome de cólon esquerdo pequeno.** Alças intestinais dilatadas e níveis hidroaéreos.
      2. **Enema de contraste.** Radiografias abdominais com clister opaco devem ser feitas em todos os casos de retardo da evacuação, se o paciente for sintomático. Estas ajudarão a definir o processo de doença e podem ser terapêuticas. **Microcólon** é um achado radiológico de um calibre anormalmente pequeno do cólon e geralmente significa obstrução ileal distal: atresia ileal, atresia colônica, aganglionose do cólon, volvo, duplicação.
         a. **Doença de Hirschsprung.** Uma zona de transição é vista com dilatação acentuada, presença de bário depois de 24 horas.
         b. **Síndrome de tampão de mecônio.** O enema de contraste é um teste diagnóstico para síndrome de tampão de mecônio porque mostra o contorno do mecônio e tampões de mecônio.
         c. **Íleo meconial.** Observa-se microcólon.
         d. **Obstrução meconial de prematuridade.** Tampões de mecônio são vistos em microcólon pequeno, com obstrução do íleo distal. Pode-se ver íleo distal impactado com mecônio.
         e. **Síndrome de cólon esquerdo pequeno.** Cólon curto com ausência de tortuosidade. Uma zona de transição pode ser vista.
      3. **Manometria anorretal (ARM).** Usando um conjunto de manga micromanométrica anorretal, ela registra alterações na pressão anal durante e após distensão retal. Se estiverem presentes células ganglionares, é vista uma queda na pressão anal. Na doença de Hirschsprung, há ausência de reflexo retoesfinctérico. O uso deste teste é difícil de executar e demorado, e exige paciência em recém-nascidos. Manometria seriada pode evitar a necessidade de biópsia retal. Bebês prematuros após gestação de 30 semanas têm pressões anorretais normais e têm um reflexo anorretal normal.
      4. **Biópsia retal de espessura total/biópsia retal de aspiração.** Biópsia anal de aspiração ou ressecção em cunha transanal constitui o padrão ouro para diagnóstico de doença de

Hirschsprung. A histologia demonstra a ausência de células ganglionares e presença de fibras nervosas hipertróficas positivas para acetilcolinesterase.
  5. **Índice retossigmóideo (RSI).** A relação do diâmetro do reto para o do sigmoide pode ser usada para ajudar a diagnosticar doença de Hirschsprung.
  6. **Proteínas séricas.** Três marcadores de proteínas específicas foram identificados na doença de Hirschsprung, que permitirão triagem e diagnóstico precoces, mas não estão em uso ainda.

V. **Plano**
  A. **Excluir e tratar quaisquer etiologias subjacentes,** como anormalidades eletrolíticas, hipotireoidismo, síndrome de desconforto respiratório, medicações na mãe ou no bebê e outras.
  B. **Bebês prematuros.** Necessário excluir causas patológicas ***versus* eliminação fecal retardada normal**. Uma vez que a eliminação de mecônio possa ser retardada em bebês que são prematuros e têm baixo peso ao nascimento, evacuação retardada nem sempre prediz doença gastrointestinal (GI). É melhor só fazer um estudo diagnóstico para obstrução intestinal nos bebês prematuros com outros sinais de doença GI (p. ex., distensão abdominal progressiva e vômito).
  C. **Bebês a termo** com evacuação retardada necessitam ser avaliados mais cedo, uma vez que falta de eliminação de mecônio em um bebê a termo seja altamente suspeito de obstrução intestinal.
  D. **Planos específicos de tratamento**
    1. **Constipação**
      a. **Estimulação retal digital** é o primeiro passo.
      b. **Supositórios de glicerina** podem ser usados, se estimulação retal digital não tiver sucesso. Clisteres não são recomendados. Óleo mineral ou laxativos estimulantes também não são recomendados. Irrigação com soro fisiológico é usada em algumas NICUs.
    2. **Anormalidade anorretal.** Ânus imperfurado.
      a. **Obter consulta cirúrgica pediátrica imediata.**
      b. **Inserir um tubo nasogástrico (NG) de luz dupla para descompressão.**
      c. **Procurar outras anomalias congênitas.** Anormalidades do trato geniturinário são vistas frequentemente com ânus imperfurado.
    3. **Obstrução intestinal**
      a. **Tampão de mecônio**
        i. **Clister opaco.** Efetuado usando-se um agente como Omnipaque 240 para verificar tampão de mecônio. Em bebês com este problema, o estudo geralmente revela um cólon de tamanho normal com defeitos de enchimento.
        ii. **Se tampão de mecônio for verificado pelo enema de contraste.** Enemas hidrossolúveis repetidos são frequentemente dados cada 4–6 horas.
        iii. **Enema de acetilcisteína (Mucomyst).** Se clisteres hidrossolúveis não forem efetivos, uma solução diluída de acetilcisteína 4% e água pode ser usada como enema para fragmentar o mecônio de modo que o tampão possa ser evacuado.
        iv. **Se ocorrer evacuação normal.** Monitorar estritamente.
        v. **Se recidivar um padrão anormal de evacuação.** Estudo adicional (p. ex., biópsia retal) é necessário para excluir doença de Hirschsprung, que, em última análise, será diagnosticada em metade destes pacientes.
      b. **Íleo meconial**
        i. **Clister opaco pode revelar microcólon.** Evidência de perfuração, volvo ou atresia também pode ser vista.
        ii. **Obstrução** pode ser tratada com enemas de Mucomyst (ver Seção V.D.3a.iii).
        iii. **Agentes anterógrados no tubo NG** (N-acetilcisteína [NAC] ou Gastrografin) foram aplicados por alguns, mas há um potencial de efeitos colaterais e falta de estudos.
        iv. **Tratamento operatório** pode ser necessário em pacientes não aliviados por enemas com eliminação de mecônio dentro de várias horas.

c. **Doença de Hirschsprung**
   i. **Reidratação, irrigação** retal e antibióticos são importantes para tratar inicialmente a enterocolite e diminuir o risco de mortalidade.
   ii. **Radiografia inicial** mostra distensão gasosa acentuada do cólon com reto não dilatado.
   iii. **Enema de contraste** frequentemente mostra um segmento aganglônico estreitado distal, levando a um segmento proximal dilatado. Uma zona de transição, contrações irregulares do cólon, mucosa irregular e um índice retossigmóideo (RSI) anormal todos sugerem doença de Hirschsprung.
   iv. **Biópsia retal,** o diagnóstico definitivo, é efetuada para confirmar aganglionose.
   v. **Reparação cirúrgica** com um procedimento em 2 ou 3 tempos. Colostomia é frequentemente indicada, uma vez confirmado o diagnóstico.
d. **Aderências.** Cirurgia é geralmente necessária para desfazer as aderências, se uma tentativa de descompressão nasogástrica falhar.
e. **Hérnia encarcerada.** Esta é uma emergência cirúrgica.
f. **Má rotação**
   i. **Clister opaco** revela um ceco anormalmente situado.
   ii. **Correção cirúrgica** é necessária.
g. **Volvo**
   i. **Clister opaco** revela obstrução no meio do cólon transverso.
   ii. **Cirurgia** deve ser uma intervenção imediata.
h. **Intussuscepção.** Redução hidrostática é tentada. Se não tiver sucesso, é efetuada cirurgia com redução operatória ou ressecção.
i. **Atresia duodenal.** Descompressão com aspiração nasogástrica e cirurgia.
j. **Síndrome de cólon esquerdo pequeno.** Clister opaco é efetuado e é frequentemente diagnóstico e terapêutico. Cirurgia pode ser indicada, se a obstrução for recorrente, ou se houver uma perfuração.
k. **Microcólon de prematuridade.** Exame com enema de contraste, observação estreita dos bebês com possibilidade de intervenção cirúrgica, se houver complicações.
l. **Obstrução de mecônio de prematuridade.** Enema de contraste diluído é o padrão ouro para diagnóstico e tratamento. Tratamento cirúrgico pode ser necessário, se ocorrer perfuração intestinal espontânea ou piora dos sintomas.
m. **Íleo causado por sepse**
   i. **Antibióticos de amplo espectro** são iniciados depois de feito um estudo de sepse (ver Capítulo 135). Ampicilina e gentamicina intravenosas são frequentemente recomendadas. Vancomicina pode substituir ampicilina, se for suspeitada infecção estafilocócica (para posologias, ver Capítulo 148).
   ii. **Um tubo nasogástrico** deve ser colocado para descomprimir o intestino. O bebê não deve ser alimentado enteralmente.
n. **Íleo causado por NEC.** Ver Capítulo 103.
o. **Íleo causado por hipopotassemia**
   i. **Tratar anormalidades metabólicas subjacentes.** Corrigir níveis de potássio se baixos (ver Capítulo 65).
   ii. **Colocar um tubo nasogástrico para repousar o intestino.**
4. **Prematuridade.** Tratamento conservador é geralmente recomendado em bebês que não estão vomitando, mas têm distensão abdominal progressiva, mesmo se microcólon for visto. Tratamento consiste em um enema de contraste hidrossolúvel de baixa osmolalidade para eliminação das fezes. Consultar um radiologista pediátrico para enema de contraste apropriado a ser usado.
5. **Hipotireoidismo.** Se os níveis de T_4 e TSH séricos confirmarem a presença de hipotireoidismo, está indicada terapia de reposição de tireoide. Consultar endocrinologista antes de iniciar terapia. Ver Capítulo 102.

71 O Bebê Está Pronto para Alta?

I. **Problema.** Um bebê na unidade de terapia intensiva (NICU) está pronto para ter alta para casa. Como poderemos assegurar que a alta da NICU ou do berçário de recém-nascidos seja tranquila, segura e completa?

II. **Perguntas imediatas**

   A. **O bebê satisfaz critérios de alta?** A decisão de dar alta ao bebê de alto risco após hospitalização na NICU é complexa. Consideração cuidadosa deve ser dada à segurança do bebê bem como à prontidão da família em casa.

   1. **Qual é a idade corrigida do bebê?** A maioria dos bebês pré-termo tem alta 2–4 semanas antes da sua "data prevista", mas há variações entre os hospitais. Bebês que permanecem além da data prevista estão frequentemente com ventilação assistida prolongada, têm malformações graves ou estão em situação de pós-grande cirurgia. A idade pós-concepcional de 36 semanas é um tempo primordial para consideração para alta.

   2. **O bebê está mostrando ganho constante de peso?** Na alta, o bebê deve estar ganhando peso firmemente com alimentações na mama ou mamadeira. A maioria dos bebês pré-termo ou a termo sadios sem nenhum problema continuado mostra um ganho médio de peso de 15–30 g/d. Ganho sustentado de peso é mais importante que critérios específicos de peso para alta. Algumas instituições exigem que um bebê deve pesar pelo menos 1.800–2.000 g à alta. Outros baseiam a alta mais na maturidade: capacidade de se alimentar, ganhar peso e se conservar quentes.

   3. **O bebê está mantendo temperatura corporal em um berço aberto?** A capacidade de manter homeostasia térmica sem uma fonte externa de calor em um berço aberto com roupa confortável constitui um determinante-chave da aptidão para alta.

   4. **O bebê está se alimentando satisfatoriamente?** A capacidade do bebê de mamar no peito ou mamadeira satisfatoriamente, tomando um número adequado de calorias (120 cal/kg/d) com razoável frequência (cada 3–4 horas), com cada refeição não levando > 30–40 minutos, é importante.

   5. **Os sinais vitais são estáveis?** Episódios de apneia de prematuridade juntamente com bradicardia ou dessaturação associada regridem por volta da idade pós-concepcional de 36 semanas. Se esses episódios persistirem às 36 semanas de idade ou à alta, os bebês são geralmente mandados para casa com variadas combinações de monitoramento de eventos pulmonares, estimulantes (p. ex., teofilina ou cafeína) e oxigênio suplementar. Treinamento de ressuscitação cardiopulmonar de bebê é arranjado para os pais. Se teofilina ainda estiver sendo usada, então os níveis séricos devem ser checados antes da alta e monitorados durante visitas de acompanhamento; isto frequentemente não é necessário com cafeína. Se oxigenoterapia em casa for necessária, saturações de oximetria de pulso em ar ambiente e em oxigênio (supino e em assento de carro) são registrados antes da alta e verificados durante cada visita de acompanhamento. Se os bebês estiverem tendo alta com suporte tecnológico, treinamento parental do uso do monitor e ressuscitação cardiopulmonar deve ser verificado antes da alta.

   B. **A família está pronta para a alta do bebê?** O ambiente de moradia, nível de conforto de cuidador e acesso a recursos da comunidade todos desempenham uma parte importante na transição bem-sucedida para casa.

   1. **A família recebeu treinamento para alta?** Antes da alta para casa, pelo menos 2 cuidadores devem ter recebido treinamento em cuidado básico de bebê, técnicas para identificar doença aguda, e revisão de diretrizes de segurança do bebê (p. ex., segurança do sono, ambiente isento de fumaça).

   2. **Há medicações que necessitem ser continuadas depois da alta?** Bebês que têm alta com medicações geralmente têm a primeira prescrição satisfeita antes da alta. Antes que o bebê deixe o hospital, os pais devem ser treinados em administrar com segurança as medicações. Os pais são instruídos sobre a duração da administração, importância da medicação e

duração provável do tratamento, bem como efeitos colaterais e riscos de descontinuação cedo demais.
3. **Há necessidade de alguma técnica especial de alimentação?** Se a situação clínica indicar a necessidade de alimentação por tubo prolongada ou alimentação por tubo de gastrostomia, os pais devem ser treinados para executar as alimentações em casa. Treinamento no método específico de alimentação com o equipamento real que os cuidadores estarão usando em casa é essencial para alta segura.
4. **O bebê irá ter alta com suporte tecnológico?** Se os bebês tiverem displasia broncopulmonar/doença pulmonar crônica (BPD/CLD), uma história de bradicardia, ou outras complicações associadas à prematuridade, eles podem ser enviados para casa com um aparelho de monitoramento, oxigênio domiciliar ou ambos. Os pais devem ter completado treinamento com os aparelhos específicos que estarão usando em casa, e o uso correto dos aparelhos deve ser verificado antes da alta. Raramente, os bebês receberão alta com muito mais suporte tecnológico (*i. e.*, ventiladores). O ambiente em casa precisa ser seguro e suportivo para todos os níveis de suporte. Se necessário, uma avaliação ambiental da casa pode ser feita para assegurar adequação antes da alta.
5. **Os pais receberam treinamento em ressuscitação cardiopulmonar?** Todos os cuidadores devem ser conhecedores dos procedimentos de intervenção em emergência. Pais de bebês de alto risco recebendo alta da NICU devem ter a ressuscitação cardiopulmonar do bebê revisada com eles antes da alta.

C. **A comunidade está pronta para a alta do bebê?** Identificação de prestadores-chave locais e sistemas de suporte para o bebê e a família é necessária antes da alta do recém-nascido de alto risco.
1. **Um prestador de atenção primária foi identificado?** Informação sobre o nome, localização e escolha do médico de acompanhamento deve estar disponível no momento da alta. Em qualquer caso dado, o médico de especialidade deve pessoalmente fazer contato com o médico de atenção primária por telefone para discutir o paciente ou para fazer arranjos para um sumário de alta preliminar a ser enviado por fax para o médico primário. A maioria dos bebês deve ser vista dentro de 48 horas da alta da NICU.
2. **Estarão envolvidos especialistas na assistência a paciente externo?** Os pais devem ser cientificados de todas as condições clínicas que exigem acompanhamento de paciente externo bem como receber nomes específicos e informação de contato para fazerem agendamentos de acompanhamento. Em muitos casos, a equipe de pacientes internos pode ser mais bem-sucedida em arranjar acompanhamento do que os cuidadores, e toda tentativa deve ser feita para solidificar agendamentos antes da alta. É imperativo que os pais compreendam a importância do acompanhamento com subespecialistas (*i. e.*, oftalmologistas, cirurgiões pediátricos e pneumologistas).
3. **O bebê está em alto risco de deficiência do neurodesenvolvimento?** Intervenção precoce é extremamente importante para resultado benéfico a longo prazo nos bebês em mais alto risco de deficiência. Muitos estados possuem programas de intervenção precoce que são disponíveis para graduados de NICU em alto risco. Estes recursos devem ser acessados antes da alta em preparação para acompanhamento ambulatorial. Agendamentos em uma clínica de acompanhamento neonatal para monitoramento de crescimento e desenvolvimento, com contribuição de nutricionista, assistente social, fisioterapeuta e *desenvolvimentalista* são obrigatórios para os bebês de muito alto risco.
4. **O bebê é candidato a visitas de saúde domiciliares?** Por solicitação do médico, visitas de acompanhamento em casa por uma enfermeira de saúde domiciliar para checar estado clínico, repetir exames e assegurar ganho de peso devem ser arranjadas durante períodos definidos, dependendo das necessidades do bebê individual e sua família.

D. **Foram completados todos os testes de triagem, avaliações laboratoriais, avaliações radiológicas e imunizações apropriadas?**
1. **A triagem de audiologia foi completada?** Uma triagem auditiva de recém-nascido (com emissões otoacústicas [OAE], medindo as ondas sonoras na orelha interna, ou com respostas auditivas do tronco cerebral [ABR], medindo como o cérebro responde ao som) **é reco-**

mendada antes da alta. Os resultados são registrados no prontuário do paciente e no sumário de alta e também são enviados ao Programa de Triagem Auditiva de Recém-Nascido de cada estado. Avaliação das respostas evocadas auditivas do tronco cerebral é essencial em outras condições clínicas em que há um risco aumentado de perda auditiva e em que perdas progressivas são possíveis. Fatores de risco para perda auditiva incluem história familial de perda auditiva, infecção TORCH *in utero* (***t***oxoplasmose, ***o***utras infecções, vírus ***r***ubéola, ***c***itomegalovírus [CMV] e ***h***erpes simples vírus [HSV]), anomalias da orelha e craniofaciais, bilirrubina alta exigindo exsanguinotransfusão, peso ao nascimento < 1.500 g, meningite bacteriana, baixos escores de Apgar de 0–3 aos 5 minutos ou 0–6 aos 10 minutos, angústia respiratória, ventilação mecânica > 10 dias, medicação ototóxica dada > 5 dias e características físicas de uma síndrome que inclui perda auditiva.

2. **A triagem metabólica do recém-nascido foi completada? Se foi, ela é válida e é necessário um teste repetido?** (Ver Capítulo 15.) O conteúdo do perfil metabólico do recém-nascido varia entre os estados. Triagem ao nascimento quanto à fenilcetonúria, hipotireoidismo e galactosemia é quase universal. Outros exames, como triagem de eritrofalcemia e de fibrose cística, variam regionalmente com base na prevalência. Todas as triagens de recém-nascido iniciais devem ser feitas, conforme o protocolo estadual, mas essencialmente com 48 horas após o nascimento e preferivelmente após 24 horas de alimentação com proteína. A triagem tireóidea não é válida se feita antes de 48 horas por causa da onda de hormônio tireoestimulador (TSH) ao nascimento. O teste de galactosemia é válido ao nascimento e inválido após transfusão de sangue durante pelo menos 60 dias. Quaisquer valores fronteiriços ou resultados de triagem metabólica iniciais anormais são repetidos com testes mais definitivos (p. ex., tireoxina, TSH, tireoxina livre e imunoglobulina ligadora de tireoxina séricos).

3. **Todos os estudos laboratoriais requeridos foram completados e documentados?**
   a. **Hematócrito e contagem de reticulócitos.** Hematócrito no momento da alta deve ser > 22% (***controvertido***), e a contagem de reticulócitos deve ser > 5% (***controvertido***), com suplementação adequada de ferro e multivitaminas acrescentada à ingestão da dieta normal. Suplementação de ácido fólico, B_{12} e vitaminas lipossolúveis pode ser necessária em bebês com síndrome de tubo digestório curto ou perda de íleo distal, incluindo válvula ileocecal durante cirurgia. Anemia de prematuridade precisa ser notada e acompanhada.
   b. **Cálcio, fósforo e fosfatase alcalina séricos.** Bebês extremamente prematuros e bebês de baixo peso ao nascimento devem ter estes parâmetros checados durante a permanência internada e à alta, junto com radiografias dos ossos para excluir raquitismo de prematuridade. Suplementação de vitamina D_3 (1,25-diidroxicolecalciferol) pode ser considerada nestes bebês, frequentemente como parte de uma multivitamina (***controvertido***).
   c. **Níveis de drogas.** Bebês que têm alta para casa com medicações, como fenobarbital ou teofilina, devem ter seus níveis testados antes da alta, e os resultados devem ser registrados com ajuste posológico, conforme necessário.

4. **Todos os estudos radiológicos pedidos foram completados e documentados?**
   a. **Radiografia de tórax.** Uma cópia da radiografia mais recente deve ser enviada com os pais ao médico primário para acompanhamento de doença pulmonar crônica (p. ex., BPD/CLD).
   b. **Ultrassonografia da cabeça.** Registrar claramente os achados em ordem cronológica, com ênfase em hemorragia, tamanho ventricular e áreas de ecogenicidade sugestivas de leucomalacia periventricular e cistos porencefálicos.
   c. **Tomografia computadorizada ou imagem de ressonância magnética.** Se realizado para avaliar qualquer área no corpo do bebê, comentar os achados e interpretação.

5. **Há imunizações previstas para antes da alta?** (Ver Apêndice E para tabela de imunização.) Bebês pré-termo devem ser imunizados na idade cronológica normal com as mesmas doses de vacinas que os bebês a termo. (**Nota**: Peso ao nascer não tem importância). Se o bebê tiver alta com ≥ 2 meses de idade, dar DPT (difteria-pertussis-tétano), vacina Hib

(vacina de *Haemophilus influenzae*) e IPV (vacina de pólio inativada) na época apropriada. Todas estas, DPT, Hib e IPV podem ser dadas tão cedo quanto às 6 semanas de idade. **Todos os recém-nascidos devem ser vacinados contra hepatite B antes da alta do hospital.** Bebês pré-termo (< 2.000 g) nascidos de mães HBsAg-negativas frequentemente recebem a primeira vacina de hepatite B com 1 mês de idade, independentemente da idade gestacional ou peso ao nascer. Bebês cujas mães são positivas para antígeno de superfície ou antígeno central ou "e" de vírus hepatite B (HBsAg, HBcAg ou HBeAg, respectivamente) necessitam receber ambas imunoglobulina a hepatite B e vacina de hepatite B (alta dose) nas primeiras 12 horas de vida. Bebês pré-termo com BPD/CLD devem ser considerados para administração de imunoglobulina contra vírus sincicial respiratório durante todos os meses de inverno e vacinação contra gripe aos 6 meses de idade.

6. **O bebê necessita de um estudo sobre o assento de automóvel?** Usar assentos de segurança para automóvel para bebês somente com sistemas de cintos de 3 pontos ou assentos para automóvel conversíveis com sistemas de cintos de 5 pontos. Rolos de cobertor podem ser colocados em ambos os lados do bebê, e uma fralda ou cobertor enrolado pode ser usado entre a correia da forquilha e o bebê para reduzir cabeça torta. Os pais necessitam trazer o assento de automóvel antes da alta para treinamento em como sentar o bebê, posicionamento correto e suporte. Enquanto o bebê está no assento de automóvel, checar a saturação de oxigênio em posições supina e de assento de automóvel, especialmente com bebês prematuros mandados para casa com oxigênio e monitoramento de apneia (conforme a declaração de orientação "Transporte Seguro de Bebês Pré-Termo e Baixo Peso ao Nascimento na Alta Hospitalar" de 2009 da American Academy of Pediatrics [AAP]).
7. **Há outros estudos que necessitam ser completados ou documentados?**
   a. **Eletrencefalograma.** Registrar os resultados, se feito mais de uma vez, em ordem cronológica, indicando avaliação da função cerebral em bebês com convulsões.
   b. **Eletrocardiograma.** Documentação é útil em casos de cardiopatia congênita, taquicardias supraventriculares ou problemas metabólicos.
   c. **Ecocardiograma.** Útil anotar resultados em caso de sopros persistentes ou necessidade de acompanhamento.
   d. **Outros exames.** Registrar os achados e recomendações de pneumogramas, estudos com contraste de bário e assim por diante.

III. **Informação do sumário de alta**
   A. **Diagnósticos de alta.** Uma lista concisa de todos os diagnósticos de um paciente, listados em ordem cronológica de ocorrência, incluindo procedimentos, deve ser gerada.
   B. **Banco de dados.** Rever a história inicial, evolução na NICU do hospital, e exame físico à alta. Compor um sumário de alta organizado por sistemas ou por problemas.
      1. **História.** Incluindo condições materno-fetais (inclusive testes diagnósticos e medicações pré-natais), informação sobre trabalho de parto e parto, história do nascimento (escores de Apgar, perímetro cefálico, comprimento e peso).
      2. **Exame físico.** Listar quaisquer achados anormais significativos notados ao nascimento. Efetuar um exame físico completo, prestando cuidadosa atenção a quaisquer alterações ou achados significativos. Ver Capítulo 6 para detalhes sobre o exame físico de recém-nascido.

IV. **Considerações especiais do plano de alta**
   A. **Exame oftalmológico.** Um exame dos olhos para avaliação de retinopatia de prematuridade (ROP) é recomendado em todos os bebês ≤ 32 semanas e bebês selecionados com um curso clínico instável. Quaisquer bebês que sejam considerados ter um alto risco devem também ser examinados. É necessário ensinar aos pais a importância de exames de acompanhamento e as possíveis consequências da ROP séria. O programa de exame é inicialmente determinado pelo neonatologista, baseando-se na declaração de orientação da AAP, pela Seção de Oftalmologia, e depois exames de acompanhamento são usualmente marcados pelo oftalmologista examinador.
   B. **Acompanhamento audiológico**
      1. **Se um bebê passar nas ABR.** Nenhuma triagem de acompanhamento é exigida, mas o pediatra deve acompanhar, conforme a prática-padrão.

2. **Se o bebê não passar nas ABR.** Repetir triagem em 2 semanas.
   3. **Se o bebê passar, mas tiver alto risco.** Reavaliar em 3 meses quanto a ABR/OAE.
   C. **Avaliação do desenvolvimento, incluindo terapia ocupacional e fisioterapia.** O exame e a avaliação iniciais são feitos na NICU antes da alta para avaliar a necessidade de serviços de intervenção precoce.
   D. **Avaliação de bilirrubina em bebês pré-termo tardio e a termo**
      1. **Antes da alta, todo bebê deve ser avaliado quanto ao risco de desenvolver hiperbilirrubinemia grave.** A AAP recomenda fazer uma bilirrubina pré-alta usando bilirrubina sérica total (TSB) ou bilirrubina transcutânea (TcB) e/ou fazer uma avaliação clínica de fatores de risco ou ambas. Usar a TSB pré-alta e plotar os resultados no nomograma (ver Figura 112-1) para avaliar o risco de hiperbilirrubinemia subsequente. **Deve ser usado julgamento clínico.** Se houver muitos fatores de risco, é melhor ver esses bebês mais cedo e mais frequentemente. Se acompanhamento não puder ser feito e houver risco importante, pode ser melhor não dar alta ao bebê.
      2. **Recomendações de acompanhamento são as seguintes:**
         a. **Bebê que teve alta com < 24 horas** deve ser visto pela idade de 72 horas.
         b. **Bebê que teve alta entre 24 e 47,9 horas** deve ser visto pela idade de 96 horas.
         c. **Bebê que teve alta entre 48 e 72 horas** deve ser visto pela idade de 120 horas.
   E. **Imunizações de acompanhamento.** Exceto hepatite B, que deve ser dada antes da alta a não ser que a mãe seja HBsAg positiva, imunizações de acompanhamento necessitam começar aos 2 meses de idade.
   F. **Circuncisão.** Efetuada sob pedido dos pais e com seu consentimento antes da alta. O procedimento é eletivo, requer analgesia, e não deve ser feito em bebês pequenos, em bebês com BPD/CLD sob oxigênio, ou naqueles com problemas continuados de apneia ou bradicardia ou anomalias da genitália externa (p. ex., hipospadia, genitália ambígua em que reconstrução pode ser necessária em data subsequente). Bebês mais velhos necessitam de anestesia e analgesia formais.
   G. **Colaboração de serviço social.** Determinar se este serviço foi solicitado, incluindo a necessidade da família quanto à moradia, estabilidade financeira ou outra assistência.

Referência Selecionada

Bull MJ, Engle WA; Committee on Injury, Violence, and Poison Prevention and Committee on Fetus and Newborn; American Academy of Pediatrics. Safe transportation of preterm and low birth weight infants at hospital discharge. *Pediatrics*. 2009;123:1424-1429.

72 Parto Traumático

I. **Problema.** Observa-se que um bebê tem equimoses graves após o nascimento, e uma enfermeira assinala que o bebê não está usando seu braço direito. O parto foi anotado como traumático, e a enfermeira chama você para avaliar o bebê. **Tocotraumatismos (lesões de parto)** são lesões que ocorrem durante o processo do nascimento. A incidência é ~6–8 por 1.000 nascidos vivos (taxas mais altas em bebês > 4.500 g). Lesões de parto ocorrem a partir de partos vaginais e cesarianas. Os bebês partejados por cesariana estão em risco de tipos de trauma de parto diferentes dos bebês partejados por via vaginal. Bebês partejados por cesariana têm um risco diminuído de todos os tocotraumatismos, em decorrência do risco diminuído de fraturas de clavícula, lesões de plexo braquial e do couro cabeludo.

II. **Perguntas imediatas**
   A. **Existem quaisquer fatores de risco de uma lesão de parto?** Certos fatores predispõem o bebê a lesões de parto. Estes incluem macrossomia fetal, primigrávida, pequena estatura

materna, trabalho de parto prolongado ou muito rápido, parto abrupto, extração fetal difícil, apresentação anormal (especialmente de nádegas), parto de nádegas vaginal, desproporção cefalopélvica, anormalidades pélvicas maternas, oligo-hidrâmnio, cordão nucal, bebê de muito baixo peso ao nascimento, tamanho fetal muito grande, anomalias fetais (*osteogenesis imperfecta*), uso de fórceps ou vacuoextração e prematuridade.

B. **É a lesão tão séria que exige atenção imediata?** A maioria das lesões de parto não é séria e não exige tratamento urgente. Lesões importantes que exigem intervenção imediata, como lesões de órgãos abdominais que se apresentam como choque e necessitam de cirurgia, precisam ser identificadas precocemente.

C. **Foi usado fórceps ou vacuoextração durante o parto?** Estudos sugerem que o uso de fórceps médio e vacuoextração pode aumentar o risco de fraturas e paralisia no bebê.

III. **Diagnóstico diferencial (com base no local de lesão)**
   A. **Pele**
   1. **Petéquias.** Pequenas (< 3 mm) equimoses que não descoram sob compressão. Em tocotraumatismo, petéquias são frequentemente localizadas (p. ex., na cabeça, pescoço, área do tórax superior e dorso inferior). Não há sangramento associado, e não aparecem novas lesões. Se as petéquias forem difusas, suspeitar de distúrbios da coagulação ou outras doenças.
   2. **Equimose.** Uma contusão > 1 cm embaixo da pele. Pode ocorrer após um parto traumático, especialmente quando o trabalho é rápido ou o bebê é prematuro.
   3. **Escoriações (abrasões) ou lacerações.** Estas podem ocorrer secundárias ao uso de um bisturi durante um parto cesáreo. Elas frequentemente ocorrem nas nádegas, couro cabeludo ou coxa. Às vezes sutura é necessária.
   4. **Lesão de fórceps.** Frequentemente, marcas lineares avermelhadas são vistas atravessando ambos os lados da face.
   5. **Lesão de eletrodo de couro cabeludo.** O local de inserção do eletrodo de couro cabeludo pode, às vezes, se tornar infectado (1% dos casos), e em bebês prematuros pode raramente causar sangramento grave.
   6. **Necrose de gordura subcutânea.** Tipicamente compromete os ombros e as nádegas com uma lesão bem circunscrita da pele e tecido subjacente. Ela frequentemente aparece entre 6 e 10 dias de idade. O tamanho da lesão é de 1–10 cm, ela pode ser irregular e dura, e a pele sobrejacente pode ser purpúrea ou incolor. (Ver Capítulo 54 e Ilustração 9.)

   B. **Cabeça**
   1. **Lesão de tecido mole.** Equimose e petéquias do tecido mole podem ocorrer.
   2. **Lesão extracraniana.** Ver Capítulo 6, Figura 6–1.
      a. *Caput succedaneum.* Esta é uma área de edema generalizado sobre a parte de apresentação do couro cabeludo durante um parto de vértex e é associada à equimose e petéquias. **Ele cruza a linha mediana do crânio** e as linhas das suturas. O sangramento é externo ao periósteo. Hiperbilirrubinemia raramente se desenvolve. Um **caput vacuoinduzido ocorre** durante um parto usando-se um aparelho de vácuo.
      b. **Cefaloematoma.** Incidência é 1,5–2,5% de todos os partos. Isto é causado por sangramento que ocorre abaixo do periósteo sobrejacente a um osso craniano (frequentemente o osso parietal). **Não há cruzamento das linhas de sutura**. O couro cabeludo sobrejacente não tem alteração de cor, e a tumefação às vezes leva dias para se tornar aparente. A incidência de uma fratura de crânio associada é 5% em lesões unilaterais e 18% em lesões bilaterais e é mais frequentemente uma fratura linear. Hiperbilirrubinemia (às vezes importante, se a lesão for extensa) pode-se desenvolver. Outras complicações como meningite e osteomielite podem ocorrer.
      c. **Hemorragia subgaleal (também chamada hemorragia subaponeurótica).** Uma coleção de sangue no espaço de tecido mole embaixo da aponeurose, mas acima do periósteo do crânio. Frequentemente causada por fórceps ou vácuo com tração das veias emissárias. Tumefação difusa do tecido mole, muitas vezes espalhando-se na direção do pescoço e atrás das orelhas, pode ser vista. Intumescimento periorbitário também é evidente. Sinais associados incluem perda sanguínea grave (potencial de reter mais da metade

do volume sanguíneo total), choque, anemia, hipotonia, convulsões e palidez. Raramente, uma complicação fatal de um parto traumático.
3. **Lesão intracraniana.** Mais comum hemorragia subdural (73%), a seguir subaracnóidea (20%), intracerebral (20%), intraventricular, a seguir hemorragia epidural. (Ver também Capítulo 108.)
   a. **Hemorragia subdural.** Sangue entre a membrana aracnoide e a dura-máter. Bebês se apresentam brevemente depois do nascimento com estupor, convulsões, uma fontanela cheia, pupilas não responsivas e coma.
   b. **Hemorragia subaracnóidea.** Sangue entre a membrana aracnoide e a pia-máter. Geralmente assintomática, mas podem ser vistas convulsões e outras complicações, como bilirrubina alta.
   c. **Hemorragia intraparenquimatosa**
      i. **Hematoma intracerebelar/hemorragia cerebelar.** Associado a parto traumático e pode-se apresentar com apneia, agitação motora inexplicada em bebês pré-termo, fontanela saliente e hematócrito diminuído.
      ii. **Hemorragia intracerebral.** Esta pode ocorrer por tocotraumatismo do crânio, mas é mais comumente associada a outras causas.
   d. **Hemorragia intraventricular.** Sangramento dentro do sistema ventricular; ocorre secundariamente à prematuridade. No **bebê a termo,** ela ocorre secundariamente a trauma de parto ou asfixia. Apresenta-se com apneia, letargia, cianose, convulsões, sucção fraca e choro de tonalidade aguda.
   e. **Hemorragia epidural.** Sangue entre o crânio e por fora da dura; muito rara e uma causa é deixar o bebê cair durante o parto. Sintomas são semelhantes aos da hemorragia subdural; diagnosticada por tomografia computadorizada (CT) ou imageamento de ressonância magnética (MRI). Manifestações clínicas são frequentemente retardadas, e ela frequentemente é associada à fratura de crânio e cefaloematoma.
   f. **Equimose de contusão (cerebral e cerebelar) do cérebro.** Apresenta-se com disfunção neurológica inespecífica. CT mostra hemorragias pontilhadas.
4. **Fratura de crânio.** Estas lesões ósseas são incomuns em recém-nascidos; a maioria é linear e associada a um cefaloematoma. Fraturas na base do crânio podem resultar em choque. Fraturas occipitais podem ser associadas a parto de nádegas.
   a. **Fratura linear.** Uma quebra que atravessa a espessura completa do crânio é reta e não tem desvio. Frequentemente nenhuma terapia é necessária.
   b. **Fratura com afundamento.** Uma fratura deprimida (fratura de bola de pingue-pongue) do crânio é causada por ser o osso (mais comumente o parietal) desviado para dentro. Fraturas com afundamento são frequentemente visíveis e podem resultar em convulsões. Ela ocorre por trauma de parto, mas uma fratura de crânio com afundamento congênita também pode ocorrer pré-natalmente ou na ausência de trauma.
   c. **Osteodiástase occipital. Causa rara em razão de técnicas obstétricas aperfeiçoadas**. Separação traumática da articulação cartilaginosa entre a porção escamosa e a lateral do osso occipital que resulta em um hemorragia subdural na fossa posterior associada à laceração do cerebelo. Há 3 tipos: clássica, forma fatal e variante menos grave compatível com sobrevida.

C. **Faciais**
1. **Fraturas do nariz, mandíbula, maxila, ossos lacrimais e cartilagem septal.** Estas podem muitas vezes se apresentar como dificuldade respiratória ou problemas de alimentação e exigem tratamento. Consulta urgente de cirurgia plástica é recomendada.
2. **Luxações dos ossos faciais.** Luxação do septo nasal (a mais comum lesão facial) pode ocorrer e se apresenta como estridor e cianose. Fratura de ossos faciais e mandibular pode ocorrer.
3. **Paralisia de nervo facial.** Esta é mais comum lesão de nervo craniano (nervo craniano VII) secundária a trauma de parto. Ela não é aumentada em partos envolvendo fórceps, como antigamente se acreditava. O nervo é lesado no ponto onde ele emerge do forame estilomastóideo.

a. **Paralisia central.** Compromete a metade ou dois terços inferiores do lado contralateral da face. No lado paralisado, a prega nasolabial é obliterada, o canto da boca cai, e a pele é lisa e cheia. Quando o bebê chora, as rugas são mais fundas no lado normal, e a boca é tracionada para o lado normal.
   b. **Paralisia periférica.** Compromete o lado inteiro da face. Em repouso, o bebê apresenta olho aberto no lado afetado. Quando o bebê chora, os achados são semelhantes àqueles com paralisia central.
D. **Olho**
   1. **Pálpebras.** Edema e equimose podem ocorrer. Pálpebras edemaciadas devem ser forçadas a abrir para examinar o globo ocular. Laceração da pálpebra também pode ocorrer.
   2. **Fratura da órbita.** Raramente ocorre. Avaliação oftalmológica imediata é necessária, se forem evidentes perturbações dos movimentos dos músculos extraoculares e exoftalmia. Lesões graves podem resultar em morte.
   3. **Síndrome de Horner.** Por causa da estimulação simpática prejudicada, com sinais, como miose, ptose parcial, enoftalmia e anidrose do lado ipsolateral da face. Pigmentação retardada da íris ipsolateral pode ser vista, à medida que a criança cresce.
   4. **Hemorragia subconjuntival.** Um achado comum que regride sem tratamento.
   5. **Córnea.** Nebulosidade pode ser secundária a edema ou uso de profilaxia ocular. Com turvação persistente, suspeitar ruptura da membrana de Descemet.
   6. **Lesões dos músculos extrínsecos do olho** comprometendo o terceiro, quarto e sexto nervos cranianos.
   7. **Lesão de nervo óptico.** Visão pode ser afetada.
   8. **Hemorragia intraocular**
      a. **Hemorragia retiniana.** Mais comumente uma hemorragia em forma de chama ou estria encontrada perto do disco óptico. Uma hemorragia subdural pode causar hemorragias pré-retiniana e intrarretiniana.
      b. **Hifema.** Sangue macroscópico é visto na câmara anterior.
      c. **Hemorragia vítrea.** Indicada por "moscas volantes", reflexo vermelho ausente, e pigmentação de sangue vista em exame com lâmpada de fenda pelo oftalmologista.
E. **Orelha.** Lesões auriculares (escoriações, equimoses, hematomas, avulsão ou laceração da orelha) podem ocorrer, muitas vezes em razão de fórceps colocados próximo às orelhas.
F. **Nariz.** Deformidade nasal (deformidade da pirâmide nasal, tecido mole e septo) pode ocorrer. Ela é aumentada em parto prolongado, circunferência aumentada da cabeça e parto vaginal. Fratura e luxação podem ocorrer, e os bebês podem ter desconforto respiratório.
G. **Lesões de pregas vocais.** Embora raras, elas podem ocorrer como resultado de tração excessiva da cabeça durante o parto e são causadas por uma lesão do ramo laríngeo recorrente do nervo vago. Muitas vezes associadas a fórceps em um parto difícil, elas podem resultar em paralisia de pregas vocais bilateral ou unilateral e podem causar comprometimento respiratório agudo.
   1. **Paralisia unilateral.** Envolve o ramo laríngeo recorrente de um dos nervos vagos no pescoço. Clinicamente, rouquidão (choro fraco, voz anormal) e estridor brando a moderado são vistos. Paralisia de prega vocal unilateral frequentemente é esquerda por causa do trajeto mais longo do nervo e posição para lesão.
   2. **Paralisia bilateral.** Causada por trauma a ambos os nervos laríngeos recorrentes. Sintomas ao nascimento incluem angústia respiratória, estridor e cianose.
H. **Lesões de pescoço, ombro e tórax**
   1. **Distocia de ombro.** Ocorre quando a cabeça é liberada, e o ombro fica preso durante o parto. Trauma do pescoço pode ocorrer, quando o bebê nasce. A lesão mais comum é lesão do plexo braquial, mas a clavícula pode ser fraturada, ou pode ocorrer compressão do cordão.
   2. **Fratura clavicular. A fratura mais comum durante o parto**. Se a fratura for completa, os sintomas envolvem movimento diminuído ou ausente do braço, deformidade grosseira da clavícula, resposta de dor à palpação, crepitação localizada e reflexo de Moro ausente ou

assimétrico. Fratura em galho verde geralmente se apresenta sem sintomas, e o diagnóstico é feito em razão da formação de calo aos 7–10 dias.
3. **Fraturas de costelas.** Muito raras.
4. **Paralisia braquial.** Frequentemente secundária a parto prolongado de um bebê macrossômico. As raízes espinais do quinto nervo cervical ao primeiro torácico (plexo braquial) são lesadas durante o parto. Isto é frequentemente unilateral e ocorre duas vezes mais frequentemente à direita que à esquerda. Treinamento obstétrico para distocia de ombro foi associado a uma incidência mais baixa de lesão do plexo braquial. (Ver Capítulo 6.) Há 3 apresentações diferentes.
   a. **Paralisia de Duchenne-Erb.** Esta compromete o segmento do braço do membro superior é o tipo mais comum (~90% dos casos). A quinta e sexta raízes cervicais são afetadas, e o braço fica aduzido e rotado internamente. Reflexo de Moro é ausente (às vezes, pode ser assimétrico ou enfraquecido), mas o reflexo de preensão está intacto.
   b. **Paralisia de Klumpke.** Esta compromete o antebraço porque são lesadas à sétima e oitava raízes cervicais, e a primeira torácica; é rara (2,5% dos casos). A mão está paralisada, o punho não se move, e o reflexo de preensão está ausente (i. e., mão pendente). Cianose e edema da mão também podem ocorrer. Uma síndrome de Horner ipsolateral (ptose, miose e enoftalmia) pode ser vista por causa da lesão, comprometendo as fibras simpáticas cervicais na primeira raiz torácica. Paralisia de nervo frênico com paralisia de Klumpke é evidente.
   c. **Membro superior inteiro (plexo braquial global ou total).** O plexo braquial inteiro está danificado. O paciente tem um braço flácido, pendendo mole sem reflexos.
5. **Paralisia de nervo frênico.** Parto de nádegas difícil pode raramente causar **paralisia diafragmática** e frequentemente ocorre junto com paralisia braquial do segmento do braço do membro superior (75% dos casos). Ela é associada à cianose, taquipneia, respirações irregulares e respiração torácica sem nenhuma saliência do abdome.
6. **Lesão de músculo esternoclidomastóideo (SCM) (torcicolo muscular ou congênito).** Uma massa bem circunscrita, imóvel, na porção média do SCM que aumenta, regride e desaparece. Isto resulta em um torcicolo transitório após o nascimento. A cabeça se inclina para o lado comprometido, o mento é elevado e rotado, e o paciente não é capaz de mover a cabeça para a posição normal.
I. **Lesões de medula espinal.** Raras e são causadas por força de estiramento lateral ou longitudinal do pescoço ou hiperextensão ou torção do pescoço fetal. Os sintomas variam, dependendo da localização da lesão. Essas lesões frequentemente ocorrem com partos de nádegas ou uso de fórceps. Elas podem envolver lesão meníngea com hemorragia epidural, oclusão de artéria espinal, lesões e oclusão de artéria vertebral, laceração das raízes dos nervos e contusão e laceração ou transecção completa da medula. Quanto mais alta a lesão, maior é o risco de problemas respiratórios.
   1. **Bebês com uma lesão cervical alta.** Frequentemente têm depressão respiratória grave com paralisia ao nascimento. Mortalidade é alta.
   2. **Lesões da medula cervical superior ou média.** Geralmente se apresentam sem sintomas, mas podem ter hipotonia. Mortalidade é alta.
   3. **Lesões na sétima raiz cervical à primeira torácica.** Apresentam-se com paraplegia e problemas urinários e respiratórios.
   4. **Lesões parciais da medula espinal.** Ao exame neurológico, estes bebês têm sinais de espasticidade.
J. **Lesões de órgãos abdominais (incomum).** Estas lesões devem ser suspeitadas com choque, circunferência abdominal aumentada, anemia e irritabilidade. Estes bebês podem ser assintomáticos durante horas e, a seguir, deteriorar agudamente. Fatores de risco para estas lesões incluem macrossomia e apresentação de nádegas. **Sangramento intraperitoneal necessita ser excluído em todo bebê** que se apresente com choque e distensão abdominal. Paracentese é essencial.
   1. **Hematoma/ruptura do fígado.** O fígado é o órgão mais comumente afetado. Hematomas subcapsulares são a lesão mais comum e, frequentemente, não são diagnosticados com

facilidade (sinais sutis de perda sanguínea incluem instalação de icterícia, taquipneia e má alimentação). Ruptura do hematoma apresenta-se com colapso circulatório súbito (um hematoma rompe através da cápsula).
2. **Hematoma/ruptura do baço.** Os sinais são semelhantes à ruptura do fígado; perda sanguínea e hemoperitônio podem ser vistos. Menos frequente que lesão hepática.
3. **Hemorragia suprarrenal.** Frequentemente no lado direito e unilateral. Sintomas incluem febre, taquipneia, massa no flanco, palidez, cianose, má alimentação, choque, vômito e diarreia.
4. **Trauma renal.** Semelhante às outras lesões de órgãos com ascite, massa no flanco e hematúria macroscópica.

K. **Lesões de extremidades.** Ver também Capítulo 130.
1. **Úmero fraturado.** A segunda fratura mais comum durante tocotraumatismo. O braço fica imóvel, com dor à palpação e crepitação à palpação. Reflexo de Moro é ausente no lado afetado.
2. **Fêmur fraturado.** Pode ocorrer secundário a parto de nádegas. Bebês com hipotonia congênita estão em risco. Deformidade usualmente é óbvia; a perna afetada não se move, e há dor com movimento assistido.
3. **Rádio fraturado.** Raro.
4. **Desvio/luxação epifisária.** Raramente vista, esta frequentemente compromete a cabeça radial, mas também pode comprometer a epífise umeral ou femoral. Exame revela adução, rotação interna do braço afetado e fraco reflexo de Moro. Palpar desvios lateral e posterior da cabeça radial.
5. **Paralisia de nervo ciático.** Rara, e pode ocorrer em partos de nádegas. Trabalho de parto prolongado e uma extração com força da perna usualmente são obtidos da história. Pode ocorrer paralisia completa ou parcial.
6. **Paralisia de nervo radial (rara).** Bebês apresentam extensão ausente do punho e dedos, mas boa função de ombro e cotovelo. Equimose e necrose de gordura podem suportar uma lesão de compressão durante o trabalho de parto.

L. **Lesões genitais**
1. **Edema, equimose e hematoma do escroto e pênis.** Ocorrem especialmente em bebês grandes e com partos de nádegas. A lesão geralmente não afeta a micção.
2. **Lesões testicular e epididimária.** Achados são edema escrotal, com o bebê experimentando vômito e irritabilidade. Uma **hematocele** pode-se formar, se a túnica vaginal do testículo for lesada; o escroto não se transiluminará. **Ruptura escrotal** é somente em relatos de casos.

M. **Ruptura do cordão umbilical.** Isto pode ocorrer por trauma de um parto vaginal operatório (usado fórceps ou aparelho de vácuo). Hemorragia com bradicardia e angústia respiratória pode ocorrer.

IV. **Banco de dados**
A. **Exame físico.** Detalhes sobre o exame físico do recém-nascido são encontrados no Capítulo 6.
1. **Pele.** Procurar petéquias, equimose e quaisquer lacerações. Checar o lado da face quanto a marcas de fórceps. Procurar e palpar qualquer área que pareça com necrose de gordura.
2. **Cabeça.** Examinar cuidadosamente a cabeça quanto a qualquer evidência de *caput succedaneum*, cefaloematoma, hemorragia subgaleal ou fratura. Checar para ver se as linhas de sutura são cruzadas (diferencia entre o *caput succedaneum* e cefaloematoma). Fraturas de crânio com afundamento são óbvias; outras podem exigir estudos radiográficos.
3. **Face.** Examinar a face em repouso e durante choro para procurar qualquer assimetria facial (paralisia facial). Verificar quanto a quaisquer sinais de dificuldade respiratória (estridor ou cianose).
4. **Olhos.** Examinar globo ocular e pálpebra. Assegurar que movimentos dos músculos extraoculares são normais. Checar o reflexo vermelho.
5. **Orelhas.** Examinar na frente e atrás da orelha, procurando laceração, edema e hematoma.

6. **Pregas vocais.** Sinais podem incluir choro de tonalidade aguda ou estridor. Se for suspeitada lesão, examinar as pregas vocais por laringoscopia direta ou usar um laringoscópio flexível de fibra óptica.
7. **Lesões de pescoço e ombro.** Examinar cuidadosamente o pescoço e o ombro. Checar reflexos de Moro e preensão. Examinar o braço para ver se o movimento é normal. Checar respirações, e observar qualquer respiração torácica. Certificar-se de que a cabeça repousa em uma posição normal e não está inclinada.
8. **Medula espinal.** Um exame neurológico cuidadoso e completo deve ser feito.
9. **Abdome.** Examinar o abdome, e checar quanto à ascite, massas e aumento em tamanho.
10. **Extremidades.** Observar quanto a movimento e deformidade.
11. **Genitália. Examinar os testículos e o pênis nos homens; transiluminar o escroto.**

B. **Estudos laboratoriais com base no local de trauma**
   1. **Pele**
      a. **Contagem de plaquetas.** Uma contagem normal de plaquetas exclui trombocitopenia neonatal.
      b. **Teste de bilirrubina sérica.** Hiperbilirrubinemia pode resultar da reabsorção de sangue de equimoses extensas.
      c. **Hematócrito.** Anemia pode resultar de equimoses graves.
   2. **Cabeça**
      a. **Hematócrito.** Perda sanguínea pode ocorrer, às vezes, exigindo transfusões, especialmente em hemorragia subgaleal.
      b. **Bilirrubina sérica.** Hiperbilirrubinemia importante pode resultar de cefaloematoma.
   3. **Face.** Gasometria arterial pode estar indicada nos bebês com angústia respiratória. Testes de excitabilidade ou condução nervosa são recomendados, se não houver melhora na paralisia do nervo facial após 3–4 dias.
   4. **Olhos,** orelhas ou pregas vocais. Não são frequentemente necessários testes laboratoriais.
   5. **Pescoço e ombro.** Gasometria arterial ajuda a diagnosticar hipóxia associada à paralisia de nervo frênico.
   6. **Medula espinal.** Os testes laboratoriais usuais requeridos para depressão respiratória e choque, se indicado.
   7. **Abdome.** Obter hematócrito para excluir anemia e perda sanguínea, e urina com bastão de imersão para checar quanto à hematúria. Considerar paracentese abdominal com líquido enviado ao laboratório para contagem celular com diferencial.
   8. **Extremidades e genitália.** Usualmente não são necessários testes laboratoriais.

C. **Imagem e outros estudos**
   1. **Cabeça.** Radiografias de crânio devem ser obtidas para excluir a possibilidade de fratura de crânio. Uma CT pode também ser feita e pode ser útil no diagnóstico de uma hemorragia intracraniana.
   2. **Face.** Radiografias e uma CT de crânio ajudam a diagnosticar fraturas faciais.
   3. **Olhos.** Radiografias para excluir fratura orbitária podem estar indicadas.
   4. **Pescoço e ombro**
      a. **Radiografia da clavícula.** Necessária para confirmação do diagnóstico de fratura.
      b. **Radiografia do tórax para paralisia de nervo frênico.** Mostra um diafragma elevado.
      c. **Fluoroscopia.** Revela elevação do lado afetado e descida do lado normal à inspiração no caso de comprometimento de nervo frênico. Movimentos opostos ocorrem com expiração.
      d. **Ultrassonografia do diafragma.** Mostra movimento anormal no lado afetado.
      e. **MRI do pescoço e coluna.** Mostra avulsão de raiz nervosa.
      f. **Eletrencefalograma.** Revela a extensão das semanas de desnervação depois da lesão.
   5. **Medula espinal**
      a. **Radiografias das colunas cervical e torácica.** Estas devem ser feitas.
      b. **MRI.** Método mais confiável para diagnosticar lesões da medula espinal.

6. **Abdome.** Ultrassom abdominal frequentemente diagnostica ruptura de fígado e do baço, hemorragia suprarrenal e lesão renal. Uma radiografia do abdome pode revelar uma bolha do estômago desviada medialmente na ruptura esplênica.
7. **Extremidades.** Uma radiografia das extremidades confirma o diagnóstico.
8. **Genitália.** Ultrassonografia é diagnóstica.

V. Plano
A. Pele
1. **Petéquias.** Nenhum tratamento específico é necessário, uma vez que petéquias traumáticas frequentemente desaparecem em 2–3 dias.
2. **Necrose de gordura subcutânea.** As lesões exigem mínima pressão no local afetado e observação somente. Desaparecem dentro de um par de meses, mas podem calcificar. Monitorar estritamente as primeiras 6 semanas quanto à hipercalcemia sintomática (vômito, febre e perda de peso com alto cálcio sérico), que pode ocorrer. Isto frequentemente pode ser tratado com hidratação intravenosa, furosemida e terapia com hidrocortisona.
3. **Equimoses.** Nenhum tratamento específico é necessário porque elas geralmente se resolvem dentro de 1 semana. Monitorar quanto à hiperbilirrubinemia (reabsorção de sangue de uma área equimosada), anemia (perda sanguínea por equimose) e hiperpotassemia.
4. **Lacerações e abrasões.** Se superficiais, as margens podem ser mantidas unidas com tiras adesivas em borboleta. Se mais fundas, devem ser suturadas com náilon 7–0. A cura frequentemente é rápida. Observar quanto à infecção, especialmente uma lesão do couro cabeludo e *caput succedaneum*.

B. Cabeça
1. *Caput succedaneum*. Nenhum tratamento específico é necessário, uma vez que ele se resolve dentro de vários dias.
2. **Cefaloematoma.** Geralmente nenhum tratamento é necessário, e ele se resolve em algum momento entre 2 semanas e 3 meses. CT ou radiografia de crânio pode ser necessária, se sintomas neurológicos ou fratura de crânio com afundamento estiverem presentes. Em alguns casos, perda sanguínea e hiperbilirrubinemia podem ocorrer.
3. **Hemorragia subgaleal.** Se choque hipovolêmico se desenvolver, exige tratamento imediato. Cirurgia é feita, se o sangramento não regredir. Morte pode ocorrer. Procurar coagulopatia e tratar, conforme necessário.
4. **Hemorragia intracraniana.** Suportes circulatório e ventilatório estão indicados em condições de deterioração. (Ver também Capítulo 108.)
   a. **Subaracnóidea.** Resolução frequentemente ocorre sem tratamento.
   b. **Epidural.** Pronta evacuação cirúrgica para grandes sangramentos. Prognóstico é bom com tratamento precoce.
   c. **Subdural.** Punção subdural está indicada para drenar um hematoma grande.
5. **Fratura de crânio.** Fraturas lineares não necessitam de tratamento. Fraturas de crânio com afundamento podem ser tratadas conservadora ou cirurgicamente. Para uma fratura de crânio deprimida simples, tratamento não cirúrgico é recomendado. Para depressões maiores e mais fundas, vacuoextração ou cirurgia é necessária.

C. Face
1. **Lesão de nervo facial.** Nenhuma terapia específica é necessária. Resolução completa frequentemente ocorre dentro de alguns meses. Parecer de neurologia deve ser obtido, se nenhuma melhora ocorrer em 2–3 semanas.
   a. **Paralisia periférica completa.** Cobrir o olho exposto com adesivo ocular e instilar lágrima sintética (gotas de metilcelulose 1%) cada 4 horas. Isto evitará irritação de ressecamento.
   b. **Testagem eletrodiagnóstica.** Pode ser benéfica para predizer recuperação.
   c. **Cirurgia.** Pode ser necessária em casos graves.
2. **Fraturas.** Fraturas da maxila, lacrimal, mandibular e nasal exigem avaliação imediata. Uma cânula oral é necessária, e parecer cirúrgico é necessário. As fraturas precisam ser reduzidas e fixadas. É recomendada consulta de cirurgia plástica.

D. Olhos
1. **Pálpebras.** Edema e equimose usualmente se resolvem dentro de 1 semana. Laceração da pálpebra pode exigir microcirurgia.
2. **Fratura orbitária.** Parecer oftalmológico imediato é necessário.
3. **Síndrome de Horner.** Nenhum tratamento é necessário, e geralmente ocorre resolução.
4. **Hemorragia subconjuntival.** Nenhum tratamento é necessário, porque o sangue frequentemente é absorvido dentro de 1–2 semanas.
5. **Córnea.** Nebulosidade desaparece geralmente dentro de 2 semanas. Se persistente e se tiver ocorrido ruptura da membrana de Descemet, então ocorrerá uma opacidade branca da córnea. Isto frequentemente é persistente, e contribuição do oftalmologista é essencial.
6. **Hemorragia intraocular**
   a. **Hemorragia retiniana.** Frequentemente desaparece dentro de 1 semana. Nenhum tratamento é necessário.
   b. **Hifema.** Usualmente se resolve sem tratamento dentro de 1 semana.
   c. **Hemorragia no vítreo.** Se resolução não ocorrer dentro de 1 ano, cirurgia deve ser considerada.

E. Orelhas
1. **Abrasões e equimoses.** Estas lesões são usualmente brandas e não exigem tratamento, exceto por manter a área limpa. Elas se resolvem espontaneamente.
2. **Hematomas.** Incisão e evacuação podem ter indicação.
3. **Avulsão da orelha externa.** Consulta cirúrgica é requerida, se cartilagem estiver comprometida.
4. **Laceração da orelha.** A maioria destas pode ser suturada com fio de náilon 7-0.

F. Pregas vocais
1. **Paralisia unilateral.** Observar estes bebês estritamente. Mantê-los no silêncio e lhes dar pequenas alimentações frequentes reduz o risco de aspiração. Esta condição frequentemente se resolve dentro de 4-6 semanas.
2. **Paralisia bilateral.** Intubação é necessária, se houver obstrução da via aérea. Parecer de orelha, nariz e garganta e traqueostomia geralmente são necessários. O prognóstico é variável.

G. Pescoço e ombro
1. **Fratura clavicular.** Imobilização (prendendo com alfinete a manga do bebê à camisa) ajuda a diminuir a dor, e o prognóstico é excelente. Medicação para dor pode ser dada.
2. **Paralisia braquial.** Imobilização e fisioterapia para prevenir contraturas até recuperação do plexo braquial. Recuperação depende da extensão das lesões e é usualmente bom, mas pode levar muitos meses. Na paralisia de Erb-Duchenne, pode-se ver melhora em 2 semanas, e a recuperação, frequentemente, está completa pelos 18 meses. Na paralisia de Klumpke, o prognóstico é pior e, às vezes, nunca completo. Atrofia e contraturas musculares podem ocorrer. Consulta ortopédica é recomendada desde o início.
3. **Paralisia de nervo frênico.** Tratamento é frequentemente suportivo e inespecífico, e o prognóstico, com frequência, é bom. Alguns bebês podem necessitar pressão positiva contínua nas vias aéreas ou ventilação mecânica. A maioria dos bebês se recupera em 1-3 meses.
4. **Lesão de músculo esternoclidomastóideo.** A maioria se recupera espontaneamente. Exercício passivo pode estar indicado, e posicionamento apropriado do bebê é recomendado. Se não estiver resolvida dentro de 1 ano, cirurgia deve ser considerada.

H. Medula espinal.
O prognóstico depende do nível e gravidade da lesão. A maioria dos bebês com uma lesão grave da medula espinal não sobrevive. Tratamento é suportivo, e alguns requerem intubação para problemas respiratórios. Terapia específica necessita ser dirigida para a bexiga, intestino e pele, porque estes se apresentam como problemas continuados.

I. Abdome.
Parecer cirúrgico é necessário, e o prognóstico de todas estas depende do reconhecimento precoce e tratamento. Estratégias de manejo inicial, que aumentam a sobrevida, incluem reposição de volume e identificação e correção de distúrbios da coagulação.
1. **Ruptura de fígado.** Transfusão, laparotomia com evacuação de hematomas e reparo de qualquer laceração.

2. **Ruptura esplênica.** Reposição de volume com transfusão de sangue total e correção de distúrbios da coagulação. Laparotomia exploradora, com preservação do baço, se possível.
3. **Hemorragia suprarrenal.** Tratamento é suportivo, com transfusão de sangue e esteroides usualmente o único tratamento.
4. **Lesão renal.** Usar medidas suportivas. Cirurgia pode ser necessária, se grave.

J. **Extremidades**
 1. **Úmero fraturado.** Obter uma consulta ortopédica. Imobilizar o braço frequentemente por 2 semanas. Fraturas com desvio podem exigir redução fechada e imobilização gessada. O prognóstico é excelente.
 2. **Fêmur fraturado.** Obter uma consulta ortopédica. Imobilização é necessária. Fraturas com desvio podem exigir redução fechada e imobilização gessada. O prognóstico é excelente.
 3. **Desvio/luxação epifisária.** Tratamento é redução imediata com imobilização do braço por 8–10 dias.

K. **Genitália**
 1. **Edema e equimose.** Estes geralmente se resolvem dentro de 4–5 dias, e nenhum tratamento é necessário.
 2. **Lesão testicular.** Parecer urgente de cirurgia urológica ou pediátrica é necessário, uma vez que ruptura possa exigir reparação cirúrgica.
 3. **Hematocele.** Elevar o escroto com compressas frias. Resolução ocorre sem outro tratamento, a não ser que haja lesão testicular subjacente grave.

73 Pneumoperitônio

I. **Problema.** Um pneumoperitônio (uma coleção anormal de ar livre na cavidade peritoneal) é visto em uma radiografia do abdome. O ar pode ser secundário à perfuração do trato gastrointestinal (GI) (mais comum), do trato respiratório, ou secundário a causas iatrogênicas. Enterocolite necrosante (NEC) com perfuração é a causa mais comum de um pneumoperitônio no recém-nascido. **Um recém-nascido com um pneumoperitônio exige imediata avaliação e tratamento, uma vez que o reconhecimento precoce seja importante para tratamento bem-sucedido.**

II. **Perguntas imediatas**
 A. **Está presente um pneumoperitônio de tensão?** Uma situação de emergência, isto ocorre quando há uma grande quantidade de ar que prejudica a excursão diafragmática. Um pneumoperitônio de tensão pode causar importante compressão pulmonar, angústia respiratória grave, compressão da veia cava e retorno venoso prejudicado com comprometimento cardiovascular. Se presente, uma paracentese terapêutica de emergência deve ser feita (ver Capítulo 41).
 B. **Estão presentes sinais de pneumoperitônio?** Estes achados podem incluir distensão abdominal (sinal mais comum), angústia respiratória, gasometrias em deterioração e uma diminuição na pressão arterial.
 C. **Estavam presentes antes sinais de enterocolite necrosante (NEC)?** Caso afirmativo, o pneumoperitônio mais provavelmente é associado à perfuração do trato GI. Perfuração intestinal tipicamente ocorre a um intervalo médio de 1 dia após apresentação clínica de NEC.
 D. **Estão presentes quaisquer sinais de vazamento de ar?** Se estiver presente um pneumomediastino, enfisema intersticial pulmonar ou pneumotórax, a coleção de ar peritoneal pode ter sua origem no trato respiratório.
 E. **Está sendo usada ventilação mecânica?** Altas pressões máximas inspiratórias (PIPs) maiores que uma média de 34 cm H_2O podem ser associadas à um pneumoperitônio.

F. O bebê recentemente foi submetido à cirurgia abdominal ou a um procedimento invasivo como paracentese? Ar intra-abdominal é normal no período pós-operatório imediato e frequentemente se resolve sem tratamento. Paracentese pode perfurar um órgão oco.

III. Diagnóstico diferencial. Um pneumoperitônio mais comumente se desenvolve **secundariamente à perfuração do trato GI** (espontânea, secundária à doença GI subjacente, ou traumática), **do tórax** (causas respiratórias: vazamento de ar com ou sem ventilação mecânica), **ou por nenhuma causa conhecida** (nenhuma causa respiratória ou GI encontrada), ou um **achado normal pós-operatório imediato**. Em um recém-nascido, a não ser que o bebê esteja com altos ajustes de ventilador e tenha um vazamento de ar, **a causa é perfuração GI até prova em contrário**. Alguns classificam pneumoperitônio em **clínico (não cirúrgico)** *versus* **cirúrgico**.

A. Pneumoperitônio associado à perfuração GI

1. **Perfuração espontânea.** (Nenhuma causa demonstrável: nenhuma doença gastrointestinal óbvia, nenhuma evidência de trauma ou obstrução.) Esta é a segunda causa mais comum de perfuração GI em recém-nascidos (a mais comum é a decorrente de NEC). **Etiologias propostas** incluem isquemia local no período perinatal (por asfixia ou choque) ou pela não comunicação das artérias gastroepiploicas direita e esquerda, trauma durante gravidez ou parto, sepse, prematuridade, acidez gástrica excessiva, ausência de células de Cajal intestinais (perfuração gástrica), uso materno de esteroides ou cocaína, ou defeitos congênitos na parede muscular do estômago. Perfuração espontânea ocorre mais comumente no íleo terminal em bebês prematuros (perfuração intestinal espontânea [SIP]) ou no estômago (bebês pré-termo e a termo), raramente ocorre em outro local no trato GI.

   a. **Perfuração gástrica espontânea.** Ocorre mais comumente entre o 2º e o 7º dias de vida em bebês a termo completo e pré-termo. É mais comum em meninos e bebês afro-americanos. Os bebês se apresentam com distensão abdominal súbita, angústia respiratória, vômito, letargia e um pneumoperitônio volumoso. Estresse perinatal, prematuridade e uso de esteroide pós-natal são fatores de risco. Muitos destes bebês têm sepse.

   b. **Perfuração intestinal espontânea (SIP).** Ocorre, principalmente, no íleo terminal (raramente no jejuno e cólon) em bebês abaixo de 28 semanas de idade gestacional (GA), com baixo peso ao nascimento < 1.500 g (2–3%) e < 1.000 g (5%). A idade média de apresentação é de 7 dias, e é mais comum em meninos. Prematuridade e terapia esteroide precoce são fatores de risco. Exposição pós-natal precoce à indometacina combinada com esteroide aumenta o risco de SIP. SIP é frequentemente associada à candidíase sistêmica ou *Staphylococcus* coagulase-negativo. Ela não tem os sinais clínicos que a NEC tem (ver Capítulo 127).

   c. **Perfurações colônicas espontâneas.** Estas podem ocorrer, mas são muito raras. Elas são mais comuns em bebês pré-termo e muito difíceis de diagnosticar. Sinais incluem importantes distensões abdominal e escrotal, vômito, cianose, angústia respiratória e taquipneia. A maioria dos bebês tem um pneumoperitônio volumoso.

   d. **Outras perfurações.** Perfurações isoladas podem ocorrer em outros locais no intestino, incluindo o apêndice, ceco e divertículo de Meckel.

   e. **Medicações associadas à perfuração espontânea incluem indometacina e esteroides.** Uma metanálise do efeito do tratamento precoce (< 96 horas) com altas doses de esteroides para doença pulmonar crônica mostrou um risco aumentado de perfuração GI espontânea. **Perfuração gastroduodenal** foi associada à terapia esteroide. Terapia combinada (indometacina e glicocorticoide pós-natal precoce) aumenta o risco de SIP.

   f. **Outras causas.** Após exsanguinotransfusão, perfuração dos intestinos delgado e grosso pode ocorrer. **Fenômeno embólico secundário a cateter de artéria umbilical** também pode contribuir para perfuração.

2. **Perfurações secundárias.** Estas são causadas por uma doença subjacente: obstrução no trato gastrointestinal ou secundária a um processo de doença gastrointestinal.

   a. **NEC é a causa mais comum de perfuração secundária.** A mortalidade é alta (> 60%). Há dados conflitantes sobre se a indometacina aumenta o risco de NEC com perfuração intestinal. As áreas afetadas mais comuns são o íleo terminal e o cólon ascendente, em-

bora qualquer parte do trato GI possa ser afetada. Perfuração ocorre mais comumente na região do íleo terminal (ileocecal).
   b. **Obstrução gastrointestinal.** Causa pressão intraluminal aumentando, e a perfuração ocorre proximal à obstrução. Pode ocorrer em qualquer local no trato gastrointestinal. As causas incluem qualquer atresia gastrointestinal (atresia esofágica com fístula traqueoesofágica (TE), atresia duodenal/pilórica, atresia de intestino delgado/grosso ou anal e outras), ileo/tampão de mecônio, cisto de duplicação, síndrome de cólon esquerdo pequeno, bandas obstrutivas, doença de Hirschsprung e malformações anorretais (ânus imperfurado, hérnia encarcerada e outras). Perfuração intestinal ocorre em ~3-4% dos bebês com doença de Hirschsprung.
   c. **Gastrite ou doença ulcerosa péptica.** Perfuração pode ser a apresentação inicial de doença ulcerosa. Perfurações do estômago (mais comuns), duodeno, piloro ou esôfago podem ocorrer.
   d. **Outras causas raras.** Má rotação com volvo do tubo digestório médio, onfalocele, apêndice roto, gastrosquise, trombose mesentérica, divertículo de Meckel perfurado, necrose gástrica idiopática e *pneumatosis cystoides intestinalis*.
3. **Perfurações traumáticas.** Um pneumoperitônio iatrogênico causado por uma intervenção. A maioria das perfurações gástricas é secundária à colocação de tubo naso/orogástrico (NG/OG) ou ventilação vigorosa com pressão positiva por bolsa e máscara.
   a. **Achado transitório normal** após laparotomia ou laparoscopia.
   b. **Trauma de tubo nasogástrico.** A maioria das perfurações gástricas ocorre ao longo da curvatura maior em decorrência de trauma pela colocação vigorosa de tubo NG/OG. Uso de tubos de alimentação de Silastic macio pode reduzir este risco. Um NG em uma posição incomum em radiografia (p. ex., quadrante superior direito) indica uma possível perfuração.
   c. **Trauma de intubação.** Durante uma intubação, o tubo endotraqueal (ETT) pode ser inadvertidamente colocado no esôfago e, então, através da parede posterior do estômago. Se o ETT em radiografia de tórax (CXR) for visto mais distalmente do que o esperado, considerar trauma de intubação.
   d. **Ventilação com pressão positiva por bolsa e máscara. Perfuração gástrica** traumática pode ocorrer por ventilação vigorosa com bolsa e máscara ou ser decorrente da ventilação com pressão positiva.
   e. **Perfurações retais neonatais do cólon sigmoide ou reto** podem ser causadas por um termômetro retal ou tubo retal. Em razão da forma do reto neonatal, quando um termômetro retal é colocado a uma profundidade de 2 cm, ele colide com a parede anterior. Inserir termômetro retal < 2 cm. Uma tentativa de empurrá-lo além disso pode resultar em perfuração. Perfurações induzidas por clister ocorrem na parede anterior do reto ou retossigmoide.
   f. **Aspiração vesical suprapúbica ou paracentese impropriamente** executada pode perfurar um órgão oco.
   g. **Cateterismo de veia umbilical** pode causar perfuração de divertículo de Meckel.
   h. **Aerofagia (deglutição de ar) secundária a choro prolongado pode causar perfuração gástrica.** (Há um relato de caso de um bebê que fez circuncisão com choro prolongado que pode ter causado uma ruptura gástrica.)
B. **Pneumoperitônio associado a uma doença respiratória (p. ex., enfisema intersticial pulmonar [PIE], pneumomediastino ou pneumotórax).** Um vazamento de ar pulmonar, com ou sem ventilação mecânica, pode-se estender abaixo do diafragma, resultando em um pneumoperitônio. Ele pode ser secundário a barotrauma em recém-nascidos ventilados com doença respiratória grave. Um vazamento torácico pode dissecar transdiafragmaticamente para o abdome. **Um bebê pode ter um pneumoperitônio por dissecção de ar torácico sem um pneumotórax ou pneumomediastino.** Possivelmente, uma ruptura pulmonar indetectável pode ocorrer com dissecção para dentro da cavidade peritoneal. Se houver um pneumomediastino posterior, um vazamento de ar é provavelmente a causa do pneumoperitônio.

C. **Pneumoperitônio neonatal benigno sem causa conhecida.** Não há evidência de patologia GI ou respiratória. Ruptura pulmonar com um vazamento torácico pode não ser aparente.
D. **Pseudopneumoperitônio.** Ocorre quando há uma transparência subfrênica, se ar intraperitoneal livre. Pode ser por um acúmulo de gordura subfrênica, atelectasia linear, forma subfrênica anormal, abscesso subfrênico, ou **síndrome de Chiliditi** (interposição de uma parte do cólon entre o fígado e o diafragma), que pode-se apresentar com desconforto respiratório. Gás pode ser visto entre o fígado e o hemidiafragma. Isto é cólon transverso cheio de ar. Sombras também podem causar um (falso) pneumoperitônio radiográfico. Um **pneumoperitônio simulado** inclui um relato de caso de passagem transplacentária de um agente de contraste não iônico que resultou em opacificação do intestino fetal que simula um pneumoperitônio.

IV. **Banco de dados**
A. **Exame físico.** Avaliação clínica pode não ajudar a diferenciar se o pneumoperitônio tem origem no trato respiratório ou GI. O exame deve focalizar os aspectos pulmonares e abdominais. **Distensão abdominal** (sinal mais comum) **e elevação do diafragma com crescente dificuldade respiratória são marcas características de pneumoperitônio.** Outros sintomas incluem vômito bilioso, taquipneia, sangramento retal e falta ou demora para eliminar mecônio. Existe comprometimento respiratório ou taquipneia inexplicada? Grandes quantidades de ar na cavidade abdominal podem prejudicar a excursão diafragmática e causar compressão pulmonar. Comprometimento cardiovascular pode ocorrer secundariamente à compressão da veia cava e ao retorno venoso prejudicado. Intolerância à alimentação e pouca atividade também podem estar presentes. Há resíduo gástrico aumentado? Há uma coloração negro-azulada da parede abdominal (com SIP, mas não NEC)? **Aumento escrotal** pode indicar perfuração gástrica (pneumoescroto). Ele pode ocorrer sem distensão abdominal importante. Um pneumoescroto pode ser secundário a uma perfuração gástrica, perfuração de divertículo de Mecke, perfuração do íleo secundária à atresia, ou após reanimação agressiva ou ventilação mecânica.
B. **Estudos laboratoriais**
 1. **Hemograma completo (CBC) e eletrólitos séricos.** Elevação da contagem de leucócitos ou um desvio para a esquerda podem significar uma perfuração do trato GI. Hiponatremia pode ser vista com NEC secundariamente à formação de terceiro espaço. Trombocitopenia também pode ser vista.
 2. **Níveis de gases no sangue arterial.** Podem revelar hipoxemia e níveis aumentando de PCO_2. Acidose metabólica pode ser vista com peritonite.
 3. **Hemocultura.** Deve ser obtida se for suspeitada perfuração intestinal ou sepse. Bebês com perfuração intestinal podem ter uma hemocultura positiva. Em um estudo, 18 de 30 bebês tiveram uma hemocultura positiva (*Escherichia coli* foi o organismo mais comum).
 4. **Proteína C-reativa.** Correlaciona-se com a resposta inflamatória e pode estar aumentada na NEC.
 5. **Estudos da coagulação.**
C. **Imagem e outros estudos**
 1. **Transiluminação do abdome** com uma fonte luminosa de fibra óptica fria pode ser feita e atua como instrumento útil para diagnóstico, especialmente se radiografias não forem facilmente disponíveis.
 2. **Radiografias.** Pequenas quantidades de ar podem ser despercebidas em um filme de rotina; alguns bebês têm ar, mas ele não pode ser visto em radiografia. Repetir radiografias frequentemente, se ar for suspeitado. Observação simples de ar livre é frequentemente suficiente, particularmente se o vazamento de ar for grande (ver Figura 11–22). Filmes supinos (alguns bebês estão demais doentes para um filme ereto) são feitos frequentemente. Um pneumoperitônio volumoso sugere perfuração gástrica ou do cólon.
    a. **Radiografia anteroposterior supina do tórax e abdome.** O tórax pode mostrar sinais de síndrome de vazamento de ar (pneumomediastino ou pneumotórax), se for suspeitado que o ar intraperitoneal é do trato respiratório. O abdome pode mostrar sinais de NEC (*pneumatosis intestinalis* ou gás venoso portal; ver Figuras 11–23 e 11–24) ou íleo.

Níveis hidroaéreos na cavidade peritoneal geralmente indicam íleo. SIP terá um pneumoperitônio sem pneumatose intestinal ou gás venoso portal. **Achados radiográficos patognomônicos de um pneumoperitônio:**
  i. **Sinal do quadrante superior direito.** O achado mais comum é a presença de ar livre subdiafragmático no quadrante superior direito (coleção de gás no quadrante superior direito adjacente ao fígado, gás no espaço sub-hepático anterior).
  ii. **Sinal do chapéu de doge.** Ar entre o rim direito e o fígado. Frequentemente é o primeiro sinal e aparece como uma sombra de gás oval ou triangular.
  iii. **Sinal da cúpula.** Uma transparência em forma de cúpula (abóbada) invertida de acumulação de ar que aparece sobre a coluna torácica inferior próximo da parte posterior do coração.
  iv. **Sinal de Rigler (sinal de dupla parede).** Gás é visto em ambos os lados da parede intestinal (as paredes interna e externa do intestino são vistas). Normalmente, só a parede interna do intestino é vista. Se a espessura média da parede for > 1 mm, é um sinal positivo. Se a espessura for ≤ 1 mm, pode ser um falso-positivo.
  v. **Sinal do ligamento falciforme.** Gás delineando o ligamento falciforme.
  vi. **Sinal da bola de futebol americano.** Uma grande radiotransparência oval (gás delineando a cavidade peritoneal) na forma de uma bola de futebol americano. Também pode incluir quando o ligamento falciforme é visto no centro como uma tira vertical rodeada por gás (o aspecto radiográfico de pneumoperitônio delineando o ligamento falciforme foi renomeado sinal do ligamento falciforme; ver o texto precedente). Ele aparece como uma estria branca, que é rodeada pela transparência oval de um pneumoperitônio. O sinal da bola de futebol americano é visto mais frequentemente em bebês com perfuração gástrica espontânea ou iatrogênica.
  vii. **Sinal do V invertido.** Gás delineia as pregas umbilicais mediais (artérias umbilicais) na radiografia supina.
  viii. **Sinal do saco na sela.** Baço e fígado são desviados para baixo na direção da linha mediana.
  ix. **Sinal da arcada.** Ar é visto entre alças de intestino e cria áreas de gás com forma triangular.
  x. **Abdome sem gás.** Pode representar uma perfuração, se não houver nenhum gás intestinal para ir para a cavidade peritoneal (ele fica bloqueado).
  b. **Estudo radiográfico do abdome em decúbito lateral esquerdo.** Com o lado direito para cima, é o melhor exame para a detecção de ar abdominal livre; o ar (visto como uma transparência homogênea ou transparências semelhantes a estrias) é visto sobre o fígado, se uma perfuração tiver ocorrido. Isto também é feito para mostrar vazamentos menores não apreciados no filme abdominal anteroposterior (AP). Uma radiografia em decúbito lateral deve ser tirada seriadamente, quando NEC for suspeitada. Estudos em decúbito lateral foram demonstrados mais sensíveis para detectar um pneumoperitônio do que estudos em vista ereta.
  c. **Vista ereta do tórax e abdome.** Esta mostrará ar embaixo do diafragma, mas é feita raramente por causa da dificuldade para posicionar um bebê doente.
3. **Ultrassom ou ultrassonografia Doppler em cores do abdome** pode ser usada para diagnosticar NEC, visualizando pneumatose intestinal e ar venoso portal, e podem ser feitos para avaliar ascite. A presença de material particulado provavelmente indica perfuração. Ascite complexa (ascite com detritos) verifica perfuração intestinal. Calcificações extraluminais frequentemente indicam perfuração intestinal intrauterina com extravasamento intraperitoneal de mecônio. Também pode ser usada para diagnosticar NEC. (Foco ecogênico central com orla hipoecoica pode indicar intestino necrótico ou presença de bolhas de gás intermitentes no sistema venoso portal e fígado). **Estudos Doppler em cores** podem detectar necrose intestinal.
4. **Paracentese diagnóstica.** Ver Capítulo 41.
  a. **Ar.** Ar obtido por paracentese pode ser testado quanto a seu nível de oxigênio. Se o bebê estiver recebendo suplementação de oxigênio e o nível de oxigênio for alto (maior que o

ar ambiente, FIO_2 0,21), o ar é, provavelmente, de um vazamento do trato respiratório. Se o oxigênio for semelhante ao ar ambiente ou mais baixo, o ar é provavelmente do trato GI.

  b. **Líquido (lavado peritoneal).** Líquido pode ser obtido por paracentese, se o diagnóstico ainda for indeterminado. Se for obtido líquido verde ou acastanhado, especialmente se bactérias estiverem presentes na lâmina com Gram, o ar, provavelmente, é de origem do trato GI. Um esfregaço microscópico do líquido quanto a leucócitos, se presentes, sugere peritonite.

V. **Plano**
  A. **Medidas de emergência.** Para **pneumoperitônio de tensão**, uma paracentese terapêutica de emergência deve ser feita para reduzir a pressão e permitir ao diafragma se mobilizar (ver Capítulo 41).
  B. **Medidas gerais.** Colocar um tubo de luz dupla (Replogle) com baixa aspiração. Isto permite uma luz para drenagem de líquido, e a outra como suspiro de ar.
  C. **Avaliação de sepse e antibióticos, se indicados.**
  D. **Diferenciar pneumoperitônio cirúrgico de não cirúrgico para guiar o tratamento.** Se a causa do pneumoperitônio estiver em dúvida, tentativas para distinguir pneumoperitônio por perfuração GI daquele por vazamento de ar pulmonar podem ser feitas pelos seguintes:
    1. **Estudos contrastados.** Um meio de contraste hidrossolúvel de baixa osmolalidade (p. ex., metrizamida) pode ser dado por um tubo nasogástrico. Se houver um pneumoperitônio secundário a uma perfuração GI, material de contraste passará para a cavidade peritoneal e confirmará o diagnóstico. **Bário nunca deve ser usado, por causa da morbidade da peritonite de bário.**
    2. **Medição da PO_2 no ar peritoneal.** Ver Seção IV.C.4a.
    3. **Presença de vazamento de ar no tórax.** Aumenta a probabilidade de que seja por um vazamento de ar.
  E. **Medidas específicas**
    1. **Pneumoperitônio com origem no trato GI.** Parar todas as alimentações, inserir tubo NG/OG para descomprimir o abdome, fornecer tratamento suportivo (suporte respiratório e circulatório: corrigir hipóxia e acidose, corrigir desidratação, corrigir qualquer distúrbios eletrolítico), corrigir qualquer coagulopatia, administrar antibióticos IV e pedir um parecer cirúrgico imediato. **Tratamento cirúrgico ideal é *controvertido*.** O debate é se o bebê necessita ir à sala de operações para uma laparotomia primária ou receber uma drenagem peritoneal primária. É melhor discutir opções com o cirurgião e tomar a decisão baseando-se em cada paciente individual.
      a. **Tratamento cirúrgico com laparotomia exploradora tem sido a terapia tradicional.** A não ser que o pneumoperitônio seja de uma origem iatrogênica conhecida (p. ex., pós-operatório), **avaliação cirúrgica imediata** frequentemente é necessária. Laparotomia exploradora é frequentemente o tratamento de escolha. Tratamento pré-operatório inclui:
        i. **Valores laboratoriais pré-operatórios** devem ser disponíveis.
        ii. **O bebê deve ser estabilizado** tanto quanto possível antes de ser levado à sala de operações.
        iii. **Antibióticos IV** devem ser iniciados. A escolha depende da instituição, mas deve incluir antibióticos de amplo espectro com cobertura anaeróbica.
        iv. **A equipe cirúrgica pode pedir um estudo com um meio de contraste hidrossolúvel dado pelo tubo nasogástrico** para tentar localizar a perfuração.
        v. **Laparotomia** com reparo primário ou laparoscopia. "Minilaparotomia" é uma opção à beira do leito mais recente.
      b. **Drenagem peritoneal primária com tratamento conservador é usada seletivamente.** Alguns sugerem isto para bebês com os seguintes: perfuração sem peritonite, um exame abdominal normal ou distensão abdominal branda, gasometria e plaquetas normais, mínimo ar livre e sem níveis hidroaéreos nas radiografias. **Outros sugerem** isto para perfurações isoladas ou para bebês que podem estar demasiado enfermos para anestesia

e cirurgia. Estudos recentes mostraram que drenagem peritoneal primária foi mais efetiva que laparotomia primária em bebês com NEC. Tratamento conservador inclui:
   i. **NPO, líquidos e antibióticos.** Colocar o bebê NPO, começar líquidos IV, nutrição parenteral total (TPN), transfusão de sangue, se indicado, e antibióticos IV.
   ii. **Drenagem peritoneal primária (PPD) (drenagem abdominal fechada)** é feita à beira do leito; dreno peritoneal é removido, quando a drenagem regride.
   iii. **Observação estrita** e exames físicos frequentes, radiografias seriadas e avaliações laboratoriais de acompanhamento são necessários.
   iv. **Laparotomia retardada** pode ser necessária em muitos destes bebês, se eles deixarem de melhorar clinicamente (aumentando necessidade de suporte respiratório, aumentando necessidade de inotrópico, aumentando distensão abdominal), ou tiverem obstrução intestinal persistente. Acidose continuada ou ar livre que persiste podem também significar a necessidade de laparotomia. Revisões observaram que 38–74% dos bebês necessitaram de uma laparotomia retardada.
2. **Pneumoperitônio com origem no trato respiratório.** O vazamento de ar pulmonar deve ser tratado primeiro, se esta for a causa do pneumoperitônio.
   a. **Pacientes assintomáticos.** Observação é frequentemente o tratamento de escolha, com estudos radiográficos de acompanhamento frequentemente realizados a cada 8–12 horas, porém mais frequentemente, se a evolução clínica do paciente mudar.
   b. **Pacientes sintomáticos.** Paracentese de emergência pode ser executada com tratamento de pneumotórax coexistente, se presente. Rever os ajustes de ventilador para evitar altas pressões que contribuirão para os problemas.
3. **Pneumoperitônio traumático**
   a. **Pneumoperitônio.** Um pneumoperitônio, causado por termômetro retal, colocação de tubo NG/OG, aspiração suprapúbica da bexiga, linha venosa umbilical, enema, tentativa de intubação ou paracentese, pode exigir exploração cirúrgica.
   b. **Pós-laparotomia ou pós-laparoscopia.** Um pneumoperitônio associado a um procedimento cirúrgico não complicado se resolverá espontaneamente em vários dias.
4. **Pneumoperitônio neonatal benigno sem causa conhecida.** Dependendo do bebê e seu exame clínico, pode ser indicado tratamento conservador, drenagem peritoneal primária ou exploração cirúrgica.

74 Pneumotórax

I. **Problema.** Um bebê pode ter um pneumotórax (uma acumulação anormal de ar ou gás no espaço pleural, entre a pleura visceral e a parietal). Ele pode-se desenvolver espontaneamente ou ser secundário a trauma. Um pneumotórax ocorre mais frequentemente no período neonatal do que em qualquer outra época na vida.
   A. **Pneumotórax espontâneo**
      1. **Pneumotórax espontâneo primário (PSP).** Ocorre quando não há fator precipitante óbvio, nenhuma causa clara, é idiopático, sem doença pulmonar. Pneumotórax espontâneo familial é uma causa rara em recém-nascidos.
      2. **Pneumotórax espontâneo secundário (SSP).** Ocorre a partir de doença pulmonar subjacente (síndrome de desconforto respiratório [RDS], síndrome de aspiração de mecônio [MAS] e outras).
   B. **Pneumotórax traumático**
      1. **Iatrogênico** ocorre a partir de um insulto durante um procedimento como colocação de linha central ou toracentese.
      2. **Ventilação com pressão positiva (ventilação mecânica ou não invasiva)** pode causar barotrauma.

74: PNEUMOTÓRAX

3. **Trauma torácico** pode ocorrer quando trauma fechado ou penetrante ocorre ao tórax (raro em recém-nascido).
C. **Pneumotórax de tensão.** Uma condição ameaçadora à vida que ocorre quando ar é aprisionado na cavidade pleural sobre pressão positiva. Ar entra na cavidade pleural durante inspiração, mas nenhum ar é deixado escapar durante a expiração. Ele atua como uma válvula unidirecional. Como o ar é aprisionado, a pressão positiva intratorácica sobe, o volume pulmonar diminui, e a pressão comprime o mediastino e causa um desvio, com resistência vascular pulmonar aumentada. Isto resulta em um aumento na pressão venosa central, diminuição no retorno venoso ao coração e uma diminuição no débito cardíaco. Isto causa desvio das estruturas mediastinais e comprometimento cardiopulmonar.
D. **Pneumotórax persistente.** Um pneumotórax que persiste > 7 dias na ausência de problemas mecânicos.

II. **Perguntas imediatas**
A. **Estão presentes sintomas de pneumotórax de tensão?** Um pneumotórax de tensão ocorre quando ar é aprisionado na cavidade pleural sob pressão positiva. **Um pneumotórax de tensão se apresenta como uma emergência clínica, e o estado do paciente deteriorará agudamente**. Os seguintes sinais podem ser vistos com pneumotórax de tensão: cianose, hipóxia, taquipneia, uma diminuição súbita na frequência cardíaca com bradicardia, um aumento súbito na pressão arterial sistólica seguido por estreitamento da pressão de pulso e hipotensão, tórax assimétrico (saliente no lado afetado), distensão do abdome (secundária a desvio do diafragma para baixo), sons respiratórios diminuídos no lado afetado e desvio do impulso apical cardíaco (achado mais constante), afastando-se do lado afetado. Uma metade superior do corpo cianótica com uma metade inferior pálida pode ser observada.
B. **O paciente está sintomático?** Um pneumotórax assintomático está presente em 1–2% dos recém-nascidos. Ele ocorre mais frequentemente em meninos e bebês a termo e pós-termo. Frequentemente é unilateral. A maioria destes casos é descoberta em radiografia de tórax à admissão. Até 15% destes bebês eram corados de mecônio ao nascer.
C. **Está sendo usada ventilação mecânica?** A incidência de pneumotórax em pacientes recebendo ventilação com pressão positiva é de 15–30%. Um pneumotórax de tensão ameaçando a vida pode resultar da ventilação mecânica.
D. **Existem fatores de risco para um pneumotórax?** Recém-nascidos nascidos entre 30 e 36 semanas, moderadamente pré-termo, ou a termo por cesariana têm uma incidência mais alta de pneumotórax. Os seguintes são associados a um risco aumentado: bebê masculino, baixo peso ao nascimento, prematuro, líquido amniótico corado de mecônio, vacuoextração, um baixo escore de Apgar de 1 minuto, tratamento com ventilador, asfixia perinatal, ressuscitação cardiopulmonar, taquipneia transitória, RDS, MAS, pneumonia, hipoplasia pulmonar, anomalias do trato urinário, bebês que foram reanimados ao nascer, pressão positiva contínua na via aérea e ventilação com pressão positiva. Deficiência de α_1-antitripsina pode desempenhar um papel em alguns casos de pneumotórax espontâneo do recém-nascido.

III. **Diagnóstico diferencial.** Radiologicamente, o diagnóstico diferencial pode incluir pneumomediastino, enfisema lobar congênito, atelectasia com hiperinsuflação compensadora, hérnia diafragmática congênita, malformação adenomatoide cística congênita e um grande cisto pulmonar. **Clinicamente**, ele pode-se apresentar como qualquer processo que cause angústia respiratória, e é importante excluir outras causas de dificuldade respiratória em um recém-nascido: RDS, obstrução/deslocamento do tubo endotraqueal, aspiração, cardiopatia congênita, asfixia, hérnia diafragmática congênita (CDH), malformação adenomatoide cística congênita (CCAM) ou derrame pleural. **Deterioração súbita em um recém-nascido** pode ser por um pneumotórax de tensão, pneumopericárdio, ou um derrame pericárdico volumoso/tamponamento cardíaco (cateter venoso umbilical).
A. **Pneumotórax**
1. **Pneumotórax sintomático (inclui pneumotórax de tensão vs. sem tensão).** Sintomas de não de tensão: irritabilidade, gemido, palidez, cianose, agitação, apneia, taquipneia branda, angústia respiratória. **Sintomas de tensão estão descritos na Seção II.A precedentemente.**

2. **Pneumotórax assintomático.**
3. **Pneumotórax persistente.**
B. **Pneumomediastino.** Ar no espaço mediastinal que pode ser confundido com um pneumotórax verdadeiro. Na radiografia, ar mediastinal pode elevar os lobos do timo (chamado sinal "de asas de anjo" ou "de vela *spinnaker*"), e o ar também pode abrir caminho dentro do espaço extrapleural e delinear o aspecto inferior do coração ("sinal do diafragma contínuo"). Ver Figura 11-19.
C. **Enfisema lobar congênito.** Uma anomalia rara do desenvolvimento do pulmão que se apresenta com dificuldade respiratória e hiperinsuflação lobar pulmonar. Superdistensão de um lobo secundária à retenção de ar ocorre mais comumente (47-50%) no lobo superior esquerdo. Outro comprometimento lobar é do lobo superior direito (20%), lobo médio direito (28%) e lobos inferiores (raro). As causas de enfisema lobar congênito são multifatoriais.
D. **Atelectasia com hiperinsuflação compensadora.** Hiperinsuflação compensadora pode aparecer como um pneumotórax em uma radiografia de tórax.
E. **Pneumopericárdio.** Em recém-nascidos, pneumopericárdio e pneumotórax de tensão podem ambos se apresentar sob forma de deterioração clínica súbita e rápida. No pneumopericárdio, a pressão arterial cai, bulhas cardíacas são distantes ou ausentes, e pulsos são amortecidos ou ausentes. Distensão abdominal volumosa também pode ser vista. No pneumotórax de tensão, a pressão arterial pode aumentar inicialmente, mas em seguida cai. A radiografia de tórax facilmente diferencia os dois. Um pneumopericárdio tem um halo de ar em torno do coração (ver Figura 11-18). **O evento mais comum é um pneumotórax de tensão.** Se estivermos sem certeza e o tempo não permitir verificação radiográfica, pode ser feita transiluminação rápida. Se não for disponível ou sem certeza dos resultado, é melhor inserir uma agulha no tórax no lado suspeitado. Se não houver resposta, então uma agulha deve ser inserida no outro lado. Se ainda não houver reposta, então deve ser considerado o diagnóstico de pneumopericárdio.
F. **Hérnia diafragmática congênita (CDH).** Um defeito do desenvolvimento no diafragma permite que as vísceras abdominais façam protrusão para dentro do tórax, o que causa hipoplasia pulmonar e vascularização pulmonar diminuída e disfunção do sistema de surfactante. Noventa por cento são no lado esquerdo. CDH é, muitas vezes, erradamente tomada como um pneumotórax de tensão esquerdo. No caso de CDH, o abdome é escafoide, e o baço não pode ser palpado. Pode haver um desvio mediastinal na radiografia. Se tubos de tórax forem colocados, há um risco de perfurar a víscera herniada.
G. **Malformação adenomatoide cística congênita (CCAM).** Esta rara anormalidade congênita do pulmão resulta de embriogênese anormal e crescimento alveolar reduzido. Os bebês se apresentam com desconforto respiratório. Taquipneia e cianose podem ser sinais de apresentação que são semelhantes a um pneumotórax. Muitas destas são detectadas em ultrassom pré-natalmente. Uma radiografia de tórax frequentemente identifica a massa contendo cistos cheios de ar. (Ver Capítulo 97.)
H. **Cistos pulmonares congênitos.** Estes ocupam espaço, comprometem um ou mais lobos, têm atelectasia do lobo adjacente e têm sintomas semelhantes a pneumotórax.

IV. **Achados clínicos**
A. **Exame físico.** Achados específicos encontram-se discutidos na Seção II.A. Transiluminação é uma técnica à beira do leito rápida, útil em recém-nascidos (ver Seção IV.C e Capítulo 45).
B. **Estudos laboratoriais.** Gasometrias podem mostrar PaO_2 diminuída e PCO_2 aumentada com resultante acidose respiratória.
C. **Imagem e outros estudos**
1. **Transiluminação** do tórax é um método rápido à beira do leito para identificar um pneumotórax. **Sempre verificar o diagnóstico de pneumotórax por uma radiografia de tórax se o tempo permitir.** As luzes do recinto são diminuídas, e um transiluminador de fibra óptica é colocado ao longo da linha axilar média no lado em que pneumotórax é suspeitado. Se um pneumotórax estiver presente, o tórax "se ilumina" nesse lado. O transiluminador pode ser movido para cima e para baixo ao longo da linha axilar posterior e também pode ser colocado acima do mamilo. Transiluminar ambos os lados do tórax e a seguir

comparar os resultados. Se edema subcutâneo grave estiver presente, a transiluminação pode ser falsamente positiva. Bebês prematuros com enfisema intersticial pulmonar também podem ter uma transiluminação falso-positiva. Bebês grandes com paredes torácicas espessas não transiluminam bem.
2. **Radiografias de tórax são o método de escolha para diagnosticar pneumotórax.** Pneumotóraces iniciais são difíceis de diagnosticar. Bem no início, há separação do pulmão da parede torácica sem marcas pulmonares nesse espaço. Em bebês há uma tendência do ar pleural a ocultar as superfícies diafragmáticas e mediastinais. Uma linha pleural frequentemente não é vista, mas um sulco costofrênico bem definido (sinal do sulco profundo) pode ser observado. Os filmes seguintes ajudarão no diagnóstico:
    a. **Vista anteroposterior (AP) do tórax** (ver Figura 11-20) mostrará o seguinte:
        i. **Um desvio do mediastino** para longe do lado do pneumotórax (com pneumotórax de tensão).
        ii. **Depressão do diafragma** no lado do pneumotórax (com pneumotórax de tensão).
        iii. **Deslocamento do pulmão** no lado afetado, afastando-se da parede torácica por uma banda radiotransparente de ar.
    b. **Vista lateral transversal** à mesa mostrará uma orla de ar em torno do pulmão ("panqueca"). Ela *não* ajudará a identificar o lado afetado. **Você tem que fazer uma radiografia AP para identificar o lado do pneumotórax.** Este filme deve ser considerado junto com a vista AP para identificar o lado comprometido. Ar pleural tende a se coletar anteriormente e pode exigir a vista transversal à mesa ou em decúbito lateral.
    c. **Vista em decúbito lateral (tirada pela posição AP)** detectará mesmo um **pequeno pneumotórax** não visto em uma radiografia de tórax de rotina. O bebê deve ser posicionado de modo a que o lado do pneumotórax suspeitado fique para cima (p. ex., se pneumotórax for suspeitado no lado esquerdo, o filme é tirado com o lado esquerdo para cima).
3. **Exame com ultrassom dos pulmões.** A ausência de deslizamento pulmonar (aparência granulosa) e caudas de cometa (pleura normal refletindo ondas de som) confirma o **diagnóstico ultrassônico de um pneumotórax.** A sensibilidade e especificidade do ultrassom são de 100% e 93% para um pneumotórax completo, e de 79% e 100% para um pneumotórax rádio-oculto. Como ferramenta à beira do leito, isto é útil para diagnosticar um pneumotórax.
4. **Porcentagens de referência de dióxido de carbono transcutâneo (tcpCO$_2$) com alterações no decorrer do tempo** podem indicar um pneumotórax ou um tubo endotraqueal bloqueado ou mal posicionado.
5. **Ecocardiografia e ultrassom renal** podem estar indicadas em pneumotórax espontâneo em bebês a termo, uma vez que alguns destes bebês possam ter anomalias cardíacas.

V. Plano
A. Pneumotórax sintomático
1. **Pneumotórax de tensão.** Pneumotórax sintomático (de tensão) é uma emergência! Uma demora de 1 a 2 minutos poderia ser fatal. Se um pneumotórax de tensão for suspeitado, agir imediatamente. É melhor tratar neste contexto, mesmo se afinal de contas se revelar que não há pneumotórax. Não há tempo para confirmação radiográfica. Se o estado do paciente estiver se deteriorando rapidamente, uma agulha ou cateter sobre agulha pode ser colocado para aspiração, seguido pela colocação de tubo de tórax formal. Não existe nenhum sinal específico que distinga um pneumotórax de tensão de um sem tensão. Sinais de um pneumotórax de tensão por cima também podem ocorrer em um pneumotórax não de tensão, exceto que os sinais e sintomas são mais graves em um pneumotórax de tensão.
    a. **Aspiração com agulha (ver Figura 74-1) pode ser feita como uma emergência.** Frequentemente, isto é tudo que é necessário se o bebê não estiver em um ventilador. Se estiver com ventilador, uma colocação de tubo de tórax pode necessitar ser seguida por aspiração com agulha.

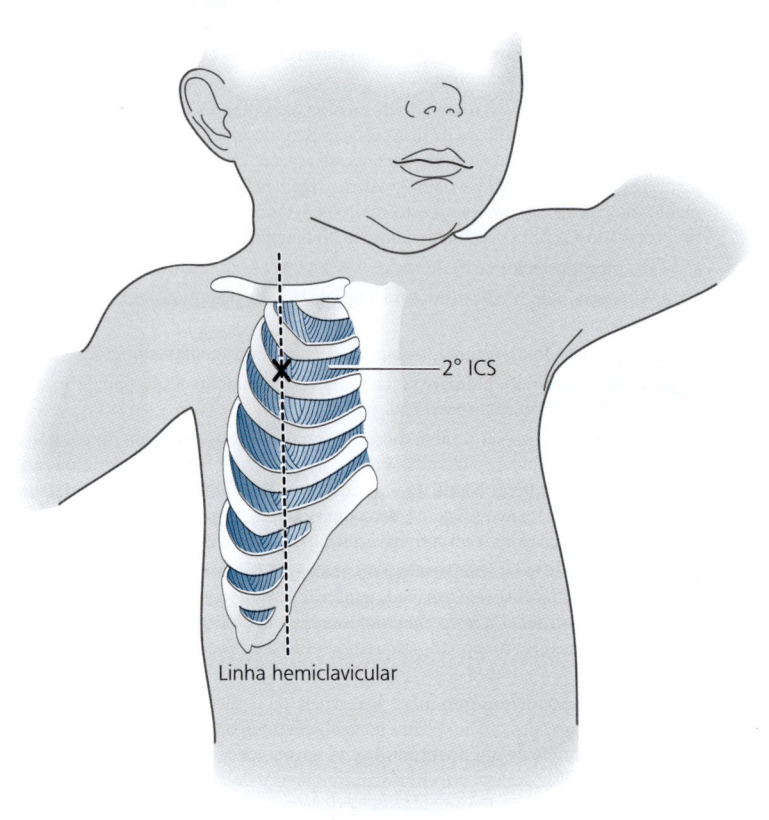

FIGURA 74–1. Local da aspiração de emergência com agulha para pneumotórax de tensão é punção no segundo espaço intercostal (ICS) ao longo da linha hemiclavicular.

    i. **O local da punção deve ser no segundo espaço intercostal ao longo da linha hemiclavicular no lado suspeitado de pneumotórax.** Limpar esta área com solução antibacteriana. O **quarto espaço intercostal na linha axilar anterior** também pode ser usado (agulha será inserida acima da quinta costela).

    ii. **Conectar uma agulha *butterfly* calibre 23 ou 25** ou um cateter sobre agulha calibre 22 ou 24 (Angiocath) a uma seringa de 10–20 mL com torneira afixada.

    iii. **Palpar a terceira costela na linha hemiclavicular.** Inserir a agulha (perpendicular à superfície do tórax) sobre o topo da terceira costela no segundo espaço intercostal, e avançá-la até que ar seja retirado da seringa. Ter um assistente para segurar a seringa para retirar o ar. A agulha pode ser removida antes que o tubo de tórax seja colocado, se o bebê estiver relativamente estável, ou ela pode ser deixada no lugar para aspiração contínua, enquanto o tubo de tórax está sendo colocado. Se um Angiocath for usado, a agulha pode ser removida, e o cateter deixado no lugar.

  b. **Colocação de tubo de tórax é discutida no Capítulo 33.** Isto é necessário na maioria dos bebês sob ventilação mecânica com um pneumotórax de tensão.

  c. **Se o bebê não melhorar com um tubo de tórax.** Suspeitar vazamentos de ar extrapleurais como um pneumorretroperitônio, que tem sido descrito em bebês com pneumo-

tórax. **Se ar ainda estiver presente na radiografia, considerar estas causas:** obstrução do tubo com sangue ou líquido pleural, tubo de drenagem desconectado, selo d'água inefetivo, novo vazamento de ar, ou uma perfuração pulmonar.
2. **Pneumotórax sem tensão.** Dependendo do bebê, é feita suplementação de oxigênio, aspiração com agulha, colocação de tubo de tórax, ou tratamento conservador (oxigênio, observação estrita).
   a. **Sintomas brandos.** Alguns necessitam de observação somente.
   b. **Pneumotórax espontâneo sintomático (não em ventilador).** Aspiração com agulha e possível colocação de tubo de tórax. Em um estudo a maioria dos bebês não necessitou uma aspiração com agulha ou tubo de tórax e pôde ser tratada com oxigênio suplementar ou observação estrita.
   c. **Pneumotórax espontâneo sintomático (no ventilador).** Aspiração com agulha e colocação de tubo de tórax. Alguns bebês em um ventilador que têm um pneumotórax puderam ser tratados conservadoramente sem um tubo de tórax, mas eles, frequentemente, são mais maturos, com ajustes mais baixos de ventilador, e tinham gasometria melhor no momento do pneumotórax em comparação aos bebês que necessitaram de um tubo de tórax.
B. **Pneumotórax assintomático**
   1. **Se estiver sendo usada ventilação mecânica com pressão positiva:**
      a. **Aspiração com agulha/tubo de tórax.** Um tubo de tórax provavelmente necessitará ser inserido porque a pressão do ventilador impedirá a resolução do pneumotórax, e pode-se desenvolver pneumotórax de tensão. Às vezes, **aspiração com agulha é tudo que se necessita**. Se um pneumotórax se desenvolver em um paciente que está pronto para ser extubado, julgamento clínico deve ser usado para decidir se um tubo de tórax deve ser colocado.
      b. **Tratamento expectante.** Estudos recentes estão mostrando que alguns bebês selecionados em uso de ventilador podem ser tratados sem um tubo de tórax.
   2. **Se ventilação mecânica com pressão positiva não estiver sendo administrada e não houver nenhuma patologia pulmonar subjacente, estas podem ser consideradas.**
      a. **Observação estrita com radiografias de tórax de acompanhamento cada 8–12 horas ou mais frequentemente se o bebê se tornar sintomático.** O pneumotórax provavelmente se resolverá dentro de 24–48 horas.
      b. **Terapia da remoção de nitrogênio (*controvertida*).** Permite uma resolução mais rápida do pneumotórax assintomático, mas é infrequentemente usada, em razão da toxicidade do oxigênio 100%. O bebê recebe oxigênio 100% por 8–12 horas; menos nitrogênio consegue entrar nos pulmões, e ao mesmo tempo a absorção de nitrogênio do espaço extrapleural é aumentada, e, a seguir, ele é exalado. A tensão gasosa total é diminuída, o que facilita a absorção de nitrogênio pelo sangue. O método deve ser usado só em bebês a termo completo em que retinopatia de prematuridade não será um problema. **Algumas NICUs dão apenas oxigênio suficiente para manter uma leitura de oximetria de pulso > 90% e observaram que a resolução foi semelhante ao grupo hiperóxico.**
C. **Pneumotórax persistente.** Geralmente definido como um pneumotórax que persiste > 7 dias na ausência de problemas mecânicos. Alguns bebês que têm tubos de tórax ainda têm vazamentos de ar que persistem durante mais de uma semana. Estes bebês têm episódios de instabilidade quando ar se reacumula; alguns necessitam de um tubo de tórax novo ou substituição e um aumento nos seus ajustes de ventilador. Estes são tratados para diminuir as complicações associadas a vazamentos de ar (êmbolo de ar, hipotensão, hemorragia intracraniana). Os seguintes têm sido usados:
   1. **Ventilação de alta frequência oscilatória (HFOV) ou ventilação de alta frequência em jatos (HFJV)** podem ser usadas em razão de mais baixas pressões médias na via aérea.
   2. **Intubação pulmonar unilateral** foi descrita como uma terapia eficiente e relativamente segura para pneumotórax. Duração da terapia deve ser um mínimo de 48 horas.
   3. **Cola de fibrina,** como CryoSeal C (ThermoGenesis Corp., Rancho Cordova, CA), tem sido injetada no tubo de tórax com uma redução acentuada no vazamento de ar. Os riscos incluem hipercalcemia, necrose tecidual localizada, bradicardia, paralisia diafragmática e

pneumotórax no lado contralateral. Mais estudos são necessários antes que este tratamento possa ser recomendado rotineiramente.
D. **Pneumomediastino.** Pode progredir para um pneumotórax ou pneumopericárdio. Observação estrita é necessária.
E. **Enfisema lobar congênito.** Se assintomático, tratamento conservador com observação. Se sintomático ou estiver ocorrendo insuficiência respiratória, o tratamento é excisão cirúrgica do lobo afetado.
F. **Atelectasia com hiperinsuflação compensadora**
   1. **Fisioterapia torácica e drenagem postural devem ser iniciadas.** Fisioterapia torácica deve ser usada com cautela em bebês prematuros. Um estudo mostrou uma associação à hemorragia intraventricular e porencefalia em bebês prematuros extremos.
   2. **Tratamento com broncodilatadores está indicado.**
   3. **Posicionamento do bebê com o lado afetado (hiperinsuflado) para baixo pode acelerar a resolução.**
   4. **Broncoscopia.** Pode ser necessária em caso de tampão mucoso.
G. **Pneumopericárdio.** Este deve ser tratado emergencialmente por pericardiocentese (ver Capítulo 42).
H. **Malformação adenomatoide cística ou cisto congênito.** Cirurgia é o tratamento de escolha.

75 Policitemia

I. **Problema.** O hematócrito (Hct) é 68% em um recém-nascido. **Policitemia** é definida como um hematócrito venoso acima de 65% ou uma hemoglobina > 22 g/dL. Policitemia ocorre em 2–4% dos recém-nascidos e é rara em bebês prematuros < 34 semanas de gestação. A definição e tratamento atual da policitemia neonatal são empíricos e não com base em evidência. Policitemia pode resultar em um aumento na viscosidade do sangue, o que causa uma redução no fluxo sanguíneo, acidose, hipoglicemia, hipóxia tecidual e um aumento na formação de microtrombos. **Hiperviscosidade** é definida como um valor de viscosidade > 14 centipoise (taxa de cisalhamento [*shear rate*] de 11,5 segundos) e é também definida como 2 desvios-padrão maior que a norma. **Síndrome de policitemia hiperviscosidade (PHS)** é o complexo sintomático que envolve policitemia, hiperviscosidade e os sintomas que o acompanham. Quarenta e sete por cento dos bebês policitêmicos têm hiperviscosidade. Vinte e quatro por cento dos bebês com hiperviscosidade têm policitemia.

II. **Perguntas imediatas**
   A. **Qual é o hematócrito (Hct) central?** Em sangue obtido por picada no calcanhar, o Hct pode ser falsamente elevado até 5–20%. Tratamento **nunca** deve ser iniciado com base em valores de Hct de picada no calcanhar unicamente; é necessário um Hct central (flebotomia venosa central). Se a amostra for da veia umbilical ou artéria radial, o limite superior do normal é 63%. O hematócrito em um recém-nascido chega ao seu máximo às 2 horas de idade e a seguir diminui para um básico pelas 24 horas de idade. Um hematócrito de microcentrífuga pode ser 2% mais alto que o hematócrito por um analisador de hematologia.
   B. **O bebê tem sintomas de policitemia?** Muitos bebês com policitemia são assintomáticos. Sintomas de hipoperfusão se correlacionam mais com a viscosidade que com o hematócrito. Um estudo observou que **problemas de alimentação e letargia** foram os sintomas mais comuns. Há muitos sinais de policitemia, a maioria deles inespecíficos, que podem incluir os seguintes:
      1. **Sistema nervoso central.** Letargia, hipotonia, irritabilidade, nervosismo, reflexo de sucção fraco, vômito, convulsões, tremor, apneia, susto exagerado, tremores e acidentes vasculares encefálicos.
      2. **Cardiovasculares.** Sopros cardíacos, insuficiência cardíaca congestiva, cianose, pletora, taquicardia, cardiomegalia e marcas vasculares proeminentes na radiografia de tórax.

3. **Respiratórios.** Angústia respiratória, taquipneia e cianose.
4. **Gastrointestinais.** Má alimentação, sucção precária, vômito e enterocolite necrosante (NEC).
5. **Renais.** Proteinúria, oligúria, hematúria, trombose de veia renal e taxas de filtração glomerular diminuídas e hipertensão transitória.
6. **Hematológicos.** Trombocitopenia, hepatoesplenomegalia, trombose, coagulação intravascular disseminada (rara) e contagem de reticulócitos elevada.
7. **Metabólicos.** Hipoglicemia (mais comum; 12–40%), hipocalcemia (1–11%) e icterícia aumentada (hiperbilirrubinemia).
8. **Pele.** Pletora ou vermelhidão.
9. **Geniturinários (GU).** Infartos testiculares ou priapismo (a maioria é idiopática).

C. **A mãe é diabética?** Mau controle materno de diabetes durante a gravidez leva à hipóxia fetal crônica, o que pode resultar em eritropoese neonatal aumentada. Bebês de mães diabéticas têm uma incidência de 25 a > 40% de policitemia. Bebês de mães com diabetes gestacional também têm uma incidência aumentada (30%) de policitemia.

D. **Qual é a idade do bebê?** O Hct normalmente sobe após o nascimento e atinge um pico às 2 horas de idade, e a seguir diminui lentamente e se estabiliza pelas 12 a 24 horas de idade.

E. **O bebê está desidratado?** Desidratação pode causar hemoconcentração, resultando em um Hct alto. Ela frequentemente ocorre em bebês > 48 horas de idade.

F. **A mãe vive em alta altitude?** Bebês nascidos de mães em altas altitudes têm uma incidência mais alta de policitemia.

G. **O bebê está em alto risco de policitemia?** Bebês que são pequenos para a idade gestacional, bebês pós-termo, bebês de mães diabéticas, bebês com transfusão intergemelar e bebês com anormalidades cromossômicas (síndrome de Down, trissomias 13 e 18) têm um risco aumentado de policitemia.

III. **Diagnóstico diferencial.** Ver também Capítulo 129.

A. **Hct falsamente elevado.** Mais frequentemente ocorre quando sangue é obtido por picada no calcanhar.

B. **Desidratação.** Também chamada "policitemia relativa", é associada à perda de peso e débito urinário diminuído (indicadores sensíveis de desidratação). Hemoconcentração secundária à desidratação é suspeitada se > 8–10% do peso ao nascimento tiver sido perdido. Ela frequentemente ocorre no segundo ou terceiro dia de vida.

C. **Policitemia primária (muito rara em recém-nascidos).** Ocorre quando há um problema com a produção de eritrócitos (produção excessiva) na medula óssea e ocorre por mutações herdadas e adquiridas. **Policitemia vera, eritrocitose idiopática** e **policitemia familial e congênita primária** são exemplos.

D. **Policitemia secundária.** Causada por um aumento na produção de eritrócitos secundariamente a transfusões fetais ou insuficiência placentária.

1. **Transfusões fetais.** Transfusão placentária (hipertransfusão) ocorre com pinçamento retardado do cordão (a causa mais comum em bebês a termo). Pinçamento do cordão > 3 minutos após o parto pode aumentar o volume sanguíneo por 30%, do mesmo modo que transfusão intergemelar, transfusão de sangue materno-fetal, esvaziar o cordão, e manter o bebê com cordão intacto 15–20 cm abaixo do nível da mãe no parto. Asfixia intraparto pode fazer o volume sanguíneo desviar-se da placenta para o feto e causar policitemia. Administração de oxitocina pode aumentar o volume de transfusão placentária.

2. **Policitemia iatrogênica.** Causada por excessiva transfusão de eritrócitos.

3. **Hipóxia intrauterina.** Eritrócitos (RBCs) em maior quantidade são produzidos como mecanismo de compensação para hipóxia intrauterina. Ela pode ser causada por **insuficiência placentária**.

   a. **Bebê.** Hipóxia intrauterina pode ser vista em bebês pós-maturos, com restrição do crescimento intrauterino ou pequenos para a idade gestacional; pré-eclâmpsia/eclâmpsia; e bebês com asfixia perinatal.

   b. **Mãe.** Fumo materno, descolamento da placenta crônico ou recorrente, hipertensão materna e doença cardíaca, pulmonar, ou renovascular primária materna grave também podem causar hipóxia intrauterina. Consumo materno pesado de álcool pode ser uma causa. Diabetes materno grave pode causar fluxo sanguíneo placentário reduzido ou gravidez a altas altitudes.

4. **Outras causas/associações**
   a. **Bebê de uma mãe diabética** tem uma incidência de 22–29% de policitemia. Isto ocorre com diabetes gestacional e dependente de insulina e é decorrente de eritropoese aumentada.
   b. **Anormalidades cromossômicas ou congênitas.** Síndrome de Down (trissomia 21; 15–33%), trissomia 13 (8%), trissomia 18 (17%), deficiência de fumarato hidratase e síndrome de Beckwith-Wiedemann.
   c. **Doenças da tireoide.** Tireotoxicose neonatal e hipotireoidismo congênito.
   d. **Hiperplasia suprarrenal congênita.**
   e. **Bebês grandes para a idade gestacional.**
   f. **Uso materno de propranolol.**
   g. **Sepse.**
5. **Idiopática.** Nenhuma causa específica foi encontrada.

IV. **Banco de dados**
   A. **Exame físico.** Avaliar quanto à possível desidratação. As membranas mucosas estarão secas. Turgor aumentado da pele frequentemente não é visto. Policitemia verdadeira é frequentemente, mas nem sempre, associada a alterações na pele. Vermelhidão, pletora, ou coloração "rosa sobre azul" ou "azul sobre rosa" pode ser evidente. Em homens, priapismo pode ser observado secundariamente a trânsito lento dos eritrócitos. Sinais clínicos estão listados na Seção II.B. Hipotermia é um sinal de policitemia.
   B. **Estudos laboratoriais.** A American Academy of Pediatrics (AAP) não recomenda triagem universal para policitemia, mas a recomenda em bebês de alto risco (bebê de mãe diabética [IDM], bebês com insuficiência placentária).
   1. **Hct no sangue do cordão** > 56% pode predizer policitemia às 2 h de idade (***controvertido***).
   2. **Hct central (venoso ou arterial) é essencial.** Tipicamente recomendado com 2, 12 e 24 horas de idade.
   3. **Glicose sérica.** Hipoglicemia é comumente vista com policitemia.
   4. **Hemograma complexo (CBC) com diferencial e plaquetas.** Trombocitopenia pode acompanhar policitemia. Coagulação intravascular disseminada (DIC) é rara.
   5. **Bilirrubina sérica.** Bebês com policitemia podem ter problemas com hiperbilirrubinemia por causa do giro aumentado de eritrócitos.
   6. **Sódio e nitrogênio ureico sanguíneo.** Se desidratação estiver sendo considerada. Eles geralmente estão altos, ou mais altos do que os valores básicos, com presença de desidratação.
   7. **Densidade da urina** > 1,015 é vista frequentemente com desidratação.
   8. **Gasometria sanguínea** deve ser feita para excluir oxigenação inadequada.
   9. **Cálcio.** Hipocalcemia também pode ser vista, mas é incomum.
   C. **Imageamento e outros estudos.** Estes estudos geralmente não são necessários agudamente.
   1. **Radiografia de tórax.** Cardiomegalia, marcas vasculares pulmonares aumentadas e derrames pleurais podem ser vistos em radiografia de tórax.
   2. **Eletrocardiograma (ECG) e eletrencefalograma (EEG). ECG e EEG** anormais podem ser vistos, mas estes exames não são indicados rotineiramente. Um ECG pode mostrar hipertrofia ventricular direita e hipertrofias atriais direita e esquerda.
   3. **Ecocardiograma.** Mostra resistência pulmonar aumentada e débito cardíaco diminuído.

V. **Plano.** (Ver também Capítulo 129.) Tratamento é ***controvertido***. Uso de rotina de exsanguinotransfusão parcial (PET) não é recomendado ou suportado. É importante excluir outras causas como sepse.
   A. **Medidas preventivas.** Pinçamento precoce do cordão (pinçamento dentro de 10 segundos *vs.* pinçamento mais tarde) em bebês de alto risco causou menos manifestações de policitemia. Esta também pode ser uma maneira efetiva de prevenir policitemia em bebês em risco. Manter o bebê ao nível do introito no momento do parto também pode ajudar a minimizar a

transfusão materna para o feto. Pinçamento tardio do cordão até 2 minutos pode ser benéfico (Hct melhorado, níveis de ferro e reservas de ferro melhoradas e uma diminuição em anemia) em bebês a termo, mas há um risco de policitemia e icterícia, com uma necessidade de fototerapia. Revisão Cochrane afirmou que clampeamento retardado do cordão (30–120 segundos) resultou em menor número de transfusões e uma diminuição na hemorragia intraventricular (IVH) em bebês pré-termo.
B. **Hct falsamente elevado (> 65%).** Se o Hct central de confirmação for normal, nenhuma avaliação mais é necessária. Se o Hct central for alto, ou desidratação ou policitemia está presente.
C. **Hemoconcentração secundária à desidratação.** Se o bebê estiver desidratado, mas não tiver sintomas ou sinais de policitemia, uma experiência de reidratação ao longo de 6–8 horas pode ser tentada. O tipo de líquido usado depende da idade do bebê e da condição eletrolítica sérica e se encontra discutido no Capítulo 9. Frequentemente, 130–150 mL/kg/d são dados. O Hct é checado cada 6 horas e usualmente diminui com reidratação adequada.
D. **Policitemia verdadeira.** Tratamento geralmente é com base em se o bebê é ou não sintomático. A AAP afirma que não há evidência de que exsanguinotransfusão parcial afete o resultado a longo prazo do bebê.
   1. **Bebês assintomáticos**
      a. **Hct central de 65–70%** e o bebê é assintomático, apenas observação estrita e hidratação (enteral ou intravenosa) podem ser necessárias. Muitos destes pacientes respondem à hidratação aumentada; líquidos aumentados de 20–40 mL/kg/dia podem ser tentados. O Hct central deve ser checado cada 4–6 horas. Cerca de 25% dos bebês com um Hct de 60–64% têm hiperviscosidade.
      b. **Hct central > 70%.** Tratamento é *controvertido*. Avaliar cada caso individualmente e seguir suas diretrizes institucionais. Algumas recomendações na literatura incluem:
         i. **Hct central de > 70–75%** e o bebê é assintomático, existe *controvérsia* sobre fazer ou não uma exsanguinotransfusão parcial (PET). Hidratação pode ser considerada. Alguns advogam que líquidos IV sejam dados e alimentações restringidas, até que o Hct seja < 70%. Hidratação IV liberal pode ser associada a problemas em bebês pré-termo.
         ii. **Hct central > 75%.** Tradicionalmente, neonatologistas fariam uma exsanguinotransfusão parcial com o Hct > 75%. PET deve ser considerada se Hct repetido permanecer > 75%.
   2. **Bebês sintomáticos.** Algumas autoridades recomendam que qualquer bebê com policitemia e sintomas deve ser tratado. O objetivo da PET é diminuir a viscosidade sanguínea e melhorar a perfusão de órgãos finais. Existe *controvérsia*, mas algumas recomendações são
      a. **Hct central > 65% no bebê sintomático.** Exsanguinotransfusão parcial deve ser efetuada (*controvertido*). Para calcular o volume que deve ser trocado, usar a seguinte fórmula (volume sanguíneo = 80 mL/kg)

$$\text{Volume de troca (mL)} = \frac{\text{Volume sanguíneo estimado (mL)} \times \text{Peso (kg)} \times (\text{Hct observado} - \text{Hct desejado})}{\text{Hct observado}}$$

Hct desejado é frequentemente < 60%, com um objetivo de diminuí-lo para 50–55%. PET pode ser administrada via um cateter venoso umbilical (UVC). **Cuidado precisa ser tomado para não colocar o cateter no fígado** (ver Capítulo 25). Um cateter de artéria umbilical (UAC) alto ou um cateter intravenoso periférico também pode ser usado. **Soro fisiológico é preferido na maioria das instituições**, uma vez que cristaloides sejam tão efetivos quanto coloides em PET. Cristaloides não acarretam o risco de infecção ou anafilaxia e são mais baratos e mais facilmente disponíveis. Plasmanate, albumina 5% e plasma fresco congelado (FFP) podem ser usados, mas não são recomendados. Produtos coloides foram também associados à NEC. Níveis de Hct seriados de-

vem ser obtidos após transfusão. O procedimento da PET está discutido em detalhe no Capítulo 36. **Usar estas diretrizes ao executar PET:**
  i. Alíquotas não devem exceder 5 mL/kg e devem ser removidas ou fornecidas ao longo de 2-3 minutos.
  ii. Remoção de sangue pode ser de qualquer linha arterial ou venosa. Linhas arteriais não são recomendadas para infusão.
  iii. Se houver ambos um UAC e um UVC, tirar sangue do UAC enquanto dando o líquido de substituição através do UVC.
  iv. Se apenas um UVC estiver no lugar, usar o método *push-pull:* puxar o sangue para fora, e a seguir empurrar para dentro o líquido de substituição. **Nunca remover > 5 mL/kg**. Método isovolumétrico através de 2 vasos é preferido.
  v. Se você tiver um UVC, UAC e cateter venoso periférico inseridos, você pode usar o UAC ou UVC para retirada de sangue e em seguida usar a linha periférica para líquido de substituição. Remoção pelo UVC e infusão no cateter venoso periférico não resultou em NEC em um estudo.
3. **Bebê sintomático com um Hct central de 60-65%.** Se todas as outras entidades patológicas forem excluídas, estes bebês podem de fato ser policitêmicos e hiperviscosos. Tratamento é ***controvertido***. Usar julgamento clínico e diretrizes institucionais para decidir se estes bebês devem ou não receber uma exsanguinotransfusão parcial.
4. **Tratamento restritivo de policitemia neonatal obedece a uma conduta mais conservadora.** Hct de 65-69%: nenhum tratamento. Hct de 70-75%: líquidos IV e nenhuma alimentação até Hct ser < 70%. Hct ≥ 76% ou em recém-nascidos sintomáticos: usar PET. Uma revisão demonstrou que os grupos não diferiram nas morbidades ou na permanência hospitalar, nem houve um aumento no risco de complicações a curto prazo.

E. **Observar quanto a complicações de policitemia** e distúrbios que são mais comuns em bebês policitêmicos.
  1. **Apneia.**
  2. **Hipocalcemia, hipoglicemia, anormalidades eletrolíticas.**
  3. **Trombocitopenia.**
  4. **Hiperbilirrubinemia.**
  5. **Neurológicos.** Convulsões, acidente vascular encefálico, trombose venosa cerebral.
  6. **Vasculares.** Vasospasmos, gangrena periférica.
  7. **Cardíacos.** Arritmia, insuficiência cardíaca congestiva.
  8. **GI**
      a. **Risco de enterocolite necrosante (NEC)** é aumentado em recém-nascidos com hiperviscosidade que receberam uma exsanguinotransfusão parcial via um UVC com coloide (FFP, albumina ou Plasmanate). O desenvolvimento de NEC nestes bebês pode ser relacionado com a PET com coloide, não com policitemia.
      b. **Íleo, perfurações intestinais espontâneas, atresia intestinal.**
  9. **Geniturinários.** Insuficiência renal, trombose de veia renal, infartos testiculares, priapismo.
  10. **Embolia de ar.**

F. **Dados de acompanhamento.** Policitemia e síndrome de hiperviscosidade tratadas por PET podem ser associadas a complicações importantes (risco aumentado de NEC) e podem ser associados a uma melhora mais precoce nos sintomas. É necessária pesquisa adicional para avaliar o impacto em recém-nascidos, uma vez que exista literatura conflitante (***controvertida***).
  1. **PET diminui a viscosidade** e melhora a maioria dos sintomas, mas não melhora significativamente os resultados neurológicos a longo prazo. Entretanto, escores diminuídos de IQ e mais baixa realização foram descritos em bebês com síndrome de hiperviscosidade que não foram tratados com PET.
  2. **PET melhora a microcirculação** em recém-nascidos policitêmicos. Espectroscopia infravermelho próximo mostrou oxigenação cerebral aumentada e extração de oxigênio tecidual fracionária diminuída.

3. **PET comprovou melhorar** a velocidade de fluxo sanguíneo cerebral e diminuir a resistência vascular pulmonar, e pode normalizar a hemodinâmica cerebral.
4. **Não há nenhuma evidência de melhora** no resultado neurológico a longo prazo ou nos escores de avaliação neurocomportamental iniciais após PET em bebês sintomáticos ou assintomáticos.
5. **Bebês policitêmicos estão em risco** de anormalidades da fala e de retardos motores finos/grosseiros.
6. **Exsanguinotransfusão parcial por veia umbilical com coloide** aumenta o risco de NEC.
7. **Hipóxia fetal intrauterina** é relacionada com a policitemia e com o resultado comprometido a longo prazo.
8. **Hipoglicemia coexistente** pode piorar o resultado a longo prazo.
9. **Revisão Cochrane** afirma ausência de benefício provado da PET em bebês com policitemia que estão bem ou que têm pequenos sintomas. PET pode aumentar o risco de NEC. Ela assinala que o risco e benefícios da PET não são claros neste momento.

Referências Selecionadas

Mimouni FB, Merlob P, Dollberg S, Mandel D. Neonatal polycythaemia: critical review and a consensus statement of the Israeli Neonatology Association. *Acta Paediatr.* 2011;100(10):1290-1296.

Morag I, Strauss T, Lubin D, Schushan-Eisen I, Kenet G, Kuint J. Restrictive management of neonatal polycythemia. *Am J Perinatol.* 2011;28(9):677-682.

Rabe H, Reynolds GJ, Diaz-Rosello JL. Early versus delayed umbilical cord clamping in preterm infants. *Cochrane Database Syst Rev.* 2004;(4). DOI:10.1002/14651858.CD003248.pub2.

76 Sangramento Gastrointestinal do Trato Superior

I. **Problema.** É observado vômito de sangue vermelho-vivo ou sangramento ativo do tubo nasogástrico (NG). **Sangramento gastrointestinal (GI) superior** é o sangramento que ocorre proximal ao ligamento de Treitz no duodeno distal (esôfago, estômago ou duodeno). A maioria dos sangramentos em recém-nascidos é benigna, autolimitada, e exige mínimo estudo e tratamento, mas é importante detectar os casos que têm patologia importante subjacente.

II. **Perguntas imediatas**
   A. **Como estão os sinais vitais?** Se a pressão arterial estiver caindo e houver sangramento ativo, é necessário reposição urgente de volume com cristaloide.
   B. **Qual é o hematócrito?** Um hematócrito rodado imediatamente deve ser feito tão logo seja possível. O resultado é usado como um valor básico e para determinar, se reposição com sangue deve ser feita imediatamente. **Com qualquer episódio agudo de sangramento, o hematócrito pode não refletir a perda sanguínea por várias horas.**
   C. **Existe sangue disponível no banco de sangue, caso seja necessária transfusão?** Verificar que o bebê tenha sido tipado e feita prova cruzada, de tal modo que sangue será rapidamente disponível, se necessário.
   D. **Há sangramento de outros locais?** Sangramento de outros locais sugere coagulação intravascular disseminada (DIC) ou outra coagulopatia. Se sangramento estiver vindo apenas do tubo NG, doenças, como úlcera de estresse, trauma nasogástrico e deglutição de sangue materno, são causas prováveis a considerar no diagnóstico diferencial.
   E. **Qual é a idade do bebê?** Durante o primeiro dia de vida, vômito de sangue vermelho-vivo ou a presença de sangue vermelho-vivo no tubo NG são frequentemente secundários à

deglutição de sangue materno durante o parto. Bebês com este problema são clinicamente estáveis com sinais vitais normais.

F. Que medicações estão sendo dadas? Certas medicações são associadas a uma incidência aumentada de sangramento GI. As mais comuns destas medicações são indometacina (Indocin), tolazolina (Priscoline), drogas anti-inflamatórias não esteroides (NSAIDs), teofilina (rara), heparina e corticosteroides. Algumas medicações maternas podem cruzar a placenta (aspirina, cefalotina e fenobarbital) e causar distúrbios da coagulação no bebê. Tiazidas na gravidez podem ser associadas à trombocitopenia neonatal.

G. Foi dada vitamina K ao nascimento? Deixar de dar vitamina K ao nascimento pode resultar em uma doença hemorrágica, frequentemente aos 3–4 dias de vida.

H. O bebê tem uma síndrome ou condição que seja associada a sangramento gastrointestinal? **Síndrome de Down:** divertículo de Meckel, doença de Hirschsprung, estenose pilórica. **Síndrome de Turner:** ectasia venosa, doença intestinal inflamatória. **Síndrome de Klippel-Trenaunay e síndrome de nevo em bolha de borracha azul (BRBNS):** malformações vasculares. **Síndrome de Osler-Weber-Rendu (telangiectasia hemorrágica hereditária):** epistaxe e malformações vasculares, sangramento dos tratos digestórios agudo e crônico. **Epidermólise bolhosa:** fissuras anais, lesões esofágicas e estenoses do cólon. **Ehlers Danlos e *pseudoxanthoma elasticum*:** estrutura frágil da parede dos vasos sanguíneos. **Síndrome de Hermansky-Pudlak:** disfunção das plaquetas, doença intestinal inflamatória. **Síndrome hepatorrenal de Zellweger:** sangramento GI.

I. Há uma história de melena? Melena significa sangramento gastrointestinal superior ou possivelmente sangue materno deglutido (ver também Capítulo 77).

III. Diagnóstico diferencial

A. Condições benignas que não são um sangramento gastrointestinal verdadeiro. Deglutição de sangue materno se responsabiliza por ~10% dos casos. Tipicamente, sangue é deglutido durante cesariana, mas pode ocorrer também com um parto vaginal. Sangue deglutido irrita o estômago e pode causar vômito. **Deglutição de sangue de um mamilo fissurado** ou fissura durante mamada também pode causá-lo. **Deglutição de líquido amniótico** com um sangramento de hemorragia anteparto dentro do líquido amniótico normalmente se apresenta com fezes de melena, mas pode-se apresentar com sangramento GI superior.

B. Sangramento gastrointestinal verdadeiro

  1. Idiopático. Mais de 50% dos casos não têm diagnóstico claro e frequentemente se resolvem dentro de vários dias.

  2. Sangramento gástrico/úlceras induzidos por estresse. Estes podem ser causados por um aumento na secreção ácida gástrica e frouxidão de esfíncteres gástricos em bebês. Prematuridade, sofrimento neonatal e ventilação mecânica são associados à gastrite de estresse. Estresse materno no terceiro trimestre com gastrina materna aumentada também pode desempenhar uma parte. Sangramento gastrointestinal superior em bebês a termo completo sadios é, muitas vezes, associado a lesões mucosas clinicamente relevantes do trato GI superior.

   a. Esôfago. Esofagite (hemorragia ou ulcerativa), laceração de Mallory-Weiss.
   b. Gástrico. Gastrite, úlcera.
   c. Duodeno. Duodenite, lesões da mucosa duodenal, úlcera, malformação vascular; úlcera de estresse única é mais comum no duodeno que no estômago em um recém-nascido.
   d. Lesões gastroesofágicas. Bebês tendem a ter lesões gástricas e esofágicas juntas.

  3. Trauma. Bebês podem engolir seu próprio sangue a partir de trauma.

   a. Trauma nasogástrico. Inserção com força ou tubo grande demais pode causar trauma. Aspiração frequente para identificar resíduos gástricos pode causar trauma. O sangramento disto é frequentemente mínimo.
   b. Inserção de tubo endotraqueal.
   c. Aspiração vigorosa.
   d. Esofagite traumática. Isto foi descrito em recém-nascidos possivelmente por aspirações faríngea, esofágica ou gástrica ao nascimento.

4. **Coagulopatia**
   a. **Doença hemorrágica do recém-nascido (deficiência de fatores da coagulação dependentes da vitamina K) e DIC.** Responsabilizam-se por ~20% dos casos. Isto é raro decorrente da profilaxia com vitamina K. Mães que estão sob certas medicações que interferem com o metabolismo da vitamina K (p. ex., anticoagulante oral, isoniazida, rifampicina, anticonvulsivos) estão em risco para doença hemorrágica do recém-nascido.
   b. **Coagulopatias congênitas.** Mais comumente deficiência de fator VIII (hemofilia A) e deficiência de fator IX (hemofilia B) podem causar sangramento GI do trato superior.
   c. **DIC.** Esta pode ocorrer após infecção, sepse, choque, insuficiência hepática e asfixia fetal grave.
   d. **Doença/insuficiência hepática no recém-nascido.** Doenças metabólicas que causam insuficiência hepática têm coagulopatias associadas que se podem apresentar com sangramento GI. Lesão isquêmica do fígado também pode-se apresentar com sangramento GI. Trombose de veia porta pode causar sangramento.
5. **Colite alérgica** é causada por alergia ao leite de vaca ou a soja depois de ela ter sido introduzida. Pode-se apresentar com sangramento GI superior ou retal. Sangramento retal é a apresentação mais comum.
6. **Sepse** pode causar sangramento GI em um recém-nascido.
7. **Enterocolite necrosante (NEC)** é uma causa rara de sangramento do trato GI superior que indica doença extensa.
8. **Medicações (sangramento induzido por droga).** Indometacina, corticosteroides, tolazolina, heparina, NSAIDs, sulindaco e outras drogas podem causar sangramento do trato GI superior. Teofilina é uma causa rara. Dexametasona em alta dose é associada à úlcera de estresse e perfurada e hemorragia no recém-nascido. **Uso materno** de aspirina, cefalotina e fenobarbital pode causar anormalidades da coagulação em recém-nascidos. Uso pré-natal de cocaína pode predispor a sangramentos GI.
9. **Defeitos GI congênitos,** como volvo gástrico, má rotação com volvo, doença de Hirschsprung com enterocolite, intussuscepção, duplicação gástrica/intestinal, cisto de duplicação e diverticulite de Meckel.
10. **Anomalias vasculares,** como malformações arteriovenosas, telangiectasias extensas, hemangiomas gastrointestinais etc. com ou sem uma síndrome correlata podem-se apresentar com hemorragia GI.
11. **Estenose pilórica** se apresenta na terceira à quarta semana de vida com vômito em projétil não bilioso (ocasionalmente sanguíneo).
12. **Causas raras** incluem teratoma gástrico/tumores gástricos, lesão de Dieulafoy gástrica, infecção com *Serratia marcescens*, malformações arteriovenosas, complicação de terapia de ventilação percussiva intrapulmonar (IPV), telangiectasia, comprometendo o trato GI inteiro, duplicação intestinal piloroduodenal e tecido pancreático heterotópico no estômago.

IV. Banco de dados
A. **Exame físico** deve focalizar atenção em outros possíveis locais de sangramento. Observar sons intestinais, distensão abdominal e se há algum eritema da parede abdominal.
B. **Estudos laboratoriais**
   1. **Testes iniciais**
      a. **Teste de Apt.** Deve ser efetuado se sangue materno deglutido for uma causa possível. Este teste diferencia sangue materno de fetal. O teste depende do fato de que hemoglobina F não é hidrolisada por uma base forte, enquanto hemoglobina A materna é hidrolisada para um castanho-amarelo. Entretanto, um teste negativo não exclui por completo sangue materno deglutido.
      b. **Hematócrito.** Deve ser checado como valor básico e seriadamente para aferir a extensão da perda sanguínea.
      c. **Hemograma completo (CBC) com diferencial.** Uma alteração na contagem de leucócitos (WBCs) pode indicar infecção. Trombocitopenia é associada à NEC e sepse.

d. **Estudos da coagulação (contagem de plaquetas, tempo de protrombina [PT], tempo de tromboplastina parcial [PTT], fibrinogênio e razão normalizada internacional [INR]).** Para excluir DIC e outras coagulopatias. Um PT elevado e PTT prolongado podem indicar uma coagulopatia.
e. **Painel bioquímico.** Nitrogênio ureico sanguíneo (BUN) elevado pode ser visto em um sangramento GI massivo.
2. **Testes adicionais**
   a. **Função hepática.** Se colestase for uma preocupação, bilirrubina total e direta e testes de função hepática devem ser feitos.
   b. **Nível de pepsinogênio sérico.** Níveis elevados podem indicar gastrite atrófica grave e atrofia gástrica e podem ser elevados em bebês com lesões gástricas e duodenais.
C. **Imagem e outros estudos**
1. **Testes imediatos**
   a. **Radiografia abdominal.** Avalia o padrão do gás intestinal e exclui NEC. A radiografia também mostra a posição do tubo NG e indica um possível problema cirúrgico. Ela pode ajudar a identificar um pneumoperitônio, dilatação do intestino delgado e pneumatose.
2. **Testes adicionais**
   a. **Série GI superior.** Um estudo com contraste de bário pode ser feito em sangramento não emergencial. Ele pode avaliar quanto a sangramento GI superior ou volvo do tubo digestório médio. Não recomendado quando está ocorrendo sangramento agudo.
   b. **Endoscopia GI superior com fibra óptica/flexível (esofagogastroduodenoscopia [EGD]).** Deve ser considerada e pode revelar a fonte de sangramento em 90% dos pacientes com sangramento GI superior. É segura e deve ser considerada em sangramento que é persistente ou recorrente, ou em casos de hemorragia grave, exigindo transfusão de sangue. Ela é capaz de examinar o esôfago, estômago e duodeno, e biópsias podem ser tiradas. Em um estudo a lesão mais comum identificada por endoscopia foi gastroesofagite (exclusiva de recém-nascidos).
   c. **Ultrassom.** Se estenose pilórica for suspeitada, ultrassom do abdome deve ser feito. Também pode mostrar hipertensão portal.
   d. **Cintigrafia hepatobiliar.** Para excluir atresia biliar e hepatite neonatal.
D. **Lavagem nasogástrica** pode identificar sangue dentro do estômago e pode ajudar a determinar se o sangramento é continuado. A presença de sangue fresco no estômago é diagnóstica de sangramento GI superior, incluindo hemorragias duodenais. Se a lavagem for negativa, então não há sangramento ativo UGI.

V. **Plano**
A. **Medidas gerais.** O objetivo mais importante é parar o sangramento em todos os casos, exceto aqueles envolvendo bebês que engoliram sangue materno. Bebês com este problema frequentemente têm apenas algumas horas de idade, não estão doentes, e usualmente têm um resultado positivo do teste de Apt. Uma vez efetuada aspiração do estômago, não é obtido mais sangue. Consulta de gastroenterologia pediátrica/cirurgia pediátrica é recomendada para sangramento GI superior importante.
B. **Sangramento GI superior importante** com sinais de volume vascular diminuído.
   1. **Reposição de volume.** Se a pressão arterial estiver baixa ou caindo, cristaloide (frequentemente soro fisiológico) pode ser dado imediatamente. **Reposição de sangue** pode estar indicada, dependendo da quantidade de perda sanguínea e do resultado dos valores de hematócrito obtidos do laboratório. Transfusões de plasma fresco congelado (FFP) e plaquetas podem ser necessárias.
   2. **Oxigenoterapia suplementar** deve ser iniciada, se necessário.
   3. **Parar o episódio agudo de sangramento GI**
      a. **Lavagem gástrica** (com água tépida, soro ½ fisiológico ou soro fisiológico 5 mL/kg) por tubo NG até o sangramento ter regredido. (*Observação:* Há *controvérsia* sobre que líquido usar. Alguns acreditam que hiponatremia pode ocorrer, se água for usada, e hipernatremia, se NS for usado. Siga as diretrizes da sua instituição.) **Nunca use lavagens com**

água fria (baixa a temperatura central do bebê demasiado rapidamente). Lavagem gástrica é ***controvertida***, e não há evidência definitiva para apoiar que ela controle hemorragia. Isto não deve ser feito além de 10 minutos, se o líquido NG não clarear.

    b. Lavagem com epinefrina (solução 1:10.000), 0,1 mL diluído em 10 mL de água estéril, pode ser usada, se lavagens com água tépida não detiverem o sangramento (***controverso***).

    c. Técnicas hemostáticas endoscópicas podem ser necessárias em sangramentos volumosos e incluem eletrocoagulação, fotocoagulação com *laser*, termocoagulação com explorador aquecido e a injeção de agentes esclerosantes e epinefrina.

C. Sangramento GI superior que é benigno e mínimo pode ser observado, se não houver evidência de sangramento ativo, e o hematócrito for normal. Medicações antissecretórias (bloqueadores H_2 e inibidores de bomba de prótons) podem ser usadas, se indicado (ver seção seguinte).

D. Medidas específicas para a doença

  1. Idiopático. Quando nenhuma causa é determinada, o sangramento frequentemente regride, e nenhum outro tratamento é necessário.

  2. Deglutição de sangue materno. Observação apenas.

  3. Úlcera de estresse/lesões mucosas. Comumente diagnosticadas por endoscopia depois de um episódio de sangramento GI. Esta afecção é difícil de confirmar, usando estudos radiológicos; assim, eles não são frequentemente pedidos. Remissão, com frequência, ocorre; recorrência é rara. Raramente cirurgia é necessária.

    a. Antiácidos podem ser usados (p. ex., Maalox, 0,5–1 mL/kg ou 0,25 mL/kg, 6 vezes ao dia, colocado no tubo NG até o sangramento ter regredido). Isto é ***controvertido*** porque pode causar concreções no trato GI. Antiácidos podem aumentar o risco de infecção e intolerância alimentar em bebês recebendo alimentação por gavagem. Antiácidos contendo cálcio e alumínio causam diarreia; antiácidos contendo magnésio causam constipação.

    b. Bloqueadores H_2 inibem produção de ácido gástrico em recém-nascidos e são frequentemente recomendados. **Iniciar ranitidina ou famotidina** (ver Capítulo 148 para posologia). Ranitidina e famotidina são preferidas, porque têm menos efeitos colaterais. Siga diretrizes da sua instituição. Cimetidina raramente é usada por causa de efeitos adversos e interações de drogas clinicamente importantes. Terapia com bloqueadores H_2 é associada a taxas mais altas de NEC em bebês de muito baixo peso ao nascimento e infecções.

    c. Inibidores de bomba de prótons são usados se bloqueadores H_2 não funcionarem e são superiores a bloqueadores H_2 no tratamento de úlcera péptica após endoscopia. Estes incluem esomeprazol (Nexium), omeprazol (Prilosec), lansoprazol (Prevacid), rabeprazol (AcipHex) e pantoprazol (Protonix). Estudos com estes agentes são promissores, mas eles não estão aprovados em recém-nascidos (Prilosec e Prevacid são aprovados em crinças >1 ano de idade). Como com os bloqueadores H_2, há um risco aumentado de infecções. Ver doses no Capítulo 148.

  4. Esofagite ulcerativa difusa, gastrite e lesões da mucosa duodenal. Tratamento é suporte (manter oxigenação adequada; aspiração nasogástrica mais o uso de bloqueadores H_2 IV é recomendado). Agentes redutores de ácido são, às vezes, usados profilaticamente em pacientes de alto risco para reduzir o risco. Cirurgia é raramente necessária.

  5. Colite alérgica. Eliminar a fórmula e mudar para uma fórmula hipoalergênica.

  6. Trauma nasogástrico. Pode ocorrer se o tubo NG for grande demais ou a inserção for traumática. Usar o menor tubo NG possível. Observação está indicada. Uma vez que os sangramentos são frequentemente mínimos, tratamento ativo não é necessário.

  7. Enterocolite necrosante. Casos graves de NEC causam sangramento GI superior.

  8. Doenças da coagulação. Ver Capítulo 142.

    a. Doença hemorrágica do recém-nascido. Quando deficiência de vitamina K for suspeitada, vitamina K deve ser administrada IV ou subcutaneamente. Injeção intramuscular

pode resultar em hematoma grave. Um miligrama de vitamina K IV detém a hemorragia dentro de 2 horas. Há 3 formas de **deficiência de vitamina K:**
   i. **Forma precoce** (primeiro dia de vida) é relacionada com medicações maternas, afetando a produção de vitamina K pelo recém-nascido (barbitúricos, fenitoína, rifampicina, isoniazida, varfarina).
   ii. **Forma clássica** entre os dias 2 e 7 é vista mais comumente em bebês com ingestão inadequada de leite materno e quando o bebê não recebeu vitamina K ao nascimento (p. ex., parto em casa).
   iii. **Forma tardia** ocorre entre 2 semanas e 6 meses de idade. Esta é secundária à ingestão inadequada de vitamina K (bebês amamentados no peito) ou a doença hepatobiliar.
  b. **CID.** Associada a sangramento de outros locais. Estudos da coagulação são anormais (PT e PTT aumentados com níveis diminuídos de fibrinogênio). Tratar a condição subjacente e suporte de pressão arterial com múltiplas transfusões de coloide, conforme necessário. Plaquetas podem ser necessárias. A causa da CID (p. ex., hipóxia, acidose, doença bacteriana ou viral, toxoplasmose, NEC, choque ou eritroblastose fetal) deve ser investigada. Diversas doenças obstétricas, incluindo descolamento da placenta, corioangioma, eclâmpsia e morte fetal associada à gestação gemelar podem dar origem à DIC.
  c. **Coagulopatias congênitas.** As mais comuns que se apresentam com sangramento são secundárias à deficiência de fator VIII (hemofilia A) e deficiência de fator IX (hemofilia B). Testagem laboratorial específica e consulta apropriada com um hematologista pediátrico são apropriadas.
9. **Sangramento induzido por droga.** A droga responsável pelo sangramento deve ser suspensa, se possível.
10. **Defeitos congênitos como volvo gástrico, má rotação com volvo, doença de Hirschsprung com enterocolite, duplicação gástrica.** Consulta cirúrgica urgente é recomendada.
11. **Estenose pilórica.** Hidratação e piloromiotomia cirúrgica são necessárias.
12. **Sangramento GI por doença hepática**
  a. **Octreotídeo (Sandostatin).** Posologia recomendada (segurança e posologia não firmemente estabelecidas) é 1 mcg/kg bolo IV, seguido por 1 mcg/kg/h infusão IV. Se nenhum sangramento ocorrer em 12 horas, diminuir a dose 50%. A seguir parar a medicação quando a dose for 25% da dose inicial.
  b. **Vasopressina (Pitressin).** Usada em recém-nascidos, mas tem muitos efeitos adversos, de modo que não é recomendada.

77 Sangue nas Fezes

I. **Problema.** Um recém-nascido evacuou fezes com sangue. Este é, geralmente, um distúrbio benigno e autolimitado. Em uma grande maioria de pacientes, a causa é desconhecida, mas é importante detectar os casos que têm uma patologia importante subjacente.
II. **Perguntas imediatas**
  A. **As fezes são grosseiramente sanguíneas? Hematoquezia (fezes de cor vermelho-vivo ou marrom)** é frequentemente um sinal ameaçador; **uma exceção são fezes sanguíneas como resultado de sangue materno deglutido, o que é uma condição benigna.** Fezes grosseiramente sanguíneas frequentemente significam **sangramento gastrointestinal (GI) inferior** (tipicamente abaixo do ligamento de Treitz, que é um marco anatômico da junção duodenojejunal): ele inclui o jejuno, íleo, ceco, reto e ânus. Hematoquezia pode ocorrer raramente com sangramento massivo do trato gastrointestinal superior. **Enterocolite necrosante (NEC)** é a causa mais comum de fezes sanguíneas em bebês prematuros e deve ser fortemente suspeitada.

B. **As fezes são normais em cor, mas com estrias de sangue? Qual é a consistência das fezes?** Isto é mais característico de uma lesão no canal anal, como uma fissura anal. **Fissura anal** é a **causa mais comum de sangramento** em bebês passando bem. Fezes duras frequentemente significam uma fissura; fezes soltas ou diarreicas significam colite.

C. **As fezes são negras e parecem piche? Melena (fezes negras ou parecendo piche)** sugere **sangue nas fezes** a partir do **trato gastrointestinal superior** (proximal ao ligamento de Treitz: esôfago, estômago ou duodeno). Também pode ser de sagramento do intestino delgado ou cólon ascendente proximal, se o trânsito for suficientemente lento para permitir às bactérias desnaturarem a hemoglobina. Trauma nasogástrico e sangue materno deglutido são causas comuns.

D. **Só sangue oculto (teste de sangue oculto nas fezes/Hemocultura) é positivo?** Sangue microscópico como achado isolado frequentemente não é significativo. Testes para sangue oculto são muito sensíveis e podem ser positivos com repetidas tomadas de temperatura retal ou qualquer dermatite perianal.

E. **O bebê recebeu vitamina K aos nascer?** Doença hemorrágica do recém-nascido ou qualquer coagulopatia pode-se apresentar com fezes sanguíneas.

F. **Que medicações a mãe e o bebê estão recebendo?** Certas medicações podem causar sangramento. Se a **mãe** estiver com tiazidas, fenobarbital, anticoagulantes orais ou anticonvulsivos, estes podem cruzar a placenta e causar anormalidades da coagulação no bebê. Se o **bebê** tiver recebido drogas anti-inflamatórias não esteroides, heparina, tolazolina, indometacina ou dexametasona, estas todas são associadas a sangramento.

G. **O bebê está bem ou o bebê está doente?** Bebês com NEC, enterocolite de Hirschsprung ou volvo estão doentes; bebês com uma fissura anal, uma alergia à proteína do leite ou hiperplasia linfoide nodular podem parecer bem.

III. **Diagnóstico diferencial.** As razões de rotina mais comuns são sangue materno deglutido e fissuras. Hemorragias importantes são frequentemente causadas por uma úlcera duodenal ou gástrica.

A. **Melena (fezes negras semelhantes a piche).** Frequentemente, a partir do trato GI superior, mas podem ser do intestino delgado ou cólon proximal, conforme indicado previamente.

1. **Sangue materno. Deglutição de sangue materno durante o parto (melena *neonatorum*) se responsabiliza por 30% do "sangramento GI" dos bebês.** Bebê tem mecônio normal, então sangue deglutido frequentemente aparece nas evacuações no segundo ou terceiro dia de vida (segunda ou terceira evacuações têm sangue). **Deglutição de sangue durante amamentação** (secundária a fissuras e sangramento dos mamilos) também pode causar isto. **Deglutição de líquido amniótico sanguinolento** de hemorragia anteparto associada a sangramento dentro do líquido amniótico por várias horas antes do parto é rara. Isto frequentemente se apresenta na primeira evacuação.

2. **Trauma de tubo nasogástrico.**

3. **Coagulopatias. Doença hemorrágica do recém-nascido** ocorre por uma deficiência de fatores da coagulação dependentes da vitamina K e pode ser prevenida, se vitamina K for administrada ao nascer. Melena tipicamente aparece no segundo ou terceiro dia de vida. Hemorragia grave pode ocorrer em cerca de 0,25–0,50% dos recém-nascidos. **Outras coagulopatias:** insuficiência hepática encontrada em algumas doenças metabólicas (doença de armazenamento de ferro) ou lesões isquêmicas, infecções (sepse).

4. **Intolerância à fórmula/intolerância à proteína da dieta.** Sensibilidade à proteína do leite é secundária à fórmula de leite de vaca ou feijão de soja, e sintomas de sangue nas fezes frequentemente ocorrem na segunda ou terceira semana de vida. Bebês frequentemente têm uma diarreia sanguínea mucoide.

5. **Outras causas GI**

   a. **NEC.** Frequentemente se apresenta com fezes sanguíneas, mas também pode ter melena.

   b. **Gastrite/úlcera de estresse/esofagite/erosões/gastrite.** Ocorre em até 20% dos bebês na unidade de terapia intensiva neonatal (NICU). Prematuridade, estresse e ventilação mecânica são associados à gastrite de estresse. **Gastrite hemorrágica** pode ocorrer a

partir de terapia com tolazolina e teofilina. Indometacina é associada à lesão da mucosa gástrica. **Úlcera de estresse** é uma causa comum e pode ocorrer no estômago ou duodeno e é associada à doença grave prolongada ou terapia esteroide. Estresse materno no terceiro trimestre pode aumentar a secreção de gastrina e contribuir para uma úlcera péptica no recém-nascido. **Esofagite** pode ocorrer por trauma de aspiração da faringe, esôfago ou estômago ao nascimento. Lesão gástrica e esofágica juntas é exclusiva de recém-nascidos. **Erosões** da mucosa esofágica, duodenal e gástrica são uma causa comum de fezes com sangue. Laceração de **Mallory-Weiss** ou iatrogênica é uma laceração no esôfago que é uma causa incomum de sangramento gastrointestinal superior em um bebê.
- c. **Malformações congênitas do trato gastrointestinal**
    - i. **Anatômicas.** Má rotação intestinal, cistos de duplicação, duplicações anatômicas, divertículo de Meckel, doença de Hirschsprung.
    - ii. **Vasculares.** Hemangiomas gastrointestinais podem-se apresentar com sangramento GI. **Síndromes associadas a malformações vasculares** do trato GI são síndrome de Down, síndrome de Klippel-Trenaunay, doença de Osler-Weber-Rendu e síndrome de nevo em bolha de borracha azul.
- 6. **Causa desconhecida.** Muitos casos de fezes sanguíneas em um bebê não têm causa identificável.
- 7. **Causas raras.** Teratoma gástrico, lesão de Dieulafoy gástrica, telangiectasia do trato GI, tecido pancreático heterotópico no estômago, duplicação intestinal piloroduodenal e síndrome de choque de dengue.

B. **Fezes grosseiramente sanguíneas (hematoquezia).** Frequentemente do trato GI inferior (jejuno, íleo, cólon), mas pode ser do trato GI superior com tempo rápido de trânsito (raro).
1. **Deglutição de sangue materno** com tempo rápido de trânsito.
2. **Enterocolite necrosante.** Rara nos primeiros dois dias de vida. Apresentação na sala de emergência aos 16 dias de idade com fezes sanguíneas em um recém-nascido a termo.
3. **Coagulopatias. Coagulação intravascular disseminada (DIC)** — frequentemente há sangramento de outros locais e pode ser secundário a uma infecção. **Doença hemorrágica do recém-nascido** ocorre por uma deficiência de fatores da coagulação dependentes da vitamina K e pode ser prevenida, se vitamina K for administrada ao nascimento. Fezes sanguíneas tipicamente aparecem no segundo ou terceiro dia de vida. Hemorragia grave pode ocorrer em 0,25–0,50% dos recém-nascidos. **Diátese hemorrágica** — anormalidades das plaquetas e deficiências de fatores da coagulação podem causar fezes sanguíneas. Hemofilia pode-se apresentar como hemorragia GI. **Doença hepática grave** pode causar uma coagulopatia.
4. **Doenças cirúrgicas**
    - a. **Má rotação com volvo do tubo digestório médio.** Obstrução após nascimento e possível sangramento com lesão isquêmica ou outras causas de volvo.
    - b. **Divertículo de Meckel. Sangramento retal indolor** (regra dos 2's: 2% da população, comprimento 2 polegadas, dentro de 2 pés da válvula ileocecal, 2 vezes mais comum em homens, diagnosticado nos primeiros 2 anos de vida, 2 tipos de tecido presentes).
    - c. **Enterocolite de Hirschsprung.** Dez a trinta por cento apresentam sangramento GI e distensão abdominal; falha em eliminar mecônio e intolerância à alimentação.
    - d. **Intussuscepção.** Rara no período neonatal; incidência é maior em bebês de 3 meses a 1 ano de idade. A maioria apresenta sintomas típicos: fezes sanguinolentas (fezes "em geleia de groselha"), massa abdominal, vômito e grito intermitente. Intussuscepção intrauterina apresenta íleo completo.
    - e. **Duplicações gastrointestinais.** Colônicas e tubulares são menos incomuns, mas ocorrem; apresentam-se com obstrução ou massa abdominal, e sangramento pode ocorrer em decorrência da presença de mucosa gástrica ectópica ou estase.
    - f. **Hérnia inguinal encarcerada.** Bebês ficam tipicamente muito irritáveis, recusam alimentação, e, ao exame físico, têm uma massa firme dolorosa no canal inguinal.

g. **Causas raras.** Pólipo retal (mais comum em bebês mais velhos, mas pode ocorrer em recém-nascido); apendicite aguda; cisto de duplicação induzido por um pólipo ileal congênito.
5. **Colite** pode ser secundária às seguintes:
    a. **Infecções intestinais (enterite bacteriana).** Rara no período neonatal e mais comum em crianças mais velhas e adultos.
    b. **Alergia alimentar (causa comum em recém-nascidos).** Fatores de intolerância dietética/à fórmula, incluindo alergia e colite induzida pela proteína da dieta. Os alérgenos principais são produtos de leite de vaca e soja. **Há múltiplas afecções: Enterocolite alérgica** pode-se apresentar com fezes sanguíneas massivas, e dados de laboratório não mostram eosinofilia. Biópsia de mucosa retal mostra infiltração eosinofílica. **Colite eosinofílica transitória neonatal** — há casos de bebês com esta sem nenhum componente alérgico conhecido (não ocorreu alimentação precedente). **Doenças gastrointestinais eosinofílicas (EGIDs)** são doenças em que há inflamação eosinofílica primária no trato gastrointestinal. **Proctocolite induzida por proteína alimentar (FPIPC)** — apresenta-se com sangramento retal vermelho-vivo com muco em recém-nascido sadio. Bebê pode, ocasionalmente, ter eosinofilia periférica branda. Principalmente em bebês amamentados no peito, mas pode ser encontrada em bebês recebendo leite de vaca ou soja. Hiperplasia nodular é encontrada na endoscopia. **Síndrome de enterocolite induzida por proteína alimentar (FPIES)/síndrome de enterocolite induzida por proteína da dieta (DPIES):** reação imune não mediada por IgE em partes do trato GI ou comprometimento do trato GI inteiro. Rara em bebês amamentados. **Hematoquezia em bebês exclusivamente amamentados no peito** se apresenta a uma idade média de 7,4 semanas. Diarreia é o sintoma mais comum (também anemia branda, eritrócitos e leucócitos nas fezes, cultura negativa, colite na colonoscopia) e pode representar sensibilidade à proteína ingerida pela mãe. A hematoquezia desaparece depois que a mãe está com dieta sem proteína.
C. **Estrias de sangue vermelho-vivo revestindo fezes normais ou duras.** Mais comumente associadas a uma doença perianal.
    1. **Fissura anal** pode ser secundária à constipação e fazer força. Esta é a **causa mais comum de sangramento em bebês:** manchas de sangue na fralda ou uma tira de sangue na região externa de um lado das fezes. A etiologia é a ruptura do canal anal na linha cutâneo-mucosa por fezes endurecidas. Fissuras retais mais profundas também podem ocorrer.
    2. **Trauma retal** pode ser secundário a sensor de temperatura.
    3. **Irritação e escoriações perianais** podem causar pequenas quantidades de sangue. **Isto pode ocorrer por uma erupção de fralda**.
    4. **Causas raras. Prolapso retal** é descrito com constipação crônica, alergia a leite de vaca, diarreia por *Shigella,* infecções parasitárias retais, doença de Hirschsprung, malformações anorretais altas e fibrose cística. **Abscesso perianal/fístula anal** é comum em bebês < 1 ano de idade. Pode-se originar de criptite anal, que a seguir forma um abscesso perianal. **Proctite** — proctite eosinofílica por intolerância à proteína de leite de vaca pode-se apresentar com sangramento retal e proctite.
D. **Sangue vermelho-vivo misturado com fezes normais/soltas.** Isto sugere sangramento do trato GI inferior. Pode ocorrer a partir de uma origem proximal com algum grau de digestão de sangue.
    1. **Proctocolite eosinofílica. Esta é também chamada proctite induzida por proteína ou enterocolite induzida por leite**. Sangue misturado com fezes normais (às vezes com muco) em um bebê sadio que ocorre mais comumente em bebês alimentados no peito, mas pode ocorrer com leite de vaca, fórmula com base em proteína de soja, ou de hidrolisado.
    2. **Hiperplasia linfonodular/linfoide nodular (da região retossigmóidea).** Caracterizada por múltiplas massas de nódulos linfoides que estão frequentemente presentes no íleo terminal ou no cólon. Ela interrompe a mucosa normal e leva ao afinamento da mucosa e sangramento. Etiologia é desconhecida. Pode ocorrer por alergia a leite de vaca ou uma resposta imunológica.

E. **Sangue oculto GI por teste de sangue oculto nas fezes/Hemocultura**
   1. **Positividade de teste de sangue oculto nas fezes/Hemocultura/teste do guáiaco das fezes.** Como achado isolado frequentemente não é significativo. Testes para sangue oculto são muito sensíveis e podem ser positivos com temperaturas retais repetidas ou qualquer dermatite perianal.
   2. **Pode ser positivo mais cedo** em bebês alimentados no peito/com leite de vaca e em doenças mais importantes, como esofagite, gastrite, divertículo de Meckel, malformações vasculares, gastroenterite eosinofílica, pólipos, colite e outras.
   3. **NEC.** Presença de sangue oculto não se correlaciona com o desenvolvimento de NEC.
F. **Manchas de sangue na fralda (causas não GI).** Isto pode ser por outras **etiologias além do trato gastrointestinal:** hematúria, erupção de fralda grave com escoriações, sangue de uma circuncisão, sangramento vaginal em um bebê menina (**pseudomenstruação** — supressão de hormônios maternos). Manchas laranja-avermelhadas ("manchas tijolo") na fralda são de cristais de ácido úrico na urina e são geralmente benignas, mas possam indicar urina concentrada. Uma fralda manchada de vermelho também pode ser por pigmentos biliares ou porfirinas.

IV. **Banco de dados.** A idade do bebê é importante. Se o bebê tiver < 7 dias de idade, sangue materno deglutido é uma causa provável; em bebês mais velhos isto é improvável. Perguntar à mãe sobre medicações tomadas durante a gravidez. O bebê está mamando? Obter uma descrição detalhada das fezes, uma vez que o tipo de fezes e a cor do sangue possam todos ajudar a diferenciar a fonte de sangramento (ver Seção III anteriormente).
   A. **Exame físico**
      1. **Avaliar a perfusão periférica do bebê.** Um bebê com NEC pode ser mal perfundido e pode parecer em choque inicial ou iminente. Equimose pode sugerir uma coagulopatia.
      2. **Examinar área naso/orofaríngea quanto a uma fonte de sangramento.**
      3. **Exame abdominal.** Verificar quanto a sons intestinais e dor à palpação. Sons intestinais hiperativos são mais comuns em sangramento gastrointestinal superior. Se o abdome estiver mole e sem dor e não houver eritema, um processo intra-abdominal importante é improvável. Se o abdome estiver distendido, rígido ou sensível, um processo patológico abdominal é provável. Distensão abdominal é o sinal mais comum de NEC. Distensão abdominal pode também sugerir intussuscepção ou volvo do tubo digestório médio. Se houver estrias vermelhas e eritema na parede abdominal, suspeitar NEC com peritonite. Má rotação com intestino isquêmico pode também se apresentar com peritonite. Se houver uma massa abdominal, considerar duplicação. Considerar doença de Hirschsprung ou má rotação, se houver obstrução. Hepatomegalia, esplenomegalia ou icterícia pode indicar doença do fígado.
      4. **Exame GU/anal.** O bebê tem uma erupção? Se a condição do bebê for estável, fazer um exame visual do ânus para verificar uma fissura ou laceração anal. Procurar pólipo, massa ou fístula. Exame retal digital delicado com um dedo mínimo lubrificado pode revelar fissura ou pólipo. "Anoscopia" à beira do leito pode ser feita, colocando-se um tubo de colheita de sangue lubrificado dentro do ânus.
   B. **Estudos laboratoriais**
      1. **Estudos iniciais**
         a. **Teste de sangue oculto fecal (FOBT). Hemocultura ou outro teste** para a presença de sangue. Isto não é útil para rastrear NEC. É positivo em mais bebês alimentados com leite de vaca do que bebês alimentados com fórmula.
         b. **Teste de Apt.** Para diferenciar sangue materno de fetal, se for suspeitado sangue materno deglutido. Um teste positivo indica que o sangue é decorrente de sangramento gastrointestinal ou pulmonar do recém-nascido. Um teste negativo indicaria que o sangue é de origem materna.
         c. **Hemograma completo (CBC) com diferencial.** Se uma grande quantidade de sangue for perdida agudamente, leva tempo para ser evidente em resultados de hemoglobina; portanto, valores iniciais de hemoglobina podem ser não confiáveis. Uma contagem de

leucócitos aumentada sugere infecção ou trombocitopenia (pode ser associada à NEC, sepse).
- **d. Painel bioquímico.** Ureia alta pode ser vista em reabsorção de sangramento GI superior (reabsorção de sangue no trato GI).
- **e. Estudos da coagulação.** Para excluir DIC ou uma doença hemorrágica. Os estudos usuais são tempo de tromboplastina parcial (PTT), tempo de protrombina (PT), nível de fibrinogênio e contagem de plaquetas. Trombocitopenia também pode ser vista com alergia à proteína de leite de vaca. Um PT elevado pode indicar uma coagulopatia. Um PTT prolongado pode indicar hemofilia.
- **f. Suspeita de NEC.** Se NEC for suspeitada, os seguintes estudos devem ser efetuados.
  - **i. CBC com diferencial.** Para estabelecer uma resposta inflamatória e para checar quanto à trombocitopenia e anemia.
  - **ii. Níveis de potássio sérico.** Hiperpotassemia secundária à hemólise pode ocorrer.
  - **iii. Níveis de sódio sérico.** Hiponatremia pode ser vista secundária a líquidos em terceiro espaço.
  - **iv. Gasometria sanguínea.** Para excluir acidose metabólica, que, muitas vezes, é associada à sepse ou NEC.
2. **Estudos adicionais**
   - **a. Estudos das fezes.** Certos patógenos causam fezes sanguíneas, mas eles são raros no berçário neonatal. Fazer coproculturas para patógenos comuns, ovos e parasitas. Esfregaço de fezes para leucócitos (elevados com colite) e eosinófilos (sugere colite alérgica).
   - **b. Diagnóstico de enterocolite alérgica.** Difícil porque não há teste laboratorial específico. Eosinofilia pode estar presente no soro e pode estar presente nas fezes. Uma biópsia com *punch* de mucosa retal pode mostrar infiltração eosinofílica sugestiva de uma origem alérgica.

C. Imagem e outros estudos

1. **Estudo imediato**
   - **a. Radiografia abdominal.** Uma radiografia simples do abdome é útil, se for suspeitada NEC ou um abdome cirúrgico. Procurar um padrão gasoso anormal, parede intestinal espessada, pneumatose intestinal ou perfuração. Pneumatose pode aparecer como uma área de "bolhas de sabão" (ver Figura 11–23). Se uma área suspeita aparecer na radiografia abdominal no quadrante superior direito, frequentemente não são fezes. Uma vista em decúbito lateral esquerdo do abdome pode mostrar ar livre, se perfuração tiver ocorrido e ela não pode ser vista em um filme anteroposterior (AP) de rotina. Condições cirúrgicas frequentemente mostram sinais de obstrução intestinal. Sinal mais comum na intussuscepção em bebês prematuros são alças intestinais dilatadas.
2. **Estudos adicionais**
   - **a. Ultrassom abdominal com estudos de Doppler em cores** para diagnosticar intussuscepção. Um pseudorrim (aparência longitudinal do segmento de intestino intussuscepcionado) é visto com intussuscepção e divertículo de Meckel.
   - **b. Estudos com contraste** podem ser feitos para diagnóstico de obstrução.
   - **c. Endoscopia do trato gastrointestinal superior** permite visualização do esôfago, estômago e duodeno e ajuda a identificar o local de sangramento no trato superior.
   - **d. Gastroscopia eletrônica** pode ser feita em bebês aos 0–3 meses. Isto pode ser usado para avaliar sangramento gastrointestinal superior.
   - **e. Meckel *scan*** (cintigrafia com pertecnetato de tecnécio-99 m) pode ajudar a diagnosticar divertículo de Meckel.
   - **f. Cintigrafia com eritrócitos (RBCs) marcados radioativos** pode localizar o ponto de sangramento GI inferior, se a fonte for desconhecida.
   - **g. Colonoscopia** pode ser feita para excluir colite, pólipos ou outras massas.
   - **h. Biópsia de mucosa retal** pode mostrar eosinofilia na lâmina própria em casos de enterocolite alérgica.
   - **i. CT para** avaliar quanto à obstrução ou ver hemangiomatose gastrointestinal.

V. **Plano. Com base no estado clínico do bebê: O bebê está criticamente doente? O bebê está em choque? O bebê que apresenta sangue nas fezes está bem?**
   A. **Bebê criticamente doente.** Acompanhar gasometrias, e passar tubo nasogástrico/orogástrico (NG/OG). Reposição agressiva de volume, se estiver presente hipotensão/hipovolemia. Fazer dieta oral zero NPO e considerar antibióticos de amplo espectro. Corrigir acidose e distúrbios hídricos, se apropriado. Fazer estudos laboratoriais e radiográficos imediatos. Considerar consulta cirúrgica e iniciar suporte nutricional periférico.
   B. **Bebê não criticamente doente.** Excluir causas não GI de sangue, especialmente se havia apenas sangue em uma fralda (ver Seção III.F). Excluir sangue materno deglutido, sangue de amamentação, e uma fissura anal. Então fazer o seguinte:
      1. **Colocar o bebê NPO.**
      2. **Começar o estudo.** Testes laboratoriais iniciais e radiografia abdominal.
      3. **Antibióticos.** Algumas instituições começarão antibióticos no bebê, enquanto o estudo é feito, dependendo do estado clínico do bebê.
      4. **Para sangramento retal isolado.** Colocar o bebê NPO por 1 dia e antibióticos por 2 dias não foi associado à deterioração aumentada ou episódios recorrentes de sangramento retal isolado.
   C. **Planos individuais como se segue:**
      1. **Sangue materno deglutido.** Observação apenas.
      2. **Fissura anal e trauma retal.** Observação está indicada. Vaselina aplicada no ânus pode promover a cura.
      3. **Enterocolite necrosante.** Ver Capítulo 103.
      4. **Trauma nasogástrico.** Na maioria dos casos de fezes com sangue envolvendo tubo nasogástrico, o trauma é brando e requer apenas observação. Se o tubo for grande demais, substituir por um menor pode resolver o problema. Se houve sangramento importante, **lavagens gástricas** são úteis; é *controverso* se água tépida ou soro fisiológico é melhor. Então, se possível, remoção do tubo nasogástrico é recomendada.
      5. **Intolerância à fórmula.** Difícil de documentar agudamente, é frequentemente diagnosticada, se o paciente tiver remissão dos sintomas, quando a fórmula for eliminada. Em bebês amamentados e com sangramento retal, o uso de lactobacilos não foi suportado pela literatura. Alergia ao leite de vaca deve ser tratada com uma dieta livre de leite de vaca, e, a seguir, aqueles que se tornam livres de sintomas devem ser redesafiados para reduzir o número de diagnósticos falso-positivos.
      6. **Gastrite ou úlcera.** Tratamento frequentemente consiste em ranitidina (preferida em razão de menos efeitos colaterais) ou famotidina. Uso de antiácidos em recém-nascidos é *controvertido;* alguns clínicos acreditam que concreções podem resultar do uso de antiácidos. Uso de antiácidos aumenta o risco de infecção e intolerância alimentar em bebês recebendo alimentações por gavagem. (Ver Capítulo 76.)
      7. **Causa desconhecida.** Se nenhuma causa for encontrada, o bebê frequentemente é estritamente monitorado. Na maioria dos casos, o sangramento regride.
      8. **Hiperplasia linfoide nodular.** Mudar a fórmula do bebê para um tipo hipoalergênico.
      9. **Infecções intestinais.** Tratamento antibiótico e isolamento são tratamentos-padrão.
      10. **Doença hemorrágica do recém-nascido.** Vitamina K intravenosa constitui frequentemente terapia adequada (ver Capítulo 142). Plasma fresco congelado (FFP) e transfusões de eritrócitos são, às vezes, necessários.
      11. **Condições cirúrgicas (p. ex., NEC, perfuração, volvo).** Todas exigem avaliação cirúrgica imediata. Intussuscepção pode ser reduzida com enema na maioria dos casos.

78 Sedação e Analgesia

I. **Problema.** Um bebê com hipertensão pulmonar com extrema labilidade necessita de sedação. Deve o bebê ser sedado, e que agente é disponível para uso? Um bebê está sendo submetido a um procedimento à beira do leito. Devo usar um anestésico local?

II. **Perguntas imediatas**
   A. **Qual é a indicação da sedação?** Agitação e movimento do bebê durante procedimentos, como oxigenação por membrana extracorpórea/suporte extracorpóreo da vida (ECMO/ECLS) podem trazer risco de lesão. Certos procedimentos (p. ex., imagem de ressonância magnética [MRI]) exigem que o bebê seja imobilizado, de modo que pode ser necessária sedação. Bebês com extrema labilidade sob ventilação mecânica podem-se beneficiar com sedação.
   B. **Por que o bebê necessita de analgesia?** Se o recém-nascido for submetido a pequenos procedimentos como circuncisão eletiva, anestesia local frequentemente é administrada. Para procedimentos de emergência como colocação de tubo de tórax, a necessidade de analgesia precisa ser ponderada em relação à demora para administrar o agente analgésico.
   C. **Se estivermos tratando de agitação enquanto um bebê está sob ventilação mecânica, o bebê fica adequadamente ventilado?** Hipóxia e ventilação inadequada podem resultar em agitação, e sedação é perigosa nestas situações.
   D. **Sedação é necessária por um curto período (p. ex., para um procedimento diagnóstico) ou a longo prazo?** Certas medicações são indicadas para sedação a curto prazo (p. ex., hidrato de cloral) e não devem ser usadas a longo prazo.

III. **Diagnóstico diferencial e indicações**
   A. **Indicações de analgesia.** Se um recém-nascido é capaz de ter a experiência de dor permanece no domínio filosófico, mas eles inegavelmente reagem a estímulos dolorosos (nocicepção). Esses estímulos provocam sintomas clínicos (p. ex., taquicardia, hipertensão e oxigenação diminuída) e respostas comportamentais complexas em bebês a termo e pré-termo. Pelas 23 semanas de gestação, o sistema nervoso já se desenvolveu suficientemente para habilitar a condução de estímulos nociceptivos desde os receptores periféricos na pele ao cérebro. O desenvolvimento das vias inibidoras descendentes ocorre em uma fase mais tarde; por essa razão, o bebê mais imaturo pode ter um limiar até mesmo mais baixo para estímulos nocivos do que em uma idade subsequente. Recém-nascidos possivelmente têm uma sensibilidade aumentada à dor em comparação a grupos etários mais velhos. Durante intervenções cirúrgicas, o recém-nascido, como o adulto, arma uma resposta hormonal que consiste na liberação de catecolaminas, β-endorfinas, corticotropina, hormônio de crescimento e glucagon, bem como supressão da secreção de insulina. Esta resposta é reduzida pela administração prévia de analgesia ou anestesia. Embora nós não saibamos se o recém-nascido sente sofrimento psicológico e sequelas psicológicas duradouras, há razões suficientes para tentar controlar a exposição à dor, bem como outras experiências desagradáveis.
      1. **Procedimentos de grande cirurgia como ligadura do canal arterial ou laparotomia exigem grande anestesia.** Anestesia geral deve ser aplicada por inalação de gases anestésicos ou administração intravenosa (IV) de agentes narcóticos. Em todas estas condições, **o uso de agentes paralisantes sem analgesia é absolutamente contraindicado.**
      2. **Tratamento pós-operatório**
         a. **Agentes narcóticos devem sempre ser incluídos no período pós-operatório imediato.** Sedação suplementar é frequentemente fornecida por benzodiazepinas ou cloral hidratado, que são úteis para combater agitação e potencializar o efeito de opiáceos. É importante lembrar que estes agentes sedativos não têm qualquer efeito analgésico e, por essa razão, não podem ser dados isoladamente para aliviar dor.
         b. **Outros agentes para aliviar dor.** Paracetamol (acetaminofeno) IV tem sido usado na Europa para analgesia neonatal e está disponível nos Estados Unidos (Ofirmev). Seu uso pode ser útil para reduzir a posologia e frequência da administração de opiáceos.

3. **Procedimentos de pequena cirurgia.** Analgesia para os chamados "pequenos procedimentos" é principalmente aplicada por anestesia local, às vezes suplementada por pequenas doses de opiáceos ou agentes sedativos.
   a. **A não ser que a condição do bebê exija ação urgente extrema, aplicar analgesia para procedimentos** como inserção de tubo de tórax e dissecção vascular.
   b. **A necessidade de analgesia para circuncisão** está se tornando menos controvertida e é agora amplamente aceita.
   c. **A efetividade e a necessidade de analgesia para procedimentos** ainda menores, como punção lombar, não foram demonstradas.
4. **Condições "estressantes".** Há ampla controvérsia a respeito de administrar anestesia ou sedação em condições "estressantes", semelhante à "ansiólise" nas populações adulta e pediátrica. O período durante o qual ventilação mecânica e seus procedimentos de rotina correlatos são aplicados foi identificado como o tempo mais frequente em que os bebês estão sendo "estressados".
5. **Condições "dolorosas".** Escores/escalas de dor foram propostos para oferecer uma abordagem racional para avaliar a necessidade e monitorar a eficácia do tratamento da dor. Esses escores são frequentemente compósitos de respostas medidas comportamental, fisiológica e de estresse. Sete ferramentas de escore de dor encontraram uso generalizado: a **Neonatal Infant Pain Scale (NIPS)**, a **Children's Revised Impact of Event Scale (CRIES)**, o **Premature Infant Pain Profile (PIPP)**, a **Liverpool Infant Distress Scale (LIDS)**, a **Distress Scale for Ventilated Newborn Infants (DVSNI)**, a **Pain Assessment Tool (PAT)**, e a **escala COMFORT**.* A ampla variedade destes escores exemplifica a falta de um padrão ouro.
   a. **Os argumentos que favorecem analgesia ou sedação para estas situações são os seguintes:**
      i. **Reduz o nível de vários marcadores bioquímicos,** de estresse, como níveis sanguíneos de catecolaminas, cortisol e β-endorfina.
      ii. **Diminui a duração da hipoxemia** associada à intubação e/ou aspiração endotraqueal.
      iii. **Argumento adicional para seu uso** envolve a dificuldade de diagnosticar desconforto e dor, quando o bebê está sob paralisia muscular.
   b. **Os argumentos contra o uso de rotina de analgesia ou sedação são os seguintes:**
      i. **As características farmacocinéticas dos agentes narcóticos** no bebê pré-termo são variáveis e nem sempre previsíveis.
      ii. **A mesma dose admitida "segura"** para alguns bebês pode, em outros, resultar em toxicidade grave (p. ex., depressões hemodinâmica e respiratória, acumulação tóxica, levando a um estado comatoso transitório).
      iii. **O uso prolongado** (às vezes, tão pouco quanto 4 dias) de agentes narcóticos e sedativos é associado ao desenvolvimento rápido de tolerância, abstinência e encefalopatia e a necessidade de mais alto suporte ventilatório na fase inicial da síndrome de desconforto respiratório. Além disso, ele muitas vezes retarda o desmame da ventilação mecânica.
      iv. **Tratamento de "agitação"** por sedação pode ser perigoso, quando a primeira é o resultado de ventilação inadequada ou hipoxemia. Por essa razão, antes de tratar agitação, deve-se assegurar, por exame cuidadoso, que o tubo endotraqueal não está obstruído ou mal colocado e que estão sendo usadas pressões adequadas de ventilação.

B. **Indicações de sedação**
   1. **Extrema labilidade respiratória.** Bebês que demonstraram extrema labilidade respiratória desenvolvem hipoxemia rapidamente com mínima manipulação. Bebês com hiperten-

---

*Escala de Dor do Recém-Nascido (NIPS [belisca]), Escala de Impacto de Eventos em Crianças Revisada (CRIES [chora]), Perfil de Dor do Bebê Prematuro (PIPP), Escala de Sofrimento do Bebê de Liverpool (LIDS), Escala de Sofrimento de Bebês Recém-Nascidos Ventilados (DVSNI), Ferramenta de Avaliação de Dor (PAT [palmadinha]), escala COMFORT (conforto).

são pulmonar grave e hiper-reatividade vascular pulmonar frequentemente são candidatos à sedação.
2. **Procedimentos terapêuticos.** Quando é necessário evitar que a criança se mova vigorosamente (p. ex., durante ECMO/ECLS), sedação pode ser necessária para evitar deslocamento acidental das cânulas vasculares.
3. **Procedimentos diagnósticos.** Procedimentos que exigem que a criança seja imobilizada incluem procedimentos de imagem, como MRI, cateterismo cardíaco e, ocasionalmente, tomografia computadorizada (CT).
4. **Intubação endotraqueal eletiva e intubação em sequência rápida (RSI).** A questão de pré-medicar recém-nascidos antes de intubação não emergencial foi debatida no passado, e seu uso está aumentando. Várias combinações de drogas foram propostas, incluindo agentes anticolinérgicos (para prevenir bradicardia reflexa), analgésicos e/ou hipnóticos/sedativos de ação curta (para prevenir dor e hipertensão) e relaxantes musculares (para diminuir o tempo e o número de tentativas para intubação bem-sucedida). Ver Tabela 39–2.

IV. Banco de dados
A. **Exame físico.** Antes de instituir qualquer tipo de sedação ou analgesia, é preciso haver um diagnóstico claro. O exame físico é dirigido para a condição subjacente.
B. **Estudos de laboratório.** Estes geralmente não são necessários, exceto no contexto da doença subjacente.
C. **Imagem e outros estudos.** Esses estudos frequentemente não são necessários, exceto no contexto da doença subjacente.

V. Plano
A. **Tratamento geral.** Prevenção de sofrimento e dor deve ser uma prioridade na unidade neonatal e em berçários de recém-nascidos. Medidas para prevenir ou minimizar estresse no recém-nascido devem incluir as seguintes:
  1. **Reduzir ruído** (p. ex., fechar a porta da incubadora com delicadeza).
  2. **Proteger o bebê da luz intensa.**
  3. **Juntar colheitas de sangue tanto quanto possível.**
  4. **Usar lancetas de mola para picadas no calcanhar.**
  5. **Substituir esparadrapo por uma fita autoadesiva.**
  6. **Efetuar aspiração intratraqueal, apenas se indicado.**
  7. **Usar medicação adequada antes de procedimentos invasivos.**
B. **Agentes específicos**
  1. **Tratamento farmacológico fornecido por analgesia sistêmica**
    a. **Opioides.** Todos os opioides podem levar à depressão respiratória e hipotensão. Rigidez muscular é vista principalmente com os opioides sintéticos com administração IV rápida, como fentanil (> 2 mcg/kg), sufentanil e, especialmente, alfentanil. O risco de rigidez da parede torácica pode ser atenuado por administração lenta (preferivelmente ao longo de 3–5 minutos ou pelo menos 1–2 minutos). Ela pode ser tratada com um agente relaxante muscular (p. ex., pancurônio) e revertida agudamente por naloxona (0,1 mg/kg).
      i. **Sulfato de morfina.** O opioide mais comumente usado para sedação durante ventilação mecânica. Uma dose IV de carga de 50–200 mcg/kg é seguida por infusão IV de 10–40 mcg/kg/h. O pico de ação ocorre em 20 minutos e dura 2–4 horas em bebês a termo completo e 6–8 horas em bebês pré-termo. O uso de infusões de morfina reduz dor e estresse em bebês pré-termo mecanicamente ventilados à custa de aumentar a duração da ventilação mecânica. Para duração mais curta da sedação, podem apenas 50–100 mcg/kg (0,05–0,1 mg/kg) ser administrados IV ou intramuscularmente (IM). O início de ação ocorrerá apenas 5–10 minutos após administração IV da droga e 10–30 minutos quando dada IM.
      ii. **Fentanil (Sublimaze).** Frequentemente usado em recém-nascidos pela sua capacidade de fornecer analgesia rápida. Tem um início mais rápido (3–4 minutos) e duração mais curta (30 minutos) de ação e é 13–20 vezes mais potente que morfina. Fentanil bloqueia respostas endócrinas ao estresse e previne aumentos induzidos pela dor na resistência vascular pulmonar, enquanto estabilidade hemodinâmica é mais bem

preservada com morfina, porque ela causa menos liberação de histamina. Para anestesia, usar bolo IV de 10–50 mcg/kg, e para analgesia usar 1–4 mcg/kg. Em caso de nenhum acesso IV, ele pode ser dado IM, resultando em um início mais lento de ação (7–15 minutos). Uma infusão IV contínua de 1–3 mcg/kg/h pode ser usada para sedação continuada. Tolerância à analgesia e sedação induzida por opioide ocorre mais rapidamente do que com morfina. Uma dose cumulativa de fentanil de > 2,5 mg/kg ou uma duração de infusão de > 9 dias predizem síndrome de abstinência de opioide.
- iii. **Remifentanil.** Dar 1–3 mcg/kg IV. Seu início de ação é quase imediato e dura apenas 3–10 minutos.
- iv. **Sufentanil.** Dar 0,2 mcg/kg ao longo de 20 minutos, a seguir IV contínua, 0,05 mcg/kg/h.
- b. **Cetamina.** A cetamina é única; ela produz sedação, analgesia e amnésia. Tem um efeito brando sobre o impulso respiratório, aumenta a pressão arterial, produz broncodilatação e pode ser usada IV, IM ou enteralmente. Ela é capaz de fornecer anestesia de curta duração a 0,5–2 mcg/kg por dose (IV). O uso na unidade de terapia intensiva neonatal tem sido limitado. Ela pode ser de valor, possivelmente em combinação com sulfato de atropina, para sedação antes de intubação endotraqueal. Bebês com displasia broncopulmonar grave e broncospasmo refratário também podem-se beneficiar com o uso de cetamina pelo seu efeito broncodilatador adicional.
- c. **Acetaminofeno.** Uma dose de carga de 20 mg/kg é recomendada para analgesia IV ou VO inicial. Dose de manutenção de 10 mg/kg é para ser dada cada 12, 8 e 6 horas para idade pós-concepcional < 28, 28–36 e > 36 semanas, respectivamente. A biodisponibilidade é mais baixa pela via retal, exigindo administração a uma dose mais alta (30–45 mg/kg/d). A administração da dose repetida não deve exceder 48–96 horas. A nova formulação IV (Ofirmev) exige extrema cautela, uma vez que um erro de posologia de 10 vezes seja facilitado por ser a concentração da preparação formatada para uso adulto.
2. **Tratamento farmacológico fornecido por sedativo-hipnóticos**
    - a. **Benzodiazepinas.** Ativam receptores ao ácido γ-aminobutírico e produzem sedação, ansiólise, relaxamento muscular, amnésia e efeitos anticonvulsivos. Podem melhorar o sincronismo com a ventilação assistida, mas oferecem pouco alívio da dor. Efeitos colaterais incluem depressão respiratória, hipotensão, dependência e ocasional neuroexcitabilidade, ou atividade clônica, assemelhando-se a convulsões.
        - i. **Midazolam (Versed)** tem um início rápido de ação (1–2 minutos) e pode produzir apneia se dado demasiado rapidamente. Sua meia-vida muito curta (30–60 minutos) o torna uma boa escolha para sedação rápida breve. Midazolam é dado em dose única, 50–100 mcg/kg, ou por infusão contínua a uma velocidade de 0,4–0,6 mcg/kg/min. Abstinência pode ocorrer quando dado continuamente durante > 48 horas. Combinação de midazolam com opioides aumenta a incidência de efeitos adversos de ambos os agentes.
        - ii. **Lorazepam (Ativan)** tem uma duração mais longa de ação (8–12 horas) e pode exigir administração menos frequente (50–100 mcg/kg cada 8 horas).
    - b. **Tiopental.** Um oxibarbitúrico de ação curta, tiopental é usado em dose de 3–4 mg/kg para indução anestésica em recém-nascidos. Seu início de ação ocorre dentro de 30–60 segundos e dura 5–30 minutos. Hipotensão é mais provável ocorrer quando usado em combinação com fentanil e/ou midazolam. Pode não estar disponível em alguns países por causa da suspensão da fabricação.
    - c. **Propofol.** Um anestésico não barbitúrico usado para indução de anestesia. É lipofílico e se equilibra rapidamente entre o plasma e o cérebro com perda rápida da consciência (dentro de 30 segundos) e curta duração de ação após uma única dose de bolo (3–10 minutos). Possíveis efeitos adversos são liberação de histamina, apneia, hipotensão, bradicardia e broncospasmo. Muitas vezes, causa dor no local de injeção. Posologia neonatal ainda não foi bem estabelecida.
    - d. **Hidrato de cloral.** Um sedativo-hipnótico usado, principalmente, para sedação de curta duração. É especialmente útil durante procedimentos diagnósticos, como CT e MRI. O

início de ação é frequentemente dentro de 10–15 minutos. Administrar 20–50 mg/kg cada 6–8 horas retalmente ou oralmente para sedação. Não deve ser usado a longo prazo.
   e. **Pentobarbital oral (Nembutal).** Pode produzir menos efeitos adversos do que hidrato de cloral quando usado para sedação com MRI ou CT. A dose inicial é 4 mg, que pode ser suplementada com alíquotas de 2 mg/kg cada 30 minutos até um máximo de 8 mg/kg.
3. **Medicações adicionais para pré-medicação para intubação não de emergência (RSI)**
   a. **Relaxantes musculares.** Dados para facilitar intubação e minimizar o aumento na pressão intracraniana que ocorre durante intubação acordada. Seus efeitos adversos podem incluir liberação de histamina, taquicardia, hipertensão/hipotensão e broncospasmo. Seu efeito pode ser revertido por atropina e neostigmina. **O uso de relaxante muscular para intubação não deve nunca ser tentado sem a presença de indivíduos bem experientes com técnica de ventilação por bolsa e máscara.** Como alternativa à ventilação com bolsa e máscara, cânula de máscara laríngea de tamanho apropriado tem sido usada com sucesso em recém-nascidos pré-termo tardio e a termo.
      i. **Pancurônio.** Pancurônio 0,1 mg/kg IV tem sido amplamente usado como relaxante muscular em recém-nascidos. Embora seu início de ação seja rápido (1–3 minutos), sua duração de ação (40–60 minutos) o torna menos desejável para RSI do que os seguintes.
      ii. **Vecurônio.** Vecurônio 0,1 mg/kg tem uma duração de ação de 30–40 minutos.
      iii. **Rocurônio.** Rocurônio 0,6–1,2 mg/kg IV, um metabólito derivado do vecurônio, tem um início mais rápido até paralisia (1–2 minutos) e duração mais curta (20–30 minutos).
      iv. **Succinilcolina.** Succinilcolina (1–2 mg/kg IV) é um agente despolarizante neuromuscular com o mais rápido início de ação (20–30 segundos) e a mais curta duração (4–6 minutos) de todos os relaxantes musculares. Se nenhum acesso IV for disponível, ela pode ser administrada IM (2 mg/kg); isto resulta em um mais longo início de ação (2–3 minutos) e duração (10–30 minutos) do que quando administrada IV. **Succinilcolina é contraindicada na presença de hiperpotassemia ou uma história familial de hipertermia maligna.**
   b. **Agentes vagolíticos.** Evitam bradicardia durante intubação e diminuem secreções brônquicas e salivares.
      i. **Atropina 0,02 mg/kg IV ou IM.** Seu início de ação é de 1–2 minutos, e a duração de ação dura de 0,5–2 horas. Taquicardia ocorre frequentemente.
      ii. **Glicopirrolato 4–10 mcg/kg IV.** Taquicardia ocorre menos frequentemente do que com atropina.
4. **Tratamento farmacológico fornecido por analgesia local**
   a. **Infiltração subcutânea (SC) com lidocaína, concentração 0,5–1%.** Sempre usar solução sem epinefrina. Dose máxima (infiltração SC): 5 mg/kg ou 1 mL/kg de 0,5% ou 0,5 mL/kg de 1%.
   b. **Lidocaína tamponada.** Uma parte de bicarbonato de sódio com 10 partes de lidocaína 1%; tipicamente preparada na farmácia do hospital. A dor associada à infiltração anestésica é reduzida pelo tamponamento do pH de 7,0 a 7,4.
   c. **Anestésicos locais tópicos**
      i. **Lidocaína 2,5% e prilocaína 2,5% (creme EMLA).** Esta é uma mistura anestésica eutéctica (*i. e.*, líquida à temperatura ambiente). Uma única dose de 0,5–1,25 g de creme EMLA aplicada embaixo de um curativo oclusivo fornece anestesia local adequada 60–80 minutos mais tarde. No bebê a termo, é uma alternativa ao bloqueio dorsal peniano para anestesia durante circuncisão. O risco de metemoglobinemia (pela prilocaína) pode restringir seu uso ao bebê a termo completo, e doses repetidas devem ser evitadas.
      ii. **Tetracaína 4% gel (Ametop).** Aplicar 1,5 g 30–60 minutos antes do procedimento. Ela não tem risco de metemoglobinemia, mas seu uso repetido pode levar à dermatite de contato.

iii. **Creme de lidocaína lipossômica 4% (L.M.X.4 ou Ela-Max).** Cada vez mais usado em pediatria pelo seu rápido início de ação (20–30 minutos) e pode ser aplicado com (preferido) ou sem um curativo oclusivo.
5. **Sacarose oral.** Um dissacarídeo composto de frutose e glicose que demonstrou promover comportamentos calmos e reduzir sofrimento com eventos dolorosos agudos. Impulsos gustatórios a partir dos botões do paladar levam à liberação de colecistocinina no tronco cerebral, que ativa opioide inibitório descendente. Ela é efetiva para o tratamento de dor de procedimento no recém-nascido. Efeitos analgésicos estão presentes com doses tão baixas quanto 0,1 mL de sacarose 24%. A dose usual é 0,5–1,5 mL de uma solução de sacarose a 24% dada por seringa ou chupeta 2 minutos antes de procedimentos como picada no calcanhar ou venopuntura. O risco potencial de sobrecarga hídrica, hiperglicemia e enterocolite necrosante deve limitar este método a bebês > 34 semanas de gestação. Outros líquidos de sabor doce, como glicose, leite materno e sacarina, estão descritos como igualmente efetivos.
6. **Tratamento não farmacológico.** Medidas físicas, como o uso de enfaixamento, contenção, ou encolhimento facilitado, bem contato pele a pele com a mãe ("cuidado de canguru"), tendem a ser eficazes para diminuir o efeito nocivo dos procedimentos de rotina (p. ex., picada no calcanhar) necessários para o tratamento do bebê doente. Sucção não nutritiva pode ser útil. (Ver também Capítulo 14.)

Referências Selecionadas

De Lima J, Karmo KB. Practical pain management in the neonate. *Best Pract Res Clin Anaesthesiol.* 2010;24:291-307.

Kumar P, Denson SE, Mancuso TJ; Committee on Fetus and Newborn, Section on Anesthesiology and Pain Medicine. Premedication for nonemergency endotracheal intubation in the neonate. *Pediatrics.* 2010;125:608-615.

Lago P, Garetti E, Merazzi D, et al. Guidelines for procedural pain in the newborn. *Acta Paediatrica.* 2009;98:932-939.

Raeside L. Physiological measures of assessing infant pain: a literature review. *Br J Nurs.* 2011;20:1370-1376.

Stevens B, Johnston C, Taddio A, Gibbins S, Yamada J. The premature infant pain profile: evaluation 13 years after development. *Clin J Pain.* 2010;26:813-830.

van den Anker J, Tibboel D. Pain relief in neonates: when to use intravenous paracetamol. *Arch Dis Child.* 2011;96:573-574.

79 Vasospasmo e Tromboembolismo

I. **Problema.** Um bebê com um cateter umbilical de demora desenvolve vasospasmo em uma perna. A enfermeira notifica que outro bebê com uma linha umbilical de demora não tem pulsos nos segmentos das pernas dos membros inferiores, com perfusão gravemente diminuída. Os bebês estão em alto risco de tromboembolismo por causa do seu sistema hemostático imaturo e menor tamanho dos vasos, e ao fato de que eles frequentemente necessitam de uso de cateter. A maioria dos tromboembolismos neonatais é iatrogênica por cateteres de artéria ou veia umbilical, cateteres centrais de demora e linhas arteriais periféricas.

II. **Perguntas imediatas**

A. **O cateter pode ser removido?** Avaliar a necessidade do cateter. Se o cateter puder ser removido, este é o tratamento de escolha. Vasospasmo é mais comumente relacionado com o uso de cateteres de artéria umbilical (UACs), mas ele também pode ocorrer em outros cateteres, como cateteres de artéria radial. Mais de 80% dos tromboembolismos venosos em recém-nascidos são secundários a linhas venosas centrais. Trombose arterial é menos comum que trombose venosa. A incidência de trombose relacionada com UAC é 14–35% por ultrassom, e até 64% por angiografia. Em alguns casos de trombose, o cateter não deve ser removido, a fim de que a medicação trombolítica possa ser dada por ele.

- **B. Foi dada uma medicação recentemente pelo cateter?** A maioria das medicações, se dada demasiado rapidamente, pode causar vasospasmo.
- **C. Qual é a gravidade do vasospasmo?** Decidir a gravidade do vasospasmo pode ditar escolhas de tratamento (ver Seção IV.B.1 e 2).
- **D. Existe um pulso na extremidade afetada?** Uma perda de pulso com um trombo constitui uma emergência médica.
- **E. O bebê tem quaisquer fatores de risco para tromboembolismo?**
  1. **Maternos.** Distúrbios autoimunes, ruptura prematura das membranas (PROM), diabetes, pré-eclâmpsia, infertilidade, oligo-hidrâmnio, distúrbio protrombótico, restrição do crescimento intrauterino (IUGR), corioamnionite, história de família de trombose, anticorpos antifosfolipídicos ou anticardiolipinas.
  2. **Parto.** Instrumentação, anormalidades da frequência cardiofetal (FHR), cesariana de emergência, parto traumático.
  3. **Recém-nascido.** Cateteres arteriais centrais (o mais comum fator de risco para tromboembolismo arterial), cateteres venosos centrais (um dos mais comuns fatores de risco para tromboembolismo venoso), algumas cardiopatias congênitas, asfixia de parto, sepse, pequena para a idade gestacional (SGA), síndrome de desconforto respiratório (RDS), policitemia, enterocolite necrosante (NEC), hipertensão pulmonar, desidratação, cirurgia, oxigenação por membrana extracorpórea/suporte extracorpóreo da vida (ECMO/ECLS), defeitos congênitos de veias renais, síndrome nefrótica ou nefrítica, prematuridade, hipotensão, coagulação intravascular disseminada (DIC), função hepática prejudicada, flutuações no débito cardíaco, baixo débito cardíaco, distúrbios protrombóticos.
  4. **Fatores herdados.** Deficiência de proteína C, proteína S; mutação fator V Leiden; deficiência de antitrombina; mutação do gene da protrombina G20210A; níveis elevados de lipoproteína a e outros.

III. Diagnóstico diferencial

- **A. Vasospasmo.** Uma **contração muscular (espasmo)** de um vaso **arterial**, manifestada por alteração aguda de cor (branca ou azul) na extremidade perfundida (extremidade superior ou inferior, às vezes apenas os dedos do pé ou da mão). Ocasionalmente, a mudança de cor se estende às nádegas e ao abdome. A alteração de cor pode ser transitória ou persistente. Ela pode ser causada por injeção prévia de medicação ou uma manifestação de tromboembolismo/fenômeno tromboembólico. Amostragem de sangue arterial também pode ser um fator predisponente.
- **B. Tromboembolismo.** Um **trombo** é uma formação de coágulo sanguíneo em uma artéria ou veia e pode causar obstrução parcial ou completa. Um **êmbolo** é um coágulo que é móvel e que se aloja em um vaso sanguíneo e pode causar obstrução ou vasospasmo. Recém-nascidos são o grupo etário mais comumente afetado, com uma incidência de ~41 casos por 100.000 por ano. O sinal inicial é frequentemente que o cateter não funciona. Não é possível infundir líquido ou retirá-lo da linha. **Trombose pode ser iatrogênica (relacionada com cateter) ou espontânea (não relacionada com cateter)**.
- **C. Trombofilias herdadas.** Menos comumente, fenômenos tromboembólicos são decorrentes de trombofilias herdadas ou adquiridas. História familial positiva, início precoce de doença e mais de um tromboembolismo são indícios de uma trombofilia herdada. **Mutações genéticas protrombóticas** não parecem aumentar o risco de trombose associada a cateter.
  1. **Herdadas.** Deficiências de proteína C, proteína S, antitrombina III, fator V Leiden (heterozigoto ou homozigoto). Por outro lado, mutação G20210A da protrombina, fator VIII elevado, homocistinemia, lipoproteína elevada, anormalidades do fibrinogênio (disfibrinogenemia e anormalidades do plasminogênio), displasminogenemia e hipoplasminogenemia e hipoplasminogenemia.

2. **Adquiridas.** Deficiências de proteína C, proteína S ou antitrombina III; atividade elevada de fator VIII; anticorpos antifosfolipídicos; anticoagulante de lúpus e anticorpo anticardiolipina. Transferência placentária de anticorpos pode causar uma trombofilia adquirida no recém-nascido. Recém-nascidos com sepse têm um consumo aumentado e incessante de fatores da coagulação e plaquetas, com níveis reduzidos de proteína C.
3. ***Purpura fulminans* neonatal é rara e pode ser herdada ou adquirida.** Se herdada, é causada por uma deficiência em proteína C ou S ou antitrombina III e se apresenta após o nascimento com equimose, tromboses venosas e arteriais e DIC. A forma adquirida é usualmente em bebês mais velhos, mas tem sido descrita em recém-nascidos. Ela é idiopática e pode ocorrer secundariamente a uma infecção bacteriana ou viral que pode resultar em uma diminuição nos níveis de proteína C.

IV. **Banco de dados**
   A. **História.** Obter uma história detalhada da família de qualquer distúrbio da coagulação ou outro distúrbio hematológico. Alguém na família tem quaisquer distúrbios da coagulação?
   B. **Exame físico.** A gravidade do vasospasmo e trombose deve ser avaliada porque ela dita o tratamento. As áreas de comprometimento, aparência da pele sobre as áreas comprometidas, e os pulsos da extremidade afetada são medidas da gravidade. Comparar a extremidade afetada a outra extremidade. Um Doppler portátil é útil para avaliar fluxo arterial periférico. Um escroto agudo (descoloração e dor à palpação) pode ser causado por trombose da veia renal.
   1. **Vasospasmo grave.** Compromete uma grande área de ambos os membros inferiores, o abdome ou as nádegas. Na extremidade superior, um vasospasmo grave inclui a maior parte do braço e todos os dedos. A pele pode ficar completamente branca. Perfusão diminuída está presente, e os pulsos da extremidade afetada são fracos, mas detectáveis.
   2. **Vasospasmo menos grave.** Compromete uma pequena área de um ou ambos os membros inferiores (frequentemente alguns dedos e parte do pé). No membro superior, pode comprometer parte da extremidade e alguns dedos. A pele tem uma aparência mosqueada, e pulsos estão presentes, mas podem ser diminuídos.
   3. **Trombose.** Se pulsos estiverem completamente ausentes, uma **trombose arterial**, que é uma **emergência médica**, é provável. Bacteriemia persistente e trombocitopenia podem ser associadas à trombose. **Trombose venosa** é mais comum.
      a. **Trombose venosa.** Trombose venosa iatrogênica no recém-nascido ocorre mais comumente a partir de um cateter venoso de demora (90% cateter de pressão venosa central [CVP] ou cateter de artéria umbilical [UVC] ou por uma razão não relacionada com cateter (mais comumente trombose de veia renal). **Se a partir de um cateter**, a apresentação inclui dificuldade para infundir e retirar líquido da linha. Outros sintomas são trombocitopenia persistente e infecção persistente. **Locais em que uma trombose venosa pode ocorrer** são veias mesentéricas, veias suprarrenais, veias hepáticas, veia porta, veia femoral, veias cavas inferior e superior e seios cerebrais.
         i. **Extremidades (trombose periférica).** Extremidades estão inchadas, cianóticas, hiperêmicas e com alteração de cor com veias superficiais distendidas.
         ii. **Rim.** Trombose de veia renal é o tipo mais comum de trombose venosa espontânea. Tríade de hematúria macroscópica, trombocitopenia e uma massa abdominal palpável pode ser vista. Fatores de risco são asfixia perinatal, desidratação e diabetes melito materno. Hipertensão aguda, proteinúria e disfunção renal também podem ocorrer. Há uma prevalência masculina mais alta, frequentemente unilateral (70%) ou rim esquerdo (64%), aumentada em bebês prematuros, com um nível alto de trombofilia.
         iii. **Trombose da veia cava inferior.** Apresenta-se com rins palpáveis e hematúria. Membros inferiores edematosos, angústia respiratória e hipertensão também podem ser vistas.
         iv. **Trombose de veia cava superior.** Comum após reparo de cardiopatia congênita complexa.

v. **Trombose intracardíaca.** Em bebês com cardiopatia congênita complexa, a partir de colocação de cateter atrial direito. Trombos atriais direitos podem ameaçar a vida e disseminar-se para os pulmões ou obstruir a artéria pulmonar direita. Tamponamento pericárdico e sintomas de insuficiência cardíaca direita são consequências.

vi. **Sistema nervoso central (CNS).** Trombose de seio venoso cerebral neonatal (CSVT) é uma rara doença multifatorial. É causada mais comumente por coagulopatia. Sinais iniciais dentro de 48 horas do nascimento (angústia respiratória, mau tônus, asfixia, sofrimento fetal) ou sinais tardios (convulsões, letargia, febre, má alimentação, apneia) são típicos. Locais mais comuns são o seio sagital superior, seios laterais transversos do sistema venoso superficial, e o seio reto do sistema venoso profundo. **Hemorragia talâmica** sugere trombose de seio venoso cerebral.

vii. **Intestino.** Trombose de veia porta neonatal é incomum, mas está aumentando. O risco é mais alto em recém-nascidos que em crianças. A apresentação clínica é inespecífica ou assintomática em 90%. Função hepática prejudicada, hipertensão porta, hepatomegalia e esplenomegalia podem ser vistas. Cateterismo umbilical, exsanguinotransfusão e sepse e trombofilia são todos fatores de risco. **Trombose venosa mesentérica** se apresenta com início gradual de dor abdominal com sinais mais tarde, uma vez se desenvolva necrose. Veem-se fezes hemopositivas.

viii. **Trombose de veia umbilical.** Rara, e se ocorrer, trombose de veia porta deve ser excluída.

b. **Trombose arterial.** Menos comum que trombose venosa. Trombose arterial **relacionada com cateter iatrogênica** é geralmente por UAC, linha arterial periférica (PAL) e cateter de artéria femoral. Ela frequentemente se apresenta com disfunção da linha, descoramento ou cianose da extremidade, sepse e trombocitopenia persistente. Tromboses arteriais **espontâneas (não relacionadas com cateter)** são raras, mas geralmente comprometem a artéria ilíaca, artéria pulmonar esquerda, arco aórtico e aorta descendente, e os sintomas dependem da localização. Trombose arterial neonatal pode ocorrer na aorta e se apresentar como cardiopatia cianótica, como coarctação da aorta.

i. **Trombose aórtica.** Rara em recém-nascidos. UAC parará de funcionar, e a pressão arterial será mais alta nos braços que nas pernas. Pulsos diminuídos ou ausentes nas extremidades inferiores com alteração de cor e uma diminuição na perfusão, hematúria, hipertensão, oligúria e NEC podem todas ser observadas. Infecção por citomegalovírus (CMV) pode causar trombose do arco aórtico.

ii. **Extremidades (trombose arterial periférica).** Linhas em artéria radial, tibial posterior e dorsal do pé raramente são associadas à trombose. Pulso periférico fraco ou ausente, palidez das extremidades, temperatura fria e perfusão diminuída da extremidade podem ser vistos. Oclusão arterial aguda em um membro em um recém-nascido é rara. **Trombose arterial neonatal** ao nascimento é muito rara e foi descrita nas artérias subclávia esquerda, axilar e braquial.

iii. **Intestino (trombose mesentérica).** Fezes sanguíneas, aspirados biliosos, dor abdominal, intolerância à alimentação, pneumatose.

iv. **Rim (trombose de artéria renal).** Causa pressão arterial elevada.

v. **Pulmão (embolia pulmonar).** Muito rara em recém-nascidos. Pode ser vista em bebês com cardiopatia congênita com insuficiência cardíaca direita, má oxigenação e desequilíbrio de ventilação/perfusão.

vi. **CNS.** Acidente vascular encefálico perinatal isquêmico (trombose de artéria cerebral) ocorre mais comumente no hemisfério esquerdo dentro da artéria cerebral média, frequentemente secundário a cateter intravascular de demora, mas também pode ser secundário a anticoagulante de lúpus. Patologia placentária pode desempenhar um papel na etiologia. Sinais incluem convulsões, letargia, apneia, má alimentação e hipotonia.

b. **Embolia de ar sistêmica (SAE).** Em recém-nascidos, é devastadora e frequentemente fatal. A maioria dos êmbolos aéreos iatrogênicos é venosa e ocorre a partir de cateter venoso central (UVC, cateter central perifericamente inserido [PICC]), mas raramente pode também ocorrer a partir de linhas venosas ou arteriais periféricas. Uma linha desconectada é uma causa comum. Embolia de ar secundária à ventilação mecânica (barotrauma leva à embolia gasosa sistêmica) é rara, mas pode ocorrer em bebês prematuros. Suspeitar embolia, se bolhas de ar estiverem na linha de infusão. **Sintomas clínicos** de embolia de ar sistêmica (SAE) são usualmente súbitos e dramáticos e podem incluir palidez, cianose, hipoxemia, convulsões, choque, bradicardia, angústia respiratória, mosqueamento da pele, ou déficit neurológico (se êmbolos no CNS) como paraplegia. Bebês com cardiopatia congênita cianótica estão em risco de **embolia gasosa arterial cerebral (CAGE)** a partir de linhas de infusão.

   4. **Trombofilias herdadas.** Ver Capítulo 142.
C. **Estudos laboratoriais.** Não frequentemente necessários no vasoespasmo. Entretanto, os seguintes testes laboratoriais devem ser feitos, se uma trombose for suspeitada e se for usar medicação para dissolver coágulos.
   1. **Coagulograma.** Tempo de protrombina (PT), tempo de tromboplastina parcial ativada (aPTT), tempo de trombina, concentração de fibrinogênio plasmático.
   2. **Hematócrito.**
   3. **Contagem de plaquetas.** O próprio trombo e o uso de heparina podem causar trombocitopenia.
   4. **Testes genéticos.** Podem ser feitos em certo tempo para avaliar trombofilia congênita.
   5. **Estudo de CMV.** Ver Capítulo 85.
   6. **Estudo de suspeita de doença trombótica.** Ver Capítulo 142.
D. **Imagem e outros estudos**
   1. **Radiografia simples do abdome.** Para colocação de cateter.
   2. **Ultrassom ou tomografia computadorizada (CT) da cabeça.** Para avaliar trombose de seio venoso cerebral. Também para avaliar hemorragia intraventricular (IVH) antes de iniciar terapia trombolítica.
   3. **Ultrassonografia em tempo real com imagem de fluxo Doppler em cores.** Isto pode ser usado para diagnosticar trombose. É o estudo mais comumente usado, mas pode não ser confiável. Também pode ser usado para monitorar a progressão com o tempo. Trombose de veia renal mostra rins ecogênicos aumentados e ausência de fluxo nas veias renais principais ou nas arqueadas.
   4. **Angiografia contrastada (o padrão ouro).** Executada pelo cateter de artéria umbilical e pode ser usada para diagnosticar trombose aortoilíaca. Em vários estudos, este procedimento se demonstrou a mais efetiva técnica diagnóstica. Um estudo contrastado deve ser considerado antes de administrar um agente fibrinolítico. Lembrar que este exame é difícil de realizar em recém-nascidos doentes.
   5. **"Lineogramas".** Injeção de corante radiopaco diretamente dentro da linha é usada às vezes, mas este método também pode desperceber trombose.
   6. **Venografia com contraste é considerada o padrão ouro para diagnosticar trombose venosa.** Feita por injeção de contraste através de vasos periféricos.
   7. **Ressonância magnética (MR) angiografia (angiorressonância).** Recomendada em acidente vascular encefálico neonatal isquêmico.
   8. **MR venografia.** Também feita em alguns centros.
   9. **Imageamento para embolia de ar.** CT da cabeça quanto a bolhas de ar intracranianas. Ecocardiograma de embolia aérea venosa: obstrução aguda do trato de ejeção ventricular direito (RV) secundária à embolia de ar (conhecida como "calço de ar").
V. **Plano.** O tratamento de vasoespasmo é ***controvertido***. Tratamento de trombose é em grande parte com base em planos de tratamento para crianças mais velhas e adultos. Falta de estudos organizados em recém-nascidos agrava o problema. Protocolos de tratamento atuais para trombofilia podem ser obtidos da International Children's Thromphilia Network (fone: 1-800-NOCLOTS). A rede foi estabelecida como um serviço de consulta gratuito e para desenvolver estudos de pesquisa colaborativa.

A. Pontos-chave

1. **Monitorar quanto a sinais potenciais de vasospasmo** ou **complicações tromboembólicas** em todos os bebês com qualquer cateter intravascular.
2. **Tromboembolismo pode ocorrer em recém-nascidos** e produzir poucos ou nenhum sintoma.
3. **Heparina é frequentemente adicionada às infusões neonatais** porque ela prolonga a patência, alonga a vida dos cateteres (UACs, UVCs, PICCs, cateteres arteriais periféricos) e também pode diminuir a incidência de oclusões tromboembólicas. Em bebês de extremo baixo peso ao nascimento, usar mais dose. Não há experiências randomizadas de uso de heparina em PICCs, mas seu uso é comum em unidades de terapia intensiva neonatal (NICUs). Uso de heparina em UVCs é ***controvertido***, mas a maioria das NICUs usa heparina em UVCs. Heparina não é usada em linhas intravenosas periféricas. **Recomendações comuns:**
   a. **Linhas venosas centrais (UVC e PICC).** O estudo de Diretrizes de Prática Clínica Baseada em Evidência do American College of Chest Physicians recomenda heparina em aparelhos de acesso venoso central. Recomendam infusão contínua de UFH a 0,5 U/kg/h para manter a patência do dispositivo CVAD.
   b. **Cateteres arteriais periféricos.** O estudo de Diretrizes de Prática Clínica Baseada em Evidência do American College of Chest Physicians recomenda infusão contínua de UFH a 0,5 U/mL a 1 mL/h.
   c. **UACs. Heparina (0,25–1 U/mL) para uma dose total de heparina de 25–200 U/kg/d para manter patência.** Revisão Cochrane anota que o uso de heparina (tão baixo quanto 0,25 U/mL) é recomendado para prolongar a vida do cateter ao diminuir a incidência de oclusão do cateter. Ele não diminui a incidência de trombose aórtica. Heparinização com jorros intermitentes, isoladamente, é inefetiva para prevenir oclusão de cateter. A **American Academy of Pediatrics** (AAP) recomenda baixas doses de heparina (0,25–1.0 U/L) através do cateter de artéria umbilical. As **Diretrizes de Prática Clínica Baseada em Evidência do American College of Chest Physicians** (2012) recomendam profilaxia com uma infusão de baixa dose de UFH via UAC (concentração de heparina de 0,25–1 U/mL, dose total de heparina de 25–200 U/kg/d) para manter a patência.
4. **Linhas umbilicais devem ser removidas tão logo seja possível,** uma vez que a duração dos UACs e UVCs é um fator importante de risco para trombose. Os Centros de Controle e Prevenção de Doenças (CDC) recomendam que UACs não devem ser deixados no lugar > 5 dias, e cateteres venosos umbilicais devem ser removidos tão logo seja possível, mas podem ser usados até 14 dias.
5. **Cateteres arteriais umbilicais altos** têm uma incidência mais baixa de complicações trombóticas e uma vida mais longa do cateter. Cateteres arteriais umbilicais baixos são associados a uma incidência aumentada de vasospasmo e cianose. Revisão Cochrane e as Diretrizes de Prática Clínica Baseada em Evidência do American College of Chest Physicians recomendam posição alta para os UACs.
6. **Usar uma linha arterial periférica** sobre um cateter de artéria umbilical.
7. **Se houver dificuldade em infundir dentro da linha,** considerar um evento trombótico.
8. **Heparinização da solução de jorro** sem heparinização do infundido é inadequada. Uso de jorros intermitentes de heparina não oferece benefício em comparação a jorros de soro fisiológico (NS).
9. **Usar sempre cateteres de artéria umbilical** com um furo na extremidade e não lateral, uma vez que o furo lateral pode aumentar o risco de trombose aórtica. Construção com luz única é associada a uma diminuição em trombose.
10. **O uso de cateteres venosos umbilicais de luz múltipla** é associado a uma diminuição na necessidade de linhas intravenosas periféricas na primeira semana de vida, mas a um aumento nas disfunções de cateter.
11. **Cateteres com liga de heparina *versus* cateteres de cloreto de polivinila** não mostraram diferença na incidência de trombose aórtica ou duração da perviedade.

12. **Uma linha PICC** tem uma incidência mais baixa de trombose quando comparada a uma linha central. A incidência mais alta é em linhas femorais.
13. **Papaverina** mostrou prolongar a patência de cateteres arteriais periféricos em um estudo em recém-nascidos, sem nenhuma diferença na incidência de IVH (*controvertido*).

B. **Vasospasmo.** Tratamento é ***controvertido,*** e as diretrizes variam extensamente. Verificar as diretrizes da sua instituição antes de iniciar tratamento. Uso de heparina e trombolíticos não é recomendado uniformemente. Se o vasospasmo não se resolver com tratamento, e a isquemia tecidual persistir, excluir uma trombose vascular. Isto pode ser secundário a uma linha arterial periférica ou cateter de artéria umbilical.

1. **Vasospasmo grave da perna/braço**
   a. **Se possível remover o cateter.** Resolução espontânea é provável.
   b. **Aquecer a perna/braço contralateral.** Envolver a perna ***inafetada*** inteira com um pano úmido cálido (não quente). Esta medida deve causar vasodilatação reflexa dos vasos na perna afetada, e o vasospasmo pode-se resolver. Tratamento deve continuar por 15–30 minutos antes que um efeito benéfico seja visto.
   c. **Massagem delicada no local de oclusão** pode ser experimentada.
   d. **Terapia com nitroglicerina tópica (*controvertida*).** (Pomada 2%, 4 mm/kg, aplicada como uma película fina sobre a área.) Nitroglicerina tem um efeito vasodilatador direto sobre o músculo liso vascular e melhora a circulação. Relatos anotam uma aplicação, mas alguns a repetem cada 8 horas durante 2–27 dias. Melhora foi frequentemente observada dentro de 15–45 minutos. Observar quanto à hipotensão.
   e. **Se não for possível remover o cateter (como em um bebê diminuto) e este for o único cateter.** Considerar uma **solução contendo papaverina** (60 mg/500 mL em soro ½ fisiológico com 1,0 U/mL de heparina) através do cateter em infusão contínua durante 24–48 horas (*controvertido*). Se o vasospasmo se resolver, a infusão pode ser suspensa. Se o vasospasmo não se resolver, remover o cateter. **Usar cautela com aplicação desta técnica** em bebês prematuros nos primeiros dias de vida, quando a incidência de desenvolvimento de uma hemorragia intracraniana é alta.
   f. **Lidocaína tem sido usada intra-arterialmente para vasospasmo.** Resultados são duvidosos, desde questões dependentes da dose até efeito espasmolítico ***controvertido***.
   g. **Lidocaína e papaverina intra-arteriais** foram usados com sucesso para tratar um vasospasmo induzido por cateter durante cateterização arterial (*controvertido*, relatos de casos apenas).

2. **Vasospasmo menos grave da perna/braço**
   a. **Se possível, remover o cateter.**
   b. **Aquecimento da perna/braço contralateral.** Envolver a perna ***inafetada*** inteira em um pano úmido cálido (não quente). Esta medida deve causar vasodilatação reflexa dos vasos na perna afetada, e o vasospasmo pode-se resolver. O tratamento deve continuar por 15–30 minutos antes que um efeito benéfico seja visto.
   c. **Massagem delicada no local da oclusão** **pode ser experimentada**.
   d. **Papaverina (*controvertida*).** Um espasmolítico que é um alcaloide de ópio e tem uma ação direta sobre o músculo liso vascular. Posologia é 1 mg intramuscularmente, na perna não afetada. Papaverina é um vasodilatador brando; o efeito é aparente dentro de 30 minutos.
   e. **Nitroglicerina tópica (*controvertida*).** Pomada 2%, 4 mm/kg, aplicada como uma película fina sobre a área.
   f. **Se não for possível remover o cateter (como em um bebê diminuto) e este for o único cateter.** Considerar uma solução contendo papaverina (60 mg/500 mL em soro ½ fisiológico com heparina 1,0 U/mL) como anteriormente (*controvertido*; ver anteriormente).
   g. **Lidocaína/lidocaína e papaverina intra-arteriais.** Como anteriormente.

C. **Problemas após vasospasmo com isquemia tecidual periférica.** Isquemia pode, às vezes, ocorrer depois de um vasospasmo. Mesmo se um cateter tiver sido removido, um vasospasmo persistente ou pequenos êmbolos em artérias terminais distais podem causar má perfusão de uma extremidade. **Pomada de nitroglicerina 2% tópica** (4 mm/kg de peso corporal) pode ser aplicada na área isquêmica com resolução, sem efeitos adversos, exceto episódios brandos de pressão arterial diminuída (***controvertido***).

D. **Tromboembolismo.** Se suspeitado e houver perda de pulsos na extremidade afetada, constitui uma **emergência médica**. Trombose sintomática pode levar à lesão irreversível de órgãos ou perda de membro ou dedos. Os **tratamentos mais comuns** são observação com tratamento suportivo, terapia de anticoagulação com heparina ou heparina de baixo peso molecular, agentes trombolíticos (drogas dissolvedoras de coágulo, estreptocinase e ativador do plasminogênio tecidual), ou cirurgia. Drogas dissolvedoras de coágulo podem causar sangramento grave e não existem experiências randomizadas atuais comparando estes tratamentos. Tratamento é ***controvertido***. Tratamento depende da extensão e gravidade do trombo. Tratamento é idêntico para trombose arterial periférica, trombose venosa e trombose aórtica.
  1. **Trombose branda ou pequena.** Isto pode-se apresentar com perfusão diminuída de membro, hipertensão e hematúria e pode frequentemente ser tratado com remoção do cateter, tratamento suportivo e acompanhamento ultrassonográfico estrito. Muitas destas se resolvem espontaneamente.
  2. **Trombose moderada.** Esta tem todas as características de trombose branda/pequena mais oligúria e insuficiência cardíaca congestiva. Pode ser tratada com heparinoterapia sistêmica e com tratamento da hipertensão sistêmica.
  3. **Grande trombose.** Apresenta todos os anteriores mais insuficiência de múltiplos órgãos. Deve ser tratada agressivamente com heparinoterapia sistêmica, agentes trombolíticos e tratamento suportivo. Pode exigir avaliação adicional de distúrbio hipercoagulativo subjacente.

E. **Diretrizes gerais para tratamento de trombose.** Tratamento envolve terapia suportiva, observação apenas, terapia trombolítica e/ou anticoagulante e cirurgia. (Ver também Capítulo 142.)
  1. **Tratamento suportivo**
     a. **Pronta remoção do cateter está indicada** a não ser que ele seja necessário para facilitar arteriografia ou infusão de droga trombolítica.
     b. **Tratamento de depleção de volume, anormalidades eletrolíticas, sepse, trombocitopenia, e anemia é essencial.** Controlar hipertensão e qualquer deficiência da coagulação ou hipofibrinogenemia antes de iniciar o tratamento.
     c. **Consulta de emergência** com cirurgia vascular e hematologia pediátrica é recomendada.
     d. **Avaliar pacientes quanto à hemorragia intraventricular (IVH)** antes de iniciar terapia trombolítica. Durante o tratamento, ultrassons da cabeça devem ser obtidos a intervalos regulares.
     e. **Contraindicações absolutas à terapia anticoagulante e terapia trombolítica.** Se o bebê foi submetido à cirurgia do CNS ou teve isquemia ou asfixia de parto nos últimos 10 dias, ou evidência de sangramento ativo importante (gastrointestinal, pulmonar ou intracraniano), procedimentos invasivos dentro de 3 dias, ou convulsões dentro de 48 horas, terapia anticoagulante e trombolítica é contraindicada.
     f. **Contraindicações relativas à terapia anticoagulante e trombolítica.** Hipertensão, deficiência grave da coagulação, contagem de plaquetas $< 50 \times 10^4/\mu L$ ($< 100 \times 10^4/\mu L$ em recém-nascidos doentes), concentração de fibrinogênio < 100 mg/dL, razão normalizada internacional (INR) > 2.
  2. **Heparinoterapia é recomendada para trombose clinicamente importante com a finalidade de evitar embolia ou expansão do coágulo.** Heparinas de baixo **peso molecular** são melhores por causa das seguintes vantagens: necessidade reduzida de monitoramento laboratorial, aplicação subcutânea, meia-vida mais longa, risco diminuído de osteopenia e trombocitopenia induzida pela heparina e risco diminuído de hemorragia. Monitorar contagens de plaquetas, se heparina for usada. Obter diariamente hemograma completo (CBC) e aPTT. Recomendações gerais são:

a. **Terapia com heparina de baixo peso molecular (LMWH) usando enoxaparina (Lovenox).** O tratamento de escolha em recém-nascidos pré-termo e mais amplamente usado em recém-nascidos. Outras preparações de LMWH incluem dalteparina e reviparina. Para tratamento terapêutico, < 2 meses de idade, usar enoxaparina 1,5 mg/kg/dose cada 12 horas subcutaneamente; se > 2 meses, 1,0 mg/kg/dose subcutaneamente. Acompanhar níveis antifator Xa 4–6 horas após dose (0,5–1 U/mL, e ajustar de acordo, ou 0,5–0,8 U/mL em uma amostra tirada 2–6 horas após injeção subcutânea). Ajustar, conforme necessário. Alguns estudos sugerem que recém-nascidos pré-termo necessitam de doses médias de manutenção mais altas para alcançar níveis-alvo (2,0 mg/kg cada 12 horas se pré-termo).

b. **Heparina não fracionada (padrão).** Carga 75 U/kg IV em 10 minutos, a seguir 28 U/kg/h de manutenção através de uma linha IV dedicada. (Bebês prematuros: 25–50 U/kg/h ao longo de 10 minutos, a seguir 15–20 U/kg/h). **Ajustar com base em um aPTT 4 horas após iniciação ou após cada mudança de posologia** (aPTT alvo 60–85 segundos). Duração da terapia é geralmente 5–14 dias. Sempre aumentar ou diminuir a quantidade de infusão por 10%, dependendo do aPTT. Se o aPTT for > 96 segundos, reter a heparina por 30–60 minutos e começar a uma velocidade de infusão mais baixa.

c. **Se for necessária reversão urgente do efeito da heparina não fracionada.** Protamina IV pode ser dada baseando-se na quantidade total de heparina administrada nas 2 horas precedentes. Parar a infusão geralmente é suficiente para LMWH, e protamina é apenas parcialmente efetiva.

3. **Terapia com varfarina.** (Anticoagulante oral) Não recomendada em recém-nascidos (risco de sangramento, dificuldade para manter doses terapêuticas, interações de drogas, incluindo conteúdo de vitamina K da dieta, formulação em comprimidos).

4. **Drogas trombolíticas.** Não usar em casos mais brandos, e poucos estudos foram feitos em bebês muito prematuros. Em caso de trombose extensa, trombose ameaçando a vida, trombose atrial direita e a possibilidade de perda de membro ou lesão de órgão, uma destas drogas pode ser usada. Tratamento é *controvertido,* e é melhor seguir as diretrizes da instituição. Quando usando terapia trombolítica, manter uma contagem de plaquetas > 50–100 × 10^4/μL e fibrinogênio > 100 mg/dL usando transfusão de plaquetas e crioprecipitado. Monitorar TP/INR, tempo de tromboplastina parcial (PTT) e fibrinogênia cada 4 horas. Se o cateter ainda estiver patente, as medicações podem ser dadas por ele. Se o cateter estiver obstruído e necessitar ser removido, é usada terapia sistêmica.

a. **Ativador do plasminogênio tecidual recombinante (tPA) (Alteplase)** se tornou a droga de escolha (mais baixo risco de alergias, a mais curta meia-vida, menos preocupações com fabricação). Ver Capítulo 148 para posologia.

b. **Infusão de estreptocinase intra-arterial** teve sucesso em alguns bebês. Dose: 2.000 U/kg IV ao longo de 30–60 minutos, 1.000–2.000 U/kg como infusão contínua durante 6–12 horas. Doses mais baixas (500 U/kg/h) foram efetivas. Em um estudo de trombose aortoilíaca, uma dose de 50 U/kg/h dada diretamente dentro do coágulo foi eficaz. Em razão de efeitos colaterais sistêmicos (reações alérgicas e tóxicas e sangramento), seu uso declinou.

c. **Urocinase** não é mais disponível nos Estados Unidos, mas pode ser usada em outros países. Dose: 4.400 U/kg dose em bolo inicial IV ao longo de 10 minutos, a seguir 4.400 U/kg/h durante 6–12 horas.

d. **Agentes mais recentes.** Bivalirudina e argatroban (inibidores diretos da trombina) foram aprovados em adultos, e o uso em bebês está evoluindo.

5. **Trombólise dirigida por cateter (CDT).** Um método sofisticado em que o agente é injetado dentro da trombose. Em alguns relatórios, é superior à terapia trombolítica sistêmica com menos efeitos colaterais. Também é usado, em recém-nascidos deixarem de responder à terapia com heparina não fracionada (UFH). **Para um aparelho de acesso venoso central bloqueado,** trombólise local é recomendada após avaliação clínica. **Em recém-nascidos com trombose de artéria femoral ameaçando membro ou ameaçando órgão** que

têm insucesso com terapia inicial com UFH, é recomendada trombólise. Droga de escolha é tPA com uma dose de 0,01–0,05 mg/kg/h.
6. **Cirurgia.** Cirurgia imediata tem sido executada com sucesso em recém-nascidos e pode estar indicada na presença de uma embolia oclusiva, se trombólise for contraindicada para oclusão arterial periférica. Diretrizes não estão bem estabelecidas. As opções cirúrgicas incluem trombectomia, reconstrução microvascular, descompressão vascular através do uso de uma fasciotomia, destruição mecânica do trombo (trombectomia médica) e amputação. Se terapia antitrombótica for contraindicada, opções são arteriotomia, embolectomia e reconstrução microvascular.
7. **Tratamento específico**
   a. **Tromboembolismo arterial periférico relacionado com cateter.** Remover o cateter imediatamente. Tromboembolismo arterial periférico sintomático relacionado com cateter: anticoagulação com UFH com ou sem trombólise ou trombectomia cirúrgica com reparo microvascular com heparinoterapia.
   b. **Trombose de linha venosa central.** Avaliação clínica e trombólise local.
   c. **Trombose femoral aguda.** Doses terapêuticas de UFH IV como terapia inicial ou LMWH por um total de 5–7 dias de anticoagulação. **Para bebês com trombose de artéria femoral ameaçando membro ou ameaçando órgão que deixam de responder à terapia com UFH e não havendo contraindicações:** trombólise. **Com contraindicações:** intervenção cirúrgica.
   d. **Trombose de veia renal**
      i. **Unilateral (sem comprometimento renal, sem extensão à IVC).** Tratamento suportivo com acompanhamento estrito por radiologia ou anticoagulação em doses terapêuticas durante 6 semanas a 3 meses. **Unilateral (com extensão para a veia cava inferior [IVC]):** anticoagulação durante 6 semanas a 3 meses.
      ii. **Bilateral (com comprometimento renal).** Anticoagulação ou terapia trombolítica inicial com tPA, a seguir anticoagulação a longo prazo.
   e. **Trombose de seio venoso cerebral (sem hemorragia intracraniana importante).** Anticoagulação por 6 semanas a 3 meses. **Com hemorragia intracraniana importante:** Anticoagulação ou tratamento suportivo com monitoramento radiológico, e anticoagulação se ocorrer extensão do trombo.
   f. **Primeiro acidente vascular encefálico isquêmico arterial sem fonte cardioembólica continuada.** Tratamento suportivo. **Com fonte cardioembólica documentada:** Anticoagulação recomendada. **Acidente vascular encefálico arterial recorrente:** Terapia anticoagulante ou com aspirina.
   g. **Embolia de ar sistêmica.** Usar cautela ao estabelecer linhas de infusão com partes complexas; uso de filtros de líquido IV pode diminuir embolia de ar. Tratamento é suportivo cardíaco e suportivo respiratório, com oxigenoterapia 100%. Oxigênio hiperbárico tem sido usado em alguns casos.
   h. *Purpura fulminans*/**trombofilias neonatais.** Ver Capítulo 142.

Referência Selecionada

Monagle P, Chan AK, Goldenberg NA, et al. Antithrombotic therapy in neonates and children: Antithrombotic Therapy and Prevention of Thrombosis, 9th ed: American College of Chest Physicians Evidence-Based Clinical Guidelines. *Chest.* 2012;141(Suppl 2): e737S-e801S.

SEÇÃO VI Doenças e Distúrbios

80 Anemia

I. **Definição.** Anemia que se desenvolve durante o período neonatal (0–28 dias de vida) em recém-nascidos de idade gestacional > 34 semanas é demonstrada por uma concentração de hemoglobina em sangue venoso < 13 g/dL ou uma hemoglobina capilar < 14,5 g/dL.

II. **Incidência.** Anemia é a anormalidade hematológica mais comum no recém-nascido. A incidência específica depende da causa de anemia.

III. **Fisiopatologia**

A. **Fisiologia normal.** Ao nascimento, os valores normais da hemoglobina em sangue venoso nos recém-nascidos de idade gestacional > 34 semanas são de 14 a 20 g/dL, com um valor médio de 17 g/dL. A contagem de reticulócitos no sangue do cordão umbilical de recém-nascidos varia de 3 a 7%. A média do volume corpuscular médio de hemácias é de 107 fL. Recém-nascidos prematuros possuem uma concentração de hemoglobina ligeiramente menor e contagens de reticulócitos e um volume corpuscular médio maiores. Em recém-nascidos a termo saudáveis, **os valores de hemoglobina permanecem inalterados até a terceira semana de vida, declinando após esse período e alcançando um nadir de 11 g/dL na 8^a–12ª semana de idade.** Este fenômeno é conhecido como **"anemia fisiológica da infância".** Em recém-nascidos prematuros, o declínio é mais intenso, alcançando um nadir de 7–9 g/dL na 4^a–8ª semana de vida. Esta anemia fisiológica exagerada da prematuridade está relacionada com uma combinação de massa eritrocitária reduzida ao nascimento, maiores perdas iatrogênicas decorrentes da amostragem de sangue laboratorial, diminuição do tempo de vida das hemácias, produção inadequada de eritropoietina e rápido crescimento corporal. Na ausência de complicações clínicas associadas à prematuridade, os recém-nascidos permanecem assintomáticos durante este processo.

B. **Etiologias da anemia.** Anemia no recém-nascido resulta de 1 dos 3 processos a seguir: **perda de hemácias, ou anemia hemorrágica,** a causa mais **comum; destruição excessiva das hemácias, ou anemia hemolítica; ou subprodução de hemácias, ou anemia hipoplásica.**

1. **Anemia hemorrágica**

   a. **Período anteparto** (1 em cada 1.000 nascidos vivos)

   i. **Perda da integridade placentária.** Descolamento de placenta, placenta prévia ou amniocentese traumática (aguda ou crônica) podem resultar em perda da integridade placentária.

   ii. **Anomalias do cordão umbilical ou vasos placentários.** Inserção velamentosa do cordão umbilical ocorre em 10% das gestações gemelares e em quase todas as gestações com > 3 fetos. Vasos comunicantes (vasa prévia), hematoma de cordão umbilical (1 em cada 5.500 partos) ou entrelaçamento de cordão umbilical pelo feto também podem causar anemia hemorrágica.

   iii. **Transfusão feto-fetal.** Observada somente em nascimentos múltiplos monozigóticos. Gestações gemelares monozigóticas (MZ) representam aproximadamente 30% dos gêmeos espontaneamente concebidos. A ocorrência de gêmeos MZ é de 0,4–0,45% das concepções não estimuladas *in vivo*. A incidência de gêmeos monocoriônicos está aumentando por causa do aumento no uso de técnicas de reprodução assistida (ART). O uso de ART tem sido associado a um aumento de 2 a 12 vezes na concepção de gêmeos MZ. Na presença de uma placenta monocoriônica, 13–33% das gestações gemelares estão associadas à transfusão feto-fetal. A diferença na concentração de hemoglobina entre os gêmeos é > 5 g/dL. O gêmeo doador anêmico pode desenvolver doença cardíaca congestiva, enquanto que o gêmeo receptor pletórico pode manifestar sinais da síndrome de hiperviscosidade. A técnica intrauterina de fotocoagulação a *laser*, que interrompe as conexões vasculares na placa coriônica, aumentou a baixa taxa de sobrevida para a transfusão feto-fetal diagnosticada antes da 26ª semana de gestação.

b. **Período intraparto**
  i. **Hemorragia feto-materna.** Hemorragia feto-materna é um evento comum durante a gravidez, demonstrável em, aproximadamente, 75% das gestações. O risco é aumentado na ocorrência de pré-eclâmpsia, com a necessidade de instrumentação, e na realização de parto por cesariana. Em torno de 8% das gestações, o volume da hemorragia é > 10 mL. Hemorragia feto-materna clinicamente significativa tem sido tradicionalmente vista a um nível de corte de 30 mL. Neste limite, a incidência de hemorragia feto-materna foi estimada ser de 3 em cada 1.000 nascimentos. Com sangramentos > 80 mL/kg, dois terços dos fetos podem morrer antes do parto. A gravidade da hemorragia feto-materna está relacionada com o tamanho do sangramento em relação ao volume sanguíneo geral do feto, assim como a taxa pela qual este sangue é perdido, e se o evento é agudo ou crônico.
  ii. **Parto por cesariana.** Na cesariana eletiva, há uma incidência de 3% de anemia. A incidência é elevada na cesariana de emergência.
  iii. **Ruptura traumática do cordão umbilical.** Ruptura pode ocorrer, se o parto não for controlado ou não supervisionado.
  iv. **Falha da transfusão placentária.** Falha é geralmente causada por oclusão do cordão umbilical (p. ex., circular de cordão, ou um cordão entrelaçado ou prolapsado) durante o parto vaginal. A perda de sangue pode ser de 25–30 mL no recém-nascido.
  v. **Trauma obstétrico.** Durante um parto vaginal difícil, pode ocorrer hemorragia intracraniana ou visceral oculta. Pode não ser aparente ao nascimento. Partos difíceis são mais comuns com recém-nascidos grandes para a idade gestacional, apresentação pélvica ou extração difícil.

c. **Período neonatal**
  i. **Hemorragia contida.** Hemorragia grave o bastante para causar anemia neonatal sugere trauma obstétrico, sofrimento perinatal grave ou um defeito na hemostasia. Veja Figura 6–1.
    (a) **Bossa serossanguinolenta** é relativamente comum e pode resultar em hemorragia benigna.
    (b) **Cefaloematoma** é encontrado em até 2,5% dos nascimentos. Está associado à extração a vácuo e primiparidade (5% de risco de associação a uma fratura craniana linear não deprimida).
    (c) **Hemorragia subgaleal (subaponeurótica)** é uma emergência médica rara, porém potencialmente fatal, causada pela ruptura das veias emissárias, que são conexões entre os seios durais e as veias do couro cabeludo. O sangue se acumula entre a aponeurose epicraniana do couro cabeludo e o periósteo. Este espaço potencial se estende anterogradamente até as margens orbitárias, retrogradamente até a crista nucal e lateralmente até a fáscia temporal. Em recém-nascidos a termo, este espaço subaponeurótico pode conter até 260 mL de sangue. Hemorragia subgaleal está frequentemente associada à extração a vácuo e parto a fórceps, porém também pode ocorrer espontaneamente em consequência de uma coagulopatia associada.
    (d) **Hemorragia intracraniana** pode ocorrer no espaço subdural, subaracnóideo ou subependimário.
    (e) **Hemorragia do parênquima visceral** é incomum. Geralmente resulta de trauma obstétrico (p. ex., extração pélvica difícil) a um órgão interno, mais comumente o fígado, porém também o baço, rins ou glândulas suprarrenais.
  ii. **Defeitos na hemostasia.** Defeitos na hemostasia podem ser congênitos, porém a hemorragia geralmente ocorre secundária à coagulopatia de consumo, que pode ser causada pelos seguintes fatores:
    (a) **Deficiência congênita do fator de coagulação.**
    (b) **Coagulopatia de consumo**
       i. **Infecção viral ou congênita disseminada.**
       ii. **Septicemia bacteriana.**

   iii. **Embolia intravascular da tromboplastina** (em consequência de um gêmeo morto, toxemia materna, enterocolite necrosante ou outros)
  (c) **Deficiência de fatores de coagulação dependentes de vitamina K (fatores II, VII, IX e X)**
   i. **Falha em administrar vitamina K ao nascimento** geralmente resulta em uma diátese hemorrágica aos 3–4 dias de idade.
   ii. **Uso de antibióticos** pode interferir com a produção de vitamina K pela flora gastrointestinal normal.
   iii. **Ingestão materna de anticonvulsivantes** (carbamazepina, fenitoína e barbitúricos, mas não ácido valproico), agente antituberculose (isoniazida, rifampicina) e antagonistas da vitamina K.
  (d) **Trombocitopenia.** Veja Capítulo 143.
   i. **Trombocitopenia imune pode ser isoimune ou autoimune.**
   ii. **Trombocitopenia congênita com ausência de rádio** é uma síndrome frequentemente associada à anemia hemorrágica no recém-nascido.
   iii. **Perda iatrogênica de sangue.** Anemia pode ocorrer, se a perda sanguínea secundária à punção venosa repetida não for reposta regularmente. Pode haver o desenvolvimento de sintomas na ocorrência de uma perda > 20% em um período de 48 horas.

2. **Anemia hemolítica**
 a. **Hemólise imune**
  i. **Anemia hemolítica isoimune.** Causada principalmente por incompatibilidade de Rh.
  ii. **Anemia hemolítica autoimune.**
 b. **Hemólise não imune**
  i. **Sepse bacteriana** pode causar hemólise microangiopática primária.
  ii. **Infecções congênitas (TORCH)** (*t*oxoplasmose, *o*utros, *r*ubéola, *c*itomegalovírus e vírus *h*erpes simples) (veja Capítulo 122).
 c. **Defeitos congênitos eritrocitários**
  i. **Deficiência de enzimas da via metabólica**
   (a) Deficiência de glicose-6-fosfato desidrogenase (G6PD).
   (b) Deficiência de piruvato cinase.
  ii. **Talassemia.** Anemia hemolítica secundária à talassemia está invariavelmente associada à forma homozigótica da talassemia-α e se manifesta ao nascimento. Os distúrbios na talassemia-β tornam-se aparentes somente após 2–3 meses de idade.
  iii. **Hemoglobinopatia** Pode ser caracterizada como hemoglobinas instáveis ou anemia congênita com corpúsculos de Heinz.
  iv. **Defeitos de membrana.** Geralmente autossômico dominante.
   (a) **Esferocitose hereditária** (1 em cada 5.000 neonatos) comumente se apresenta com icterícia e, em menor frequência, com anemia.
   (b) **Eliptocitose hereditária** (1 em cada 2.500 neonatos) raramente se manifesta no recém-nascido.
 d. **Doenças sistêmicas**
  i. **Galactosemia.**
  ii. **Osteopetrose.**
 e. **Deficiência nutricional.** Deficiência de vitamina E ocorre pela má absorção crônica, porém geralmente se manifesta somente após o período neonatal.

3. **Anemia hipoplásica**
 a. **Doença congênita**
  i. Síndrome de Diamond-Blackfan (anemia hipoplásica congênita).
  ii. Atransferrinemia.
  iii. Leucemia congênita.
  iv. Anemia sideroblástica.

b. **Doença adquirida**
      i. Infecção. Rubéola e sífilis são as causas mais comuns.
      ii. Crise aplásica.
      iii. Anemia aplásica.
IV. **Fatores de risco.** Prematuridade, determinadas raças e grupos étnicos e distúrbios sanguíneos hereditários (veja Seção III).
V. **Apresentação clínica**
   A. **Sintomas e sinais.** As 4 principais formas de anemia neonatal podem ser demonstradas pela determinação dos seguintes fatores: idade na apresentação da anemia, aspectos clínicos associados na apresentação, estado hemodinâmico do recém-nascido e presença ou ausência de reticulocitose compensatória.
      1. **Anemia hemorrágica.** Geralmente dramática na apresentação clínica quando aguda, mas pode ser mais discreta quando crônica. Ambas as formas possuem taxas significativas de morbidade e mortalidade perinatais quando não são reconhecidas. Nenhuma das formas apresenta uma elevação significativa dos níveis de bilirrubina ou hepatoesplenomegalia.
         a. **Anemia hemorrágica aguda.** Apresenta-se ao nascimento ou com hemorragia interna após 24 horas. Há palidez não associada à icterícia e geralmente sem cianose (< 5 g de desoxiemoglobina), e não é aliviada pela suplementação de oxigênio. Taquipneia ou respiração profunda estão presentes. Instabilidade vascular varia de perfusão periférica diminuída (uma perda de 10% do volume sanguíneo) a choque hipovolêmico (perda de 20–25% do volume sanguíneo). Também há redução da pressão venosa central e preenchimento capilar deficiente. Índices normocíticos ou normocrômicos estão presentes, com desenvolvimento de reticulocitose em 2–3 dias do evento hemorrágico.
         b. **Anemia hemorrágica crônica.** Apresenta-se ao nascimento com palidez inexplicável, geralmente sem cianose (< 5 g de desoxiemoglobina), e não é aliviada pela suplementação de oxigênio. Sinais mínimos de desconforto respiratório estão presentes. A pressão venosa central está normal ou elevada. Índices microcíticos ou hipocrômicos estão presentes, com reticulocitose compensatória. O fígado está frequentemente aumentado por causa da eritropoiese extramedular compensatória. Hidropsia fetal ou natimorto podem ocorrer com a falha da reticulocitose compensatória ou da manutenção do volume intravascular.
         c. **Asfixia pálida (asfixia neonatal severa).** Não associada à anemia hemorrágica no início do quadro. Este distúrbio deve ser clinicamente diferenciado da hemorragia aguda, pois uma terapia específica imediata é necessária para cada distúrbio. A asfixia pálida se apresenta ao nascimento com palidez e cianose, que melhoram com o fornecimento de oxigênio suplementar, insuficiência respiratória, bradicardia e pressão venosa central normal.
      2. **Anemia hemolítica** Icterícia é frequentemente observada antes da obtenção dos níveis diagnósticos de hemoglobina, em parte por causa da reticulocitose compensatória que está invariavelmente presente. O recém-nascido geralmente apresenta palidez após 48 horas de idade. No entanto, a doença isoimune grave por incompatibilidade de Rh ou a talassemia à homozigótica se apresentam ao nascimento com anemia severa e, em muitos casos, hidropsia fetal. Hiperbilirrubinemia não conjugada de > 10–12 mg/dL, taquipneia e hepatoesplenomegalia podem ser observadas com a anemia hemolítica.
      3. **Anemia hipoplásica** Incomum. É caracterizada pela apresentação após 48 horas de idade, ausência de icterícia e reticulocitopenia.
      4. **Outras formas de anemia**
         a. **Anemia associada à transfusão feto-fetal.** Na presença de hemorragia crônica, há geralmente uma diferença > 20% nos pesos ao nascimento dos dois recém-nascidos, com o doador sendo o gêmeo menor.
         b. **Hemorragia oculta (interna)**
            i. **Hemorragia intracraniana.** Os sinais incluem um abaulamento da fontanela anterior e sinais neurológicos (p. ex., uma alteração da percepção, apneia ou convulsões).

ii. **Hemorragia visceral.** Frequentemente, houve lesão do fígado. Uma distensão ou massa abdominal é observada.

iii. **Hemorragia pulmonar.** Opacificação radiográfica parcial ou total de um hemitórax e secreções traqueais sanguinolentas são observadas (veja Capítulo 57).

B. **Histórico**
   1. **Anemia ao nascimento**
      a. **Anemia hemorrágica.** Pode haver um histórico de amniocentese ou sangramento vaginal no terceiro trimestre de gestação. Anemia hemorrágica pode estar associada à gestação múltipla, calafrios maternos ou febre pós-parto e cesariana não eletiva.
      b. **Anemia hemolítica.** Pode estar associada ao retardo do crescimento intrauterino (IUGR) e mães Rh-negativas.
   2. **Anemia se apresentando após 24 horas de idade** está frequentemente associada a um trauma obstétrico, parto não supervisionado, sofrimento fetal perinatal ou um baixo índice de Apgar.
   3. **Anemia se apresentando com icterícia** sugere anemia hemolítica. Pode haver evidência de ingestão de drogas no final do terceiro trimestre; IUGR; um membro familiar com esplenectomia, anemia, icterícia ou colelitíase; doença materna autoimune; ou descendência mediterrânea ou asiática.

VI. **Diagnóstico**
   A. **Exames iniciais obrigatórios**
      1. **Hemoglobina.**
      2. **Índices eritrocitários**
         a. **Índices microcíticos ou hipocrômicos** sugerem hemorragia feto-materna ou feto-fetal, ou talassemia-α (volume corpuscular médio < 90 fL).
         b. **Índices normocíticos ou normocrômicos** são sugestivos de hemorragia aguda, doença sistêmica, defeitos congênitos eritrocitários ou anemia hipoplásica.
      3. **Contagem de reticulócitos (corrigida).** Uma contagem de reticulócitos elevada está associada a um antecedente de hemorragia ou anemia hemolítica. Uma baixa contagem é observada na anemia hipoplásica. A seguinte fórmula é utilizada:

$$\text{Contagem de reticulócitos corrigida} = \frac{\text{Contagem de reticulócitos observada} \times \text{Hematócrito observado}}{\text{Hematócrito normal para a idade}}$$

      4. **Esfregaço sanguíneo**
         a. **Esferócitos** estão associados à hemólise isoimune por incompatibilidade ABO ou esferocitose hereditária.
         b. **Eliptócitos** são observados na eliptocitose hereditária.
         c. **Picnócitos** podem ser vistos na deficiência de G6PD.
         d. **Esquizócitos ou células em capacete** são geralmente observados na coagulopatia de consumo.
      5. **Teste de antiglobulina direto (teste de Coombs direto).** Este teste é positivo na hemólise isoimune ou autoimune.
   B. **Outros exames laboratoriais selecionados**
      1. **Hemólise isoimune.** O tipo sanguíneo e o fator Rh devem ser determinados e um eluato das células neonatais preparado.
      2. **Hemorragia feto-materna.** O **teste de Kleihauer-Betke** deve ser realizado. Usando uma técnica de eluição ácida, um esfregaço do sangue materno é corado com eosina. Uma coloração escura é observada nos eritrócitos fetais contendo hemoglobina F resistente à eluição ácida. Os eritrócitos adultos sem suas hemoglobinas a acidossensíveis não coram e aparecem como "células-fantasma". Uma perda de 50 mL de sangue fetal para a circulação materna aparece como 1% de células fetais na circulação materna. **Incompatibilidade ABO entre a mãe e o recém-nascido resulta em uma maior taxa de depuração das células fetais a partir da circulação materna, fornecendo um resultado falsamente baixo.** De modo contrário, o teste de Kleihauer-Betke pode sobrestimar a extensão da hemorragia,

com condições maternas levando à produção excessiva de hemoglobina F materna, como a anemia falciforme hereditária e o traço talassêmico-β. Imunofluorescência por citometria de fluxo é um teste diagnóstico alternativo que contorna alguns dos problemas associados à prova de Kleihauer-Betke. Esta tecnologia quantifica o número de células fetais ao medir a intensidade da fluorescência dos anticorpos monoclonais ligados à hemoglobina F ou a outros antígenos de superfície (p. ex., anidrase carbônica) diferencialmente expressos nos eritrócitos fetais, quando comparados aos eritrócitos adultos. O *College of American Pathologists* publicou uma ferramenta acessível *on-line* no endereço www.cap.org, que permite que os usuários insiram a porcentagem das células fetais observadas pelo teste de Kleihauer-Betke ou citometria de fluxo, e a altura e o peso materno para calcular o volume de hemorragia feto-materna.

3. **Anemia aplásica ou hipoplásica congênita.** Aspiração de medula óssea é geralmente indicada.
4. **Infecção TORCH**
   a. Imagens do crânio e ossos longos.
   b. Níveis de IgM.
   c. Sorologia aguda e convalescente.
   d. Cultura de urina para citomegalovírus.
5. **Coagulopatia de consumo**
   a. Tempo de protrombina (PT) e tempo de tromboplastina parcial (PTT).
   b. Contagem de plaquetas.
   c. Tempo de trombina ou determinação do fibrinogênio.
   d. Níveis dos fatores V e VIII.
   e. Produtos de degradação da fibrina (D-dímeros).
6. **Hemorragia oculta**
   a. Exame patológico da placenta.
   b. Ultrassonografia do crânio ou abdome ajudará a identificar o sítio do sangramento.
7. **Defeitos intrínsecos dos eritrócitos**
   a. Estudo das enzimas eritrocitárias.
   b. Análise da taxa de síntese das cadeias de globina.
   c. Estudos das membranas eritrocitárias.

VII. **Controle.** O tratamento da anemia neonatal pode envolver, individualmente ou em combinação, transfusão de substituição simples, exsanguinotransfusão, suplementação nutricional ou tratamento do distúrbio primário subjacente.

A. **Transfusão de substituição simples**
   1. **Indicações**
      a. Anemia hemorrágica aguda.
      b. Reposição no déficit crônico.
      c. **Manutenção da eficácia da capacidade de transporte de oxigênio.** Não existem diretrizes aceitas universalmente; entretanto, as diretrizes apresentadas a seguir são bastante representativas da prática mais comum.
         i. **Hematócrito < 35% com doença cardiopulmonar grave** (p. ex., ventilação com pressão positiva intermitente, com pressão média de vias aéreas > 6 cm H_2O).
         ii. **Hematócrito < 30%**
            (a) Com doença cardiopulmonar leve à moderada (FIO_2 > 35%, pressão positiva contínua nas vias aéreas).
            (b) Apneia significativa (> 9–12 horas, ou necessitando de ventilação com balão e máscara).
            (c) "Anemia sintomática" (ganho de peso < 10 g/kg/d, com taxa calórica plena e frequência cardíaca > 180 batimentos/minuto por mais de 24 horas).
            (d) Se for submetido a uma cirurgia de grande porte.
         iii. **Hematócrito < 21%.** Assintomático, porém com baixa contagem de reticulócitos (< 2%).

2. **Transfusão de emergência somente ao nascimento.** Utilizar concentrado de hemácias tipo O e Rh-negativo.
   a. **Ajustar o hematócrito para 50%.**
   b. **Se uma emergência médica existir,** sangue que não foi submetido à prova cruzada pode ser utilizado; se houver tempo, deve-se realizar uma prova cruzada com o sangue da mãe.
   c. **Fluidos alternativos de reposição volêmica** incluem salina normal, plasma fresco congelado e albumina a 5% em solução salina. Infusão em tempo hábil de concentrado de hemácias ou exsanguinotransfusão parcial deve ser realizada após a reposição volêmica.
   d. **Realizar cateterismo de veia umbilical** a uma profundidade de 4–5 cm ou até que um fluxo sanguíneo livre seja estabelecido (veja Capítulo 25).
   e. **Coletar amostras de sangue para testes diagnósticos.** Obter um hemograma completo e contagem diferencial dos leucócitos, tipo sanguíneo e fator Rh, teste de Coombs direto e, quando indicado, níveis de bilirrubina total. Em uma emergência médica, a transfusão pode ser iniciada antes que os resultados dos testes laboratoriais sejam conhecidos.
   f. **Infundir 10–15 mL/kg de solução de reposição volêmica por 10–15 minutos, se medidas de emergência forem necessárias.** Quando for estável o estado de saúde do recém-nascido, revisar os testes diagnósticos, exame físico e histórico obstétrico.
   g. **Calcular o volume eritrocitário.** Sob condições controladas ou se uma transfusão simples for indicada, calcular o volume do concentrado de hemácias necessário para alcançar o aumento desejado na massa eritrocitária (veja página 468). **O volume de uma transfusão única não deve exceder 10-20 mL/kg.**

B. **Exsanguinotransfusão**
  1. **Indicações**
   a. Anemia hemolítica crônica ou anemia hemorrágica com evidência de hipóxia tecidual (baixa perfusão, acidose metabólica, oligúria).
   b. Anemia hemolítica isoimune grave com hemácias sensibilizadas circulantes e isoanticorpos.
   c. Coagulopatia de consumo.
  2. **Técnica.** Veja Capítulo 36 para uma descrição da técnica de exsanguinotransfusão em neonatos.

C. **Reposição nutricional**
  1. **Ferro.** Reposição de ferro nas seguintes situações:
   a. **Hemorragia feto-materna** de volume significativo.
   b. **Transfusão feto-fetal crônica** (no gêmeo doador).
   c. **Progressiva perda de sangue para o meio externo** (se não reposto).
   d. **Recém-nascido pré-termo** (idade gestacional < 36 semanas).
  2. **Folato.** Especialmente com níveis séricos < 0,5 ng/mL
   a. **Recém-nascidos prematuros** pesando < 1.500 g ou de idade gestacional < 34 semanas.
   b. **Anemias hemolíticas crônicas** ou condições envolvendo "eritropoiese de estresse"
   c. **Infantes recebendo fenitoína (Dilantin).**
  3. **Vitamina E.** Recém-nascidos pré-termo de idade gestacional < 34 semanas, a menos que amamentados no peito.

D. **Profilático**
  1. **Eritropoetina recombinante humana (r-HuEPO)** (*controversa*). Altas doses de eritropoetina são capazes de aumentar a eritropoiese neonatal e apresenta um número muito pequeno de efeitos colaterais. A r-HuEPO diminui a necessidade de transfusões "tardias" (aquelas necessárias após 2–3 semanas de idade); não compensará a anemia secundária às perdas por flebotomia. Seu uso no recém-nascido de peso muito baixo continua ***controverso***, pois a gravidade da anemia neste grupo pode ser minimizada com maior eficácia por uma política restritiva para amostragem sanguínea e o uso de micrométodos no laboratório. A necessidade de transfusões também é reduzida, quando uma abordagem "protocoli-

zada" consistente para transfusões está disponível na unidade de cuidados intensivos neonatais. Também tem sido argumentado que o que necessita ser evitado, mais do que a transfusão propriamente dita, é a exposição a múltiplos doadores. A alocação de um único doador para cada recém-nascido de alto risco, por um período de 42 dias, é a maneira mais eficaz de alcançar o prévio objetivo. Estratégias iniciais e tardias têm sido utilizadas para tratamento com eritropoetina (veja doses no Capítulo 148).
- **a. Inicial.** Iniciando no dia 1 ou 2, a uma dose de 1.200–1.400 U/kg/semana, a r-HuEPO é adicionada à solução de nutrição parenteral total, e 1 mg/kg/dia de ferro é acrescentado.
- **b. Tardio.** 500–700 U/kg/semana, administrados 3–5 vezes por semana pela via subcutânea. Suplementação oral de ferro precisa ser fornecida a uma dose de 3 mg/kg/dia em 3 doses divididas. A dose de ferro é aumentada para 6 mg/kg/dia, assim que o bebê tolere uma dieta enteral nutricionalmente completa.

2. **Suplementação nutricional**
   - **a. Ferro elementar.** 1–2 mg/kg/dia, iniciando aos 2 meses de idade e continuando até 1 ano de idade.
   - **b. Ácido fólico.** 1–2 mg/semana para recém-nascidos pré-termo; 50 mcg/dia para recém-nascidos a termo.
   - **c. Vitamina E.** 52 UI/dia até que uma idade corrigida de 4 meses seja alcançada.

E. **Tratamento de distúrbios selecionados**
   1. **Coagulopatia de consumo**
      - **a. Tratar a causa subjacente (p. ex., septicemia).**
      - **b. Fornecer terapia de reposição sanguínea.** Realizar exsanguinotransfusão ou administrar plasma fresco congelado, 10 mL/kg a cada 12–14 horas. Concentrado de plaquetas, 1 U, pode ser utilizado como um substituto para transfusão de plasma.
      - **c. Realizar exames de coagulação.** Monitorar o PTT, PT, níveis de fibrinogênio e dímero D e a contagem de plaquetas.
   2. **Trombocitopenia imune**
      - **a. Trombocitopenia isoimune**
         - i. **Considerar a realização de parto por cesariana,** se o diagnóstico tiver sido confirmado e houver um irmão mais velho com trombocitopenia imune (75% de risco de recorrência).
         - ii. **Administrar plaquetas lavadas maternas** quando indicado para diátese hemorrágica em um recém-nascido com uma contagem de plaquetas < 20.000–30.000 ìL. Exsanguinotransfusão pode ser utilizada como uma alternativa.
         - iii. **Terapia com corticosteroides** e imunoglobulina intravenosa é *controversa*.
      - **b. Trombocitopenia autoimune**
         - i. **Parto por cesariana.** Considerar se a contagem de plaquetas materna for < 100.000 ìL ou a contagem de plaquetas fetal for < 50.000 ìL.
         - ii. **Uso de corticosteroides é *controverso*.** Sob as condições mencionadas, considerar a administração de corticosteroides na mãe várias semanas antes do parto. Transfusão de plaquetas aleatórias do doador pode ser realizada quando indicada.

VII. **Prognóstico.** Depende da causa subjacente, sua gravidade e o quanto agudamente a anemia se desenvolve.

Referências Selecionadas

Alpay F, Sarici SU, Okutan V, Erdem G, Ozcan O, Gökçay E. High-dose intravenous immunoglobulin therapy in neonatal immune haemolytic jaundice. *Acta Paediatr.* 1999;88:216-219.

American Academy of Pediatrics. Commentary: neonatal jaundice and kernicterus. *Pediatrics.* 2001;108:763.

Bell E, Strauss RG, Widness JA, et al. Randomized trial of liberal versus restrictive guidelines for red blood cell transfusion in preterm infants. *Pediatrics.* 2005;115:1685-1691.

Bifano EM, Curran TR. Minimizing donor blood exposure in the neonatal intensive care unit: current trends and future prospects. *Clin Perinatol.* 1995;22:657.

Bishara N, Ohls RK. Current controversies in the management of the anemia of prematurity. *Semin Perinatol.* 2008;33:29-34.
Blanchette VS, Rand ML. Platelet disorders in newborn infants: diagnosis and management. *Semin Perinatol.* 1997;21:53.
Blau J, Calo JM, Dozor D, Sutton M, Alpan G, La Gamma EF. Transfusion-related acute gut injury: necrotizing enterocolitis in very low birth weight neonates after packed red blood cell transfusion. *J Pediatr.* 2011;158:403-409.
Brugnara C. The neonatal erythrocyte and its disorder. In: Nathan DG, Orkin S, eds. *Hematology of Infancy and Childhood.* 7th ed. Philadelphia, PA: Saunders; 2008.
Christensen RD. Association between red blood cell transfusions and necrotizing enterocolitis. *J Pediatr.* 2011;158:349-350.
Crowley M, Kirpalani H. A rational approach to red blood cell transfusion in the neonatal ICU. *Curr Opin Pediatr.* 2010;22:151-157.
Kirpalani H, Whyte RK, Andersen C, et al. The Premature Infants in Need of Transfusions (PINT) study: a randomized, controlled trial of a restrictive (low) versus liberal (high) transfusion threshold for extremely low birth weight infants. *J Pediatr.* 2006;149:301-307.
Liley HG. Immune hemolytic disease of the newborn. In: Nathan DG, Orkin S, eds. *Hematology of Infancy and Childhood.* 7th ed. Philadelphia, PA: Saunders; 2008.
Nopoulos PC, Conrad AL, Bell EF, et al. Long-term outcome of brain structure in premature infants: effects of liberal vs restricted red blood cell transfusions. *Arch Pediatr Adolesc Med.* 2011;165:443-450.
Valieva OA, Strandjord TP, Mayock DE, Juul SE. Effects of transfusions in extremely low birth weight infants: a retrospective study. *J Pediatr.* 2009;155:331-337.
Wylie BJ, D'Alton ME. Fetomaternal hemorrhage. *Obstet Gynecol.* 2010;115:1039-1051.

81 Apneia

1. **Definição.** Apneia é comum em neonatos prematuros e um problema clínico significativo. Manifesta-se por um ritmo respiratório instável, refletindo a imaturidade do sistema de controle respiratório. A apneia também pode ser secundária a outras condições patológicas, que precisam ser excluídas antes que o diagnóstico de apneia da prematuridade seja considerado. Em contraste, a respiração periódica é uma condição benigna e não precisa de tratamento. Apneia é definida como a cessação da respiração por um período de, pelo menos, 20 segundos e é acompanhada por bradicardia, dessaturação de oxigênio ou cianose.
    A. **Apneia central.** Caracterizada por cessação total do esforço inspiratório sem evidência de obstrução.
    B. **Apneia obstrutiva.** O recém-nascido tenta respirar contra uma via aérea obstruída, resultando em movimento da parede torácica sem fluxo de ar durante todo o episódio apneico.
    C. **Apneia mista.** Consiste na obstrução dos esforços respiratórios, sendo geralmente seguida por apneia central. Apneia puramente obstrutiva na ausência de um problema posicional é **provavelmente** incomum.
    D. **Respiração periódica.** Respiração periódica é um padrão respiratório normal seguido por apneia de 5 a 10 segundos de duração, sem alteração na frequência cardíaca ou cor da pele. Respiração periódica consiste em respiração durante 10 ou 15 segundos, seguida por apneia por 5 a 10 segundos, sem mudança na frequência cardíaca ou cor da pele, e o efeito final pode ser de hipoventilação. Ocorre decorrente de um desequilíbrio entre o efeito dos quimiorreceptores centrais e periféricos sobre o *drive* ventilatório. Respiração periódica em recém-nascidos prematuros frequentemente decorre da estimulação excessiva pelos quimiorreceptores, promovendo, desse modo, um desequilíbrio. A prevalência da respiração periódica alcança 100% em recém-nascidos prematuros < 1.000 g. É mais frequente durante o sono ativo. O

prognóstico é favorável, e é *controverso*, se a respiração periódica estiver associada a um maior risco para apneia da prematuridade.

II. **Incidência.** A incidência de apneia e respiração periódica no recém-nascido a termo não foi adequadamente determinada. Mais de 50% dos recém-nascidos com peso < 1.500 g e 90% dos recém-nascidos com peso < 1.000 g possuem apneia. Apneia mista é o tipo mais comum (50%), seguida pela apneia central (40%) e, então, obstrutiva (10%).

III. **Fisiopatologia.** A apneia da prematuridade é um distúrbio do desenvolvimento e reflete um estado imaturo "fisiológico", em vez de "patológico", do controle respiratório.

   A. **Transição fetal para neonatal.** O aumento pós-natal na Pao_2 diminui levemente a resposta dos quimiorreceptores periféricos, resultando em um breve atraso no início da respiração espontânea. Este efeito é aumentado, quando os neonatos são expostos a oxigênio a 100% durante a reanimação. O padrão respiratório imaturo e a função do quimiorreceptor nos recém-nascidos prematuros podem retardar este ajuste pós-natal, dado a presença de um menor número de conexões sinápticas e menor mielinização do tronco cerebral imaturo.

   B. **Resposta ventilatória à hipóxia.** Um aumento transitório na frequência respiratória e volume corrente por 1–2 minutos, seguido por uma redução sustentada tardia na respiração espontânea. Esta resposta única à hipóxia pode persistir por várias semanas em resposta aos episódios hipóxicos após o nascimento. Esta depressão hipoventilatória tardia associada ao ajuste respiratório pós-natal atrasado ocorre em recém-nascidos prematuros. Estimulação dos quimiorreceptores periféricos secundária à hipocapnia, que é causada por uma hiperventilação, também pode contribuir para a ocorrência de apneia.

   C. **Resposta ventilatória ao quimiorreflexo laríngeo.** O quimiorreflexo laríngeo é mediado pelas fibras aferentes do nervo laríngeo superior e é considerado ser um reflexo protetor. Uma resposta exagerada provocada durante as amamentações também pode contribuir com os episódios apneicos.

   D. **Neurotransmissores e apneia.** Sensibilidade aumentada aos neurotransmissores inibitórios, como o GABA (ácido γ-aminobutírico), adenosina, serotonina e prostaglandinas, pode estar relacionada com a apneia.

   E. **Variabilidade genética e apneia.** Fatores genéticos e ambientais podem causar apneia. A hereditariedade da apneia da prematuridade foi de 87% entre gêmeos do mesmo sexo. Considera-se que a síndrome de hipoventilação congênita, definida como uma falta de resposta ao CO_2 durante o sono, ocorre por causa da mutação do fator de transcrição Phox2b. Uma depleção grave dos neurônios do grupo respiratório em consequência da mutação acima foi observada em animais de experimentação.

   F. **Apneia do sono.** A maioria das apneias ocorre durante o sono ativo. Recém-nascidos prematuros dormem 80% do tempo, e 50% do sono é ativo. Esta relação persiste até os 6 meses de idade. Durante o sono ativo, há um estado eletrocortical de baixa voltagem, menor frequência de estímulo de despertar do sono, tônus muscular reduzido, ausência de atividade dos músculos adutores das vias aéreas superiores e comando respiratório reduzido. Respiração irregular e distorção da parede torácica na inspiração associada a um *drive* ventilatório reduzido causa uma leve elevação na Pco_2 arterial. A resposta ventilatória à hipóxia e sensibilidade ventilatória ao CO_2 está mais deprimida durante o sono ativo. A ativação dos neurônios que contêm serotonina e fazem parte do sistema de ativação do tronco cerebral diminui para quase metade durante o sono de ondas lentas e se torna quase silencioso durante o sono REM (movimento rápido dos olhos) através da estimulação GABAérgica.

   G. **Irmãos com a síndrome da morte súbita do lactente (SIDS).** A avaliação colaborativa do monitoramento domiciliar (CHIME, do inglês *collaborative home monitoring evaluation*) demonstrou que a incidência de apneia foi a mesma em irmãos de bebês que sofreram a SIDS e irmãos de recém-nascidos a termo normais.

   H. **Refluxo gastroesofágico (GER) e apneia.** Estudos demonstraram ausência de relação temporal entre o GER e a apneia. Foi documentado uma redução do tônus do esfíncter esofágico e aumento do GER após a apneia, porém a apneia também ocorre antes dos eventos de refluxo. Apneia com eventos de dessaturação pode resultar em relaxamento da junção gastroesofágica e pode explicar a presença de fórmula infantil frequentemente encontrada na faringe

81: APNEIA

de recém-nascidos durante um evento apneico. Estudos demonstraram que medicamentos antirrefluxo não reduzem a apneia e a bradicardia.

IV. **Fatores de risco**
  A. **Imaturidade fisiológica do centro respiratório.** Esta condição está geralmente presente após 1–2 dias de vida, e é frequentemente denominada de **apneia da prematuridade (AOP)**.
  B. **Causas secundárias**
    1. **Neurológicas.** Tocotraumatismo, meningite, hemorragia intracraniana, convulsões, asfixia perinatal, miopatias ou neuropatias congênitas, transferência placentária de narcóticos, sulfato de magnésio ($MgSO_4$) ou anestésicos gerais.
    2. **Pulmonares.** Deficiência de surfactante, pneumonia, hemorragia pulmonar, lesões obstrutivas das vias aéreas, pneumotórax, hipoxemia e hipercarbia.
    3. **Cardíacas.** Cardiopatia congênita cianótica, hipertensão ou hipotensão, insuficiência cardíaca congestiva, canal arterial patente, tônus vagal aumentado e terapia com prostaglandina.
    4. **Gastrointestinais.** GER e enterocolite necrosante (NEC).
    5. **Hematológicas.** Anemia.
    6. **Hipotermia ou hipertermia.**
    7. **Metabólicas.** Acidose, hipoglicemia, hipocalcemia e hiponatremia ou hipernatremia.
    8. **Erros inatos do metabolismo.**
    9. **Septicemia.**

V. **Manifestações clínicas.** É difícil separar as manifestações clínicas da apneia de suas consequências. Os sintomas e sinais dependem da duração e frequência da apneia, e a maioria está relacionada com a hipóxia. Outras manifestações clínicas dependem da etiologia da apneia, como intolerância alimentar, letargia, instabilidade térmica, agitação, inapetência, depressão do sistema nervoso central (CNS), irritabilidade, dessaturação, taquipneia, taquicardia, bradicardia, hipotonia e convulsões.

VI. **Diagnóstico**
  A. **Histórico e exame físico** devem incluir uma revisão dos fatores de risco maternos, medicamentos, história do nascimento e intolerância alimentar. O exame físico deve incluir uma procura por sinais neurológicos anormais e sinais de septicemia.
  B. **Exames laboratoriais**
    1. Rastreio séptico completo (p. ex., hemograma completo [CBC], culturas apropriadas).
    2. Triagem para distúrbios metabólicos.
  C. **Exames de imagem e outros exames**
    1. **Exames de imagem** para determinar a presença de atelectasia, pneumonia, escape de ar e NEC, e ultrassonografia craniana para detectar hemorragia intracraniana ou anormalidades congênitas.
    2. **Eletrencefalograma (EEG)** para excluir convulsões, visto que apneia pode ser a única apresentação das convulsões.
    3. **Polissonografia** determina o tipo de apneia em relação aos ciclos do sono do recém-nascido.

VII. **Controle.** As estratégias terapêuticas da apneia da prematuridade devem ter como base a modulação de um ritmo respiratório instável em um mais estável. (Veja Capítulo 48.)
  A. **Controle farmacológico**
    1. **Terapia com metilxantina.** Cafeína, teofilina e aminofilina têm sido utilizadas como estimulantes respiratórios para reduzir a apneia da prematuridade. O tratamento com cafeína ou teofilina é eficaz para a AOP. Inicialmente, a teofilina era o padrão de tratamento, e uma monitoração cuidadosa dos níveis séricos era necessária. Desde sua aprovação pela U.S. Food and Drug Administration (FDA) para uso em recém-nascidos, a cafeína tem amplamente substituído a teofilina como a primeira droga para o controle da AOP. Metilxantinas aumentam a ventilação-minuto, melhoram a sensibilidade ao CO_2, reduzem a depressão hipóxica, intensificam a atividade diafragmática e reduzem a respiração periódica. O aumento da sensibilidade ao CO_2 pode ser um componente importante de sua eficácia. Os efeitos colaterais comuns incluem taquicardia, intolerância alimentar, êmese, agitação,

inquietação e irritabilidade. Os efeitos tóxicos podem produzir arritmias e convulsões. As metilxantinas aumentam a taxa metabólica e o consumo de oxigênio, e possuem um leve efeito diurético. A cafeína possui um número substancialmente menor de efeitos colaterais, é mais tolerada e possui um alto índice terapêutico, quando comparada à teofilina. A cafeína possui uma meia-vida longa, o que a torna um medicamento conveniente com um esquema de dosagem de uma vez ao dia, sendo raramente necessária a monitoração dos níveis de cafeína na dose recomendada. Veja Capítulo 148 para os esquemas de dosagem.

2. **Doxapram.** O doxapram é um estimulante respiratório inespecífico potente. Esta substância estimula os quimiorreceptores periféricos a uma baixa dose e os quimiorreceptores centrais a altas doses. Baixas doses são utilizadas para o tratamento da AOP. O doxapram aumenta o volume corrente e a ventilação-minuto. Estudos demonstraram a eficácia do doxapram na redução dos episódios de apneia quando esta é refratária às metilxantinas. Em consequência da baixa absorção, o doxapram é utilizado na forma de uma infusão intravenosa contínua. Os efeitos colaterais incluem um aumento na pressão sanguínea, distensão abdominal, irritabilidade, agitação, aumento dos resíduos gástricos e êmese. Veja Capítulo 148 para os esquemas de dosagem.

B. **Controle não farmacológico**
  1. **Com base em evidências**
     a. **Posição prona com a cabeça elevada.** A parede torácica é estabilizada, e a sincronia toracoabdominal é reduzida na posição prona. A posição prona combinada com a elevação da cabeça exibiu redução na apneia e bradicardia. O efeito da posição da cabeça sobre a bradicardia e hipóxia intermitente é menos pronunciado nos recém-nascidos que já estejam recebendo outro tratamento para apneia da prematuridade.
     b. **Pressão positiva contínua nas vias aéreas (CPAP,** *do inglês continuous positive airway pressure*). Foi demonstrado que a CPAP a 4–6 cm H_2O é um tratamento seguro e eficaz para a apneia da prematuridade. É mais eficaz na apneia obstrutiva do que na apneia central. A eficácia da CPAP está relacionada com a manutenção da patência das vias aéreas e seus efeitos suporte. A CPAP fornece para as vias aéreas uma pressão de distensão alveolar contínua através da faringe do recém-nascido, prevenindo o colapso faríngeo e a atelectasia alveolar; portanto, a CPAP aumenta a capacidade residual funcional, reduz o trabalho respiratório, aumenta a oxigenação e reduz a bradicardia. A CPAP diminui a incidência da respiração periódica e apneia.
     c. **Fluxo através de cânula nasal.** Tanto um alto como um baixo fluxo pela cânula nasal pode ser uma terapia adjuvante em alguns recém-nascidos com apneia que já estejam recebendo metilxantinas. Alto fluxo produz uma pressão de distensão alveolar, especialmente nos bebês de peso muito baixo ao nascimento. É uma forma variável de tratamento e depende de fatores como taxa de fluxo, fístula nasal e fechamento da boca. A pressão das vias aéreas não pode ser prontamente monitorada durante a utilização da cânula nasal.
     d. **Ventilação nasal sincronizada.** Uma extensão da CPAP é a administração de ventilação por pressão positiva intermitente nasal (N-IPPV). Foi sugerido ser mais eficaz do que a CPAP na prevenção de falha de extubação.
  2. **Outras intervenções com eficácia incerta**
     a. **Colocação de sonda de alimentação orogástrica em relação à nasogástrica.** Uma sonda nasogástrica aumenta a resistência nasal em 50%; portanto, as sondas de alimentação orogástricas são, algumas vezes, preferidas em recém-nascidos prematuros com apneia.
     b. **Método mãe-canguru (KMC).** Estudos demonstraram que recém-nascidos recebendo tratamento pelo KMC tiveram redução dos episódios de apneia e bradicardia. O efeito do KMC na melhora da apneia e bradicardia é o mesmo que aquele observado com a posição prona.
     c. **Manutenção da temperatura ambiental no extremo inferior da zona termoneutra.** A elevação na temperatura corporal nos recém-nascidos aumenta a instabilidade do padrão respiratório. O aquecimento excessivo deve ser evitado, porém não existem dados significativos, recomendando uma temperatura ambiental específica que possa ser utilizada para reduzir a incidência de AOP.

d. **Cama d'água oscilante e estimulação tátil.** A sincronização da respiração pode ser alcançada entre o ritmo respiratório do próprio recém-nascido e um gerador externo de ritmo (p. ex., um colchão inflável conectado a um respirador). Esta sincronização é mais eficaz em recém-nascidos de idade gestacional (GA) superior a 35 semanas, quando a AOP já não representa um grande problema; portanto, esta intervenção foi amplamente abandonada. Recentemente, o uso de estimulação mecanossensorial estocástica, que utiliza atuadores implantados em um colchão especialmente criado para estimulação subcutânea, demonstrou uma redução na duração da dessaturação de oxigênio.
   e. **Estimulação olfatória.** A estimulação olfatória modula o padrão respiratório do recém-nascido, particularmente durante o sono ativo, período em que a apneia é mais comum. A introdução de um odor agradável na incubadora reduz a incidência de apneia e bradicardia. Um estudo foi realizado em um grupo menor por um período de 24 horas.
   f. **Transfusão de concentrado de hemácias.** Um aumento no comando respiratório decorrente da oxigenação tecidual elevada é um dos mecanismos propostos da transfusão de concentrado de hemácias na melhora da AOP. Há evidências insignificantes que recomendam a transfusão para tratar a AOP em recém-nascidos anêmicos. Dados sobre o efeito da transfusão de concentrado de hemácias no tratamento da AOP são contraditórios, embora esta transfusão não tenha sido associada à frequência da apneia, porém tenha sido associada a um risco aumentado de displasia broncopulmonar/doença pulmonar crônica (BPD/CLD) e NEC.
   g. **Administração de oxigênio.** A aplicação de um baixo fluxo de oxigênio resulta em uma taxa reduzida de hipóxia intermitente e apneia. A toxicidade do oxigênio deve ser considerada ao utilizar esta modalidade de tratamento.
VIII. **Planejamento da alta hospitalar e seguimento**
   A. **Considere a suspensão da cafeína** na 34ª semana de idade gestacional corrigida.
   B. **Abordagem mais agressiva** seria a de interromper o tratamento, quando o recém-nascido estiver livre de apneia por um período de 7 dias, independente da idade.
   C. **Se assintomático por 5 dias após suspensão das metilxantinas,** a criança deve receber alta sem terapia adicional.
   D. **Considerações para monitoramento domiciliar da apneia**
      1. Apneia persistente e sintomática > 36 semanas de idade gestacional corrigida.
      2. Histórico de um evento grave e potencialmente fatal, e polissonografia anormal.
      3. Recém-nascido dependente de tecnologia (p. ex., ventilação mecânica domiciliar).
      4. Administração domiciliar de oxigênio.
      5. Síndromes de hipoventilação central.
IX. **Prognóstico.** A apneia da prematuridade se resolve com a maturação. Acredita-se que a base fisiológica para a resolução da apneia seja a mielinização do tronco cerebral. Um neurodesenvolvimento deficiente está associado a um atraso na mielinização em recém-nascidos com apneia da prematuridade. Caso contrário, na maioria dos recém-nascidos, a apneia se resolve sem a ocorrência de deficiências a longo prazo.

Referências Selecionadas

Carroll JL, Agarwal A. Development of ventilatory control in infants. *Paediatr Resp Rev.* 2010;11:199-207.

Jalal M, Martin RJ. Neonatal apnea: what's new? *Pediatr Pulmonol.* 2008;43:937-944.

Lorch SA, Srinivasan L, Escobar GJ. Epidemiology of apnea and bradycardia resolution in premature infants. *Pediatrics.* 2011;128:e366-e373.

Mathew OP. Apnea of prematurity: pathogenesis and management strategies *J Perinatal.* 2011;31:302-310.

Schmidt B, Roberts RS, Davis P, et al. Long-term effects of caffeine therapy for apnea of prematurity. *N Engl J Med.* 2007;357(19):1893-1902.

Slocum C, Arko M, Di Fiore J, Martin RJ, Hibbs AM. Apnea, bradycardia and desaturation in preterm infants before and after feeding. *J Perinatol.* 2009;29(3):209-212.

82 Asfixia Perinatal

I. Definição
A. **Asfixia perinatal** é o comprometimento das trocas gasosas sanguíneas que, quando persistente, resulta em hipoxemia progressiva e hipercapnia. A **encefalopatia hipóxico-isquêmica (HIE)**, que é um subgrupo da **encefalopatia neonatal (NE)**, pode ser provocada pela asfixia perinatal.

B. **Encefalopatia neonatal (NE)** é clinicamente definida como um distúrbio na função neurológica, demonstrado pela dificuldade em manter a respiração, hipotonia, nível de consciência alterado, reflexos primitivos deprimidos ou ausentes, convulsões e inapetência. NE não significa a ocorrência de HIE. NE pode representar um distúrbio metabólico, infecção, exposição a drogas ou AVE neonatal, porém é a terminologia de eleição para descrever um recém-nascido deprimido no momento do parto.

C. **Para que um evento hipóxico agudo intraparto** seja considerado uma causa de paralisia cerebral (CP), a American Academy of Pediatrics (AAP) e o American College of Obstetrics and Gynecology (ACOG) definem 4 critérios essenciais que devem ser satisfeitos.
   1. **Evidência de uma acidose metabólica** no sangue arterial do cordão umbilical fetal obtido no parto (pH < 7 e déficit de base ≥ 12 mmol/L).
   2. **Início precoce de encefalopatia neonatal severa ou moderada** em bebês nascidos com idade gestacional igual ou superior a 34 semanas.
   3. **CP do tipo espástica quadriplégica ou discinética.**
   4. **Exclusão de outras etiologias identificáveis,** como trauma, distúrbios da coagulação, condições infecciosas ou distúrbios genéticos.

D. **Critérios que coletivamente sugerem um evento hipóxico agudo intraparto** (em 0–48 horas do trabalho de parto e parto), mas que são individualmente inespecíficos aos insultos hipóxicos:
   1. **Um evento hipóxico sentinela** ocorrendo imediatamente antes ou durante o trabalho de parto
   2. **Uma bradicardia fetal súbita ou sustentada, ou a ausência de variabilidade da frequência cardíaca fetal** na presença de desacelerações persistentes, tardias ou variáveis, geralmente após um evento hipóxico sentinela, quando o padrão era previamente normal.
   3. **Índice de Apgar de 0-3 após 5 minutos de vida.**
   4. **Início de envolvimento multissistêmico** em até 72 horas do nascimento.
   5. **Estudos de imagem iniciais** demonstrando evidência de anormalidade cerebral não focal aguda.

II. Incidência.
Dados relacionados com as taxas de asfixia perinatal, desde 2001, indicam uma prevalência de 25 em cada 1.000 nascidos vivos a termo e 73 em cada 1.000 nascidos vivos pré-termo, com 15 e 50% de casos moderados a graves, respectivamente. A incidência geral de NE atribuível à asfixia perinatal foi em torno de 1,6 em cada 10.000 nascidos vivos na ausência de anormalidades pré-concepção ou pré-natais. Dados europeus indicam uma incidência geral de CP de 2,08 em cada 1.000 nascidos vivos entre 1980 e 1990, com maiores taxas sendo observadas em bebês com peso ao nascer < 1.500 g. Embora estudos mais antigos tenham demonstrado uma taxa estável de CP entre as décadas de 1950 e 1990, dados mais recentes indicam um declínio na prevalência de CP para prematuros nascidos após 1980, possivelmente refletindo uma melhora no tratamento perinatal. Apenas 8–17% da CP em recém-nascidos a termo está associada a eventos perinatais adversos sugestivos de asfixia; a causa de ≥ 90% dos casos permanece desconhecida.

III. Fisiopatologia
A. **Lesão hipóxico-isquêmica.** O evento asfíxico resulta em isquemia cerebral, que precipita uma queda imediata nos níveis celulares de fosfatos de alta energia, que é denominada de **falha primária de energia**. Glutamato, um aminoácido excitatório, também é liberado em grandes quantidades por causa da despolarização celular. Receptores de N-metil-D-aspartato (NMDA) são, subsequentemente, hiperestimulados pelo glutamato, causando um aumento

de cálcio intracelular e morte celular necrótica. O fluxo sanguíneo cerebral é restaurado no **período de perfusão**, com normalização dos níveis de energia celular em 2–3 horas após o insulto. Uma **fase latente** segue e persiste por 6–15 horas, período em que o metabolismo oxidativo retorna à linha de base, porém há o início de inflamação secundária e apoptose celular. Sem intervenção, a fase latente pode progredir para **falha secundária de energia**, que é caracterizada por excitotoxicidade celular, lesão oxidativa e morte neuronal em um período de 3 dias. A gravidade do insulto determina a extensão da lesão pulmonar. O prognóstico do neurodesenvolvimento tem sido especificamente correlacionado com o grau de falha secundária de energia. As terapias neuroprotetoras atuais são, portanto, designadas para intervir na fase latente, antes do início da falha secundária de energia.

B. **Respostas adaptativas do feto ou recém-nascido à asfixia.** O feto e o recém-nascido são muito mais resistentes à asfixia do que os adultos. Em resposta à asfixia, o feto maduro redistribui o fluxo sanguíneo ao coração, cérebro e suprarrenais para garantir um fornecimento adequado de oxigênio e substratos para estes órgãos vitais.

1. **Comprometimento da autorregulação cerebrovascular.** Resulta da lesão celular direta e necrose celular em consequência da acidose prolongada e hipercarbia.
2. **Grande parte da desintegração neuronal** ocorre após o término do insulto asfíxico em decorrência da persistência do metabolismo energético anormal e baixos níveis de trifosfato de adenosina (ATP) (falha primária de energia).
3. **Principais alterações circulatórias durante a asfixia (fase de reperfusão):**
   a. **Perda da autorregulação cerebrovascular** sob condições de hipercapnia, hipoxemia ou acidose, o fluxo sanguíneo cerebral (CBF) se torna "pressão-passivo", deixando o bebê em risco de isquemia cerebral com hipotensão sistêmica e hemorragia cerebral com hipertensão sistêmica.
   b. **Aumento no fluxo sanguíneo cerebral** (ocorre na fase de falha secundária de energia) é secundário à redistribuição do débito cardíaco, hipertensão sistêmica inicial, perda da autorregulação cerebrovascular e acúmulo local de fatores vasodilatadores (H^+, K^+, adenosina e prostaglandinas).
   c. **Na asfixia prolongada,** ocorre redução no débito cardíaco, hipotensão e uma queda correspondente no CBF. Em geral, a lesão cerebral acontece somente quando a asfixia é grave o bastante para comprometer o CBF.
   d. **O recém-nascido pós-asfíxico** está em um estado persistente de vasoplegia e hiperemia cerebral, cuja gravidade está correlacionada com a gravidade do insulto asfíxico. Hemorragia cerebrovascular pode ocorrer na reperfusão das áreas isquêmicas do cérebro. No entanto, na ocorrência de uma asfixia prolongada e grave, a recirculação tecidual local pode não ser restaurada em razão dos capilares colapsados na presença de edema citotóxico grave.

C. **Neurofisiologia**
  1. **Edema cerebral** é uma consequência da necrose cerebral extensa e não uma causa de lesão cerebral isquêmica.
  2. **A vulnerabilidade regional do sistema nervoso central (CNS)** muda com a idade gestacional corrigida e à medida que o bebê amadurece.
     a. **A substância branca periventricular** é mais gravemente afetada em bebês de IGC < 34 semanas. As "zonas limítrofes" entre as artérias cerebrais anterior e média e entre as artérias cerebrais média e posterior estão predominantemente envolvidas nos recém-nascidos a termo.
     b. **As áreas de lesão cerebral na asfixia profunda** se correlacionam temporariamente e topograficamente com a progressão da mielinização e da atividade metabólica no cérebro no momento da lesão. Consequentemente, a substância branca é mais suscetível à lesão hipóxica.
     c. **A topografia da lesão cerebral** observada *in vivo* corresponde estritamente à topografia dos receptores de glutamato.

d. Quando o fluxo sanguíneo cerebral está aumentado em resposta à asfixia, existem diferenças regionais, de modo que o fluxo sanguíneo para o tronco encefálico é relativamente maior do que para as estruturas cerebrais superiores.
D. **Neuropatologia.** Modelos experimentais em estudos animais têm sido utilizados extensivamente no estudo da asfixia humana para estabelecer a fisiologia básica da lesão do CNS. Os achados em humanos incluem:
   1. **Edema cortical,** com achatamento das circunvoluções cerebrais, é seguido por necrose cortical até que, finalmente, uma fase de resolução resulta em atrofia cortical gradual, podendo resultar em microcefalia.
   2. **Necrose neuronal seletiva** é o tipo mais comum de lesão observada na HIE neonatal. A patogênese provavelmente envolve hipoperfusão e reperfusão com lesão promulgada pelo glutamato.
   3. **Outros achados** em recém-nascidos incluem *status marmoratus*, um aspecto histopatológico marmorizado causado pela hipermielinização dos gânglios da base e tálamo, e lesão cerebral parassagital (bilateral e, geralmente, simétrica) com as regiões parietoccipitais sendo afetadas com maior frequência do que as regiões anteriores.
   4. **Leucomalacia periventricular (PVL)** representa uma necrose hipóxico-isquêmica da substância branca periventricular, causada pela hipoperfusão cerebral e vulnerabilidade dos oligodendrócitos na substância branca aos radicais livres, neurotransmissores excitatórios e citocinas. Lesão na substância branca periventricular é o problema mais significativo que contribui com o déficit neurológico a longo prazo no bebê prematuro, embora também ocorra em bebês a termo enfermos. A incidência de PVL aumenta com a duração da sobrevida e a gravidade dos distúrbios cardiorrespiratórios neonatais. A PVL, envolvendo os tratos piramidais, geralmente resulta em CP espástica diplégica ou quadriplégica. Déficits de percepção visual podem resultar do envolvimento da radiação óptica.
   5. **Porencefalia, hidrocefalia, hidranencefalia e encefalomalacia multicística** podem ocorrer após necrose cortical isquêmica focal e multifocal, PVL ou hemorragia intraparenquimatosa.
   6. **Lesão do tronco encefálico** é observada nos casos mais graves de lesão cerebral hipóxico-isquêmica e resulta em comprometimento respiratório permanente.
IV. **Fatores de risco.** Asfixia perinatal pode ocorrer no período anteparto, intraparto e pós-natal.
   A. **Fatores de risco pré-natais,** como trauma materno, hipotensão materna e hemorragia uterina, são responsáveis por 20% dos casos de HIE.
   B. **Estima-se que aproximadamente 70% dos casos ocorrem no período intraparto** por causa dos fatores (eventos sentinela) como descolamento da placenta, prolapso de cordão umbilical, ruptura uterina e condições associadas à insuficiência vascular placentária (diabetes materna, restrição do crescimento intrauterino, pré-eclâmpsia e gestação múltipla).
   C. **Fatores de risco pós-natais,** que representam 10% dos casos de HIE, são decorrentes da insuficiência cardiorrespiratória e cardiopatia congênita.
V. **Apresentação clínica.** Asfixia perinatal pode resultar em lesão apenas do CNS (16% dos casos), lesão do CNS e outros órgãos-alvo (46%), lesão isolada de órgãos que não o CNS (16%), ou ausência de lesão de órgãos-alvo (22%).
   A. **Lesão do CNS em casos graves de HIE se manifesta com sinais clínicos variáveis que evoluem ao longo do tempo:**
      1. **Nascimento-12 horas.** Estupor profundo ou coma, insuficiência respiratória ou respiração periódica, hipotonia difusa, respostas oculomotoras e pupilares intactas e convulsões agudas ou clônicas focais ao redor de 6–12 horas em recém-nascidos a termo. Recém-nascidos prematuros podem apresentar convulsões tônicas generalizadas.
      2. **12–24 horas.** O nível de vigilância pode melhorar em casos menos críticos de lesão cerebral. No entanto, convulsões graves, abalos acentuados e apneia também se apresentam nesse período. Os recém-nascidos a termo podem manifestar fraqueza dos membros superiores proximais, enquanto os prematuros possuem fraqueza das extremidades inferiores.

3. **24–72 horas.** O nível de consciência piora, levando a um estupor profundo e coma, resultando em insuficiência respiratória. Distúrbios pupilares e oculomotores estão agora presentes em razão do envolvimento do tronco encefálico. Morte em decorrência da HIE frequentemente ocorre neste período, com um tempo médio de 2 dias. Prematuros que morrem neste período geralmente apresentam grave hemorragia intraventricular (IVH) e infarto hemorrágico periventricular.
4. **Após 72 horas.** Estupor leve a moderado pode persistir, porém o nível geral de vigilância melhora. Hipotonia difusa pode persistir ou uma hipertonia pode-se tornar evidente. Dificuldades alimentares tornam-se óbvias por causa da sucção, deglutição e movimentos linguais anormais.

B. **A disfunção de múltiplos órgãos pode-se apresentar da seguinte maneira:**
1. **Renal.** Necrose tubular aguda pode-se manifestar com hematúria, ou insuficiência ou falência renal.
2. **Pulmonar.** Insuficiência respiratória e aspiração de mecônio ocorrem por causa do sofrimento fetal e hipertensão pulmonar persistente.
3. **Cardíaca.** Disfunção miocárdica e insuficiência cardíaca congestiva podem resultar em arritmias e hipotensão.
4. **Hepática.** Enzimas hepáticas anormais, bilirrubina sérica elevada e fatores de coagulação reduzidos secundário à disfunção hepática.
5. **Hematológica.** Trombocitopenia decorrente da supressão da medula óssea e sobrevida reduzida das plaquetas contribuem à coagulopatia.
6. **Gastrointestinal.** Íleo paralítico ou enterocolite necrosante (NEC) ocorrem por causa da perfusão reduzida dos órgãos-alvo.
7. **Metabólica.** Acidose (lactato elevado), hipoglicemia (hiperinsulinismo), hipocalcemia (carga elevada de fosfato, correção da acidose metabólica) e hiponatremia/síndrome da secreção inapropriada do hormônio antidiurético (SIADH).

VI. **Diagnóstico**
A. **Dados maternos**
1. **História.** Uma anamnese completa (prévia perda gestacional, doença da tireoide, febre, uso de drogas, infecção) e uma história familiar (distúrbios tromboembólicos, distúrbio convulsivo) podem ajudar a identificar causas de NE outras que as HIEs.
2. **Padrões da frequência cardíaca fetal (FHR).** Os seguintes traçados da FHR podem servir como indicadores anteparto de insuficiência placentária ou comprometimento fetal. FHR reativa e subsequente desaceleração prolongada da FHR são sugestivas de um evento catastrófico súbito (padrão de asfixia aguda). Uma FHR reativa, que durante o trabalho de parto, se torna não reativa, está associada ao aumento da FHR basal e desacelerações tardias repetidas (padrão de asfixia intraparto). Um traçado não reativo persistente da FHR com uma frequência basal fixa, desde a internação até o parto, é sugestivo de prévia lesão neurológica. Este padrão de FHR está frequentemente associado à redução do movimento fetal, passagem antiga de mecônio, oligo-hidrâmnio e vasculatura pulmonar fetal anormal (hipertensão pulmonar persistente). Os padrões de FHR nem sempre são específicos e apresentam uma grande taxa de falso-positivos.
3. **Gasometria do sangue de cordão umbilical.** A gasometria de sangue de cordão umbilical fornece evidências objetivas a respeito do estado metabólico intraparto do feto. Um pH do sangue arterial umbilical < 7 e déficit de base ≥ 12 mmol/L são consistentes com uma acidose metabólica fetal. A morbidade neonatal aumenta, à medida que o pH do sangue arterial umbilical cai abaixo de 7,0. O componente metabólico (déficit de base e bicarbonato) é mais importante do que o componente respiratório (PCO_2). Acidose respiratória isolada não está tipicamente associada a complicações neonatais. O valor preciso que é necessário para definir uma acidemia nociva não é conhecido. Um pH < 7,0 realisticamente representa acidose clinicamente significativa. Acidemia isolada não significa que uma lesão hipóxica tenha ocorrido. Os níveis de PO_2 da artéria umbilical não são preditivos de um prognóstico neonatal adverso.

4. **Exame patológico da placenta.** Informações importantes a respeito da etiologia da NE podem ser colhidas a partir das anormalidades observadas no lado materno ou fetal da placenta. Lesões patológicas no cordão umbilical, como inserção velamentosa ou marginal do cordão ou rupturas ou hematoma do cordão, podem indicar um distúrbio no suprimento vascular fetal. Corioamnionite e funisite podem indicar uma etiologia infecciosa da NE, enquanto que uma vasculopatia trombótica fetal pode indicar uma coagulopatia genética.

B. **Dados neonatais**
   1. **Índice de Apgar.** Embora a prévia definição da AAP/ACOG de asfixia perinatal requeria um índice de Apgar ≤ 3 aos 5 minutos de vida, esta não faz parte dos critérios atualizados. A declaração de política mais recente da AAP/ACOG conclui que, embora um baixo índice de Apgar aos 5 minutos possa estar associado à mortalidade neonatal, baixos índices de Apgar em 1 e 5 minutos não são marcadores definitivos de um evento asfixiante. Um bebê com um índice de Apgar de 0–3 aos 5 minutos que aumenta para ≥ 4 aos 10 minutos apresenta uma chance de 99% de não apresentar CP aos 7 anos de idade; 75% das crianças que desenvolvem CP apresentam índices de Apgar normais ao nascimento.
   2. **Exame físico.** Os achados determinam a graduação da gravidade da HIE com base na escala de Sarnat.
      a. **Estágio I (leve).** Hiperalerta, tônus muscular normal, dificuldade de sucção, valores limiares baixos para o reflexo de Moro, midríase e ausência de convulsões.
      b. **Estágio 2 (moderado).** Bebê letárgico ou enfraquecido, hipotonia leve, sucção fraca ou ausente, reflexo de Moro fraco, miose e convulsões focais ou multifocais.
      c. **Estágio 3 (grave).** Estupor, tônus muscular flácido, descerebração intermitente, sucção ausente, reflexo de Moro ausente e baixa resposta pupilar à luz.
   3. **Exames laboratoriais.** Hemograma completo com contagem diferencial, hemocultura, eletrólitos séricos, nitrogênio ureico sanguíneo, creatinina, enzimas cardíacas, enzimas hepáticas, exames de coagulação e gasometria devem ser obtidos no momento da internação e monitorados em série, conforme indicado.
   4. **Imagens que não do crânio.** Um ecocardiograma pode ser obtido para avaliar a função ventricular cardíaca. Uma ultrassonografia renal e hepática pode fornecer informações adicionais em relação à lesão de órgãos-alvo.
   5. **Eletrencefalograma convencional (cEEG).** Existem múltiplos sistemas de classificação de cEEG neonatal, com critérios variados, que focam nas variáveis abaixo:
      a. **Amplitude.** Descrita como isoelétrica (maximamente deprimida ou plana), baixa voltagem, ou leve supressão de voltagem.
      b. **Simetria.** Classificada como levemente, moderadamente ou gravemente anormal.
      c. **Continuidade.** Classificada como padrão surto-supressão, que apresenta o prognóstico mais desfavorável; descontinuidade persistente (moderadamente ou gravemente anormal); ou leve descontinuidade (levemente anormal).
      d. **Estado sono-vigília.** A presença do ciclo sono-vigília (SWC), como esperado em um EEG normal, pode ser pouco definida ou ausente em um recém-nascido afetado por HIE, com o período desde o nascimento até o início do SWC normal sendo preditivo do prognóstico.
      e. **Frequência.** O padrão ou frequência de base pode ser descrito como um padrão delta difuso (moderadamente ou gravemente anormal), ritmos de base pouco desenvolvidos (moderadamente anormal), leve distúrbio no ritmo de base (levemente anormal) e presença de convulsões (moderadamente ou gravemente anormal).
   6. **EEG de amplitude integrada (aEEG).** Este modo de monitoramento utiliza um monitor da função cerebral à beira do leito, em que registros e amplitude integram um EEG de canal único obtido de eletrodos parietais. A vantagem do aEEG em relação ao cEEG é a ausência de necessidade de um extenso treinamento formal para interpretação. Uma metanálise demonstrou que o aEEG é útil para prever o prognóstico do desenvolvimento psicomotor a longo prazo em recém-nascidos a termo com HIE. O aparecimento do SWC no aEEG nas

primeiras 36 horas é indicativo de um prognóstico favorável. O seguinte esquema de classificação é sugerido para descrever os achados do aEEG (veja Figura 16-1):
  a. **Padrão contínuo com voltagem normal.** Atividade contínua com amplitude inferior (mínima) ao redor de (5 a) 7–10 µV e amplitude superior de 10–25 (a 50) µV.
  b. **Padrão descontínuo com voltagem normal.** Atividade de base descontínua com amplitude mínima variável, porém abaixo de 5 µV, e amplitude máxima acima de 10 µV.
  c. **Surto-supressão.** Atividade de base descontínua com amplitude mínima sem variabilidade entre 0 a 1 (2) µV e surtos com amplitude > 25 µV.
  d. **Padrão contínuo com voltagem extremamente baixa.** Padrão contínuo de atividade de voltagem muito baixa (igual ou inferior a 5 µV).
  e. **Traçado inativo, plano.** Atividade de base primariamente inativa (traçado isoelétrico) abaixo de 5 µV.
 7. **MRI do cérebro** É importante estar ciente de que recém-nascidos com HIE com uma MRI normal ainda podem correr o risco de sofrer uma disfunção do desenvolvimento neuropsicomotor. A imagem por ressonância magnética (MRI) por tensores de difusão (em relação à MRI ponderada em T1 e T2) pode ser mais precisa na demarcação das áreas de lesão cerebral por causa da presença de edema cerebral nas primeiras 48–72 horas.
    Mais do que a gravidade da lesão, o padrão do envolvimento cerebral identificado pela MRI se correlaciona com o prognóstico do desenvolvimento neuropsicomotor de recém-nascidos com HIE.
   a. **Padrão predominante em zonas limítrofes.** Envolve a zona vascular limítrofe na substância branca. O envolvimento da substância cinzenta cortical pode ser observado na HIE grave. Este padrão é causado pela asfixia parcial prolongada e está associado ao comprometimento cognitivo.
   b. **Padrão predominante nos gânglios da base/tálamo.** Afeta os núcleos cinzentos profundos e o córtex perirolândico. O córtex total pode estar envolvido na HIE grave. Este padrão resulta da asfixia aguda profunda e está associado a deficiências motoras e cognitivas graves.
 8. **Espectroscopia por ressonância magnética (MRS).** Utilizada para avaliar a concentração de metabólitos cerebrais, fornecendo, desse modo, informações relacionadas com alterações bioquímicas no cérebro secundário à HIE. Especificamente, uma razão N-acetilaspartato/colina alta e uma razão lactato/colina baixa indicam prognósticos mais favoráveis do desenvolvimento neuropsicomotor.
 9. **Imagens ponderadas em difusão (DWI) e imagens por tensores de difusão (DTI).** Proporcionam informações importantes em relação à direcionalidade e magnitude da difusão de água no cérebro. O coeficiente de difusão aparente (ADC) reflete a taxa de difusão e é rapidamente reduzido após um insulto isquêmico. Um baixo ADC se traduz em um hipersinal na imagem ponderada em difusão. Embora a difusão restrita apresente a maior sensibilidade para detecção precoce, pode ocorrer uma subestimação da lesão se obtida nas primeiras 24 horas. As anormalidades de difusão atingem o pico no 3–5° dia e, então, normalizam.
VII. **Tratamento.** O tratamento de recém-nascidos com HIE começa com a identificação de pacientes perinatais em alto risco para asfixia e reanimação na sala de parto. Visto que muitos casos de asfixia perinatal são inesperados e não podem ser prevenidos, o tratamento clínico se concentra principalmente em fornecer terapia de suporte para evitar a piora da lesão e terapias neuroprotetoras específicas antes do início da falha secundária de energia irreversível. Os aspectos étnicos e médico-legais do tratamento também precisam ser considerados.
  A. **Tratamento de suporte**
    1. **Reanimação.** As diretrizes de 2011 do *Neonatal Resuscitation Program* (Kattwinkel *et al.*, 2010) recomendam o início da reanimação com ar ambiente ou oxigênio misturado com ar, com uma SpO_2 pré-ductal de 60–65% em 1 minuto de vida e 80–85% aos 5 minutos de vida em todos os recém-nascidos a termo e prematuros. Não existem diretrizes atuais específicas para recém-nascidos com HIE. Embora a reanimação com O_2 a 100% restaure mais rapidamente o CBF e a perfusão nos estudos com animais, a hiperóxia deve ser evitada, vis-

to que uma lesão oxidativa causada pelos radicais livres de oxigênio pode agravar ainda mais a lesão cerebral hipóxico-isquêmica.

2. **Ventilação.** Ventilação assistida pode ser necessária para manter a PCO_2 dentro dos limites fisiológicos normais. Enquanto que a hipercarbia agrava a acidose intracelular cerebral e prejudica a autorregulação cerebrovascular, a hipocarbia ($PaCO_2 < 20$–25 mmHg) diminui o CBF e está associada à PVL em prematuros e perda auditiva neurossensorial de início tardio em recém-nascidos a termo.

3. **Perfusão.** A pressão sanguínea arterial deve ser mantida na faixa normal para a idade gestacional e peso. Por causa da perda da autorregulação cerebrovascular, os expansores de volume e suporte inotrópico devem ser utilizados com cautela a fim de evitar rápidas mudanças entre hipotensão e hipertensão sistêmica.

4. **Estado acidobásico.** Há um aumento do déficit de base nos primeiros 30 minutos de vida supostamente decorrente de um efeito inicial de remoção secundário à melhora da perfusão e aumento transitório nos níveis de ácido láctico. No entanto, a acidose normaliza na maioria dos recém-nascidos ao redor das 4 horas de vida, independente do uso de uma terapia com bicarbonato. A taxa de recuperação da acidose reflete a gravidade da HIE, mas não a duração, e não é preditiva dos resultados. A terapia com bicarbonato de sódio não é recomendada por causar uma elevação concomitante nos níveis intracelulares de PCO_2, anulando quaisquer alterações no pH, e está associada a taxas mais elevadas de hemorragia intraventricular e mortalidade. Deve-se considerar um erro inato do metabolismo se o grau de acidose parecer fora de proporção à história e à apresentação, e se a acidose metabólica persistir mesmo após terapia vigorosa.

5. **Condição volêmica.** Recomenda-se a restrição inicial de líquidos, visto que os recém-nascidos com HIE são predispostos a um estado de sobrecarga volêmica em consequência da insuficiência renal secundária à necrose tubular aguda (ATN) e SIADH. A prevenção da sobrecarga volêmica ajuda a evitar edema cerebral. Pode-se considerar a administração de uma dose única de teofilina (8 mg/kg) na primeira hora de vida para aumentar a filtração glomerular através do bloqueio da vasoconstrição renal mediada pela adenosina.

6. **Glicemia.** Hipoglicemia inicial (< 40 mg/dL) no contexto de HIE amplifica o risco de progressão de encefalopatia moderada para grave. O monitoramento frequente e oportuno dos níveis glicêmicos é, portanto, essencial.

7. **Convulsões.** A atividade convulsiva é tanto uma consequência quanto um determinante da lesão cerebral. Uma revisão Cochrane demonstrou ausência de redução na taxa de morte, deficiência do desenvolvimento neuropsicomotor ou um prognóstico combinado com o uso profilático de terapia anticonvulsivante. Terapia com fenobarbital é recomendada como o agente de primeira linha para convulsões clínicas prolongadas ou frequentes. O uso profilático de fenobarbital em conjunto com hipotermia induzida demonstrou uma redução nas convulsões clínicas, porém não no prognóstico do desenvolvimento neuropsicomotor. Os níveis de fenobarbital em recém-nascidos asfixiados devem ser cuidadosamente monitorados em razão das disfunções hepática e renal, assim como a hipotermia, pois esta pode aumentar a meia-vida e concentração plasmática do fármaco.

B. **Estratégias neuroprotetoras**

1. **Hipotermia.** (veja Capítulo 38). Hipotermia terapêutica atenua a falha secundária de energia por meio da redução do metabolismo cerebral, inflamação, excitotoxicidade, lesão oxidativa e apoptose celular. A hipotermia está atualmente emergindo como o procedimento padrão para asfixia perinatal. A identificação precoce de recém-nascidos com asfixia perinatal e o encaminhamento em tempo hábil destes bebês para centros terciários para tratamento com hipotermia induzida são, portanto, cruciais. Os protocolos de hipotermia terapêutica e regulação recomendada de temperatura antes da internação (como resfriamento passivo ou ativo durante o transporte) são específicos de cada instituição e devem ser esclarecidos no momento do encaminhamento. Até hoje, três ensaios multicêntricos grandes de hipotermia cerebral para HIE, iniciada nas primeiras 6 horas de nascimento e continuada por 72 horas, foram concluídos. Em uma revisão recente (Wu, 2011), comparações diretas entre o resfriamento cefálico seletivo e o resfriamento corporal total estão fal-

tando, porém ambos parecem ter segurança e eficácia similares. O resfriamento corporal total é o método de eleição na maioria dos centros nos Estados Unidos em razão da facilidade de administração e acesso mais fácil ao escalpo para monitoramento por EEG.

  a. **O estudo "*Cool Cap*"** utilizou o método de resfriamento cefálico seletivo com hipotermia sistêmica leve (34–35°C), e uma triagem por aEEG como parte dos critérios de inclusão no estudo. Em um subgrupo de pacientes com achados menos graves no aEEG, uma melhora na sobrevida sem deficiência do desenvolvimento neuropsicomotor foi demonstrada.

  b. **O ensaio clínico do National Institute of Child Health and Human Department (NICHD)** sujeitou os recém-nascidos ao resfriamento corporal total com hipotermia sistêmica moderada (33,5°C), sem critérios de inclusão por meio de triagem por aEEG. Este estudo demonstrou uma redução no desfecho combinado de morte e incapacidade moderada ou grave.

  c. **O estudo Total Body Hypothermia for Neonatal Encephalopathy (TOBY)** também resfriou os recém-nascidos a uma temperatura de 33,5°C, porém utilizou os critérios de inclusão por aEEG. O resfriamento não reduziu a taxa combinada de morte ou deficiência grave, porém um prognóstico mais favorável do neurodesenvolvimento foi observado entre os sobreviventes.

  d. **O resfriamento cefálico seletivo (SHC)** aumenta o gradiente de temperatura no cérebro das regiões centrais para as periféricas. Este método contrasta com o resfriamento corporal total, que mantém um gradiente de temperatura uniforme em todo o cérebro. Em uma revisão sistemática de 13 estudos (Shah, 2010), a hipotermia sistêmica, porém não o SHC, foi associada a uma redução nos desfechos de atraso cognitivo, atraso psicomotor e paralisia cerebral. A redução na mortalidade ou na deficiência do desenvolvimento neuropsicomotor entre os sobreviventes foi similar entre ambos os modos de resfriamento. Não existem efeitos adversos clinicamente significativos causados pela hipotermia terapêutica, e o modo de resfriamento não apresenta qualquer impacto diferencial sobre a disfunção multiorgânica nos recém-nascidos asfixiados.

2. **Farmacoterapia.** Embora a investigação de drogas potencialmente neuroprotetoras esteja em andamento, estas drogas não possuem um amplo uso clínico. Enzimas antioxidantes, como a enzima superóxido dismutase e catalase, foram eficazes quando administradas em animais antes da lesão cerebral. Inibidores de radicais livres, como o alopurinol, foram eficazes nos recém-nascidos asfixiados quando administrados logo após a reanimação. A deferoxamina, um inibidor de radicais livres, foi benéfica quando administrada durante a fase de reperfusão da lesão em estudos com animais. O magnésio, um antagonista do receptor de glutamato *N*-metil-D-aspartato (NMDA), pode ter um efeito benéfico na prevenção de paralisia cerebral com base em dados clínicos retrospectivos, porém estudos neonatais com animais são questionáveis. Embora o uso profilático de bloqueadores dos canais de cálcio, como a flunarizina, tenha sido benéfico em estudos com animais, seu uso em recém-nascidos é atualmente contraindicado em razão dos efeitos cardiovasculares adversos. Foi demonstrado que a eritropoetina melhora os desfechos para recém-nascidos a termo com HIE leve à moderada por meio da modulação da lesão neuronal e promoção da regeneração neural.

C. **Ética.** A maioria dos casos de asfixia perinatal é inesperada, e as famílias estão frequentemente despreparadas para lidar com as complexidades da HIE. Uma comunicação direta e oportuna entre a equipe médica e a família do recém-nascido é, portanto, essencial para a tomada de decisões emocionalmente e clinicamente difíceis, como a descontinuação do suporte de vida. É essencial uma abordagem com uma equipe multidisciplinar, visto que recém-nascidos gravemente deprimidos podem ter múltiplas necessidades médicas complexas (veja também Capítulo 21). Uma consulta neurológica é útil para fornecer informações prognósticas importantes aos pais, com base na avaliação neurológica do bebê. Um tratamento paliativo pode oferecer suporte às famílias, enquanto se busca otimizar a qualidade de vida para o bebê.

O uso de hipotermia terapêutica também levantou algumas questões éticas importantes. O receio de que a hipotermia terapêutica iria simplesmente melhorar a taxa de sobrevida dos recém-nascidos gravemente incapacitados, porém não os desfechos neurológicos reais, foi abordado pelo uso deliberado de um desfecho composto primário de morte ou sobrevivência sem incapacidade no delineamento da pesquisa. Outro receio relativo à possibilidade da hipotermia terapêutica em impedir uma discussão sobre a retirada do tratamento em recém-nascidos profundamente afetados não foi válido nos 3 principais ensaios de resfriamento.

D. Aspectos médico-legais

1. **Cuidados obstétricos.** O estado fetal deve ser avaliado pelo monitoramento fetal eletrônico no momento da internação materna, a fim de identificar e classificar o risco de sofrimento fetal intraparto. Um padrão reativo de frequência cardíaca fetal (FHR) é um sinal confiável de bem-estar fetal, enquanto que um padrão não reativo indica uma maior probabilidade de sofrimento fetal intraparto e desfecho fetal adverso. O reconhecimento precoce dos padrões de frequência cardíaca fetal que estão associados aos recém-nascidos com lesão cerebral e uma intervenção em tempo hábil podem potencialmente aliviar a lesão cerebral. Entretanto, é importante observar que os padrões de FHR podem, na verdade, refletir o comprometimento neurológico preexistente ou subjacente que existia antes do período perinatal. Além disso, a asfixia perinatal como um componente etiológico é considerada apenas na paralisia cerebral do tipo espástica quadriplégica. Portanto, é preciso ter cautela durante a identificação de um evento específico como a causa de um desfecho adverso, visto que o estado cerebral basal do feto é frequentemente desconhecido. O médico não deve afirmar com um grau razoável de certeza que a CP em uma determinada criança ocorreu decorrente da asfixia intraparto simplesmente porque não consegue achar outra explicação.

2. **Cuidados neonatais.** Muitos casos de asfixia perinatal são imprevistos, e uma equipe com experiência em reanimação nem sempre está disponível. Em um parto de alto rico, é crucial a comunicação clara entre os membros das equipes obstétrica e pediátrica antes do parto. A equipe de reanimação deve estar completamente preparada para o potencial de uma reanimação vigorosa de acordo com as diretrizes atuais da *AAP Neonatal Resuscitation Program*. Deve ser dada especial atenção para evitar hipoglicemia, hipotensão e hipocarbia no período de estabilização pós-reanimação. É crucial o encaminhamento precoce para avaliação para estimar a necessidade de hipotermia terapêutica, visto que o transporte e internação em um centro terciário são idealmente realizados em até 6 horas após o nascimento. Documentação da reanimação e do processo de estabilização, assim como um consentimento informado para transporte, é uma parte importante do relatório médico. Cada instituição possui um consentimento informado para hipotermia específico.

VIII. Prognóstico.
A presença de encefalopatia neonatal é considerada um vínculo etiológico essencial entre os eventos perinatais e a lesão cerebral permanente. Casos leves de HIE neonatal apresentam um prognóstico favorável, enquanto que os casos graves apresentam uma alta taxa de mortalidade e deficiência do desenvolvimento neuropsicomotor. Previsões do prognóstico podem ser classificadas pelos seguintes períodos:

A. 0–6 horas após o nascimento.
Um modelo utilizou os 3 fatores a seguir: compressões torácicas por > 1 minuto, início da respiração após 20 minutos de vida e déficit de bases > 16 mmol/L para predizer o prognóstico nos pacientes com HIE moderada a grave. As taxas de resultados adversos graves foram de 46% com nenhum dos três indicadores presentes, 64% com um indicador, 76% com dois indicadores e 93% com a presença dos três indicadores. Traçados anormais no aEEG também apresentaram um valor preditivo para morte ou incapacidade moderada à grave.

B. 6–72 horas após o nascimento.
O exame clínico focado nos estágios de Sarnat da encefalopatia, presença de convulsões, atividade espontânea e função do tronco encefálico são todos preditivos do prognóstico.

Os seguintes achados na MRI e MRS são preditivos de um prognóstico desfavorável: ausência de hipersensibilidade normal no membro posterior da cápsula interna, um padrão predominante na zona limítrofe ou nos gânglios da base/tálamo, razão lactato/colina alta ou uma razão N-acetilaspartato/colina baixa. As anormalidades observadas nas imagens por tensores de difusão não se correlacionam com o prognóstico a longo prazo. Os achados do EEG de amplitude integrada de supressão de surtos ou atividade de base descontínua são preditivos de morte ou incapacidade grave.

C. **Antes da alta hospitalar.** Um exame neurológico normal aos 7 dias de idade está fortemente correlacionado com um resultado normal. O estabelecimento de dietas orais é um indicador prognóstico favorável. Lesões na neuroimagem podem evoluir ou se tornarem aparentes, à medida que o edema cerebral se resolve.

D. **Seguimento pós-alta hospitalar.** Microcefalia aos 3 meses de idade ou um exame neurológico anormal aos 12 meses de idade indica um prognóstico desfavorável do neurodesenvolvimento. Uma redução nas razões do perímetro cefálico (HC real/HC médio para a idade × 100%) de > 3,1% entre o nascimento e 4 meses de idade é altamente preditivo do desenvolvimento eventual de microcefalia antes do 18º mês de idade. Uma taxa subótima de crescimento cefálico, associada a alterações moderadas da substância branca na MRI, pode ser um melhor indicador de prognóstico desfavorável do neurodesenvolvimento.

Referências Selecionadas

American Academy of Pediatrics Committee on Fetus and Newborn; American College of Obstetricians and Gynecologists Committee on Obstetric Practice. The Apgar score. *Pediatrics.* 2006;117:1444-1447.

Chau V, Poskitt KJ, Miller SP. Advanced neuroimaging techniques for the term newborn with encephalopathy. *Pediatr Neurol.* 2009;40:181-188.

Evans DJ, Levene MI, Tsakmakis M. Anticonvulsants for preventing mortality and morbidity in full term newborns with perinatal asphyxia. *Cochrane Database Syst Rev.* 2007;3:CD001240. DOI:10.1002/14651858.CD001240.pub2.

Kattwinkel J, Perlman JM, Aziz K, et al. Neonatal resuscitation: 2010 American Heart Association guidelines for cardiopulmonary resuscitation and emergency cardiovascular care. *Pediatrics.* 2010;126:e1400-e1413.

Menkes JH, Sarnat HB. Perinatal asphyxia and trauma. In: Menkes JH, Sarnat HB, Maria, BL, eds. *Child Neurology.* 7th ed. Philadelphia, PA: Lippincott Williams & Wilkins; 2006:367-432.

Perlman JM. General supportive management of the term infant with neonatal encephalopathy following intrapartum hypoxia-ischemia. In: Perlman JM, ed. *Neurology: Neonatology Questions and Controversies.* Philadelphia, PA: Saunders Elsevier; 2008:79-87.

Perlman M, Shah PS. Hypoxic-ischemic encephalopathy: challenges in outcome and prediction. *J Pediatr.* 2011;158(Suppl 2):e51-e54.

Sarkar S, Barks JD, Bhagat I, Donn SM. Effects of therapeutic hypothermia on multiorgan dysfunction in asphyxiated newborns: whole-body cooling versus selective head cooling. *J Perinatol.* 2009;29:558-563.

Shah PS. Hypothermia: a systematic review and meta-analysis of clinical trials. *Semin Fetal Neonatal Med.* 2010;15:238-246.

The American College of Obstetricians and Gynecologists Committee on Obstetric Practice. Umbilical cord blood gas and acid-base analysis. *Obstet Gynecol.* 2006;108:1319-1322.

Volpe JJ. Hypoxic-ischemic encephalopathy. In: Volpe JJ, ed. *Neurology of the Newborn.* 5th ed. Philadelphia, PA: Saunders Elsevier; 2008:245-480.

Walsh BH, Murray DM, Boylan GB. The use of conventional EEG for the assessment of hypoxic ischaemic encephalopathy in the newborn: a review. *Clin Neurophysiol.* 2011;122(7):1284-1294. DOI:10.1016/j.clinph.2011.03.032.

Wintermark P, Boyd T, Gregas MC, Labrecque M, Hansen A. Placental pathology in asphyxiated newborns meeting the criteria for therapeutic hypothermia. *Am J Obstet Gynecol.* 2010;203:579.e1-e9.

Wu Y. Clinical features, diagnosis, and treatment of neonatal encephalopathy. *Up to Date* 2011. http://www.uptodate.com. Accessed November, 2011.

Wyatt JS. Ethics and hypothermia treatment. *Semin Fetal Neonatal Med.* 2010;15:299-304.

83 Aspiração de Mecônio

I. **Definição.** Mecônio é a primeira excreção intestinal do recém-nascido. Além de células epiteliais, cabelo fetal, muco e bile, o mecônio também contém vários componentes pró-inflamatórios. Com a eliminação intrauterina de mecônio, o líquido amniótico meconial (MSAF) pode ser aspirado. A presença de mecônio na traqueia pode causar obstrução das vias aéreas, e a presença de mecônio abaixo das pregas vocais pode causar obstrução adicional, aprisionamento de ar e uma resposta inflamatória; todas estas condições podem resultar em grave desconforto respiratório. Nem todos os recém-nascidos com líquido amniótico meconial desenvolvem a **síndrome da aspiração de mecônio (MAS)**. As características distintivas incluem instalação precoce de desconforto respiratório em um recém-nascido com MSAF que manifesta baixa complacência pulmonar, hipoxemia e uma radiografia pulmonar característica.

II. **Incidência.** A incidência de **MSAF** varia de 8–20% de todos os partos. Houve diminuição da incidência com a melhoria dos cuidados perinatais. A incidência de MSAF aumenta de 1,6% na 34–37ª semana para 30% a partir da 42ª semana. Dentre os bebês que nascem com MSAF, aproximadamente 5% desenvolvem **MAS**. Esta afeta primariamente os **recém-nascidos a termo e pós-termo**. A eliminação intrauterina de mecônio por recém-nascidos com < 34 semanas de gestação é muito incomum e, em vez de MAS, pode representar refluxo biliar secundário à obstrução intestinal.

III. **Fisiopatologia**

A. **Eliminação intrauterina de mecônio.** A eliminação de mecônio fetal depende da maturação neural parassimpática e hormonal. Os mecanismos exatos da eliminação intrauterina de mecônio permanecem incertos, porém o sofrimento fetal e a estimulação vagal são dois fatores prováveis.

B. **Aspiração de mecônio.** Após a eliminação intrauterina de mecônio, uma respiração irregular profunda ou arquejo, associada a uma hipóxia fetal intrauterina ou durante o trabalho de parto e parto, pode causar aspiração do MSAF. Caso contrário, antes do parto, a progressão do mecônio aspirado é geralmente impedida pela presença de líquido viscoso que normalmente preenche o pulmão fetal e as vias aéreas. Portanto, a progressão distal ocorre principalmente após o nascimento, juntamente com a reabsorção de líquido pulmonar. As consequências precoces da aspiração de mecônio incluem obstrução das vias aéreas, complacência pulmonar reduzida e aumento da resistência expiratória das vias aéreas maiores.

1. **Obstrução das vias aéreas.** Um MSAF espesso pode causar obstrução aguda das vias aéreas superiores. Conforme o mecônio aspirado progride distalmente, uma obstrução total ou parcial das vias aéreas pode ocorrer. A obstrução parcial das vias aéreas pode provocar um fenômeno de válvula de esfera, resultando em aprisionamento de ar e hiperexpansão alveolar, com um risco subsequente de escape de ar de 20–50%. A obstrução total pode provocar áreas assimétricas de atelectasia, resultando em hipóxia e aumento da resistência vascular pulmonar (PVR).

2. **Pneumonite química.** Com a progressão distal do mecônio, há o desenvolvimento de pneumonite química, que causa edema bronquiolar e estreitamento das vias aéreas pequenas, resultando em hipercarbia e hipoxemia.

3. **Mediadores inflamatórios.** Mecônio intrapulmonar desencadeia a liberação de diversas citocinas pró-inflamatórias, ocasionando edema adicional das vias aéreas, apoptose, hipóxia e aumento da PVR. A produção endógena de fosfolipase A_2 foi recentemente identificada nos pulmões de recém-nascidos com MAS e está associada ao aumento da expressão de mediadores inflamatórios, lesão direta à membrana celular alveolar, constrição das vias aéreas e catabolismo do surfactante.

4. **Disfunção do surfactante.** A presença de ácidos graxos livres no mecônio, decorrente de sua maior tensão superficial, ocasiona disfunção do surfactante através de sua remoção da superfície dos alvéolos. O mecônio também compromete a produção e eliminação de surfactante ao afetar o metabolismo da fosfatidilcolina.

5. **Hipertensão pulmonar.** Um terço dos recém-nascidos com aspiração de mecônio desenvolve hipertensão pulmonar persistente do recém-nascido (PPHN). A aspiração de mecônio isolada pode resultar em um atraso do declínio normal da PVR. Aumentos adicionais na PVR são multifatoriais. A PVR aumenta em consequência direta da hipóxia alveolar, acidose e hiperinsuflação pulmonar. A PVR aumenta em áreas de obstrução e subsequente hipóxia alveolar. O mecônio aspirado para o pulmão estimula a liberação de citocinas pró-inflamatórias e substâncias vasoativas que aumentam ainda mais a PVR. O aumento da resistência vascular pulmonar pode levar a um *shunt* direita-esquerda atrial e ductal e promover a hipoxemia.

IV. **Fatores de risco.** Vários fatores foram associados ao desenvolvimento de MAS. Os fatores de risco estatisticamente significativos em diversos ensaios clínicos incluem MSAF espesso, índice de Apgar baixo no quinto minuto e evidência de sofrimento fetal. Os afro-americanos, africanos, habitantes das ilhas do pacífico e indígenas australianos apresentam um risco mais elevado.

V. **Apresentação clínica.** A apresentação de um recém-nascido que tenha aspirado MSAF varia de desconforto respiratório leve a profundo.

   A. **Características gerais**
   1. **O recém-nascido.** Recém-nascidos com MAS frequentemente exibem sinais de pós-maturidade. Desconforto respiratório é evidente ao nascimento ou no período de transição. Na ocorrência de uma asfixia perinatal significativa, eles podem apresentar depressão respiratória com pouco esforço respiratório e redução do tônus muscular. As manchas cutâneas causadas pelo mecônio são proporcionais ao tempo de exposição e concentração do mecônio. A impregnação do cordão umbilical começa quinze minutos após exposição a um MSAF espesso ou 1 hora após exposição a um líquido levemente manchado. Coloração amarelada das unhas do recém-nascido requer 4–6 horas; coloração do vérnix caseoso leva cerca de 12 horas.
   2. **O líquido amniótico.** A aparência e a viscosidade do mecônio presente no líquido amniótico variam de um líquido ralo esverdeado até um líquido espesso com consistência de "sopa de ervilhas". Embora a MAS possa ocorrer na presença de MSAF mais líquido, a maioria dos recém-nascidos que desenvolve MAS possui um histórico de líquido meconial espesso.

   B. **Obstrução das vias aéreas.** Grandes quantidades de mecônio espesso, se não removidas, podem causar obstrução aguda das vias aéreas. Estes recém-nascidos podem ser apneicos ou apresentar respiração arquejante, cianose e baixa troca gasosa. Posteriormente, à medida que o mecônio é conduzido para as vias aéreas mais distais, as vias aéreas menores são afetadas, resultando em aprisionamento de ar e atelectasia disseminada.

   C. **Desconforto respiratório.** O recém-nascido com mecônio nas vias aéreas distais, porém com ausência de obstrução total das vias aéreas, manifesta sinais de desconforto respiratório secundário ao aumento da resistência das vias aéreas, redução da complacência e aprisionamento de ar (**ou seja, taquipneia, dilatação das narinas, retrações intercostais, aumento do diâmetro anteroposterior (AP) do tórax e cianose**). Alguns recém-nascidos **podem ter uma apresentação tardia**, com um desconforto respiratório inicial leve que piora horas após o parto, à medida que a atelectasia, inativação do surfactante e pneumonite química se desenvolvem. *Observação:* A maioria dos recém-nascidos com MSAF parece normal ao nascimento e não exibe sinais de desconforto respiratório.

   D. **Outras anormalidades pulmonares.** Um aumento perceptível no diâmetro AP do tórax pode ser observado na ocorrência de aprisionamento de ar. A auscultação geralmente revela troca gasosa reduzida, estertores, roncos ou sibilos. O aprisionamento de ar pode resultar em síndromes de escape de ar.

VI. **Diagnóstico**
   A. **Exames laboratoriais. Os resultados da gasometria** caracteristicamente revelam hipoxemia. Em casos brandos, a hiperventilação pode resultar em alcalose respiratória. Recém-nascidos com doença grave geralmente possuem uma acidose respiratória em razão da obstrução das vias aéreas, atelectasia e pneumonite. Na presença de asfixia perinatal concomitante, o paciente apresenta acidose metabólica e respiratória combinada.

B. **Exames de imagens. Radiografias torácicas** tipicamente revelam hiperinsuflação dos campos pulmonares e diafragmas rebaixados. Há infiltrados grosseiros irregulares. Um pneumotórax ou pneumomediastino pode estar presente. A gravidade dos achados radiográficos nem sempre se correlaciona com a doença clínica (veja Figura 11–14).
C. **Ecocardiografia.** Hipertensão pulmonar e subsequente hipoxemia decorrente do *shunt* ductal e atrial direita-esquerda é um achado frequentemente associado em recém-nascidos com pneumonia por aspiração de mecônio.

VII. Tratamento

A. **Tratamento pré-natal.** A chave para o tratamento de aspiração de mecônio está na prevenção do sofrimento fetal durante o período pré-natal.
   1. **Identificação das gestações de alto risco.** A abordagem para prevenção começa com o reconhecimento de fatores maternos predisponentes que podem causar insuficiência uteroplacentária e subsequente hipóxia fetal durante o trabalho de parto. Nas gestações que continuam após a data esperada, a indução por volta da 41ª semana pode ajudar a prevenir a aspiração de mecônio (risco de MAS é mais alto naqueles recém-nascidos com idade gestacional > 41 semanas).
   2. **Monitoramento.** Durante o trabalho de parto, deve-se observar e monitorar atentamente o feto. Qualquer sinal de sofrimento fetal (p. ex., aparecimento de líquido amniótico meconial, perda da variabilidade batimento a batimento, taquicardia fetal ou padrões de desaceleração) justifica uma avaliação do bem-estar fetal pelo exame minucioso dos traçados cardíacos fetais e pH do escalpe fetal. Se a avaliação identificar um feto comprometido, medidas corretivas devem ser tomadas ou o parto do bebê deve ser realizado em tempo hábil.
   3. **Amnioinfusão.** Em mães com MSAF moderado ou espesso, a amnioinfusão é eficaz na redução da ocorrência de desacelerações variáveis da frequência cardíaca fetal ao aliviar a compressão do cordão umbilical durante o trabalho de parto. No entanto, sua eficácia em alterar o risco ou gravidade da aspiração de mecônio não foi bem demonstrada, exceto nos cenários com vigilância perinatal limitada. Neste cenário, a amnioinfusão está associada a melhoras substanciais nos resultados perinatais.
B. **Controle na sala de parto.** O Capítulo 3 discute controle na sala de parto do recém-nascido com líquido amniótico meconial. A intervenção apropriada em um bebê com líquido amniótico meconial depende de ele é "vigoroso", como demonstrado por respirações espontâneas, uma frequência cardíaca > 100 batimentos/min, movimentos espontâneos ou extremidades em uma posição flexionada. Para esses bebês vigorosos, somente os cuidados de rotina devem ser fornecidos, independente da consistência do mecônio. Aqueles bebês que estão deprimidos ou que exibem sinais de obstrução das vias aéreas em consequência de um MSAF espesso devem ser intubados assim que possível, e a sonda endotraqueal deve ser conectada a um aspirador de mecônio fixado a um sistema de aspiração de parede a uma pressão de 100 mmHg. Ventilação com pressão positiva deve ser evitada, se possível, até que a aspiração traqueal seja realizada.
C. **Tratamento do recém-nascido com aspiração de mecônio.** Recém-nascidos com mecônio abaixo das pregas vocais correm o risco de hipertensão pulmonar, síndromes de escape de ar e pneumonite, e devem ser monitorados para sinais de desconforto respiratório.
   1. **Tratamento geral.** Bebês que tenham aspirado mecônio e requerem reanimação frequentemente desenvolvem anormalidades metabólicas, como hipóxia, acidose, hipoglicemia e hipocalcemia. Vigilância para lesão de órgão-alvo é essencial, pois estes pacientes podem ter sofrido asfixia perinatal.
      a. **Manter uma temperatura ambiente neutra.**
      b. **Protocolo com mínimo manuseio para evitar agitação.**
      c. **Manter uma perfusão e pressão sanguínea adequada.** A expansão volêmica com solução salina normal ou concentrado de hemácias pode ser necessária quando justificada. Tratamento de suporte com vasopressores, como a dopamina, pode ser necessário.
      d. **Corrigir qualquer anormalidade metabólica,** como hipoglicemia, hipocalcemia ou acidose metabólica.
      e. **Sedação** pode ser necessária nos recém-nascidos em ventilação mecânica.

2. **Controle respiratório**
   a. **Toalete pulmonar.** Se a aspiração da traqueia não resultar em eliminação das secreções, pode ser aconselhável manter uma sonda endotraqueal nos recém-nascidos sintomáticos para a limpeza pulmonar. Fisioterapia torácica a cada 30 minutos a 1 hora, conforme tolerado, ajudará na limpeza das vias aéreas (***controverso***). A fisioterapia torácica é contraindicada em bebês instáveis na suspeita de PPHN associada.
   b. **Gasometria arterial.** Na admissão à unidade de terapia intensiva neonatal, uma gasometria arterial deve ser obtida para avaliar o comprometimento ventilatório e a necessidade de oxigênio suplementar. Se o paciente requer uma $FIO_2 > 0,4$ ou demonstra instabilidade acentuada, um cateter arterial para amostragem frequente deve ser inserido.
   c. **Monitoramento do oxigênio.** Um oxímetro de pulso fornece informações importantes a respeito da gravidade do estado respiratório do recém-nascido e também ajuda a prevenir hipoxemia. A comparação dos valores de saturação do oxigênio pelo oxímetro de pulso colocado no braço direito àqueles nas extremidades inferiores pode ajudar a identificar os recém-nascidos com *shunt* ductal direita-esquerda secundário à hipertensão pulmonar associada à MAS.
   d. **Radiografia torácica.** Uma radiografia torácica deve ser obtida após o parto, se o bebê estiver em sofrimento. A radiografia também pode ajudar a determinar quais pacientes sofrerão desconforto respiratório. No entanto, as radiografias geralmente têm baixa correlação com a apresentação clínica.
   e. **Cobertura antibiótica.** Embora o mecônio seja estéril, o mesmo inibe a qualidade normalmente bacteriostática do líquido amniótico. A MAS isolada não é uma indicação para antibioticoterapia. Entretanto, em razão da dificuldade de diferenciação radiográfica entre a aspiração de mecônio e a pneumonia, uma antibioticoterapia de amplo espectro (ampicilina e gentamicina; para doses, veja Capítulo 148) deve ser iniciada nos recém-nascidos com infiltrados em uma radiografia torácica após a obtenção de culturas apropriadas.
   f. **Oxigênio suplementar.** O principal objetivo é prevenir episódios de hipóxia alveolar que levam à vasoconstrição pulmonar hipóxica e ao desenvolvimento de PPHN. Para esta finalidade, o oxigênio suplementar é fornecido "generosamente" para manter a tensão de oxigênio arterial pelo menos na faixa de 80–90 mmHg. Alguns clínicos podem eleger a manutenção da PaO_2 em um nível superior, pois o risco de retinopatia é insignificante entre os recém-nascidos a termo. O mesmo objetivo de evitar hipóxia alveolar requer um desmame cauteloso da oxigenoterapia. Muitos dos pacientes são muito instáveis, e o desmame do oxigênio deve ser realizado lentamente, algumas vezes em reduções de 1% por vez. A prevenção de hipóxia alveolar inclui um alto índice de suspeita para o diagnóstico de escape de ar, assim como esforços para minimizar o manuseio da criança.
   g. **Pressão positiva contínua nas vias aéreas (CPAP).** Pode ser utilizada para melhorar a oxigenação, quando a FIO_2 excede 40–50%. Na presença de hiperventilação, utilizar a CPAP com cautela, visto que pode piorar o aprisionamento de ar.
   h. **Ventilação mecânica.** Pacientes com doença grave, e em insuficiência respiratória iminente com hipercapnia e hipoxemia persistente, requerem ventilação mecânica.
      i. **Estratégias específicas de ventilação.** A ventilação deve ser adaptada individualmente ao paciente. A ventilação controlada a volume pode diminuir a hiperdistensão pulmonar. O uso de tempos inspiratórios relativamente curtos pode limitar ainda mais a ocorrência de aprisionamento de ar. Modos ventilatórios que permitem que o recém-nascido regule a frequência e grau de assistência mecânica (ventilação assistida/controlada ou no modo pressão de suporte) podem ser preferíveis. Os recém-nascidos com MAS tipicamente requerem pressões mais elevadas e frequências mais rápidas do que aquelas utilizadas na síndrome do desconforto respiratório.
      ii. **Complicações pulmonares.** Com o desenvolvimento de atelectasia, aprisionamento de ar e complacência pulmonar reduzida, uma alta pressão média de vias aéreas pode ser necessária em um paciente com risco de escape de ar. Para qualquer deterioração inexplicável do estado clínico, a possibilidade de **pneumotórax** ou **pneumo-**

mediastino deve ser considerada, e uma avaliação apropriada realizada. A abordagem ventilatória deve ser direcionada para prevenir hipóxia e fornecer ventilação adequada na menor pressão média de vias aéreas possível, a fim de o risco de escape de ar catastrófico.

iii. **Ventilação de alta frequência (HFV).** Faltam ensaios controlados randomizados que corroborem o uso de HFV especificamente na MAS. Outros estudos prospectivos demonstraram que a HFV pode ser uma modalidade eficaz. Tanto a ventilação de alta frequência a jato como a ventilação oscilatória de alta frequência é eficaz em recém-nascidos em que uma ventilação adequada não pode ser mantida com a ventilação convencional sem o uso de pressões ventilatórias excessivas. A HFV também tem sido usada para maximizar os efeitos benéficos do óxido nítrico inalado (veja Capítulo 8).

iv. **Ventilação com Heliox.** Em um estudo limitado, o uso de heliox foi associado a um aumento na oxigenação, porém falhou em demonstrar uma melhora significativa em outros desfechos, incluindo o índice de oxigenação, sobrevida ou grau de suporte respiratório, além da redução na FIO_2.

i. **Surfactante.** Vários estudos randomizados controlados demonstraram que recém-nascidos com uma MAS grave, que necessite de ventilação mecânica e tenha evidências radiológicas de doença parenquimatosa pulmonar, podem-se beneficiar com a terapia precoce com surfactante. As doses devem exceder aquelas utilizadas em prematuros com a síndrome de desconforto respiratório. Em razão do potencial de hipertensão pulmonar concomitante, monitoramento é necessário para prevenir as consequências da obstrução transitória das vias aéreas, que pode-se desenvolver durante a instilação traqueal do surfactante. Foi demonstrado que a lavagem pulmonar com surfactante reduz a necessidade geral de oxigênio. Ensaios clínicos atuais falharam em demonstrar um impacto estatisticamente significativo sobre outros desfechos, porém demonstrou uma tendência ao aumento da sobrevida. A lavagem com surfactante também demonstrou reduzir as citocinas pró-inflamatórias sistêmicas que normalmente acompanham a MAS.

j. **Óxido nítrico inalado.** A hipertensão pulmonar comumente afeta recém-nascidos com MAS grave. Esta pode ser eficazmente tratada com óxido nítrico inalado (veja Capítulo 113). Na atualização de uma prévia Revisão Sistemática Cochrane, os dados sugerem que em cenários sem acesso ao óxido nítrico ou HFV, o sildenafila é eficaz em reduzir a PVR, melhorar a oxigenação e diminuir a mortalidade.

k. **Oxigenação extracorpórea por membrana/suporte extracorpóreo de vida (ECMO/ECLS).** O uso de óxido nítrico inalado e terapia com surfactante reduziu o número de recém-nascidos com necessidade de ECMO/ECLS. Quando comparados a outros subgrupos populacionais que requerem ECMO/ECLS, os bebês com aspiração de mecônio possuem uma alta taxa de sobrevida (93-100%) (veja Capítulo 18).

l. **Esteroides.** Embora alguns dados provenientes de estudos em animais e ensaios clínicos limitados com humanos sugiram um benefício potencial, não existem dados suficientes que justifiquem o uso de esteroides. Alguns ensaios clínicos em humanos sugerem que a terapia com esteroides para a MAS pode ser prejudicial. Até que dados suficientes estejam disponíveis, os esteroides não devem ser empregados como uma medida terapêutica para a MAS.

3. **Hipertensão pulmonar persistente.** A aspiração de mecônio é o distúrbio respiratório mais comum associado à PPHN. Hipertensão pulmonar persistente ocorre em torno de 40% dos casos (veja Capítulo 113).

D. **Prognóstico.** Complicações são comuns e associadas a uma taxa de mortalidade significativa. Novas modalidades terapêuticas, como a administração de surfactante exógeno, HFV, óxido nítrico inalado e ECMO/ECLS, reduziram a taxa de mortalidade para < 5%. Os pacientes que sobrevivem uma aspiração de mecônio grave, a ventilação mecânica prolongada pode causar displasia broncopulmonar/doença pulmonar crônica. A MAS está associada a sequelas do neurodesenvolvimento, incluindo atraso no desenvolvimento global, paralisia cerebral e autismo, justificando, desse modo, um seguimento a longo prazo.

Referências Selecionadas

Beligere N, Rao R. Neurodevelopmental outcome of infants with meconium aspiration syndrome: report of a study and literature review. *J Perinatol.* 2008;28:s93-s101.

Dargaville PA, Copnell B, Mills JF, *et al.* Randomized controlled trial of lung lavage with dilute surfactant for meconium aspiration syndrome. *J Pediatr.* 2011;158:383-389.

De Luca D, Minucci A, Tripodi D, *et al.* Role of distinct phospholipases A2 and their modulators in meconium aspiration syndrome in human neonates. *Intensive Care Med.* 2011;37:1158-1165.

Gardener H, Spiegelman D, Buka SL. Perinatal and neonatal risk factors for autism: a comprehensive meta-analysis. *Pediatrics.* 2011;128:344-355.

Hernderson-Smart DJ, De Paoli AG, Clark RH, Bhuta T. High frequency oscillatory ventilation versus conventional ventilation for infants with severe pulmonary dysfunction born at or near term. *Cochrane Database Syst Rev.* 2009;CD002974.

Hofmeyr GJ, Xu H. Amnioinfusion for meconium-stained liquor in labour. *Cochrane Database Syst Rev.* 2010;CD000014.

Raghavendran K, Willson D, Notter RH. Surfactant therapy for acute lung injury and acute respiratory distress syndrome. *Crit Care Clin.* 2011;27:525-559.

Shah PS, Ohlsson A. Sildenafil for pulmonary hypertension in neonates. *Cochrane Database Syst Rev.* 2011;CD005494.

Szczapa T, Gadzinowski J. Use of heliox in the management of neonates with meconium aspiration syndrome. *Neonatology.* 2011;100:265-270.

84 Cardiopatia Congênita

O dilema diagnóstico de recém-nascidos com cardiopatia congênita deve ser resolvido rapidamente, pois a terapia pode salvar a vida de alguns destes bebês. A cardiopatia congênita ocorre em ~1% dos nascidos vivos. Quase metade de todos os casos de cardiopatia congênita é diagnosticada durante a primeira semana de vida. Em pacientes com cardiopatia congênita complexa, a mortalidade neonatal hospitalar pode ser de até 7%. Estes pacientes apresentam uma alta frequência de múltiplas anomalias congênitas, síndromes, baixo peso ao nascer e período de permanência hospitalar prolongado. As anomalias mais frequentes observadas durante a primeira semana são persistência do canal arterial (PDA), d-transposição das grandes artérias, síndrome do coração esquerdo hipoplásico (HLHS), tetralogia de Fallot (TOF) e atresia pulmonar.

I. **Classificação.** Os sinais e sintomas nos recém-nascidos com cardiopatia possibilitam a classificação de acordo com os níveis de saturação de oxigênio arterial com base em um teste de oxigênio a 100% (veja a seguir). Uma classificação adicional (com base em outros achados físicos e testes laboratoriais) facilita a descrição da exata lesão cardíaca presente.

    A. **Cardiopatia cianótica.** Recém-nascidos com cardiopatia cianótica são geralmente incapazes de atingir uma PaO_2 > 100 mmHg após receber oxigênio a 100% por 10–20 minutos (teste de hiperóxia).

    B. **Cardiopatia acianótica.** Recém-nascidos com cardiopatia acianótica alcançam níveis de PaO_2 > 100 mmHg sob as mesmas condições que as observadas na Seção I.A.

II. **Cardiopatia cianótica.** Veja Figura 84–1 (veja Capítulo 52).

    A. **Teste de hiperoxia.** Por causa do *shunt* intracardíaco da direita-esquerda, o recém-nascido com cardiopatia congênita cianótica (ao contrário do bebê com doença pulmonar) é incapaz de elevar a saturação arterial de oxigênio, mesmo na presença de uma concentração elevada de oxigênio no ambiente.

        1. **Determinar a PaO_2** do bebê em ar ambiente.

        2. **Fornecer oxigênio a 100% por 10–20 minutos** por máscara, tenda ou sonda endotraqueal.

        3. **Obter uma gasometria arterial,** enquanto o bebê estiver recebendo oxigênio a 100%.

        4. **Interpretar os resultados** com base na Seção I.

B. **Cianose.** É preciso ter cautela na avaliação da cianose pela cor cutânea, pois policitemia, icterícia, pigmentação racial ou anemia podem dificultar o diagnóstico clínico de cianose. Veja página 373.

C. **Sopro.** O bebê com cardiopatia congênita cianótica geralmente não possui um sopro distinto. A mais grave destas anomalias pode não estar associada a um sopro.

D. **Outros estudos.** Bebês cianóticos podem ser ainda classificados de acordo com a circulação pulmonar na radiografia torácica e achados eletrocardiográficos.

E. **Diagnóstico e tratamento.** A Figura 84-1 resume o diagnóstico e tratamento da cardiopatia cianótica.

F. **Anormalidades específicas da cardiopatia cianótica**
   1. **D-transposição das grandes artérias (D-TGA).** Esta é a causa cardíaca mais comum de cianose no primeiro ano de vida, com uma relação sexo masculino:feminino de 2:1. A aorta sai do ventrículo direito e a artéria pulmonar do ventrículo esquerdo, resultando em circuitos sistêmicos separados. Com os tratamentos modernos, a taxa de sobrevida em 1 ano dos recém-nascidos é de ~90%.
      a. **Exame físico.** O típico bebê é grande e ativo, com cianose, porém pouco ou nenhum desconforto respiratório. Pode haver um sopro de ejeção sistólica fraco ou sopro pode estar ausente.
      b. **Radiografia torácica.** Este exame pode ser normal, mas, geralmente, revela uma sombra mediastinal superior muito estreita (aspecto de "ovo em um graveto").
      c. **Eletrocardiografia (ECG).** Não há achados ECG característicos.
      d. **Ecocardiografia é diagnóstica.** Os achados típicos incluem ramificação do grande vaso anterior em inominada, subclávia e carótida, e ramificação do grande vaso posterior nas artérias pulmonares direita e esquerda.
      e. **Cateterismo cardíaco.** Como a ecocardiografia, esta técnica é diagnóstica e frequentemente terapêutica, conforme descrito a seguir.
      f. **Tratamento.** Na ocorrência de grave hipóxia ou acidose, uma atriosseptostomia por balão de urgência pode ser realizada no berçário sob orientação ecocardiográfica. O cateterismo cardíaco com atriosseptostomia por balão e subsequente cirurgia de troca arterial constituem os métodos de tratamento. A prostaglandina E_1 (PGE_1) pode aumentar o *shunt*.
   2. **Tetralogia de Fallot (TOF).** A tetralogia de Fallot é caracterizada por 4 anomalias: estenose pulmonar, comunicação interventricular, dextroposição da aorta e hipertrofia ventricular direita (RVH). Há uma pequena predominância masculina. Cianose geralmente significa atresia completa ou parcial da via de saída do ventrículo direito ou estenose pulmonar extremamente grave com artérias pulmonares hipoplásicas. O grau de obstrução da via de saída do ventrículo direito é inversamente proporcional ao fluxo sanguíneo pulmonar e diretamente proporcional ao grau de cianose. A tetralogia de Fallot com valva pulmonar ausente pode-se apresentar com desconforto respiratório ou inapetência (em razão da compressão do esôfago ou brônquios pelas grandes artérias pulmonares).
      a. **Exame físico.** O paciente está cianótico com um sopro de ejeção sistólico ao longo da margem esquerda do esterno. Sopros altos estão associados a maior fluxo através da via de saída do ventrículo direito e graus mais leves de dessaturação. Sopros mais fracos estão associados a menor fluxo e mais hipóxia.
      b. **Radiografia torácica.** A radiografia torácica revela um coração pequeno, frequentemente em "forma de bota", com redução da trama vascular pulmonar. Um arco aórtico direito é observado em ~20% destes bebês.
      c. **ECG.** O ECG pode ser normal ou pode demonstrar RVH. O único sinal de RVH pode ser uma onda T elevada em V_4R ou V_1 após 72 horas de idade.
      d. **Ecocardiografia.** Geralmente diagnóstica, com uma dextroposição da aorta, comunicação interventricular (VSD) e pequena via de saída do ventrículo direito.
      e. **Tratamento.** O fluxo sanguíneo pulmonar pode ser ducto-dependente com cianose grave, e pode responder à dilatação do tecido ductal com PGE_1 (veja Capítulo 148). Esta

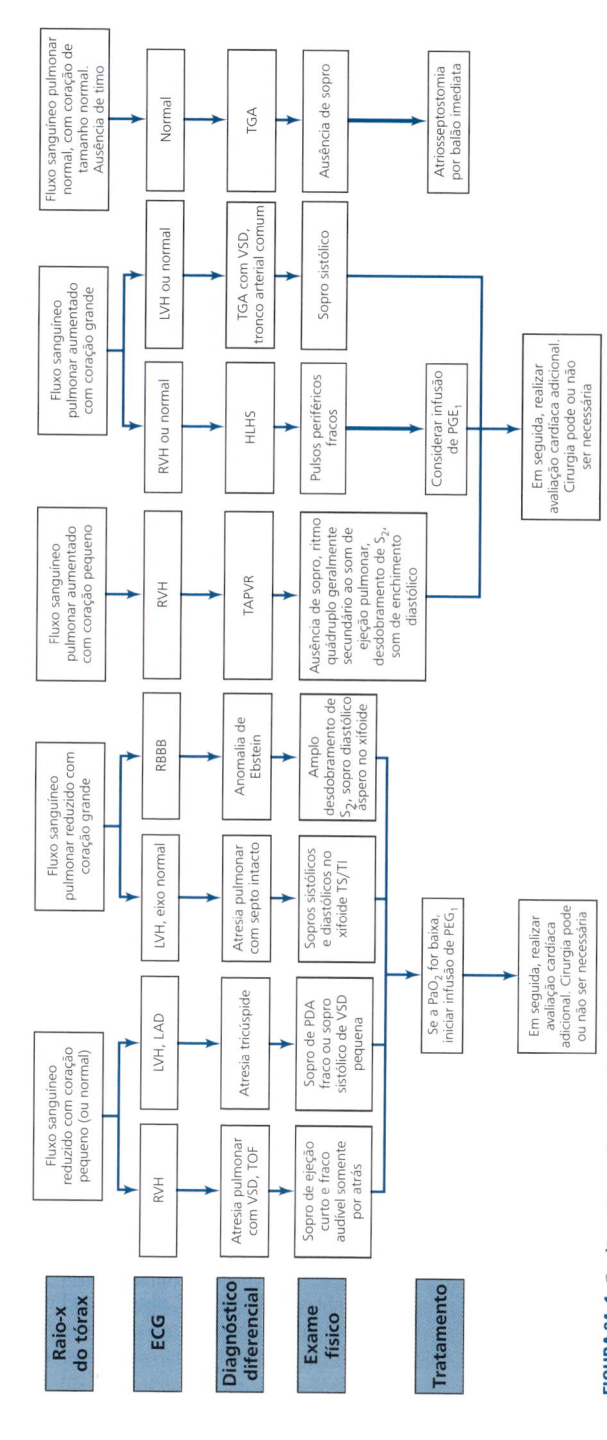

FIGURA 84-1. Cardiopatia congênita cianótica (PaO$_2$ < 100 mmHg com FIO$_2$ a 100%). ECG, eletrocardiografia; HLHS, síndrome do coração esquerdo hipoplásico; LAD, desvio do eixo para a esquerda; LVH, hipertrofia ventricular esquerda; PDA, persistência do canal arterial; PGE$_1$, prostaglandina E$_1$; RBBB, bloqueio de ramo direito; RVH, hipertrofia ventricular direita; TAPVR, drenagem anômala total das veias pulmonares; TGA, transposição das grandes artérias; TI, insuficiência tricúspide; TOF, tetralogia de Fallot; TS, estenose tricúspide; VSD, comunicação interventricular.

medida possibilita maior flexibilidade para o planejamento do cateterismo cardíaco e correção cirúrgica. A cirurgia (*shunt* ou correção total) pode ser considerada.

III. **Cardiopatia acianótica (Figura 84–2)**
   A. **Teste de hiperóxia.** Veja Seção II.A.
   B. **Sopro.** O recém-nascido que não é cianótico apresentará um sopro cardíaco ou sintomas de insuficiência cardíaca congestiva.
   C. **Diagnóstico e tratamento.** Veja Figura 84–2.
   D. **Anormalidades específicas da cardiopatia acianótica**
      1. **Comunicação interventricular (VSD).** A anormalidade cardíaca congênita mais comum, com distribuição igual entre os sexos. Sopros podem ser audíveis ao nascimento, porém tipicamente aparecem entre 3 dias e 3 semanas de idade. Insuficiência cardíaca congestiva é incomum antes das 4 semanas de idade, mas pode-se desenvolver mais cedo em bebês prematuros. Os sintomas e achados físicos variam de acordo com a idade do paciente e tamanho do defeito. O fechamento espontâneo ocorre em metade dos pacientes. A correção cirúrgica é reservada somente para VSDs grandes e sintomáticas.
      2. **Comunicação interatrial (ASD).** Não constitui uma causa importante de morbidade e mortalidade na primeira infância. Ocasionalmente, insuficiência cardíaca congestiva pode ocorrer na primeira infância, porém geralmente não ocorre no período neonatal.
      3. **Defeitos dos coxins endocárdicos.** Incluem ASD tipo *ostium primum* com ou sem uma fenda na valva mitral e um canal atrioventricular (AV). Estes defeitos estão comumente associados a múltiplas anomalias congênitas, especialmente à síndrome de Down. Se uma insuficiência acentuada da valva AV estiver presente, o paciente pode ter insuficiência cardíaca congestiva ao nascimento ou no período neonatal.
         a. **Exame físico.** No exame físico, um sopro sistólico secundário à insuficiência da valva AV pode ser auscultado. Cianose pode estar presente, porém geralmente não é grave. Recém-nascidos com hipertensão arterial pulmonar grave podem apresentar um sopro discreto ou ausente.
         b. **Radiografia torácica.** Achados variáveis podem incluir uma artéria pulmonar dilatada ou um coração grande secundário à dilatação atrial.
         c. **ECG.** Desvio do eixo para a esquerda (vetor superior esquerdo) é *sempre* encontrado; o intervalo PR pode ser longo, ou pode haver um padrão RSR' em V_4R e V_1.
         d. **Ecocardiografia.** Normalmente diagnóstica; a ecocardiografia geralmente demonstra uma valva AV comum com VSD, ou um defeito no *septum primum* com uma valva mitral anormal.
         e. **Tratamento.** Insuficiência cardíaca congestiva é tratada com diuréticos e digoxina (para doses, veja Capítulo 148); cateterismo cardíaco precoce com cirurgia corretiva pode ser necessário para prevenir doença obstrutiva vascular pulmonar.

IV. **Síndrome do coração esquerdo hipoplásico (HLHS).** Ocorre nas formas cianótica e acianótica. Em 15% dos casos, o forame oval está intacto, prevenindo, desse modo, a mistura em nível atrial, causando cianose. Bebês com mistura nos átrios são acianóticos. A HLHS é responsável por 25% de todas as mortes cardíacas durante a primeira semana de vida.
   A. **Exame físico.** O bebê está tipicamente pálido e taquipneico, com baixa perfusão e pulsos periféricos fracos a ausentes. Uma S_2 única e alta está presente, geralmente com um galope e ausência de sopro. Há hepatomegalia, e acidose metabólica está geralmente presente na 48ª hora de vida.
   B. **Eletrocardiografia.** Demonstra forças ventriculares esquerdas pequenas ou ausentes.
   C. **Radiografia torácica.** Cardiomegalia moderada está presente, geralmente com uma grande sombra do tronco da artéria pulmonar.
   D. **Ecocardiografia.** Um estudo diagnóstico demonstra um ventrículo esquerdo pequeno ou em forma de fenda, com uma aorta ascendente hipoplásica.
   E. **Tratamento.** O fluxo sanguíneo sistêmico é ducto-dependente; portanto, a PGE_1 é valiosa. Oxigênio não deve ser fornecido, visto que a dilatação resultante dos vasos pulmonares aumenta o fluxo sanguíneo pulmonar. Comprometimento respiratório e subsequente dilatação e função ventricular direita (RV) reduzida são efeitos indesejáveis da administração de oxigênio. Na

84: CARDIOPATIA CONGÊNITA

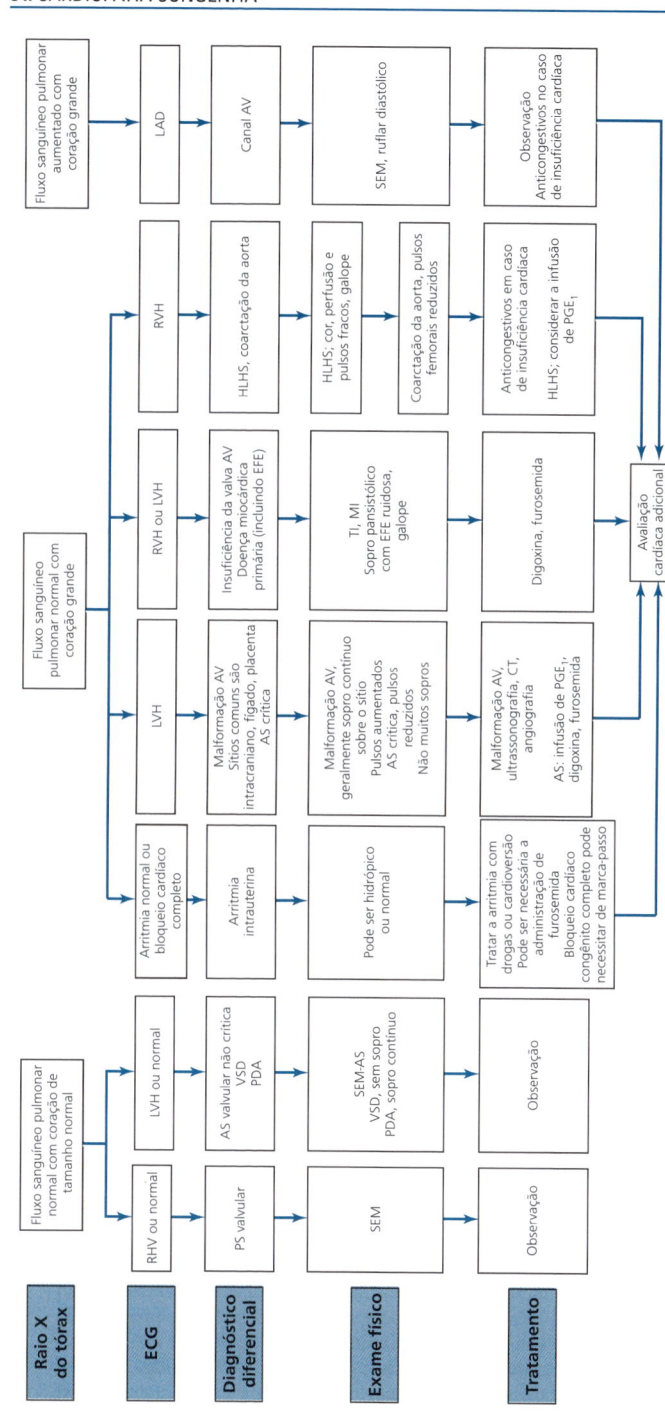

	Fluxo sanguíneo pulmonar normal com coração de tamanho normal		Fluxo sanguíneo pulmonar normal com coração grande				Fluxo sanguíneo pulmonar aumentado com coração grande
Raio X do tórax							
ECG	RHV ou normal	LVH ou normal	Arritmia normal ou bloqueio cardíaco completo	LVH	RVH ou LVH	RVH	LAD
Diagnóstico diferencial	PS valvular	AS valvular não crítica VSD PDA	Arritmia intrauterina	Malformação AV Sítios comuns são intracraniano, fígado, placenta AS crítica	Insuficiência da valva AV Doença miocárdica primária (incluindo EFE)	HLHS, coarctação da aorta	Canal AV
Exame físico	SEM	SEM-AS, sem sopro PDA, sopro contínuo	Pode ser hidrópico ou normal	Malformação AV, geralmente sopro contínuo sobre o sítio Pulsos aumentados AS crítica, pulsos reduzidos Não muitos sopros	TI, MI Sopro pansistólico com EFE ruidosa, galope	HLHS; cor, perfusão e pulsos fracos, galope	SEM, ruflar diastólico
						Coarctação da aorta, pulsos femorais reduzidos	
Tratamento	Observação	Observação	Tratar a arritmia com drogas ou cardioversão Pode ser necessária a administração de furosemida Bloqueio cardíaco congênito completo pode necessitar de marca-passo	Malformação AV, ultrassonografia, CT, angiografia AS: infusão de PGE₁, digoxina, furosemida	Digoxina, furosemida	Anticongestivos em caso de insuficiência cardíaca HLHS; considerar a infusão de PGE₁	Observação Anticongestivos no caso de insuficiência cardíaca
					Avaliação cardíaca adicional		

FIGURA 84-2. Cardiopatia congênita acianótica (PaO$_2$ >100 mmHg com FiO$_2$ a 100%). AS, estenose aórtica; canal AV, canal atrioventricular; malformação AV, malformação arteriovenosa; valva AV, valva atrioventricular; CT, tomografia computadorizada; ECG, eletrocardiografia; EFE, fibroelastose endocárdica; HLHS, síndrome do coração esquerdo hipoplásico; LAD, desvio do eixo para a esquerda; LVH, hipertrofia ventricular esquerda; MI, infarto do miocárdio; PDA, persistência do canal arterial; PGE$_1$, prostaglandina E$_1$; PS, estenose pulmonar; RVH, hipertrofia ventricular direita; SEM, sopro de ejeção sistólica; TI, insuficiência tricúspide; VSD, comunicação interventricular.

verdade, bebês com HLHS e hiperfluxo pulmonar podem necessitar de concentrações de oxigênio < 21%. A frequente monitorização da gasometria e lactato é necessária no pré-operatório. Correção cirúrgica é feita em 3 estágios. O primeiro é paliativo (o procedimento de Norwood) com redirecionamento do fluxo sanguíneo, de modo que o ventrículo direito atue como o "ventrículo sistêmico", e um *shunt* cirurgicamente construído forneça fluxo sanguíneo pulmonar. Alguns cirurgiões preferem fazer a modificação de Sano da técnica de Norwood, que envolve a colocação de um tubo de Gore-tex do RV até o MPA. O sucesso do resultado é influenciado pela idade gestacional (bebês a termo apresentam um prognóstico muito mais favorável do que os bebês prematuros) e a presença de outras anomalias importantes. O segundo estágio geralmente consiste em uma cirurgia de Glenn bidirecional ou hemiFontan, direcionando o sangue da veia cava superior para os pulmões e fechando o *shunt* arterial sistêmico-pulmonar. O terceiro estágio (o procedimento de Fontan) direciona o retorno venoso sistêmico restante diretamente para a circulação pulmonar. Transplante cardíaco neonatal é a segunda opção, porém a falta de órgãos é um impedimento significativo. Tratamento compassivo (mantendo o bebê confortável até a morte) pode ser apropriado em alguns casos.

V. Anomalias e síndromes associadas. (Tabela 84–1) Uma discussão da cardiopatia em neonatos não estaria completa sem a inclusão das síndromes comuns de múltiplas anomalias congênitas

Tabela 84–1. ANOMALIAS CONGÊNITAS ASSOCIADAS A DEFEITOS CARDÍACOS

Anomalia Congênita	Defeito Cardíaco
Anomalia cromossômica	
Trissomia 21 (síndrome de Down)	Canal atrioventricular, comunicação interventricular
Trissomias 13, 15 e 18	Comunicação interventricular, persistência de canal arterial
Síndrome 4p-	Comunicação interatrial, comunicação interventricular
Síndrome 5p- (síndrome de Cri du Chat)	Variável
XO (síndrome de Turner)	Coarctação da aorta, estenose aórtica
Síndromes com defeitos predominantemente esqueléticos	
Síndrome de Ellis-van Creveld	Comunicação interatrial, átrio único
Síndrome de Laurence-Moon-Biedl	Tetralogia de Fallot, comunicação interventricular
Síndrome de Carpenter	Persistência de canal arterial, comunicação interventricular
Síndrome de Holt-Oram	Comunicação interatrial, comunicação interventricular
Síndrome de Fanconi	Persistência de canal arterial, comunicação interventricular
Síndrome de trombocitopenia com ausência de rádio	Comunicação interatrial, tetralogia de Fallot
Síndromes com fácies características[a]	
Síndrome de Noonan (braço longo do cromossomo 12)	Estenose pulmonar
Síndrome de DiGeorge (deleção do cromossomo 22)	Tetralogia de Fallot, anomalias do arco aórtico
Síndrome de Smith-Lemli-Opitz	Comunicação interventricular, persistência de canal arterial
Síndrome de Lange	Tetralogia de Fallot, comunicação interventricular
Síndrome de Goldenhar	Tetralogia de Fallot, variável
Síndrome de Williams	Estenose aórtica supravalvular, estenose de artéria pulmonar periférica
Assimetria facial durante o choro	Variável

[a]Nem todos os bebês com estas síndromes possuem defeitos cardíacos.

(MCA) associadas a defeitos cardíacos. Muitas vezes, o reconhecimento de síndromes de MCA facilita a identificação do defeito cardíaco. Síndromes que tendem a se manifestar após o período neonatal não foram incluídas. Veja Capítulo 138 para uma discussão completa das anomalias e síndromes.

VI. Teratógenos e cardiopatia. Foram identificados vários teratógenos associados à cardiopatia congênita (Tabela 84–2), embora não exista uma relação de 100% entre a exposição e os defeitos cardíacos. Uma história de exposição a teratógenos pode ajudar no diagnóstico.

VII. Síndromes com *situs* anormal. Síndromes com *situs* anormal estão associadas à cardiopatia congênita. Por exemplo, um bebê com *situs inversus* total e dextrocardia apresenta a mesma incidência de cardiopatia congênita que a população em geral. No entanto, se houver uma disparidade entre o *situs* torácico e o abdominal, a incidência de cardiopatia congênita é > 90% (Examinar a radiografia torácica para confirmar que o ápice cardíaco e a bolha gástrica estão no mesmo lado. Ambos devem estar à esquerda). Algumas destas síndromes envolvem o lado esquerdo bilateralmente (dois pulmões bilobados ou múltiplos baços) e uma cardiopatia congênita cianótica complexa, enquanto outras ocorrem à direita bilateralmente (dois pulmões trilobados ou um baço ausente) e cardiopatia congênita cianótica complexa.

VIII. Princípios gerais do tratamento
  A. Ecocardiografia fetal
    1. Considerações gerais. Atualmente, a realização de ecocardiografia fetal é possível em muitos centros. A idade gestacional ideal para realizar uma ecocardiografia é entre 18 e 24 semanas, quando anormalidades estruturais e arritmias podem ser detectadas. Com a detecção precoce de anormalidades cardíacas, providências podem ser tomadas para a realização do parto em um centro com cardiologia pediátrica e instalações cirúrgicas. Se a anomalia for incompatível com a vida, algumas famílias podem optar pela interrupção da gravidez.
    2. Indicações. Veja Tabela 84–3.
      a. Fatores maternos. oligo-hidrâmnio ou poli-hidrâmnio, doença vascular do colágeno, exposição a teratógenos, ou um filho com cardiopatia congênita.
      b. Fatores fetais. Suspeita de anormalidade cardíaca na ultrassonografia obstétrica, líquido pleural, líquido pericárdico, anormalidades na frequência cardíaca, retardo do crescimento intrauterino, ou outras anormalidades na ultrassonografia obstétrica.

Tabela 84–2. TERATÓGENOS ASSOCIADOS A DEFEITOS CARDÍACOS

Teratógeno	Defeito Cardíaco
Drogas	
Álcool	Comunicação interventricular, tetralogia de Fallot, comunicação interatrial
Anticonvulsivantes	Variável, comunicação interventricular, tetralogia de Fallot
Ácido retinoico	Anomalias do arco aórtico
Lítio	Anomalia de Ebstein da valva tricúspide
ISRSs	Risco ligeiramente aumentado de defeitos septais
Agentes ambientais	
Irradiação	Variável
Alta altitude	PDA; outros, variável
Fatores maternos	
Diabetes	Variável
Lúpus materno	Bloqueio AV completo (3º grau)
PKU materna	Comunicação interventricular, coarctação
Infecções	
Síndrome da rubéola	PDA, estenose pulmonar periférica
Parvovírus, *coxsackie*	Cardiomiopatia
Outras viroses	Variável

AV, atrioventricular; PDA, persistência do canal arterial; PKU, fenilcetonúria.

Tabela 84-3. INDICAÇÕES PARA ECOCARDIOGRAMA FETAL

Condições maternas
Diabetes
Doença vascular do colágeno
Exposição materna a drogas/medicamentos

Condições familiares
História de doença cardíaca congênita
História de anormalidades cromossômicas ou genéticas

Condições fetais
Frequência cardíaca fetal anormal
Suspeita de malformação cardíaca na ultrassonografia de triagem
Presença de outras malformações na ultrassonografia
oligo-hidrâmnio ou poli-hidrâmnio
Evidência de hidropsia fetal
Restrição do crescimento intrauterino

---

  c. **Fatores genéticos.** História familiar de transtornos cromossômicos ou cardiopatia congênita.
 B. **Terapia de emergência.** Uma decisão sobre a terapia deve ser tomada logo que a lesão específica é identificada como emergente. Por exemplo, quando diante de um bebê muito cianótico sem sopro, com uma radiografia torácica normal e uma ECG normal, e suspeita de um diagnóstico de D-transposição das grandes artérias, preparos para uma **atriosseptostomia por balão** devem ser iniciados.
 C. **Prostaglandinas.** Como princípio geral, se um bebê for cianótico e possuir fluxo sanguíneo pulmonar reduzido, a PaO_2 aumentará, promovendo o fluxo através do canal arterial via gotejamento de **prostaglandina E_1** (alprostadil ou Prostin VR Pediatric). A manutenção da patência do canal possibilitará a estabilização do bebê, e subsequente planejamento de cateterismo ou cirurgia em caráter urgente em vez de emergencial. De modo similar, na presença de pulsos periféricos fracos e acidose secundária à baixa perfusão, a infusão de prostaglandina, usando a mesma dose, abrirá o canal arterial e permitirá que o fluxo sanguíneo ventricular direito aumente a circulação sistêmica. Esta medida é benéfica na estenose aórtica crítica, coarctação da aorta e HLHS (para doses e outras informações farmacológicas, veja Capítulo 148).
 D. **Antiarrítmicos.** Arritmias rápidas podem ocorrer durante a vida intrauterina ou após o parto. As arritmias são uma causa de hidropsia fetal e morte intrauterina; frequentemente, o distúrbio de ritmo é uma taquicardia supraventricular rápida, com uma resposta ventricular 1:1. Ocasionalmente, *flutter* atrial com bloqueio 2:1 se manifesta antes ou logo após o nascimento. Alguns antiarrítmicos fornecidos à mães podem atravessar a placenta, possibilitando o tratamento fetal. **Digitálicos** e **propranolol** são agentes antiarrítmicos bem-sucedidos em recém-nascidos, porém o tratamento com adenosina ou cardioversão elétrica (veja Capítulo 35) também é necessário algumas vezes. Os digitálicos são contraindicados na síndrome de Wolff-Parkinson-White.
 E. **Marca-passo.** O bloqueio cardíaco completo congênito pode causar hidropsia fetal. Se a morte cardiovascular for iminente, o parto e um **marca-passo transvenoso temporário podem salvar a vida do bebê**. Em seguida, deve-se realizar a implantação cirúrgica de urgência de um marca-passo permanente. As mães podem ter anticorpos anti-Rho ou anti-LA.
 F. **Outras técnicas de imagem.** Embora a imagem por ressonância magnética (MRI) esteja cada vez mais sendo utilizada para identificação de cardiopatia congênita em crianças, a IRM do coração neonatal é de utilidade limitada. A frequência cardíaca rápida dos neonatos torna a aquisição de imagens muito difícil. A tomografia computadorizada (CT) e a angiografia por tomografia computadorizada (CTA) podem ajudar a identificar anomalias do retorno venoso pulmonar. A CTA tornou-se o padrão ouro de avaliação dos anéis vasculares, porém estes, geralmente, não estão presentes no período neonatal imediato.

G. **Outras considerações.** O tratamento mais adequado do bebê antes e imediatamente após a cirurgia cardíaca determina o prognóstico geral. Um procedimento corretivo perfeitamente executado não pode suceder sem suporte do bebê no pós-operatório. Os fármacos que manipulam a resistência vascular pulmonar (óxido nítrico [NO], sildenafila, oxigênio) e possuem uma influência favorável sobre o débito cardíaco e sua distribuição são frequentemente necessários. A milrinona, um agente redutor da pós-carga, é frequentemente utilizada e pode ser substituída pelo enalapril oral. A nesiritida (Natrecor), uma forma recombinante do peptídeo natriurético do tipo B humano, possui propriedades vasodilatadoras e diuréticas, e pode ser utilizada com segurança por períodos de tempo mais curtos do que a milrinona. A levosimendana, um agente sensibilizador de cálcio, possui efeitos inotrópicos e vasodilatadores. Até agora, estudos com pequenos números de bebês/neonatos não demonstraram nenhuma vantagem da levosimendana sobre a milrinona nos estados de débito cardíaco baixo após cirurgia cardíaca aberta. O uso da milrinona após ligadura ductal trata a instabilidade de hemodinâmica, facilitando a perfusão do sistema nervoso central e intestinal.

Referências Selecionadas

Allan LD, Sharland GK, Milburn A, et al. Prospective diagnosis of 1,006 consecutive cases of congenital heart disease in the fetus. *J Am Coll Cardiol.* 1994;23:1452.

Alwan S, Reefhuis J, Rasmussen S, et al. Use of selective serotonin-reuptake inhibitors in pregnancy and the risk of birth defects. *N Engl J Med.* 2007;356:2584-2692.

Ballard RA, Wernosky G. Cardiovascular system. In: Taeusch HW, ed. *Avery's Diseases of the Newborn.* Philadelphia, PA: Elsevier Saunders; 2005:779-901.

Brooks PA, Penny DJ. Management of the sick neonate with suspected heart disease. *Early Hum Dev.* 2008;84(3):155-159.

Dallopiccola B, Marino B, Digilio MC, Mingarelli R, Novelli G, Giannotti A. A Mendelian basis of congenital heart defects. *Cardiol Young.* 1996;6:264-271.

Dorfman AT, Marino BS, Wernovsky G, et al. Critical heart disease in the neonate: presentation and outcome at a tertiary care center. *Pediatr Crit Care Med.* 2008;9(2):193-202.

Hofer LE, Freynschlag R, Leitner-Penedr G, et al. *Levosimendan versus Milrinone after Corrective Open-Heart Surgery in Infants.* Clinical trial NCT00549107. Leitz, Germany.

Jenkins PC, Flanagan MF, Sargent JD, et al. A comparison of treatment strategies for hypoplastic left heart syndrome using decision analysis. *J Am Coll Cardiol.* 2001;38:1181.

Paradisis M, Jiang X, McLachlan J, et al. Population pharmacokinetics and dosing regimen design of milrinone in preterm infants. *Arch Dis Child Fetal Neonatal ED.* 2007;92:F204-F209.

Pendersen LH, Henriksen TB, Vestergaard M, et al. Selective serotonin reuptake inhibitors in pregnancy and congenital malformations: population based cohort study. *BMJ* 2009;339:b3569.

Perry LW, Neill CA, Ferencz C, Rubin JD, Loffredo CA. Infants with congenital heart disease: the cases. In: Ferencz C, Loffredo CA, Rubin JD, Magee CA, eds. *Epidemiology of Congenital Heart Disease: The Baltimore-Washington Infant Heart Study 1981-1989.* Mt. Kisco, NY: Futura; 1993:63-62.

Rosenthal A. Hypoplastic left heart syndrome. In: Moller JH, Hoffman JIE, eds. *Pediatric Cardiovascular Medicine.* New York, NY: Churchill Livingston; 2000.

Simsic JM, Reddy VS, Kanter KR, et al. Use of nesiritide (human B-type natriuretic peptide) in infants following cardiac surgery. *Pediatr Cardiol.* 2004;25:668-670.

Soufia M, Aoun J, Gorsane M, et al. SSRIs and pregnancy: a review of the literature. *Encephale* 2010;36(6):513-516.

Tobias JD. B-type natriuretic peptide: diagnostic and therapeutic applications in infants and children. *J Intensive Care Med.* 2011;26:183-195.

85 Citomegalovírus

I. Definição. Citomegalovírus (CMV) é um vírus DNA e um membro do grupo herpes-vírus (herpes-vírus humano 5).

II. Incidência. CMV é a **causa mais comum de infecção congênita** nos Estados Unidos, ocorrendo em cerca de 0,2–2,2% de todos os nascidos vivos. Isto resulta em aproximadamente 40.000 novos casos por ano nos Estados Unidos.

III. Fisiopatologia. O CMV é um vírus ubíquo que pode ser transmitido pelas secreções, incluindo saliva, lágrimas, sêmen, urina, secreções cervicais, sangue (leucócitos) e leite materno. A soroprevalência aumenta com a idade e é influenciada por muitos fatores, como circunstâncias higiênicas, fatores socioeconômicos, aleitamento materno e contatos sexuais. Além da **infecção transplacentária**, o CMV também pode ser transmitido ao bebê no **intraparto** (através da exposição ao CMV nas secreções cervicais), através do **leite materno**, e através da **transfusão sanguínea** de sangue soropositivo a um bebê, cuja mãe seja soronegativa. A infecção por CMV adquirida durante o parto ou através do aleitamento materno não possui efeito sobre o futuro neurodesenvolvimento de bebês a termo. Não existem evidências definitivas da transmissão de CMV entre os funcionários do hospital.

Nos países desenvolvidos, a soroprevalência de CMV varia inversamente ao nível socioeconômico, com 40-80% das mulheres de idade reprodutiva nos Estados Unidos apresentando evidência sorológica de infecção anterior pelo CMV. Soroconversão e infecção inicial podem ocorrer por volta da época da puberdade, e a excreção do vírus pode continuar por um longo tempo. O CMV também pode-se tornar latente nos leucócitos, sendo reativado periodicamente. Além disso, um indivíduo soropositivo pode ser infectado por uma cepa diferente de CMV.

A reinfecção materna por novas cepas do CMV foi recentemente reconhecida como uma fonte principal de infecção congênita em uma população materna altamente imune ao CMV, como a do Brasil. Reativação e reinfecção são classificadas como infecção "não primária". O CMV é capaz de penetrar a barreira placentária, assim como a barreira hematoencefálica. No início da gestação, o CMV possui um **potencial teratogênico** no feto. As infecções por CMV podem resultar em distúrbios da migração neuronal no cérebro. A infecção materna pelo CMV, tanto a **primária** como a **não primária,** pode resultar na transmissão do vírus ao feto. Quando a infecção materna primária ocorre durante a gestação, o vírus é transmitido ao feto em aproximadamente 35% dos casos. Infecção no início da gestação causa infecção fetal mais grave com sequelas significativas no CNS. Durante a infecção não primária, a taxa de transmissão é de apenas 0,2–1,8%. Embora o risco de infecção congênita seja alto após a infecção materna primária, a infecção não primária é responsável por 75% da carga geral da infecção congênita pelo CMV.

Mais de 85% dos bebês que nascem com CMV possuem uma infecção subclínica. Os bebês sintomáticos são geralmente filhos de mulheres com uma infecção primária. **Bebês sintomáticos possuem uma taxa de mortalidade de 20–30%.** Quando a placenta se torna infectada com CMV após uma infecção materna primária, sua capacidade de fornecer oxigênio e nutrientes ao feto em desenvolvimento se torna prejudicada. Isto resulta em aumento de volume da placenta por causa da **placentite** viral e **revascularização.** Embora não completamente elucidado, lesão ao tecido placentário ocorre em razão de um dano direto ao tecido causado pela replicação persistente do CMV, lesão tecidual isquêmica decorrente da vasculite com infecção viral das células endoteliais e lesão tecidual por deposição de complexos imunes. A viremia fetal eventual leva ao envolvimento de múltiplos órgãos fetais. Os órgãos-alvo primários são o CNS, olhos, fígado, pulmões e rins.

Os aspectos histopatológicos característicos do CMV incluem necrose focal, resposta inflamatória, formação de células aumentadas com inclusões intranucleares (células citomegálicas) e a produção de células gigantes multinucleadas. Uma enfermidade semelhante a uma septicemia foi descrita em bebês prematuros.

IV. Fatores de risco. A infecção por CMV em neonatos está associada à raça não branca, nível socioeconômico baixo, abuso de drogas e internação em uma unidade de terapia intensiva neonatal. Prematuros são afetados com maior frequência do que os bebês a termo. Transfusão com sangue não triado é um fator de risco adicional para doença neonatal. Os fatores de risco para infecção primária por CMV durante a gestação incluem exposição prolongada a crianças pequenas (funcionários de creches, mulheres multíparas) e contato sexual (idade materna jovem, maior número de parceiros sexuais, citologia cervical anormal e possuir uma infecção sexualmente transmissível durante a gestação).

V. Apresentação clínica

A. Apresentação pré-natal. Gestantes que adquirem o CMV primário podem desenvolver uma enfermidade similar à mononucleose (< 25% dos casos). Atualmente, a triagem materna não é recomendada regularmente. Anomalias fetais consistentes com infecção congênita por CMV e que podem ser detectadas no exame ultrassonográfico pré-natal incluem restrição do crescimento fetal, calcificações ou ecogenicidade periventricular cerebral, ventriculomegalia cerebral, microcefalia, polimicrogiria, hipoplasia cerebelar, intestino fetal hiperecogênico, hepatoesplenomegalia, anormalidades do líquido amniótico, ascite e/ou efusão pleural e aumento placentário. A imagem por ressonância magnética (MRI) pré-natal, especialmente para avaliar anomalias cerebrais, está sendo cada vez mais utilizada. Amniocentese para realizar a técnica de reação em cadeia da polimerase (PCR) para detecção de DNA do CMV no líquido amniótico é a abordagem diagnóstica de eleição para identificação de um feto infectado. A amniocentese é mais sensível quando realizada após 21 semanas de gestação e após 6 semanas da exposição/infecção materna.

B. Apresentação pós-natal

1. **Infecção subclínica.** Ocorrem em 85–90% dos casos. Mesmo sendo assintomáticos ao nascimento, estes bebês correm o risco de perda auditiva neurossensorial (SNHL) durante os primeiros 6 anos de vida.

2. **Baixo peso ao nascer.** Infecção materna por CMV está associada a bebês de baixo peso ao nascer e pequenos para a idade gestacional, mesmo quando não infectados.

3. **Forma clássica da doença de inclusão citomegálica.** Ocorre em 10–15% dos casos e consiste em restrição do crescimento intrauterino, hepatoesplenomegalia com icterícia, testes de função hepática (LFTs) anormais, trombocitopenia com ou sem púrpura e envolvimento grave do sistema nervoso central (CNS) (comprometimentos do CNS e sensorial são vistos em 50–90% dos recém-nascidos sintomáticos). Complicações neurológicas incluem microcefalia, calcificações intracerebrais (mais caracteristicamente na área periventricular subependimária), coriorretinite e SNHL progressiva (10–20% dos casos). Outros sintomas incluem anemia hemolítica e pneumonite. Os recém-nascidos mais gravemente afetados apresentam uma taxa de mortalidade em torno de 30%. As mortes são geralmente ocasionadas por disfunção hepática, sangramento, coagulação intravascular disseminada ou infecção bacteriana secundária. Os fatores associados a um prognóstico desfavorável em recém-nascidos sintomáticos incluem microcefalia, achados abdominais na tomografia computadorizada (CT) do crânio e carga viral aumentada.

4. **Sequelas tardias.** Aproximadamente 10–20% das crianças com infecções congênitas por CMV, independente dos sintomas, exibem danos neurológicos no seguimento. SNHL ocorre em 22–65% dos bebês sintomáticos e 6–23% dos assintomáticos. A SNHL associada ao CMV pode estar presente ao nascimento ou ocorrer mais tardiamente na infância. Avaliação auditiva repetida durante os primeiros 5 anos de vida é fortemente recomendada. Comprometimento visual e estrabismo são comuns em crianças com infecção clinicamente sintomática por CMV. Complicações visuais podem ocorrer e, geralmente, são secundárias à coriorretinite, retinite pigmentar, cicatriz macular, atrofia óptica e defeitos corticais centrais.

VI. Diagnóstico

A. Exames laboratoriais

1. **Cultura para demonstração do vírus.** O **padrão ouro** para o diagnóstico de CMV congênito é a cultura de urina ou saliva obtida antes de 3 semanas de idade. A maioria das amostras de urina de recém-nascidos com CMV congênito é positiva dentro de 48-72 horas, especialmente se a técnica de *shell vial* em culturas de tecido for utilizada. A técnica de *shell vial* detecta antígenos induzidos por anticorpos monoclonais anti-CMV, possibili-

tando a identificação do vírus em até 48 horas em comparação ao cultivo de tecidos-padrão, que leva de 2 a 4 semanas. Estudos que avaliaram um ensaio rápido para detecção de CMV na saliva como um método de triagem para infecção congênita demonstraram que este método é, no mínimo, tão sensível para detectar infecção congênita quanto para detecção de virúria (presença de vírus na urina). Visto que a saliva pode ser coletada com menor dificuldade e custo, ela pode, eventualmente, substituir o uso atual da triagem da urina.

2. **Reação em cadeia da polimerase (PCR).** A PCR para detecção de DNA do CMV é uma técnica tão sensível quanto a cultura de urina para a detecção de infecção por CMV. A PCR tem sido utilizada com sucesso no diagnóstico retrospectivo de CMV congênito após 3 semanas de idade pela análise de DNA do CMV em manchas secas de sangue (cartão de Guthrie). A sensibilidade da detecção de DNA do CMV pela PCR em manchas secas de sangue é baixa, limitando o uso deste tipo de amostra para o rastreio generalizado do CMV congênito. Um teste de PCR positivo a partir de uma mancha seca de sangue confirma infecção congênita, porém um resultado negativo não a exclui.

3. **Testes sorológicos.** Testes sorológicos com base na detecção de imunoglobulina M (IgM) não devem ser utilizados para diagnosticar CMV congênito, pois são menos sensíveis e mais propensos a resultados falso-negativos do que a cultura ou a PCR. Apenas 70% dos neonatos infectados com CMV congênito possuem anticorpos IgM ao nascimento.

4. **Outros testes laboratoriais.** Outros testes laboratoriais que são indicados na avaliação diagnóstica incluem hemograma completo, LFTs, painel de coagulação intravascular disseminada e análise do líquido cefalorraquidiano, cultura e PCR.

B. **Exames de imagem e outros exames.** Ultrassonografia ou CT de crânio podem demonstrar calcificações periventriculares características além de outras anormalidades. A MRI cerebral é preferível a outras modalidades, pois é provável de identificar a maioria das anomalias cerebrais associadas ao CMV congênito.

VII. **Controle**
A. **Prevenção e tratamento da infecção materna durante a gestação.** As possíveis abordagens para a prevenção e tratamento das infecções congênitas por CMV durante a gestação incluem mudanças no comportamento higiênico de gestantes soronegativas, administração de globulina hiperimune (HIG) anti-CMV nas gestantes com uma infecção primária, administração de terapia antiviral a mulheres com infecção primária e vacinas administradas em meninas ou mulheres bem antes da gravidez ou durante a gravidez. Em relação às medidas **higiênicas**, estudos epidemiológicos demonstraram que a instrução das mães que estão grávidas em relação à lavagem frequente das mãos, uso de luvas para tarefas específicas de cuidados de crianças, evitar beijar crianças com menos de 6 anos na boca ou bochecha, não compartilhamento de alimentos, bebidas ou utensílios orais (p. ex., garfo, colher, escova de dente, chupeta) com crianças pequenas; e limpeza de brinquedos, bancadas e outras superfícies que entram em contato com urina ou saliva de crianças, reduz suas chances de adquirir infecção congênita por CMV. Para testar a eficácia da **HIG**, um estudo multicêntrico não randomizado realizado na Itália incluiu gestantes com infecção congênita primária por CMV diagnosticada antes de 21 semanas de gestação. O estudo demonstrou que a administração mensal de HIG (100 U/kg) até o parto reduz a infecção congênita nos recém-nascidos (16 *vs*. 40%), quando comparado a mães que recusaram terapia. A HIG foi segura e, portanto, esta terapia deveria ser considerada para mães diagnosticadas com CMV primário durante a primeira metade da gestação. O uso de terapia antiviral em gestantes infectadas não foi estudado em ensaios controlados. A estratégia preventiva mais eficaz é o desenvolvimento de uma **vacina** contra o CMV. Recentemente, uma vacina direcionada à glicoproteína B do envelope, um antígeno que tipicamente induz uma resposta de anticorpos séricos, foi testada em um ensaio clínico de fase 2. Esta vacina foi demonstrada ser imunogênica com um perfil de risco aceitável. Outros ensaios estão em curso.

B. **Agentes antivirais.** Ainda não existe um agente antiviral aprovado para tratamento de infecção congênita por CMV. Ganciclovir tem sido utilizado para o tratamento de bebês com doença sintomática. Em um ensaio clínico de fase III, randomizado e controlado por placebo, realizado em bebês com CMV congênito e envolvimento do CNS, o tratamento com ganciclovir intravenoso (6 mg/kg/dose, administrado a cada 12 horas) por 6 semanas a uma dose de 6 mg/kg/d resultou na melhora da audição, quando comparado aos controles, após 6 meses de seguimento. Além disso, 68% dos controles apresentaram deterioração da audição em 1 ano do seguimento, quando comparado a 21% das crianças tratadas. Durante a terapia, a excreção viral na urina diminui, porém retorna a níveis próximos do pré-tratamento após interrupção da terapia. A terapia antiviral pode suprimir temporariamente a replicação viral, mas pode não prevenir as sequelas a longo prazo. Ainda não foi descrito um efeito sobre o prognóstico a longo prazo do neurodesenvolvimento (> 2 anos). O ganciclovir foi associado a efeitos colaterais significativos, especialmente neutropenia, que ocorreu em 60% dos recipientes. Com base nos resultados deste estudo, alguns especialistas sugerem que a terapia com ganciclovir pode ser oferecida a neonatos infectados por CMV que manifestam doença do SNC para prevenção da deficiência auditiva. Outra possível indicação é a coriorretinite, que envolve a mácula e pode resultar em cegueira. Uma terceira indicação possível é o prematuro gravemente enfermo que adquire a infecção no período perinatal (intraparto) ou pós-natal. Tais bebês possuem infecção por CMV potencialmente fatal, manifestada por pneumonite, hepatite ou encefalite, e o ganciclovir pode modificar a evolução da doença. **Valganciclovir** é um pró-fármaco do ganciclovir adequado para administração oral. Valganciclovir administrado por via oral em recém-nascidos, a uma dose de 16 mg/kg duas vezes ao dia, fornece a mesma exposição sistêmica que o ganciclovir intravenoso a uma dose de 6 mg/kg. Estudos observacionais de pequeno porte realizados na Europa sobre o uso de valganciclovir para tratar CMV congênito são encorajadores. Nos Estados Unidos, o valganciclovir oral está sendo avaliado em ensaios clínicos conduzidos pelo *National Institute of Allergy* e pelo *Infectious Diseases Collaborative Antiviral Study Group.*

VIII. **Prognóstico.** O CMV congênito é a principal causa de SNHL, independente da soroprevalência na população. Para bebês sintomáticos ao nascimento, a mortalidade é de até 30%, e 90% terão complicações tardias (comprometimento intelectual ou do desenvolvimento, perda auditiva, espasticidade). Fatores associados a um prognóstico desfavorável do desenvolvimento incluem crescimento intrauterino restrito, microcefalia, carga viral na urina e líquido cefalorraquidiano, e presença de anormalidades do CNS nos exames de imagens do cérebro (CT ou MRI). Deficiência visual se desenvolve em 10-20% dos recém-nascidos sintomáticos. Nos bebês assintomáticos, congenitamente infectados, o prognóstico é incerto, porém eles correm o risco de SNHL (até 20% aos 6 anos de idade).

Referências Selecionadas

American Academy of Pediatrics. Cytomegalovirus infection. In: Pickering LK, Baker CJ, Kimberlin DW, Long SS, eds. *Red Book: 2012 Report of the Committee on Infectious Diseases.* 29th ed. Elk Grove Village, IL: American Academy of Pediatrics; 2012:275-280.

Boppana SB, Ross SA, Shimamura M, et al. Saliva polymerase-chain-reaction assay for cytomegalovirus screening in newborns. *N Engl J Med.* 2011;364:2111-2118.

Doneda C, Parazzini C, Righini A, et al. Early cerebral lesions in cytomegalovirus infection: prenatal MR imaging. *Radiology.* 2010;255:613-621.

Enders G, Daiminger A, Bäder U, Exler S, Enders M. Intrauterine transmission and clinical outcome of 248 pregnancies with primary cytomegalovirus infection in relation to gestational age. *J Clin Virol.* 2011;52:244-246.

Lazzarotto T, Guerra B, Gabrielli L, Lanari M, Landini MP. Update on the prevention, diagnosis, and management of cytomegalovirus infection during pregnancy. *Clin Microbiol Infect.* 2011;17:1285-1293.

Leruez-Ville M, Vauloup-Fellous C, Couderc S, et al. Prospective identification of congenital cytomegalovirus infection in newborns using real-time polymerase chain reaction assays in dried blood spots. *Clin Infect Dis.* 2011;52:575-581.

Lombardi G, Garofoli F, Stronati M. Congenital cytomegalovirus infection: treatment, sequelae and follow-up. *J Matern Fetal Neonatal Med.* 2010;23(Suppl 3):45-48.

Lombardi G, Garofoli F, Villani P, et al. Oral valganciclovir treatment in newborns with symptomatic congenital cytomegalovirus infection. Eur J Clin Microbiol Infect Dis. 2009;28:1465-1470.
Pass RF, Zhang C, Evans A, et al. Vaccine prevention of maternal cytomegalovirus infection. N Engl J Med. 2009;360:1191-1199.
Ross SA, Arora N, Novak Z, Fowler KB, Britt WJ, Boppana SB. Cytomegalovirus reinfections in healthy seroimmune women. J Infect Dis. 2010;201:386-389.
Sabbaj S, Pass RF, Goepfert PA, Pichon S. Glycoprotein B vaccine is capable of boosting both antibody and CD4 T-cell responses to cytomegalovirus in chronically infected women. J Infect Dis. 2011;203:1534-1541.
Wang C, Zhang X, Bialek S, Cannon MJ. Attribution of congenital cytomegalovirus infection to primary versus non-primary maternal infection. Clin Infect Dis. 2011;52:e11-e13.
Yamamoto AY, Mussi-Pinhata MM, Boppana SB, et al. Human cytomegalovirus reinfection is associated with intrauterine transmission in a highly cytomegalovirus immune maternal population. Am J Obstet Gynecol. 2010;202:297.e1-e8.

86 Convulsões

I. **Definição.** A convulsão é definida clinicamente como a alteração paroxística na função neurológica (ou seja: função comportamental, motora ou autônoma).

II. **Incidência.** As convulsões neonatais são relativamente comuns e ocorrem em 0,15 a 1,5% de todos os neonatos.

III. **Fisiopatologia.** No sistema nervoso central (CNS), os neurônios sofrem despolarização como resultado da migração interior de sódio. A repolarização ocorre via emanação de potássio. A convulsão ocorre em caso de despolarização excessiva, que resulta em descarga elétrica sincrônica excessiva. Volpe (2001) propôs as seguintes quatro (4) razões possíveis para essa despolarização excessiva: insuficiência da bomba de sódio-potássio por causa de um transtorno na produção de energia, um excesso relativo de neurotransmissores de excitação *versus* de inibição, uma deficiência relativa de neurotransmissores de excitação *versus* de inibição, uma alteração na membrana neuronal, levando à inibição do movimento do sódio. Os mecanismos básicos das convulsões neonatais, entretanto, são desconhecidos.

IV. **Etiologia.** São muitas as causas das convulsões neonatais, mas poucas aquelas que respondem pela maioria dos casos (Tabela 86–1). Portanto, neste texto, são discutidas somente as causas comuns das convulsões.

A. **Asfixia perinatal.** Esta é a causa mais comum das convulsões neonatais. Na maioria dos casos, elas ocorrem nas primeiras 24 horas de vida e podem progredir para um quadro epiléptico evidente. Em bebês prematuros, as convulsões são do tipo tônico generalizado, enquanto nos bebês a termo elas são do tipo clônico multifocal; em ambos os tipos, as convulsões de acompanhamento são sutis.

B. **Hemorragia intracraniana.** Seja subaracnoide, periventricular ou intraventricular, este quadro pode ocorrer como resultado de insultos hipóxicos que podem levar a convulsões neonatais. A hemorragia subdural, geralmente resultante de trauma, pode causar convulsões.

1. **Na hemorragia subaracnoide primária,** as convulsões ocorrem sempre no segundo dia após o nascimento, e o bebê parece estar muito bem durante o período interictal.

2. **A hemorragia periventricular ou intraventricular** que surge da matriz germinal subependimária é acompanhada de convulsões sutis, postura descerebrada ou convulsões tônicas generalizadas, dependendo da intensidade da hemorragia.

3. **A hemorragia subdural** nas convexidades cerebrais leva a convulsões focalizadas e sinais cerebrais também focalizados.

Tabela 86–1. CAUSAS DE CONVULSÕES NEONATAIS

Asfixia perinatal
Hemorragia intracraniana
   Hemorragia subaracnoide
   Hemorragia periventricular ou intraventricular
   Hemorragia subdural
Anormalidades metabólicas
   Hipoglicemia
   Hipocalcemia
   Transtornos de eletrólitos: hiponatremia e hipernatremia
   Transtornos de aminoácidos
   Dependência de piridoxina
Malformações congênitas
Infecções
   Meningite
   Encefalite
   Sífilis, infecções por citomegalovírus, toxoplasmose, herpes simples
   Abscesso cerebral
Privação medicamentosa
Exposição a toxinas (especialmente anestésicos locais)
Transtornos diversos
   Síndrome de Zellweger
   Esclerose tuberosa
   Convulsões neonatais familiares benignas
   Convulsões neonatais idiopáticas benignas ("*fifth-day fits*" ou começando no quinto dia)
   Encefalopatia mioclônica precoce (EME)
   Encefalopatia epiléptica infantil precoce (Síndrome de Ohtahara)
   Mioclono do sono neonatal benigno
   Hiperecplexia ("doença da surpresa")
   Hipotireoidismo congênito

  C. **Transtornos metabólicos**
    1. **Hipoglicemia,** frequentemente observada em bebês com retardo de crescimento intrauterino e em filhos de mães diabéticas (IDMs). A duração da hipoglicemia e o tempo decorrido até o início do tratamento determinam a ocorrência das convulsões. Estas são menos frequentes em IDMs, talvez por causa da curta duração da hipoglicemia.
    2. **Hipocalcemia,** percebida em bebês com baixo peso ao nascer, IDMs bebês asfixiados, bebês com síndrome de DiGeorge e aqueles nascidos de mães com hiperparatireoidismo. A hipomagnesemia é um problema secundário frequente.
    3. **Hiponatremia,** que ocorre por causa da administração incorreta de fluidos ou como resultado da síndrome da secreção inapropriada de hormônio antidiurético (SIADH).
    4. **Hipernatremia,** observada na desidratação como resultado da ingestão inadequada dos bebês com aleitamento materno, uso excessivo de bicarbonato de sódio ou diluição incorreta de fórmulas (mamadeiras) concentradas.
    5. **Outros transtornos metabólicos**
      a. **Dependência da piridoxina:** levando a convulsões resistentes aos anticonvulsivantes, Os bebês com esse transtorno sofrem convulsões intrauterinas e nascem com coloração de mecônio e lembram bebês asfixiados.
      b. **Transtornos de aminoácidos.** As convulsões em bebês portadores de transtornos de aminoácidos são invariavelmente acompanhadas por outras manifestações neurológicas. Nesses transtornos, é comum a presença de hiperamonemia e de acidose.
  D. **Infecções.** A infecção intracraniana secundária aos agentes bacterianos e não bacterianos pode ser adquirida pelo neonato no útero, durante o parto ou no período perinatal imediato.

1. **Infecção bacteriana.** A meningite resultante dos ***Streptococcus* do grupo B**, *Escherichia coli* ou a infecção por *Listeria monocytogenes* vem acompanhada de convulsões durante a primeira semana de vida.
2. **Infecção não bacteriana.** As causas não bacterianas, como toxoplasmose e infecção pelos vírus do herpes simples, citomegalovírus, rubéola e coxsackie B, levam à infecção intracraniana e a convulsões.

E. **Abstinência a drogas.** Três categorias de drogas usadas pela mãe levam à adição passiva e à abstinência a drogas (às vezes acompanhada por convulsões) no bebê. São elas: os **analgésicos**, como heroína, metadona e propoxifeno (Darvon); os **hipnóticos sedativos**, como secobarbital e o **álcool**. Estudos atuais revelaram que a exposição a antidepressivos foi associada ao aumento no risco de convulsões no bebê, especialmente a exposição ao inibidor seletivo da recaptação de serotonina (SSRI).

F. **Toxinas.** A injeção acidental de anestésicos locais no feto no momento do parto (bloqueio anestésico paracervical, pudendo ou em sela) pode causar convulsões tônico-clônicas generalizadas. Muitas vezes, as mães relatam ausência de alívio da dor durante o parto.

V. **Fatores de risco.** Em um estudo de grande porte (2,3 milhões de nascimentos) conduzido na Califórnia, EUA, foram identificados os seguintes fatores de risco para convulsões no recém-nascido durante a internação para o parto: prematuridade, peso ao nascer inferior a 2.500 g, parto na 42ª semana ou após, diabetes melito materna, idade materna ≥ 40 anos, nuliparidade, febre/infecção (corioamnionite) intraparto e parto catastrófico (descolamento da placenta, ruptura uterina e prolapso do cordão).

VI. **Apresentação clínica.** É importante compreender que **as convulsões no recém-nascido são diferentes daquelas observadas em crianças mais velhas**. As diferenças são, talvez, ocasionadas pelo estado de desenvolvimento neuroanatômico e neurofisiológico do recém-nascido. No cérebro neonatal, a proliferação glial, a migração neuronal, o estabelecimento de contatos axonais e dendríticos e a deposição de mielina estão incompletos. As convulsões clínicas podem ocorrer sem qualquer correlação eletrográfica e vice-versa (dissociação eletroclínica). **Quatro tipos de convulsões** com base na apresentação clínica são reconhecidos: **sutil, clônica, tônica e mioclônica**.

A. **Convulsões sutis.** Estas convulsões não são claramente clônicas, tônicas ou mioclônicas e são mais comuns em prematuros que em bebês a termo. As convulsões sutis são mais comumente associadas a uma convulsão eletrencefalográfica em prematuros que em bebês a termo e consistem em desvio horizontal tônico dos olhos com ou sem abalos, piscar ou vibrar a pálpebra, sugar, estalar os lábios ou salivar; movimentos de "nadar", "remar" ou "pedalar" e episódios de apneia. A apneia, como manifestação de convulsões, é geralmente acompanhada ou precedida de outras manifestações sutis. Em bebês prematuros, é menos provável que a apneia seja uma manifestação de convulsões.

B. **Convulsões clônicas.** Estas são mais comuns em bebês a termo que em prematuros e comumente associadas a uma convulsão eletrencefalográfica. Há dois tipos de convulsões clônicas:
   1. **Convulsões focais.** Movimentos de contração bem localizados, rítmicos e lentos, envolvendo a face e as extremidades superiores ou inferiores em um lado do corpo ou o pescoço ou o tronco em um lado do corpo. Geralmente, os bebês estão conscientes durante ou após as convulsões.
   2. **Convulsões multifocais.** Diversas partes do corpo convulsionam de maneira sequencial, não jacksoniana (p. ex., contração do braço esquerdo seguida por contração da perna direita).

C. **Convulsões tônicas.** Estas ocorrem primariamente em bebês prematuros. Há dois tipos de convulsões tônicas.
   1. **Convulsões focais.** Postura sustentada de um membro, postura assimétrica do tronco ou pescoço, ou de ambos. Estas convulsões estão, em geral, associadas a uma convulsão eletrencefalográfica.
   2. **Convulsões generalizadas.** Mais comumente, estas ocorrem com uma extensão tônica de ambas as extremidades superiores e inferiores (como na postura de descerebração), mas também podem-se apresentar com flexão tônica das extremidades superiores e extensão

das extremidades inferiores (como na postura de descorticação). Os transtornos de convulsões eletrencefalográficas não são comuns.
D. **Convulsões mioclônicas** são aquelas, observadas tanto em bebês a termo quanto prematuros e caracterizadas por abalos sincrônicos isolados ou múltiplos. Há três tipos de convulsões mioclônicas.
 1. **Convulsões focais** envolvendo tipicamente os músculos flexores de uma extremidade superior e comumente não associadas à atividade convulsiva eletrencefalográfica.
 2. **Convulsões multifocais** exibindo abalos assincrônicos de várias partes do corpo e comumente não associadas à atividade convulsiva eletrencefalográfica.
 3. **Convulsões generalizadas.** Apresentam-se com contrações bilaterais de flexão das extremidades superiores e, às vezes, das inferiores. Estas convulsões estão, mais comumente, associadas à atividade convulsiva eletrencefalográfica.
    Obs.: É importante distinguir entre **abalos** e **convulsões**. Os abalos não são acompanhados de movimentos anormais dos olhos ou do olhar, nem de mudanças autônomas. Abalos são altamente sensíveis a estímulos; o tremor é o movimento dominante e pode ser interrompido por flexão gentil.

VII. **Diagnóstico**
  A. **História.** Embora, muitas vezes, seja difícil obter uma história completa em bebês transportados para unidades de cuidados terciários a partir de outros hospitais, o médico deve fazer um esforço para obter os dados pertinentes da história.
   1. **História familiar.** Uma história familiar positiva de convulsões neonatais geralmente é obtida em caso de erros inatos do metabolismo e de convulsões neonatais familiares benignas.
   2. **História materna de drogas.** Esta história é crítica em casos de síndrome de abstinência de narcóticos.
   3. **Parto.** Os detalhes do parto fornecem informações a respeito de analgesia materna, modo e natureza do parto, condição fetal intraparto e as manobras de reanimação utilizadas. As informações sobre infecções maternas gestacionais sugerem uma causa infecciosa para as convulsões em um bebê.
  B. **Exame físico**
   1. **Exame físico.** Um exame físico geral completo (incluindo a medição da circunferência cefálica e atenção cuidadosa a quaisquer aspectos dismórficos) deverá ser conduzido antes de um exame neurológico bem planejado. Devem-se determinar o seguinte:
      a. **Idade gestacional.**
      b. **Pressão arterial.**
      c. **Presença de lesões cutâneas.**
      d. **Presença de hepatoesplenomegalia.**
   2. **Avaliação neurológica.** A avaliação neurológica deve incluir avaliação do nível de alerta, nervos cranianos, função motora, reflexos neonatais primários e função sensorial. Algumas das características específicas a procurar são o tamanho e a "tensão" da fontanela, hemorragias retinianas, coriorretinite, tamanho pupilar e reação à luz, movimentos extraoculares, alterações no tônus muscular e *status* dos reflexos primitivos.
   3. **Descrição do padrão de convulsão.** Quando convulsões são observadas, elas devem ser descritas em detalhe, incluindo local de início, disseminação, natureza, duração e nível de consciência. O reconhecimento de convulsões sutis exige atenção especial.
  C. **Exames laboratoriais.** Ao selecionar e priorizar exames laboratoriais, devemos usar as informações obtidas por anamnese e exame físico e buscar as causas comuns e tratáveis.
   1. **Hemograma completo (CBC) e diferencial** para excluir infecção e policitemia.
   2. **Química sérica.** Estimativas da glicose sérica, cálcio, sódio, nitrogênio ureico do sangue e níveis de magnésio e de gás sanguíneo devem ser realizadas, pois podem revelar a anormalidade que está causando as convulsões.
   3. **Exame do líquido cefalorraquidiano (CSF).** A avaliação do CSF é essencial porque as consequências do retardo no tratamento ou do não tratamento de meningite bacteriana são graves. A PCR do CSF para vírus do herpes simples, se suspeito, deve ser conduzida.

Um nível baixo de glicose no CSF e normal no sangue indica meningite ou defeito no transportador de glicose. Da mesma forma, nível baixo de glicina no CSF apesar de aminoácidos normais no sangue sugere hiperglicinemia, e lactato elevado no CSF sugere transtorno mitocondrial.

4. **Transtornos metabólicos.** (ver também Capítulo 105). Na presença de história familiar de convulsões neonatais, odor peculiar do bebê, intolerância ao leite, acidose, alcalose ou convulsões que não respondem a anticonvulsivantes, outras causas metabólicas devem ser investigadas.
   a. **Níveis de amônia sanguínea** devem ser verificados.
   b. **Aminoácidos** devem ser medidos na urina e no plasma. A urina deve ser testada para substâncias redutoras.
      i. **Doenças do ciclo da ureia.** Observa-se alcalose respiratória como resultado da estimulação direta do centro respiratório pela amônia.
      ii. **Doença da urina em xarope de bordo.** Nesse quadro, observa-se um precipitado amarelo penuginoso no teste da urina com 2,4-dinitrofenilidrazina (2,4-DNPH) nos casos dessa doença.

D. **Investigações por imagens e outros estudos**
   1. **Ultrassonografia transfontanela,** realizada para excluir hemorragia intraventricular (HIV) ou periventricular (IVH).
   2. **Tomografia computadorizada (CT) do crânio,** que fornece informações detalhadas sobre doença intracraniana. A CT é útil para procurar evidências de infarto, hemorragia, calcificação e malformações cerebrais. A experiência com esta técnica sugere que informações valiosas são obtidas em bebês a termo com convulsões, especialmente quando as convulsões são assimétricas. Recomenda-se toda a atenção quanto à dose pesada de radiação e à repetição, a menos que seja estritamente necessária.
   3. **Ressonância magnética (MRI).** A MRI de crânio é o exame preferido e pode detectar anormalidades congênitas do cérebro, como lissencefalia, paquigiria e polimicrogiria, além de IVH com infarto e encefalopatia isquêmica hipóxica (HIE). A MRI craniana é o exame mais sensível para determinar a etiologia das convulsões no neonato. Trata-se de uma investigação difícil de se realizar em um bebê instável e exige muito tempo para a aplicação.
   4. **Eletrencefalográfia.** Os eletrencefalogramas (EEGs) obtidos durante uma convulsão são anormais, embora os EEGs interictais possam ser normais. Entretanto, a obtenção de um EEG ictal não deve retardar os outros passos diagnósticos e terapêuticos. O valor diagnóstico de um EEG é maior quando obtido nos primeiros dias, porque os padrões diagnósticos indicativos de prognóstico desfavorável desaparecem daí em diante. A eletrencefalográfia é valiosa para confirmar a presença de convulsões, quando as manifestações são sutis ou quando agentes de paralisação neuromuscular foram administrados e para definir os aspectos de suporte interictal. Os EEGs têm importância prognóstica em bebês a termo com convulsões reconhecidas. Para interpretação adequada de um EEG, é importante saber o estado clínico do bebê (incluindo o estado do sono) e quaisquer medicações administradas. O monitoramento do EEG por vídeo pode ser realizado quando ocorrem convulsões não frequentes. Embora o monitoramento contínuo de um EEG com **eletrencefalografia de amplitude integrada (aEEG)** tenha melhorado a detecção de convulsões e seja útil em bebês a termo com hipóxia-isquemia, o EEG convencional de vídeo contínuo e completo (*full-array*) continua a ser o padrão ouro nesse tipo de investigação.

VIII. **Tratamento.** Como as convulsões repetidas podem causar lesão cerebral, **recomenda-se o tratamento urgente, e o tipo de tratamento dependerá da causa.** A opinião de um neurologista é recomendada. O tratamento ideal para convulsões neonatais é *controverso* e varia muito entre os centros, especialmente com relação ao uso de anticonvulsivantes.
   A. **Hipoglicemia.** Bebês hipoglicêmicos com convulsões devem receber soro glicosado a 10%, 2-4 mL/kg IV, seguido por 6-8 mg/kg/min por infusão contínua (Capítulo 63).
   B. **Hipocalcemia.** Tratada com infusão IV lenta de gliconato de cálcio (para dosagem e outras informações, Capítulo 91). Se as concentrações séricas de magnésio estiverem baixas (< 1,52 mEq/L), deve-se administrar sulfato de magnésio (Capítulo 93).

C. **Terapia anticonvulsivante.** O tratamento anticonvulsivante convencional é utilizado quando nenhuma causa metabólica subjacente é encontrada. Doses de ataque de fenobarbital e fenitoína controlam 85% das convulsões neonatais.
1. **Fenobarbital** geralmente é a primeira droga administrada (para doses e outras informações farmacológicas, Capítulo 148). Uma revisão recente do tratamento em 31 hospitais pediátricos nos Estados Unidos verificou que a maioria dos bebês tratados recebeu fenobarbital, e esta droga continua sendo a preferida para o tratamento inicial no mundo todo. Nem a idade gestacional nem o peso ao nascer parecem influenciar a dose de ataque ou a dose de manutenção de fenobarbital. Quando essa droga isolada falha em controlar as convulsões, outro agente é utilizado. Gilman et al. (1989) descobriram que a administração sequencial de fenobarbital controlou convulsões em recém-nascidos a termo e pré-termo em 77% dos casos. Se as convulsões não forem controladas ao nível sérico de fenobarbital de 40 mcg/mL, deve-se administrar um segundo agente (p. ex., fenitoína [Dilantin]).
2. **Fenitoína (Dilantin)** é, em geral, a segunda droga para muitos clínicos. A fosfenitoína pode ser uma forma preferida. (Para dosagem e outras informações farmacológicas, Capítulo 148).
3. **Se as convulsões ainda persistirem, então a terceira medicação geralmente administrada é um benzodiazepínico.**
   a. **Diazepam** tem sido utilizado em doses isoladas ou repetidas. Em decorrência de sua eliminação cerebral muito rápida, ele é mais eficaz se administrado por infusão contínua de 0,3 mg/kg/h, mas está deixando de ser usado por causa dessa eliminação cerebral muito rápida, pelo risco de falha circulatória quando usado com fenobarbital, pela janela terapêutica/tóxica estreita e por seu maior efeito depressivo.
   b. **Lorazepam,** administrado IV, pode ser repetido 4 a 6 vezes em um período de 24 horas. Seu uso é vantajoso em relação ao diazepam por causar menos sedação e depressão respiratória e ter eliminação cerebral menos rápida. Tem sido muito efetivo e seguro. Alguns centros usam lorazepam como droga de segunda linha em lugar da fenitoína. (Para doses e outras informações farmacológicas, Capítulo 148).
4. **Se as convulsões ainda estiverem presentes, então três doenças devem ser descartadas antes da administração de outros medicamentos, a saber:**
   a. **Convulsões dependentes de piridoxina.** Uma prova terapêutica de piridoxina (vitamina B_6), 50–100 mg, administrados IV com controle de EEG, é recomendada atualmente. Na dependência de piridoxina, as convulsões cessam rapidamente após a administração do medicamento. A administração deve ser contínua, pois a interrupção causa a recorrência das convulsões. Algumas instituições aguardam para administrar a piridoxina quando há falha após administração dos três medicamentos; outras fazem a tentativa após a administração de dois medicamentos.
   b. **Convulsões respondedoras ao ácido fólico (raras).** Devem-se obter estudos do neurotransmissor no CSF. A seguir, 2,5 mg de ácido fólico são administrados duas vezes ao dia (inicialmente até 4 mg/kg/dia) em duas doses. Após 24 horas de tratamento, as convulsões podem cessar. O ácido fólico pode ser administrado durante 48 horas como experiência.
   c. **Síndrome de *De Vivo* (deficiência de transportador de glicose).** O tratamento é uma dieta cetogênica.
5. **Se as convulsões ainda persistirem, as seguintes drogas podem ser utilizadas, dependendo da preferência institucional:**
   a. **Fenobarbital em alta dose.** > 30 mg/kg para atingir nível sérico > 60 mcg/mL foi eficaz em uma revisão.
   b. **Midazolam.** IV: 0,2 mg/kg, a seguir 0,1–0,4 mg/kg/h. Pode ser administrado também por via intranasal.
   c. **Pentobarbital.** IV: 10 mg/kg, a seguir 1 mg/kg/h.
   d. **Tiopental.** IV: 10 mg/kg, a seguir 2–4 mg/kg/h.
   e. **Clonazepam.** Oral: 0,1 mg/kg em 2–3 doses. IV: 0,1 mg/kg, a seguir 0,1–0,5 mg/kg/d.
   f. **Ácido valproico.** Oral: 10–25 mg/kg, a seguir 20 mg/kg/d em 3 doses. Mesma dose para uso IV.

g. **Clormetiazol (não disponível nos EUA).** IV: Velocidade inicial de infusão de 0,08 mg/kg/min.
h. **Paraldeído.** Administrado por via retal (preparação IV não mais disponível nos EUA): usado como última opção.
i. **Lidocaína.** IV: 2 mg/kg, a seguir 6 mg/kg/h com monitorização cardíaca. Novas doses de infusão são usadas para diminuir as arritmias cardíacas. Não recomendada em bebês que foram tratados com fenitoína ou que tenham cardiopatia congênita.
j. **Levetiracetam.** IV: 10 mg/kg/d divididos duas vezes ao dia; aumentar a dosagem em 10 mg/kg durante 3 dias para 30 mg/kg/d. Oral: 10–30 mg/kg/d em 2 doses.
k. **Topiramato.** Oral: 3 mg/kg/d.
l. **Lamotrigina.** Oral: 12,5 mg em 2 doses.
m. **Carbamazepina.** Oral: 10 mg/kg, a seguir 15–20 mg/kg/d em 2 doses.
n. **Vigabatrina.** Oral: 50 mg/kg/d em 2 doses até 200 mg/kg/d.
o. **Zonisamida.** Oral: 2,5 mg/kg/d.
6. **Duração da terapia anticonvulsivante.** A duração ideal da terapia anticonvulsivante não foi estabelecida. Embora alguns clínicos recomendem continuação do fenobarbital por um período prolongado, outros recomendam interrompê-lo quando não houver convulsões por duas semanas. Pode ser necessário continuar com os anticonvulsivantes, quando as convulsões forem causadas por anormalidades cerebrais.

D. **Hipotermia terapêutica.** A incidência de convulsões em neonatos tratados com hipotermia terapêutica para encefalopatia hipóxico-isquêmica (HIE) é alta. Em um estudo prospectivo de neonatos a termo submetidos à hipotermia de corpo inteiro para HIE durante 72 horas (seguida de 24 horas de normotermia), as convulsões eletrográficas foram notadas em 65% (17 de 26) dos pacientes. Estes se mostraram completamente não convulsivos em 47% (8 de 17), o estado epiléptico ocorreu em 23% (4 de 17); o início da convulsão se manifestou nas primeiras 48 horas em 76% (13 de 17). Um estudo anterior de resfriamento seletivo da cabeça para HIE (Estágios 2 e 3 de Sarnat) revelou que as convulsões eram quase universais. Na hipotermia terapêutica para encefalopatia hipóxico-isquêmica, as convulsões (clínicas e eletroclínicas) são frequentes. Estas são tratadas com fenobarbital e fosfenitoína. Midazolam ou levetiracetam são usados, se os dois medicamentos anteriores falharem no controle das convulsões. Os anticonvulsivantes não são administrados como profilaxia.

IX. **Prognóstico.** A etiologia da convulsão é crítica para decidir o desfecho e o prognóstico. Evidência recente sugere que as convulsões neonatais prejudicam o desenvolvimento cerebral normal. Em bebês com transtornos transitórios ou metabólicos que podem ser corrigidos, o resultado geralmente é favorável. Em bebês com infecções do CNS, encefalopatia hipóxico-isquêmica ou malformações cerebrais, esse resultado não é tão favorável. O tipo de convulsão também pode influenciar o prognóstico. Em um estudo, convulsões clônicas puras sem comprometimento facial em bebês a termo sugeriram prognóstico favorável, enquanto as convulsões mioclônicas generalizadas em bebês pré-termo foram associadas à mortalidade. O prognóstico geralmente é melhor para bebês a termo que nos pré-termo. Em um estudo de 34.615 bebês, 90 mostraram ter convulsões por classificação clínica estrita.

Das 90 crianças, 27% das sobreviventes apresentavam epilepsia, 25% paralisia cerebral, 20% retardo mental e 27% transtorno de aprendizagem. A encefalopatia grave, IVH complicada, infecções em recém-nascidos pré-termo, EEG interictal anormal, disgenesia cerebral e uso de múltiplas drogas para tratar as convulsões foram associados a um prognóstico ruim. Tentativas têm sido feitas para desenvolver um sistema de classificação para prognosticar os resultados desde os anos de 1980. Recentemente, ao se classificar por peso ao nascer, escore de Apgar ao primeiro minuto de vida, exame neurológico no início da convulsão, ultrassom craniano, eficácia da terapia anticonvulsivante e presença do estado epiléptico neonatal, foi computado um escore composto. Esse escore variou de 0 a 12 e o escore de corte ≥ 4 forneceu a maior sensibilidade e especificidade para prognosticar resultados de desenvolvimento neurológico aos 2 anos. Um sistema simples de classificação usou uma análise de classificação numérica e graduação visual (independentemente) do histórico do EEG. O escore mais alto se correlacionou com a incidência crescente de mortalidade, prejuízo de desenvolvimento neurológico, paralisia cerebral, prejuízo da visão e da audição e epilepsia.

Referências Selecionadas

Blume HK, Garrison MM, Christakis DA. Neonatal seizures: treatment and treatment variability in 31 United States pediatric hospitals. *J Child Neurol.* 2009;24(2):148-154.

Gilman JT, Gal P, Duchowny MS, Weaver RL, Ransom JL. Rapid sequential phenobarbital treatment of neonatal seizures. *Pediatrics.* 1989;83:674.

Glass HC, Pham TN, Danielsen B, Towner D, Glidden D, Wu YW. Antenatal and intrapartum risk factors for seizures in term newborns: a population-based study, California 1998-2002. *J Pediatr.* 2009;154(1):24-28.

Nagarajan L, Palumbo L, Ghosh S. Neurodevelopmental outcomes in neonates with seizures: a numerical score of background encephalography to help prognosticate. *J Child Neurol.* 2010;25(8):961-968.

Pisani F, Sisti L, Seri S. A scoring system for early prognostic assessment after neonatal seizures. *Pediatrics* 2009;124(4):e580-e587.

Riviello JJ. Pharmacology review: drug therapy for neonatal seizures: part 2. *NeoReviews.* 2004;5:e262-e268.

Ronen GM, Buckley D, Penney S, Streiner DL. Long-term prognosis in children with neonatal seizures: a population-based study. *Neurology.* 2007;69(19):1812-1813.

Seshia SS, Huntsman RJ, Lowry NJ, Seshia M, Yager JY, Sankaran K. Neonatal seizures: diagnosis and management. *Zhongguo Dang Dai Er Ke Za Zhi.* 2011;13(2):81-100 (*Chin J Contemp Pediatr*).

Sutsko RP, Braziuniene I, Saslow JG, et al. Intractable neonatal seizures: an unusual presentation of congenital hypothyroidism. *J Pediatr Endocrinol Metab.* 2009;22(10):961-963.

Volpe JJ. Neonatal seizures. *Neurology of the Newborn.* 4th ed. Philadelphia, PA:WB Saunders Co; 2001:178-214.

Volpe JJ. *Neurology of the Newborn.* 5th ed. Philadelphia, PA: Saunders Elsevier; 2008.

Wusthoff CJ, Dlugos DJ, Gutierrez-Colina A, et al. Electrographic seizures during therapeutic hypothermia for neonatal hypoxic-ischemic encephalopathy. *J Child Neurol.* 2011;26(6):724-728.

87 Coqueluche

I. **Definição.** A coqueluche é uma infecção causada pela bactéria Gram-negativa *Bordetella pertussis*. Nas crianças, ela sempre se apresenta com sintomas respiratórios, incluindo a tosse convulsa clássica, mas nos neonatos tende à manifestação atípica e mais intensa.

II. **Incidência.** A incidência geral da coqueluche vem aumentando nos últimos anos, com o índice mais alto observado em bebês com menos de 6 meses de idade, nos EUA. São estimados 300.000 óbitos por coqueluche no mundo todo a cada ano, afetando principalmente as crianças mais novas. Acredita-se que a incidência de coqueluche em gestantes seja semelhante àquela da população em geral.

III. **Fisiopatologia.** A transmissão do *Bordetella pertussis* ocorre pelas vias respiratórias, pelo contato próximo com secreções respiratórias ou por gotículas dispersas no ar. Acredita-se que os pais das crianças sejam a fonte da infecção em 25% dos casos e que as pessoas da casa sejam essa fonte em cerca de 80%. O *Bordetella pertussis* produz múltiplas toxinas, incluindo a toxina da coqueluche, que inibe a migração dos neutrófilos para os pulmões, e a citotoxina traqueal, que danifica os cílios no epitélio respiratório por meio de uma via dependente da sintase de óxido nítrico (NOS, para *nitric oxide synthase*). A linfocitose observada nos casos de coqueluche é atribuída ao fator de promoção de linfocitose, um mitógeno potente. Acredita-se que a agregação de leucócitos na circulação pulmonar seja a causa da hipertensão pulmonar refratária, observada em casos graves de coqueluche neonatal.

IV. **Fatores de risco.** Neonatos com menos de 6 meses de idade são os que estão na faixa de mais alto risco de coqueluche grave e de complicações ou óbito por causa da doença, especialmente quando não vacinados. Outros fatores de risco incluem: crianças pré-termo (menos de 37 semanas de gestação) e aquelas com baixo peso ao nascer. A infecção durante a gestação não parece aumentar a morbidade nem materna nem fetal.

V. **Apresentação clínica.** As três fases da coqueluche clássica, a saber: catarral (1–2 semanas), paroxística (2–6 semanas) e convalescente (2–6 semanas) não são tipicamente observadas em neonatos. Os casos neonatais tendem a se manifestar com tosse paroxística, ânsia, bradicardia, respiração ofegante, apneia e ataques cianóticos, mas sem febre e taquipneia. Esses casos não apresentam o "ruído" característico por causa da falta de esforço inspiratório prolongado ao final de um paroxismo. Crianças com menos de 6 meses de idade tendem a apresentar fase catarral mais curta e convalescência mais prolongada. As complicações a seguir podem ser observadas em neonatos e crianças mais novas com coqueluche:

  A. **Infecções secundárias.** A coqueluche pode ser complicada por infecções secundárias, como pneumonia (22–25% dos casos), meningoencefalite e otite média.

  B. **Complicações oftalmológicas.** Os paroxismos de tosse forçada característicos da coqueluche também podem resultar em complicações oftalmológicas, como hemorragias subconjuntivais, da esclera e, raramente, da retina.

  C. **Manifestações no sistema nervoso central.** Hemorragias intraventriculares e subaracnóideas podem resultar da pressão intracraniana aumentada secundária ao efeito de Valsalva da tosse paroxística. As convulsões (2–4%) são atribuídas à hipoxemia da apneia ou da tosse implacável, mas também podem resultar de hiponatremia posterior à ocorrência da síndrome da secreção não apropriada de hormônio antidiurético induzida pela pneumonia. A ocorrência da encefalopatia está estimada em 0,5–1% dos casos e ocorre, geralmente, durante o estágio paroxístico. Este quadro pode-se manifestar com febre, convulsões, sinais neurológicos focalizados, incluindo cegueira e surdez, paresias e plegias e estado mental alterado, progredindo para coma. A encefalopatia da coqueluche é fatal em um terço dos pacientes e leva ao retardo neurológico e de desenvolvimento em outro terço dos pacientes.

  D. **Complicações respiratórias.** Os neonatos com coqueluche estão em risco aumentado para hipertensão pulmonar grave por causa da vasoconstrição pulmonar resultante da hipóxia e da acidose secundária à apneia recorrente prolongada, assim como da restrição do fluxo sanguíneo pulmonar por trombos de leucócitos. Esses neonatos com coqueluche também apresentam mais necessidade de ventilação mecânica por causa de apneia frequente, de comprometimento respiratório durante paroxismos de tosse e de hipertensão pulmonar.

  E. **Diversos.** O aumento das pressões intratorácica e intra-abdominal associado à tosse paroxística pode resultar em outras sequelas físicas, como: epistaxe, petéquias na porção superior do corpo, pneumotórax e hérnias umbilicais e inguinais. A êmese pós-tosse pode levar à alcalose, desidratação e desnutrição.

VI. **Diagnóstico.** A coqueluche deve ser diferenciada das outras causas infecciosas de angústia respiratória em neonatos. As infecções adenovirais podem produzir apneia e tosse sem tratamento, mas geralmente, apresentam-se com febre, letargia, erupção cutânea maculopapular, faringite, conjuntivite e coagulopatia. O organismo *Mycoplasma pneumoniae* pode-se apresentar com tosse prolongada e pneumonia. As infecções por *Chlamydia trachomatis* podem-se apresentar com conjuntivite, congestão nasal, pneumonia e tosse em estacato em pacientes sem febre. O vírus sincicial respiratório (RSV) pode-se manifestar com apneia e infecção do trato respiratório inferior. A coqueluche e o RSV são frequentes em infecções coexistentes.

  A. **Exames laboratoriais**

  1. **Hemograma completo (CBC) com diferencial.** A leucocitose (contagem de leucócitos $\geq$ 20.000 células/mm^3) com linfocitose ($\geq$ 50% de linfócitos) é sugestiva de coqueluche.

  2. **Cultura bacteriana.** O padrão ouro para o diagnóstico é a cultura bacteriana de amostra nasofaríngea colocada em meio especial de transporte (Regan-Lowe). Embora esse método seja 100% específico, podem ocorrer culturas falso-negativas, se a amostra for obtida na ou após a terceira semana da doença, ou em pacientes pré-tratados ou vacinados.

3. **Reação da cadeia da polimerase (PCR).** A verificação de coqueluche por PCR aumentou a sensibilidade sobre a cultura bacteriana, especialmente em estágios posteriores da doença e em indivíduos pré-tratados. Resultados de PCR falso-negativos foram observados e parecem estar relacionados com a falta de procedimentos padronizados e de variabilidade laboratorial.

B. **Estudos de imagem**
1. **Radiografia do tórax.** Neonatos com coqueluche não complicada frequentemente apresentam achados normais. A evidência radiográfica de pneumonia pode ser observada em casos graves ou complicados.

VII. **Tratamento**
A. **Terapia antimicrobiana.** Os antibióticos macrolídeos aliviam a intensidade da doença se administrados no estágio catarral inicial. O tratamento nas fases tardias ainda é recomendado para reduzir o risco de contágio. Por causa da associação entre a eritromicina por via oral e a estenose pilórica hipertrófica infantil, a azitromicina (10 mg/kg/d em dose única, diariamente durante 5 dias) é, atualmente, a droga preferida para tratamento ou profilaxia de coqueluche em neonatos com menos de 1 mês de idade.

B. **Cuidados de suporte.** Neonatos com até 3 meses de idade deverão ser hospitalizados e monitorados de perto quanto ao estado respiratório, de hidratação e de nutrição.

C. **Suporte respiratório**
1. **Ventilação mecânica.** Intubação e ventilação mecânica são frequentemente necessárias por causa da apneia frequente ou da insuficiência respiratória.
2. **Terapias das vias aéreas.** Broncodilatadores, esteroides inalados e supressores de tosse não são rotineiramente recomendados.
3. **Óxido nítrico inalado (iNO).** A hipertensão pulmonar resultante da coqueluche é considerada refratária ao iNO, porque a terapia vasodilatadora não trata da questão de trombos de leucócitos na vasculatura pulmonar. A literatura atual sugere cautela no uso de iNO para tratamento da coqueluche; acredita-se que a citotoxina traqueal induza a sintase de óxido nítrico (NOS) por meio da geração da citocina interleucina (IL)-1, levando ao aumento nos níveis de produção de NO endógeno que então se difunde para as células ciliadas e causa a citopatologia de células ciliadas característica da infecção por *B. pertussis*.
4. **Exsanguinotransfusão de duplo volume.** A consideração precoce antes do aparecimento da hipotensão e do choque é sugerida para aliviar a hiperleucocitose que contribui para casos graves de hipertensão pulmonar, hipóxia e insuficiência cardíaca. Consulte o Capítulo 36.
5. **Oxigenação extracorpórea por membrana/suporte de vida extracorpórea (ECMO/ECLS).** ECMO/ECLS deverão ser considerados para neonatos com insuficiência respiratória refratária e hipertensão pulmonar. A sobrevida após esses dois procedimentos é estimada em 20–30%, com contagem elevada de neutrófilos na apresentação e disfunção de múltiplos órgãos, sugestivas de prognóstico ruim. A baixa taxa de sobrevida levou à especulação de que mecanismos fisiopatológicos diferentes atuam na coqueluche além daqueles observados em quadros de hipertensão pulmonar neonatal persistente. Consulte o Capítulo 18.

D. **Medidas de prevenção/controle**
1. **Isolamento.** Essa precaução padronizada é recomendada para todo o curso da doença. A precaução respiratória (contra gotículas) é recomendada por 5 dias após o início da terapia efetiva.
2. **Quimioprofilaxia.** A quimioprofilaxia precoce é recomendada para todos os contatos domésticos e outros contatos próximos. Por causa da eficácia limitada, a quimioprofilaxia tardia (após 21 dias) só é recomendada para contatos de alto risco (gestantes e crianças pequenas ou seus contatos).
3. **Imunizações.** A recomendação universal é de seis doses de vacina contra coqueluche (aos 2, 4 e 6 meses; aos 15–18 meses; aos 4–6 anos; aos 11 anos). O nascimento pré-termo não é contraindicação para a vacina. Consulte o Apêndice E.

4. Exposição do recém-nascido. Por causa da ocorrência crescente de surtos de coqueluche (p. ex., na Califórnia, em 2011), a imunização de gestantes no segundo ou terceiro trimestre recebeu o apoio do American Congress of Obstetricians and Gynecologists e do Centers for Disease Control and Prevention (CDC). A intenção é prevenir a ocorrência de coqueluche materna no período imediatamente pós-parto, caso ocorra a exposição, ou na eventualidade de exposição subsequente nos períodos de recém-nascido e bebê antes das imunizações de rotina que começam aos 2 meses de idade. Em segundo lugar, a transferência passiva de anticorpos maternos pode proteger o recém-nascido. Além disso, o CDC, a American Academy of Pediatrics e o American College of Obstetricians and Gynecologists defendem o isolamento ("cocooning") dos recém-nascidos pelo fornecimento de imunização pós-parto de todos os contatos familiares próximos e de quaisquer contatos familiares que possam ter sido expostos a crianças de 1 ano de idade ou menos (a população mais ativamente infectada nos surtos mais recentes). Por fim, a imunização de crianças recém-nascidas no período pós-natal imediato foi sugerida como uma possível consideração com base em evidência recente de maior imunocompetência do recém-nascido que a conhecida anteriormente. Até o momento, nenhuma aprovação de qualquer organização com base nos EUA foi estabelecida para dar suporte a essa recomendação. Entretanto, face a um surto comunitário proximal de coqueluche, programas de imunização precoce de lactentes aos 6 meses de idade podem ser realizados, em vez de aos 2 meses (CDC, 2011).

VIII. Prognóstico. Os recém-nascidos com coqueluche demonstraram necessidade de hospitalização mais prolongada em comparação àqueles com outras doenças respiratórias (não coqueluche). Uma taxa de fatalidade de 1% é informada para bebês com menos de 2 meses de idade.

Referências Selecionadas

American Academy of Pediatrics. Pertussis (whooping cough). In: Pickering LK, Baker CJ, Kimberlin DW, Long SS, eds. *Red Book 2012 Report of the Committee on Infectious Diseases.* Elk Grove Village, IL: American Academy of Pediatrics; 2012:553-566.

Castagnini LA, Munoz FM. Clinical characteristics and outcomes of neonatal pertussis: a comparative study. *J Pediatr.* 2010;156:498-500.

Centers for Disease Control and Prevention. Prevention of pertussis, tetanus, and diphtheria among pregnant and postpartum women and their infants: recommendations of the advisory committee on immunization practices. *MMWR.* 2011;60:1424-1426.

Flak TA, Heiss LN, Engle JT, Goldman WE. Synergistic epithelial responses to endotoxin and a naturally occurring muramyl peptide. *Infect Immun.* 2000;68:1235-1242.

Kirimanjeswara GS, Agosto LM, Kennett MJ, Bjornstad ON, Harvill ET. Pertussis toxin inhibits neutrophil recruitment to delay antibody-mediated clearance of *Bordetella pertussis. J Clin Invest.* 2005;115:3594-3601.

Long SS. Pertussis. In: Behrman RE, Kliegman RM, Jenson HB, eds. *Nelson Textbook of Pediatrics.* 17th ed. Philadelphia, PA: Elsevier; 2004:908-912.

Murphy TV, Slade BA, Broder KR, et al. Prevention of pertussis, tetanus, and diphtheria among pregnant and postpartum women and their infants. Recommendations of the Advisory Committee on Immunization Practices (ACIP). *MMWR Recomm Rep.* 2008;57:1-47, 51.

Paddock CD, Sanden GN, Cherry JD, et al. Pathology and pathogenesis of fatal *Bordetella pertussis* infection in infants. *Clin Infect Dis.* 2008;47:328-338.

Pooboni S, Roberts N, Westrope C, et al. Extracorporeal life support in pertussis. *Pediatr Pulmonol.* 2003;36:310-315.

Romano MJ, Weber MD, Weisse ME, Siu BL. Pertussis pneumonia, hypoxemia, hyperleukocytosis, and pulmonary hypertension: improvement in oxygenation after a double volume exchange transfusion. *Pediatrics.* 2004;114:e264-e266.

Wendelboe AM, Njamkepo E, Bourillon A, et al. Transmission of *Bordetella pertussis* to young infants. *Pediatr Infect Dis J.* 2007;26:293-299.

88 Crescimento Intrauterino Restrito (Pequeno para a Idade Gestacional)

I. **Definição.** Os termos **crescimento intrauterino restrito (IUGR)** e **pequeno para a idade gestacional (SGA)** eram algumas vezes utilizados indiscriminadamente. Embora relacionados, estes termos não são sinônimos. SGA descreve um bebê cujo peso é inferior às normas da população ou inferior a um peso limite predeterminado. Geralmente, **bebês SGA** são definidos como tendo um peso ao nascer inferior ao percentil 10 para a idade gestacional ou > 2 desvios-padrão abaixo da média para a idade gestacional. Em contraste, **os bebês com IUGR não alcançaram um crescimento intrauterino ideal**.

O **índice ponderal**, calculado pela fórmula a seguir, pode ser usado para identificar os recém-nascidos cuja massa de tecido mole esteja abaixo do normal para o estágio do desenvolvimento esquelético. Um índice ponderal < percentil 10 pode ser utilizado para identificar os bebês com IUGR. Portanto, todos bebês com IUGR podem não ser SGA, e todos bebês SGA podem não ser pequenos como resultado de um processo restritivo do crescimento.

$$\text{Índice ponderal} = \frac{\text{Peso ao nascer} \times 100}{\text{Comprimento cabeça - calcanhar}^3}$$

A. **IUGR simétrico.** (HC = Ht = Wt, todos < 10%). O perímetro cefálico (HC), a altura (Ht) e o peso (Wt) estão proporcionalmente reduzidos para a idade gestacional. O IUGR simétrico ocorre em consequência da redução do potencial de crescimento do feto (infecção congênita ou distúrbio genético) ou de condições extrínsecas que são ativas no início da gestação.

B. **IUGR assimétrico.** (HC = Ht < Wt, todos < 10%). O peso fetal está desproporcionalmente reduzido em relação à altura e perímetro cefálico. Os valores do perímetro cefálico e da altura são mais próximos aos percentis esperados para a idade gestacional do que o peso. Nestes bebês, o crescimento cerebral é geralmente poupado. As causas usuais são insuficiência uteroplacentária, desnutrição materna ou condições extrínsecas que aparecem no final da gravidez.

C. **Mais recentemente, o termo restrição do crescimento fetal (FGR)** começou a ser usado para indicar crescimento fetal comprometido com base nos **padrões saudáveis de crescimento fetal**. O potencial de crescimento de um bebê é determinado por fatores maternos e fetais. Recentes tentativas foram feitas para desenvolver gráficos de crescimento individualizados que levassem em conta as características fisiológicas maternas, como raça, etnia, paridade, altura etc., assim como características fetais, como o gênero.

O **peso ideal a termo (TOW)** é definido como o peso ideal com base nas curvas de peso fetal de bebês saudáveis nascidos a termo. Para uma gestação individual, o crescimento fetal pode ser combinado com o TOW para exibir a curva de **crescimento ideal relacionada com a gestação (GROW)**. Gráficos GROW ajustados para altura, peso, paridade e etnia materna estão disponíveis no endereço www.gestation.net.

A estimativa da velocidade de crescimento fetal com medidas seriadas pode ser útil para identificar FGR. Por exemplo, um feto com peso > percentil 10 pode ter o crescimento restrito se houver declínio da velocidade de crescimento fetal. A FGR pode ser precoce ou tardia, comparável ao IUGR simétrico e assimétrico.

É difícil a identificação da FGR precoce (através da medida do comprimento cabeça-nádega), visto que, na maioria das vezes, o momento da concepção não é conhecido. No entanto, uma velocidade de crescimento lenta entre o primeiro e segundo trimestres é capaz de identificar bebês em risco de morte perinatal antes da 34ª semana de gestação. Uma FGR de início antes da 34ª semana está associada a alterações sequenciais na ultrassonografia Doppler, que são comparáveis à piora da função placentária. Tipicamente, as alterações no Doppler da artéria umbilical precedem os parâmetros do perfil biofísico. A FGR tardia após a idade gestacional de 34 semanas é mais difícil de identificar e apresenta alterações Doppler menos características.

II. Incidência. Aproximadamente 3–10% (até 15%) de todas as gestações estão associadas ao IUGR, e 20% dos natimortos têm retardo do crescimento. A taxa de mortalidade perinatal é 5–20 vezes superior nos fetos com retardo de crescimento, e uma grave morbidade a curto e longo prazos é observada em metade dos recém-nascidos sobreviventes afetados. Estima-se que o IUGR seja a causa predominante para o baixo peso ao nascer nos países subdesenvolvidos. Estima-se que um terço dos bebês com peso ao nascer < 2.500 g apresente, na verdade, retardo do crescimento, e não prematuridade. Os recém-nascidos a termo com peso ao nascer < percentil 3 apresentam uma maior morbidade e uma mortalidade 10 vezes mais elevada do que os recém-nascidos adequados para a idade gestacional. Nos Estados Unidos, a insuficiência uteroplacentária é a principal causa de IUGR. Estima-se que 10% dos casos sejam secundários à infecção congênita. Distúrbios cromossômicos e outros distúrbios genéticos são relatados em 5–15% dos recém-nascidos com IUGR.

III. Fisiopatologia. O crescimento fetal é influenciado por fatores fetais, maternos e placentários.

   A. Fatores fetais

      1. Genética. Aproximadamente 20% da variabilidade do peso ao nascer em um determinada população são determinados pelo genótipo fetal. Os determinantes genéticos do crescimento fetal têm um maior impacto no início da gestação, durante o período de rápido desenvolvimento celular. As origens racial e étnica influenciam o tamanho ao nascimento, independente do estado socioeconômico. Os indivíduos do sexo masculino pesam em média 150–200 g a mais do que os bebês do sexo feminino ao nascimento. O aumento de peso ocorre no final da gestação. A ordem de nascimento afeta o tamanho fetal; bebês nascidos de mulheres primíparas pesam menos do que os irmãos subsequentes.

      2. Anomalias cromossômicas. Desequilíbrios ou deleções cromossômicas resultam em redução do crescimento fetal. Aproximadamente 20% dos casos de restrição do crescimento fetal são decorrentes de aberrações cromossômicas.

      3. Malformações congênitas. Anencefalia, atresia gastrointestinal, síndrome de Potter e agenesia pancreática são exemplos de anomalias congênitas associadas ao IUGR. A frequência do IUGR aumenta, à medida que o número de defeitos congênitos aumenta.

      4. Anomalias cardiovasculares. (Com a possível exceção de transposição dos grandes vasos e tetralogia de Fallot). Hemodinâmica anormal é considerada a base do IUGR.

      5. Infecção congênita. Infecções TORCH (*t*oxoplasmose, *o*utros, *r*ubéola, *c*itomegalovírus e vírus *h*erpes simples) estão frequentemente associadas ao IUGR, sendo responsáveis por 5% dos fetos com IUGR. A incidência de IUGR é maior quando a infecção ocorre no primeiro trimestre. Os achados clínicos nas diferentes infecções congênitas são inespecíficos, com considerável sobreposição. Citomegalovírus e rubéola estão associados ao IUGR grave. A rubéola causa lesão durante a organogênese e resulta em um número reduzido de células, enquanto a infecção por citomegalovírus resulta em citólise e necrose localizada no feto.

      6. Erros inatos do metabolismo. Diabetes neonatal transitória, galactosemia e fenilcetonúria são outros distúrbios associados ao IUGR. Defeitos em um único gene associados ao comprometimento da ação ou secreção de insulina estão associados ao comprometimento do crescimento fetal (veja Capítulo 105).

   B. Fatores maternos (Tabela 88–1)

      1. Redução do fluxo sanguíneo uteroplacentário. Distúrbios maternos, como a pré-eclâmpsia/eclâmpsia, doença renal vascular crônica e doença vascular hipertensiva crônica, frequentemente provocam redução do fluxo sanguíneo uteroplacentário e IUGR associado. O comprometimento do transporte de oxigênio e de outros nutrientes essenciais supostamente limita o crescimento dos órgãos e a maturação musculoesquelética. O risco de trombos placentários é elevado nas condições de trombofilias hereditárias.

      2. Desnutrição materna. Os principais fatores de risco para IUGR incluem o tamanho pequeno da mãe (altura e peso antes da gestação) e ganho ponderal materno reduzido. Um índice de massa corporal baixo, definido como (peso [kg]/altura [m^2])/100, é um impor-

Tabela 88–1. FATORES MATERNOS NO CRESCIMENTO INTRAUTERINO RESTRITO

Hipertensão induzida pela gravidez (> 140/90 mmHg)
Ganho de peso (< 0,9 kg a cada 4 semanas)
Atraso de crescimento do fundo uterino (< 4 cm para a idade gestacional)
Cardiopatia cianótica
Tabagismo pesado
Residência em local de alta altitude
Abuso de substâncias e drogas
Baixa estatura
Baixa classe socioeconômica
Anemia (hematócrito < 30%)
Asma
Peso antes da gravidez (< 50 kg)
Prévia história de IUGR
Hipertensão crônica, diabetes melito
Distúrbios vasculares do colágeno, como lúpus
Doença renal
Desnutrição materna grave
Gestação múltipla
Baixa idade materna
Pré-eclâmpsia
Trombofilias hereditárias
Bebê prévio com restrição do crescimento

---

tante indicador de IUGR. O consumo calórico total, em vez do consumo de proteínas ou gorduras, parece ser a principal influência nutricional sobre o peso ao nascer. Suplementação proteico-energética balanceada durante a gravidez reduz o risco de nascimento de bebês com IUGR.

3. **Gestações múltiplas.** Um crescimento comprometido resulta da falha em fornecer nutrição ideal para mais de 1 feto. Há uma redução progressiva no peso de fetos únicos, gêmeos e trigêmeos. Em gêmeos parabióticos, o fornecimento de nutrientes ao gêmeo menor é reduzido em consequência do fluxo sanguíneo placentário anormal decorrente da comunicação arteriovenosa na placa coriônica.

4. **Uso materno de drogas.** Veja também Capítulo 132.
   a. **Cigarros e álcool.** O consumo crônico de cigarros ou bebidas alcoólicas está demonstravelmente associado ao IUGR. Os efeitos do álcool e tabaco parecem ser dose-dependentes, com o IUGR tornando-se mais grave e previsível com o consumo pesado.
   b. **Heroína.** O vício materno em heroína também está frequentemente associado ao IUGR.
   c. **Cocaína.** O uso de cocaína durante a gravidez está associado a taxas elevadas de IUGR. O IUGR pode ser mediado pela insuficiência placentária ou efeito tóxico direto sobre o feto.
   d. **Outros.** Outras drogas e agentes químicos que causam IUGR incluem teratógenos conhecidos, antimetabólitos e agentes terapêuticos, como a trimetadiona, varfarina e fenitoína. Todos estes agentes causam síndromes de malformações características. O uso repetido de lítio e esteroides pré-natais também está associado a um baixo peso ao nascer.

5. **Hipoxemia materna.** Hipoxemia é observada em mães com hemoglobinopatias, especialmente a doença falciforme. Estas mulheres frequentemente dão à luz bebês com IUGR. Os bebês que nascem em altas altitudes tendem a ter um peso ao nascer médio menor para a idade gestacional.

6. **Outros fatores maternos.** Baixa estatura materna, pouca idade materna, curto intervalo entre gestações, anomalias uterinas, baixa classe socioeconômica, primiparidade, multipa-

ridade e baixo peso antes da gravidez estão associados a um peso ao nascer subnormal. Hiper-homocisteinemia materna também está associada a um baixo peso ao nascer.
7. **Lesão do DNA.** Mensurada pela formação de micronúcleos (MN), pode exercer uma função. Os MNs são formados por fragmentos cromossômicos lentos durante a anáfase na mitose e meiose. Uma contagem elevada de MNs nos linfócitos maternos na 20ª semana de gestação está associada a um maior risco de IUGR e pré-eclâmpsia.

C. Fatores placentários

1. **Insuficiência placentária.** No primeiro e segundo trimestres, o crescimento fetal é determinado principalmente pelo potencial de crescimento inerente ao feto. Por volta do terceiro trimestre, fatores placentários (ou seja, um suprimento adequado de nutrientes) assumem uma grande importância para o crescimento fetal. Quando a duração da gravidez excede a capacidade de nutrição da placenta, ocorre insuficiência placentária com subsequente comprometimento do crescimento fetal. Este fenômeno ocorre em grande parte nas gestações pós-termo, porém podem ocorrer em qualquer momento durante a gestação.
2. **Insuficiência uteroplacentária (UPI).** Observada em quase 70% dos recém-nascidos com IUGR. O comprometimento da extração de oxigênio e fornecimento de nutrientes (glicose e aminoácidos) resulta em hipoglicemia e hipóxia fetal. A última está associada a uma redução no número e tamanho celular, menor peso cerebral e menor conteúdo de DNA. Pequeno volume placentário e uma redução nas vilosidades terminais são observados nas placentas de recém-nascidos com IUGR.
3. **Anormalidades placentárias estruturais.** Vários fatores anatômicos, como múltiplos infartos, inserções aberrantes do cordão umbilical, trombose vascular umbilical e hemangiomas, são descritos nas placentas de recém-nascidos com IUGR. O IUGR é duas vezes mais comum na gestação com cordão umbilical com apenas 2 vasos, quando comparado às gestações com cordão umbilical com 3 vasos sanguíneos. O descolamento prematuro da placenta pode reduzir a área superficial de troca, resultando no comprometimento do crescimento fetal. Um ambiente intrauterino adverso é apto para afetar os desenvolvimentos placentário e fetal e, portanto, recém-nascidos com IUGR geralmente possuem placentas pequenas.
4. **Fetos com IUGR.** Estes fetos apresentam uma regulação negativa dos receptores placentários de lipase proteica e aminoácidos do sistema de transporte Na^+/K^+ ATPase e trocador Na^+/H^+, resultando em menores níveis plasmáticos de aminoácidos e transferência reduzida de ácidos graxos. O *imprinting* genômico também pode exercer um papel (p. ex., alterações do gene placenta-específico IGF-2 em camundongos *knockout* produziram fetos com IUGR).
5. **Respostas fetais endócrinas.** Incluem alterações no eixo hipotalâmico-hipofisário, resultando em uma concentração elevada do hormônio liberador de corticotropina, hormônio adrenocorticotrófico e cortisol, com uma redução do fator de crescimento semelhante à insulina 1 (IGF-1). O nível do hormônio estimulante da tireoide está alto, mas os níveis de tiroxina e triiodotironina estão baixos, assim como os da vitamina D sérica e osteocalcina. Altos níveis de cortisol estão associados a uma recuperação reduzida do crescimento pós-natal e atraso no neurodesenvolvimento.
6. **Resposta fetal à disfunção placentária.** Diferente para a FGR precoce e FGR tardia. Na FGR precoce, a diminuição do fluxo venoso umbilical e do retorno cardíaco fetal para a placenta (decorrente da maior resistência) precede a FGR clínica. Os eventos fetais incluem aumento do *shunt* ductal para o coração, fluxo hepático reduzido, regulação negativa da glicose-insulina-IGF e estoques de glicogênio hepático reduzidos. Com o aumento da obliteração vilosa, alterações na ultrassonografia Doppler da artéria cerebral média precedem as alterações no perfil biofísico (BPP), com perda de reatividade da frequência cardíaca fetal, respiração e movimentos corporais. As alterações no BPP também se correlacionam com a acidose fetal. Uma diminuição no líquido amniótico ocorre em 20-30% dos casos de FGR, que é independente das alterações no Doppler e se correlaciona com a descompensação cardíaca fetal. As alterações no Doppler geralmente progridem ao longo de 4–6 semanas.

7. **Outros.** Mosaicismo placentário, em que a citogenética placentária é diferente da citogenética fetal, pode ser responsável por cerca de 15% dos casos de IUGR. Deposição de fibrina na decídua basal, o espaço interviloso e displasia mesenquimal estão associados a um maior risco de trombose placentária e IUGR.

IV. **Fatores de risco.** Relacionados com fatores fetais, maternos ou placentários (veja texto anterior) (Tabela 88-2).

V. **Apresentação clínica.** A história materna aumentará o índice de suspeita relacionado com o crescimento fetal subótimo. O recém-nascido apresentará um peso ao nascer baixo para a idade gestacional. Os gráficos de crescimento e o escore de Ballard podem ajudar a determinar a idade gestacional, e o crescimento intrauterino e pós-natal. Veja Figuras 5-1, 5-3 a 5-5.

VI. **Diagnóstico**

A. **Estabelecimento da idade gestacional.** A determinação da idade gestacional correta é imperativa. O último período menstrual, tamanho do útero, momento da percepção dos movimentos fetais (movimentos ondulantes no abdome causados pela atividade fetal, percebidos pela mãe pela primeira vez) e medidas ultrassonográficas iniciais são utilizados para determinar a idade gestacional (veja Capítulo 5).

B. **Avaliação fetal**

1. **Diagnóstico clínico.** Estimativas manuais do peso, medidas seriadas da altura do fundo uterino e estimativas maternas da atividade fetal são medidas clínicas simples.

2. **Ultrassonografia.** Por causa de sua confiabilidade em datar a gravidez e detectar comprometimento do crescimento fetal pelas medidas antropomórficas e anomalias fetais, a ultrassonografia é atualmente o método mais promissor para o diagnóstico. As medidas antropomórficas a seguir são usadas em combinação para predizer um comprometimento do crescimento com alto grau de precisão.

a. **Diâmetro biparietal (BPD).** Quando as medidas seriadas do BPD são inferiores às medidas ideais, 50-80% dos recém-nascidos apresentam peso ao nascer subnormal.

b. **Circunferência abdominal.** O fígado é o primeiro órgão a sofrer os efeitos do retardo de crescimento decorrente da redistribuição do fluxo sanguíneo do ducto venoso para o coração e uma redução na deposição de glicogênio no fígado. A redução do crescimento da circunferência abdominal (< 5 mm/semana) é o sinal mais precoce de retardo do crescimento assimétrico e diminuição dos estoques de glicogênio. Uma circunferência anormal < percentil 10 para a idade é sugestivo de retardo do crescimento.

c. **Relação entre perímetro cefálico e circunferência abdominal.** Esta relação normalmente muda, à medida que a gestação evolui. No segundo trimestre, o perímetro cefálico é maior do que a circunferência abdominal. Ao redor da 32-36ª semana de gestação, a relação é de 1:1, e após a 36ª semana, as medidas abdominais tornam-se maiores. Persistência de uma relação perímetro cefálico/circunferência abdominal < 1 no final da gestação é preditiva de IUGR **assimétrico**.

Tabela 88–2. **FATORES PLACENTÁRIOS NO CRESCIEMNTO INTRAUTERINO RESTRITO**

Cordão umbilical com apenas dois vasos
Descolamento da placenta, hematoma placentário, placenta prévia, descolamento crônico
Hemangioma
Artéria umbilical única
Infarto
Inserção aberrante do cordão
Trombose do vaso umbilical
Placenta circunvalada
Mosaicismo placentário confinado
Deposição perivilosa maciça de fibrina (imunomediada)
Vilite crônica de etiologia desconhecida (VUE)
Displasia mesenquimal placentária

d. **Comprimento do fêmur.** O comprimento do fêmur parece ter uma boa correlação com o comprimento cabeça-calcanhar, e fornece uma medida precoce e reprodutível do comprimento. Medidas seriadas do comprimento do fêmur são tão eficazes quanto às medidas cefálicas para a detecção de IUGR simétrico.

e. **Avaliação da morfologia placentária e líquido amniótico.** Pode ajudar na diferenciação entre um feto constitucionalmente pequeno e um feto com retardo de crescimento. Por exemplo, o envelhecimento placentário com oligo-hidrâmnio sugere IUGR e risco fetal, enquanto que uma morfologia placentária normal com uma quantidade normal de líquido amniótico sugere um feto constitucionalmente pequeno.

f. **Medidas do volume placentário.** Pode ser útil para prever subsequente crescimento fetal. O peso e/ou volume da placenta diminui antes da redução do crescimento fetal. IUGR com tamanho placentário reduzido é mais provável de estar associado à acidose fetal. O volume da placenta se correlaciona com os índices de fluxo placentário.

3. **Medidas Doppler.** As medidas dos leitos vasculares maternos e vários leitos vasculares fetais são usadas cada vez mais para detectar, monitorar e otimizar o momento do parto nos recém-nascidos com IUGR. Os exames com Doppler são mais úteis para diagnosticar IUGR moderado a grave do que IUGR leve. Os vários grupos de vasos utilizados são:

a. **Anormalidades no fluxo da artéria uterina (UtA).** Utilizadas para prever IUGR desde a 12–14ª semana de gestação. Uma anormalidade persistente na 23–24ª semana apresenta uma sensibilidade ao redor de 75% na previsão de FGR precoce.

b. **Anormalidades no fluxo da artéria umbilical (UA).** Utilizadas para avaliar a insuficiência placentária, particularmente nas gestações de alto risco. Normalmente, a resistência da UA diminui com a gestação. Aumento do índice de pulsatilidade (PI), diminuição da velocidade diastólica final (EDV) e EDV ausente ou reversa (AREDV) ocorrem com a piora do comprometimento fetal. A AREDV está associada a uma mortalidade de 20–68%. Uma EDV diminuída é observada, quando há uma redução de 30% do fluxo placentário, e a AREDV é notada quando 60–70% do fluxo placentário está afetado. Uma EDV ausente e AREDV estão associadas a um risco 4 a 10,6 vezes maior de mortalidade, respectivamente, quando comparado àqueles com Doppler normal.

c. **Fluxo arterial cerebral fetal.** Geralmente estudado na artéria cerebral média como um índice de pulsatilidade (PI-MCA) e de velocidade sistólica de pico da artéria cerebral média (PSV-MCA). Com a piora do IUGR, a PSV-MCA aumenta. Um IP-ACM anormal precede as alterações no VSP-ACM. Alterações no IP-ACM não são tão consistentes em prever a mortalidade, embora uma resistência reduzida da ACM esteja associada a resultados perinatais mais desfavoráveis.

d. **Doppler do fluxo venoso** da veia cava, veia umbilical (UV) e ducto venoso (DV) fornecem informações acerca das respostas cardiovasculares e respiratórias fetais. Redução do fluxo sanguíneo venoso na UV e uma onda "a" retrógrada ou profunda anormal no DV sugerem uma descompensação ventricular. Mudanças no fluxo venoso são geralmente tardias e representam uma descompensação mais grave. Um fluxo ausente ou reverso no DV se correlaciona com acidose, e associado a uma mortalidade de 63–100%.

e. **Istmo aórtico (AoI).** As velocidades de fluxo absolutas estão reduzidas nos fetos com crescimento restrito. O fluxo retrógrado no AoI se correlaciona fortemente com um resultado perinatal adverso.

4. **Perfil biofísico (BPP).** Utilizado para monitoramento fetal não invasivo.

5. **Cardiotocografia (CTG).** Mais comumente usada na Europa para determinar o momento do parto nas situações de suspeita de uma acidose fetal significativa.

6. **Imagem por ressonância magnética (MRI) da placenta.** Esta técnica pode avaliar a gravidade da FGR com base no volume placentário reduzido e alterações na relação espessura/volume da placenta. Morte fetal também pode ser prevista por uma intensidade de sinal anormal.

7. **Feto compensado x descompensado.** Persistência de UPI resulta em adaptação fetal para manter um crescimento e oxigenação cerebral adequados.

a. **A UPI resulta no aumento da resistência vascular placentária e hipoxemia fetal através da redução do fluxo sanguíneo umbilical.** O feto responde redistribuindo o sangue para o cérebro (centralização do fluxo sanguíneo fetal) por vasodilatação cerebral, vasoconstrição mesentérica, *shunt* preferencial através do forame oval, aumento da extração fracionada de oxigênio (O_2), policitemia e uma relativa redução no consumo fetal de O_2. A velocidade do crescimento fetal e o ganho de peso estão reduzidos. O teste sem estresse (NST), o BPP e o CTG são normais. Um fluxo diastólico reduzido ou ausente na artéria umbilical e um componente diastólico aumentado na MCA são observados. O feto é hipoxêmico, mas não possui hipoxemia cerebral neste estágio.
b. **Com a piora do comprometimento fetal,** há hipoxemia cerebral e acidemia associada à ausência de ganho de peso fetal, oligo-hidrâmnio, variabilidade reduzida da frequência cardíaca fetal e NST, CTG e BPP anormais. As artérias umbilicais exibem **ausência ou reversão do fluxo diastólico final (AREDV)**. Uma onda "a" profunda é vista no ducto venoso, o que sugere uma disfunção ventricular. Com acidose grave, o PI-MCA e PSV-MCA diminuem, sugerindo colapso iminente do feto.
c. **Descompensação fetal aguda.** AREDV nas artérias umbilicais (UAs) em bebês com FGR de início precoce pode estar presente até 1 semana antes da descompensação aguda. Aproximadamente 40% dos fetos com acidose apresentam AREDV. Vasodilatação da MCA com PI anormal pode estar presente por até 2 semanas antes da deterioração aguda em 50–80% dos recém-nascidos. A vasodilatação da MCA pode estar independentemente associada a desfechos anormais na FGR de início tardio. Há o desenvolvimento de oligo-hidrâmnio em 20–30% dos recém-nascidos com IUGR cerca de 1 semana antes da deterioração aguda (Tabela 88–3).

C. **Avaliação neonatal**
1. **Peso de nascimento reduzido para a idade gestacional.** Este é o método mais simples de diagnóstico do IUGR. No entanto, este método tende a diagnosticar erroneamente recém-nascidos constitucionalmente pequenos.
2. **Aparência física.** Quando recém-nascidos com síndromes de malformações congênitas e infecções são excluídos, os grupos restantes de recém-nascidos com IUGR apresentam uma aparência física característica. Em geral, estes bebês são magros com frouxidão e descamação da pele por causa da perda de tecido subcutâneo, um abdome escafoide e uma cabeça desproporcionalmente grande.
3. **Gráficos de crescimento apropriados devem ser utilizados.** Diversos gráficos de crescimento padronizados estão disponíveis para avaliar o crescimento intrauterino e pós-natal. Veja os gráficos de Lubchenco e Olsen (Capítulo 5). Outros gráficos de crescimento de bebês com base em dados do Centers for Disease Control and Prevention (CDC) e Organização Mundial da Saúde (WHO) desde o nascimento até 36 meses de idade podem ser encontrados no website do CDC: http://www.cdc.gov/growthcharts/.

Tabela 88–3. ALTERAÇÕES SEQUENCIAIS DA ULTRASSONOGRAFIA DOPPLER NA RESTRIÇÃO DE CRESCIMENTO FETAL

Alterações iniciais	Redução do índice do líquido amniótico
	Aumento da resistência da artéria uterina com EDV
Alterações precoces (em 50%, 2–3 semanas antes da FHR não reativa)	Redução da resistência da MCA (centralização do fluxo sanguíneo fetal)
	EDV ausente na artéria uterina
Alterações tardias (cerca de 6 dias antes da FHR não reativa)	Aumento da resistência no EDV reverso no Doppler da artéria uterina
Alterações muito tardias (em 70%, 24 horas antes das alterações no BPP)	Fluxo reverso no DV e fluxo pulsátil na veia umbilical

BPP, perfil biofísico; DV, ducto venoso; EDV, fluxo diastólico final; FHR, frequência cardíaca fetal; MCA, artéria cerebral média.

4. **Índice ponderal** < percentil 10 ajuda a identificar os recém-nascidos com IUGR, especialmente aqueles com peso ao nascer < 2.500 g.
5. **Escore de Ballard.** A idade gestacional também pode ser avaliada por meio do sistema de escore de Ballard. Este exame é preciso, com uma margem de erro de 2 semanas de gestação nos recém-nascidos < 999 g ao nascimento, sendo mais preciso entre 30–42 horas de vida (veja Capítulo 5).

D. **Ficar atento para as seguintes complicações:**
1. **Hipóxia**
   a. **Asfixia perinatal.** Recém-nascidos com IUGR frequentemente apresentam asfixia perinatal, pois não toleram bem o estresse do trabalho de parto. O IUGR é responsável por uma grande proporção de natimortos com hipóxia intrauterina.
   b. **Hipertensão pulmonar persistente.** Muitos recém-nascidos com IUGR estão sujeitos à hipóxia intrauterina crônica, que resulta em espessamento anormal dos músculos lisos das arteríolas pulmonares pequenas. Isto, por sua vez, reduz o fluxo sanguíneo pulmonar, resultando em graus variados de hipertensão da artéria pulmonar. Recém-nascidos com IUGR estão particularmente em risco de hipertensão pulmonar persistente.
   c. **Síndrome do desconforto respiratório.** Vários relatos sugerem aceleração da maturação pulmonar fetal em associação a IUGR secundário ao estresse intrauterino crônico. Doença da membrana hialina é observada com menor frequência no IUGR, pois estes recém-nascidos tendem a manifestar maturidade pulmonar avançada secundária ao estresse intrauterino crônico.
   d. **Aspiração de mecônio.** Recém-nascidos pós-termo com IUGR estão particularmente em risco de aspiração de mecônio.
   e. **Persistência do canal arterial (PDA).** Dados conflitantes sugerem que a PDA hemodinamicamente significativa pode ser maior e ocorrer mais precocemente em bebês com IUGR do que em bebês adequados para a idade gestacional (AGA), porém o fechamento espontâneo do canal arterial é mais frequente nos recém-nascidos com IUGR de peso ao nascer < 1.000 g. Os bebês com IUGR e PDA correm um maior risco de hemorragia pulmonar, hemorragia intraventricular (IVH), enterocolite necrosante (NEC) e insuficiência renal.
2. **Hipotermia.** A termorregulação está comprometida nos bebês com IUGR decorrente da diminuição do isolamento térmico fornecido pela gordura subcutânea. Bebês com IUGR secundário à desnutrição fetal no final da gestação tendem a ser magros como resultado da perda de gordura subcutânea.
3. **Metabólicas**
   a. **Hipoglicemia.** O metabolismo de carboidratos está gravemente comprometido, e recém-nascidos com IUGR são altamente suscetíveis à hipoglicemia decorrente da diminuição das reservas de glicogênio e da capacidade de gliconeogênese. A oxidação dos ácidos graxos livres e triglicerídeos está reduzida nos bebês com IUGR, limitando as fontes alternativas de energia. Hiperinsulinismo, hipersensibilidade à insulina e liberação deficiente de catecolaminas durante a hipoglicemia sugerem uma anormalidade dos mecanismos hormonais contrarregulatórios durante os períodos de hipoglicemia no IUGR. A hipotermia pode potencializar o problema de hipoglicemia.
   b. **Hiperglicemia.** Recém-nascidos de peso muito baixo ao nascer apresentam uma baixa secreção de insulina, resultando em hiperglicemia.
   c. **Hipocalcemia.** Hipocalcemia pode ocorrer nos recém-nascidos asfixiados com IUGR.
   d. **Doença hepática.** Os recém-nascidos com IUGR correm um maior risco de desenvolver colestase associada à nutrição parenteral. Também existe um risco elevado de doença hepática não gordurosa nas crianças que nasceram SGA.
   e. **Outros.** Hipertrigliceridemia, aumento do tônus simpático e concentrações reduzidas de IGF-1 foram associados ao aumento da espessura da camada íntima da aorta em bebês com IUGR.
4. **Distúrbios hematológicos.** Hiperviscosidade e policitemia podem decorrer do aumento dos níveis de eritropoetina secundário à hipóxia fetal associada ao IUGR. Trombocitope-

nia, neutropenia e alteração no perfil de coagulação também são observadas em bebês com IUGR. Policitemia também pode contribuir à hipoglicemia e levar a uma lesão cerebral. Há um número aumentado de eritrócitos nucleados secundário à hematopoese extramedular. Contagens persistentemente elevadas de eritrócitos nucleados estão associadas a um prognóstico desfavorável.

5. **Imunidade alterada.** Bebês com IUGR possuem níveis reduzidos de imunoglobulina G (IgG). Além disso, o tamanho do timo está reduzido em 50%, e o número de linfócitos do sangue periférico está reduzido. Pode haver uma redução na contagem total de leucócitos, e das subpopulações de neutrófilos, monócitos e linfócitos, assim como trombocitopenia, e a supressão seletiva de linfócitos T auxiliares e citotóxicos pode ser observada.

6. **Outros.** Os recém-nascidos com IUGR correm um maior risco de desenvolver NEC, particularmente quando associado a um fluxo diastólico final ausente ou reverso na ultrassonografia Doppler da artéria umbilical. Prematuros com IUGR também correm grande risco de hemorragia pulmonar, doença pulmonar crônica, IVH mais grave e insuficiência renal.

VII. **Tratamento.** O diagnóstico pré-natal é a chave para o tratamento adequado do IUGR.
   A. **História de fatores de risco.** A presença de fatores de risco maternos deve alertar o obstetra para a probabilidade de retardo do crescimento fetal. Uma ultrassonografia confirma o diagnóstico. Causas corrigíveis de crescimento fetal comprometido justificam a atenção imediata.
   B. **Parto e reanimação.** O momento ideal para o parto de bebês com IUGR ainda está em discussão, porém as medidas Doppler fornecem uma ferramenta importante para o monitoramento do bem-estar fetal. Bebês com IUGR apresentam um risco 2-3 vezes maior de parto prematuro quando os padrões de crescimento fetal são usados para diagnóstico. Bebês com IUGR nascidos antes da 28-30ª semana apresentam prognósticos mais desfavoráveis. Os prognósticos são mais favoráveis com o parto por cesariana. O parto é normalmente realizado quando os pulmões estão maduros ou quando os dados biofísicos obtidos pelo monitoramento revelam sofrimento fetal. O trabalho de parto é particularmente estressante para os fetos com IUGR. A reanimação deve estar disponível, pois depressão perinatal é comum.
   C. **Prevenção da perda de calor.** Um cuidado meticuloso deve ser tomado para conservar o calor do corpo (veja Capítulo 7).
   D. **Hipoglicemia.** Monitoramento constante dos níveis glicêmicos é essencial para todos os bebês com IUGR. Hipoglicemia deve ser prontamente tratada com dextrose parenteral e alimentação precoce (veja Capítulo 63).
   E. **Distúrbios hematológicos.** Uma leitura do hematócrito central deve ser obtida para detectar policitemia.
   F. **Infecção congênita.** Os recém-nascidos com IUGR devem ser examinados para malformações congênitas ou sinais de infecções congênitas. Muitas infecções intrauterinas são clinicamente silenciosas, e triagem para estas infecções deve ser realizada rotineiramente em bebês com IUGR.
   G. **Anomalias genéticas.** A triagem para anomalias genéticas deve ser realizada, conforme indicado pelo exame físico.

VIII. **Prognóstico.** A taxa de mortalidade aumenta com a diminuição da idade gestacional, quando o IUGR também está presente. A mortalidade diminui em 48% a cada semana que o feto permanece no útero antes da 30ª semana de gestação. **Morbidades do neurodesenvolvimento são observadas a uma frequência 5-10 vezes maior em bebês com IUGR, quando comparados a bebês AGA**. O prognóstico do neurodesenvolvimento depende não apenas da causa de IUGR, como também dos eventos adversos no curso neonatal (p. ex., depressão perinatal ou hipoglicemia). Muitos estudos revelam evidências de mínima disfunção cerebral, incluindo hiperatividade, espectro de atenção curto e problemas de aprendizagem. Prematuros com IUGR também exibem alterações nas funções neurocomportamentais precoces, como a capacidade de atenção-interação e disfunção cognitiva e da memória persistentes. Risco elevado de paralisia cerebral, um amplo espectro de transtornos de aprendizagem, retardo mental, transtornos invasivos do desenvolvimento e distúrbios neuropsiquiátricos são observados em anos posteriores. O risco de morbidades é mais alto nos recém-nascidos a termo com IUGR. Bebês com IUGR com uma ultrassonografia Doppler normal apresentam prognósticos mais favoráveis do que aqueles com uma ultrassonografia Doppler pré-natal anormal. Mesmo uma FGR leve aumenta o risco de mortalidade e desenvolvimento a longo prazo.

A. IUGR simétrico x assimétrico. Bebês com IUGR simétrico causado pela redução do potencial de crescimento geralmente apresentam um prognóstico desfavorável, enquanto que aqueles com IUGR assimétrico, em que o crescimento cerebral é poupado, geralmente apresentam um prognóstico mais favorável. Um perímetro cefálico menor está associado a atrasos cognitivos, psicomotores e comportamentais que persistem até a adolescência. A neuroimagem com MRI e ultrassonografia demonstra que os bebês com IUGR apresentam uma alta incidência de perda da substância branca, e uma mielinização reduzida na cápsula interna associada a uma redução de até 28% do volume da substância cinzenta cortical. O volume cerebral total também é reduzido em 10% quando comparado aos bebês AGA, particularmente nas áreas hipocampais, parietais e parietoccipitais.

B. Prematuros com IUGR. Estes bebês possuem uma maior incidência de anormalidades do que a população em geral, pois, além dos riscos do IUGR, estão sujeitos aos riscos da prematuridade. O prognóstico é significativamente mais desfavorável para crianças, cuja falha do crescimento cerebral tenha ocorrido antes da 26ª semana de gestação. A idade gestacional pode ser um indicador mais importante dos resultados do desenvolvimento do que a FGR, particularmente antes da 32–34ª semana.

C. Distúrbios cromossômicos. Recém-nascidos com IUGR com distúrbios cromossômicos maiores apresentam uma incidência de incapacidade de 100%.

D. Infecções congênitas. Recém-nascidos com infecção congênita por rubéola ou citomegalovírus com microcefalia apresentam um prognóstico desfavorável, com uma taxa de incapacidade > 50%.

E. Habilidade de aprendizado. O desempenho escolar dos bebês com IUGR é significativamente influenciado pela classe social; crianças de classes mais altas apresentam melhores pontuações nos testes de rendimento.

F. Distúrbio no adulto. Evidências epidemiológicas indicam que a obesidade, diabetes resistente à insulina, hipertensão e doenças cardiovasculares são mais comuns entre adultos que nasceram com IUGR.

G. Risco de recorrência do IUGR nas gestações subsequentes. Depende da condição subjacente. A presença anterior de retardo do crescimento fetal, pré-eclâmpsia, descolamento da placenta, infarto e trombofilias adquiridas ou hereditárias aumenta o risco de retardo do crescimento fetal nas gestações subsequentes. Um exame patológico da placenta deve ser realizado em todos os portadores de IUGR, visto que o risco de FGR em gestações subsequentes é muito alto (p. ex., o risco de recorrência é de 50–100% com deposição de fibrina). Em casos selecionados, ácido fólico, aspirina e suplementação com L-arginina para aumentar o fluxo sanguíneo placentário podem melhorar o prognóstico.

H. FGR e natimorto. FGR é um indicador importante de natimortos inexplicáveis. Mais de 50% dos fetos sem anomalias congênitas apresentam IUGR. A obesidade materna aumenta o risco de FGR e natimorto concomitante.

Referências Selecionadas

Barker DJP. Fetal and infant origin of adult disease. *Brit Med J.* 1993;301:1111.

Baschat A. Fetal growth restriction—from observation to intervention. *J Perinatal Med.* 2010;38:239-246.

Baschat A. Neurodevelopment following fetal growth restriction and its relationship with antepartum parameters of placental dysfunction. *Ultrasound Obstet Gynecol.* 2011;37:501-514.

Battaglia FC, Lubchenco LO. A practical classification of newborn infants by weight and gestational age. *J Pediatr.* 1967;17:159.

Del Rio M, Martínez JM, Figueras F, et al. Doppler assessment of the aortic isthmus and perinatal outcome in preterm fetuses with severe intrauterine growth restriction. *Ultrasound Obstet Gynecol.* 2008;31:41-47.

Gardosi J. Intrauterine growth restriction: new standards for assessing adverse outcome. *Best Pract Res Clin Obstet Gynecol.* 2009;23:741-749.

Gardosi J. Intrauterine growth restriction: new concepts in antenatal surveillance, diagnosis, and management. *Am J Obstet Gynecol.* 2011;204(4):288-300. DOI:10.1016/j/ajog.2010.08.055.

Kinzler W, Kaminsky L. Fetal growth restriction and subsequent pregnancy risks. *Semin Perinatol.* 2007;31:126-134.

Kleigman RM. Intrauterine growth retardation. In: Martin RJ, Fanaroff AA, Walsh MC, eds. *Fanaroff & Martin's Neonatal-Perinatal Medicine: Diseases of the Fetus and Newborn.* 9th ed. St. Louis, MO: Elsevier Mosby; 2011.

Mari G, Hanif F, Kruger M, Cosmi E, Santolaya-Forgas J, Treadwell MC. Middle cerebral artery peak systolic velocity: a new Doppler parameter in the assessment of growth restricted fetuses. *Ultrasound Obstet Gynecol.* 2007;29:310-316.

Mari G, Hanif F, Treadwell MC, Kruger M. Gestational age at delivery and Doppler waveforms in the very preterm intrauterine growth-restricted fetuses as predictors of perinatal mortality. *J Ultrasound Med.* 2007;26:555-559.

Odibo A, Zhong Y, Longtine M, *et al.* First-trimester serum analytes, biophysical tests and the association with pathological morphometry in the placenta of pregnancies with preeclampsia and fetal growth restriction. *Placenta.* 2011;32:e333-e338.

Sibley CP, Turner MA, Cetin I, *et al.* Placental phenotypes of intrauterine growth. *Pediatr Res.* 2005;58:827-832.

Skilton MR, Evans N, Griffiths KA, Harmer JA, Celermajer DS. Aortic wall thickness in newborns with intrauterine growth restriction. *Lancet.* 2005;365:1484-1486.

Urban G, Vergani P, Ghidini A, *et al.* State of the art: non-invasive ultrasound assessment of the utero-placental circulation. *Semin Perinatol.* 2007;31:232-239.

Yigiter A, Kavak ZN, Durukan B, *et al.* Placental volume and vascularization flow indices by 3D power Doppler US using VOCAL technique and correlation with IGF-1, free betahCG, PAPP-A, and uterine artery Doppler at 11-14 weeks of pregnancy. *J Perinat Med.* 2011;39:137-141.

89 Defeitos do Tubo Neural

I. **Definições.** **Defeitos do tubo neural (NTDs)** são malformações do cérebro e medula espinal em desenvolvimento. No desenvolvimento normal, o fechamento do tubo neural ocorre ao longo de um período de 4 a 6 dias, com conclusão por volta do 29º dia pós-concepção, geralmente antes que uma mulher tenha percebido que está grávida. As hipóteses mais atuais consideram que os NTDs são defeitos decorrentes da falha de fechamento de um tubo neural, em vez da reabertura de um tubo previamente fechado. Provavelmente, o fechamento se inicia em vários sítios distintos em vez de ser um processo contínuo. A nomenclatura para os NTDs não é padronizada, sendo, portanto, geralmente confusa. Os termos frequentemente utilizados são:

A. **Anencefalia.** O fechamento defeituoso da extremidade superior ou rostral do tubo neural anterior. Tecido neural hemorrágico e degenerado é exposto por uma abertura cranial descoberta que se estende da lâmina terminal até o forame magno. Recém-nascidos com anencefalia possuem uma aparência típica, com olhos proeminentes quando vistos de frente. **A craniorraquisquise total** (uma estrutura neural similar a uma placa sem cobertura esquelética ou dérmica que resulta da falha completa do fechamento do tubo neural) e a **mielosquise** ou **raquisquise** (em que a medula espinal é exposta posteriormente sem cobertura esquelética ou dérmica decorrente da falha de fechamento do tubo neural posterior) são outras lesões abertas menos frequentes.

B. **Encefalocele.** Herniação de tecido cerebral para fora da cavidade craniana em consequência de um defeito mesodérmico que ocorre no momento ou logo após o fechamento do tubo neural anterior; geralmente é uma lesão fechada. Cerca de 80% das encefaloceles ocorrem na região occipital.

C. **Mielomeningocele.** Frequentemente, também é referida como **espinha bífida** (protrusão da medula espinal para um saco no dorso através de um esqueleto axial deficiente com cobertura dérmica variável). Considerando esta definição, em sentido estrito, "espinha bífida" somente descreve o defeito ósseo, e o termo **disrafismo espinal** é considerado mais preciso por alguns. Mais de 80% dos defeitos nesta categoria ocorrem na região lombar, e cerca de 80% não são cobertos pela pele. Ao contrário das mielomeningoceles, as **meningoceles** (lesões fechadas envolvendo apenas as meninges) geralmente não resultam em déficits neurológicos.

D. **Espinha bífida oculta e disrafismo espinal oculto.** Distúrbios do tubo neural caudal que são cobertos pela pele (depressões cutâneas ou somente lesões cutâneas muito pequenas estão presentes). Estes distúrbios disráficos variam de dilatação cística do canal central (**mielocistocele**), passando por medulas espinais bífidas com ou sem um septo fibroso, cartilaginoso ou ósseo (**diastematomielia** ou **diplomielia**), até uma **medula presa com um seio dérmico** ou outras alterações visíveis, como tufos de pelos, lipomas ou hemangiomas. O termo *espinha bífida oculta* é usado incorretamente quando é aplicado a uma ossificação incompleta do arco vertebral posterior, um achado frequente e insignificante que não está clinicamente ou geneticamente relacionado com os NTDs.

II. **Incidência.** Noventa e cinco por cento das crianças com NTDs nascem de casais sem histórico familiar de tais defeitos.

A. **As estatísticas relacionadas com os NTDs devem ser interpretadas com cautela** e no contexto da população, localização e tempo, pois a ocorrência de NTDs é afetada por muitos fatores epidemiológicos e médicos (veja seções posteriores).

B. **A incidência mundial geral** foi mencionada como sendo cerca de ~1 em cada 100 nascidos vivos. Mais recentemente, a frequência foi relatada como aproximadamente 0,2 em cada 1.000 nascidos vivos.

C. **Espinha bífida oculta, mielomeningocele e anencefalia** são os NTDs mais frequentemente encontrados.

D. **Nos estágios embrionários precoces, a incidência de NTDs é de até 2,5%;** muitos são abortados espontaneamente.

E. **O Centers for Disease Control and Prevention (CDC) relata que aproximadamente 1.500 bebês com espinha bífida são nascidos nos Estados Unidos por ano.** A prevalência dos defeitos do tubo neural (espinha bífida e anencefalia) está diminuindo (dados incluem mais da metade dos Estados americanos); a prevalência era de 7,92 em cada 10.000, em 1996 (ano do nascimento) e reduziu durante os anos seguintes, após a introdução de fortificação obrigatória, para uma prevalência de 4,61 em cada 10.000, em 2006 (ano de nascimento).

F. **Os custos médicos são significativos.** Em 2009, os custos médicos para um bebê com espinha bífida nos Estados Unidos eram estimados em mais de 50.000 dólares; mesmo em uma idade mais avançada, estima-se que os custos relacionados com os cuidados de saúde sejam 3–6 vezes mais altos para uma pessoa com um defeito do tubo neural do que para uma pessoa sem o defeito.

G. **Países que implementaram os programas de fortificação obrigatória relataram uma redução de 30–50% na incidência.** Nos Estados Unidos, foi relatada uma redução de 19% na prevalência de nascimento de bebês com NTDs após a introdução da fortificação de alimentos com ácido fólico.

H. **Variação geográfica, sexo, raça e classe social**
  1. **A incidência é mais elevada no sexo feminino.**
  2. **O risco é quase o dobro em bebês de mulheres hispânicas, quando comparado às mulheres brancas.** O risco parece ser menor nos judeus Ashkenazi do que nos brancos de descendência europeia.
  3. **Algumas populações com frequentes acasalamentos consanguíneos apresentam um risco elevado.**
  4. **O risco para africanos e asiáticos é o menor.** Todavia, a incidência nas populações do norte da China é mais elevada: 5–6 em cada 1.000 nascimentos.

89: DEFEITOS DO TUBO NEURAL

5. **O risco é aumentado em bebês de mães particularmente jovens ou mais velhas de baixa classe socioeconômica.** Este aumento pode estar relacionado com fatores nutricionais e/ou menor complacência com as recomendações de suplementação de vitaminas e folato.

III. **Fisiopatologia.** As causas de NTDs parecem ser multifatoriais na maioria dos casos de anencefalia, encefalocele, mielomeningocele e meningocele. Interações entre fatores genéticos e ambientais resultam em distúrbios do desenvolvimento normal. Causas reconhecidas ou fatores contribuintes incluem:

   A. **Deficiências nutricionais e vitamínicas.** Principal preocupação: deficiência de ácido fólico; outras deficiências vinculadas aos NTDs: vitamina B_{12} e zinco.

   B. **Anormalidades cromossômicas.** Incluem trissomias 13 e 18, triploidia, translocações desequilibradas e cromossomos em anel.

   C. **Síndromes genéticas.** Os NTDs têm sido observados como parte de uma variedade de síndromes, algumas com padrões de herança mendeliana. Um exemplo típico é a **síndrome de Meckel-Gruber** (autossômica recessiva), que se apresenta com encefalocele, microcefalia, polidactilia, displasia cística renal e outras anomalias do sistema urogenital. Referências genéticas e banco de dados listam > 50 síndromes associadas aos NTDs no diagnóstico diferencial. Recentes avanços na compreensão do neurodesenvolvimento enfatizam a importância das vias de sinalização e cílios primários intactos para o desenvolvimento normal.

   D. **Teratógenos.** Nitratos (carne curada, batatas deterioradas, salicilatos e água com alto teor mineral), **antifolatos** (aminopterina, metotrexato, fenitoína, fenobarbital, primidona, carbamazepina e ácido valproico), **talidomida** e **homeostasia da glicose anormal em mães diabéticas** foram todos implicados como causas de defeitos do tubo neural. O papel de outras causas potenciais de NTD permanece *controverso*; uma possível interferência com o neurodesenvolvimento normal foi discutida para uma variedade de exposições, incluindo (mas não limitado ao) **chumbo, glicol, clomifeno, resíduos perigosos** e **hipertermia materna**.

   E. **Outras causas.** Um aumento geral na incidência de defeitos congênitos foi relatado em recém-nascidos de mães adolescentes (< 20 anos de idade), comparado às mães que se encontram na faixa etária de 25 a 29 anos de idade. O risco relativo de defeitos do sistema nervoso em bebês de mães adolescentes é 3,4 vezes àquele para crianças de mães de 25 a 29 anos de idade. Embora um baixo índice de massa corporal não aumente o risco de NTDs, a obesidade aumenta. As idades dos pais não estão relacionadas com a ocorrência de NTDs por si; o risco para gêmeos parece ser mais elevado (um aumento de 2 a 5 vezes).

IV. **Fatores de risco**

   A. **A ocorrência de NTDs parece ser mais elevada nos seguintes contextos:**
   1. **Mulheres com diabetes melito insulino-dependente** (o risco parece ser influenciado pelo nível de controle).
   2. **Mulheres com distúrbios convulsivos** que estão sendo tratadas com ácido valproico ou carbamazepina.
   3. **Mulheres com uma história familiar de NTDs.**

   B. **O risco de recorrência é de:**
   1. **Dois a três por cento com 1 irmão afetado.** Alguns tipos de NTDs podem ser resistentes ao ácido fólico, e mesmo com o tratamento com ácido fólico, um risco residual de aproximadamente 1% permanece.
   2. **Aproximadamente 4–6% com 2 irmãos afetados.** Risco mais elevado se outros achados associados sugerem uma síndrome/condição com uma possível herança mendeliana.

V. **Apresentação clínica.** As apresentações clínicas dos NTDs mais graves são os defeitos cranianos óbvios na anencefalia e os defeitos espinais abertos da coluna torácica e/ou lombar com NTDs medulares abertos, ambos com exposição do tecido neural. NTDs com uma cobertura cutânea intacta podem exibir uma massa óbvia (p. ex., uma encefalocele occipital) ou ser mais discretos. Achados discretos incluem abaulamento da cobertura cutânea sobre o defeito occipital ou medular, pequenas aberturas algumas vezes não detectadas no exame inicial, depressões ou tufos de pelos. Veja Seção I para definições e descrição dos diferentes NTDs.

VI. Diagnóstico
A. Triagem pré-natal com a dosagem sérica de α-fetoproteína (AFP) materna na 14–16ª semana de gestação. Níveis elevados (> 2,5 múltiplos da média, que são ajustados para a idade gestacional) são indicativos de NTDs abertos, com uma sensibilidade de 90–100%, especificidade de 96% e um valor preditivo negativo de 99-100%, porém um baixo valor preditivo positivo.

B. Diagnóstico pré-natal. A documentação de um nível sérico elevado de AFP materna é seguida por:

1. **Aconselhamento genético.** A paciente deve receber aconselhamento sobre o risco de NTDs e outras condições em seu feto (gastrosquise ou outras condições, resultando em defeitos cutâneos fetais) quando a AFP está elevada. Causas de possíveis resultados falso-positivos (datas imprecisas ou gestações gemelares) precisam ser investigadas. Opções relacionadas com a avaliação complementar (veja mais adiante) devem ser discutidas, e um aconselhamento não diretivo referente às opções de tratamento deve ser fornecido.

2. **Ultrassonografia fetal detalhada com triagem de anomalias.** Em mãos experientes, uma ultrassonografia detalhada (geralmente realçada por imagens tridimensionais) pode ser extremamente sensível e específica para detecção de NTDs. A determinação ultrassonográfica do nível da lesão é útil em prever o potencial de deambulação dos fetos com NTDs. A ultrassonografia também é realizada para excluir outros defeitos congênitos principais e, atualmente, é frequentemente auxiliada pela imagem por ressonância magnética (MRI) fetal.

3. **Dosagem de AFP e acetilcolinesterase no líquido amniótico.** Uma amniocentese é geralmente realizada entre a 16ª e 18ª semana de gestação, embora possa tecnicamente ser realizada já na 14ª semana de gestação. A taxa de detecção para anencefalia e espinha bífida aberta é de 100%, quando os resultados da dosagem de acetilcolinesterase e AFP no líquido amniótico são combinados, com uma taxa de falso-positivo de apenas 0,04%.

VII. Tratamento
A. Prevenção dos NTDs

1. O **British Medical Research Council (MRC)** demonstrou, em 1991, que uma alta dose de folato (4 mg/dia) reduziu o risco de recorrência dos NTDs em 72%.

2. Com base nos resultados do MRC, o *U.S. National Institute of Child Health and Human Development* (NICHD), CDC, *U.S. Preventive Services Task Force* e *American Academy of Pediatrics* (AAP) publicaram recomendações referentes à ingestão de ácido fólico para mulheres em idade reprodutiva. **A American Academy of Pediatrics Committee on Genetics** fornece as seguintes recomendações em suas diretrizes de 1999 (reafirmadas em 2007):

   a. **Todas as mulheres em idade reprodutiva que são capazes de engravidar devem consumir 0,4 mg de ácido fólico diariamente.** O comitê encoraja a fortificação alimentar com ácido fólico. Na ausência de uma fortificação ideal, a suplementação é encorajada. O uso de um multivitamínico com 0,4 mg de ácido fólico é relatado como o modo mais conveniente, barato e direto para satisfazer a dose recomendada.

   b. **Mulheres com uma prévia gestação resultando em um feto afetado por um NTD deve consumir 4 mg de ácido fólico.** A ingestão de altos níveis de ácido fólico não deve ser realizada pelo uso de preparações multivitamínicas de venda livre. A ingestão de níveis mais elevados de ácido fólico também é recomendada para outras pessoas em risco.

   c. **De modo ideal, o ácido fólico deve ser tomado antes da concepção e, pelo menos, durante os primeiros meses de gravidez.** Veja as diretrizes da AAP para detalhes adicionais das recomendações.

3. **Fontes de ácido fólico**

   a. **Dietética.** A dieta média americana costumava conter em torno de 0,2 mg de folato, que é menos biodisponível do que o ácido fólico. A ingestão de 0,4 mg/dia de folato pode ser alcançada pela seleção cuidadosa de alimentos ricos em folato (espinafre e outros legumes folhosos, feijões secos, ervilhas, fígado e frutas cítricas). **Desde janeiro** de 1998, grãos enriquecidos (incluindo farinha, pães, fubá, massas e arroz) nos Estados Unidos são fortificados com ácido fólico por ordem da U.S. Food and Drug Administration. Alguns países optaram contra a fortificação alimentar por causa das preocupações sobre os efeitos adversos (mascaramento da deficiência de vitamina B_{12}, potencial promoção de crescimento tumoral) e questões relacionadas com a liberdade de escolha.

  b. **Suplementação.** Ácido fólico está disponível para venda com ou sem prescrição. Vitaminas pré-natais tipicamente contêm 0,8 ou 1 mg de ácido fólico. Uma pesquisa realizada por March of Dimes revelou que apenas 27% das mulheres não grávidas de 18 a 45 anos de idade tomaram uma preparação vitamínica contendo ácido fólico, em 2001. O conhecimento das recomendações do U.S. Public Health Service referentes ao ácido fólico dobrou de 1995 a 2002 (de 15 a 32%) para o mesmo grupo. Múltiplas fontes estão disponíveis para o fornecimento de material educacional: March of Dimes (www.marchofdimes.com), CDC (www.cdc.gov), AAP (www.aap.org) e American College of Obstetrics and Gynecology (www.acog.org).

4. **As evidências epidemiológicas e bioquímicas atuais** sugerem que os NTDs não resultam primariamente da insuficiência de folato, mas sim das alterações no metabolismo do folato e, possivelmente, vitamina B_{12}, em mulheres predispostas. Os mecanismos também podem envolver o metabolismo da homocisteína. Polimorfismos da enzima metilenotetra-hidrofolato redutase e outros genes que codificam proteínas envolvidas no metabolismo do folato podem estar associados a uma frequência elevada de NTDs. Em decorrência do efeito do ácido fólico de redução da homocisteína, **a suplementação também pode reduzir o risco de doença cardiovascular.** Alguns estudos sugerem que **a suplementação de folato e vitaminas também pode reduzir o risco de outros defeitos congênitos** (incluindo defeitos cardíacos congênitos, fendas orofaciais, defeitos do trato urinário e membros, ou até mesmo a ocorrência de trissomia 21). Outros relatos sugerem uma associação inversa entre a ingestão de folato e o câncer de mama, neuroblastoma infantil e leucemia linfoblástica aguda. A promoção de crescimento tumoral e o obscurecimento da deficiência de vitamina B_{12} foram discutidos como **possíveis efeitos adversos** da suplementação de folato.

B. **Tratamento específico**
  1. **Anencefalia**
    a. **Aproximadamente 75% dos bebês anencefálicos são natimortos.** A maioria dos bebês nascidos vivos com anencefalia morre em até 2 semanas do nascimento.
    b. **Ao considerar a letalidade da anencefalia, geralmente apenas tratamento de suporte é fornecido.** Este inclui aquecimento, conforto e nutrição enteral. Os serviços de apoio para a família, incluindo assistência social e aconselhamento genético e geral, são essenciais. Existem algumas questões eticamente ***controversas*** referentes à extensão do tratamento e outras questões (p. ex., doação de órgãos), e o envolvimento de outros sistemas de suporte (p. ex., comitês éticos, grupos de apoio ou orientação religiosa – se desejado pela família) pode ser aconselhável. Para apoio familiar ou outros recursos, veja Seção VII.B.3h.
  2. **Encefalocele**
    a. **Exame físico e tratamento inicial.** Além dos princípios gerais de reanimação neonatal, um exame físico especialmente meticuloso é indicado. Procurar por **malformações associadas**. Como mencionado na Seção III.C, alguns textos de referência genética e bancos de dados listam > 50 síndromes associadas aos NTDs. Recomenda-se que as crianças não recebam nada por via oral até que **consultas** por especialidades, como a neurocirurgia, sejam obtidas, e um plano de tratamento, formulado. **Exames de imagens** (ultrassonografia, tomografia computadorizada e MRI) devem ser agendados. Avaliação e testes genéticos devem ser iniciados precocemente, levando em conta o tempo de execução dos muitos testes que podem ser solicitados (p. ex., cariótipo e outros).
    b. **Intervenção neurocirúrgica.** Pode ser indicada para prevenir ulceração e infecção, exceto naqueles casos com lesões maciças e microcefalia acentuada. A encefalocele e seus

conteúdos são frequentemente excisados, pois o tecido cerebral no interior está frequentemente infartado e distorcido. A cirurgia pode ser adiada, dependendo do tamanho, cobertura cutânea e localização. Pode ser necessária a colocação de uma **derivação ventriculoperitoneal (VP)**, visto que até 50% dos casos apresentam hidrocefalia secundária.

    c. **Aconselhamento e prognóstico a longo prazo.** Uma abordagem multidisciplinar é necessária para aconselhar a família a respeito do risco de recorrência, prognóstico a longo prazo e seguimento. Para apoio familiar e outros recursos, veja Seção VII.B.3h. O grau de **déficits** é determinado principalmente pela extensão da herniação e localização; um ou ambos os hemisférios cerebrais, o cerebelo e até mesmo o tronco cerebral podem estar envolvidos. **Déficits visuais** são comuns nas encefaloceles occipitais. **Déficits motores e intelectuais** são encontrados em torno de 50% dos pacientes.

3. **Mielomeningocele.** Tradicionalmente, o controle e cirurgia pós-natal por uma equipe multidisciplinar é o tratamento para a mielomeningocele. Após a publicação do Myelomeningocele Study (MOMS), em 2011, uma revisão desta abordagem pode ser necessária. O estudo constatou que a cirurgia pré-natal para mielomeningocele reduziu a necessidade de colocação de uma derivação liquórica e melhorou os prognósticos motores aos 30 meses, porém foi associada a riscos maternos e fetais. Após o nascimento, uma equipe multidisciplinar, incluindo o clínico geral, geneticista, consultor genético, neonatologista, urologista, neurocirurgião, cirurgião ortopédico e assistente social, é necessária.

    a. **Exame físico.** Um exame físico deve incluir uma avaliação cautelosa para outras malformações (veja Seção III.C). Além disso, esforços especiais devem ser feitos para correlacionar a função motora, sensorial e esfincteriana e reflexos com o nível funcional da lesão (Tabela 89–1). É difícil a indução de movimentos musculares voluntários em recém-nascidos com mielomeningocele e, portanto, estes movimentos não são úteis durante a avaliação inicial. Além disso, o exame motor pode estar inicialmente distorcido pela disfunção reversível da medula espinal acima do nível do defeito induzido pela exposição da medula espinal aberta.

Tabela 89–1. CORRELAÇÃO DO NÍVEL DA MIELOMENINGOCELE COM OS NÍVEIS DE SENSAÇÃO CUTÂNEA, FUNÇÃO ESFINCTERIANA, REFLEXOS E POTENCIAL DE DEAMBULAÇÃO

Nível da Lesão	Inervação	Sensação Cutânea (Sensibilidade a Picadas)	Função Esfincteriana	Reflexos	Potencial de Deambulação
Toracolombar	T12–L2	Virilha (L1) Região anterossuperior da coxa (L2)	–	–	Tutores longos de perna Cadeira de rodas
Lombar	L3–L4	Região anteroinferior da coxa (L3) Região medial da perna (L4)	–	Reflexo patelar	Pode-se locomover com tutores e muletas
Lombossacral	L5–S1	Região lateral da perna e medial do pé (L5) Sola do pé (S1)	–	Reflexo aquileu	Pode-se locomover com ou sem tutores curtos de pernas
Sacral	S2–S4	Região posterior da perna e coxa (S2) Região medial das nádegas (S4) Região média das nádegas (S3)	Função vesical e retal	Reflexo anal	Pode-se locomover sem tutores

i. **Extensão da disfunção neurológica** tende a se correlacionar com o nível de lesão da medula espinal.
ii. **Paraplegia** tipicamente abaixo do nível do defeito.
iii. **A presença do reflexo anal e tônus do esfíncter anal** sugere a presença de segmentos espinais sacrais funcionais e é prognosticamente importante. Em um estudo, 90% dos pacientes com um reflexo anal positivo foram determinados "secos" em regime de cateterismo intermitente, ao contrário de 50% daqueles com um reflexo negativo.

b. **Tratamento inicial.** Além de seguir os princípios gerais de reanimação neonatal e cuidados neonatais, um tratamento apropriado da lesão medular é essencial.
   i. Existem diferenças institucionais em como cobrir a lesão, e o fornecimento de uma **cobertura estéril** pode ser alcançado de diversas maneiras. Alguns cirurgiões solicitam que o recém-nascido seja colocado em um saco plástico estéril; outros preferem a aplicação de uma película de plástico para cobrir a lesão. Muitos recomendam evitar o contato com gaze ou outro material que possa aderir ao tecido e resultar em lesão mecânica quando removido. É aconselhável tentar manter a umidade da área defeituosa, ao mesmo tempo em que se evita a contaminação bacteriana. Se tolerado, o paciente deve ser posicionado em decúbito lateral. Contaminação fecal deve ser evitada, que, ocasionalmente, é mais fácil com a utilização do método que cobre apenas o local afetado, em vez de colocar toda a região inferior do corpo do bebê em um saco plástico.
   ii. Esteja ciente de que uma alta taxa de **alergias ao látex** é relatada em pacientes com NTDs. Todos os pacientes com mielodisplasia devem ser considerados em risco de anafilaxia e outras complicações alérgicas. **A restrição do látex** é praticada como um protocolo preventivo. Um estudo demonstrou que após 6 anos de um ambiente livre de látex, a prevalência de sensibilização ao látex caiu de 26,7% para 4,5% nas crianças com espinha bífida. Um recurso a respeito da alergia ao látex é o website da American Latex Allergy Association (www.latexallergyresourses.org).
   iii. Na maioria dos centros, a antibioticoterapia é iniciada, e os pacientes não recebem nada por via oral.
   iv. Agendar **exames de imagens** para avaliar hidrocefalia ou outras malformações detectadas ou suspeitas no exame físico.

c. **Tratamento cirúrgico.** Geralmente, o fechamento da lesão no dorso é realizado em até 48 horas para prevenir infecção e adicional perda de função.

d. **Hidrocefalia.** Comum e geralmente **não comunicante**, secundária à **malformação de Arnold-Chiari** do forame magno e canal cervical superior (geralmente tipo II), com deslocamento inferior da medula, ponte e cerebelo, e obstrução do fluxo do líquido cefalorraquidiano.
   i. **O risco de hidrocefalia** é de 95% para bebês com lesões toracolombares, lombares e lombossacrais, e 63% para aqueles com lesões occipitais, cervicais, torácicas ou sacrais.
   ii. **Em alguns casos, a hidrocefalia pode não ser evidente** até após o fechamento da mielomeningocele, e colocação de uma **derivação VP** pode ser necessária mais tardiamente.
   iii. **Tratamento agressivo com a colocação precoce de derivação VP pode melhorar a função cognitiva.**
   iv. **Ultrassonografias seriadas são necessárias para monitorar o grau da hidrocefalia,** pois pode ocorrer dilatação ventricular sem crescimento rápido da cabeça ou sinais de aumento da pressão intracraniana. A hidrocefalia geralmente se torna clinicamente evidente 2–3 semanas após o nascimento.
   v. **Apesar do tratamento da mielomeningocele e hidrocefalia,** alguns bebês ainda podem não resistir e morrer em consequência das complicações ou anomalias associadas.

e. **Disfunção do trato urinário.** Uma das principais causas de morbidade e mortalidade após o primeiro ano de vida.

i. **Mais de 85% das mielomeningoceles localizadas acima de S2 estão associadas à disfunção neurogênica da bexiga, incontinência urinária e refluxo ureteral.** Esvaziamento vesical deficiente após o fechamento do NTD pode ser temporário ("choque medular"), e uma melhora da função vesical pode ser observada até 6 semanas após o reparo.
ii. **Sem um tratamento apropriado** pode ocorrer o desenvolvimento de **hidronefrose**, com destruição renal e cicatrização progressiva.
iii. **A ultrassonografia renal e uma cistouretrografia miccional** são capazes de identificar pacientes que podem-se beneficiar com medicamentos anticolinérgicos, cateterismo intermitente, antibióticos profiláticos ou intervenção cirúrgica precoce.
iv. **Outras anomalias renais associadas** podem estar presentes em pacientes com NTDs, incluindo agenesia renal, rins em ferradura e duplicação dos ureteres.

f. **Problemas ortopédicos**
 i. **Com o comprometimento da inervação das extremidades inferiores,** o risco de atrofia é alto.
 ii. **Deformidades do pé, quadril e coluna vertebral** são comuns e resultam do desequilíbrio muscular, posicionamento anormal no útero ou fatores teratogênicos.
 iii. **Luxação ou subluxação do quadril** pode ocorrer e é geralmente evidente no primeiro ano de vida; comum em pacientes com mielomeningocele lombar média.
 iv. **Tratamento das anormalidades ortopédicas** deve ser instituído assim que houver cicatrização suficiente da ferida.
 v. **Os fisioterapeutas** auxiliam com o posicionamento apropriado das extremidades para minimizar contraturas e maximizar a função.

g. **Resultado da terapia agressiva**
 i. **A taxa de mortalidade** geral é atualmente < 15% ao redor de 3–7 anos de idade; a taxa de sobrevida em 1 ano dos bebês com espinha bífida é de até 87,2%. Na análise multivariável, os fatores associados à mortalidade elevada foram o baixo peso ao nascer e as lesões altas.
 ii. **A taxa de mortalidade dos bebês com lesões sacrais** é essencialmente nula.
 iii. **O prognóstico relacionado com um potencial mais elevado de deambulação** depende em grande parte do nível da lesão original (veja Tabela 89–1), sendo modificado pelo tratamento ortopédico e complicações potenciais (veja Seção VII.B.3f).
 iv. **A pontuação nos testes de inteligência e rendimento de uma porcentagem significativa de crianças com mielomeningocele lombar se encontra dentro dos limites normais.** Déficits, possivelmente progressivos, para o desempenho do IQ, desempenho aritmético e integração visuo-motora foram relatados; a prática de leitura e de soletrar podem ser menos afetadas.
 v. **Um IQ > 80** é encontrado em essencialmente todos os pacientes com lesões abaixo de S1; aproximadamente 50% dos sobreviventes com lesões toracolombares possuem IQ > 80.
 vi. **A função cognitiva** é melhorada na presença de fatores ambientais e socioeconômicos favoráveis.

h. **Grupos de apoio familiar, material educacional e outros recursos.** Material educacional e informações a respeito dos grupos de apoio existentes podem ser encontrados nos seguintes endereços: March of Dimes (www.marchofdimes.com); Spina Bifida Association of America (www.spinabifidaassociation.org); International Federation for Spina Bifida and Hydrocephalus (sediada na Europa; www.ifglobal.org); National Institute of Neurological Disorders and Stroke (www.ninds.nih.gov). Para informações sobre alergia ao látex e sua prevenção, veja American Latex Allergy Association (www.latexallergyresources.org).

4. **Espinha bífida oculta**
 a. **Características neonatais.** A presença de espinha bífida oculta é sugerida pelas coleções anormais superficiais de pelo, hemangiomas, máculas pigmentadas, aplasia cutâ-

nea congênita, acrocórdons, massas subcutâneas, depressões ou tratos cutâneos, geralmente na área lombossacral.
- b. **Se não detectada no período neonatal,** a apresentação clínica no final da primeira infância pode incluir atraso no desenvolvimento do controle esfincteriano, atraso na deambulação, desenvolvimento de uma deformidade no pé e/ou meningite recorrente. Sintomas súbitos podem representar insuficiência vascular produzida pela tensão em uma **medula presa**, angulação da medula ao redor de estruturas fibrosas ou relacionadas, ou compressão medular em consequência de um tumor ou cisto.
- c. **Diagnóstico**
    - i. **Ultrassonografia é adequada para a triagem.** Note que a janela acústica utilizada para diagnosticar uma medula presa fecha aos 3–6 meses.
    - ii. **A imagem por ressonância magnética** fornece detalhes anatômicos superiores. Uma das vantagens da MRI é a ausência de exposição à radiação; o uso de meio de contraste geralmente não é necessário.
- d. **Correção cirúrgica precoce** pode ser necessária para evitar o início de sintomas. Uma liberação cirúrgica em tempo hábil de uma medula presa, ou a descompressão da medula espinal em pacientes desenvolvendo sintomas pode completamente ou parcialmente reverter os déficits recentemente adquiridos.

VIII. **Prognóstico** Veja tópicos individuais na seção de tratamento.

Referências Selecionadas

Adzick NS, Thom EA, Spong CY, et al. A randomized trial of prenatal versus postnatal repair of myelomeningocele. *N Engl J Med.* 2011;364:993-1004.

American Academy of Pediatrics, Committee on Genetics. Folic acid for the prevention of neural tube defects. *Pediatrics.* 1999;104:325-327.

Boulet SL, Yang Q, Mai C, et al. Trends in the postfortification prevalence of spina bifida and anencephaly in the United States. *Birth Defect Res A Clin Mol Teratol.* 2008;82:527-532.

Brand MC. Examining the newborn with an open spinal dysraphism. *Adv Neonatal Care.* 2006;6:181-196.

Burke R, Liptak GS; Council on Children with Disabilities.Providing a primary care medical home for children and youth with spina bifida. *Pediatrics.* 2011;128:e1645-e1657.

Dias MS. Neurosurgical management of myelomeningocele (spina bifida). *Pediatr Rev.* 2005;26:50.

Fletcher JM, Brei TJ, eds. *Spina Bifida: A Multidisciplinary Perspective.* Developmental Disability Research Reviews, Vol 16, Issue 1. Hoboken, NJ: Wiley Periodicals; 2010.

Lipak GS, Dosa NP. Myelomeningocele. *Pediatr Rev.* 2010;31:443.

Logan CV, Abdel-Hamed Z, Johnson CA. Molecular genetics and pathogenic mechanisms for the severe ciliopathies: insights into neurodevelopment and pathogenesis of neural tube defects. *Mol Neurobiol.* 2011;43:12-26.

Medical Research Council Vitamin Study Research Group. Prevention of neural tube defects: results of the Medical Research Council Vitamin Study. *Lancet.* 1991;338:131.

Oppenheimer SG, ed. *Neural Tube Defects.* New York, NY: Informa Health Care; 2007.

Swanson ME, Sandler A, eds. *Spina Bifida: Health and Development Across the Life Course (multiple articles).* Pediatric Clinics of North America, Vol 57, No 4. Philadelphia, PA: Elsevier Saunders; 2010.

Thompson DNP. Postnatal management and outcomes for neural tube defects including spina bifida and encephaloceles. *Prenat Diagn.* 2009;29:412.

Wyszynski DF, ed. *Neural Tube Defects: From Origin to Treatment.* New York, NY: Oxford University Press; 2005.

90 Displasia Broncopulmonar/Doença Pulmonar Crônica

I. **Definição.** A displasia broncopulmonar (BPD) clássica é uma forma neonatal do distúrbio pulmonar crônico que ocorre após um curso primário de insuficiência respiratória (p. ex., síndrome do desconforto respiratório [RDS], síndrome da aspiração meconial) nos primeiros dias de vida. É ocasionalmente referida como **doença pulmonar crônica** (CLD) da prematuridade. **Uma "nova" forma de BPD** foi descrita em recém-nascidos com extremo baixo peso ao nascer. Esta forma de BPD ocorre em recém-nascidos com necessidades iniciais de oxigênio e ventilatórias modestas ou ausentes. BPD **é definida como uma dependência persistente de oxigênio até o 28° dia de vida.** A gravidade da disfunção pulmonar relacionada com a BPD na primeira infância é mais precisamente prevista por uma dependência de oxigênio na 36ª semana de idade gestacional corrigida (PMA) em bebês de idade gestacional (GA) < 32 semanas e aos 56 dias de idade em bebês de GA mais avançada. A BPD é, desse modo, classificada nesta idade pós-natal tardia, de acordo com o tipo de suporte ventilatório necessário para manter uma saturação de oxigênio arterial normal (89%).
   A. **BPD leve.** Recém-nascidos que foram desmamados de qualquer fonte de oxigênio suplementar.
   B. **BPD moderada.** Recém-nascidos que continuam a necessitar de até 30% de oxigênio.
   C. **BPD grave.** Recém-nascidos cujas necessidades excedem 30% e/ou incluem pressão positiva contínua nas vias aéreas ou ventilação mecânica.
II. **Incidência.** A incidência de BPD é influenciada por muitos fatores de risco, o mais importante sendo a maturidade pulmonar. A incidência de BPD aumenta com a diminuição do peso de nascimento e afeta cerca de 30% dos recém-nascidos com peso ao nascimento < 1.000 g. A ampla variabilidade das taxas entre os centros está parcialmente relacionada com as diferenças nas práticas clínicas, como os critérios utilizados no manejo da ventilação mecânica.
III. **Fisiopatologia.** Uma lesão pulmonar primária nem sempre é evidente ao nascimento. O desenvolvimento secundário de uma lesão pulmonar persistente está associado a um processo de reparação anormal, levando a alterações estruturais como interrupção do processo de alveolarização e disgenesia vascular pulmonar.
   A. **Os principais fatores que contribuem ao desenvolvimento de BPD são:**
      1. **Inflamação.** Tem papel central ao desenvolvimento da BPD. Uma resposta inflamatória exagerada (influxo alveolar de várias citocinas pró-inflamatórias, assim como de macrófagos e leucócitos) ocorre nos primeiros dias de vida dos bebês em que a BPD subsequentemente se desenvolve.
      2. **Ventilação mecânica.** Volutrauma/barotrauma é um importante fator de risco para o desenvolvimento de BPD. A minimização do uso de ventilação mecânica pelo uso precoce de pressão positiva contínua nas vias aéreas, suporte ventilatório não invasivo (ventilação com pressão positiva intermitente nasal), e uso precoce de metilxantinas (cafeína) levou a um menor número de dias de ventilação mecânica e ao uso menos frequente de esteroides pós-natais.
      3. **Exposição ao oxigênio.** A BPD **clássica** observada antes da disponibilidade do tratamento com surfactante exógeno sempre foi associada à exposição prolongada (> 150 h) a uma FIO_2 > 60%. A hiperóxia pode causar efeitos importantes sobre o tecido pulmonar, como a proliferação das células alveolares do tipo II e fibroblastos, alterações no sistema do surfactante, aumento no número de células inflamatórias e das citocinas, aumento da deposição de colágeno e redução da alveolarização e densidade microvascular. Atualmente, na era pós-surfactante, a exposição prolongada a altas concentrações de oxigênio é limitada, e uma nova forma de BPD está sendo observada. Para esta **"nova" BPD**, a associação entre necessidade persistente de ventilação mecânica e oxigênio suplementar nas primeiras 2 semanas de vida não é tão dominante quanto no passado. Por exemplo, um-terço dos

recém-nascidos prematuros recebendo oxigênio suplementar ou ventilação com pressão positiva intermitente aos 14 dias não desenvolveram BPD, em comparação a 17% dos recém-nascidos em ar ambiente aos 14 dias de idade. Todavia, visando uma SpO_2 entre 85–93% em vez de > 92% tem levado a uma diminuição da necessidade de oxigênio suplementar na 36ª semana de PMA nesta era pós-surfactante. As vantagens em manter a SpO_2 no limite inferior, para prevenção da BPD (e retinopatia da prematuridade), precisam ser cuidadosamente ponderadas em relação à possibilidade de que a manutenção de uma SpO_2 entre 85–89% possa estar associada a uma maior taxa de mortalidade.
- B. **Alterações patológicas.** Em comparação à era pré-surfactante, os pulmões dos recém-nascidos que atualmente morrem em decorrência da BPD apresentam vias aéreas com aspecto normal, menos fibrose e insuflação mais uniforme. No entanto, estes pulmões possuem septação deficiente, levando a uma menor quantidade de alvéolos maiores, com possível redução da capilarização pulmonar que pode levar à hipertensão pulmonar.
- IV. **Fatores de risco.** Os principais fatores de risco são prematuridade, raça branca, sexo masculino, corioamnionite, colonização traqueal com *Ureaplasma* e a maior sobrevida dos bebês com extremo baixo peso ao nascer. Outros fatores de risco incluem RDS, administração intravenosa inicial excessiva de líquidos, persistência do canal arterial (PDA) sintomática, septicemia, oxigenoterapia, deficiência de vitamina A e história familiar de doença atópica.
- V. **Apresentação clínica.** A BPD é geralmente suspeita em recém-nascidos com deterioração progressiva e idiopática da função pulmonar. Bebês em que a BPD se desenvolve frequentemente requerem oxigenoterapia ou ventilação mecânica além da primeira semana de vida. Casos graves de BPD estão normalmente associados a um atraso no crescimento, edema pulmonar e hiper-reatividade das vias aéreas.
- VI. **Diagnóstico**
  - A. **Exame físico**
    1. **Sinais gerais.** A piora do estado respiratório manifesta-se por um aumento no esforço respiratório, na necessidade de oxigênio ou de episódios de apneia/bradicardia, ou uma combinação destes sinais.
    2. **Exame pulmonar.** Retrações e estertores finos e difusos são comuns. Sibilância ou prolongamento da expiração também podem ser observados.
    3. **Exame cardiovascular.** Uma impulsão paraesternal à esquerda, S_2 único ou P_2 proeminente podem acompanhar o *cor pulmonale*.
    4. **Exame abdominal.** O fígado pode estar aumentado em decorrência da insuficiência cardíaca direita ou deslocado para baixo e para dentro do abdome em decorrência da hiperinsuflação pulmonar.
  - B. **Exames laboratoriais.** Estes exames são destinados a excluir diagnósticos diferenciais, como a septicemia ou PDA durante a fase aguda da doença e detectar problemas relacionados com a BPD ou sua terapia.
    1. **Gasometria arterial.** Frequentemente revela retenção de dióxido de carbono. Entretanto, se as dificuldades respiratórias forem crônicas e estáveis, o pH é geralmente subnormal (pH ≥ 7,25).
    2. **Eletrólitos.** Anormalidades eletrolíticas podem resultar da retenção crônica de dióxido de carbono (elevação do bicarbonato sérico), terapia diurética (hiponatremia, hipocalemia ou hipocloremia) restrição de líquidos (concentração elevada de nitrogênio ureico e creatinina), ou dos 3.
    3. **Hemograma completo e diferencial.** Para diagnosticar neutropenia ou um número elevado de leucócitos na septicemia.
    4. **Urinálise.** O exame microscópico pode revelar a presença de hemácias, indicando uma possível nefrocalcinose como resultado do tratamento diurético prolongado.
  - C. **Exames de imagem e outros exames.** Para detectar problemas relacionados com a BPD ou sua terapia.
    1. **Radiografia torácica.** Os achados torácicos podem ser bem variáveis. Frequentemente, a BPD aparece como um **obscurecimento difuso e hipoinsuflação pulmonar** em recém-nascidos muito imaturos ao nascimento e que apresentam necessidades constantes

de oxigênio. Em outros recém-nascidos, observa-se um quadro diferente, semelhante àquele originalmente descrito por Northway: **linhas intersticiais entremeadas, atelectasia irregular misturada com áreas císticas e hiperinsuflação pulmonar geral grave**. Como estes achados persistem por um período prolongado, novas alterações (p. ex., uma infecção secundária) são difíceis de detectar sem o benefício da comparação às radiografias anteriores (veja Figura 11-17 para um exemplo de BPD).
2. **Ultrassonografia renal.** Os estudos radiológicos do abdome devem ser considerados durante a terapia diurética para detectar a presença de nefrocalcinose. Devem ser realizados quando hemácias estão presentes na urina.
3. **Eletrocardiografia e ecocardiografia.** Indicados em casos de BPD que não apresentam melhora ou que manifestam piora. Os eletrocardiogramas e os ecocardiogramas podem detectar *cor pulmonale* e/ou hipertensão pulmonar, manifestados por hipertrofia ventricular direita e elevação da pressão arterial pulmonar com desvio do eixo para a direita, aumento dos intervalos de tempo sistólicos direitos, espessamento da parede ventricular direita e geometria anormal do ventrículo direito.

VII. Controle
A. Prevenção da BPD
1. **Prevenção da prematuridade e RDS.** Terapias direcionadas à redução do risco de prematuridade e da incidência de RDS incluem uma melhoria dos cuidados pós-natais e administração pré-natal de corticosteroides.
2. **Redução da exposição aos fatores de risco.** Medidas bem-sucedidas devem incluir a minimização da exposição ao oxigênio, limitando a SpO_2 a 90-95%, estratégias ventilatórias que minimizam o uso de volume corrente excessivo (acima de 4-6 mL/kg), administração prudente de líquidos, fechamento agressivo da PDA *(controverso)* e nutrição adequada. **A terapia precoce de reposição de surfactante pode ser benéfica, porém evitar intubação e ventilação mecânica com o início de pressão positiva contínua nas vias aéreas (CPAP) logo após o nascimento pode ser uma estratégia preventiva eficaz.**
3. **Vitamina A.** Os baixos níveis sanguíneos de vitamina A observados em recém-nascidos com extremo baixo peso ao nascimento têm sido associados a um maior risco de BPD. Suplementação com vitamina A a uma dose de 5.000 IU, administradas por via intramuscular 3 vezes por semana durante 4 semanas, reduziu significativamente a taxa de BPD. Seus efeitos foram modestos. Um bebê adicional sem BPD sobreviveu para cada 15 bebês com peso extremamente baixo ao nascer tratados; entretanto, não foram constatados resultados benéficos a longo prazo respiratórios e no neurodesenvolvimento.
4. **Cafeína.** As metilxantinas diminuem a frequência de apneia e possibilitam uma menor duração de ventilação mecânica, resultando em uma taxa reduzida de BPD.
5. **Óxido nítrico inalado (iNO).** Seu uso para prevenir a BPD ainda é *controverso.* Embora tenha sido demonstrado em estudos com animais que o óxido nítrico inalado reduz o tônus vascular pulmonar e previne a inflamação pulmonar, seus benefícios clínicos continuam questionáveis e não justificam o custo. Atualmente, o uso regular de iNO para bebês prematuros em risco de BPD não é recomendado.

B. Tratamento da BPD.
Uma vez detectada a presença de BPD, o objetivo do tratamento é prevenir lesões adicionais, minimizando o suporte ventilatório, aumentando a função pulmonar, prevenindo o *cor pulmonale* e enfatizando o crescimento e nutrição.
1. **Suporte ventilatório**
   a. **Oxigênio suplementar.** A manutenção de uma oxigenação adequada é importante no recém-nascido com BPD para prevenir hipertensão pulmonar induzida por hipóxia, broncospasmo, *cor pulmonale* e déficit de crescimento. No entanto, o mínimo de oxigênio necessário deve ser fornecido para minimizar a toxicidade pelo oxigênio. A SpO_2 deve ser monitorada durante as várias atividades do recém-nascido, incluindo repouso, sono e alimentação, e deve ser mantida na faixa de 90-95%. É importante a realização infrequente de gasometria arterial para a avaliação das tendências no pH, $PaCO_2$ e bicarbonato sérico, porém é de uso limitado na monitoração da oxigenação, pois fornece informações apenas sobre um determinado ponto no tempo.

b. **Ventilação com pressão positiva.** A ventilação mecânica deve ser utilizada apenas quando claramente indicada. De modo similar, a pressão inspiratória precisa ser limitada à custa da tolerância de uma $PaCO_2$ de 50–60 mmHg *(controverso)*. A CPAP nasal pode ser útil como terapia adjuvante após extubação.

2. **Melhora da função pulmonar**
   a. **Restrição de líquidos.** Frequentemente é necessário restringir os líquidos para 120 mL/kg/dia. Isto pode ser efetuado concentrando-se as fórmulas registradas para 24 cal/30 mL. O aumento da densidade calórica para mais de 27-30 cal/30 mL pode requerer a adição de gordura (p. ex., óleo de milho ou triglicerídeo de cadeia média) ou de carboidrato (p. ex., Policose) para evitar uma ingestão excessiva de proteínas.
   b. **Terapia diurética.** Veja Capítulo 148 para dosagem.
      i. **Furosemida.** A furosemida (1–2 mg/kg a cada 12 horas, por via oral ou intravenosa) é um diurético potente, particularmente útil para diurese rápida. Está associada a efeitos colaterais, como anormalidades eletrolíticas, interferência na capacidade de ligação da bilirrubina com a albumina, calciúria com desmineralização óssea e formação de cálculo renal e ototoxicidade. Suplementação com Na^+ e K^+ é frequentemente necessária, quando a furosemida é utilizada como medicação crônica.
      ii. **Bumetanida.** Administração diária ou em dias alternados de 0,015–0,1 mg/kg de bumetanida, por via oral ou intravenosa. Quando administrado por via oral, 1 mg de bumetanida (Bumex) tem um efeito diurético similar àquele de 40 mg de furosemida. Enquanto que a biodisponibilidade da furosemida é de 30-70%, a biodisponibilidade da bumetanida é > 90%. A bumetanida produz efeitos colaterais similares àqueles da furosemida, exceto pela menor ototoxicidade e menor interferência com a ligação entre a bilirrubina e albumina.
      iii. **Clorotiazida e espironolactona.** Quando utilizadas em doses de 20 mg/kg/dia (clorotiazida) e 2 mg/kg/dia (espironolactona), uma boa resposta diurética pode geralmente ser alcançada. Embora menos potente que a furosemida, esta combinação é frequentemente mais adequada para o tratamento crônico decorrente do número relativamente menor de efeitos colaterais. Pode ser a combinação diurética de escolha, quando o efeito calciúrico da furosemida leva ao desenvolvimento de nefrocalcinose.
   c. **Broncodilatadores.** Veja doses na Tabela 8-3.
      i. **β_2-Agonistas.** A inalação de β_2-agonistas (p. ex., albuterol) produz melhoras agudas mensuráveis na mecânica pulmonar e troca gasosa em bebês com BPD, exibindo sintomas de tônus aumentado das vias aéreas. Geralmente, o efeito destas substâncias é de duração limitada. Por causa de seus efeitos colaterais (p. ex., taquicardia, hipertensão, hiperglicemia e possível arritmia), o uso dos β_2-agonistas deve-se limitar ao tratamento de exacerbações agudas da BPD. **Xopenex** (levalbuterol) é uma forma não racêmica do albuterol recentemente introduzida nas populações pediátricas e adultas. A experiência em recém-nascidos é limitada. Suas possíveis vantagens são uma eficácia maior e mais prolongada; portanto, doses mais baixas possuem um efeito terapêutico, possibilitando uma redução significativa nos efeitos adversos associados ao albuterol racêmico. Se os broncodilatadores são utilizados a longo prazo, é essencial uma frequente reavaliação de seus benefícios.
      ii. **Agentes anticolinérgicos.** O anticolinérgico quaternário, administrado por inalação, mais estudado e disponível é o **brometo de ipratrópio** (Atrovent solução para inalação). Seu efeito broncodilatador é mais potente do que o da atropina e similar ao do albuterol. A terapia combinada de albuterol e ipratrópio produz um maior efeito do que o uso isolado destes agentes. Ao contrário da atropina, efeitos sistêmicos não ocorrem em razão de sua baixa absorção sistêmica.
      iii. **Metilxantina.** As ações benéficas da teofilina incluem dilatação da musculatura lisa das vias aéreas, maior contratilidade diafragmática, estimulação respiratória central e efeitos diuréticos leves. A teofilina aparentemente melhora a função pulmonar na BPD, quando os níveis são mantidos a > 10 mcg/mg. Efeitos colaterais são razoavel-

mente comuns e podem incluir irritabilidade do sistema nervoso central (CNS), refluxo gastroesofágico e irritação gastrointestinal. A prevenção de apneia, mais do que a broncodilatação, é a principal razão pela qual os bebês com BPD recebem um tratamento com metilxantina (principalmente cafeína).

d. **Corticosteroides.** Embora muito eficientes, o uso pós-natal de esteroides deve ser limitado a bebês que correm um risco alto de mortalidade secundária à doença pulmonar grave e que não podem ser desmamados da ventilação mecânica após 7 dias de idade. Os pais devem ser informados de que o uso pós-natal de esteroides pode estar associado a um comprometimento dos crescimentos cerebral e somático, e maior incidência de paralisia cerebral. Embora a dexametasona tenha sido o esteroide mais estudado para tratamento pós-natal da BPD, foram propostos vários regimes terapêuticos utilizando tipos mais leves de esteroides na esperança de reduzir os efeitos adversos observados. No entanto, os efeitos benéficos destes esteroides leves sobre a extubação, duração da ventilação mecânica, BPD e morte não foram estudados prospectivamente.

   i. **Dexametasona.** Iniciar tratamento após 7 dias de idade a uma dose de 0,25 mg/kg, administrada duas vezes ao dia durante 3 dias; em seguida, diminuir gradualmente a dose em 10% a cada 3 dias em um curso total de 42 dias. Este é um dos esquemas originais que já provou eficácia no tratamento da BPD. Crescimento cerebral reduzido e incidência aumentada de paralisia cerebral têm sido associados ao tratamento com dexametasona. Seu uso precoce (< 7 dias) aumenta o risco de perfuração gastrointestinal espontânea, principalmente quando utilizada em conjunto com um inibidor de prostaglandinas, como a indometacina. Outros efeitos colaterais incluem infecção, hipertensão, úlcera gástrica, hiperglicemia, supressão adrenocortical, supressão do crescimento pulmonar e cardiomiopatia hipertrófica. Doses menores e duração mais curta do tratamento com dexametasona já foram tentados para reduzir seus efeitos indesejáveis.

   ii. **Metilprednisolona (Solu-Medrol).** A metilprednisolona é um corticosteroide com atividade genômica muito mais fraca do que a dexametasona, apresentando uma atividade não genômica quase similar e, desse modo, possivelmente menor número de efeitos colaterais somáticos e no CNS. Em um estudo piloto, foi demonstrado que a administração de 0,6, 0,4 e 0,2 mg/kg/dose de metilprednisolona, respectivamente, a cada 6 horas por 3 dias consecutivos, seguida pela administração oral de 0,1 mg/kg de betametasona em dias alternados por um total de 21 dias, possui efeitos benéficos similares e menos efeitos colaterais (p. ex., leucomalacia periventricular, hiperglicemia) do que a dexametasona. Estes achados ainda precisam ser confirmados por ensaios controlados e randomizados de grande porte.

   iii. **Hidrocortisona.** Dose de 5 mg/kg/d divididos a cada 6 horas por 1 semana, seguida de uma redução gradual nas 2–5 semanas seguintes. Ao contrário dos bebês tratados com dexametasona, quando comparados aos controles, o tratamento com hidrocortisona não foi associado a um prognóstico adverso do neurodesenvolvimento ou a anormalidades cerebrais na imagem por ressonância magnética em estudos de seguimento a longo prazo aos 5–8 anos de idade.

   iv. **Prednisolona.** Uma dose oral de 2 mg/kg/d, divididos em duas doses diárias por 5 dias, seguida por uma dose oral diária de 1 mg/kg por 3 dias e, então, 1 mg/kg/dose em dias alternados por 3 doses, tem sido utilizada para desmame da oxigenoterapia antes da alta hospitalar.

   v. **Corticosteroides inalatórios.** Corticosteroides inalatórios (p. ex., beclometasona, 100–200 mcg 4 vezes/dia) produziram menos efeitos colaterais do que as formas oral ou parenteral, porém são muito menos eficazes no tratamento da BPD.

3. **Crescimento e nutrição.** Como o crescimento é essencial para que uma criança se recupere da BPD, uma ingestão nutricional adequada é crucial. Recém-nascidos com BPD frequentemente possuem altas necessidades calóricas (120–150 kcal/kg/d ou mais) em razão dos maiores gastos metabólicos. Uma fórmula infantil concentrada é frequentemente necessária para o fornecimento suficiente de calorias e prevenção de edema pulmonar. Além

disso, a suplementação de micronutrientes específicos, como a terapia antioxidante, também pode melhorar os estados pulmonar e nutricional.
- C. **Planejamento da alta hospitalar.** Geralmente, o oxigênio pode ser descontinuado antes da alta hospitalar da unidade de terapia intensiva neonatal. Entretanto, a oxigenoterapia domiciliar pode ser uma alternativa segura à hospitalização a longo prazo. A necessidade de monitoramento domiciliar respiratório, da frequência cardíaca e do oxigênio deve ser decidida de forma individual, porém é geralmente recomendada para os bebês que recebem alta hospitalar com prescrição de oxigênio para uso domiciliar. Synagis (palivizumabe, anticorpos monoclonais humanizados contra o vírus sincicial respiratório [RSV]) deve ser administrado mensalmente (15 mg/kg administrados por via intramuscular) no período de sazonalidade do RSV. Todos os pais devem receber instruções sobre reanimação cardiopulmonar.
- D. **Cuidados gerais.** Os planos de tratamento para bebês mais velhos com BPD devem incluir adaptação da rotina hospitalar à vida domiciliar e envolvimento dos pais no tratamento. As imunizações devem ser fornecidas na idade cronológica apropriada. Recomenda-se a realização de triagens periódicas para evidências químicas de raquitismo e evidências ecocardiográficas de hipertensão pulmonar. Avaliação por um especialista em desenvolvimento e por um terapeuta ocupacional ou fisioterapeuta, ou ambos, pode ser útil para fins terapêuticos e de prognóstico.

VIII. **Prognóstico.** O prognóstico para bebês com BPD depende do grau de disfunção pulmonar e da presença de outras condições médicas. A maioria dos óbitos ocorre no primeiro ano de vida em decorrência de insuficiência cardiorrespiratória, septicemia ou infecção respiratória, ou na forma de uma morte súbita inexplicada.
- A. **Prognóstico pulmonar.** O prognóstico a curto prazo de bebês com BPD, incluindo aqueles que necessitam de oxigenoterapia domiciliar, é surpreendentemente favorável. O desmame do oxigênio é geralmente possível antes do primeiro aniversário, e estes bebês demonstram recuperação do crescimento à medida que o estado pulmonar melhora. Entretanto, no primeiro ano de vida, re-hospitalização é necessária para cerca de 30% dos pacientes para tratamento de sibilância, infecções respiratórias, ou ambos. Embora as infecções do trato respiratório superior não sejam mais comuns em bebês com BPD, quando comparados a bebês normais, são mais prováveis de estarem associadas a sintomas respiratórios significativos. A maioria dos adolescentes e adultos jovens que tiveram BPD moderada a grave na infância apresentem algum grau de disfunção pulmonar, consistindo obstrução das vias aéreas, doença reativa das vias respiratórias e hiperinsuflação.
- B. **Prognóstico do neurodesenvolvimento.** Crianças com BPD moderada à grave aparentemente possuem um maior risco de resultados adversos no neurodesenvolvimento, quando comparadas a bebês sem BPD. A disfunção neuromotora e cognitiva parece ser mais comum. Adicionalmente, crianças com BPD podem ter um maior risco de deficiência auditiva significativa e retinopatia da prematuridade. Elas também correm o risco de problemas futuros, incluindo transtornos de aprendizagem, déficits de atenção e problemas comportamentais.

Referências Selecionadas

Cerny L, Torday JS, Rehan VK. Prevention and treatment of bronchopulmonary dysplasia: contemporary status and future outlook. *Lung.* 2008;186:75-89.

Ehrenkranz RA, Walsh MC, Vohr BR, et al. Validation of the National Institute of Health consensus definition of bronchopulmonary dysplasia. *Pediatrics.* 2005;116:1353-1360.

Jobe A, Bancalari E. Bronchopulmonary dysplasia. *Am J Respir Crit Care Med.* 2001;163:1723-1729.

Jobe AH. The new bronchopulmonary dysplasia. *Curr Opin Pediatr.* 2011;23:167-172.

Kinsella JP, Greenough A, Abman SH. Bronchopulmonary dysplasia. *Lancet.* 2006;367:1421-1431.

Kugelman A, Durand M. A comprehensive approach to the prevention of bronchopulmonary dysplasia. *Pediatr Pulmonol.* 2011;46:1153-1165.

Rademaker KJ, de Vries LS, Uiterwaal CS, Groenendaal F, Grobbee DE, van Bel F. Postnatal hydrocortisone treatment for chronic lung disease in the preterm newborn and long-term neurodevelopmental follow-up. *Arch Dis Child Fetal Neonatal Ed.* 2008;93:F58-F63.

91 Distúrbios do Cálcio (Hipocalcemia, Hipercalcemia)

Anormalidades do metabolismo do cálcio (Ca^{+2}) e magnésio (Mg^{+2}) não são ocorrências infrequentes entre os recém-nascidos internados na unidade de cuidados intensivos neonatais. Além disso, os distúrbios do Ca^{+2} podem ser espelhados pelo Mg^{+2}, ou vice-versa, como na hipocalcemia e hipomagnesemia. Recém-nascidos de mães diabéticas (IDMs) podem apresentar baixos níveis séricos de Ca^{+2} ou Mg^{+2}, ou ambos. Valores séricos de Ca^{+2} e Mg^{+2} acima ou abaixo dos valores normais aceitos são preocupantes em qualquer recém-nascido, justificando a realização de exames clínicos complementares (veja também Capítulo 93).

I. Hipocalcemia

A. Definição. Hipocalcemia é provavelmente o distúrbio mais comum do Ca^{+2} ou Mg^{+2} em recém-nascidos, afetando os recém-nascidos pré-termo e a termo. A hipocalcemia é determinada como **cálcio sérico total (tCa) ou cálcio ionizado (iCa)**. Na bioquímica clínica, os valores dos níveis séricos variam de acordo com a unidade (ou seja, mEq/L, mmol/L ou mg/dL), a idade gestacional e a idade em dias após o período neonatal imediato. Livros de referência refletem a considerável variância dos valores séricos para Ca^{+2} e Mg^{+2}. Interpretação dos valores séricos para um determinado paciente depende do reconhecimento dos valores laboratoriais daquela instituição e a faixa dos valores aceitáveis.

Um valor geralmente aceito para hipocalcemia é de < 2,0 mmol/L (< 8,0 mg/dL) para um recém-nascido a termo ou < 1,75 mmol/L (< 7,0 mg/dL) para um recém-nascido prematuro. Uma faixa típica de valores normais para um recém-nascido a termo pode ser de 2,25–2,65 mmol/L (9,0–10,6 mg/dL) durante a primeira semana de vida. O nível de tCa de um recém-nascido prematuro é muito similar àquele de um recém-nascido a termo. De significado ainda maior é a fração ionizada do Ca^{+2}. Esta fração é o componente fisiológico ativo, e é dependente da interação do tCa^{+2}, do estado acidobásico normal e dos níveis séricos normais de albumina. Os típicos valores de iCa^{+2} para recém-nascidos a termo durante as primeiras 72 horas de vida variam de 1,24 (1,13–1,35) mmol/L a 1,22 (1,08–1,36) mmol/L (4,88–4,96 mg/dL). Os valores médios para recém-nascidos prematuros são similares para 24 e 72 horas: 1,21–1,28 mmol/L (4,84–5,12 mg/dL). De modo interessante, há um leve aumento dos níveis de iCa^{+2} nos recém-nascidos prematuros, enquanto que os bebês nascidos a termo sofrem um leve declínio. **Níveis de cálcio ionizado < 4 mg/dL são considerados hipocalcêmicos.**

B. Incidência. Hipocalcemia é provavelmente o distúrbio mais comum do Ca^{+2} ou Mg^{+2} em recém-nascidos e afeta bebês prematuros e nascidos a termo. A hipocalcemia ocorre em até 30% dos recém-nascidos com peso ao nascimento < 1.500 g. Hipocalcemia de início tardio é mais comum nos países subdesenvolvidos, onde o leite de vaca ou fórmulas infantis com concentrações de fosfato são utilizados.

C. Fisiopatologia. O Ca^{+2} ionizado é a forma biologicamente importante do cálcio. Foi repetidamente demonstrado que os níveis de tCa^{+2} não são preditivos dos níveis de iCa^{+2}. Portanto, os níveis de tCa^{+2} não são confiáveis como critérios para hipocalcemia verdadeira. Nos recém-nascidos prematuros, foi demonstrado que níveis de tCa^{+2} tão baixos quanto ≤ 6 mg/dL correspondem a níveis de iCa^{+2} > 3 mg/dL.

D. Fatores de risco

1. **Hipocalcemia neonatal precoce.** Durante o terceiro trimestre de gravidez, o feto humano recebe pelo menos 120–150 mg/kg/dia de Ca^{+2} elementar através do cordão umbilical. A maioria deste Ca^{+2} é prontamente incorporada nos ossos em formação. Após o parto, este suprimento maciço de Ca^{+2} é interrompido repentinamente, e o Ca^{+2} deve ser fornecido por via enteral.

- a. **Um bebê nascido a termo recebendo** 100–120 mL de fórmula infantil normal estaria recebendo 50–60 mg/kg/dia de Ca^{+2} por via oral. Apesar desta queda no suprimento, os recém-nascidos a termo toleram bem a mudança e não se tornam hipocalcêmicos.
- b. **Bebês prematuros (especialmente < 28 semanas) ou doentes** frequentemente se tornam hipocalcêmicos durante os primeiros 3 dias de vida. Os níveis séricos totais de Ca^{+2} podem cair para < 7 mg/dL e, ocasionalmente, para menos de 6 mg/dL.
- c. **Níveis de cálcio (iCa^{+2} e tCa^{+2})** geralmente retornam ao normal em 48–72 horas, independente do fornecimento ou não de suplementação de Ca^{+2}. O hormônio paratireóideo imunorreativo (iPTH) é frequentemente baixo ao nascimento, porém aumenta 24–72 horas pós-parto. A suplementação intravenosa de Ca^{+2} suprime este aumento no iPTH e, desse modo, alguns centros de cuidados neonatais não utilizam suplementação IV de cálcio.

2. **Estresse perinatal.** Recém-nascidos a termo ou prematuros com asfixia e acidose ao nascimento apresentam hipocalcemia. Ressuscitação e o uso de álcalis para corrigir a acidose (terapia com bicarbonato) podem acarretar múltiplos efeitos, resultando em hipocalcemia (p. ex., níveis mais baixos de iCa^{+2}, fluxo reduzido de Ca^{+2} proveniente dos ossos, hiperfosfatemia relativa secundária ao aumento na concentração de fósforo endógeno circulante decorrente do comprometimento renal pós-asfixia). Fatores adicionais incluem síndrome da aspiração de mecônio, fluxo sanguíneo placentário comprometido, septicemia e choque. Digno de nota é a alcalose que ocorre em consequência da hiperventilação e hipocarbia pós-ressuscitação. A combinação de infusões de bicarbonato e hipocarbia pode induzir uma alcalose com hipocalcemia profunda.
3. **Recém-nascido de mãe diabética (IDM).** O início da hipocalcemia é geralmente precoce (1–3 dias), podendo recorrer durante a primeira semana de vida. O mecanismo da hipocalcemia no IDM é desconhecido. Os fatores relacionados identificados são: níveis de calcitonina elevados, fluxo de Ca^{+2} do osso reduzido, hipomagnesemia, hipoparatireoidismo e hiperfosfatemia. A ocorrência e gravidade da hipocalcemia no IDM dependem da gravidade da diabetes materna e do tratamento pré-natal para controle euglicêmico.
4. **Retardo do crescimento intrauterino (IUGR).** A hipocalcemia é esporádica e pode estar associada a uma ou mais das complicações conhecidas do IUGR (p. ex., hipoglicemia, asfixia, aspiração de mecônio, hipotermia, policitemia e insuficiência placentária).
5. **Privação nutricional.** Recém-nascidos incapazes de receber nutrição enteral aos 3 dias de idade necessitarão de suplementação de cálcio. Leite materno ou fórmulas infantis enriquecidas com cálcio fornecem uma ingestão adequada de Ca^{+2}. Visto que a hipocalcemia está relacionada com a hipomagnesemia, ambos os elementos requerem suplementação para prevenir supressão secundária do paratormônio e recorrência da hipocalcemia.
6. **Hipomagnesemia.** Pode ser secundária às perdas gestacionais maternas de magnésio ou a uma captação intestinal comprometida. A hipomagnesemia frequentemente ocorre com hipocalcemia e deve ser antecipada em qualquer recém-nascido em risco.
7. **Anomalias congênitas.** A síndrome de DiGeorge com ausência das glândulas paratireoides e anomalias cardíacas e craniofaciais relacionadas geralmente se apresentam com hipocalcemia.
8. **Hiperparatireoidismo materno.** Causa hipoparatireoidismo transitório no recém-nascido por causa da supressão da paratireoide fetal.
9. **Outras modalidades terapêuticas.** Incluem hipercalciúria induzida pela furosemida; transfusões de sangue preservado com citrato, que reduzem o iCa^{+2} decorrente da formação do complexo citrato-cálcio e uma alcalose produzida pelo metabolismo do citrato; e suplementação pré-natal inadequada de vitamina D da mãe ou do recém-nascido durante os primeiros 6 meses de vida. O uso materno de anticonvulsivantes, como o fenobarbital, pode causar aumento do catabolismo hepático de vitamina D, resultando em deficiência materna de vitamina D e subsequente hipocalcemia neonatal.

E. **Apresentação clínica**
  1. **Hipocalcemia de início precoce (primeira semana de vida)**
     a. Apneia.

b. Estridor.
   c. Irritabilidade, nervosismo, tremores ou hiper-reflexia.
   d. Espasmo clônico, tetania ou convulsões.
   e. Arritmia secundária ao intervalo QT prolongado.
   2. **Hipocalcemia de início tardio (após a primeira semana de vida)**
   a. Letargia, apneia.
   b. Intolerância alimentar.
   c. Distensão abdominal.
   d. Desmineralização óssea, aumento da fosfatase alcalina.
   e. Fraturas esqueléticas.
   3. **Paradoxalmente, a hipocalcemia neonatal pode ser assintomática.** Somente um índice de suspeita com base nos fatores de risco levará a um diagnóstico correto.
F. Diagnóstico
   1. **Exames laboratoriais**
   a. Níveis de Ca^{+2} total e iônico devem estar disponíveis para a unidade de terapia intensiva neonatal (NICU). Um nível sérico de tCa < 1,75 mmol/L (7,0 mg/dL) é geralmente diagnóstico de hipocalcemia. Confirmação é proporcionada por níveis de iCa < 1,10 mmol/L (4,4 mg/dL). Veja a definição anterior para a faixa de valores normais do tCa e iCa.
   b. Níveis séricos de magnésio < 1,5 mg/dL são indicativos de hipocalcemia, visto que a hipomagnesemia e hipocalcemia sempre ocorrem concomitantemente.
   c. Níveis elevados de fosfatase alcalina.
   d. Perdas urinárias de cálcio > 4 mg/kg/24 horas são indicativas de hipercalciúria.
   e. Teste para mensuração dos metabólitos da vitamina D, nível do hormônio paratireoide (PTH), dosagem de calcitonina e triagem genética (p. ex., técnica de Microarray para pesquisa de deleção do cromossomo 22q) também devem ser considerados para encontrar a etiologia da hipocalcemia.
   2. **Exames de imagem para detecção de desmineralização óssea, translucências metafisárias e fraturas de costelas e ossos longos** podem ser úteis na hipocalcemia de início tardio. Mais agudamente, a ausência de uma sombra tímica na radiografia torácica sugerirá a sequência de DiGeorge. Para hipocalcemia de início tardio e raquitismo, a absorciometria radiológica de dupla energia (DEXA) e a ultrassonografia quantitativa usando amplificador de banda larga, velocidade do som (SOS), ou tempo de transmissão óssea têm sido empregados para avaliar a densidade óssea.
   3. **Exames eletrocardiográficos** identificarão arritmias decorrente de alterações no intervalo QT.
G. Controle
   1. **Tratamento agudo.** Reservado para recém-nascidos hipocalcêmicos sintomáticos com crises de apneia, convulsões ou insuficiência cardíaca com arritmia. A dose é de 100–200 mg/kg de gluconato de cálcio a 10%, administrado *lentamente* por via IV periférica durante 15–20 minutos, com monitorização cardíaca constante (veja Capítulo 148 para informações sobre a posologia).
   2. **Tratamento de manutenção.** Para recém-nascidos com ingestão enteral limitada ou que sejam dependentes da ingestão parenteral de cálcio, uma dose intravenosa de 45 mg/kg/dia de cálcio elementar, com uma razão cálcio-fosfato variando de 1,3:1,0 a 2:1, é adequada para promover retenção de cálcio e fosfato. Nutrição parenteral é geralmente iniciada no 2º ou 3º dia de vida. A fonte intrauterina de cálcio é de aproximadamente 140 mg/kg/dia de cálcio elementar. A concentração de Ca^{+2} nos fluidos parenterais não se pode aproximar dos níveis de influxo intrauterino de Ca^{+2} sem a ocorrência de precipitação na solução. Portanto, o tratamento de manutenção precoce e contínuo é essencial até que a alimentação com leite ou fórmula infantil possa ser iniciada com sucesso.
   3. **Suplementação com vitamina D.** Deve ser iniciada junto com a nutrição parenteral a uma dose de 400 IU/dia.

4. **Administração intravenosa de cálcio.** Este tratamento apresenta alguns riscos de complicações. Os possíveis problemas incluem o extravasamento de solução de cálcio com resultante deposição subcutânea de cálcio, causando movimento articular limitado, descamação cutânea, nefrocalcinose, arritmias cardíacas com intervalos QT prolongados, ou bradicardia se o gluconato de Ca^{+2} é administrado muito rapidamente. O uso da veia ou artéria umbilical *não* é recomendado para administração de soluções de cálcio.
5. **Hipocalcemia secundária às transfusões de troca/sanguíneas.** Pode ser necessária a suplementação com gluconato de Ca^{+2}. Veja Capítulo 148 para informações sobre a posologia e Capítulo 36 para recomendações e diretrizes posológicas.
6. **Hipocalcemia secundária à terapia diurética.** Recém-nascidos recebendo diuréticos de alça possuem uma maior perda urinária de cálcio. Esta perda pode ser demonstrada pela razão cálcio/creatinina na urina (> 0,21–0,25). Se existe hipercalciúria, uma tentativa deve ser feita para substituir a furosemida ou bumetanida com clorotiazida, ou utilizar estes fármacos em combinação. Os diuréticos tiazídicos causam retenção de cálcio e tendem a compensar o efeito calciúrico dos diuréticos em alça. Deve-se evitar uma perda excessiva de potássio durante a compensação dos efeitos diuréticos sobre o cálcio.

H. **Prognóstico.** Os efeitos a longo prazo da hipocalcemia nos recém-nascidos prematuros ou a termo doentes, tratada no período neonatal, não são vistos como atribuíveis a resultados neurológicos e neurocomportamentais adversos conhecidos. A redução da mineralização óssea e o desenvolvimento de nefrocalcinose são vistos como complicações a longo prazo dos distúrbios do cálcio. Veja Capítulo 126 para maiores informações sobre os resultados a longo prazo da hipocalcemia. Tanto a hipocalcemia como a hipomagnesemia geralmente apresentam um prognóstico favorável se diagnosticadas rapidamente e tratadas adequadamente, exceto quando a apresentação clínica da hipocalcemia ou hipomagnesemia inclui convulsões. Exames de seguimento sugeriram uma incidência igual ou superior a 20% de anormalidades neurológicas.

II. **Hipercalcemia**
A. **Definição.** Hipercalcemia é definida como um **nível sérico de iCa^{+2} > 1,35 mmol/L (5,4 mg/dL)** para qualquer recém-nascido, independente de um nível sérico de tCa^{+2} superior ou inferior a 2,75 mmol/L (11 mg/dL). O nível de iCa^{+2} é o componente fisiologicamente ativo do Ca^{+2} sérico e, portanto, a determinação mais importante. Embora o tCa^{+2} seja indicativo de hipercalcemia a níveis > 2,75 mmol/L, não é uma medida confiável.
B. **Incidência.** Incomum e uma taxa de ocorrência específica é desconhecida. Ocorre com uma frequência muito menor em recém-nascidos do que em adultos.
C. **Fisiopatologia.** A hipercalcemia pode ser o resultado de causas relacionadas com a paratireoide ou de mecanismos não relacionados com a paratireoide. Recentemente, nas unidades neonatais, foram relatados vários casos de hipercalcemia secundária à necrose gordurosa do subcutâneo provocada pelo tratamento da encefalopatia hipóxico-isquêmica com hipotermia terapêutica. Diversos casos de hipercalcemia estão relacionados com o tratamento clínico, em decorrência da suplementação excessiva de vitamina A ou D, uso de sais de cálcio ou diuréticos tiazídicos. Uma condição rara decorrente dos polimorfismos dos receptores de sensor de cálcio também pode resultar em hipercalcemia. Duas formas envolvendo os receptores de cálcio são a hipercalcemia hipocalciúrica familiar e o hiperparatireoidismo neonatal.
D. **Fatores de risco**
  1. **Hiperparatireoidismo congênito**
    a. **Primário.** Em razão dos defeitos genéticos na forma de hipocalciúria familiar, hipercalcemia ou hiperparatireoidismo neonatal grave.
    b. **Secundário.** Por causa do hipoparatireoidismo materno.
  2. **Hipocalcemia materna.**
  3. **Necrose gordurosa do subcutâneo.**
  4. **Hipotermia terapêutica.**
  5. **Hipercalcemia infantil idiopática.**
  6. **Síndrome de William.**
  7. **Hipofosfatasia.**

8. Necrose gordurosa do subcutâneo.
9. Hipertireoidismo ou hipotireoidismo.
10. Malignidade (muito raro no recém-nascido).
11. Acidose tubular renal distal, condrodisplasia metafisária tipo Jansen.
12. **Iatrogênica**
    a. Hipofosfatemia em decorrência da ingestão dietética inadequada de fósforo, especialmente em recém-nascidos prematuros.
    b. Ingestão excessiva de vitamina K.
    c. Ingestão excessiva de cálcio.
    d. Diuréticos tiazídicos.
    e. Suporte de vida extracorpóreo.

E. **Apresentação clínica.** A maioria dos casos de hipercalcemia é assintomática, a menos que níveis hipercalcêmicos graves tenham sido alcançados e os sinais descritos a seguir se manifestem.
   1. Intolerância alimentar, constipação, déficit de crescimento.
   2. Poliúria, desidratação.
   3. Hematúria, nefrocalcinose, nefrolitíase.
   4. Letargia, hipotonia, convulsões (raro, somente na hipercalcemia mais grave).
   5. Bradicardia, intervalo QT curto, hipertensão.

F. **Diagnóstico**
   1. **Exames laboratoriais**
      a. Cálcio sérico para níveis previamente fornecidos.
      b. Nível total de proteínas séricas e relação albumina/globulina para hipoproteinemia.
      c. Gasometria para estado acidobásico.
      d. Fósforo sérico para Hipofosfatemia.
      e. Concentração de fósforo e cálcio na urina.
      f. Hormônio paratireóideo, 25-hidroxi (OH) vitamina D, 1,25-OH vitamina D.
      g. Testes de função tireoidiana.
      h. Fosfatase alcalina para hipofosfatasia.
      i. Creatinina sérica.
   2. **Exames de imagem**
      a. Ultrassonografia renal para calcificações.
      b. Raios X de ossos longos para desmineralização secundária ao hiperparatireoidismo, ou lesões osteoescleróticas secundárias à hipervitaminose.

G. **Controle.** O tratamento depende da causa e gravidade da hipercalcemia. A hipercalcemia é geralmente leve, e uma abordagem conservativa é prudente. As etapas imediatas de tratamento incluem: cálculo da ingestão de cálcio e vitamina D, e correção ou descontinuação de doses excessivas. Após resolução da hipercalcemia, ingestões dietéticas de cálcio, fósforo e vitamina D podem ser recalculadas e administradas de acordo com as necessidades diárias básicas. Uma consulta com um endocrinologista é recomendada.
   1. **Hipercalcemia sintomática aguda**
      a. **Descontinuar qualquer ingestão parenteral de cálcio.**
      b. **Aumentar a ingestão de fluidos por via IV, na forma de solução salina normal.**
      c. **Aumentar a perda de cálcio** (calciúria), administrando solução salina com furosemida por via intravenosa; recomenda-se cautela para monitorar o débito urinário e os eletrólitos séricos.
   2. **Hipercalcemia menos aguda, porém grave.** Considerar:
      a. **Calcitonina** (experiência com recém-nascido/neonatal limitada).
      b. **Glicocorticoides** são eficazes a curto prazo, porém não são recomendados.
      c. **Bifosfonatos intravenosos** são promissores (experiência com recém-nascido/neonatal limitada). Recentemente, houve alguns relatos clínicos do uso bem-sucedido de bifosfonatos em neonatos para tratamento da hipercalcemia em recém-nascidos recebendo hipotermia terapêutica decorrente da encefalopatia hipóxico-isquêmica (HIE).

3. Hipercalcemia refratária. Em situações extremas, a paratireoidectomia tem sido o último recurso.

H. Prognóstico. A hipocalcemia geralmente apresenta um prognóstico favorável, se diagnosticada rapidamente e tratada adequadamente. A exceção é uma apresentação clínica que inclui convulsões. Exames de seguimento sugeriram uma incidência igual ou superior a 20% de anormalidades neurológicas. Se não reconhecida e não tratada, a hipocalcemia pode resultar em lesão renal e do sistema nervoso central.

Referências Selecionadas

Barrett H, McElduff A. Vitamin D and pregnancy: an old problem revisited. *Best Pract Res Clin Endocrinol Metab.* 2010;24(4):527-539.

Christensen SE, Nissen PH, Vestergaard P, Mosekilde L. Familial hypocalciuric hypercalcaemia: a review. *Curr Opin Endocrinol Diabetes Obes.* 2011;18(6):359-370.

Dupuy O, Aubert P, Dumuis ML, Bordier L, Mayaudon H, Bauduceau B. Hyperparathyroidism during pregnancy: dangerous association for the mother and her infant. *Rev Med Interne.* 2010;31(11):e9-e10.

Forsythe RM, Wessel CB, Billiar TR, Angus DC, Rosengart MR. Parenteral calcium for intensive care unit patients. *Cochrane Database Syst Rev.* 2008;(4):CD006163.

Hakan N, Aydin M, Zenciroglu A, et al. Alendronate for the treatment of hypercalcaemia due to neonatal subcutaneous fat necrosis. *Eur J Pediatr.* 2011;170(8):1085-1086; author reply, 1087 (Epub April 13, 2011).

Jacques R, Mohamed M, Mario D. Disorders of calcium, phosphorus and magnesium metabolism. In: Martin RJ, Fanaroff AA, Walsh MC, eds. *Fanaroff & Martin's Neonatal-Perinatal Medicine: Diseases of the Fetus and Infant.* 9th ed. Philadelphia, PA: Elsevier Mosby; 2011:1523-1555.

Jatana V, Gillis J, Webster BH, Adès LC. Deletion 22q11.2 syndrome—implications for the intensive care physician. *Pediatr Crit Care Med.* 2007;8:459-463.

Patra S, Singh V, Pemde HK, Chandra J. Case series of neonatal hypocalcemia due to pseudo-hypoparathyroidism. *J Pediatr Endocrinol Metab.* 2010;23(10):1073-1075.

Strohm B, Hobson A, Brocklehurst P, Edwards AD, Azzopardi D; UK TOBY Cooling Register. Subcutaneous fat necrosis after moderate therapeutic hypothermia in neonates. *Pediatrics* 2011;128(2):e450-e452.

92 Distúrbios do Desenvolvimento Sexual

I. **Definição.** Genitália ambígua está presente quando o sexo de um bebê não é relativamente aparente após o exame da genitália externa. Se a aparência não lembrar a de um indivíduo do sexo masculino com um falo normal e testículos palpáveis, nem de um indivíduo do sexo feminino com um orifício vaginal não fundido e ausência de uma estrutura fálica aumentada, a genitália é ambígua, e uma investigação antes da determinação do sexo é indicada. Recentemente, a tendência tem sido chamar estes distúrbios de **distúrbios do desenvolvimento sexual** (DSDs), pois vários outros termos utilizados são considerados depreciativos por alguns pacientes e profissionais. Além disso, o termo **"genitália atípica"**, em vez de "genitália ambígua" tem sido sugerido. Novas definições e classificações também estão sendo propostas nesta área que já é muito complexa. Para fins deste manual de prontidão, a embriologia e fisiopatologia são revisadas como relevantes para a avaliação inicial e tratamento dos pacientes no período neonatal.

II. **Incidência.** A incidência relatada de genitália ambígua varia de acordo com a origem, sendo, provavelmente, um tanto variável nos diferentes grupos étnicos; a incidência parece ser em torno de 1 em cada 5.000. Hiperplasia suprarrenal congênita é frequentemente considerada a causa mais comum, com uma incidência relatada de 1 em cada 14.000 a 1 em cada 28.000 por insensibilidade androgênica e disgenesia gonadal mista. Hipospadia apresenta uma frequência de aproximadamente 1 em cada 300 nascimentos, porém apenas uma minoria destes pacientes tem um distúrbio do desenvolvimento sexual (geralmente se apresentando com hipospadia em combinação com criptorquidismo).

III. **Embriologia.** O feto em fase precoce, independente do sexo genético (XX ou XY), é bipotencial, podendo sofrer diferenciação masculina ou feminina. A tendência inata do embrião é de se diferenciar como feminino.

   A. **Desenvolvimento das gônadas.** O desenvolvimento gonadal ocorre durante o período embrionário (entre a terceira e sétima a oitava semanas de gestação).

   1. **Diferenciação testicular.** A diferenciação gonadal é determinada pela ausência ou presença do cromossomo Y. Se o **cromossomo Y** (mais especificamente, a região determinante do sexo do cromossomo Y ou gene *SRY*) estiver presente, as gônadas se diferenciam em testículos. Os testículos produzem e liberam testosterona, que é convertida em di-hidrotestosterona (DHT) nas células do órgão-alvo pela 5α-redutase. A DHT induz a diferenciação masculina da genitália externa (veja Seção III.B.1). Os testículos descendem por trás do peritônio e, normalmente, alcançam o escroto ao redor do oitavo ou nono ano.

   2. **Diferenciação ovariana.** No feto feminino, em que o cromossomo Y/gene *SRY* está ausente, as gônadas formam ovários (mesmo na síndrome de Turner 45,X, ovários histologicamente normais estão presentes ao nascimento). Como os ovários não produzem testosterona, ocorre a diferenciação feminina. Dois cromossomos X são necessários para diferenciação do folículo primordial. Quando parte ou todo o segundo cromossomo X estiver ausente, não ocorre desenvolvimento ovariano, resultando em gônadas atróficas, esbranquiçadas e estriadas por volta de 1–2 anos de idade.

   B. **Desenvolvimento da genitália externa.** Esta parte da diferenciação sexual ocorre no período fetal, começando na sétima semana de gestação e procedendo até a 14ª semana (aproximadamente 16 semanas após o último período menstrual).

   1. **Masculino normal.** Por volta da 9ª semana pós-concepcional, na presença de andrógenos sistêmicos (especialmente DHT), a masculinização inicia-se com o prolongamento da distância anogenital. As pregas urogenitais e labioescrotais se fundem na linha média (iniciando caudalmente e progredindo anteriormente), levando à formação da bolsa escrotal e do pênis.

   2. **Feminino normal.** No feto feminino, a distância anogenital não aumenta. As pregas urogenitais e labioescrotais não se fundem e, em vez disso, diferenciam-se em grandes e pequenos lábios. O seio urogenital se divide em uretra e vagina.

IV. **Fisiopatologia**

   A. **Virilização dos bebês do sexo feminino (pseudo-hermafroditismo feminino).** Muitos neonatos com distúrbios do desenvolvimento sexual pertencem a este grupo. Eles possuem um cariótipo 46,XX, são *SRY* negativos e possuem tecido exclusivamente ovariano. O grau de masculinização do recém-nascido do sexo feminino depende da potência da estimulação androgênica a que ele é exposto, o estágio de desenvolvimento no momento da exposição inicial e a duração da exposição.

   1. **A causa mais comum** do excesso de andrógenos fetais é **uma deficiência enzimática na via do cortisol** hereditária autossômica recessiva, resultando na estimulação excessiva da corticotropina (estimulação do hormônio adrenocorticotrópico [ACTH]) com **hiperplasia suprarrenal congênita (CAH)** e produção excessiva de andrógenos suprarrenais (deidroepiandrosterona e androstenediona) e testosterona (Figura 92–1). A mais comum é a **deficiência à enzima 21-hidroxilase**, que causa níveis inadequados de cortisol, resultando em estimulação excessiva do ACTH (através de *feedback* ao hipotálamo e hipófise), hiperplasia suprarrenal e produção excessiva de andrógenos suprarrenais (deidroepiandrosterona e androstenediona) e testosterona, produzindo virilização. **Duas formas de CAH são observadas em neonatos, dependendo da deficiência de aldosterona relativa ou absoluta associada: uma forma virilizante simples e uma forma perdedora de sal.** Na primeira forma, a perda de sal é leve, e a insuficiência suprarrenal tende a não ocorrer, exceto em circunstâncias estressantes. Na segunda forma, a insuficiência suprarrenal ocorre sob condi-

92: DISTÚRBIOS DO DESENVOLVIMENTO SEXUAL

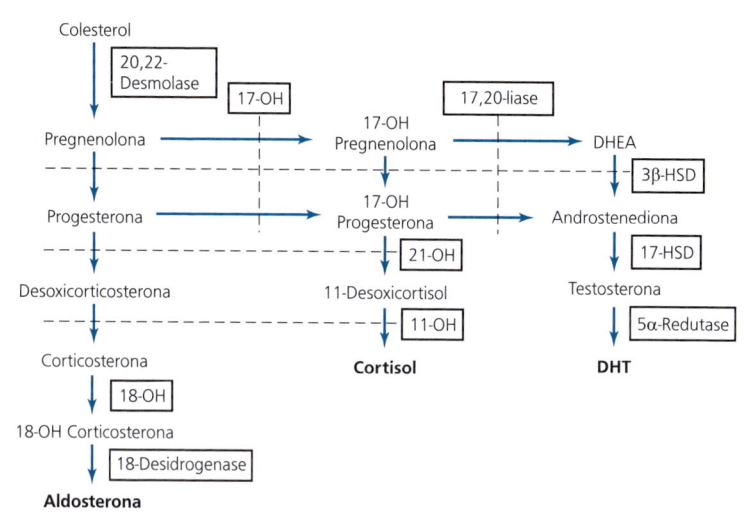

```
Colesterol
   │ 20,22-Desmolase
   ▼              17-OH              17,20-liase
Pregnenolona ──────────► 17-OH Pregnenolona ──────────► DHEA
   │                         │                              │ 3β-HSD
   ▼                         ▼                              ▼
Progesterona ──────────► 17-OH Progesterona ──────────► Androstenediona
   │                         │ 21-OH                        │ 17-HSD
   ▼                         ▼                              ▼
Desoxicorticosterona    11-Desoxicortisol              Testosterona
   │                         │ 11-OH                        │ 5α-Redutase
   ▼                         ▼                              ▼
Corticosterona            Cortisol                         DHT
   │ 18-OH
   ▼
18-OH Corticosterona
   │ 18-Desidrogenase
   ▼
Aldosterona
```

FIGURA 92–1. Vias metabólicas suprarrenais relevantes ao desenvolvimento sexual normal.
11-OH, 11-hidroxilase; 17-OH, 17-hidroxilase; 18-OH, 18-hidroxilase; 21-OH, 21-hidroxilase; 3β-HSD, 3β-hidroxiesteroide desidrogenase; 17-HSD, 17-hidroxiesteroide desidrogenase (17-cetosteroide redutase); DHEA, deidroepiandrosterona; DHT, di-hidrotestosterona.

ções basais e tende a se manifestar no período neonatal ou logo após na forma de uma crise suprarrenal. O estado eletrolítico de todos os bebês com deficiência da enzima 21-hidroxilase deve ser monitorado, pois a extensão da virilização não é um indicador confiável do grau de insuficiência suprarrenal. **A deficiência da enzima 11-hidroxilase** é menos comum e associada à retenção de sal, expansão de volume e hipertensão.

2. **Outras causas menos comuns.** Tumores fetais ou maternos virilizantes, ou uso tópico ou ingestão materna de andrógenos.

B. **Virilização inadequada de bebês do sexo masculino (pseudo-hermafroditismo masculino).** Esta condição é causada pela produção inadequada de andrógenos ou resposta incompleta do órgão-alvo ao androgênio. Estes pacientes possuem um cariótipo 46,XX e tecido exclusivamente testicular. Estas anormalidades são raras, e a maioria requer uma investigação laboratorial extensa, antes que um diagnóstico final seja confirmado.

1. **Produção reduzida de andrógenos.** Esta redução pode ser causada por um dos vários defeitos enzimáticos raros, que são herdados de modo autossômico recessivo. Alguns destes defeitos também causam deficiência de cortisol e **hiperplasia suprarrenal não virilizante**, e outros são específicos à via da testosterona. Outras causas de produção reduzida de andrógenos incluem **deficiência da substância inibidora mülleriana** (a apresentação mais comum é de um bebê do sexo masculino com hérnias inguinais que contêm um útero ou tubas uterinas); **a ausência de resposta testicular à gonadotrofina coriônica humana (hCG) e hormônio luteinizante (LH)**; e **anorquia** (ausência de testículos causada pela perda de suprimento vascular ao testículo durante a vida fetal). A associação de **microfalo/micropênis** e **hipoglicemia** sugere uma **deficiência hipofisária** com ausência de gonadotrofinas, ACTH ou o hormônio de crescimento.

2. **Resposta reduzida de órgãos-alvo aos andrógenos.** Também referida como **feminização testicular**, pode ser causada por um defeito no receptor androgênico ou um defeito desconhecido com receptores normais. Pode ser total (testículos nos lábios, com genitália feminina de aparência normal) ou, mais comumente, parcial (virilização incompleta de um indivíduo do sexo masculino).

3. **Deficiência de 5α-redutase.** Resulta em falha na diferenciação masculina da genitália externa decorrente da falta de DHT (veja Figura 92-1). O resultado é um neonato com genitália feminina ou atípica, porém com um cariótipo 46,XY, testículos normalmente desenvolvidos e ductos internos masculinos.

C. **Distúrbios da diferenciação gonadal**
1. **Hermafroditismo verdadeiro.** A presença de um testículo e um ovário (ou ovotestículo) no mesmo indivíduo é uma causa rara de genitália ambígua. A maioria dos indivíduos com hermafroditismo verdadeiro possui um cariótipo 46,XX, porém mosaicos de 46,XX/45,X/46,XY/múltiplos X/múltiplos Y já foram relatados. A aparência da genitália é variável; a fertilidade é baixa.
2. **Disgenesia gonadal**
   a. **Disgenesia gonadal pura.** Caracterizada pela presença bilateral (disgenesia gonadal completa) ou unilateral (disgenesia gonadal parcial) de uma gônada estriada. É importante diferenciar a forma cromossômica X da forma cromossômica Y, pois as gônadas estriadas nos pacientes Y-positivos apresentam um grande **risco de desenvolvimento tumoral**.
   b. **Disgenesia gonadal mista.** Caracterizada pela presença de um testículo unilateral funcional e uma gônada estriada contralateral. Todos os pacientes possuem um cromossomo Y e algum grau de virilização da genitália externa. Disgenesia gonadal mista está associada a uma alta incidência de **malignidade gonadal** no período infantil médio a tardio.

D. **Anormalidades, síndromes e associações cromossômicas.** No geral, as anormalidades cromossômicas não resultam em anormalidades genitais. No entanto, foi ocasionalmente relatado comprometimento do desenvolvimento sexual normal nas **trissomias 13 e 18, na triploidia e em várias outras anomalias cromossômicas**. As síndromes e distúrbios de um único gene, como a **síndrome de Smith-Lemli-Opitz, síndrome de Rieger, síndrome de CHARGE (c**olobomas, defeitos cardíacos [**h**eart], **a**tresia coanal, **r**etardo do crescimento e desenvolvimento, anormalidades **g**enitais e anomalias da orelha [**e**ars]), **displasia camptomélica** e outros também podem estar associados à ambiguidade sexual externa (> 90 síndromes com "genitália ambígua" foram encontradas em uma pesquisa de bancos de dados). A associação **VATER/VACTERL** (defeitos **v**ertebrais, **a**tresia anal, malformações **c**ardíacas, fístula **t**raqueo**e**sofágica, displasia **r**enal e anomalias do membro [**l**imb]) pode incluir uma genitália de desenvolvimento anormal.

V. **Fatores de risco.** A etiologia dos distúrbios do desenvolvimento sexual é genética/relacionada com o desenvolvimento. Portanto, não existem fatores de risco comportamentais definidos, porém uma história de parentes com anomalias genitais, desenvolvimento puberal anormal, infertilidade ou mortes neonatais/infantis pode ser um indicador de risco aumentado. Ainda é **controverso** se as técnicas de reprodução assistida, especialmente a fertilização *in vitro* com injeção intracitoplasmática de espermatozoides, podem estar associadas aos distúrbios do desenvolvimento sexual e outros defeitos congênitos, pois as anormalidades relatadas também poderiam estar relacionadas com a causa subjacente de infertilidade, levando ao uso destas técnicas, em vez de uma associação ao processo de reprodução assistida.

VI. **Apresentação clínica.** Note que a *American Academy of Pediatrics* emitiu uma declaração de normas sobre a avaliação do recém-nascido com anomalias do desenvolvimento da genitália externa, em 2000. Em 2006, após uma Conferência Internacional sobre o consenso em intersexo um "Consensus Statement on the Management of Intersex Disorders" foi publicado (veja Referências Selecionadas).
   A. **História.** Uma história minuciosa deve ser obtida dos pais. **História familiar** de mortes neonatais precoces (uma morte na primeira infância acompanhada por vômito e desidratação pode ser secundária à CAH), consanguinidade dos pais (maior risco de distúrbios recessivos autossômicos) e parentes do sexo feminino com amenorreia e infertilidade (pseudo-hermafroditismo masculino ou anomalias cromossômicas) são significativas, assim como uma **história materna** de virilização ou CAH, e ingestão ou uso tópico de drogas durante a gravidez (particularmente agentes androgênicos ou progestacionais).

92: DISTÚRBIOS DO DESENVOLVIMENTO SEXUAL

B. Exame físico

1. **Exame geral.** Um exame geral deve abordar a presença de: características dismórficas (síndromes e anormalidades cromossômicas), hipertensão ou hipotensão, hiperpigmentação areolar e sinais de desidratação (como sinais de CAH).
2. **Genitália. Gônadas:** O número, tamanho e simetria das gônadas devem ser avaliados. Gônadas palpáveis abaixo do canal inguinal são geralmente testículos. Ovários não são encontrados nas pregas escrotais ou na região inguinal. No entanto, os testículos podem ser intra-abdominais. **Comprimento do falo:** Medido do ramo púbico até a ponta das glândulas, o comprimento do pênis esticado de um bebê a termo deve ser ≥ 2,0 cm. Valores de referência para bebês prematuros foram estabelecidos; *background* étnico pode influenciar o comprimento peniano. **Meato uretral:** Procurar por hipospadia (geralmente acompanhada por curvatura peniana). **Pregas labioescrotais:** Os achados podem variar desde grandes lábios não fundidos, graus variados de fusão posterior e escroto bífido até um escroto completamente fundido e de aparência normal. A presença de uma abertura vaginal ou seio urogenital deve ser determinada. Um exame retal, para determinar a presença de um útero, pode ser considerado.

VII. Diagnóstico

A. Exames laboratoriais

1. **Avaliação inicial.** Um teste importante na avaliação inicial é a **análise cromossômica**. Atualmente, a maioria dos laboratórios citogenéticos pode fornecer resultados preliminares de um cariótipo em apenas alguns dias. **A técnica de hibridização *in situ* fluorescente (FISH)** possibilita uma determinação ainda mais rápida do cromossomo sexual; sondas X- e Y-específicas estão disponíveis. Esfregaços orais não são confiáveis e, portanto, obsoletos. O restante da avaliação diagnóstica depende do cromossomo sexual. Sangue para a realização de **testes bioquímicos básicos** pode ser obtido ao mesmo tempo em que o cariótipo, e estes testes incluem a determinação dos níveis de 17-hidroxiprogesterona (17-OHP), testosterona, di-hidrotestosterona, sódio e potássio. Outros testes podem ser necessários, dependendo dos resultados do cariótipo. Os testes bioquímicos são, portanto, discutidos no contexto de diferentes constelações cromossômicas.
2. **Cariótipo 46,XX normal.** Este achado sugere virilização de um indivíduo geneticamente feminino, sendo causado pelo excesso de andrógenos fetais ou maternos. Se a mãe não for virilizada, o bebê quase sempre possui **hiperplasia suprarrenal congênita virilizante**. Para confirmar o diagnóstico, dosar o seguinte:
   a. **17-hidroxiprogesterona (17-OHP).** Este hormônio é o precursor imediato do defeito enzimático na deficiência da enzima 21-hidroxilase e um precursor removido um pouco mais adiante na deficiência da enzima 11-hidroxilase. Em bebês com qualquer um dos defeitos, o nível sérico ou plasmático da 17-OHP será 100-1.000 vezes o nível normal do bebê. Note que o nível de 17-OHP pode estar um pouco elevado nos bebês normais nas primeiras 24 horas de vida; a repetição da dosagem vários dias depois pode ser indicada ao mesmo tempo em que é controlado o balanço hídrico e eletrolítico. Atualmente, a 17-OHP é dosada por muitos programas de triagem neonatal nos Estados Unidos e em outros países, como um teste de triagem para CAH.
   b. **Dosagens séricas diárias de sódio e potássio.** Bebês com deficiência da enzima 21-hidroxilase geralmente possuem deficiência relativa ou absoluta de aldosterona e começam a demonstrar hipercalemia aos 3-5 dias de vida e hiponatremia 1-2 dias depois. Se hipercalemia se torna clinicamente significativa antes que da disponibilidade do resultado da 17-OHP, o tratamento empírico com soro fisiológico intravenoso, cortisol e fludrocortisona pode ser necessário (para doses, veja Seção VIII.B.1a e b).
   c. **Testosterona sérica.** Aproximadamente 3% dos bebês com genitália ambígua são hermafroditas verdadeiros, e a maioria possui um cariótipo 46,XX. Se o nível de 17-OHP não estiver elevado e não houver virilização materna, um alto nível de testosterona sugere hermafroditismo ou tumor fetal produtor de testosterona.
3. **Cariótipo 46,XY normal.** O diagnóstico diferencial de um **bebê geneticamente masculino incompletamente virilizado** é extremamente complexo e inclui lesão testicular intrau-

terina, defeitos na síntese de testosterona, resistência de órgãos-alvo e um defeito enzimático na conversão de testosterona em di-hidrotestosterona. A avaliação laboratorial é correspondentemente complexa e, geralmente, realizada em várias etapas.

a. **Testosterona (T) e di-hidrotestosterona (DHT).** Os níveis destes hormônios devem ser dosados e estarão mais altos em recém-nascidos do que em períodos mais tardios da infância. No pseudo-hermafrodita masculino, o nível de testosterona é baixo em qualquer defeito na produção de testosterona. Uma relação T:DHT deve ser entre 5:1 e 20:1 quando expressos em unidades similares. Uma relação T:DHT alta sugere deficiência de 5α-redutase (veja também Seção VII.A.3c). Os níveis de **androstenediona** são dosados para diagnosticar **deficiência da 17-cetosteroide redutase**.

b. **LH e hormônio folículo estimulante (FSH).** Os níveis destes hormônios também são mais altos na primeira infância do que na infância. Um diagnóstico de deficiência de gonadotrofina é suspeito quando estes valores forem baixos em um ensaio confiável, porém pode ser confirmado na primeira infância somente se houver **outros déficits de hormônios hipofisários** (veja Seção VII.A.3d). Note que as deficiências do hormônio de crescimento e da ACTH se manifestam no período neonatal, como **hipoglicemia**. Nos defeitos gonadais primários e alguns estados de resistência a andrógenos, o LH e FSH estão elevados.

c. **Teste de estímulo com hCG.** O hormônio hCG é administrado para estimular a produção gonadal de esteroides, quando os valores de testosterona são baixos (assim como na deficiência de gonadotrofina ou um defeito na síntese de testosterona). As recomendações variam, e o teste deve ser realizado sob a orientação de um especialista. Em geral, uma dose de 500-1.000 U pode ser administrada todos os dias ou em dias alternados por 3 doses. Em seguida, a testosterona e a DHT são novamente dosadas para avaliar a resposta gonadal. Um aumento no nível de testosterona confirma a presença de células de Leydig e, por conseguinte, tecido testicular. Em pacientes com deficiência de 5α-redutase, a relação T:DHT basal pode ser normal, porém elevada após estímulo com hCG. É sensato obter uma quantidade suficiente de sangue após a injeção de hCG para mensurar outros esteroides intermediários, se a testosterona for baixa. Considerando a complexidade do pseudo-hermafroditismo masculino, as restrições na coleta de sangue de recém-nascidos, e o fato de que muitos testes específicos podem ser realizados somente em laboratórios especiais, o envolvimento de um endocrinologista pediátrico no planejamento e interpretação destes testes é crucial. Em todos os casos, é sempre aconselhável solicitar ao laboratório o congelamento de qualquer soro ou plasma restantes.

d. **Avaliação da função hipofisária.** Na suspeita de uma deficiência de gonadotrofina secundária ao comprometimento da função hipofisária (p. ex., microfalo/micropênis combinado com hipoglicemia), os testes de função tireóidea, níveis do hormônio de crescimento, teste de estimulação com ACTH, e exames imagiológicos da glândula hipofisária podem ser indicados.

4. **Cariótipo anormal.** Disgenesia gonadal mista com uma gônada displásica pode estar presente em bebês com cariótipo e genitália anormais. Neste cenário, é improvável que os exames hormonais sejam reveladores. Observe que um cariótipo normal proveniente de leucócitos periféricos não exclui as anormalidades cromossômicas em mosaico, e há um limite na resolução dos cariótipos convencionais. **Testes genéticos especiais (análise por FISH, análise por microarranjos de DNA ou análise específica do DNA)** podem ser necessários. Estas técnicas podem permitir a detecção do gene *SRY* em indivíduos 46,XX com fenótipo masculino e podem ser úteis para determinar se o material Y está presente em um indivíduo 45,X, colocando o paciente em risco de gonadoblastoma.

B. **Exames radiológicos**

1. **Ultrassonografia** para avaliar a glândula suprarrenal e as estruturas pélvicas. Embora um útero seja algumas vezes palpável no exame retal logo após o nascimento (decorrente do aumento em resposta ao estrogênio materno), a ultrassonografia parece menos invasiva. A presença e localização das gônadas também podem ser clarificadas pela ultrassonografia.

Ultrassonografia da glândula suprarrenal é sensível o bastante para determinar anormalidades suprarrenais na maioria dos pacientes com hiperplasia suprarrenal não tratada.
2. **Exames com contraste** para delinear a anatomia interna (sinografia, uretrografia, ureterocistografia vesical e urografia intravenosa) podem ser indicados nos casos complexos e antes da cirurgia reconstrutiva.
3. **Imagem por ressonância magnética (MRI)** tem sido utilizada para avaliar pacientes com distúrbios do desenvolvimento sexual, porém, pelo menos no período neonatal, a sensibilidade pode ser apenas um pouco maior quando comparada à ultrassonografia.

VIII. Tratamento

A. **Considerações gerais.** É provável que a presença de qualquer distúrbio de diferenciação sexual cause consideráveis estresses emocional e social, e ansiedade para a família. É muito importante proteger a privacidade da criança e dos pais, enquanto os testes diagnósticos são realizados. Uma equipe multidisciplinar deve auxiliar o paciente e a família durante e após o processo diagnóstico. Uma vez estabelecido o diagnóstico, o gênero deve ser determinado (veja Seção IX), e uma equipe de especialistas deve supervisionar o tratamento médico (reposição de esteroides, remoção das gônadas, cirurgia reconstrutiva etc..) e tratamento dos aspectos psicossociais. **A circuncisão deve ser adiada em todos os bebês com um DDS até o término da avaliação multidisciplinar e determinação do sexo.**

1. **Interações iniciais com os pais e cuidados gerais.** Logo que a anormalidade seja notada, um médico responsável pelo bebê deve ser identificado, e os pais devem ser informados. Durante o aconselhamento inicial da família, termos neutros quanto ao gênero, como "seu bebê", devem ser utilizados; pronomes específicos de gênero devem ser evitados. Nesta situação, a expressão "incompletamente desenvolvida" é frequentemente recomendada ao se fazer menção à genitália. Os pais devem ser informados de que não é possível identificar o sexo do bebê sem testes adicionais. Reúna-se com os pais o mais rápido possível para discutir a situação com mais detalhes (a sala de parto geralmente não é apropriada para uma discussão mais aprofundada). Os sentimentos, impressões e tendências percebidas no momento em que os pais recebem a notícia do diagnóstico de um distúrbio de diferenciação sexual frequentemente persistem. O exame do bebê junto com os pais pode ser benéfico, porém qualquer tentativa em identificar o sexo da criança pela aparência deve ser repelida, embora provavelmente exista uma grande pressão por parte dos pais, parentes e funcionários do hospital. É importante não completar o certificado de nascimento ou fazer qualquer referência ao gênero em qualquer registro médico permanente da mãe ou da criança. Pode ser aconselhável isolar a criança e os pais das perguntas feitas por determinados funcionários do hospital e da comunidade, porém quaisquer ações sugerindo que a condição é vergonhosa ou deve ser "escondida" deve ser evitada. Os pais podem querer adiar a comunicação do nascimento e dizer às pessoas, exceto aos familiares próximos, que o bebê nasceu até que o sexo da criança seja determinado. Esteja ciente que muitas crianças vivem grande parte de suas vidas na comunidade do local onde nasceu, e confusão sobre a determinação do sexo decorrente da liberação prematura de informações pode ter consequências a longo prazo. Os pais devem ser tranquilizados que, na maioria dos casos, o gênero será determinado, assim que os resultados dos testes estejam disponíveis, e alguns especialistas desencorajam o uso de nomes unissex/epicenos no período neonatal imediato.

2. **Encaminhamento precoce.** É aconselhável a consulta de um especialista na avaliação de crianças com distúrbios de diferenciação sexual (o primeiro especialista envolvido é geralmente um endocrinologista pediátrico) assim que possível. Geralmente, não é apropriado dar alta a uma criança antes da realização de uma avaliação completa. Na maioria dos casos, um diagnóstico completo, determinação do sexo de criação e um plano para futuro tratamento podem ser efetuados antes da alta hospitalar.

B. **Tratamento médico no período neonatal e primeira infância**
1. **Hiperplasia suprarrenal congênita.** A preocupação mais imediata em um neonato com genitália anormal é a presença ou não de CAH. O início da insuficiência suprarrenal ocorre entre o 3º e 14º dias em 50% dos pacientes afetados. Todas as formas de hiperplasia suprarrenal possuem deficiência de cortisol absoluta ou relativa, e requerem o diagnóstico preco-

ce e terapia de reposição para prevenir complicações possivelmente fatais, como colapso vascular.
- a. **Terapia com glicocorticoides.** Deve ser iniciada assim que possível. A terapia de manutenção de reposição de cortisol é geralmente fornecida oralmente. **Hidrocortisona** é a preparação oral de escolha (veja Capítulo 148). As doses iniciais geralmente variam de 10 a 20 mg/m²/d, divididas em 3 doses, e frequentemente requerem ajustes para crescimento e durante os períodos de estresse. Alternativamente, a administração intramuscular de **acetato de cortisona** é algumas vezes utilizada em crianças < 6 meses de idade, dada a preocupação com a possível absorção irregular da hidrocortisona oral nestes infantes. Supervisão da terapia de reposição e seguimento a longo prazo com um endocrinologista pediátrico é aconselhável; práticas institucionais podem variar.
- b. **Terapia com mineralocorticoides.** O acetato de fludrocortisona, a uma dose de 0,05–0,1 mg (por via oral), é frequentemente usado. Ao contrário da hidrocortisona, a dose da fludrocortisona não muda com o aumento do tamanho corporal ou durante o estresse. Alguns endocrinologistas também recomendam a suplementação com sódio (1–5 mEq/kg/d).
2. **Bebê geneticamente masculino incompletamente virilizado.** O tratamento com **depotestosterona** pode ser considerado pela equipe de especialistas, de acordo com os resultados da avaliação diagnóstica.

IX. **Prognóstico, determinação do sexo, cuidados a longo prazo.** Discussão em torno das questões de determinação do sexo está além do escopo deste livro. Em geral, o sexo de criação deve ser determinado somente após a avaliação diagnóstica por uma equipe de especialistas. No passado, a determinação do sexo era abordada classificando-se o indivíduo como psicossexualmente neutro ao nascimento e relacionando seu desenvolvimento psicossexual saudável com a aparência da genitália externa. No entanto, estas crenças foram questionadas. Atualmente, acredita-se que a exposição pré-natal e precoce do cérebro aos andrógenos, quando presentes, influencia os padrões comportamentais gênero-específicos e a identidade sexual, além da aparência externa da genitália ou sua função futura. Ao considerar a importância da decisão para a saúde emocional, física e reprodutiva do paciente afetado, é necessária uma equipe multidisciplinar altamente especializada de pediatras, urologistas, endocrinologistas, geneticistas, psiquiatras e outros, e cada caso deve ser abordado individualmente. Centros de tratamento especializados devem fornecer cuidados de longa duração para otimizar o prognóstico. O Consortium on Disorders of Sex Development mantém um website com diretrizes clínicas e informações para famílias (www.dsdguidelines.org), assim como muitos outros grupos de apoio, como a Intersex Society of North America (www.isna.org), a Congenital Adrenal Hyperplasia Support and Education (CARES) Foundation (www.caresfoundation.org) e outros.

Referências Selecionadas

Achermann JC, Hughes IA. Disorders of sexual differentiation. In: Melmed S, Polonsky KS, Larsen PR, Kronenberg HM, eds. *Williams' Textbook of Endocrinology.* 12th ed. Philadelphia, PA: Saunders; 2011.

Ahmed SF, Rodie M. Investigation and initial management of ambiguous genitalia. *Best Pract Res Clin Endocrinol Metab.* 2010;24:197.

American Academy of Pediatrics Committee on Genetics. Evaluation of the newborn with developmental anomalies of the external genitalia. *Pediatrics.* 2000;106(1):138-141.

Antal Z, Zhou P. Congenital adrenal hyperplasia: diagnosis, evaluation and management. *Pediatr Rev.* 2009;30:e49.

Barbaro M, Wedell A, Nordenström A. Disorders of sex development. *Semin Fetal Neonatal Med.* 2011;16:119.

Chavhan GB, Parra DA, Oudjhane K, Miller SF, Babyn PS, Pippi Salle FL. Imaging ambiguous genitalia: classification and diagnostic approach. *RadioGraphics.* 2008;28:1891.

Chi C, Chong LH, Kirk, NE. Ambiguous genitalia in the newborn. *NeoReviews* 2008;9:e78.

Diamond DA, Yu RN. Sexual differentiation: normal and abnormal. In: McDougall WS, Wein AJ, Kavoussi LR, et al., eds. *Campbell-Walsh Urology*. 10th ed. Philadelphia, PA: Saunders; 2011.

Hewitt JK, Warne GL. Management of disorders of sex development. *Pediatric Health*. 2009;3:51.

Houk CP, Hughes IA, Ahmed SF, Lee PA; Writing Committee for the International Intersex Consensus Conference Participants. Summary of consensus statement on intersex disorders and their management. International Intersex Consensus Conference. *Pediatrics*. 2006;118(2):753-757.

Hughes IA. Congenital adrenal hyperplasia: 21-hydroxylase deficiency in the newborn and during infancy. *Semin Reprod Med*. 2002;20(3):229-242.

Hughes IA. Disorders of sex development: a new definition and classification. *Best Pract Res Clin Endocrinol Metab*. 2008;22(1):119-134.

Hyun G, Kolon TF. A practical approach to intersex in the newborn period. *Urol Clin North Am*. 2004;31(3):435-443.

Lee PA, Houk CP, Ahmed SF, Hughes IA; International Consensus Conference on Intersex organized by the Lawson Wilkins Pediatric Endocrine Society and the European Society for Paediatric Endocrinology. Consensus statement on management of intersex disorders. *Pediatrics*. 2006;118(2):e488-e500.

Vidal I, Gorduza DB, Haraux E, et al. Surgical options in disorders of sex development (DSD) with ambiguous genitalia. *Best Pract Res Clin Endocrinol Metab*. 2010;24:311.

Warne GL. Long-term outcome of disorders of sex development. *Sex Dev*. 2008;2:268.

93 Distúrbios do Magnésio (Hipomagnesemia, Hipermagnesemia)

Como referido no Capítulo 91, anormalidades do metabolismo do magnésio (Mg^{+2}) e cálcio (Ca^{+2}) são comumente observadas na unidade de cuidados intensivos neonatais. Os distúrbios do cálcio podem ser espelhados pela concentração de magnésio, como na hipocalcemia com hipomagnesemia ou hipercalcemia com hipermagnesemia. Recém-nascidos de mães diabéticas (IDMs) e recém-nascidos com retardo do crescimento intrauterino (IUGR) podem apresentar hipocalcemia, hipomagnesemia, ou ambas. Anormalidades nos valores séricos de Ca^{+2} e Mg^{+2} constituem motivo de preocupação em qualquer recém-nascido, justificando a realização de exames clínicos complementares.

I. **Hipomagnesemia**
  A. **Definição.** Os níveis séricos normais de Mg^{+2} são tipicamente de 0,6-1,0 mmol/L (1,6–2,4 mg/dL). Hipomagnesemia é geralmente observada como qualquer valor < 0,66 mmol/L (1,6 mg/dL); no entanto, os sinais clínicos não se manifestam até que os níveis estejam abaixo de 0,5 mmol/L (1,2 mg/dL).
  B. **Incidência.** A incidência geral em neonatos não é bem documentada e ainda precisa ser determinada; no entanto, os neonatos parecem ser mais predispostos do que outros grupos de pacientes, e a ocorrência mais frequente tende a seguir aquela de recém-nascidos com hipocalcemia.
  C. **Fisiopatologia.** Mg^{+2} é um elementar traço essencial para manutenção da integridade esquelética, e age como um catalisador de enzimas intracelulares para ativação da adenosina trifosfato (ATP) na contratilidade esquelética e miocárdica. Possui um papel importante em diferentes processos relacionados com a fisiologia celular, vias hormonais e metabólicas, condução nervosa e coagulação sanguínea. Também é essencial para a síntese proteica, metabolismo da vitamina D, função da paratireoide e homeostasia do cálcio.
  D. **Fatores de risco**
   1. Hipocalcemia.
   2. Recém-nascidos prematuros e prematuros tardios.
   3. Ingestão inadequada de magnésio.

4. Recém-nascido de mãe diabética (IDM), refletindo a deficiência materna de Mg^{+2} secundária à diabetes gestacional.
   5. IUGR, especialmente se a mãe teve pré-eclâmpsia.
   6. Perda renal hereditária (p. ex., síndrome de Gitelman, mutação da Na^+/K-ATPase, outros).
   7. Hipoparatireoidismo.
   8. Nefrocalcinose e hipocalciúria associada.
   9. Magnesúria secundária à furosemida ou gentamicina.
   10. Exsanguinotransfusão com sangue conservado em citrato.
E. **Apresentação clínica**
   1. Similar à hipocalcemia (veja Capítulo 91, Seção I.E) (p. ex., agitação, apneia, intolerância alimentar), e também pode-se apresentar na forma de convulsões.
   2. Os sinais clínicos podem ser mascarados, como hipocalcemia. Se os sintomas persistem depois de adequada terapia com gluconato de cálcio, hipomagnesemia deve ser considerada.
F. **Diagnóstico**
   1. **Níveis séricos de magnésio.** Os valores normais são de 0,6-1,0 mmol/L (1,6-2,4 mg/dL), embora possam variar minimamente com a idade gestacional. Gestações gemelares, nascimentos múltiplos ou parto vaginal podem resultar em níveis inferiores de Mg^{+2}. É importante observar que, embora somente o Mg^{+2} livre seja biologicamente ativo e quase 30% seja inativo ligado à albumina, a maioria dos métodos para avaliar os níveis de Mg^{+2} mede sua concentração total.
   2. **Níveis de cálcio total e ionizado.** Geralmente a hipomagnesemia está associada à hipocalcemia, e a hipercalcemia pode inibir a reabsorção de magnésio na alça distal de Henle e causar hipomagnesemia.
G. **Prevenção.** Ingestão adequada de magnésio deve ser assegurada nas nutrições parenteral e enteral para prevenir hipomagnesemia (dose recomendada: 8-15 mg/kg/dia).
H. **Controle. Hipomagnesemia aguda deve ser tratada com sulfato de magnésio intravenoso** (veja Capítulo 148 para diretrizes posológicas específicas). A infusão deve ser monitorada de perto para arritmias cardíacas e hipotensão. A manutenção dos níveis de Mg^{+2} pode ser realizada por soluções de nutrição parenteral ou dietas orais com solução de sal de Mg^{+2} diluída 5 vezes. Infusão de Mg^{+2} deve ser utilizada com cautela, se o paciente possuir função renal comprometida por causa de sua toxicidade acumulada.
I. **Prognóstico.** Hipomagnesemia geralmente possui um prognóstico favorável, se diagnosticada rapidamente e tratada adequadamente. A exceção é a de uma apresentação clínica que inclui convulsões induzidas pela hipomagnesemia, com exames de seguimento, sugerindo uma incidência ≥ 20% de anormalidades neurológicas.

II. **Hipermagnesemia**
   A. **Definição.** Níveis séricos de referência de magnésio que representam hipermagnesemia variam de > 1,15 mmol/L (2,3 mg/dL) a 1,5 mmol/L (3,0 mg/dL).
   B. **Incidência.** Amplamente desconhecida, contudo a hipermagnesemia ocorre com maior frequência em recém-nascidos, cujas mães tenham sido tratadas com sulfato de magnésio. Por outro lado, ocorre raramente em recém-nascidos saudáveis. Durante a última década, foram realizados 5 ensaios clínicos, que incluíram um total de 6.145 pacientes, para estudar os efeitos do sulfato de magnésio como neuroprotetor para reduzir a incidência de paralisia cerebral em neonatos. Duas metanálises publicadas analisaram estes ensaios e concluíram que há evidências o bastante para corroborar o uso de sulfato de magnésio para redução da paralisia cerebral. O American College of Obstetrics and Gynecology e as diretrizes nacionais australianas recomendaram a administração pré-natal de sulfato de magnésio, como neuroproteção para recém-nascidos prematuros. Esta nova tendência do uso de sulfato de magnésio pode aumentar a incidência de hipermagnesemia em recém-nascidos prematuros, sendo internados nas unidades neonatais.
   C. **Fisiopatologia.** Níveis séricos aumentados de Mg^{+2} deprimem o sistema nervoso central, comprometem a condução elétrica e reduzem a contratilidade da musculatura esquelética. A administração pré-natal de sulfato de magnésio em mães antes do parto prematuro pode ter

93: DISTÚRBIOS DO MAGNÉSIO (HIPOMAGNESEMIA, HIPERMAGNESEMIA)

um papel neuroprotetor, reduzindo a incidência de paralisia cerebral nos recém-nascidos. O magnésio pode atuar como um antagonista do receptor N-metil-D-aspartato (NMDA), estabilizador de membrana, vasodilatador e anticonvulsivante. O Mg^{+2} também possui propriedades anticonvulsivantes (bloqueando a transmissão neuromuscular e reduzindo a quantidade de acetilcolina liberada na placa terminal pelo impulso nervoso motor) que pode contribuir com a diminuição da extensão da lesão cerebral. O Mg^{+2} pode reduzir a instabilidade vascular, prevenir lesão por hipóxia e aliviar a redução da produção de citocinas e aminoácidos excitatórios, que ameaçam o cérebro prematuro vulnerável.

D. Fatores de risco
1. **Níveis séricos maternos aumentados** após terapia com sulfato de magnésio para hipertensão associada à gravidez, pré-eclâmpsia e neuroproteção neonatal antes do parto prematuro.
2. **Administração excessiva de sulfato de magnésio** a um recém-nascido com hipomagnesemia (condição iatrogênica provocada por erro de medicação) ou após a administração de antiácidos contendo Mg^{+2}, especialmente se desidratado. Excesso de magnésio na nutrição parenteral total (TPN) é uma causa.

E. Apresentação clínica.
A gravidade dos sintomas e sinais de hipermagnesemia podem não se correlacionar com os níveis séricos de Mg^{+2}. Os sintomas podem mimetizar uma hipercalcemia.
1. Hipotonia, hipotensão, hiporreflexia, convulsões.
2. Depressão respiratória, hipoventilação, apneia.
3. Bradicardia, hipotensão, parada cardíaca com níveis tóxicos de Mg^{+2} (ou seja, > 7,5 mmol/L).
4. Dificuldade de sucção, intolerância alimentar, motilidade gastrointestinal reduzida, aumento do volume do aspirado gástrico, distensão abdominal e passagem tardia de mecônio.
5. Síndrome do tampão meconial, perfuração intestinal.
6. Retenção urinária.

F. Diagnóstico
1. **Exames laboratoriais**
   a. **Magnésio sérico.** Os níveis normais são de 0,6–1,0 mmol/L (1,6–2,4 mg/dL).
   b. **Cálcio sérico.** Sempre determinar os níveis de cálcio total e ionizado na presença de anormalidades do Mg^{+2}.
2. **Eletrocardiograma.** Pode revelar um intervalo PR prolongado, intervalo QRS aumentado, intervalo QT prolongado e bloqueio AV.

G. Controle
1. **Identificar e remover a fonte do excesso de magnésio** (ou seja, TPN, antiácidos).
2. **Excreção urinária** é o único mecanismo para reduzir os níveis séricos de Mg^{+2}.
3. **Manter a hidratação IV,** se o paciente for sintomático.
4. **Diurese com furosemida** pode facilitar a excreção de Mg, porém monitoração constante dos eletrólitos é necessária, e seu efeito não é bem estudado.
5. **Monitorar os eletrólitos séricos,** o débito urinário e o estado acidobásico.
6. **Na presença de sinais agudos como convulsões ou alterações eletrocardiográficas (ECG),** administrar gluconato de cálcio IV nas mesmas doses que para hipocalcemia (página 628).
7. **Evitar aminoglicosídeo,** visto que podem potencializar as manifestações neuromusculares da hipermagnesemia.
8. **Suporte ventilatório** pode ser necessário em recém-nascidos gravemente afetados (hipoventilação, apneia).
9. **Exsanguinotransfusão** tem sido utilizada. Diálise é incomum em neonatos.

H. Prognóstico
é favorável após tratamento, especialmente se a função renal normal tenha sido preservada. Em geral, o uso neonatal de sulfato de magnésio é muito seguro no período pós-natal. Tem sido utilizado com sucesso em múltiplos ensaios clínicos, porém, em um estudo recente, foi relatado mortalidade aumentada em neonatos com o uso da administração de sulfato de magnésio para neuroproteção.

Referências Selecionadas

Basu SK, Chickajajur V, Lopez V, Bhutada A, Pagala M, Rastogi S. Immediate clinical outcome in preterm infants receiving antenatal magnesium for neuroprotection. *J Perinat Med.* 2011;40(2):185-189.

Doyle LW, Crowther CA, Middleton P, Marret S, Rouse D. Magnesium sulphate for women at risk of preterm birth for neuroprotection of the fetus. *Cochrane Database Syst Rev.* 2009;(1):CD004661.

Rigo J, Mohamed MW, De Curtis M. Disorders of calcium, phosphorus and magnesium metabolism. In: Martin RJ, Fanaroff AA, Walsh MC, eds. *Fanaroff & Martin's Neonatal-Perinatal Medicine: Diseases of the Fetus and Infant.* 9th ed. Philadelphia, PA: Elsevier Mosby; 2011:1523-1555.

Schulpis KH, Karakonstantakis T, Vlachos GD, et al. Maternal-neonatal magnesium and zinc serum concentrations after vaginal delivery. *Scand J Clin Lab Invest.* 2010;70(7):465-469.

94 Distúrbios Oculares Neonatais

1. **Exame oftalmológico.** O primeiro exame oftalmológico do bebê é realizado após o nascimento e antes da alta hospitalar. A extensão do exame deve ser apropriada à condição do bebê. O exame de triagem seletivo inicial avalia o desenvolvimento estrutural dos olhos e a relação entre os olhos e a face geral. Além disso, a reatividade das pupilas e o reflexo vermelho são avaliados. O exame de vista também fornece uma boa oportunidade para observar o estado de repouso de um bebê e sua capacidade de transição entre um estado e outro. Observações que fornecem informações sobre a maturidade e o bem-estar geral do bebê incluem a consciência aparente e o interesse visual nas imediações, ao contrário da ausência de fixação visual ou olhar anormal. Em bebês saudáveis, a avaliação da acuidade visual é adiada até a primeira infância, quando a cooperação com o exame oftalmológico pode ser esperada. Achados normais que se resolvem incluem edema, eversão, hematoma, hemorragia e nevo simples (veja também Capítulo 6).

    American Academy of Pediatrics (AAP) recomenda a realização de uma avaliação apropriada para a idade no período neonatal: história ocular, avaliação da visão (capacidade de fixação e acompanhamento de objetos após 3 meses de idade), inspeção externa dos olhos e pálpebras (conjuntiva, esclera, córnea, íris e pálpebras), avaliação da motilidade ocular, exame das pupilas (pupilas de tamanho equivalente, redondas, reativas à luz), teste do reflexo vermelho (o reflexo deve ser amarelo-avermelhado ou cinza claro em bebês de olhos castanhos, e idêntico em ambos os olhos). Recém-nascidos devem ser avaliados para catarata, ptose e opacidades corneanas. Os recém-nascidos com qualquer anormalidade no exame devem ser encaminhados a um oftalmologista pediátrico. **Recém-nascidos com grande risco de problemas oculares** (prematuro, dificuldades do desenvolvimento ou neurológicas significativas, doenças metabólicas ou genéticas, história familiar positiva de catarata congênita, retinoblastoma, qualquer doença sistêmica associada a anormalidades oculares) devem ser encaminhados para um exame oftalmológico especializado, realizado por um oftalmologista pediátrico.

II. **Dados oftalmológicos básicos.** A estrutura e a função dos olhos são processos dinâmicos que se iniciam na gravidez e continuam durante toda a infância. Em recém-nascidos a termo, o olho e o sistema da via visual são imaturos, com a maioria dos recém-nascidos sendo hipermétropes. Durante a idade pré-escolar, eles se tornam mais míopes. A binocularidade é estabelecida ao redor dos 3-4 meses de idade. Por volta dos 4-5 meses, os bebês conseguem fixar o olhar em uma imagem com ambos os olhos simultaneamente, com um olhar fixo; a capacidade de distinguir as cores se inicia ao redor dos 5 meses de idade. A atividade visual em bebês varia de 20/400 a 20/50. O nervo óptico está completamente mielinizado por volta dos 2 anos de idade e, nesta época, o bebê alcança uma acuidade visual de 20/40.

As pupilas são pequenas com reflexos hipodesenvolvidos até aproximadamente 5 meses de idade. Nistagmo transitório é comum em bebês < 6 meses. A função da musculatura extraocular é pouco coordenada nos primeiros 6 meses de vida, resultando em estrabismo convergente intermitente. Acomodação e convergência devem estar estabelecidas aos 24 meses de idade. Há pouco pigmento na íris ao nascimento; a pigmentação dos olhos é completa entre 6–12 meses de idade. O aparelho lacrimal não está completamente desenvolvido ao nascimento. Os recém-nascidos não produzem lágrimas até 4-6 semanas de idade. Os reflexos corneano e cócleo-palpebral estão presentes ao nascimento. O tamanho do olho alcança a proporção do adulto em torno dos 8 anos de idade.

III. Ambliopia
A. **Definição.** Ambliopia é uma redução na acuidade visual corrigida na ausência de doença oftalmológica orgânica. A ambliopia resulta de um estímulo visual desigual durante o período sensível do desenvolvimento visual, sendo a causa mais comum de perda da visão monocular em crianças.
B. **Incidência.** A prevalência estimada é de 2–5% nos Estados Unidos. Esta condição afeta 2–3 em cada 100 crianças.
C. **Fisiopatologia.** A ambliopia pode ser causada por qualquer condição que afete o desenvolvimento visual normal ou o uso dos olhos. Existem 3 etiologias principais de ambliopia em recém-nascidos.
   1. **Estrabismo.** Há preferência por um dos olhos quando os eixos visuais estão desalinhados. É o fator contribuinte mais comum para ambliopia. Desenvolve-se seja decorrente da esotropia, exotropia ou hipertropia.
   2. **Erros de refração.** A ambliopia decorrente de erros de refração pode ser dividida em 2 tipos: anisometrópica e isometrópica. A ambliopia anisometrópica resulta de uma desigualdade significativa dos erros de refração em cada olho, comprometendo o desenvolvimento da via visual no olho afetado. A ambliopia isometrópica ocorre quando os erros refrativos nos 2 olhos são iguais.
   3. **Privação.** A condição menos comum, a opacidade congênita ou adquirida precocemente, causa ambliopia por privação. Este pode ser o tipo mais grave e nocivo. Catarata, lesões corneanas ou ptose bloqueiam ou distorcem a formação da imagem na retina. Esta condição pode afetar um ou ambos os olhos e pode-se desenvolver já aos 2–4 meses.
D. **Fatores de risco.** Baixo peso ao nascer, prematuridade, fatores familiares e determinadas opacidades congênitas na face anterior do cristalino com anisometropia significativa.
E. **Apresentação clínica.** O estrabismo é reconhecido como um olho consistentemente desviado nos primeiros meses após o período neonatal. O diagnóstico é estabelecido durante o exame oftalmológico neonatal, na primeira infância ou quando há evidência de acuidade visual reduzida que não pode ser explicada pelas anormalidades físicas.
F. **Tratamento.** O tratamento é individualizado de acordo com a causa. O tratamento para estrabismo é a colocação de um tampão no olho preferencial ou correção cirúrgica. Ambliopia refracional é tratada com tampão ou óculos. Intervenções cirúrgicas são necessárias para ambliopia por privação.
G. **Prognóstico.** É crucial que estas condições sejam diagnosticadas e tratadas o mais cedo possível. A maioria das perdas de visão é evitável ou reversível com a intervenção correta para cada etiologia. A recuperação depende da maturidade das conexões visuais, duração da privação e a idade em que a terapia é iniciada.

IV. Anoftalmia/microftalmia
A. **Definição.** Anoftalmia é a ausência de tecido ocular na órbita. Microftalmia descreve um olho com < 15 mm de diâmetro após o nascimento.
B. **Incidência.** Estima-se que a prevalência da anoftalmia e microftalmia é geralmente de 3 e 14 em cada 100.000 nascimentos, respectivamente. A prevalência combinada pode ser de até 30 em cada 100.000 nascimentos.
C. **Fisiopatologia.** Anoftalmia é causada tanto pela falência do desenvolvimento da vesícula óptica quanto pela regressão do desenvolvimento da vesícula. Pode ocorrer isoladamente ou como parte de uma síndrome.
D. **Fatores de risco.** Idade materna avançada, nascimentos múltiplos, prematuridade e baixo peso ao nascer.

E. **Apresentação clínica.** Ausência de tecido ocular ou presença de uma órbita pequena. O diagnóstico é estabelecido pela inspeção, palpação e aquisição de imagens. Ultrassonografia é comumente usada para determinar o comprimento do globo na microftalmia. Tomografia computadorizada (CT) e imagem por ressonância magnética (MRI) podem facilitar o diagnóstico da anoftalmia. Uma função detectável pode estar presente nos casos de microftalmia.

F. **Tratamento.** Abordagens conservativas incluem a refração dos olhos e tratamento de qualquer ambliopia subjacente. Nos casos unilaterais, o olho "bom" deve ser protegido, e qualquer deficiência visual tratada apropriadamente. Intervenções cirúrgicas reconstrutivas possibilitam o crescimento da órbita e prevenção de hipoplasia dos tecidos moles e órbita.

G. **Prognóstico.** O desenvolvimento visual depende do grau de desenvolvimento da retina e outras características oculares nos pacientes com microftalmia. A terapia visa a maximizar a visão existente e melhorar a estética, em vez de melhorar a visão.

V. **Coloboma**
   A. **Definição.** Colobomas são fissuras em forma de fenda na pálpebra, íris, corpo ciliar, retina, coroide ou nervo óptico. São geralmente restritos à íris.
   B. **Incidência.** Colobomas oculares ocorrem em 1 de cada 2077 nascidos vivos.
   C. **Fisiopatologia.** Fechamento embriológico incompleto das fissuras fetais que pode estar associado à persistência dos vasos hialoides e membrana pupilar.
   D. **Fatores de risco.** A maioria dos colobomas é esporádica, porém há uma incidência crescente nos bebês com trissomia 13 e bebês com a síndrome CHARGE (*c*oloboma, defeitos *c*ardíacos, *a*tresia coanal, *r*etardo do crescimento e desenvolvimento, anormalidades *g*enitais e anomalias das orelhas [*e*ars em inglês]), ou um resultado da ingestão materna de LSD ou talidomida. Colobomas familiares são autossômicos dominantes.
   E. **Apresentação clínica.** Um defeito em forma de buraco de fechadura que pode ser observado em uma variedade de estruturas ópticas.
   F. **Tratamento.** Indicado quando um defeito é grave ou quando um coloboma palpebral previne o fechamento adequado das pálpebras.
   G. **Prognóstico.** Dependente da localização do coloboma. Um coloboma na íris não iria afetar a visão. Um coloboma que inclui o nervo óptico, a mácula e outras partes da retina pode causar cegueira legal.

VI. **Catarata congênita**
   A. **Definição.** Uma reação inespecífica a uma alteração no metabolismo do cristalino, resultando em sua opacificação.
   B. **Incidência.** A estimativa é de 1,2–6,0 casos por 10.000 nos Estados Unidos.
   C. **Fisiopatologia.** Qualquer processo que altere a via glicolítica ou a mitose das células epiteliais do cristalino avascular causa catarata.
   D. **Fatores de risco.** Aproximadamente 25% dos casos são hereditários; o modo mais frequente de transmissão é o autossômico dominante; cerca de um terço dos casos ocorre esporadicamente.
      1. **Causas metabólicas.** Hipoglicemia, hipoparatireoidismo, manosidose, diabetes materna, galactosemia, hipocalcemia e deficiência de vitamina A ou D.
      2. **Infecções congênitas.** Bebês com rubéola, herpes simples e varicela podem ter catarata congênita.
      3. **Outras causas.** Exposição intrauterina à radiação e associações a síndromes genéticas específicas (trissomia 21, Stickler, Smith-Lemli-Opitz).
   E. **Apresentação clínica.** O recém-nascido apresenta um reflexo branco na pupila ou leucocoria. A catarata em recém-nascidos pode ser transitória, desaparecendo espontaneamente em algumas semanas. Opacidades do cristalino podem ser isoladas ou associadas a outras anomalias oculares ou condições sistêmicas. As cataratas observadas com rubéola congênita são caracteristicamente opacidades totais ou quase totais em um cristalino menor que o normal. Anormalidades do pigmento retiniano, alterações em "sal e pimenta", são tipicamente observadas.
   F. **Tratamento.** A investigação diagnóstica inicial inclui as muitas causas e associações. A história materna e do bebê direciona a avaliação laboratorial. Um exame de lâmpada de fenda

confirma a presença de uma catarata. Se a catarata ameaça diretamente a visão, então a remoção cirúrgica imediata é indicada para evitar cegueira legal decorrente da ambliopia por privação. Os bebês necessitarão de uma reabilitação visual significativa.
   1. **Dispositivos ópticos são utilizados para fornecer o foco** após a perda do cristalino. Lentes de contato são usadas precocemente.
   2. **Terapia oclusiva do melhor olho** para reverter a ambliopia pode ser necessária. O tempo de tratamento varia de 1 a 8 semanas em bebês < 1 ano de idade.
   G. **Prognóstico.** A catarata provoca graus variados de comprometimento visual, desde uma visão embaçada até a cegueira, dependendo da extensão e localização da opacidade.

VII. **Glaucoma congênito**
   A. **Definição.** Pressão ocular elevada no humor aquoso que, eventualmente, causa lesão ao nervo óptico.
   B. **Incidência.** Estima-se afetar < 1% de todas as crianças.
   C. **Fisiopatologia.** O glaucoma congênito primário é causado por anormalidades estruturais dos canais de drenagem do fluido ocular. Causas secundárias incluem retinopatia da prematuridade, vasculatura fetal persistente, rubéola congênita e homocistinúria.
   D. **Fatores de risco.** Indivíduos do sexo masculino apresentam uma maior incidência da doença, compreendendo cerca de 65% dos casos. A doença é tipicamente autossômica recessiva. Os bebês com galactosemia, distúrbios do armazenamento lisossomal e distúrbios peroxissomais podem apresentar glaucoma.
   E. **Apresentação clínica.** Opacificação da córnea, fotofobia, lacrimejamento, buftalmia e esfregar dos olhos.
   F. **Tratamento.** O diagnóstico é estabelecido pela mensuração da pressão ocular. É necessário o monitoramento periódico da pressão ocular e visão. Os bebês geralmente necessitam de cirurgia para aumentar a drenagem.
   G. **Prognóstico.** A intervenção precoce é preferível, em razão do risco elevado de cegueira, quando não tratado.

VIII. **Conjuntivite.** Veja Capítulo 53.

IX. **Obstrução do ducto nasolacrimal.** Veja também Capítulo 53.
   A. **Definição.** Obstrução congênita do ducto nasolacrimal.
   B. **Incidência.** Esta anormalidade comum é encontrada em 2–6% de todos os recém-nascidos.
   C. **Fisiopatologia.** A obstrução é causada por uma membrana imperfurada na extremidade do ducto nasolacrimal.
   D. **Fatores de risco.** Crianças com síndrome de Down, craniossinostose, sequência de Goldenhar, síndromes de fendas, microssomia hemifacial ou qualquer anomalia de linha média facial correm um maior risco de obstrução congênita do ducto nasolacrimal.
   E. **Apresentação clínica.** Os sinais da obstrução incluem um aumento de secreção mucosa ou mucopurulenta e epífora. A pele periocular encontra-se algumas vezes rachada. O globo é geralmente branco. Pressão sobre o saco lacrimal produz um refluxo do material mucoide ou mucopurulento proveniente do ponto.
   F. **Tratamento.** O tratamento consiste em observação inicial para resolução, seguido pela sondagem das crianças com obstrução persistente do ducto. O tratamento clínico inclui observação, massagem do saco lacrimal e tratamento com antibióticos tópicos.
   G. **Prognóstico** para resolução é favorável.

X. **Ptose congênita**
   A. **Definição.** Uma redução unilateral ou bilateral na distância vertical entre as pálpebras superior e inferior.
   B. **Incidência.** A frequência de ptose congênita nos Estados Unidos não foi relatada. No entanto, em 70% dos casos conhecidos, somente um olho é afetado.
   C. **Fisiopatologia.** Ocorre em decorrência da disfunção do músculo elevador da pálpebra.
   D. **Fatores de risco.** Pode ser transmitida como uma condição autossômica dominante ou causada pela paralisia do terceiro nervo craniano.

E. **Apresentação clínica.** A ptose pode afetar um ou ambos os olhos. Com a disfunção parcial, há queda da pálpebra; com a disfunção completa do músculo, não há elevação da pálpebra durante o olhar vertical para cima. Bebês com ptose unilateral branda devem ser avaliados para síndrome de Horner.
F. **Tratamento.** Os bebês devem ser monitorados a cada 3-12 meses para sinais de ambliopia. Correção cirúrgica da ptose congênita pode ser realizada em qualquer idade, dependendo da gravidade da doença. Intervenção precoce pode ser necessária na presença de ambliopia significativa ou torcicolo ocular.
G. **Prognóstico.** Reparo da ptose congênita pode produzir resultados estéticos e funcionais excelentes. Dentre os pacientes que requerem intervenção cirúrgica, 50% ou mais podem necessitar repetir a cirurgia 8-10 anos após a cirurgia inicial. Com a observação e o tratamento, a ambliopia pode ser tratada com sucesso.

XI. **Calázio**
   A. **Definição.** Inflamação granulomatosa crônica das glândulas meibomianas que se desenvolve fora das margens palpebrais.
   B. **Incidência.** Desconhecida.
   C. **Fisiopatologia.** O calázio é causado pelo bloqueio em um dos ductos que drena as glândulas.
   D. **Fatores de risco.** Indivíduos dos sexos masculino e feminino são igualmente afetados.
   E. **Apresentação clínica.** Um nódulo firme e indolor é observado em uma camada profunda da pálpebra, geralmente centrado sobre um cílio; normalmente não observado em recém-nascidos.
   F. **Tratamento.** Um calázio pequeno e assintomático pode ser ignorado. O tratamento inclui massagem, calor úmido e colírios com um esteroide fraco. O tratamento do calázio infectado inclui antibióticos, aquecimento e possível incisão e drenagem.
   G. **Prognóstico para resolução é favorável.**

XII. **Retinoblastoma**
   A. **Definição.** Um tumor cancerígeno da retina.
   B. **Incidência.** O retinoblastoma afeta 1 em cada 15.000-30.000 bebês nascidos nos Estados Unidos. É o tumor ocular mais frequente.
   C. **Fisiopatologia.** Em todos os casos, o retinoblastoma é causado por uma anormalidade no cromossomo 13, que é responsável pelo controle da divisão celular da retina.
   D. **Fatores de risco.** A maioria das famílias não possui história familiar, embora haja um maior risco de transmissão uma vez na família. O retinoblastoma afeta crianças de todas as raças e de ambos os sexos.
   E. **Apresentação clínica.** A maioria dos bebês apresenta um reflexo branco na pupila (leucocoria). Outros sinais incluem estrabismo, visão comprometida, pupilas dilatadas ou inflamação do tecido ao redor do olho. A maioria dos casos (75%) envolve apenas um olho.
   F. **Tratamento.** O diagnóstico é estabelecido durante um exame oftalmológico realizado sob anestesia geral. O tratamento é personalizado para cada paciente. Enucleação do olho afetado tem sido o tratamento padrão deste tumor, embora a quimioterapia intraocular esteja atualmente sendo utilizada em algumas instituições. Radioterapia, terapia a *laser*, crioterapia, redução a *laser* e quimiorredução também são utilizados.
   G. **Prognóstico.** O prognóstico a longo prazo é favorável. A maioria das crianças com retinoblastoma sobrevive. Nos Estados Unidos, quase 98% das crianças sobrevivem, porém a frequência não é tão alta em países menos avançados, onde cerca de 50% das crianças morrem por causa da disseminação tumoral. Aconselha-se a realização de exames pediátricos e oculares a longo prazo nestas crianças.

Referências Selecionadas

American Academy of Ophthalmology. Amblyopia summary benchmarks for preferred practice pattern guidelines. http://one.aao.org/CE/PracticeGuidelines/PPP_Content.aspx?cid=930d01f2-740b-433e-a973-cf68565bd27b. Accessed November 2, 2011.

Committee on Practice and Ambulatory Medicine, Section on Ophthalmology. American Association of Certified Orthoptists; American Association for Pediatric Ophthalmology and Strabismus; American Academy of Ophthalmology. Eye examination in infants, children, and young adults by pediatricians. *Pediatrics.* 2003;111(4):902-907.

Donahue R. Pediatric strabismus. *N Engl J Med.* 2007;356:1040.

Haddad MA. Causes of visual impairment in children: a study of 3,210 cases. *J Pediatr Ophthalmol Strabismus.* 2007;44:232.

Nakamura KM, Diehl NN, Mohney BG. Incidence, ocular findings, and systemic associations of ocular colaboma: a population-based study. *Arch Ophthalmol.* 2011;129:67.

Pai A, Mitchell P. Prevalence of amblyopia and strabismus. *Ophthalmology.* 2010;117:2042.

Verma AS, Fitzpatrick DR. Anophthalmia and microphthalmia. *Orphanet J Rare Dis.* 2007;2:47.

95 Doença de Lyme

I. **Definição.** A doença de Lyme foi relatada pela primeira vez, em 1977, após sua detecção em um grupo incomum de adultos e crianças com artrite oligoarticular em um bairro de Lyme, Connecticut. Subsequentemente, uma doença multissistêmica foi descrita e atribuída à espiroqueta *Borrelia burgdorferi*. A doença de Lyme se manifesta como um espectro de achados cutâneos, musculoesqueléticos, cardíacos e neurológicos. É uma doença transmitida pela picada de carrapatos vetores do gênero Ixodes – geralmente o *Ixodes scapularis* de patas negras, comumente conhecido como o carrapato dos cervos. Além de ser endêmica nas Américas do Norte e do Sul, Europa, Ásia, África e Austrália, a espécie *Ixodes* inclui subespécies adicionais (p. ex., *I. pacificus, I. dammini* e *I. ricinus*) que contribuem para uma distribuição mundial da doença. **A exposição pré-natal à *B. burgdorferi* e o desenvolvimento de borreliose gestacional pode resultar em doença de Lyme materna com placentite e infecção transplacentária do feto e recém-nascido.**

II. **Incidência.** Em 2009, mais de 38.000 casos de doença de Lyme foram relatados ao *Centers for Disease Control and Prevention.* Nos Estados Unidos, 44 estados continentais relataram casos de doença de Lyme, com uma incidência de 12,71 para cada 100.000 em âmbito nacional. Não existem dados específicos disponíveis do número de casos de doença de Lyme relacionada com a gravidez. As estimativas de infecção ativa após exposição à picada de carrapatos dos cervos são de apenas 1–3%. Presumivelmente, é pequeno o número de gestantes infectadas nos Estados Unidos.

III. **Fisiopatologia**

A. **Transmissão.** O carrapato *Ixodes* possui um ciclo de vida de 2 anos, consistindo em 3 estágios: larva, ninfa e adulto. Os reservatórios de eleição da larva e ninfa do carrapato são os camundongos de pata branca, e do carrapato adulto é o cervo de rabo branco. O estágio larval emerge dos ovos no início do verão e se alimenta em camundongos previamente infectados, dos quais adquirem a espiroqueta *B. burgdorferi*. O estágio da ninfa infectada emerge na primavera seguinte e é a fonte mais provável de infecção humana, pois o período alimentar da ninfa corresponde àquele de atividades ao ar livre dos humanos na primavera e verão. O carrapato adulto pode infectar antes da postura dos ovos no verão e morrer logo depois.

B. **Espiroquetemia humana.** Após a picada do carrapato, o período de incubação das espiroquetas é de 1–32 dias, com uma média de 11 dias, seguido pelos primeiros sinais clínicos da doença. A doença é caracterizada por manifestações "precoces" e "tardias". A doença precoce ocorre em 2 estágios. A disseminação das espiroquetas é supostamente facilitada pela ligação entre a superfície do organismo e o plasminogênio humano e, subsequentemente, às integrinas, aos glicosaminoglicanos da matriz e às proteínas da matriz extracelular. Estes complexos podem explicar a propensão das espiroquetas a localizar fibrilas de colágeno nas matrizes extracelulares do coração, sistema nervoso e articulações. A doença de Lyme tardia ocorre após meses a um ano ou mais da disseminação.

C. **Placentite e doença transplacentária.** Antes de 1990, vários relatos clínicos confirmaram a passagem transplacentária da *B. burgdorferi* através da identificação de espiroquetas nos tecidos placentários, vasos umbilicais, e cérebro, coração, baço, rins, medula óssea, fígado e glândulas suprarrenais do feto. Em 1989, McDonald relatou o achado de 13 casos de transmissão transplacentária de *B. burgdorferi* por meio de culturas de tecido fetal ou imunossorologia.

D. **Doença neonatal secundária à *B. burgdorferi* permanece indefinida.** Diversas revisões documentaram morte fetal, natimortos, prematuros e recém-nascidos com hiperbilirrubinemia, erupções petequiais, desconforto respiratório e vários defeitos congênitos, todos supostamente relacionados com a borreliose gestacional. A condição neonatal estudada com maior frequência tem sido uma variedade de defeitos cardíacos congênitos, porém nenhum foi confirmado como uma síndrome clínica específica a recém-nascidos de mães com borreliose gestacional documentada.

IV. **Fatores de risco.** A doença de Lyme materna resulta da exposição a carrapatos dos cervos em áreas endêmicas conhecidas dos Estados Unidos ou outras áreas endêmicas do mundo. Assim que a futura mãe apresenta uma história de exposição ao ar livre, ou possui cães ou gatos em casa, um carrapato incrustado na pele, ou lesões cutâneas consistentes com a doença precoce, **a antibioticoterapia imediata diminui o risco de transmissão placentária das espiroquetas**. Não há outras predileções conhecidas da doença de Lyme relacionada com a gravidez.

V. **Apresentação clínica**
   A. **Materna**
      1. **Localizada precoce.** O estágio cutâneo começa com uma pápula no sítio da picada do carrapato, que se torna uma erupção eritematosa anular migratória (também conhecida como eritema migratório) com clareamento central. A erupção cutânea persiste por 3–4 semanas, sendo indolor e não pruriginosa. O estágio precoce é frequentemente acompanhado por febrícula, artralgias evanescentes, mialgia, fadiga, dor de cabeça e rigidez do pescoço.
      2. **Disseminada precoce.** Frequentemente caracterizada pela presença de múltiplos eritemas migratórios várias semanas após a picada do carrapato. Este estágio é acompanhado por exacerbação da fadiga, grave mal-estar e dor musculoesquelética migratória. Doença sistêmica afetando os órgãos-alvo se torna mais aparente, com artrite monoarticular ou pauciarticular e manifestações cardíacas como, por exemplo, o bloqueio cardíaco. Envolvimento do sistema nervoso central pode incluir meningite linfocítica ou paralisia de nervos cranianos.
      3. **Doença de Lyme tardia.** Meses após a exposição à doença, a artralgia e a artrite pauciarticular persistem e recorrem. As articulações do joelho são as mais frequentemente afetadas com edema acentuado, porém com uma dor de menor intensidade do que aquela da artrite reumatoide. Em raras ocasiões, condições neurológicas crônicas de encefalopatia, neuropatia periférica, desmielinização ou demência foram relatadas.
   B. **Neonatal**
      1. **Não foi descrita uma apresentação clínica específica da doença de Lyme no período neonatal.** Um fator importante é a história materna da doença e se ela foi ou não adequadamente tratada. Exame patológico da placenta em casos suspeitos pode oferecer informações que induziram a realização de exame e, talvez, tratamento dos neonatos em risco.
      2. **A doença de Lyme congênita como uma entidade clínica foi revisada, e não foi considerada importante.** Em particular, defeitos cardíacos congênitos foram revisados em estudos de seguimento de grande porte de mães com sorologia positiva para *B. burgdorferi*. Williams *et al.* publicaram, em 1999, um estudo coorte de > 5.000 pesquisas sorológicas em sangue de cordão umbilical em uma área altamente endêmica para doença de Lyme (Estado de Nova York). Os autores não encontraram nenhuma correlação entre os defeitos cardíacos congênitos ou outras malformações maiores ou menores e a sorologia materna ou de sangue do cordão positiva. Em 2001, Elliott *et al.* publicaram uma pesquisa da literatura mundial sobre os efeitos teratogênicos da doença de Lyme gestacional. Eles concluíram que nenhum efeito foi encontrado e que qualquer outro desfecho adverso da gestação foi de baixo risco diante de um tratamento adequado da borreliose gestacional. Mais recentemente, Walsh *et al.* procuraram na literatura mundial por associações obstétricas à doença de Lyme e chegaram às seguintes conclusões:

a. **Mulheres que são soropositivas na concepção** não apresentam uma maior incidência de desfechos adversos da gestação.
b. **Mulheres com um diagnóstico confirmado** de doença de Lyme na gravidez devem receber tratamento antimicrobiano apropriado.
c. **Mulheres com doença de Lyme na gravidez** e que tenham sido apropriadamente tratadas não demonstraram associação a desfechos fetais adversos específicos.

VI. **Diagnóstico.** Exames laboratoriais para doença de Lyme devem ser realizados, se uma anamnese minuciosa e exame físico fortemente sugerem doença ativa.
  A. **Doença localizada precoce.** O diagnóstico é em grande parte com base em dados clínicos (história de exposição, erupção cutânea e sintomas). Testes sorológicos não são recomendados após o desenvolvimento tardio de anticorpos contra a *B. burgdorferi*.
  B. **Doença disseminada precoce.** A disseminação da doença é diagnosticada, como previamente descrito. Exames sorológicos devem ser realizados na ausência de erupção cutânea.
    1. **Imunoensaio enzimático (EIA).**
    2. **Técnica de reação de imunofluorescência indireta (IFA).**
    3. **Se ambos os testes forem negativos, testes adicionais não são necessários, e reavaliação clínica para outras condições é indicada.** Os testes de triagem são conhecidos por altas taxas de resultados falso-positivos.
    4. **Se um dos testes for positivo, deve ser seguido por:**
       a. *Western blot* **para detecção de anticorpos contra** *B. burgdorferi*. Subsequentemente, as análises por *Western blot* devem incluir imunoglobulinas G (IgG) e M (IgM) específicas. Se os resultados do *Western blot* forem negativos, um resultado falso-positivo do EIA ou IFA sugere outras doenças por espiroquetas, como a sífilis, leptospirose e doença viral intercorrente (p. ex., Epstein-Barr), ou uma condição autoimune como o lúpus eritematoso.
       b. **Doença tardia.** Na suspeita de doença tardia, somente um resultado positivo para anticorpos IgG por *Western blot* é necessário.

VII. **Tratamento**
  A. **Materno**
    1. **Doença localizada precoce.** ***Observação:*** A doxiciclina é o medicamento de escolha para tratamento da doença de Lyme, *exceto* na gravidez ou em crianças com < 8 anos de idade.
       a. **Amoxicilina.**
       b. **Axetil cefuroxima (alternativa).**
    2. **Doença disseminada precoce ou doença tardia.**
       a. **Antibioticoterapia oral** é considerada adequada.
       b. **Antibióticos parenterais** por um período máximo de 4 semanas são indicados somente em pacientes com sintomas de aumento da pressão intracraniana e pleocitose no líquido cefalorraquidiano. Punção lombar de rotina não é recomendada.
  B. **Recém-nascido**
    1. **Tratar se o bebê for assintomático ao nascimento,** especialmente se a mãe tiver sido diagnosticada com doença de Lyme, porém não tratada adequadamente ou apropriadamente. Considerar o uso de ceftriaxona, cefotaxima ou penicilina. Consultar um especialista em doenças infecciosas antes de iniciar o tratamento.
    2. **Se o bebê for assintomático ao nascimento** e apresentar baixo risco de doença ativa, as recomendações atuais não requerem tratamento empírico, especialmente se a mãe foi apropriadamente tratada durante a gravidez. Exame patológico da placenta pode oferecer informações úteis para a decisão de tratar ou não; consulta com um especialista em doenças infecciosas é recomendada.
    3. **O aleitamento materno *não* é contraindicado na doença de Lyme.** Não existem evidências da passagem da *B. burgdorferi* para o bebê através do aleitamento materno.

VIII. **Prognóstico.** Um diagnóstico rápido e antibioticoterapia são essenciais. Um relato revelou que 25% dos recém-nascidos tiveram desfechos adversos, 15% estavam doentes ou apresentaram uma anormalidade, 8% resultaram em morte fetal e 2% resultaram em morte neonatal. A antibioticoterapia resultou em apenas 15% dos casos com desfechos adversos. O acompanhamento a longo prazo é importante para recorrência da doença.

Referências Selecionadas

American Academy of Pediatrics. Lyme disease. In: Pickering LK, Baker CJ, Kimberlin DW, Long SS, eds. *Red Book: 2009 Report of the Committee on Infectious Diseases*. 29th ed. Elk Grove Village, IL: American Academy of Pediatrics; 2012:474-479.

Centers for Disease Control and Prevention. Lyme Disease—United States 2003-2005. *Morb Mortal Wkly Rep.* 2007;56:573-576.

Centers for Disease Control and Prevention. Summary of Notifiable Diseases—United States, 2009. *Morb Mortal Wkly Rep.* 2011;58:1-100.

Elliott DJ, Eppes SC, Klein JD. Teratogen update: Lyme disease. *Teratology.* 2001;64:276-281.

Gibbs RS, *et al*. Maternal and fetal infectious disorders. In: Creasy RK, Resnik R, Iams JD, eds. *Maternal-Fetal Medicine: Principles and Practice*. 5th ed. Philadelphia, PA: Elsevier Saunders; 2004:758-760.

Mylonas I. Borreliosis during pregnancy: a risk for the unborn child? *Vector Borne Zooonotic Dis.* 2011;11:891-898.

Shapiro ED, Gerber MA. Lyme disease. In: Remington JS, Klein JO, Wilson CB, Nizet V, Maldonado Y, eds. *Infectious Diseases of the Fetus and Newborn Infant*. 6th ed. Philadelphia, PA: Elsevier Saunders; 2006:485-497.

Walsh CA, Mayer EW, Baxi LV. Lyme disease in pregnancy: case report and review of the literature. *Obstet Gynecol Surv.* 2007;62:41-50.

96 Doenças Cirúrgicas do Recém-Nascido: Defeitos da Parede Abdominal

GASTROSQUISE

I. **Definição.** Gastrosquise é um defeito da parede abdominal, de espessura total e localização centralizada, com dois aspectos anatômicos distintos.
   A. **O intestino exteriorizado nunca possui um saco de proteção de cobertura.**
   B. **O cordão umbilical é uma estrutura intacta** ao nível da pele do abdome, bem à esquerda do defeito. Tipicamente, a abertura da parede abdominal tem 2–4 cm de diâmetro, e os órgãos sólidos (fígado e baço) residem na cavidade peritoneal.

II. **Fisiopatologia.** A exposição ao fluido amniótico irritativo torna o intestino edematoso, endurecido e encurtado. A peristalse apropriada e a absorção intestinal efetiva ficam significativamente retardadas, em geral durante várias semanas. As anomalias associadas congênitas são raras.

III. **Apresentação clínica.** A criança nasce com quantidade variável de intestino exteriorizado através do defeito. Com frequência, observa-se a presença de uma casca nos intestinos. Até 10% dos neonatos com gastrosquise terá um quadro associado de atresia intestinal.

IV. **Diagnóstico.** Embora prontamente aparente na maioria dos casos, a gastrosquise deve ser diferenciada da onfalocele rota. Cada vez mais, a ultrassonografia pré-natal identifica quadros de gastrosquise.

V. **Tratamento**
   A. **Considerações gerais.** Os bebês com gastrosquise deverão nascer em um centro neonatal capaz de fornecer cuidados definitivos. Tanto o parto vaginal quanto cesariano já se mostraram seguros e deverão ser decididos pelo obstetra.
   B. **Medidas específicas**
      1. **Ressuscitação por fluidos.** O acesso venoso deverá ser obtido prontamente, e a reanimação agressiva por fluidos deverá ser iniciada para combater as grandes perdas de fluido evaporativas do intestino exposto.

2. **Regulação de temperatura.** Atenção imediata deverá ser direcionada à manutenção da temperatura normal do corpo. A enorme área de superfície intestinal exposta ao meio ambiente coloca esses bebês em grande risco de hipotermia.
3. **Cobertura/posição protetora.** Para evitar a perda evaporativa de calor, o intestino deverá ser coberto com uma atadura de gaze limpa e úmida. O abdome deverá ser envolvido em camadas de celofane, ou o abdome, intestino e pernas do bebê deverão ser colocados em uma bolsa plástica. O recém-nascido deverá ser deixado em posição de decúbito para evitar a "dobra" do pedículo vascular do intestino enquanto se aguarda a intervenção cirúrgica.
4. **Descompressão nasogástrica/orogástrica.** Esta é uma medida útil.
5. **Cobertura antibiótica de amplo espectro.** Apropriada, dada a contaminação inevitável.
6. **Nutrição parenteral total.** Deve-se esperar pelo atraso da função intestinal, e o suporte nutricional intravenoso apropriado deve ser fornecido.
7. **Correção cirúrgica.** Assim que a condição do bebê permitir, deve-se proceder à correção cirúrgica. Em alguns bebês, a redução do intestino herniado e o fechamento primário da parede abdominal podem ser executados. Outros exigem a colocação dos intestinos em um silo protetor com redução subsequente estadiada. Geralmente, o acesso venoso central faz parte da intervenção cirúrgica.

ONFALOCELE

I. **Definição.** Onfalocele é a herniação do conteúdo abdominal para dentro da base do cordão umbilical. A aparência macroscópica da onfalocele difere daquela da gastrosquise em dois aspectos importantes:
  A. **O conteúdo abdominal mal posicionado é coberto por uma membrana protetora** (a menos que tenha ocorrido ruptura antes do nascimento).
  B. **Os elementos do pedúnculo umbilical** correm individualmente pelo saco e chegam juntos para formar um cordão umbilical aparentemente normal.
II. **Anomalias associadas.** As anomalias congênitas significativas ocorrem em 50% dos bebês com onfalocele. As anormalidades cromossômicas, os defeitos cardíacos e a hérnia diafragmática congênita são comuns.
III. **Apresentação clínica.** O tamanho da onfalocele varia. Tipicamente, os defeitos menores só contêm intestinos. As onfaloceles grandes ou gigantes (< 5 cm) também podem conter o fígado e o baço. A cavidade peritoneal pode ser pequena, porque o crescimento ocorreu sem que os órgãos sólidos estivessem na posição adequada.
IV. **Diagnóstico.** A anomalia geralmente é evidente. A onfalocele rompida pode ser confundida com gastrosquise, mas os bebês com onfalocele não possuem um cordão umbilical intacto ao nível da parede abdominal. Estudos cuidadosos para identificar anomalias congênitas associadas deverão ser realizados.
V. **Tratamento.** A redução, mesmo quando estadiada durante um longo período, pode ser difícil de se realizar. Os bebês ficam em dois grupos de tratamento:
  A. **Saco roto.** A onfalocele rompida lembra a gastrosquise. O cuidado com os intestinos desprotegidos é o mesmo descrito para a gastrosquise (texto anterior), e a cirurgia de emergência é necessária.
  B. **Saco intacto.** A onfalocele intacta é um problema cirúrgico menos urgente. O saco da anomalia se conserva aquecido, evita a perda evaporativa de calor, permite a peristalse efetiva e deve ser protegido. A cronologia da cirurgia é determinada pelo tamanho do defeito, pela idade gestacional e pela presença de outras anomalias congênitas. O fechamento primário pode ser tentado em neonatos com defeitos menores. A aplicação de vários agentes tópicos tem sido descrita como levando à epitelialização gradual do saco. A redução estadiada com curativos de compressão para encorajar o crescimento da cavidade abdominal pode ser uma medida apropriada.

HÉRNIA INGUINAL E HIDROCELE

I. **Definição.** A persistência de um processo vaginal patente (relacionado com a descida testicular) é responsável por hérnias inguinais e hidroceles no neonato.
   A. **Hérnia inguinal.** A abertura do processo no anel inguinal é suficientemente grande para permitir que uma alça abdominal se projete para fora da cavidade abdominal através do defeito mediante aumento da pressão intra-abdominal.
   B. **Hidrocele.** O processo patente é muito estreito para permitir a saída do intestino. O fluido peritoneal deixa a cavidade abdominal e se acumula no processo vaginal. As hidroceles são classificadas em: comunicantes, se o processo permanecer patente, e não comunicantes se o processo fechar espontaneamente.

II. **Diagnóstico**
   A. **Hérnias inguinais.** Estas hérnias tendem a se apresentar como protuberâncias no tubérculo púbico que continua ao longo do canal inguinal. Menos frequentemente, elas descem para o escroto.
   B. **Hidroceles.** São encontradas tipicamente no escroto, são translúcidas e não redutíveis.

III. **Tratamento**
   A. **As hérnias inguinais** carregam risco de 5–15% de encarceramento durante o primeiro ano de vida. Geralmente, elas são reparadas cirurgicamente quando as condições gerais clínicas do recém-nascido permitirem.
   B. **As hidroceles** se resolvem, frequentemente, sem intervenção porque o processo vaginal continua a se fechar após o nascimento. Hidroceles que persistem além de 6–12 meses deverão ser reparadas [cirurgicamente].

HÉRNIA UMBILICAL

I. **Definição.** A hérnia umbilical é um defeito da fáscia coberto de pele no umbigo que permite a protrusão de conteúdo intra-abdominal.
II. **Diagnóstico.** O exame físico estabelece o diagnóstico.
III. **Tratamento.** Durante a infância, a intervenção cirúrgica para hérnia umbilical raramente se justifica. Complicações, como encarceramento e ruptura da pele, são extremamente raras. A história natural é o fechamento gradual do defeito da fáscia umbilical, levando frequentemente à resolução. A correção cirúrgica deverá ser considerada, se o defeito persistir após os 2 anos de idade.

Referências Selecionadas

Holcomb III GW, Murphy JP, eds. *Ashcraft's Pediatric Surgery.* 5th ed. Philadelphia, PA: Elsevier Saunders; 2010.
Ledbetter DJ. Gastroschisis and omphalocele. *Surg Clin North Am.* 2006;86(2):249-260.
O'Neill JA, Grosfeld JL, Fonkalsrud EW, Coran AG, Caldamone AA, eds. *Principles of Pediatric Surgery.* 2nd ed. St. Louis, MO: Mosby; 2004.
Snyder CL. Current management of umbilical abnormalities and related anomalies. *Semin Pediatr Surg.* 2007;16(1):41-49.

97 Doenças Cirúrgicas do Recém-Nascido: Doenças das Vias Aéreas, da Árvore Traqueobrônquica e dos Pulmões

ANORMALIDADES INTRÍNSECAS DAS VIAS AÉREAS

I. **Definição.** As anormalidades intrínsecas das vias aéreas que causam obstrução parcial das vias aéreas estão nesta categoria, como, por exemplo: laringomalacia, paralisia das pregas vocais, membrana subglótica e hemangioma.

II. **Fisiopatologia.** As lesões resultam em obstrução parcial das vias aéreas e causam estridor e desconforto respiratório de intensidade variada.
   A. **Laringomalacia,** que resulta do desenvolvimento atrasado da faringe supraglótica.
   B. **Paralisia congênita das pregas vocais,** que pode ser congênita ou adquirida (tocotraumatismo, ligadura de canal arterial patente) e unilateral ou bilateral.
   C. **Membrana subglótica,** uma obstrução congênita de segmento curto que pode ser parcial ou completa.
   D. **Hemangioma,** que pode ocorrer abaixo da glote, ingurgitar-se e se obstruir mediante quadro de agitação.

III. **Apresentação clínica.** O quadro pode variar desde um estridor respiratório leve até a obstrução completa das vias aéreas, dependendo da patologia.

IV. **Diagnóstico.** O diagnóstico é estabelecido por endoscopia das vias aéreas com inspeção visual cuidadosa.

V. **Tratamento.** O tratamento é individualizado. Alguns problemas, como a laringomalacia, serão superados com o crescimento da criança e só exigem cuidados de suporte. Outras lesões, como as membranas subglóticas e os hemangiomas, podem ser submetidas à ressecção endoscópica ou à terapia a *laser*.

ATRESIA DE COANAS

I. **Definição.** Trata-se de um bloqueio congênito das fossas nasais posteriores causado pela persistência de um septo ósseo (90%) ou de uma membrana de partes moles (10%).

II. **Fisiopatologia.** A atresia de cloana verdadeira é completa e bilateral, sendo uma das causas do desconforto respiratório logo após o nascimento. Os recém-nascidos são respiradores nasais obrigatórios e não respiram automaticamente pela boca. Os defeitos unilaterais podem ser bem tolerados e, com frequência, passam despercebidos.

III. **Apresentação clínica.** O modo de apresentação é o desconforto respiratório que resulta da obstrução parcial ou total das vias aéreas superiores.

IV. **Diagnóstico.** O diagnóstico se baseia na **incapacidade de se passar um cateter dentro da nasofaringe por qualquer lado do nariz.**

V. **Tratamento.** Fazer o bebê chorar iniciará automaticamente a respiração pela boca e melhorará temporariamente a situação respiratória. A inserção de uma via aérea oral manterá a habilidade de respirar até que a atresia seja corrigida cirurgicamente. O tratamento definitivo exige ressecção da parte mole ou do septo ósseo na nasofaringe.

SÍNDROME DE PIERRE ROBIN

I. **Definição.** Esta anomalia consiste na hipoplasia mandibular (micrognatia) associada ao quadro de fenda palatina.

II. **Fisiopatologia.** A obstrução das vias aéreas é produzida por deslocamento posterior da língua, associado ao tamanho pequeno da mandíbula.

III. **Apresentação clínica.** A intensidade dos sintomas varia, mas a maioria dos neonatos manifesta alto grau de obstrução parcial das vias aéreas superiores.

IV. Tratamento
  A. **Os bebês com envolvimento leve** podem ser cuidados na posição prona e alimentados por meio de um bico especial de Breck. Nas próximas semanas a meses, a mandíbula cresce, e o grau de obstrução diminui.
  B. **Casos mais graves** exigem tubos nasofaríngeos, distração da mandíbula ou outros procedimentos para manter a língua na posição anterior. Em geral, a traqueotomia é o último recurso.

FENDA LARINGOTRAQUEOESOFÁGICA
  I. **Definição.** Anomalia congênita rara em que existe separação incompleta entre a laringe (e às vezes da traqueia) e o esôfago, resultando em um canal comum de esôfago e via aérea. Essa comunicação pode ser curta ou se estender por quase toda a extensão da traqueia.
  II. **Fisiopatologia.** A comunicação persistente entre a laringe (e, às vezes, uma porção significativa da traqueia) e o esôfago resulta em sintomas recorrentes de desconfortos de aspiração e respiratório durante a alimentação.
  III. **Apresentação clínica.** O desconforto respiratório durante a alimentação é o sintoma de apresentação.
  IV. **Diagnóstico.** A deglutição de contraste pode sugerir a anomalia, mas a endoscopia é essencial para estabelecer o diagnóstico e delinear a extensão do defeito.
  V. **Tratamento.** A fenda laringotraqueoesofágica é tratada com correção cirúrgica, um procedimento difícil e, muitas vezes, malsucedido.

ANEL VASCULAR
  I. **Definição.** A expressão "**anel vascular**" denota várias anomalias do arco aórtico e de seus ramos que criam um "anel" de vasos ao redor da traqueia e do esôfago.
  II. **Fisiopatologia.** A obstrução parcial da traqueia, do esôfago ou de ambos pode resultar da compressão extrínseca pelo anel de vasos circundantes.
  III. **Apresentação clínica.** Disfagia e/ou estridor (insuficiência respiratória) são os modos de apresentação. O comprometimento da via aérea raramente é grave e geralmente se apresenta como estridor.
  IV. **Diagnóstico.** O diagnóstico é feito pela ingestão de bário, que identifica a compressão extrínseca do esôfago na região do arco aórtico. A tomografia computadorizada (CT) e a investigação por imagens de ressonância magnética (MRI) são úteis para mais bem definir a anatomia.
  V. **Tratamento.** O tratamento consiste na divisão cirúrgica de uma porção do anel vascular constritivo. O plano cirúrgico deve ser adaptado ao tipo específico de anomalia.

FÍSTULA TRAQUEOESOFÁGICA DO TIPO E (OU TIPO H)
  I. **Definição.** Esta anomalia é um tipo incomum de fístula traqueoesofágica (TEF) constituindo até 5% dos casos. A continuidade esofágica está intacta, mas existe uma fístula entre a traqueia posterior e o esôfago anterior.
  II. **Fisiopatologia.** Quando a fístula é pequena, a aspiração "silenciosa" que resulta em pneumonite ocorre durante as alimentações. Se a fístula for excessivamente grande, tosse e sufocamento podem acompanhar cada alimentação.
  III. **Apresentação clínica.** Como já informado, os sintomas dependem do tamanho da fístula. Este subtipo de TEF frequentemente escapa ao diagnóstico no período neonatal.
  IV. **Diagnóstico.** A deglutição de bário é o estudo diagnóstico inicial, mas, às vezes, falha na identificação da fístula. A sensibilidade do teste pode ser aumentada com uma seriografia gastrointestinal superior (UGI). Neste caso, uma sonda nasogástrica colocada no esôfago distal é retirada lentamente ao mesmo tempo em que se instila o contraste solúvel em água. O procedimento mais preciso é a broncoscopia (frequentemente combinada com a esofagoscopia). Isto deverá permitir a descoberta e talvez a canulação da fístula.
  V. **Tratamento.** A correção cirúrgica é necessária. A abordagem (via pescoço ou tórax) é determinada pela localização da fístula.

ENFISEMA LOBAR CONGÊNITO

   I. **Definição.** O **enfisema lobar** denota a hiperexpansão dos espaços aéreos em um segmento ou lobo do pulmão.
  II. **Fisiopatologia.** O ar inspirado é aprisionado em um espaço fechado. À medida que esse ar se expande, o pulmão normal é cada vez mais comprimido. Os problemas císticos são mais comuns nos lobos superiores.
 III. **Apresentação clínica.** Cistos pequenos podem causar poucos ou nenhum sintoma e são prontamente visualizados na radiografia. Cistos gigantes podem causar desconforto respiratório significativo, com desvio do mediastino e comprometimento do pulmão contralateral.
  IV. **Diagnóstico.** Frequentemente, os cistos são facilmente visualizados nas radiografias planas do tórax. Entretanto, os achados radiológicos podem ser confundidos com os de um pneumotórax de tensão. A CT do tórax é sempre útil.
   V. **Tratamento.** As opções terapêuticas incluem observação para cistos pequenos assintomáticos, reposicionamento do tubo endotraqueal para ventilar seletivamente o pulmão não envolvido durante 6–12 horas, broncoscopia para lavagem endotraqueal e ressecção operatória do cisto com ou sem o lobo do qual ele se origina.

MALFORMAÇÃO ADENOMATOIDE CÍSTICA

   I. **Definição.** O termo **malformação adenomatoide cística (CAM)** abrange um espectro de malformações pulmonares congênitas, envolvendo vários graus de formação cística e que se comunica com a árvore traqueobrônquica normal. Há 3 tipos (I, II e III) dependendo do tamanho dos cistos dentro da malformação.
  II. **Fisiopatologia.** A intensidade dos sintomas está relacionada com a quantidade de pulmão envolvida e, especialmente, com o grau de compressão normal ipsolateral e contralateral.
 III. **Apresentação clínica.** Os sinais de insuficiência respiratória, como taquipneia e cianose, são os modos de apresentação.
  IV. **Diagnóstico.** O padrão característico da radiografia de tórax é o de múltiplas bolhas de ar discretas, às vezes com níveis hidroaéreos, envolvendo uma região do pulmão. A aparência radiográfica pode ser semelhante ao da hérnia diafragmática congênita (CDH).
   V. **Tratamento.** O tratamento é a ressecção cirúrgica do lobo afetado do pulmão, permitindo a reexpansão do tecido pulmonar normal comprimido. Se a malformação for pequena e sem sintomas, o tratamento cirúrgico poderá esperar até que o bebê complete alguns meses de idade.

SEQUESTRO PULMONAR

   I. **Definição.** Sequestro pulmonar é o nome dado a massas de tecido anormal com suprimento sanguíneo aberrante que surgem de fonte sistêmica, não pulmonar. Elas podem ser intralobares ou extralobares. Os sequestros intralobares possuem conexões anormais à árvore traqueobrônquica. Os extralobares possuem pleura separada e não apresentam conexões à árvore traqueobrônquica.
  II. **Fisiopatologia.** Em geral, o sequestro não é reconhecido no recém-nascido. Sequestros intralobares são encontrados após infecções recorrentes e frequentes. Os extralobares em geral não estão associados a infecções.
 III. **Apresentação clínica.** Massa pulmonar encontrada com ou sem infecções recorrentes e frequentes.
  IV. **Diagnóstico.** O diagnóstico é feito por radiografia de tórax e tomografia computadorizada.
   V. **Tratamento.** Justifica-se a ressecção cirúrgica. O suprimento sanguíneo aberrante pode-se originar a partir da área abaixo do diafragma.

HÉRNIA DIAFRAGMÁTICA CONGÊNITA

I. **Definição.** Um canal pleuroperitoneal patente através do hiato pleuroperitoneal (forame de Bochdalek) é o defeito mais comum na hérnia diafragmática congênita (CDH) (95%). Um defeito anterior central do diafragma (hérnia diafragmática retroesternal congênita, ou hérnia de Morgagni) é menos comum e geralmente não associado à hipoplasia do pulmão.

II. **Fisiopatologia**
   A. **Pré-natal.** A comunicação anormal entre as cavidades peritoneal e pleural permite a herniação do intestino para dentro do espaço pleural à medida que o trato GI em desenvolvimento retorna de sua fase extracolômica, com 10–12 semanas de gestação. Dependendo do grau de compressão pulmonar pelo intestino herniado, pode haver diminuição acentuada da ramificação brônquica, multiplicação limitada de alvéolos e persistência de hipertrofia muscular em arteríolas pulmonares. Essas anormalidades do pulmão são mais notáveis do mesmo lado da CDH (geralmente o esquerdo); elas também podem estar presentes até certo nível no pulmão contralateral.
   B. **Pós-natal.** Após o parto, a anomalia anatômica pode contribuir para as seguintes condições patológicas:
   1. **Insuficiência do parênquima pulmonar.** Os bebês com CDH possuem massa pulmonar funcional anormalmente pequena. Alguns possuem tão poucas passagens de condução de ar e alvéolos desenvolvidos – um quadro conhecido como **insuficiência parenquimatosa pulmonar** – que a sobrevida é improvável.
   2. **Hipertensão pulmonar.** Bebês com CDH estão predispostos à hipertensão pulmonar persistente do recém-nascido (PPHN), também conhecida como circulação fetal persistente. Neste quadro, o sangue é desviado para longe dos pulmões por meio do forame oval e do ducto arterial patente. Um desvio (*shunt*) promove acidose e hipóxia, ambas representando estímulos potentes à vasoconstrição pulmonar adicional. Por isso, estabelece-se um círculo vicioso de deterioração clínica.

III. **Apresentação clínica.** A maioria dos bebês com CDH exibe desconforto respiratório significativo nas primeiras horas de vida.

IV. **Diagnóstico.** O diagnóstico pré-natal pode ser confiavelmente feito por ultrassonografia. O parto deverá ocorrer em um centro neonatal com capacidade total para reanimação, incluindo suporte extracorpóreo à vida/oxigenação extracorpórea por membrana (ECLS/ECMO). Os bebês afetados tendem a apresentar abdome escafoide, por causa da escassez de trato GI localizada no abdome. A auscultação revela sons respiratórios diminuídos do lado afetado. O diagnóstico é estabelecido por uma radiografia de tórax que revela padrão de gases intestinais em um hemitórax, com desvio das estruturas do mediastino para o outro lado e comprometimento do pulmão contralateral.

V. **Tratamento**
   A. **Cateter arterial de demora.** Os níveis de gasometria arterial deverão ser monitorados por um cateter arterial.
   B. **Cuidados de suporte.** A intubação com ventilação por pressão positiva deverá ser iniciada imediatamente. Na CDH, os pulmões podem ser deficientes em surfactante, e a terapia de reposição pode ser útil. Várias estratégias diferentes para suportes respiratório e metabólico apropriados já foram descritas, incluindo: hipercapnia permissiva com ventilação convencional, ventilação oscilatória e/ou adição de óxido nítrico inalado. Todas essas terapias visam fornecer a vasodilatação pulmonar máxima com lesão secundária mínima ao pulmão por causa do barotrauma.
   C. **Tubo nasogástrico.** Um tubo nasogástrico deverá ser inserido para amenizar a distensão gasosa do estômago e do intestino. Todo cuidado deve ser tomado para garantir que o tubo permaneça funcional e não se obstrua.
   D. **Correção cirúrgica.** É realizada pela redução do intestino intratorácico e fechamento do defeito do diafragma. A intervenção cirúrgica é um elemento essencial do tratamento, mas não é a chave para a sobrevida. A maioria dos especialistas favorece a conduta retardada, permitindo que o recém-nascido estabeleça um leito vascular pulmonar hiper-reativo e melhore a complacência pulmonar. Se indicado, o procedimento ECMO/ECLS pode ser instituído, e o

reparo da hérnia é executado imediatamente após a estabilização em ECMO/ECLS, ou após a descanulação bem-sucedida desse procedimento.
E. **Suporte extracorpóreo à vida/oxigenação extracorpórea por membrana (ECLS/ECMO).** Usado no tratamento de neonatos com insuficiência respiratória grave. A exposição do sangue venoso ao circuito do ECMO/ECLS permite a correção de anormalidades da PO_2 e da Pco_2, à medida que os pulmões se recuperam do trauma associado à ventilação com pressão positiva (Capítulo 18).

VI. **Prognóstico.** As taxas de mortalidade para bebês com CDH ainda estão na faixa de 50%. Essa taxa elevada tem impulsionado a pesquisa por outros modos de tratamento, além da modalidade de ECLS que é dispendiosa e trabalhosa.
A. **Cirurgia fetal.** Esse procedimento tem sido realizado com sucesso em base de estudo de caso, com a ideia de que a intervenção *in utero* reduzirá o risco de desenvolvimento de hipoplasia pulmonar, o que pode ser incompatível com a vida após o parto. Entretanto, estudos clínicos de oclusão traqueal do feto e correção fetal completa foram abandonados por causa da elevada taxa de mortalidade.
B. **Medicamentos.** Outra área principal de pesquisa é a tentativa de desenvolver um agente farmacológico para reduzir a resistência vascular pulmonar de modo seletivo. Até o momento, dados precoces promissores sobre óxido nítrico inalado foram temperados com a percepção de que ele não reverte a hipertensão pulmonar. Sildenafil (0,5–1 mg/kg cada 6 horas) já demonstrou reduzir a hipertensão pulmonar em neonatos com PPHN.

Referências Selecionadas

Dimmitt RA, Moss RL, Rhine WD, Benitz WE, Henry MC, Vanmeurs KP. Venoarterial versus venovenous extracorporeal membrane oxygenation in congenital diaphragmatic hernia: the extracorporeal life support organization registry, 1990–1999. *J Pediatr Surg.* 2001;36:1199.
Greenholz SK. Congenital diaphragmatic hernia: an overview. *Semin Pediatr Surg.* 1996;5:216.
Grosfeld JL, O'Neill JA, Coran AG, Fonkalsrud E, eds. *Pediatric Surgery.* 6th ed. St. Louis, MO: Mosby-Year Book; 2006.
Harting MT, Lally KP. Surgical management of neonates with congenital diaphragmatic hernia. *Semin Pediatr Surg.* 2007;16(2):109-114.
Logan JW, Rice HE, Goldberg RN, Cotten CM. Congenital diaphragmatic hernia: a systematic review and summary of best-evidence practice strategies. *J Perinatol.* 2007;27(9):535-549.
Nuchtern JG, Harberg FJ. Congenital lung cysts. *Semin Pediatr Surg.* 1994;3:233.
O'Neill JA, Grosfeld J, Fonkalsrud E, Coran AG, Caldamone AA, eds. *Principles of Pediatric Surgery.* 2nd ed. St. Louis, MO: Mosby; 2004.
Skinner SC, Hirschl RB, Bartlett RH. Extracorporeal life support. *Semin Pediatr Surg.* 2006;15(4):242-250.
Wung JT, Sahni R, Moffitt ST, Lipsitz E, Stolar CJ. Congenital diaphragmatic hernia: survival treated with very delayed surgery, spontaneous respiration and no chest tube. *J Pediatr Surg.* 1995;30:406.

98 Doenças Cirúrgicas do Recém-Nascido: Massas Abdominais

MASSAS GASTROINTESTINAIS

As massas gastrointestinais são massas abdominais palpáveis que surgem do trato gastrointestinal, são incomuns e tendem a ser císticas, de paredes lisas e móveis (dependendo do tamanho). As causas dessas massas incluem duplicações intestinais e cisto mesentérico. A malignidade é rara.

MASSAS HEPÁTICAS

A hepatomegalia resulta de várias condições. Quando o exame físico e a ultrassonografia sugerem a presença de massa discreta, a investigação por imagens de ressonância magnética (MRI) ou de tomografia computadorizada (CT) deverá ser realizada. Esses estudos são frequentemente diagnósticos e ajudam no planejamento cirúrgico. As lesões incluem:

I. **Cistos hepáticos.** Cistos hepáticos congênitos, solitários e não parasitários são raros em recém-nascidos.

II. **Tumores sólidos e benignos**
   A. **Hamartomas** frequentemente possuem um componente cístico. Eles se caracterizam por septações internas finas sem calcificações. A remoção cirúrgica e a marsupialização são opções.
   B. **Hemangioendoteliomas** são os tumores hepáticos sólidos e benignos mais comuns em crianças. São frequentemente assintomáticos, mas podem-se apresentar com alta insuficiência de débito cardíaco, anemia, trombocitopenia e coagulopatia (Síndrome de Kasabach-Merritt). As transaminases hepáticas e a α-fetoproteína estão geralmente dentro da normalidade. O diagnóstico pode ser feito por varredura de CT com contraste ou MRI. Tipicamente, as lesões começam a regredir aproximadamente com 1 ano de idade. O tratamento é reservado para lesões sintomáticas. As opções incluem: interferon, corticosteroides sistêmicos ou vincristina. A ressecção cirúrgica, embolização e transplante de fígado já foram descritos para lesões selecionadas.

III. **Tumores malignos.** O hepatoblastoma é o câncer de fígado mais comum em neonatos. A α-fetoproteína do soro geralmente está elevada. Embora a ressecção cirúrgica permaneça a chave para a cura, novos protocolos quimioterapêuticos (cisplatina e doxorrubicina) melhoraram o prognóstico anteriormente nefasto para os bebês portadores desse tumor. O transplante hepático para lesões não ressecáveis está associado a resultados melhorados.

MASSAS OVARIANAS

Um **cisto de ovário simples** é a causa frequente de massa abdominal palpável no bebê do sexo feminino. Ele se apresenta como massa abdominal relativamente móvel e de paredes lisas. Esse cisto não está associado ao câncer, e a excisão com preservação de qualquer tecido ovariano é o procedimento de cura. Lesões menores (≤ 5 cm) podem ser acompanhadas por ultrassonografia seriada durante o primeiro ano de vida, contanto que regridam. As lesões maiores podem-se beneficiar da aspiração percutânea para reduzir o risco de torção ovariana.

MASSAS RENAIS

(Consulte também Capítulos 100 e 101). Na maioria das séries clínicas, a maior parte das massas abdominais neonatais surge dos rins. Elas podem ser uni ou bilaterais, sólidas ou císticas. Após o exame físico, a ultrassonografia deverá ser obtida para definir se a massa é sólida ou cística, para determinar a presença ou ausência de rins normais e para avaliar outras anormalidades intra-abdominais. Em situações sele-

cionadas, procedimentos complementares, como exame renal por CT, pielografia retrógrada, venografia e arteriografia, podem ser necessários para definir a patologia e planejar a terapia apropriada.
  I. **Rim displásico multicístico.** Esta é a doença cística renal mais comum do recém-nascido e se apresenta, geralmente, unilateral. A ultrassonografia pode definir a natureza do transtorno e as varreduras por CT/nucleares são úteis na avaliação do restante do sistema urinário. A nefrectomia pode ser justificada.
  II. **Hidronefrose.** A obstrução urinária, dependendo da localização, pode causar massas abdominais e nos flancos, uni ou bilaterais. O tratamento é feito pela correção da lesão obstrutiva ou por descompressão proximal. Um rim que perdeu a função por causa da pressão retrógrada geralmente deverá ser removido. A uropatia obstrutiva pode ser adequada para intervenções *in utero*. A descompressão do sistema urinário fetal obstruído pode melhorar a situação pós-natal e aumentar a sobrevida.
  III. **Doença renal policística infantil.** Também conhecida como doença do rim policístico autossômica recessiva. Essa entidade envolve os dois rins e acarreta prognóstico sombrio.
  IV. **Trombose da veia renal.** Este quadro se apresenta, tipicamente, nos primeiros 3 dias de vida, com hematúria e ≥ 1 massa nos flancos. A diabetes materna e a desidratação são fatores de risco. Em geral, recomenda-se o tratamento conservador.
  V. **Tumor de Wilms.** Consulte Capítulo 101.

Referências Selecionadas

Albanese CT, ed. Abdominal masses in the newborn. *Semin Pediatr Surg.* 2000;9:107.
Holcomb GW, Murphy JP, eds. *Ashcraft's Pediatric Surgery.* 5th ed. Philadelphia, PA: Saunders Elsevier; 2010.
Leclair MD, El-Ghoneimi A, Audry G, *et al.* French Pediatric Urology Study Group: The outcome of prenatally diagnosed renal tumors. *J Urol.* 2005;173:186-189.

99 Doenças Cirúrgicas do Recém-Nascido: Obstrução do Trato Alimentar

ATRESIA DE ESÔFAGO COM FÍSTULA TRAQUEOESOFÁGICA

  I. **Definição.** A **fístula traqueoesofágica do Tipo C (TE)** é o tipo mais comum de atresia esofágica (85%). O esôfago termina cego, aproximadamente 10–12 cm das narinas, e o esôfago distal se comunica com a traqueia posterior (fístula traqueoesofágica [TEF] distal). A **atresia esofágica "pura" do Tipo A** implica em atresia esofágica sem TEF (10% dos casos), e sua apresentação é semelhante sem a presença de ar gastrointestinal distal.
  II. **Fisiopatologia.** Por causa da obstrução esofágica, a criança não é capaz de maneiar as secreções, resultando em "salivação excessiva" e aspiração do conteúdo da faringe. A comunicação entre a árvore traqueobrônquica e a fístula distal permite que o bebê, ao chorar, distenda significativamente o estômago com ar. Esse prejuízo da excursão do diafragma pode promover atelectasia basilar e angústia respiratória. Além disso, a TEF distal permite o refluxo das secreções gástricas diretamente para dentro da árvore traqueobrônquica, causando pneumonite ou pneumonia química.
  III. **Apresentação clínica.** A gestação pode ser complicada por poli-hidrâmnio. Tipicamente, o recém-nascido é incapaz de manejar as secreções orais e exige aspiração frequente. As tentativas de alimentação resultam em pronta regurgitação, tosse, sufocamento e cianose.

IV. **Diagnóstico.** A sonda nasogástrica não pode ir além de 10–12 cm das narinas. A radiografia de tórax mostra a sonda terminando na região da entrada torácica. A bolsa superior pode ser mais bem visualizada inflando-se 20–30 mL de ar na sonda, enquanto a radiografia está sendo obtida. Ar no trato gastrointestinal confirma a presença de fístula distal. A radiografia deverá ser examinada quanto a anomalias do esqueleto, infiltrados pulmonares, tamanho e formato do coração e padrões de gases intestinais abdominais. Recomenda-se a avaliação apropriada para a associação VATER/VACTERL.

V. **Tratamento**
   A. **Tratamento pré-operatório.** Este procedimento deve-se concentrar na proteção dos pulmões pela drenagem da bolsa esofágica proximal com sonda de demora do sistema "replogle" ou aspiração frequente. A colocação do bebê em posição relativamente ereta (45°) reduz a probabilidade de refluxo do conteúdo gástrico para cima, pelo esôfago distal e para dentro da traqueia. Antibióticos de amplo espectro devem ser administrados, e um ecocardiograma é recomendado para avaliar anomalias cardíacas e no arco da aorta.
   B. **Tratamento cirúrgico.** Os passos e o cronograma do tratamento cirúrgico devem ser individualizados à anatomia do bebê. Alguns cirurgiões realizam gastrostomia preliminar para descomprimir o estômago e fornecer proteção adicional contra o refluxo. A ligadura da TEF em estágio único e a anastomose esofágica via toracotomia ou toracoscopia é a intervenção preferida, se o estado clínico do bebê assim o permitir.
   C. **Atresia esofágica do Tipo A.** Este quadro está associado à incidência maior de um intervalo longo entre os segmentos esofágicos proximal e distal. A correção cirúrgica retardada permite o crescimento dos segmentos e a anastomose primária. A nutrição enteral é fornecida via gastrostomia.

OBSTRUÇÃO DUODENAL

I. **Definição.** A obstrução da luz do duodeno pode ser completa, parcial, pré- ou pós-ampular e causada por problemas intrínsecos ou extrínsecos.

II. **Fisiopatologia**
   A. **A atresia duodenal** é a obstrução completa da luz, e a estenose duodenal é uma obstrução parcial. Frequentemente, o quadro está associado à trissomia 21 (33%).
   B. **Pâncreas anular** é uma anomalia congênita de desenvolvimento do pâncreas em que o tecido pancreático forma um anel ao redor do duodeno descendente, levando à obstrução completa ou parcial do duodeno.
   C. **Má rotação.** Isto se refere a várias anormalidades de rotação intestinal e de fixação que pode causar obstrução duodenal parcial ou completa. Os anexos peritoneais anormais (faixas de Ladd) podem comprimir extrinsecamente o duodeno. O vólvulo ocorre quando todo o intestino médio se enrola sobre seu pedículo vascular, a artéria mesentérica superior, resultando em obstrução duodenal, isquemia do intestino médio e, por fim, necrose.

III. **Apresentação clínica**
   A. **Geral.** Os recém-nascidos com obstrução duodenal se apresentam, tipicamente, com vômito bilioso, mas a distensão abdominal não é comum. O poli-hidrâmnio pode ser evidente no exame pré-natal.
   B. **Atresia duodenal.** Síndrome de Down, atresia esofágica e ânus imperfurado são quadros associados à atresia duodenal. A êmese não é biliosa, quando a obstrução é proximal à ampola hepatopancreática (ampola de Vater).
   C. **Volvo do intestino médio.** Este quadro se apresenta, tipicamente, com vômito bilioso e evidência de isquemia intestinal (letargia, acidose, fezes sanguinolentas etc.) e ocorre, mais frequentemente, nas primeiras semanas de vida. Anteriormente, o bebê pode ter passado bem ou apresentado pequenas dificuldades alimentares. **Esta é uma emergência cirúrgica real.**

IV. **Diagnóstico.** A causa exata da obstrução pode não ser totalmente esclarecida antes da laparotomia.
   A. **Radiografia do abdome.** Na obstrução duodenal completa, a "**bolha dupla**" é o achado patognomônico. São observadas somente duas luminosidades abdominais: uma no estôma-

go, e uma na primeira porção do duodeno. O restante do trato gastrointestinal (GI) se apresenta sem gás.
   B. **Estudos radiológicos com contraste**
      1. **Obstrução parcial.** Este quadro provavelmente exige uma série de exames do GI superior (UGI) para identificar o sítio da obstrução.
      2. **Má rotação.** Este quadro é mais bem avaliado pelo estudo do UGI para identificar o músculo suspensor do duodeno (ligamento de Treitz). Às vezes, o clíster opaco pode ser útil para documentar a posição do ceco. A má rotação com volvo é uma emergência, e os estudos de imagem não deverão retardar a intervenção cirúrgica em um bebê em condições críticas.
V. **Tratamento**
   A. **Atresia duodenal ou pâncreas anular.** Em casos de atresia ou pâncreas anular, a descompressão gástrica controla o vômito e permite a correção cirúrgica "eletiva".
   B. **Má rotação.** A **má rotação demanda intervenção cirúrgica imediata** quando identificada, porque a viabilidade do intestino desde o duodeno até o cólon transverso pode estar em risco por causa do volvo do intestino médio.
   C. **Obstrução proximal desconhecida.** Nos casos em que a fonte da obstrução é obscura, a reanimação apropriada e a exploração cirúrgica precoce são justificadas para comprovar que a obstrução não é decorrente de uma lesão causadora de isquemia intestinal.

OBSTRUÇÃO INTESTINAL PROXIMAL

I. **Definição.** A obstrução intestinal proximal é uma obstrução do jejuno.
II. **Fisiopatologia.** A obstrução do jejuno resulta, tipicamente, da atresia desse segmento do intestino, geralmente como resultado de um acidente vascular *in utero*.
III. **Apresentação clínica.** Os bebês com obstrução do jejuno geralmente apresentam vômito bilioso associado à distensão abdominal mínima, porque apenas algumas alças do intestino estão envolvidas no processo de obstrução.
IV. **Diagnóstico.** Uma **radiografia plana do abdome** revela algumas alças do intestino delgado dilatadas sem gás distal. Pode ser difícil distinguir entre atresia jejunal e volvo do intestino médio somente com radiografias planas. Pequenos volumes de gás distal podem indicar a ocorrência de volvo.
V. **Tratamento.** A correção cirúrgica é necessária. O intestino proximal dilatado é geralmente ressecado ou afunilado. O resultado será determinado pela extensão de intestino remanescente e por outras comorbidades.

OBSTRUÇÃO INTESTINAL DISTAL

   1. **Definição.** O termo **obstrução intestinal distal** denota obstrução parcial ou completa da porção distal do trato GI. Pode haver obstrução do intestino delgado (íleo) ou do cólon, obstrução física (doença do mecônio ou atresia) ou obstrução funcional (síndrome do cólon esquerdo hipoplásico ou doença de Hirschsprung). O diagnóstico diferencial inclui:
   A. **Atresia jejunal/ileal** que pode ser única ou múltipla. Em geral, esta é uma obstrução completa.
   B. **Íleo meconial**
      1. **Obstrução não complicada (simples) do íleo terminal** que ocorre por rolhas de mecônio espessado. O íleo meconial está associado à fibrose cística (CF).
      2. **Íleo meconial complicado** que implica no comprometimento da viabilidade intestinal, pré- ou pós-natal, por causa de perfuração, volvo ou atresia.
   C. **Atresia colônica.**
   D. **Síndrome de rolha meconial.**
   E. **Síndrome do cólon esquerdo hipoplásico,** encontrada frequentemente em bebês de mães diabéticas.

F. Doença de Hirschsprung (megacólon aganglônico congênito).

II. **Apresentação clínica.** Os neonatos com lesões obstrutivas no intestino distal apresentam sinais e sintomas similares. Tipicamente, eles apresentam abdome distendido, não eliminam mecônio e vomitam material bilioso.

III. **Diagnóstico**
   A. **Radiografias abdominais.** Estas radiografias mostram múltiplas alças de intestino dilatadas. O sítio da obstrução (intestino delgado distal *vs.* cólon) não pode ser determinado em radiografias planas.
   B. **Estudos radiográficos com contraste.** O teste diagnóstico preferido é o clíster opaco. Ele pode identificar atresia colônica, delinear um microcólon (significando obstrução completa do intestino delgado distal) ou sugerir uma zona de transição (indicando a doença de Hirschsprung). O procedimento pode identificar e tratar as síndromes da rolha meconial e do cólon esquerdo hipoplásico. Se o teste estiver dentro da normalidade, os quadros de atresia ileal, íleo meconial e doença de Hirschsprung serão possibilidades.
   C. **Avaliação de fibrose cística (CF).** A triagem do bebê para tripsinogênio imunorreativo (IRT) (feito em todos os recém-nascidos) é feita como parte da triagem dos bebês para descartar a presença de CF. Se o nível dessa substância for elevado, mais testes são realizados (teste sanguíneo para determinar a presença de mutações do gene da CF ou então novo IRT), seguido de teste de concentração de cloro no suor (*sweat chloride*).
   D. **Biópsia da mucosa do reto para detecção histológica de células ganglionares.** Este é o teste apropriado para a doença de Hirschsprung. Às vezes, a laparotomia é necessária para determinar a natureza exata do problema em bebês com resultado normal no clíster opaco.

IV. **Tratamento.** Consulte também Capítulo 70.
   A. **Tratamento não cirúrgico.** Em casos de rolha de mecônio e cólon esquerdo hipoplásico, este tratamento é realizado com estimulação e é "curativo" ou por clíster opaco de água ou por estimulação do reto.
      1. **A passagem de tempo e a estimulação colônica por exame digital e enemas retais** promovem o retorno da peristalse efetiva.
      2. **As crianças que recuperam a função intestinal aparentemente normal** deverão ser avaliadas quanto à doença de Hirschsprung por meio de biópsia da mucosa do reto. Uma pequena porcentagem de pacientes com síndrome da rolha meconial é confirmada como portadora de aganglionose colônica.
      3. **Com frequência, o Íleo meconial não complicado pode ser tratado por meios não cirúrgicos.** Enemas repetidos com Hypaque® ou acetilcisteína (Mucomyst®) podem amaciar o mecônio espessado no íleo terminal e aliviar a obstrução.
   B. **Terapia cirúrgica.** A intervenção cirúrgica urgente é exigida para atresias, íleo meconial complicado e sempre que o diagnóstico não puder ser feito por outros meios. A doença de Hirschsprung é sempre tratada cirurgicamente. Há três tipos de intervenção cirúrgica aceitos para essa doença. Já foram descritos procedimentos laparoscópico, aberto e transanal:
      1. Reparo estadiado com criação de colostomia usando intestino ganglônico no período neonatal.
      2. Procedimento cirúrgico definitivo, enquanto o bebê está na unidade de terapia intensiva.
      3. Reparo retardado de um estádio quando o bebê atingir o dobro de seu peso ao nascer. As irrigações/enemas terapêuticos são usados para manter o cólon distal descomprimido.

ÂNUS IMPERFURADO

Consulte também Capítulo 70.

I. **Definição.** Ânus imperfurado é a falta da abertura anal com localização e tamanho apropriados. A condição apresenta dois tipos: alto e baixo.
   A. **Ânus imperfurado alto.** O reto termina acima do músculo puborretal, o principal músculo responsável por manter a continência fecal. Nunca há uma fístula associada ao períneo. No sexo masculino, pode haver uma fístula no trato urinário. O ânus imperfurado alto é muito mais comum no sexo masculino.

B. **Ânus imperfurado baixo.** O reto atravessa o músculo puborretal na posição correta. As variantes incluem estenose anal, ânus imperfurado com fístula perineal e ânus imperfurado sem fístula.
II. **Diagnóstico.** O diagnóstico é feito por inspeção do períneo e calibração de qualquer abertura que elimine mecônio (*i.e.,* sonda do quinto dedo, termômetro retal ou tubo flexível de alimentação). Todos os pacientes com ânus imperfurado deverão ser submetidos a estudos radiográficos da coluna lombossacral e do trato urinário, pois existe incidência elevada de dismorfismo nessas áreas. O ultrassom e a investigação por ressonância magnética da coluna vertebral são usados para avaliar a possibilidade de cordão umbilical amarrado.
III. **Tratamento.** A intervenção cirúrgica no recém-nascido consiste em colostomia para anomalias altas e anoplastia perineal ou dilatação de fístula para lesões baixas. Se o nível [da anomalia] for desconhecido, é preferível a criação da colostomia em comparação à exploração cega do períneo. Caso a colostomia seja realizada, o membro distal poderá ser estudado com enemas de contraste para se determinar o nível em que o reto termina e para determinar a presença ou não de uma fístula.

ENTEROCOLITE NECROSANTE

Consulte também Capítulo 103.
I. **Definição.** Na maioria dos centros, a enterocolite necrosante (NEC) é a indicação mais comum para cirurgia abdominal em recém-nascidos. Este quadro é causado pela combinação de lesão da mucosa, hipóxia relativa e infecção da parede intestinal.
II. **Diagnóstico.** O diagnóstico radiográfico de NEC "verdadeira" exige a presença de pneumatose intestinale/ou ar na veia porta. Distensão abdominal, evacuações sanguinolentas e intolerância alimentar em um bebê que anteriormente tolerava alimentos são todos sinais dessa anomalia. O diagnóstico definitivo exige evidência radiográfica ou biópsia do intestino afetado.
III. **Tratamento**
A. **Tratamento não cirúrgico.** Descompressão intestinal com sonda nasogástrica ou orogástrica tipo replogle, reanimação agressiva com fluidos, antibióticos de amplo espectro (incluindo cobertura anaeróbia) e suporte inotrópico, quando necessário. Exames abdominais em série, testes de laboratório e radiografias abdominais também devem ser obtidos. Recomenda-se consulta precoce a um cirurgião.
B. **Tratamento cirúrgico.** A exploração abdominal é geralmente reservada para bebês com necrose de espessura total do intestino. Um quadro de pneumoperitônio indica perfuração intestinal e é mais bem identificado com a radiografia em decúbito lateral esquerdo. As indicações relativas para a cirurgia incluem eritema da parede abdominal e massa abdominal fixa. A formação tardia de estenose complica cerca de 15 a 25% dos casos de NEC e se apresenta com sinais de obstrução intestinal.

Referências Selecionadas

Bianchi A. One stage neonatal reconstruction without stoma for Hirschsprung's disease. *Semin Pediatr Surg.* 1998;7:170.
Chwals WJ, Blakely ML, Cheng A, *et al.* Surgery-associated complications in necrotizing enterocolitis: a multi-institutional study. *J Pediatr Surg.* 2001;36:1722.
Grosfeld JL, O'Neill JA, Fonkalsrud EW, Coran AG, eds. *Pediatric Surgery.* 6th ed. St. Louis, MO: Mosby-Year Book; 2006.
Levitt MA, Peña A. Outcomes from the correction of anorectal malformations. *Curr Opin Pediatr.* 2005;17:394-401.
Moss RL, Dimmitt RA, Henry MC, Geraghty N, Efron B. A meta-analysis of peritoneal drainage versus laparotomy for perforated necrotizing enterocolitis. *J Pediatr Surg.* 2001;36:1210.
O'Neill JA, Grosfeld JL, Fonkalsrud EW, Coran AG, Caldmone AA, eds. *Principles of Pediatric Surgery.* 2nd ed. St. Louis, MO: Mosby; 2004.

100 Doenças Cirúrgicas do Recém-Nascido: Transtornos Urológicos

As massas renais são discutidas no Capítulo 101.

TESTÍCULO NÃO DESCIDO (CRIPTORQUIDISMO)

I. **Definição.** A descida dos testículos pode ocorrer antes do nascimento ou nos primeiros 6 meses de vida, depois do que o criptorquidismo ou testículo não descido ocorre em até 10% dos bebês prematuros e em 0,8% dos bebês a termo.

II. **Apresentação clínica.** Os testículos podem não ser palpáveis ou localizados ao longo do curso do canal inguinal, na porção superior do escroto, na área retroescrotal e no períneo. O escroto ipsilateral pode ser hipoplásico e é possível a presença de hérnia ou de hidrocele. O criptorquidismo pode estar associado a outras anomalias, como os transtornos de desenvolvimento sexual (especialmente na presença de hipospadia), síndrome de ventre de passa (*prune belly*), extrofia da bexiga, transtornos hipofisários e várias outras síndromes.

III. **Diagnóstico.** O exame cuidadoso com a mão aquecida movimentando-se em orientação lateromedial a partir da espinha ilíaca superior anterior para a virilha ipsilateral é o método mais efetivo de distinguir um testículo palpável de um não palpável.

   A. **Testículos palpáveis.** Um testículo palpável deve ser diferenciado de quadros de hérnia, hidrocele, grão e de uma porção significativa em alça de ducto ou de epidídimo. Os bebês com testículo palpável não descido deverão ser acompanhados para assegurar a descida apropriada por volta dos 6 meses de idade.

   B. **Testículos não palpáveis.** Os estudos por imagens não são indicados para ajudar a identificar testículos não palpáveis. Se os testículos não forem palpáveis por volta dos 3 meses, deve-se encaminhar o bebê a um urologista pediátrico. Caso os dois testículos não forem palpáveis, um transtorno de diferenciação sexual, incluindo a hiperplasia suprarrenal congênita em uma menina, deverá ser considerado. A incidência de transtornos de diferenciação sexual em pacientes com hipospadia e testículos não palpáveis bilaterais é elevada e justifica a avaliação do cariótipo.

IV. **Tratamento.** A descida espontânea é possível até os 6 meses de idade, após o que só existe 1% de probabilidade de descida espontânea. Após os 6 meses, recomenda-se a orquiopexia para testículos palpáveis mal posicionados. Para testículos não palpáveis recomenda-se a laparoscopia para localizar o testículo ou identificar a artéria espermática característica de final cego e o *vas deferens*, penetrando no anel interno.

MASSAS ESCROTAIS E TESTICULARES

I. **Definição.** O diagnóstico diferencial de um exame testicular anormal em um neonato inclui:

   A. **Hidrocele.** Fluido dentro da túnica vaginal e/ou ao longo do cordão espermático. As hidroceles podem ter continuidade com a cavidade peritoneal por meio de um processo vaginal patente (hidrocele comunicante), ou ficar confinadas à túnica vaginal e ao cordão espermático distal a um processo vaginal obliterado (hidrocele não comunicante).

   B. **Hérnia (mais frequentemente inguinal indireta).** Protrusão do conteúdo intra-abdominal por meio de um processo vaginal patente lateral aos vasos epigástricos e ao longo do cordão espermático.

   C. **Torção testicular.** Torção do cordão espermático com redução ou cessação de fluxo sanguíneo testicular.

   D. **Tumor testicular.** Raro em recém-nascidos.

II. **Apresentação clínica.** A hidrocele não comunicante se apresenta como dilatação testicular indolor que não se reduz e não muda de tamanho. As hérnias e as hidroceles comunicantes apresentam, ambas, uma protuberância na virilha ou dilatação testicular que muda de tamanho e é frequentemente mais proeminente, com aumento da pressão intra-abdominal. As hérnias são geralmente indolores; entretanto, podem-se tornar doloridas, caso o conteúdo intraperitoneal fique encarcerado. A descoloração do escroto e o endurecimento testicular com ou sem inchaço significativo é típico de torção testicular perinatal. Na circunstância rara de tumor testicular, é possível apalpar uma massa firme e indolor dentro do testículo ou das partes moles paratesticulares.

III. **Diagnóstico.** O diagnóstico se baseia na história e no exame físico. O ultrassom pode avaliar rapidamente quanto à torção e a uma massa em potencial.

IV. **Tratamento.** As hérnias e as hidroceles comunicantes deverão ser reparadas quando diagnosticadas. A maioria das hidroceles não redutíveis se resolverá espontaneamente durante o primeiro ano de vida e justifica a observação. A torção perinatal deverá ser explorada urgentemente em conjunto com uma orquiopexia contralateral. Casos raros de massas escrotais deverão ser tratados com orquiectomia inguinal.

HIPOSPADIA

I. **Definição.** A hipospadia é definida por 3 componentes: desenvolvimento alterado da uretra distal, prepúcio dorsal encapuzado com falta de prepúcio ventral e curvatura ventral do pênis. A variante de megameato é um defeito uretral isolado com prepúcio completo normal e sem curvatura.

II. **Apresentação clínica.** O defeito é geralmente identificado ao nascimento com os achados clássicos de prepúcio dorsal encapuzado, curvatura ventral e meato uretral em localização proximal. O megameato pode ser identificado durante ou após a circuncisão.

III. **Diagnóstico.** O diagnóstico se baseia nos achados do exame físico. A hipospadia é classificada pela localização do meato uretral e pelo grau da curvatura. Cerca de 10% dos pacientes também apresentam criptorquidismo e até metade dessa população pode apresentar transtornos de desenvolvimento sexual (Capítulo 92). A cariotipagem deverá ser realizada em bebês com hipospadia proximal e testículos não palpáveis.

IV. **Tratamento.** A pele do prepúcio é usada na correção cirúrgica da hipospadia; portanto, a circuncisão do recém-nascido não deverá ser executada, se o defeito for identificado no nascimento. A necessidade de reparo e da abordagem cirúrgica se baseia na gravidade do defeito e na aparência cosmética do falo. O reparo é um procedimento eletivo, cuja melhor época para a realização é entre 6 e 18 meses de idade.

EPISPADIA

I. **Definição.** A epispadia isolada é a menos grave das malformações embriológicas "extróficas", resultando em desenvolvimento incompleto da uretra dorsal.

II. **Apresentação clínica.** Na epispadia isolada, a formação da uretra é incompleta, e a placa uretral é exposta em sentido dorsal. No sexo masculino, isto resulta em curvatura dorsal e fusão incompleta da glande. As meninas apresentam clitóris bífido e vagina em posição anterior. O envolvimento do colo da bexiga é comum, resultando em incontinência em ambos os sexos.

III. **Diagnóstico.** O diagnóstico se baseia no exame físico. A (UCM) miccional pode ser útil para definir a anatomia da uretra e da bexiga, mas não é uma exigência.

IV. **Tratamento.** A correção cirúrgica da curvatura e a reconstrução uretral são realizadas entre 6 e 18 meses de idade. A reconstrução do colo da bexiga e a restauração dos mecanismos de continência são retardadas até os 4-5 anos de idade.

EXTROFIA CLÁSSICA DA BEXIGA

I. Definição. A extrofia clássica da bexiga, considerada como resultado do desenvolvimento alterado da membrana da cloaca, é definida pela formação incompleta da parede abdominal anterior, da bexiga e da uretra dorsal.

II. Apresentação clínica. A anomalia pode ser identificada no período pré-natal ou no nascimento, e ocorre mais frequentemente no sexo masculino (3–6:1). A malformação denominada epispadia descrita anteriormente está presente, além de um grande defeito da parede abdominal ocupado pela placa da bexiga.

III. Diagnóstico. Os achados no ultrassom pré-natal incluem falta de preenchimento da bexiga, umbigo inferior, ramos púbicos dilatados e massa no abdome inferior. Os achados no exame físico incluem: epispadia, rotação externa dos ossos pélvicos, diástase púbica ampla, deslocamento anterior do ânus e um grande defeito da parede abdominal com placa da bexiga exposta.

IV. Tratamento. A placa da bexiga precisa ser protegida com uma cobertura de plástico fino ou curativo úmido. Existem debates na comunidade de urologia pediátrica; entretanto, atualmente a maioria dos pacientes com extrofia é submetida ao fechamento da bexiga, reparo da parede abdominal anterior e restauração da anatomia pélvica nos primeiros dias de vida. O defeito de epispadia é reparado ou nessa ocasião ou durante o primeiro ano de vida, com a reconstrução do colo da bexiga e o reparo dos mecanismos de continência retardados até os 4-5 anos de idade.

EXTROFIA DE CLOACA

I. Definição. A apresentação mais grave de malformações embriológicas "extróficas", a extrofia de cloaca, é definida pelos mesmos aspectos da extrofia da bexiga, além do desenvolvimento alterado do tubo digestório posterior e a presença de onfalocele.

II. Apresentação clínica. Os achados do ultrassom pré-natal de ausência da bexiga, defeito da parede abdominal na linha média anterior infraumbilical, onfalocele e mielomeningocele estavam presentes em mais de 50% dos pacientes com extrofia. No nascimento, a onfalocele estende-se em sentido superior, enquanto a placa aberta da bexiga é dividida por estruturas do tubo digestório posterior, o que, geralmente, inclui um segmento de íleo em prolapso para dentro. As malformações genitais são semelhantes àquelas vistas na extrofia, só que são mais intensas, frequentemente com separação completa do falo ou do clitóris.

III. Diagnóstico. Além dos achados do exame físico discutidos anteriormente, a extrofia da cloaca está também associada a anormalidades renais, anomalias da fusão mulleriana, anomalias intestinais, defeitos do quadril ou de um membro e defeitos do tubo neural.

IV. Tratamento. Como ocorre com os pacientes de extrofia clássica, a placa da bexiga deverá ser protegida com um envelope plástico ou curativo úmido. A investigação por imagens deverá incluir US renal e espinal e imagens do esqueleto. A cirurgia reconstrutora consiste em vários procedimentos estadiados com o objetivo inicial de fechamento da placa da bexiga além de reparo da onfalocele e de quaisquer defeitos associados do tubo neural. Procedimentos subsequentes são, então, necessários para tratar o tubo digestório posterior e as malformações genitais.

SÍNDROME (TRÍADE) DO VENTRE DE AMEIXA (*PRUNE BELLY*) (DE EAGLE-BARRETT)

I. Definição. A tríade consiste em musculatura abdominal deficiente, criptorquidismo bilateral e dilatação do trato urinário no sexo masculino.

II. Apresentação clínica. O termo *prune belly* se refere à aparência clássica de enrugamento da parede abdominal e flancos protuberantes, causados por vários graus de deficiência da parede abdominal. A apresentação varia desde a doença mais grave (categoria 1) associada ao oligo-hidrâmnio, displasia renal e hipoplasia pulmonar até a categoria 3 com aspectos externos leves e função renal estável. O grau de displasia renal é o único fator mais importante na determinação da gravidade da doença.

III. **Diagnóstico.** O diagnóstico clínico se baseia na aparência clássica da parede abdominal e das anomalias geniturinárias associadas.

IV. **Tratamento.** O tratamento inicial consiste em profilaxia antibiótica para a infecção do trato urinário (UTI) e avaliação da função renal. A maioria dos pacientes se beneficiará do reparo cirúrgico do defeito da parede abdominal e do criptorquidismo. A descompressão cirúrgica mais invasiva do trato urinário e a reconstrução radical é **controversa** e reservada para aqueles pacientes com infecções febris e recorrentes do trato urinário ou função renal em deterioração.

VÁLVULAS URETRAIS POSTERIORES

I. **Definição.** As válvulas uretrais posteriores (PUVs) são pregas aberrantes de tecido que se estendem desde o *verumontanum* [da próstata] até o esfíncter externo, criando uma obstrução uretral.

II. **Apresentação clínica.** A apresentação das PUVs abrange um espectro amplo, desde a obstrução leve da saída da bexiga até a uropatia obstrutiva grave com insuficiência renal, oligo-hidrâmnio e hipoplasia pulmonar. A maioria dos casos de PUVs se apresenta no período pré-natal com hidroureteronefrose bilateral e megacistite, com ou sem oligo-hidrâmnio.

III. **Diagnóstico.** A uretrocistografia miccional (VCUG) é o padrão ouro para o diagnóstico e mostra, classicamente, a parede espessada da bexiga, a uretra posterior dilatada e o calibre uretral reduzido além do *verumontanum*.

IV. **Tratamento.** Nos casos de diagnóstico pré-natal, a descompressão *in utero* da bexiga tem sido tentada com sucesso limitado. Um estudo clínico controlado e randomizado (ensaio PLUTO), comparando a derivação vesicoamniótica intrauterina aos cuidados conservadores para obstrução de fluxo da bexiga do feto, demonstrou melhoria na sobrevida perinatal nos pacientes submetidos à derivação vesicoamniótica, de acordo com resultados preliminares. O tratamento pós-natal consiste na inserção de um cateter de demora, início da profilaxia antibiótica e ablação cistoscópica eletiva das válvulas. Bioquímica seriada é necessária para monitorar a função renal, à medida que a creatinina materna é eliminada. Entretanto, a descompressão do trato urinário provavelmente fará pouco para melhorar a função renal, caso um quadro de displasia renal significativa esteja presente. A creatinina sérica limite de < 0,8 no primeiro ano de vida sugere prognóstico renal melhor a longo prazo.

HIDRONEFROSE (PRÉ-NATAL E PÓS-NATAL)

I. **Definição.** Hidronefrose é a dilatação da pelve e dos cálices renais. A dilatação leve da pelve renal é definida como um diâmetro anteroposterior de 5–10 mm entre a 18ª e 23ª semanas de gestação. A dilatação intensa é geralmente definida como um diâmetro anteroposterior > 15 mm. No período pós-parto, a hidronefrose é classificada como graus 1–4 com base no sistema de classificação da Sociedade para Urologia Fetal.

II. **Apresentação clínica.** O ultrassom pré-natal detectará dilatação pélvica leve em 2–5% dos fetos entre as semanas 18–23 de gestação; entretanto, 80% dos casos se resolverão espontaneamente. A dilatação intensa, a hidronefrose bilateral e o oligo-hidrâmnio são todos quadros sugestivos de obstrução significativa do trato urinário. O **refluxo vesicoureteral (VUR)** pode causar hidronefrose. Com o uso comum do ultrassom pré-natal, uma grande proporção de bebês com VUR significativo é hoje diagnosticada bem antes da época em que manifestariam UTI mais tarde na vida.

III. **Diagnóstico.** A hidronefrose pré-natal é diagnosticada mais frequentemente no ultrassom pré-natal de rotina. A avaliação pós-natal é a seguinte: o ultrassom renal/da bexiga pode ser feito 24–48 horas imediatamente após o parto, especialmente se houver suspeita de obstrução da saída da uretra. A dilatação unilateral leve que persiste no ultrassom pós-parto é acompanhada com ultrassom de repetição aos 3 meses de idade. Todos os bebês com hidronefrose grave unilateral ou bilateral deverão iniciar a profilaxia antibiótica e serem avaliados com VCUG, conforme as diretrizes em vigor.

IV. **Tratamento.** Os ultrassons seriados são usados para documentar a estabilização/melhora da dilatação leve à moderada. O US pós-natal normal evita a necessidade de investigações adicionais.

O diagnóstico diferencial é amplo, e o tratamento cirúrgico específico será determinado pela doença subjacente.

Referências Selecionadas

Baker L, Grady R. Exstrophy and epispadias. In: Docimo SG, Canning DA, Khoury AE, eds. *The Kelalis-King-Belman Textbook of Clinical Pediatric Urology*. 5th ed. Andover, Hampshire: Thompson Publishing Services; 2007:99-1045.

Gearhart JP, Ben-Chaim J, Jeffs RD, Sanders RC. Criteria for the prenatal diagnosis of classic bladder exstrophy. *Obstet Gynecol*. 1995;85:961.

Hrebinko RL, Bellinger MF. The limited role of imaging techniques in managing children with undescended testes. *J Urol*. 1993;150(2 Pt 1):458-460.

Kaefer M, Diamond D, Hendren WH, et al. The incidence of intersexuality in children with cryptorchidism and hypospadias: stratification based on gonadal palpability and meatal position. *J Urol*. 1999;162:1003-1006; discussion 1006-1007.

Kolon T. Cryptorchidism. In: Docimo SG, Canning DA, Khoury AE, eds. *The Kelalis-King-Belman Textbook of Clinical Pediatric Urology*. 5th ed. Andover, Hampshire: Thompson Publishing Services; 2007:1295-1307.

Noh PH, Cooper CS, Winkler AC, Zderic SA, Snyder HM 3rd, Canning DA. Prognostic factors for long-term renal function in boys with the prune-belly syndrome. *J Urol*. 1999;162(4):1399-1401.

Morris R, Kilby M. The PLUTO trial: percutaneous shunting in lower urinary tract obstruction. *Am J Obstet Gynecol*. 2012;206(Suppl):S14.

Pathak E, Lees C. Ultrasound structural fetal anomaly screening: an update. *Arch Dis Child Fetal Neonatal Ed*. 2009;94:F384-F390.

Sarhan OM, El-Ghoneimi AA, Helmy TE, Dawaba MS, Ghali AM, Ibrahiem el-HI. Posterior urethral valves: multivariate analysis of factors affecting the final renal outcome. *J Urol*. 2011;185(Suppl 6):2491-2495.

Wenzler DL, Bloom DA, Park JM. What is the rate of spontaneous testicular descent in infants with cryptorchidism? *J Urol*. 2004;171(2):849-851.

101 Doenças Cirúrgicas do Recém-Nascido: Tumores Retroperitoneais

NEUROBLASTOMA

I. **Definição.** Um neuroblastoma é uma neoplasia maligna primitiva que surge dos tecidos da crista neural. Ele se localiza, geralmente, na glândula suprarrenal, mas pode aparecer em qualquer local onde existam células da crista neural. Trata-se da malignidade sólida extracraniana mais comum da infância, com incidência de aproximadamente 1 em cada 100.000 crianças, nos EUA.

II. **Apresentação clínica.** Tipicamente, o tumor se apresenta como massa firme, fixa e irregular que estende obliquamente a partir da margem costal, às vezes cruzando a linha mediana e projetando-se para o abdome inferior.

III. **Diagnóstico**
   A. **Exames laboratoriais.** Uma amostra de urina de 24 horas deverá ser analisada quanto à presença de ácido vanililmandélico e outros metabólitos de catecolamina. Um nível elevado de lactato desidrogenase está associado ao prognóstico ruim.

B. **Exames radiológicos e outros.** A radiografia abdominal plana pode revelar as calcificações dentro do tumor. A tomografia computadorizada (CT) mostra, tipicamente, a compressão extrínseca e o deslocamento inferolateral do rim. A avaliação metastática envolve aspiração da medula óssea e biópsia; cintilografia dos ossos, radiografia de tórax e CT do tórax.
IV. **Tratamento.** O tratamento se baseia no estádio do tumor. A ressecção cirúrgica completa permanece como a melhor esperança de cura, a menos que o bebê seja portador da doença do tipo 4S, que está associada à regressão espontânea. A terapia planejada também deverá considerar esse fato bem reconhecido, embora pouco compreendido. Tumores avançados exigem terapia com multimodalidades, envolvendo cirurgia, radiação e quimioterapia, mas isso não é comum em recém-nascidos.

NEFROMA MESOBLÁSTICO

I. **Definição.** O nefroma mesoblástico é um tecido renal sólido embrionário nem sempre maligno.
II. **Apresentação clínica.** Massa palpável encontrada no exame abdominal ou massa sólida no rim observada no ultrassom pré-natal.
III. **Diagnóstico**
   A. **Exame físico.** A massa é descoberta no exame do recém-nascido ou se torna aparente nos primeiros meses de vida.
   B. **Exames radiológicos e outros.** A ultrassonografia é obtida quando se identifica uma massa sólida no recém-nascido.
IV. **Tratamento**
   A. **Cirurgia.** A nefrectomia é indicada e inclui amostragem do nodo linfático para avaliar a degeneração maligna rara.

TUMOR DE WILMS (NEFROBLASTOMA)

I. **Definição.** O tumor de Wilms é um neoplasma renal embrionário em que estão presentes células dos tipos blastêmico, do estroma e epiteliais. O envolvimento renal é, geralmente, unilateral, mas pode ser bilateral (5% dos casos).
II. **Apresentação clínica.** Massa abdominal palpável estendendo-se desde embaixo da margem costal é o modo de apresentação usual.
III. **Fatores de risco.** Aniridia, hemi-hipertrofia, certas anormalidades geniturinárias e história familiar de nefroblastoma são bem reconhecidas.
IV. **Diagnóstico**
   A. **Exames laboratoriais.** Não há marcador disponível para este tumor.
   B. **Exames radiológicos e outros.** A ultrassonografia é, geralmente, seguida por CT, que revela a distorção intrínseca do sistema calicial do rim envolvido. A possibilidade de trombo tumoral na veia renal e na veia cava inferior deverá ser avaliada por ultrassonografia.
V. **Tratamento.** Terapia com multimodalidades combinando cirurgia, radiação e quimioterapia é o padrão.
   A. **Envolvimento renal unilateral.** Nefrectomia radical com amostragem de linfonodo é o procedimento indicado. O estadiamento cirúrgico determina a necessidade de radioterapia e de quimioterapia. Os dois tratamentos são eficazes.
   B. **Envolvimento renal bilateral.** O tratamento de tumores bilaterais é altamente individualizado. A terapia neoadjuvante seguida de ressecção poupando o néfron pode ser tentada.

TERATOMA

I. **Definição.** Teratoma é uma neoplasia contendo elementos derivados de todas as três camadas de células germinativas: endoderma, mesoderma e ectoderma. Os teratomas neonatais localizam-se, principalmente, na região sacrococcígea e podem representar um tipo de gemelaridade caudal abortiva.

II. **Apresentação clínica.** Em geral, esse tumor é evidente macroscopicamente como uma massa externa grande na área sacrococcígea. Às vezes, pode ter localização pré-sacral e retroperitoneal ou pode-se apresentar como massa abdominal.
III. **Diagnóstico.** Consulte Seção II. A maioria dos teratomas sacrococcígeos é identificada no ultrassom pré-natal. O exame digital do reto do espaço pré-sacral é importante, e os níveis de alfafetoproteína deverão ser estudados.
IV. **Tratamento.** A incidência de tumores malignos aumenta com a idade e, portanto, a excisão cirúrgica imediata é necessária.

Referências Selecionadas

DeMarco RT, Casale AJ, Davis MM, Yerkes EB. Congenital neuroblastoma: a cystic retroperitoneal mass in a 34-week fetus. *J Urol.* 2001;166:2375.

Grosfeld JL, O'Neill JA, Fonkalsrud EW, Coran AG, eds. *Pediatric Surgery.* 6th ed. St. Louis, MO: Mosby-Year Book; 2006.

Maris JM, Hogarty MD, Bagatell R, Cohn SL. Neuroblastoma. *Lancet.* 2007;369:2106-2120.

O'Neill JA, Grosfeld JL, Fonkalsrud EW, Coran AG, Caldamone AA, eds. *Principles of Pediatric Surgery.* 2nd ed. St. Louis, MO: Mosby; 2004.

102 Doenças da Tireoide

Os transtornos da função da tireoide nos recém-nascidos representam, com frequência, um dilema diagnóstico. Os sinais e sintomas clínicos iniciais são, muitas vezes, sutis ou enganosos. A boa compreensão da fisiologia única da tireoide, a avaliação da função tireoidiana e o senso de urgência são necessários para reconhecer, diagnosticar e tratar precocemente os transtornos da tireoide.

CONSIDERAÇÕES GERAIS

I. **Função tireoidiana fetal e neonatal**
   A. **A embriogênese** começa na terceira semana de gestação, e a síntese da tiroglobulina já pode ser detectada entre 4–6 semanas, a síntese do hormônio de liberação da tirotropina (TRH) por volta de 6–8 semanas e a retenção de iodo entre 8–10 semanas até 12 semanas de gestação. Nesse momento, já é possível detectar a secreção de tiroxina (T_4), tri-iodotironina (T_3) e do hormônio de estimulação da tireoide (TSH). A atividade da tireoide permanece baixa até a metade da gestação e, então, aumenta lentamente até o parto.
   B. **Os hormônios da tireoide** sofrem alterações rápidas e dramáticas no período imediatamente pós-natal.
      1. **Alguns minutos após o nascimento, observa-se uma liberação aguda de TSH.** Valores de pico de 60–80 mU/L são vistos entre 30 e 90 minutos, atribuídos ao clampeamento do cordão e ao esforço do parto. Esses níveis diminuirão para < 10 mU/L por volta do final da primeira semana após o parto.
      2. **Estimulados pelo pico do TSH, os hormônios T_4, T_4 livre (FT_4) e T_3** aumentam rapidamente, atingindo níveis de pico em 24 horas. Nas primeiras 1–2 semanas de vida, esses níveis diminuirão lentamente para os valores tipicamente observados na criança.
   C. **Função da tireoide no bebê prematuro.** Alterações idênticas em TSH, T_4 e T_3 são observadas em bebês prematuros; entretanto, os valores absolutos são mais baixos em proporção à idade gestacional e ao peso ao nascer. Os níveis de TSH retornam ao normal por volta de 3–5 dias de vida.
II. **Ação fisiológica dos hormônios da tireoide.** Os hormônios da tireoide exercem efeito profundo no crescimento e no desenvolvimento neurológico. Eles influenciam também o consumo de oxigênio, a termogênese e a taxa metabólica de muitos processos. A T_4 materna é crítica para a maturação normal do sistema nervoso central no feto.

102: DOENÇAS DA TIREOIDE

III. **Passos bioquímicos para a síntese do hormônio da tireoide.** A produção dos hormônios da tireoide inclui os estágios de transporte de iodeto, síntese da tireoglobulina, organificação de iodeto, acoplamento de monoiodotirosina e di-iodotirosina, endocitose da tiroglobulina, proteólise e deiodinação.

IV. **Avaliação da função tireoidiana.** Os testes da tireoide visam medir o nível de atividade da tireoide e identificar a causa da disfunção da glândula.

  A. **A concentração de T_4** é um parâmetro importante na avaliação da função da tireoide. Mais de 99% da T_4 estão ligados às proteínas ligadoras de hormônio tireoidiano. Portanto, alterações nessas proteínas podem afetar os níveis de T_4. Os níveis séricos para bebês recém-nascidos a termo variam entre 6,4 e 23,2 mcg/dL.

  B. **O T_4 livre** reflete a disponibilidade do hormônio da tireoide para os tecidos. Os níveis séricos variam amplamente, conforme a idade gestacional; recém-nascidos a termo (2,0–5,3 ng/dL) e bebês com 25–30 semanas de gestação (0,6–3,3 ng/dL).

  C. **A medição do TSH** é um teste muito útil para avaliar os transtornos da tireoide, particularmente o hipertireoidismo primário. Os níveis séricos durante todas as idades gestacionais de 25–42 semanas variam de 2,5 a 18,0 mU/L.

  D. **A concentração de T_3** é particularmente útil no diagnóstico e tratamento do hipertireoidismo. Os níveis séricos de T_3 são muito baixos no feto e nas amostras do sangue do cordão (20–75 ng/dL). Logo após o nascimento, os níveis superam 100 ng/dL a ~400 ng/dL. Em estados hipertireóideos, os níveis podem exceder 400 ng/dL. Em bebês prematuros doentes, um nível muito baixo de T_3 (faixa hipotireóidea) pode sinalizar a síndrome do eutireoidismo doente, também conhecida como síndrome da doença não tireóidea.

  E. **A globulina ligadora de tiroxina (TBG)** pode ser medida diretamente por radioimunoensaio.

  F. **O teste de estimulação do hormônio de liberação da tirotropina (TRH)** pode avaliar a responsividade da hipófise e da tireoide. Ele é usado para diferenciar entre hipotireoidismos secundário e terciário.

  G. **Investigação da tireoide por imagens**
  1. **A cintilografia da tireoide** com I^{123} (isótopo preferido) é realizada para identificar tecido tireóideo funcional.
  2. **A ultrassonografia com Doppler colorido** demonstrou sensibilidade aperfeiçoada na detecção de tecido tireóideo ectópico em estudos recentes.

HIPOTIREOIDISMO CONGÊNITO

I. **Definição.** O hipotireoidismo congênito (CH) é definido como uma redução significativa em, ou a ausência de função da tireoide presente no nascimento. O CH não identificado leva ao retardo mental sem tratamento dentro de 2 semanas a partir do parto.

II. **Incidência.** A incidência geral é de 1 em 3.000 para 1 em 4.000 recém-nascidos. Os casos esporádicos respondem por 85% dos pacientes diagnosticados; 15% são hereditários. A incidência de CH é mais alta nos hispânicos e mais baixa nos negros. Existe incidência de 2:1 nas mulheres, em comparação aos homens, e aumento no risco em bebês com síndrome de Down. A incidência de CH mostrou ser 4-5 vezes mais comum que a fenilcetonúria.

III. **Fisiopatologia**
  A. **Hipotireoidismo primário**
  1. **Defeitos de desenvolvimento,** como tireoide ectópica (mais comum), hipoplasia da tireoide, ou agenesia.
  2. **Erros inatos** da síntese do hormônio tireóideo, incluindo defeitos de organificação parcial ou total de iodeto.
  3. **Exposição materna** a radioiodo, propiltiouracil ou metimazol durante a gravidez.
  4. **Deficiência de iodo** (cretinismo endêmico).
  B. **Hipotireoidismo secundário.** Deficiência de TSH.
  C. **Hipotiroidismo terciário.** Deficiência de TRH.
  D. **Hipotireoidismo hipo-hipofisário.** Associado a outras deficiências hormonais.

IV. **Fatores de risco.** Genética ou história familiar, defeitos congênitos, sexo feminino e idade gestacional > 40 semanas.
V. **Apresentação clínica.** Geralmente, os sintomas estão ausentes no nascimento; entretanto, sinais sutis podem ser detectados durante as primeiras semanas de vida. Deve-se obter tiroxina sem soro e TSH para quaisquer sinais clínicos, mesmo que a triagem do recém-nascido seja negativa. O CH pode ocorrer mesmo após uma triagem normal de neonatos.
   A. **Manifestações precoces.** Os sinais ao nascer incluem gestação prolongada, tamanho grande para a idade gestacional, fontanela ampla e síndrome do desconforto respiratório. As manifestações observadas por volta de 2 semanas incluem hipotonia, hérnia umbilical, letargia, constipação, hipotermia, icterícia prolongada e dificuldade alimentar.
   B. **Manifestações tardias.** As características clássicas aparecem geralmente após 6 semanas e incluem: edemas das pálpebras, cabelo áspero, língua grande, mixedema e choro rouco. As manifestações tardias no hipotireoidismo *borderline* detectadas em programas de triagem podem-se apresentar como prejuízo auditivo significativo com retardo da fala.
VI. **Diagnóstico**
   A. **Triagem.** A triagem de recém-nascidos para CH, além do profundo benefício clínico, é também efetiva em termos de custo.
     1. **Métodos.** As estratégias de triagem incluem: TSH primária com *backup* de T_4 (que pode perder deficiência de TBG, hipotireoidismo hipotalâmico-hipofisário e hipotiroxinemia com aumento retardado de TSH), T_4 primária com *backup* de TSH (que pode perder elevação retardada de TSH com T_4 inicial normal) e **T_4 primária e TSH (abordagem ideal de triagem).** Nos Países Baixos, a medição da proporção T_4/TBG em recém-nascidos com T_4 baixa e níveis não elevados de TSH e testes de estimulação de TRH são usados para identificar hipotireoidismo congênito central.
     2. **Cronologia.** O momento ideal para triagem é com 48 horas a 4 dias de idade. Bebês com alta antes de 48 horas devem ser triados antes da alta; entretanto, isto aumenta o número de elevações de TSH falso-positivas. Uma repetição do teste após 2 a 6 semanas identifica aproximadamente 10% dos casos.
     3. **Triagem recomendada pela American Academy of Pediatrics (AAP).**
        a. **Parto a termo no hospital.** Coleta com filtro de papel aos 2–4 dias de idade ou na alta.
        b. **Unidade de Tratamento Intensivo/nascimento prematuro/nascimento em casa.**
           Dentro de 7 dias após o parto.
        c. **Mãe recebendo medicamento para tireoide/história familiar de CH.** Triagem do sangue do cordão umbilical.
     4. **Resultados.** Os resultados precisos de triagem dependem da boa qualidade das manchas de sangue. Um nível baixo de T_4 e concentrações de TSH > 40 mU/L são indicativos de CH. O TSH normal com 2–12 semanas é de 9,1 mU/L. **A atualização da triagem de recém-nascidos e a terapia para hipotireoidismo congênito (junho, 2006, confirmado dezembro, 2011) da AAP, American Thyroid Association e Lawson Wilkins Pediatric Endocrine Society fornece um algoritmo útil.**
        a. **T_4 baixa, TSH > 40 mU/L.** Verificar T_4, FT_4 e TSH imediatamente para confirmar os resultados. Se T_4 estiver baixa e TSH elevado iniciar o tratamento. Mais informações sobre tratamento mais tarde.
        b. **T_4 baixa, TSH ligeiramente elevado, nas < 40 mU/L.** Realizar nova triagem de recém-nascido imediatamente. Verificar T_4, FT_4 e TSH.
           i. **T_4 baixo e TSH aumentado.** Iniciar tratamento. Mais informações sobre tratamento mais tarde.
           ii. **T_4 e TSH normais.** O hipotireoidismo transitório é raro e pode ser secundário à exposição pré-natal/pós-natal a iodetos, exposição intrauterina a drogas antitireoidianas maternas, anticorpo receptor da tirotropina materna (TRAb), mutação em TSH-R, deficiência endêmica de iodeto ou deficiência heterozigota de tireoide oxidase 2. [P. 910]. Não há necessidade de tratamento.
        c. **T_4 baixa, TSH normal.** Verificar novamente T_4 sérica, FT_4 e TSH. Descartar a hipotireoxinemia transitória, a deficiência de TBG e o hipotireoidismo central.

102: DOENÇAS DA TIREOIDE

i. **Hipotireoidismo central.** Iniciar tratamento. Mais informações sobre tratamento mais tarde.
ii. **Io T₄ isolada.** Monitorar mensalmente.
d. **T₄ normal, TSH aumentado.** Isto pode ser transitório, hipotireoidismo congênito leve permanente, resistência a CH, maturação retardada de eixo hipotalâmico/hipofisário ou síndrome de Down.
   i. **Verificar TSH novamente com 2-4 semanas.**
      (a) **TSH normal.** Sem necessidade de tratamento.
      (b) **TSH aumentado e persistente (> 10 mU/L).** Iniciar tratamento. Suspender terapia aos 3 anos de idade e verificar novamente FT_4 e TSH em 30 dias. Mais informações sobre tratamento mais tarde.
e. **TSH aumentado e persistente (6-10 mU/L com 1 mês).** Verificar TSH, T_4 e FT_4 em 2 semanas.
   i. **TSH normal.** Sem necessidade de tratamento.
   ii. **TSH aumentado e persistente (> 10 mU/L).** Iniciar tratamento. Suspender terapia aos 3 anos de idade e verificar FT_4 e TSH novamente em 30 dias. Mais informações sobre tratamento mais tarde.
f. **T₄ baixa (< 3 mcg/dL), TSH aumentado e retardado em bebê a termo doente, bebê prematuro de baixo peso ou de peso muito baixo.** Verificar T_4 sérico, FT_4 e TSH em 2 semanas.
   i. **T₄ reduzida e persistente e TSH aumentado.** Iniciar tratamento e mais informações sobre tratamento mais tarde.
5. **Monitoramento continuado da função da tireoide** por amostras de soro em recém-nascidos doentes com unidade de terapia intensiva prolongada, independente do peso ao nascer, ajudará a identificar aumentos posteriores de TSH.

B. **Exames diagnósticos**
1. **Soro** para medições de confirmação de concentrações de T_4 e TSH. Se houver suspeita de anormalidade de TBG, as concentrações de FT_4 e TBG também deverão ser avaliadas.
2. **Ultrassonografia,** usada para separar um defeito estrutural de uma glândula normal ou dilatada.
3. **Cintilografia da tireoide com iodo radioativo ou tecnécio,** que permanece como a modalidade diagnóstica mais precisa para determinar a causa do hipotireoidismo congênito.

VII. **Tratamento**
A. **Consulta.** Recomenda-se a consulta com um endocrinologista pediátrico.
B. **Objetivo da terapia.** A terapia visa assegurar o crescimento e o desenvolvimento normal, normalizar o TSH e manter os níveis de T_4 ou de FT_4 na metade superior da faixa de referência.
C. **Tratamento.** Levotiroxina (LT_4) é o tratamento de escolha. A dose inicial média é de 10–15 mcg/kg/dia. A adaptação individual das doses com base na causa subjacente e na intensidade pode resultar em normalização mais rápida dos valores do TSH e da T_4. O comprimido, disponível em todo o mundo, deverá ser macerado e dissolvido no leite materno, na mamadeira ou em água. Todo cuidado deve ser tomado para evitar a administração concomitante de soja, fibras ou ferro. O objetivo do tratamento é manter a concentração de T_4 na faixa normal superior (10–16 mcg/dL), FT_4 (1,4–2,3 ng/dL) e TSH sérico baixo-normal (0,5–2 mU/L).
D. **Acompanhamento.** O exame clínico, incluindo avaliação de crescimento e desenvolvimento, deverá ser realizado em intervalos de alguns meses durante os 3 primeiros anos de vida. Os bebês com CH estão em risco de outras anomalias congênitas. As anomalias cardiovasculares, incluindo estenose pulmonar, defeito do septo atrial e defeito do septo ventricular são as mais comuns. Os bebês precisam ser submetidos a avaliações clínicas e laboratoriais frequentes da função, crescimento e desenvolvimento da tireoide para assegurar a melhor dosagem possível de T_4 e adesão ao regime terapêutico. **As medições de T_4 e TSH séricas deverão ser obtidas a saber:**
1. **2 e 4 semanas** após início do tratamento.
2. **Cada 1–2 meses** até os 6 meses.

3. **Cada 3-4 meses** entre 6 meses e 3 anos.
4. **Cada 6-12 meses** até que o crescimento da criança esteja completo.
5. **Intervalos mais frequentes** nas alterações da dose, valores anormais e preocupações quanto à conformidade com a terapia.
6. **Monitoramento mais intenso** durante a puberdade, para prevenir disfunção cardiovascular não desejada.

VIII. **Avaliação da permanência do CH**
  A. Se a cintilografia inicial da tireoide mostrar glândula ausente ou ectópica, o CH será um quadro permanente.
  B. Se o TSH inicial for < 50 mU/L e não houver aumento no nível desse hormônio após o período inicial do parto, então pode-se considerar o encerramento da terapia aos 3 anos de idade.
  C. Se o TSH aumentar com o término da terapia, o CH deverá ser considerado como um quadro permanente.

IX. **Prognóstico.** O CH pode influenciar negativamente o crescimento, a inteligência, a função cardiovascular e a qualidade de vida a longo prazo. Quanto mais intensa for a disfunção da tireoide à época do diagnóstico, mais baixo será o IQ de desempenho mais tarde na vida [da criança]. O início precoce da terapia nas primeiras 2 semanas de vida, com doses de 10-15 mcg/kg de L-T_4 (levotiroxina) e o tratamento subsequente por toda a puberdade pode ajudar a atenuar esses déficits e promover o melhor crescimento possível.

TIREOTOXICOSE NEONATAL

I. **Definição.** A tireotoxicose neonatal é definida como um estado hipermetabólico que resulta da atividade excessiva de hormônio tireoidiano no recém-nascido.

II. **Incidência.** Trata-se de uma doença rara que ocorre apenas em cerca de 1 de 70 gestações tireotóxicas (doença autoimune). A incidência da tireotoxicose materna na gravidez é de 1-2 por 1.000 gestações.

III. **Fisiopatologia**
  A. **A doença resulta, frequentemente, da passagem transplacentária** de imunoglobulina tireoestimulante da mãe com doença de Graves ou tireoidite de Hashimoto.
  B. **O hipertireoidismo congênito não autoimune** foi identificado como resultado de mutações ativadoras no receptor de TSH, da proteína G estimulante e da síndrome de McCune-Albright.

IV. **Fatores de risco.** Mãe com doença de Graves ativa ou inativa ou com tireoidite de Hashimoto.

V. **Apresentação clínica.** Taquicardia fetal no terceiro trimestre, que pode ser a primeira manifestação. Em geral, os sinais são aparentes dentro de algumas horas após o parto até os 10 primeiros dias de vida. A apresentação retardada de até 45 dias pode ocorrer na presença coexistente de bloqueio materno e de anticorpos estimuladores. Os sinais tireotóxicos incluem: irritabilidade, taquicardia, hipertensão, rubor, tremor, ganho inadequado de peso, trombocitopenia, hepatomegalia e arritmias. Em geral, observa-se a presença de um bócio que pode ser suficientemente grande para causar compressão da traqueia. Sinais oculares, como retração das pálpebras e exoftalmia, assim como craniossinostose, também podem estar presentes.

VI. **Diagnóstico**
  A. **História e exame físico.** A história materna anterior de tireotoxicose e a presença de anticorpos de estimulação da tireoide materna no último trimestre se correlacionam com o desenvolvimento da tireotoxicose neonatal. No nascimento, o bebê pode estar eutireóideo ou mesmo hipotireóideo, conforme os valores laboratoriais; entretanto, paradoxalmente, a presença de bócio pode ser o único achado anormal além dos aspectos clínicos de tireotoxicose no exame físico, como discutido anteriormente.
  B. **Exames laboratoriais.** O diagnóstico é confirmado pela demonstração de níveis aumentados de T_4, FT_4 e de T_3 com níveis diminuídos de TSH.

VII. **Tratamento.** Embora o transtorno seja geralmente autolimitado, o tratamento depende da intensidade dos sintomas e representa uma emergência potencialmente fatal em sua forma mais

grave. Todo cuidado deverá ser tomado para não induzir o hipotireoidismo com o excesso de medicamentos.
- **A. Leve.** Observação rigorosa, sem necessidade de tratamento.
- **B. Moderado.** Administração de um dos seguintes medicamentos antitireoidianos:
    1. **Solução de Lugol,** para inibir a liberação do hormônio tireóideo e reduzir a vascularidade (8,3 mg de iodeto/gotas), 1 gota cada 8 horas.
    2. **Propiltiouracil (PTU),** para inibir a organificação e bloquear a conversão periférica de T_4 para uma T_3 mais ativa; 5–10 mg/kg/d divididos em 3 doses.
    3. **Metimazol.** O modo de ação é o mesmo que o PTU: 0,5–1 mg/kg/d divididos em 3 doses. (A dose total não deve exceder 40 mg/d).
- **C. Intenso.** Além dos medicamentos já listados:
    1. **Prednisona,** para inibir a secreção do hormônio tireoidiano e inibir a conversão de T_4 em T_3; 2 mg/kg/d.
    2. **Propranolol,** para controlar a taquicardia, 1–2 mg/kg/d divididos em 2–4 doses e digitais (para proteger contra descompensação cardiovascular).
    3. **Imunoglobulina intravenosa humana,** usada com sucesso em tireotoxicose neonatal refratária.
- **D. Hipertireoidismo não autoimune.** Este quadro exige ablação da glândula tireoide ou tireoidectomia quase total.

VIII. **Prognóstico.** Este transtorno é frequentemente autolimitado e desaparece espontaneamente dentro de 2–4 meses. Nas crianças afetadas, a mortalidade é de aproximadamente 15%, se o transtorno não for reconhecido e tratado adequadamente. A morbidade potencial a longo prazo inclui: hiperatividade, intelecto prejudicado, idade óssea avançada e craniossinostose.

TRANSTORNOS TRANSITÓRIOS DA FUNÇÃO DA TIREOIDE NO RECÉM-NASCIDO

I. **SINDROME DO EUTIREOIDISMO DOENTE**
- **A. Definição.** Alteração transitória na função da tireoide associada à doença não tireóidea grave.
- **B. Incidência.** A síndrome é observada com frequência em bebês prematuros por causa do aumento na suscetibilidade à morbidade neonatal. Bebês pré-termo com síndrome da angústia respiratória têm sido os pacientes mais frequentemente informados como portadores desse transtorno.
- **C. Diagnóstico.** Observa-se, com frequência, um nível baixo de T_3 associado a níveis baixos ou normais de T_4 e TSH normal. Os bebês são eutireóideos (TSH normal).
- **D. Tratamento.** O tratamento não demonstrou ser benéfico. As funções anormais da tireoide voltam ao normal assim que o bebê doente melhora. Entretanto, bebês pré-termo em risco deverão ser monitorados quanto a determinações seriadas de FT_4 e TSH, e o tratamento deverá ser iniciado, se houver aumento progressivo em TSH e redução em FT_4. O tratamento deverá ser iniciado se houver expectativa de persistência da doença e TSH permanecer elevado por 1 mês ou mais.

II. **HIPOTIREOXINEMIA TRANSITÓRIA DA PREMATURIDADE**
- **A. Definição.** Níveis tireóideos reduzidos sem TSH elevado, mas não tão baixos como os do hipotireoidismo congênito.
- **B. Incidência.** Todos os bebês pré-termo apresentam algum grau de hipotiroxinemia (> 50% apresentam níveis de T_4 inferiores a 6,5 mcg/dL).
- **C. Fisiopatologia.** Presume-se que o quadro esteja relacionado com a imaturidade do eixo hipotalâmico-hipofisário que não pode compensar a perda do hormônio tireóideo materno.
- **D. Diagnóstico.** O perfil bioquímico da hipotiroxinemia em bebês prematuros (antes de 30–32 semanas de gestação) compreende níveis baixos de T_4 e de FT_4 com níveis normais ou baixos de TSH.
- **E. Tratamento.** A terapia não tem sido coerentemente efetiva em melhorar o resultado neurológico ou reduzir a morbidade. A terapia só é recomendada quando o nível baixo de T_4 é acompanhado de aumento no TSH.

Referências Selecionadas

American Academy of Pediatrics, Rose SR; Section on Endocrinology and Committee on Genetics, American Thyroid Association, et al. Update of newborn screening and therapy for congenital hypothyroidism. *Pediatrics*. 2006;117:2290-2303. (Reaffirmed December 2011.)

Bollepalli S, Rose SR. Disorders of the thyroid gland. In: Gleason CA, Devaskar SU, eds. *Avery's Diseases of the Newborn*. 9th ed. Philadelphia, PA: Elsevier Saunders; 2012;1307-1319.

Djemli A, Van Vliet G, Delvin EE. Congenital hypothyroidism: from paracelsus to molecular diagnosis. *Clin Biochem*. 2006;39:511-518.

Fisher DA. Thyroid function and dysfunction in premature infants. *Pediatr Endocrinol Rev*. 2007;4:317-328.

Olney RS, Grosse SD, Vogt RF Jr. Prevalence of congenital hypothyroidism: current trends and future directions. *Pediatrics*. 2010;125:S31-S36.

Rose SR. Thyroid disorders. In: Martin RJ, Fanaroff AA, Walsh MC, eds. *Fanaroff and Martin's Neonatal-Perinatal Medicine*. 9th ed. St. Louis, MO: Mosby; 2011:1556-1583.

103 Enterocolite Necrosante

I. **Definição.** A enterocolite necrosante (NEC) é uma necrose isquêmica e inflamatória do intestino que afeta primariamente recém-nascidos prematuros após o início da nutrição enteral.

II. **Incidência.** A NEC é predominantemente um distúrbio de bebês prematuros, com uma incidência de 6–10% nos recém-nascidos com < 1.500 g e uma maior incidência nos bebês mais prematuros. A NEC também pode ocorrer em recém-nascidos a termo, muitos dos quais possuem condições clínicas preexistentes.

III. **Fisiopatologia.** Foi sugerida uma teoria multifatorial, em que diversos fatores de risco, incluindo prematuridade, dieta com fórmulas, isquemia e colonização bacteriana, interagem para iniciar uma lesão da mucosa através de uma via final comum, envolvendo a ativação de uma cascata inflamatória. A lesão da mucosa resulta em invasão das paredes intestinais pelas bactérias produtoras de gás, resultando em acúmulo de gás intramural (pneumatose intestinal). Esta sequência de eventos pode progredir para necrose transmural ou gangrena da parede intestinal e, por fim, perfuração e peritonite.

IV. **Fatores de risco**

A. **Prematuridade.** Existe uma relação inversa entre a idade gestacional e o risco de desenvolvimento de NEC. Embora a maioria dos prematuros desenvolva NEC em uma idade gestacional corrigida (PMA) de 30–32 semanas, vários fatores decorrentes do nascimento prematuro os colocam em maior risco de NEC. Estes podem envolver imaturidade da barreira mucosa, enzimas mucosas e diversos hormônios gastrointestinais (GI). Recém-nascidos prematuros podem ter um desequilíbrio entre os fatores pró-inflamatórios e anti-inflamatórios e, desse modo, ter uma maior ativação dos mediadores inflamatórios e inativação reduzida de mediadores específicos como o fator de ativação plaquetária (PAF), que tem sido relacionado com a NEC. Uma sinalização anormal dos receptores tipo Toll 4 (TLR 4) no intestino prematuro e uma maior ativação do fator nuclear κB podem exercer um papel na patogênese da NEC. A incapacidade de regular com eficácia a microcirculação intestinal e as diferenças na colonização bacteriana também podem tornar os prematuros mais suscetíveis à NEC.

B. **Colonização microbiana.** A NEC não foi demonstrada em animais isentos de germes. Embora patógenos bacterianos e virais, incluindo *Escherichia coli*, *Klebsiella* spp, *Clostridium* spp, *Staphylococcus epidermidis*, rotavírus e enterovírus, tenham sido implicados, nenhum microrganismo foi consistentemente associado à NEC. Hemoculturas são positivas em apenas 20–30% dos casos. Enquanto a colonização pela flora intestinal normal suporta a mucosa intestinal através dos receptores tipo Toll, as bactérias patológicas induzem inflamação e apoptose pela sinalização de vias como o fator nuclear κB. O crescimento destas bactérias não comensais também pode resultar em liberação de endotoxinas, provocando lesão da mucosa.

C. **Nutrição enteral.** A NEC é rara em recém-nascidos não alimentados, e 90–95% dos bebês com NEC receberam pelo menos 1 nutrição enteral. A nutrição enteral fornece os substratos necessários para proliferação dos patógenos entéricos. Medicamentos/fórmulas hiperosmolares podem alterar a permeabilidade e causar lesão à mucosa. Ácidos graxos de cadeia curta, produzidos como resultado da fermentação colônica (decorrente da atividade deficiente da lactase em recém-nascidos prematuros), podem contribuir com a lesão.

   O leite materno reduz de modo significativo o risco de NEC. O leite materno possui o benefício de fornecer fatores imunoprotetores, como também fatores de promoção do crescimento local, que não estão disponíveis nas fórmulas comercialmente preparadas. O início precoce de dietas de pequeno volume com leite humano por alguns dias, seguido por uma progressão lenta do volume (cerca de 20 cc/kg/d), tem demonstrado reduzir a incidência de NEC. Isto pode ser conquistado de modo eficaz pelo uso de diretrizes alimentares com base em peso.

D. **Instabilidade circulatória.** Durante períodos de estresse circulatório, o sangue é desviado para longe da circulação esplâncnica (reflexo do mergulho). A isquemia intestinal resultante, seguida pela reperfusão, pode causar lesão intestinal. Um desequilíbrio entre as moléculas vasodilatadoras e vasoconstritoras, que resulta em autorregulação defectiva do fluxo sanguíneo esplâncnico nos recém-nascidos, pode contribuir à lesão. Foi demonstrado por dopplerfluxometria que os recém-nascidos com NEC apresentam uma maior resistência de fluxo na artéria mesentérica superior no primeiro dia de vida. Um suprimento sanguíneo diminuído para o intestino em bebês expostos à cocaína materna também pode aumentar o risco de NEC.

E. **Tabagismo materno.** Um estudo recente constatou uma associação entre o tabagismo materno e o desenvolvimento de NEC no recém-nascido. O mecanismo subjacente pode ser o efeito do tabagismo materno ou da nicotina sobre o desenvolvimento dos vasos sanguíneos no trato gastrointestinal fetal.

F. **Cardiopatia congênita.** Recém-nascidos com a síndrome do coração esquerdo hipoplásico ou coração univentricular com ou sem obstrução do arco, tronco arterial comum ou janela aorto-pulmonar, insuficiência cardíaca e bebês que colocaram um *shunt* sistêmico-pulmonar estão em maior risco de NEC. Os bebês com persistência do canal arterial sintomática também correm um maior risco de NEC. Uma característica comum de muitas destas condições é a perfusão mesentérica reduzida em consequência do roubo de fluxo diastólico. Hipoxemia decorrente da insuficiência cardíaca ou procedimentos cardíacos pode elevar o risco.

G. **Policitemia e síndromes de hiperviscosidade.** Estas condições aumentam o risco de NEC por causa da perfusão reduzida e isquemia intestinal nas zonas limítrofes do trato GI.

H. **Transfusão sanguínea.** Uma associação significativa entre a transfusão de concentrado de hemácias e a NEC foi relatada em recentes estudos retrospectivos, com aproximadamente 25–35% de casos de NEC ocorrendo em até 48 horas das transfusões de concentrado de hemácias (PRBC). O mecanismo patogênico é incerto, porém os seguintes mecanismos foram propostos:

   1. **Mecanismo imunológico.** Lesão intestinal relacionada com a transfusão (TRAGI) pode ser similar à lesão pulmonar relacionada com a transfusão (TRALI) descrita em adultos com lesão intestinal imunologicamente mediada. O comprometimento da maturação de células T ou a pré-ativação dos neutrófilos em consequência de prévias transfusões podem exercer um papel.

   2. **Anemia.** Transfusões são administradas para anemia sintomática. A anemia pode prejudicar a capacidade do sangue em transportar o oxigênio, resultando em suprimento reduzido de oxigênio para o intestino e, consequentemente, lesão. Em um estudo caso-controle retrospectivo, os casos de NEC apresentaram um hematócrito (Hct) baixo, e uma redução de um ponto no valor mais baixo do Hct foi associado a um aumento de 10% na probabilidade de NEC. Portanto, a ausência de tratamento de anemia grave pode aumentar o risco

de NEC. O nível crítico do Hct, em que o risco de NEC em consequência da anemia supera o risco da transfusão sanguínea, ainda precisa ser determinado.

3. **Efeitos do armazenamento.** Eritrócitos armazenados possuem níveis reduzidos de óxido nítrico e poderiam atuar como depósitos de óxido nítrico na microcirculação, predispondo à vasoconstrição e insulto isquêmico. Os 3 mecanismos previamente descritos podem não ser mutuamente exclusivos, e todos podem exercer um papel na patogênese da NEC. **A alimentação antes, durante ou após a transfusão de concentrado de hemácias permanece controversa.** Uma experiência constitucional com a suspensão dos alimentos antes e durante a transfusão de concentrado de hemácias exibiu uma redução significativa na incidência de NEC na unidade de tratamento intensivo neonatal (NICU). Embora muitos centros tenham instituído diferentes políticas de suspensão dos alimentos com transfusões sanguíneas, pesquisas mais prospectivas são necessárias antes que recomendações uniformes possam ser feitas.

V. **Apresentação clínica.** Embora os recém-nascidos a termo que desenvolvem NEC geralmente possuem enfermidades subjacentes que predispõem a essa condição e são frequentemente diagnosticados na primeira semana de vida, a maioria dos bebês prematuros que desenvolvem NEC possui entre 14 e 20 dias de idade ou uma idade gestacional corrigida de 30 a 32 semanas. A apresentação clínica inicial pode incluir intolerância alimentar, aumento de resíduos gástricos e sangue nas fezes. Sinais abdominais específicos incluem distensão abdominal, sensibilidade, descoloração da pele abdominal, êmese e drenagem biliosa pela sonda nasogástrica. Sinais inespecíficos incluem sinais e sintomas de septicemia neonatal, incluindo aumento de episódios de apneia/bradicardia, instabilidade térmica, hipotensão e choque circulatório.

A evolução clínica da NEC é variável. Embora aproximadamente 30% possam ter uma apresentação leve que responde ao tratamento clínico, cerca de 7% podem ter um curso fulminante com rápida progressão para NEC total, choque séptico, acidose metabólica grave e morte. **Os critérios de Bell modificados** são geralmente utilizados para classificar a NEC de acordo com as apresentações clínicas e radiográficas.

A. **Estágio I: suspeita de NEC**
1. **Sinais sistêmicos.** Inespecíficos, incluem apneia, bradicardia, letargia e instabilidade térmica.
2. **Achados intestinais.** Intolerância alimentar, resíduos gástricos recorrentes e distensão abdominal.
3. **Achados radiográficos.** Normais ou inespecíficos.

B. **Estágio II. NEC comprovada**
1. **Sinais sistêmicos.** Incluem os sinais do estágio I acrescidos de sensibilidade abdominal e trombocitopenia.
2. **Achados intestinais.** Distensão abdominal proeminente, sensibilidade, edema de parede intestinal, ausência de ruídos intestinais, presença macroscópica de sangue nas fezes.
3. **Achados radiográficos.** Pneumatose com ou sem gás na veia porta.

C. **Estágio III: NEC avançada**
1. **Sinais sistêmicos.** Acidoses respiratória e metabólica, insuficiência respiratória, hipotensão, redução do débito urinário, choque, neutropenia e coagulação intravascular disseminada (DIC).
2. **Achados intestinais.** Abdome tenso e descolorido com edema difuso da parede abdominal, enduração e descoloração.
3. **Achados radiográficos.** Pneumoperitônio (veja Figura 11–22).

VI. **Diagnóstico.** Um elevado índice de suspeita deve ser mantido em todos os bebês com uma combinação de fatores de risco enumerados na Seção IV.

A. **Diagnóstico clínico.** A NEC é um diagnóstico provisório em qualquer recém-nascido apresentando a tríade de intolerância alimentar, distensão abdominal e sangue macroscópico nas fezes. Alternativamente, os sinais mais precoces podem ser idênticos àqueles da septicemia neonatal.

B. **Exames laboratoriais.** Os exames a seguir devem ser realizados e repetidos, conforme necessário:

1. **Hemograma completo (CBC) com contagens diferencial e de plaquetas.** A contagem de leucócitos pode ser normal, porém está frequentemente elevada com desvio à esquerda ou diminuída (leucopenia). Trombocitopenia é geralmente observada.
2. **Proteína C reativa (CRP)** está correlacionada com a resposta inflamatória. Visto que a concentração da CRP pode ser normal, dosagens seriadas da CRP feitas em intervalos de 12 a 24 horas são mais úteis.
3. **Hemocultura** para aeróbios, anaeróbios e fungos (*Candida* spp).
4. **Coprocultura** para rotavírus e enterovírus.
5. **Eletrólitos.** Desequilíbrios eletrolíticos, incluindo hiponatremia, hipernatremia e hipercalemia, são comuns.
6. **Gasometria arterial.** Acidose metabólica ou combinada pode ser observada.
7. **Testes de coagulação sanguínea** incluem tempo de protrombina (PT), tempo de tromboplastina parcial (PTT), fibrinogênio e produtos de degradação de fibrina (D-dímero). Uma elevação no PT, PTT e produtos de degradação e fibrina indicam DIC, um achado frequente em recém-nascidos com NEC grave.

C. **Exames de imagem e outros**
1. **Radiografia simples do abdome**
   a. **Evidência de NEC.** Padrão anormal dos gases intestinais, obstrução intestinal, segmento intestinal dilatado fixo ou áreas suspeitas de pneumonite intestinal.
   b. **Confirmatório de NEC.** Pneumatose intestinal e gás na veia porta (na ausência de cateter venoso umbilical) (veja Figuras 11–23 e 11–24).
2. **Radiografia abdominal em decúbito lateral e em incidência lateral com raios horizontais.** Presença de ar livre indica perfuração intestinal. Radiografias seriadas do abdome devem ser obtidas a cada 6–8 horas na presença de pneumatose intestinal ou gás na veia porta para procura de pneumoperitônio, em razão do risco de perfuração em 48–72 horas. As radiografias seriadas podem ser descontinuadas após 48–72 horas da melhora clínica.
3. **Ultrassonografia abdominal.** Pode ser útil na presença de achados radiológicos e clínicos inespecíficos ou em recém-nascidos com NEC que não respondem ao tratamento clínico. A ultrassonografia pode detectar bolhas gasosas intermitentes no parênquima hepático e no sistema venoso portal que não são detectadas na radiografia abdominal. Gás livre e coleções líquidas focais também podem ser visualizados por ultrassom. A ultrassonografia (US) Doppler em cores é útil na detecção de perfusão e necrose intestinal.
4. **Saturação de oxigênio na circulação mesentérica.** Recentes estudos demonstraram a possibilidade de usar espectroscopia de infravermelho próximo (NIRS) para detectar as saturações de oxigênio na circulação mesentérica. Isto fornece uma esperança de detecção precoce e monitoramento não invasivo em tempo real da perfusão intestinal reduzida em recém-nascidos com NEC. Esta técnica ainda é experimental.

VII. **Tratamento.** O princípio fundamental do tratamento da NEC confirmada é o de tratá-la como um abdome agudo com peritonite iminente ou séptica. O tratamento tem como objetivo prevenir a progressão da doença, perfuração intestinal e choque. Se a NEC ocorrer em surtos epidêmicos, os casos precisam ser isolados.

A. **Tratamento clínico**
1. **Nada por via oral (NPO)** para permitir repouso gastrointestinal por 7–14 dias (curso mais curto para o estágio I da NEC). A nutrição parenteral total (TPN) pode fornecer as necessidades nutricionais básicas.
2. **Descompressão gástrica** com sonda orogástrica de grosso calibre (Replogle) com aspiração contínua ou intermitente.
3. **Monitoramento constante** dos sinais vitais e circunferência abdominal.
4. **Monitoramento para sangramento gastrointestinal.** Verificar a presença de sangue em todos os aspirados gástricos e amostras fecais.
5. **Suporte ventilatório.** Fornecer um suporte ventilatório ideal para manter parâmetros gasométricos aceitáveis. Uma distensão abdominal progressiva causando perda de volume pulmonar pode aumentar a necessidade de ventilação por pressão positiva.

6. **Suporte circulatório.** Pode haver excesso de perda de fluidos para o terceiro espaço, que requer uma reposição volêmica eficaz. Suporte inotrópico pode ser necessário para manter a pressão arterial normal.
7. **Acompanhamento rigoroso da ingestão de líquidos e débito urinário.** Tentar manter um débito urinário de 1-3 cc/kg/h. Reposição volêmica para corrigir as perdas para o terceiro espaço. Remoção de potássio dos líquidos IV na presença de hipercalemia ou anúria.
8. **Monitoramento laboratorial.** Realizar um CBC e dosar eletrólitos a cada 12-24 horas, até a estabilização. Obter hemocultura e cultura urinária antes de iniciar a antibioticoterapia.
9. **Antibioticoterapia.** Tratar com antibióticos parenterais por 10-14 dias. A cobertura antibiótica deve abranger patógenos que podem causar septicemia de início tardio em recém-nascidos prematuros. Adicionar cobertura anaeróbia na suspeita de necrose ou perfuração intestinal. Regimes antibióticos razoáveis incluem:
    a. **Vancomicina, gentamicina e clindamicina (ou metronidazol).**
    b. **Vancomicina e piperacilina/tazobactam.**
    c. **Vancomicina, gentamicina e piperacilina/tazobactam.**
    d. **Recém-nascidos a termo podem ser tratados com ampicilina, gentamicina e clindamicina.**
10. **Monitoramento para DIC.** Recém-nascidos nos estágios II e III podem desenvolver e requerem plasma fresco congelado e crioprecipitado. Transfusões com concentrado de hemácias e transfusões plaquetárias também podem ser necessárias.
11. **Exames de imagens.** Obter uma radiografia simples abdominal em decúbito lateral com raios horizontais a cada 6-8 horas no estágio agudo (geralmente nas primeiras 24-48 horas) para a detecção de perfuração intestinal.
12. **Consulta cirúrgica** é necessária para NEC de estágios II e III confirmada, especialmente quando a condição está evoluindo rapidamente ou quando há evidência de perfuração GI.

B. **Tratamento cirúrgico.** Um pneumoperitônio é uma indicação absoluta para intervenção cirúrgica. As indicações relativas para cirurgia incluem gás na veia porta, edema de parede abdominal e celulite (indicando peritonite), segmento intestinal dilatado fixo detectado por raios X (alça sentinela), massa abdominal sensível ao toque e deterioração clínica refratária ao tratamento clínico.
1. **Laparotomia exploratória.** Envolve o exame do intestino e a ressecção dos segmentos necrosados. Uma porção do intestino viável é utilizada para criar uma enterostomia e fístula mucosa. A reanastomose é realizada após 8-12 horas. Uma anastomose primária é usada por alguns cirurgiões quando a NEC envolve apenas um curto segmento do intestino ou a ressecção é limitada, evitando complicações com ileostomia e a necessidade de uma segunda cirurgia para reanastomose. Em situações de áreas disseminadas de necrose intestinal, o abdome deve ser fechado após a colocação de um dreno e reexplorado mais tarde. Um prognóstico desfavorável está associado à síndrome do intestino curto grave, e um tratamento adicional anteriormente citado pode ser considerado.
2. **Colocação de dreno peritoneal (PD).** Uma pequena incisão transversa é feita no ponto de McBurney. Camadas abdominais são dissecadas rombamente, e um dreno de Penrose é posicionado no interior do abdome e fixo.

    Dois ensaios multicêntricos demonstraram que o uso de PD e a laparotomia em recém-nascidos com perfuração intestinal apresentam mortalidade, necessidade de nutrição parenteral total e permanência hospitalar similares. A necessidade de laparotomia tardia em recém-nascidos tratados com PD tem constituído motivo de preocupação. Esta necessidade varia de 38% no estudo realizado por Moss *et al.* até 74% no estudo realizado por Rees *et al.*, sem afetar a sobrevida. O PD é um procedimento relativamente simples e pode ser realizado com anestesia local à beira do leito. Por esta razão, este procedimento também foi questionado por Rees *et al.*, que demonstraram ausência de melhora nas medidas fisiológicas após o uso de PD. Atualmente, o tratamento cirúrgico ideal para recém-nascidos com perfuração intestinal permanece ***controverso*** e precisa de estudos adicionais.

VIII. Prevenção

A. **Leite humano.** Foi demonstrado prevenir NEC. Embora o leite da própria mãe seja o ideal, uma metanálise de 5 ensaios clínicos randomizados comparando leite humano doado e fórmula infantil sugere que o leite humano é benéfico e os bebês alimentados com fórmula infantil apresentam um risco 2,5 vezes maior de NEC. Outro estudo demonstrou que o risco de NEC diminuiu por um fator de 0,8 para cada 10% de aumento na proporção de ingestão de leite humano. Também foi demonstrado que a taxa de NEC é menor em recém-nascidos recebendo leite humano fortificado, quando comparado àqueles recebendo leite de vaca fortificado.

B. **O uso de um protocolo de alimentação com período inicial de dieta trófica,** seguido pelo avanço gradual de alimentos, foi demonstrado reduzir a incidência de NEC. Recomenda-se uma abordagem cautelosa em relação à dieta de bebês de alto risco com comprometimento circulatório, cardiopatia congênita ou aqueles recebendo uma transfusão sanguínea.

C. **Probióticos.** Há trabalhos recentes que promovem o uso de probióticos para reduzir o risco de NEC em bebês prematuros. Os probióticos podem prevenir NEC promovendo a colonização do intestino com microrganismos benéficos, prevenindo a colonização por patógenos, aumentando a maturidade e função da barreira mucosa intestinal e modulação do sistema imune. Uma metanálise de 11 ensaios publicados sobre o uso de probióticos demonstrou uma redução de 30% na incidência de NEC, sem efeitos adversos significativos. No entanto, os resultados de estudos adicionais a respeito da segurança das preparações probióticas específicas, dose, duração e praticabilidade de administração nesta população frágil estão sendo aguardados antes que o tratamento de rotina com probióticos possa ser recomendado. O uso de probióticos não foi aprovado pela U.S. Food and Drug Administration.

D. **O uso de prebióticos ou nutrientes que promovem o crescimento dos micróbios benéficos** foi proposto como estratégia preventiva. Estes incluem oligossacarídeos, inulina, galactose, frutose, lactose e outros. Embora os prebióticos promovam a proliferação da flora endógena, sua eficácia na prevenção da NEC é incerta.

E. **Prevenção de antibioticoterapia empírica por tempo prolongado.** Os antibióticos empíricos alteram a flora intestinal, promovendo o crescimento de patógenos, e devem ser evitados nos bebês prematuros. Isto é corroborado por um estudo retrospectivo que demonstrou que os bebês de extremo baixo peso ao nascer recebendo uma antibioticoterapia inicial > 5 dias tiveram um risco aumentado de NEC ou morte.

IX. Complicações

A. **Recorrência da NEC** pode ocorrer em cerca de 5% dos casos.

B. **Estenoses colônicas** podem ocorrer em 10–20% dos casos e se apresentam com distensão abdominal recorrente e intolerância alimentar persistente. Estudos radiográficos contrastados são geralmente diagnósticos.

C. **Síndrome do intestino curto** pode-se desenvolver em bebês sendo submetidos a uma ressecção intestinal extensa. Os limites tradicionais do comprimento intestinal para uma boa sobrevida são de, pelo menos, 20 cm de intestino delgado viável com uma válvula ileocecal intacta, ou de 40 cm de intestino delgado restante viável com perda da válvula ileocecal. Transplante intestinal, com prognóstico variável, continua uma opção para alguns destes bebês.

D. **Doença hepática associada à nutrição parenteral** ocorre com maior frequência em bebês submetidos a um tratamento cirúrgico para NEC.

X. Prognóstico

A. **Recém-nascidos com NEC** apresentam uma taxa de mortalidade geral de 12,5%. NEC com perfuração está associada a uma mortalidade de 20–40%.

B. **Recém-nascidos com NEC cirúrgica** correm o risco de um retardo significativo do crescimento e prognósticos adversos no neurodesenvolvimento.

Referências Selecionadas

Blau J, Calo JM, Dozor D, Sutton M, Alpan G, La Gamma EF. Transfusion-related acute gut injury: necrotizing enterocolitis in very low birth weight neonates after packed red blood cell transfusion. *J Pediatr*. 2011;158:403-409.

Christensen RD, Gordon PV, Besner GE. Can we cut the incidence of necrotizing enterocolitis I half—today? *Fetal Pediatr Pathol*. 2010;29:185-198.

Deshpande G, Rao S, Patole S, Bulsara M. Updated meta-analysis of probiotics for preventing necrotizing enterocolitis in preterm neonates. *Pediatrics*. 2010;125:921-930.

Downard CD, Grant SN, Maki AC, et al. Maternal cigarette smoking and the development of necrotizing enterocolitis. *Pediatrics*. 2012;130:78-82.

Duro D, Mitchell PD, Kalish LA, et al. Risk factors for parenteral nutrition-associated liver disease following surgical therapy for necrotizing enterocolitis. *J Pediatr Gastroenterol Nutr*. 2011;52:595-600.

El-Dib M, Narang S, Lee E, Massaro AN, Aly H. Red blood cell transfusions, feeding and necrotizing enterocolitis. *J Perinatol*. 2011;31:183-187.

Lambert DK, Christensen RD, Baer VL, et al. Fulminant necrotizing enterocolitis in a multihospital healthcare system. *J Perinatol*. 2011(Epub ahead of print).

Martin CR, Dammann O, Allred EN, et al. Neurodevelopment of extremely preterm infants who had necrotizing enterocolitis with or without late bacteremia. *J Pediatr*. 2010;157:751-756.

Moss LR, Dimmit RA, Henry MCW, et al. A meta-analysis of peritoneal drainage versus laparotomy for perforated necrotizing enterocolitis. *J Ped Surg*. 2001;36:1210-1213.

Mukherjee D, Zhang Y, Chang DC, Vricella LA, Brenner JI, Abdullah F. Outcome analysis of necrotizing enterocolitis within 11,958 neonates undergoing cardiac surgical procedures. *Arch Surg*. 2010;145:389-392.

Neu J, Walker WA. Necrotizing enterocolitis. *N Engl J Med*. 2011;364:255-264.

Rees CM, Eaton S, Kiely EM, Wade AM, McHugh K, Pierro A. Peritoneal drainage or laparotomy for neonatal bowel perforation? A randomized controlled trial. *Ann Surg*. 2008;248:44-51.

Singh R, Visintainer PF, Frantz ID 3rd, et al. Association of necrotizing enterocolitis with anemia and packed red blood cell transfusions in preterm infants. *J Perinatol*. 2011;31:176-182.

Sullivan S, Schanler RJ, Kim JH, et al. An exclusively human milk-based diet is associated with a lower rate of necrotizing enterocolitis than a diet of human milk and bovine milk-based products. *J Pediatr*. 2010;156:562-567.

Zabaneh RN, Cleary JP, Lieber CA. Mesenteric oxygen saturations in premature twins with and without necrotizing enterocolitis. *Pediatr Crit Care Med*. 2010 (Epub ahead of print).

104 Enterovírus e Parechovírus

1. **Definição.** Os enterovírus e parechovírus constituem um grande grupo de patógenos virais representado por 2 gêneros diferentes da família *Picornaviridae*. São vírus formados por uma fita simples de RNA, envoltos por um capsídeo de polipeptídeos individualmente distintos. As proteínas do capsídeo concedem antigenicidade e facilitam a transferência do RNA para as células de hospedeiros recém-infectados.
    A. **Enterovírus.** O gênero **enterovírus** tradicionalmente consiste em 5 grupos, cada um com uma patogenicidade humana infantil bem conhecida: coxsackievírus A, coxsackievírus B, echovírus, vários enterovírus e poliovírus. A nova classificação (com base na estrutura genômica viral) do gênero enterovírus possui 4 espécies: enterovírus humano (HEV) A, B, C e D. Embora tenham sido reclassificados, os nomes originais dos sorotipos virais ainda são utilizados.

B. **Parechovírus.** O gênero **parechovírus humano (HPeV)** é composto de 16 tipos descritos, porém apenas 8 tipos de parechovírus humano sequenciados. Acreditava-se que os tipos 1 e 2 eram, na verdade, os enterovírus humanos 22 e 23, porém após a descoberta de proteínas do capsídeo distintamente diferentes daquelas do gênero enterovírus, outro gênero foi designado a estes tipos. Até agora, apenas os tipos 1–3 foram identificados nas síndromes virais similares à septicemia neonatal. Os HPeV4–6 estão associados a sintomas gastrointestinais e respiratórios em bebês pequenos. Os genótipos ainda estão sendo caracterizados e identificados.

II. Incidência

A. **Enterovírus.** Os enterovírus têm uma distribuição mundial e produzem uma enfermidade humana de gravidade variada, desde uma leve coriza até uma doença multissistêmica potencialmente fatal. As doenças possuem certa variação sazonal, como no verão-outono em zonas temperadas, porém variam pouco nas regiões mais tropicais do mundo.

De especial interesse aos neonatologistas é a bem estabelecida passagem transplacentária do enterovírus, os enterovírus detectados no leite materno e a transmissão vertical dos enterovírus entre os membros familiares de primeiro grau sem sinais clínicos de enfermidade. As enfermidades enterovirais são transmitidas pela via fecal-oral e, em menor proporção, gotículas respiratórias. Os períodos de incubação são tipicamente de 3 a 6 dias. Todos os subgrupos dos enterovírus estão associados a surtos de doenças enterovirais no berçário e unidades de terapia intensiva neonatal (NICUs).

Nas últimas 3 décadas, diversos surtos de enterovírus neonatal não pólio foram relatados em berçários, NICUs e maternidades. A incidência geral em recém-nascidos e neonatos é variável. A partir do Sistema Nacional de Vigilância de Enterovírus (em inglês, National Enterovirus Surveillance System) de 2006–2008, o Centers for Disease Control and Prevention (CDC) relatou que o coxsackievírus B1 (CVB1) foi o responsável por 17% de todos os isolados de enterovírus relatados. Em contraste, de 1970 a 2005, estes vírus foram responsáveis por apenas 2,3% dos casos. Durante este período, também houve um aumento nos relatos de morbidade neonatal e 5 casos de morte neonatal nos Estados Unidos.

B. **Parechovírus.** Durante o sistema nacional de vigilância de 2006–2008, o HPeV tipo 1 foi o isolado mais comum do gênero parechovírus, porém foi responsável por apenas < 2% das espécies enterovirais suspeitas identificadas. Mais recentemente, um relatório de Edimburgo, Escócia, da vigilância de enterovírus de 2006–2010, revelou uma incidência de 2,8% de HPeV, porém o HPeV tipo 3 foi o isolado predominante em bebês < 3 meses de idade (22–25%).

III. Fisiopatologia

A. **Enterovírus.** Os enterovírus humanos manifestam doença em quase todos os sistemas do corpo. Paradoxalmente, os sinais da doença podem ser leves a quase inexistentes ou potencialmente fatais para o mesmo sorotipo. A suscetibilidade do hospedeiro parece ser o fator diferencial. Na grande maioria das crianças e adultos, as enfermidades causadas pelos enterovírus são leves, mas para o neonato, um hospedeiro mais suscetível, o enterovírus pode causar uma grave disfunção de múltiplos órgãos e morte. Alguns enterovírus humanos são mais patogênicos do que outros. Exemplos de infecções mais graves por sorotipos de enterovírus não pólio são echo 11, coxsackie B3, coxsackie A9, coxsackie B1 e enterovírus 71.

1. **Echovírus 11.** Este vírus tem sido particularmente associado a fatalidades neonatais. Os achados mais patológicos são extensa necrose hepática com hemorragia suprarrenal e necrose tubular aguda, um achado adicional menos frequente.

2. **Coxsackievírus B3 (CVB3).** As infecções neonatais são caracterizadas por hepatite, infecção intravascular disseminada, febre, trombocitopenia e hemorragia intracraniana. O CVB3 também tem sido intimamente associado à infecção materna pré-natal e culturas virais positivas da placenta, cordão umbilical e tecidos do bebê obtidos na necropsia. Todas as circunstâncias sugerem passagem transplacentária do vírus.

3. **Coxsackievírus A9 (CVA9).** Embora muito menos comum do que o CVB3, o CVA9 possui um espectro mais variável de morbidade neonatal. Pode-se manifestar como meningite asséptica, uma enfermidade inespecífica similar à septicemia, miocardite, pneumonia ou coagulação intravascular disseminada.

4. **Coxsackievírus B1 (CVB1).** Até recentemente, esta representava uma cepa um tanto incomum. Em 2006, pela primeira vez, o CVB1 se tornou o enterovírus mais comumente relatado, assim permanecendo até 2008. Em 2007, houve um considerável aumento na incidência de doença neonatal, incluindo enfermidade febril, hepatite, coagulopatia, meningite, desconforto respiratório e miocardite. Em 2007, em 4 de cada 5 casos de morte neonatal, as mães apresentaram corioamnionite ou enfermidade febril próximo do período do parto.
5. **Enterovírus 71.** Este vírus é relatado com menor frequência, mas já foi identificado em casos de meningite asséptica, encefalite, paralisia flácida aguda, hemorragia pulmonar secundária e colapso cardiopulmonar. Surtos na comunidade entre 2003 e 2005 em Denver, Colorado, revelaram o envolvimento de bebês ≥ 4 semanas de idade, com a maioria manifestando doença do sistema nervoso central (CNS).

B. **Parechovírus.** O parechovírus é atualmente reconhecido como um agente causador de surtos de diarreia associada à doença respiratória em berçários. Diversos casos de enfermidade mais grave foram relatados, incluindo meningoencefalite, doença neonatal similar à septicemia, hepatite e coagulopatia. Outras condições incluem miocardite e conjuntivite. As infecções por parechovírus ocorrem em associação a outras condições (hepatite hemorrágica, enterocolite necrosante, miocardite, herpangina e enfermidade febril), porém estudos adicionais são necessários para vinculá-los.

1. **HPeV1 (previamente echovírus 21).** O HPeV identificado mais comum. Geralmente assintomático ou com sintomas respiratórios ou gastrointestinais (GI) leves. Muito raramente, pode causar miocardite, paralisia e envolvimento do CNS (encefalite e paralisia).
2. **HPeV2 (previamente echovírus 22).** Sintomas GI raros, porém podem causar infecções do trato GI e respiratório com otite média.
3. **HPeV3.** Meningite asséptica, enfermidade similar à septicemia com doença mais grave (septicemia neonatal, meningite, encefalite com lesão na substância branca e hepatite). Também associada à gastroenterite, enfermidade respiratória e paralisia transitória. Casos fatais foram relatados.
4. **HPeV4, 5 e 6.** HPeV4 foi isolado pela primeira vez de um bebê com uma febre e problemas alimentares. Estes vírus estão associados a sintomas GI e respiratórios em bebês mais novos. O HPeV6 tem sido associado à paralisia flácida.

IV. **Fatores de risco**
   A. **Bebês nascidos de mães** com sintomas de infecção por enterovírus/parechovírus no momento do parto apresentam uma maior probabilidade de serem infectados. Um estudo realizado, em 2010, demonstrou que as 242 mulheres taiwanesas grávidas afetadas por herpangina durante a gestação apresentaram um risco consideravelmente maior de darem à luz bebês de baixo peso ao nascer, pequenos para a idade gestacional ou prematuros.
   B. **Risco de infecção grave** é maior quando o bebê é infectado durante as primeiras 2 semanas de vida.

V. **Apresentações clínicas.** As infecções por HPeV podem mimetizar as infecções pelo HEV. Ao avaliar um bebê e seus sinais clínicos, não é possível diferenciar o parechovírus neonatal de uma infecção por enterovírus.
   A. **Enterovírus.** As apresentações clínicas das doenças causadas por enterovírus não pólio são variadas e se sobrepõem às muitas subespécies e sorotipos. Em neonatos, os sinais que sugerem um surto enteroviral em um berçário podem incluir um grupo de bebês com achados similares de coriza, erupção morbiliforme, febre baixa ou tosse. O último é a ocorrência mais incomum em neonatos, induzindo à monitorização do paciente e investigação. Uma enfermidade similar à septicemia é frequentemente atribuída a enfermidades por enterovírus. A avaliação de septicemia é geralmente negativa, porém achados de letargia, inapetência e febre são marcos que sugerem septicemia. Também pode causar hepatite, coagulopatia, pneumonia, meningoencefalite e miocardite. Pode ser difícil a diferenciação entre linfo-histiocitose hemofagocítica e infecção enteroviral com base na apresentação clínica e achados no líquido cefalorraquidiano.

B. **Parechovírus.** Pode mimetizar a apresentação da infecção por enterovírus. A maioria dos bebês infectados por HPeV1 e 2 apresenta síndromes GI e respiratórias leves. O sorotipo 3 do HPeV tem sido associado à infecção neonatal grave, incluindo infecção do CNS. A apresentação clínica mais comum do HPeVE3 é uma síndrome similar à septicemia. Em um estudo, foi constatado que a infecção do CNS pelo parechovírus é mais comum em bebês do sexo masculino durante o período final do verão ou no outono. Os sintomas incluíram irritabilidade, febre e uma erupção cutânea inespecífica. Bebês infectados por parechovírus podem manifestar distensão abdominal aguda acompanhada por uma erupção eritematosa, baixa concentração de proteína C e baixa contagem de linfócitos, e têm sido associados a pequenos grupos de pacientes com enterocolite necrosante.

VI. Diagnóstico
A. **Enterovírus.** A reação em cadeia da polimerase (PCR) está prontamente disponível nos laboratórios comerciais, porém não apresenta especificidade para sorotipagem. Técnicas avançadas de PCR são necessárias para identificar a maioria das subespécies de enterovírus. A técnica de PCR é mais rápida e mais sensível do que a cultura celular. Alguns sorotipos são difíceis de isolar do líquido cefalorraquidiano, porém podem ser facilmente isolados de *swabs* de orofaringe ou retal. A cultura de células tem sido o método padrão para isolamento e diagnóstico, porém a identificação do sorotipo específico requer ensaios caros de neutralização ou sequenciamento genômico. Vários sorotipos não conseguem crescer efetivamente em cultura. Amostras para cultura celular ou ensaio de PCR devem incluir líquido cefalorraquidiano, sangue, urina, *swabs* nasais, *swabs* de orofaringe e amostras fecais. A técnica de PCR em tempo real possibilita um menor intervalo de tempo para detecção do RNA do enterovírus.

B. **Parechovírus.** Os testes atuais específicos para enterovírus não detectam infecção por parechovírus, por causa das diferenças genéticas entre os dois gêneros. Os testes diagnósticos mais adequados são os *primers* de PCR desenvolvidos pelo CDC que detectam todos os parechovírus conhecidos. Lesão da substância branca é visualizada com uma imagem por ressonância magnética ponderada em difusão e ultrassonografia de crânio em bebês infectados por HPeV3 com encefalite. Muitos parechovírus não crescem bem em cultura celular. Uma PCR direta de amostras fecais pode ser obtida.

VII. Tratamento.
Não existe uma terapia específica para as infecções por enterovírus humano ou parechovírus. O cuidado geral envolve medidas de suporte, monitorização do paciente para doença em órgão específico (p. ex., meningite, miocardite) e testes diagnósticos para confirmar a infecção. Em casos de doença neonatal grave, foi sugerida a administração de altas doses de imunoglobulina humana, porém a eficácia varia de acordo com a quantidade de anticorpos por lote da imunoglobulina. Foi relatado que o tratamento profilático com imunoglobulina é útil no controle de surtos nos berçários hospitalares de doença por enterovírus. É adequado ficar atento à colonização bacteriana e infecção secundária, em especial para doença estafilocócica. Na presença de doença hepática fulminante, a terapia com neomicina oral com o intuito de minimizar a flora intestinal pode ser benéfica. Atualmente, a segurança e eficácia do antiviral pleconaril estão sendo estudadas na viremia neonatal.

VIII. Prognóstico.
A enfermidade é geralmente leve e curável. A taxa de mortalidade é elevada com as formas mais graves da infecção.

Referências Selecionadas

American Academy of Pediatrics. Enterovirus (nonpoliovirus) and parechovirus infections. In: Pickering LK, Baker CJ, Kimberlin DW, Long SS, eds. *Red Book: 2012 Report of the Committee on Infectious Diseases.* 28th ed. Elk Grove Village, IL: American Academy of Pediatrics; 2012:315-318.

Bangalore H, Ahmed J, Bible J, Menson EN, Durward A, Tong CY. Abdominal distention: an important feature in human parechovirus infection. *Pediatr Infect Dis J.* 2011;30:260-262.

Centers for Disease Control and Prevention. Increased detections and severe neonatal disease associated with coxsackie virus B1 infection-United States, 2007. *MMWR Morb Mortal Wkly Rep.* 2010;59:1577-1580.

Chen Y-H, Lin HC, Lin HC. Increased risk of adverse pregnancy outcomes among women affected by herpangina. *Am J Obstet Gynecol.* 2010;203:49.e1-e7.

Cherry JD. Enteroviruses and parechoviruses. In: Remington JS, Klein JO, Wilson CB, Nizet V, Maldonado Y, eds. *Infectious Diseases of the Fetus and Newborn Infant.* 6th ed. Philadelphia, PA: Elsevier Saunders; 2006:783-822.

Harvala H, McLeish N, Kondracka J, et al. Comparison of human parechovirus and enterovirus detection frequencies in cerebrospinal fluid samples collected over a 5-year period in Edinburgh: HPev type 3 identified as the most common picornavirus type. *J Med Virol.* 2011;83:889-896.

Levorson R. Human parechovirus-3 infection, emerging pathogen in neonatal sepsis. *Pediatr Infect Dis J.* 2009;2:545-547.

Sedmak G, Nix WA, Jentzen J, et al. Infant deaths associated with human parechovirus infection in Wisconsin. *Clin Infect Dis.* 2010;50:357-361.

Selvarangan R, Nzabi M, Selvaraju SB, Ketter P, Carpenter C, Harrison CJ. Human parechovirus 3 causing sepsislike illness in children from Midwestern United States. *Pediatr Infect Dis J.* 2011;30:238-242.

Verboon-Maciolek MA, Krediet TG, Gerards LJ, de Vries LS, Groenendaal F, van Loon AM. Severe neonatal parechovirus infection and similarity with enterovirus infection. *Pediatr Infect Dis J.* 2008;27:241-245.

105 Erros Inatos do Metabolismo com Início Neonatal Agudo

Erros inatos do metabolismo (IEMs) compreendem um grupo de distúrbios de grande importância para os médicos que tratam de recém-nascidos. Frequentemente, o diagnóstico imediato e o tratamento apropriado destas condições estão diretamente relacionados com o prognóstico do paciente, evitando a morte ou uma lesão cerebral irreversível. Os pediatras podem-se sentir sobrecarregados pelo número e complexidade destes distúrbios (Tabela 105–1), e a interpretação dos testes laboratoriais necessários para estabelecer o diagnóstico. Este capítulo, portanto, concentra-se nos padrões sintomáticos, exames laboratoriais e suas interpretações, assim como na estabilização inicial do paciente, em vez de discutir detalhes dos defeitos bioquímicos e genéticos específicos ou medidas terapêuticas especiais dos IEMs. Geralmente, o tratamento em curso do paciente é supervisionado por um geneticista treinado em genética bioquímica.

I. **Classificação**
   A. **Classificação pelo tempo de início.** Por causa da natureza deste manual, nós nos concentramos nos distúrbios metabólicos com início no período neonatal e primeira infância. Entretanto, esteja ciente de que uma doença com início no período final da infância ou mesmo na adolescência e vida adulta não exclui o diagnóstico de um IEM. Também é importante compreender que mesmo com programas de triagem neonatal abrangentes e bem organizados, vários IEMs se manifestam clinicamente antes de serem detectados pelos testes de triagem ou antes que o resultado do teste esteja disponível aos médicos responsáveis. O uso de **espectrometria de massa em *tandem*** (TMS) na triagem de recém-nascidos é atualmente difundido. Em razão da grande quantidade de informações bioquímicas obtidas pela análise por espectrometria de massa em *tandem*, os médicos envolvidos no cuidado neonatal frequentemente encontram novas questões acerca das avaliações de seguimento e encaminhamento de pacientes com testes de triagem positivos.
   B. **Classificação pela apresentação clínica.** A subdivisão dos IEMs por apresentação clínica pode ser a abordagem mais adequada para o estabelecimento de um diagnóstico correto. Note que algumas **síndromes com aspectos dismórficos** são hoje reconhecidas como IEMs (p. ex., síndrome de Smith-Lemli-Opitz ou síndrome de Zellweger [veja Seção IX.A e B]).

Tabela 105–1. ERROS INATOS DO METABOLISMO QUE SE APRESENTAM NO PERÍODO NEONATAL E NA INFÂNCIA

Distúrbios do metabolismo de carboidratos
    Galactosemia
    Deficiência de frutose-1,6-bifosfatase
    Glicogenose (tipos IA, IB, II, III e IV)
    Intolerância hereditária à frutose

Distúrbios do metabolismo de aminoácidos
    Doença da urina em xarope de bordo
    Hiperglicinemia não cetótica
    Tirosinemia hereditária
    Acidúria piroglutâmica (5-oxoprolinúria)
    Síndrome de hiperornitinemia-hiperamonemia-homocitrulinemia
    Intolerância à proteína lisinúrica
    Deficiência da metilenotetra-hidrofolato redutase
    Deficiência de sulfito oxidase

Distúrbios do metabolismo de ácidos orgânicos
    Acidemia metilmalônica
    Acidemia propiônica
    Acidemia isovalérica
    Deficiência múltipla de carboxilase
    Acidemia glutárica tipo II (deficiência múltipla de acil-CoA desidrogenase)
    Deficiência de HMG-CoA liase
    Deficiência de 3-metilcrotonoil-CoA carboxilase
    Acidúria 3-hidroxi-isobutírica

Distúrbios do metabolismo do piruvato e da cadeia de transporte de elétrons
    Deficiência de piruvato carboxilase
    Deficiência de piruvato desidrogenase
    Defeitos na cadeia de transporte de elétrons

Distúrbios do ciclo da ureia
    Deficiência de ornitina-transcarbamilase
    Deficiência de carbamoil fosfato sintase
    Hiperamonemia transitória do recém-nascido
    Deficiência de argininossuccinato sintase (citrulinemia)
    Deficiência de argininossuccinato liase
    Deficiência de arginase
    Deficiência de *N*-acetilglutamato sintase

Distúrbios do armazenamento lisossomal
    Gangliosidose GM_1 do tipo 1 (deficiência de β-galactosidase)
    Doença de Gaucher (deficiência de glicocerebrosidase)
    Doença de Niemann-Pick tipos A e B (deficiência de esfingomielinase)
    Doença de Wolman (deficiência de lipase ácida)
    Mucopolissacaridose tipo VII (deficiência de β-glicuronidase)
    Doença da célula I (mucolipidose tipo II)
    Sialidose tipo II (deficiência de neuraminidase)
    Fucosidose

Distúrbios peroxissomais
    Síndrome de Zellweger
    Adrenoleucodistrofia neonatal
    Defeitos enzimáticos únicos da β-oxidação peroxissômica
    Condrodisplasia *punctata* rizomélica
    Doença de Refsum infantil

Tabela 105-1. ERROS INATOS DO METABOLISMO QUE SE APRESENTAM NO PERÍODO NEONATAL E NA INFÂNCIA *(CONTINUAÇÃO)*

Distúrbios variados
Síndrome adrenogenital (deficiência de 21-hidroxilase e outras deficiências)
Distúrbios do metabolismo da bilirrubina (síndrome de Crigler-Najjar e outras)
Convulsões dependentes da piridoxina
Deficiência de α_1-antitripsina
Distúrbios da oxidação de ácidos graxos (cadeias curta, média e longa)
Defeitos na biossíntese de colesterol (síndrome de Smith-Lemli-Opitz)
Distúrbios congênitos da glicosilação de proteínas (síndrome de glicoproteínas com deficiência de carboidrato)
Hemocromatose neonatal

CoA, coenzima A; HMG, 3-hidroximetilglutaril.

Outros exemplos clássicos de IEMs são discutidos apenas brevemente, pois são clinicamente assintomáticos no período neonatal (p. ex., fenilcetonúria [PKU]). Note que algumas **displasias esqueléticas** e distúrbios que afetam a formação óssea e cartilaginosa (não discutidas aqui) também são, estritamente falando, IEMs (p. ex., condrodisplasia punctata rizomélica e hipofosfatasia). O seguinte sistema de classificação serve como a base para as seções mais detalhadas deste capítulo. Os IEMs podem-se apresentar com:

1. **Encefalopatia com ou sem acidose metabólica.**
2. **Comprometimento da função hepática.**
3. **Comprometimento da função cardíaca.**
4. **Síndromes dismórficas.**
5. **Menos comum, hidropsia fetal não imune.**

C. **Classificação de acordo com a base bioquímica da doença.** Um conceito que divide os IEMs de acordo com suas características bioquímicas ajuda na compreensão da patogênese dos sintomas e diferentes abordagens ao tratamento, porém parece ser de menor utilidade para aqueles que fornecem cuidados ao paciente.

II. **Incidência.** Segundo algumas estimativas, os IEMs são responsáveis por até 20% das doenças em recém-nascidos a termo sem risco ao nascimento. Cumulativamente, um IEM pode estar presente em > 1 em cada 500 nascidos vivos.

III. **Fisiopatologia.** Os processos metabólicos são catalisados por proteínas enzimáticas codificadas geneticamente. O mecanismo clássico de um defeito metabólico é a falta ou deficiência de uma enzima, resultando em **acúmulo de substrato** e conversão de metabólitos intermediários em produtos não presentes normalmente. Além disso, os produtos finais da via normal serão deficientes. Os sintomas podem ser provocados por um nível elevado do substrato normal (p. ex., nos distúrbios do ciclo da ureia, o substrato amônio é tóxico e causa edema cerebral, disfunção do sistema nervoso central [CNS] e, eventualmente, morte). Adicionalmente, **a ausência de produtos finais normais** do metabolismo pode levar a sintomas (p. ex., a falta de cortisol na deficiência de 21-hidroxilase [veja Capítulo 92]). Os **produtos alternativos podem interferir com os processos metabólicos normais** (p. ex., propionil-CoA acumulado pode participar em reações que normalmente utilizam o acetil-CoA na acidemia propiônica). Finalmente, uma **incapacidade de degradar os produtos finais** de uma via metabólica pode resultar em sintomas (p. ex., disfunção do miocárdio na **glicogenose** tipo II ou hepatomegalia na glicogenose tipo I). O momento da apresentação clínica geralmente está relacionado com a presença ou ausência de sintomas causados por metabólitos capazes de atravessar a placenta no período pré-natal. Estes metabólitos são geralmente de baixo peso molecular e, portanto, removidos do feto no período pré-natal e eliminados pelo metabolismo materno.

IV. **Fatores de risco.** Os IEMs são distúrbios genéticos. Portanto, não existem fatores de risco comportamentais ou ambientais definidos para a presença de um defeito inato do metabolismo (embora o ambiente e, especialmente, a nutrição possam afetar a apresentação). Um histórico de parentes com retardo mental, restrição proteica e, para muitos distúrbios, mortes ou enfermidades graves neonatais ou na infância (doença hepática, função cardíaca anormal, declínio mental e físico, enfermidade episódica) poderia ser um indicador de risco elevado. Um histórico de restrição proteica, disfunção/insuficiência hepática ou alterações mentais na gravidez e trabalho de parto pode ser observado em portadoras dos defeitos do ciclo da ureia hereditários ligado ao X. A presença de consanguinidade e, para vários erros inatos, o *background* étnico também são fatores de risco.

V. **Apresentação clínica.** Embora existam diversas situações específicas (listadas a seguir) em que um IEM deva ser considerado, a diretriz mais segura para a prática clínica seria que **um IEM deve ser considerado em qualquer recém-nascido doente**. O recém-nascido apresenta um "repertório limitado" de sintomas que são geralmente inespecíficos. O diagnóstico diferencial de sintomas, como **inapetência, letargia, hipotonia, vômito, hipotermia, convulsões e distúrbios da respiração**, é extenso. Embora o diagnóstico de septicemia esteja geralmente no topo da lista do diagnóstico diferencial, é importante que outras causas sejam investigadas para um diagnóstico em tempo hábil e no melhor interesse do paciente, incluindo os IEMs, ao mesmo tempo em que investigações laboratoriais são iniciadas para excluir a septicemia. Isto pode ser efetuado com um número relativamente pequeno de testes laboratoriais prontamente disponíveis na maioria dos hospitais, como discutido nas seções a seguir.

A. **Um IEM deve ser fortemente considerado nas seguintes circunstâncias:**
   1. **História de óbitos neonatais inexplicáveis na família** (irmãos ou bebês do sexo masculino no lado materno da família).
   2. **Recém-nascidos frutos de um acasalamento consanguíneo** (decorrente da maior incidência de condições autossômicas recessivas; herança autossômica recessiva é comum entre os IEMs).
   3. **Início dos sinais e sintomas após um período de saúde boa,** que pode ser tão curto quanto algumas horas.
   4. **O recém-nascido pode ter tido um curso perinatal e neonatal imediato sem complicações.** Não é incomum para um bebê com um IEM não apresentar uma história perinatal significativa.
   5. **A introdução e progressão de nutrição enteral** podem estar relacionadas com os sintomas.
   6. **Fracasso das terapias usuais em aliviar os sintomas ou incapacidade de comprovar um diagnóstico sugerido,** como a septicemia, hemorragia no CNS, ou outras condições congênitas ou adquiridas.
   7. **Progressão dos sintomas.**
   8. **Embora pacientes com um IEM possam ter nascido prematuramente, eles são tipicamente recém-nascidos a termo.** Uma exceção é o diagnóstico de hiperamonemia transitória do recém-nascido, uma condição que tipicamente afeta os recém-nascidos a termo. Embora esta condição seja brevemente discutida neste capítulo, a causa exata da hiperamonemia nestes pacientes permanece incerta, e pode estar relacionada com a prematuridade em vez de ser um IEM típico.

B. **Sinais e sintomas.** Aqueles observados nos diferentes IEMs estão resumidos na Tabela 105-2. A Tabela 105-3 lista algumas das condições com a qual os recém-nascidos com IEMs foram erroneamente diagnosticados. Lembre-se de que os **sintomas podem-se sobrepor** a condições neonatais frequentes; por exemplo, uma criança com um IEM pode ter taquipneia transitória do recém-nascido ou estar em risco de septicemia por motivos não relacionados. Ocasionalmente, duas condições podem estar presentes com uma relação causal. Um exemplo típico é a incidência elevada de septicemia por *Escherichia coli* frequentemente citada, porém ainda inexplicada, em recém-nascidos com galactosemia.

C. **IEMs assintomáticos no recém-nascido.** A PKU não tratada não causa sintomas no recém-nascido. A PKU produz lesão cerebral irreversível, embora o paciente pareça estar clinicamente bem. Verificar se os exames de triagem neonatal foram realizados e checar os resultados assim que disponíveis. A detecção precoce de PKU em recém-nascidos possibilita um plano de tratamento bem estabelecido, que previne o retardo mental extremo (veja Seção XI).

Tabela 105-2. SINAIS E SINTOMAS, E DISTÚRBIOS METABÓLICOS ASSOCIADOS

Neurológicos (hipotonia, letargia, dificuldade de sucção, convulsões, coma)
Glicogenose, galactosemia, acidemias orgânicas, intolerância hereditária à frutose, doença da urina em xarope de bordo, distúrbios do ciclo da ureia, hiperglicinemia, dependência de piridoxina, distúrbios peroxissomais, distúrbios congênitos da glicosilação, distúrbios da oxidação de ácidos graxos e defeitos na cadeia respiratória

Hepatomegalia/disfunção hepática
Doenças do armazenamento lisossomal, galactosemia, intolerância hereditária à frutose, glicogenose, tirosinemia, deficiência de α_1-antitripsina, doença de Gaucher, doença de Niemann-Pick, doença de Wolman, defeitos da oxigenação de ácidos graxos e defeitos da cadeia respiratória

Hiperbilirrubinemia
Galactosemia, intolerância hereditária à frutose, tirosinemia, deficiência de α_1-antitripsina, síndrome de Crigler-Najjar e outros distúrbios do metabolismo da bilirrubina

Hidropsia não imune
Doença de Gaucher, doença de Niemann-Pick, gangliosidose GM1, distúrbios congênitos da glicosilação

Cardiomegalia/miocardiopatia
Glicogenose tipo II, defeitos da oxigenação de ácidos graxos e defeitos da cadeia respiratória

Macroglossia
Gangliosidose GM_1, glicogenose tipo II

Odor anormal
Doença da urina em xarope de bordo (odor de xarope de bordo ou açúcar queimado)
Acidemia isovalérica, acidemia glutárica (odor de pé suado)
Deficiência de HMG-CoA liase (odor de urina de gato)

Cabelo anormal
Acidemia arginossuccínica, intolerância à proteína lisinúrica, síndrome dos cabelos torcidos (síndrome de Menkes)

Hipoglicemia
Galactosemia, intolerância hereditária à frutose, tirosinemia, doença da urina em xarope de bordo, glicogenose, acidemia metilmalônica, acidemia propiônica, defeitos da oxigenação de ácidos graxos e defeitos da cadeia respiratória

Cetose
Acidemias orgânicas, tirosinemia, acidemia metilmalônica, doença da urina em xarope de bordo

Acidose metabólica
Galactosemia, intolerância hereditária à frutose, doença da urina em xarope de bordo, glicogenose, acidemias orgânicas

Hiperamonemia
Defeitos do ciclo da ureia, hiperamonemia transitória do recém-nascido, acidúrias orgânicas, deficiência de HMG-CoA liase, distúrbios da oxidação dos ácidos graxos

Neutropenia
Acidemias orgânicas, especialmente acidemia metilmalônica e acidemia propiônica; hiperglicinemia não cetótica, deficiência de carbamoil fosfato sintase

Trombocitopenia
Acidemias orgânicas, intolerância à proteína lisinúrica

Características dismórficas
Acidúria glutárica tipo II, acidúria 3-hidroxi-isobutírica, síndrome de Smith-Lemli-Opitz, distúrbios peroxissomais, distúrbios congênitos de glicosilação

Cistos renais
Acidúria glutárica tipo II, distúrbios peroxissomais

Anormalidades oculares (p. ex., glaucoma, retinopatia)
Galactosemia, distúrbios do armazenamento lisossomal, distúrbios peroxissômicos

Distribuição anormal de gordura/mamilos invertidos
Distúrbios congênitos de glicosilação

Epífises puntiformes na radiografia
Distúrbios peroxissômicos (síndrome de Zellweger, Adrenoleucodistrofia neonatal, condrodisplasia *punctata* rizomélica)

CoA, coenzima A; HMG, 3-hidroximetilglutaril.

Tabela 105–3. ERROS DIAGNÓSTICOS DE DOENÇA METABÓLICA NO RECÉM-NASCIDO

Septicemia bacteriana
Infecção viral aguda
Asfixia
Obstrução do trato gastrointestinal
Insuficiência hepática, hepatite
Catástrofe no sistema nervoso central
Hipertensão pulmonar persistente
Miocardiopatia
Distúrbio neuromuscular

D. **Para orientar o clínico na avaliação diagnóstica, os sinais e sintomas de 5 diferentes apresentações clínicas principais são discutidos mais a fundo.** IEM que se manifesta com encefalopatia, doença hepática, comprometimento da função cardíaca, síndromes dismórficas e hidropsia não imune (veja Seções VI a X). Os fluxogramas nas Figuras 105–1 e 105–2 são projetados para auxiliar na avaliação diagnóstica. Detalhes a respeito dos diferentes **testes laboratoriais** são descritos na Seção XII.

VI. **Apresentação clínica principal: IEM que se manifesta com encefalopatia.** As encefalopatias associadas aos IEMs geralmente são clinicamente indistinguíveis daquelas causadas por um insulto hipóxico-isquêmico ou outro insulto do CNS (hemorragia ou doença infecciosa). **O tônus anormal** (hipotonia e hipertonia podem ser de origem central) e **os movimentos anormais e convulsões** claramente indicam envolvimento do CNS. Clinicamente, convulsões podem-se manifestar como estalo dos lábios, interposição lingual, movimentos de pedalar das extremidades inferiores, opistótono, tremores ou movimentos tônico-clônicos generalizados. Na encefalopatia grave, o padrão de supressão de surtos pode ser observado na **eletrencefalografia (EEG) usando uma EEG convencional ou na monitorização à beira do leito com eletrencefalografia de amplitude integrada (aEEG).** Padrões descontínuos detectados por uma aEEG podem ser vistos na encefalopatia menos grave.

A. **Avaliação laboratorial**

1. **Avaliação aguda.** Em um paciente com encefalopatia de qualquer grau, **uma avaliação cuidadosa do estado acidobásico** é aconselhável. Alguns IEMs se apresentam com uma acidose bastante pronunciada. Além de uma gasometria arterial ou venosa, os seguintes testes (para detalhes, veja Seção XII) devem ser realizados como parte da **avaliação aguda** de pacientes com encefalopatia:

   a. **Gasometria arterial ou venosa**

   i. Ao interpretar a gasometria venosa ou arterial de um recém-nascido, as **alterações no estado respiratório**, que são frequentes neste grupo de pacientes, devem ser levadas em consideração. Uma acidose respiratória isolada é provavelmente pulmonar, e uma acidose metabólica ou mista, especialmente logo após o parto, pode estar relacionada com eventos perinatais.

   ii. No caso de uma **acidose metabólica grave e prolongada** sem a presença de uma condição subjacente (como choque séptico ou hipovolêmico e perfusão deficiente) que explique o achado, é mandatório determinar se os **metabólitos ácidos** (p. ex., a produção excessiva de ácido láctico) podem ser a causa do desequilíbrio. Ao considerar mecanismos compensatórios (p. ex., correção respiratória de uma acidose metabólica), lembre-se que a gasometria resultante deve refletir um estado acidobásico misto.

   iii. A presença de uma **alcalose respiratória isolada** pode ser indício de um distúrbio central do padrão respiratório (hiperpneia), e **hiperamonemia** deve ser excluída nesta situação. A amônia estimula diretamente o centro respiratório, resultando em hiperventilação primária, que, por sua vez, leva a uma alcalose respiratória.

   b. **Eletrólitos séricos** com cálculo do hiato aniônico.

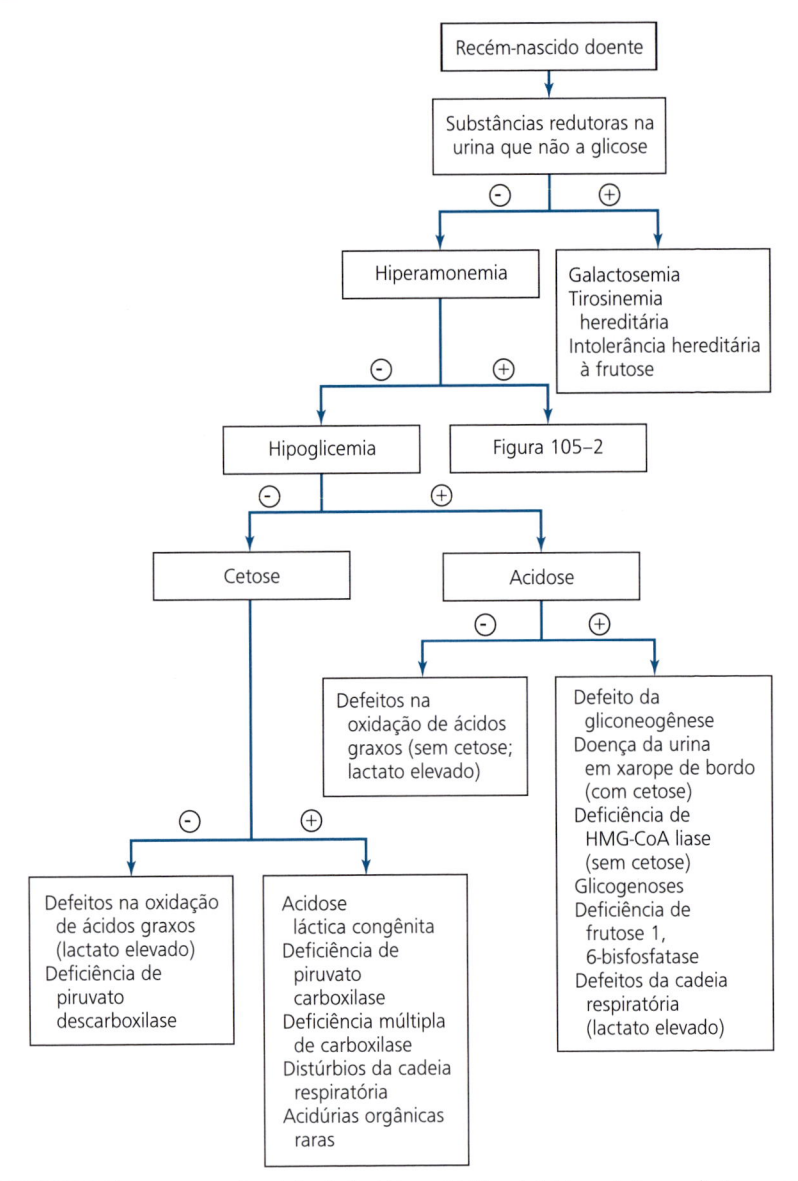

```
Recém-nascido doente
        │
        ▼
Substâncias redutoras na
urina que não a glicose
   ⊖         ⊕
   │         │
   ▼         ▼
Hiperamonemia   Galactosemia
                Tirosinemia
                  hereditária
                Intolerância hereditária
                  à frutose
   ⊖         ⊕
   │         │
   ▼         ▼
Hipoglicemia   Figura 105-2
   ⊖         ⊕
   │         │
   ▼         ▼
Cetose       Acidose
              ⊖         ⊕
              │         │
              ▼         ▼
           Defeitos na    Defeito da
           oxidação de ácidos   gliconeogênese
           graxos (sem cetose;  Doença da urina
           lactato elevado)      em xarope de bordo
                                 (com cetose)
                                Deficiência de
                                 HMG-CoA liase
                                 (sem cetose)
                                Glicogenoses
                                Deficiência de
                                 frutose 1,
                                 6-bisfosfatase
                                Defeitos da cadeia
                                 respiratória
                                 (lactato elevado)
   ⊖         ⊕
   │         │
   ▼         ▼
Defeitos na oxidação   Acidose
de ácidos graxos        láctica congênita
(lactato elevado)      Deficiência de
Deficiência de          piruvato
piruvato                 carboxilase
descarboxilase         Deficiência múltipla
                        de carboxilase
                       Distúrbios da cadeia
                        respiratória
                       Acidúrias orgânicas
                        raras
```

FIGURA 105–1. Algoritmo para o diagnóstico de distúrbios metabólicos de início agudo (apenas diretrizes; para maiores detalhes, veja texto e referências).

```
                        ┌──────────────────┐
                        │  Hiperamonemia   │
                        └────────┬─────────┘
                                 ▼
                        ┌──────────────────┐
                        │     Acidose      │
                        └────────┬─────────┘
                           (−)        (+)
                            │          │
         ┌──────────────────┘          └──────────────────────┐
         ▼                                                    ▼
┌─────────────────────────┐                   ┌───────────────────────────────┐
│ Nível plasmático de     │                   │ Acidemias orgânicas:          │
│ citrulina               │                   │ acidemia metilmalônica,       │
└───┬──────────┬──────────┘                   │ acidemia propiônica,          │
    │          │                              │ acidemia isovalérica          │
    │          │                              │ (com cetose,                  │
    │          │                              │ lactato normal)               │
    │          │                              └───────────────────────────────┘
```

Ausência ou quantidade de traço / Normal / Acentuadamente elevada (≥ 1.000 μM)

- Ácido orótico na urina
- Hipoglicemia
- Deficiência de argininossuccinato sintetase (citrulinemia)

(+) Deficiência de ornitina-transcarbamilase

(−)
- Deficiência de carbamoil fosfato sintetase
- Deficiência de N-acetil-glutamato sintetase

Argininossuccinato urinário

Defeitos na oxidação dos ácidos graxos
Deficiência de HMG-CoA liase
(todas sem cetose)

(−) Hiperamonemia transitória do recém-nascido

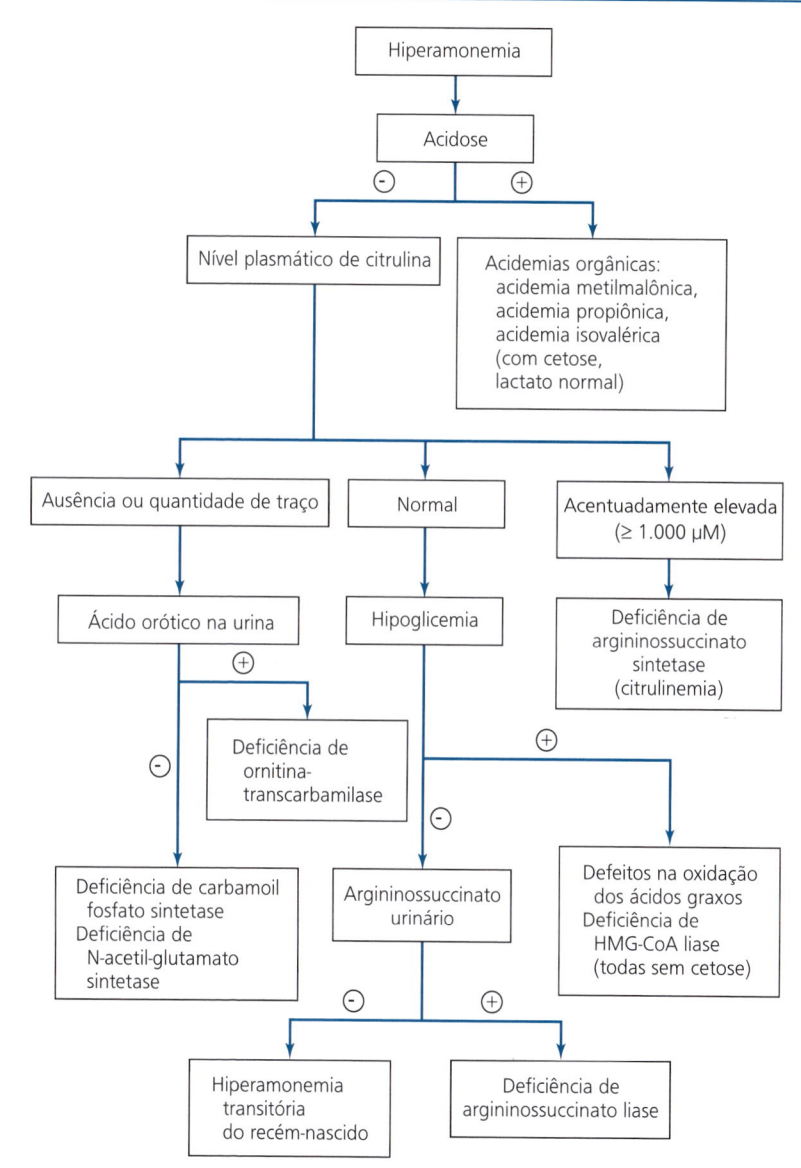

(+) Deficiência de argininossuccinato liase

FIGURA 105–2. Algoritmo para o diagnóstico diferencial de hiperamonemia (apenas diretrizes; para maiores detalhes, veja texto e referências).

c. **Nível de amônia.**
d. **Nível de lactato e piruvato e relação.**
e. **A coleta de urina** deve ser iniciada e a urina refrigerada ou, idealmente, congelada.
2. **Outras causas de encefalopatia devem ser avaliadas por exames apropriados** (p. ex., exames de imagem, rastreio séptico, punção lombar), conforme indicado e abordado em outras seções deste manual. Se o líquido cefalorraquidiano (CSF) for obtido, aconselha-se congelar uma amostra para possíveis exames futuros (p. ex., aproximadamente 1–2 mL para testes como a análise de aminoácidos no CSF para excluir hiperglicinemia não cetótica [NKH]). Se um IEM permanecer uma possibilidade diagnóstica após a avaliação inicial, a análise de aminoácidos plasmáticos e ácidos orgânicos urinários deve ser solicitada.

B. **Diagnóstico diferencial.** Embora o **diagnóstico diferencial** dos IEMs associados à encefalopatia seja extenso, as seguintes condições são discutidas em maiores detalhes por causa de suas frequências ou significância clínica: (Os itens 1–4 são tipicamente sem acidose metabólica grave no início do quadro; itens 5 e 6 estão tipicamente associados a uma acidose metabólica grave.)

1. **Defeitos do ciclo da ureia (e hiperamonemia transitória do recém-nascido)**
   a. **Apresentação clínica.** Apresentação com hiperamonemia (não causada por disfunção hepática) com 3 possibilidades diagnósticas principais:
      i. **Um defeito primário das enzimas do ciclo da ureia** (que degrada amônia produzida no metabolismo de aminoácidos). O defeito mais comum no ciclo da ureia é a deficiência da ornitina transcarbamilase (OTC), que é transmitida como um traço recessivo ligado ao X. Portanto, os recém-nascidos são geralmente do sexo masculino. **Indivíduos do sexo feminino heterozigotos** podem ser sintomáticos, dependendo do padrão de inativação do cromossomo X no fígado, porém no sexo feminino geralmente tem apresentação mais tardia. É importante notar que uma mãe heterozigota para deficiência da OTC pode desenvolver sintomas (hiperamonemia) no momento do parto em razão dos estresses metabólicos do trabalho de parto e parto. Os outros defeitos do ciclo da ureia são herdados de modo autossômico recessivo, com a **deficiência de carbamoil fosfato sintase** sendo a segunda mais comum.
      ii. **Uma acidemia orgânica como uma causa subjacente** com comprometimento secundário do ciclo da ureia (veja Seção VI.B.5).
      iii. **Hiperamonemia transitória do recém-nascido (THAN),** uma condição geralmente vista em prematuros. Em relatos sem comprovação científica, a frequência de THAN parece ter declinado ao longo dos últimos anos.
   b. **Diagnóstico.** Informação em relação à avaliação diagnóstica de pacientes com hiperamonemia é descrita na Figura 105-2. É necessária uma dosagem quantitativa de ácido orótico e aminoácidos plasmáticos para estabelecer o diagnóstico exato. Ácidos orgânicos urinários também devem ser examinados.
   c. **Tratamento.** O tratamento inicial é similar, independente do diagnóstico final (veja Seção XIII.A). A transferência imediata para uma instituição capaz de realizar hemodiálise é fortemente aconselhável, quando a hiperamonemia é detectada. O uso de medicamentos, como o butirato e fenilacetato de sódio, deve ser supervisionado por um geneticista bioquímico. Em alguns defeitos (p. ex., deficiência de argininossuccinato liase), a reposição de arginina (cloridrato de arginina intravenoso) pode aliviar os sintomas; a arginina torna-se secundariamente deficiente como um metabólito do ciclo localizado após a reação deficiente. **Restrição proteica** a longo prazo é necessária (veja Seção XIII.B.1). O tratamento agudo da THAN é similar àquele dos erros inatos do ciclo da ureia, porém a deficiência da via metabólica é temporária, e a ingestão normal de proteínas é tolerada mais tardiamente.
   d. **Prognóstico.** O prognóstico (especialmente em relação à lesão no CNS) é muito mais favorável para a HTRN, quando comparada aos defeitos hereditários do ciclo da ureia.
2. **Doença da urina em xarope de bordo (MSUD).** O acúmulo de **aminoácidos de cadeia ramificada (leucina, isoleucina e valina)** é secundário a um defeito na descarboxilase

envolvida no catabolismo destes aminoácidos. Os metabólitos 2-ceto dos 3 aminoácidos também se acumulam. Foi sugerido que a leucina é o aminoácido mais neurotóxico.

   a. **Apresentação clínica.** A doença comumente se manifesta após a segunda semana de vida, porém pode-se manifestar a partir de 24 horas de vida e, consequentemente, pode preceder o resultado da **triagem neonatal**. Os sintomas típicos são intolerância alimentar, letargia, sinais de encefalopatia, como hipotonia ou postura anormal, movimentos anormais ou convulsões (tardiamente no curso da doença). Um **odor típico** (xarope de bordo ou "açúcar queimado".) pode ser proeminente, e acidose metabólica é uma manifestação tardia da MSUD não tratada.

   b. **Diagnóstico.** O diagnóstico é estabelecido pela análise quantitativa de aminoácidos (concentração elevada de leucina, isoleucina, valina e glicina) e detecção de metabólitos 2-ceto na análise de ácidos orgânicos na urina. O teste 2,4-dinitrofenilidrazina (DNPH) detecta 2-cetoácidos e pode estar disponível em determinados laboratórios especializados.

   c. **Tratamento.** Restringir agudamente todas as proteínas durante o fornecimento de altas quantidades de glicose e líquidos (veja Seção XIII.A). Posteriormente, fornecer fórmula com pouca leucina, valina e isoleucina com restrição de proteínas naturais. **Diálise** pode ser necessária na forma de terapia aguda, se houver o desenvolvimento de encefalopatia grave. Alguns pacientes podem exibir uma resposta à tiamina (veja Seção XIII.B.3).

3. **Hiperglicinemia não cetótica (NKH) (encefalopatia da glicina)**

   a. **Apresentação clínica.** Uma **apresentação típica** da NKH é um paciente sofrendo de uma encefalopatia grave que progride rapidamente e, eventualmente, resulta em parada respiratória; contudo, uma avaliação padrão para IEMs e outras causas desta apresentação não revela quaisquer anormalidades (ausência de acidose, hipoglicemia ou hiperamonemia e nenhum outro sistema orgânico afetado). **"Soluços" pronunciados e sustentados** em um recém-nascido com encefalopatia foram descritos como uma observação típica na NKH.

   b. **Diagnóstico.** Hiperglicinemia no plasma é típica, porém pode não ser pronunciada em bebês pequenos por causa da reabsorção renal reduzida deste aminoácido. Além disso, outros IEMs também resultam em aumento dos níveis de glicina no sangue, como a MSUD (a que é ocasionalmente referida como hiperglicinemia cetótica). Esta situação diagnóstica é uma das poucas indicações para o exame de **aminoácidos na urina** para detectar a alta excreção renal de glicina. Um teste diagnóstico mais específico é a determinação da **relação CSF/plasma de glicina**, pois uma elevação da glicina no CSF é específica para NKH. Uma relação CSF/sangue de glicina > 0,08 é considerada anormal (0,02-0,08 é incerta; < 0,02 é normal).

   c. **Tratamento.** As opções são limitadas. Restauração dos níveis normais de glicina no sangue pode ser alcançada pela hidratação ou do uso de benzoato de sódio (veja Seção XIII.A.5), porém o acúmulo de glicina no CSF permanece inalterado. Diversas medicações (dextrometorfano, diazepam e até mesmo a estricnina) têm sido utilizadas na tentativa de afetar a sintomatologia do CNS, porém com sucesso limitado.

   d. **Prognóstico.** Os pacientes podem sobreviver, pois a depressão respiratória tem o potencial de melhorar, mas lesão cerebral grave é a regra. Foram relatados alguns pacientes com uma forma transitória da NKH.

4. **Distúrbios peroxissomais**

   a. **Apresentação clínica.** Os defeitos da biogênese dos peroxissomos (p. ex., síndrome de Zellweger e adrenoleucodistrofia neonatal) e alguns dos defeitos de uma única enzima peroxissomal (p. ex., deficiência da enzima multifuncional) se manifestam com encefalopatia no período neonatal. Os pacientes são **extremamente hipotônicos** em razão da hipotonia central grave e desenvolvem **convulsões** (normalmente na primeira semana de vida). Hepatomegalia, cistos renais e hepáticos, e anormalidades esqueléticas ou retinianas também podem ser encontradas.

   b. **Diagnóstico.** A maioria dos defeitos peroxissomais pode ser detectada pela análise de **ácidos graxos de cadeia muito longa** (VLCFAs) (com cadeias de 24 ou mais átomos de carbono) no plasma. Para excluir completamente um defeito peroxissomal, exames adicionais como o nível de plasmalógeno nas hemácias, ácido fitânico e outros (veja Seção XII.C.8) são necessários.

5. **Acidemias/acidúrias orgânicas (OAs).** Este grupo de IEMs é complexo, e muitos clínicos se sentem sobrecarregados pelos detalhes bioquímicos relacionados com estas condições. As informações clínicas relevantes são:

   a. **Apresentações clínicas.** Muitas OAs se apresentam tardiamente na infância. Três condições comumente se apresentam no período neonatal e são quase indistinguíveis clinicamente: **acidemia metilmalônica, acidemia propiônica** e **acidemia isovalérica**. Os marcos diagnósticos são encefalopatia com acidose grave, hiperamonemia e convulsões; um **odor** incomum (mais perceptível na urina [veja Tabela 105-2]) pode ser notado; - **neutropenia** e **trombocitopenia** podem ocorrer. Outras OAs estão listadas na Tabela 105-1.

   b. **Diagnóstico.** Análise dos aminoácidos plasmáticos e ácidos orgânicos urinários é a **avaliação diagnóstica** apropriada para as OAs. A interpretação destes testes por um geneticista bioquímico experiente familiar com a apresentação clínica do paciente é fortemente recomendada.

   c. **Tratamento.** Na suspeita do diagnóstico, o seguinte **tratamento** deve ser iniciado: hidratação e infusão de glicose (ambos pelo menos 1,5 vez o nível de manutenção), tratamento da hiperamonemia (veja Seção XIII.A e, especialmente, XIII.A.5) e correção cuidadosa da acidose metabólica com bicarbonato, ao mesmo tempo em que uma ventilação apropriada é garantida. O envolvimento de um geneticista na avaliação diagnóstica e tratamento é fortemente recomendado. Algumas OAs podem responder parcialmente a vitaminas (veja Seção XIII.B.3).

6. **Acidose láctica (LA) congênita.** Algumas das possíveis causas de LA em neonatos são: **defeito da piruvato desidrogenase (PDH), defeito da piruvato carboxilase** e **defeitos na cadeia respiratória mitocondrial** (os mais comuns são os defeitos do complexo I e/ou IV).

   a. **Apresentação clínica.** Pode ser difícil a diferenciação clínica entre a acidose láctica e a encefalopatia hipóxico-isquêmica, septicemia e outras condições que resultam em acidose metabólica, má perfusão e choque. Os cenários clínicos que tornam a acidose decorrente de LA congênita mais provável são: LA muito grave (especialmente se a LA for inesperada ou mais grave do que a anamnese explica), **retardo do crescimento** resultando no nascimento de um recém-nascido pequeno para a idade gestacional, algumas **características dismórficas** leves e anormalidades anatômicas do cérebro. **Doença multiorgânica** inexplicada por outras causas (p. ex., miocardiopatia hipertrófica ou catarata) pode ocorrer. Hipoglicemia com LA pode ser uma apresentação de uma glicogenose (veja Seção VII.F).

   b. **Diagnóstico.** Uma vez constatado o aumento de ácido láctico, a determinação da **relação lactato/piruvato** orienta o processo diagnóstico (veja Seção XII.C.1). O conceito bioquímico comum de distúrbios metabólicos resultando em LA é uma deficiência no fornecimento de energia através do metabolismo aeróbico, que depende da conversão do piruvato em metabólitos do ciclo citrato e uma cadeia respiratória mitocondrial intacta. Em alguns pacientes com LA, biópsias musculares (Seção XII.C.10) ou sequenciamento de DNA mitocondrial (Seção XII.C.11) podem ser necessários para estabelecer um diagnóstico.

   c. **Tratamento.** Deve-se estar ciente de que a deficiência de PDH é uma das raras exceções à abordagem terapêutica de fornecer altos níveis de glicose ao paciente; A LA pode piorar.

C. **Outros IEMs raros com encefalopatia, porém importantes, incluem os seguintes:**

   1. **Distúrbios da oxidação de ácidos graxos com acidúria dicarboxílica.** Embora o defeito mais comum da oxidação de ácidos graxos (deficiência de acil-CoA desidrogenase de cadeia média [MCAD]) raramente cause doença em um neonato, SCAD, LCAD (deficiências de acil-CoA desidrogenase de cadeias curta e longa, respectivamente) ou outros dis-

túrbios da oxidação de ácidos graxos podem-se manifestar no período neonatal (veja Seção VIII.A).
2. **Deficiência múltipla de carboxilase.**
3. **Deficiência de holocarboxilase sintetase.**
4. **Acidemia glutárica tipo II.** Um defeito da flavoproteína transferidora de elétrons ou de sua desidrogenase.
5. **Acidemia piroglutâmica.** 5-Oxoprolinúria, um defeito na glutationa sintetase.
6. **Deficiência do cofator de molibdênio.** (Deficiência de xantina oxidase ou sulfito oxidase). Uma pista diagnóstica à deficiência de xantina oxidase pode ser um **nível plasmático de ácido úrico significativamente baixo.** Um teste comercial está disponível para determinar a excreção de sulfito na urina.
7. **Deficiência de HMG-CoA liase.**
8. **Convulsões dependentes da piridoxina.** Uma condição rara para a qual existe tratamento. Os pacientes apresentam convulsões no período neonatal ou na primeira infância, que são refratárias ao tratamento com anticonvulsivantes, porém demonstram uma melhora dramática com a administração de vitamina B_6 (100 mg de piridoxina por via intravenosa).
9. **Distúrbios congênitos da glicosilação (CDG).** Tipicamente se manifestam durante a primeira infância, porém também podem-se manifestar em neonatos com encefalopatia aguda, convulsões e episódios similares a um acidente vascular encefálico. Muitos tipos de CDG foram descritos nos últimos anos. Com uma apresentação neonatal dos tipos mais comuns de CDG (tipo Ia é o mais comum), os pacientes são geralmente hipotônicos. **Atrofia cerebelar** pode ser observada nos exames imagiológicos pré-natais e pós-natais. O desenvolvimento psicomotor ocorre mais tardiamente, e ataxia, discinesia e fraqueza muscular se tornam proeminentes. **Problemas alimentares graves e déficit de crescimento** são típicos; diarreia intratável em um neonatal foi relatada. Acredita-se que **coxins adiposos incomuns na região glútea e mamilos invertidos** sejam achados bem característicos.

Estas condições autossômicas recessivas são caracterizadas por **defeitos na glicosilação de proteínas** (veja Seção XII.C.9 para testes diagnósticos). Estes são distúrbios multissistêmicos. Além do envolvimento neurológico, disfunção hepática com enzimas hepáticas anormais, efusões pericárdicas, síndrome nefrótica, hidropsia não imune e características dismórficas faciais (ponte nasal ampla, mandíbula e fronte proeminentes, orelhas grandes e estrabismo) foram descritos em recém-nascidos.

VII. **Apresentação clínica principal: IEM que se manifesta com doença hepática.** Vários IEMs resultam em doença hepática que pode-se manifestar no período neonatal com: **hepatomegalia, icterícia, disfunção hepatocelular e hipoglicemia**. Nestes pacientes, a avaliação inicial consiste na realização de testes de rotina (p. ex., níveis de bilirrubina, glicemia, testes da função hepática e exames de imagem). Considerando que o fígado é o principal órgão do metabolismo de aminoácidos, a análise dos padrões plasmáticos dos aminoácidos ajuda na avaliação da função hepática; no entanto, este é um teste mais elaborado e caro. Muitas funções sintéticas do fígado podem ser parcialmente avaliadas por exames de rotina como os níveis de glicose, colesterol, proteína total e albumina. As seguintes condições são discutidas em maiores detalhes em razão da frequência e significância clínica.

A. **Galactosemia.** Não se manifesta em um recém-nascido afetado até que o paciente esteja recebendo galactose. O leite materno e a maioria das fórmulas infantis contêm **lactose** (um dissacarídeo da glicose e galactose); a maioria das fórmulas de soja não contém. Os sintomas típicos são **hiperbilirrubinemia** (que inicialmente pode ser não conjugada, tornando-se mais tarde conjugada) e, posteriormente, sinais de **disfunção hepática** (podendo incluir **coagulopatia, hipoglicemia, hipoalbuminemia e ascite**) e **hepatomegalia** se desenvolvem. **Catarata** pode ser diagnosticada precocemente, pois a doença se manifesta no período neonatal. Quando não tratada, os sintomas da galactosemia podem progredir para encefalopatia com edema cerebral, acidose metabólica (hipercloremia e hipofosfatemia) e disfunção renal. Pacientes com galactosemia possuem um maior risco de **septicemia por E. coli** (os motivos permanecem incertos). **O exame de urina** para pesquisa de substâncias redutoras é um teste de triagem inicial (veja Seção XII.B.7). Se a galactose foi descontinuada, o resultado da pesquisa de substâncias redutoras na urina pode ser falsamente negativo, e os exames de sangue são essenciais para estabelecer um diagnóstico. Galactosemia ocorre em decorrência de um defeito na **galactose-1-fosfato uridiltransferase (GALT)** (galactosemia clássica) ou na uridina 5'-difosfato (UDP) galactose 4-epimerase (variante rara); hemácias são usadas para medir a atividade da GALT, ou o acúmulo de galactose-1-fosfafto é mensurado. O tratamento consiste em uma dieta com restrição de galactose; a dieta é relativamente rigorosa e difícil de seguir. Mesmo se a complacência com a dieta for boa, muitos pacientes exibem **atrasos no desenvolvimento**, e indivíduos do sexo feminino sofrem **falência ovariana** na vida adulta.

B. **Tirosinemia hepatorrenal.** Tirosinemia tipo I, ou tirosinemia hepatorrenal, geralmente se apresenta na infância, porém já foi descrita em neonatos que desenvolveram uma **disfunção hepática grave**, incluindo hiperbilirrubinemia, hipoglicemia, hiperamonemia, coagulopatia, hipoalbuminemia com ascite e anasarca. Este IEM também causa doença renal com disfunção principalmente tubular (aminoacidúria ou glicosúria), resultando em hipofosfatemia e acidose metabólica hiperclorêmica. **Miocardiopatia** também pode-se desenvolver, de modo que a apresentação clínica pode-se sobrepor aos distúrbios do metabolismo de ácidos graxos e defeitos da cadeia respiratória. Embora níveis alterados de tirosina também sejam encontrados na disfunção hepática secundária a outras causas, a presença de **succinilacetona** na urina é um achado específico para tirosinemia (veja Seção XII.C.4). O nível plasmático de cisteína pode ser baixo; α-fetoproteína plasmática pode estar acentuadamente aumentada. A única opção terapêutica a longo prazo é o transplante hepático.

C. **Deficiência de α_1-antitripsina (AATD).** Este IEM pode-se manifestar em recém-nascidos e bebês na forma de **hiperbilirrubinemia**, que é geralmente prolongada e conjugada (com sinais de colestase), porém pode-se resolver espontaneamente nos primeiros 6 meses de vida. Estas crianças podem não manifestar clinicamente a condição, até que uma **cirrose hepática** com hipertensão portal tenha se desenvolvido. Uma manifestação na vida adulta de AATD é o desenvolvimento de **enfisema** já na terceira ou quarta década de vida, um processo que é acelerado pelo tabagismo. A causa de AATD é uma mutação no gene *AATD* (designada de **mutação Z**), que, em portadores homozigotos, resulta na deficiência de AAT, que é um inibidor de uma elastase, uma enzima degradadora de neutrófilos. O defeito na inibição desta enzima resulta em destruição do tecido pulmonar ou hepático. O diagnóstico é confirmado por **genotipagem**, que está rotineiramente disponível na maioria dos hospitais por causa da frequência com que o teste é realizado na investigação diagnóstica de adultos com enfisema. Embora os sintomas durante a infância possam se resolver espontaneamente e nem todos os pacientes desenvolvem manifestações hepáticas e pulmonares, o neonatologista ou pediatra tem a oportunidade de garantir um diagnóstico na infância, possivelmente possibilitando que o paciente previna uma doença grave na vida adulta por meio da modificação precoce no comportamento.

D. **Erros inatos do metabolismo da bilirrubina.** Os defeitos hereditários no metabolismo da bilirrubina incluem defeitos de conjugação (**síndrome de Crigler-Najjar**), captação e excreção de bilirrubina (**síndrome de Dubin-Johnson e síndrome de Rotor**). Estas condições resultam em hiperbilirrubinemia indireta ou direta. As síndromes de Dubin-Johnson e de Rotor são raramente diagnosticadas no período neonatal.

E. **Distúrbios da oxidação de ácidos graxos (FAO).** Podem-se manifestar com uma combinação de encefalopatia e disfunções cardíaca e hepática. Estas condições são discutidas em maiores detalhes na Seção VIII.A. A **disfunção hepática** pode ser branda com uma coagulopatia e hipoalbuminemia menos grave do que outros IEMs; **uma hiperamonemia** pode-se manifestar se uma disfunção hepática mais significativa se desenvolver. A apresentação clínica é dominada por hipotonia grave e generalizada, e miocardiopatia. Succinilacetona será negativa, embora metabólitos da tirosina possam estar presentes nos exames de ácidos orgânicos urinários. A análise de um **perfil de acilcarnitina** é útil para o estabelecimento do diagnóstico (veja Seção XII.C.5).

F. **Glicogenose tipo I (doença de von Gierke).** A apresentação clínica dos distúrbios de armazenamento do glicogênio no período neonatal pode ser limitada à **hipoglicemia**, que é geralmente grave e pode ser acompanhada por LA. Na doença de von Gierke, a hipoglicemia não responde à injeção de glucagon. **Hepatomegalia e disfunção hepática** normalmente se desenvolvem logo em seguida (em 1–2 semanas). **Hiperlipidemia** pode estar presente. O diagnóstico das glicogenoses é feito por biópsia hepática com análise enzimática (veja Seção XII.C.10).

G. **Distúrbios peroxissomais.** Pacientes com distúrbios da biogênese dos peroxissomos, como a síndrome de Zellweger e adrenoleucodistrofia neonatal, desenvolvem **hepatomegalia** na infância que geralmente evolui para fibrose e cirrose. A apresentação clínica é geralmente dominada por **hipotonia central e convulsões** (veja Seção VI.B.4a). **Características dismórficas** estão presentes (Seção IX.B). Veja Seção XII.C.8 para testes diagnósticos específicos.

H. **Outros.** Outras condições hereditárias que podem-se manifestar com disfunção hepatocelular, algumas vezes no período neonatal, são:
1. **Hemocromatose neonatal.**
2. **Intolerância hereditária à frutose.**
3. **Defeitos no metabolismo da carnitina.**
4. **Outras glicogenose.**
5. **Distúrbios do armazenamento lisossomal.** Doença de Niemann-Pick pode-se manifestar com hepatite neonatal.
6. **Distúrbios congênitos da glicosilação.** Veja Seção VI.C.9.

VIII. **Apresentação clínica principal: IEM que se manifesta com comprometimento da função cardíaca**

A. **Distúrbio da oxidação de ácidos graxos.** Suspeito em qualquer recém-nascido com comprometimento da função cardíaca; arritmias cardíacas ocorrem em alguns pacientes. Sintomas adicionais, como encefalopatia (veja Seção VI.C) ou função hepática comprometida (veja Seção VII.E), rabdomiólise e fraqueza muscular, e/ou retinopatias, podem estar presentes. Os distúrbios da FAO que afetam as etapas da desidrogenase da betaoxidação são subdivididos de acordo com o comprimento da cadeia carbônica dos ácidos graxos que se acumulam: deficiência de acil-CoA desidrogenase de cadeia curta (SCAD), acil-CoA desidrogenase de cadeia média (MCAD) e de acil-CoA desidrogenase de cadeia longa (LCAD). Além disso, a deficiência de 3-hidroxi-acil-CoA desidrogenase de cadeia longa (LCHAD), outras enzimas do complexo enzimático trifuncional, e defeitos que resultam em uma incapacidade de metabolizar ácidos graxos de maneira apropriada decorrente de defeitos no transportador de carnitina da membrana plasmática ou carbitina palmitoil transferase I ou II foram descritos. Muitos destes IEMs estão associados à **miocardiopatia** grave, geralmente resultando em insuficiência cardíaca. Além da miocardiopatia, os pacientes também podem sofrer de **encefalopatia** e **miopatia**; **hepatomegalia** também ocorre e, com uma baixa ingestão de glicose ou enfermidades intercorrentes, os pacientes caracteristicamente desenvolvem **hipoglicemia hipocetótica**. Fígado gorduroso da gravidez e síndrome HELLP (hemólise, enzimas hepáticas elevadas e baixa contagem de plaquetas) foram associados aos defeitos de FAO, especialmente a LCHAD e SCAD.

A análise do **perfil de acilcarnitina** por espectrometria de massa (Seções XII.C.5 e 6) ajuda a estabelecer o diagnóstico, que é posteriormente confirmado por ensaios enzimáticos em cultura de fibroblastos. A triagem neonatal com a técnica de espectrometria de massa em *tandem*, que é atualmente a forma predominante de triagem neonatal de rotina, irá detectar defeitos da FAO. Os **níveis de carnitina** total e livre devem ser determinados (Seção XII.C.5). Tratamento dos distúrbios da FAO consiste em evitar períodos prolongados sem a ingestão de carboidratos. Carnitina intravenosa ou oral pode ser indicada. Embora triglicerídeos de cadeia média sejam contraindicados na MCAD, eles podem ser uma boa fonte de energia em outras condições e podem ser administrados como óleo de triglicerídeo de cadeia média (MCT) comercialmente disponível ou através de fórmulas com altos níveis de óleo de MCT como fonte predominante de gordura.

B. **Doença de Pompe.** A miocardiopatia da doença de Pompe pode-se (embora não tipicamente) manifestar no período neonatal. As **alterações eletrocardiográficas** são de ajuda

diagnóstica, algumas sendo bem características: encurtamento do intervalo PR, desvio acentuado do eixo para a esquerda, inversão da onda T e alargamento do complexo QRS. O diagnóstico é confirmado pela dosagem da enzima deficiente (α-glicosidase ou maltase ácida) nos leucócitos ou fibroblastos cultivados (Seção XII.C.10).
- **C. Tirosinemia hepatorrenal.** Tirosinemia tipo I pode-se manifestar com miocardiopatia, além de disfunções hepática e tubular renal (veja Seção VII.B).
- **D. Distúrbios congênitos da glicosilação.** (Veja Seção VI.C.9.) Efusões pericárdicas foram observadas nos pacientes afetados.

IX. **Apresentação clínica principal. IEM que se manifesta na forma de síndromes dismórficas.** Diversas síndromes dismórficas são atualmente conhecidas como decorrentes de um defeito metabólico subjacente. Com o contínuo progresso em biologia molecular, celular e do desenvolvimento e genética humana, é provável que mais e mais condições incialmente descritas como síndromes sejam eventualmente descobertas serem IEMs ou condições genéticas secundárias a outros mecanismos moleculares. Exemplos de distúrbios nesta categoria incluem:
- **A. Síndrome de Smith-Lemli-Opitz.** A base metabólica da síndrome de Smith-Lemli-Opitz é um defeito na 7-deidrocolesterol desidrogenase, resultando em um **acúmulo de 7-deidrocolesterol** e, tipicamente, baixos níveis plasmáticos de colesterol. Atualmente, a suplementação dietética de colesterol é rotineiramente fornecida aos pacientes, e outras terapias, como o tratamento com sinvastatina, estão sendo investigadas. Os principais sinais clínicos desta síndrome relativamente comum, com uma frequência estimada de 1 em cada 20.000, são:
    1. **Deficiência do crescimento** (geralmente pós-natal) e microcefalia.
    2. **Características dismórficas** incluindo uma fronte alta, ptose, pregas epicânticas, estrabismo, orelhas viradas e de implantação baixa, um nariz com uma ponta larga e micrognatia.
    3. **Hipospadia** em indivíduos do sexo masculino.
    4. **Sindactilia** do segundo e terceiro dedos do pé.
    5. **Outros achados comuns** incluem catarata, hipotonia e retardo psicomotor significativo.
- **B. Síndrome de Zellweger e outros distúrbios peroxissomais.** Embora a síndrome de Zellweger e a **adrenoleucodistrofia neonatal** foram inicialmente descritas com base nas características clínicas, elas são atualmente reconhecidas como distúrbios da biogênese peroxissomal, como a **doença de Refsum infantil**. Estas três condições são fenótipos clínicos de defeitos na biogênese e função dos peroxissomos (por isso o termo *espectro de Zellweger*). O diagnóstico é estabelecido pela dosagem dos VLCFAs e outros parâmetros bioquímicos afetados pela disfunção peroxissomal (veja Seção XII.C.8). Os achados típicos incluem:
    1. **Características dismórficas.** Uma fronte alta, uma ponte nasal ampla e achatada, pregas epicânticas e orelhas displásicas; as fontanelas estão abertas.
    2. **Hipotonia grave, convulsões e ausência de desenvolvimento psicomotor.**
    3. **Hepatomegalia com fibrose.**
    4. **Anormalidades oculares.** Opacidade de córneas, catarata e alterações retinianas.
    5. **Calcificações puntiformes do esqueleto.**
    6. **Pequenos cistos corticais renais.**
- **C. Deficiência de piruvato desidrogenase (PDH).** Pacientes com acidose láctica (LA) congênita (veja Seção VI.B.6) decorrente da deficiência de PDH geralmente exibem características dismórficas, incluindo uma fronte alta e proeminente, uma ponte nasal larga, narinas antevertidas e orelhas dismórficas e grandes.
- **D. Defeitos congênitos da glicosilação.** (veja Seção VI.C.9). As características dismórficas incluem uma ponte nasal ampla, mandíbula e fronte proeminentes, orelhas grandes e estrabismo. **Coxins adiposos incomuns na região glútea e mamilos invertidos** são achados característicos.

X. **Apresentação clínica principal: IEM que se manifesta como hidropsia não imune.** Embora o diagnóstico diferencial da hidropsia não imune seja extenso, e esta condição seja discutida em outras seções deste manual, **2 grupos** de **distúrbios hereditários que podem-se manifestar com hidropsia** são brevemente mencionados aqui. *Observação:* distúrbios congênitos da glicosilação raramente se manifestam com hidropsia fetal não imune (com base em um pequeno número de relatos clínicos).

A. **Em condições hematológicas hereditárias** (p. ex., deficiência de glicose-6-fosfato desidrogenase e deficiência de piruvato cinase), a hidropsia é secundária à anemia e insuficiência cardíaca.

B. **Condições genéticas com funções lisossomais comprometidas.** Casos de hidropsia foram relatados na **gangliosidose GM_1, doença de Gaucher, doença de Niemann-Pick** e outras condições genéticas com comprometimento da função lisossomal. Embora a ocorrência de hidropsia nos distúrbios lisossomais seja bem estabelecida, pouco foi publicado sobre o possível mecanismo. A presença de **hepatomegalia, disostose múltipla e células mononucleares vacuoladas** anormais no esfregaço de sangue periférico são pistas diagnósticas. A presença de um distúrbio do armazenamento lisossomal deve ser considerada em qualquer paciente hidrópico sem etiologia estabelecida, e o envolvimento de um geneticista e realização de ensaios enzimáticos específicos usando leucócitos ou fibroblastos são justificados.

XI. **Fenilcetonúria.** Embora a PKU seja um IEM de grande interesse por causa de sua frequência e tratamento bem estabelecido que previne o retardo mental extremo característico da PKU não tratada, a fenilcetonúria não é discutida em detalhes aqui, pois **não causa sintomas em recém-nascidos quando não tratada.** Embora o paciente esteja clinicamente bem, uma **lesão cerebral irreversível** ocorre como resultado do acúmulo de fenilalanina e seus metabólitos. Portanto, os pacientes se beneficiam enormemente com a detecção de PKU pela triagem neonatal.

A. **Se uma triagem neonatal anormal** para PKU for relatada, a fórmula infantil ou o leite materno deve ser descontinuado e hidratação fornecida (alimentações enterais de curto prazo com soluções eletrolíticas são praticáveis; terapia intravenosa geralmente não é obrigatória). O paciente deve ser rapidamente (em algumas horas) encaminhado a um geneticista para uma avaliação complementar (incluindo diferenciação entre a PKU clássica e a hiperfenilalaninemia), início de dieta e educação, treinamento e aconselhamento familiar.

B. Ocasionalmente, o clínico cuida de uma **criança de uma mãe com PKU**; considerando que esta criança seja obrigatoriamente heterozigota para PKU, e a frequência do alelo PKU na população em geral é alta (1 em 20), esta criança possui um risco de 1 em 80 de ser afetada, e a dosagem dos níveis de fenilalanina após o estabelecimento da alimentação enteral é obrigatória. Embora as práticas institucionais variem, muitos geneticistas recomendam a análise quantitativa precoce de aminoácidos em vez da triagem neonatal de rotina neste cenário. Os recém-nascidos de mães afetadas com tratamento inadequado manifestam **microcefalia, doença cardíaca congênita e deficiências mentais** (mesmo que o recém-nascido não seja homozigoto para PKU).

XII. **Diagnóstico**

A. **Pré-natal.** A capacidade de diagnosticar IEMs no período pré-natal aumentou nos últimos anos. Métodos bioquímicos (p. ex., detecção de metabólitos no líquido amniótico e ensaios enzimáticos usando células cultivadas) e análises de DNA (detecção de mutações) são utilizados. Os procedimentos diagnósticos rotineiramente disponíveis incluem a **amostragem vilocoriônica** e a **amniocentese**. Em alguns centros, a análise de **células fetais na circulação materna** ou **diagnóstico pré-implantacional na fertilização** *in vitro* também podem ser oferecidos. Em alguns casos, o tratamento intrauterino pode ser realizado (p. ex., controle dietético na PKU materna, ou terapias experimentais como o tratamento com células-tronco fetais). De outra maneira, terapias apropriadas podem ser instituídas logo após o parto do bebê. Aconselhamento pré-natal é essencial, de modo que os pais sejam instruídos e capazes de tomar uma decisão consciente em relação à continuação da gravidez.

B. **Pós-natal.** Estes exames pós-natais são geralmente os testes iniciais realizados para avaliar a possibilidade de um distúrbio metabólico, com a obtenção de resultados rápidos e limitação no número de testes secundários que possam ser necessários, levando em conta que a limitação do volume sanguíneo coletado é geralmente uma preocupação significativa nos recém-nascidos. Embora alguns destes testes laboratoriais, e sua importância no auxílio ao processo diagnóstico, já tenham sido discutidos, os detalhes em relação à qualidade específica destes testes e suas interpretações são brevemente descritos aqui. Consultar também a Tabela 105–4.

Tabela 105-4. ACHADOS LABORATORIAIS SUGESTIVOS DE DOENÇA METABÓLICA

Variável	Galactosemia	Glicogenose	Doença da Urina em Xarope de Bordo	Hiperglicinemia não Cetótica	Acidemia Glutárica Tipo II	Acidemia Orgânica	Distúrbios do Metabolismo do Piruvato	Distúrbios do Ciclo da Ureia	Hiperamonemia Transitória do Recém-Nascido
Hipoglicemia	+	+	±	–	±	±	±	–	–
Acidose metabólica com ou sem hiato aniônico elevado	+	±	+	–	±	+	+	±	±
Alcalose respiratória	–	–	–	–	–	–	–	+	±
Hiperamonemia	–	–	–	–	–	+	–	+	+
Cetonas na urina	–	±	+	–	–	+	±	–	–
Cor ou odor anormal da urina	–	–	+	–	+	+	–	–	–
Neutropenia ou trombocitopenia	–	–	–	–	–	+	–	–	–

Nota: Apenas diretrizes; para maiores detalhes, veja texto e referências.

105: ERROS INATOS DO METABOLISMO COM INÍCIO NEONATAL AGUDO

1. **Hemograma completo (CBC) com diferencial, hemoglobina e plaquetas.** Esteja ciente de que a neutropenia (especialmente quando acompanhada por acidose metabólica) não apenas é tipicamente encontrada na septicemia e má perfusão, como também pode estar presente em um paciente com acidopatia orgânica (as mais comuns são a acidemia propiônica, acidemia metilmalônica e a acidemia isovalérica). Trombocitopenia pode estar presente. Estes IEMs também são acompanhados por hiperamonemia; a dosagem do nível de amônia é obrigatória em um recém-nascido com acidose, leucopenia ou trombocitopenia sem um diagnóstico estabelecido.
2. **Gasometria.** A interpretação do estado acidobásico é importante no diagnóstico diferencial e já foi discutido (veja Seção VI.A.1a). Os IEMs devem ser especificamente considerados no cenário de uma **acidose metabólica grave** ou **alcalose respiratória** (notar que embora a hiperventilação possa ser induzida pelo estímulo doloroso com uma coleta de sangue, uma alcalose respiratória pura não deve ser facilmente excluída como artefato). A dosagem de amônia é indicada nesta situação para excluir uma acidúria orgânica com hiperamonemia secundária ou um defeito no ciclo da ureia, causando uma alcalose respiratória como um resultado da estimulação direta do centro respiratório pela amônia com a hiperventilação. Esteja ciente de que o excesso de heparina em uma amostra de gasometria pode mimetizar uma acidose metabólica. Estas amostras que não são instantaneamente processadas devem ser armazenadas em gelo.
3. **Determinação eletrolítica.** Além da interpretação dos diferentes componentes eletrolíticos, o **hiato aniônico** deve ser calculado. A concentração de eletrólitos negativamente e positivamente carregados é comparada: somar os níveis de sódio e potássio (em mEq/L) e subtrair a soma das concentrações de cloreto e bicarbonato. Um excesso de íons negativamente carregados (p. ex., lactato ou metabólicos encontrados em uma acidopatia orgânica) é sugestivo, se o hiato aniônico for > 17 mEq/L (consultar o laboratório local, pois os limites podem variar de acordo com os ensaios e métodos utilizados). Em amostras hemolisadas, o potássio é liberado das células, alterando o cálculo do hiato aniônico (artificialmente aumentado). Distúrbio dos eletrólitos também é encontrado em outras condições hereditárias (p. ex., síndrome adrenogenital).
4. **Nível de amônia.** Embora a dosagem do nível de amônia possa ser de extrema importância para o estabelecimento da um IEM, este teste é, infelizmente, muito suscetível a artefatos, resultando em uma falsa elevação dos níveis de amônia. Várias precauções devem ser rigorosamente seguidas para evitar resultados incorretos.
   a. **A amostra deve ser colocada em gelo** à beira do leito.
   b. **Transferência em tempo hábil para o laboratório** com preparação imediata da amostra para análise. Se houver necessidade de armazenamento das amostras, o sangue deve ser centrifugado, e o plasma mantido a -20°C. Sem um cumprimento rigoroso destas medidas de precaução, pode ocorrer uma falsa elevação de até 60–100 mcg/dL. Níveis neonatais normais vão até 80 mcg/dL. Os IEMs tipicamente resultam em níveis na casa das centenas e milhares. Se um resultado for duvidoso, uma repetição da dosagem deve ser feita rapidamente, uma vez que a hiperamonemia no IEM seja provavelmente progressiva.
5. **Testes de função hepática.** Transaminases (aspartato aminotransferase [**SGOT**] e alanina aminotransferase [**SGPT**]) são liberadas dos hepatócitos com lesão celular. A γ-glutamil-transferase (**GGT**) é produzida na célula hepática, porém também está presente nos ductos biliares. É um indicador muito sensível de disfunção hepática e/ou colestase; pode estar elevada mesmo com exposições bem pequenas a medicamentos/toxinas. **Bilirrubina conjugada** e **fosfatase alcalina** estão elevadas na colestase. Os níveis de colesterol, albumina e fatores de coagulação refletem a **função sintética** do fígado. O **padrão de aminoácidos plasmáticos** é afetado pela disfunção hepática. Os níveis de **amônia** estão aumentados na insuficiência hepática.
6. **Exame de urina para cetonas.** A presença de cetonas na urina de um recém-nascido deve sempre ser considerada anormal. Um dos IEMs que tipicamente resulta em testes fortemente positivos é a MSUD.

7. **Exame de urina para substâncias redutoras.** No recém-nascido, a principal indicação para este exame é a suspeita de galactosemia. É importante que um ensaio não enzimático seja realizado. Um teste negativo não exclui o diagnóstico. Mesmo algumas horas de restrição de galactose podem resultar em um teste negativo. Deve-se levar em consideração a nutrição enteral que o paciente está recebendo. Por exemplo, fórmulas de soja geralmente não possuem galactose, o que não acontece com o leite materno (lactose ["açúcar do leite"] é um dissacarídeo da glicose e galactose).
8. **Perfil e níveis lipídicos.** Baixo colesterol pode ser observado em pacientes com a síndrome de Smith-Lemli-Opitz. Hiperlipidemia pode estar presente em algumas glicogenoses.

C. **Exames laboratoriais mais específicos para IEMs.** Embora alguns dos testes abaixo ainda possam estar disponíveis em laboratórios de muitos hospitais de grande porte ou em laboratórios de referência, nós os consideramos a segunda linha dos testes mais específicos. Os testes a seguir são geralmente realizados para uma avaliação mais aprofundada de um diagnóstico ou anormalidades específicos encontrados nos testes anteriores, ou para confirmar um diagnóstico clinicamente suspeito.

1. **Nível de ácido láctico e relação lactato/piruvato.** A determinação dos níveis de lactato e piruvato pode ser indicada na avaliação de pacientes com acidose metabólica grave. Quando excesso de lactato está presente, o hiato aniônico (veja Seção XII.B.3) está elevado. A obtenção da concentração de ácido láctico é mais adequada a partir de um cateter central ou amostra arterial, pois mesmo uma pequena estase sanguínea (amostra venosa usando um torniquete) pode resultar em um aumento significativo no nível de lactato. A relação lactato/piruvato é normal (15-20) na deficiência de PDH e defeitos da gliconeogênese (doenças de armazenamento de glicogênio), e elevada para > 25 na deficiência de piruvato descarboxilase e defeitos mitocondriais da cadeia respiratória/transporte de elétrons.

2. **Análise de aminoácidos.** A análise de aminoácidos deve ser quantitativa para auxiliar no diagnóstico dos IEMs. O exame de aminoácidos na urina geralmente não é indicado na avaliação de recém-nascidos. Existem apenas algumas indicações para este teste: exclusão de cistinúria com cálculos renais ou demonstração de uma glicina renal elevada na suspeita de NKH (veja Seção VI.B.3). **Os resultados dos aminoácidos plasmáticos** são mais adequadamente avaliados (em uma amostra obtida após 4 horas de jejum) quando nos concentramos em determinados padrões de anormalidades, em vez de valores anormais únicos que podem ser nutricionais ou artefatos (p. ex., a taurina está frequentemente elevada na análise tardia da amostra). A discussão dos muitos padrões diagnósticos das anormalidades dos aminoácidos plasmáticos está além do escopo deste manual. Recomenda-se a interpretação dos resultados por um geneticista bioquímico experiente, ciente da apresentação clínica e estado nutricional do paciente.

A análise dos aminoácidos plasmáticos não só é indicada nos IEMs clássicos do metabolismo de aminoácidos (p. ex., MSUD ou PKU), como também ajuda a avaliar os defeitos do ciclo da ureia, pois diversos metabólitos do ciclo da ureia são quimicamente aminoácidos (p. ex., citrulina, arginina e ornitina; veja Figura 105-2). Condições resultando em hiperamonemia frequentemente exibem níveis elevados de glutamina (a síntese de glutamina incorpora a amônia).

Pelo menos 1-2 mL de sangue deve ser obtido. Os laboratórios geralmente solicitam sangue heparinizado ou amostras sem aditivos. As amostras devem ser enviadas no gelo. Se a análise for adiada, o soro ou plasma devem ser separados e congelados.

3. **Análise dos ácidos orgânicos urinários.** Este teste analítico complexo é geralmente realizado por laboratórios especializados em genética bioquímica. Nas mãos de especialistas, este teste pode fornecer uma enorme quantidade de informações. A análise de ácidos orgânicos urinários ajuda a estabelecer o diagnóstico de acidemias orgânicas. Os mais comuns deste grande grupo de distúrbios são acidemia metilmalônica, acidemia propiônica e a acidemia isovalérica (veja Seção VI.B.5). A maioria dos laboratórios solicita pelo menos 5-10 mL de urina "fresca". Logo que a amostra é coletada, a mesma deve ser transportada ao laboratório em gelo ou congelada a -20°C.

4. **Succinilacetona na urina.** Este teste é específico para tirosinemia hepatorrenal. Uma amostra é coletada e utilizada para umedecer um papel filtro (como utilizado nos testes de triagem neonatal de rotina). Após seca ao ar, a amostra pode ser encaminhada ao laboratório por correio ou serviços de entrega.

5. **Perfil da acilcarnitina.** Os ácidos graxos metabolizados nas mitocôndrias são conjugados com a carnitina para facilitar seu transporte para a mitocôndria. O perfil da acilcarnitina determina os níveis de metabólitos de ácidos graxos com diferentes comprimentos da cadeia carbônica para o reconhecimento dos padrões diagnósticos de diferentes defeitos da oxidação de ácidos graxos (note que os VLCFAs com cadeias carbônicas de 24 ou mais carbonos são metabolizados no peroxissomo; veja Seção XII.C.8). Atualmente, os perfis de acilcarnitina são frequentemente avaliados como parte da triagem neonatal por espectrometria de massa em *tandem*; alternativamente, este teste é realizado por laboratórios especializados em genética bioquímica. Amostras de sangue total seco em papel filtro são usadas. Um teste adicional útil em pacientes com suspeita de defeito da oxidação de ácidos graxos é a determinação dos **níveis plasmáticos de carnitina total e livre** (mensurados em sangue heparinizado).

6. **Espectrometria de massa em *tandem* (MS/MS).** A MS/MS detecta um grande número de distúrbios do metabolismo de aminoácidos e de ácidos orgânicos, assim como defeitos da oxidação de ácidos graxos. Isto torna esta técnica uma ferramenta valiosa para a triagem neonatal, sendo **atualmente utilizada rotineiramente por muitos programas de triagem metabólica neonatal**; muitos laboratórios também aceitam amostras obtidas além do período neonatal de bebês com sintomas sugestivos de um erro inato do metabolismo. O teste é facilmente realizado (amostras de sangue seco enviadas aos laboratórios), e geralmente possui uma boa relação custo-benefício.

7. **Teste para galactosemia.** O laboratório geralmente solicita sangue total para medir os níveis de galactose-1-fosfato e atividade da GALT, pois os metabólitos e as enzimas estão localizados nos eritrócitos. Portanto, o sangue deve ser coletado antes das transfusões sanguíneas. Uma alternativa nos pacientes já transfundidos é avaliar os pais heterozigotos do paciente, pois a detecção de heterozigoto é possível com ensaio enzimático.

8. **Testes da função peroxissomal.** A dosagem de VLCFA é feita por cromatografia gasosa. Normalmente, apenas quantidades vestigiais de ácidos graxos com cadeias carbônicas de 24 ou mais carbonos são detectáveis. Portanto, a dosagem dos VLCFAs detecta todos os distúrbios peroxissomais que afetam a degradação destes compostos. Note que o nível de VLCFAs será normal em um pequeno subgrupo de pacientes com defeitos peroxissomais (p. ex., condrodisplasia punctata rizomélica). Testes que avaliam outros aspectos da função dos peroxissomos (p. ex., dosagens de plasmalógeno, ácido fitânico ou ácido pipecólico) podem ser necessários. A maioria destas análises é realizada no plasma obtido de amostras de sangue com ácido etilenodiaminotetracético (EDTA). O *pellet* de hemácias da amostra também deve ser enviado ao laboratório (separado), pois os níveis de plasminogênio são avaliados em hemácias. Não há necessidade de congelamento das amostras.

9. **Análise eletroforética da transferrina.** Um diagnóstico suspeito de síndromes de glicoproteínas com deficiência de carboidratos (veja Seção VI.C.9) é avaliado primeiramente pela análise eletroforética de uma glicoproteína, geralmente a transferrina. A dosagem dos níveis de transferrina é inapropriada como teste diagnóstico para estas condições (os níveis são geralmente normais). O envolvimento de um geneticista é essencial, visto que os padrões eletroforéticos não são anormais em todos os pacientes, e testes especializados complementares podem ser indicados. Se a eletroforese de um paciente de < 2 meses de idade for normal, recomenda-se repetir o teste após essa idade.

10. **Biópsias de músculo, fígado e pele.** Em pacientes com acidose láctica, **biópsias musculoesqueléticas** podem ser necessárias para estabelecer o diagnóstico de um defeito na cadeia respiratória mitocondrial. Exames por microscopia eletrônica, colorações especiais e ensaios enzimáticos também podem ser necessários. Em determinados IEMs, a determinação das atividades enzimáticas em **cultura de fibroblastos cutâneos** pode ser necessá-

ria. Glicogenoses podem requerer **biópsias hepáticas** para estabelecimento do diagnóstico exato.

11. **Análise e sequenciamento de DNA.** Defeitos moleculares são atualmente conhecidos em muitas condições genéticas, incluindo os IEMs. Embora os diagnósticos possam normalmente ser estabelecidos por exames bioquímicos, a análise do **DNA genômico ou mitocondrial** pode ser indicada em determinados cenários. Considerando a complexidade destes testes e o custo associado, o teste de DNA deve geralmente ser iniciado e supervisionado por um geneticista. A discussão de especificidades está além do escopo deste manual. Com o uso crescente da tecnologia de microarranjos, é possível detectar segmentos do genoma com perda da heterozigosidade; o paciente corre um maior risco de distúrbios recessivos localizados nestas áreas. O sequenciamento completo do exoma e genoma pode-se tornar disponível para pacientes selecionados em um futuro próximo.

D. **Avaliação *post-mortem* quando há suspeita de um IEM.** Na suspeita de um IEM como possível causa da morte em um recém-nascido ou bebê, recomenda-se a obtenção *post-mortem* das seguintes amostras:

1. **Sangue.** Sangue deve ser coletado. Se nenhum acesso central for estabelecido, uma punção cardíaca *post-mortem* pode ser necessária para obter um volume suficiente de sangue. Soro e plasma devem ser congelados. Além disso, manter os *pellets* de hemácias (não congelados). Sangue com EDTA (não separado) e sangue seco em papel filtro devem ser guardados para posterior isolamento do DNA.

2. **Urina.** Coletar urina, se possível, e congelar a -20°C. Quando nenhuma urina pode ser obtida, mas uma análise de ácidos orgânicos urinários é indicada, *swabs* da superfície vesical podem ser obtidos na necropsia para uma tentativa de análise dos ácidos orgânicos urinários.

3. **Pele.** Uma biópsia cutânea de espessura total estéril deve ser obtida (a pele deve ser limpa com álcool, não iodo). Armazenar a pele em um meio de cultura estéril (se não disponível, o soro do paciente pode ser usado). Não congelar a amostra, e transportá-la imediatamente a um laboratório de cultivo de tecidos para cultura e armazenamento de fibroblastos.

4. **CSF.** Se uma punção lombar não for realizada antes da morte, uma punção lombar ou ventricular pode ser obtida *post-mortem*. Este procedimento pode ser indicado para descartar infecção ou IEM. Além da obtenção de culturas, recomenda-se o congelamento de uma amostra de 1 a 2 mL de CSF a -20°C.

5. **Biópsia hepática percutânea.** Pode ser realizada para obter uma amostra logo após a morte (congelar para análise enzimática) ou quando uma necropsia completa não foi consentida pela família.

6. **Necropsia completa e consulta com um geneticista (mesmo *post-mortem*).** Pode ser útil na suspeita de um IEM. O geneticista pode fornecer recomendações especiais para a obtenção *post-mortem* de amostras na necropsia (p. ex., amostras congeladas ou especialmente preparadas, em vez do processamento padrão com formalina). Aconselhamento genético pode ser indicado.

XIII. **Tratamento.** Para a maioria dos IEMs, a terapia é atualmente restrita a medidas dietéticas e, em alguns casos especiais, medicamentos e suplementação vitamínica. Em alguns distúrbios metabólicos, o **transplante hepático, de medula óssea ou células-tronco** pode ser uma opção.

A. **Cuidados intensivos enquanto se aguardam os resultados dos testes diagnósticos**

1. **Tratamento de suporte.** Após os padrões de cuidados neonatais e intensivos, o tratamento de suporte inclui a proteção das **vias aéreas**, suportes **ventilatório e respiratório** e o estabelecimento de **acesso intravenoso**. As medidas gerais também podem incluir correção do equilíbrio acidobásico, anormalidades eletrolíticas e estado de **hidratação**. Ventilação assistida pode ser necessária em neonatos gravemente afetados, e uma **antibioticoterapia** agressiva é frequentemente indicada em razão da sobreposição na sintomatologia com doença bacteriana.

2. **Medidas nutricionais.** Um recém-nascido agudamente enfermo não receberá nada por via oral. Para quase todos os IEMs, o **suprimento de uma quantidade suficiente de glicose** para evitar um estado catabólico é fortemente indicado. Tente alcançar uma ingestão

calórica de 80–100 kcal/kg/dia. **Elimine a proteína** agudamente (24–48 horas), mas não por longos períodos, pois pode ocorrer degradação de proteínas endógenas, piorando o estado clínico do paciente. **A administração intravenosa de lipídios pode ser contraindicada** em determinados defeitos da FAO.

3. **Hemodiálise ou diálise peritoneal.** Pode ser necessária para remover metabólitos tóxicos e nos casos em que a acidose é intratável. Exsanguinotransfusões não são eficazes, e a transferência precoce para uma instituição onde a hemodiálise é possível é mandatória nestas situações (p. ex., hiperamonemia).

4. **Tratamento vitamínico.** Diversos IEMs apresentam formas que respondem ao tratamento com vitaminas. Geralmente, uma combinação de cofatores vitamínicos (vitamina B_{12}, biotina, riboflavina, tiamina, piridoxina e Folato) é considerada, enquanto os resultados de testes específicos ainda estão pendentes. Fornecer as vitaminas somente após a obtenção de amostras apropriadas para investigação metabólica completa e após consulta com um geneticista. **A reposição de carnitina** pode ser indicada em alguns pacientes (p. ex., pacientes com defeitos da FAO ou OAs). A carnitina (L-carnitina) pode ser administrada por via intravenosa (IV) (30–50 mg/kg/d, alguns recomendam a administração de uma dose de carga seguida por doses divididas; alguns pacientes podem necessitar de doses mais elevadas) ou por via oral (geralmente em doses mais elevadas do que na administração IV).

5. **Medicamentos para tratar a hiperamonemia.** Em pacientes com hiperamonemia, diversos medicamentos podem ser usados para fornecer uma via alternativa para excreção de amônia. Estes incluem **fenilacetato de sódio, fenilbutirado de sódio e benzoato de sódio.** Uma preparação 10%/10% de fenilacetato de sódio/benzoato de sódio está comercialmente disponível nos Estados Unidos. Por causa dos efeitos colaterais intrínsecos, diferentes indicações, coordenação com intervenções nutricionais e necessidade de frequentes ajustes na dose, o uso destes medicamentos deve ser iniciado e supervisionado por um geneticista bioquímico experiente.

6. **Outros medicamentos.** Na tirosinemia, a NTBC (2-[2-nitro-4-trifluorometilbenzoil]-1,3-ciclohexanediona) pode ser utilizada para prevenir degradação da tirosina e produção de succinilacetona.

B. **Tratamento a longo prazo**

1. **Dieta.** Um dos princípios clássicos do tratamento dos IEMs é a restrição da substância que leva ao acúmulo de um metabólito tóxico (p. ex., fenilalanina na PKU). Em alguns distúrbios (p. ex., defeitos no ciclo da ureia), a ingestão geral de proteínas é limitada. O monitoramento cuidadoso é necessário para evitar deficiências de aminoácidos essenciais.

2. **Provisão de uma substância deficiente** é eficaz quando o produto deficiente está prontamente disponível e pode alcançar o tecido apropriado (p. ex., cortisol e mineralocorticoide na deficiência de 21-hidroxilase). A reposição de carnitina pode ser necessária nas acidúrias orgânicas, pois a carnitina é perdida pela excreção renal de metabólitos ligados à carnitina. Pacientes com defeitos no ciclo da ureia (com a exceção da deficiência de arginase) requerem reposição de arginina (e/ou citrulina em alguns defeitos) em razão da redução na síntese.

3. **Vitamina, cofator e outros tratamentos específicos.** Grandes doses de cofatores específicos podem aumentar a atividade de enzimas parcialmente deficientes: vitamina B_6 (homocistinúria), vitamina B_{12} (acidemia metilmalônica), biotina (deficiência múltipla de carboxilase), tiamina (MSUD) e riboflavina (acidemia glutárica II). Um subgrupo de pacientes com **PKU** pode responder ao **dicloridrato de sapropterina** comercialmente disponível com uma redução dos níveis de fenilalanina. Para vários distúrbios do armazenamento lisossomal, as terapias de **reposição enzimática** estão comercialmente disponíveis ou sob investigação clínica.

4. **Tratamento de suporte** pode ajudar a reduzir a morbidade associada a IEMs específicos. A **imobilização** pode diminuir a incidência de deformidades nas mucopolissacaridoses. A **esplenectomia** pode ser indicada para trombocitopenia associada à doença de Gaucher.

Tabela 105-5. FONTES ÚTEIS PARA O MÉDICO NA AVALIAÇÃO, DIAGNÓSTICO E TRATAMENTO DE RECÉM-NASCIDOS COM ERROS INATOS DO METABOLISMO

- Genetics Home Reference (ghr.nlm.nih.gov), mantido pela *National Library of Medicine of the United States*
- Múltiplos bancos de dados no *National Center for Biotechnology Information* (NCBI) (www.ncbi.nlm.org), incluindo *Online Mendelian Inheritance of Man* (OMIM), *GeneTests* e *GeneReviews*
- Informação através de organizações de suporte e familiares: *Genetic Alliance* (www.geneticalliance.org), a *National Organization for Rare Disorders* (NORD; www.rarediseases.org) e vários outros grupos de suporte específicos para uma doença ou síndrome
- **Fontes laboratoriais**
  1. *GeneTests* (disponível através do *National Center for Biotechnology Information* (NCBI) no endereço www.ncbi.nlm.org), um recurso útil para localizar um laboratório para a realização de um teste genético específico
  2. *The American Association for Clinical Chemistry* (www.aacc.org) publicou o DORA (*The Directory of Rare Analyses*)
  3. Catálogos de testes publicados ou websites dos principais laboratórios de referência regionais também são frequentemente úteis

5. **Tratamento a longo prazo.** Distúrbios genéticos requerem um monitoramento nutricional, médico e laboratorial vitalício, realizado por uma equipe de especialistas. Muitas vezes, enfermidades intercorrentes e o estresse podem precipitar a recorrência dos sintomas.
6. **Intervenção precoce e programas especiais de educação** podem ser benéficos naqueles distúrbios caracterizados por comprometimento intelectual. As famílias podem encontrar fóruns que abordem suas preocupações e estresses, e recursos para aquisição de informações valiosas em **grupos de apoio familiar**, como a Genetic Alliance (www.geneticalliance.org), a National Organization for Rare Disorders (NORD; www.rarediseases.org) e vários outros grupos de apoio específicos para uma doença ou síndrome.
7. **Transplante hepático, de medula óssea e células tronco** pode ser uma opção terapêutica em alguns IEMs.

XIV. **Prognóstico** Em razão da grande variedade de erros inatos do metabolismo, o prognóstico varia de extremamente favorável com desenvolvimento e expectativa de vida normais até uma incapacidade física e/ou mental grave e morte. Em geral, o diagnóstico precoce e, se disponível, o tratamento parecem estar associados a resultados mais favoráveis.

XV. **Recursos adicionais.** A fim de auxiliar o clínico com o tratamento de recém-nascidos com erros inatos do metabolismo, a Tabela 105-5 fornece uma lista dos recursos úteis.

Referências Selecionadas

Blau N, Hoffman GF, Leonard J, Clarke JTR, eds. *Physician's Guide to the Treatment and Follow-Up of Metabolic Diseases.* Berlin: Springer; 2005.

Bosch AM. Classical galactosemia revisited. *J Inherit Metabol Dis.* 2006;29:516-525.

Christodoulou J, Wilcken B. Perimortem laboratory investigation of genetic metabolic disorders. *Semin Neonatol.* 2004;9:275-280.

Clarke JTR. *A Clinical Guide to Inherited Metabolic Diseases.* 3rd ed. Cambridge, UK: Cambridge University Press; 2006.

Dagli AI, Zori RT, Heese BA. Testing strategies for inborn errors of metabolism in the neonate. *NeoReviews.* 2008;9:e291-e298.

de Baulny HO, Benoist JF, Rigal O, Touati G, Rabier D, Saudubray JM. Methylmalonic and propionic acidemias: management and outcomes. *J Inherit Metal Dis.* 2005;28:415-423.

DiMauro S, Garone C. Metabolic disorders of fetal life: glycogenoses and mitochondrial defects of the mitochondrial respiratory chain. *Semin Fetal Neo Med.* 2011;16:181-189.

Enns GM. Inborn errors of metabolism masquerading as hypoxic-ischemic encephalopathy. *NeoReviews.* 2005;6:e549-e558.

Garganta CL, Smith WE. Metabolic evaluation of the sick neonate. *Semin Perinatol.* 2005;29:164-172.

Grünewald S. The clinical spectrum of phosphomannomutase 2 deficiency (CDG-Ia). *Biochim Biophys Acta.* 2009;1792:827-834.
Hicks JM, Young DS. *DORA 2005-2007. The Directory of Rare Analysis.* Washington, DC: American Association for Clinical Chemists; 2005.
Hoffmann GF, Zschocke J, Nyhan WL, eds. *Inherited Metabolic Diseases.* New York, NY: Springer; 2010.
Jaeken J, Matthijs G. Congenital disorders of glycosylation: a rapidly expanding disease family. *Annu Rev Genomics Hum Genet.* 2007;8:261-287.
Kahler SG. Metabolic disorders associated with neonatal hypoglycemia. *NeoReviews.* 2004;5:e377-e381.
Kambij M. Clinical approach to the diagnosis of inborn errors of metabolism. *Pediatr Clin N Am.* 2008;55:1113-1127.
Lehotay DC, Hall P, Lepage J, Eichhorst JC, Etter ML, Greenberg CR. LC-MS/MS progress in newborn screening. *Clin Biochem.* 2011;44:21-31.
Leonard JV, Morris AAM. Diagnosis and early management of inborn errors of metabolism presenting around the time of birth. *Acta Paediatr.* 2006;95:6-14.
Levy PA. Inborn errors of metabolism: part 1: overview. *Pediatr Rev.* 2009;30:131-138.
Levy PA. Inborn errors of metabolism: part 2: specific disorders. *Pediatr Rev.* 2009;30:e22-e28.
Liang JS, Lu JF. Peroxisomal disorders with infantile seizures. *Brain Develop.* 2011;33:777-782.
Malklova E, Albahari ZA. Screening and diagnosis of congenital disorders of glycosylation. *Clin Chim Acta.* 2007;385:6-20.
Marsden D, Larson C, Levy HL. Newborn screening for metabolic disorders. *J Pediatr.* 2006;148:577-584.
Mayatepek E, Hoffmann B, Meissner T. Inborn errors of carbohydrate metabolism. *Best Pract Res Clin Gastroenterol.* 2010;24:607-618.
National Organization for Rare Disorders (NORD). *NORD Resource Guide.* 5th ed. Danbury, CT: NORD; 2005.
Newborn Screening Authorizing Committee. Newborn screening expands: recommendations for pediatricians and medical homes—implications for the system. *Pediatrics.* 2008;121:192-217.
Noh GJ, Jane Tavyev Asher Y, Graham JM Jr. Clinical review of genetic epileptic encephalopathies. *Eur J Med Gen.* 2012;55(5):281-298. DOI:10.1016/j.ejmg.2011.12.010.
Nyhan WL, Barshop BA, Al-Aqeel AI. *Atlas of Inherited Metabolic Diseases.* 3rd ed. London: Hodder Arnold; 2012.
Patay Z. MR imaging workup of inborn errors of metabolism of early postnatal onset. *Magn Reson Imaging Clin N Am.* 2011;19:733-759.
Porter FD. Smith-Lemli-Opitz syndrome: pathogenesis, diagnosis and management. *Eur J Hum Genet.* 2008;16(5):535-451.
Saudubray JM. Inborn errors of metabolism (multiple articles). *Semin Neonatol.* 2002;7(1):1-100.
Saudubray JM, Sedel F, Walter JH. Clinical approach to treatable inborn metabolic diseases: an introduction. *J Inherit Metab Dis.* 2006;29:261-274.
Saudubray JM, Walter JH, van den Berghe G, eds. *Inborn Metabolic Diseases: Diagnosis and Treatments.* 5th ed. Berlin: Springer; 2012.
Seashore MR, Seashore CJ. Newborn screening and the pediatric practitioner. *Sem Perinatol.* 2005;29:182-188.
Shimozawa N. Molecular and clinical aspects of peroxisomal diseases. *J Inherit Metab Dis.* 2007;30:193-197.
Staretz-Chacham O, Lang TC, LaMarca ME, Krasnewich D, Sidransky E. Lysosomal storage disorders in the newborn. *Pediatrics.* 2008;123:1191-1207.
Theda C. Use of amplitude integrated electroencephalography (aEEG) in patients with inborn errors of metabolism—a new tool for the metabolic geneticist. *Mol Genet Metabol.* 2010;100:S42-S48.
Valle D, Beaudet AL, Vogelstein B, et al. *The online metabolic and molecular bases of inherited disease.* New York, NY: McGraw-Hill. www.ommbid.com. Accessed February 2012.
Yu H, Patel SB. Recent insights into the Smith-Lemli-Opitz syndrome. *Clin Genet.* 2005;68:383-391.

106 Gestação Múltipla

I. **Definição.** Uma gestação múltipla ocorre quando mais de um feto é carregado durante uma gestação.

II. **Incidência.** Em 2008, a taxa geral de nascimento de gêmeos foi de 32,6 em cada 1.000 nascidos vivos, e a taxa de nascimento de trigêmeos foi de 147,6 em cada 100.000 nascidos vivos. A incidência de gestação múltipla é provavelmente subestimada. O parto de gêmeos ocorre em menos da metade das gestações gemelares diagnosticadas por ultrassonografia durante o primeiro trimestre de gestação, um fenômeno denominado de *síndrome do gêmeo desaparecido*. Dois sacos gestacionais podem ser identificados pela ultrassonografia por volta das 6 semanas de gestação. Além disso, a triagem de rotina para concentração de α-fetoproteína (AFP) materna pode identificar gestações múltiplas em uma idade gestacional precoce. Entre 1980 e 2004, houve um aumento de 70% na incidência de partos gemelares (18,9–32,3/100 nascidos vivos). A incidência ficou estável entre 2004 e 2007, porém subiu 1% entre 2007 e 2008. Houve uma elevação mais rápida na incidência de parto de trigêmeos, aumentando 400% durante as décadas de 80 e 90, com um pico em 1998. Desde 1998, houve uma redução constante na incidência de parto de trigêmeos ou múltiplos de ordem maior. Aproximadamente um terço dos gêmeos nos Estados Unidos é monozigótico. A incidência de gêmeos monozigóticos é constante de 3–5 em 1.000 gestações, enquanto que a taxa de gêmeos dizigóticos varia de 4–50 em cada 1.000 gestações.

III. **Fisiopatologia.** A classificação placentária e a determinação da zigosidade são importantes na fisiopatologia dos gêmeos.

   A. **Classificação.** O exame da placenta proporciona uma oportunidade única para identificar dois terços a três quartos dos gêmeos monozigóticos ao nascimento.

   1. **A placenta gemelar é classificada de acordo com o disco placentário** (único, fundido ou separado), número de córios (monocoriônico ou dicoriônico) e número de âmnios (monoamniótica ou diamniótica) (Figura 106–1).
   2. **Gêmeos heterossexuais (seguramente dizigóticos)** sempre possuem uma placenta dicoriônica.
   3. **Gêmeos monocoriônicos** são sempre do mesmo sexo. Acredita-se que todos os gêmeos monocoriônicos sejam monozigóticos. Em 70% das gestações de gêmeos monozigóticos,

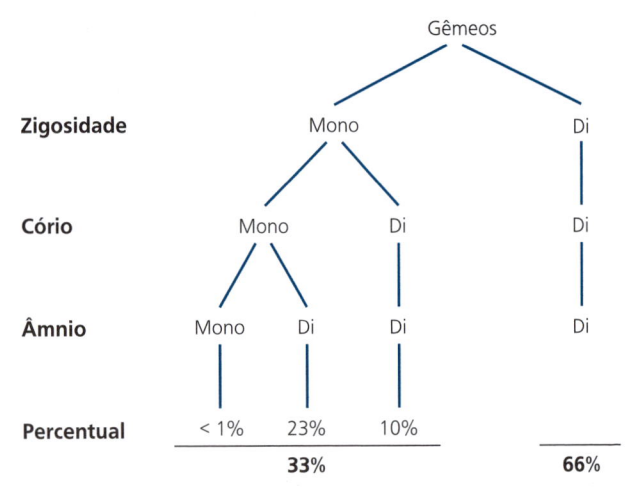

FIGURA 106–1. Percentual da distribuição de gêmeos de acordo com o tipo placentário. Mono, monoamniótico; Di, diamniótico.

as placentas são monocoriônicas, e existe a possibilidade de mistura das circulações fetais. Menos de 1% das gestações gemelares são monoamnióticas.
- B. **Complicações placentárias.** As gestações gemelares estão associadas a uma maior frequência de anomalias da placenta e anexos, por exemplo, uma única artéria umbilical, ou inserção velamentosa ou marginal do cordão umbilical (6–9 vezes mais comum com a gestação gemelar). O cordão é mais suscetível ao trauma por torção. Os vasos próximos da inserção geralmente não são protegidos pela geleia de Wharton, sendo especialmente predispostas à trombose, quando ocorre compressão ou torção. Sofrimento fetal intraparto decorrente da compressão do cordão, e hemorragia fetal decorrente de vasa prévia associada são possíveis problemas da inserção velamentosa do cordão.
- C. **Determinação da zigosidade.** A maneira mais eficiente de identificar a zigosidade é:
    1. **Exame do gênero.** Pares masculino-feminino são dizigóticos. A placenta dicoriônica pode ser separada ou fundida.
    2. **Exame da placenta.** Gêmeos com uma placenta monocoriônica (monoamniótica ou diamniótica) são monozigóticos. Cautela é necessário para não confundir placentas próximas fundidas por um único cório. Se houver dúvida na inspeção macroscópica das membranas em divisão, um corte transversal deve ser estudado. A zigosidade dos gêmeos do mesmo sexo com membranas dicoriônicas não pode ser imediatamente conhecida. Estudos genéticos são necessários (p. ex., tipagem sanguínea, tipagem de antígenos leucocitários humanos, marcadores de DNA e marcação cromossômica) para determinar a zigosidade.
- IV. **Fatores de risco.** O uso de tecnologias de reprodução assistida representa um risco principal de nascimentos múltiplos. A incidência de gêmeos dizigóticos aumenta com uma história familiar de gêmeos, idade materna (pico entre 35–39 anos), prévia gestação gemelar, aumento da paridade, altura materna, fecundidade, classe social, frequência de coito e exposição a gonadotrofinas exógenas, clomifeno ou fertilização *in vitro*. O risco de gemelaridade diminui com a subnutrição. A origem étnica (afro-americanos > caucasianos > asiáticos) é um fator de risco pré-concepção para gestações múltiplas concebidas naturalmente.
- V. **Apresentação clínica.** Gêmeos são mais propensos à prematuridade, crescimento intrauterino restrito, anomalias congênitas e síndrome da transfusão feto-fetal.
    - A. **Prematuridade e insuficiência uteroplacentária.** São os principais contribuidores para complicações perinatais. Em 2008, 1% dos fetos únicos, 10% dos gêmeos e 36% de trigêmeos apresentaram peso ao nascer < 1.500 g.
    - B. **Crescimento intrauterino restrito (IUGR).** A incidência de baixo peso ao nascer em gêmeos é em torno de 50–60%, um valor 5–7 vezes maior do que a incidência de baixo peso ao nascer em fetos únicos. Em geral, quanto maior o número de fetos em uma gestação, menor seus pesos para a idade gestacional (veja Figura 106–2). Gêmeos tendem a crescer a taxas normais até por volta da 30–34ª semana de gestação, período em que alcançam um peso combinado de 4 kg. Depois disso, eles crescem mais lentamente. Dois terços dos gêmeos exibem alguns sinais de restrição do crescimento ao nascimento.
    - C. **Insuficiência uteroplacentária.** A incidência de insuficiência uteroplacentária aguda e crônica é elevada nas gestações múltiplas. Índices de Apgar no quinto minuto de vida de 0–3 são relatados em 5–10% das gestações gemelares. Estes baixos índices podem estar relacionados com o estresse agudo do parto, prolapso do cordão (1–5%) ou tocotraumatismo durante o parto sobreposto à insuficiência uteroplacentária crônica.
    - D. **Anomalias congênitas.** Defeitos congênitos são 2 a 3 vezes mais comuns em gêmeos monozigóticos do que em fetos únicos ou gêmeos dizigóticos, que apresentam uma incidência de 2–3% de defeitos significativos diagnosticados ao nascimento. Três mecanismos são postulados para a frequência elevada de defeitos estruturais em gêmeos monozigóticos: deformações causadas pela restrição do espaço intrauterino, comprometimento do fluxo sanguíneo normal secundário a anastomoses vasculares placentárias e defeitos na morfogênese. Tais defeitos são geralmente discordantes nos gêmeos monozigóticos; entretanto, nas condições puramente genéticas (p. ex., anormalidades cromossômicas ou defeitos em um único gene), a concordância seria a regra. O risco de anomalias congênitas maiores em gêmeos concebidos

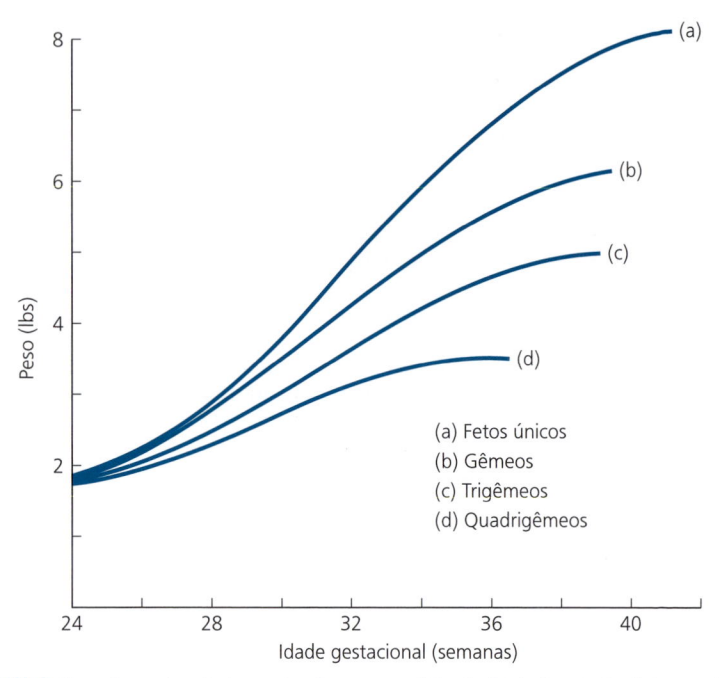

FIGURA 106–2. Curva de crescimento demonstrando os pesos médios dos bebês de gestações únicas e múltiplas por idade gestacional. (*Modificada de McKeown T, Record RG. Observations of foetal growth in multiple pregnancy in man.* J Endocrinol. *1952;8:386.* (Reproduzida, com permissão, da *Society of Endocrinology*).

por fertilização *in vitro* é duplicado quando comparado aos gêmeos concebidos naturalmente.

1. **Anomalias exclusivas das gestações múltiplas.** Determinadas anomalias, como gêmeos unidos e acárdia, são exclusivas das gestações múltiplas.
2. **Deformidades.** Gêmeos são mais propensos a sofrer compressão intrauterina e restrição do movimento, resultando em sinostose, torcicolo, paralisia facial, defeitos posicionais do pé e outros defeitos.
3. **Rupturas vasculares.** Rupturas relacionadas com os *shunts* vasculares monozigóticos podem resultar em defeitos congênitos. Acárdia ocorre em consequência de um *shunt* placentário arterioarterial, em que o fluxo reverso leva ao desenvolvimento de um gêmeo receptor amorfo. A morte intrauterina de um dos gêmeos pode resultar em um fenômeno tromboembólico, incluindo coagulação intravascular disseminada, aplasia cutânea, porencefalia ou hidranencefalia, defeitos de redução dos membros, atresias intestinais ou gastrosquise.

E. **Síndrome da transfusão feto-fetal**
1. **Anastomose vascular.** Embora anastomoses vasculares sejam muito comuns nas placentas monocoriônicas, são raras nas placentas dicoriônicas. As anastomoses vasculares podem ser comunicações superficiais diretas, facilmente visíveis na inspeção entre as artérias (mais comum) ou veias (incomum), conexões profundas de artérias e veias através das vilosidades, ou combinações de conexões superficiais e profundas.
2. **Incidência.** Apesar da alta frequência de anastomose vascular nas placentas monocoriônicas, a síndrome da transfusão feto-fetal é relativamente incomum (aproximadamente 15% das gestações monocoriônicas).

3. **Manifestações clínicas.** Clinicamente, a síndrome da transfusão feto-fetal é diagnosticada quando os gêmeos apresentam uma diferença > 5 g/dL na concentração de hemoglobina, que ocorre por causa de uma anastomose arteriovenosa.
   a. **O gêmeo doador** tende a ser pálido e ter baixo peso ao nascer, oligo-hidrâmnio, anemia, hipoglicemia, redução da massa dos órgãos, hipovolemia e âmnio nodoso. Os gêmeos doadores geralmente requerem expansão de volume, transfusão de concentrado de hemácias, ou ambos.
   b. **O gêmeo receptor** é frequentemente pletórico e possui um alto peso ao nascer, poli-hidrâmnio, policitemia ou hiperviscosidade, aumento da massa dos órgãos, hipervolemia e hiperbilirrubinemia. Os gêmeos receptores frequentemente necessitam de uma exsanguinotransfusão parcial.
   c. **Bebês que nascem com a síndrome da transfusão feto-fetal** correm grande risco de serem diagnosticados com lesões cerebrais graves adquiridas no pré-natal e estão em maior risco de sequelas do neurodesenvolvimento, mesmo quando o tratamento é iniciado no período pré-natal. O tratamento pré-natal com coagulação a *laser* fetoscópica seletiva pode reduzir o risco de morte ou deficiência a longo prazo.
   d. **Bebês de peso muito baixo ao nascer** de nascimentos múltiplos apresentam um maior risco de mortalidade e hemorragia intraventricular quando comparados aos fetos únicos.

VI. **Diagnóstico.** A gestação múltipla é geralmente diagnosticada no pré-natal por ultrassonografia desde a 5ª semana de gestação (sacos gestacionais podem ser visualizados) e por uma concentração elevada de AFP (nas gestações gemelares, a AFP média é o dobro daquela encontrada em uma gestação única).

VII. **Tratamento**
   A. **Local do parto.** Quando uma gestação gemelar complicada é identificada, o parto deve idealmente ser conduzido em um centro perinatal de alto risco com uma equipe de parto experiente.
   B. **Exame físico.** Os bebês devem ser examinados para evidência de crescimento intrauterino restrito, anomalias congênitas e síndrome da transfusão feto-fetal. O hematócrito deve ser determinado em ambos os bebês. Quando um dos bebês tem uma anomalia congênita, o outro gêmeo corre grande risco de complicações. Em particular, a morte de um feto coloca os outros em risco de coagulação intravascular disseminada fetal.
   C. **Complicações no período neonatal.** O segundo gêmeo é mais propenso a desenvolver a síndrome do desconforto respiratório, displasia broncopulmonar e morrer.
   D. **Compartilhamento do berço (*controverso*).** Simultâneo ao aumento nos nascimentos múltiplos houve um interesse no compartilhamento do berço de múltiplos. Embora o compartilhamento do berço tenha se tornado uma prática comum, a segurança ou o benefício desta prática não foram definitivamente estabelecidos.
   E. **Considerações econômicas.** Nos Estados Unidos, estima-se que o custo anual com o tratamento de prematuros gerados a partir de técnicas de reprodução assistida seja de aproximadamente 1 bilhão de dólares.
   F. **Riscos após o período neonatal**
      1. **Recuperação do crescimento.** Em gêmeos monozigóticos, as diferenças no peso ao nascer podem ser de até 20%, porém o gêmeo mais leve possui uma notável capacidade de compensar os déficits de crescimento intrauterino.
      2. **Problemas sociais.** Os pais de nascimentos múltiplos podem ter um maior nível de estresse e responder de forma diferente a seus filhos, quando comparado aos pais de fetos únicos. A orientação psicológica para pais de gêmeos pode ser de grande valor.

VIII. **Prognóstico.** Embora as taxas de mortalidade perinatal para gestações de fetos únicos tenham continuado a cair durante a última década, houve pouca mudança nas taxas de mortalidade das gestações múltiplas.
   A. **Gêmeos.** A taxa de morte perinatal para gêmeos é 9 vezes superior àquele de primogênitos de gestação única e 11 vezes superior à taxa para o segundo filho de gestações únicas.

1. **Gêmeos monoamnióticos.** Gêmeos monoamnióticos apresentam a maior taxa de mortalidade entre os diferentes tipos de gêmeos, em grande parte em razão do entrelaçamento de cordão umbilical.
2. **Gêmeos monozigóticos.** Gêmeos monozigóticos apresentam uma taxa de mortalidade e morbidade perinatal 2 a 3 vezes superior àquela de gêmeos dizigóticos. Gêmeos monocoriônicos diamnióticos apresentam uma taxa de mortalidade de 25%, e gêmeos dicoriônicos apresentam uma taxa de mortalidade de 8,9%.
3. **Morte fetal de gêmeo.** Complicações são raras, quando a causa de morte é intrínseca a um feto dicoriônico e não ameaça o outro feto. Ambientes intrauterinos perigosos ameaçam ambos os gêmeos, sejam eles monocoriônicos ou dicoriônicos. Com placentas monocoriônicas, a incidência de complicações significativas no gêmeo sobrevivente é de aproximadamente 50%.

B. **Trigêmeos.** A taxa de mortalidade neonatal para gêmeos é de 18,8%, e a taxa de mortalidade perinatal de 25,5%. Foi demonstrado que o risco de morte ou comprometimento do neurodesenvolvimento é maior nos trigêmeos ou múltiplos de ordem maior de extremo baixo peso ao nascer, quando comparados aos fetos únicos (taxa de probabilidade ajustada: 1,7; intervalo de confiança de 95%: 1,3–2,2).

Referências Selecionadas

Bromer JG, Ata B, Seli M, Lockwood CJ, Seli E. Preterm deliveries that result from multiple pregnancies associated with assisted reproductive technologies in the USA: a cost analysis. *Curr Opin Obstet Gynecol.* 2011;23:168-173.

Hayes EJ, Paul D, Ness A, Mackley A, Berghella V. Very-low-birthweight neonates: do outcomes differ in multiple compared with singleton gestations? *Am J Perinatol.* 2007;24:373-376.

Lopriore E, Middeldorp JM, Sueters M, Oepkes D, Vandenbussche FP, Walther FJ. Long-term neurodevelopmental outcome in twin-to-twin transfusion syndrome treated with fetoscopic laser surgery. *Am J Obstet Gynecol.* 2007;196:231.e1-231.e4.

Lopriore E, van Wezel-Meijler G, Middeldorp JM, Sueters M, Vandenbussche FP, Walther FJ. Incidence, origin, and character of cerebral injury in twin-to-twin transfusion syndrome treated with fetoscopic laser surgery. *Am J Obstet Gynecol.* 2006;194:1215-1220.

Martin JA, Hamilton BE, Sutton PD, Ventura SJ, Mathews TJ, Osterman MJ. Births: final data for 2008. *Natl Vital Stat Rep.* 2010;59:1-72.

Salomon LJ, Ortqvist L, Aegerter P, *et al.* Long-term developmental follow-up of infants who participated in a randomized clinical trial of amniocentesis vs laser photocoagulation for the treatment of twin-twin transfusion syndrome. *Am J Obstet Gynecol.* 2010;203:e1-e7.

Shinwell ES, Blickstein I, Lusky A, Reichman B. Effect of birth order on neonatal morbidity and mortality among very low birthweight twins: a population based study. *Arch Dis Child Fetal Neonatal Ed.* 2004;89:F145-F148.

Tomashek KM, Wallman C; Committee on Fetus and Newborn, American Academy of Pediatrics. Cobedding twins and higher-order multiples in a hospital setting. *Pediatrics.* 2007;120:1359-1366.

Wadhawan R, Oh W, Vohr BR, *et al.* Neurodevelopmental outcomes of triplets or higher order extremely low birth weight infants. *Pediatrics.* 2011;127:e654-e660.

107 Gonorreia

I. **Definição.** Infecção com ***Neisseria gonorrhoeae*** (**um diplococo Gram-negativo, oxidase-positivo**) é uma infecção do trato reprodutivo importante na gravidez decorrentes da transmissão para o feto ou neonato.
II. **Incidência.** Em 2010, a taxa relatada de gonorreia nos Estados Unidos foi de aproximadamente 1 em cada 1.000. A incidência é mais alta em mulheres de 15 a 24 anos de idade. Estima-se que um terço dos recém-nascidos de mães infectadas se tornaria infectado, se a profilaxia oftálmica de rotina não fosse utilizada.
III. **Fisiopatologia.** A *Neisseria gonorrhoeae* afeta primariamente o canal endocervical da mãe. O bebê pode-se infectar durante a passagem por um canal cervical infectado ou pelo contato com o líquido amniótico contaminado na ocorrência de ruptura das membranas. Coinfecção com *Chlamydia trachomatis* é frequente, e a transmissão do vírus da imunodeficiência humana (HIV) é elevada na presença de gonorreia.
IV. **Apresentações clínicas**
   A. **Oftalmia neonatal (conjuntivite neonatal).** A manifestação clínica mais comum é a oftalmia neonatal gonocócica. Esta condição ocorre em 1–2% dos casos de infecção gonocócica materna positiva, mesmo com uma profilaxia ocular apropriada. Para uma descrição desta doença, veja Capítulo 53.
   B. **Artrite gonocócica.** O início da artrite gonocócica pode ocorrer em qualquer momento entre as 1^a e 4ª semanas após o parto. A artrite gonocócica é secundária à gonococcemia. A fonte de bacteriemia tem sido atribuída à infecção da boca, narinas e umbigo. Os sítios mais comuns são os joelhos e tornozelos, mas qualquer articulação pode ser afetada. O bebê pode apresentar sintomas leves ou moderados. A drenagem da articulação afetada e a antibioticoterapia são mandatórias.
   C. **Síndrome de infecção amniótica.** Ocorre quando há ruptura prematura das membranas, com inflamação da placenta e cordão umbilical. O recém-nascido pode ter evidência clínica de septicemia. Esta infecção está associada a uma alta taxa de mortalidade.
   D. **Septicemia e meningite.** Veja Capítulos 124 e 135, respectivamente.
   E. **Abscesso no couro cabeludo.** Geralmente secundário à monitorização fetal intrauterina.
   F. **Outras infecções localizadas.** Foram descritas outras infecções envolvendo membranas mucosas, como a faringe, vagina, uretra e ânus.
V. **Diagnóstico**
   A. **Mãe.** Raspados endocervicais devem ser obtidos para cultura.
   B. **Recém-nascido**
      1. **Coloração de Gram.** Deve-se realizar a coloração de Gram de qualquer exsudato.
      2. **Cultura.** O material deve ser obtido pelo *swab* de olho ou nasofaringe, ou das áreas orogástricas ou anorretais. Sangue deve ser obtido para cultura. Culturas para infecção concomitante por *Chlamydia trachomatis* também devem ser realizadas. Culturas gonocócicas de sítios não estéreis (p. ex., faringe, reto e vagina) devem ser realizadas usando meios de cultura seletivos.
      3. **Punção lombar com exame do líquido cefalorraquidiano.** Contagem de células, proteína, cultura, coloração de Gram e outros exames devem ser solicitados.
VI. **Tratamento.** Precauções de isolamento para todas as doenças infecciosas, incluindo precauções maternas e neonatais, aleitamento materno e questões relacionadas com visitas, podem ser encontradas no Apêndice F.
   A. **Hospitalização.** Recém-nascidos com evidência clínica de oftalmia neonatal, abscesso no couro cabeludo, ou infecção disseminada devem ser hospitalizados. Deve-se realizar uma avaliação completa para septicemia, incluindo punção lombar. Testes para infecção concomitante por *C. trachomatis*, sífilis congênita e HIV devem ser realizados. Os resultados dos testes maternos para detecção do antígeno de superfície da hepatite B devem ser confirmados.
   B. **Antibioticoterapia.** Para dosagens, veja Capítulo 148.

1. **Infecção materna.** A maioria dos bebês nascidos de mães com infecção gonocócica não apresenta infecção; no entanto, pelo fato de alguns casos terem sido relatados, recomenda-se que os recém-nascidos recebam uma única injeção de ceftriaxona. Embora a falha do tratamento após terapia com cefalosporina seja rara nos Estados Unidos, as concentrações inibitórias mínimas de cefalosporinas estão aumentando. Falhas terapêuticas foram relatadas com maior frequência nos países asiáticos. A mãe e seu(s) parceiro(s) sexual(ais) devem ser avaliados (e tratados) para outras infecções sexualmente transmissíveis, incluindo infecção por HIV.
2. **Infecção não disseminada.** Inclui oftalmia neonatal; o tratamento é realizado com uma dose única de ceftriaxona. Uma dose única de cefotaxima é o tratamento alternativo para oftalmia. Recém-nascidos com oftalmia devem ter seus olhos irrigados com salina imediatamente e em intervalos frequentes, até que a secreção seja eliminada. Antibióticos tópicos são inadequados e desnecessários com a terapia sistêmica. Bebês com conjuntivite devem ser hospitalizados e avaliados para infecções disseminadas (septicemia, artrite, meningite).
3. **Infecção disseminada. Para artrite e septicemia:** Ceftriaxona ou cefotaxima por 7 dias. **Para meningite:** Ceftriaxona ou cefotaxima por 10-14 dias. Utilizar cefotaxima se o bebê possuir hiperbilirrubinemia.

C. **Isolamento.** Todos os recém-nascidos com infecção gonocócica devem ser colocados em isolamento de contato até que uma terapia antimicrobiana parenteral eficaz tenha sido fornecida por 24 horas. Veja Apêndice F.

VII. **Prognóstico.** Excelente se o tratamento for iniciado precocemente.

Referências Selecionadas

American Academy of Pediatrics. Gonococcal infections. In: Pickering LK, Baker CJ, Kimberlin DW, Long SS, eds. *Red Book: 2012 Report of the Committee on Infectious Diseases.* 29th ed. Elk Grove Village, IL: American Academy of Pediatrics; 2012:336-344.

Babl FE, Ram S, Barnett ED, Rhein L, Carr E, Cooper ER. Neonatal gonococcal arthritis after negative prenatal screening and despite conjunctival prophylaxis. *Pediatr Infect Dis J.* 2000;19:346-349.

Embree JE. Gonococcal infections. In: Remington JS, Klein JO, Wilson CB, Nizet V, Maldonado Y, eds. *Infectious Diseases of the Fetus and Newborn Infant.* 7th ed. Philadelphia, PA: Elsevier Saunders; 2011:516-523.

108 Hemorragia Intracraniana

Uma **hemorragia intracraniana (ICH)** pode ocorrer em recém-nascidos a termo e prematuros. Uma ICH em **recém-nascidos a termo** tende a ser subdural, subaracnoide ou subtentorial, e geralmente está relacionada com um tocotraumatismo, eventos hipóxico-isquêmicos, coagulopatias (p. ex., trombofilias ou trombocitopenia) e causas indeterminadas. A **ICH mais comum em prematuros** é o sangramento proveniente da matriz germinativa subependimária, que pode resultar em hemorragia intraventricular ou periventricular; ambos os tipos de hemorragia podem potencialmente causar infartos hemorrágicos da substância branca. Este capítulo revisa as seguintes condições clínicas: hemorragia subdural (SDH), hemorragia epidural, hemorragia subaracnoide (SAH), hemorragia parenquimatosa intracerebral, hemorragia parenquimatosa intracerebelar (ICPH) e hemorragia da matriz germinativa e intraventricular (hemorragia peri-intraventricular, GM/IVH).

HEMORRAGIA SUBDURAL

I. **Definição.** Uma **hemorragia subdural (SDH)** é um acúmulo de sangue entre a dura-máter e a membrana aracnoide, e envolve a laceração das veias-ponte do compartimento subdural. As estruturas vasculares mais afetadas são as veias cerebrais superficiais, os seios venosos da fossa posterior (infratentorial), o seio sagital inferior e as veias e seios tentoriais (p. ex., veia de Galeno). O sangue pode-se acumular e causar sintomas agudos de pressão intracraniana (ICP), ou residir na forma de um hematoma que progride lentamente como um hematoma subdural crônico, com acúmulo crescente de líquido e aumento da ICP.

II. **Incidência.** Uma SDH é muito comum após o nascimento: até 50% dos recém-nascidos a termo assintomáticos podem ter uma SDH. Geralmente ocorre após um parto traumático de um prematuro tardio ou de um recém-nascido a termo. Somente em raras ocasiões a SDH se torna grave.

III. **Fisiopatologia.** Uma SDH está tipicamente relacionada com eventos traumáticos no trabalho de parto e parto. Uma torção e pressão indevida no crânio podem produzir forças de cisalhamento, resultando em ruptura das veias-ponte cerebrais superficiais ou lacerações na dura-máter ou reflexões durais (p. ex., a foice cerebral ou tentório e seios venosos associados). Estes eventos geralmente ocorrem sobre o cérebro ou na fossa posterior. Ocasionalmente, fraturas cranianas acompanham estes achados. O início da SDH e dos achados clínicos pode ser agudo ou tardio. Os sinais clínicos podem ser mínimos a ausentes, com uma SDH autorresolutiva, ou achados discretos de leve irritabilidade ou um estado aparente de hiperalerta podem prenunciar uma SDH subjacente com início tardio de eventos neuropáticos mais graves. A SDH latente pode levar a um hematoma subdural e efusão subdural com aumento da pressão intracraniana.

IV. **Fatores de risco.** Incluem trabalho de parto e parto precipitado, partos instrumentados com o uso de fórceps ou extração a vácuo, um recém-nascido grande para a idade gestacional com desproporção cefalopélvica, e coagulopatias como as trombofilias familiares e a deficiência de vitamina K.

V. **Apresentação clínica.** Os sinais incluem letargia alternando com irritabilidade ou hipotonia assimétrica das extremidades superiores ou inferiores no lado contralateral da SDH. Um sinal mais específico da SDH é o comprometimento do terceiro nervo craniano ipsilateral à SDH. Convulsões focais podem ocorrer em qualquer momento e são muito mais prováveis de ocorrer em recém-nascidos de baixo peso ao nascer. Sinais de aumento da ICP podem incluir abaulamento da fontanela, desvios dos movimentos oculares e aumento do diâmetro occipitofrontal. Sinais clínicos adicionais podem incluir inapetência, vômito intermitente e déficit de crescimento, todos dos quais estão mais frequentemente relacionados com eventos neuropáticos tardios pós-SDH.

VI. **Diagnóstico**
   A. **Laboratorial**
      1. **Hematócrito.** Anemia inexplicável.
      2. **Bilirrubina sérica total.** Icterícia neonatal persistente.
      3. **Exames do líquido cefalorraquidiano (CSF)** são indicativos, porém não diagnósticos, de SDH. Ênfase deve ser dada à ICH se uma combinação de achados no CSF for observada: grande quantidade de hemácias (especialmente se crenadas), xantocromia, teor elevado de proteínas e hipoglicorráquia (ou seja, glicose no CSF < 50% da glicemia concomitante).
   B. **Exames de imagem**
      1. **Tomografia computadorizada (CT)** identifica facilmente a maioria das SDHs.
      2. **Imagem por ressonância magnética (MRI)** é mais adequada para o detalhamento de lesões na fossa posterior e acúmulos de sangue ou efusões.
      3. **Ultrassonografia (US)** não identifica facilmente a SDH, exceto nos possíveis desvios da linha média.

VII. **Tratamento.** Documentação dos fatores de risco e observação convincente apropriada constituem os primeiros passos clínicos mais importantes. Exames neurológicos minuciosos e repetidos revelarão sinais neurológicos que devem ser acompanhados por exames laboratoriais e de imagem.

VIII. **Prognóstico.** O desfecho da SDH varia desde a morte precoce até condições que produzem mínima ou nenhuma incapacitação. Grande parte dos desfechos neurológicos da SDH depende das condições associadas logo após o nascimento (p. ex., prematuridade, asfixia perinatal, choque, encefalopatia hipóxico-isquêmica ou infecção). Hemorragia e rupturas tentoriais maciças provocam morte ou deficiência grave e a longo prazo. Recém-nascidos com SDH grave podem ter taxas de mortalidade superiores a 45%. De modo contrário, na maioria dos casos, a SDH pode ser limitada, produzir poucos sinais clínicos e ter um desfecho favorável. Mais de 50% dos recém-nascidos com achados clínicos precoces mínimos e prognóstico tardio favorável apresentam pequenas hemorragias subdurais na convexidade cerebral.

HEMORRAGIA EPIDURAL

Uma **hemorragia epidural**, sangue entre a superfície interior do crânio e a dura-máter, é extremamente rara em recém-nascidos. É geralmente causada por uma lesão na artéria meníngea média, que é menos suscetível à lesão por movimentar-se livremente. As causas incluem tocotraumatismo ou queda do recém-nascido no parto. O diagnóstico é estabelecido por CT ou MRI. Os recém-nascidos afetados geralmente apresentam uma fratura craniana e cefaloematoma. O tratamento é de suporte, com possível punção aspirativa cirúrgica/por agulha.

HEMORRAGIA SUBARACNOIDE

I. **Definição.** Uma **hemorragia subaracnoide (SAH)** é um acúmulo de sangue entre a aracnoide e a pia-máter. A membrana aracnoide é uma membrana avascular situada abaixo da dura-máter e, junto com a pia-máter, constitui o que chamamos de leptomeninges. Ao contrário da SAH de adultos, que é arterial, a SAH infantil é de origem venosa, proveniente das veias-ponte presentes no espaço subaracnoide; no entanto, em raras ocasiões, pode ser arterial, sendo proveniente das artérias leptomeníngeas do espaço subaracnoide. A SAH pode ser primária, originando-se nos vasos do espaço subaracnoide, ou secundária, ocorrendo quando o sangue se estende das hemorragias cerebelar, cerebral ou intraventricular existentes.

II. **Incidência.** Uma SAH pequena é comumente observada em recém-nascidos prematuros e a termo. É de importância limitada, a menos que outras condições estejam presentes, como prematuridade, coagulopatias, tocotraumatismo ou asfixia. Sangramento primário no espaço subaracnoide é geralmente autolimitante, sendo a segunda ICH mais comum vista em recém-nascidos.

III. **Fisiopatologia.** Rupturas de pequenos vasos do espaço subaracnoide podem estar associadas ao trauma em recém-nascidos a termo, ou asfixia perinatal em prematuros, sendo geralmente idiopática e insignificante.

IV. **Fatores de risco.** Veja Fisiopatologia.

V. **Apresentação clínica.** Em recém-nascidos a termo, uma SAH é frequentemente assintomática. Letargia ou irritabilidade leve a intermitente pode anunciar o início de convulsões no segundo ou terceiro dia de vida.

VI. **Diagnóstico**
  A. **Laboratorial.** Na SAH, os achados no CSF são os mesmos que os discutidos nos casos de SDH.
  B. **Exames de imagem.** CT e MRI estabelecem a existência de SAH primária ou identifica outras lesões que podem ser a fonte da SAH secundária.

VII. **Tratamento.** Monitorização do paciente e repetição dos exames neurológicos são suficientes para aqueles recém-nascidos em risco, porém sem sinais de SAH. Medicação anticonvulsivante e fluidoterapia intravenosa são necessárias, se o recém-nascido possuir letargia e/ou atividade convulsiva. Recomenda-se monitoramento dos eletrólitos séricos e do débito urinário para possível síndrome da secreção inapropriada de hormônio antidiurético, quando uma quantidade significativa de SAH tenha sido identificada. Medidas sequenciais regulares do perímetro cefálico identificarão casos suspeitos de hidrocefalia pós-hemorrágica. A última ocorre por causa da obliteração dos sítios de reabsorção do CSF pelo sangue. Seguimento com exames imagiológicos do crânio também será necessário.

VIII. **Prognóstico.** Uma SAH primária isolada geralmente não acarreta complicações. Recém-nascidos que possuem convulsões que se resolvem antes da alta hospitalar não apresentam complicações em 90%. Os recém-nascidos que desenvolvem complicações a longo prazo são geralmente aqueles que tiveram problemas coexistentes associados a tocotraumatismo ou asfixia perinatal.

HEMORRAGIA PARENQUIMATOSA INTRACEREBRAL

I. **Definição.** Uma **hemorragia parenquimatosa intracerebral** ocorre profundamente no tecido cerebral após infarto venoso e é comumente chamada de **infarto hemorrágico periventricular (PVHI)**. Leucomalacia periventricular em prematuros e cistos porencefálicos em recém-nascidos a termo não são complicações incomuns do PVHI.
II. **Incidência.** O PVHI pode ocorrer em até 10–15% dos recém-nascidos com ICH.
III. **Fisiopatologia.** Postula-se que a estase e/ou trombose venosa causa PVHI através do aumento da pressão intravascular, que provoca uma ruptura dos vasos parenquimatosos; no entanto, o mecanismo exato permanece incerto. Prematuros afetados têm infarto hemorrágico venoso da substância branca subcortical ou periventricular, enquanto que os recém-nascidos a termo desenvolvem hemorragia subcortical com infarto do córtex sobrejacente.
IV. **Fatores de risco.** O PVHI é observado com maior frequência após um evento perinatal hipóxico-isquêmico.
V. **Apresentação clínica.** Os sinais clínicos do PVHI seguem aqueles da encefalopatia neonatal grave e se sobrepõem aos sinais clínicos observados na SDH, SAH ou IVH.
VI. **Diagnóstico**
   A. **CT** é mais adequada para detecção de hemorragia recente.
   B. **MRI.** Achados de hipodensidades sugerem áreas de progressão da lesão cerebral.
   C. **US de crânio** é particularmente útil na identificação do PVHI. Uma lesão ecodensa da substância branca periventricular com uma hemorragia na matriz germinativa (GM) associada ou IVH geralmente indica um PVHI coexistente. O PVHI é sempre uma lesão assimétrica, seja ele unilateral ou bilateral.
VII. **Tratamento.** O PVHI requer observação e tratamento de suporte, assim como a SDH e SAH graves. Se os exames imagiológicos sugerem um desvio da linha média, uma avaliação neurocirúrgica é indicada. Subsequente hidrocefalia pós-hemorrágica (PHH) é sempre uma ameaça, que também requer uma avaliação neurocirúrgica.
VIII. **Prognóstico.** Exames do desenvolvimento de recém-nascidos prematuros com PVHI demonstraram que atrasos motores e/ou cognitivos significativos complicam a recuperação em geral em pelo menos dois terços dos sobreviventes. Sendo assim, um acompanhamento cuidadoso é indicado em todos os casos de PVHI.

HEMORRAGIA PARENQUIMATOSA INTRACEREBELAR (ICPH)

I. **Definição.** Uma **hemorragia parenquimatosa intracerebelar (ICPH)** é vista com maior frequência em prematuros com complicações do trabalho de parto e parto e naqueles que requerem tratamento respiratório intenso. Em recém-nascidos a termo, a ICPH está quase sempre associada ao tocotraumatismo.
II. **Incidência.** Os relatos variam com a idade gestacional. Nos relatos neuropatológicos, prematuros < 1.500 g apresentam uma incidência de 15–25%. Um relato usando US de crânio definiu a incidência como 2,8% em uma população de bebês < 1.500 g e uma incidência de 8,7% para os bebês menores com peso < 750 g. Em outro relato usando MRI de crânio em recém-nascidos de idade gestacional < 34 semanas, a incidência foi de aproximadamente 10%.
III. **Fatores de risco.** Parto traumático.
IV. **Patogênese.** Quatro mecanismos para hemorragia parenquimatosa intracerebelar são possíveis:
   A. **Hemorragia primária no hemisfério cerebelar ou no vermis.**
   B. **Infarto venoso.**
   C. **IVH supratentorial e SAH** estão associadas à redução do crescimento cerebelar no prematuro, que pode refletir uma lesão cerebelar concomitante ou o efeito direto do sangue sobre o desenvolvimento cerebelar.
   D. **Trauma direto à fossa posterior com ruptura das veias-ponte cerebelares ou dos seios occipitais.** Observado primariamente nos recém-nascidos a termo. A maioria das ICPH é unilateral e focal, com uma predileção pelo hemisfério cerebelar direito.

V. **Apresentação clínica.** Agitação motora inexplicável, comprometimento respiratório, apneia e irregularidades respiratórias são sintomas específicos da ICPH. Por outro lado, os sintomas gerais da ICH também estão presentes.

VI. **Diagnóstico.** A CT e a MRI são superiores à US no estabelecimento do diagnóstico da ICPH. No entanto, a US realizada pela fontanela mastóidea pode fornecer informações adicionais.

VII. **Tratamento.** Todas as modalidades terapêuticas apresentadas para outras ICHs se aplicam aos recém-nascidos com ICPH confirmada ou suspeita. Para recém-nascidos em risco de ICPH, a combinação de choque e acidose está intimamente relacionada com a ICPH, e justificam esforços diagnósticos específicos para ICPH.

VIII. **Prognóstico** Recém-nascidos com ICPH geralmente requerem períodos mais prolongados de ventilação mecânica. Eles necessitarão de uma avaliação cuidadosa do neurodesenvolvimento, como requerido com os outros tipos de ICH. No geral, hemorragias cerebelares observadas apenas na MRI apresentam um diagnóstico muito mais favorável do que aquelas detectáveis por US.

HEMORRAGIA DA MATRIZ GERMINATIVA E INTRAVENTRICULAR

I. **Definição.** IVH é a complicação do CNS mais comum de um bebê prematuro. A ocorrência está associada à imaturidade da matriz germinativa dos ventrículos laterais. Acidose, asfixia perinatal, choque, flutuações da pressão sanguínea e hipóxia são problemas comumente relatados.

A matriz germinativa, localizada entre o núcleo caudado e o revestimento ependimário do ventrículo lateral, normalmente não é vista na US de crânio. Quando ocorre hemorragia na matriz germinativa, a mesma é facilmente identificada na US, sendo observada como um sangramento subependimário que se origina entre o sulco talâmico e a cabeça do núcleo caudado. O sangramento pode ser confinado à matriz germinativa ou se romper para o ventrículo lateral, tornando-se, assim, uma GM/IVH unilateral ou bilateral.

Na maioria dos bebês, a matriz germinativa sofre involução até a 36ª semana de idade pós-concepcional, embora algum resíduo possa persistir. Se uma IVH ocorre em recém-nascidos a termo, esta geralmente se origina no plexo coroide; entretanto, a matriz germinativa subependimária residual também pode ser um ponto de origem. Após a IVH, insultos adicionais por trombos venosos podem resultar em infarto talâmico.

II. **Incidência.** A ocorrência geral de IVH em bebês prematuros < 1.500 g é em torno de 13–15%. As taxas variam por gestação, com o maior risco sendo em prematuros com pesos ao nascer < 750 g. Pelo fato de a IVH ser raramente vista em recém-nascidos a termo, as taxas de incidência são excepcionalmente baixas e associadas ao tocotraumatismo ou asfixia perinatal. Curiosamente, 2–3% dos recém-nascidos a termo aparentemente normais, quando estudados prospectivamente, foi identificado IVH assintomática.

III. **Fisiopatologia.** A matriz germinativa é uma área marginalmente sustentada e altamente vascularizada. Os vasos sanguíneos (arteríolas, vênulas ou capilares) nesta área do cérebro imaturo são especialmente propensos a lesões hipóxico-isquêmicas. Os vasos são irregulares, com grandes áreas luminais e se rompem facilmente. A GM começa a involuir após a 34ª semana de idade pós-concepcional e, consequentemente, a vulnerabilidade característica e a predileção da GM/IVH por prematuros diminui, mas não são totalmente removidas. Prematuros tardios (34–37 semanas de gestação) podem ter IVH similar a dos prematuros precoces. **Flutuações no fluxo sanguíneo cerebral (CBF)** exercem um papel importante na patogênese da GM/IVH, pois prematuros doentes possuem uma **circulação cerebral pressão-passiva**. Uma elevação ou queda súbita na pressão arterial sistêmica pode resultar em um aumento no CBF, com subsequente ruptura dos vasos da matriz germinativa. Reduções no CBF também podem resultar em lesão isquêmica aos vasos da GM e tecidos adjacentes, tornando-os propensos à ruptura secundária após reperfusão.

A anatomia venosa profunda única ao nível do forame de Monroe e a comunicação aberta entre os vasos da GM e a circulação venosa contribuem ao perigo de flutuações repentinas ou agudas na pressão venosa cerebral. Dada esta proximidade anatômica, ruptura por meio da camada subependimária da GM resulta na entrada de sangue nos ventrículos laterais em quase 80% dos recém-nascidos afetados.

A. Consequências neuropatológicas da IVH

1. **A zona ventricular-subventricular da GM contém as células migratórias que originam o córtex cerebral.** É o sítio de produção dos neurônios e células gliais do córtex cerebral e gânglios basais. Destruição da GM pode resultar em comprometimento da mielinização, crescimento cerebral e subsequente desenvolvimento cortical. Além disso, em prematuros, a GM-IVH provoca uma redução da perfusão cerebral nas primeiras 2 semanas pós-hemorragia. Foi constatado que a redução é mais grave em torno do 5º dia e independente do grau da IVH.

2. **Infarto hemorrágico periventricular (PVHI)** é de origem venosa, associado a uma IVH grave e geralmente assimétrica, e invariavelmente ocorre no lado de maior quantidade de sangue intraventricular. É um evento patológico distinto que ocorre após a estase venosa; frequentemente, é erroneamente descrito como uma "extensão" da IVH. Além disso, o PVHI é neuropatologicamente distinto da leucomalacia periventricular (PVL). Veja discussão anterior sobre PVHI.

3. **Hidrocefalia pós-hemorrágica (PHH)** é mais comum naqueles recém-nascidos com o maior grau de hemorragia. É frequentemente atribuível à aracnoidite obliterativa sobre as convexidades dos hemisférios cerebrais com oclusão das vilosidades aracnoides, ou na fossa posterior com obstrução do fluxo de saída do quarto ventrículo. Raramente, estenose de aqueduto é causada por um coágulo agudo ou gliose reativa.

4. **Leucomalacia periventricular (PVL)** frequentemente acompanha a IVH, porém não é diretamente causada pela IVH. A PVL é uma lesão cerebral isquêmica seguida por necrose da substância branca periventricular adjacente aos ventrículos laterais. É geralmente um evento não hemorrágico provocado por hipotensão, apneia e outros eventos hipóxico-isquêmicos, conhecidos por reduzir o CBF. A maioria das lesões da PVL é simétrica em distribuição.

IV. Fatores de risco.
A prematuridade e a síndrome da dificuldade respiratória continuam sendo as circunstâncias clínicas mais intimamente relacionadas com a GM/IVH. Como já mencionado, as estruturas vasculares cerebrais imaturas dos bebês prematuros são extremamente vulneráveis às mudanças de volume e pressão e às alterações hipóxicas e acidóticas. Secundariamente, a dificuldade respiratória e suas limitações associadas da oxigenação debilitam ainda mais a vasculatura imatura do cérebro prematuro. Asfixia perinatal, pneumotórax, choque/hipotensão, acidose, hipotermia e sobrecargas osmolares e/ou volêmicas terapêuticas multiplicam o risco para GM/IVH. Mesmo procedimentos considerados rotineiros no tratamento de prematuros também podem contribuir, como a aspiração traqueal, o exame abdominal e a manipulação para reposição ou instilação de midriáticos para um exame oftalmológico.

De importância crescente para a compreensão da GM/IVH do prematuro é o possível papel das **respostas inflamatórias** fetais e neonatais. Corioamnionite e funisite podem ser precursores dos eventos vasculares cerebrais pós-natais, resultando em GM/IVH. Respostas inflamatórios fetais e subsequente septicemia e hipotensão neonatal estão intimamente relacionados com a IVH. Mediadores de uma resposta inflamatória como as citocinas, possuem propriedades vasoativas que podem ser a fonte das mudanças exageradas na pressão sanguínea que oprimem o estado de pressão passiva da matriz germinativa.

V. Apresentação clínica.
A apresentação clínica é diversa, e o diagnóstico requer confirmação por neuroimagem. Os sinais podem imitar aqueles de outras ICHs ou distúrbios neonatais comuns, como distúrbios metabólicos, asfixia, septicemia ou meningite. A IVH pode ser totalmente assintomática, ou pode haver sintomas discretos, como, por exemplo, abaulamento da fontanela, uma queda súbita do hematócrito, apneia, bradicardia, acidose, convulsões, mudanças no tônus muscular ou mudanças no nível de consciência. Uma síndrome catastrófica pode acompanhar uma IVH extensa. É caracterizada por uma queda súbita do hematócrito, uma instalação abrupta de estupor ou coma, insuficiência respiratória, convulsões, postura descerebrada ou quadriparesia flácida profunda e pupilas fixas.

VI. Diagnóstico
A. US de crânio.
A US de crânio (veja Capítulo 11 para exemplos de imagens) é o procedimento de escolha para triagem e diagnóstico. A CT e MRI são alternativas aceitáveis, porém são mais caras e requerem transporte até os equipamentos. São técnicas valiosas para um diagnóstico mais definitivo ou documentação de lesão cerebral estática antes da alta hospitalar. Dois sistemas de classificação da GM/IVH foram desenvolvidos para uso clínico. A mais antiga e consagrada é a classificação de Papile, com base originalmente na CT, porém adaptada para interpretação da US de crânio. A segunda é a classificação promulgada por Volpe, também com base na US de crânio. A utilidade do sistema de classificação reside na capacidade dos clínicos em comunicar graus de gravidade e ter uma fonte de informações para comparação das lesões, assim como uma maneira de acompanhar a progressão ou regressão e recuperação do insulto inicial da IVH. **A classificação da GM/IVH de Papile** (atualizada em 2002) vai da classe I à classe IV. As classes I e II são pequenas hemorragias. **A Classe I** é uma hemorragia observada apenas na GM. **A Classe II** mostra extensão da hemorragia da GM para os ventrículos laterais, porém sem dilatação ventricular. **As Classes III e IV** são hemorragias ventriculares laterais moderadas a graves, com a primeira resultando em dilatação ventricular aguda e a última caracterizada pela extensão em hemorragias parenquimatosas.

A classificação da IVH de Volpe oferece uma perspectiva um tanto diferente. Sua classe I é confinada à GM, com pouca ou nenhuma IVH. A Classe II é uma IVH observada na incidência parassagital que se estende para > 50% dos ventrículos laterais. A Classe III é uma IVH em > 50% na incidência parassagital, com distensão dos ventrículos laterais. Por fim, Volpe aponta que os achados na US de crânio de qualquer ecodensidade periventricular é um insulto vascular intracraniano óbvio e mais grave, com o PVHI e a PVL.

Uma US de crânio é indicada para rastreio da IVH de prematuros doentes, a partir do primeiro dia de vida e ao longo do período de hospitalização. Tipicamente, uma US de crânio é realizada entre o 1° e 7° dia de vida, de acordo com a apresentação clínica e protocolos institucionais, tendo em mente que 50% das GM/IVH podem ocorrer no 1° dia, porém 90% ocorrem por volta do 4° dia de vida. De todas as GM/IVH identificadas até o 4° dia de vida, 20–40% progredirão para uma hemorragia mais extensa. A maioria dos clínicos obtém uma última MRI, CT ou US de crânio antes da alta hospitalar ou na 36ª semana de idade pós-concepcional.

B. Exames laboratoriais.
O CSF inicialmente exibe uma elevação de hemácias e leucócitos, com concentração proteica elevada. O grau de elevação das proteínas no CSF se correlaciona com a gravidade da hemorragia. É frequentemente difícil diferenciar a IVH de uma "punção traumática". Em alguns dias após a hemorragia, o CSF torna-se xantocrômico, com uma concentração reduzida de glicose, como em outras formas de ICH. Geralmente, o CSF exibe um aumento persistente no número de leucócitos e concentração proteica e um nível reduzido de glicose, tornando difícil a exclusão de meningite.

VII. Tratamento
A. Prevenção pré-natal
1. **Evitar o parto prematuro.**
2. **Transporte *in utero*.**
3. **Dados sugerem que o trabalho de parto prematuro ativo pode ser um fator de risco para IVH precoce,** e o parto por cesariana pode desempenhar um papel protetor. Entretanto, Anderson *et al.* demonstraram que o parto por cesariana antes da fase ativa do trabalho de parto resultou em uma menor frequência e menor progressão de IVH grave, embora não tenha afetado a incidência geral de IVH. Em um estudo realizado por Durie *et al.*, não houve correlação entre a via de parto e a incidência de IVH em recém-nascidos com muito baixo peso ao nascer, cujos partos são em apresentação cefálica.
4. **Terapia pré-natal com esteroides.** Vários ensaios multicêntricos de grande porte demonstraram eficácia do tratamento pré-natal com esteroides na redução da incidência de IVH. Em um estudo, a incidência de hemorragia na GM ou de IVH foi 2 a 3 vezes menor em infantes cujas mães receberam um curso completo de esteroides pré-natais, quando comparado àquelas mães que não receberam esteroides ou receberam um curso incomple-

to (< 48 horas). Além disso, este efeito benéfico parece ser independente da melhora do estado respiratório. A prevenção de IVH pode ser um efeito composto do aumento da integridade vascular, redução da dificuldade respiratória e produção possivelmente alterada de citocinas. Blickstein *et al.* relataram que um curso completo (48 horas) de esteroides pré-natais (fornecidos entre a 24^a e 32ª semana de gestação) resultou em uma incidência 2,5 vezes inferior de GM/IVH (7,7% *versus* 19,4%) nos bebês de gestações únicas e múltiplas.

B. Prevenção pós-natal
1. **Evitar asfixia perinatal.**
2. **Evitar grandes flutuações na pressão arterial.**
3. **Evitar rápida infusão de expansores volêmica ou soluções hipertônicas.**
4. **Usar suporte cardiovascular imediato, porém com cautela, para prevenir hipotensão.**
5. **Corrigir as anormalidades acidobásicas.**
6. **Corrigir as anormalidades de coagulação.**
7. **Evitar uma ventilação mecânica mal sincronizada.** Considerar a sedação e paralisia farmacológica em situações difíceis.
8. **Intervenção farmacológica pós-natal com indometacina.** Em 1994, Ment *et al.* relataram que o tratamento profilático com baixas doses de indometacina diminuiu de modo significativo a incidência e gravidade da IVH, porém não pareceu ser benéfico na prevenção ou extensão da IVH precoce. Revisões e relatos nos anos subsequentes não confirmaram o benefício da profilaxia com indometacina para prevenção de IVH, e esta abordagem permanece ***controversa***. Existem relatos de fluxo sanguíneo cerebral reduzido após tratamento com indometacina, assim como nenhuma diferença no resultado neurológico a longo prazo nos recém-nascidos tratados em relação aos não tratados. Mais recentemente, em um seguimento a longo prazo de prematuros em idade escolar, Ment *et al.* relataram aumento no escore em vocabulário, com notável resposta favorável à terapia com indometacina nos indivíduos do sexo masculino. No mesmo ano, Miller *et al.* relataram um menor número de lesões da substância branca após 3–6 doses baixas de indometacina em bebês com menos de 28 semanas de gestação. Grande parte da controvérsia atual em relação ao tratamento profilático com baixas doses de indometacina para a prevenção ou melhora da GM/IVH envolve os receios com as complicações relacionadas com a indometacina, como enterocolite necrosante, perfuração intestinal espontânea, função renal reduzida (embora transitória na maioria dos casos) e o perigo de hipertensão pulmonar persistente. Em uma metanálise, publicada, em 2010, Jones *et al.* relataram uma ausência de diferença estatística na incidência de IVH como uma complicação decorrente do uso de ibuprofeno ou indometacina para tratar persistência do canal arterial.

C. Tratamento da hemorragia aguda
1. **Tratamento geral de suporte** para manter um volume de sangue normal e um estado acidobásico estável.
2. **Evitar flutuações** da pressão sanguínea arterial e venosa.
3. **Imagens seriadas de seguiment** (CT ou US de crânio) para detectar hidrocefalia progressiva (veja Capítulo 110).

VIII. Prognóstico
A. **O prognóstico a curto prazo da GM/IVH está diretamente relacionado com o peso de nascimento, idade gestacional e com a gravidade do insulto hemorrágico ao cérebro imaturo.** Durante os anos de 1995–1996, 1997–2002 e 2003–2007, recém-nascidos com muito baixo peso ao nascer no *National Institute of Child Health and Human Development (NICHD) Neonatal Research Network* apresentaram uma sobrevida estável de 84–85%. Enquanto isso, a ocorrência de IVH grave permaneceu imutável em 12%. Uma perspectiva mais ampla entre 1997–2002 de recém-nascidos pesando 501–1.500 g revelou uma mortalidade de 15%, sobrevida de 25% nos recém-nascidos com complicações a curto prazo de displasia broncopulmonar/doença pulmonar crônica, IVH grave e enterocolite necrosante, e uma taxa de sobrevida de aproximadamente 60% para recém-nascidos sem complicações a curto prazo; entretanto, os resultados a longo prazo permanecem em questão.

B. **As sequelas neurológicas importantes a longo prazo da GM/IVH dependem primariamente da extensão da lesão parenquimatosa associada, lateralidade e quaisquer efeitos adicionais das complicações a curto prazo.** Dos estudos realizados pelo NICHD previamente mencionados, o prognóstico a longo prazo de recém-nascidos de extremo baixo peso ao nascer e normais no momento da alta hospitalar é preocupante. Aos 8–9 anos de idade, quando comparados aos recém-nascidos a termo controles, os estudos revelaram escores de IQ notavelmente baixos, maiores problemas de aprendizagem, déficit nas habilidades motoras, problemas comportamentais notoriamente aumentados e considerável perda auditiva. Além disso, em um estudo multicêntrico retrospectivo realizado por Maitre et al., em 2009, foi demonstrado que a IVH está correlacionada com a paralisia cerebral grave e um Índice de Desenvolvimento Mental < 70 após 12 meses de idade, ao contrário da IVH unilateral.

Referências Selecionadas

Bassan H, Limperopoulos C, Visconti K, et al. Neurodevelopmental outcome in survivors of periventricular hemorrhagic infarction. *Pediatrics.* 2007;120:785-792.

Brouwer AJ, Groenendaal F, Koopman C, Nievelstein RJ, Han SK, de Vries LS. Intracranial hemorrhage in full-term newborns: a hospital based cohort study. *Neuroradiology.* 2010;52:567-576.

de Viers LS. Intracranial hemorrhage and vascular lesions. In: Martin RJ, Fanaroff AA, Walsh MC, eds. *Fanaroff & Martin's Neonatal-Perinatal Medicine: Diseases of the Fetus and Infant.* 9th ed. St. Louis, MO: Elsevier Mosby; 2011:936-952.

Durie DE, Sciscione AC, Hoffman MK, Mackley AB, Paul DA. Mode of delivery and outcomes in very low-birth weight infants in the vertex presentation. *Am J Perinatol.* 2011;28:195-200.

Ecury-Goossen GM, Dudink J, Lequin M, Feijen-Roon M, Horsch S, Govaert P. The clinical presentation of preterm cerebellar haemorrhage. *Eur J Pediatr.* 2010;169:1249-1253.

Kaukola T, Herva R, Perhomaa M, et al. Population cohort associating chorioamnionitis, cord, inflammatory cytokines and neurologic outcome in very preterm, extremely low birth weight infants. *Pediatr Res.* 2006;59:478-483.

Laughon M, Bose C, Allred E, et al. Factors associated with treatment for hypotension in extremely low gestational age newborns during the first postnatal week. *Pediatrics.* 2007;119:273-280.

Levene MI, de Vries LS. Hypoxia-ischemic encephalopathy: pathophysiology, assessment tools, and management. In: Martin RJ, Fanaroff AA, Walsh MC, eds. *Fanaroff & Martin's Neonatal-Perinatal Medicine: Diseases of the Fetus and Infant.* 9th ed. St. Louis, MO: Elsevier Mosby; 2011:952-976.

Maitre NL, Marshall DD, Price WA, et al. Neurodevelopmental outcome of infants with unilateral or bilateral periventricular hemorrhagic infarction. *Pediatrics.* 2009;124:e1153-e1160.

Ment LR, Peterson BS, Meltzer JA, et al. A functional magnetic resonance imaging study of the long term influences of early indomethacin exposure on language processing in the brains of prematurely born children. *Pediatrics.* 2006;118:961-970.

Mohamed AM, Aly H. Transport of premature infants is associated with increased risk for intraventricular hemorrhage. *Arch Dis Child Fetal Neonatal Ed.* 2010;95:F403-F407.

Stoll BJ, Hansen NI, Bell EF, et al. Neonatal outcomes of extremely preterm infants from the NICHD neonatal research network. *Pediatrics.* 2010;126:443-456.

Tam EW, Rosenbluth G, Rogers EE, et al. Cerebellar hemorrhage on magnetic resonance imaging in preterm newborns associated with abnormal neurologic outcome. *J Pediatr.* 2011;158:245-250.

Verhagen EA, Ter Horst HJ, Keating P, Martijn A, Van Braeckel KN, Bos AF. Cerebral oxygenation in preterm infants with germinal matrix-intraventricular hemorrhages. *Stroke.* 2010;41:2901-2907.

Volpe JJ. Intracranial hemorrhage. *Neurology of the Newborn.* 5th ed. Philadelphia, PA: Saunders; 2008:481-588.

Whitby EH, Griffiths PD, Rutter S, et al. Frequency and natural history of subdural haemorrhages in babies and relation to obstetric factors. *Lancet.* 2004;363:846-851.

Yang JYK, Chan AK, Callen DJ, Paes BA. Neonatal cerebral sinovenous thrombosis: sifting the evidence for a diagnostic plan and treatment strategy. *Pediatrics.* 2010;126:e693-e700.

109 Hepatite

A hepatite pode ser causada por muitos agentes infecciosos e não infecciosos. Tipicamente, a hepatite viral se refere a várias doenças clinicamente similares que diferem na causa e epidemiologia. Estas incluem hepatites A, B, C, D (delta), E e G. A infecção crônica vitalícia foi documentada apenas com os vírus das hepatites B (HBV) e C (HCV).

O diagnóstico diferencial da doença hepática neonatal inclui hepatite neonatal idiopática (célula gigante), atresia biliar, distúrbios metabólicos, deficiência de antitripsina, fibrose cística, hemocromatose e outros agentes infecciosos que causam lesão hepatocelular (p. ex., citomegalovírus [CMV], herpes simples, rubéola, varicela, toxoplasmose, *Listeria monocytogenes*, sífilis e tuberculose, assim como septicemia bacteriana, que pode causar uma disfunção hepática inespecífica). A Tabela 109–1 descreve os vários testes para hepatite que são úteis no controle desta doença. Precauções de isolamento para todas as doenças infecciosas, incluindo precauções maternas e neonatais, aleitamento materno e questões de visitas, podem ser encontradas no Apêndice F.

Hepatite A

I. **Definição.** A hepatite A (**hepatite infecciosa**) é causada por um vírus RNA não envelopado de 27-nM, membro da família *Picornaviridae* (HAV). É transmitido pela via fecal-oral. Uma alta concentração do vírus é encontrada nas fezes de pessoas infectadas, especialmente durante a fase tardia de incubação e o início da fase sintomática. Crianças, especialmente neonatos, podem excretar o HAV por um período mais prolongado do que tem sido observado em adultos. O RNA do HAV foi detectado em amostras de fezes de neonatos por 4–5 meses em 23% dos bebês diagnosticados com infecção por HAV. O período de incubação é de 15–50 dias. Não existe estado de portador crônico.

II. **Incidência.** A real incidência da infecção por HAV em recém-nascidos é desconhecida. A incidência geral da infecção por HAV na população norte-americana reduziu significativamente após a introdução da vacina contra o HAV (26.150 casos/ano entre 1980–1999 a 5.683 casos/ano em 2004).

III. **Fisiopatologia.** Além da transmissão fecal-oral, a transmissão parenteral é possível através da transfusão sanguínea. A transmissão da mãe para o bebê parece ser muito rara; no entanto, tanto a transmissão intrauterina como a perinatal foram documentadas em relatos clínicos. O risco de transmissão é limitado, pois o período de viremia é curto, e contaminação fecal não ocorre no momento do parto. Foram relatados surtos ocasionais de infecção por HAV nas unidades de cuidados intensivos neonatais, presumivelmente em consequência de neonatos infectados por transfusão sanguínea que, subsequentemente, transmitiram o HAV aos outros recém-nascidos e funcionários. É rara a doença grave em bebês saudáveis.

IV. **Fatores de risco.** O bebê recém-nascido de uma mãe infectada, cujos sintomas começaram entre 2 semanas antes e 1 semana após o parto, está em risco. Os fatores de risco para aquisição pós-natal do HAV incluem falta de higiene, saneamento precário, contato com um indivíduo infectado (que pode ser nosocomial), e viagem recente a um país subdesenvolvido onde a doença é endêmica.

V. **Apresentação clínica.** A maioria dos bebês (> 80%) é assintomática, com anormalidades brandas da função hepática.

VI. **Diagnóstico**
   A. **Anticorpos da classe imunoglobulina M contra o vírus da hepatite A (anti-HAV IgM).** Presente durante a fase aguda ou convalescente precoce da doença. Na maioria dos casos, os anticorpos tornam-se detectáveis 5–10 dias após a exposição, podendo persistir por até 6 meses pós-infecção. Os anticorpos **anti-HAV IgG** aparecem na fase convalescente, permanecem detectáveis e conferem imunidade. Os laboratórios de pesquisa também podem detectar vírus no sangue ou fezes por meio da reação em cadeia da polimerase via transcriptase reversa (RT-PCR).

B. **Testes de função hepática (LFTs).** Caracteristicamente, as transaminases (alanina aminotransferase [ALT] e aspartato aminotransferase [AST]) e níveis séricos de bilirrubina (total e direta) estão elevados, enquanto que o nível da fosfatase alcalina está normal.
VII. **Controle**
   A. **Imunoglobulina sérica (ISG).** Uma dose de 0,02 mL/kg deve ser administrada por via IM no recém-nascido cujos sintomas da mãe tenham iniciado entre 2 semanas antes e 1 semana após o parto. Se um surto de hepatite A for documentado no berçário, a profilaxia pós-exposição com ISG deve ser fornecida aos profissionais da área de saúde saudáveis, assim como aos recém-nascidos expostos que podem ter tido contato com secreções infecciosas. A ISG oferece > 85% de proteção contra a infecção sintomática.
   B. **Vacina contra o HAV.** Duas vacinas inativadas contra o vírus da hepatite A, Havrix e Vaqta, estão disponíveis nos Estados Unidos. Estas vacinas são recomendadas para todas as crianças (1–18 anos de idade). Quando fornecidas até 2 semanas da exposição, a vacina contra o HAV possui eficácia similar à ISG na prevenção de infecção sintomática em adultos e crianças com mais de 2 anos de idade.
   C. **Isolamento.** O bebê deve ser isolado com precauções entéricas.
   D. **Aleitamento materno.** Não é contraindicado.
VIII. **Prognóstico** de recém-nascidos infectados por HAV é favorável. Menos de 20% são clinicamente sintomáticos após infecção. O estado de portador crônico não existe.

Hepatite B

   I. **Definição.** A hepatite B (**hepatite sérica**) é causada por um hepadnavírus, um vírus DNA de 42 nm de diâmetro. Possui um longo período de incubação (45–160 dias) após exposição.
   II. **Incidência.** Todos os anos nos Estados Unidos, cerca de 20.000 bebês nascem de mulheres infectadas pelo HBV e, na ausência de imunoprofilaxia, cerca de 5.500 se tornariam cronicamente infectados. Como resultado da imunização universal contra o HBV, houve uma redução de 98% na incidência de infecção aguda por HBV em crianças norte-americanas entre 1990 e 2010.
   III. **Fisiopatologia.** No feto e neonato, os mecanismos de transmissão a seguir foram sugeridos:
   A. **Transmissão transplacentária.** Ocorre durante a gestação ou durante o parto em razão de vazamentos placentários. Esta transmissão é rara, sendo responsável por < 25% das infecções neonatais.
   B. **Transmissão natal.** Ocorre pela exposição ao HBV no líquido amniótico, secreções vaginais ou sangue materno; responsável por 90% das infecções neonatais. O papel da via de parto na transmissão do HBV da mãe para o bebê ainda não foi completamente determinado.
   C. **Transmissão pós-natal.** Por disseminação fecal-oral, transfusão sanguínea ou outros mecanismos.
   IV. **Fatores de risco**
   A. **Os fatores associados a maiores taxas de transmissão do HBV aos neonatos** incluem:
      1. A presença de HBeAg e ausência de anticorpos anti-HBe no soro materno: taxas de incidência de 70–90%, com até 90% destes bebês tornando-se portadores crônicos. Nas mães negativas para o HBeAg e positivas para o HBsAg, a taxa de transmissão é de 5–20%; entretanto, aqueles bebês correm o risco de hepatites aguda e fulminante aguda.
      2. Origem asiática, particularmente os chineses, com taxas de incidência de 40–70%.
      3. Hepatite aguda materna no terceiro trimestre ou imediatamente pós-parto (taxa de incidência de 70%).
      4. Títulos mais elevados de HBsAg no soro materno (taxas de incidência equiparam-se ao título).
      5. Antigenemia presente em irmãos mais velhos.
   B. **Os fatores não relacionados com a transmissão** incluem:
      1. O subtipo específico do HBV na mãe.
      2. A presença ou ausência de HBsAg no líquido amniótico.
      3. A presença ou título de anticorpos anti-HBc no sangue do cordão umbilical.

V. **Apresentação clínica.** A infecção materna pelo vírus da hepatite B não foi associada à ocorrência de aborto, natimortos ou malformações congênitas. A prematuridade já foi relatada, especialmente com a hepatite aguda durante a gravidez. Fetos ou recém-nascidos expostos ao HBV apresentam uma doença de amplo espectro. Por causa do longo período de incubação, os bebês não manifestam a doença no período neonatal. Mesmo após o período neonatal, eles raramente ficam doentes; icterícia aparece em < 3% do tempo. As várias apresentações clínicas incluem:
   A. Infecção aguda transitória leve.
   B. Hepatite crônica ativa com ou sem cirrose.
   C. Hepatite crônica persistente.
   D. Colonização crônica assintomática de HBsAg.
   E. Hepatite B fatal fulminante (raro).
   F. Carcinoma hepatocelular em crianças mais velhas e adultos jovens.
VI. **Diagnóstico**
   A. **Diagnóstico diferencial.** As principais doenças a serem consideradas incluem atresia biliar e hepatite aguda secundária a outros vírus (p. ex., hepatite A, CMV, rubéola e herpes-vírus simples).
   B. **Testes de função hepática (LFTs).** Os níveis de ALT e AST podem estar acentuadamente aumentados antes do aumento nos níveis de bilirrubina.
   C. **Painel de testes para hepatite.** veja Tabela 109–1.
      1. **Mãe.** Testar para HBsAg, HBeAg, anti-HBe e anti-HBc.
      2. **Bebê.** Testar para HBsAg e anti-HBc IgM. O anticorpo anti-HBc IgM é altamente específico para estabelecer o diagnóstico de infecção aguda, e é o único marcador de infecção aguda durante o período de "janela". A maioria dos bebês demonstra antigenemia por volta dos 6 meses de idade, com o pico de aquisição aos 3–4 meses. Testes de amplificação de ácidos nucleicos (NAAT), técnicas de amplificação gênica (p. ex., ensaio da reação em cadeia da polimerase, métodos de DNA ramificado) e ensaios de hibridização estão disponíveis para detectar e quantificar o DNA do HBV. O sangue do cordão umbilical não é um indicador confiável de infecção neonatal, pois contaminação pode ter ocorrido por secreções vaginais ou pelo sangue materno positivo para o antígeno, e possível antigenemia não infecciosa da mãe.

Tabela 109–1. TESTES PARA HEPATITE

Teste Específico	Descrição
HAV	Agente etiológico da hepatite "infecciosa"
Anti-HAV	Detectável no início dos sintomas; persistência vitalícia
Anti-HAV IgM	Indica infecção recente por HAV; positivo até 4–6 semanas pós-infecção
Anti-HAV IgG	Significa prévia infecção pelo HAV; confere imunidade
HBV	Agente etiológico da hepatite "sérica"
HBsAg	Detectável no soro; indicador mais precoce de infecção aguda ou indicativo de infecção crônica, se presente > 6 meses
Anti-HBs	Indica prévia infecção por HBV e imunidade ao HBV, anticorpos passivos provenientes da HBIG, ou resposta imune da vacina anti-HBV
HBeAg	Correlaciona-se com a replicação do HBV; título elevado de HBV no soro significa alta infectividade; persistência por 6–8 semanas sugere um estado de portador crônico
Anti-HBe	Presença no portador de HBsAg sugere um baixo título de HBV e menor risco de transmissão do HBV
HBcAg	Não existe um teste comercial disponível; encontrado apenas no tecido hepático
Anti-HBc	Identifica pessoas com infecção por HBV aguda, resolvida ou crônica (ausente após imunização); título elevado indica infecção ativa por HBV; título baixo está presente na infecção crônica
Anti-HBc IgM	Infecção recente por HBV positiva por 4–6 meses após infecção; detectável no período de "janela" após o desaparecimento do antígeno de superfície
Anti-HBc IgG	Aparece tardiamente e pode persistir por anos, se a replicação viral continuar
HCV	Agente etiológico da hepatite C
Anti-HCV	Determinante sorológico da infecção pelo vírus da hepatite C

VII. Controle

A. Mãe positiva para HBsAg. Se a mãe for HBsAg-positiva, independente da presença de antígeno HBe ou anticorpos anti-HBe, deve-se administrar 0,5 mL de imunoglobulina humana anti-hepatite B (HBIG) no bebê por via IM em até 12 horas após o parto. Adicionalmente, a vacina contra a hepatite (HB) é administrada ao nascimento, ao 1 mês e aos 6 meses de idade. Se a primeira dose for administrada simultaneamente com a HBIG, deve ser administrada em um sítio separado, preferencialmente na perna oposta. Em prematuros com < 2 kg, esta dose inicial da vacina não deve ser incluída no programa de 3 doses, e as 3 doses subsequentes devem ser iniciadas, quando o bebê estiver no 30º dia de vida. A HBIG e as vacinas HB não interferem na rotina de imunização infantil. Não existe uma terapia antiviral específica para a infecção aguda por HBV ou para bebês com < 1 ano de idade; no entanto, existe uma aprovação da U.S. *Food and Drug Administration* (FDA) para o uso de interferon em pacientes pediátricos com idade igual ou superior a 1 ano com infecção crônica por HBV. Recomenda-se a consulta com um especialista em doenças infecciosas para monitorização clínica e tratamento dos bebês HBV-positivos.

B. Recém-nascido de mãe cujo estado do HBsAg seja desconhecido. Testar a mãe assim que possível. Enquanto os resultados são aguardados, administrar a vacina HB no bebê dentro do prazo de 12 horas do nascimento. Se a mãe for positiva para o HBsAg, o bebê deve receber HBIG (0,5 mL) nos primeiros 7 dias de vida. Se o bebê for prematuro, e o estado materno de HBsAg não puder ser determinado nas primeiras 12 horas de vida, a HBIG e a vacina HB devem ser administradas.

C. Isolamento Precauções são necessárias na manipulação de sangue e secreções.

D. Aleitamento materno. O HBsAg foi detectado no leite de mães HBsAg-positivas, porém apenas com técnicas especiais para avaliação da concentração. Estudos demonstraram que, com uma imunoprofilaxia apropriada (HBIG e vacina HB), a amamentação de bebês por mães portadoras crônicas de HBV não posam adicional risco para a transmissão do vírus da hepatite B. Portanto, o aleitamento materno deve ser encorajado.

E. Eficácia da vacina. A taxa geral de eficiência protetora em recém-nascidos que receberam vacinas HB e HBIG é de aproximadamente 90%. A Organização Mundial da Saúde recomenda que todos os países adicionem a vacina HB aos seus programas de rotina de imunização infantil. Tais programas (em Taiwan) demonstraram uma redução na incidência do estado de portador crônico de HBsAg, insuficiência hepática fulminante e carcinoma hepatocelular. Recém-nascidos de mulheres HBsAg-positivas devem ser testados para a presença de HBsAg e anticorpos anti-HBs após conclusão da série de imunizações aos 9-18 meses de idade. Bebês com concentrações de anticorpos anti-HBs < 10 mIU/mL e negativos para HBsAg devem receber 3 doses adicionais da vacina HB.

F. Prevenção da falha da vacina HB. A falha da imunoprofilaxia combinada (HBIG e vacina HB) ocorre em aproximadamente 5% dos bebês de mães positivas para o HBsAg. Frequentemente, estes bebês são HBsAg-positivos ao nascimento, sugerindo o estabelecimento intrauterino da infecção. Suas mães podem ter adquirido a infecção no terceiro trimestre e/ou ter uma alta carga viral no momento do parto. Para este grupo selecionado de pacientes, o tratamento materno com lamivudina ou HBIG no terceiro trimestre da gestação pode reduzir ainda mais a taxa de transmissão para 1-2%.

VIII. Prognóstico.
A maioria dos bebês infectados no período perinatal permanece clinicamente saudável. Aproximadamente 30-50% desenvolvem valores persistentemente elevados nos testes de função hepática. Cerca de 5% apresentam alterações histopatológicas moderadamente graves na biópsia hepática. Complicações tardias, incluindo cirrose e carcinoma hepatocelular, são raras.

Hepatite C

I. Definição. O vírus da hepatite C (HCV) é um vírus RNA fita simples, pequeno e envelopado, membro da família *Flaviviridae*. É responsável por 20% de todos os casos de hepatite aguda.

II. **Incidência.** Estima-se que a soroprevalência de HCV em crianças varie de 0,2 a 0,4%. A incidência verdadeira do HCV neonatal é desconhecida.

III. **Fisiopatologia.** A hepatite C é transmitida primariamente pela via parenteral. Historicamente, exposição ao sangue e produtos sanguíneos era a fonte mais comum de infecção; no entanto, em razão dos testes de triagem para excluir doadores infecciosos, o risco de HCV é < 0,01% por unidade transfundida. Estima-se que a soroprevalência entre gestantes seja de 1–2%. A transmissão perinatal vertical do HCV é de aproximadamente 5%. Infecção intrauterina é responsável por 30–45% dos casos; o restante é presumivelmente adquirido durante o parto. Os anticorpos séricos contra o HCV (anti-HCV) e o RNA do HCV foram detectados no colostro, porém o risco de transmissão do HCV é similar entre os bebês amamentados no peito e os alimentados por mamadeira.

IV. **Fatores de risco**
   A. **Coinfecção materna pelo vírus da imunodeficiência humana/HCV.** Associado a um aumento de 2 a 3 vezes no risco de transmissão.
   B. **Viremia materna pelo HCV.** Correlacionada com a transmissão. Entretanto, os níveis de viremia flutuam consideravelmente ao longo do tempo e não existe um "nível seguro" abaixo do qual a transmissão nunca ocorra.
   C. **Gênero.** Meninas são duas vezes mais propensas à infecção do que os meninos.
   D. **Ruptura prolongada das membranas e complicações no parto.** Ruptura das membranas por mais de 6 horas antes do parto está associada a um maior risco de transmissão perinatal de HCV. Entretanto, a **via de parto** (isto é, parto por cesariana) não parece oferecer qualquer proteção, exceto se a mãe estiver coinfectada pelo HIV.
   E. **Uso materno de drogas intravenosas.** Vários estudos demonstraram que a história materna de uso de drogas intravenosas aumenta o risco de transmissão perinatal de HCV.

V. **Apresentação clínica.** O período médio de incubação é em torno de 6–7 semanas, com uma variação de 2–26 semanas. Bebês com infecção aguda pelo vírus da hepatite C tipicamente são assintomáticos ou possuem uma enfermidade clínica branda. Aproximadamente 65–70% dos pacientes manifestam hepatite crônica (portadores), 20% cirrose e 1–5% carcinoma hepatocelular.

VI. **Diagnóstico** da infecção por HCV em bebês pode ser feito pela detecção de **anticorpos da classe IgG anti-HCV** no soro após 12–18 meses de idade. O teste para detecção de anticorpos IgG anti-HCV realizado mais precocemente pode detectar anticorpos maternos adquiridos por via transplacentária. Para um diagnóstico mais precoce, o NAAT para detecção de **RNA do HCV** pode ser realizado desde o 2º mês de idade. Os NAATs apresentam baixa sensibilidade, se utilizados ao nascimento. Todas as crianças nascidas de mães infectadas pelo HCV precisam ser testadas pelo NAAT aos 2–3 meses de idade e, novamente, aos 6 meses de idade. Dois testes positivos são altamente sugestivos de infecção. Independente dos testes de NAAT, um ensaio para a detecção de anticorpos IgG anti-HCV deve ser realizado aos 12–18 meses. Os LFTs podem estar elevados e flutuar amplamente ao longo do tempo. O intervalo entre a exposição ao HCV ou início da enfermidade e a detecção de anticorpos IgG anti-HCV pode ser de 5–6 semanas. Bebês de mães com anticorpos anti-HCV podem testar positivos para anticorpos passivamente adquiridos por até 18 meses. Ensaios para detecção de anticorpos IgM anti-HCV não estão disponíveis.

VII. **Controle**
   A. **Se a mãe for infectada durante o último trimestre.** O risco de transmissão ao feto é mais alto. Profilaxia com imunoglobulina não é recomendada. Apesar da pesquisa intensiva nesta área, não parece que uma vacina contra a hepatite C estará disponível em um futuro próximo.
   B. **Aleitamento materno.** É necessário informar as mães de que a transmissão do HCV pelo aleitamento materno não foi documentada. De acordo com as diretrizes do *Centers for Disease Control and Prevention* e da *American Academy of Pediatrics*, a infecção materna pelo HCV não é uma contraindicação ao aleitamento materno. As mães positivas para HCV e que escolhem amamentar no peito devem considerar a interrupção da amamentação, se os mamilos estiverem rachados ou sangrando.
   C. **Tratamento.** A FDA aprovou o uso de interferon alfa-2b peguilado e não peguilado em combinação com a ribavirina para o tratamento de infecção pelo HCV em crianças de 3 a 17

anos de idade. Não há uma terapia específica atualmente recomendada para bebês HCV-positivos; consulta com um pediatra especialista em doenças infecciosas deve ser buscada para monitorização clínica e avaliação para possível terapia antiviral.

Crianças com HCV parecem ter uma maior resposta virológica sustentada quando comparadas aos adultos, com menor número de eventos adversos. Todos os bebês com infecção crônica pelo HCV devem ser imunizados contra as hepatites A e B, por causa da taxa muito alta de hepatite grave quando uma coinfecção com hepatite A ou B se desenvolve.

VIII. **Prognóstico.** Um estudo de seguimento de 10 anos realizado na Itália, após exposição putativa (56,2% perinatal) ao HCV em pacientes não tratados, demonstrou viremia indetectável em 7,5%, viremia persistente em 92% e cirrose descompensada em 1,8%. A probabilidade de infecção com o genótipo 3 foi maior nas poucas crianças com infecção crônica pelo HCV com resolução espontânea da viremia. Dentre os bebês tratados, 27,9% alcançaram uma resposta virológica sustentada. Os fatores de risco para doença hepática terminal incluíram exposição perinatal, uso materno de drogas e infecção com o genótipo 1a do HCV. Crianças com tais características devem ser consideradas para tratamento precoce.

Hepatite D

O vírus da hepatite D (HDV), também conhecido como *hepatite delta*, é um vírus RNA defectivo que não consegue sobreviver independentemente, necessitando da ajuda do DNA do vírus da hepatite B. Portanto, o HDV ocorre na forma de uma coinfecção com a hepatite B ou uma superinfecção de um portador da hepatite B. Transmissão da mãe para o recém-nascido é incomum. Prevenção da infecção pelo vírus da hepatite B previne a hepatite D. Todavia, não existem tratamentos disponíveis para prevenir o HDV em portadores do HBsAg, antes ou após a exposição. O tratamento deve ser similar àquele da infecção pela hepatite B (veja discussão anterior). O diagnóstico da HDV se baseia na detecção de anticorpos contra o HDV (anti-HDV) por radioimunoensaio ou imunoensaio enzimático. Os testes para detecção de HDV devem ser realizados em portadores conhecidos da hepatite B, pois a coinfecção pode levar a uma hepatite aguda ou fulminante, ou uma progressão mais rápida da hepatite crônica.

Hepatite E

O vírus da hepatite E (HEV) é um RNA vírus fita simples de sentido positivo e não envelopado. A transmissão ocorre pela via fecal-oral. O HEV não é facilmente transmitido de pessoa para pessoa e, portanto, ao contrário do HAV, grupos familiares com a doença são incomuns. Ao contrário de outras hepatites virais, o HEV é encontrado em animais selvagens e domésticos, especialmente em suínos. A infecção pelo HEV é particularmente comum no subcontinente indiano, onde alguns estudos demonstraram que o HEV é a etiologia mais comum da hepatite viral aguda. Nos Estados Unidos, a infecção por HEV é incomum e geralmente ocorre nos viajantes que retornam de áreas endêmicas ou em pessoas que trabalham com suínos. Entretanto, a soroprevalência é mais elevada do que o esperado com base na doença clínica, possivelmente em razão da exposição a animais infectados. O HEV normalmente causa uma enfermidade aguda com icterícia, mal-estar, febre e artralgia. A hepatite E é clinicamente indistinguível da hepatite A. É raramente sintomática em crianças < 15 anos de idade. A taxa de mortalidade materna é muito alta, quando o HEV é adquirido durante a gravidez, especialmente durante o terceiro trimestre. A transmissão da mãe para o bebê é alta (50–100%). Perda fetal ou mortalidade neonatal precoce também é significativa. Atualmente, *kits* comerciais estão disponíveis para detectar anticorpos IgM e IgG anti-HEV. O diagnóstico definitivo pode ser feito pela demonstração do RNA viral no soro ou fezes, ou por RT-PCR. O único tratamento é o de suporte. Um ensaio clínico de fase III com HEV recombinante em adultos foi recentemente concluído e demonstrou que a vacina é segura e altamente eficaz; entretanto, a vacina está disponível somente para pesquisa.

Hepatite G

O vírus da hepatite G (HGV), ou GBV-C, é um vírus RNA fita simples de sentido positivo que foi classificado na família *Flaviviridae*. Apesar de estudos aprofundados, o HGV não foi identificado como um agente causador de qualquer tipo de doença hepática ou qualquer outra condição clínica conhecida. O vírus é transmitido por exposição parenteral ao sangue e produtos sanguíneos de pessoas infectadas pelo HGV. A prevalência de RNA do HGV em doadores de sangue varia de 1 a 4%. Coinfecção com HCV e HIV é comum, e o HGV pode atuar como um protetor contra a progressão do HIV em adultos. A transmissão vertical foi documentada, com taxas de transmissão ≥ 60%. Sinais bioquímicos ou clínicos de hepatite não são observados nos bebês infectados pelo HGV.

Referências Selecionadas

American Academy of Pediatrics. Hepatitis A-E. In: Pickering LK, Baker CJ, Kimberlin DW, Long SS, eds. *Red Book: 2012 Report of the Committee on Infectious Diseases.* 29th ed. Elk Grove Village, IL: American Academy of Pediatrics; 2012:361-398.

Bortolotti F, Verucchi G, Cammà C, et al. Long-term course of chronic hepatitis C in children: from viral clearance to end-stage liver disease. *Gastroenterology.* 2008;134:1900-1907.

Chang MH. Hepatitis B virus infection. *Semin Fetal Neonatal Med.* 2007;12:160-167.

Davison SM, Mieli-Vergani G, Sira J, Kelly DA. Perinatal hepatitis C virus infection: diagnosis and management. *Arch Dis Child.* 2006;91:781-785.

Emerson SU, Purcell RH. Hepatitis E. *Pediatr Infect Dis J.* 2007;26:1147-1148.

Fischler B. Hepatitis C virus infection. *Semin Fetal Neonatal Med.* 2007;12:168-173.

Hill JB, Sheffield JS, Kim MJ, Alexander JM, Sercely B, Wendel GD. Risk of hepatitis B transmission in breast-fed infants of chronic hepatitis B carriers. *Obstet Gynecol.* 2002;99:1049-1052.

Indolfi G, Resti M. Perinatal transmission of hepatitis C virus infection. *J Med Virol.* 2009;81:836-843.

Karnsakul W, Schwarz KB. Hepatitis. In: Remington JS, Klein JO, Wilson CB, Nizet V, Maldonado Y, eds. *Infectious Diseases of the Fetus and Newborn Infant.* Philadelphia, PA: Elsevier Saunders; 2011:800-811.

Patra S, Kumar A, Trivedi SS, Puri M, Sarin SK. Maternal and fetal outcomes in pregnant women with acute hepatitis E virus infection. *Ann Intern Med.* 2007;147:28-33.

Resti M, Jara P, Hierro L, et al. Clinical features and progression of perinatally acquired hepatitis C virus infection. *J Med Virol.* 2003;70(3):373-377.

Rosenblum LS, Villarino ME, Nainan OV, et al. Hepatitis A outbreak in a neonatal intensive care unit: risk factors for transmission and evidence of prolonged viral excretion among preterm infants. *J Infect Dis.* 1991;164:476-482.

Shi Z, Yang Y, Ma L, Li X, Schreiber A. Lamivudine in late pregnancy to interrupt in utero transmission of hepatitis B virus: a systematic review and meta-analysis. *Obstet Gynecol.* 2010;116:147-159.

Shrestha MP, Scott RM, Joshi DM, et al. Safety and efficacy of a recombinant hepatitis E vaccine. *N Engl J Med.* 2007;356:895-903.

Stapleton JT. GB virus type C/hepatitis G virus. *Semin Liver Dis.* 2003;23:137-148.

Towers CV, Asrat T, Rumney P. The presence of hepatitis B surface antigen and deoxyribonucleic acid in amniotic fluid and cord blood. *Am J Obstet Gynecol.* 2001;184:1514-1518.

Wirth S, Pieper-Boustani H, Lang T, et al. Peginterferon alfa-2b plus ribavirin treatment in children and adolescents with chronic hepatitis C. *Hepatology.* 2005;41:1013-1018.

Withers MR, Correa MT, Morrow M, et al. Antibody levels to hepatitis E virus in North Carolina swine workers, nonswine workers, swine, and murids. *Am J Trop Med Hyg.* 2002;66:384-388.

Zanetti AR, Tanzi E, Romanó L, et al. Multicenter trial on mother-to-infant transmission of GBV-C virus. The Lombardy Study Group on Vertical/Perinatal Hepatitis Viruses Transmission. *J Med Virol.* 1998;54:107-112.

110 Hidrocefalia e Ventriculomegalia

1. **Definição.** Hidrocefalia é o aumento progressivo do sistema ventricular secundário ao volume excessivo de líquido cefalorraquidiano (CSF). É causada por um desequilíbrio entre a produção, absorção e circulação do CSF. A hidrocefalia está associada a um aumento da pressão intracraniana (ICP) e crescimento da cabeça.

   Tipicamente, um perímetro cefálico occipitofrontal > 2 desvios-padrão do normal é consistente com macrocefalia decorrente da hidrocefalia. Ocasionalmente, a hidrocefalia pode-se manifestar com um perímetro cefálico normal, porém com acentuada dilatação ventricular.

   O CSF é primariamente produzido no plexo coroide que reveste os ventrículos (principalmente pelos ventrículos laterais em humanos). Aproximadamente 80% são originados no plexo coroide, e o restante provém da substância do cérebro e medula espinal. O líquido cefalorraquidiano atua como um tampão entre o cérebro e o crânio. Normalmente, a secreção do CSF ocorre a uma taxa de 0,3–0,4 mL/min (500 mL/d). O volume total do CSF varia de 10 a 30 mL nos bebês prematuros e 40 mL nos bebês a termo; 99% do CSF é composto de água. Sódio é um cátion principal. A reposição ocorre a cada 4–6 horas.

   A pressão de abertura média do CSF em recém-nascidos e prematuros é tipicamente menor (100 mm H_2O e 95 mm H_2O, respectivamente). Os valores do CSF para contagem de células, concentração de proteínas e glicose variam com a idade gestacional (GA) e idade gestacional corrigida (PMA). As concentrações proteicas no CSF reduzem na IGC avançada e na idade pós-natal. A contagem de leucócitos é mais alta no CSF de recém-nascidos do que de crianças mais velhas.

   O CSF flui dos ventrículos laterais para o terceiro ventrículo através do forame de Monro, para o quarto ventrículo através do aqueduto de Sylvius e, então, para o espaço subaracnóideo através do forame de Luschka e Magendie. O CSF entra na circulação venosa através das vilosidades aracnoides absortivas que revestem o seio sagital superior. Um distúrbio neste trajeto pode causar hidrocefalia. Existem dois mecanismos que explicam o acúmulo patológico de CSF:

   A. **Hidrocefalia não comunicante (ou obstrutiva).** Pode resultar de qualquer bloqueio ao longo do trajeto ventricular do CSF, impedindo-o de alcançar o espaço subaracnóideo ou comprometendo a função de reabsorção normal das vilosidades aracnoides. Por exemplo, o bloqueio pode ser uma estenose de aqueduto, uma ventriculite ou um coágulo formado após uma hemorragia intraventricular extensa, resultando em hidrocefalia não comunicante.

   B. **Hidrocefalia não comunicante (obstrutiva).** Pode ser causada por um bloqueio ao longo do sistema ventricular do CSF, impedindo que o CSF alcance o espaço subaracnoide ou rompendo a função reabsortiva normal das vilosidades aracnoides. Por exemplo, o bloqueio pode ser uma estenose de aqueduto, uma ventriculite ou um coágulo provocado por uma hemorragia intraventricular extensa, resultando em hidrocefalia não comunicante.

II. **Hidrocefalia comunicante (absortiva).** Ocorre quando o CSF é capaz de atravessar todos os forames, incluindo os forames na base do crânio (cisterna magna), mas não é absorvido para drenagem venosa da circulação cerebral por causa da obliteração das vilosidades aracnoides, como na meningite bacteriana ou após uma extensa hemorragia subaracnoide.

II. **Incidência.** A incidência de hidrocefalia neonatal isolada é desconhecida. Quando incluída no diagnóstico de espinha bífida, a hidrocefalia ocorre em 2–5 de cada 1.000 nascimentos.

III. **Fisiopatologia**

   A. **Hidrocefalia congênita (CH).** A CH é um estado de aumento ventricular progressivo que começa antes do nascimento e é aparente no primeiro dia de vida. A CH é não comunicante (obstrutiva) na apresentação e resulta de malformações do desenvolvimento cerebral que comprometem as vias do CSF. A maioria das malformações ocorre entre 6 e 17 semanas de gestação. A CH é geralmente acompanhada por outras anomalias cerebrais, como a holoprosencefalia e as encefaloceles. Cinquenta por cento dos casos de CH que se apresentam como hidrocefalia fetal estão associados à mielomeningocele, malformação de Arnold-Chiari, estenose de aqueduto ou malformação de Dandy-Walker.

B. **Hidrocefalia pós-infecciosa.** Pode ser comunicante ou não comunicante. Meningite bacteriana (p. ex., *Streptococcus* do grupo B, *Escherichia coli* ou *Listeria monocytogenes*) e subsequente aracnoidite causa hidrocefalia comunicante por causa da perda dos locais de absorção do CSF. No entanto, uma ventriculite leva à obstrução no sistema ventricular, geralmente no assoalho do terceiro ventrículo e no aqueduto de Sylvius (tuberculose ou toxoplasmose). Um distúrbio circulatório indiretamente relacionado com o CSF pode ser a formação de efusão subdural pós-infecciosa com elevação da ICP e subsequente hidrocefalia.

C. **Dilatação ventricular pós-hemorrágica (PVD) e hidrocefalia pós-hemorrágica (PHH).** É importante diferenciar a PVD da PHH. Progressão do aumento ventricular e evidência de ICP elevada são os principais fatores. A PVD ocorre após uma hemorragia intraventricular na matriz germinativa (GM/IVH) mais grave em aproximadamente um terço de todos os casos e se apresenta como uma dilatação assimétrica ou simétrica dos ventrículos laterais.

  1. **Dilatação ventricular pós-hemorrágica.** A PVD pode-se apresentar precocemente como uma dilatação ventricular aguda na primeira semana da hemorragia ou se desenvolver lentamente ao longo de ≥ 2 semanas. Por definição, a hidrocefalia deve-se manifestar com alguns sinais de aumento da ICP. A PVD não se manifesta com sinais de pressão elevada; além disso, o reconhecimento da PVD e seu acompanhamento revelarão se a condição é autolimitante e, possivelmente, autorresolutiva sem intervenção. Pode simplesmente representar uma ventriculomegalia causada por um fluxo de CSF comprometido após uma hemorragia. Coágulos e sangue hemorrágico podem-se dissipar, possibilitando a retomada da circulação do CSF.

  2. **Hidrocefalia pós-hemorrágica.** A PHH pode complicar de maneira aguda uma IVH maciça, mas tipicamente evolui após a hemorragia e se apresenta como hidrocefalia comunicante ou não comunicante com ICP elevada. Uma revisão geral útil feita por Goddard-Feingold *et al.* sugere os seguintes desfechos da ventriculomegalia após uma GM/IVH:

      a. PVD que se resolve, deixando ventrículos normais.
      b. PHH transitória que se resolve, deixando uma ventriculomegalia residual, porém estática, e também pode ser referida como uma hidrocefalia detida.
      c. PHH que é progressiva e requer intervenção para manter uma ICP estável.
      d. Ventriculomegalia com atrofia cerebral e ausência de elevação da ICP.

D. **Ventriculomegalia (VM).** VM é um aumento dos ventrículos cerebrais. Entretanto, uma dimensão ventricular aumentada pode ser decorrente da elevação da pressão intraventricular (como na hidrocefalia) ou o resultado de um aumento ventricular passivo causado por atrofia cerebral. O diagnóstico precoce de hidrocefalia e ventriculomegalia fetal permanece um dilema diagnóstico. A incidência de VM cerebral lateral congênita varia de 0,3 a 1,5 em cada 1.000 nascimentos. A VM fetal pode ser causada por uma renovação anormal do CSF (obstrutiva ou não obstrutiva), agenesia do corpo caloso, distúrbios da migração neuronal (lisencefalia, esquizencefalia), distúrbios da proliferação neuronal (megalencefalia, microcefalia), holoprosencefalia e anormalidades vasculares cerebrais. A VM está frequentemente associada a síndromes causadas por anormalidades cromossômicas. A apresentação clínica e tratamento da VM neonatal dependem da etiologia, tipo de malformação do parênquima, e se a VM está associada a uma pressão e volume liquóricos elevados.

  A ventriculomegalia causada por uma atrofia cortical era denominada hidrocefalia *ex-vacuo*; o termo não é mais utilizado, pois a condição não é uma hidrocefalia verdadeira. Ventriculomegalia com perda de substância branca periventricular é uma complicação do infarto hemorrágico periventricular (PVHI). Pode-se manifestar unilateral ou bilateralmente, sendo incontestavelmente assimétrica. PVHI com perda de substância branca periventricular pode-se apresentar como um grande cisto porencefálico. O aumento da ICP não é um fator na ventriculomegalia com atrofia cortical ou na perda de substância branca periventricular.

  Ventriculomegalia associada à hidrocefalia não deve ser confundida com **hidranencefalia**. Um bebê com hidranencefalia possui uma ausência dos hemisférios cerebrais, porém o mesencéfalo e o tronco cerebral estão relativamente intactos. Pode ser causada por cerebrite secundária à infecção pelo herpes simples, toxoplasmose congênita ou necrose isquêmica cerebral; entretanto, em muitos casos, a causa é desconhecida. O tamanho da cabeça destes bebês pode estar normal ou aumentado ao nascimento, porém o aumento progressivo logo se torna aparente e se mostra hiperintenso nas imagens. Veja Tabela 110-1 para outras causas de ventriculomegalia.

IV. **Fatores de risco.** Malformações congênitas (p. ex., estenose de aqueduto), hemorragias no CNS e infecções são os fatores de risco mais comuns para o desenvolvimento de hidrocefalia.

V. **Apresentação clínica**
   A. **Perímetro cefálico.** A mensuração diária do perímetro cefálico (HC) por um médico aumenta a confiabilidade das medidas. O crescimento normal da cabeça é de 0,5–1 cm/semana. Um perímetro cefálico anormalmente aumentado permanece um marco dos achados clínicos. Adicionalmente, veias do couro cabeludo dilatadas, separação das suturas, uma fontanela tensa ou protuberante, ou sopro cerebral são sinais de aumento significativo da ICP e PHH.
   B. **Apneia.** Apneia com bradicardia associada à monitorização pós-GM/IVH é um forte sinal clínico de ICP elevada.
   C. **Bradicardia, hipertensão e alargamento da pressão de pulso** são conhecidos como a tríade de Cushing e sinalizam uma ICP elevada.
   D. **Gastrointestinal.** Intolerância alimentar, com ou sem vômitos, está associada à PHH.
   E. **Achados oculares.** O "sinal do sol poente" dos olhos exibe uma esclerótica visível acima da íris e é sugestivo de ICP elevada. É um sinal importante, porém inconsistente, nos prematuros e bebês a termo.
   F. **Alterações comportamentais.** Irritabilidade ou letargia não atribuída previamente ao comportamento diário do bebê é digna de nota, quando observada em combinação com qualquer um dos sinais anteriores.

Tabela 110–1. CAUSAS DE HIDROCEFALIA/VENTRICULOMEGALIA

Comunicante
   Acondroplasia
   Aumento basilar do espaço subaracnóideo
   Papiloma do plexo coroide
   Malignidade meníngea
   Meningite
   Pós-hemorrágica

Não comunicante
   Estenose de aqueduto
     Infecciosa
     Ligada ao X
   Malformação de Chiari
   Malformação de Dandy-Walker
   Síndrome de Klippel-Feil
   Lesões tumorais
     Abscesso
     Hematoma
     Tumores de distúrbios neurocutâneos
     Malformação da veia de Galeno
     Síndrome de Walker-Warburg
   Hidranencefalia
     Holoprosencefalia
     Hidrocefalia maciça
     Porencefalia

Adaptada e reproduzida, com permissão, de Fenichel GM. *Clinical Pediatric Neurology.* 5th ed. Philadelphia, PA: Elsevier; 2005:354.

G. **Convulsões.** Convulsões podem-se desenvolver, porém não fazem parte de uma apresentação específica ou de qualquer sinal eletrencefalográfico específico.

VI. **Diagnóstico**
   A. **Diagnóstico pré-natal.** Hidrocefalia fetal pode ser detectada pela ultrassonografia fetal desde a 15^a–18ª semana de gestação. A amniocentese é aconselhável para avaliar anormalidades cromossômicas (trissomias 13 e 18), sexo fetal (estenose de aqueduto ligada ao X) e níveis de α-fetoproteína. A sorologia materna pode estabelecer uma infecção intrauterina suspeita (toxoplasmose, sífilis ou citomegalovírus).
   B. **Exame físico neonatal.** Um crescimento da cabeça de 2 cm/semana é um sinal de dilatação ventricular progressiva.
      1. Tome nota da tamanho da cabeça dos pais. Alguns pais podem ter uma cabeça de tamanho constitucionalmente grande, e seus bebês também. Um HC normal para mulheres adultas é de 54 ± 3 cm e para homens de 55 ± 3 cm. Uma avaliação complementar do bebê não é necessária, salvo se houver fatores de risco para macrocefalia ou sinais de ICP elevada.
      2. Bebês com estenose de aqueduto ligada ao X podem apresentar uma deformidade em flexão do polegar característica.
      3. Bebês com a malformação de Dandy-Walker apresentam proeminência occipital.
      4. O exame fundoscópico pode revelar coriorretinite indicativa de infecção intrauterina.
   C. **Sopro cerebral.** Pode ser sinal de malformação arteriovenosa da veia de Galen ou de ICP elevada por causa da hidrocefalia ou hematoma subdural.
   D. **Ultrassonografia de crânio (CUS).** A ferramenta de triagem mais importante para prematuros em risco de ventriculomegalia ou hidrocefalia (veja Figura 11–4D a F). A dilatação ventricular pode ocorrer dias ou semanas antes dos sinais clínicos de hidrocefalia. Claramente, sinais de aumento do HC ditam uma triagem por CUS. Do mesmo modo, bebês de um trabalho de parto e parto complicados, ou aqueles que podem ter necessitado de medidas de reanimação, são candidatos à triagem com CUS. O tamanho ventricular, mudança no formato, taxa de dilatação ventricular pós-hemorrágica e o quadro clínico orientam o tratamento.
      1. Em nossa instituição, a CUS inicial é realizada entre os dias 10 e 14 de vida em todos os bebês de GA ≤ 32 semanas.
      2. Pode-se considerar a realização de uma CUS antes do $10°$ dia de vida sob determinadas condições (p. ex., bebê com múltiplas complicações clínicas).
      3. Se a CUS inicial for normal, a segunda CUS é obtida na 36ª semana de GA ou na alta hospitalar, seja qual ocorrer primeiro.
      4. Se a CUS inicial for anormal, considerar a realização semanal de CUS para monitorar a progressão da hemorragia e hidrocefalia pós-hemorrágica. Continue a monitorização semanal até a estabilização da lesão.
   E. **CT de crânio.** Permanece útil para exames imagiológicos em pacientes selecionados. Fornece as seguintes informações:
      1. Identificação da dilatação ventricular.
      2. Determinação do tamanho do manto cerebral.
      3. Detecção de anomalias associadas no CNS.
      4. Detecção de destruição do parênquima.
      5. Determinação de um sítio provável de distúrbio da dinâmica do CSF.
   F. **Imagem por ressonância magnética (MRI).** A MRI tornou-se o meio mais eficaz de detalhar a lesão cerebral, os eventos hipóxico-isquêmicos, hemorragia, malformações e ventriculomegalia. A aquisição de imagens do cérebro fetal com as novas técnicas de MRI ultrarrápida anula os artefatos de movimento fetal. A MRI ultrarrápida é atualmente utilizada para aquisição de imagens intrauterinas para detecção de anomalias congênitas do cérebro e hidrocefalia fetal. Para bebês com GM/IVH e em risco de PVHI, os estudos por MRI são mais precisos na documentação de perda do parênquima e formação de cistos porencefálicos. As desvantagens da MRI são a identificação ineficiente de calcificações e a necessidade de sedação e transporte.

VII. Tratamento
A. Hidrocefalia fetal
1. Se a maturidade pulmonar fetal pode ser garantida, considere o parto imediato por cesariana.
2. Se os pulmões forem imaturos, há 3 opções:
   a. Parto imediato com o risco de prematuridade.
   b. Adiamento do parto até que os pulmões estejam maduros, com o risco de aumento persistente da ICP. Esteroides pré-natais podem ser administrados para indução da maturidade pulmonar, com a realização do parto logo após o estabelecimento da maturidade pulmonar.
   c. Opções de cirurgia fetal de drenagem ventricular intrauterina com derivação ventrículo-amniótica ou drenagem externa transabdominal.
3. **Consulta.** O tratamento ideal exige uma abordagem em equipe com obstetra, neonatologista, neurocirurgião, ultrassonografista, geneticista, especialista em ética e membros familiares.

B. Estenose congênita de aqueduto e defeitos do tubo neural.
Descomprimir com a colocação imediata de uma derivação ventricular em um compartimento intracraniano ou extracraniano.

C. Hidrocefalia pós-hemorrágica
1. **Hidrocefalia leve.** Normalmente, estabiliza-se dentro de 4 semanas da dilatação ventricular progressiva ou retorna ao normal no primeiro mês de vida.
2. **Medidas de temporização**
   a. **Punções lombares (LPs) seriadas.** Podem ser instituídas na presença de uma hidrocefalia comunicante. Remoção de 10–15 mL/kg de CSF é frequentemente necessária. Aproximadamente dois terços dos bebês são estabilizados, com resolução parcial ou total, e um terço ainda requer derivação de CSF extracraniano. O índice de resistência (RI) é a (velocidade sistólica − velocidade diastólica) velocidade sistólica. O RI pode ser avaliado medindo-se as velocidades sistólicas e diastólicas do fluxo sanguíneo com a ultrassonografia Doppler. Visto que é uma medida de resistência ao fluxo sanguíneo, altos valores indicam uma redução na perfusão cerebral causada por lesão cerebral isquêmica ou ICP elevada. A medida do RI pode guiar o tratamento da PHH. Um aumento significativo no RI (> 30%) da linha de base pode ser considerado uma indicação para remoção de CSF.
   b. **Drenagem, irrigação e terapia fibrinolítica.** O uso destas técnicas é defendido como outro meio de minimizar a obstrução por coágulo, com prognósticos mais favoráveis do neurodesenvolvimento aos 2 anos de idade.
   c. **Fármacos para reduzir a produção de CSF.** A acetazolamida pode ser administrada com ou sem furosemida, com melhora clínica limitada. As complicações incluem acidose metabólica significativa, hipercalciúria e nefrocalcinose.
   d. **Drenagem ventricular.** Pode ser realizada por meio de um dreno ventricular externo tunelizado ou direto, ou por um cateter ventricular subcutâneo que drena para um reservatório ou para os espaços subgaleal e supraclavicular. A drenagem ventricular é indicada para bebês que não tenham respondido adequadamente à LP e que não sejam bons candidatos para a colocação de uma derivação extracraniana. A incidência de infecção com estes dispositivos é em torno de 5%.
   e. **Ventriculostomia.** Recentemente, a técnica de ventriculostomia do terceiro ventrículo tem sido bem-sucedida. A ventriculostomia é um procedimento endoscópico que cria uma comunicação (abertura) direta entre o assoalho do terceiro ventrículo e o espaço subaracnóideo ao nível dos forames da cisterna magna. É um redirecionamento do CSF e uma preservação do trajeto entre o espaço subaracnóideo e a circulação venosa para a reabsorção de CSF. Esta técnica tem sido particularmente promissora na HPH obstrutiva com oclusão do aqueduto de Sylvius.
3. **Tratamento cirúrgico.** O método de escolha é a colocação de derivações ventriculoperitoneais (VP). O resultado é melhor com a derivação "precoce". Ainda é **controverso**, se um

nível elevado de proteínas no CSF aumenta o risco de complicações da derivação, e se a derivação deve ser adiada nos pacientes com um alto teor proteico no CSF. A colocação da derivação VP é indicada em quase todos os casos para facilitar o controle da circunferência occipitofrontal, para melhorar o controle da cabeça, facilitar o cuidado com a pele, cuidado geral de enfermagem e para conforto do paciente. A função da derivação VP depende da integridade da válvula. A válvula de Holter foi um dispositivo padrão por quase 50 anos, porém suas limitações incluíam a drenagem excessiva do CSF, causando sintomas de cefaleia e tontura, além de uma nova obstrução decorrente do colapso dos ventrículos (a síndrome do ventrículo colabado). Derivações mais recentes combinam válvulas magnéticas programáveis com controles antissifão para proteger contra a drenagem excessiva, quando o paciente está na posição vertical. Em nossa instituição, as derivações VP geralmente são colocadas, quando o paciente atinge um peso corporal de 2 kg.
4. **Complicações a longo prazo das derivações.** Incluem ulceração do couro cabeludo, infecção (geralmente estafilocócica), aracnoidite, oclusão, desenvolvimento ou piora clínica de uma hérnia inguinal ou hidrocele, perfuração de órgão (secundária ao contato intraperitoneal de um cateter com uma víscera oca), cegueira, endocardite e insuficiências renal e cardíaca. A idade < 6 meses parece ser um fator de risco principal para infecção da derivação em bebês.

VIII. **Prognóstico**
  A. **Os prognósticos melhoraram significativamente com as técnicas neurocirúrgicas modernas para PHH.** Atualmente, a sobrevida a longo prazo chega a 90% com derivações devidamente posicionadas e funcionais.
  B. **Indicadores de prognóstico desfavorável**
   1. Manto cerebral com < 1 cm antes da colocação da derivação.
   2. Com respeito à causa de hidrocefalia, o prognóstico piora na seguinte ordem: hidrocefalia comunicante mielomeningocele > estenose de aqueduto > malformação de Dandy-Walker.
   3. Tamanho reduzido do corpo caloso está associado à diminuição das habilidades cognitivas não verbais e habilidades motoras.
   4. O quociente de inteligência médio é baixo, quando comparado ao da população em geral.
   5. Desenvolvimento puberal acelerado é observado nos pacientes com meningocele ou hidrocefalia derivada, em razão da produção elevada de gonadotrofinas.
   6. Problemas visuais, como estrabismo, defeitos do campo visual, anormalidades visuoespaciais e atrofia óptica com acuidade reduzida decorrente da ICP aumentada, são comuns.
   7. Em prematuros com PHH, um prognóstico desfavorável a longo prazo está diretamente correlacionado com a gravidade da IVH, presença de PVHI ou leucomalacia periventricular, necessidade de derivação VP, infecções da derivação e um alto número de derivações.

Referências Selecionadas

Cohen AR. Disorders in head shape and size. In: Martin RJ, Fanaroff AA, Walsh MC, eds. *Fanaroff's & Martin's Neonatal-Perinatal Medicine: Diseases of the Fetus and Newborn.* 9th ed. Philadelphia, PA: Elsevier Mosby; 2010.

Foroughi M, Wong A, Steinbok P, Singhal A, Sargent MA, Cochrane DD. Third ventricular shape: a predictor of endoscopic third ventriculostomy success in pediatric patients. *J Neurosurg Pediatr.* 2011;7:389-396.

Gaglioti P, Oberto M, Todros T. The significance of fetal ventriculomegaly: etiology, short-and long-term outcomes. *Prenat Diagn.* 2009;29:381-388.

Hassanein SM, Moharram H, Monib AH, Ramy A, Ghany WA. Perinatal ventriculomegaly. *J Pediatr Neurol.* 2008;6:298-307.

Khalid HK, Magram G. Siphon regulatory devises: their role in the treatment of the hydrocephalus. *Neurosurg Focus.* 2007;22:E5-E14.

Kondageski C, Thompson D, Reynolds M, Hayward RD. Experience with the Strata valve in the management of shunt overdrainage. *J Neurosurg.* 2007;106(Suppl):95-102.

Lacy M, Pyykkonen BA, Hunter SJ, et al. Intellectual functioning in children with early shunted post-hemorrhagic hydrocephalus. *Pediatr Neurosurg.* 2008;44:376-368.

Perlman J. *Neonatology: Questions and Controversies Series: Neurology.* 1st ed. Philadelphia, PA: Elsevier Saunders; 2008.

Rizvi S, Wood M. Ventriculo-subgaleal shunting for post haemorrhagic hydrocephalus in premature Infants. *Pediatr Neurosurg.* 2010;46:335-339.

Volpe JJ. *Neurology of the Newborn.* 5th ed. Philadelphia, PA: Elsevier Saunders; 2008.

Whitelaw A, Jary S, Kmita G, et al. Randomized trial of drainage, irrigation and fibrinolytic therapy for premature infants with post-hemorrhagic ventricular dilatation: developmental outcome at 2 years. *Pediatrics.* 2010;125:e852-e858.

111 Hiperbilirrubinemia Direta (Hiperbilirrubinemia Conjugada)

Icterícia é o achado transitório mais comum no período neonatal, ocorrendo em 60–70% dos recém-nascidos a termo e em torno de 80% dos prematuros. Uma elevação > 2 mg/dL na concentração de bilirrubina sérica é encontrada em quase todos os recém-nascidos nos primeiros dias de vida. A icterícia se torna clinicamente aparente com uma concentração de bilirrubina sérica ≥ 5 mg/dL.

A bilirrubina é o produto final do catabolismo do heme, derivada primariamente da degradação da hemoglobina. O passo limitante da velocidade desta produção é a oxidação do heme para formar um pigmento verde, chamado biliverdina, um processo controlado pela enzima heme oxigenase. Cada molécula de heme catabolizada resulta em quantidades equimolares de bilirrubina e monóxido de carbono. Outras fontes de heme incluem as proteínas que contêm heme, como a mioglobina, os citocromos e a óxido nítrico sintase. A bilirrubina existe em diversas formas no sangue, porém é predominantemente ligada à albumina sérica; outros compostos, como drogas e íons de metal, podem competir com a bilirrubina pelos sítios de ligação da albumina. A bilirrubina não conjugada em concentração elevada pode penetrar no sistema nervoso central (CNS) e se tornar tóxica aos neurônios. O mecanismo preciso de toxicidade é desconhecido.

No interior das células hepáticas, a bilirrubina não conjugada se liga imediatamente às proteínas intracelulares, a mais importante sendo a ligandina. Em seguida, a bilirrubina não conjugada é convertida em uma forma excretável e solúvel através do processo de conjugação, que consiste na transferência de 1 ou 2 resíduos de ácido glicurônico proveniente do ácido uridina difosfato glicurônico (UDPGA) para formar um conjugado monoglicuronídeo ou diglicuronídeo. A uridina difosfato glicuronil transferase (UDPGT) é a principal enzima envolvida neste processo. A conjugação é comprometida nos recém-nascidos por causa da atividade reduzida da UDPGT e um nível relativamente baixo do ácido uridina difosfato glicurônico. A bilirrubina conjugada é hidrossolúvel e pode ser excretada na urina, porém grande parte é rapidamente excretada na forma de bile no intestino. A bilirrubina conjugada é adicionalmente metabolizada por bactérias no intestino e excretada nas fezes.

A hiperbilirrubinemia se apresenta como **hiperbilirrubinemia não conjugada ou hiperbilirrubinemia conjugada.** As 2 formas envolvem diferentes causas fisiopatológicas, com possíveis complicações distintas. Ao contrário da hiperbilirrubinemia não conjugada, que pode ser transitória e fisiológica no período neonatal, a hiperbilirrubinemia conjugada é sempre patológica. **Veja Capítulo 112 para uma discussão da hiperbilirrubinemia não conjugada.**

    I. **Definição.** Hiperbilirrubinemia conjugada é definida como uma medida da bilirrubina direta > 1,0 mg/dL, se a bilirrubina sérica total for ≤ 5,0 mg/dL ou superior a 20% da TSB. É o marcador bioquímico da colestase e um sinal de disfunção hepatobiliar. Ao contrário da hiperbilirrubinemia não conjugada fisiológica, tipicamente conhecida como "icterícia fisiológica do recém-nascido", é importante enfatizar que **não existe hiperbilirrubinemia conjugada fisiológica.** O Capítulo 58 fornece informações acerca da avaliação e tratamento rápidos "em serviço".

111: HIPERBILIRRUBINEMIA DIRETA (HIPERBILIRRUBINEMIA CONJUGADA)

II. **Incidência.** A hiperbilirrubinemia conjugada afeta aproximadamente 1 em cada 2.500 recém-nascidos e é muito menos comum do que a hiperbilirrubinemia não conjugada.

III. **Fisiopatologia.** A produção normal de bile envolve 2 processos principais: captação de ácidos biliares do sangue pelos hepatócitos, e excreção biliar nos canalículos biliares. A captação de bile do sangue é um processo ativo facilitado por 2 receptores principais nas membranas basolaterais, enquanto que a secreção de bile na membrana canalicular é mediada em grande parte pela bomba de exportação de sais biliares. Em recém-nascidos saudáveis, os processos celulares que regulam o fluxo biliar são imaturos e não funcionam como no adulto normal, tornando-os mais suscetíveis à colestase.

IV. **Fatores de risco.** Os fatores de risco conhecidos incluem infecções congênitas, septicemia, hepatite neonatal, incompatibilidade ABO, trissomia 21 e o uso de nutrição parenteral total (TPN).

V. **Apresentação clínica** Icterícia clínica prolongada é a principal queixa da hiperbilirrubinemia conjugada, assim como fezes pálidas (acólicas) e urina escura. O *Cholestasis Guideline Committee* recomenda que todos os bebês com icterícia na 2ª semana de idade sejam avaliados para colestase. Bebês amamentados no peito, que possuem uma história e exame físico normais e podem ser seguramente monitorados, devem ser avaliados para colestase na 3ª semana de idade, se a icterícia for persistente. Nenhum teste de triagem é capaz de prever qual bebê desenvolverá colestase.

O diagnóstico diferencial de colestase é extenso. A colestase pode ser classificada com base na localização anatômica do processo patológico (causas extra-hepáticas *versus* intra-hepáticas), ou pode ser classificada em causas etiológicas amplas, como infecções, e anomalias hereditárias, metabólicas, tóxicas, cromossômicas, vasculares e biliares. O recente conhecimento em genética molecular apontou para novas direções de investigações, resultando na identificação de mecanismos moleculares de um subgrupo de doenças hepatobiliares que frequentemente podem levar a uma disfunção hepática crônica. Os diagnósticos diferenciais mais comuns de colestase neonatal estão listados na Tabela 111–1.

A. **Doenças específicas**
  1. **Atresia biliar.** É a causa mais comum de colestase em recém-nascidos a termo, sendo o motivo mais comum de transplante hepático em crianças. É um processo inflamatório idiopático progressivo que leva a uma colestase crônica e fibrose dos ductos biliares intra-hepáticos e extra-hepáticos, e subsequente cirrose biliar. Estima-se que a incidência mundial da atresia biliar seja de 1 em cada 15.000 nascidos vivos, com a maior incidência ocorrendo em Taiwan e Polinésia Francesa (1 em cada 3.000 nascidos vivos). Existem 2 fenótipos distintos identificados: **a forma embrionária ou fetal** é menos comum, associada a um início mais precoce de colestase e múltiplas anomalias congênitas, e **a forma perinatal ou adquirida**, ocorrendo em 80% dos casos, sem anomalias congênitas associadas. Na forma perinatal ou adquirida, pressupõe-se que os recém-nascidos possuam um sistema biliar normal ao nascimento que, subsequentemente, sofre inflamação progressiva e fibro-obliteração decorrente do insulto perinatal. É crucial confirmar ou excluir o diagnóstico de atresia biliar como a causa de hiperbilirrubinemia conjugado ao redor de 45–60 dias de idade. Evidências sugerem que a intervenção cirúrgica precoce leva a um resultado e prognóstico mais favoráveis.
  2. **Colestase intra-hepática genética.** Há múltiplas formas de colestase intra-hepática genética, cada uma com características clínicas diferentes, e prognóstico e apresentação clínica variáveis. Algumas formas familiares progressivas (anteriormente denominadas de colestase intra-hepática familiar progressiva [PFIC]) são potencialmente fatais; a hipoplasia sindrômica de ductos biliares intra-hepáticos (síndrome de Alagille) tende a ter um prognóstico mais favorável. Os mecanismos patogênicos deste grupo de distúrbios foram definidos apenas parcialmente, e as técnicas de genética molecular foram apenas recentemente aplicadas. Estes distúrbios, embora individualmente raros, são coletivamente comuns.
      a. **Síndrome de Alagille.** Uma condição sindrômica, considerada ser decorrente de uma alteração da embriogênese; também é conhecida como displasia artério-hepática. A síndrome de Alagille é um distúrbio genético, transmitido por herança autossômica dominante com expressão variável. Foram identificadas mutações no gene JAG1 (proteína as-

Tabela 111–1. CAUSAS DE HIPERBILIRRUBINEMIA CONJUGADA

Doença biliar extra-hepática
    Atresia biliar
    Cisto de colédoco
    Estenose de ducto biliar
    Perfuração espontânea do ducto biliar
    Colelitíase
    Neoplasias

Doença biliar intra-hepática
    Hipoplasia de ducto biliar intra-hepático (sindrômica ou não sindrômica)
    Colestase intra-hepática progressiva
    Bile espessa

Doença hepatocelular
    Defeitos genéticos e metabólicos
        Deficiência de α_1-antitripsina, fibrose cística, hepatopatias mitocondriais, síndrome de Dubin-Johnson, síndrome de Rotor, galactosemia, colestase intra-hepática familiar progressiva (doença de Byler), intolerância hereditária à frutose, tirosinemia, colestase recorrente com linfedema, síndrome cérebro-hepatorrenal (síndrome de Zellweger), porfiria eritropoiética congênita, doença de Niemann-Pick, síndrome dos cabelos torcidos (síndrome de Menkes)
    Infecções
        Virais: vírus da hepatite B; vírus da hepatite não A, não B; citomegalovírus; vírus herpes simples; coxsackievírus; vírus Epstein-Barr; adenovírus
        Bacterianas: *Treponema pallidum, Escherichia coli, Streptococcus* do grupo B, *Staphylococcus aureus, Listeria monocytogenes*; infecção do trato urinário causada por *E. coli* e outras bactérias Gram-negativas
        Outros: *Toxoplasma gondii*
    Nutrição parenteral total
    Hepatite neonatal idiopática
    Hemocromatose neonatal

Diversos
    Choque
    Oxigenação extracorpórea por membrana/suporte extracorpóreo de vida (ECMO/ECLS)

---

sociada à síndrome de Alagille) localizado no cromossomo 20p. Suas principais características clínicas incluem uma hipoplasia de ductos biliares intra-hepáticos (colestase crônica), anomalias cardiovasculares (estenose pulmonar periférica), anormalidades esqueléticas (vértebras em borboleta), achados oftalmológicos (embriotoxon posterior) e "fácies típica" (formato facial de um triângulo invertido, com fronte ampla, olhos profundos, hipertelorismo leve, nariz reto com ponta achatada, queixo proeminente e orelhas pequenas, de implantação baixa e malformadas). Embora possa não estar presente em 20–40% dos bebês, a anormalidade de ductos biliares é considerada o achado mais consistente na síndrome de Alagille; repetição das biópsias hepáticas pode ser necessária em pacientes com um diagnóstico clinicamente suspeito, porém não confirmado no diagnóstico histológico inicial. O prognóstico a longo prazo depende da gravidade e duração da colestase, gravidade do defeito cardiovascular e estado hepático, visto que este está relacionado com a necessidade de transplante hepático.

    b. **Colestase intra-hepática familiar progressiva (PFIC).** Um grupo de distúrbios genéticos, com herança autossômica recessiva e caracterizado por uma colestase intra-hepática progressiva. O mecanismo predominante da colestase intra-hepática é o transporte canalicular alterado. Atualmente, 3 tipos de PFIC são reconhecidos:

        i. **PFIC-1.** Originalmente chamada de doença de Byler. Manifesta-se precocemente com hiperbilirrubinemia conjugada, tipicamente nos 3 primeiros meses de vida. Diarreia, pancreatite e deficiência de vitaminas lipossolúveis são observadas. Cirrose é observada na primeira década de vida, e um transplante hepático é geralmente necessário por volta da segunda década de vida.

  ii. **PFIC-2.** Causada por deficiência da bomba de exportação de sais biliares (BSEP), resultando em alteração do transporte de ácidos biliares. Possui uma apresentação similar à PFIC-1, sem evidência de pancreatite. Apesar da colestase, o nível de γ-glutamil transpeptidase (γ-GTP) sérica não está elevado.

  iii. **PFIC-3.** Decorrente da deficiência de proteínas resistentes a multidrogas 3 (MDR3), resultando em alteração do transporte de fosfolipídios para os canalículos. É clinicamente similar à PFIC-1 e PFIC-2, exceto que a PFIC-3 possui um nível elevado de γ-GTP.

3. **Erros inatos do metabolismo.** (Veja Capítulo 105.) No período neonatal, vários distúrbios metabólicos inatos podem resultar em lesão hepatocelular capaz de causar uma síndrome clínica de hepatite neonatal. A doença metabólica mais comum que se manifesta como colestase é a **deficiência de α_1-antitripsina.** As doenças metabólicas que podem-se apresentar com uma disfunção hepática fulminante incluem a galactosemia, a tirosinemia e a intolerância hereditária à frutose. Intolerância hereditária à frutose não se manifesta no período neonatal, salvo se o bebê foi exposto a uma dieta contendo frutose.

   a. **Galactosemia.** Um distúrbio autossômico recessivo do metabolismo da galactose que é causado por deficiências em uma das 3 enzimas envolvidas no metabolismo da galactose: galactose 1-fosfato uridiltransferase (GALT), galactoquinase (GALK) e uridina-difosfato galactose-4-epimerase (GALE).

   A galactosemia clássica é a mais comum e grave, sendo causada por deficiência da enzima galactose 1-fosfato uridiltransferase (GALT). Afeta aproximadamente 1 em cada 10.000 a 1 em cada 30.000 nascidos vivos. Deficiência da enzima GALT resulta no acúmulo de galactose-1-fosfato e outros metabólitos que são supostamente tóxicos ao fígado e outros sistemas orgânicos. O padrão ouro do diagnóstico é a medida da atividade da GALT nos eritrócitos. A apresentação clínica é variável e inespecífica no período neonatal (ocorre após ingestão de fórmula infantil, contendo galactose) e inclui vômito, diarreia, icterícia prolongada, irritabilidade e má progressão ponderal. A ingestão contínua de galactose resulta em toxicidade de múltiplos órgãos, com hepatomegalia, piora da disfunção hepática, esplenomegalia, disfunção renal e envolvimento do CNS. Estes recém-nascidos, enquanto mantidos em fórmulas contendo lactose, possuem galactose na urina, resultando em um teste positivo para substâncias redutoras na urina (comprimidos reagentes Clinitest), porém negativo no teste de tiras reativas para determinação de glicose na urina (glicose oxidase). Uma catarata pode ser detectada no exame. A **catarata em "gota de óleo"** é altamente típica da galactosemia e pode ser resolvida com tratamento, se diagnosticada precocemente. Septicemia neonatal decorrente da *Escherichia coli* e outras bactérias Gram-negativas é mais frequente nos bebês galactosêmicos. O motivo para esta predisposição única permanece incerto. Tratamento para galactosemia consiste na remoção imediata da galactose na dieta, assim que o diagnóstico seja suspeito. Geralmente, há melhora da doença hepática, porém complicações a longo prazo do neurodesenvolvimento podem desenvolver posteriormente mesmo com um controle nutricional adequado.

   Deficiência de galactoquinase (GALK) provoca acúmulo de galactose, galactitol e galactonato e resulta no início precoce de catarata juvenil bilateral. Embora incomuns, pseudomotor cerebral, retardo mental, hepatoesplenomegalia, hipoglicemia e convulsões foram descritos em pacientes com deficiência de GALK.

   O mais raro e menos compreendido dos 3 tipos é a **deficiência de epimerase (GALE).** A história natural da galactosemia por deficiência de epimerase é limitada em razão do pequeno número de pacientes relatados até hoje. Quando uma dieta contendo lactose não é removida imediatamente, os bebês tipicamente manifestam hipotonia generalizada, inapetência, vômito, perda de peso, icterícia colestática progressiva, hepatomegalia, disfunção hepática, aminoacidúria e catarata. A remoção imediata da galactose da dieta resolve ou previne os sintomas agudos.

b. **Tirosinemia.** A base bioquímica deste distúrbio é um defeito no metabolismo da tirosina causado pela deficiência de fumarilacetoacetato hidrolase. A tirosinemia é herdada como um distúrbio autossômico recessivo que clinicamente se apresenta com lesão hepatocelular, disfunção tubular renal e neuropatia. Um padrão característico da tirosinemia é um nível muito alto de α-fetoproteína. Os pacientes que sobreviveram a primeira infância estão em alto risco de desenvolver carcinoma hepatocelular.

c. **Síndrome de Zellweger ou cérebro-hepatorrenal.** Este é um distúrbio peroxissômico, caracterizado pela ausência de peroxissomos e disfunção mitocondrial. Esta síndrome é herdada como um traço autossômico recessivo e se apresenta no período neonatal com colestase, hepatomegalia, hipotonia profunda e características dismórficas. O diagnóstico é confirmado pela presença de níveis anormais de ácidos graxos de cadeia muito longa no soro. A maioria dos bebês morre no primeiro ano de vida. Os sobreviventes com mais de 1 ano de idade possuem retardo mental grave e convulsões.

d. **Deficiência de α_1-antitripsina.** **A causa hereditária mais comum de hepatite neonatal**, com uma incidência variando de 1 em cada 1.600 a 1 em cada 2.000 nascidos vivos nas populações da América do Norte e Europa. A α_1-antitripsina é o inibidor de proteinase mais abundante e age inibindo as proteases destrutivas. O diagnóstico clínico é estabelecido pela documentação de uma baixa concentração sérica de α_1-antitripsina e identificação da variante fenotípica com base nas diferenças no ponto isoelétrico (Pi), com M sendo normal e Z mais deficiente. Existem vários fenótipos; entretanto, o Pi homozigótico (inibidores da protease) ZZ é o mais provavelmente associado à doença hepática neonatal e enfisema na vida adulta. Apesar de carregar a mesma mutação, apenas 10-15% dos recém-nascidos manifestam a síndrome clinicamente. O tratamento é, em grande parte, de suporte ou com transplante hepático, se a cirrose for progressiva. O resultado está relacionado com a gravidade da doença hepática neonatal; 50% das crianças são clinicamente normais por volta dos 10 anos de idade, 5-10% requerem transplante hepático e em 20-30% dos pacientes, a colestase se resolve com evidência residual de cirrose que, eventualmente, pode necessitar de transplante hepático.

e. **Hepatopatias mitocondriais.** Geralmente se manifestam na forma de crises metabólicas com disfunção multiorgânica associada. No entanto, distúrbios mitocondriais podem ser desde órgão-específicos com achados clínicos discretos até uma insuficiência hepática clinicamente evidente com ou sem sinais de envolvimento de outros órgãos. O bebê apresentando características sugestivas de disfunção hepática, como acidose láctica, hipoglicemia, colestase e coagulopatia, deve ser testado para hepatopatias mitocondriais. Uma biópsia de tecido muscular ou imunoensaio enzimático direto dos fibroblastos cutâneos cultivados pode não revelar um diagnóstico, especialmente se a disfunção for primariamente no fígado; 80-95% dos pacientes com suspeita clínica de doença mitocondrial não têm uma mutação patogênica detectável no DNA. O tratamento é principalmente de suporte e, em alguns casos, um transplante hepático é necessário.

4. **Hepatite neonatal idiopática.** Um diagnóstico de hepatite neonatal com a histologia hepática demonstrando hepatócitos gigantes multinucleados, em que nenhuma causa infecciosa ou metabólica conhecida tenha sido encontrada. O diagnóstico é de exclusão. O tratamento é, em grande parte, de suporte. É difícil estimar o prognóstico geral, porém este é geralmente favorável para os recém-nascidos cuja doença se resolve no primeiro ano de vida.

5. **Infecção**

    a. **Infecções congênitas.** (TORCH [*t*oxoplasmose, *o*utras infecções, *r*ubéola, *c*itomegalovírus e vírus *h*erpes simples]) Infecções adquiridas congenitamente têm um espectro de manifestações, porém são geralmente assintomáticas. Elas compartilham similaridades clínicas, como hepatoesplenomegalia, icterícia, petéquias e retardo do crescimento intrauterino. Disfunção hepática é uma possível apresentação com qualquer um destes agentes virais, porém é mais comum com a infecção pelo herpes simples. A transmissão vertical dos vírus das hepatites (B e C) é geralmente assintomática, porém hepatite clínica, incluindo insuficiência hepática, pode-se desenvolver posteriormente.

b. **Infecções bacterianas.** Colestase induzida por inflamação tem sido associada predominantemente a infecções por Gram-negativos (particularmente a *E. coli*), embora as infecções por Gram-positivos também possam causar colestase. Estudos recentes indicam que o lipopolissacarídeo (LPS) ou endotoxina e a subsequente liberação de citocinas durante infecções são os principais fatores na colestase associada à septicemia. A elevação desproporcional da bilirrubina sérica, quando comparada às transaminases séricas, deve induzir à pesquisa por uma infecção subjacente. Infecção deve fazer parte do diagnóstico diferencial de icterícia de início recente ou piora da icterícia em um bebê. Foi relatado que a infecção do trato urinário está associada à hiperbilirrubinemia persistente (indireta e direta).

6. **Colestase relacionada com a nutrição parenteral total (TPN).** A frequência, não necessariamente a gravidade, da colestase é, em parte, uma função do grau de prematuridade. Colestase desenvolve-se em > 50% dos recém-nascidos com peso ao nascer < 1.000 g e em < 10% dos recém-nascidos a termo após hiperalimentação prolongada. Dentre os bebês que necessitam de TPN a longo prazo para insuficiência intestinal, 40–60% desenvolvem doença hepática relacionada com a TPN. A patogênese é desconhecida, porém considerada ser multifatorial e diretamente relacionada com a prematuridade, baixo peso ao nascer, episódios de septicemia e duração da TPN. Um dos fatores contribuintes mais importantes é a ausência de nutrição enteral, resultando em secreção reduzida de hormônios intestinais, redução do fluxo biliar e estase biliar. Mesmo pequenas alimentações orais (contínua ou em bolo) durante a hiperalimentação podem prevenir doença hepática relacionada com a TPN. O reinício da dieta enteral normal está associada a uma melhora da colestase em 1–3 meses, com mínima ou nenhuma fibrose residual e função hepática normal. Complicações hepáticas são potencialmente reversíveis, se a TPN for descontinuada antes da ocorrência de uma lesão hepática significativa. Um único componente da solução de nutrição parenteral (PN) ainda não foi definitivamente identificado como a causa de colestase; no entanto, evidências mais recentes sugerem que emulsões lipídicas de óleo de soja (predominantemente ácidos graxos poli-insaturados [PUFAs] ômega-6), contribuem com a hepatoxicidade. Estudos demonstraram o benefício das emulsões lipídicas de óleo de peixe (predominantemente ácidos graxos [FAs] ômega-3) na reversão de colestase e lesão hepática em pacientes com doença hepática associada à falência intestinal.

7. **Bile espessa.** A "síndrome da bile espessa" é o termo tradicionalmente usado para hiperbilirrubinemia conjugada decorrente de icterícia grave, associada a uma hemólise causada por incompatibilidade ABO ou do fator Rh, embora uma causa multifatorial não possa ser completamente excluída. A colestase intra-hepática é encontrada na biópsia hepática e, provavelmente, está relacionada com a lesão hepatocelular direta, produzida por hiperbilirrubinemia não conjugada. O prognóstico é geralmente favorável.

VI. **Diagnóstico.** Avaliação da colestase pode ser extensa; portanto, deve ser individualizada para estabelecer um diagnóstico de modo eficiente e rápido. **A Figura 58–1 fornece um algoritmo conciso para um bebê com hiperbilirrubinemia conjugada.**

A. **Exames laboratoriais**

1. **Níveis de bilirrubina (total e direto).** A investigação inicial mais importante em um bebê com icterícia persistente é a determinação dos níveis de bilirrubina sérica fracionada. Presença de uma concentração > 1,0 mg/dL de bilirrubina direta, quando a TSB é ≤ 5,0 mg/dL, ou mais de 20% de TSB, é consistente com um diagnóstico de hiperbilirrubinemia conjugada.

2. **Enzimas hepáticas.** As transaminases séricas (alanina aminotransferase [ALT] e aspartato aminotransferase [AST]) são indicadoras sensíveis da inflamação hepatocelular, porém não são específicas ou de valor diagnóstico. As transaminases séricas podem ser úteis no monitoramento do curso da doença. Fosfatase alcalina é inespecífica, pois é encontrada no fígado, rim e ossos.

3. **Tempo de protrombina e tempo de tromboplastina parcial.** Podem ser indicadores mais confiáveis da função sintética do fígado.

4. **γ-Glutamil transpeptidase (GGT).** Uma enzima no epitélio biliar. Níveis elevados são um marcador muito sensível de obstrução biliar ou inflamação. Um nível normal torna a atresia biliar um diagnóstico improvável. Níveis normais de GGT na presença de colestase indicam falha de excreção biliar ao nível dos canalículos, podendo ser observado na colestase hepática familiar progressiva.
5. **Hemograma completo (CBC), proteína C reativa, hemocultura e cultura de urina.** Devem ser considerados na avaliação de qualquer evidência clínica de infecção.
6. **Níveis séricos de colesterol, triglicerídeos e albumina.** Os níveis de triglicerídeos e colesterol podem ajudar no controle nutricional e avaliação da insuficiência hepática. A albumina é um indicador a longo prazo da função hepática.
7. **Níveis de amônia.** Devem ser verificados na suspeita de insuficiência hepática.
8. **Níveis séricos de glicose.** Devem ser verificados se o bebê possui uma aparência de doente. Distúrbios metabólicos podem-se manifestar com hipoglicemia, assim como hiperbilirrubinemia conjugada.
9. **Pesquisa de substâncias redutoras na urina.** É um teste simples de triagem que deve ser sempre realizado para o rastreio de doença metabólica, especialmente para galactosemia. Galactose na urina resulta em um teste positivo para substâncias redutoras na urina com o uso de comprimidos reagentes Clinitest, porém em um resultado negativo no teste para determinação de glicose na urina (glicose oxidase).
10. **Titulação das infecções do complexo TORCH e culturas de urina para citomegalovírus (CMV).** A titulação das infecções do complexo TORCH é o método menos preferível; deve-se realizar a identificação direta da infecção viral ou dosagem de anticorpos IgM específicos para um diagnóstico rápido. Estudos diagnósticos com base na reação em cadeia da polimerase (PCR) são extremamente úteis e específicos.
11. **Outros testes.** Testes mais específicos são indicados na investigação de causas específicas da hiperbilirrubinemia conjugada.
    a. **Ácidos orgânicos na urina e aminoácido plasmático.** Exames para a detecção de erros inatos do metabolismo como uma causa de disfunção hepática neonatal. Altas concentrações de tirosina e metionina, e de seus derivados metabólicos, são vistas na urina nos casos de tirosinemia.
    b. **Nível sérico de α_1-antitripsina.** Concentração sérica reduzida de β1-antitripsina e biópsia hepática demonstrando grânulos citoplasmáticos positivos para o ácido periódico de Schiff revelarão graus variados de fibrose e necrose hepática.
    c. **Teste do suor.** Realizado para confirmação do diagnóstico de fibrose cística.

B. **Exames de imagens**
  1. **Radiografia torácica.** A presença de anomalias cardiovasculares ou de lateralização pode ser sugestiva de atresia biliar. Anormalidades esqueléticas, como vértebras em borboleta, podem ser consistentes com um diagnóstico de síndrome de Alagille.
  2. **Ultrassonografia.** Um teste simples e não invasivo que deve ser feito em todos os recém-nascidos apresentando colestase após um jejum de 4 horas; uma vesícula biliar pequena ou ausente é sugestiva de atresia biliar, enquanto que a presença de uma vesícula biliar de aparência normal torna este diagnóstico improvável. A ultrassonografia é um método sensível para reconhecimento de outras causas cirúrgicas de colestase neonatal, como um cisto de colédoco ou anormalidades estruturais da árvore biliar.
  3. **Cintilografia hepatobiliar.** Agentes de contraste são captados pelo fígado e excretados na bile; são marcados com tecnécio e fornecem uma imagem clara da árvore biliar após injeção intravenosa. Imagens seriadas são tiradas por até 24 horas, ou até que a atividade intestinal seja visualizada. A não visualização do material de contraste no intestino em 24 horas é considerada um achado anormal indicativo de obstrução biliar ou disfunção hepatocelular. A sensibilidade deste teste para atresia biliar é alta, mas a especificidade é baixa, pois os pacientes sem obstrução anatômica podem não excretar o marcador. Hepatite neonatal, hiperalimentação e displasia septo-óptica são causas relatadas de ausência de excreção gastrointestinal do contraste, e devem ser consideradas no diagnóstico diferencial. A administração de fenobarbital alguns dias antes do estudo pode aumentar a precisão do teste.

4. **Colangiopancreatografia retrógrada endoscópica.** A sensibilidade e especificidade são excelentes. Este procedimento pode ser diagnóstico e terapêutico nos casos de colestase causada por cálculos biliares. É tecnicamente exigente e atualmente possui um papel limitado na avaliação de colestase em neonatos.

C. **Outros estudos**
1. **Biópsia hepática percutânea.** O procedimento mais conclusivo na avaliação de colestase neonatal; no entanto, a interpretação da biópsia requer um patologista com conhecimento em doença hepática pediátrica. Se uma biópsia hepática for obtida no início do curso da atresia biliar, os achados podem ser indistinguíveis da hepatite. Existem evidências demonstrando que a biópsia hepática pode ser realizada com segurança em bebês; é, portanto, recomendado que a biópsia hepática seja realizada em bebês com colestase não diagnosticada.
2. **Colangiopancreatografia por ressonância magnética (MRCP).** Os poucos relatos disponíveis até hoje a respeito do uso de MRCP em crianças são encorajadores. O procedimento requer sedação profunda ou anestesia geral. Com base nos dados atualmente disponíveis, esta modalidade não é rotineiramente recomendada na avaliação da colestase em neonatos.

VII. **Tratamento.** A avaliação e o tratamento rápidos "em serviço" foram discutidos no Capítulo 58.
 A. **Tratamento clínico.** Poucas condições que causam colestase neonatal são tratáveis, e estas (p. ex., atresia biliar e cisto de colédoco) necessitam de um diagnóstico e tratamento em tempo hábil. O tratamento clínico é, em grande parte, de suporte e deve ser direcionado para a promoção do crescimento e desenvolvimento, assim como para o tratamento de outras complicações da colestase crônica, como prurido, má absorção, deficiências nutricionais e hipertensão portal. O tratamento envolve a manipulação dietética e suplementação com vitaminas lipossolúveis.
 1. **Fórmula infantil especial.** Fórmulas elementares contendo triglicerídeos de cadeia média são preferíveis, pois podem ser mais bem absorvidas, independente da concentração luminal de ácidos biliares.
 2. **Triglicerídeos de cadeia média (MCTs).** Bebês com colestase frequentemente requerem uma dieta que inclui MCTs, que podem ser absorvidos sem a ação de sais biliares. Algumas fórmulas contendo MCTs incluem o Enfaport e o Pregestimil. Os bebês com colestase que são amamentados no peito devem receber MCT suplementar.
 3. **Suplementação vitamínica.** A má absorção de gordura interfere com a manutenção de níveis adequados de vitaminas lipossolúveis. A suplementação de vitaminas A, D, E e K é necessária. Suplementação adicional de vitamina K pode ser necessária, se uma tendência a sangramentos se desenvolver.
 4. **Restrições dietéticas.** Remoção de galactose e frutose da dieta pode prevenir o desenvolvimento de cirrose e outras manifestações de galactosemia, e de intolerância hereditária à frutose, respectivamente. Restrições dietéticas também podem ser usadas para tratar tirosinemia, porém, geralmente, esta prática não é tão bem-sucedida. A maioria das causas metabólicas de icterícia colestática não possui terapia específica.
 B. **Tratamento farmacológico.** Veja Capítulo 148 para dosagens dos fármacos.
 1. **Ursodiol (ácido ursodesoxicólico [UDCA], Actigall).** Um ácido biliar di-hidroxi de ocorrência natural que supostamente ajuda a colestase de 2 maneiras: substituição no *pool* de ácidos biliares por ácidos biliares mais hidrofóbicos e estimulação do fluxo biliar. Foi constatado que o ursodiol diminui os níveis das aminotransferases em pacientes com hepatite viral, reduz os marcadores bioquímicos e desacelera a progressão da fibrose hepática na PFIC. A dose recomendada é de 20 mg/kg/d em doses divididas. O único efeito colateral comum é a diarreia, que geralmente responde à redução da dose.
 2. **Fenobarbital.** O fenobarbital atua aumentando a síntese de ácidos biliares, aumentando o fluxo de bile e induzindo as enzimas microssomais hepáticas. A dose recomendada é de 3–5 mg/kg/d. O uso é limitado por seus efeitos colaterais comportamentais e sedativos.
 3. **Colestiramina.** Liga-se aos ácidos biliares no lúmen intestinal, reduzindo, dessa forma, a circulação entero-hepática dos ácidos biliares, o que resulta em um aumento da excreção

fecal e da síntese hepática dos ácidos biliares a partir do colesterol, o que pode reduzir os níveis séricos de colesterol. Os efeitos colaterais incluem ligação de vitaminas lipossolúveis, acidose metabólica e constipação.
4. **Rifampina.** Eficaz no controle de prurido causado pela colestase, porém a experiência é muito limitada em recém-nascidos. Os pacientes devem ser monitorados para hepatotoxicidade e reação de hipersensibilidade idiossincrática, como insuficiência renal, anemia hemolítica e trombocitopenia.

C. Tratamento cirúrgico
1. **Procedimento de Kasai.** Um procedimento cirúrgico, como a portoenterostomia de Kasai, deve ser realizado para estabelecer a drenagem biliar em pacientes diagnosticados com atresia biliar. Os resultados mais satisfatórios são obtidos quando o procedimento é realizado antes da 8ª semana de vida. O indicador mais significativo do resultado a longo prazo é a resolução da icterícia. O procedimento é utilizado como uma ponte ao transplante.
2. **Transplante hepático.** Quando a doença hepática terminal é inevitável, o transplante hepático é o último recurso. Atresia biliar continua a indicação mais comum para transplante hepático nos Estados Unidos. No geral, o sucesso do transplante hepático aumentou consideravelmente. Uma revisão de um experimento de 9 anos realizado em um único centro relata uma taxa de sobrevida de 94 e 92% em 1 e 5 anos, respectivamente. Complicações a longo prazo incluem imunossupressão, infecção, insuficiência renal e retardo do crescimento.

VIII. **Prognóstico.** Com base em etiologias individuais (veja Seção V).

Referências Selecionadas

American Academy of Pediatrics. Subcommittee on hyperbilirubinemia. Management of hyperbilirubinemia in the newborn infant 35 or more weeks of gestation. *Pediatrics.* 2004;114:297-316.

Balistreri WF, Bezerra JA. Intrahepatic cholestasis: summary of an American Association for the Study of Liver Diseases single-topic conference. *Hepatology.* 2005;42:222-235.

Balistreri WF, Bezerra JA. Whatever happened to "neonatal hepatitis"? *Clin Liver Dis.* 2006;10:27-53.

Bosch AM. Classical galactosemia revisited. *J Inherit Metab Dis.* 2006;29:516-525.

Cies JJ, Giamalis JN. Treatment of cholestatic pruritus in children. *Am J Health Syst Pharm.* 2007;64:1157-1162.

Darwish AA, Bourdeaux C, Kader HA, et al. Pediatric liver transplantation using left hepatic segments from living related donors: surgical experience in 100 recipients at Saint-Luc University Clinics. *Pediatr Transplant.* 2006;10:345-353.

De Bruyne R, Van Biervliet S, Vande Velde S, Van Winckel M. Clinical practice: neonatal cholestasis. *Europ J Pediatr.* 2011;170:279-284.

Fellman V, Kotarsky H. Mitochondrial hepatopathies in the newborn period. *Semin Fetal Neonatal Med.* 2011;16(4):222-228.

Kaplan M, Wong RJ, Sibley E, Stevenson DK. Neonatal jaundice and liver disease. In: Martin RJ, Fanaroff AA, Walsh MC, eds. *Fanaroff & Martin's Neonatal-Perinatal Medicine: Diseases of the Fetus and Infant.* 9th ed. St. Louis, MO: Mosby; 2011:1481-1490.

Mack CL. The pathogenesis of biliary atresia: evidence of a virus-induced autoimmune disease. *Semin Liver Dis.* 2007;27:233-242.

Madan A, MacMahon JFR, Stevenson DK. Neonatal hyperbilirubinemia. In: Tauesch HW, Ballard RA, Gleason CA, eds. *Avery's Diseases of the Newborn.* 8th ed. Philadelphia, PA: Elsevier Saunders; 2005:1226-1256.

Mayatepek E, Hoffmann B, Meissner T. Inborn error of carbohydrate metabolism. *Best Pract Res Clin Gastroenterol.* 2010;24:607-617.

Moseley RH. Sepsis and cholestasis. *Clin Liver Dis.* 2004;8:83-94.

Moyer V, Freese DK, Whitington PF, et al. Guideline for the evaluation of cholestatic jaundice in infants: recommendations of the North American Society for Pediatric Gastroenterology, Hepatology and Nutrition. *J Pediatr Gastroenterol Nutr.* 2004;39:115-128.

Sokol RJ, Mack C. Etiopathogenesis of biliary atresia. *Semin Liver Dis.* 2001;2:517-524.
Vanderhoof JA, Zach TI, Adrian TE. Gastrointestinal disease. In: MacDonald MG, Seshia MMK, Mullett MD, eds. *Avery's Neonatology: Pathophysiology and Management of the Newborn.* 6th ed. Philadelphia, PA: Lippincott Williams & Wilkins; 2005:940-964.
Venick RS, Calkins K. The impact of intravenous fish oil emulsions on pediatric intestinal failure-associated liver disease. *Curr Opin Organ Transplant.* 2011;16:306-311.
Venigalla S, Gourley GR. Neonatal cholestasis. *Semin Perinatol.* 2004;28:348-355.
Wong LJ, Scaglia F, Graham BH, Craigen WJ. Current molecular diagnostic algorithm for mitochondrial disorders. *Mol Genet Metab.* 2010;100(2):111-117.
Zinn AB. Inborn errors of metabolism. In: Martin RJ, Fanaroff AA, Walsh MC, eds. *Fanaroff & Martin's Neonatal-Perinatal Medicine: Diseases of the Fetus and Infant.* 9th ed. St. Louis, MO: Mosby; 2011:1621-1677.

112 Hiperbilirrubinemia Indireta (Hiperbilirrubinemia Não Conjugada)

I. **Definição.** Quando a taxa de produção da bilirrubina excede a taxa de eliminação, o resultado final é um aumento na bilirrubina sérica total (TSB), uma condição chamada hiperbilirrubinemia. O acúmulo de bilirrubina (pigmento amarelo-alaranjado) na pele, esclera e mucosa é denominado icterícia.

II. **Incidência.** Hiperbilirrubinemia neonatal é um problema comum. Aproximadamente 60-70% dos recém-nascidos a termo e 80% dos prematuros desenvolvem icterícia na primeira semana de vida. A incidência é maior nas populações que vivem em altitudes mais elevadas. A incidência também varia com a etnia. É menor nos afro-americanos e maior em asiáticos do extremo-oriente, gregos e nativos americanos.

III. **Fisiopatologia**

A. **Icterícia fisiológica.** Em recém-nascidos, uma elevação sérica progressiva de bilirrubina não conjugada é quase universal durante a primeira semana de vida. Embora a maioria destes bebês seja saudável e não necessitará de terapia, eles precisam ser acompanhados de perto, pois a hiperbilirrubinemia não conjugada pode ser potencialmente tóxica aos neurônios. Variações fisiológicas da TSB continuam ***controversas***, pois os níveis são afetados por vários fatores, como idade gestacional, peso ao nascer, estado patológico, grau de hidratação, estado nutricional e *background* étnico. Dados de recentes estudos sugerem que os limites superiores dos níveis de TSB (percentil 95), encontrados em várias populações de recém-nascidos normais, podem ser de até 17–18 mg/dL. Estudos publicados de recém-nascidos a termo predominantemente amamentados no peito sugerem que um pico típico para a TSB é em torno de 8–9 mg/dL. As diretrizes de bilirrubina "fisiológica" não foram estabelecidas em prematuros.

1. **Critérios de exclusão para o diagnóstico de icterícia fisiológica**
   a. Aparecimento de icterícia nas primeiras 24 horas de vida.
   b. Nível de TSB > percentil 95 para a idade em horas com base em um nomograma hora-específico da concentração de bilirrubina sérica (Figura 112–1).
   c. Aumento do nível de bilirrubina a uma taxa > 0,2 mg/dL/h ou > 5 mg/dL/d.
   d. Níveis séricos da bilirrubina direta > 1,5-2,0 mg/dL ou > 20% da TSB.
   e. Persistência de icterícia por > 2 semanas em recém-nascidos a termo.

2. **Mecanismos fisiopatológicos que predispõem os recém-nascidos à hiperbilirrubinemia**
   a. **Aumento da síntese de bilirrubina.** Aumento da síntese decorrente de uma maior massa eritrocitária, aumento da degradação de hemoglobina de até 2–3 vezes a taxa de

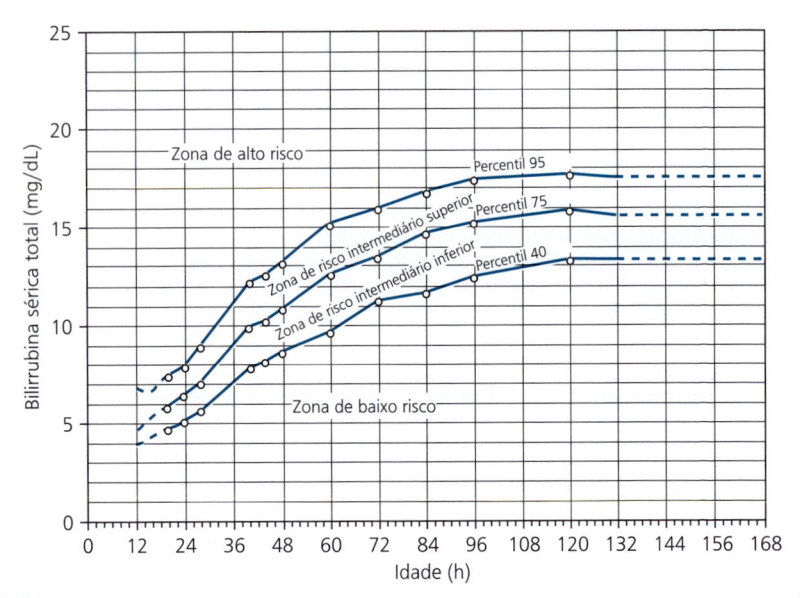

FIGURA 112–1. Nomograma com base nos valores específicos por hora da bilirrubina sérica, para designação do risco em recém-nascidos saudáveis de idade gestacional ≥ 36 semanas e peso ao nascer ≥ 2.000 g ou idade gestacional ≥ 35 semanas e peso ao nascer ≥ 2.500 g. (*Reproduzida, com permissão, de Bhutani VK, Johnson L, Sivieri EM. Predictive ability of a pre-discharge hour-specific serum bilirubin for subsequent significant hyperbilirubinemia in healthy term and near-term newborns. Pediatrics. 1999;103:6-14.*)

adulto (em decorrência do menor tempo de vida das hemácias neonatais) e aumento da taxa de degradação eritrocitária na medula óssea antes da liberação para a circulação.

    b. **Redução da ligação e transporte.** Diminuição da captação hepática de bilirrubina do plasma em razão da redução da albumina plasmática e da proteína de transferência hepática, a ligandina.

    c. **Comprometimento da conjugação e excreção.** Atividade da transferase (uridina difosfato glicuronil transferase [UDPGT]) relativamente reduzida no fígado do recém-nascido, resultando na diminuição dos conjugados de bilirrubina monoglicuronídeo e diglicuronídeo que podem ser excretados na bile.

    d. **Aumento da circulação entero-hepática.** A bilirrubina conjugada é instável e pode ser hidrolisada pela enzima intestinal β-glicuronidase em sua forma não conjugada. Uma vez hidrolisada e não conjugada, a bilirrubina é prontamente absorvida pela mucosa intestinal. Esterilidade da mucosa intestinal previne a posterior formação de produtos mais excretáveis: urobilina e estercobilina.

  B. **Aleitamento materno e icterícia.** A maioria dos estudos indica que o aleitamento materno é um fator de risco significativo para hiperbilirrubinemia. Icterícia associada ao aleitamento materno é dividida em 2 tipos com base na idade de início: **icterícia associada ao aleitamento materno de início precoce** começa na primeira semana de vida, com uma incidência de 12,9% em bebês com um nível de bilirrubina > 12 mg/dL; **a icterícia associada ao aleitamento materno de início tardio** começa após a primeira semana de vida, com uma incidência de 2–4% dos bebês com um nível de bilirrubina > 10 mg/dL na 3ª semana de idade. Fatores demográficos, ambientais e genéticos estão envolvidos no desenvolvimento de hiperbilirrubinemia em neonatos amamentados no peito. Um estudo recente demonstrou que os recém-nascidos amamentados no peito, que possuem 211 variantes no gene *UGT1A1*, são G6PD-deficientes, e nascidos por parto vaginal estão em alto risco de hiperbilirrubinemia.

1. **Icterícia associada ao aleitamento materno.** A privação calórica (ou seja, inanição e aumento da circulação entero-hepática) foi implicada como a causa de icterícia associada ao aleitamento materno. O exato mecanismo é incerto, mas pode envolver alterações nos *pools* de bilirrubina, conjugação menos eficiente e maior absorção de bilirrubina nos intestinos.
2. **Icterícia do leite materno (BM).** A hiperbilirrubinemia indireta prolongada, após a segunda a terceira semana de vida, foi relatada ocorrer em até 10–30% dos bebês amamentados no peito, podendo persistir até os 3 meses de idade. Nenhuma causa única e exclusiva foi identificada como a causa de icterícia do BM. Foi constatado que alguns bebês com icterícia do BM prolongada possuem a síndrome de Gilbert. Embora a icterícia do leite materno fosse considerada por alguns especialistas como uma extensão da icterícia fisiológica, kernicterus foi relatado em recém-nascidos prematuros tardios e a termo aparentemente saudáveis e, portanto, não pode ser considerada totalmente benigna. Foi demonstrado que quase 50% das icterícias que aparecem entre o 4º e 7º dia de vida de bebês alimentados exclusivamente com leite materno estão relacionadas com a ingestão de BM.

C. **Hiperbilirrubinemia não conjugada patológica**
1. **Distúrbios de produção**
   a. **Doença hemolítica.** Resulta na destruição de hemácias e é a causa mais comum de hiperbilirrubinemia patológica no período neonatal. O processo pode começar na vida fetal ou imediatamente após o nascimento, dependendo da etiologia.
   b. **Incompatibilidade de grupos sanguíneos**
      i. **Incompatibilidade de fator Rh (antígeno D) assim como de outros antígenos no sistema Rh (c, C, e, E, cc e Ce) pode causar doença hemolítica imunomediada.** Aloimunização ocorre quando apenas 0,1 mL de hemácias de um feto Rh (D)-positivo atravessa a placenta e entra na circulação de uma mãe Rh (D)-negativa. A resposta inicial na circulação materna é a produção de imunoglobulina (Ig) M que não atravessa a placenta, seguida posteriormente pela produção de IgG, que em gestações subsequentes atravessa a placenta e causa um processo hemolítico que pode começar no útero. A forma grave deste processo pode resultar em eritroblastose fetal com hidropsia.
      ii. **Incompatibilidade ABO.** Ocorre em 3% de todos os bebês. Os antígenos presentes na superfície das hemácias reagem com anticorpos no plasma de tipos sanguíneos opostos, resultando em incompatibilidade ABO com sensibilização. Doença hemolítica relacionada com os grupos sanguíneos é geralmente limitada aos bebês do grupo A ou B nascidos de mães do grupo sanguíneo O. O risco de recorrência de doença hemolítica por incompatibilidade ABO é relatado ser de até 88% naqueles bebês com o mesmo tipo sanguíneo que o irmão mais velho. A incompatibilidade ABO protege, até certo grau, contra a sensibilização ao fator Rh, pois as hemácias ABO-incompatíveis são rapidamente destruídas na circulação materna, reduzindo, desse modo, a oportunidade de o antígeno Rh desenvolver uma resposta imune (veja Capítulo 114).
   c. **Deficiência de enzimas eritrocitárias**
      i. **Deficiência de glicose-6-fosfato desidrogenase (G6PD)** é a deficiência enzimática mais comum; conhecida por afetar milhões de pessoas. A principal função da G6PD é a de prevenir a lesão oxidativa das células. O gene G6PD está localizado no cromossomo X. A prevalência de hiperbilirrubinemia é o dobro daquela da população em geral em homens que expressam o gene defectivo e nas mulheres homozigotas. Embora seja mais comum nas populações da África, Oriente Médio, sul da Europa e Ásia, a facilidade de migração e o casamento inter-racial transformaram a deficiência de G6PD em um problema global. O rápido aumento na TSB em bebês com esta deficiência enzimática pode não ser acompanhado pela evidência de um processo hemolítico.
      ii. **Deficiência de piruvato cinase** é herdada de maneira autossômica recessiva, sendo mais comum em descendentes de norte-europeus. Apresenta-se no período neona-

tal com icterícia, anemia e reticulocitose. Esta condição deve ser considerada em um recém-nascido com uma anemia hemolítica não esferocítica e um teste de Coombs direto (DAT) negativo.
   d. **Hemoglobinopatias.** Assim como as diferenças no desenvolvimento da síntese das cadeias de globina, as hemoglobinopatias são responsáveis pelas diferentes manifestações clínicas dos defeitos das cadeias α e β no período neonatal. Embora estas condições geralmente não se apresentem no período neonatal, pacientes com deleção de 3 genes da globina α (hemoglobina H) frequentemente nascem com anemia hemolítica hipocrômica e correm o risco de desenvolver hiperbilirrubinemia grave.
   e. **Infecção.** A infecção, como a septicemia, causa hiperbilirrubinemia ao aumentar as concentrações de bilirrubina por meio da hemólise e pode comprometer a conjugação, resultando em excreção reduzida de bilirrubina. Foi relatado que a icterícia de início precoce ou tardio é uma das manifestações clínicas mais comuns da infecção do trato urinário.
   f. **Aumento da concentração de hemácias**
       i. **Sequestro de sangue.** Sangue extravascular pode resultar no aumento da produção de bilirrubina por causa da degradação de hemácias. O catabolismo de 1 g de hemoglobina produz 35 mg de bilirrubina. Hemorragias ocultas, como hematomas, cefaloematomas e hemorragia intracraniana, podem causar uma hiperbilirrubinemia significativa.
       ii. **Policitemia.** O aumento da massa eritrocitária é um fator de risco conhecido para hiperbilirrubinemia, por causa de um aumento na carga de bilirrubina apresentada ao fígado para conjugação e excreção.
       iii. **Bebês de mães diabéticas.** Tais bebês possuem altos níveis de eritropoetina que causam aumento da eritropoese, levando à policitemia que contribui para hiperbilirrubinemia.
2. **Distúrbios na depuração de bilirrubina**
   a. **Síndrome de Crigler-Najjar (CNS) tipo I.** Doença autossômica recessiva, caracterizada pela ausência quase completa da atividade da enzima uridina difosfato glicosiltransferase (UGT). A TSB é comumente > 20 mg/dL. O diagnóstico de CNS-I pode geralmente ser feito pelo microensaio da atividade da enzima UGT ou pela mensuração de glicuronídeo na urina após a ingestão oral de mentol. O tratamento consiste na exsanguinotransfusão logo após o nascimento, seguido por fototerapia diária por 12–24 horas e, posteriormente, transplante hepático. O uso de protoporfirina de zinco pode ajudar a reduzir temporariamente o nível de bilirrubina, assim como encurtar o tempo diário necessário de fototerapia. A suplementação oral de cálcio torna a fototerapia mais eficiente. A TSB não responde à terapia com fenobarbital.
   b. **Síndrome de Crigler-Najjar tipo II.** Também conhecida como doença de Arias, é mais comum do que a CNS-I e é tipicamente benigna. A CNS-II pode ocorrer como uma herança autossômica recessiva e dominante. É causada por uma mutação em um único par de bases, resultando na redução, porém não ausência total, da atividade enzimática. O nível da TSB raramente excede 20 mg/dL e é reduzido pela administração de fenobarbital. Um diagnóstico definitivo é estabelecido pela identificação do defeito genético.

   Para prática clínica de rotina, a CNS-I e CNS-II podem ser diferenciadas por suas respostas à terapia com fenobarbital e análise da bile. Na CNS-I, a bile está totalmente destituída de conjugados de bilirrubina, enquanto que monoconjugados de bilirrubina estão presentes na CNS-II, e alguns diconjugados podem ser detectáveis após tratamento com fenobarbital.
   c. **Síndrome de Gilbert.** Caracterizada por hiperbilirrubinemia não conjugada leve e vitalícia na ausência de hemólise ou evidência de doença hepática. Os padrões de herança autossômica dominante e recessiva foram sugeridos. A glicuronidação hepática é 30% do normal, resultando em uma proporção aumentada de monoglicuronídeos. Estudos demonstraram que os neonatos que expressam o marcador genético para a síndrome de Gilbert apresentam um aumento e duração mais rápidos de icterícia neonatal. É impor-

tante lembrar que a síndrome de Gilbert é uma condição sem consequências para os adultos, porém pode colocar um neonato em um risco significativo para hiperbilirrubinemia e o potencial para complicações de encefalopatia bilirrubínica.

   d. **Síndrome de Lucey-Driscoll.** Também conhecida como hiperbilirrubinemia neonatal familiar transitória, está associada a concentrações de TSB que geralmente alcançam ≥ 20 mg/dL. Quando testados *in vitro*, os soros dos neonatos afetados e de suas mães contêm uma alta concentração de um inibidor da UGT não identificado.

3. **Distúrbios metabólicos e endócrinos**
   a. **Galactosemia.** Icterícia pode ser um dos sinais apresentados; no entanto, recém-nascidos com hiperbilirrubinemia significativa decorrente da galactosemia, tipicamente manifestam outros sinais e sintomas, como inapetência, vômito e letargia. Hiperbilirrubinemia durante a primeira semana de vida é quase sempre não conjugada, tornando-se, em grande parte, conjugada durante a segunda semana, refletindo o desenvolvimento de doença hepática.
   b. **Hipotireoidismo.** Icterícia prolongada é encontrada em até 10% dos recém-nascidos diagnosticados com hipotireoidismo. Ocorre em razão da atividade deficiente de UGT. Hiperbilirrubinemia de início precoce foi relatada como a única manifestação clínica do hipotireoidismo congênito. Tratamento com hormônio tireoidiano melhora a hiperbilirrubinemia.

4. **Aumento da recirculação entero-hepática da bilirrubina**
   a. **Condições que causam obstrução gastrointestinal (p. ex., estenose pilórica, atresia duodenal, pâncreas anular) ou uma redução na motilidade gastrointestinal** podem resultar em icterícia exagerada por causa da recirculação entero-hepática aumentada de bilirrubina. O sangue ingerido durante o parto e a redução de ingestão calórica também podem ser fatores contribuintes.
   b. **Icterícia do leite materno**
      i. **Icterícia associada ao aleitamento materno.** Considerada ser primariamente decorrente de práticas inadequadas de aleitamento materno e baixa ingestão enteral, levando a um estado de relativa inanição e passagem tardia de mecônio com aumento da circulação entero-hepática de bilirrubina.
      ii. **Icterícia do leite materno.** A maior absorção intestinal de bilirrubina facilitada pela enzima β-glicuronidase parece ser a explicação para o aumento da icterícia em bebês amamentados no peito.

5. **Substâncias que afetam a ligação da bilirrubina à albumina.** Determinadas drogas ocupam os sítios de ligação da bilirrubina na albumina, aumentando a quantidade de bilirrubina não conjugada livre que pode atravessar a barreira hematoencefálica. Drogas em que este efeito pode ser significativo incluem a aspirina e as sulfonamidas. O hidrato de cloral compete com a bilirrubina pela glicuronidação hepática e, portanto, aumenta a bilirrubina não conjugada sérica. As drogas comumente utilizadas em neonatos, como a penicilina e gentamicina, também competem com a bilirrubina pelos sítios de ligação da albumina.

IV. **Fatores de risco.** Septicemia, acidose, letargia, asfixia, instabilidade térmica, deficiência de G6PD, doença hemolítica (ABO ou deficiência de G6PD), prematuridade limítrofe (35–38 semanas), aleitamento materno exclusivo, etnia da Ásia Oriental, cefaloematoma ou hematomas significativos, bebês nativo-americanos, diabetes materna, história familiar de icterícia neonatal e uso de oxitocina durante o trabalho de parto.

V. **Apresentação clínica**
   A. **Avaliação clínica**
      1. **Monitoramento da icterícia.** Todos os recém-nascidos devem ser monitorados rotineiramente para desenvolvimento de icterícia. Todos os berçários devem ter diretrizes estabelecidas para a avaliação de rotina da icterícia. A icterícia é visível quando o nível sérico de bilirrubina alcança 5–7 mg/dL. A cor amarela é vista mais facilmente na área das "impressões digitais" do que na pele circundante. A progressão é cefalocaudal, de modo que para um determinado nível de bilirrubina, a face parece mais amarela do que o resto do corpo.

2. **História.** História familiar de icterícia, anemia, esplenectomia ou distúrbio metabólico é significativa e pode sugerir uma etiologia subjacente para icterícia. História materna de infecção ou diabetes pode aumentar o risco do recém-nascido para icterícia. Aleitamento materno e fatores afetando a função gastrointestinal normal no período neonatal aumentam a tendência de uma icterícia mais grave.
3. **Exame físico.** Áreas de sangramento, como cefaloematoma, petéquias ou equimoses, indicam extravasamentos de sangue. Hepatoesplenomegalia pode significar doença hemolítica, doença hepática ou infecção. Sinais físicos de prematuridade, pletora com policitemia, palidez com doença hemolítica e bebês grandes com diabetes materna podem ser associados à icterícia. Onfalite, coriorretinite, microcefalia, petéquias e lesões purpúricas sugerem causas infecciosas de bilirrubina sérica aumentada.
4. **Exame neurológico.** Hiperbilirrubinemia grave pode ser tóxica para as vias auditivas e para o sistema nervoso central, podendo resultar em perda de audição e encefalopatia. O aparecimento de sinais neurológicos anormais discretos anuncia o início precoce de encefalopatia bilirrubínica. Os sinais clínicos podem incluir letargia, inapetência, vômito, hipotonia e convulsões. A progressão das alterações neurológicas equivale aos estágios da encefalopatia bilirrubínica, variando de alterações agudas a crônicas e alterações irreversíveis.

VI. Diagnóstico
A. Exames laboratoriais básicos
1. **Bilirrubina sérica total**
   a. A determinação do nível de TSB é indicada em todos os recém-nascidos que desenvolvem icterícia nas primeiras 24 horas de vida. Este aparecimento precoce de icterícia está quase sempre associado a um processo patológico.
   b. O nível da bilirrubina total e da fração direta deve ser obtido. A bilirrubina indireta (também chamada de fração não conjugada) é obtida subtraindo-se a fração direta da TSB.
   c. Indicada para todos os recém-nascidos com icterícia progressiva e/ou icterícia prolongada.
   d. Durante os primeiros dias de vida, todos os níveis de bilirrubina devem ser interpretados com base na idade em horas do bebê.
2. **Tipo sanguíneo e fator Rh da mãe e bebê**
   a. Incompatibilidade ABO ou de fator Rh pode ser facilmente diagnosticada pela comparação dos tipos sanguíneos do bebê e da mãe.
   b. O sangue de cordão umbilical pode ser enviado para tipagem sanguínea de rotina do recém-nascido.
3. **Teste do anticorpo direto (teste de antiglobulina direto [DAT]; também conhecido como teste de Coombs direto)**
   a. Detecta anticorpos ligados à superfície das hemácias.
   b. Geralmente positivo na doença hemolítica decorrente da isoimunização.
   c. Não se correlaciona com a gravidade da icterícia.
   d. Pode ser obtido do sangue do cordão.
4. **Hemogramas completo e diferencial**
   a. Presença de anemia pode ser sugestivo de um processo hemolítico; policitemia aumenta o risco de icterícia exagerada.
   b. Avaliar a morfologia das hemácias; esferócitos sugerem incompatibilidade ABO ou esferocitose hereditária.
   c. Verificar a presença de índices sugestivos de infecção (p. ex., leucopenia, neutropenia e trombocitopenia).
5. **Reticulócitos**
   a. Elevação sugere doença hemolítica.
   b. Também podem estar elevados em casos de hemorragia oculta ou evidente.
6. **Outros exames laboratoriais**

112: HIPERBILIRRUBINEMIA INDIRETA (HIPERBILIRRUBINEMIA NÃO CONJUGADA)

  a. A urina deve ser testada para a presença de substâncias redutoras (para excluir galactosemia se o bebê estiver recebendo uma fórmula infantil contendo galactose) e para agentes infecciosos.
  b. Na presença de hemólise e ausência de incompatibilidade ABO ou de fator Rh, outros exames como eletroforese de hemoglobina, triagem para deficiência de G6PD ou teste de fragilidade osmótica podem ser necessários para diagnosticar defeitos nas hemácias.
  c. Icterícia prolongada (> 2 semanas de vida) pode necessitar de exames adicionais das funções tireoidiana e hepática, hemocultura e culturas de urina e triagem metabólica, como dosagens plasmáticas de aminoácidos e ácidos orgânicos.
7. **Dosagem da albumina sérica.** A bilirrubina é, em grande parte, ligada à albumina na circulação; evidências sugerem que a neurotoxicidade é causada pela fração de bilirrubina não ligada. Portanto, **a dosagem da albumina sérica** pode ajudar a avaliar a fração de bilirrubina não ligada na circulação e, consequentemente, determinar a necessidade de uma infusão de albumina. A dosagem de albumina sérica pode ser útil na determinação da indicação de exsanguinotransfusão.
B. **Bilirrubinometria transcutânea (TcB).** Um instrumento portátil que utiliza medidas de refletância na pele para determinar a quantidade de cor amarela presente na pele. Uma avaliação multicêntrica demonstrou que a medida por TcB apresenta uma boa correlação com as medidas laboratoriais da TSB. A precisão é independente da raça, peso ao nascer, idade gestacional e idade pós-natal do recém-nascido. Um valor na TcB > 13 mg/dL deve ser correlacionado com o nível de bilirrubina sérica. Qualquer icterícia evidente nas primeiras 24 horas de vida deve ser confirmada pela dosagem no nível de bilirrubina sérica.
C. **Medidor de monóxido de carbono (CO) expirado.** Uma quantidade equimolar de CO é produzida para cada molécula de bilirrubina formada a partir da degradação do heme. A mensuração do CO no final da expiração é um índice da produção de bilirrubina total (CO ao final da expiração corrigido para CO ambiente). Este método pode alertar o médico responsável para a presença de hemólise, independente do momento da icterícia.

VII. **Tratamento de recém-nascidos de idade gestacional ≥ 35 semanas.** Três métodos de tratamento são comumente utilizados para diminuir o nível de bilirrubina não conjugada; fototerapia, exsanguinotransfusão e terapia farmacológica. A American Academy of Pediatrics (AAP) publicou diretrizes sobre a designação de risco e quando iniciar a fototerapia nos bebês de idade gestacional ≥ 35 semanas. Prematuros de idade gestacional < 35 semanas são excluídos destas diretrizes, sendo discutidos na página 757. Os autores sugerem que cada instituição e seus médicos estabeleçam seus critérios para fototerapia e exsanguinotransfusão por idade gestacional, faixas de peso, idade pós-natal e a condição do bebê, consistente com o padrão atual da prática pediátrica. As abordagens "de prontidão" para hiperbilirrubinemia indireta são discutidas no Capítulo 59.
  A. **Diretrizes de prática clínica.** Em 2004, a AAP reuniu recomendações com base em evidências para reduzir a incidência de hiperbilirrubinemia grave e encefalopatia induzida pela bilirrubina em recém-nascidos de idade gestacional ≥ 35 semanas. As recomendações incluem: promover e apoiar uma amamentação correta, realizar uma avaliação de risco sistemática para hiperbilirrubinemia grave antes da alta hospitalar, fornecer acompanhamento precoce e focado para o paciente de alto risco e, quando indicado, iniciar imediata intervenção terapêutica.
  B. **Fototerapia.** Reduz o nível de bilirrubina sérica através da fotoisomerização e foto-oxidação de bilirrubina em uma forma excretável.
    1. **Indicação.** A maioria dos recém-nascidos com icterícia progressiva é tratada com fototerapia quando se acredita que os níveis de bilirrubina podem penetrar a faixa de toxicidade (Figura 112–2).
    2. **Fatores que influenciam a eficácia da fototerapia**
      a. **Espectro da luz fornecida.** Pesquisadores demonstraram que os diodos emissores de luz (LEDs) azul de alta intensidade são mais eficazes na degradação de bilirrubina, quando comparados aos dispositivos convencionais de fototerapia.

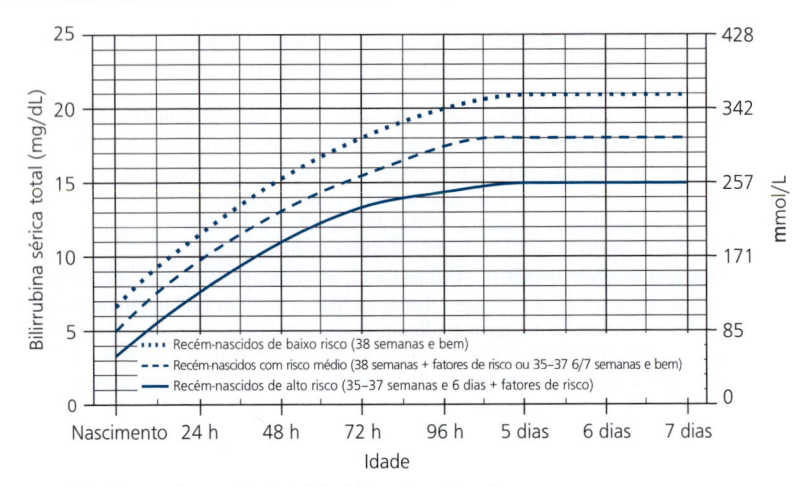

FIGURA 112-2 Diretrizes para fototerapia em recém-nascidos hospitalizados de idade gestacional ≥ 35 semanas. TSB, bilirrubina sérica total. (*Reproduzida, com permissão, da American Academy of Pediatrics, Subcommittee on Hyperbilirubinemia. Management of hyperbilirubinemia in the newborn infant 35 or more weeks of gestation.* Pediatrics. 2004;114:297-316.)

- Usar bilirrubina total. Não subtrair da bilirrubina conjugada ou direta.
- Fatores de risco – doença hemolítica isoimune, deficiência de G6PD, asfixia, letargia significativa, instabilidade térmica, septicemia, acidose ou albumina < 3,0 g/dL (se medida).
- Para os recém-nascidos saudáveis com 35-37 semanas e 6/7 dias, os níveis de TSB podem ser ajustados em torno da linha de risco médio. É uma opção intervir com níveis de TSB inferiores para recém-nascidos mais próximos de 35 semanas e níveis superiores de TSB para aqueles mais próximos de 37 semanas e 6 dias.
- É uma opção fornecer fototerapia convencional no hospital ou domiciliar quando os níveis de TSB são 2-3 mg/dL (35-50 mmol/L) abaixo daqueles demonstrados, porém a fototerapia domiciliar não deve ser utilizada em qualquer recém-nascido com fatores de risco.

b. **Produção de energia.** A fototerapia convencional possui uma irradiância de 6-12 $\mu W/cm^2/nm^{-1}$. A fototerapia de alta intensidade fornece uma irradiância > 25 $\mu W/cm^2/nm^{-1}$. A AAP define a fototerapia intensiva como uma irradiância de pelo menos 30 $\mu W/cm^2/nm^{-1}$. A intensidade da luz é uma função da distância da fonte luminosa; portanto, a fonte de luz deve estar o mais próximo possível do recém-nascido (30-40 cm).

c. **Área de superfície exposta.** Maximizar a exposição da pele à fonte de luz. Recomenda-se o uso de sistemas que fornecem uma fonte luminosa debaixo do recém-nascido e luz padrão acima deles. Para maximizar a exposição, os bebês devem estar despidos em incubadoras com sistema servo-controlado.

3. **Efeitos colaterais.** A fototerapia é relativamente segura e fácil de usar. Efeitos colaterais menores incluem erupções cutâneas, desidratação e irradiação ultravioleta. Não foram relatadas alterações no crescimento, desenvolvimento e comportamento do bebê.

a. **Síndrome do bebê bronzeado (BBS).** Com a hiperbilirrubinemia conjugada, a fototerapia causa fotodestruição das porfirinas de cobre, causando uma coloração bronze da urina e pele. A importância clínica desta síndrome é desconhecida, e a mesma é normalmente considerada inofensiva; no entanto, um relato recente indicou que a BBS pode posar um risco adicional ao desenvolvimento de kernicterus.

b. **Porfiria eritropoética congênita.** Uma doença rara em que a fototerapia é contraindicada. Exposição à luz visível de intensidade moderada à alta produz lesões bolhosas graves na pele exposta, podendo levar à morte.

c. **Efeitos na retina.** Os efeitos na retina da fototerapia aos olhos do recém-nascido exposto são desconhecidos; entretanto, estudos com animais sugerem que pode ocorrer dege-

neração da retina. Protetores oculares podem ser usados. Os olhos do bebê devem ser cobertos com oclusores oftálmicos opacos durante a fototerapia.
C. **Exsanguinotransfusão.** (Veja também Capítulo 36). Exsanguinotransfusão é utilizada quando o risco de kernicterus para um determinado recém-nascido é significativo. Uma exsanguinotransfusão com troca de duas volemias substitui 85% das hemácias circulantes e diminui o nível de bilirrubina em aproximadamente metade do valor pré-transfusão. Aparentemente, não existe um valor específico de bilirrubina que pode ser considerado seguro ou perigoso para todos os bebês, pois a permeabilidade da barreira hematoencefálica varia entre pacientes. Parâmetros da prática clínica publicados pela AAP, em julho de 2004, fornecem diretrizes para exsanguinotransfusões em recém-nascidos saudáveis de idade gestacional ≥ 35 semanas (Figura 112-3).
  1. **Exsanguinotransfusão.** Deve ser considerada nas seguintes circunstâncias: (***Observação:*** a fração direta ou conjugada não deve ser subtraída da TSB, quando a exsanguinotransfusão é considerada).
     a. Há evidência de um processo hemolítico crônico e não há redução de 1–2 mg/dL no nível de TSB após 4–6 horas de fototerapia intensiva.
     b. A velocidade de elevação indica que o nível alcançará 25 mg/dL em um período de 48 horas.
     c. Altas concentrações de TSB e sinais precoces de encefalopatia bilirrubínica.
     d. Hemólise causando anemia e hidropsia fetal.
  2. **Diretrizes gerais para exsanguinotransfusão**
     a. **Normalmente, sangue tipo O negativo** é utilizado nos casos de incompatibilidade ABO ou de fator Rh. Se o sangue do recém-nascido for tipo A ou B e a mãe possuir o mesmo tipo sanguíneo, pode-se utilizar um sangue doador Rh negativo tipo-específico.
     b. **O sangue doador deve sempre ser submetido à prova de compatibilidade** com o soro materno.
     c. **O sangue doador** deve ser aquecido a ~37°C.
     d. **Utilizar sangue fresco** com menos de 4 dias.
     e. **Considerar infusão de gluconato de cálcio** durante a exsanguinotransfusão, pois o citrato (conservante sanguíneo) quela o cálcio.
     f. **Obter consentimento dos pais.**
  3. **Níveis de bilirrubina.** O nível de TSB pode ser reduzido em 50% do nível pré-transfusão. Um aumento rebote na TSB é esperado após uma exsanguinotransfusão, visto que a bilirrubina nos tecidos "migra" de volta para a circulação.
  4. **Eventos adversos.** Estudos observacionais relataram uma alta taxa de eventos adversos; no entanto, a maioria destes eventos são anormalidades laboratoriais assintomáticas, transitórias e tratáveis, como trombocitopenia, hipocalcemia e acidose metabólica. Estudos mais recentes relataram taxas de mortalidade de 0,5–2%. A exsanguinotransfusão não é isenta de riscos; portanto, o procedimento deve ser realizado apenas após falha da fototerapia intensiva e quando o risco de encefalopatia bilirrubínica supera o risco do procedimento.
D. **Terapia farmacológica**
  1. **Fenobarbital**
     a. **Ação.** O fenobarbital (dose: 2,5 mg/kg/d) afeta o metabolismo da bilirrubina ao aumentar a concentração da ligandina nas células hepáticas, induzindo a produção da enzima glicuronil transferase e aumentando a excreção de bilirrubina.
     b. **Indicações.** O fenobarbital é utilizado para tratar a CNS-II e a síndrome de Gilbert. Também pode ser utilizado como uma terapia adjuvante nos casos de icterícia neonatal exagerada, porém seu efeito demora de 3–7 dias. O fenobarbital não é útil no tratamento imediato de hiperbilirrubinemia não conjugada no período neonatal.
  2. **Metaloporfirinas.** Um análogo sintético do heme, a metaloporfirina, inibe a heme-oxigenase (HO), a enzima que limita a velocidade do catabolismo do heme. Ao competir como um inibidor competitivo, a metaloporfirina diminui a produção de bilirrubina. **O estanho-mesoporfirina (SnMP)** é um inibidor potente da HO, que tem sido estudado extensi-

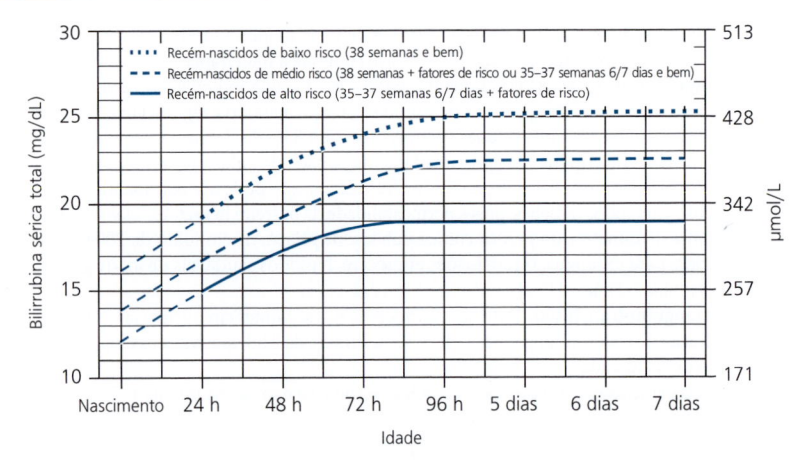

- As linhas pontilhadas nas primeiras 24 horas indicam incerteza por causa de uma ampla gama de circunstâncias clínicas e de respostas à fototerapia.
- Recomenda-se exsanguinotransfusão imediata se o recém-nascido mostra sinais de encefalopatia bilirrubínica aguda (hipertonia, arqueamento do pescoço, *retrocoles*, opistótono, febre e choro agudo) ou se o nível de TSB for 5 mg/dL (85 μmol/L) acima destas linhas.
- Fatores de risco: doença hemolítica isoimune, deficiência de G6PD, asfixia, letargia significativa, instabilidade térmica, septicemia, acidose.
- Medir a albumina sérica e calcular a relação B/A (veja legenda).
- Usar bilirrubina total. Não subtrair da bilirrubina direta ou conjugada.

Note que estes níveis sugeridos representam um consenso da maioria do comitê, mas são fundamentados em evidências limitadas, e os níveis demonstrados são aproximações. Durante a hospitalização, a exsanguinotransfusão é recomendada, quando os níveis de TSB alcançam estes níveis a despeito da fototerapia intensiva.

As seguintes relações B/A podem ser utilizadas junto, mas não no lugar, do nível de BT como um fator adicional na determinação da necessidade de exsanguinotransfusão:

	Relação B/A em que uma exsanguinotransfusão deveria ser considerada	
	Categoria de risco	TSB μmol/L/Alb, μmol/L
Recém-nascidos = 38 semanas 0 dia	8,0	0,94
Recém-nascidos de 35-36 semanas 6/7 dias e bem ou 38 semanas se houver alto risco ou doença hemolítica isoimune ou deficiência de G6PD	7,2	0,84
Recém-nascidos de 35-37 semanas 6/7 dias se houver alto risco ou doença hemolítica isoimune ou deficiência de G6PD	6,8	0,80

Se a BT estiver próximo ou no nível de exsanguinotransfusão, enviar sangue para tipagem ABO/Rh e prova cruzada. O sangue para exsanguinotransfusão é o sangue total reconstituído (hemácias e plasma) submetido à prova de compatibilidade cruzada contra o sangue da mãe e compatível com o bebê.

FIGURA 112-3. Diretrizes para exsanguinotransfusão em recém-nascidos de idade gestacional ≥ 35 semanas. B/A, relação bilirrubina/albumina; G6DP, deficiência de glicose-6-fosfato desidrogenase;
TSB, bilirrubina sérica total. (*Reproduzida, com permissão, da American Academy of Pediatrics, Subcommittee on Hyperbilirubinemia. Management of hyperbilirubinemia in the newborn infant 35 or more weeks of gestation.* Pediatrics. 2004;114:297-316.)

vamente. Fortes evidências sugerem que uma dose única de SnMP reduz a necessidade de fototerapia e exsanguinotransfusão. Uma única injeção intramuscular (6 mmol/kg) em pacientes com doença hemolítica resulta em uma queda significativa na concentração de TSB, evitando, desse modo, a necessidade de exsanguinotransfusão. Um efeito adverso imediato observado foi um eritema transitório não dependente da dose, quando o SnMP é utilizado em conjunto com a fototerapia; no entanto, a segurança a longo prazo do SnMP ainda precisa ser estudada e, até então, seu uso deve ser limitado aos recém-nascidos em alto risco de desenvolver neurotoxicidade induzida pela bilirrubina. Ainda não é uma droga licenciada e está disponível como instrumento de pesquisa ou para uso "compassivo".
3. **Albumina.** A administração de albumina intravenosa pode ser útil, pois uma reserva maior de albumina fornece um maior número de sítios de ligação para a bilirrubina livre, o que pode proteger contra a toxicidade por bilirrubina pela redução da fração livre. Um nível de albumina < 3,0 g/dL pode ser considerado como um fator de risco para a redução do limite para a fototerapia (dose: 1 g/kg por 2 horas).
4. **γ-globulina intravenosa.** Age bloqueando os receptores Fc no sistema reticuloendotelial neonatal, competindo, desse modo, com as hemácias neonatais sensibilizadas e prevenindo uma futura hemólise. É recomendada se o nível de TSB estiver aumentando apesar da fototerapia intensiva. Estudos demonstraram que o uso de γ-globulina intravenosa diminuiu o uso de exsanguinotransfusão na doença hemolítica do recém-nascido.

VIII. **Tratamento de recém-nascidos de idade gestacional < 35 semanas.** Prematuros correm um maior risco de desenvolver hiperbilirrubinemia grave e disfunção neurológica induzida pela bilirrubina, pois são mais propensos a ficarem doentes (condições comuns, como desconforto respiratório, acidose, septicemia e hipóxia) e ter um menor nível sérico de albumina do que seus correspondentes recém-nascidos próximo do termo/a termo. Por não haver recomendações definitivas com base em evidências a respeito de qual nível de bilirrubina um prematuro necessita de tratamento, é uma prática comum usar níveis inferiores de TSB para iniciar a fototerapia. Mais recentemente, foi publicada uma recomendação com base em um consenso que fornece uma abordagem guiada pela idade gestacional para o uso de fototerapia e exsanguinotransfusão em bebês prematuros. Veja Tabela 112–1. Ao utilizar esta tabela, siga estas diretrizes recomendadas: dosar o nível de albumina sérica em todos os recém-nascidos. Utilizar o limite inferior do nível de TSB listado para recém-nascidos em maior risco para toxicidade bilirrubínica; por exemplo, estes incluem, mas não são limitados a:
A. Menor idade gestacional.
B. Níveis séricos de albumina < 2,5 g/dL.
C. Níveis de TSB rapidamente crescentes, sugerindo doença hemolítica.
D. Clinicamente instável (veja página 421).

Tabela 112–1. RECOMENDAÇÕES DO CONSENSO SUGERIDAS PARA FOTOTERAPIA E EXSANGUINOTRANSFUSÃO EM PREMATUROS DE IDADE GESTACIONAL < 35 SEMANAS

Idade Gestacional[a] (Semanas)	Início da Fototerapia (Bilirrubina Sérica Total mg/dL)	Exsanguinotransfusão (Bilirrubina Sérica Total mg/dL)
< 26	Opcional: início logo após o nascimento	N/A
< 28	5–6	11–14
28–29 e 6/7 dias	6–8	12–14
30–31 e 6/7 dias	8–10	13–16
32–33 e 6/7 dias	10–12	15–18
34–34 e 6/7 dias	12–14	17–19

[a]Usar idade gestacional corrigida para fototerapia. Exemplo, quando um bebê com idade gestacional de 29 semanas tiver 7 dias de idade, usar o nível de TSB para 30 semanas (veja página 42 para determinação da idade gestacional corrigida *versus* idade gestacional).
Com base nos dados de Maisels MJ, Watchko JF, Bhutani VK, Stevenson DK. An approach to the management of hyperbilirubinemia in the preterm infant less than 35 weeks of gestation. *J Perinatol.* 2012;32:660-664.

As recomendações para exsanguinotransfusão se aplicam para recém-nascidos que estejam recebendo fototerapia intensiva apropriada, porém cujos níveis de TSB continuam a aumentar aos níveis listados. Para todos os recém-nascidos, uma exsanguinotransfusão é recomendada, quando o bebê mostra sinais de encefalopatia bilirrubínica aguda, como hipertonia, arqueamento do pescoço, *retrocollis*, opistótono ou choro agudo (que raramente ocorre em recém-nascidos de peso muito baixo ao nascer).

IX. Prognóstico

A. Geral. A bilirrubina não conjugada em alta concentração pode atravessar a barreira hematoencefálica e pode penetrar as células cerebrais, podendo resultar em disfunção neuronal e morte. O exato mecanismo de lesão de células neuronais induzida pela bilirrubina não é completamente compreendido; no entanto, altas concentrações de bilirrubina não conjugada podem ter efeitos neurotóxicos nas membranas celulares e na homeostase de cálcio intracelular, resultando em excitotoxicidade neuronal e falha da energia mitocondrial. Os fatores que determinam a toxicidade da bilirrubina nos neurônios de neonatos não são completamente compreendidos. Concentrações específicas de bilirrubina que colocam o prematuro em risco de kernicterus não foram identificadas. A incidência de kernicterus neste grupo é desconhecida, e a relação entre a bilirrubina sérica e o resultado no neurodesenvolvimento no recém-nascido de peso muito baixo ao nascer continua incerta.

B. Encefalopatia

1. **Transitória.** A disfunção neurológica precoce induzida pela bilirrubina é transitória e reversível. O sistema auditivo atua como uma janela objetiva para observação do sistema nervoso central em casos de hiperbilirrubinemia grave, e pode ser usado como um indicador precoce de encefalopatia bilirrubínica. As respostas auditivas do tronco encefálico exibem um prolongamento significativo da latência de comprimentos de ondas específicos. Estas alterações podem ser revertidas com exsanguinotransfusões ou com a redução espontânea nos níveis de bilirrubina. Dados mais recentes demonstraram que um nível de TSB ≥ 22 mg/dL, incompatibilidade do fator Rh e icterícia precoce são indicadores independentes do desenvolvimento anormal em bebês com icterícia neonatal.

2. **Encefalopatia bilirrubínica aguda.** Uma sequela neurológica evitável da hiperbilirrubinemia grave não tratada. É uma encefalopatia em evolução que pode progredir em 3 fases clínicas ao longo de vários dias. As principais características clínicas envolvem distúrbios no nível de consciência, tônus e movimento, e função do tronco cerebral, especialmente relacionado com a alimentação e choro. A gravidade das anormalidades parece estar correlacionada com a gravidade e duração da hiperbilirrubinemia.

    a. **Fase inicial.** Notada pela letargia, hipotonia, movimento reduzido e dificuldade de sucção. Os achados clínicos são inespecíficos. Um alto índice de suspeita é necessário para reconhecer estes sinais como um sinal de encefalopatia bilirrubínica aguda iminente. Intervenção terapêutica rápida é crucial para prevenir deterioração e um diagnóstico desfavorável.

    b. **Fase intermediária.** Esta fase apresenta sinais cardinais de estupor moderado, irritabilidade e aumento do tônus. O recém-nascido pode exibir arqueamento do pescoço para trás (*retrocollis*) ou da coluna (opistótono). Febre já foi relatada durante esta fase da síndrome.

    c. **Fase avançada.** Caracterizada por estupor profundo e coma, aumento do tônus, incapacidade de se alimentar e um choro agudo. Podem ocorrer convulsões. Este é um estágio ominoso da encefalopatia bilirrubínica aguda, sugerindo lesão irreversível do sistema nervoso central, com o desenvolvimento posterior de encefalopatia bilirrubínica crônica na maioria dos recém-nascidos.

3. **Encefalopatia bilirrubínica crônica.** Um distúrbio neurológico devastador e incapacitante, também chamado de **kernicterus**, e é caracterizado por uma tétrade clínica:

    a. Paralisia cerebral coreoatetoide.
    b. Perda auditiva neurossensorial de alta frequência.
    c. Paralisia do olhar vertical.
    d. Hipoplasia do esmalte dentário.

4. **Déficits cognitivos.** Estes são incomuns, porém graves. **A taxa de mortalidade pode ser tão alta quanto 10%.** **Kernicterus** é um diagnóstico patológico, descrevendo a descoloração amarelada dos núcleos profundos do cérebro. A terminologia clínica é **encefalopatia bilirrubínica**. A gravidade varia de leve à grave em crianças e adultos. Indivíduos levemente afetados permanecem altamente funcionais; indivíduos moderadamente afetados apresentam uma distonia mais proeminente e são propensos a movimentos atetoides. Indivíduos gravemente afetados apresentam dificuldade na fala e uma distonia mais incapacitante ao ponto de não serem capazes de andar. Esta é uma forma de encefalopatia estática, em que o grau de incapacidade pode mudar ligeiramente ao longo do tempo, porém essa mudança ocorre somente dentro dos limites e nunca é dramática. As regiões do tronco cerebral tipicamente afetadas pela encefalopatia bilirrubínica são as seguintes: globo pálido, núcleo subtalâmico, setor metabólico do hipocampo, núcleos oculomotores, núcleos cocleares ventrais e as células de Purkinje do córtex cerebelar. O padrão de envolvimento é similar nos indivíduos afetados de diferentes idades. Encefalopatia bilirrubínica não é uma condição notificável nos Estados Unidos; portanto, sua real prevalência é desconhecida.

Referências Selecionadas

Ahmed M, Mostafa S, Fisher G, Reynolds TM. Comparison between transcutaneous bilirubinometry and total serum bilirubin measurements in preterm infants <35 weeks gestation. *Ann Clin Biochem.* 2010;47:72-77.

American Academy of Pediatrics; the American College of Obstetricians and Gynecologists. Neonatal complications. In: *Guidelines for Perinatal Care.* 6th ed. Atlanta GA: ACOG; 2007:251-259.

American Academy of Pediatrics. Clinical practice guideline: management of hyperbilirubinemia in the newborn infant 35 weeks or more weeks of gestation. *Pediatrics.* 2004;114:297-316.

Arun Babu T, Bhat BV, Joseph NM. Association between peak serum bilirubin and neurodevelopmental outcomes in term babies with hyperbilirubinemia. *Indian J Pediatr.* 2012;79:202-206.

Bertini G, Dani C, Fonda C, Zorzi C, Rubaltelli FF. Bronze baby syndrome and the risk of kernicterus. *Acta Paediatr.* 2005;94:968-971.

Chang PF, Lin TC, Liu K, et al. Risk of hyperbilirubinemia in breastfed infants. *J Pediatr.* 2011;159:561-565.

Elalfy MS, Elbarbary NS, Abaza HW. Intravenous immunoglobin (two-dose regimen) in the management of severe Rh hemolytic disease of newborn—a prospective randomized controlled trial. *Eur J Pediatr.* 2011;170:461-467.

Ghaemi S, Fesharaki RJ, Kelishadi R. Late onset jaundice and urinary tract infection in neonates. *Indian J Pediatr.* 2007;74:139-141.

Johnson L, Bhutani VK. The clinical syndrome of bilirubin-induced neurologic dysfunction. *Semin Perinatol.* 2011;35:101-113.

Kaplan M, et al. Neonatal jaundice and liver disease. In: Martin RJ, Fanaroff AA, Walsh MC, eds. *Fanaroff & Martin's Neonatal Perinatal Medicine: Diseases of the Fetus and Infant.* 9th ed. Philadelphia, PA: Mosby Elsevier; 2011:1443-1481.

Kappas A, Drummond GS, Munson DP, Marshall JR. Sn-Mesoporphyrin interdiction of severe hyperbilirubinemia in Jehovah witness newborns as an alternative to exchange transfusion. *Pediatrics.* 2001;108:1374-1377.

Keenan WJ, Novak KK, Sutherland JM, Bryla DA, Fetterly KL. Morbidity and mortality associated with exchange transfusion. *Pediatrics.* 1985;75:417-441.

Maisels MJ. Jaundice. In: MacDonald MG, Seshia MMK, Mullett MD, eds. *Avery's Neonatology: Pathophysiology & Management of the Newborn.* 6th ed. Philadelphia, PA: Lippincott Williams & Wilkins; 2005:768-846.

Maisels MJ, Watchko JF, Bhutani VK, Stevenson DK. An approach to the management of hyperbilirubinemia in the preterm infant less than 35 weeks of gestation. *J Perinatol.* 2012;32:660-664.

Murray NA, Roberts IA. Haemolytic disease of the newborn. *Arch Dis Child Fetal Neonatal Ed.* 2007;92:F83-F88.

Patra K, Storfer-Isser A, Siner B, Moore J, Hack M. Adverse events associated with neonatal exchange transfusion in the 1990s. *J Pediatr.* 2004;144:626-631.

Rubaltelli FF, Gourley GR, Loskamp N, et al. Transcutaneous bilirubin measurement: a multicenter evaluation of a new device. *Pediatrics.* 2001;107:1264-1271.

Shapiro SM, Bhutani VK, Johnson L. Hyperbilirubinemia and kernicterus. *Clin Perinatol.* 2006;33:387-410.

Sharma P, Chhangani NP, Meena KR, Jora R, Sharma N, Gupta BD. Brainstem evoked response audiometry (BAER) in neonates with hyperbilirubinemia. *Indian J Pediatr.* 2006;73:413-416.

Steiner LA, Gallagher PG. Erythrocyte disorder in the perinatal period. *Semin Perinatol.* 2007;31:254-261.

Stevenson DK, Wong RJ. Metalloporphyrins in management of neonatal hyperbilirubinemia. *Semin Fetal Neonatal Med.* 2010;15:164-168.

Volpe JJ. Bilirubin and brain injury. In: Volpe JJ, ed. *Neurology of the Newborn.* 5th ed. Philadelphia, PA: Saunders Elsevier; 2008:619-651.

Vreman HJ, Wong RJ, Stevenson DK, et al. Light emitting diodes: a novel light source for phototherapy. *Pediatr Res.* 1998;44:804-809.

Watchko JF. Hyperbilirubinemia and bilirubin toxicity in the late preterm infant. *Clin Perinatol.* 2006;33:839-852.

Watchko JF. Kernicterus and the molecular mechanisms of bilirubin-induced CNS injury in newborns. *Neuromolecular Med.* 2006;8:513-529.

Weng YH, Chiu YW. Clinical characteristics of G6PD deficiency in infants with marked hyperbilirubinemia. *J Pediatr Hematol Oncol.* 2010;32:11-14.

113 Hipertensão Pulmonar Persistente do Recém-Nascido

I. **Definição.** Hipertensão pulmonar persistente do recém-nascido (PPHN) é uma condição caracterizada por hipertensão pulmonar acentuada decorrente do aumento da resistência vascular pulmonar (PVR) e alteração da vasorreatividade pulmonar, resultando em *shunt* extrapulmonar de sangue da direita para a esquerda através do forame oval e canal arterial, se este for patente. Está associada a uma vasta gama de distúrbios pulmonares que também podem causar *shunt* intrapulmonar. Quando este distúrbio é de causa desconhecida e é a causa primária de desconforto cardiopulmonar, é frequentemente chamado de "PPHN idiopático" ou circulação fetal persistente.

II. **Incidência.** 2–6 em cada 1.000 nascidos vivos.

III. **Fisiopatologia.** A PPHN pode ser o resultado do hipodesenvolvimento dos pulmões e de seu leito vascular (p. ex., hérnia diafragmática congênita e pulmões hipoplásicos), má adaptação do leito vascular pulmonar à transição que ocorre por volta do período do parto (p. ex., diversas condições de estresse perinatal, hemorragia, aspiração, hipóxia e hipoglicemia) e o desenvolvimento intrauterino deficiente do leito vascular pulmonar decorrente de uma causa conhecida ou desconhecida. É conveniente pensar em termos desta classificação patológica básica. No entanto, as manifestações clínicas da PPHN geralmente não são atribuíveis a uma única entidade fisiológica ou estrutural, e muitos distúrbios exibem mais de uma patologia subjacente. Frequentemente, mesmo quando existem evidências de estresse perinatal ou pós-natal (p. ex., aspiração de mecônio), a causa subjacente de PPHN é secundária a um processo intrauterino de alguma duração.

Artérias pré-acinares já estão presentes no pulmão ao redor da 16ª semana de gestação; portanto, unidades respiratórias são adicionadas com o subsequente crescimento das artérias apropriadas. Muscularização, diferenciação e crescimento das artérias pulmonares periféricas são influenciados por vários fatores tróficos (p. ex., fatores de crescimento de fibroblastos) e pelas mudanças que ocorrem na matriz do tecido conectivo. Os pulmões de recém-nascidos com PPHN contêm muitas artérias pré-capilares não dilatadas, e a espessura medial arterial pulmonar está aumentada. Pode haver extensão do músculo nas artérias pequenas e periféricas que normalmente não são musculares. Após alguns dias, evidências de remodelamento estrutural com deposição de tecido conectivo já podem ser observadas.

No feto, a PVR é alta, e somente 5–10% do débito cardíaco combinado flui para os pulmões, com grande parte do débito ventricular direito atravessando o canal arterial para a aorta. Após o nascimento, com a expansão dos pulmões, há uma intensa queda na PVR e um aumento de aproximadamente 10 vezes no fluxo sanguíneo pulmonar. Os fatores responsáveis pela manutenção de uma PVR alta no feto e pela redução aguda na RVP que ocorre após o nascimento não são completamente compreendidos. O tônus vascular pulmonar fetal e neonatal é modulado por um equilíbrio entre os estímulos vasoconstritores e vasodilatadores. Os estímulos vasoconstritores incluem vários produtos do metabolismo do ácido araquidônico (p. ex., tromboxano) e as endotelinas (ETs). O efeito hemodinâmico das endotelinas é mediado por, pelo menos, 2 receptores; ET-A e ET-B. O pulmão fetal também produz vários metabólitos dependentes da ciclo-oxigenase (COX) que atuam como vasodilatadores pulmonares (p. ex., PGI_2, PGE_1 e PGE_2). Também ficou claro que o endotélio (e sua interação com as células do músculo liso vascular) exerce um papel crucial na regulação do tônus vascular pulmonar. O óxido nítrico (NO), um potente vasodilatador, é sintetizado a partir da L-arginina pela óxido nítrico sintase endotelial (eNOS). O NO estimula a guanilato ciclase solúvel (sGC), que produz cGMP e causa vasodilatação. O cGMP, por sua vez, é hidrolisado por fosfodiesterases de nucleotídeos cíclicos (PDEs), e manipulação destas fosfodiesterases controla a intensidade e duração da ação do cGMP. Várias isoenzimas da PDE foram identificadas, e a inibição da PDE-5 (pela, p. ex., sildenafila) causa vasodilatação pulmonar.

Em resumo, para que uma transição circulatória pulmonar bem-sucedida ocorra, diversos fatores mecânicos, fisiológicos e bioquímicos, que mantêm a PVR fetal alta, devem ser eliminados ou revertidos. Os principais eventos são a substituição do pulmão preenchido por líquido do feto por um pulmão neonatal preenchido por ar, o aumento na tensão de oxigênio e o aumento no fluxo sanguíneo pulmonar (que aumenta a tensão de cisalhamento e, consequentemente, aumenta o NO). Ao mesmo tempo, ocorrem mudanças na síntese e liberação de vários moduladores bioquímicos do tônus vascular, e há interações entre os eventos mecânicos e biomecânicos relacionados com o nascimento. Distúrbios nesta cascata de eventos podem resultar em PPHN. Ao mesmo tempo, a manipulação destas vias nos permite tratá-la.

IV. **Fatores de risco.** Os seguintes fatores ou condições podem estar associados à PPHN:
   A. **Doença pulmonar.** Aspiração de mecônio, síndrome do desconforto respiratório (RDS), pneumonia, hipoplasia pulmonar, doença pulmonar cística (incluindo malformação adenomatoide cística congênita e enfisema lobar congênito), hérnia diafragmática e displasia alvéolo-capilar congênita.
   B. **Distúrbios sistêmicos.** Policitemia, hipoglicemia, hipóxia, acidose, hipocalcemia, hipotermia e septicemia.
   C. **Cardiopatia congênita.** Particularmente, retorno venoso pulmonar anômalo total, síndrome do coração esquerdo hipoplásico, insuficiência tricúspide transitória (isquemia transitória do miocárdio), coarctação da aorta, estenose aórtica crítica, defeito dos coxins endocárdicos, anomalia de Ebstein, transposição das grandes artérias, fibroelastose endocárdica e malformações venosas cerebrais.
   D. **Fatores perinatais.** Asfixia, hipóxia perinatal e ingestão materna de aspirina ou indometacina.
   E. **Diversos.** Distúrbios do sistema nervoso central (CNS), doença neuromuscular e obstrução das vias aéreas superiores. Embora ainda controverso, alguns estudos observacionais sugeri-

ram que o uso de inibidores seletivos da recaptação de serotonina durante a última metade da gestação pode estar associado à PPHN no recém-nascido.

V. **Apresentação clínica.** O achado primário é desconforto respiratório com cianose (confirmado pela demonstração de hipoxemia). Isto pode ocorrer mesmo com uma ventilação adequada. Outros achados clínicos são altamente variáveis e dependem da gravidade, estágio e outros distúrbios associados (particularmente doenças pulmonares e cardíacas).

   A. **Respiratório.** Os sintomas respiratórios iniciais podem ser limitados à taquipneia, e o início pode ser ao nascimento ou em até 4-8 horas de idade. Além disso, em um recém-nascido com doença pulmonar, a PPHN deve ser suspeita como um fator complicador, quando o bebê demonstra labilidade acentuada na oxigenação. Estes bebês podem apresentar reduções significativas nas leituras de oximetria de pulso durante os cuidados de enfermagem de rotina ou estresses menores (p. ex., movimento ou barulho). Além disso, uma pequena redução na concentração de oxigênio inspirado pode resultar em uma redução surpreendentemente maior na oxigenação arterial (p. ex., a $AaDO_2$ muda mais rapidamente e é mais lábil do que a observada no curso normal da progressão de RDS não complicada ou outra doença pulmonar).

   B. **Sinais cardíacos.** Os achados físicos podem incluir um impulso ventricular direito proeminente, uma segunda bulha cardíaca única e um sopro de insuficiência tricúspide. Nos casos extremos, pode haver hepatomegalia e sinais de insuficiência cardíaca.

   C. **Radiografia.** A radiografia torácica exibe cardiomegalia ou um coração de tamanho normal. Se não houver doença pulmonar associada, a radiografia pode exibir vascularidade pulmonar normal ou diminuída. Caso também haja um distúrbio do parênquima pulmonar, o grau de hipoxemia pode ser desproporcional em relação à mensuração radiográfica da gravidade da doença pulmonar.

VI. **Diagnóstico.** A PPHN é, essencialmente, um diagnóstico de exclusão.

   A. **Leituras diferenciais de oximetria.** Na presença de um *shunt* direita-esquerda pelo canal arterial patente, a PaO_2 no sangue pré-ductal (p. ex., proveniente da artéria radial direita) é mais elevada do que aquela no sangue pós-ductal (obtido das artérias radial esquerda, umbilical ou tibial). Portanto, o monitoramento pré-ductal e pós-ductal simultâneo da saturação de oxigênio é um indicador útil do *shunt* direita-esquerda ao nível ductal. No entanto, é importante observar que a PPHN não pode ser excluída quando nenhuma diferença é encontrada, pois o *shunt* direita-esquerda pode ocorrer predominantemente no nível atrial (ou o canal pode não ser patente). Uma diferença > 5% entre as saturações de oxigênio pré-ductal e pós-ductal é considerada indicativa de um *shunt* ductal direita-esquerda. Uma diferença > 10-15 mmHg entre a PaO_2 pré-ductal e pós-ductal também é considerada sugestiva de um *shunt* ductal direita-esquerda. As oxigenações pré-ductal e pós-ductal devem ser avaliadas simultaneamente.

   B. **Teste da hiperventilação.** A PPHN deve ser considerada, se um aumento acentuado na oxigenação (aumento > 30 mmHg na PaO_2) for observado durante a hiperventilação do bebê (reduzindo a $PaCO_2$ e aumentando o pH). Quando um pH "crítico" é alcançado (geralmente igual ou superior a 7,55), a PVR diminui, há um menor *shunt* direita-esquerda, e a PaO_2 aumenta. Pouca ou nenhuma resposta é esperada em recém-nascidos com os diagnósticos mencionados por último. Foi sugerido que os recém-nascidos submetidos a este teste devem ser hiperventilados por 10 minutos. Hiperventilação prolongada não é recomendada, no entanto, particularmente em bebês prematuros (veja discussão mais adiante).

   C. **Radiografia.** Campos pulmonares limpos ou apenas uma doença discreta diante de uma hipoxemia grave são fortemente sugestivos de PPHN, se o diagnóstico de uma cardiopatia congênita cianótica tenha sido excluído. Em um bebê com doença parenquimatosa pulmonar significativa, uma radiografia torácica é de pouca ajuda no diagnóstico de PPHN (embora seja indicada por outras razões). Em um bebê com rápida piora da oxigenação, o principal valor de uma radiografia torácica está na exclusão do diagnóstico alternativo (p. ex., pneumotórax ou pneumopericárdio).

   D. **Ecocardiografia.** Geralmente essencial para distinguir entre a cardiopatia congênita cianótica e a PPHN, pois a última é, frequentemente, um diagnóstico de exclusão. Além disso, embora todos os outros sinais e testes mencionados sejam sugestivos, a ecocardiografia (junto com os estudos Doppler) podem fornecer evidências confirmatórias, que são geralmente diagnósticas. A primeira questão que precisa ser respondida é se o coração é estruturalmente normal. Em seguida, a pressão na artéria pulmonar pode ser indiretamente determinada pela medida da velocidade de regurgitação tricúspide, quando presente. Um septo interventricular achatado, ou um que se curva para dentro do ventrículo esquerdo, também corrobora com o diagnóstico de PPHN. Similarmente, informações sobre um *shunt* direita-esquerda nos níveis atrial e ductal corroboram o diagnóstico de PPHN. A ecocardiografia também pode ser usada para avaliar a contratilidade e o débito ventricular (ambos dos quais podem estar deprimidos em recém-nascidos com PPHN).

VII. Tratamento

A. **Prevenção.** Tratamento de suporte e reanimação adequados desde o nascimento podem, presumivelmente, prevenir ou aliviar, em parte, a PPHN quando esta ocorre sobreposta a uma condição preexistente. Um exemplo é uma ventilação adequada e em tempo hábil de um bebê asfixiado, com atenção apropriada ao controle térmico.

B. **Tratamento geral.** Bebês com PPHN claramente requerem um monitoramento meticuloso e intensivo. O gerenciamento de fluidos é importante, pois a hipovolemia agrava o *shunt* direita-esquerda. No entanto, nenhum benefício é conhecido com a administração repetida de coloides ou cristaloides após o suposto alcance da normovolemia. Uma concentração sérica de glicose e cálcio normal deve ser mantida, pois hipoglicemia e hipocalcemia pioram a PPHN. O controle da temperatura também é crucial. Acidose significativa deve ser evitada. É útil a utilização de 2 oxímetros de pulso: 1 pré-ductal e 1 pós-ductal.

C. **Mínimo manuseio.** Visto que os bebês com PPHN sejam extremamente lábeis, com deterioração significativa após estímulos aparentemente "menores", este aspecto do cuidado merece uma menção especial. A aspiração endotraqueal, em particular, deve ser realizada somente se indicada e não como rotina. O nível de barulho e manipulação física deve ser mantido a um mínimo.

D. **Ventilação mecânica.** Geralmente necessária para assegurar uma oxigenação adequada, devendo-se utilizar primeiro uma ventilação "convencional". O objetivo é manter uma oxigenação adequada e estável, usando a menor pressão média de vias aéreas possível. A menor pressão positiva expiratória final possível também deve ser procurada. Entretanto, deve-se evitar uma atelectasia, pois esta pode agravar a hipertensão pulmonar, assim como comprometer o fornecimento eficaz do óxido nítrico inalado (iNO) aos pulmões. Hiperventilação deve ser evitada e, como um guia, os valores da PCO_2 arterial devem, se possível, ser mantidos < 30 mmHg; níveis iguais ou superiores a 40–50 mmHg também são aceitáveis, se não houver comprometimento associado à oxigenação. Inicialmente, seria sensato ventilar com uma concentração de oxigênio inspirado de 100%. O desmame deve ser gradual e em passos pequenos. Naqueles bebês que não podem ser adequadamente oxigenados com ventilação convencional, uma ventilação oscilatória de alta frequência (HFOV) deve ser considerada precocemente. Na presença de doença pulmonar parenquimatosa, os bebês tratados com HFOV combinada com iNO foram menos propensos a serem encaminhados para oxigenação extracorpórea por membrana/suporte extracorpóreo de vida (ECMO/ECLS) do que aqueles tratados somente com uma das duas terapias.

E. **Surfactante.** Em recém-nascidos com RDS, a administração de surfactante está associada a uma queda na PVR. O surfactante também pode ser benéfico em vários outros distúrbios pulmonares (p. ex., aspiração de mecônio); todavia, é incerto se as ações do surfactante nestes distúrbios estão relacionadas com uma redução na PVR. Há evidências de deficiência de surfactante em alguns pacientes com PPHN.

F. **Agentes pressores.** Alguns recém-nascidos com PPHN apresentam débito cardíaco reduzido. Além disso, o aumento na pressão sanguínea sistêmica reduz o *shunt* direita-esquerda. Consequentemente, pelo menos uma pressão sanguínea normal deve ser mantida, e alguns recomendam manter a pressão sanguínea ≥ 40 mmHg. **Dopamina é a droga mais comumente usada para esta finalidade.** Neste contexto, a dobutamina possui a desvantagem de, embora possa aumentar o débito cardíaco, possuir um menor efeito pressor do que a dopamina. **Milrinona**, um inibidor da fosfodiesterases tipo 3, também é algumas vezes empregada para aumentar o débito cardíaco. A milrinona reduz a hipertensão pulmonar nos modelos experimentais com animais, e dois estudos pequenos de séries de casos relataram seu efeito benéfico em recém-nascidos com PPHN. Todavia, o uso de milrinona tem sido associado a casos ocasionais de hipotensão sistêmica em adultos e de frequências cardíacas mais elevadas em recém-nascidos. Portanto, mais dados são necessários antes que o uso disseminado de milrinona possa ser recomendado.

G. Sedação. A labilidade destes recém-nascidos foi previamente mencionada e, consequentemente, sedação é comumente realizada. Pentobarbital (1–5 mg/kg) ou midazolam (0,1 mg/kg) é frequentemente usado, e analgesia com morfina (0,05–0,2 mg/kg) também é usada.

H. Óxido nítrico inalado (iNO). Veja também Capítulos 8 e 148.

1. **Introdução.** Ensaios clínicos controlados demonstraram que o óxido nítrico (NO), quando fornecido por inalação, reduz a PVR e melhora a oxigenação e o prognóstico em uma proporção significativa dos recém-nascidos a termo e próximos ao termo com PPHN. A administração de iNO em recém-nascidos com PPHN reduz a necessidade de ECMO/ECLS sem aumentar a morbidade aos 2 anos de idade. Em outro grande ensaio multicêntrico, foi demonstrado que o iNO diminui a necessidade de ECMO/ECLS e a incidência de displasia broncopulmonar (BPD)/doença pulmonar crônica (CLP). A oxigenação também pode melhorar durante a terapia com iNO através de mecanismos adicionais ao seu efeito de redução do *shunt* extrapulmonar direita-esquerda. O iNO também pode melhorar a oxigenação através do redirecionamento de sangue das regiões pulmonares pouco aeradas ou afetadas para os espaços aéreos distais aerados (que são mais expostos à droga inalada), aumentando, desse modo, o desequilíbrio da relação ventilação/perfusão. Embora os benefícios do iNO tenham sido demonstrados em recém-nascidos a termo e próximos ao termo com hipertensão pulmonar, o tratamento com iNO de bebês prematuros é mais ***controverso***. Em recém-nascidos prematuros, a esperança era de que o iNO reduzisse a incidência de BPD/CLD e, possivelmente, aliviasse outras morbidades. No entanto, os resultados de ensaios clínicos são conflitantes, e um desconforto respiratório em recém-nascidos prematuros é visto como uma indicação ***controversa***, em que estudos adicionais são necessários.

2. **Fisiologia.** O NO é um gás incolor com uma meia-vida de segundos. O iNO exógeno se difunde dos alvéolos para o músculo liso vascular pulmonar e produz vasodilatação. Excesso de NO se difunde para a circulação sanguínea, onde é rapidamente inativado ao se ligar à hemoglobina, e subsequente formação de íons nitrato e nitrito. Consequentemente, esta rápida inativação limita sua ação na vasculatura pulmonar. A dose de iNO é medida em ppm (partes por milhão) de gás.

3. **Toxicidade.** O NO reage com o oxigênio para formar outros óxidos de nitrogênio e, principalmente, o NO_2 (dióxido de nitrogênio). O último pode produzir efeitos tóxicos e, portanto, deve ser removido do circuito respiratório (que pode ser realizado utilizando-se um absorvedor). O NO forma metemoglobina quando combinado à hemoglobina, e isto também é preocupante. Nos vários ensaios clínicos de grande porte concluídos, a metemoglobinemia não foi uma complicação significativa, quando as doses de NO eram < 20 ppm. A taxa de acúmulo da metemoglobina depende da dose e duração de administração do NO. Mesmo quando doses > 20 ppm são utilizadas, uma metemoglobinemia clinicamente significativa não parece ser uma complicação frequente. O NO inibe a adesão das plaquetas ao endotélio. Consequentemente, outra potencial complicação é o prolongamento do tempo de sangramento descrito nas doses de NO entre 30–300 ppm. O NO também pode ter um efeito adverso sobre a função do surfactante, porém, para que isto ocorra, são necessárias doses muito mais altas do que aquelas relevantes nas aplicações clínicas. Ao contrário, uma baixa dose de NO possui efeitos antioxidantes, e estes podem ser potencialmente benéficos. Por causa destas, potenciais complicações, os níveis de NO_2 devem ser monitorados durante a administração de NO. Além disso, a concentração sanguínea de metemoglobina deve ser medida. Estudos de seguimento em recém-nascidos recebendo iNO não demonstraram efeitos adversos.

4. **Dose e administração.** Evidências disponíveis apoiam o uso de doses iniciais de 20 ppm de iNO. Entre os recém-nascidos com uma resposta positiva ao iNO, o tempo de resposta é rápido. Entretanto, não existe um acordo sobre a duração do tratamento e os critérios para descontinuação; estes variam e geralmente refletem as preferências da instituição. Portanto, alguns recomendam o desmame assim que a PO_2 arterial for > 50 mmHg; outros sugerem um índice de oxigenação < 10 como uma indicação para o desmame. Além disso, não existem evidências que sugiram a superioridade de um regime de desmame em relação a outro. Entretanto, algumas observações estão disponíveis para auxiliar nas considerações sobre o desmame. No entanto, um ponto é incontestável: o desmame deve ser realizado sob monitoramento intenso e cauteloso de cada etapa. É importante salientar que a descontinuação súbita de iNO pode estar associada à hipertensão pulmonar "rebote" (veja Seção VII.H.4b).

   a. **Dose inicial.** Iniciar o tratamento com 20 ppm de iNO. Poucos benefícios são obtidos com a administração de altas doses, pois, no máximo, apenas alguns pacientes responderão a estas doses mais elevadas após não terem respondido a uma dose de 20 ppm. Doses mais elevadas podem aumentar de modo significativo a taxa de metemoglobinemia. Além disso, o tratamento inicial com uma baixa dose subterapêutica de iNO pode diminuir a resposta subsequente ao iNO a uma dose de 20 ppm. Entre os recém-nascidos com uma resposta positiva ao iNO, o tempo de resposta é rápido.

   b. **Desmame.** Desmamar a concentração de oxigênio inspirado até $FIO_2 < 0,6$. Em seguida, iniciar o desmame das concentrações de iNO em passos de 5 ppm, até uma dose final de iNO de 5 ppm. O desmame pode ser iniciado tão logo quanto 4-6 horas após início do tratamento, ou posteriormente, e deve ser tentado pelo menos uma vez ao dia, porém pode ser realizado tão frequentemente quanto a cada 30 minutos. Estabilidade hemodinâmica e adequada oxigenação devem ser acompanhados de perto após 30–60 minutos de cada passo do desmame. Uma deterioração significativa indica que o passo anterior de desmame deve ser revertido. Logo que o iNO estiver em 5 ppm, o desmame deve ser continuado a um ritmo mais lento, em passos de 1 ppm, até que a dose de iNO alcance 1 ppm. Uma vez que o paciente tenha demonstrado estabilidade a um iNO de 1 ppm por algumas horas, o iNO pode ser descontinuado. Algum declínio na saturação de oxigênio deve ser antecipado, e um aumento de 10–20% na concentração de oxigênio inspirado necessária pode ser considerado razoável após a descontinuação do iNO, não sendo necessariamente uma indicação para reinstituição da terapia. No entanto, se uma $FIO_2 > 0,75$ for necessária para manter uma oxigenação adequada, o paciente pode-se beneficiar com o retorno do iNO. **Cuidado:** Embora existam vários regimes de desmame de iNO, evidências sugerem que o iNO deve ser descontinuado a partir de uma dose de 1 ppm e não uma dose mais elevada. A taxa de sucesso é mais elevada quando a descontinuação é feita a partir de uma dose de 1 ppm do que uma dose igual ou superior a 5 ppm. Além disso, deve-se manter em mente o fenômeno de hipertensão pulmonar rebote após descontinuação do iNO. Descontinuação súbita do iNO pode estar associada à hipertensão pulmonar "rebote", e este rebote pode ser grave e ocorrer mesmo em recém-nascidos que tenham inicialmente falhado em responder ao início do tratamento com iNO. É importante enfatizar que este protocolo é meramente uma sugestão, sendo compatível com dados derivados de ensaios e experiência com o uso de iNO. Vários outros regimes seriam igualmente aceitáveis.

5. **Falha em responder ao iNO ou necessidade de administração prolongada.** Pacientes que não respondem ao iNO, ou aqueles em que o iNO não pode ser desmamado após 5 dias de tratamento, são dignos de uma reavaliação. Uma terapia eficaz requer insuflação pulmonar adequada, e um bebê que não responde deve ser avaliado por radiografia torácica para obstrução das vias aéreas e atelectasia. Estratégias de recrutamento de volume pulmonar podem ser necessárias, bem como o tratamento com surfactante em circunstâncias apropriadas. Um tratamento de suporte com agentes pressores ou a infusão de líquidos pode ser necessário, pois um débito cardíaco comprometido pode tornar ineficaz o tratamento com iNO. Um ecocardiograma é justificado para descartar anomalias cardíacas que podem não ter sido detectadas e para avaliar a função cardíaca. Consideração deve ser

direcionada às doenças pulmonares que não respondem ao iNO, como a displasia alvéolo-capilar ou aquelas associadas à hipoplasia pulmonar. Menos de 35% dos bebês com hérnia diafragmática congênita respondem ao iNO ou sobrevivem sem ECMO/ECLS.

I. **Sildenafila.** A fosfodiesterase PDE5 é abundantemente expressa no tecido pulmonar e degrada o cGMP. A sildenafila, um inibidor da PDE5, prolonga a meia-vida do cGMP e, presumivelmente, aumenta a ação do óxido nítrico endógeno e exógeno. Alguns ensaios randomizados pequenos demonstraram sua eficácia no tratamento de hipertensão pulmonar. Relatos adicionais estão na forma de séries de casos. A sildenafila tem sido bem-sucedida no tratamento de hipertensão pulmonar em recém-nascidos após cirurgia cardíaca, e séries de casos demonstraram que a sildenafila é adequada para atenuar a hipertensão pulmonar rebote depois da retirada do iNO. Em alguns pacientes, a sildenafila pode conferir benefício adicional àquele obtido pelo tratamento isolado com iNO. Em algumas unidades, a sildenafila é fornecida profilaticamente antes do passo final do desmame do iNO. Pacientes tratados com sildenafila não demonstraram uma maior tendência para hipotensão sistêmica. Questões têm sido levantadas quanto aos possíveis efeitos adversos desta droga naqueles recém-nascidos em risco de retinopatia da prematuridade, embora a suposta associação tenha sido questionada. Ensaios clínicos maiores serão necessários para abordar as questões de risco e benefícios. Embora uma preparação intravenosa (IV) esteja disponível, a droga é frequentemente administrada por via enteral. As doses relatadas variam de 1 a 3 mg/kg a cada 6 horas.

J. **Prostaciclina.** A prostaciclina (PGI_2) é um potente vasodilatador de curta duração das circulações pulmonar e sistêmica. A maior experiência de seu uso é na forma de infusão IV contínua de epoprostenol. Ensaios clínicos realizados em adultos e crianças mais velhas com hipertensão pulmonar demonstraram uma melhora nos sintomas e mortalidade. No entanto, o tratamento com epoprostenol está associado a várias limitações. A droga possui uma meia-vida muito curta e requer infusão contínua. Existem requisitos especiais de armazenamento, e os efeitos colaterais incluem hipotensão sistêmica. Os dados em recém-nascidos são escassos e consistem em alguns relatos clínicos do uso bem-sucedido da droga nesta população de pacientes. As doses relatadas variam de 4 ng/kg/min a 40 ng/kg/min por via IV, e é sugerido que o tratamento seja iniciado com uma baixa dose, com o aumento da taxa de dose sendo titulada de acordo com a resposta. Doses mais elevadas estão associadas a um maior risco de hipotensão sistêmica, e a pressão sanguínea deve ser monitorada.

K. **PGI_2 inalada/nebulizada (Iloprost).** Este é um análogo estável da PGI_2 com uma meia-vida mais longa, e age estimulando a adenilato ciclase e aumentando o cAMP cíclico. A PGI_2 inalada/nebulizada está ganhando maior aceitação por causa de sua vasodilatação pulmonar seletiva sem redução da pressão sanguínea sistêmica. Ensaios randomizados em adultos demonstraram sua eficácia e segurança, porém as literaturas pediátrica e neonatal consistem somente em algumas séries de casos e relatos clínicos. O uso de prostaciclina inalada foi relatado em 4 recém-nascidos com PPHN refratária ao iNO. Os 4 bebês exibiram uma rápida melhora. Foi constatado que um recém-nascido que demonstrou subsequente deterioração tinha displasia alvéolo-capilar. Não foram observados efeitos vasculares sistêmicos. A dose varia entre os diferentes relatos, porém é geralmente na faixa de 0,25–2 mcg/kg por inalação, com fornecimento de inalações durante 5–10 minutos a cada 2–8 horas.

L. **Bosentana.** A ET-1 é um potente vasoconstritor, e sua concentração está elevada em recém-nascidos com PPHN. A bosentana é um antagonista do receptor da endotelina que melhora a hemodinâmica e qualidade de vida em adultos com hipertensão pulmonar. Até 10% dos pacientes são afetados por toxicidade hepática. Em um estudo, a bosentana melhorou a hemodinâmica em pacientes pediátricos com hipertensão pulmonar. Seu uso também possibilitou a redução da dose de epoprostenol. Entretanto, existem poucas informações acerca do uso de bosentana em recém-nascidos com PPHN, e a literatura consiste principalmente em relatos clínicos. A bosentana é algumas vezes utilizada sem base científica para hipertensão pulmonar refratária em recém-nascidos com hérnia diafragmática congênita, BPD/CLD grave e cardiopatias congênitas. Não existem dados sistemáticos de seu uso e segurança em recém-nascidos, tanto como uma terapia única como um adjuvante na terapia combinada. A dose relatada é de 1–2 mg/kg, administrada 2 vezes ao dia.

M. **Agentes paralisantes.** O uso destes agentes é *controverso*. Seu uso foi defendido em bebês que não tenham respondido à sedação e ainda estão lábeis, ou que parecem "lutar" com o ventilador. Em uma pesquisa retrospectiva, o uso de paralisia foi associado a uma maior taxa de mortalidade, embora uma relação causal não possa ser deduzida. Pancurônio é a droga mais comumente usada, embora possa aumentar a PVR e piorar o desequilíbrio da relação ventilação/perfusão. O vecurônio (0,1 mg/kg) também tem sido usado.

N. **Alcalinização.** No passado, foi observado que a hiperventilação, com a resultante hipocapnia, melhorou a oxigenação em consequência da vasodilatação pulmonar. Subsequentemente, foi demonstrado, em estudos com animais, que o efeito benéfico da hipocapnia foi, na verdade, resultado do aumento do pH em vez dos baixos valores de $PaCO_2$ obtidos. Além disso, o seguimento de bebês com PPHN sugeriu que a hipocapnia estava relacionada com um prognóstico desfavorável do neurodesenvolvimento (especialmente perda auditiva neurossensorial). Hipocapnia é conhecida por reduzir o fluxo sanguíneo cerebral. O uso de alcalinização é *controverso*, e não existem ensaios adequadamente controlados em seu uso para aliviar a PPHN. Se alcalinização for empregada, pode ser aconselhável aumentar o pH usando uma infusão de bicarbonato de sódio (0,5–1 mEq/kg/h), se possível. O sódio sérico deve ser monitorado para evitar hipernatremia. A melhora na oxigenação foi informalmente relatada com pH arterial 7,50–7,55 (algumas vezes, níveis tão altos quanto 7,65 são necessários).

O. **Sulfato de magnésio.** O magnésio causa vasodilatação ao antagonizar a entrada do íon cálcio nas células musculares lisas. Alguns estudos observacionais pequenos sugeriram que o $MgSO_4$ pode tratar com eficácia a PPHN, mas a evidência é conflitante, e existe algum risco de hipotensão sistêmica. A dose relatada é uma dose de carga de 200 mg/kg, seguida por uma infusão de 20–150 mg/kg/h (a droga é administrada por via IV). Dois ensaios pequenos em recém-nascidos com PPHN demonstraram que a sildenafila e o iNO são superiores ao $MgSO_4$ IV.

P. **Adenosina.** A adenosina causa vasodilatação ao estimular os receptores de adenosina nas células endoteliais e liberar NO endotelial. Um ensaio clínico randomizado pequeno relatou a eficácia da infusão de adenosina (25–50 mcg/kg/min) no tratamento de PPHN em bebês a termo. Subsequentemente, outros casos foram publicados. Apesar dos dados iniciais favoráveis, a droga não chamou a atenção, e seu uso aguarda a realização de ensaios clínicos adicionais.

Q. **ECMO/ECLS.** (Veja Capítulo 18.) A ECMO/ECLS pode ser indicada para bebês a termo ou próximo do termo com PPHN que não respondem à terapia convencional, e que satisfazem os critérios para ECMO/ECLS. A taxa de sobrevida com a ECMO/ECLS é relatada em > 80%, embora apenas os recém-nascidos mais gravemente afetados sejam encaminhados para este tratamento.

VIII. **Hipertensão pulmonar na BPD/CLD.** Um número significativo de casos de BPD/CLD exibe hipertensão pulmonar (PH). A circulação pulmonar na BPD/CLD exibe resistência vascular pulmonar elevada e aumento da vasorreatividade, remodelamento vascular e redução e distúrbio do crescimento. Distúrbio da angiogênese também compromete a alveolarização e, além disso, há formação de vasos brônquicos e outros vasos colaterais sistêmico-pulmonares. A presença de PH complicando o curso da BPD/CLD está associada a uma morbidade e mortalidade significativamente elevadas. A lógica para um diagnóstico e tratamento agressivo da BPD/CLD complicada por PH é a esperança de que afete a mortalidade elevada. Quais pacientes com BPD/CLD deveriam ser rastreados para a presença de PH? Não existem dados que indiquem uma abordagem ideal, porém algumas diretrizes foram sugeridas. Pacientes que ainda necessitem de assistência ventilatória ou oxigenação suplementar significativa às 36 semanas de idade pós-concepção podem-se beneficiar de uma avaliação ecocardiográfica. Além disso, recém-nascidos com doença respiratória grave que não melhoram, aqueles com doença respiratória desproporcional ao curso esperado ou achados radiológicos, aqueles com deteriorações respiratórias ou crises cianóticas recorrentes e persistentes e aqueles com necessidade repetida de administração de diuréticos também podem-se beneficiar do rastreio para PH. A realização de ecocardiogramas seriados pode ser necessária no rastreio para PH. A avaliação ecocardiográfica da PH está longe de ser perfeita, e determinados pacientes podem necessitar de cateterismo cardíaco para o diagnóstico de PH e para avaliar sua gravidade e resposta ao tratamento. As opções terapêuticas mais comumente usadas são iNO, sildenafila e bosentana. Entretanto, o tratamento da PH deve sempre ser feito quando tentativas tenham sido realizadas para aperfeiçoar o suporte ventilatório e quando os fatores complicadores (p. ex., refluxo e aspirações) tenham sido considerados e tratados, se necessário.

IX. **Prognóstico.** A taxa de sobrevida geral é > 70–75%. No entanto, existe uma diferença acentuada na sobrevida e prognóstico a longo prazo de acordo com a causa de PPHN. Mais de 80% dos recém-nascidos a termo e próximo do termo com PPHN deverão ter um prognóstico essencialmente normal do neurodesenvolvimento. Foi relatado que um prognóstico a longo prazo anormal nos sobreviventes de PPHN (e uma alta incidência de perda auditiva neurossensorial) está correlacionado com a duração da ventilação. Entretanto, a relação pode não ser causal, pois a hiperventilação prolongada pode ser simplesmente um marcador para a gravidade da PPHN e insulto hipóxico. Os sobreviventes da PPHN idiopática geralmente não possuem doença cardíaca ou pulmonar residual. Recém nascidos de peso muito baixo ao nascer com PPHN associada à RDS grave apresentam uma taxa muito mais elevada de mortalidade, e há poucos dados sobre o prognóstico a longo prazo dos sobreviventes.

Referências Selecionadas

Gao Y, Raj JU. Regulation of pulmonary circulation in the fetus and newborn. *Physiol Rev.* 2010;90:1291-1335.

Kelly LK, Porta NF, Goodman DM, Carroll CL, Steinhorn RH. Inhaled prostacyclin for term infants with persistent pulmonary hypertension refractory to inhaled nitric oxide. *J Pediatr.* 2002;141:830-832.

Mourani PM, Abman SH. Pulmonary hypertension in bronchopulmonary dysplasia. *Prog Pediatr Cardiol.* 2009;27:43-48.

Mulligan C, Beghetti M. Inhaled Iloprost for the control of acute pulmonary hypertension in children. A systemic review. *Pediatr Crit Care Med.* 2012;13:472-480.

Rao S, Bartle D, Patole S. Current and future therapeutic options for persistent pulmonary hypertension in the newborn. *Expert Rev Cardiovasc Ther.* 2010;8:845-862.

Steinhorn RH. Neonatal pulmonary hypertension. *Pediatr Crit Care Med.* 2010;11(Suppl):S79-S84.

114 Incompatibilidade ABO

I. **Definição.** Anemia hemolítica isoimune pode ocorrer quando há incompatibilidade ABO entre a mãe e o recém-nascido. Este distúrbio **é mais comum nos bebês com sangue tipo A ou B nascidos de mães tipo O**. O processo hemolítico começa no útero e resulta do transporte placentário ativo dos isoanticorpos maternos. Em mães tipo O, o isoanticorpo predominante é o 7S-IgG (imunoglobulina G), que é capaz de atravessar as membranas placentárias. Em decorrência do seu grande tamanho, o isoanticorpo 19S-IgM (imunoglobulina M), mais comumente encontrado em mães tipo A ou B, não consegue atravessar as membranas placentárias. A doença clínica sintomática, que geralmente não se manifesta até o nascimento, é uma anemia hemolítica compensada leve com reticulocitose, microesferocitose e hiperbilirrubinemia de início precoce.

II. **Incidência.** Os fatores de risco para incompatibilidade ABO estão presentes em 12-15% das gestações, porém evidência de sensibilização fetal (teste de Coombs direto) ocorre em apenas 3-4%. Doença hemolítica sintomática por incompatibilidade ABO ocorre em < 1% de todos os recém-nascidos, porém é responsável por aproximadamente dois terços dos casos observados de doença hemolítica no recém-nascido.

III. **Fisiopatologia.** O transporte transplacentário de isoanticorpos maternos resulta em uma reação imune com os antígenos A ou B presente nos eritrócitos fetais, produzindo **microesferócitos** característicos. Este processo eventualmente resulta em uma hemólise extravascular completa dos esferócitos de fase final. A hemólise é contrabalanceada pela reticulocitose compensatória e encurtamento do tempo do ciclo celular, de modo que há uma manutenção geral dos índices eritrocitários dentro dos limites fisiológicos. Uma escassez de sítios antigênicos A ou B nos eritrócitos fetais (em contraste ao adulto) e ligação competitiva do isoanticorpo com uma miríade de outros sítios antigênicos em outros tecidos pode explicar a ocorrência do processo hemolítico frequentemente brando, assim como a ausência usual de doença progressiva nas gestações subsequentes.

IV. **Fatores de risco**
   A. **Antígeno A_1 no recém-nascido.** Dentre os principais antígenos do grupo sanguíneo, o antígeno A_1 possui a maior antigenicidade e está associado a um maior risco de doença sintomática. No entanto, a atividade hemolítica de anticorpos anti-B é mais alta do que aquela dos anticorpos anti-A, podendo produzir uma doença mais grave, especialmente em recém-nascidos afrodescendentes.
   B. **Concentração elevada de iso-hemaglutininas.** Parasitismo intestinal anteparto ou imunização no terceiro trimestre de gravidez com toxoide tetânico ou vacina pneumocócica pode estimular o título de anticorpos contra os antígenos A ou B.
   C. **Ordem de nascimento.** A ordem de nascimento não é considerada um fator de risco. Isoanticorpos maternos existem naturalmente e são dependentes de uma prévia exposição a antígenos fetais do grupo sanguíneo incompatível. Os bebês primogênitos apresentam um risco de 40-50% de doença sintomática. Gravidade progressiva do processo hemolítico em gestações subsequentes é um fenômeno raro.

V. **Apresentação clínica**
   A. **Icterícia.** Geralmente, a icterícia é a única manifestação física da incompatibilidade ABO, com um nível clinicamente significativo de hemólise. O início geralmente ocorre nas primeiras 24 horas de vida. Durante o período neonatal precoce, a icterícia evolui a um ritmo mais acelerado do que o padrão fisiológico não hemolítico da icterícia.
   B. **Anemia.** Por causa da eficácia da compensação pela reticulocitose na resposta ao processo hemolítico brando, os índices eritrocitários são mantidos em um limite fisiológico que é normal para os recém-nascidos assintomáticos da mesma idade gestacional. Sinais adicionais de doença clínica (p. ex., hepatoesplenomegalia ou hidropsia fetal) são extremamente incomuns, porém podem ser vistos com um processo hemolítico mais progressivo (veja Capítulo 115). Anemia fisiológica exagerada pode ocorrer às 8–12 semanas de idade, particularmente quando o tratamento durante o período neonatal necessitou de fototerapia ou exsanguinotransfusão.

VI. **Diagnóstico.** A triagem obrigatória de recém-nascidos com hiperbilirrubinemia não conjugada inclui os seguintes exames:
   A. **Tipo sanguíneo e fator Rh na mãe e no infante.** Estes exames estabelecem os fatores de risco para incompatibilidade ABO.
   B. **Contagem de reticulócitos.** Valores elevados após ajuste para idade gestacional e grau da anemia, se presente, corroboram o diagnóstico de anemia hemolítica. Em recém-nascidos a termo, os valores normais são 4–5%; em recém-nascidos prematuros de idade gestacional de 30–36 semanas, 6–10%. Na doença hemolítica do recém-nascido por incompatibilidade ABO, os valores variam de 10 a 30%.
   C. **Teste de Coombs direto (teste de antiglobulina direto).** Pelo fato de haver uma quantidade muito pequena de anticorpos nas hemácias, o teste de Coombs direto geralmente apresenta um resultado positivo fraco ao nascimento e pode-se tornar negativo aos 2–3 dias de idade. Um teste fortemente positivo é distintamente incomum e iria direcionar a atenção para outros processos hemolíticos isoimunes ou autoimunes.
   D. **Esfregaço sanguíneo.** O esfregaço sanguíneo tipicamente demonstra microesferócitos, policromasia proporcional à resposta reticulocitária, e número de normoblastos acima dos valores normais para a idade gestacional. Um número elevado de hemácias nucleadas no cordão umbilical poderia ser um sinal de incompatibilidade ABO.
   E. **Níveis de bilirrubina (fracionada ou total e direta).** Uma hiperbilirrubinemia indireta está presente na maioria dos casos, fornecendo um índice da gravidade da doença. A taxa pela

qual os níveis de bilirrubina não conjugada estão aumentando sugere a frequência necessária do exame, geralmente a cada 4–8 horas até que os valores alcancem um platô.

F. Exames laboratoriais adicionais. Exames diagnósticos auxiliares podem ser indicados, realizados em nível individual, quando a natureza do processo hemolítico permanece incerta.

1. **Identificação de anticorpos (teste de Coombs indireto).** O teste de Coombs indireto é mais sensível do que o teste de Coombs direto para detectar a presença de isoanticorpos maternos. Este teste também identifica a especificidade do anticorpo. O teste é realizado em um eluato de eritrócitos neonatais, que é testado contra um painel de células adultas tipo-específicas.
2. **Título de anticorpos IgG maternos.** A ausência na mãe de títulos elevados de IgG contra o grupo sanguíneo do bebê tende a excluir um diagnóstico de incompatibilidade ABO.

VII. Controle

A. Tratamento anteparto. Em razão da baixa incidência de doença hemolítica moderada à grave por incompatibilidade ABO, manobras invasivas antes que a gestação chegue a termo (p. ex., amniocentese ou parto precoce) geralmente não são indicadas.

B. Tratamento pós-parto

1. **Medidas gerais.** A manutenção de uma hidratação adequada (veja Capítulo 9) e avaliação para fatores potencialmente agravantes (p. ex., septicemia, exposição a medicamentos ou distúrbio metabólico) devem ser consideradas.
2. **Fototerapia.** Uma vez que um diagnóstico de incompatibilidade ABO seja estabelecido, a fototerapia pode ser iniciada antes da exsanguinotransfusão. Por causa da hemólise leve à moderada usual, a fototerapia pode remover completamente a necessidade de exsanguinotransfusão ou pode reduzir o número de transfusões necessárias. Para obter as diretrizes sobre fototerapia, veja Tabela 112–1 e Figura 112–2.
3. **Exsanguinotransfusão.** Veja Tabela 112–1 e Figura 112–3 para informações sobre as diretrizes sobre a exsanguinotransfusão e o Capítulo 36 para o procedimento da exsanguinotransfusão.
4. **Porfirina metálica (Sn).** Este tratamento pode diminuir a produção de bilirrubina e reduzir a necessidade de exsanguinotransfusão e duração da fototerapia. A porfirina metálica é um inibidor da hemeoxigenase, em que é uma enzima que possibilita a produção de bilirrubina a partir do heme. A dose de estanho-mesoporfirina é de 6 μmol/kg por via intramuscular, administrada em dose única nas primeiras 24 horas após o nascimento em um recém-nascido com doença hemolítica grave. A utilização de estanho-mesoporfirina está disponível sob um protocolo de uso compassivo.
5. **Imunoglobulina intravenosa (IVIG).** Ao bloquear os receptores Fc neonatais do sistema reticuloendotelial e, desse modo, reduzir a hemólise das hemácias revestidas com anticorpos, uma alta dose de IVIG (1 g/kg durante 4 horas) reduz os níveis de bilirrubina sérica e a necessidade de exsanguinotransfusão nas doenças hemolíticas por incompatibilidade ABO ou Rh. Recomenda-se cautela ao considerar o tratamento com IVIG, visto que existem relatos emergentes da incidência elevada de enterocolite necrosante em recém-nascidos a termo e pré-termo tardios com doença hemolítica do recém-nascido e trombocitopenia neonatal isoimune que foram tratados com IVIG.
6. **Trissacarídeos de grupo sanguíneo sintético.** Estes trissacarídeos são utilizados como instrumento de pesquisa; estudos demonstraram uma redução nas taxas de exsanguinotransfusão na doença hemolítica grave por incompatibilidade ABO, quando trissacarídeos A ou B foram administrados.

VIII. Prognóstico.
Para recém-nascidos com incompatibilidade ABO, o prognóstico geral é excelente. O reconhecimento oportuno e tratamento apropriado do infante raro com grave doença hemolítica por incompatibilidade ABO podem evitar qualquer morbidade potencial ou anemia hemolítica grave e hiperbilirrubinemia secundária, assim como os riscos inerentes associados à exsanguinotransfusão com o uso de produtos sanguíneos.

Referências Selecionadas

Figueras-Aloy J, Rodríguez-Miguélez JM, Iriondo-Sanz M, Salvia-Roiges MD, Botet-Mussons F, Carbonell-Estrany X. Intravenous immunoglobulin and necrotizing enterocolitis in newborns with hemolytic disease. *Pediatrics.* 2010;125:139-44.

Miqdad AM, Abdelbasit OB, Shaheed MM, Seidahmed MZ, Abomelha AM, Arcala OP. Intravenous immunoglobulin G (IVIG) therapy for significant hyper-bilirubinemia in ABO hemolytic disease of the newborn. *J Matern Fetal Neonat Med.* 2004;16:163-66.

Murray NA, Roberts IA. Haemolytic disease of the newborn. *Arch Dis Child.* 2007;92:83-8.

Poole J, Daniels J. Blood group antibodies and their significance in transfusion medicine. *Transfus Med Rev.* 2007;21:58-1.

Wagle S. Hemolytic disease of the newborn. http://emedicine.medscape.com/article/974349-overview. Accessed September 21, 2011.

115 Incompatibilidade de Rh

I. **Definição.** Anemia hemolítica isoimune de gravidade variável que pode resultar quando a incompatibilidade de Rh se desenvolve entre a mãe Rh-negativa previamente sensibilizada ao antígeno Rh (D) e seu feto Rh-positivo. O início da doença clínica começa *in utero* como resultado da transferência placentária ativa de anticorpo materno da imunoglobulina (Ig)G-Rh. A anemia se manifesta como anemia hemolítica moderada à grave, parcialmente compensada ao nascimento, com hiperbilirrubinemia não conjugada desenvolvendo-se no período neonatal inicial.

II. **Incidência.** Historicamente, a doença hemolítica de Rh do recém-nascido respondeu por até um terço dos casos sintomáticos observados e foi associada ao anticorpo detectável em cerca de 15% das mães Rh-incompatíveis. **O uso da profilaxia com imunoglobulina Rh (D) (RhoGAM®) reduziu a incidência de sensibilização de Rh a menos de 1% das gestações Rh-incompatíveis.** Outros anticorpos aloimunes se tornaram relativamente mais importantes como causa de hemólise. Os organismos Anti-c, Kell (K e k), Duffy (Fya), Kidd (Jka e Jkb), MNS (M, N, S e s) e menos comumente anti-C e anti-E podem causar doença hemolítica grave do recém-nascido. Isto não pode ser prevenido pelo uso de imunoglobulina Rh antígeno D–específica.

III. **Fisiopatologia.** A exposição inicial da mãe ao antígeno Rh ocorre, mais frequentemente, durante o parto, com natimortos, aborto e gravidez ectópica. Procedimentos investigativos invasivos, como amniocentese, amostragem de vilosidades coriônicas e amostragem do sangue fetal, também aumentam o risco de hemorragia transplacentária fetal e aloimunização. O reconhecimento do antígeno pelo sistema imune acontece após a exposição inicial, e a reexposição ao antígeno Rh induz uma resposta anamnésica materna e elevação de anticorpos IgG-Rh específicos. O transporte placentário ativo desse anticorpo e a ligação imune aos sítios Rh-antigênicos nos eritrócitos fetais são seguidos por hemólise extravascular dos eritrócitos no fígado e baço do feto. A velocidade do processo hemolítico é proporcional, em parte, aos níveis do título de anticorpos maternos, mas ela é mais acuradamente refletida no período anterior ao parto por elevação da concentração de bilirrubina no líquido amniótico e no período pós-parto pela velocidade de elevação da bilirrubina não conjugada. Em contraste com a incompatibilidade ABO, a maior antigenicidade e densidade dos *loci* de antígeno Rh nos eritrócitos fetais facilitam a rápida e progressiva remoção dos eritrócitos fetais da circulação. Não haverá fase demonstrável de esferocitose. A reticulocitose de compensação e a redução do tempo de geração de eritrócitos, se incapazes de se compatibilizarem com a taxa frequentemente elevada de hemólise *in utero,* resultam em anemia no recém-nascido e risco de múltiplas complicações sistêmicas.

IV. **Fatores de risco**
  A. **Ordem de nascimento.** O primogênito tem risco mínimo (< 1%) a menos que tenha ocorrido sensibilização prévia. Uma vez ocorrida a sensibilização, as gestações subsequentes terão risco progressivo de doença fetal.

B. Hemorragia fetomaterna. O volume de eritrócitos fetais que entra na circulação materna se correlaciona com o risco de sensibilização. O risco é de aproximadamente 8% em cada gestação, mas varia de 3 a 65%, dependendo do volume de sangue fetal (3% com 0,1 mL, comparado a 22% com > 0,1 mL) que passa para dentro da circulação materna.

C. Incompatibilidade ABO. A incompatibilidade coexistente para o antígeno de grupo sanguíneo A ou B reduz o risco de sensibilização Rh materna a 1,5–3,0%. A retirada imune rápida desses eritrócitos fetais após sua entrada na circulação materna exerce efeito protetor parcial. Ela não confere nenhuma proteção, uma vez ocorrida a sensibilização.

D. Fatores obstétricos. O parto cesáreo ou trauma ao leito placentário durante o terceiro estágio do trabalho de parto aumenta o risco de transfusão fetomaterna significativa e sensibilização materna subsequente.

E. Sexo. Os bebês do sexo masculino são descritos como tendo mais risco de doença mais grave que os do sexo feminino, embora a base para esta observação ainda seja obscura.

F. Etnia. Aproximadamente 15% dos caucasianos são Rh-negativos em comparação a 7% dos negros e quase 0% dos asiáticos chineses e japoneses. O risco para o feto varia da mesma maneira.

G. Resposta imune materna. Uma proporção significativa das mães Rh-negativas (10–50%) não desenvolve anticorpo específico IgG-Rh apesar da exposição repetida ao antígeno Rh.

V. Apresentação clínica
A. Sintomas e sinais
1. **Icterícia.** A hiperbilirrubinemia não conjugada é o sinal neonatal de apresentação da doença de Rh mais comum, manifestando-se geralmente dentro das primeiras 24 horas de vida.
2. **Anemia.** A hemoglobina baixa no sangue do cordão ao nascimento reflete a gravidade relativa do processo hemolítico *in utero* e está presente em cerca de 50% dos casos.
3. **Hepatoesplenomegalia.** É o aumento do fígado e do baço observado na hemólise grave, às vezes ocorrendo em associação à ascite, com aumento no risco de ruptura esplênica.
4. **Hidropsia fetal.** A doença de Rh grave tem associação histórica com a hidropsia fetal e em certa época era sua causa mais comum. As características clínicas no feto incluem hipoalbuminemia progressiva com ascite, derrame pleural ou ambos; anemia crônica intensa com hipoxemia secundária e insuficiência cardíaca. Há um risco aumentado de óbito fetal tardio, natimorto e intolerância ao trabalho de parto ativo. O recém-nascido frequentemente apresenta edema generalizado, notadamente do couro cabeludo, o que pode ser detectado por ultrassonografia pré-parto, angústia cardiopulmonar, muitas vezes envolvendo edema pulmonar e deficiência grave de surfactante, insuficiência cardíaca congestiva, hipotensão e distúrbios de perfusão periférica, arritmias cardíacas e anemia intensa com hipoxemia e acidose metabólica secundárias. Atualmente, as condições não imunes são mais comumente associadas à hidropsia fetal. O comprometimento secundário de outros sistemas orgânicos pode resultar em hipoglicemia ou púrpura trombocitopênica.

VI. Diagnóstico.
A triagem obrigatória de um bebê com hiperbilirrubinemia não conjugada inclui os seguintes estudos:

A. Tipo sanguíneo e fator Rh (mãe e bebê). Esses exames estabelecem a probabilidade de incompatibilidade de Rh e excluem o diagnóstico, se o bebê for Rh-negativo, com uma exceção (consulte teste de antiglobulina direta [teste de Coombs direto], Seção VI. C).

B. Contagem de reticulócitos. Níveis elevados de reticulócitos, ajustados para o grau de anemia e idade gestacional em bebês pré-termo, refletem o grau de compensação e apoiam o diagnóstico de um processo hemolítico em evolução. Os valores normais são de 4–5% em bebês a termo e de 6–10% nos prematuros (idade gestacional de 30–36 semanas). Na doença de Rh sintomática os valores esperados são de 10–40%.

C. Teste direto de antiglobulina (teste de Coombs direto). Um teste de Coombs direto significativamente positivo indica que as hemácias fetais (RBCs) estão revestidas com anticorpos, sendo diagnóstico de incompatibilidade de Rh na presença do cenário apropriado e de uma contagem elevada de reticulócitos. Se a imunoglobulina de Rh for administrada com 28 semanas de gestação, transferência passiva subsequente de anticorpos resultará em um teste direto de Coombs falso-positivo sem reticulocitose associada. Muito raramente, um teste direto de Coombs fortemente positivo está associado a um bebê Rh-negativo falso, quando todos os sítios Rh-antigênicos das hemácias fetais estão cobertos por um alto título de anticorpos maternos.

- **D. Esfregaço sanguíneo.** É típica a presença de policromasia e a normoblastose proporcionais à contagem de reticulócitos, mas a presença de esferócitos não é usual. A contagem de hemácias nucleadas é frequentemente > 10 em 100 leucócitos.
- **E. Níveis de bilirrubina.** A elevação progressiva da bilirrubina não conjugada em exames seriados fornece um índice da gravidade do processo hemolítico. Uma fração direta elevada tende mais a ser secundária a um artefato de laboratório nos primeiros 3 dias de vida e não deve ser subtraída da bilirrubina total ao tomar decisões de tratamento. Nos bebês mais gravemente afetados, particularmente naqueles que são hidrópicos, a eritropoese extramedular intensa pode causar disfunção hepatocelular e obstrução canalicular biliar com bilirrubina direta elevada significativa por volta de 5–6 dias de vida.
- **F. Testes de capacidade de ligação de bilirrubina.** A correlação entre as medidas da albumina sérica, bilirrubina livre, índice de saturação de bilirrubina e capacidade de ligação de reserva e o resultado tem sido variável. O papel desses valores em orientar o tratamento dos pacientes permanece obscuro.
- **G. A glicemia e a gasometria sanguínea** devem ser monitoradas regularmente.
- **H. Exames laboratoriais suplementares.** Exames diagnósticos adicionais podem ser necessários quando a base do processo hemolítico permanecer não esclarecida.
    1. **Teste de Coombs direto na mãe.** Este estudo deve ser negativo na doença de Rh. Este teste pode ser positivo na presença de doença hemolítica autoimune materna, particularmente a doença vascular do colágeno.
    2. **Título indireto de antiglobulina (teste de Coombs indireto).** Este teste detecta a presença de anticorpos no soro materno. Hemácias Rh-positivas são incubadas com o soro que está sendo testado quanto à presença de anti-D. Se presente, as hemácias, agora revestidas com anti-D, são aglutinadas por um soro de antiglobulina humana refletindo um resultado positivo de teste de antiglobulina indireta (Coombs indireto). A recíproca da mais alta diluição do soro materno que produz aglutinação constitui o título de antiglobulina indireta.
    3. **Monóxido de carbono (CO).** A gravidade da doença de Rh pode ser determinada pela medida da produção endógena de CO. Quando a heme é catabolizada em bilirrubina, a produção de CO ocorre em quantidades equimolares. A hemoglobina se liga ao CO para formar a carboxiemoglobina (CO Hb) e a seguir é finalmente excretada na respiração. Os níveis de CO Hb estão aumentados nos recém-nascidos com hemólise. Níveis de CO Hb > 1,4% se correlacionaram com uma necessidade aumentada de exsanguinotransfusão.

VII. Tratamento

- **A. Tratamento antes do parto.** A verificação do *status* Rh-negativo na primeira consulta pré-natal pode ser obtida pelas seguintes medidas:
    1. **Título de anticorpo materno.** Uma vez identificado um anticorpo IgG-Rh, é importante determinar o título. Determinações seriadas do título de anticorpo são necessárias a cada 1–4 semanas (dependendo da idade gestacional) durante a gestação. A verificação fetal invasiva torna-se indicada, quando o título está acima de um nível crítico, geralmente entre 1:8 e 1:16. A triagem negativa para anticorpos (teste de Coombs indireto) significa ausência de sensibilização. Esse teste deve ser repetido com 28–34 semanas de gestação.
    2. **RhoGAM.** Na ausência de sensibilização, as diretrizes obstétricas atuais sugerem administrar imunoprofilaxia na 28ª semana de gestação.
    3. **Amniocentese.** Se os títulos de anticorpos maternos indicarem risco de óbito fetal (faixa usual, 1:16-1:32), deve-se efetuar a amniocentese para avaliar o genótipo de Rh fetal e a gravidade. A determinação desse genótipo de Rh fetal também pode ser feita a partir do DNA livre das células fetais encontrado no plasma materno. Para prognóstico razoável do risco de doença fetal moderada à grave, as determinações seriadas das concentrações de bilirrubina no líquido amniótico identificadas fotometricamente a 450 nm são registradas em

gráficos padronizados de acordo com a idade gestacional (a chamada **curva de Liley**). Leituras nas zonas II ou zona III, consideradas muito elevadas, indicam o desenvolvimento de hidropsia dentro de 7-10 dias. A zona I indica ausência de doença hemolítica fetal ou ausência de anemia.
4. **Ultrassonografia.** Como estudo de triagem em gestações de risco, exames seriados de ultrassonografia fetal permitem a detecção de edema do couro cabeludo, de ascite ou de outros sinais de hidropsia fetal em desenvolvimento. A velocidade sistólica máxima na artéria cerebral média pode detectar, confiavelmente, anemia moderada e intensa e, assim, reduzir a necessidade de procedimentos diagnósticos mais invasivos, como amniocentese e cordocentese.
5. **Transfusão intrauterina.** Com base nos estudos aqui mencionados, a transfusão intrauterina pode ser indicada em razão da possibilidade de morte fetal ou da presença de hidropsia fetal. Este procedimento deve ser realizado por equipe experiente, e o objetivo é a manutenção de massa eritrocitária efetiva dentro da circulação fetal e a manutenção da gravidez até que haja uma probabilidade razoável de sobrevida extrauterina bem-sucedida do bebê.
6. **Glicocorticoides.** Se for previsto parto prematuro, glicocorticoides deverão ser administrados para acelerar a maturação pulmonar do feto e reduzir o risco de hemorragia intraventricular.
7. **Redução do nível de anticorpos maternos.** A troca intensiva de plasma materno e de imunoglobulinas intravenosas (IVIGs) em doses elevadas foi considerada valiosa na gestante gravemente aloimunizada para reduzir os níveis de anticorpos maternos circulantes em mais de 50%.

B. Tratamento pós-parto

1. **Reanimação.** Bebês com anemia de moderada a grave com ou sem hidropsia estão em risco de insuficiência cardíaca de alto débito, hipoxemia secundária à capacidade diminuída de transporte de oxigênio ou deficiência de surfactante e hipoglicemia. Esses bebês podem necessitar de exsanguinotransfusão imediata de um volume ao nascimento para melhorar a capacidade de transporte de oxigênio, de suporte mecânico da ventilação e de um período prolongado de monitorização quanto à hipoglicemia.
2. **Exames do sangue do cordão.** Um nível de bilirrubina no sangue do cordão > 4 mg/dL, uma hemoglobina no cordão < 12 g/dL ou ambos geralmente sugerem doença moderada à grave. O sangue do cordão é usado para estes e para os estudos iniciais de triagem, incluindo tipagem sanguínea, tipagem de Rh e teste de Coombs.
3. **Dosagem seriada de bilirrubina não conjugada.** A determinação da velocidade de aumento dos níveis de bilirrubina não conjugada proporciona um índice da gravidade do processo hemolítico e da necessidade de exsanguinotransfusão. As diretrizes comumente usadas incluem uma elevação de > 0,5 mg/dL/h ou > 5 mg/dL em 24 horas dentro dos primeiros 2 dias de vida ou a projeção de um nível sérico que excederá um "nível de exsanguinotransfusão" predeterminado para um determinado bebê (frequentemente 20 mg/dL em bebês a termo).
4. **Fototerapia.** Na doença hemolítica de Rh grave, fototerapia é utilizada apenas como um adjunto à exsanguinotransfusão. Este recurso diminui os níveis de bilirrubina e reduz o número de exsanguinotransfusões totais necessárias. Consulte Capítulos 59 e 112 para detalhes sobre Fototerapia.
5. **Exsanguinotransfusão.** (Para o procedimento consulte Capítulo 36). A exsanguinotransfusão é indicada se o nível de bilirrubina não conjugada mostrar tendência a atingir um "nível de exsanguinotransfusão" para o paciente em questão. O melhor é realizar a exsanguinotransfusão bem antes que este nível seja atingido, para minimizar o risco de entrada de bilirrubina não conjugada no sistema nervoso central. Deve-se levar em conta a irradiação do sangue antes da transfusão, particularmente em prematuros ou bebês com previsão de necessidade de múltiplas transfusões para reduzir o risco de doença do enxerto-*versus*-hospedeiro. O processo remove 70-90% das hemácias fetais, mas apenas 25% da bilirrubina total, porque a maior parte da bilirrubina está no espaço extravascular. Um rebote rápido da bilirrubina sérica é comum após o reequilíbrio e, portanto, exsanguinotransfusões adicionais podem ser necessárias.

6. **Inibidores da heme oxigenase (stannsoporfirina).** A porfirina Tin (Sn) pode reduzir a produção de bilirrubina e a necessidade de exsanguinotransfusão e duração da fototerapia. Trata-se de um inibidor da heme oxigenase, que é a enzima que permite a produção de bilirrubina a partir da heme. A dose de stannsoporfirina é de 6 μmol/kg IM em dose única aplicada dentro das 24 horas após o nascimento de um bebê com doença hemolítica intensa e está disponível por meio de protocolo de uso compassivo.
7. **IVIG.** Ao bloquear os receptores Fc reticuloendoteliais neonatais e, assim, reduzir a hemólise das hemácias revestidas de anticorpos, uma dose alta de imunoglobulina intravenosa (IVIG) (1 g/kg durante 4 horas) reduz os níveis de bilirrubina sérica e a necessidade de exsanguinotransfusão nas doenças hemolíticas de ABO ou de Rh (Consulte Capítulos 114 e 115). Todo cuidado deve ser dedicado ao se considerar o tratamento com IVIGs, pois há relatórios sendo divulgados mencionando o aumento na incidência de enterocolite necrosante (NEC) em bebês a termo e prematuros tardios com doença hemolítica do recém-nascido e trombocitopenia neonatal isoimune tratados com IVIGs.

C. **Profilaxia com RhoGAM.** A maioria dos casos de incompatibilidade envolve o antígeno D. A administração de RhoGAM com 28 semanas de gestação, dentro de 72 horas da exposição suspeita ao antígeno Rh, ou ambas, reduz o risco de sensibilização a menos de 1%; a dose recomendada (300 mcg) deve ser bem superior à quantidade de antígeno Rh transfundido (300 mcg para cada 25 mL de sangue fetal na circulação materna). O volume de sangue fetal entrando na circulação materna pode ser estimado usando-se a técnica de eluição ácida de Kleihauer-Betke (página 553) durante o período pós-parto imediato.

Nenhum tratamento equivalente ao do RhoGAM está disponível para sensibilização materna de Rh a antígenos não D, notadamente antígenos C e E. Estes antígenos, entretanto, são significativamente menos antigênicos que o antígeno D, as manifestações clínicas de incompatibilidade são frequentemente mais brandas e o risco de doença grave é consideravelmente menor.

D. **Hidropsia fetal.** A reanimação habilidosa e a previsão de complicações sistêmicas seletivas podem prevenir o óbito neonatal precoce.
1. **Exsanguinotransfusão parcial isovolumétrica com concentrado de hemácias Rh-negativo tipo O.** Este procedimento aumenta o hematócrito e melhora a capacidade de transporte de oxigênio (Capítulo 36).
2. **Cateterismo central arterial e venoso.** Esta medida pode ser realizada para:
    a. **Exsanguinotransfusão isovolumétrica.**
    b. **Monitoramento dos níveis de gasometria arterial** e das pressões venosa central e arterial sistêmica.
    c. **Monitoramento do equilíbrio hídrico e eletrolítico,** particularmente funções renal e hepática, relação cálcio-fósforo e níveis de albumina sérica, bem como estudos hematológicos e níveis de bilirrubina sérica apropriados.
3. **Ventilação mecânica com pressão positiva.** Esta medida pode incluir níveis aumentados de pressão positiva expiratória final, se houver edema pulmonar, bem como um meio de estabilização da ventilação alveolar. O tratamento com surfactante exógeno pode ser considerado, especialmente quando o bebê não for considerado como completamente maduro.
4. **Paracentese ou toracentese terapêutica.** Essas duas medidas podem ser realizadas para remover líquido que possa comprometer ainda mais o esforço respiratório. A remoção excessiva de líquido ascítico pode causar hipotensão sistêmica. (Consulte Capítulos 33 e 41.)
5. **Expansores de volume.** Estes recursos podem ser necessários, em adição ao concentrado de hemácias, para melhorar os defeitos de perfusão periférica. Isto deve ser feito com cautela porque a maioria dos bebês hidrópicos é hipotensa ou apresenta perfusão insatisfatória por causa da insuficiência cardíaca hipóxica em vez de hipovolemia, ou ambas.
6. **Tratamento farmacológico.** Este pode incluir diuréticos, como furosemida, para edema pulmonar, e agentes de pressão, como dopamina (para dosagem, consultar Capítulo 148). No caso de arritmias cardíacas, drogas apropriadas podem ser usadas, se indicado.
7. **Eletrocardiograma ou ecocardiograma.** Estes exames podem ser necessários para determinar a presença ou não de anormalidades cardíacas.

VIII. Prognóstico. A mortalidade pré-natal dos bebês em risco de isoimunização de Rh anti-D está, atualmente, em cerca de 1,5% e diminuiu significativamente durante as últimas duas décadas. A imunoprofilaxia pré-natal e as técnicas aperfeiçoadas de tratamento, incluindo a espectrofotometria do líquido amniótico, a transfusão intrauterina e os avanços nos cuidados intensivos neonatais, foram, em grande parte, responsáveis por esta redução. Casos isolados de isoimunização grave ainda ocorrem por causa da isoimunização por outro anticorpo que não o anti-D ou pela falta de imunoprofilaxia e podem exibir o espectro completo da doença, incluindo risco aumentado de natimortalidade e de morbidade e mortalidade neonatais precoces.

Referências Selecionadas

Abrams ME, Meredith KS, Kinnard P, Clark RH. Hydrops fetalis: a retrospective review of cases reported to a large national database and identification of risk factors associated with death. *Pediatrics*. 2007;120(1):84-89.

Figueras-Aloy J, Rodríguez-Miguélez JM, Iriondo-Sanz M, Salvia-Roiges MD, Botet-Mussons F, Carbonell-Estrany X. Intravenous immunoglobulin and necrotizing enterocolitis in newborns with hemolytic disease. *Pediatrics*. 2010;125:139-144.

Moise KJ Jr. Management of rhesus alloimmunization in pregnancy. *Obstet Gynecol*. 2008;112(1):164-176.

Wagle S, Deshpande PG. Hemolytic disease of the newborn. http://emedicine.medscape.com/article/974349-overview. Last updated May 18, 2011. Accessed September 21, 2011.

116 Infecção do Trato Urinário

I. Definição. A infecção do trato urinário (UTI) é a presença de bactérias ou fungos patogênicos no trato urinário.

II. Incidência. Vários estudos em série relatam a incidência de 0,5 a 1,0% em bebês a termo com peso superior a 2.500 g e taxas mais altas (3–5%) em bebês prematuros ou recém-nascidos pesando menos de 2.500 g. O organismo *Escherichia coli* continua a ser o patógeno mais comum, seguido de outros bastonetes Gram-negativos.

III. Fisiopatologia. Acredita-se que a inoculação do trato urinário normalmente estéril ocorra via contaminação fecal-perineal, por instrumentação ou disseminação a partir de um processo infeccioso fora do trato urinário.

IV. Fatores de risco. Qualquer anatomia alterada (ou seja: válvulas uretrais posteriores, refluxo vesicoureteral, obstrução da junção ureteropélvica) ou desarranjo da função normal da bexiga predispõem à UTI. Para infecções hospitalares, os cateteres de demora de Foley ou instrumentação recente são os fatores de risco mais comuns. Além disso, os bebês do sexo masculino não circuncidados e pacientes com processos infecciosos sistêmicos ou imunossupressão estão em risco maior.

V. Apresentação clínica. O bebê pode apresentar sinais de toxicidade aguda (desconforto respiratório, apneia, bradicardia, hipoglicemia, perfusão insatisfatória) ou achados não específicos de letargia, irritabilidade, amamentação não satisfatória vômito, icterícia ou déficit de crescimento.

VI. Diagnóstico
   A. Exames laboratoriais
      1. Urinocultura. A aspiração suprapúbica ou cateterização da bexiga são os dois únicos métodos de se obter cultura de urina confiável em um recém-nascido (Capítulos 30 e 32). As culturas obtidas por aspiração da bexiga suprapúbica ou por cateterização que crescem mais de 50.000 unidades formadoras de colônias de um único organismo e que apresentam evidência de piúria ou urinálise são interpretadas como positivas. Amostras por captura limpa (*clean-catch*) ou bolsa de coleta são, com frequência, imprecisas por causa da conta-

minação e só são clinicamente confiáveis se a cultura não demonstrar crescimento. A cultura de urina não é mais recomendável em bebês com menos de 72 horas de vida e em exame clínico geral por sepse precoce e é mais adequadamente realizado para o exame clínico geral por sepse tardia.
2. **Urinálise.** A esterase leucocitária é o achado mais sensível (83%) em uma urinálise e tem especificidade de 78%. A presença de nitritos indica 98% de especificidade, mas só tem 53% de sensibilidade. A detecção de bactérias por microscopia tem alta variabilidade entre os examinadores, mas tem 81% de sensibilidade e 83% de especificidade nas mãos de alguns clínicos. Nenhum achado isolado é diagnóstico: entretanto, na presença de bacteriúria microscópica e piuria, além da presença de esterase leucocitária ou nitritos, uma urinálise é > 99% sensível e 70% específica.

VII. Tratamento

A. **Tratamento inicial com antibióticos.** Para a maioria dos casos neonatais, o tratamento inicial com antibióticos intravenosos (IV) de amplo espectro é apropriado (geralmente Ampicilina e Gentamicina). Em recém-nascidos não tóxicos com mais de 1 mês de vida, a terapia oral tem-se mostrado tão eficaz quanto a IV. (Para dosagens e outras informações farmacológicas, consulte Capítulo 148).

B. **Investigações complementares.** Todos os neonatos com febril UTI ou anormalidade anatômica suspeita exigem ultrassonografia renal/da bexiga, e uretrocistografia miccional (VCUG, em Inglês). As **diretrizes da American Academy of Pediatrics** não recomendam a VCUG em casos de primeiro episódio de infecção febril do trato urinário em bebês com mais de 2 meses de idade. Até que um estudo clínico prospectivo e randomizado (RIVUR ou Randomized Intervention for Children with Vesicoureteral Reflux; data estimada de conclusão no final de 2013) esclareça a eficácia ou não de antibióticos profiláticos em lactentes, sentimos que a VCUG à época da primeira UTI febril durante os primeiros anos de vida ainda se justifica para avaliar a anatomia e o refluxo vesicoureteral (VUR) do trato urinário. Nos próximos anos, os dados do estudo RIVUR estarão disponíveis, fornecendo mais esclarecimentos ao papel dos antibióticos profiláticos e, assim, da VCUG em crianças portadoras de UTI.

Referências Selecionadas

Hoberman A, Wald ER, Hickey RW, et al. Oral versus initial intravenous therapy for urinary tract infections in young febrile children. *Pediatrics*. 1999;104:79-86.

Hoberman A, Wald ER, Reynolds EA, Penchansky L, Charron M. Pyuria and bacteriuria in urine specimens obtained by catheter from young children with fever. *Pediatrics*. 1994;124:513–519.

Ma JF, Shortliffe LM. Urinary tract infection in children: etiology and epidemiology. *Urol Clin North Am*. 2004;31:517-526.

Subcommittee on Urinary tract infection, Steering Committee on Quality Improvement and Management. Urinary tract infection. Clinical practice guideline for the diagnosis and management of the initial UTI in febrile infants and children 2 to 24 months. *Pediatrics*. 2011;128:595.

To T, Agha M, Dick PT, Feldman W. Cohort study on circumcision of newborn boys and subsequent risk of urinary-tract infection. *Lancet*. 1998;352:1813-1816.

117 Infecção por Clamídia

I. **Definição.** *Chlamydia trachomatis* é uma bactéria pequena, Gram-negativa e intracelular obrigatória que possui uma parece celular, contém DNA ou RNA, e pode ser inativada por diversos agentes antimicrobianos. É a causa mais comum de infecções genitais sexualmente transmissíveis. Pode causar uretrite, cervicite e salpingite na mãe. No recém-nascido, pode causar conjuntivite e pneumonia.

II. **Incidência.** A prevalência de *C. trachomatis* em mulheres grávidas varia de 2 a 15%. O risco de infecção de bebês nascidos de mães infectadas é alto; conjuntivite ocorre em 25–50%, e pneumonia em 5–20%. Nos Países Baixos, onde a triagem pré-natal não é rotina, um estudo demonstrou que a *C. trachomatis* é responsável por 64% de todos os casos de conjuntivite neonatal.

III. **Fisiopatologia.** Os subtipos B e D até K da *Chlamydia trachomatis* causam a forma sexualmente transmissível da doença e a infecção neonatal associada. Estes subtipos frequentemente causam uma infecção subclínica benigna. O recém-nascido adquire a infecção durante o parto vaginal através de um colo uterino infectado. Infecção após o parto por cesariana é rara e geralmente ocorre com a ruptura prematura das membranas amnióticas; entretanto, infecção associada a membranas intactas foi relatada. Estudos de base populacional sugerem que a infecção materna pela *C. trachomatis* está associada a um risco aumentado de parto prematuro e ruptura prematura das membranas.

IV. **Fatores de risco.** O risco é inversamente proporcional à idade gestacional. Fatores de risco incluem parto vaginal de um recém-nascido com uma mãe infectada, e parto por cesariana com ruptura prematura das membranas amnióticas de uma mãe infectada.

V. **Apresentação clínica**
   A. **Conjuntivite.** Veja Capítulo 53.
   B. **Pneumonia.** Esta é uma das formas mais comuns de pneumonia nos primeiros 3 meses de vida. O trato respiratório pode ser diretamente infectado durante o parto. Aproximadamente metade dos recém-nascidos com pneumonia possui conjuntivite concomitante histórico de prévia conjuntivite. A pneumonia geralmente se apresenta na 3^a–11ª semana de vida. Os recém-nascidos sofrem um aumento gradual nos sintomas ao longo de várias semanas. Inicialmente, uma rinorreia mucoide frequentemente ocorre por 1–2 semanas, sendo seguida por tosse e aumento da frequência respiratória. Mais de 95% dos casos são afebris. A tosse é característica, paroxística e entrecortada, e interfere com o sono e a alimentação. Aproximadamente um terço dos recém-nascidos possui otite média. Recém-nascidos prematuros podem apresentar crises de apneia. A *Chlamydia trachomatis* foi isolada das secreções traqueais de recém-nascidos prematuros com pneumonia na primeira semana de vida.

VI. **Diagnóstico**
   A. **Exames laboratoriais**
      1. **Cultivo de tecidos.** As amostras de cultivo devem conter células epiteliais, pois as clamídias são organismos intracelulares obrigatórios. **Cultivo da bactéria** é o **padrão ouro** para diagnóstico de pneumonia e conjuntivite neonatal. A especificidade e sensibilidade do cultivo são de quase 100% com uma amostragem e transporte adequado. Material deve ser obtido da conjuntiva tarsal (para conjuntivite), ou da aspiração nasofaríngea ou aspiração nasotraqueal profunda (para suspeita de pneumonia).
      2. **Testes de amplificação de ácidos nucleicos (NAAT).** Estes utilizam métodos para amplificar as sequências de DNA e RNA da *C. trachomatis*. Os testes atualmente disponíveis são a reação em cadeia da polimerase (Amplicor), amplificação mediada por transcrição (Aptima Combo 2) e amplificação por deslocamento de fita (ProbeTec). Estes testes são aprovados pela *U.S. Food and Drug Administration* (FDA) para serem utilizados em adultos (substituiu amplamente o cultivo de tecidos como o método diagnóstico de escolha), porém não há dados suficientes disponíveis em recém-nascidos.
      3. **Testes de detecção de antígenos.** Incluem os testes de **imunofluorescência direta** e **imunoensaio enzimático**. Estes testes parecem ser sensíveis e específicos quando utilizados com amostras conjuntivas, porém a sensibilidade com amostras nasofaríngeas é baixa. Estes testes são raras vezes utilizados e têm sido amplamente substituídos pelo **NAAT**.
      4. **Concentração sérica de anticorpos anti-*Chlamydia* (IgM).** Difícil de determinar e não amplamente disponível. Em crianças com pneumonia, um título > 1:32 é diagnóstico de infecção.
      5. **Outros testes.** Em casos de pneumonia, a contagem de leucócitos é normal, porém há **eosinofilia** em 70% dos casos. A gasometria demonstra hipoxemia leve à moderada.

B. **Exames de imagem e outros exames.** Em casos de pneumonia, a radiografia torácica pode revelar hiperexpansão dos pulmões, com infiltrados alveolares ou intersticiais difusos bilaterais.
VII. **Controle.** Precauções de isolamento para todas as doenças infecciosas, incluindo precauções maternas e neonatais, questões de aleitamento materno e de visitas, podem ser encontradas no Anexo F.
A. **Prevenção.** Em populações de alto risco, a identificação e o tratamento de mães infectadas podem prevenir a doença no recém-nascido. O U.S. Centers for Disease Control and Prevention (CDC) recomenda que um teste de triagem para clamídia seja realizado em todas as gestantes na primeira consulta pré-natal. O teste deve ser repetido no terceiro trimestre em mulheres com menos de 25 anos de idade e naquelas em maior risco para infecção por clamídia. Bebês nascidos de mães com infecção por clamídia não tratada devem ser monitorados clinicamente. Profilaxia antimicrobiana não é mais recomendada, pois a eficácia desta terapia é desconhecida. Adicionalmente, a eritromicina oral, o agente mais comumente utilizado, está associada a um risco significativo de **estenose hipertrófica congênita do piloro (IHPS)**.
B. **Conjuntivite.** Tratada com eritromicina base ou etilsuccinato (50 mg/kg/dia em 4 doses divididas), administrada por via oral durante 14 dias. A terapia tópica é ineficaz e desnecessária.
C. **Pneumonia.** Também tratada com eritromicina, a uma dose de 50 mg/kg em 4 doses divididas durante 14 dias. Este tratamento não somente encurta a evolução clínica, como também reduz a duração da excreção nasofaríngea. Visto que a eficácia do tratamento com eritromicina é de aproximadamente 80%, um segundo ciclo pode ser necessário, e seguimento dos recém-nascidos é recomendado. Dados limitados sobre a terapia com **azitromicina** para tratamento das infecções por *C. trachomatis* em recém-nascidos sugere que um tratamento com 20 mg/kg em dose única diária por 3 dias pode ser eficaz. A mãe e seu(s) parceiro(s) sexual(ais) devem ser avaliados e tratados. **IHPS** pode ocorrer quando infantes são tratados com eritromicina nas primeiras 2 semanas de vida. A American Academy of Pediatrics e o CDC continuam a recomendar a eritromicina para tratamento de infecção neonatal por clamídia, pois as terapias alternativas para *C. trachomatis* no recém-nascido não são bem estudadas. Os pais devem ser informados sobre os sinais e potenciais riscos de desenvolver IHPS. Casos de IHPS após o uso de eritromicina oral devem ser relatados ao *MedWatch*, o Programa da FDA de Informação sobre a Segurança e Notificação de Eventos Adversos. Medidas de isolamento não são necessárias.
VIII. **Prognóstico.** Recém-nascidos que são diagnosticados e tratados precocemente geralmente se recuperam. Estudos experimentais sugerem que a pneumonia neonatal por clamídia, especialmente em recém-nascidos prematuros, pode causar hiper-reatividade das vias aéreas e disfunção respiratória que continua na vida adulta.

Referências Selecionadas

American Academy of Pediatrics. Chlamydial trachomatis. In: Pickering LK, Baker CJ, Kimberlin DW, Long SS, eds. *Red Book: 2012 Report of the Committee on Infectious Diseases.* 29th ed. Elk Grove Village, IL: American Academy of Pediatrics; 2012:253-259.
Darville T. Chlamydial infections. In: Remington JS, Klein JO, Wilson CB, Nizet V, Maldonado Y, eds. *Infectious Diseases of the Fetus and Newborn Infant.* Philadelphia, PA: Elsevier Saunders; 2011:600-606.
Jupelli M, Murthy AK, Chaganty BK, *et al.* Neonatal chlamydial pneumonia induces altered respiratory structure and function lasting into adult life. *Lab Invest.* 2011;91:1530-1539.
Maheshwai N. Are young infants treated with erythromycin at risk for developing hypertrophic pyloric stenosis? *Arch Dis Child.* 2007;92:271-273.
Rours IG, Hammerschlag MR, Ott A, *et al.* Chlamydia trachomatis as a cause of neonatal conjunctivitis in Dutch infants. *Pediatrics.* 2008;121:e321-326.
Workowski KA, Berman S; Centers for Disease Control and Prevention (CDC). Sexually transmitted diseases treatment guidelines, 2010. *MMWR Recomm Rep.* 2010;59:1-110.

118 Infecção por Parvovírus B19

I. **Definição.** O parvovírus humano B19 (PB19) é um vírus DNA de fita simples, pequeno e não envelopado.

II. **Incidência.** A infecção por PB19 é comum no mundo todo. A infecção geralmente ocorre em crianças de idade escolar, com a principal manifestação sendo o **eritema infeccioso** (quinta doença). A prevalência de anticorpos IgG (imunoglobulina G) direcionados contra o PB19 varia de 15 a 60% em crianças de 6 a 19 anos de idade. Aproximadamente 35-45% das mulheres de idade reprodutiva não possuem anticorpos IgG protetores contra o PB19 e, portanto, são suscetíveis à infecção primária. A incidência de infecção aguda por PB19 na gravidez é de 3,3-3,8%. Nos Estados Unidos, as taxas anuais de soroconversão em gestantes variam de 1 a 1,5%.

III. **Fisiopatologia.** A única célula hospedeira natural do PB19 é a célula progenitora eritroide humana. O PB19 é um inibidor potente da hematopoese. O receptor celular do PB19 é o globosídeo ou antígeno P, que é encontrado nas células progenitoras de eritrócitos, membrana sinovial, tecido placentário, miocárdio fetal e células endoteliais. A aplasia eritrocitária associada ao B19 está relacionada com a apoptose de precursores eritrocitários mediada pela caspase 10. A infecção pelo PB19 é geralmente adquirida por gotículas respiratórias, mas o vírus também pode ser transmitido pelo sangue ou produtos sanguíneos, e verticalmente da mãe para o feto. Em crianças e adultos, a viremia se desenvolve 2 dias após a exposição, atingindo seu pico em aproximadamente 1 semana. Durante a fase de replicação e excreção viral, o paciente é geralmente assintomático. Quando a erupção cutânea típica (caracterizada por um aspecto de "bochecha esbofeteada" na face e uma erupção eritematosa reticular no tronco e extremidades) ou artralgias se desenvolvem, o paciente não é mais infeccioso aos outros. Durante a gravidez, os sintomas são inespecíficos e incluem uma síndrome semelhante à da gripe, com uma febre de baixo grau, dor de garganta, mal-estar generalizado e dor de cabeça. Gestantes raramente desenvolvem o aspecto de "bochecha esbofeteada" característico. O feto pode-se tornar infectado durante o estágio virêmico materno. Por causa da eritropoese ativa no feto com diminuição do tempo de vida das hemácias, uma anemia fetal acentuada, insuficiência cardíaca de alto débito e hidropsia fetal podem-se desenvolver. Miocardite e, menos frequentemente, infecção hepática fetal podem contribuir com a insuficiência cardíaca fetal. Teratogenicidade em consequência da infecção pelo PB19 foi descrita em relatos clínicos; além disso, um recente estudo constatou alta prevalência de trissomia na perda da gravidez atribuível ao PB19/infecção por eritrovírus. Apesar disso, o PB19 é considerado não teratogênico com base em estudos epidemiológicos de grande porte.

IV. **Fatores de risco.** O risco em adquirir a infecção por PB19 durante a gravidez é mais elevado em professoras, funcionárias de creches e mulheres com filhos em idade escolar.

V. **Apresentação clínica**
   A. **Durante a gravidez.** A mãe pode relatar uma história de exposição a uma criança com **eritema infeccioso**. Geralmente, a mãe não se recorda de tal exposição, e o diagnóstico é estabelecido com base nos achados ultrassonográficos. Felizmente, a maioria das infecções maternas está associada a desfechos gestacionais normais. O risco geral de desfechos adversos após infecção primária é provavelmente < 10%, apesar da taxa de transmissão transplacentária ser de 33-50%. Desfechos adversos incluem:
   1. **Morte fetal.** Infecção no primeiro trimestre pode resultar em perda fetal ou abortamento espontâneo. Um grande estudo prospectivo de infecção por PB19 em gestantes relatou morte fetal em 6,3% das gestações (esta porcentagem foi de até 10,2% em outros estudos menores). Todas as mortes foram limitadas a infecções pelo PB19 diagnosticadas na primeira metade da gravidez (13% para infecções no primeiro trimestre, 9% para infecções diagnosticadas entre a 13ª e 20ª semana de gestação). A morte fetal no terceiro trimestre é extremamente rara (< 1%), e aqueles fetos (natimortos) geralmente não são hidrópicos.
   2. **Hidropsia fetal não imune.** O risco observado de hidropsia fetal induzida por PB19 é em torno de 4% após infecção materna durante a gravidez, com um risco máximo de aproxi-

madamente 10%, quando a infecção ocorre entre a 9ª e 20ª semana de gestação. O intervalo médio entre o diagnóstico da infecção materna e a hidropsia é de 3 semanas. A hidropsia pode progredir rapidamente para morte fetal (dias a semanas) ou pode-se resolver espontaneamente com um bebê aparentemente normal no momento do parto. Estima-se que a resolução espontânea ocorra em 34% dos casos. Pode haver o desenvolvimento de trombocitopenia grave em 37% dos fetos infectados por parvovírus com hidropsia. Isto pode levar a uma perda sanguínea e exsanguinação significativa durante a amostragem de sangue periumbilical (PUBS) ou outros procedimentos fetais; por esta razão, a contagem de plaquetas deve ser determinada, e as plaquetas devem estar disponíveis para transfusão, se necessário.

    B. **Período neonatal.** O recém-nascido pode apresentar anemia e trombocitopenia, especialmente, se a infecção materna tiver ocorrido no terceiro trimestre. Foram relatados alguns casos de encefalopatia, meningite e anormalidades graves do sistema nervoso central após a infecção intrauterina pelo PB19.

VI. **Diagnóstico**
    A. **Exames laboratoriais**
        1. **Testes sorológicos.** Anticorpos IgG e IgM anti-PB19 são solicitados, quando a infecção for suspeita. Anticorpos IgM específicos para o PB19 são detectáveis no soro materno em um período de 7–10 dias pós-infecção, com pico nítido entre 10–14 dias e, então, reduzem rapidamente em 2 ou 3 meses. O aumento do nível de anticorpos IgG é consideravelmente mais lento, alcançando um platô de 4 semanas após a infecção. A dosagem dos anticorpos IgM maternos é altamente sensível e específica. No entanto, no período de hidropsia fetal clinicamente manifesta, os níveis de IgM podem já ter abaixado ou (raramente) até mesmo serem indetectáveis. Ao contrário do teste materno, o exame sorológico de amostras sanguíneas fetais e neonatais não é confiável.
        2. **A reação em cadeia da polimerase (PCR)** para detecção do DNA do PB19 é extremamente sensível. Este método é especialmente útil em pacientes que não demonstram uma resposta imune humoral adequada, em indivíduos imunocomprometidos ou imunodeprimidos e nos fetos. Com o uso de procedimentos padrões, a detecção de anticorpos IgM PB19-específicos no sangue fetal apresenta uma sensibilidade de 29%, comparado a quase 100% à PCR. Entretanto, baixos níveis de DNA viral podem persistir por anos após a infecção aguda e, portanto, resultados positivos baixos na PCR não comprovam uma infecção recente.
    B. **Ultrassonografia e velocímetro Doppler** são medidas não invasivas muito úteis para monitorar a gestante exposta ao PB19. Ultrassonografia é usada para monitorar hidropsia e acúmulo de líquidos nas cavidades corporais fetais. **O velocímetro Doppler é utilizado para detectar o padrão do fluxo sanguíneo na artéria cerebral média (MCA) fetal.** Um aumento no pico de velocidade sistólica da MCA (PVS-MCA) é uma medida muito sensível de anemia fetal.

VII. **Tratamento.** As precauções de isolamento para todas as doenças infecciosas, incluindo precauções maternas e neonatais, aleitamento materno e questões de visita, podem ser encontradas no Apêndice F.
    A. **Monitoramento da gestante exposta.** Os estados IgG e IgM anti-PB19 devem ser avaliados nas mulheres expostas ou sintomáticas. PCR de sangue é recomendada quando o feto é hidrópico. Se a mulher for imune ao PB19 (IgG-positiva, IgM-negativa), ela pode ser tranquilizada de que uma exposição recente não resultará em consequências adversas em sua gestação. Se não existir imunidade ao vírus, e uma soroconversão não tenha ocorrido após 2 semanas, a mulher não está infectada, porém permanece em risco. Se a mulher for infectada pelo PB19 (IgM-positiva), o feto deve ser monitorado para o desenvolvimento de hidropsia fetal por ultrassonografia e avaliação Doppler do PVS-MCA, de preferência semanalmente até 8–10 semanas pós-exposição.
    B. **Transfusão sanguínea intrauterina (IUT).** Se o feto subsequentemente desenvolve hidropsia e/ou anemia (aumento no PVS-MCA), uma PUBS e IUT (PUBS/IUT) deve ser considerada. A PUBS/IUT é um procedimento invasivo, com uma taxa de complicação de 2–5%,

porém pode salvar vidas. Deve ser considerada somente para fetos sintomáticos. Na maioria dos casos, uma transfusão é suficiente para a recuperação fetal. Durante a preparação para transfusão fetal, tanto o concentrado de hemácias como o de plaquetas deve estar disponível, pois alguns fetos apresentam grave trombocitopenia além da anemia. A transfusão de plaquetas pode ajudar, se o feto desenvolver uma complicação hemorrágica secundária ao procedimento.

C. **Transfusão de concentrado de hemácias (PRBC).** A transfusão de concentrado de hemácias pode ser indicada para o recém-nascido anêmico sintomático.

D. **Imunoglobulina intravenosa (IVIG).** A IVIG tem sido utilizada para tratar infecção aguda pelo PB19 em adultos imunodeficientes e crianças infectadas pelo vírus da imunodeficiência humana (HIV) com crise aplásica. Entretanto, existe apenas 1 relato clínico sobre seu uso durante a gestação. Por causa da limitação de dados, o uso de IVIG não pode ser recomendado.

E. **Agentes antivirais.** Nenhum agente antiviral é eficaz contra o PB19.

VIII. **Prognóstico.** A taxa de mortalidade na hidropsia fetal relacionada com o parvovírus é menor do que a taxa de mortalidade comumente relatada para hidropsia fetal não imune (50–98%). Com tratamento, o prognóstico a longo prazo é favorável. Aparentemente, não há aumento na frequência de atraso no desenvolvimento em crianças expostas ao PB19 no útero.

Referências Selecionadas

American Academy of Pediatrics. Parvovirus B19. In: Pickering LK, Baker CJ, Kimberlin DW, Long SS, eds. *Red Book: 2012 Report of the Committee on Infectious Diseases.* 29th ed. Elk Grove Village, IL: American Academy of Pediatrics; 2012:539-541.

Bonvicini F, Puccetti C, Salfi NC, et al. Gestational and fetal outcomes in B19 maternal infection: a problem of diagnosis. *J Clin Microbiol.* 2011(Epub ahead of print).

Brkic S, Bogavac MA, Simin N, Hrnjakovic-Cvetkovic I, Milosevic V, Maric D. Unusual high rate of asymptomatic maternal parvovirus B19 infection associated with severe fetal outcome. *J Maternal Fetal Neonatal Med.* 2011;24:647-649.

Carlsen K, Beck BL, Bagger PV, Christensen LS, Donders GG. Pregnancy loss ascribable to parvovirus B19/erythrovirus is associated with a high prevalence of trisomy. *Gynecol Obstet Invest.* 2010;70:328-334.

de Haan TR, van den Akker ES, Porcelijn L, Oepkes D, Kroes AC, Walther FJ. Thrombocytopenia in hydropic fetuses with parvovirus B19 infection: incidence, treatment and correlation with fetal B19 viral load. *BJOG.* 2008;115:76-81.

Enders M, Klingel K, Weidner A, et al. Risk of fetal hydrops and non-hydropic late intrauterine fetal death after gestational parvovirus B19 infection. *J Clin Virol.* 2010;49:163-168.

Riipinen A, Väisänen E, Nuutila M, et al. Parvovirus B19 infection in fetal deaths. *Clin Infect Dis.* 2008;47:1519-1525.

Sarfraz AA, Samuelsen SO, Bruu AL, Jenum PA, Eskild A. Maternal human parvovirus B19 infection and the risk of fetal death and low birth weight: a case-control study within 35940 pregnant women. *BJOG.* 2009;116:1492-1498.

Simms RA, Liebling RE, Patel RR, et al. Management and outcome of pregnancies with parvovirus B19 infection over seven years in a tertiary fetal medicine unit. *Fetal Diagn Ther.* 2009;25:373-378.

119 Infecção por *Ureaplasma*

I. **Definição.** O organismo *Ureaplasma* pertence à família *Mycoplasmataceae*. Trata-se de pequenas bactérias pleomórficas que, caracteristicamente, não possuem parede celular. O gênero *Ureaplasma* contém duas espécies capazes de causar infecção humana: *U. urealyticum* e *U. parvum*.

119: INFECÇÃO POR *UREAPLASMA*

II. Incidência. A espécie *Ureaplasma* está presente com frequência no trato genital inferior de mulheres sexualmente ativas com taxa de colonização, variando entre 40 e 80%. A transmissão vertical para o recém-nascido é elevada, especialmente em bebês prematuros com menos de 1.000 g de peso ao nascer, em que a taxa de transmissão chega a 90%.

III. Fisiopatologia. O organismo *U. urealyticum* tem sido implicado em várias doenças obstétricas e neonatais, incluindo: **trabalho de parto pré-termo, ruptura prematura de membranas (PPROM), corioamnionite, febre e endometrite pós-parto, pneumonia congênita, bacteriemia, meningite e displasia broncopulmonar/doença pulmonar crônica (BPD/CLD).** O mecanismo pressuposto da infecção envolve a exposição fetal à infecção intrauterina ascendente, a passagem pelo canal de parto infectado e a disseminação hematogênica por meio da placenta e dos vasos umbilicais. Essa exposição leva à colonização da pele, mucosas e trato respiratório e, às vezes, leva à disseminação para a corrente sanguínea e para o sistema nervoso central (CNS). As fosfolipases e as citocinas produzidas pela resposta inflamatória podem desencadear contrações uterinas e parto prematuro. A infecção do trato respiratório por *Ureaplasma* no recém-nascido promove uma cascata de citocinas pró-inflamatórias com aumento no fator alfa de necrose tumoral, na interleucina (IL)-1β e na IL-8. Essas citocinas recrutam neutrófilos para os pulmões e intensificam a cascata inflamatória, que danifica os pulmões prematuros e impede o desenvolvimento futuro dos alvéolos.

IV. Fatores de risco. A colonização por *Ureaplasma* está associada ao trabalho de parto pré-termo, a corioamnionite, ao peso ao nascer inferior a 1.000 g e à idade gestacional inferior a 30 semanas.

V. Apresentação clínica

   A. Trabalho de parto pré-termo, PPROM e corioamnionite. Os *Ureaplasma* podem invadir o líquido amniótico no início da gestação e são os únicos organismos mais comuns que podem ser isolados de placentas inflamadas. Esses organismos podem persistir no líquido amniótico em condições subclínicas por várias semanas. A detecção do *Ureaplasma* no líquido amniótico no segundo trimestre da gravidez por reação da cadeia da polimerase (PCR) se relaciona com o trabalho de parto e o parto prematuros (58,6% daqueles com PCR positiva *versus* 4,4% daqueles com resultados negativos). Além disso, infecções do sangue do cordão por *Ureaplasma* (identificado mediante cultura) são muito mais comuns em partos espontâneos que nos prematuros indicados e estão substancialmente associadas a marcadores de inflamação placentária aguda. Culturas positivas do cordão também estão associadas à síndrome neonatal de resposta inflamatória sistêmica.

   B. Pneumonia congênita. A evidência que sugere *Ureaplasma* como causa de pneumonia congênita inclui o isolamento do organismo em cultura pura do líquido amniótico e aspirado da traqueia de neonatos < 24 horas após o nascimento, com resposta específica de imunoglobulina M (IgM) no meio de uma reação inflamatória aguda e alterações radiográficas. Esses bebês desenvolvem infiltrados pulmonares intersticiais precoces com alterações císticas/displásicas já por volta de 10 a 14 dias de vida.

   C. Meningite. Estudos múltiplos demonstraram o isolamento do *Ureaplasma* do líquido cefalorraquidiano (CSF) de bebês prematuros com meningite, hemorragia intraventricular e hidrocefalia. A contribuição do *Ureaplasma* para o desfecho desses recém-nascidos é incerta.

   D. Predisposição para doença pulmonar crônica. Vários estudos de coortes relacionaram o desenvolvimento de BPD/CLD com colonização das vias aéreas com *Ureaplasma*.

VI. Diagnóstico

   A. Exames laboratoriais

      1. Cultura. As amostras para cultura exigem meios de transporte específicos com refrigeração a 4°C. *Swabs* de dacron ou de alginato de cálcio deverão ser usados em vez de *cotonetes* de algodão.

      2. Outros testes. Vários ensaios sensíveis de PCR foram desenvolvidos, mas não estão disponíveis rotineiramente, e os ensaios sorológicos são de valor limitado.

VII. Tratamento. As precauções de isolamento para todas as doenças infecciosas, incluindo as precauções para a mãe e para o bebê, aleitamento materno e questões de visitas podem ser encontradas no Anexo F.

A. **Tratamento da gestante colonizada.** Em um grande estudo randomizado, o tratamento de gestantes que se apresentam com PPROM com um curso de 10 dias de **eritromicina** demonstrou prolongar a gestação, reduzir o tratamento neonatal com surfactante, reduzir a dependência do bebê do oxigênio aos ≥ 28 dias de vida e resultou em menos anormalidades cerebrais de grande porte na ultrassonografia antes da alta. Esses mesmos benefícios não foram observados quando a mãe se apresentou em trabalho de parto prematuro, mas com membranas intactas.

B. **O tratamento de recém-nascido colonizado é** *controverso*. As evidências atuais limitadas não demonstram redução em BPD/CLD ou em outras comorbidades neonatais a longo prazo, quando bebês prematuros intubados e colonizados com *Ureaplasma* são tratados com eritromicina. Para bebês com pneumonia congênita, alguns especialistas recomendam o tratamento com eritromicina, se houver evidência radiográfica de pneumonite intersticial precoce e quando o *Ureaplasma* for o único microrganismo isolado do trato respiratório. O tratamento antimicrobiano também pode ser considerado quando o *Ureaplasma* for isolado de um sítio normalmente estéril, como a corrente sanguínea ou o CSF. A azitromicina macrolídea está sendo considerada para tratar bebês colonizados e em risco de contraírem BPD/CLD, pois essa droga possui propriedades tanto anti-inflamatórias quanto anti-infecciosas.

VIII. **Prognóstico.** A exposição ao *Ureaplasma in utero* está associada à incidência aumentada de hemorragia intraventricular e BPD/CLD em bebês prematuros. Essa exposição também está associada ao resultado adverso neuromotor aos 1 ou 2 anos de idade ajustada nessas crianças.

Referências Selecionadas

American Academy of Pediatrics. *Ureaplasma urealyticum* infections. In: Pickering LK, Baker CJ, Kimberlin DW, Long SS, eds. *Red Book: 2012 Report of the Committee on Infectious Diseases.* 29th ed. Elk Grove Village, IL: American Academy of Pediatrics; 2012:772-774.

Berger A, Witt A, Haiden N, et al. Intrauterine infection with *Ureaplasma* species is associated with adverse neuromotor outcome at 1 and 2 years adjusted age in preterm infants. *J Perinat Med.* 2009;37:72-78.

Clifford V, Tebruegge M, Everest N, Curtis N. *Ureaplasma*: pathogen or passenger in neonatal meningitis? *Pediatr Infect Dis J.* 2010;29:60-64.

Goldenberg RL, Andrews WW, Goepfert AR, et al. The Alabama Preterm Birth Study: umbilical cord blood *Ureaplasma urealyticum* and *Mycoplasma hominis* cultures in very preterm newborn infants. *Am J Obstet Gynecol.* 2008;198:43.e1-e5.

Kasper DC, Mechtler TP, Böhm J, et al. In utero exposure to *Ureaplasma* spp. is associated with increased rate of bronchopulmonary dysplasia and intraventricular hemorrhage in preterm infants. *J Perinat Med.* 2011;39:331-336.

Turner MA, Jacqz-Aigrain E, Kotecha S. Azithromycin, *Ureaplasma* and chronic lung disease of prematurity: a case study for neonatal drug development. *Arch Dis Child.* 2012;97:573-577.

Viscardi RM. *Ureaplasma* species: role in diseases of prematurity. *Clin Perinatol.* 2010;37:393-409.

Waites KB, Schelonka RL, Xiao L, Grigsby PL, Novy MJ. Congenital and opportunistic infections: *Ureaplasma* species and *Mycoplasma hominis*. *Semin Fetal Neonatal Med.* 2009;14:190-199.

120 Infecções por *Staphylococcus aureus* Resistente à Meticilina

I. **Definição.** A infecção por *Staphylococcus aureus* resistente à meticilina (**MRSA**) (**cocos Gram-positivos agrupados**) causa uma variedade de infecções supurativas localizadas e invasivas, assim como síndromes mediadas por toxinas, como a síndrome do choque tóxico e a síndrome da pele escaldada. As infecções por MRSA costumavam ser limitadas às unidades de tratamento médico (HC-MRSA) e eram estritamente nasocomiais; no entanto, um aumento significativo no número de infecções por MRSA adquiridas na comunidade (CA-MRSA) tem sido observado na última década. A separação entre HC-MRSA e CA-MRSA está cada vez menos distinta, visto que a CA-MRSA está se tornando mais virulenta e causando um número significativamente maior de infecções associadas aos serviços de saúde.

II. **Incidência.** O *Staphylococcus aureus* sensível à meticilina normalmente coloniza o nariz, umbigo e área inguinal ao redor de 1 semana de idade, com uma taxa de colonização de 20–90%. A colonização anogenital materna por MRSA varia de 0,5 a 10,4%, com pouco risco de doença de início precoce no recém-nascido. Existem diversos surtos documentados de infecção invasiva por CA-MRSA que se desenvolveram em recém-nascidos saudáveis após alta de berçários neonatais normais, assim como de unidades de terapia intensiva neonatal (NICUs). A maioria das infecções por MRSA nas NICUs é de início tardio. De acordo com os dados neonatais relatados pelo National Nosocomial Infections Surveillance System durante os anos de 1995–2004, a infecção por MRSA foi responsável por 23% de todas as infecções hospitalares por *S. aureus*. A incidência das infecções por MRSA para cada 100.000 pacientes-dia aumentou em 308% durante o período do estudo (de 0,7, em 1995, para 3,1, em 2004). A taxa de colonização na NICU é variável; um estudo demonstrou uma taxa de 10,4%, com um tempo médio de 17 dias para aquisição do MRSA.

III. **Fisiopatologia.** Se o recém-nascido for exposto ao MRSA, na comunidade ou no hospital, ele será colonizado por cepas mais virulentas, que são mais prováveis de causar doença invasiva. O MRSA possui fatores de virulência específicos que o tornam mais invasivo do que o *S. aureus* sensível à meticilina. Estes incluem o cassete cromossômico estafilocócico (SCC) *mecA*, a leucocidina de Panton-Valentina (PVL) e as enterotoxinas estafilocócicas. O SCC *mecA* possui os genes que codificam a resistência antibiótica. Os genes da PVL levam à produção de citotoxinas que formam poros na membrana celular e causam necrose tecidual e lise celular.

IV. **Fatores de risco.** Incluem superlotação, técnica de lavagem de mãos inconsistente, procedimentos invasivos (p. ex., cateteres centrais, intubações endotraqueais, sondas nasogástricas), baixo peso ao nascer, o método mãe-canguru (contato pele a pele), uma alta taxa de colonização por MRSA e estadia hospitalar prolongada.

V. **Apresentações clínicas.** A doença invasiva por MRSA é provavelmente precedida pela colonização (pele, umbigo e nasofaringe). A fonte da bactéria pode ser um profissional da área de saúde, outro paciente, equipamentos ou um membro familiar.

   A. **Infecções da corrente sanguínea.** Estas infecções geralmente estão relacionadas com um cateter. Os sinais clínicos comuns são inespecíficos e incluem apneia ou hipóxia, febre, concentração elevada de proteína C-reativa e leucocitose. O bebê precisa ser examinado repetidamente e meticulosamente à procura de indícios discretos de infecção focal (p. ex., flebite, pustulose).

   B. **Artrite séptica e osteomielite.** A bactéria *Staphylococcus aureus* é a causa primária de artrite séptica e osteomielite no recém-nascido. Os sintomas são inespecíficos, como inapetência ou aumento da irritabilidade. Os sinais incluem eritema e edema de tecidos moles.

   C. **Endocardite.** Recém-nascidos com cardiopatia congênita e cateteres centrais percutâneos correm maior risco de endocardite.

   D. **Infecções cutâneas e dos tecidos moles.** O *Staphylococcus aureus* é o patógeno mais comum, causando pustulose e celulite no recém-nascido. O MRSA possui fatores de virulência que contribuem à capacidade do patógeno em lesionar a pele já comprometida do neonato.

   E. **Conjuntivite.** Veja Capítulo 53.

   F. **Pneumonia.** Pneumonia pode ser primária ou associada à terapia de ventilação mecânica. O curso é frequentemente complicado por necrose alveolar, formação de pneumatocele e empiema pleural.

   G. **Infecções de sítios cirúrgicos.**

VI. **Diagnóstico.** O **padrão ouro para diagnóstico de uma infecção da corrente sanguínea é uma hemocultura positiva**. O diagnóstico da artrite e osteomielite pode ser desafiador. Além de uma hemocultura, a investigação diagnóstica deve incluir uma artrocentese, cultura de osso (se debridamento cirúrgico for realizado), radiografia e, possivelmente, uma imagem por ressonância magnética. Ecocardiografia (para diagnosticar endocardite) é fortemente recomendada em recém-nascidos com > 1 hemocultura positiva. Para infecções cutâneas e de tecidos moles, incisão e drenagem, com subsequente coloração de Gram e cultura do líquido aspirado, são recomendadas. A reação em cadeia da polimerase (PCR) em tempo real tem sido utilizada para vigilância ativa de MRSA na NICU; no entanto, estudos demonstraram que a PCR possui baixa reprodutibilidade, um valor preditivo positivo baixo e uma alta taxa de resultados falso-positivos. Portanto, a PCR não deve ser utilizada para rastreio de infecção por MRSA na NICU.

VII. **Tratamento**
   A. **Erradicação da colonização.** Estudos realizados em unidades de terapia intensiva de adultos demonstraram que a erradicação da colonização por MRSA através de uma terapia combinada de 5 dias de mupirocina intranasal e 3 banhos diários com clorexidina resultaram na redução das infecções por MRSA. Não existem estudos em recém-nascidos, demonstrando eficácia similar; entretanto, a mupirocina tem sido utilizada com eficácia no controle de surtos de MRSA nas populações das NICUs.
   B. **Antibioticoterapia.** A Infectious Diseases Society of America emitiu diretrizes para o controle de infecções invasivas por MRSA em adultos e crianças, incluindo bebês ≤ 30 dias de idade. A vancomicina é a terapia de primeira linha para MRSA, e muitas NICUs com MRSA endêmico utilizam a vancomicina para tratamento empírico da septicemia de início tardio, enquanto os resultados da cultura são aguardados. Nos casos de S. aureus de resistência intermediária à vancomicina (VISA) ou alergia à vancomicina, linezolida e clindamicina têm sido utilizadas com eficácia. A duração do tratamento depende da infecção específica. Para **infecções cutâneas e dos tecidos moles** e **bacteriemia**, um curso de 7 a 10 dias é geralmente apropriado. Em casos de **endocardite** e **osteomielite**, 6–8 semanas de tratamento são necessárias. Em pacientes com **doença extensa com hemoculturas persistentemente positivas**, apesar das doses terapêuticas de vancomicina, a rifampina e gentamicina podem ser usadas para sinergia. Mupirocina pode ser adequada nos casos brandos de pustulose neonatal localizada no recém-nascido a termo em bom estado geral.

VIII. **Prevenção**
   A. **Higienização das mãos.** Por causa da capacidade de sobrevivência do MRSA em objetos inanimados, o Centers for Disease Control and Prevention recomenda a utilização de um antisséptico para mãos à base de álcool antes de tocar nos pacientes, após tocar os pacientes, após remover as luvas e após tocar os equipamentos e ambiente de tratamento do paciente. Os antissépticos para mãos à base de álcool aumentam a complacência com as políticas de higienização das mãos, assim como melhoram a integridade da pele dos profissionais da área de saúde.
   B. **Controle de surtos.** Durante um surto, muitas medidas são instituídas simultaneamente. Em 2006, Gerber et al. publicaram uma declaração de consenso do Chicago Department of Public Health no controle de surtos do MRSA em uma NICU. Suas recomendações incluíram a utilização de um antisséptico à base de álcool para higienização das mãos, isolamento e agrupamento de recém-nascidos colonizados por MRSA e culturas regulares de vigilância neonatal (Tabela 120–1). Eles também enfatizaram o uso de tipificação molecular como parte integral do controle, pois esta técnica é capaz de determinar a transmissão contínua de um clone específico. Eles não recomendam a descolonização com mupirocina; esta intervenção foi deixada a critério da equipe de atenção básica, pois a eficácia desta estratégia é incerta. Proteção passiva dos recém-nascidos com o uso do anticorpo monoclonal tefibazumab, que se liga à proteína A de superfície, não demonstrou eficácia.

Tabela 120–1. DIRETRIZES PARA SURTOS DE INFECÇÃO POR *STAPHYLOCOCCUS AUREUS* RESISTENTE À METICILINA NA NICU

Tipo de Recomendação, Categoria de Classificação[a]	Recomendações do Consenso
Higienização das mãos	
IA	Um produto de higienização para mãos à base de álcool e sem água deve estar disponível e facilmente acessível; água e sabão devem ser utilizados, se as mãos estiverem visivelmente sujas
IA	O controle da higienização das mãos é um componente fundamental na prevenção da transmissão de MRSA na NICU. Observações diretas e regulares das práticas de higienização das mãos, ou a aplicação consistente de uma higienização adequada das mãos (p. ex., o uso de auditoria na unidade que forneça *feedback*), contribuem com as taxas elevadas de complacência
Separação e isolamento	
IA	Os recém-nascidos MRSA-positivos devem ser colocados em precauções de contato e separados (colocados em uma área ou quarto designado), assim como os suprimentos utilizados no tratamento destes bebês
IA	Luvas e jalecos devem ser usados durante o tratamento ou visita de recém-nascidos com suspeita ou diagnóstico de infecção por MRSA
IA	Máscaras devem ser usadas para procedimentos que geram aerossol, como a aspiração. O ambiente na área que o bebê se encontra deve ser mantido limpo e arrumado o tempo todo
NR/UI	O destino dos suprimentos utilizados no tratamento do grupo de bebês MRSA-positivos deve ser decidido por especialistas em controles de infecções da instituição
IA	Sempre que possível, os enfermeiros devem ser separados (exclusivamente designados) para o cuidado de bebês MRSA-positivos. Outros profissionais da área de saúde (HCWs) também devem ser separados ao máximo permitido pelos recursos da instituição
II	Se a designação exclusiva de enfermeiros não for possível, estes devem tratar dos pacientes não separados antes dos recém-nascidos em áreas ou quartos designados, quando possível
II	O número de pessoas (incluindo HCWs e visitantes) que entram em um quarto ou área designada para recém-nascidos MRSA-positivos deve ser limitado a um mínimo possível
II	A separação de recém-nascidos deve ser mantida até que o último bebê infectado ou colonizado receba alta da NICU
Culturas de vigilância neonatal	
IB	Os recém-nascidos na NICU devem ser triados periodicamente para a detecção de colonização por MRSA. A frequência da triagem deve aumentar (p. ex., para uma vez por semana) quando grupos de recém-nascidos colonizados são detectados; a frequência da triagem pode ser reduzida (p. ex., para uma vez por mês) até o fim da investigação quando as evidências sugerem uma pausa na transmissão
IA	Embora as culturas de amostras de swab de múltiplos sítios corporais, incluindo as narinas, garganta, reto e umbigo, tenham sido utilizadas para detectar colonização por MRSA, a cultura de amostras nasais ou nasofaríngeas isoladas é suficientemente sensível para detectar colonização por MRSA em recém-nascidos
Triagem dos HCWs	
IB	A triagem dos HCWs em resposta a um surto de infecção ou colonização por MRSA na NICU deveria ser realizada apenas para corroborar ou refutar os dados epidemiológicos que vinculem um HCW à transmissão

(Continua)

Tabela 120–1. DIRETRIZES PARA SURTOS DE INFECÇÃO POR *STAPHYLOCOCCUS AUREUS* RESISTENTE À METICILINA NA NICU *(CONTINUAÇÃO)*

Tipo de Recomendação, Categoria de Classificação[a]	Recomendações do Consenso
Descolonização	
IB	Mupirocina pode ser usada para descolonização de recém-nascidos e/ou HCWs se for julgado necessário pela instituição afetada (utilização não descrita na bula)
Culturas ambientais	
IA	Culturas ambientais devem ser realizadas em resposta a um surto de infecção ou colonização por MRSA na NICU, apenas para corroborar ou refutar os dados epidemiológicos que vinculam uma fonte ambiental à transmissão
Análise molecular	
IA	Durante a investigação de um surto, a análise molecular com eletroforese em gel de campo pulsado ou uma ferramenta epidemiológica molecular comparável deve ser realizada para avaliar a relação das cepas encontradas nos pacientes na NICU, nos HCWs e no ambiente
IB	Se o hospital não puder realizar a genotipagem, os isolados devem ser enviados para um laboratório adequado para análise molecular
Comunicação	
II	A comunicação aberta entre as NICUs regionais é essencial para evitar a disseminação entre NICUs em diferentes instituições, particularmente quando um bebê é transferido de uma NICU para outra
II	Na entrada de um paciente transferido, a unidade receptora deve ser capaz de determinar se uma triagem para MRSA foi previamente feita neste bebê e, em caso positivo, a data, fonte da amostra e resultado da cultura
II	Na entrada de um paciente transferido, a unidade receptora deve ser capaz de determinar se a instituição que o transferiu atualmente sabe de algum caso de um bebê MRSA-positivo em sua NICU
IB	A unidade receptora deve considerar o isolamento e triagem de qualquer bebê de outra NICU, independente do estado de MRSA da instituição de transferência
II	Folhetos padronizados descrevendo os métodos para prevenir a transmissão do MRSA devem ser desenvolvidos como um recurso para os pais e visitantes de recém-nascidos nas NICUs em que o MRSA tenha sido detectado
Regulamentações	
IA	A superlotação aumenta a probabilidade de transmissão de MRSA na NICU; as instituições devem aderir a todos os requisitos de licenciamento apropriados
IA	HCWs terceirizados devem ser orientados e monitorados periodicamente para complacência com os procedimentos de higienização das mãos e controle da infecção da instituição
II	Registros dos turnos trabalhados pelos HCWs terceirizados devem ser atualizados frequentemente para garantir que, no caso de uma investigação epidemiológica, os vínculos da transmissão a estes funcionários possam ser avaliados
IC	Os hospitais devem cumprir todas as regulamentações locais e estaduais relacionadas com a notificação de MRSA nas NICUs

Tabela 120–1. DIRETRIZES PARA SURTOS DE INFECÇÃO POR *STAPHYLOCOCCUS AUREUS* RESISTENTE À METICILINA NA NICU *(CONTINUAÇÃO)*

Tipo de Recomendação, Categoria de Classificação[a]	Recomendações do Consenso
Colaboração do hospital e saúde pública	
II	As autoridades hospitalares devem colaborar com as autoridades locais e estaduais da saúde pública para a vigilância de MRSA nas NICUs, para facilitar a comunicação interinstitucional e coordenação de atividades de prevenção, e para fornecer suporte laboratorial para permitir a detecção de clones de MRSA compartilhados entre as NICUs em múltiplas instituições

MRSA, *Staphylococcus aureus* resistente à meticilina; NICU, unidade de tratamento intensivo neonatal; HCW, profissional da área de saúde.
[a]As categorias de classificação são definidas como: **IA:** Fortemente recomendado para implementação e fortemente corroborado por estudos epidemiológicos, clínicos ou experimentais bem elaborados. **IB:** Fortemente recomendado para implementação e corroborado por alguns estudos epidemiológicos, clínicos ou experimentais e uma forte fundamentação teórica. **IC:** Requerido pelos padrões, normas ou regulamentações estaduais ou federais. **II:** Sugerido para implementação e corroborado por estudos epidemiológicos ou clínicos sugestivos, ou uma fundamentação teórica. **NR/UI:** Não existem recomendações ou questões não resolvidas para as quais as evidências sejam insuficientes, ou não existe um consenso relacionado com a eficácia. Definições de Boyce *et al.*
Reproduzida, com permissão, de Gerber SI, Jones RC, Scott MV *et al.* Management of outbreaks of methicillin-resistant *Staphylococcus aureus* infection in the neonatal intensive care unit: a consensus statement. *Infect Control Hosp Epidemiol.* 2006; 27:139-145.

Referências Selecionadas

American Academy of Pediatrics. Staphylococcal infections. In: Pickering LK, Baker CJ, Kimberlin DW, Long SS, eds. *Red Book: 2012 Report of the Committee on Infectious Diseases.* 29th ed. Elk Grove Village, IL: American Academy of Pediatrics; 2012:656-657.

Andrews WW, Schelonka R, Waites K, Stamm A, Cliver SP, Moser S. Genital tract methicillin-resistant *Staphylococcus aureus:* risk of vertical transmission in pregnant women. *Obstet Gynecol.* 2008;111:113-118.

Beigi RH. Clinical implications of methicillin-resistant *Staphylococcus aureus* in pregnancy. *Curr Opin Obstet Gynecol.* 2011;23:82-86.

Carey AJ, Duchon J, Della-Latta P, Saiman L. The epidemiology of methicillin-susceptible and methicillin-resistant *Staphylococcus aureus* in a neonatal intensive care unit, 2000-2007. *J Perinatol.* 2010;30:135-139.

Carey AJ, Long SS. *Staphylococcus aureus*: a continuously evolving and formidable pathogen in the neonatal intensive care unit. *Clin Perinatol.* 2010;37:535-546.

Centers for Disease Control and Prevention (CDC). Community-associated methicillin-resistant *Staphylococcus aureus* infection among healthy newborns—Chicago and Los Angeles County, 2004. *MMWR Morb Mortal Wkly Rep.* 2006;55:329-332.

Fortunov RM, Hulten KG, Allen CH, et al. Nasal *Staphylococcus aureus* colonization among mothers of term and late preterm previously healthy neonates with community-acquired *Staphylococcus aureus* infections. *Pediatr Infect Dis J.* 2011;30:74-76.

Gerber SI, Jones RC, Scott MV, et al. Management of outbreaks of methicillin-resistant *Staphylococcus aureus* infection in the neonatal intensive care unit: a consensus statement. *Infect Control Hosp Epidemiol.* 2006;27:139-145.

Lessa FC, Edwards JR, Fridkin SK, Tenover FC, Horan TC, Gorwitz RJ. Trends in incidence of late-onset methicillin-resistant *Staphylococcus aureus* infection in neonatal intensive care units: data from the National Nosocomial Infections Surveillance System, 1995-2004. *Pediatr Infect Dis J.* 2009;28:577-581.

Liu C, Bayer A, Cosgrove SE, et al. Clinical practice guidelines by the Infectious Diseases Society of America for the treatment of methicillin-resistant *Staphylococcus aureus* infections in adults and children. *Clin Infect Dis.* 2011;52:e18-e55.

Maraqa NF, Aigbivbalu L, Masnita-Iusan C, et al. Prevalence of and risk factors for methicillin-resistant *Staphylococcus aureus* colonization and infection among infants at a level III neonatal intensive care unit. *Am J Infect Control.* 2011;39:35-41.

Sarda V, Molloy A, Kadkol S, Janda WM, Hershow R, McGuinn M. Active surveillance for methicillin-resistant *Staphylococcus aureus* in the neonatal intensive care unit. *Infect Control Hosp Epidemiol.* 2009;30:854-860.

Vergnano S, Menson E, Smith Z, et al. Characteristics of invasive *Staphylococcus aureus* in United Kingdom Neonatal Units. *Pediatr Infect Dis J.* 2011;30:850-854.

121 Infecções por Varicela-Zóster

O **vírus varicela-zóster (VZV) é membro da família do herpes-vírus.** A infecção primária materna por VZV (varicela) pode resultar em infecção fetal ou neonatal. Outras complicações raras incluem: aborto espontâneo, morte do feto e parto prematuro. A infecção por reativação (zóster) não resulta em infecção do feto. A infecção materna primária por VZT durante o último trimestre pode causar pneumonia com morbidade e mortalidade significativas. A incidência geral de varicelas materna e neonatal diminuiu nos últimos 10–15 anos, presumivelmente por causa da vacinação. A vigilância ativa entre os adultos mostrou que a incidência da varicela diminuiu 74% durante 1995–2005, apesar das taxas de vacinação entre adultos de apenas 3%. A chamada imunidade de rebanho é a provável explicação para esse fenômeno. A imunização por varicela é recomendada para todas as mulheres não imunizadas como parte dos cuidados antes da gestação e após o parto. A vacina da varicela não deverá ser administrada a gestantes, porque os possíveis efeitos sobre o desenvolvimento fetal são desconhecidos, embora nenhum caso de síndrome de varicela congênita ou de padrões de malformação tenha sido identificado após a imunização acidental de gestantes. Quando as mulheres são imunizadas após a puberdade, a gestação deverá ser evitada por pelo menos 1 mês após a imunização. Nos EUA, incentiva-se a comunicação de situações de imunização acidental com vacina contendo o vírus da varicela-zóster durante a gravidez (nos EUA, 1-800-986-8999, www.merckpregnancyregistries.com/varivax.html).

Há **três formas de infecções por varicela-zóster envolvendo neonatos: fetal, congênita (neonatal precoce) e pós-natal.**

SÍNDROME DA VARICELA FETAL

I. **Definição.** Esta forma da doença ocorre quando a mãe é exposta pela primeira vez ao VZV durante a primeira metade da gestação. Ela é reconhecida também na literatura como **síndrome da varicela congênita (CVS).**

II. **Incidência.** Felizmente, essa forma é rara; somente cerca de 5% das mulheres em idade reprodutiva são suscetíveis ao VZV. A incidência da varicela durante a gravidez é estimada em 1–5 casos por 10.000 gestações. A incidência da embriopatia e da fetopatia após a infecção materna de varicela nas primeiras 20 semanas é de aproximadamente 1%. A evidência recente sugere que a incidência é muito menor que anteriormente estimada.

III. **Fisiopatologia.** A transmissão materna do vírus ocorre, provavelmente, via gotículas respiratórias ou pelo contato direto com lesões da varicela ou do herpes-zóster. O vírus se replica na orofaringe, e a viremia ocorre com a passagem transplacentária para o feto, antes do aparecimento das erupções. Quase todos os casos informados envolveram a exposição entre a 8^a e a 20ª semanas de gravidez. A patogênese da síndrome da varicela fetal (FVS) pode refletir infecção disseminada *in utero* ou como consequência de falha na interação vírus-hospedeiro para resultar no estabelecimento de latência, como ocorre normalmente na infecção por VZV pós-natal. Já que o VZV é um vírus linfotrópico, ele tem o potencial de se disseminar para todos os órgãos do feto por via hematogênica. Amostras para patologia de fetos abortados com infecção por VZV mostraram que o vírus estava distribuído por todos os tecidos fetais. A microcefalia pode ser atribuída à encefalite por VZV e dano irreversível ao crescimento do cérebro em desenvolvimento. É interessante notar que o vírus não parece causar dano intrauterino aos pulmões ou ao fígado em bebês com FVS, como ocorre na varicela perinatal ou em outros hospedeiros imunocomprometidos. A infecção fulminante envolvendo esses órgãos pode resultar em morte do feto, em vez do nascimento de um bebê com FVS. O VZV é também um vírus neurotrópico; muitos dos defeitos foram considerados como resultado direto da infecção da medula e dos gânglios espinais, o que causa a destruição dos plexos durante a embriogênese eleva a desnervação do botão do membro e hipoplasia subsequente. A falha do desenvolvimento muscular tem consequências para a formação do osso do membro. Os defeitos cutâneos também refletem, provavelmente, infecção dos nervos sensoriais por VZV. A infecção de células por VZV nos tratos ópticos em desenvolvimento também explica a atrofia óptica e a coriorretinite. A partir do padrão de distribuição dos dermatomos dos defeitos da pele observada na FVS, especialmente a cicatrização e a hipoplasia do membro, foi sugerido que a FVS resulta do herpes-zóster intrauterino. O período extremamente curto de latência entre a infecção fetal e a reativação, se a latência puder ser estabelecida, é a consequência da falta da imunidade mediada pela célula no feto antes de 20 semanas de gestação. Os bebês expostos ao VZV *in utero* também podem desenvolver varicela não aparente e zóster subsequente no início da vida sem ter tido varicela extrauterina.

IV. **Fatores de risco.** Gestante sem história de infecção de varicela ou de vacinação que se torna exposta ao VZV entre a 8ª e a 20ª semanas de gestação está em risco.

V. **Apresentação clínica.** Os principais sintomas da FVS são:
  A. **Lesões cutâneas (60–70%).** Escaras de cicatrização e perda de pele.
  B. **Defeitos ou doença do sistema nervoso central (60%).** Microcefalia, convulsões, encefalite, atrofia cortical e atrofia da medula espinal, retardo mental e calcificações cerebrais.
  C. **Doenças oculares (60%).** Micro-oftalmia, coriorretinite, catarata, atrofia óptica, nistagmo e síndrome de Horner (ptose, miose e enoftalmia).
  D. **Hipoplasia de membro e outros defeitos esqueléticos (50%).**
  E. **Prematuridade e restrição do crescimento intrauterino (35%).**

VI. **Diagnóstico.** Alkalay *et al.* propuseram os seguintes critérios para o diagnóstico de FVS no recém-nascido:
  A. **Aparecimento da varicela materna** durante a gestação.
  B. **Presença de lesões cutâneas congênitas** em distribuição de dermátomos e/ou defeitos neurológicos, doença ocular ou hipoplasia de membros.
  C. **Comprovação de infecção intrauterina por VZV** pela identificação do DNA viral no bebê por meio da reação da cadeia da polimerase (PCR), presença de imunoglobulina específica ao VZV, persistência da IgG do VZV além dos 7 meses de idade ou aparecimento de zóster durante a primeira infância. A PCR do DNA do VZV (tanto do sangue fetal quanto do líquido amniótico) parece ser sensível e precisa na detecção da infecção fetal; entretanto, a maioria dos fetos "infectados" se mostra morfologicamente normal (ou seja, não afetada pela FVS). O diagnóstico pré-natal é feito mais frequentemente por ultrassom detalhado buscando anomalias típicas e PCR específica para VZV no líquido amniótico. Um intervalo de, pelo menos, 5 semanas é recomendado entre o início da erupção materna e a obtenção do ultrassom. Recomenda-se o ultrassom inicial entre a 17ª e a 21ª semanas de gestação, com outro estudo de acompanhamento 4–6 semanas depois. O papel da investigação por ressonância magnética para avaliação do feto após a varicela materna só está começando a ser delineado, mas pode fornecer especificidade mais aperfeiçoada, especialmente para danos ao sistema nervoso central.

VII. **Tratamento.** As precauções de isolamento para todas as doenças infecciosas, incluindo as precauções para a mãe e para o bebê, aleitamento materno e questões de visitas podem ser encontradas no Anexo F.
  A. **Mãe.** Se a mãe for exposta à infecção por VZV no primeiro ou segundo trimestre, ela deverá ser tratada com **imunoglobulina de varicela-zóster (VZIG)** caso sua história de infecção por varicela ou vacinação for negativa ou incerta. Quanto à dosagem, consulte o Capítulo 148. A VZIG deverá ser administrada dentro de 72–96 horas e parece proteger tanto a mãe

quanto o feto. Em 2012, a Food and Drug Administration (FDA) nos EUA estendeu o período para administração de VZIG de 96 horas para 10 dias após a exposição. A única VZIG licenciada naquele país foi suspensa pelo fabricante, em 2004. Desde fevereiro de 2006, uma VZIG de investigação (não licenciada) chamada **VariZIG** tornou-se disponível como um protocolo de nova droga de investigação (IND) e pode ser solicitada à FFF Enterprises, chamada gratuita 800-843-7477 (EUA). Se a VariZIG não estiver disponível, pode-se usar a imunoglobulina intravenosa (IVIG). Caso a varicela seja diagnosticada durante a gestação, a terapia antiviral com aciclovir deverá ser fortemente considerada. A terapia com aciclovir durante a gestação parece ser segura; ela não foi associada ao aumento das anormalidades congênitas em comparação à população em geral.
- B. **Bebê.** O bebê precisa de cuidados de suporte pois existe, em geral, um prejuízo neurológico profundo. A terapia com aciclovir pode ajudar a bloquear a progressão da doença ocular ou a tratar o zóster recorrente (cobreiro) que é comum nos 2 primeiros anos de vida.
- C. **Isolamento.** O isolamento não é necessário.

VIII. **Prognóstico.** Cerca de 30% dessas crianças vão a óbito nos primeiros meses de vida, geralmente por causa do refluxo gastroesofágico não tratável, pneumonia de aspiração recorrente grave e insuficiência respiratória. Os sobreviventes geralmente sofrem retardo mental profundo e incapacidades neurológicas de grande porte. Essas crianças também estão em risco de desenvolver zóster (cobreiro) nos primeiros 2 anos de vida.

INFECÇÃO DE VARICELA CONGÊNITA (NEONATAL PRECOCE)

I. **Definição.** Essa é a forma da doença que ocorre quando uma gestante apresenta catapora durante as 3 últimas semanas da gravidez ou nos primeiros dias após o parto. A doença começa no recém-nascido imediatamente antes do parto ou dentro dos primeiros 10-12 dias de vida.

II. **Incidência.** Embora a forma congênita seja mais comum que a forma teratogênica, ela ainda é rara, com estimativas recentes de 0,7 por 100.000 nascimentos vivos por ano. A introdução da vacinação para varicela, em 1995, reduziu significativamente a incidência da doença em todos os grupos etários (imunidade de rebanho).

III. **Fisiopatologia.** A catapora materna próxima ao termo ou logo após o parto pode causar doença grave ou fatal no recém-nascido. A varicela materna pode afetar o bebê por meio de viremia transplacentária, infecção ascendente durante o parto ou por gotículas respiratórias/contato direto com lesões infecciosas após o parto. A catapora neonatal que ocorre nos primeiros 10-12 dias de vida é causada, tipicamente, por transmissão intrauterina de VZV (período de incubação de 10-21 dias). A catapora após 10-12 dias do período neonatal é mais provavelmente adquirida por infecção por VZV pós-natal. Se o início da doença materna estiver entre 5 dias antes do parto ou 2 dias após o parto, a taxa de ataque será muito elevada (até 50%) com mortalidade associada significativa (até 30%). Os bebês se apresentam com as lesões cutâneas clássicas, mas que se podem disseminar com pneumonia, hepatite, meningoencefalite e coagulopatia grave (coagulação intravascular disseminada [DIC]) resultante da insuficiência hepática e da trombocitopenia. Se o exantema materno ocorrer mais de 5 dias antes do parto, a produção materna de IgG anti-VZV será suficiente com transferência transplacentária subsequente que protegerá o recém-nascido e resultará em um quadro mais moderado de catapora.

IV. **Fatores de risco.** Principalmente a mãe com catapora durante as 3 últimas semanas de gestação ou dentro dos primeiros dias após o parto. Existe risco mais alto de mortalidade, se o início da doença materna ocorrer 5 dias antes do parto ou 2 dias após o parto. Os bebês prematuros, especialmente aqueles com menos de 28 semanas, são extremamente suscetíveis.

V. **Apresentação clínica.** Variável. Pode haver apenas envolvimento leve do bebê, com vesículas na pele, ou pode-se observar o seguinte:
- A. **Pele.** Uma erupção centrípeta (começando no tronco e espalhando-se para a face e couro cabeludo, poupando os membros) começa com máculas eritematosas e progride para vesículas e formação de crostas. As lesões são mais comuns na área das fraldas e nas dobras da pele. Pode haver duas ou três lesões ou milhares delas. O diagnóstico diferencial inclui o vírus do herpes simples e o enterovírus. A principal complicação são as infecções secundárias da pele por estafilococos ou estreptococos.

B. **Pulmões.** O envolvimento dos pulmões está presente em todos os casos fatais e aparece geralmente entre 2 e 4 dias após o início do exantema, mas pode ser observado em até 10 dias depois. Os sinais incluem febre, cianose, estertores e hemoptise. A radiografia de tórax mostra padrão nodular-miliar difuso, especialmente na região peri-hilar.
   C. **Outros órgãos.** Necrose focalizada pode ser vista no fígado, glândulas suprarrenais, intestinos, rins e timo. Às vezes, observam-se também quadros de glomerulonefrite, miocardite, encefalite e ataxia cerebelar.
VI. **Diagnóstico.** O diagnóstico da varicela é feito, em geral, com base clínica na aparência característica das lesões cutâneas.
   A. **Reação da cadeia da polimerase (PCR).** Este é o método mais sensível e específico para a detecção do DNA do VZV em amostras clínicas e o método preferido para investigação de fluido vesicular ou raspado de pele, biópsias e líquido amniótico. Essa verificação também pode ser aplicada para distinguir entre VZV de tipo selvagem e cepa de vacina (genotipagem). A cultura viral e o ensaio de anticorpo fluorescente direto (DFA) são menos sensíveis que a PCR e não são frequentemente recomendados.
   B. **Sorologia para VZV.** Os testes sorológicos podem ajudar a documentar a infecção aguda em casos confusos. O anticorpo de IgM pode ser detectado já aos 3 dias após o aparecimento dos sintomas do VZV, mas o teste pode não ser confiável.
VII. **Tratamento**
   A. **VariZIG**
      1. **Infecção perinatal.** Bebês de mães que desenvolvem infecção por VZV (erupções cutâneas) dentro de 5 dias antes ou 2 dias após o parto deverão receber 125 unidades de **VariZIG** o mais rápido possível e dentro de 10 dias. A imunoglobulina intravenosa (**IVIG**) (400 mg/kg) deverá ser usada, se a VariZIG não estiver disponível. Bebês tratados com imunoglobulinas deverão ser colocados em isolamento respiratório estrito durante 28 dias, pois o tratamento com imunoglobulinas pode prolongar o período de incubação. Não se espera que a VariZIG reduza a taxa de ataque clínico em recém-nascidos tratados; entretanto, esses bebês tendem a desenvolver infecções mais leves que aqueles não tratados. A administração profilática de **aciclovir** oral iniciando-se 7 dias após a exposição também pode prevenir ou atenuar a doença da varicela em bebês expostos.
      2. **Erupção cutânea materna ocorrendo mais de 7 dias antes do parto.** Essas crianças não precisam de VZIG. Acredita-se que esses bebês tenham recebido anticorpos pela placenta.
   B. **Terapia com Aciclovir:** 15 mg/kg/dose cada 8 horas durante 7 dias deverão ser considerados para profilaxia pós-exposição, assim como o tratamento de neonatos sintomáticos.
   C. **Antibióticos.** Recomenda-se o uso de antibióticos na ocorrência de infecções cutâneas secundárias por bactérias.
VIII. **Prognóstico.** O prognóstico é bom, se o início da varicela materna ocorrer mais de 5 dias antes do parto, pois a mãe terá tempo suficiente para desenvolver anticorpos e transmiti-los ao bebê. Nesses casos, o bebê apresentará um caso leve de varicela com prognóstico excelente. Se a mãe manifestar a doença dentro de 5 dias antes do parto ou 2 dias depois, o bebê estará exposto e sem anticorpos. Nesses casos, a doença será, em geral, grave com disseminação. A sepse esmagadora e a falência de múltiplos órgãos poderão levar a taxas de mortalidade superiores a 30%. Os casos comuns de óbito são: pneumonia, hepatite fulminante e DIC. Com o uso de VZIG a taxa de mortalidade é reduzida para 7%. Existe aumento no risco de desenvolvimento de zóster (cobreiro) nos primeiros 2 anos de vida.

VARICELA PÓS-NATAL

I. **Definição.** Esta forma de doença se apresenta entre os 12 e 28 dias de vida e não representa infecção transplacentária proveniente da mãe.
II. **Incidência.** Houve declínio significativo na incidência desde a introdução da vacina, em 1995 (entre 85% e 90%). A incidência da varicela neonatal na era da vacina é de, aproximadamente, 0,7 por 100.000 nascimentos vivos.
III. **Fisiopatologia.** A infecção pós-natal por VZV ocorre pela transmissão de gotículas respiratórias. Em geral, essa doença é leve por causa da proteção passiva dos anticorpos maternos. A

transferência de anticorpos pela placenta é menor em bebês prematuros, o que os torna mais suscetíveis em comparação aos bebês a termo. A transmissão horizontal em Unidades de Terapia Intensiva Neonatal tem sido bem documentada. A infecção neonatal por VZV da cepa de vacina após a vacinação da mãe após o parto também já foi relatada.
IV. **Fatores de risco.** A mãe soronegativa, parto antes de 28 semanas, peso ao nascer inferior a 1,5 kg, idade pós-natal superior a 2 meses (quando a imunidade recebida da mãe pela placenta já se esgotou), recém-nascidos imunocomprometidos (sepse, esteroides etc.).
V. **Apresentação clínica.** O exantema típico da catapora é visto com disseminação centrípeta começando no tronco e espalhando-se para a face e couro cabeludo e poupando os membros. Todos os estágios do exantema podem-se manifestar ao mesmo tempo, desde máculas vermelhas a vesículas transparentes a lesões em crosta. As complicações dessa forma da doença são raras, mas podem incluir infecções secundárias e pneumonia por varicela. Em crianças mais velhas, a fascite necrosante secundária a infecções por estreptococos do grupo A é particularmente preocupante e pode estar associada ao uso de ibuprofeno (Ilustração 13).
VI. **Diagnóstico.** O mesmo que o da varicela congênita (veja a seção anterior). O diagnóstico é feito geralmente com base em achados clínicos.
VII. **Tratamento.** Para o bebê a termo em contexto de comunidade, a doença geralmente é leve. Portanto, a terapia com aciclovir **é controversa**. Para a catapora hospitalar na ICN (exposição):
   A. **VariZIG.** Recomendada para todos os bebês expostos com menos de **28 semanas** de gestação ou **peso menor ou igual a 1.000 g seja qual for a história materna**. Ela é recomendada também em bebês prematuros, cujas mães não tenham história de catapora ou vacinação para varicela (**soronegativas**).
   B. **Bebês com gestação superior a 28 semanas.** Essas crianças deverão possuir anticorpos transplacentários suficientes, se a mãe for imune para protegê-los do risco de complicações.
   C. **Isolamento.** Crianças expostas deverão ser colocadas em isolamento estrito por 10–21 dias após o aparecimento da erupção no caso índice. Os bebês expostos que recebem VariZIG deverão ficar em isolamento respiratório estrito durante 28 dias.
   D. **Aciclovir.** Recomendado para bebês que desenvolvem lesões significativas ou que se iniciam profilaticamente 7 dias após a exposição. A terapia deverá continuar por 7 dias (se usado profilaticamente) ou por 48 horas após o aparecimento das novas lesões.
VIII. **Prognóstico.** Essa forma da doença é leve, e o óbito é extremamente raro. Bebês a termo normais que desenvolvem catapora pós-natal têm o mesmo risco de complicações da catapora em crianças mais velhas. Os bebês prematuros estão em risco aumentado de aquisição de VZV hospitalar. O risco de complicações para bebês com menos de 28 semanas que desenvolvem catapora pós-natal é desconhecido.

Referências Selecionadas

Alkalay AL, Pomerance JJ, Rimoin DL. Fetal varicella syndrome. *J Pediatr.* 1987;111:320-323.

American Academy of Pediatrics. Varicella-zoster infections. In: Pickering LK, Baker CJ, Kimberlin DW, Long SS, eds. *Red Book: 2012 Report of the Committee on Infectious Diseases.* 29th ed. Elk Grove Village, IL: American Academy of Pediatrics; 2012:774-789.

Gardella C, Brown ZA. Managing varicella zoster infection in pregnancy. *Cleve Clin J Med.* 2007;74:290-296.

Gershon AA. Chickenpox, measles, and mumps. In: Remington JS, Klein JO, Wilson CB, Nizet V, Maldonado YA, eds. *Infectious Diseases of the Fetus and Newborn Infant.* 7th ed. Philadelphia, PA: Elsevier Saunders; 2011:661-705.

Gibson CS, Goldwater PN, MacLennan AH, et al. Fetal exposure to herpesviruses may be associated with pregnancy-induced hypertensive disorders and preterm birth in a Caucasian population. *Br J Obstet Gynaecol.* 2008;115:492-500.

Kellie SM, Makvandi M, Muller ML. Management and outcome of a varicella exposure in a neonatal intensive care unit: lessons for the vaccine era. *Am J Infect Control.* 2011 (Epub ahead of print).

Khandaker G, Marshall H, Peadon E, et al. Congenital and neonatal varicella: impact of the national varicella vaccination programme in Australia. *Arch Dis Child.* 2011;96:453-456.

Lamont RF, Sobel JD, Carrington D, et al. Varicella-zoster virus (chickenpox) infection in pregnancy. *BJOG* 2011;118:1155-1162.
Marin M, Watson TL, Chaves SS, et al. Varicella among adults: data from an active surveillance project, 1995-2005. *J Infect Dis.* 2008;197(Suppl 2):S94-S100.
Pasternak B, Hviid A. Use of acyclovir, valacyclovir, and famciclovir in the first trimester of pregnancy and the risk of birth defects. *JAMA* 2010;304:859-866.
Rodríguez-Fanjul X, Noguera A, Vicente A, González-Enseñat MA, Jiménez R, Fortuny C. Herpes zoster in healthy infants and toddlers after perinatal exposure to varicella-zoster virus: a case series and review of the literature. *Pediatr Infect Dis J.* 2010;29:574-576.
Sanchez MA, Bello-Munoz JC, Cebrecos I, et al. The prevalence of congenital varicella syndrome after a maternal infection, but before 20 weeks of pregnancy: a prospective cohort study. *J Matern Fetal Neonatal Med.* 2011;24:341-347.
Smith CK, Arvin AM. Varicella in the fetus and newborn. *Semin Fetal Neonatal Med.* 2009;14:209-217.
Wilson E, Goss MA, Marin M, et al. Varicella vaccine exposure during pregnancy: data from 10 years of the pregnancy registry. *J Infect Dis.* 2008;197(Suppl 2):S178-S84.

122 Infecções TORCH

TORCH é um acrônimo que denota infecção perinatal não bacteriana crônica e significa: *t*oxoplasmose, *o*utras infecções, vírus da *r*ubeola, *c*itomegalovírus (CMV) e vírus do *h*erpes simples (HSV). As "Outras" infecções incluem: sífilis, hepatite B, vírus coxsackie, vírus de Epstein-Barr, vírus da varicela-zóster (VZV), enterovírus, vírus da imunodeficiência humana (HIV), tuberculose e parvovírus B-19. No neonato, a doença herpética não se encaixa no padrão de infecção intrauterina crônica, mas está tradicionalmente agrupada com as outras. Este grupo de infecções pode-se apresentar no recém-nascido com achados clínicos e laboratoriais semelhantes (*i.e.* pequeno para a idade gestacional, hepatoesplenomegalia, erupção cutânea, manifestações do sistema nervoso central [CNS], icterícia precoce e baixa contagem de plaquetas). Por isso o conceito TORCH é útil. Entretanto, por causa da categoria "*o*utras infecções" de patógenos responsáveis que está crescendo e se diversificando, a validade da triagem indiscriminada de neonatos que se apresentam com achados compatíveis com infecção congênita dentro dos "títulos TORCH" tem sido questionada. Além disso, alguns desses testes sorológicos levam a resultados tanto falso-positivos quanto falso-negativos. A abordagem alternativa envolve a verificação de crianças com suspeita de infecções congênitas para patógenos específicos, com base em sua apresentação clínica (Tabela 122–1 e capítulos individuais sobre cada patógeno). Um índice alto de suspeita de infecção congênita e o conhecimento dos aspectos proeminentes das infecções congênitas mais comuns ajudam a facilitar o diagnóstico precoce e o tratamento possível. Os médicos estão se afastando do acrônimo TORCH; portanto, cada um dos capítulos a seguir foi separado e relacionado como um capítulo isolado. Consulte: Capítulo 141 para Toxoplasmose, Capítulo 134 para Rubéola, Capítulo 85 para Citomegalovírus, Capítulo 146 para Vírus do Herpes Simples e outros capítulos específicos para doenças. Consulte o Anexo F para precauções de isolamento para todas as doenças infecciosas, incluindo as precauções para a mãe e para o bebê, aleitamento materno e visitas.

Tabela 122–1. SINAIS SUGESTIVOS DE UMA INFECÇÃO CONGÊNITA ESPECÍFICA NO NEONATO

Toxoplasmose	Calcificações intracranianas (difusas), hidrocefalia, coriorretinite
Sífilis	Corrimento catarral nasal da mucosa nasal, erupção maculopapular (palmas e solas), anormalidades do esqueleto (osteocondrite e periostite)
Rubéola	Lesões vermelhas, achados oculares (catarata, glaucoma congênito, retinopatia pigmentar), doença cardíaca congênita (mais frequentemente ducto arterioso patente), doença óssea radiolucente
Citomegalovírus	Calcificações intracranianas periventriculares, microcefalia
Vírus do herpes simples	Vesículas mucocutâneas ou escarificação, conjuntivite ou ceratoconjuntivite, transaminases hepáticas elevadas

123 Insuficiência Renal Aguda (Lesão Renal Aguda)

I. **Definição.** O termo "insuficiência renal aguda" (ARF) foi substituído pelo termo "lesão renal aguda" (AKI) e é hoje usado para abranger a disfunção renal desde leve até o quadro de insuficiência completa do rim anúrico. Nos recém-nascidos, a ARF/AKI é definida como creatinina sérica > 1,5 mg/dL (132,6 μmol/L), seja qual for a idade ou o débito urinário, com função renal materna normal. A ARF/LRA pode ser **anúrica** (ausência de débito urinário por 24-48 horas de vida), **oligúrica** (débito urinário < 1,0 mL/kg) ou **não oligúrica** (> 1,0 mL/kg). Este quadro de ARF/AKI pode estar presente com débito urinário normal (observado em recém-nascidos asfixiados). O débito normal de urina é de ~1-3 mL/kg/h, e quase todos os bebês urinam dentro das 24 horas após o nascimento. Consulte Tabela 69-1, página 480.

II. **Incidência.** Em alguns estudos, cerca de 24% dos recém-nascidos admitidos em unidades de terapia intensiva neonatal (NICU) apresentam algum grau de insuficiência renal. O tipo pré-renal é o mais comum no recém-nascido, que pode ser identificado em até 85% dos casos. A incidência renal é de 6-8%, e a pós-renal de 3-5%.

III. **Fisiopatologia.** O rim normal do recém-nascido tem habilidade de concentração (gravidade específica máxima de 1,025) insatisfatória. A lesão renal leva a problemas com sobrecarga de volume, hipercalemia, acidose, hiperfosfatemia e hipocalcemia. A ARF/AKI pós-natal é tradicionalmente dividida em 3 categorias:

   A. **Insuficiência pré-renal.** Este quadro se deve à diminuição do fluxo sanguíneo/perfusão renal que leva à função renal reduzida em um rim normal. Qualquer condição que cause perfusão renal inadequada pode causar ARF/AKI pré-renal, e as causas comuns incluem: hemorragia, desidratação, choque séptico, insuficiência cardíaca congestiva, ducto arterioso patente (PDA) e enterocolite necrosante (NEC). Outras causas incluem: síndrome da angústia respiratória (RDS), hipóxia, cardiopatia congênita, hipoalbuminemia, asfixia perinatal, oxigenação extracorpórea por membrana/suporte de vida extracorpórea (ECMO/ECLS) e hipotensão. Nos recém-nascidos, os medicamentos que podem reduzir o fluxo sanguíneo renal incluem; indometacina, ibuprofeno, inibidores da enzima de conversão da angiotensina (ACE) e gotas oculares de fenilefrina. O uso materno de drogas anti-inflamatórias não esteroides (NSAIDs), de inibidores da ACE ou inibidores da ciclo-oxigenase (COX)-2 também pode reduzir o fluxo sanguíneo renal.

   B. **A insuficiência renal intrínseca se refere ao dano estrutural** aos rins, causando disfunção da tubulação renal e inclui: necrose tubular aguda, anomalias congênitas, lesões vasculares e infecções/toxinas. A **necrose tubular aguda (ATN)** é a causa mais comum e pode ser causada por perfusão renal insatisfatória prolongada, isquemia ou hipóxia, sepse, cirurgia cardíaca (transfusões de produtos de sangue) ou nefrotoxinas (aminoglicossídeos, NSAID, anfotericina B, agentes de contraste ou aciclovir). Outras causas incluem: **anomalias congênitas** (p. ex.; agenesia renal bilateral, doença de rim policístico, síndrome nefrótica congênita do tipo Finnish, hipoplasia/displasia renal), **lesões vasculares** (trombose bilateral de veia/artéria renal, necrose cortical, coagulação intravascular disseminada [DIC]), **infecções** (congênitas: sífilis, toxoplasmose; candidíase, pielonefrite), **toxinas exógenas** (nefropatia por ácido úrico, mioglobinúria, hemoglobinúria).

   C. **Pós-renal/obstrutiva.** Todas as causas envolvem obstrução do fluxo urinário de saída após a produção de urina pelos rins. A causa mais comum nos homens são as válvulas uretrais posteriores. Outras causas incluem estrituras uretrais, estenose meatal, obstrução bilateral da junção vesical/uteropélvica, bexiga neurogênica, ureteroceles significativas, cateteres de drenagem urinária bloqueados, megaureter e síndrome de ventre de passa (ou síndrome de Eagle-Barrett). Nos neonatos, causas raras incluem: compressão por tumor extrínseco da bexiga ou dos ureteres (Teratoma sacrococcígeo) ou obstrução intrínseca (nefrolitíase, bezoar fúngico bilateral).

123: INSUFICIÊNCIA RENAL AGUDA (LESÃO RENAL AGUDA)

IV. Fatores de risco. Incluem: desidratação, sepse, asfixia, administração de drogas nefrotóxicas, prematuridade, bebês com peso muito baixo ao nascer, doença cardíaca congênita submetida à derivação cardiopulmonar e ECMO/ECLS. O diabetes materno pode aumentar o risco de trombose de veias renais e a insuficiência renal subsequente.

V. Apresentação clínica
  A. Débito urinário diminuído ou ausente. O débito urinário baixo ou ausente é, geralmente, a apresentação do problema. Geralmente, todos os bebês urinam em até 24 horas após o nascimento (Capítulo 69).
  B. História familiar. História de doença do trato urinário em outros membros da família, bem como história de oligo-hidrâmnio que, frequentemente, acompanha a obstrução do fluxo urinário, ou displasia renal grave ou agenesia renal e a diabetes materna deverão ser investigados.
  C. Exame físico
  1. **Massa abdominal** pode ser o resultado de bexiga distendida, rins policísticos, hidronefrose ou tumores.
  2. **Fácies de Potter,** quadro associado à agenesia renal.
  3. **Meningomielocele,** associada à bexiga neurogênica.
  4. **Hipoplasia pulmonar** resultante de oligo-hidrâmnio no útero.
  5. **Ascite urinária** que pode ser observada nas válvulas uretrais posteriores e na obstrução significativa do trato urinário superior.
  6. **Síndrome de ventre de passa (*prune belly*).** Hipoplasia da musculatura da parede abdominal, criptorquidismo e tratos urinários superiores dilatados.

VI. Diagnóstico
  A. Cateterização uretral. Utilizar sonda de 5F ou 8F para medir o volume de urina retida do débito do monitor (Capítulo 32).
  B. Exames laboratoriais
  1. **Nitrogênio ureico do sangue (BUN) e creatinina**
      a. **BUN:** 15–20 mg/dL sugerem desidratação ou insuficiência renal.
      b. **Creatinina.** Os valores normais de creatinina sérica são: 0,8–1,0 mg/dL no primeiro dia, 0,7–0,8 mg/dL aos 3 dias e < 0,6 mg/dL aos 7 dias de vida. Valores mais altos sugerem doença renal, exceto em recém-nascidos com baixo peso ao nascer, em que um nível < 1,6 mg/dL é considerado normal. (Regra prática: se o valor da creatinina duplicar, isso significa a perda de 50% da função renal).
  2. **Índices urinários** (Tabela 123–1). A osmolalidade da urina, sódio sérico e urinário e creatininas sérica e urinária são os valores usados para calcular a excreção fracionada de sódio (FeNa) e o índice de insuficiência renal (RFI). Esses índices têm valor limitado quando obtidos na presença dos efeitos de diuréticos, como a furosemida.

$$FeNa = \frac{\text{Urina Na} \times \text{Plasma Cr}}{\text{Urina Cr} \times \text{Plasma Na}} \times 100$$

$$RFI = \frac{\text{Urina Na} \times \text{Soro Cr}}{\text{Urina Cr}}$$

  3. **Hemograma completo (CBC) e contagem de plaquetas.** Estes valores podem revelar trombocitopenia, observada na sepse ou na trombose de veia renal.

Tabela 123–1. ÍNDICES URINÁRIOS NO NEONATO USADOS NA AVALIAÇÃO DE INSUFICIÊNCIA RENAL AGUDA/LESÃO RENAL AGUDA

Índices Urinários	Pré-Renais	Intrínsecos
Osmolalidade da urina (mosmol/kg água)	> 400	< 400
Sódio na urina (mEq/L)	31 ± 19	63 ± 35
Proporção de creatinina urinária/plasmática	29 ± 16	10 ± 4
Fração de excreção de sódio (FeNa) (%)	< 2,5	> 2,5
Índice de insuficiência renal (RFI)	< 3,0	> 3,0

4. **Potássio sérico.** Este valor pode estar aumentado na presença de insuficiência renal.
5. **Urinálise.** Pode revelar hematúria (associada à trombose da veia renal, tumores ou coagulação intravascular disseminada [DIC]) ou piúria, sugerindo infecção do trato urinário.
6. **Biomarcadores**
   a. **Níveis C cistáticos séricos e urinários.** Usados para calcular a taxa de filtração glomerular.
   b. **Níveis de lipocalina plasmáticos e urinários associados à neutrofil gelatinase (NGAL).**
   c. **Níveis séricos e urinários de interleucina (IL)-18.**
   d. **Proporção urinária entre albumina:creatinina (ACR).**
C. **Resposta à expansão de volume** (*fluid challenge*). Se o paciente não apresentar sobrecarga clínica de volume ou insuficiência congestiva, deve-se administrar uma expansão de volume (ou desafio de fluido). Administrar soro fisiológico normal ou solução de coloide, 5-10 mL/kg em bolo intravenoso e repetir uma vez, conforme o necessário. Se não houver resposta, administrar furosemida, 1 mg/kg IV. Se ainda assim não ocorrer aumento no débito urinário, devemos descartar a obstrução acima do nível da bexiga por meio do exame de ultrassom. Se não houver evidência de obstrução, e se o paciente não responder a essas manobras, a causa mais provável de anúria ou oligúria é a insuficiência renal intrínseca.
D. **Estudos de imagem**
   1. **Ultrassonografia abdominal.** Esta investigação pode identificar hidronefrose, ureteres dilatados, massas abdominais, bexiga distendida ou trombose de veia renal.
   2. **Radiografia abdominal.** Este exame pode mostrar espinha bífida ou ausência de sacro, o que pode estar associado a um quadro de bexiga neurogênica. Alças intestinais deslocadas sugerem a presença de massa ocupadora de espaço.
   3. **Cintilografia renal com radionuclídeos.** Esta investigação pode ser realizada para avaliar a função do parênquima renal, mas é menos precisa em recém-nascidos por causa da imaturidade dos rins.

VII. **Tratamento.** Consultar Capítulo 69.
   A. **Tratamento geral**
      1. **Repor perdas hídricas insensíveis** (pré-termo, 50-70 mL/kg/dia; a termo, 30 mL/kg/dia) mais o débito de fluido (urina e trato gastrointestinal).
      2. **Manter registros estritos de entrada e saída de líquidos e peso frequente.**
      3. **Monitorar níveis de sódio e potássio séricos** frequentemente e repor as perdas cautelosamente, conforme o necessário. A hipercalemia pode ser fatal.
      4. **Restringir proteína** a menos de 2 g/kg/dia e assegurar ingestão calórica adequada não proteica. É comum o uso de leite materno ou de fórmulas como Similac PM 60/40 para bebês com insuficiência renal.
      5. **Hiperfosfatemia e hipocalcemia coexistem com frequência e ligadores de fosfato, como hidróxido de alumínio,** 50-150 mg/kg/dia por via oral, devem ser usados para normalizar o fosfato. Uma vez o fosfato normalizado, o cálcio (com ou sem suplementos de vitamina D) geralmente é necessário.
      6. **Para tétano ou convulsões,** reposição aguda de cálcio intravenoso com gluconato de cálcio a 10%, 40 mg/kg, ou cloreto de cálcio a 10% aumentarão o cálcio sérico em 1 mg/dL. Monitorar cálcio ionizado, se disponível.
      7. **A acidose metabólica pode exigir suplementação crônica oral de bicarbonato.** As pressões arteriais devem ser monitoradas em série, porque esses bebês estão sempre em risco de hipertensão crônica. A terapia com bicarbonato intravenoso deve ser administrada se o pH for inferior a 7,25 ou se o bicarbonato sérico (HCO_3) for inferior a < 12 mEq.

      $$\text{Déficit de } HCO_3 = (24 - \text{observado})\, 0{,}5 \times \text{peso corporal (kg)}$$

   B. **Tratamento definitivo**
      1. **Insuficiência pré-renal.** Tratada fornecendo volume para aumentar e restaurar a perfusão renal e tratar a causa subjacente.

2. **Insuficiência pós-renal.** O tratamento agudo envolve desviar-se da obstrução com um cateter vesical ou por drenagem com nefrostomia percutânea, dependendo do nível da obstrução. A intervenção para correção cirúrgica pode ser indicada para aliviar a obstrução. A profilaxia para infecção do trato urinário pode ser indicada. Deve-se consultar um urologista pediátrico.
3. **Doença renal intrínseca.** Suspender ou ajustar as doses de quaisquer medicamentos nefrotóxicos, se possível. Recomenda-se a terapia de suporte (veja o texto anterior). Os diuréticos (furosemida, 1–2 mg/kg/dose) podem aumentar o débito urinário e ajudar no tratamento hídrico, mas as investigações mostram que eles não melhoram o curso da lesão renal. A dopamina em dose baixa pode aumentar a perfusão renal. (***Obs.:*** Não há registro de estudos em neonatos, mas as investigações em adultos demonstraram que a dopamina não melhora a sobrevida). Observar manifestações de hiponatremia, hipercalemia, hiperfosfatemia, hipocalcemia e acidose metabólica, pois são quadros frequentes na doença renal intrínseca. Acompanhar a pressão arterial, pois pode ocorrer hipertensão (mais comum em trombose de artéria/veia renal). As fórmulas de alimentação renal com baixos níveis renais de soluto e fósforo deverão ser consideradas. Recomenda-se consulta com um nefrologista pediátrico.
4. **Terapia de reposição renal (diálise peritoneal, hemodiálise, hemofiltração com ou sem diálise).** Aplicada quando as outras medidas falharem. Se houver expectativa de melhora da função renal ou se o transplante renal for considerado como opção, quando a criança for mais velha, **a diálise peritoneal será o tratamento mais comumente usado no recém-nascido.**

VIII. **Prognóstico.** O prognóstico da ARF/AKI depende da causa subjacente ou da extensão da lesão. Se a doença renal for causada por toxinas ou por necrose tubular aguda, a função renal poderá se recuperar até certo ponto com o tempo. A insuficiência renal crônica pode aparecer, pois recém-nascidos com ARF/AKI estão em risco aumentado para esse quadro. A mortalidade e a morbidade são elevadas em recém-nascidos com falência de múltiplos órgãos. Os fatores que aumentam a mortalidade são: hipotensão, necessidade de ventilação mecânica, diálise, uso de vasopressores, instabilidade hemodinâmica e falência de múltiplos órgãos. O acompanhamento é especialmente importante para monitorar urina, função renal e pressão arterial nesse grupo de pacientes.

Referências Selecionadas

Askenazi D, Koralkar R, Levitan EB, *et al.* Baseline values of candidate urine acute kidney injury (AKI) biomarkers vary by gestational age in premature infants. *Pediatr Res.* 2011;70:302-306.

Askenazi DJ, Ambalavanan N, Goldstein SL. Acute kidney injury in critically ill newborns: what do we know? What do we need to learn? *Pediatr Nephrol.* 2009;24:265-274.

Askenazi DJ, Ambalavanan N, Hamilton K, *et al.* Acute kidney injury and renal replacement therapy independently predict mortality in neonatal and pediatric noncardiac patients on extracorporeal membrane oxygenation. *Pediatr Crit Care Med.* 2011;12:e1-e6.

Askenazi DJ, Montesanti A, Hunley H, *et al.* Urine biomarkers predict acute kidney injury and mortality in very low birth weight infants. *J Pediatr.* 2011;159:907-912;e1.

Blinder JJ, Goldstein SL, Lee VV, *et al.* Congenital heart surgery in infants: effects of acute kidney injury on outcomes. *J Thorac Cardiovasc Surg.* 2012;143:368-374.

Chua AN, Sarwal MMl. Acute renal failure management in the neonate. *NeoReviews* 2005;6:e369-e376.

Gadepalli SK, Selewski DT, Drongowski RA, Mychaliska GB. Acute kidney injury in congenital diaphragmatic hernia requiring extracorporeal life support: an insidious problem. *J Pediatr Surg.* 2011;46:630-635.

Goldstein SL. Advances in pediatric renal replacement therapy for acute kidney injury. *Semin Dial.* 2011;24:187-191.

Jetton GJ, Askenazi DJ. Update on acute kidney injury in the neonate. *Curr Opin Pediatr.* 2012 (Epub ahead of print).

Koralkar R, Ambalavanan N, Levitan EB, McGwin G, Goldstein S, Askenazi D. Acute kidney injury reduces survival in very low birth weight infants. *Pediatr Res.* 2011;69:354-358.

Krawczeski CD, Woo JG, Wang Y, Bennett MR, Ma Q, Devarajan P. Neutrophil gelatinaseassociated lipocalin concentrations predict development of acute kidney injury in neonates and children after cardiopulmonary bypass. *J Pediatr.* 2011;158:1009-1015;e1.

124 Meningite

I. **Definição.** A meningite neonatal corresponde a uma infecção das meninges e sistema nervoso central (CNS) no primeiro mês de vida. Esta é a idade mais comum para ocorrência de meningite.

II. **Incidência.** A incidência é de aproximadamente 0,16–0,45 em cada 1.000 nascidos vivos nos países desenvolvidos. A incidência pode ser maior nos países subdesenvolvidos.

III. **Fisiopatologia.** Na maioria dos casos, a infecção ocorre por causa da disseminação hematogênica para as meninges e CNS. Nos casos de anomalias do CNS e medulares (p. ex., mielomeningocele), pode haver inoculação direta da flora da pele ou contaminação pelo ar. Meningite neonatal é frequentemente acompanhada por **ventriculite**, o que torna a resolução da infecção mais difícil. Também existe uma predileção por vasculite, que pode levar à hemorragia, trombose e infarto. Efusões subdurais e abscesso cerebral também podem complicar o curso.

A maioria dos microrganismos implicados na septicemia neonatal também causa meningite neonatal. Alguns possuem uma predileção definida por infecção no CNS. **Estreptococos do grupo B (GBS)** (especialmente o tipo III) e os **bastonetes Gram-negativos** (especialmente a *Escherichia coli* com antígeno K1) são os **agentes etiológicos mais comuns**. Galactosemia deve ser considerada, se a *E. coli* for o agente causador na meningite de início tardio. Outros agentes causadores incluem a *Listeria monocytogenes* (sorotipo IVb), outros estreptococos (enterococos, *Streptococcus pneumoniae*), outros bacilos entéricos Gram-negativos (*Klebsiella*, *Enterobacter* e *Serratia* spp) e, raramente, *Neisseria meningitides*. No recém-nascido de peso muito baixo ao nascer, os estafilococos coagulase-negativos precisam ser considerados como microrganismos causadores na meningite bacteriana.

Com as anomalias do CNS que envolvem defeitos abertos ou dispositivos de longa permanência (p. ex., derivação ventriculoperitoneal), a doença estafilocócica (*Staphylococcus aureus* e *Staphylococcus epidermidis)* é mais comum, assim como doenças causadas por outras floras cutâneas, incluindo estreptococos e difteroides. Muitos microrganismos incomuns, incluindo *Ureaplasma*, fungos e anaeróbios, foram descritos em casos clínicos de meningite neonatal.

IV. **Fatores de risco.** A incidência de infecção do CNS é muito maior (até 3 vezes mais) nos prematuros com septicemia do que nos recém-nascidos a termo. As características de algumas bactérias as tornam mais virulentas, especialmente para recém-nascidos (p. ex., polissacarídeo capsular do GBS tipo III, *E. coli* K1 e *L. monocytogenes* sorotipo IVb contêm ácido siálico em altas concentrações). Os recém-nascidos com defeitos do CNS que necessitam de procedimentos de derivação ventriculoperitoneal também correm grande risco.

V. **Apresentação clínica.** A apresentação clínica é geralmente inespecífica e indistinguível daquelas causadas por septicemia. Meningite deve ser excluída em todos os recém-nascidos sendo avaliados para septicemia ou infecção. Os sinais e sintomas da meningite incluem instabilidade térmica (a mais comum), letargia, irritabilidade, baixo tônus muscular, convulsões, intolerância alimentar, vômito, desconforto respiratório, apneia ou episódios cianóticos. As convulsões, geralmente focais, podem ser a manifestação inicial em até 50% dos casos. As manifestações tardias da meningite incluem abaulamento da fontanela anterior e coma. A síndrome da secreção inapropriada de hormônio antidiurético pode acompanhar a meningite.

VI. Diagnóstico
A. Exames laboratoriais.
A apresentação clínica da meningite bacteriana no recém-nascido é inespecífica; portanto, recém-nascidos com suspeita de meningite bacteriana devem passar por uma avaliação completa de septicemia, incluindo um hemograma completo com diferencial, hemocultura, cultura de urina (se > 3–5 dias) e punção lombar (LP) para coloração de Gram e cultura do líquido cefalorraquidiano (CSF), contagem de células no CSF e determinação do nível de proteínas e glicose no CSF. O exame do CSF é crucial na investigação de uma possível meningite e a única maneira de confirmar o diagnóstico. Aproximadamente 15–50% de todos os recém-nascidos com culturas do CSF positivas para bactéria apresentam hemoculturas negativas. A técnica para obtenção do CSF e os valores normais são discutidos no Capítulo 44.

1. **Cultura.** Uma cultura do CSF é o padrão ouro para o diagnóstico de meningite bacteriana. Pode ser positiva em associação a uma análise do CSF normal ou minimamente anormal.
2. **Pleocitose no CSF** é variável. Geralmente, há mais células com bastonetes Gram-negativos do que na doença por GBS. Os valores normais variam de 0 a 35 leucócitos, alguns dos quais podendo ser células polimorfonucleares. Uma LP traumática (> 500 hemácias/mm^3) ocorre em até 40% das tentativas, e ajuste para um número menor de leucócitos no CSF para justificar o número elevado de hemácias não aumenta a utilidade diagnóstica do exame do CSF. Pleocitose reativa pode ser secundária à hemorragia no CNS.
3. **Esfregaço corado pelo Gram** pode ser útil para o estabelecimento mais rápido de um diagnóstico definitivo e para identificação da classificação inicial do agente causador.
4. **Nível de glicose reduzido no CSF.** O nível de glicose no CSF deve ser comparado ao nível sérico de glicose. Os valores normais no CSF variam de metade a dois terços dos valores séricos. Tipicamente, os recém-nascidos com meningite apresentam um nível de glicose no CSF < 20–30 mg/dL.
5. **Nível de proteínas no CSF** está normalmente elevado (> 100–150 mg/dL), embora valores normais para recém-nascidos, especialmente prematuros, possam ser muito maiores do que na infância e vida adulta, e o teste pode ser confundido pela presença de sangue na amostra.
6. **Exames de imagens** são recomendados para detectar as complicações da meningite, especialmente quando o curso clínico é complicado. Infecção com determinados microrganismos como *Citrobacter koseri* e *Enterobacter sakazakii* predispõe o desenvolvimento de abscessos cerebrais. O método mais útil e não invasivo de imagem é a ultrassonografia, que fornece informações relacionadas com o tamanho ventricular, inflamação (cepas ecogênicas) e a presença de hemorragia. A tomografia computadorizada (CT) ou a imagem por ressonância magnética (MRI) são úteis para detectar abscessos cerebrais e, mais tardiamente no curso do tratamento, identificar áreas de encefalomalacia que podem ditar uma terapia prolongada.

VII. Tratamento.
As medidas gerais de suporte, como ventilação/oxigenação, suporte cardiovascular, dextrose intravenosa e terapia anticonvulsivante, são considerados componentes essenciais do tratamento de recém-nascidos com meningite bacteriana. Precauções de isolamento para todas as doenças infecciosas, incluindo precauções maternas e neonatais, aleitamento materno e questões de visitas, podem ser encontradas no Apêndice F.

A. Terapia medicamentosa.
Para doses e outras informações farmacológicas, veja Capítulo 148. (**Nota:** doses para ampicilina, nafcilina e penicilina G são **duplicadas** no tratamento de meningite).

1. **Terapia empírica.** A seleção do antibiótico ideal depende dos resultados da cultura e teste de sensibilidade microbiana dos microrganismos causadores. O tratamento empírico com **ampicilina** e **gentamicina** é geralmente iniciado na suspeita de septicemia precoce. Na suspeita de meningite, a **cefotaxima** deve ser adicionada. Para recém-nascidos hospitalizados com apresentação de início tardio, a terapia empírica consiste em **vancomicina** (cobertura contra microrganismos Gram-positivos, especialmente estafilococos coagulase-negativos) e **gentamicina**, com a adição de **cefotaxima**, quando os achados no CSF sugerem

meningite (cobertura estendida contra bastonetes Gram-negativos). Por fim, para os bebês < 60 dias de vida que se apresentam no pronto-socorro, o tratamento empírico consiste em **ampicilina** e **cefotaxima**.
2. **Meningite Gram-positiva (GBS e *Listeria*). Penicilina ou ampicilina** é o fármaco de escolha. Estas infecções geralmente respondem bem ao tratamento de 14 dias.
3. **Doença estafilocócica.** Em decorrência da prevalência elevada de estafilococos resistentes à meticilina, tanto no cenário nasocomial, como na comunidade, a **vancomicina** deve ser substituída por penicilina ou ampicilina como tratamento inicial.
4. **Meningite por Gram-negativos.** A maioria dos clínicos utiliza uma terapia combinada de **ampicilina**, **cefotaxima** e um **aminoglicosídeo** como terapia inicial. Posterior tratamento é ditado pelos resultados do teste de sensibilidade microbiana. Cobertura "dupla" contra Gram-negativos é mantida por 10 dias após a esterilidade do CSF. Subsequentemente, a cefotaxima pode ser continuada isoladamente para completar 21 dias de terapia. Existe um problema emergente com microrganismos entéricos resistentes a múltiplas drogas (especialmente a *Klebsiella pneumoniae*); para esta situação, a droga de escolha é o **meropenem** (veja Capítulo 148). Estudos não demonstraram vantagem do tratamento intratecal ou intraventricular com gentamicina.
5. **Repetição da punção lombar 48 horas após início da antibioticoterapia** é recomendada para documentar a esterilização do CSF. Persistência da infecção pode indicar um foco, como a ventriculite obstrutiva, empiema subdural ou múltiplos trombos em vasos pequenos. Recém-nascidos com resultados positivos repetidos nas culturas do CSF após início de antibioticoterapia apropriada estão em risco de complicações, assim como de um prognóstico desfavorável. Em geral, cerca de 3 dias são necessários para esterilizar o CSF em recém-nascidos com meningite por Gram-negativos, enquanto que na meningite por Gram-positivos, a esterilização geralmente ocorre dentro do prazo de 36–48 horas. Recomenda-se a realização de exames de acompanhamento do CSF até que esterilidade seja documentada. Drenagem ventricular externa pode ser indicada em determinados casos complicados por ventriculite. O tratamento deve continuar até 14 dias após a obtenção de culturas negativas ou por 21 dias, o que for mais longo.
6. **Terapia adjuvante.** Ao contrário da meningite em crianças, a dexametasona não parece melhorar o prognóstico da meningite neonatal. Outras terapias orientadas para reforçar o sistema imune no recém-nascido, como fatores de crescimento hematopoéticos ou imunoglobulinas intravenosas, também não parecem ajudar.
B. **Medidas de suporte e monitoramento para complicações.** O perímetro cefálico deve ser medido diariamente, e exames neurológicos devem ser realizados frequentemente. Exames imagiológicos (especialmente MRI) são úteis para o prognóstico e para orientar a duração da terapia. A avaliação da audição e visão deve ser realizada em todos os recém-nascidos que desenvolve a meningite. Um acompanhamento a longo prazo do neurodesenvolvimento de todos estes recém-nascidos deve ser realizado.

VIII. **Prognóstico.** A **taxa de mortalidade** reduziu nos últimos 15 anos para 3–13%, comparado a 25-30% das décadas anteriores. Há uma maior incidência (20–50%) de sequelas do neurodesenvolvimento em sobreviventes, e isto não mudou ao longo dos anos. Fatores preditivos de morte ou sequelas graves incluem prematuridade, neutropenia, convulsões que persistem por mais de 72 horas após a hospitalização, déficits neurológicos focais, suporte inotrópico inicial, esterilização tardia do CSF e lesões parenquimatosas (abscesso, trombos, infartos e encefalomalacia) na neuroimagem.

Referências Selecionadas

Ansong AK, Smith PB, Benjamin DK, *et al.* Group B streptococcal meningitis: cerebrospinal fluid parameters in the era of intrapartum antibiotic prophylaxis. *Early Hum Dev.* 2009;85:S5-S7.

Doctor BA, Newman N, Minich NM, Taylor HG, Fanaroff AA, Hack M. Clinical outcomes of neonatal meningitis in very-low birth-weight infants. *Clin Pediatr.* 2001;40:473-480.

Gaschignard J, Levy C, Romain O, *et al.* Neonatal bacterial meningitis: 444 cases in 7 years. *Pediatr Infect Dis J.* 2011;30(3):212-217.

Greenberg RG, Benjamin DK Jr, Cohen-Wolkowiez M, et al. Repeat lumbar punctures in infants with meningitis in the neonatal intensive care unit. *J Perinatol.* 2011;31(6):425-429.
Greenberg RG, Smith PB, Cotten CM, Moody MA, Clark RH, Benjamin DK Jr. Traumatic lumbar punctures in neonates: test performance of the cerebrospinal fluid white blood cell count. *Pediatr Infect Dis J.* 2008;27:1047-1051.
Heath PT, Nik Yusoff NK, Baker CJ. Neonatal meningitis. *Arch Dis Child Fetal Neonatal Ed.* 2003;88:F173-F178.
Malbon K, Mohan R, Nicholl R. Should a neonate with possible late onset infection always have a lumbar puncture? *Arch Dis Child.* 2006;91:75-76.
Philip AG. Neonatal meningitis in the new millennium. *NeoReviews.* 2003;4:e73-e80.
Smith PB, Cotten CM, Garges HP, et al. Comparison of neonatal gram-negative rod and gram-positive cocci meningitis. *J Perinatol.* 2006;26:111-114.

125 Miastenia Grave (Neonatal Transitória)

I. **Definição.** **Miastenia grave** é um distúrbio neuromuscular que afeta a transmissão sináptica nas placas motoras. É caracterizada por uma fatigabilidade muscular anormal, e pode ser genética ou adquirida. Os bebês com a forma genética da doença (muito rara) são filhos de mães saudáveis e sofrem de incapacidade permanente. **A miastenia grave neonatal transitória (TNMG)** é uma forma adquirida da doença que ocorre somente em recém-nascidos de mães com miastenia grave, sendo o tipo predominante e discutido neste capítulo.

II. **Incidência.** A incidência de miastenia grave varia de 9 a 21 casos por milhão. **A TNMG** é um distúrbio raro que afeta 10–15% dos recém-nascidos de mães com miastenia grave. Não existe preferência racial ou sexual. Não existe uma correlação entre a gravidade da doença na mãe e o resultado clínico do infante. O risco de doença em um irmão é significativamente mais alto do que aquele do primeiro filho.

III. **Fisiopatologia**
  A. **Anticorpos antirreceptores de acetilcolina.** Um total de 75–80% das mães com miastenia grave possui anticorpos antirreceptores de acetilcolina (anti-AChR). Estes anticorpos causam perda do receptor nicotínico de acetilcolina pela aceleração de sua degradação, bloqueio da ligação da acetilcolina e indução da lise da membrana pós-sináptica através da indução do sistema complemento. A TNMG é causada pela transferência passiva destes anticorpos maternos para o feto. Os anticorpos podem ser direcionados contra o receptor fetal de acetilcolina (presente até a 33ª semana de gestação) ou o receptor adulto. Foi demonstrado que títulos mais elevados de anticorpos maternos direcionados contra o receptor fetal, quando comparado aos títulos do receptor adulto de acetilcolina, aumentam o risco e gravidade da TNMG.
  B. **Anticorpo antitirosina cinase musculoespecífica.** Embora a TNMG mediada por anticorpos anti-AChR seja a causa mais comum da doença, existem relatos de casos de recém-nascidos que desenvolveram a TNMG em consequência dos anticorpos antitirosina cinase musculoespecífica (anti-MuSK). Foi sugerido que o tratamento com agentes anticolinesterásicos desta forma de TNMG pode ser mais difícil.

IV. **Fatores de risco.** Veja Seções II e III.

V. **Apresentação clínica**
  A. **Pré-natal.** Embora raro, uma fraqueza neonatal pode-se apresentar no útero, e as mães podem comentar sobre a redução dos movimentos fetais. Poli-hidrâmnio pode estar presente como resultado de deglutição fetal deficiente. Artrogripose múltipla congênita também pode raramente ocorrer como resultado da redução dos movimentos fetais.

B. **Pós-natal.** Em 67% dos pacientes, os sintomas se manifestam em algumas horas após o nascimento, e 78% dos pacientes terão sintomas em até 24 horas de vida. Recém-nascidos cujas mães tenham tomado agentes anticolinesterásicos tendem a manifestar os sintomas mais tardiamente do que os recém-nascidos cujas mães não tenham sido tratadas. Não existem casos conhecidos com manifestação dos sintomas após o 3º dia de vida. **A maioria dos pacientes apresenta hipotonia e sucção inadequada.** Muitos terão um choro fraco, diparesia facial, ausência de expressão facial, dificuldades de alimentação e desconforto respiratório. Embora menos comuns, ptose e oftalmoparesia podem estar presentes.

VI. **Diagnóstico.** A chave para o estabelecimento do diagnóstico é uma história de miastenia grave na mãe com um bebê sintomático. O diagnóstico é confirmado com o uso de estudos de desafio farmacológico.

A. **Agentes anticolinesterásicos.** Para confirmar o diagnóstico de TNMG, o bebê deve exibir uma melhora sintomática após a administração de um agente anticolinesterásico. Ao avaliar o paciente, a melhora deve ser definida como a reversão dos comprometimentos neurológicos definidos (geralmente dificuldades de sucção ou deglutição) ou uma redução nas necessidades ventilatórias. Mudanças na hipotonia ou atividade motora espontânea não são tão precisas, particularmente em recém-nascidos prematuros, recém-nascidos com encefalopatia hipóxico-isquêmica, ou aqueles com hemorragia intraventricular. Ao administrar estas drogas, atropina pode ser necessária para ajudar a controlar os efeitos colaterais muscarínicos (ou seja, diarreia e secreções traqueais).

1. **Metilsulfato de neostigmina.** O agente diagnóstico mais comumente usado. Consiste na administração de uma dose única de 0,15 mg/kg por via intramuscular (IM) ou subcutânea (SC). Em um teste positivo, uma melhora neurológica é observada 10–15 minutos após a administração e persiste por 1–3 horas. Os efeitos colaterais muscarínicos, em particular as secreções traqueais, podem ser problemáticos. Resultados falso-negativos foram relatados.

2. **Cloreto de edrofônio (Enlon).** Administrar 0,15 mg/kg por via IM ou SC, ou 0,1 mg/kg por via intravenosa (IV). Os efeitos positivos são observados em até 3 minutos (IV) ou em 3–5 minutos (IM ou SC), e persistem por 10–15 minutos. Os efeitos colaterais muscarínicos não são tão graves. Raramente causa parada respiratória (especialmente em doses maiores). Resultados falso-negativos são conhecidos, particularmente em recém-nascidos prematuros.

B. **Estimulação nervosa repetitiva.** Raramente utilizada para diagnóstico, quando os testes farmacológicos tenham produzido resultados duvidosos. Pode ser adequada em pacientes com prematuridade ou asfixia intraparto, em que a resposta a um inibidor anticolinesterásico é questionável e também como uma avaliação quantitativa da função neuromuscular. No teste, a amplitude do potencial de ação muscular evocado na quinta resposta é comparada à primeira resposta antes e após a administração de um agente anticolinesterásico. O teste é considerado positivo, quando uma diminuição no potencial de ação evocado na quinta resposta é observada em pelo menos 10% e restaurada ao normal após o tratamento com anticolinesterásicos.

VII. **Tratamento**

A. **Tratamento de suporte.** A terapia da TNMG concentra-se, principalmente, no tratamento de suporte. Em 20% dos pacientes, os sintomas são brandos, necessitando apenas de alimentações frequentes e pequenas por via oral e monitorização. Estes pacientes geralmente recebem alta hospitalar após 1 semana. No entanto, a maioria dos pacientes manifestará sintomas moderados/graves, muitos dos quais necessitarão de dietas de engorda e suporte ventilatório.

B. **Tratamento com anticolinesterásicos.** Além do tratamento de suporte, os recém-nascidos afetados podem-se beneficiar do tratamento com agentes anticolinesterásicos. A administração de uma dose de 0,05 mg/kg de metilsulfato de neostigmina por via IM ou SC 20 minutos antes da alimentação, ou 0,5 mg/kg por via NG 30 minutos antes da alimentação é o tratamento de escolha. As doses podem ser tituladas gradualmente até que a sucção e a deglutição sejam restabelecidas. Conforme a dose seja aumentada, o paciente deve ser monitorado de perto para a ocorrência de efeitos colaterais (p. ex., diarreia, aumento de secreções, fasciculações musculares). À medida que os sintomas melhoram, a dose pode ser reduzida. Quando

os sintomas não estão mais presentes e/ou quando a estimulação nervosa repetitiva é normal, a medicação pode ser lentamente descontinuada. Para os pacientes com sintomas moderados/graves, 50% necessitarão de tratamento com anticolinesterásicos por 1–2 semanas, 30% necessitarão de tratamento por 3–4 semanas, e 20% necessitarão de mais de 5 semanas de terapia.
- C. **Imunoglobulina intravenosa (IVIG).** A IVIG tem sido utilizada com algum benefício naqueles poucos recém-nascidos que possuem TNMG mediada por anticorpos anti-MuSK e são resistentes à terapia com agentes anticolinesterásicos.
- D. **Plasmaférese.** Nas mães com uma história de prévios filhos com TNMG, a plasmaférese durante a gravidez pode ajudar a reduzir os sintomas nos filhos subsequentes.

VIII. **Prognóstico.** Embora a TNMG possa ser potencialmente fatal, se não identificada e tratada rapidamente, para a maioria dos recém-nascidos é uma enfermidade transitória sem efeitos duradouros. Os sintomas persistem por uma média de 18 dias (5 dias a 4 semanas), e a recuperação total é vista em 90% dos pacientes por volta dos 2 meses de idade. Os 10% restantes se recuperam em torno dos 4 meses de idade. Houve relatos de uma enfermidade mais prolongada; todavia, estas estão geralmente associadas aos casos mais atípicos e nos bebês com artrogripose. Diparesia facial permanente também tem sido raramente relatada.

Referências Selecionadas

Ahlsten G, Lefvert AK, Osterman PO, Stålberg E, Säfwenberg J. Follow-up study of muscle function in children of mothers with myasthenia gravis during pregnancy. *J Child Neurol.* 1992;7:264-269.
Angelini C. Diagnosis and management of autoimmune myasthenia gravis. *Clin Drug Invest.* 2011;31:1-14.
Eynard B. Antibodies in myasthenia gravis. *Rev Neurol (Paris).* 2009;165:137-143.
O'Carroll P, Bertorini TE, Jacob G, Mitchell CW, Graff J. Transient neonatal myasthenia gravis in a baby born to a mother with new-onset anti-MuSK mediated myasthenia gravis. *J Clin Neuromuscul Dis.* 2009;11:69-71.
Oskoui M, Jacobson L, Chung WK, et al. Fetal acetylcholine receptor inactivation syndrome and maternal myasthenia gravis. *Neurology.* 2008;71:2010-2012.
Papzian O. Transient neonatal myasthenia gravis. *J Child Neurol.* 1992;7:135-141.

126 Osteopenia da Prematuridade

I. **Definição.** A prematuridade afeta a mineralização e o crescimento ósseo – portanto, essa entidade é conhecida como **osteopenia da prematuridade**; no entanto, alguns autores utilizam o termo "**raquitismo da prematuridade**". O osso normal é formado pela deposição de minerais, predominantemente cálcio (Ca^{2+}) e fósforo (P), na matriz orgânica (osteoide) secretada pelos osteoblastos. Os osteoclastos exercem uma função importante no remodelamento ósseo. Embora a osteopenia e o raquitismo provoquem uma diminuição da mineralização óssea e possam ter achados clínicos similares, eles não são processos idênticos e, portanto, o termo "raquitismo da prematuridade" não é usado neste capítulo. A osteopenia da prematuridade resulta principalmente da ingestão inadequada de cálcio para satisfazer as demandas de crescimento ósseo. Todavia, o raquitismo é principalmente decorrente da deficiência de vitamina D, porém a suplementação de vitamina D isolada não resolve nem a osteopenia nem o raquitismo. Ambos os processos patológicos envolvem a utilização de cálcio, fósforo e vitamina D.
  A. **Osteopenia.** Refere-se a uma redução na quantidade de matriz óssea orgânica (osteoide) por causa de uma diminuição do número e na espessura das trabéculas e/ou uma redução da espessura cortical óssea. Isto pode ser um resultado da deposição insuficiente ou reabsorção elevada da matriz óssea orgânica.

B. **Osteomalacia.** Refere-se à ausência de mineralização da matriz óssea orgânica, resultando em acúmulo de tecido osteoide não mineralizado e amolecimento dos ossos. Quando a placa de crescimento está envolvida, resulta em **raquitismo**. A densidade óssea e conteúdo mineral ósseo (BMC) estão ambos reduzidos.

C. **Osteoporose.** Refere-se a uma redução na densidade mineral óssea < 2,5 desvios-padrão do normal (adultos). Não existe uma definição aceita de osteoporose em recém-nascidos.

II. **Incidência.** Em decorrência da melhorias no manejo nutricional, como o início precoce da alimentação, alterações nas fórmulas nutricionais e outras práticas clínicas, como o início da nutrição parenteral precoce, é difícil estimar a atual incidência da osteopenia. Atualmente, a osteopenia é mais comumente observada na prematuridade extrema e em prematuros com enfermidades crônicas, como a displasia broncopulmonar/doença pulmonar crônica e a enterocolite necrosante.

Previamente, a osteopenia foi relatada em 23% dos recém-nascidos de muito baixo peso ao nascer (VLBW) e em 55–60% dos recém-nascidos de extremo baixo peso ao nascer < 1.000 g. Era mais comumente relatado em recém-nascidos amamentados no peito (40%) do que nos alimentados com fórmula infantil (16%). Fraturas foram relatadas em até 10% dos recém-nascidos de VLBW, mas provavelmente são menos comuns atualmente.

III. **Fisiopatologia.** A formação óssea durante a vida intrauterina ocorre por ossificação endocondral (esqueleto axial e apendicular) com a deposição de uma matriz osteoide com um núcleo cartilaginoso, ou por ossificação membranosa sem os precursores cartilaginosos (crânio, maxila, mandíbula). Diversas vitaminas (A, C, D), citocinas, minerais (cálcio) e hormônios (hormônio tireoidiano, hormônio de crescimento e peptídeo relacionado com o paratormônio) exercem funções importantes no crescimento ósseo fetal. A placenta é essencial para a nutrição fetal e acreção mineral.

A. **Um aumento na espessura trabecular e no volume ósseo ocorre mais rápido na vida intrauterina do que extrauterina.** Após o nascimento, o crescimento ósseo é secundário à formação e reabsorção óssea cíclica. No primeiro ano, o crescimento ósseo ocorre por aumentos no comprimento e diâmetro, mas com uma redução na espessura cortical; no entanto, há um aumento geral de 3 vezes na resistência óssea. Esta adaptação ocorre mais cedo nos recém-nascidos prematuros do que nos recém-nascidos a termo. A retenção mineral é mais afetada do que o crescimento linear, contribuindo para a redução da densidade óssea após o parto prematuro. Em uma idade equivalente ao termo, o conteúdo mineral ósseo nos recém-nascidos prematuros permanece inferior ao dos recém-nascidos a termo.

B. **Aproximadamente 99% do Ca^{+2} corporal e 80% do P encontram-se no esqueleto em um recém-nascido a termo, e quase 80% desta transferência ocorre entre a 25ª semana de gestação e o termo.** A taxa de acreção fetal para Ca^{+2} e P não pode ser satisfeita na vida extrauterina. Além disso, a ingestão inadequada (Ca^{+2} e P) diante do aumento das demandas de crescimento resulta em deficiência de nutrientes.

C. **Hidroxilação de vitamina D.** Isto é completamente funcional na 24ª semana de gestação, e recém-nascidos prematuros podem formar 1,25 di-hidroxivitamina D.

D. **Genética e doença óssea.** Em adultos e em recém-nascidos de VLBW, a osteoporose está associada a polimorfismos envolvendo os genes VDR, ER e COLIA1. Em recém-nascidos de VLBW, as variantes alélicas homozigóticas do genótipo ERα com baixo número de repetições timina-adenina [(TA)n] foram correlacionadas com altos níveis de piridinolina na urina (indicando aumento da reabsorção óssea) e com o desenvolvimento de doença óssea metabólica. Foi descoberto que a interação entre os genes VDR e COLIA1 protege contra o desenvolvimento de doença óssea.

IV. **Fatores de risco**

A. **Causas fetais e neonatais**

1. **Prematuridade e peso ao nascer.** O parto prematuro resulta em deficiência de Ca^{+2} e P. A frequência de osteopenia está inversamente relacionada com a idade gestacional e peso ao nascer. Ambas as condições predispõem estes bebês a deficiências minerais em razão do aumento das exigências nutricionais e de crescimento.

2. **Práticas alimentares.** Dieta enteral tardia, uso prolongado de nutrição parenteral, uso de leite humano não fortificado, restrições à dieta enteral e estados de má absorção podem resultar em deficiências minerais.
3. **Leite humano** é baixo em P, e o teor no leito doado é ainda menor quando comparado ao leite de mães de prematuros. O uso prolongado pode resultar em baixos níveis séricos de fosfato e incorporação reduzida na matriz óssea orgânica. O leite humano não fortificado não consegue corresponder à acreção mineral que pode ser alcançada na placenta.
4. **Drogas.** Corticosteroides, furosemida e metilxantinas são comumente utilizados nos bebês prematuros e causam mobilização do Ca^{+2} presente nos ossos, resultando em redução do conteúdo mineral ósseo.
5. **Ausência de estimulação mecânica.** O crescimento ósseo requer estimulação mecânica, que é interrompida pelo nascimento prematuro, enfermidade, sedação e paralisia. Os recém-nascidos neurologicamente comprometidos com espinha bífida ou artrogripose apresentam mobilidade limitada e crescimento ósseo deficiente.
6. **Vitamina D.** Recém-nascidos prematuros são capazes de absorver vitamina D e converter 25-OH em 1,25-di-hidroxivitamina D. A vitamina D também é convertida em 1,25-di-hidroxicolecalciferol na placenta, que é importante na transferência de fosfato ao feto. A deficiência pós-natal de vitamina D pode ocorrer em bebês amamentados com leite materno sem fortificação em razão dos baixos níveis (25–50 IU/L) no leite materno. Outras causas de deficiência de vitamina D em prematuros incluem:
   a. **Distúrbios renais** (osteodistrofia).
   b. **Drogas,** como fenitoína e fenobarbital, aumentam o metabolismo da vitamina D.
   c. **Pseudodeficiência de vitamina D** (ausência da enzima 1-α hidroxilase que converte 25[OH] em 1,25-di-hidroxivitamina D ou tipo I, ou resistência dos tecidos a 1,25-di-hidroxivitamina D ou tipo II).
7. **Contaminação por alumínio da nutrição parenteral.**
8. **Má absorção de vitamina D e Ca^{+2}** pode ocorrer em recém-nascidos com colestase prolongada e síndrome do intestino curto.

B. **Fatores maternos**
1. **Deficiência materna de vitamina D** resulta em baixos níveis fetais. A deficiência materna de vitamina D na Europa, particularmente no inverno, está associada a um BMC total baixo e uma diminuição do crescimento intrauterino dos ossos longos. O estado materno de vitamina D também pode influenciar o perímetro cefálico (aos 3–6 meses) e conteúdo mineral ósseo aos 9 anos de idade.
2. **Tabagismo materno, biótipo magro,** baixa ingestão de Ca^{+2} e aumento da atividade física no terceiro trimestre resulta em um BMC reduzido no feto.
3. **Exposição intrauterina a altas doses de magnésio,** pré-eclâmpsia, corioamnionite e infecções placentárias estão associadas à osteopenia.
4. **Maior incidência de raquitismo pós-natal** é observada em recém-nascidos com crescimento intrauterino restrito (lesão crônica à placenta pode alterar o transporte de fosfato).
5. **Aumento da paridade materna e meninos têm incidência mais elevada.**
6. **Hormônios placentários, incluindo estrogênio** e paratormônio (PTH), e a proteína relacionada com o PTH, também exercem um papel.

V. **Apresentação clínica.** Clinicamente, a osteopenia se manifesta entre 6 e 12 semanas de idade e é geralmente assintomática; no entanto, manifestações graves podem incluir:
A. **Manifestações graves**
1. **Baixo ganho de peso e déficit de crescimento.**
2. **Achados similares ao raquitismo** podem incluir retardo do crescimento, fronte ampla, craniotabes, proeminência da junção costocondral (rosário raquítico) e expansão epifisária.
3. **Fraturas** podem-se manifestar como dor ao manuseio.
4. **Dificuldades respiratórias** ou falha no desmame ventilatório em razão da baixa complacência da parede torácica.

B. **Consequências da osteopenia.** A osteopenia pode resultar em miopia da prematuridade em razão das alterações no formato do crânio. Na infância, as crianças são mais magras e mais baixas, com redução do BMC e densidade óssea. Uma excreção elevada de cálcio na urina também foi relatada.

VI. **Diagnóstico**
   A. **Radiografias.** Geralmente, a osteopenia é reconhecida nas radiografias, que são frequentemente subjetivas. Alterações objetivas não são observadas até que uma redução de 20-40% na mineralização óssea ocorra. Ossos finos "desgastados", encanoamento, desgaste e rarefação da extremidade dos ossos longos podem ocorrer. Neoformação óssea subperiosteal e fraturas também podem ser visíveis. Radiografias seriadas em 3-4 semanas podem ser úteis para seguimento.
   B. **Marcadores biomecânicos da renovação óssea**
      1. **Marcadores da atividade óssea**
         a. **Níveis de cálcio** podem permanecer normais até a fase tardia da evolução da doença.
         b. **Fósforo.** Os níveis séricos de fosfato são baixos (< 3 mg/dL). Baixos níveis de fosfato apresentam baixa sensibilidade, porém alta especificidade. Um baixo nível de fosfato inorgânico (P_i) < 1,8 mmol/L com fosfatase alcalina elevada pode ser mais específico para diagnosticar ingestão inadequada.
         c. **Fosfatase alcalina (ALP).** A ALP sérica é a soma de 3 isoformas (hepática, intestinal e óssea). A isoforma óssea é a que contribui em maior proporção (90%). A concentração de ALP nos recém-nascidos pode ser até 5 vezes mais elevada do que os valores adultos normais. Níveis elevados podem ser decorrentes da atividade osteoblástica e osteoclástica. Foi demonstrado que o uso da isoforma óssea-específica não aumenta a sensibilidade para o prognóstico do desenvolvimento de osteopenia.
            i. **Níveis elevados de ALP** podem ser observados com o crescimento normal, resolução do raquitismo, fraturas ou na deficiência de cobre.
            ii. **Baixos níveis de ALP são observados na deficiência de zinco,** subnutrição grave e hipofosfatasia congênita.
            iii. **A ALP também está negativamente correlacionada com os níveis de fosfato;** altos níveis (> 1.200 unidades/L) têm sido associados à baixa estatura na infância.
            iv. **Elevação isolada na ALP** sem Ca^{+2} e P pode ocorrer na hiperfosfatasemia transitória da infância.
         d. **O peptídeo ou propeptídeo carboxiterminal do pró-colágeno tipo I** se correlaciona com a renovação o colágeno e formação óssea nos recém-nascidos prematuros.
         e. **Os níveis de 1,25 di-hidroxivitamina D** estão elevados com a osteopenia.
         f. **Dosagens séricas de rotina da vitamina D e PTH** não são necessárias.
         g. **Osteocalcina (marcador da atividade osteoblástica)** pode estar elevada.
         h. **A osteoprotegerina (fator inibidor da osteoclastogênese)** inibe a ativação e diferenciação osteoclástica, e sua hiperexpressão causa grave osteopetrose. No entanto, os níveis não se correlacionam com a doença óssea metabólica.
      2. **Marcadores da reabsorção óssea**
         a. **Cálcio e fósforo urinário.** Extrema prematuridade está associada a um baixo limiar renal para fosfato e um aumento na excreção mesmo com baixos níveis séricos de fosfato. A reabsorção tubular elevada de fosfato sugere uma ingestão inadequada. Uma excreção urinária de cálcio > 1,2 mmol/L e um nível de fósforo inorgânico > 0,4 mmol/L sugerem uma alta acreção mineral óssea.
         b. **Telopeptídeo carboxiterminal do colágeno tipo I,** produtos urinários da ligação cruzada de piridina, telopeptídeos aminoterminais do colágeno tipo I e piridinolinona das ligações cruzadas do colágeno são marcadores da reabsorção óssea, porém de uso clínico limitado.
   C. **Ultrassonografia.** A ultrassonografia quantitativa, utilizando amplificador de banda larga, velocidade de propagação do som (SOS) ou tempo de transmissão óssea, tem sido utilizada. Entretanto, a SOS não pode ser usada como um substituto para absortometria radiológica de dupla energia (DEXA).

1. **Vantagens.** A ultrassonografia oferece diversas vantagens, incluindo fácil acessibilidade e ausência de exposição à radiação ionizante. A ultrassonografia utiliza sítios periféricos, como o calcâneo e a tíbia. Mede as propriedades ósseas qualitativas e quantitativas, como mineralização óssea e espessura cortical, respectivamente, além da massa óssea (osteopenia), elasticidade e microarquitetura.
2. **A velocidade de propagação do som é mais comumente usada.** A SOS diminui nos recém-nascidos prematuros do nascimento até o termo (idade corrigida), sugerindo uma redução no BMC. Uma correlação inversa entre a SOS tibial ao nascimento e a ALP sérica também foi observada. Uma maior ingestão de cálcio pode afetar inversamente o declínio na SOS observada após o nascimento prematuro.

D. **Absortometria radiológica de dupla energia (DEXA).** A DEXA é o padrão ouro utilizado para avaliar o tamanho do osso e o estado mineral ósseo, e é capaz de prognosticar o risco de fraturas em recém-nascidos. No entanto, limitações em seu uso e na interpretação de dados impedem uma ampla aplicação clínica.

VII. **Tratamento**
A. **Práticas alimentares e nutricionais.** O estabelecimento de uma alimentação enteral precoce, reduzindo a duração da nutrição parenteral, a fortificação do leite humano e o uso de fórmulas específicas para prematuros podem limitar a osteopenia. O uso pós-alta hospitalar de fórmulas transicionais ou especialmente elaboradas para prematuros (veja também Capítulo 10 sobre nutrição) e a fortificação do leite humano promovem a mineralização. A suplementação de Ca^{+2} e P para alcançar níveis de *retenção* adequados varia de 60 a 90 mg/kg/d (fornecer 100–160 mg/kg/d para garantir uma biodisponibilidade adequada). É necessário cautela para evitar a adição desses minerais diretamente no leite para prevenir precipitação. Uma ingestão adequada de vitamina D também é essencial.
B. **Vitamina D.** Uma suficiência de vitamina D nas mães é importante para prevenir deficiência no feto. A quantidade necessária varia de 150 a 1.000 IU/d de vitamina D.
C. **Estimulação.** A estimulação mecânica por exercícios passivos para aumentar a mineralização óssea tem produzido resultados conflitantes. Um aumento no BMC, no comprimento ósseo e na área óssea foi relatado em estudos individuais. Evidências atuais não justificam o uso padrão de programas de atividade física em prematuros.
D. **Minimizar o uso de furosemida e corticosteroides.** Embora teoricamente vantajoso, não foi demonstrado que o uso de diuréticos tiazídicos previne a osteopenia.
E. **Má absorção.** Recém-nascidos em risco de colestase e má absorção podem-se beneficiar da suplementação adicional com vitaminas lipossolúveis, bem como do uso de fórmulas especializadas para facilitar a absorção de gorduras.

VIII. **Prognóstico.** A incidência de osteopenia da prematuridade está aparentemente reduzindo com o aumento das práticas de prevenção e tratamento. Nos bebês extremamente prematuros, o BMC permanece 25–70% mais baixo ao nascimento. A recuperação da mineralização ocorre ao redor dos 6 meses de idade. O seguimento a longo prazo sugere que o crescimento ósseo e a altura na idade adulta também podem ser afetados nestes bebês.

Referências Selecionadas

Atkinson SA, Tsang RC. Calcium, magnesium, phosphorous, and vitamin D. In: Tsang RC, Uauy R, Koletzlo B, Zlotkin SH, eds. *Nutrition of the Preterm Infant: Scientific Basis and Practical Guidelines.* 2nd ed. Cincinnati, OH: Digital Education Publishing; 2005:245-275.

Chen HL, Lee CL, Tseng HI, Yang SN, Yang RC, Jao HC. Assisted exercise improves bone strength in very low birthweight infants by bone quantitative ultrasound. *J Pediatr Child Health.* 2010;46:653-659.

Funke S, Morava E, Czakó M, Vida G, Ertl T, Kosztolñyi G. Influence of genetic polymorphisms on bone disease of preterm infants. *Pediatr Res.* 2006;60:607-612.

Harrison CM, Johnson K, McKechnie E. Osteopenia of prematurity: a national survey and review of practice. *Acta Pediatr.* 2008;97:407-413.

McDevitt H, Ahmed SF. Quantitative ultrasound assessment of bone health in the neonate. *Neonatology.* 2007;91:2-11.

Pereira-da-Silva L, Costa A, Pereira L, et al. Early calcium and phosphorous intake by parenteral nutrition prevents short-term bone strength decline in preterm infants. *J Pediatr Gastroenterol Nutr.* 2011;52:203-209.

Rack B, Lochmüller EM, Janni W, et al. Ultrasound for the assessment of bone quality in preterm and term infants. *J Perinatol.* 2012;32:218-226.

Rigo J, Pieltain C, Salle B, Senterre J. Enteral calcium, phosphate and vitamin D requirements and mineralization in preterm infants. *Acta Pediatr.* 2007;96:969-974.

Schulzke SM, Trachsel D, Patole SK. Physical activity programs for promoting bone mineralization and growth in preterm infants. *Cochrane Database Syst Rev.* 2007;2:CD005387.

Tomlinson C, McDevitt H, Ahmed SF, White MP. Longitudinal changes in bone health as assessed by the speed of sound in very low birth weight preterm infants. *J Pediatr.* 2006;148:450-455.

127 Perfuração Intestinal Espontânea

I. **Definição.** A **perfuração intestinal espontânea (SIP)** é uma perfuração intestinal isolada que envolve, tipicamente, a borda antimesentérica do íleo distal e que ocorre frequentemente sem um pródromo definido, em bebês extremamente prematuros nas primeiras duas semanas de vida. Em geral, esses bebês não foram amamentados (ou receberam amamentação mínima). Na área da perfuração observa-se necrose hemorrágica focalizada com margens bem definidas, em contraste com a necrose isquêmica e coagulante observada na enterocolite necrosante (NEC). Nos sítios proximal e distal à perfuração o intestino se mostra normal.

II. **Incidência.** A perfuração intestinal espontânea ocorre em 5% dos bebês com peso extremamente baixo ao nascer.

III. **Fatores de risco.** Prematuridade, corioamnionite materna, parto fora de maternidade de risco (exigindo transporte para uma unidade de terapia intensiva neonatal (NICU) e sexo masculino foram fatores associados à ocorrência de SIP. A administração precoce de glicocorticoides (tanto dexametasona quanto hidrocortisona) foi associada ao desenvolvimento desse transtorno, assim como o uso precoce de indometacina (primeiros 3 dias). O risco é maior quando há exposição combinada à indometacina e/ou níveis elevados de cortisol endógeno ou administração de glicocorticoides exógenos nos primeiros 3 dias de vida.

IV. **Patogênese.** A histopatologia da SIP está associada à mucosa robusta, com ou sem hemorragia submucosal e necrose segmentar/focalizada ou ausência da túnica muscular externa. Esses achados não são coerentes com um insulto isquêmico. Enquanto alguns casos de SIP (especialmente em bebês de maior porte) podem ser associados a déficits congênitos na camada da túnica muscular do intestino, já foram desenvolvidas teorias sobre a associação única de SIP com estresse perinatal e esteroides precoces após o nascimento e a exposição à indometacina. A seguinte sequência de eventos foi proposta: os esteroides promovem o crescimento da mucosa à custa da integridade da parede do intestino com o afinamento da camada submucosa. A indometacina, em combinação com esteroides, causa um quadro de íleo transitório por causa da depleção da sintase de óxido nítrico. A deglutição de ar e o retorno da motilidade do intestino por volta de 7 dias de vida leva ao aumento da pressão intraluminar no intestino, causando a perfuração.

V. **Apresentação.** Esses recém-nascidos geralmente se apresentam, **por volta de 7-10 dias de vida** (faixa de 0-15 dias). Eles não foram amamentados ou receberam amamentação mínima e se apresentam com deterioração súbita e distensão abdominal, descoloração azulada da parede abdominal, hipotensão e acidose metabólica.

VI. **Diagnóstico.** A SIP é suspeita quando bebês com baixo peso ao nascer se apresentam com os sintomas e sinais descritos na Seção V.

  A. **Diagnóstico clínico.** Este diagnóstico tem como base a apresentação súbita com distensão abdominal e descoloração azulada da parede do abdome, quase sempre associadas à hipotensão e deterioração clínica. Três aspectos ajudam a distinguir a SIP da NEC com perfuração:

1. **Apresentação precoce,** geralmente na primeira semana de vida.
2. **Achados físicos** de distensão abdominal e descoloração azulada da parede do abdome, às vezes se estendendo para a virilha e escroto nos bebês do sexo masculino.
3. **Ar livre com ausência de pneumatose ou gás na veia porta** na radiografia abdominal.

B. Exames laboratoriais
   1. **Contagem completa de células sanguíneas (CBC) com diferencial.** O exame pode mostrar contagem baixa ou elevada de leucócitos e também contagem baixa de plaquetas. Uma alta porcentagem de bastões pode estar presente.
   2. **Painel de coagulação intravascular disseminada (DIC).** O tempo de protrombina (PT), o tempo de tromboplastina parcial (PTT), os produtos de degradação do fibrinogênio e o nível de fibrinogênio precisam ser corrigidos se anormais, e o bebê precisará de intervenção cirúrgica.
   3. **Hemocultura.** Os organismos *Candida* e *Staphylococcus epidermidis* foram associados à SIP. Esses organismos colonizam o trato gastrointestinal de bebês não amamentados ou minimamente amamentados e podem ser liberados após a perfuração intestinal.
   4. **Painel de eletrólitos.**
   5. **Gasometria do sangue.** Pode ocorrer acidose respiratória e/ou metabólica.

C. Exames de imagem e outros estudos.
   1. **Radiografia simples do abdome.** Pode ocorrer abdome sem gás ou íleo. O ar livre pode ser observado.
   2. **Estudos do abdome em decúbito lateral e incidência lateral com raios horizontais.** A presença de ar livre indica perfuração intestinal.

VII. Tratamento
   A. Tratamento clínico
      1. **Dieta zero (NPO)** para permitir descanso gastrointestinal durante 7–14 dias. A nutrição parenteral total fornece as necessidades nutricionais básicas.
      2. **Descompressão gástrica** com sonda orogástrica de grande calibre (Replogle®) em aspiração intermitente ou contínua.
      3. **Controle rigoroso** dos sinais vitais e da circunferência abdominal.
      4. **Suporte respiratório.** Deve-se fornecer o melhor suporte respiratório possível para manter parâmetros aceitáveis de gasometria sanguínea.
      5. **Suporte circulatório.** A reposição de volume pode ser necessária para perdas para o terceiro espaço de fluidos. O suporte ionotrópico pode ser necessário para manter a pressão arterial dentro da normalidade.
      6. **Controle rigoroso da ingestão e débito de fluidos.** Tentar manter o débito urinário em 1–3 cc/kg/h. Fornecer reposição de fluidos para corrigir perdas para o terceiro espaço.
      7. **Terapia antibiótica.** Tratar com antibióticos parenterais durante 7–10 dias. O regime antibiótico deve cobrir patógenos, como *S. epidermidis* e *Candida*, além de cobertura Gram-positiva, Gram-negativa e anaeróbia. Consulte Capítulo 148 para a dosagem. Recomenda-se **iniciar com fluconazol** e um dos seguintes regimes antibióticos:
         a. **Vancomicina, gentamicina e clindamicina (ou metronidazol).**
         b. **Vancomicina e Zosyn (piperacilina/tazobactam).**
         c. **Vancomicina, gentamicina e Zosyn.**
   B. **Tratamento cirúrgico.** O melhor tratamento cirúrgico continua dando margem a ***controvérsia***. Estudos clínicos prospectivos randomizados e conduzidos por Moss *et al.* e Rees *et al.* incluíram bebês com SIP, e ambos os estudos mostraram resultados clínicos similares usando duas técnicas cirúrgicas. A preocupação, mais bem expressa no segundo estudo, foi o alto número de bebês exigindo laparotomias secundárias para a falha da melhoria clínica ou o desenvolvimento posterior de obstrução intestinal. A drenagem peritoneal é uma opção atraente para bebês de baixo peso ao nascer e muito instáveis, pois pode ser feita com relativa facilidade no leito com anestesia local. Em um estudo retrospectivo, os bebês com contagem elevada de faixas percentuais e hipotensão, exigindo suporte vasopressor, estavam em risco elevado de laparotomia secundária, e esse subconjunto pode, por isso, se beneficiar da laparotomia primária.

1. **Laparotomia com reparo primário.** Após a incisão abdominal, realiza-se a exploração do intestino. O segmento do intestino contendo a perfuração é ressecado, seguido de anastomose ponta a ponta das alças intestinais, ou da criação de uma ileostomia e fístula da mucosa distal. Em geral, a reanastomose é executada após 8–12 semanas.
2. **Colocação de dreno peritoneal.** Uma vez executada uma incisão transversa pequena no abdome, é instalado um dreno Penrose que será removido quando não houver mais mecônio ou drenagem intestinal. Após o retorno da função intestinal, inicia-se a amamentação ou realiza-se um enema de contraste para assegurar a patência do íleo distal e do cólon.
3. **Laparoscopia com minilaparotomia.** Este é um procedimento descrito recentemente, em que a laparoscopia diagnóstica é feita no leito. O diagnóstico é confirmado, e o sítio de perfuração é localizado. A alça intestinal afetada é, então, exteriorizada ou reparada primariamente.

VIII. **Prognóstico.** Índices mais baixos de morbidade e de mortalidade, assim como os de prejuízo neurológico e de desenvolvimento, em comparação à perfuração intestinal resultante da enterocolite necrosante. A sobrevida a longo prazo de bebês com SIP é de 64 a 90% com a melhoria dos cuidados clínicos e cirúrgicos na NICU. Entretanto, bebês que desenvolvem PIE apresentam, realmente, risco mais alto de leucomalacia periventricular e retinopatia da prematuridade, em comparação a bebês.

IX. **Prevenção.** Exige-se cuidado quanto ao uso precoce de indocina (na primeira semana de vida), especialmente em neonatos que possam estar estressados com níveis de cortisol endogenamente elevados. Deve-se evitar o uso combinado de indocina e hidrocortisona em bebês pré-termo. Deve-se exercer monitoramento rigoroso em bebês com peso extremamente baixo ao nascer quanto a quaisquer sinais de SIP.

Referências Selecionadas

Ahmad I, Davis KF, Emil S, Uy C, Sills J. Risk factors for spontaneous intestinal perforation in extremely low birth weight infants. *Open Pediatr Med J.* 2008;2:11-15.

Attridge JT, Clark R, Walker MW, Gordon PV. New insights into spontaneous intestinal perforation using a national data set: (1) SIP is associated with early indomethacin exposure. *J Perinatol.* 2006;26:93-99.

Emil A, Davis K, Ahmad I, Strauss A. Factors associated with definitive peritoneal drainage for spontaneous intestinal perforation in extremely low birth weight neonates. *Eur J Pediatr Surg.* 2008;18(2):80-85.

Gordon PV. Understanding intestinal vulnerability to perforation in the extremely low birth weight infant. *Pediatr Res.* 2009;65:138-144.

Moss RL, Dimmitt RA, Barnhart DC, et al. Laparotomy versus peritoneal drainage for necrotizing enterocolitis and perforation. *N Engl J Med.* 2006;354:2225-2234.

Nah SA, Tan HL, Tamba RP, Aziz DA, Azzam N. Laparoscopic localization and micro-laparotomy for focal isolated perforation in necrotizing enterocolitis: an alternative approach to a challenging problem. *J Pediatr Surg.* 2011;46:424-427.

Rees CM, Eaton S, Khoo AK, Kiely EM; Members of NET Trial Group, Pierro A. Peritoneal drainage does not stabilize low birth weight infants with perforated bowel: data from NET Trial. *J Pediatr Surg.* 2010;45:324-329.

Rees CM, Eaton S, Kiely EM, Wade AM, McHugh K, Pierro A. Peritoneal drainage or laparotomy for neonatal bowel perforation? A randomized controlled trial. *Ann Surg.* 2008;248:44-51.

128 Persistência do Canal Arterial

I. **Definição.** O canal arterial é um grande vaso que conecta o tronco da artéria pulmonar (ou artéria pulmonar esquerda proximal) à aorta descendente, e está situado 5–10 mm abaixo da origem da artéria subclávia esquerda. No feto, o canal arterial é essencial e serve para desviar o sangue para longe dos pulmões (o fechamento intrauterino pode levar à morte fetal ou hipertensão pulmonar). Em recém-nascidos a termo saudáveis, o fechamento funcional do canal ocorre logo após o nascimento. O fechamento funcional final em quase metade dos recém-nascidos a termo ocorre com 24 horas de idade, em 90% com 48 horas e em todos os recém-nascidos ocorre em 96 horas após o nascimento. **A persistência do canal arterial (PDA) refere-se à falha do processo de fechamento e à persistência da patência deste canal fetal.**

II. **Incidência.** A incidência varia de acordo com o método diagnóstico (p. ex., sinais clínicos x ecocardiografia).
   A. **Fatores associados à incidência elevada de PDA**
      1. **Prematuridade.** A incidência está inversamente relacionada com a idade gestacional. A PDA é encontrada em torno de 45% dos recém-nascidos < 1.750 g; em recém-nascidos pesando < 1.000 g, a incidência é mais próxima de 80%.
      2. **Síndrome do desconforto respiratório (RDS) e tratamento com surfactante.** A presença de RDS está associada a uma incidência elevada de PDA, que está correlacionada com a gravidade da RDS. Após tratamento com surfactante, há um maior risco de PDA clinicamente sintomática; além disso, o surfactante pode levar a uma apresentação clínica precoce de PDA.
      3. **Administração de líquidos.** Um aumento na carga hídrica intravenosa nos primeiros dias de vida está associado a uma incidência elevada de PDA.
      4. **Asfixia.**
      5. **Síndromes congênitas.** A PDA está presente em 60–70% dos bebês com a síndrome da rubéola congênita. Trissomias 13 e 18, síndrome de Rubinstein-Taybi e síndrome XXXXX (penta X) estão associadas a uma maior incidência de PDA.
      6. **Alta altitude.** Bebês nascidos em zonas de alta altitude apresentam alta incidência de PDA.
      7. **Cardiopatia congênita.** A PDA pode ocorrer como parte de uma cardiopatia congênita (p. ex., coarctação, atresia pulmonar com septo intacto, transposição dos grandes vasos ou drenagem venosa pulmonar anômala total).
   B. **Fatores associados a uma incidência reduzida de PDA**
      1. **Administração pré-natal de esteroides.**
      2. **Crescimento intrauterino restrito.**
      3. **Ruptura prolongada das membranas.**

III. **Fisiopatologia.** No feto, o canal é essencial para desviar o fluxo sanguíneo proveniente da circulação pulmonar de alta resistência para a aorta descendente. Após o nascimento, o fechamento funcional do canal ocorre em algumas horas (porém pode demorar até 3–4 dias). A patência do canal depende do equilíbrio entre os vários efeitos constritores (p. ex., oxigênio) e efeitos relaxantes das diversas substâncias (mais importante: prostaglandinas E_1 e E_2). Os efeitos do oxigênio e das prostaglandinas variam com a idade gestacional. Quanto menor a idade gestacional, menor o efeito constritor do oxigênio. No entanto, a sensibilidade do canal aos efeitos relaxantes da prostaglandina E_2 é maior em animais imaturos (e diminui com o avanço da idade gestacional). Em recém-nascidos a termo, a responsividade é perdida logo após o nascimento, porém isto não ocorre no canal imaturo. Indometacina comprime o canal imaturo mais do que o canal de recém-nascidos próximos do termo.

A magnitude e a direção do *shunt* ductal estão relacionadas com o tamanho do vaso (diâmetro e comprimento), com a diferença de pressão entre a aorta e a artéria pulmonar e com a razão entre as resistências vasculares sistêmica e pulmonar. As características clínicas associadas ao *shunt ductal* esquerda-direita dependem da magnitude do *shunt* e da capacidade dos bebês em dar conta da carga volêmica adicional. O débito ventricular esquerdo está aumentado pelo retorno do volume adicional. O aumento no retorno venoso pulmonar causa uma elevação no volume diastólico ventricular (pré-carga). O resultado disso é a dilatação do ventrículo esquerdo, com um aumento na pressão diastólica final do ventrículo esquerdo e um aumento secundário na pressão atrial esquerda. Isto pode eventualmente resultar em insuficiência cardíaca esquerda com edema pulmonar. Eventualmente, estas mudanças podem levar à insuficiência do ventrículo direito. Com a PDA, também ocorre uma redistribuição do fluxo sanguíneo sistêmico secundário ao fluxo aórtico retrógrado (roubo de fluxo ou escoamento de fluxo). Os fluxos sanguíneos renal e mesentérico estão, portanto, reduzidos, assim como o fluxo sanguíneo cerebral.

IV. Fatores de risco. Veja Seção II.

V. Apresentação clínica. A apresentação inicial pode-se manifestar ao nascimento, mas, geralmente, ocorre no 1° ao 4° dia de vida. Os sinais e sintomas cardiopulmonares incluem:

   A. Sopro cardíaco. O sopro é geralmente sistólico e mais bem auscultado no segundo ou terceiro espaço intercostal na borda esternal esquerda. O sopro também pode ser contínuo e, ocasionalmente, auscultado apenas intermitentemente. Frequentemente, pode ser necessário desconectar o bebê da ventilação mecânica para ouvir o sopro.

   B. Precórdio hiperativo. O aumento do volume sistólico ventricular esquerdo pode resultar em um precórdio hiperativo.

   C. Pulsos periféricos amplos e aumento da pressão de pulso. O aumento do volume sistólico com escoamento do fluxo diastólico através do canal arterial patente pode ocasionar estes sinais.

   D. Hipotensão. A PDA está associada à diminuição da pressão arterial média. Em alguns recém-nascidos (particularmente aqueles de peso extremamente baixo ao nascer), a hipotensão pode ser a manifestação clínica mais precoce da PDA, algumas vezes sem um sopro (ou seja, o canal arterial patente "silencioso").

   E. Deterioração respiratória. Deterioração respiratória após uma melhora inicial em um prematuro pequeno com RDS deve levantar suspeita de PDA. A deterioração pode ser gradual (dias) ou rápida (horas), porém geralmente não é súbita (como no pneumotórax). De modo similar, a PDA pode complicar o curso respiratório da doença pulmonar crônica.

   F. Outros sinais. Estes podem incluir taquipneia, estertores ou crises de apneia. Se a PDA não for tratada, o *shunt* esquerda-direita pode causar insuficiência cardíaca com edema pulmonar clinicamente evidente e hepatomegalia.

VI. Diagnóstico

   A. Ecocardiografia. A ecocardiografia bidimensional combinada com a ultrassonografia Doppler é sem dúvida o meio mais sensível de diagnosticar PDA. O canal pode ser visualizado diretamente, e a direção do fluxo pode ser demonstrada. Além disso, a ecocardiografia pode avaliar os efeitos secundários da PDA (p. ex., tamanho do ventrículo e átrio esquerdo) e contratilidade. O ecocardiograma também excluirá diagnósticos alternativos ou cardíacos adicionais.

   B. Exames de imagens. Na apresentação inicial, a radiografia torácica pode ser comum, especialmente se a PDA tiver ocorrido em um cenário de RDS preexistente. Posteriormente, a pletora pulmonar e o aumento do líquido intersticial podem ser observados com subsequente edema pulmonar florido. Uma cardiomegalia verdadeira é geralmente um sinal tardio.

VII. Tratamento

   A. Suporte ventilatório. Desconforto respiratório secundário à PDA pode necessitar de intubação e ventilação mecânica. Se o bebê já estiver recebendo ventilação mecânica, a PDA pode aumentar a necessidade ventilatória. Este aumento deve ser determinado pela gasometria. O aumento da pressão positiva expiratória final é útil para controlar o edema pulmonar.

   B. Restrição de líquidos. A redução na ingestão de líquidos, tanto quanto possível, diminui o *shunt* da PDA, assim como o acúmulo de líquido nos pulmões. O aumento da ingestão de líquidos nas primeiras semanas de vida está associado a um risco aumentado de patência do canal arterial nos recém-nascidos prematuros com RDS.

128: PERSISTÊNCIA DO CANAL ARTERIAL

C. **Hematócrito (Hct) aumentado.** A elevação do Hct acima de 40–45% reduzirá o *shunt* esquerda-direita. Frequentemente, um aumento no Hct enfraquece alguns dos sinais da PDA (p. ex., o sopro pode desaparecer).

D. **Indometacina.** É um inibidor da prostaglandina sintetase que provou ser eficaz em promover o fechamento do canal. Sua eficácia é limitada aos recém-nascidos prematuros e também diminui com o aumento da idade pós-natal; portanto, possui eficácia limitada após 3–4 semanas de idade, mesmo nos bebês prematuros. Essencialmente, existem 3 abordagens para a administração de indometacina para o fechamento de canal em prematuros: **profilática, sintomática precoce e sintomática tardia**. *Nota:* Existem pequenas variações nos regimes posológicos; as diretrizes são mencionadas a seguir. Informações farmacológicas sobre a indometacina podem ser encontradas no Capítulo 148.

1. **Indometacina profilática.** Uma dose de 0,1 mg/kg/dose é administrada por via intravenosa (infundida durante 20 minutos) a cada 24 horas, desde o primeiro dia de vida, por 6 dias. Neste regime, a indometacina é fornecida profilaticamente a todos os recém-nascidos de peso ao nascer < 1.250 g que tenham recebido surfactante para a RDS (antes de quaisquer sinais clínicos sugestivos de PDA). Também seria apropriado limitar este regime aos recém-nascidos com RDS que tenham um peso ao nascer < 1.000 g. Ensaios clínicos demonstraram que este tratamento é seguro e eficaz em reduzir a incidência de PDA sintomática nestes recém-nascidos. A principal desvantagem é que até 40% destes bebês provavelmente nunca teriam uma PDA sintomática e, portanto, não necessitariam de tratamento.

2. **Indometacina sintomática precoce.** Uma dose de 0,2 mg/kg de indometacina é administrada nos recém-nascidos por via intravenosa (infundida durante 20 minutos). A segunda e terceira doses são administradas 12 e 36 horas após a primeira dose. A segunda e terceira doses são de 0,1 mg/kg/dose nos bebês com peso ao nascer < 1.250 g e < 7 dias de idade. Nos bebês com > 7 dias de vida ou um peso ao nascer > 1.250 g, a segunda e terceira doses também são de 0,2 mg/kg/dose. A indometacina é administrada, se houver sinais clínicos de PDA (p. ex., um sopro) e antes que surjam sinais evidentes de falência. Isto geralmente ocorre no 2° ao 4° dia de vida.

3. **Indometacina sintomática tardia.** A indometacina é administrada nos recém-nascido quando sinais de insuficiência congestiva aparecem (geralmente aos 7–10 dias). A dose é aquela descrita na Seção VII.D.2. O problema com esta abordagem é que se a indometacina falhar em comprimir o canal significativamente, a oportunidade de um segundo ensaio com indometacina é menor, e a probabilidade que o bebê necessite de cirurgia é maior.

4. **Reabertura de canal e falha do tratamento com indometacina.** Em 20-30% dos recém-nascidos, o canal reabre após o primeiro curso de indometacina. Nestes casos, um segundo curso de indometacina pode ser conveniente, pois o canal arterial de uma proporção significativa destes bebês fecha com este curso. O canal é mais propenso a reabrir nos bebês de idade gestacional muito baixa e naqueles que tenham previamente recebido uma maior quantidade de líquidos. Infecção e enterocolite necrosante (NEC) também são fatores de risco para reabertura de canal (e podem ser contraindicações para indometacina).

5. **Complicações da indometacina**
   a. **Efeitos renais.** A indometacina causa uma redução transitória na taxa de filtração glomerular e débito urinário. Em tais casos, a ingestão de líquidos deve ser diminuída para corrigir o débito urinário reduzido, que deve aumentar com o tempo (normalmente em 24 horas).
   b. **Sangramento gastrointestinal.** As fezes podem ser hemepositivas após a administração de indometacina. Esta condição é transitória e geralmente sem significância clínica. A indometacina é um vasoconstritor mesentérico, mas a PDA propriamente dita também diminui o fluxo sanguíneo mesentérico. Na maioria dos ensaios de indometacina, não houve um aumento na incidência de NEC.
   c. **Perfuração intestinal espontânea.** Exposição à indometacina foi associada à perfuração intestinal espontânea, especialmente quando o fármaco é fornecido precocemente ou quando administrado junto com corticosteroides pós-natais. Cautela é necessária,

embora nenhum dos ensaios randomizados comparando indometacina com placebo tenha demonstrado esse achado.

  d. **Função plaquetária.** A indometacina compromete a função plaquetária por 7–9 dias, independente do número de plaquetas. Nos diversos ensaios de indometacina, não há um aumento na incidência de hemorragia intraventricular (IVH) associado à droga, e não há evidências de que a indometacina amplie o grau da IVH preexistente. Todavia, pode ser imprudente impor uma disfunção plaquetária adicional em bebês que também são significativamente trombocitopênicos.

6. **Contraindicações ao uso de indometacina**
  a. **Creatinina sérica > 1,7 mg/dL.**
  b. **Sangramento gastrointestinal ou renal clinicamente evidente ou coagulopatia generalizada.**
  c. **Enterocolite necrosante (NEC).**
  d. **Septicemia.** Todas as drogas anti-inflamatórias devem ser suspensas em caso de septicemia. A indometacina pode ser fornecida após o controle da septicemia.

E. **Ibuprofeno.** Outro inibidor não seletivo da ciclo-oxigenase que fecha o canal arterial em animais. Estudos clínicos demonstraram que o ibuprofeno é tão eficaz quanto a indometacina para o tratamento de PDA em recém-nascidos prematuros. Este fármaco possui a vantagem de não reduzir os fluxos sanguíneos mesentérico e renal tanto quanto a indometacina, e está associado a um menor número de efeitos colaterais renais. O débito urinário é maior, e a creatinina sérica menor em bebês tratados com ibuprofeno, quando comparado àqueles tratados com indometacina. No entanto, em ensaios clínicos comparando a indometacina ao ibuprofeno, nenhuma diferença foi encontrada na incidência de efeitos colaterais clínicos significativos (p. ex., NEC, insuficiência renal, IVH). A escolha de uma droga a outra é, em grande parte, uma questão de preferência institucional, e pode ser geralmente com base em considerações fisiológicas em vez de clínicas. A dose utilizada é uma dose inicial de 10 mg/kg, seguida por 2 doses de 5 mg/kg cada após 24 e 48 horas se o tratamento é fornecido na primeira semana de vida. Em razão da mudança na farmacocinética, doses de 18 mg/kg e 9 mg/kg em intervalos de 24 horas foram recomendadas quando fornecidas na segunda semana de vida.

F. **Cirurgia.** A cirurgia deve ser realizada em pacientes com uma PDA hemodinamicamente significativa, em que o tratamento clínico tenha falhado ou quando existe uma contraindicação ao uso de indometacina. A taxa de mortalidade cirúrgica é baixa (< 1%). Entretanto, recentes estudos observacionais sugeriram que a ligadura cirúrgica está associada a um maior risco de doença pulmonar crônica e comprometimento do neurodesenvolvimento/neurossensorial em bebês extremamente prematuros. Não é claro se esta associação é causal ou se a necessidade de ligadura serviu como um marcador para um subgrupo de pacientes de risco mais elevado.

G. **PDA no recém-nascido a termo.** A PDA é responsável por cerca de 10% de todas as cardiopatias congênitas em recém-nascidos a termo. A PDA em um bebê a termo é estruturalmente diferente, o que pode explicar o porquê não responde apropriadamente a vários estímulos para o fechamento. A Indometacina é geralmente ineficaz. O bebê deve ser monitorado de perto, e a ligadura cirúrgica deve ser considerada nos primeiros sinais de congestão significativa. Mesmo com a ausência de sinais de insuficiência, a ligadura do canal arterial deve ser realizada antes de 1 ano de idade para prevenir endocardite e hipertensão pulmonar.

H. **O Canal deve ser tratado?** (***Controverso***) As questões de quando e, na verdade, se a PDA deve ser tratada em um recém-nascido prematuro é um assunto de controvérsia contínua. Não há dúvida de que existe uma associação entre a PDA e as várias morbidades do prematuro. Entretanto, há um debate se esta relação é casual e, consequentemente, se o tratamento será benéfico. Diversos ensaios controlados falharam em demonstrar um benefício clínico do fechamento farmacológico da PDA sintomática em termos de duração da ventilação mecânica, incidência de displasia broncopulmonar/doença pulmonar crônica, NEC, retinopatia da prematuridade ou período de permanência hospitalar. O fechamento farmacológico precoce está, previsivelmente, associado a uma necessidade reduzida de uma posterior ligadura cirúrgica (e, por isso, menos morbidades cirúrgicas). Metanálises confirmaram estes achados. O único efeito benéfico do tratamento profilático muito precoce com indometacina parece ser uma redução na incidência de hemorragia pulmonar grave e de IVH grave; todavia, isto não significa um prognóstico a longo prazo do neurodesenvolvimento mais favorável. Além disso, a capacidade da indometacina em reduzir a incidência de IVH grave é independente de seu efeito sobre a PDA, e esse efeito não foi observado com o ibuprofeno. No entanto, uma visão geral diferente e análise dos ensaios clínicos realizados até hoje sugeriram que a exposição à PDA sintomática por ≥ 6 dias está associada a uma necessidade prolongada de oxigênio suplementar ou ventilação mecânica. Adicionalmente, estudos realizados em babuínos prematuros demonstraram um menor desenvolvimento alveolar e comprometimento da mecânica pulmonar nos animais expostos a uma PDA moderada por 14 dias. O comprometimento da alveolarização e da mecânica pulmonar foi atenuado pelo fechamento farmacológico da PDA (mas não por ligadura cirúrgica). Portanto, é possível que os efeitos adversos do canal sejam primariamente observados naqueles bebês destinados a manifestar PDA com *shunt* relativamente grande e/ou exposição prolongada a uma patência ductal significativa. Desse modo, apenas um subgrupo de recém-nascidos pode necessitar de tratamento. Várias tentativas para identificar este subgrupo seleto de recém-nascidos de alto risco, que podem-se beneficiar do tratamento, foram feitas usando uma variedade de critérios clínicos e ecocardiográficos, ou marcadores bioquímicos (p. ex., peptídeo natriurético tipo B). No entanto, nenhum ensaio controlado com base no prognóstico foi realizado para demonstrar melhores prognósticos com o tratamento seletivo fundamentado nestes critérios.

I. **Alimentando recém-nascidos com PDA (ou sendo tratados)** (*controverso*). Tendo em conta os efeitos fisiológicos da PDA e dos medicamentos utilizados para tratá-la, sobre o fluxo sanguíneo intestinal, não existe um consenso sobre se a amamentação deve ser suspensa ou continuada na presença da PDA ou durante seu tratamento. Dados estão faltando, e há uma ampla variabilidade na prática clínica.

VIII. **Prognóstico.** O prognóstico é excelente naqueles recém-nascidos que somente possuem PDA. Estudos demonstram que bebês prematuros < 30 semanas apresentam um fechamento prematuro do canal arterial patente em 72% dos casos. Tratamento conservativo (com medicação) apresenta uma taxa de fechamento de aproximadamente 94%.

Referências Selecionadas

Benitz WE. Patent ductus arteriosus: to treat or not to treat. *Arch Dis Child Fetal Neonatal Ed.* 2012;97:F80-F82.

Benitz WE. Treatment of persistent patent ductus arteriosus in preterm infants: time to accept the null hypothesis? *J Perinatol.* 2010;30:241-252.

Chorne N, Leonard C, Piecuch R, Clyman RI. Patent ductus arteriosus and its treatment as risk factors for neonatal and neurodevelopmental morbidity. *Pediatrics.* 2007;119:1165-1174.

Hamrick SEG, Hansmann G. Patent ductus arteriosus of the preterm infant. *Pediatrics.* 2010;125:1020-1030.

Johnston PG, Gillam-Krakauer M, Fuller MP, Reese J. Evidence-based use of indomethacin and ibuprofen in the neonatal intensive care unit. *Clin Perinatol.* 2012;39:111-136.

Noori S. Patent ductus arteriosus in the preterm infant: to treat or not to treat? *J Perinatol.* 2010;30:S31-S37.

129 Policitemia e Hiperviscosidade

I. **Definições.** Dá-se o nome de policitemia ao aumento na massa total de hemácias (RBC) do sangue. A hiperviscosidade policitêmica é o aumento na viscosidade do sangue resultante do, ou associada ao aumento no número de hemácias.

   A. **Policitemia do recém-nascido.** Definida como hematócrito venoso central > 65%. A importância clínica desse valor resulta da relação curvilínea entre o volume circulante de hemácias (hematócrito) e a viscosidade do sangue total. Acima de um hematócrito de 65%, a viscosidade do sangue, medida *in vitro*, aumenta exponencialmente.

B. **Hiperviscosidade.** Definida como viscosidade > 14 cP, à velocidade tangencial de 11,5/s medida por um viscosímetro. A viscosidade sérica é informada em centipoises [cP]. A hiperviscosidade é a causa dos sintomas clínicos em bebês presumidos como portadores de policitemia. Muitos bebês policitêmicos são também hiperviscosos, mas este não é invariavelmente o caso. **Os termos policitemia e hiperviscosidade não são permutáveis.**

II. **Incidência**
   A. **Policitemia.** A policitemia atinge 2–4% da população de recém-nascidos em geral. Metade desses pacientes é sintomática, embora não haja certeza absoluta de que seus sintomas sejam causados pela policitemia.
   B. **Hiperviscosidade.** A hiperviscosidade sem policitemia ocorre em 1% dos recém-nascidos normais (não policitêmicos). Em bebês com hematócrito de 60–64%, um quarto dessa população apresenta hiperviscosidade.

III. **Fisiopatologia.** Os sinais clínicos atribuídos à hiperviscosidade podem resultar dos efeitos regionais dessa manifestação, incluindo hipóxia tecidual, acidose e hipoglicemia, e da formação de microtrombos dentro da microcirculação. Entretanto, uma precaução é importante: os mesmos sinais clínicos podem resultar de circunstâncias perinatais que coexistem na presença ou ausência de hiperviscosidade. Os órgãos potencialmente afetados incluem: sistema nervoso central, rins e glândulas suprarrenais, o sistema cardiopulmonar e o trato gastrointestinal. A viscosidade sanguínea depende da interação de forças de fricção no sangue total. Essas forças são definidas como **esforço tangencial** (refere-se a forças de fricção dentro de um líquido) e **velocidade tangencial** (uma medida da velocidade de fluxo do sangue). A velocidade tangencial na aorta é de 230/s e apenas 11,5/s nas pequenas arteríolas e vênulas. À medida que a viscosidade aumenta, como na microcirculação, o sangue com hematócrito alto pode quase parar de fluir. As forças de fricção identificadas no sangue total e suas relativas contribuições para hiperviscosidade no recém-nascido incluem as seguintes:

   A. **Hematócrito.** Um aumento no hematócrito é o fator isolado mais importante de contribuição para a hiperviscosidade no recém-nascido. Um hematócrito aumentado resulta ou do aumento absoluto no volume circulante de hemácias ou da diminuição no volume plasmático.
   B. **Viscosidade plasmática.** Existe uma relação linear direta entre viscosidade plasmática e a concentração das proteínas no plasma, particularmente aquelas de alto peso molecular, como fibrinogênio. Bebês a termo e, em maior grau, prematuros têm baixos níveis de fibrinogênio plasmático em comparação a adultos. Consequentemente, exceto para o caso raro de hiperfibrinogenemia primária, a viscosidade plasmática não contribui para o aumento na viscosidade do sangue total no recém-nascido. Em condições normais, baixos níveis de fibrinogênio plasmático e, correspondentemente, baixa viscosidade plasmática na realidade podem proteger a microcirculação neonatal ao facilitar a perfusão e contribuir para baixa viscosidade do sangue total.
   C. **Agregação das hemácias.** A agregação de eritrócitos ocorre apenas em áreas de baixo fluxo sanguíneo e geralmente é limitada à microcirculação venosa. Como os níveis de fibrinogênio são tipicamente baixos em bebês a termo e pré-termo, a agregação de hemácias não contribui, significativamente, para a viscosidade do sangue total nos recém-nascidos. Há alguma preocupação de que o uso de plasma fresco congelado adulto para exsanguinotransfusão parcial em recém-nascidos possa alterar, criticamente, a concentração de fibrinogênio e elevar paradoxalmente a viscosidade do sangue total dentro da microcirculação.
   D. **Deformabilidade da membrana das hemácias.** Não há, aparentemente, diferenças entre bebês a termo, pré-termo e adultos com relação à deformabilidade da membrana dos eritrócitos. A deformabilidade das hemácias está aumentada em recém-nascidos prematuros em comparação aos bebês a termo e nestes últimos em comparação aos adultos. Presume-se que o aumento na deformabilidade reduz a viscosidade e a probabilidade de hiperviscosidade causada por policitemia. Uma vez que crianças de mães diabéticas sejam consideradas como

portadoras de hemácias com deformabilidade reduzida, a hiperviscosidade pode ser mais provável em hematócritos policitêmicos que em um recém-nascido não afetado.
IV. **Fatores de risco**
  A. **Condições que alteram a incidência:**
    1. **Altitude.** Há um aumento absoluto na massa de hemácias como parte da adaptação fisiológica à alta altitude.
    2. **Idade neonatal.** O padrão normal de derivações de fluido durante as primeiras 6 horas de vida é para longe do compartimento intravascular. O período de aumento fisiológico máximo no hematócrito ocorre com 2–4 horas de idade.
    3. **Fatores obstétricos.** Um retardo no clampeamento do cordão de mais de 30 segundos ou ordenha do material do cordão umbilical, se essa for a prática prevalente, resulta em uma incidência mais elevada de policitemia.
    4. **Parto de alto risco.** Um parto de alto risco está associado ao aumento na incidência de policitemia, particularmente se abrupto ou não controlado.
  B. **Processos perinatais**
    1. **Eritropoese fetal aumentada.** Concentrações elevadas de eritropoetina resultam de um estímulo direto, geralmente relacionado com a hipóxia fetal, ou de uma regulação alterada da produção de eritropoetina.
      a. **Insuficiência placentária**
        i. **Doença hipertensiva materna (pré-eclâmpsia/eclâmpsia) ou doença renovascular primária.**
        ii. **Descolamento da placenta (recorrente crônico).**
        iii. **Pós-maturidade.**
        iv. **Cardiopatia congênita cianótica.**
        v. **Crescimento intrauterino restrito (IUGR).**
        vi. **Tabagismo materno.**
      b. **Doenças endócrinas.** O consumo aumentado de oxigênio é o mecanismo sugerido pelo qual quadros de hiperinsulinismo ou hipertiroxinemia criam hipoxemia fetal e estimulam a produção de eritropoetina.
        i. **Criança de mãe diabética (> 40% de incidência de policitemia).**
        ii. **Criança de mãe com diabetes gestacional (> 30% de incidência de policitemia).**
        iii. **Tirotoxicose congênita.**
        iv. **Hiperplasia suprarrenal congênita.**
        v. **Síndrome de Beckwith-Wiedemann (hiperinsulinismo secundário).**
      c. **Trissomias genéticas.** Trissomias 13, 18 e 21.
    2. **Hipertransfusão.** Condições que aumentam a transfusão placentária no nascimento podem causar normocitemia hipervolêmica, que evolui para policitemia hipervolêmica à medida que o padrão normal de desvio de líquido ocorre. Uma transfusão maior pode criar policitemia hipervolêmica no nascimento, com sinais presentes no bebê. As condições associadas à hipertransfusão incluem as seguintes:
      a. **Retardo no clampeamento do cordão.** Os vasos placentários contêm até um terço do volume de sangue do feto, metade do qual é retornado para o bebê dentro de 1 minuto após o nascimento. Os riscos associados ao retardo no clampeamento do cordão são provavelmente insignificantes quando comparados aos benefícios mostrados no bebê a termo: redução na taxa de deficiência de ferro nos 2 primeiros anos de vida e, no bebê prematuro doente, redução da necessidade de transfusões de sangue, de suporte de inótropos e de hemorragia intraventricular. Os volumes sanguíneos representativos em bebês a termo com retardo variável no clampeamento do cordão são os seguintes:
        i. **15 s de retardo, 75–78 mL/kg.**
        ii. **60 s de retardo, 80–87 mL/kg.**
        iii. **120 s de retardo, 83–93 mL/kg.**
      b. **Gravidade.** O posicionamento do bebê abaixo do leito placentário (mais de 10 cm abaixo da placenta) reforça a transfusão placentária pela veia umbilical. A elevação do bebê em mais de 50 cm acima da placenta impede a transfusão placentária.

c. **Uso materno de medicamentos.** As drogas que aumentam a contratilidade uterina – especificamente a oxitocina – não alteram, significativamente, os efeitos gravitacionais sobre a transfusão placentária durante os primeiros 15 segundos após o parto. Entretanto, com maior retardo no clampeamento do cordão, ocorre aceleração do fluxo sanguíneo para o bebê até um valor máximo com 1 minuto de vida.

d. **Parto cesáreo.** No parto cesáreo existe, geralmente, um grau mais baixo de transfusão placentária, se o cordão for clampeado precocemente, em razão da ausência de contrações uterinas ativas na maioria dos casos e por causa dos efeitos gravitacionais.

e. **Transfusão feto-fetal.** Transfusão feto-fetal (**síndrome de parabiose**) é observada na gestação gemelar monocoriônica com incidência de 15%. O gêmeo receptor, no lado venoso da anastomose, torna-se policitêmico, e o doador, no lado arterial, se torna anêmico. Hematócritos venosos simultâneos obtidos após o parto diferem em > 12–15% e ambos os gêmeos têm risco elevado de morte intrauterina ou neonatal e morbidade neurológica aumentada.

f. **Transfusão materno-fetal.** Aproximadamente 10-80% dos recém-nascidos normais recebem um pequeno volume de sangue materno no momento do parto. A técnica de eluição ácida "reversa" de Kleihauer-Betke documenta "fantasmas" de hemácias maternas em um esfregaço sanguíneo neonatal. Com transfusões de grande porte, o teste fica positivo por vários dias. Como várias condições podem levar a um resultado falso-negativo do teste, novas e mais precisas técnicas de citometria de fluxo podem ser usadas quando o índice de suspeição de transfusões **materno-fetais** for elevado.

g. **Asfixia intraparto.** O sofrimento fetal prolongado reforça o fluxo sanguíneo umbilical em direção ao feto até que ocorra o clampeamento do cordão, e a acidose pode promover extravasamento capilar e redução do volume plasmático.

V. **Apresentação clínica.** Os sinais clínicos observados na policitemia são inespecíficos e refletem os efeitos regionais da hiperviscosidade dentro de uma determinada microcirculação. As condições listadas a seguir podem ocorrer independentemente de policitemia ou hiperviscosidade e devem ser consideradas no diagnóstico diferencial.

A. **Sistema nervoso central.** Pode haver alteração no nível de consciência, incluindo letargia e atividade diminuída, hiperirritabilidade, hipotonia muscular proximal, instabilidade vasomotora e vômito. Convulsões, tromboses e infarto cerebral são extraordinariamente raros.

B. **Sistema cardiopulmonar.** Desconforto respiratório e taquicardia podem estar presentes. Pode-se observar insuficiência cardíaca congestiva com cardiomegalia, mas raramente proeminente em termos clínicos. A hipertensão pulmonar pode ocorrer, mas geralmente não é grave, a menos que outros fatores predisponentes estejam presentes.

C. **Trato gastrointestinal.** Às vezes, pode ocorrer intolerância alimentar. Já foram descritos casos de enterocolite necrosante, mas raramente sem outros fatores (p. ex., IUGR), o que lança dúvidas sobre a causa primária.

D. **Trato geniturinário.** Oligúria, insuficiência renal aguda, trombose venosa renal ou priapismo podem ocorrer.

E. **Transtornos metabólicos.** Hipoglicemia, hipocalcemia ou hipomagnesemia podem ser observadas.

F. **Doenças hematológicas.** Podem ocorrer hiperbilirrubinemia, trombocitopenia ou reticulocitose (só por meio de eritropoese aumentada).

VI. **Diagnóstico**

A. **Hematócrito venoso (não capilar).** A policitemia está presente quando o hematócrito venoso central é ≥ 65%.

B. **Os seguintes exames de triagem podem ser usados:**
1. O hematócrito do sangue do cordão > 56% sugere policitemia.
2. O hematócrito capilar aquecido ≥ 65% sugere policitemia.

VII. **Tratamento.** (Consulte também Capítulo 75). O tratamento clínico do bebê policitêmico tem hoje mais expectativas positivas que há uma década. Os estudos e as revisões criaram muita dúvida acerca de quaisquer benefícios a longo prazo da exsanguinotransfusão (PET) parcial. Consequentemente, a PET parcial provavelmente só deverá ser realizada em bebês em que a morbidade significativa esteja em jogo.

A. **Bebês assintomáticos.** É necessária apenas a observação esperançosa para quase todos os bebês assintomáticos. A possível exceção é um bebê com hematócrito venoso central > 75%, mas, mesmo nesse grupo, os riscos da inserção de cateter central provavelmente superam os benefícios da PET parcial.

B. **Bebês sintomáticos.** Quando o hematócrito venoso central é ≥ 65%, a PET parcial com soro fisiológico pode melhorar os sinais agudos de policitemia ou de hiperviscosidade. Entretanto, é discutível se o tratamento de um problema autolimitado justifica os riscos da inserção de cateter central e um procedimento de troca. Quanto ao procedimento para exsanguinotransfusão parcial, consulte o Capítulo 36.

VIII. **Prognóstico.** O prognóstico a longo prazo dos bebês com policitemia ou hiperviscosidade e da resposta à PET parcial é o seguinte:

A. Existe relação causal entre PET parcial e um aumento nos transtornos do trato gastrointestinal e da enterocolite necrosante.

B. Estudos prospectivos controlados randomizados mais antigos de bebês policitêmicos e hiperviscosos indicam que a PET parcial pode reduzir, mas não eliminar o risco de sequelas neurológicas. Dados mais recentes sugerem ausência de benefícios resultantes da PET parcial.

C. Bebês com policitemia "assintomática" estão em risco aumentado de sequelas neurológicas, mas controles normocitêmicos com as mesmas histórias perinatais apresentam risco similarmente aumentado.

Referências Selecionadas

Dempsey EM, Barrington K. Short and long term outcomes following partial exchange transfusion in the polycythaemic newborn: a systematic review. *Arch Dis Child Fetal Neonatal Ed.* 2006;91:F2-F6.

Dempsey EM, Barrington K. Crystalloid or colloid for partial exchange transfusion in neonatal polycythemia: a systematic review and meta-analysis. *Acta Paediatr.* 2005;94:1650-1655.

Mercer JS, Vohr BR, McGrath MM, Padbury JF, Wallach M, Oh W. Delayed cord clamping in very preterm infants reduces the incidence of intraventricular hemorrhage and late-onset sepsis: a randomized, controlled trial. *Pediatrics.* 2006;117:1235-1242.

Morag I, Strauss T, Lubin D, Schushan-Eisen I, Kenet G, Kuint J. Restrictive management of neonatal polycythemia. *Am J Perinatol.* 2011;28:677-682.

Oh W. Timing of umbilical cord clamping at birth in full-term infants. *JAMA.* 2007;11:1257-1258.

Rosenkrantz TS. Polycythemia and hyperviscosity in the newborn. *Semin Thromb Hemost.* 2003;29:515-527.

Seng YC, Rajadurai VS. Twin-twin transfusion syndrome: a five year review. *Arch Dis Child Fetal Neonatal Ed.* 2000;83:F168-F170.

130 Problemas Ortopédicos e Musculoesqueléticos

Problemas ortopédicos são comuns em recém-nascidos. Estes problemas podem ser deformidades isoladas ou parte de um distúrbio generalizado. Geralmente, estas deformidades são evidentes, porém um exame musculoesquelético abrangente é a chave para o diagnóstico de distúrbios generalizados associados. Este capítulo (Capítulo 115 do site) proporciona uma visão geral dos problemas comuns encontrados na unidade de tratamento intensivo neonatal. **Muitas imagens destas condições ortopédicas e musculoesqueléticas neonatais, designadas pelo símbolo [✿], podem ser encontradas *on-line* no site www.neonatologybook.com, clicando no ícone imagem.**

I. Problemas na coluna vertebral
A. Escoliose
1. **Definição.** Escoliose é um desvio lateral > 10 graus da coluna vertebral e, tipicamente, inclui a rotação vertebral e deformidade no plano sagital. A escoliose é classificada em diversos tipos, incluindo idiopática, congênita e neuromuscular.
   a. **Escoliose idiopática infantil** é mais comum em meninos e na Europa do que na América do Norte. É uma escoliose incomum, supostamente relacionada com o posicionamento do bebê. A maioria das crianças é diagnosticada nos primeiros 6 meses de vida e possui curvas torácicas à esquerda. Plagiocefalia é uma associação comum. A história natural é *controversa*, porém estas curvas podem melhorar espontaneamente. Medidas radiográficas descritas por Mehta têm sido utilizadas para predizer a probabilidade de progressão. Anormalidades no neuroeixo foram observadas em mais de 20% destas crianças, e uma imagem por ressonância magnética (MRI) da coluna vertebral é recomendada para crianças com curvas iguais ou acima de 20 graus. Imobilização com gesso e órtese têm sido modalidades de tratamento bem-sucedidas nesta condição. Ocasionalmente, tratamento cirúrgico é necessário, e a instrumentação é tipicamente uma barra de crescimento.
   b. **Escoliose congênita** é causada por anomalias na vértebra em crescimento. A etiologia é desconhecida, porém estudos indicaram que a exposição ao monóxido de carbono pode ser um fator, e recentes estudos genéticos sugerem uma possível base genética. O neuroeixo, a coluna vertebral e os órgãos se desenvolvem no útero em períodos similares. Anormalidades no neuroeixo podem ocorrer em até um terço destas crianças, 20% terão uma anormalidade geniturinária, e 20% terá uma anormalidade cardíaca. A classificação consiste em 2 anormalidades básicas: defeitos da formação vertebral e defeitos da segmentação vertebral. A hemivértebra é um exemplo de um defeito na formação, enquanto que defeitos da segmentação incluem vértebra em bloco e barras unilaterais (em que 1 lado de 2 vértebras está conectado, resultando em uma limitação do crescimento).

   Progressão da deformidade é tipicamente decorrente de um crescimento desequilibrado e pode ser altamente variável. Uma hemivértebra com crescimentos caudal e cranial normais pode progredir significativamente. A barra unilateral é a causa mais comum de escoliose congênita e pode resultar em uma deformidade significativa, particularmente se houver hemivértebras associadas.
2. **Tratamento.** O uso de órtese geralmente não é um tratamento bem-sucedido. O tratamento cirúrgico pode ser indicado para curvas progressivas. Pode consistir em ressecção vertebral e fusão ou realinhamento da coluna para evitar adicional progressão.

B. Espinha bífida [✲]
1. **Definição.** Este grupo de distúrbios é caracterizado por uma malformação congênita da medula espinal e coluna vertebral. Embora a etiologia da espinha bífida seja desconhecida, uma ingestão materna inadequada de ácido fólico, diabetes gestacional e história de filhos afetados com o mesmo parceiro são fatores contributivos. Há 2 tipos:
   a. **Espinha bífida oculta** é uma formação defeituosa dos elementos posteriores, com pele intacta, e medula espinal e meninges normais.
   b. **Espinha bífida cística** é uma abertura na pele, com medula espinal e meninges anormais. A espinha bífida cística é subdividida em 3 tipos:
      i. **Meningocele.** Herniação do cisto meníngeo através de um defeito dos elementos posteriores da coluna vertebral, mas sem a medula espinal ou raízes nervosas.
      ii. **Mielocele.** Todos os tecidos neurais são expostos sem tecidos sobrejacentes.
      iii. **Mielomeningocele.** Este é o tipo mais comum (90%). A medula espinal e as raízes nervosas projetam-se para fora do canal espinal através de um defeito no arco posterior, junto com as meninges (dura, aracnoide). Outras anormalidades da medula espinal frequentemente ocorrem com a mielomeningocele, incluindo duplicação do cordão (**diplomielia**) e anomalias ósseas vertebrais, como defeitos na segmentação e falha de fusão dos corpos vertebrais, o que causa escoliose congênita, cifose e cifoescoliose.

2. **Diagnóstico.** O diagnóstico pode ser estabelecido no período pré-natal por ultrassonografia ou pela concentração sérica elevada de α-fetoproteína materna, ou no período pós-natal pela presença da lesão no dorso do recém-nascido. **Um tufo de pelos sobre a coluna lombossacral do recém-nascido ou uma depressão cutânea podem ser um sinal de anomalia subjacente.** Condições associadas incluem hidrocefalia, malformação de Arnold-Chiari, deformidade medular congênita e síndrome da medula presa. Geralmente, há perda da deambulação nas lesões torácica superior ou lombar alta, e a mesma é frequentemente preservada nas lesões lombar baixa e sacral.
3. **Tratamento.** Reparo cirúrgico é geralmente indicado em até 48 horas do nascimento. Uma derivação é necessária na presença de hidrocefalia.

C. **Torcicolo**
1. **Definição.** Uma inclinação lateral do pescoço e cabeça, tipicamente decorrente da tensão do músculo esternocleidomastóideo. A cabeça e pescoço se inclinam na direção do lado envolvido, e o queixo é voltado para o lado contralateral. As causas mais comuns são:
   a. **Torcicolo muscular congênito.** [✪] Fibrose do músculo esternocleidomastóideo, que pode ocorrer decorrente de uma síndrome compartimental isolada ou problemas com o tamponamento uterino
   b. **Anomalias vertebrais.** Síndrome de Klippel-Feil (anomalias congênitas da coluna cervical) ou anomalias occipitocervicais congênitas.
2. **Diagnóstico.** O diagnóstico pode ser estabelecido com a observação da deformidade típica, bem como a palpação de um músculo esternocleidomastóideo tenso. Uma massa palpável no músculo pode aparecer no período pós-natal, resolvendo-se mais tarde. O exame do recém-nascido para outras anomalias congênitas (displasia do desenvolvimento do quadril [DDH], metatarso aduto) é essencial. Radiografias da coluna cervical devem ser realizadas para descartar a presença de quaisquer anomalias vertebrais na ausência de resposta aos exercícios de alongamento do esternomastóideo. As complicações incluem plagiocefalia com assimetria facial e restrição do movimento do pescoço.
3. **Tratamento.** Exercícios de alongamento são bem-sucedidos em 90% dos casos. Correção cirúrgica pode ser considerada nos casos resistentes após 1 ano de idade.

II. **Anomalias do membro superior e das mãos**
   A. **Mão torta radial**
   1. **Definição.** Mão torta radial é uma deficiência parcial ou completa do rádio. A deformidade típica é um desvio radial do punho e mão, com ou sem hipoplasia do polegar. A ulna é geralmente curta e deformada. A mão torta radial pode estar associada à trombocitopenia (síndrome TAR [trombocitopenia com ausência do rádio]), anemia de Fanconi, síndrome de Holt-Oram, síndrome de Nager, associação VATER/VACTERL (defeitos *v*ertebrais, atresia *a*nal, fístula *t*raqueoesofágica e displasia *r*adial ou *r*enal/defeitos *v*ertebrais, atresia *a*nal, malformação *c*ardíaca, fístula *t*raqueo*e*sofágica, displasia *r*enal e anomalias dos membros – do inglês *limbs*) e outras anormalidades esqueléticas e cardíacas.
   2. **Tratamento.** Imobilização gessada, alongamento, fisioterapia e cirurgia.
   B. **Amputação abaixo do cotovelo (amputação congênita)**
   1. **Definição.** A amputação abaixo do cotovelo é uma deficiência transversa que resulta na completa ausência da porção do antebraço abaixo do cotovelo. É a forma mais comum de amputação congênita (1 em cada 20.000 recém-nascidos possui uma deficiência transversa de antebraço). A mão ou seus remanescentes podem estar fixados ao antebraço proximal. Geralmente, é unilateral sem base genética ou causa conhecida.
   2. **Tratamento.** Tratamento não é necessário, embora a colocação de uma prótese possa ser útil.
   C. **Polidactilia**
   1. **Definição.** Polidactilia é a duplicação de um ou mais dedos da mão. É mais comum em afro-americanos. Pode estar associada à síndrome de Ellis-van Creveld ou a anomalias cromossômicas.
      a. **Polidactilia ulnar, tipo pós-axial.** [✪] Pode afetar o dedo mínimo. Possui uma herança autossômica dominante com penetração variável.

b. **Polidactilia central.** Afeta os três dedos centrais (polidactilia central). Tipicamente possui uma herança autossômica dominante.
   c. **Polidactilia do polegar, tipo pré-axial.** [✪] Afeta o polegar.
  2. **Tratamento.** Reconstrução cirúrgica é frequentemente indicada.
 D. **Macrodactilia**
  1. **Definição.** Macrodactilia é um aumento anormal dos dígitos em razão de um aumento no tecido ósseo e/ou mole. O aumento generalizado pode ser causado por uma malformação vascular complexa ou neurofibromatose. A síndrome de Klippel-Trenaunay-Weber (tríade da mancha em vinho do porto, veias varicosas e hipertrofia das estruturas ósseas e tecido mole envolvendo uma extremidade) ou síndrome de Proteus são síndromes raras associadas à macrodactilia. Existem duas variedades de macrodactilia: uma se apresenta como um grande dígito ao nascimento, que cresce a uma taxa de crescimento normal e, na outra, o dígito é normal ao nascimento e, então, subsequentemente, cresce a uma taxa mais acelerada.
  2. **Tratamento.** Reconstrução cirúrgica é geralmente indicada.
 E. **Sindactilia**
  1. **Definição.** Sindactilia [✪] é a presença de uma membrana congênita entre os dedos. A fusão pode ser completa, se a membrana se estender, até a ponta dos dedos, ou complexa se envolver os elementos ósseos dos dígitos adjacentes. Pode ser uma anomalia isolada ou associada a distúrbios cromossômicos ou genéticos (p. ex., trissomias 21, 13, 18; síndrome de Silver; síndrome de Prader-Willi; ou hipoplasia dérmica focal). É mais comum em meninos, geralmente com envolvimento bilateral. Além disso, é mais comum entre os dedos anular e médio do que entre o indicador e polegar.
  2. **Tratamento.** Reconstrução cirúrgica é frequentemente indicada no primeiro ano de vida para permitir o desenvolvimento funcional da mão.
III. **Distúrbios do quadril**
 A. **Displasia do desenvolvimento do quadril (DDH).** [✪] (veja também Capítulo 6). Um amplo espectro de anormalidades do quadril que varia desde instabilidade do quadril até a luxação completa. Em algumas culturas, o balanço do recém-nascido pode ser um fator etiológico na DDH (p. ex., uso pelos americanos nativos de porta-bebês com o quadril estendido e aduzido). Exames do quadril geralmente demonstram instabilidade. Os seguintes testes são usados para triagem clínica dos recém-nascidos.
  1. **Teste de Ortolani** (teste de redução para o quadril luxado). [✪] A criança deve ser posicionada em supina, com os joelhos e quadris flexionados a 90 graus. O teste é realizado com uma das mãos estabilizando a pelve e a outra com o polegar sobre os adutores do quadril e o dedo indicador sobre o trocânter maior. O quadril é lentamente abduzido, de modo que a cabeça femoral luxada deslize em direção ao acetábulo, criando redução (audível e palpável). O teste de Ortolani positivo é um sinal de luxação do quadril.
  2. **Teste de Barlow** (teste provocativo para o quadril luxável). [✪] A criança é posicionada da mesma forma que no **teste de Ortolani**. O quadril é levemente aduzido, e pressão é aplicada na região posterior. Um teste de Barlow é considerado positivo quando a cabeça do fêmur desliza sobre a borda posterior do acetábulo e de volta para o acetábulo, quando a pressão é liberada. Isto significa que o quadril é luxável.
  3. **Exame ultrassonográfico do quadril** é indicado para triagem de recém-nascidos de alto risco (Tabela 130–1), embora algumas comunidades clínicas realizem a triagem por ultrassonografia de todas as crianças. O **suspensório de Pavlik** é o tratamento de escolha para recém-nascidos com quadris luxados (teste de Ortolani positivo). Na maioria dos recém-nascidos com um teste de Barlow positivo, os quadris se estabilizam no período pós-natal. Os exames ultrassonográfico e clínico dos recém-nascidos com um teste de Barlow positivo devem ser repetidos após 4 semanas. Se o quadril não for estável naquele momento, um suspensório de Pavlik deve ser usado. O tratamento cirúrgico é raramente indicado no período pós-natal [✪].

Tabela 130–1. FATORES DE RISCO PARA DISPLASIA DO DESENVOLVIMENTO DO QUADRIL

Apresentação pélvica
Gênero feminino
Primogênito
História familiar de DDH
Segundo bebê de gêmeos idênticos se o outro gêmeo teve DDH (risco de 34%), gêmeo não idêntico (risco de 3%)

DDH, displasia do desenvolvimento do quadril.

IV. Distúrbios da extremidade inferior
   A. **Deficiência femoral focal proximal (PFFD)** [✿]
      1. **Definição.** A PFFD é uma anomalia congênita do fêmur proximal e pelve, resultando em um fêmur curto e deformidade do quadril. Não existe uma etiologia genética conhecida. O segmento femoral é curto, abduzido, flexionado e em rotação externa. Pode haver geno valgo e deficiência do ligamento cruzado anterior da articulação do joelho. A deformidade é bilateral em 15% dos casos. Hemimelia fibular pode estar associada à PFFD.
      2. **Tratamento.** Reconstrução (realinhamento ou alongamento do membro) ou amputação.
   B. **Hemimelia fibular** [✿]
      1. **Definição.** Esta condição é caracterizada pela ausência congênita completa ou parcial da fíbula. Não há uma etiologia genética conhecida. A tíbia é curta com uma deformidade em valgo e procurvato. Geralmente há uma depressão cutânea no ápice da deformidade. A hemimelia fibular está frequentemente associada a deformidades do pé, com ou sem eliminação dos raios do pé. Pé equinovalgo é a deformidade associada do pé mais comum.
      2. **Tratamento.** Depende do tipo de deformidade do pé e do grau de discrepância do comprimento dos membros (LLD). As opções cirúrgicas são: reconstrução de membros (alongamento e realinhamento) ou amputação do pé deformado e colocação de uma prótese.
   C. **Hemimelia tibial** [✿]
      1. **Definição.** A ausência congênita parcial ou completa da tíbia. O recém-nascido geralmente apresenta uma extremidade curta, com o pé rígido, em equinovaro e supinado. [✿] Polidactilia pré-axial é uma anomalia associada relativamente comum. Outras anomalias congênitas podem estar associadas à hemimelia tibial, como anomalias cardíacas ou deformidades da coluna vertebral congênitas. É uma das poucas deformidades congênitas dos membros que possuem uma etiologia genética e é observada com síndromes associadas à ectrodactilia (mão fendida e deformidade do pé).
      2. **Tratamento.** As opções cirúrgicas são reconstrução ou desarticulação do joelho.
   D. **Arqueamento posteromedial da tíbia**
      1. **Definição.** Esta é uma condição benigna, caracterizada por um encurvamento posteromedial da tíbia. Está associada a um pé calcaneovalgo e uma LLD. A condição deve ser diferenciada do arqueamento anterolateral da tíbia (associada à pseudoartrose congênita da tíbia e neurofibromatose) e da hemimelia fibular.
      2. **Tratamento.** A história natural é uma resolução completa da deformidade tibial, embora a LLD possa ser significativa.
   E. **Deformidade em hiperextensão do joelho (luxação congênita do joelho)**
      1. **Definição.** É uma deformidade rara e varia de uma simples hiperextensão do joelho a uma luxação anterior completa da tíbia sobre o fêmur. É vista como uma deformidade isolada e pode estar associada a outras condições (p. ex., síndrome de Larsen). Ocorre perda da capacidade de flexionar o joelho ativa ou passivamente. Radiografias são úteis para estabelecer o diagnóstico e para diferenciar entre deformidades simples em hiperextensão e luxação congênita do joelho.
      2. **Tratamento.** Casos leves respondem à manipulação e gesso seriados. Cirurgia pode ser necessária nos casos graves.

V. **Distúrbios do pé.** Os distúrbios do pé são comuns e requerem uma avaliação cuidadosa para o estabelecimento de um diagnóstico correto. Exemplos de distúrbios comuns do pé são mencionados no texto a seguir e na Tabela 130-2.
   A. **Sindactilia**
      1. **Definição.** Sindactilia é a presença de uma membrana congênita entre os dedos do pé. Geralmente, não há problemas funcionais associados à sindactilia do pé. A fusão pode ser completa quando se estende até as unhas dos dedos do pé ou complexa quando envolve os elementos ósseos dos dígitos adjacentes. Pode estar associada à polidactilia.
      2. **Tratamento.** A liberação cirúrgica é raramente indicada para a sindactilia do pé.
   B. **Pé fendido** [✩]
      1. **Definição.** Pé fendido é causado pela ausência de 2 ou 3 raios centrais do pé. A fenda em formato de cone do antepé é afilada proximalmente. Herança autossômica é comum nos casos bilaterais e incomum nos casos unilaterais. Nos casos bilaterais, a mão também pode estar afetada.
      2. **Tratamento.** Cirurgia pode ser indicada para facilitar o encaixe dos sapatos.
   C. **Macrodactilia** [✩]
      1. **Definição.** Esta é uma deformidade incomum que ocorre por causa de um alargamento dos tecidos moles e elementos ósseos dos dedos do pé; pode afetar os háluces e os outros dedos do pé. A mão também pode estar afetada.
      2. **Tratamento.** Procedimentos de ressecção (excisão do osso e tecidos moles) são geralmente indicados.
   D. **Síndrome da banda de constrição (ABS) (banda amniótica) congênita**
      1. **Definição.** Esta síndrome ocorre em razão da presença de uma banda tensa em torno da extremidade. Pode-se apresentar em diferentes formas: amputações congênitas, acrossindactilia, pé torto e defeitos craniofaciais como a fenda palatina (Ilustração 2).
      2. **Tratamento.** Uma liberação cirúrgica da banda tensa. A banda pode causar comprometimento vascular agudo, e uma liberação cirúrgica de emergência pode ser indicada para preservar o membro do recém-nascido.
   E. **Polidactilia** [✩]
      1. **Definição.** A polidactilia é caracterizada pela duplicação de um ou mais dedos do pé. Polidactilia pré-axial refere-se a uma duplicação do hálux; polidactilia pós-axial é uma duplicação do quinto pododáctilo (o tipo mais comum – 80%). É menos comum nos dedos centrais. É mais comum em crianças afro-americanas. Cinquenta por cento dos casos são bilaterais, e 30% dos pacientes apresentam uma história familiar positiva. Há uma herança autossômica dominante com expressividade variável. A polidactilia do pé é geralmente uma deformidade isolada, mas pode estar associada a outras síndromes, como a **síndrome de Ellis-van Creveld** ou a trissomia 13. O diagnóstico é geralmente evidente, e radiografias são essenciais para detectar o tipo de polidactilia (quais estruturas ósseas são duplicadas). Polidactilia pré-axial pode estar associada à hemimelia tibial.
      2. **Tratamento.** Amputação do digito adicional é o tratamento de escolha.
VI. **Artrogripose múltipla congênita** [✩]
   A. **Definição.** É uma síndrome caracterizada por múltiplas (no mínimo 2 ou mais) contraturas articulares em múltiplas áreas do corpo (literalmente, a palavra significa "articulações curvadas"). A etiologia específica ainda é desconhecida. Movimento fetal reduzido é um fator etiológico. O recém-nascido típico tem todas as extremidades afetadas. As contraturas articulares típicas incluem ombros em rotação interna, cotovelos em extensão, antebraços pronados e contraturas em flexão do punho e dedos. Contraturas nas extremidades inferiores incluem contratura em flexão e rotação externa do quadril, ou o quadril pode estar em extensão e luxado. O joelho pode estar estendido ou flexionado, e graves deformidades do pé são comuns.
      1. **Tratamento.** Alongamento e engessamento são os tratamentos de escolha no começo da vida para evitar deformidades fixas.
VII. **Tocotraumatismo.** Lesões ou fraturas ortopédicas que ocorrem durante o parto (Tabela 130-3).

Tabela 130–2. DIAGNÓSTICO DIFERENCIAL DOS DISTÚRBIOS NEONATAIS COMUNS DO PÉ

Deformidade do Pé	HF	FF	Ausência de Raios	Flexibilidade	Tratamento	Comentários
FH (hemimelia fibular) [✪]	Equinovalgo	Normal ou aduto	Raios laterais podem estar ausentes	Flexível ou rígido	Amputação *versus* reconstrução	Tíbia é curta e deformada
CF (pé torto) [✪]	Equinovaro Prega posterior	1. Aduto, cavo, supinação 2. Prega transversa do mediopé cruzando o arco longitudinal	Não	Rígido	Gesso seriado	Pode estar associado à DDH ou anomalias da coluna vertebral Fatores genéticos podem exercer um papel Diagnóstico pré-natal entre 16–20 semanas
VT (tálus vertical) [✪]	Equinovalgo	Aduto	Não	Muito rígido	Gesso seriado e cirurgia	Deformidade isolada em 50% dos casos Espinha bífida Bilateral em 50% dos casos
MA (metatarso aduto) [✪]	Normal	Aduto	Não	Flexível	Nenhum tratamento *versus* gesso seriado	Associado à DDH ou anomalias da coluna vertebral Relacionado com o tamponamento uterino
CV (pé calcaneovalgo) [✪]	Equinovalgo	Normal	Não	Flexível	Nenhum tratamento *versus* alongamento	Pode estar associado ao arqueamento posteromedial da tíbia

[✪] Imagens podem ser encontradas em www.neonatologybook.com.
Aduto, desvio medial do metatarso; cavo, aumento do arco longitudinal medial do pé; DDH, displasia do desenvolvimento do quadril; equino, dorsiflexão limitada do tornozelo; FF, antepé; HF, retropé; valgo, deformidade em eversão; varo, deformidade em inversão.

Tabela 130–3. FATORES DE RISCO PARA LESÕES ORTOPÉDICAS RELACIONADAS COM O PARTO[a]

Recém-nascidos grandes com > 4 kg
Recém-nascidos prematuros < 37 semanas (decorrente da fragilidade de seus ossos, que podem ser facilmente fraturados)
Distocia do ombro no trabalho de parto difícil
Desproporções cefalopélvicas
Trabalho de parto prolongado

[a]Tocotraumatismos raramente ocorrem abaixo do cotovelo ou abaixo do joelho.

A. Fraturas claviculares

1. **Definição.** Fraturas claviculares são os tocotraumatismos mais comuns. Estes tipicamente ocorrem durante o parto, com distocia do ombro ou extensão completa do braço em apresentações pélvicas ou em bebês grandes. O recém-nascido pode ter mínimos sinais ou sintomas, e o diagnóstico pode ser retrospectivo com palpação do calo na segunda semana de vida. O recém-nascido exibe irritabilidade, com sensibilidade sobre a clavícula, perda dos movimentos do braço afetado, um reflexo de Moro assimétrico e pseudoparalisia. **A radiografia é diagnóstica com a fratura na junção entre os terços médio e externo**. A condição deve ser diferenciada de uma fratura umeral ou lesão do plexo braquial. O prognóstico é muito benigno.

2. **Tratamento.** O tratamento consiste na imobilização com alfinetes, prendendo a manga do membro comprometido à blusa do recém-nascido por 7–10 dias.

B. Fraturas umerais e femorais

1. **Definição.** Estas fraturas são menos comuns do que as fraturas claviculares. **Ambas estão associadas a um trabalho de parto prolongado, extensão da extremidade lesionada durante o parto em apresentação pélvica, rápida extração do bebê durante sofrimento fetal e parto a fórceps**. A fratura geralmente ocorre na diáfise (fêmur; menos comumente o úmero) ou na placa de crescimento (úmero proximal ou distal, fêmur distal). O recém-nascido geralmente tem dor, limitação dos movimentos, pseudoparalisia, sensibilidade e crepitação nas extremidades fraturadas. Fraturas periarticulares podem ser facilmente negligenciadas. O diagnóstico é estabelecido por radiografia.

2. **Tratamento.** Imobilização do membro com talas por 3 semanas é satisfatória, e o prognóstico é excelente. O potencial de remodelamento é notável, e raramente ocorre angulação ou encurtamento residual.

C. Lesões do plexo braquial

1. **Definição.** Estiramento das raízes nervosas cervicais durante o parto resulta em lesões do plexo braquial. **A condição está geralmente associada a recém-nascidos grandes em posição cefálica e distocia dos ombros, ou após um parto com o bebê em apresentação pélvica**. A quinta e sexta raízes nervosas cervicais estão comumente afetadas, resultando na **paralisia de Erb**. O braço está aduzido e em rotação interna, com o cotovelo em extensão e o antebraço em pronação, com função normal da mão. A sensibilidade da extremidade está intacta, e o reflexo de Moro e reflexo bicipital estão geralmente ausentes no membro afetado. Se as raízes cervicais inferiores e a primeira raiz torácica estiverem afetadas, é denominada **paralisia de Klumpke**. Há perda do reflexo de preensão da mão com paralisia do antebraço, e ambos constituem um prognóstico desfavorável. Exame das outras extremidades é essencial para excluir quadriplegia neonatal. Ocasionalmente, pode ser bilateral, especialmente nos partos com o feto em apresentação pélvica. O exame muscular completo é essencial após 48 horas do parto. **A síndrome de Horner está geralmente presente no lado afetado**. Recuperação pode ocorrer em até 48 horas, porém pode levar 6 meses. Os exames de imagens incluem radiografia simples, mielografia com tomografia computadorizada e MRI. Estudos de condução nervosa podem ser úteis para diferenciar entre avulsão das raízes e neuropraxia. Para lesões do plexo superior, a função do bíceps é um marcador de recuperação espontânea. Uma função do bíceps preservada possui um prognóstico mais favorável. O prognóstico depende do tipo de lesão às raízes nervosas (neuropraxia, axonot-

mese ou neurotmese), na extensão do envolvimento dos nervos e grau de recuperação após paralisia inicial.
2. **Tratamento.** Cirurgia é raramente indicada em recém-nascidos. As opções cirúrgicas incluem um reparo microcirúrgico, transposições tendinosas para substituição dos músculos fracos, ou osteotomia umeral para corrigir as deformidades residuais nos casos não tratados.

VIII. **Infecções ortopédicas (osteomielite).** [✡] Prematuridade, infecções cutâneas e um parto complicado são fatores de risco conhecidos para osteomielite. A via mais comum de disseminação é a hematogênica. Os microrganismos podem ganhar acesso à circulação através dos cateteres venosos ou umbilicais, sistemas de nutrição intravenosa ou monitoramento invasivo. A infecção geralmente se inicia na metáfase dos ossos longos. Visto que os vasos nutrientes atravessam a placa de crescimento para suprir a epífise, a tromboflebite séptica destes vasos pode resultar em uma lesão da placa de crescimento e distúrbios do crescimento mais tardiamente. O periósteo e córtex finos dos ossos dos recém-nascidos são barreiras fracas contra a disseminação da infecção, permitindo que uma infecção seja facilmente disseminada para os tecidos adjacentes. Quando a metáfise dos ossos tubulares longos é intracapsular, estas infecções geralmente resultam em artrite séptica (articulação do quadril, articulações do ombro). A osteomielite em recém-nascidos prematuros ou em recém-nascidos a termo gravemente enfermos tende a ser multifocal, com ou sem artrite séptica (geralmente 2 ou 3 sítios). **O agente etiológico mais comum é o *Staphylococcus aureus*; o menos comum é o estreptococo do grupo B, embora outros agentes possam ser isolados.** O diagnóstico pode ser difícil em razão da ausência de sinais e sintomas, especialmente nos casos leves, porém a limitação dos movimentos ou pseudoparalisia e/ou edema local devem ser levados a sério. Apresentações menos comuns incluem dor no movimento passivo e postura anormal do membro. Quando há suspeita de septicemia, uma artrocentese ou aspiração óssea é indicada para confirmar o diagnóstico. Os exames laboratoriais incluem um hemograma completo, velocidade de hemossedimentação, proteína C reativa e hemocultura. Outras ferramentas diagnósticas incluem uma radiografia simples (geralmente normal ou pode exibir edema de tecido mole), ultrassonografia, cintilografia óssea ou MRI. Drenagem cirúrgica está indicada, quando um abscesso é formado. Os sítios comuns são as articulações do quadril, ombro e joelho. A osteomielite é considerada uma emergência cirúrgica para evitar os resultados a longo prazo da infecção.

Referências Selecionadas

Bevan WP, Hall JG, Bamshad M, Staheli LT, Jaffe KM, Song K. Arthrogryposis multiplex congenita (amyoplasia): an orthopaedic perspective. *J Pediatr Orthop.* 2007;27(5):594-600.
Bora FW. *The Pediatric Upper Extremity: Diagnosis and Management.* Philadelphia, PA: Saunders; 1986.
Bowen JR, Neto AK. *Developmental Dysplasia of the Hip.* Towson, MD: Data Trace Publishing; 2006.
Fegin RD, Cherry JD. *Textbook of Pediatrics: Infectious Diseases.* 5th ed. Philadelphia, PA: Saunders; 2004.
Herring JA. *Tachdjian's Pediatric Orthopaedics.* Philadelphia, PA: Saunders; 2008.
Knudsen CJ, Hoffman EB. Neonatal osteomyelitis. *J Bone Joint Surg Br.* 1990;72(5):846-851.
Mehta MH. The rib-vertebra angle in the early diagnosis between resolving and progressive infantile scoliosis. *J Bone Joint Surg.* 1972;54-B(2):230-243.
Mok PM, Reilly BJ, Ash JM. Osteomyelitis in the neonate. Clinical aspects and the role of radiography and scintigraphy in diagnosis and management. *Radiology.* 1982;145(3):677-682.
Morrissy RT, Weinstein S. *Lovell and Winter's Pediatric Orthopaedics.* 6th ed. Philadelphia, PA: Lippincott Williams & Wilkins; 2005.
Shenaq SM, Bullocks JM, Dhillon G, Lee RT, Laurent JP. Management of infant brachial plexus injuries. *Clin Plastic Surg.* 2005;32:79-98.

131 Recém-Nascido de Mãe Diabética

O controle da diabetes materna é o fator fundamental na determinação do prognóstico fetal para o recém-nascido de uma mãe diabética (IDM). Os dados indicam que as taxas de mortalidade e morbidade perinatal nos filhos de mulheres com diabetes melito melhoraram com o controle dietético e com a terapia insulínica. No entanto, complicações ainda podem ocorrer no recém-nascido, incluindo hipoglicemia, hipocalcemia, hipomagnesemia, asfixia perinatal, síndrome do desconforto respiratório (RDS), outras enfermidades respiratórias, miocardiopatia hipertrófica, hiperbilirrubinemia, policitemia, trombose da veia renal, macrossomia, tocotraumatismos e malformações congênitas. Por causa do melhor entendimento atual da fisiopatologia das gestações diabéticas, estas complicações podem ser reconhecidas e tratadas.

I. Classificação
  A. Classificação de White. O sistema de classificação de White baseia-se na idade de início, na duração do distúrbio e nas complicações. É atualmente utilizado para agrupar mulheres com diabetes durante a gravidez e fornecer um método para comparar grupos de recém-nascidos. A tabela original foi revisada (Tabela 131–1).
  B. O Comitê de Especialistas em Diagnóstico e Classificação do Diabetes Melito. A Tabela 131–2 apresenta a nomenclatura do Comitê de Especialistas para a classificação da diabetes melito.

Tabela 131–1. **CLASSIFICAÇÃO DE WHITE MODIFICADA DA DIABETES NA GRAVIDEZ**

Classe de White	Descrição
Diabetes gestacional A1	Diabetes gestacional controlada pela dieta[a] (glicemia de jejum < 105 mg/dL; glicemia pós-prandial de 2 horas < 120 mg/dL)
Diabetes gestacional A2	Diabetes gestacional controlada pela administração de insulina[a] (glicemia de jejum > 105 mg/dL; glicemia pós-prandial de 2 horas > 120 mg/dL)
A	GTT anormal em qualquer idade ou de qualquer duração; tratada somente com terapia nutricional
B	Início ≥ 20 anos de idade ou mais tarde e duração < 10 anos
C	Início aos 10–19 anos de idade ou duração de 10–19 anos
D	Início antes dos 10 anos de idade, duração > 20 anos, retinopatia benigna ou hipertensão (não induzida pela gravidez)
D1	Início antes dos 10 anos de idade
D2	Duração > 20 anos
D3	Calcificação dos vasos da perna (doença macrovascular), anteriormente denominada de Classe E
D4	Retinopatia benigna (doença microvascular)
D5	Hipertensão (não induzida pela gravidez)
R	Retinopatia proliferativa ou hemorragia vítrea
F	Nefropatia com proteinúria > 500 mg/d
RF	Critérios para classes R e F
G	Muitas gestações interrompidas
H	Evidência de doença cardíaca aterosclerótica
T	Prévio transplante renal

GTT, teste oral de tolerância à glicose.
[a]Qualquer grau de intolerância à glicose com início ou reconhecimento durante a gravidez. As classes B à T requerem tratamento com insulina. As classes R, F, RF, H e T não possuem critérios de início ou de duração, porém geralmente ocorrem com a diabetes de longa duração.
Modificada e reproduzida, com permissão, de Brown FM, Hare JW. *Diabetes Complicating Pregnancy: The Joslin Clinic Method*. 2nd ed. New York: Wiley-Liss; 1995.

131: RECÉM-NASCIDO DE MÃE DIABÉTICA

Tabela 131–2. NOMENCLATURA DO COMITÊ DE ESPECIALISTAS EM DIAGNÓSTICO E CLASSIFICAÇÃO DA DIABETES MELITO

Classe	Descrição
I. Diabetes tipo 1	Destruição das células β do pâncreas, geralmente levando à deficiência absoluta de insulina (imune ou idiopática)
II. Diabetes tipo 2	Pode variar de resistência predominante à insulina com deficiência relativa da mesma até um defeito predominantemente secretor com resistência à insulina
III. Outros tipos específicos	Defeitos genéticos da função das células β, defeitos genéticos na ação da insulina, doenças do pâncreas exócrino, endocrinopatias, induzidos por fármacos ou produtos químicos, infecções, formas incomuns de diabetes imunomediada, outras síndromes genéticas associadas à diabetes
IV. Diabetes melito gestacional	Qualquer grau de intolerância à glicose com início ou reconhecimento durante a gravidez. Uma glicemia plasmática em jejum > 126 mg/dL (7,0 mmol/L) ou uma glicemia casual > 200 mg/dL (11,1 mmol/L) satisfaz os critérios mínimos para o diagnóstico de diabetes gestacional. Se o diagnóstico não for claro, repetir no dia seguinte. Se hiperglicemia for confirmada, testes adicionais não são necessários. Se o diagnóstico for incerto, realizar um teste oral de tolerância à glicose de 1 ou 2 passos

Dados obtidos de Diagnosis and Classification of Diabetes Melito. *Diabetes Care*. 2002;229:S43-S48.

II. **Incidência.** Atualmente estima-se que 2–3% de todas as gestações sejam complicadas pela diabetes, e que 90% destas sejam de mulheres com diabetes gestacional.

III. **Fisiopatologia**

A. **Macrossomia.** Esta é a apresentação clássica do recém-nascido de uma mãe com diabetes pouco controlada (IDM). É o resultado de eventos bioquímicos ao longo da via materna de hiperglicemia-hiperinsulinemia fetal, como descrito por Pedersen. A macrossomia ocorre em mais de 25% das gestações diabéticas, desempenhando um papel nos tocotraumatismos, incluindo distocia de ombro, lesões do plexo braquial, hemorragia subdural e cefaloematoma, e na taxa elevada de asfixia observada nos recém-nascidos de mães diabéticas.

B. **Pequeno para a idade gestacional (SGA).** Mães com doenças renais, retinianas ou cardíacas são mais propensas a terem recém-nascidos prematuros ou pequenos para a idade gestacional, um prognóstico fetal desfavorável ou morte fetal.

C. **Distúrbios específicos frequentemente encontrados nos IDMs**

1. **Distúrbios metabólicos**

a. **Hipoglicemia.** Visto que uma definição absoluta de hipoglicemia na forma de um valor específico não pode ser fornecida, a definição de hipoglicemia se baseia nas diretrizes de tratamento publicadas pela American Academy of Pediatrics (AAP). Dependendo da idade pós-natal e na presença ou ausência de sintomas, uma glicemia < 40 ou < 45 mg/dL em um IDM prematuro tardio ou a termo, PIG, ou recém-nascido grande para a idade gestacional requer tratamento. Veja Figura 63–1. A hipoglicemia está presente em até 40% dos IDMs, sendo mais frequente nos recém-nascidos macrossômicos. Geralmente, apresenta-se em até 1–2 horas pós-parto. De acordo com Pedersen, o suprimento transplacentário de glicose é interrompido ao nascimento e, por causa das altas concentrações plasmáticas de insulina, há uma queda nos níveis sanguíneos de glicose. A frequência de recém-nascidos com hipoglicemia é menor nas mães com níveis sanguíneos de glicose bem controlados. Hipoglicemia em bebês SGA, nascidos de mães com doença vascular diabética, é provocada pela redução das reservas de glicogênio; a hipoglicemia aparece 6–12 horas após o parto.

b. **Hipocalcemia.** Hipocalcemia possui várias definições, porém níveis séricos < 8 mg/dL em um recém-nascido a termo ou < 7 mg/dL em um recém-nascido prematuro, e níveis de cálcio ionizado < 4 mg/dL, são considerados hipocalcêmicos. A incidência chega a 50% dos IDMs. A gravidade da hipocalcemia está relacionada com a gravidade da diabetes materno, e envolve uma função reduzida das glândulas paratireoides. Os níveis séricos de cálcio são mais baixos às 24–72 horas de idade.

c. **Hipomagnesemia.** Um nível sérico de magnésio < 1,52 mg/dL em qualquer recém-nascido indica hipomagnesemia. Está relacionado com a hipomagnesemia materna e com a gravidade da diabetes materna.
2. **Distúrbios cardiorrespiratórios**
   a. **Asfixia perinatal.** Em um estudo prospectivo, 27% dos IDMs, classe B-R-T de White, sofreram asfixia. Nefropatia na gravidez, hiperglicemia materna antes do parto e prematuridade foram fatores de risco significativos.
   b. **Síndrome da dificuldade respiratória**
      i. **Incidência.** A incidência diminuiu para apenas 3% dos IDM em razão do melhor controle da diabetes durante a gravidez. A maioria dos casos resulta de um parto prematuro, maturação tardia da produção de surfactante pulmonar, ou parto por cesariana eletiva.
      ii. **Maturidade pulmonar fetal.** A produção de surfactante pulmonar no IDM é deficiente ou tardia, principalmente nos diabéticos de classes A, B e C. O hiperinsulinismo fetal pode afetar de modo adverso o processo de maturação pulmonar no IDM ao interferir com a incorporação de colina na lecitina. Evidências mais recentes sugerem que uma alteração no mecanismo de sinalização da insulina resulta em uma redução na quantidade de produção de surfactante.
      iii. **Parto por cesariana.** Bebês nascidos por cesariana eletiva correm o risco de RDS em razão da falta de uma produção apropriada de surfactante, uma produção reduzida de prostaglandina e uma maior resistência vascular pulmonar.
   c. **Outras causas de dificuldade respiratória**
      i. **Taquipneia transitória do recém-nascido.** Ocorre especialmente após o parto por cesariana eletiva. Este distúrbio pode ou não necessitar de oxigenoterapia e geralmente se resolve até 72 horas de idade (veja Capítulo 140).
      ii. **Miocardiopatia hipertrófica e hipertrofia septal.** Ocorre em até 25–75% dos IDMs, embora a maioria não apresente sinais da doença. Atualmente, não é bem compreendido como a combinação de insulina e fator de crescimento insulina-símile 1 e os altos níveis de glicose trabalham juntos para produzir as hipertrofias septal e cardíaca vistas nos IDMs.
3. **Distúrbios hematológicos**
   a. **Hiperbilirrubinemia.** A produção de bilirrubina é aparentemente aumentada no IDM em consequência da prematuridade, macrossomia, hipoglicemia, policitemia e depuração tardia.
   b. **Policitemia e hiperviscosidade.** A causa de policitemia é incerta, porém pode estar relacionada com níveis aumentados de eritropoetina no IDM, produção aumentada de hemácias decorrente da hipóxia intrauterina crônica em mães com doença vascular, e transfusão placentária intrauterina decorrente de hipóxia aguda durante o trabalho de parto e parto (veja Capítulos 75 e 129).
   c. **Trombose da veia renal.** Uma complicação rara, provavelmente causada pela hiperviscosidade, hipotensão ou coagulação intravascular disseminada. É geralmente diagnosticada por ultrassonografia, e pode-se manifestar com hematúria e uma massa abdominal (veja página 540).
4. **Malformações congênitas.** Malformações congênitas ocorrem com maior frequência nos IDMs do que na população em geral. Suspeita-se que um controle deficiente da diabetes no primeiro trimestre de gestação esteja associado a uma maior porcentagem de malformações congênitas. As malformações congênitas são responsáveis por uma porção significativa de óbitos perinatais e incluem defeitos cardíacos (p. ex., transposição dos grandes vasos, defeito do septo ventricular ou defeito do septo atrial), defeitos renais (p. ex., agenesia), defeitos do trato gastrointestinal (p. ex., síndrome do cólon esquerdo hipoplásico ou *situs inversus*), defeitos neurológicos (p. ex., anencefalia ou meningocele), defeitos esqueléticos (p. ex., hemivértebras ou síndrome da regressão caudal), fácies incomum e microftalmia.
IV. **Fatores de risco.** Os seguintes fatores ou condições podem estar associados a um maior risco de problemas nos IDMs.

131: RECÉM-NASCIDO DE MÃE DIABÉTICA

- A. **Diabetes materna**
  1. **Na diabetes gestacional e diabetes classe A controlada somente por dieta,** os recém-nascidos possuem poucas complicações.
  2. **Mulheres com diabetes classe A controlada com insulina e diabetes classes B, C e D** são propensas a parir bebês macrossômicos se a diabetes não for adequadamente controlada.
  3. **Mulheres diabéticas com doença renal, retiniana, cardíaca e vascular** apresentam os problemas fetais mais graves.
- B. **Hemoglobina A_{1c}.** Para reduzir as taxas de mortalidade e morbidade perinatais, a mulher diabética deve tentar alcançar um controle metabólico adequado antes da concepção. Níveis elevados de hemoglobina A_{1C} durante o primeiro trimestre parecem estar associados a uma maior incidência de malformações congênitas.
- C. **Cetoacidose diabética.** Mulheres grávidas com diabetes dependente de insulina são propensas a desenvolver cetoacidose diabética. O início desta complicação pode trazer risco de vida para a mãe e feto, ou pode resultar em parto prematuro.
- D. **Trabalho de parto prematuro.** O início prematuro do trabalho de parto em uma mulher diabética é um problema grave em razão da maior probabilidade de RDS no feto. Além disso, os agentes simpatomiméticos utilizados para prevenir o parto prematuro podem estar associados à acidose, hiperinsulinemia e hiperglicemia materna.
- E. **Imaturidade pulmonar fetal.** Mulheres diabéticas que entram em trabalho de parto entre a 36^a e 39ª semana de gestação podem ser submetidas à amniocentese para avaliar a maturidade pulmonar fetal. Uma relação lecitina/esfingomielina que represente um feto maduro pode não garantir uma função respiratória normal no IDM. No entanto, a presença de fosfatidilglicerol no líquido amniótico é mais propensa a estar associada a uma função respiratória neonatal normal (veja também Capítulo 1).

V. **Apresentação clínica**
- A. **Ao nascimento.** O recém-nascido pode ser grande para a idade gestacional ou, se a mãe tiver doença vascular, pequeno para a idade gestacional. O tamanho da maioria dos recém-nascidos é apropriado para a idade gestacional; no entanto, tocotraumatismo pode ocorrer, se macrossomia estiver presente.
- B. **Após o nascimento.** Hipoglicemia pode-se manifestar na forma de letargia, inapetência, apneia ou agitação nas primeiras 6–12 horas de vida (AAP afirma que os IDMs podem manifestar hipoglicemia já na primeira hora pós-nascimento e, normalmente, em torno de 12 horas de vida). Agitação que ocorre após 24 horas de idade pode ser o resultado de hipocalcemia ou hipomagnesemia. Sinais de dificuldade respiratória secundária aos pulmões imaturos podem ser observados no exame. Doença cardíaca pode estar presente na forma de uma silhueta cardiotímica aumentada em uma radiografia torácica ou por evidência física de insuficiência cardíaca. Anomalias congênitas macroscópicas podem ser observadas no exame físico.

VI. **Diagnóstico**
- A. **Exames laboratoriais.** Os seguintes testes devem ser monitorados de perto no IDM.
  1. **Níveis séricos de glicose** devem ser verificados ao nascimento e na 1/2, 1, 1 ½, 2, 4, 8, 12, 24, 36 e 48 horas de idade. A AAP recomenda que a triagem de recém-nascidos seja realizada a uma frequência e duração relacionadas com os fatores de risco (para IDM, fazer a triagem entre 0 e 12 horas). A glicemia deve ser verificada com ferramentas de monitorização à beira do leito. Leituras < 45 mg/dL à beira do leito devem ser verificadas pelas medidas de glicemia.
  2. **Níveis séricos de cálcio** devem ser obtidos às 6, 24 e 48 horas de idade. Se os níveis séricos de cálcio forem baixos, os níveis séricos de magnésio devem ser obtidos, pois também podem estar baixos.
  3. **Hematócrito** deve ser verificado ao nascimento e às 4 e 24 horas de idade.
  4. **Níveis séricos de bilirrubina** devem ser verificados, conforme indicado pelo exame físico.
  5. **Outros testes.** Gasometria arterial, hemograma completo, culturas e coloração de Gram devem ser obtidos quando clinicamente indicado.

B. **Exames radiológicos** não são necessários, a menos que haja evidência de problemas cardíacos, respiratórios ou esqueléticos.
C. **Eletrocardiografia e ecocardiografia** devem ser realizados na suspeita de miocardiopatia hipertrófica ou de uma malformação cardíaca.

VII. **Controle**
   A. **Avaliação inicial.** Após o parto, o recém-nascido deve ser avaliado de forma habitual. No berçário, a glicemia e o hematócrito devem ser obtidos. O recém-nascido deve ser observado para agitação, tremores, convulsões, apneia, choro fraco e dificuldade de sucção. Um exame físico deve ser realizado, prestando particular atenção ao coração, rins, pulmões e extremidades.
   B. **Avaliação contínua.** Durante as primeiras horas pós-parto, o recém-nascido deve ser avaliado para sinais de dificuldade respiratória. Durante as primeiras 48 horas, procurar por sinais de icterícia e de anormalidades renais, cardíacas, neurológicas e do trato gastrointestinal.
   C. **Controle metabólico**
      1. **Hipoglicemia.** Veja Capítulo 63.
      2. **Hipocalcemia**
         a. **Tratamento com cálcio.** Recém-nascidos sintomáticos devem receber gluconato de cálcio a 10% por via intravenosa. A infusão deve ser efetuada lentamente para prevenir arritmias cardíacas, e o recém-nascido deve ser monitorado para sinais de extravasamento. Após a dose inicial, uma dose de manutenção é administrada por infusão intravenosa contínua. A hipocalcemia deve responder em 3-4 dias; até lá, os níveis séricos de cálcio devem ser monitorados a cada 12 horas (veja Capítulo 91).
         b. **Terapia de manutenção de magnésio.** O magnésio é geralmente acrescentado aos fluidos intravenosos ou fornecido por via oral na forma de sulfato de magnésio a 50%, a uma dose de 0,2 mL/kg/dia (4 mEq/mL) (veja Capítulo 148 para informações específicas sobre a posologia).
   D. **Controle dos problemas cardiorrespiratórios**
      1. **Asfixia perinatal.** Deve-se observar atentamente para sinais de sofrimento feral durante todo o trabalho de parto e parto (veja Capítulo 82).
      2. **Síndrome da dificuldade respiratória.** A obtenção de líquido amniótico para um perfil da maturidade pulmonar fetal ainda é uma opção e pode reduzir a incidência de doença da membrana hialina. No entanto, o parto de alguns recém-nascidos deve ser realizado mesmo, se o perfil pulmonar fosse imaturo.
      3. **Miocardiopatia.** O tratamento de escolha é com propranolol (para informações sobre a posologia, veja Capítulo 148). Digoxina é contraindicada decorrente da possível obstrução da via de saída do ventrículo.
   E. **Tratamento hematológico**
      1. **Hiperbilirrubinemia.** Monitorização frequente dos níveis séricos de bilirrubina pode ser necessária. Fototerapia e exsanguinotransfusão para recém-nascidos com hiperbilirrubinemia são discutidas no Capítulo 112.
      2. **Policitemia.** Veja Capítulo 75.
      3. **Trombose da veia renal.** O tratamento consiste em restrição de líquidos e monitorização rigorosa de eletrólitos e estado renal. Tratamento de suporte é indicado para assegurar adequada circulação sanguínea. Geralmente, a nefrectomia é o último recurso na doença unilateral.
   F. **Controle dos problemas morfológicos e funcionais**
      1. **Macrossomia e tocotraumatismo**
         a. **Fraturas das extremidades** devem ser tratadas com imobilização.
         b. **Paralisia de Erb** pode ser tratada com exercícios de amplitude de movimento.
      2. **Malformações congênitas.** Se uma malformação macroscópica for descoberta, um especialista deve ser consultado.

VIII. **Prognóstico.** Ocorre uma menor morbidade e mortalidade com o controle adequado durante a gestação diabética. Aconselhamento pré-concepção é utilizado como uma terapia adjuvante aos cuidados de saúde preventivos da paciente diabética. Atualmente, a gestante diabética recebe melhores cuidados de saúde do que antes, porém os médicos têm como desafio a identificação precoce de mulheres com anormalidades bioquímicas de diabetes gestacional. O risco de diabetes subsequente nos recém-nascidos destas mulheres é pelo menos 10 vezes maior do que na população normal.

Referências Selecionadas

Committee on Fetus and Newborn. Postnatal glucose homeostasis in late-preterm and term infants. *Pediatrics.* 2011;127:575-579. DOI:10.1542/peds.2010-3851.
Expert Committee on the Diagnosis and Classification of Diabetes Mellitus. Report. *Diabetes Care.* 2002;25(S5).
Frantz ID, Epstein MF. Fetal lung development in pregnancies complicated by diabetes. *Semin Perinatol.* 1978;2:347–352.
Hay WW. Care of the infant of the diabetic mother. *Curr Diab Rep.* 2012;12:4-15.
Key TC, Giuffrida R, Moore TR. Predictive value of early pregnancy glycohemoglobin in the insulin-treated diabetic patient. *Am J Obstet Gynecol.* 1987;156:1096-1100.
Landon MB, Catalano PM, Gabbe SG. Diabetes mellitus complicating pregnancy. In: Gabbe SG, Niebyl JR, Simpson JL, eds. *Obstetrics: Normal and Problem Pregnancies.* 5th ed. Philadelphia, PA: Churchill Livingstone; 2007:976-1010.
Mimouni F, Miodovnik M, Siddiqi TA, Khoury J, Tsang RC. Perinatal asphyxia in infants of insulin-dependent diabetic mothers. *J Pediatr.* 1988;113:345-353.
Pedersen J. *The Pregnant Diabetic and her Newborn.* 2ed ed. Baltimore, MD: Williams and Wilkins; 1977.
Rosenn B, Tsang RC. The effects of maternal diabetes on the fetus and neonate. *Ann Clin Lab Sci.* 1991;21:153-170.
Schaefer UM, Songster G, Xiang A, Berkowitz K, Buchanan TA, Kjos SL. Congenital malformations in offspring of women with hyperglycemia first detected during pregnancy. *Am J Obstet Gynecol.* 1997;177:1165-1171.
Smith BT, Giroud CJ, Robert M, Avery ME. Insulin antagonism of cortisol action on lecithin synthesis by cultured fetal lung cells. *J Pediatr.* 1975;87(Pt 1):953-955.
Stephenson MJ. Screening for gestational diabetes mellitus: a critical review. *J Fam Pract.* 1993;37:277-283.
Tsang RC, Brown DR, Steichen J. Diabetes and calcium disturbances in infants of diabetic mothers. In: Merkatz IR, Adam P, eds. *The Diabetic Pregnancy. A Perinatal Perspective.* New York, NY: Grune and Stratton; 1979:207-225.
White P. Diabetes mellitus in pregnancy. *Clin Perinatol.* 1974;1:331-347.

132 Recém-Nascido de Mãe Usuária de Drogas

Os estudos existentes sobre os efeitos neonatais da exposição intrauterina a drogas estão sujeitos a muitos fatores de confusão. Muitos estudos apoiaram-se na história obtida da mãe, que é notoriamente imprecisa. Além do viés de memória, existe um incentivo considerável em omitir informações. O exame toxicológico de urina para detecção do consumo de drogas de abuso não reflete a exposição a drogas durante toda a gravidez e não fornece informações quantitativas. Muitas mulheres que usam drogas são usuárias de múltiplas drogas, além de bebidas alcoólicas e cigarros. Portanto, é difícil isolar os efeitos de uma única droga. A privação social e econômica é comum entre as usuárias de drogas, e este fator não apenas confunde os dados perinatais como tem um grande efeito sobre os estudos a longo prazo do prognóstico do bebê.

I. **Definição.** Um recém-nascido de mãe usuária de drogas (ISAM) é aquele cuja mãe tenha utilizado drogas potencialmente capazes de causar sintomas de abstinência neonatal. A constelação de sinais e sintomas associados à abstinência é chamada de síndrome da abstinência neonatal. A Tabela 132-1 lista as drogas associadas a esta síndrome.

II. **Incidência.** O uso materno de drogas aumentou ao longo da última década. Estima-se que cerca de 5–10% dos partos em todo o país sejam de mulheres que tenham usado drogas (excluindo o álcool) durante a gravidez. A incidência é consideravelmente maior nos hospitais localizados em bairros de baixa renda de uma cidade.

III. **Fisiopatologia.** As drogas de abuso são de baixo peso molecular e geralmente hidrossolúveis e lipofílicas. Estas características facilitam sua passagem pela barreira placentária, e acúmulo no feto e líquido amniótico. A meia-vida das drogas é geralmente prolongada no feto, quando comparada a um adulto. A maioria das drogas de abuso se liga a vários receptores do sistema nervoso central (CNS) ou afeta a liberação e recaptação de vários neurotransmissores. Isto pode ter um efeito trófico de longa duração sobre as estruturas dendríticas em desenvolvimento. Também foi sugerido que as drogas de abuso alteram as programações intrauterina e perinatal através de fatores epigenéticos ou outros fatores. Além disso, algumas drogas são diretamente tóxicas às células fetais. O feto em desenvolvimento também pode ser afetado pelos efeitos fisiológicos diretos de uma droga. Acredita-se que muitos dos efeitos fetais da cocaína, incluindo seus supostos efeitos teratogênicos, sejam provocados por sua potente propriedade vasoconstritora.

Algumas drogas parecem ter um efeito parcialmente benéfico. A incidência da síndrome do desconforto respiratório (RDS) é reduzida após o uso materno de heroína e, possivelmente, de cocaína. Estes efeitos são provavelmente um reflexo do estresse fetal, e não um efeito de maturação direta destas drogas. Particularmente no caso da cocaína, a incidência reduzida de RDS é mais do que compensada pelo aumento considerável no número de partos prematuros após seu uso. A principal preocupação é o resultado a longo prazo nos ISAMs. A importância dos efeitos diretos e indiretos das drogas sobre o CNS em desenvolvimento predomina, e os riscos do abuso de drogas superam os benefícios. A fisiopatologia das drogas específicas é:

A. **Opiáceos.** Os opiáceos se ligam aos receptores de opiáceo no CNS; parte das manifestações clínicas da abstinência de narcóticos resulta da hipersensibilidade α_2-adrenérgica (particularmente no cerúleo).

B. **Cocaína.** A cocaína previne a recaptação de neurotransmissores (epinefrina, norepinefrina, dopamina e serotonina) nas terminações nervosas e causa uma hipersensibilidade ou resposta exagerada aos neurotransmissores nos órgãos efetores. A cocaína é um estimulante do

Tabela 132–1. DROGAS QUE CAUSAM A SÍNDROME DE ABSTINÊNCIA NEONATAL

Opiáceos	Barbitúricos	Diversos
Codeína	Butalbital	Álcool
Heroína	Fenobarbital	Anfetamina
Meperidina	Secobarbital	Clorodiazepóxido
Metadona		Clomipramina
Morfina		Cocaína
Pentazocina		Desmetilimipramina
Propoxifeno		Diazepam
		Difenidramina
		Etclorvinol
		Fenciclidina
		Flufenazina
		Glutetimida
		Hidroxizina
		Imipramina
		Inibidores seletivos da recaptação da serotonina (SSRIs)
		Meprobamato

CNS e um ativador simpático com potentes propriedades vasoconstritoras. A cocaína causa uma diminuição nos fluxos sanguíneos uterino e placentário, com consequente hipoxemia fetal. Causa hipertensão na mãe e no feto com uma redução no fluxo sanguíneo cerebral fetal.
   C. **Álcool.** O etanol é um analgésico ansiolítico com um efeito depressor sobre o CNS. O etanol e seu metabólito, o acetaldeído, são tóxicos. O álcool atravessa a placenta e compromete sua função. O risco de afetar o feto está relacionado com a dose do álcool, porém existe uma continuidade dos efeitos e nenhum limite seguro conhecido.
IV. **Fatores de risco.** Os fatores de risco associados a uma incidência aumentada do abuso de drogas são:
   A. **História materna**
      1. **Circunstâncias econômicas e sociais desvantajosas.**
      2. **Cuidado pré-natal precário.**
      3. **Mães adolescentes ou solteiras.**
      4. **Baixa escolaridade.**
      5. **As condições associadas incluem doenças infecciosas** (hepatite B, sífilis e outras doenças/infecções sexualmente transmissíveis, sorologia positiva para o vírus da imunodeficiência humana (HIV), abuso de múltiplas drogas, estado nutricional deficiente e anemia.
   B. **Complicações obstétricas**
      1. **Parto prematuro.**
      2. **Ruptura prematura das membranas.**
      3. **Corioamnionite.**
      4. **Sofrimento fetal.**
      5. **Crescimento intrauterino restrito (IUGR).**
      6. **Com o uso de cocaína,** as seguintes condições podem estar presentes (além das condições já mencionadas):
         a. **Hipertensão.**
         b. **Descolamento de placenta.**
         c. **Cardíaco.** Arritmias, isquemia do miocárdio e infarto.
         d. **Acidente vascular encefálico.**
         e. **Parada respiratória.**
         f. **Morte fetal.**
V. **Apresentação clínica.** Os sinais e sintomas de abstinência estão especificados na Tabela 132–2. Esses sinais essencialmente refletem "irritabilidade" do CNS, organização neurocomportamental alterada e ativação simpática anormal. Embora cada droga possa ter seus próprios efeitos, es-

Tabela 132–2. SINAIS E SINTOMAS DE ABSTINÊNCIA NEONATAL

Hiperirritabilidade
   Aumento dos reflexos primitivos e tendinosos profundos
   Hipertonia, hiperacusia
   Tremores
   Choro agudo
Convulsões
Agitação
Aumento do reflexo de procura
Descoordenação e ineficácia da sucção e deglutição
Regurgitação e vômito
Fezes soltas e diarreia
Taquipneia, apneia
Bocejos, soluços
Espirros e congestão nasal
Manchas
Febre
Falha no ganho de peso
Lacrimejamento

tes sinais e sintomas podem ser observados em todos os ISAMs (em razão do abuso de múltiplas drogas); reciprocamente, o abuso de drogas deve ser suspeito em recém-nascidos, exibindo estes sinais e sintomas. Os sinais e sintomas de drogas específicas são os seguintes:

A. Opiáceos. Os recém-nascidos de mães viciadas em opiáceos exibem uma incidência aumentada de IUGR e sofrimento perinatal. Mesmo quando estes recém-nascidos não são pequenos para a idade gestacional, eles possuem um menor peso e menor perímetro cefálico comparado aos recém-nascidos de mães não usuárias de drogas.

1. **Sinais e sintomas de abstinência ocorrem em 60-90% dos recém-nascidos expostos.** Os sintomas podem começar minutos após o parto a 1-2 semanas de idade, porém a maioria dos recém-nascidos exibe sinais por volta de 2-3 dias de vida. O início dos sinais de abstinência pode ocorrer após a 2ª semana de vida nos bebês expostos à metadona (os pais devem ser apropriadamente informados).

2. **A evolução clínica é variável, desde sintomas leves de breve duração até sintomas graves.** A evolução clínica pode ser prolongada, com exacerbações ou recorrência de sintomas após a alta hospitalar. Inquietação, agitação, tremores, alerta e problemas alimentares podem persistir por 3-6 meses. Há uma incidência reduzida de RDS e hiperbilirrubinemia.

B. Cocaína

1. **Sintomas observados nos recém-nascidos com exposição intrauterina à cocaína.** Irritabilidade, tremores, hipertonia, um choro agudo, hiper-reflexia, sucção frenética do punho, problemas alimentares, espirros, taquipneia e padrões anormais de sono. Uma síndrome de abstinência de cocaína específica não foi descrita. Os sintomas mencionados podem ser um reflexo da intoxicação por cocaína em vez de abstinência, e após um período inicial de irritabilidade e hiperatividade, um período de letargia e tônus reduzido foi descrito.

2. **Associações *controversas* à cocaína**
   a. **No neonato, as seguintes condições foram descritas:** Enterocolite necrosante, hipertensão transitória e débito cardíaco reduzido (no primeiro dia de vida), hemorragias intracranianas e infartos, convulsões, crises de apneia, respiração periódica, eletrencefalograma anormal, potenciais evocados auditivos do tronco encefálico anormais, resposta anormal à hipóxia e dióxido de carbono e perfuração ileal. Estes relatos foram na grande maioria casos clínicos ou séries de casos insuficientemente controlados com diversos fatores de confusão. Existem grandes estudos casos-controle que não constataram uma associação entre a exposição à cocaína e a hemorragia intraventricular. Apesar das preocupações anteriores, não parece haver um maior risco de síndrome da morte súbita do lactente (SIDS).
   b. **Foi sugerido que a cocaína seja teratogênica.** Seu potencial teratogênico é supostamente decorrente dos seus efeitos vasculares, embora a toxicidade direta sobre várias linhagens celulares também possa exercer um papel. Diversas anomalias do CNS, assim como anormalidades cardiovasculares, defeitos de redução dos membros, atresias intestinais e outras malformações, foram atribuídos à cocaína. No entanto, a maioria destas associações foi derivada de casos clínicos, séries de casos ou estudos mal controlados, e um exame detalhado dos dados não confirma a maioria destas associações teratogênicas. Uma exceção parece ser o risco aumentado de defeitos do trato geniturinário associados à exposição à cocaína durante a gestação. Além disso, não parece existir um dismorfismo reconhecível como uma "síndrome da cocaína". Cocaína está associada a uma incidência aumentada de aborto espontâneo, natimortos, descolamento de placenta, trabalho de parto prematuro e IUGR.

C. Álcool. Provavelmente a principal droga de abuso atualmente. **O risco de uma mulher alcoólatra ter uma criança com a síndrome alcoólica fetal (FAS) é de aproximadamente 35-40%.** No entanto, mesmo na ausência de FAS, e também com um baixo consumo de álcool, existe um risco elevado de anomalias congênitas e comprometimento intelectual. Estima-se que o álcool seja a principal causa de retardo mental atualmente. **A FAS consiste no seguinte:**

1. **Retardo do crescimento pré-natal e pós-natal, envolvimento do CNS,** como irritabilidade na primeira infância ou hiperatividade na infância, atraso do desenvolvimento, hipotonia ou comprometimento intelectual.
2. **Dismorfologia facial.** Microcefalia, microftalmia, fissuras palpebrais curtas, um filtro pouco desenvolvido, um lábio superior fino (borda vermelha) e maxila hipoplásica.

    Diversas anomalias congênitas foram descritas após a exposição intrauterina ao álcool, com ou sem FAS completa. Os sintomas do CNS podem aparecer dentro do prazo de 24 horas e incluem tremores, irritabilidade, hipertonia fasciculações, hiperventilação, hiperacusia, opistótono e convulsões. Os sintomas podem ser graves, porém são geralmente de curta duração. Distensão abdominal e vômitos são menos frequentes do que com a maioria das outras drogas de abuso. Em prematuros de usuárias pesadas de álcool (> 7 doses/semana), há um risco aumentado de hemorragia intracraniana e lesão da substância branca do CNS.

D. **Barbitúricos.** Os sintomas e sinais de abstinência são similares àqueles observados nos bebês expostos a narcóticos, porém os sintomas geralmente são mais tardios. A maioria dos recém-nascidos se torna sintomática no final da primeira semana de vida, embora o início possa ser retardado em até 2 semanas. A duração dos sintomas é geralmente de 2–6 semanas.

E. **Benzodiazepínicos.** Os sintomas são indistinguíveis daqueles de abstinência de narcóticos, incluindo convulsões. A instalação dos sintomas pode ocorrer logo após o nascimento.

F. **Fenciclidina (PCP).** Os sintomas geralmente começam nas primeiras 24 horas de vida, e o recém-nascido pode exibir sinais de "hiperirritabilidade" do CNS, como na abstinência de narcóticos. Os sintomas gastrointestinais de abstinência são menos comuns.

G. **Maconha.** Estudos sugeriram uma gestação ligeiramente mais curta e um peso de nascimento um pouco reduzido, porém a extensão destas diferenças não foi clinicamente significativa. A droga pode exercer um leve efeito sobre uma variedade de características neurocomportamentais do recém-nascido.

H. **Inibidores seletivos da recaptação de serotonina (SSRIs).** Os sintomas, que ocorrem em até 30% dos recém-nascidos expostos, podem incluir irritabilidade, convulsões, mioclonia, hiper-reflexia, abalos, choro persistente, tremor, aumento do tônus, dificuldades alimentares, taquipneia e instabilidade térmica. Pode ser difícil a distinção clínica entre os sintomas de abstinência e aqueles de uma variante neonatal da síndrome da serotonina.

I. **Buprenorfina.** Esta droga, um agonista parcial do receptor μ-opioide, é cada vez mais utilizada como uma alternativa à metadona no tratamento de gestantes usuárias de opiáceos. Seus efeitos a curto prazo no recém-nascido são similares àqueles da metadona, embora a duração dos sintomas pareça ser reduzida. Os sintomas de abstinência geralmente ocorrem nos primeiros 3 dias de vida.

VI. **Diagnóstico**

A. **História.** Muitas usuárias de drogas, se não a maioria, omitem esta informação. Detalhes da extensão, quantidade e duração do abuso são duvidosos. No entanto, a história é o meio mais simples e conveniente de diagnóstico.

B. **Exames laboratoriais.** Os testes mais comumente utilizados para detectar drogas de abuso são os imunoensaios (ensaios enzimáticos ou radioimunoensaios). Entretanto, estes testes são sujeitos a uma baixa taxa de resultados falso-negativos e, por causa da reatividade cruzada, falso-positivos. Portanto, são vistos como testes de triagem. Quando é clinicamente ou legalmente importante, estes exames devem ser suplementados pelos mais sensíveis e específicos testes cromatográficos ou espectrométricos de massa.

1. **Urina.** Facilmente obtida e é a substância mais comum utilizada para o exame toxicológico. Este exame reflete a ingestão apenas nos últimos dias antes do parto. Urina pode ser obtida da mãe e do infante (em quem a substância pode persistir por um período mais longo).

    a. **Imunoensaios falso-negativos.** Podem ocorrer em razão da diluição (baixa gravidade específica) ou alto teor de cloreto de sódio (detectado pela alta gravidade específica). Vários agentes adulterantes também podem afetar a detecção; isto é improvável no recém-nascido, mas pode ocorrer na urina materna.

b. **Imunoensaios falso-positivos.** Embora estes resultados dependam do ensaio específico utilizado, os ocorridos abaixo foram relatados a seguir:
   i. **Substância detectada como morfina.** Codeína (encontrada em muitos medicamentos de resfriado e tosse e em analgésicos). Cerca de 10% da codeína é metabolizada em morfina no fígado. O consumo de produtos de panificação contendo sementes de papoula (p. ex., *bagels*) pode resultar em quantidades detectáveis de morfina na urina. Estes são resultados falso-positivos fisiológicos, porém a cromatografia ou espectrometria de massa podem determinar a fonte por ensaios quantitativos de outros metabólitos.
   ii. **Substância detectada como anfetamina.** Ranitidina, clorpromazina, ritodrina, fenilpropanolamina, efedrina, pseudoefedrina, fenilefrina, fentermina e fenmetrazina. Alguns destes (p. ex., pseudoefedrina) são encontrados em muitas preparações de venda livre.
2. **Mecônio.** Facilmente obtido, e drogas podem ser detectadas até 3 dias após o parto. O mecônio reflete o uso de drogas após o primeiro trimestre de gestação, possui uma menor taxa de resultados falso-negativos, é um teste mais sensível do que a urina para detecção de abuso de drogas, e reflete o uso ao longo de um período maior do que o detectável pelo teste toxicológico de urina. Sua principal desvantagem é a necessidade de processamento do espécime antes do teste, impondo, desse modo, uma carga adicional ao laboratório. A capacidade de detectar drogas é reduzida após a formação de fezes alimentares.
3. **Cabelo.** Este é, de longe, o **teste mais sensível** disponível para detecção de abuso de drogas. O cabelo cresce 1–2 cm/mês; sendo assim, o cabelo materno pode ser segmentado e cada segmento analisado para drogas. Portanto, detalhes de abuso de drogas durante toda a gravidez podem ser obtidos. Existe uma relação quantitativa entre as quantidades da droga usada e as quantidades incorporadas no cabelo em crescimento. Cabelo pode ser obtido da mãe ou do recém-nascido (neste, o cabelo refletirá o uso somente durante o último trimestre). Cabelo também pode ser obtido do bebê muito tempo após o parto, caso ocorram sintomas que sugiram uma exposição intrauterina a drogas previamente não suspeitas. O teste requer o processamento antes do ensaio, é mais caro e, atualmente, não está amplamente disponível como os outros métodos.
4. **Exames laboratoriais de rotina.** Exames laboratoriais de rotina geralmente não são necessários no ISAMs (além dos testes para confirmar o diagnóstico). Testes laboratoriais são necessários para excluir outras causas de sinais e sintomas específicos (p. ex., cálcio e glicose para casos de movimentos irregulares) ou para acompanhar e tratar apropriadamente algumas complicações específicas do abuso de drogas.

C. **Outros estudos.** Foi criado um **sistema de pontuação** para a avaliação dos sinais de abstinência. Comumente chamado de **escore de Finnegan**, nomeado após seu inventor, este sistema foi criado para recém-nascidos com exposição intrauterina a opiáceos. Sua utilidade na avaliação dos sinais após exposição a outras drogas ou na orientação do tratamento nestes casos não foi estabelecida, porém pode ser utilizado como um guia. O sistema de pontuação é exibido na Tabela 132-3. Outras ferramentas para avaliação da abstinência neonatal incluem o **escore de Lipsitz, o Índice de Abstinência Neonatal de Narcóticos e o Inventário de Abstinência Neonatal**, porém estes são utilizados com menor frequência.

VII. **Tratamento.** Em muitos recém-nascidos, as manifestações de abstinência se resolvem em alguns dias, e o tratamento medicamentoso não é necessário. Tratamento de suporte é suficiente em muitos, se não na maioria, dos recém-nascidos. Não é apropriado tratar profilaticamente recém-nascidos de mães dependentes de drogas. O índice de abstinência do bebê deve ser determinado para monitorar a evolução dos sintomas e a adequação do tratamento.

A. **Tratamento de suporte**
1. **Estimulação mínima.** Tentar manter o bebê em um ambiente escuro e calmo. Reduzir outros estímulos nocivos.
2. **Embrulho em uma manta e posicionamento.** Embrulhar o bebê gentilmente em uma manta em uma posição que incite a flexão em vez de extensão.

Tabela 132–3. SISTEMA DE PONTUAÇÃO DE FINNEGAN MODIFICADO PARA ABSTINÊNCIA NEONATAL

Os sinais e sintomas são pontuados entre as mamadas

Choro:	Agudo	2
	Contínuo	3
Horas de sono após a amamentação:	1 h	3
	2 h	2
	3 h	1
Reflexo de Moro:	Hiperativo	2
	Acentuado	3
Tremores quando perturbado:	Leves	2
	Acentuados	3
Tremores espontâneos:	Leves	3
	Acentuados	4
Aumento do tônus muscular:	Leve	3
	Acentuado	6
Convulsões:		8
Mamadas:		
	Sucção frenética do punho	1
	Capacidade alimentar deficiente	1
	Regurgitação	1
	Vômito em jato	1
Fezes:	Soltas	2
	Líquidas	3
Febre:	37,8°C–38,3°C	2
	> 38,3°C	2
Frequência respiratória:	> 60/min	1
	Retrações	2
Escoriações:	Nariz	1
	Joelhos	1
	Dedos do pé	1
Bocejo frequente:		1
Espirro:		1
Congestão nasal:		1
Sudorese:		1
Pontuação total por dia		( )

Assim que uma pontuação objetiva seja obtida, a dose terapêutica pode ser decidida.

Reproduzida com permissão. Iniciada por Loretta Finnegan, MD, e modificada por J. Yoon, MD. Iniciada por Finnegan LP, Connaughton JF Jr, Kron RE, Emich JP. A scoring system for evaluation and treatment of neonatal abstinence syndrome: a new clinical and research tool. In: Morselli PL, Garattini S, Sereni F, eds. *Basic and Therapeutic Aspects of Perinatal Pharmacology.* New York, NY: Raven Press; 1975.

3. **Prevenção de choro excessivo com uma chupeta, carinho etc.** As amamentações devem ser fornecidas, se possível, por demanda, e o tratamento deve ser individualizado com base no nível de tolerância do recém-nascido.

B. **Tratamento medicamentoso geral.** *Aviso:* **naloxona (Narcan) pode precipitar uma síndrome de abstinência aguda em recém-nascidos expostos a narcóticos. A naloxona não deve ser usada em bebês de mães suspeitas de abuso de opiáceos.**

O objetivo geral do tratamento é o de possibilitar que os padrões de sono e alimentação sejam os mais próximos possíveis do normal. Quando o tratamento de suporte é insuficiente para isso, ou quando os sintomas são particularmente graves, fármacos são utilizados. As indicações para o tratamento medicamentoso são irritabilidade progressiva, dificuldade alimentar continuada e perda de peso significativa. Uma pontuação > 7 no escore de Finnegan por 3 pontuações consecutivas (realizadas a cada 4 horas durante os primeiros 2 dias) também pode ser considerada como uma indicação para o tratamento. Entretanto, o escore de Finnegan não deve ser seguido submissamente e tratado como um valor laboratorial definitivo. Muitos centros utilizam o escore de Finnegan apenas a cada 12 horas, aumentando a frequência de sua aplicação nos casos de rápido incremento da pontuação. As drogas utilizadas para abstinência são discutidas a seguir. Tratamento adicional pode ser necessário para alguns sintomas (p. ex., desidratação ou convulsões). Um número muito pequeno de ensaios clínicos foi realizado nesta área, e a terapia medicamentosa é, em grande parte, com base em evidências anedóticas sendo, assim, variável. Relatos acumulados sugerem que as drogas que agem nos receptores relevantes são superiores aos sedativos. Quando comparado aos opiáceos, o fenobarbital, em doses necessárias para suprimir os sintomas de abstinência, pode comprometer a sucção de recém-nascidos com abstinência decorrente do uso materno de opiáceos, e um tratamento mais longo pode ser necessário.

1. **Morfina.** Um recente ensaio randomizado comparando a morfina à tintura de ópio demonstrou que os recém-nascidos tratados com morfina necessitaram de um tratamento um pouco mais longo, mas apresentaram maior ganho de peso. Um esquema de tratamento apropriado seria iniciar com uma dose de morfina de 0,04 mg/kg a cada 4 horas. A dose pode ser aumentada a cada 4 horas em incrementos de 0,04 mg/kg até que os sintomas sejam controlados (efeitos colaterais ausentes). Uma vez controlados os sintomas (p. ex., escore de Finnegan < 8), o tratamento é mantido naquela dose por 72 horas e, então, o desmame é iniciado. O desmame é feito com a redução diária de 10% da dose, desde que os sintomas não reincidam. Se o bebê se tornar sintomático durante o desmame, a dose é aumentada para a última dose que controlou os sintomas. Não existem relatos de uma dose máxima de morfina utilizada para abstinência, porém o bom-senso sugere que os recém-nascidos sejam acompanhados de perto para efeitos colaterais, e alguns centros recomendam o monitoramento cardiorrespiratório quando a dose da morfina excede 0,8 mg/kg/dia. Conforme mencionado, há uma escassez de ensaios controlados sobre este tópico, e os esquemas de tratamento são altamente variáveis entre as instituições. O esquema sugerido está dentro do limite da prática comum, porém não é inflexível.

2. **Paregórico (tintura canforada de ópio).** Este medicamento contém o equivalente a 0,4 mg/mL de morfina e é considerado ser mais "fisiológico" do que os agentes não narcóticos, porém não é mais recomendado por causa dos outros componentes presentes na preparação (p. ex., cânfora, álcool, ácido benzoico).

3. **Tintura de ópio.** Este medicamento é similar ao paregórico e possui a vantagem de ter menos aditivos. Contém o equivalente a 10 mg/mL de morfina e deve ser diluído para fornecer a mesma dose de morfina que na Seção VII.B.1.

4. **Fenobarbital.** Um fármaco adequado para o controle de sintomas de abstinência de narcóticos, especialmente irritabilidade, nervosismo e hiperexcitabilidade. Não é tão eficaz quanto a morfina para controle de sintomas gastrointestinais. Não é adequado para titulação de doses decorrente de sua meia-vida longa. O fenobarbital é utilizado principalmente para o tratamento de abstinência de agentes não narcóticos. O esquema posológico consiste em uma dose de carga de 10–20 mg/kg, seguida por uma dose de manutenção de 2–4

mg/kg/dia. Uma vez controlados os sintomas por 1 semana, reduzir a dose diária em 25% a cada semana.

5. **Clorpromazina.** Muito eficaz no controle de sintomas de abstinência de narcóticos e não narcóticos. A clorpromazina causa múltiplos efeitos colaterais adversos (diminui o limiar convulsivo, causa disfunção cerebelar e problemas hematológicos) que a tornam **potencialmente indesejável** para uso em recém-nascidos quando alternativas podem ser utilizadas. A dose é de 3 mg/kg/dia, dividida em 3–6 doses diárias.

6. **Clonidina.** Tem sido utilizada para abstinência de agentes narcóticos e não narcóticos. A dose é de 3–4 mcg/kg/dia, dividida em 4 doses diárias.

7. **Diazepam.** Tem sido usado para tratar abstinência de narcóticos. Um estudo demonstrou uma maior incidência de convulsões na abstinência de metadona, quando os recém-nascidos foram tratados com diazepam em vez de paregórico. Quando utilizado para tratar abstinência de metadona, o diazepam também compromete a sucção nutritiva mais que a metadona sozinha. Diazepam pode produzir apneia quando usado com fenobarbital. Pode ser utilizado para tratamento de abstinência de benzodiazepínicos e também na fase hiperexcitável após exposição à cocaína. A dose é de 0,5–2 mg a cada 6–8 horas.

8. **Buprenorfina.** Em um ensaio clínico randomizado, foi demonstrado que a buprenorfina sublingual reduz a duração da farmacoterapia e o período de permanência hospitalar na síndrome de abstinência neonatal. Os resultados são promissores, porém ensaios adicionais são necessários antes de seu uso disseminado.

9. **Terapia combinada (falha da monoterapia).** Em um estudo, a combinação de tintura de ópio diluída (diluição de 1:25 de tintura de ópio em água) com fenobarbital foi superior ao tratamento isolado com tintura de ópio diluída. Os pacientes que receberam esta combinação apresentaram sintomas de abstinência grave por menor tempo e necessitaram de menos tintura de ópio diluída, e a duração da hospitalização foi reduzida em 48%. Em outro ensaio randomizado, foi demonstrado que a clonidina (1 mcg/kg/dose a cada 4 horas), quando combinada à tintura de ópio, reduz a duração da farmacoterapia para abstinência neonatal.

C. **Tratamento a longo prazo.** Se o recém-nascido recebe alta hospitalar após 4 dias, uma consulta com o pediatra deve ser agendada e os pais informados dos possíveis sinais de abstinência de início tardio. Os sinais e sintomas menores de abstinência podem persistir por alguns meses após a alta hospitalar. Isto coloca um bebê complicado em uma situação doméstica difícil. Existem alguns relatos de uma maior incidência de abuso infantil nestas circunstâncias. Portanto, frequentes consultas de acompanhamento e o envolvimento do serviço social podem ser necessários.

D. **Aleitamento materno.** As várias drogas de abuso podem ser eliminadas no leite materno, e existem casos clínicos de intoxicação de recém-nascidos amamentados no peito, cujas mães continuaram a usar drogas. As mães usuárias de baixas doses de metadona foram permitidas amamentar no peito, porém com supervisão, e houve uma constante preocupação de que o desmame não supervisionado precipitaria a abstinência. Um estudo recente demonstrou que a concentração de metadona no leite materno, mesmo nos níveis plasmáticos de pico, é baixa no período perinatal. As mães receberam doses de metadona de 76 ± 22 mg. Os dados corroboram as recomendações de aleitamento materno para mulheres em um programa de manutenção de metadona. No entanto, mulheres dependentes de metadona requerem suporte e considerações especiais e também deveriam ser aconselhadas em relação aos efeitos desconhecidos no CNS da exposição a longo prazo a pequenas quantidades de metadona presentes no leite materno. Similarmente, não há evidências de que o aleitamento materno deva ser desencorajado nas mães que estejam recebendo tratamento com SSRIs. Entretanto, na pendência de evidências definitivas, o aleitamento materno pode ser desencorajado no caso particular de uso de fluoxetina, por causa de sua meia-vida longa de eliminação e risco de acúmulo.

VIII. **Prognóstico.** Durante os primeiros anos de vida, os recém-nascidos com exposição intrauterina a drogas podem ter diversos problemas neurocomportamentais. O prognóstico depende principalmente da droga usada.

A. **Opiáceos.** Existe um risco elevado de síndrome da morte súbita do lactente (SIDS) e estrabismo. Uma grande proporção de crianças demonstra uma boa recuperação do crescimento ao redor de 1-2 anos de idade, embora ainda possam estar abaixo da média. Os dados acerca do seguimento a longo prazo são limitados, porém, aos 5-6 anos de idade, estas crianças parecem ter um desenvolvimento motor e mental dentro dos limites normais. Algumas diferenças foram encontradas em várias habilidades comportamentais adaptativas e perceptivas. Nas crianças expostas a opiáceos, aos 9 anos de idade, existe uma tendência a uma pontuação inferior àquela dos controles em algumas medidas de processamento da linguagem. Algumas crianças requerem educação especial. Um ambiente positivo e seguro pode melhorar de modo significativo o prognóstico do bebê.
B. **Cocaína.** Não foram encontrados déficits importantes no desenvolvimento motor após a exposição gestacional à cocaína. Entre 1 e 6 anos de idade, não há diferenças significativas no peso, altura e perímetro cefálico entre as crianças expostas e não expostas à cocaína. No entanto, a exposição gestacional à cocaína pode estar associada a efeitos a longo prazo sobre o comportamento. Crianças expostas à cocaína exibiram mais problemas comportamentais (internalizantes e externalizantes) no seguimento aos 7 anos de idade, e estes problemas estavam relacionados com o grau de exposição à cocaína durante a gestação. Um estudo a longo prazo constatou uma diminuição de 4,4 pontos no IQ aos 4,5-7 anos de idade após exposição gestacional à cocaína. Além disso, as crianças expostas à cocaína são mais propensas a serem encaminhadas para serviços de educação especial na escola quando comparadas às crianças não expostas.
C. **Fenciclidina.** Poucos estudos foram realizados, porém, aos 2 anos de idade, estas crianças parecem ter uma menor pontuação no desenvolvimento motor fino, adaptativo e de linguagem. Embora o peso, altura e perímetro cefálico estejam um pouco reduzidos ao nascimento, a maioria das crianças demonstra uma recuperação do crescimento adequada.
D. **Maconha.** Não há evidências definitivas de disfunção a longo prazo. Alguns estudos científicos constataram que os bebês de mães usuárias de maconha durante a gravidez exibem respostas alteradas à estimulação visual, aumento de tremores e um choro agudo, que podem indicar problemas com o desenvolvimento do sistema nervoso. Durante os anos pré-escolares e escolares, as crianças expostas à maconha apresentam mais problemas comportamentais e dificuldades de atenção e memória do que as crianças não expostas.

Referências Selecionadas

Jansson LM, Velez M. Neonatal abstinence syndrome. *Curr Opin Pediatr.* 2012;24(2):252-258.
Rayburn WF. Maternal and fetal effects from substance use. *Clin Perinatol.* 2007;34:559-571.
Shankaran S, Lester BM, Das A, et al. Impact of maternal substance use during pregnancy on childhood outcome. *Semin Fetal Neonatal Med.* 2007;12:143-150.
Sie SD, Wennink JM, van Driel JJ, et al. Maternal use of SSRIs, SNRIs and NaSSAs: practical recommendations during pregnancy and lactation. *Arch Dis Child Fetal Neonatal Ed.* 2011 (Epub ahead of print).

133 Retinopatia da Prematuridade

I. **Definições**
  A. **Retinopatia da prematuridade (ROP)** é um transtorno do desenvolvimento da vasculatura da retina resultante da interrupção da progressão normal dos vasos retinianos recém-formados. A vasoconstrição e obliteração do leito capilar em desenvolvimento são seguidas por neovascularização que se estende para o vítreo, edema da retina, hemorragias retinianas, fibrose, tração na e, por fim, descolamento da retina. Na maioria dos casos, o processo é revertido antes do surgimento da fibrose. **Estágios avançados podem levar à cegueira.**
  B. **Fibroplasia retrolenticular (RLF).** Conforme originalmente descrito, o quadro foi observado apenas na forma mais avançada, depois da ocorrência de fibrose e cicatrização extensas por trás do cristalino, sendo, portanto, denominado de *fibroplasia retrolenticular*. Atualmente, compreende-se que diversas alterações reconhecíveis ocorrem na vasculatura em desenvolvimento antes do estágio final da fibrose, transformando esse quadro em uma retinopatia verdadeira. E uma vez que ele seja encontrado principalmente em prematuros, ele é denominado de *retinopatia da prematuridade*.
  C. **ROP cicatricial.** O termo *ROP cicatricial* se refere à doença fibrótica.
II. **Incidência.** A ROP é responsável por cerca de 20% de cegueira em pré-escolares nos EUA. Uma preocupação especial diz respeito ao número crescente de sobreviventes com peso inferior a 1.000 g ao nascer e que apresentam a maior incidência de ROP. O U.S. National Institutes of Health (NIH) foi responsável pelo estudo denominado Cryoterapy for Retinopathy of Prematurity (CRYO-ROP), em 1986–1987, que demonstrou que 65,8% dos bebês com peso < 1.251 g desenvolveram ROP em algum estágio. Dois por cento dos bebês pesando entre 1.000 e 1.250 g desenvolveram o estágio limiar III+, elegível para tratamento, enquanto na faixa dos bebês com peso < 750 g a proporção de desenvolvimento da doença foi de 15,5%. **A doença limiar ocorreu na faixa pós-concepcional média de 36-37 semanas, independentemente da idade gestacional ao nascimento ou da idade cronológica.** Um estudo sobre o tratamento precoce, o ETROP (Early Treatment for Retinopathy of Prematurity), realizado em 2002, revelou pequena diferença na incidência geral da doença e no momento do início, com relação ao estudo anterior CRYO-ROP. O grupo internacional NO-ROP, entretanto, publicou dados, em 2005, sugerindo que a ROP grave em bebês maiores é uma questão emergente em todo o mundo. Os cuidados e a sobrevida desses bebês prematuros estão melhorando, enquanto o tratamento especializado para ROP ainda não é tão predominante.
III. **Fisiopatologia**
  A. **Perspectiva histórica.** A RLF foi descrita pela primeira vez por Terry, em 1940, e, em 1984, foi associada por Patz ao uso de oxigênio em recém-nascidos. A **primeira epidemia**, estimada como responsável por 30% dos casos de cegueira em crianças pré-escolares no final da década de 1940, ocorreu durante um período de administração relativamente liberal de oxigênio. Após o reconhecimento dessa associação, reduziu-se o uso de oxigênio em berçários. Embora a incidência de RLF tenha caído, as taxas de mortalidade neonatal aumentaram. Na década de 1960, a melhora das técnicas de monitorização de oxigênio tornou possível a reintrodução cautelosa do oxigênio no berçário. Entretanto, apesar da monitorização mais eficiente do oxigênio, uma **segunda epidemia** de RLF (ROP) surgiu no fim da década de 1970, e está relacionada com aumento da sobrevida de bebês de muito baixo peso ao nascer.
  B. **Embriologia normal do olho.** Na retina em desenvolvimento normal, não existem vasos retinais até por volta da 16ª semana de gestação. Até lá, o oxigênio se difunde a partir da circulação coroidal subjacente. Na 16ª semana, em resposta a um estímulo (evidências experimentais sugerem hipóxia relativa estimulando a liberação de fatores angiogênicos, conforme a retina se espessa), as células derivadas do mesênquima que viajam na camada de fibras nervosas emergem da cabeça do nervo óptico. Essas células são as precursoras do sistema vascular retinal. Uma fina rede capilar avança pela retina até a *ora serrata* ou borda retiniana. Vasos mais maduros se formam por trás dessa rede em avanço. A vascularização do lado nasal da

ora serrata é finalizada por volta do 8º mês de gestação, enquanto a do lado temporal se completa comumente a termo. A regulação desse processo envolve vários fatores incluindo o fator de crescimento endotelial vascular (VEGF) e o fator 1 de crescimento semelhante à insulina (IGF-1) trabalhando em conjunto. Uma vez completada a vascularização da retina, ela deixa de ser suscetível a insultos do tipo que levam à ROP.

C. Causas

1. **Parece haver duas fases no desenvolvimento da ROP.** As evidências clínicas e experimentais levaram aos seguintes conceitos gerais:

   a. **A vasoconstrição precoce e obliteração da rede capilar** ocorrem em resposta às altas concentrações de oxigênio observadas experimentalmente ou a outro insulto vascular. As concentrações de IGF-1 são baixas no bebê com peso muito baixo ao nascer no período pós-natal precoce, pois os níveis maternos já não estão mais disponíveis. Evidências experimentais em modelos de camundongos sugerem que o IGF-1 baixo contribui para a falta de formação de vasos sanguíneos retinais na ROP precoce.

   b. **A vasoproliferação** ocorre em seguida ao período de exposição à alta concentração de oxigênio ou a um insulto, em resposta aos fatores angiogênicos, como o VEGF, liberados pela retina hipóxica. Dados recentes sugerem que o VEGF só leva à angiogênese, se houver concentrações adequadas de IGF-1 nos tecidos. Quando os níveis endógenos de IGF-1 aumentam no bebê prematuro se desenvolvendo e em risco, a vasoproliferação é desencadeada na presença de VEGF. Evidências consideráveis têm sido desenvolvidas para respaldar essa hipótese. Phelps e Rosembaum realizaram estudos com gatos hiperóxicos, que foram, posteriormente, submetidos à recuperação em ar ambiente (oxigênio a 21%) ou em oxigênio a 13%. Aqueles que se recuperaram em ambiente hipóxico apresentaram retinopatia pior do que aqueles que se recuperaram em ar ambiente, sugerindo que a hipóxia da retina pode desempenhar algum papel. O fator de crescimento celular endotelial vascular (VEGF) é um produto conhecido da retina hipóxica. Usando um modelo de camundongo, Smith *et al.* demonstraram que o IGF-1 é um fator importante na ação do VEGF e no desenvolvimento da ROP. Pesquisas complementares elucidarão, sem dúvida, outros moduladores desse processo.

IV. Fatores de risco.
A associação somente de ROP e oxigênio não é muito clara. A hiperóxia transitória isolada não é considerada suficiente. Muitos outros fatores, como prematuridade extrema, apneia, sepse, hiper e hipocapnia, hemorragia intraventricular, anemia, exsanguinotransfusão, hipóxia, acidose láctica e, possivelmente, o uso de eritropoetina, que é angiogênica, foram implicados. Estudos experimentais se concentraram principalmente no papel do oxigênio. O monitoramento do oxigênio é uma parte muito importante dos cuidados com o bebê prematuro, embora **já se saiba que a prematuridade extrema represente um fator de risco significativo**. Dados recentes de Hellström *et al.* demonstraram que o ganho de peso pós-natal também afeta significativamente o desenvolvimento de ROP.

V. Apresentação clínica.
Vários métodos de classificação da ROP têm sido usados. Com o desenvolvimento da **classificação internacional de ROP**, há consenso acerca do estágio da doença ativa:

A. **Estágio I:** Uma fina linha de demarcação se desenvolve entre a região vascularizada da retina e a zona avascular.

B. **Estágio II:** Essa linha evolui para uma crista que se projeta no vítreo.

C. **Estágio III:** A partir da crista, desenvolve-se uma proliferação fibrovascular extrarretiniana. Aglomerados neovasculares podem ser encontrados posteriores à crista (Figura 133–1).

D. **Estágio IV:** Fibrose e a cicatrização vão se desenvolvendo conforme a neovascularização se estende para dentro do vítreo. Isto leva à tração na retina que resulta em descolamento parcial da retina.

E. **Estágio V:** Descolamento completo da retina.

F. **Doença *plus:*** (p. ex., estágio III+). Este quadro pode ocorrer quando vasos posteriores à crista se tornam dilatados e tortuosos. **A doença *plus* passou a representar um fator primário nas decisões de tratamento.**

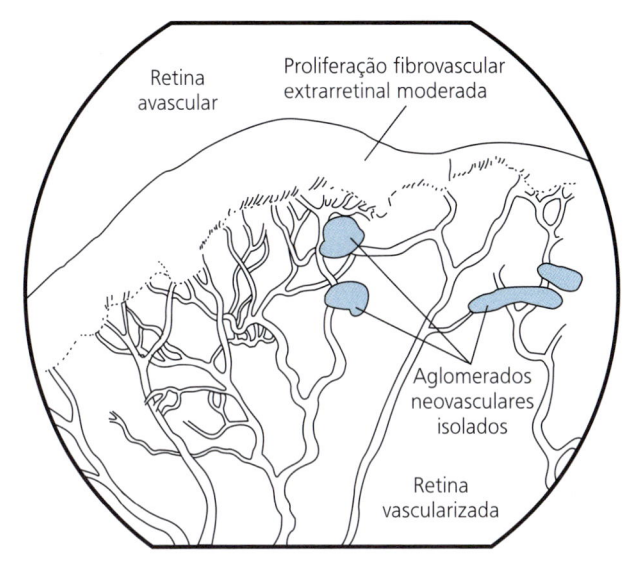

FIGURA 133–1. Desenho esquemático do estágio III moderado da retinopatia da prematuridade. A cabeça do nervo óptico está ilustrada na parte inferior, e a periferia da retina, na superior. (*Reproduzida com permissão de Garner A: International Classification of Retinopathy of Prematurity.* Pediatrics 1984;74:127.)

G. **Doença pré-*plus*.** Esta é a dilatação e a tortuosidade dos vasos do polo posterior na zona 1; o quadro é menos grave que o da doença *plus*.

H. **ROP posterior agressiva (AP-ROP).** ROP de progresso rápido primariamente na zona I. **Exige tratamento imediato**.

A retina é dividida em **zonas I, II e III** circunferenciais para designar a distância entre o sítio da doença e a parte posterior da retina (o polo posterior). A doença mais grave se localiza em qualquer estágio com doença *plus* próxima ao polo posterior, na zona I. A doença menos grave se localiza na retina periférica, zona III. Nenhum tratamento é necessário para a doença na zona periférica III, pois ela regride espontaneamente.

VI. **Diagnóstico.** O **exame oftalmoscópico** feito por um profissional experiente geralmente confirma o diagnóstico. Em geral, usa-se a técnica da **oftalmoscopia binocular indireta (BIO)**. A avaliação da tecnologia de câmera digital mais recente no estudo multicêntrico, denominado PhotoROP, demonstrou sensibilidade de 100% na detecção de ROP precisando de tratamento. Entretanto, essa técnica não permite a avaliação adequada de ROP na periferia da retina. A técnica BIO deve ser aplicada para determinar quando a triagem pode ser suspensa. Uma declaração conjunta feita, em 2006, pela American Academy of Pediatrics (AAP), American Association for Pediatric Ophthalmology and Strabismus e a American Academy of Ophthalmology forneceu recomendações atualizadas para triagem de ROP em prematuros. Essas recomendações estão evoluindo e podem mudar, à medida que os resultados da ROP em prazos mais longos sejam reconhecidos. As recomendações da AAP para tratamento da dor, emitidas em 2006 e reafirmadas em 2010, declaram que os exames de retina são dolorosos, e que medidas de alívio da dor devem ser usadas. Essas recomendações declaram ainda que uma abordagem razoável seria a aplicação de colírios de anestésico local e sacarose por via oral.

A. **Bebês pesando ≤ 1.500 g ou com ≤ 30 semanas de gestação** e aqueles que pesam mais de 1.500 g com curso clínico instável devem realizar exame oftalmológico com dilatação pupilar, a partir da 4ª-6ª semanas de vida ou 31–33 semanas de idade corrigida. Os exames devem continuar a cada 2–3 semanas até a maturidade da retina, caso não haja presença de doença.

B. **Bebês com ROP ou vasos muito imaturos** devem ser examinados a cada 1–2 semanas até os vasos atingirem a maturidade ou quando não houver mais risco de doença limiar. Aqueles em risco mais elevado devem ser examinados semanalmente.

VII. Tratamento

A. **Criopexia circunferencial.** Esta técnica já provou ser um tratamento eficaz na doença progressiva (estágio III+) na tentativa de prevenir mais progressão por meio da destruição das células que podem estar liberando fatores angiogênicos. Os resultados de um grande ensaio colaborativo do NIH indicaram que a criopexia, realizada no estágio III+, pode reduzir a incidência de comprometimento visual grave em cerca de 50%, se realizada dentro de 72 horas da detecção da doença limiar. Embora a miopia seja uma característica comum da ROP, o acompanhamento de 10 anos demonstrou melhora significativa da acuidade visual dos pacientes tratados em comparação aos controles. É imperativo que um oftalmologista capacitado em criopexia realize o procedimento.

B. **Fotocoagulação a *laser*.** Os dados sugerem que esta técnica seja igualmente eficaz e ainda mais segura que a criopexia e se transformou **no tratamento preferido**. Em 1994, o *Laser* ROP Study Group foi formado para realizar uma metanálise de 4 ensaios clínicos com aplicação de *laser* na ROP. O tratamento foi com base nos mesmos critérios usados no ensaio CRYO-ROP. Reconhecendo as limitações da metanálise, o grupo de estudos concluiu que a terapia com *laser* é, pelo menos, tão efetiva quanto a crioterapia para ROP, apesar do pequeno risco de formação de catarata. O acompanhamento de 10 anos de um pequeno grupo de pacientes sugere resultados melhores com a fotocoagulação a *laser*. Mais recentemente, o estudo ETROP (2002) revelou melhores resultados com o tratamento em qualquer estágio, quando há presença de doença *plus*. As recomendações da AAP de 2006, reafirmadas em 2010, declaram que a cirurgia da retina deverá ser considerada como cirurgia de grande porte e que um alívio efetivo para a dor à base de opioides deverá ser fornecido durante o monitoramento do bebê com uma escala de avaliação de dor apropriada.

C. **Oxigênio para o tratamento de ROP.** Na tentativa de reduzir os fatores angiogênicos da retina hipóxica e a progressão da ROP de nível pré-limiar para limiar (III+), a oxigenoterapia foi tentada em um ensaio clínico colaborativo de porte, o Supplemental Therapeutic Oxygen for Prethreshold Retinopathy of Prematurity (STOP-ROP). Os alvos de saturação de oxigênio foram de 96 a 99% no grupo de tratamento e de 89 a 94% no grupo convencional, uma vez que a ROP pré-limiar tenha sido diagnosticada. Nenhuma diferença significativa foi observada na taxa de progressão para doença limiar entre os 2 grupos, embora tenha havido um aumento significativo na doença pulmonar crônica no grupo/displasia broncopulmonar no grupo com saturação elevada. As faixas da saturação adequada permanecem ***controversas*** e sob estudo, embora a maioria das unidades de terapia intensiva neonatal mantenha bebês com menos de 1.250 g com saturação < 95% quando em oxigênio suplementar. Estudos multicêntricos randomizados de terapia de saturação reduzida de oxigênio estão sendo conduzidos em vários países. A randomização é para saturações de oxigênio de 85–89% ou 91–95% com desenhos de estudo semelhantes para permitir a realização de uma metanálise dos estudos quando concluídos.

D. **Terapias experimentais complementares.** As terapias promissoras incluem a supressão do VEGF com terapia anti-VEGF e **suplementação dietética de ácidos graxos poli-insaturados de ômega-3 (PUFA)**. O equilíbrio de PUFAs de ômega-3 e de ômega-6 na retina afeta a sobrevida da célula. Estudos em modelos animais (camundongos) demonstraram efeito protetor da suplementação de ômega-3. **A terapia anti-VEGF passou de estudos clínicos em modelos animais para em seres humanos.** Mintz-Hittner *et al.* publicaram, recentemente, seus resultados para o estudo colaborativo BEAT-ROP em que bebês com ROP em estágio III+ foram aleatoriamente designados para monoterapia com bevacizumab intravítreo *versus* terapia a *laser*. Foi demonstrado um benefício significativo para ROP na zona 1 (a mais difícil de se tratar convencionalmente). Os resultados foram reduzidos, e a segurança não pode ser avaliada por ser um estudo de pequeno porte. Foram recomendados estudos complementares.

E. **Vitamina E.** A administração de doses farmacológicas de vitamina E para ROP tem sido estudada sem comprovação de benefício evidente. Os efeitos colaterais relatados incluem sepse, enterocolite necrosante e hemorragia intraventricular. Mesmo assim, a manutenção de

níveis séricos normais de vitamina E é um objetivo prudente de tratamento. (Para a dosagem, consulte Capítulo 148.)
- F. **Redução da intensidade de luz.** Um ensaio clínico multicêntrico, randomizado e prospectivo, realizado com 409 prematuros com peso inferior a 1.251 g e 31 semanas de gestação concluiu que a redução da exposição à luz do ambiente não altera a incidência de ROP.
- G. **Refixação da retina.** A doença no estágio IV tem sido tratada com tentativas de refixação da retina sem sucesso significativo até o momento. A refixação de descolamentos de retina tardios na infância tem sido conseguida com mais sucesso.
- H. **Vitrectomia.** Este procedimento ainda não melhorou substancialmente os resultados na doença cicatricial.
- I. **O acompanhamento oftalmológico** é recomendado a cada 1–2 anos para bebês com ROP com regressão completa e a cada 6–12 meses para aqueles com ROP cicatricial. Os prematuros têm risco de miopia mesmo sem ROP e devem ser submetidos a um exame oftalmológico aos 6 meses de idade.

VIII. **Prognóstico.** Noventa por cento dos casos de doença em estágios I e II regridem espontaneamente. As informações atuais sugerem que aproximadamente 50% dos casos de doença em estágio III+ regridem espontaneamente. Daqueles que progridem para o estágio III+, a incidência de resultados estruturais desfavoráveis pode ser reduzida em cerca de 50%, e os resultados visuais desfavoráveis, em cerca de 30%, se a criopexia for realizada por um oftalmologista capacitado. A fotocoagulação com *laser* parece ser igual e possivelmente mais efetiva que a criopexia. As sequelas de doença regredida, como miopia, estrabismo, ambliopia, glaucoma e descolamento tardio de retina, requerem acompanhamento regular.

Referências Selecionadas

American Academy of Pediatrics, Section on Ophthalmology; American Academy of Ophthalmology; American Association for Pediatric Ophthalmology and Strabismus. Screening examination of premature infants for retinopathy of prematurity [erratum appears in *Pediatrics*. 2006;118:1324]. *Pediatrics*. 2006;117:572-576.

American Academy of Pediatrics and American College of Obstetrics and Gynecology. Neonatal complications. In: Lockwood C, Lemons J, eds. *Guidelines for Perinatal Care*. 6th ed. Atlanta, GA: ACOG; 2007:262-264.

American Academy of Pediatrics, Committee of Fetus and Newborn and Section on Surgery, Section on Anesthesiology and Pain Medicine, Canadian Paediatric Society and Fetus and Newborn Committee. Prevention and management of pain in the neonate: an update. *Pediatrics*. 2006;118;2231-2241. Reaffirmed. *Pediatrics*. 2010;126:404.

Cryotherapy for Retinopathy of Prematurity Cooperative Group. Multicenter trial of cryotherapy for retinopathy of prematurity: ophthalmological outcomes at 10 years. *Arch Ophthalmol*. 2001;119:1110.

Early Treatment for Retinopathy of Prematurity Cooperative Group. The incidence and course of retinopathy of prematurity: findings from the Early Treatment for Retinopathy of Prematurity study. *Pediatrics*. 2005;116:15-23.

Fleck BW, McIntosh N. Retinopathy of prematurity: recent developments. *NeoReviews*. 2009;10:20-30.

Heidary G, Löfqvist C, Mantagos IS, *et al*. Retinopathy of prematurity: clinical insights from molecular studies. *NeoReviews*. 2009;10:550-557.

International Committee for the Classification of Retinopathy of Prematurity. The international classification of retinopathy of prematurity revisited. *Arch Ophthalmol*. 2005;123:991-999.

Mintz-Hittner HA, Kennedy KA, Chuang AZ; BEAT-ROP Cooperative Group. Efficacy of intravitreal bevacizumab for stage 3+ retinopathy of prematurity. *N Eng J Med*. 2011;364:603-615.

Phelps DL. Retinopathy of prematurity: history, classification and pathophysiology. *NeoReviews*. 2001;2:153.

STOP-ROP Multicenter Study Group. Supplemental therapeutic oxygen for prethreshold retinopathy of prematurity (STOP-ROP), a randomized, controlled trial: I. Primary outcomes. *Pediatrics*. 2000;105:295.

134 Rubéola

I. **Definição.** A rubéola é uma infecção viral capaz de causar infecção intrauterina crônica e lesão ao feto em desenvolvimento. O vírus da rubéola é classificado como membro da família *Togavirus*.

II. **Incidência.** A vacinação contra a rubéola quase eliminou a maioria dos casos de síndrome da rubéola congênita (CRS) nos países desenvolvidos. Nos Estados Unidos, entre 2000 e 2005 apenas quatro casos de CRS foram comunicados, e somente um caso envolveu uma criança cuja mãe tinha nascido naquele país. A rubéola continua prevalecendo nos países emergentes e nas populações de imigrantes não vacinadas.

III. **Fisiopatologia.** O vírus da rubéola é um vírus de RNA com padrão tipicamente epidêmico sazonal e frequência aumentada na primavera. Nos países emergentes sem programas de vacinação, as epidemias têm ocorrido a intervalos de 4 a 7 anos e grandes pandemias a cada 10-30 anos. Os seres humanos são os únicos hospedeiros conhecidos, com período de incubação de aproximadamente 18 dias após o contato. O vírus é disseminado por secreções respiratórias e também pelas fezes, urina e secreções do colo do útero. Uma vacina de vírus vivo está disponível desde 1969. Em localidades sem vacinação, cerca de 15 a 20% das mulheres em idade reprodutiva estão suscetíveis à rubéola. Pesquisas sorológicas recentes indicam que cerca de 10% da população nascida nos EUA com mais de 5 anos de idade estão suscetíveis à rubéola, e a incidência de infecções subclínicas é alta. A viremia materna é um pré-requisito para infecção placentária, que pode ou não se disseminar para o feto. A maioria dos casos ocorre após a doença primária, embora alguns casos tenham sido descritos após uma reinfecção.

A taxa de infecção fetal varia de acordo com a cronologia da infecção materna durante a gravidez. Se infecção ocorrer entre 1-12 semanas e for associada à erupção cutânea *(rash)* materna, haverá risco de 81% de infecção fetal; entre 13-16 semanas, 54%; entre 17-22 semanas, 36%; entre 23-30 semanas, 30%; haverá aumento para 60% entre 31-36 semanas e para 100% no último mês da gestação. Não há correlação entre a gravidade da rubéola materna e a teratogenicidade. Entretanto, a incidência de efeitos no feto será maior quanto mais precoce a infecção ocorrer na gestação, especialmente entre 1-12 semanas, quando 85% dos fetos infectados terão defeitos congênitos. Na infecção entre 13-16 semanas, 35% dos fetos terão defeitos congênitos; a infecção em idades gestacionais mais tardias causa, raramente, surdez ou malformações congênitas. O vírus estabelece infecção crônica na placenta e no feto. A infecção placentária ou fetal pode levar à reabsorção do feto, aborto espontâneo, natimorto, infecção fetal com doença multissistêmica, anomalias congênitas ou infecção não aparente. O aborto espontâneo pode ocorrer em até 20% dos casos, quando a rubéola ocorrer nas primeiras 8 semanas de gestação.

A doença envolve angiopatia, bem como alterações citolíticas. Outros efeitos virais incluem: ruptura cromossômica, tempo diminuído de multiplicação celular, indução de apoptose (morte celular) programada e parada mitótica em certos tipos de células. A reação inflamatória é pequena.

IV. **Fatores de risco.** Mulheres em idade reprodutiva não imunes à rubéola ou nascidas fora dos EUA estão em risco. A confirmação laboratorial da infecção por rubéola é necessária porque o diagnóstico clínico não é confiável. Clinicamente, a rubéola não se distingue das outras infecções que se apresentam com erupção *(rash)* como: parvovírus B19, sarampo, herpes-vírus humano (HHV-6, HHV-7), enterovírus e infecções por *Streptococcus* do grupo A.

V. **Apresentação clínica.** A infecção congênita de rubéola congênita tem amplo espectro de apresentações, variando desde um quadro assintomático até o de infecção disseminada aguda e a déficits não evidentes ao nascimento.

A. **As manifestações sistêmicas transitórias** incluem baixo peso ao nascer, hepatoesplenomegalia, meningoencefalite, trombocitopenia com ou sem púrpura e radiotransparências ósseas. Estas são, provavelmente, consequências da infecção viral extensa e geralmente se resolvem espontaneamente dentro de dias ou semanas. Bebês com essas anormalidades geralmente apresentam déficit de crescimento.

B. **As manifestações sistêmicas permanentes** incluem defeitos cardíacos (p. ex., persistência do canal arterial (PDA), estenose de artéria pulmonar, hipoplasia arterial pulmonar), defeitos oculares (p. ex., catarata, hipoplasia da íris, microftalmia, retinopatia), problemas do CNS (p. ex., retardo mental, retardo psicomotor, defeitos da fala/atraso da linguagem), microcefalia e surdez neurossensitiva ou auditiva central (unilateral ou bilateral). Mais da metade das crianças infectadas durante as primeiras 8 semanas de gestação têm defeitos cardíacos; a **estenose do ramo da artéria pulmonar** (78%) e **PDA** são as cardiopatias mais comuns. Dos defeitos oculares, a retinopatia em **"sal e pimenta"** é a mais comum. A **catarata** ocorre em cerca de um terço de todos os casos de CRS, e em cerca da metade desses casos a doença é bilateral. A **surdez** é uma anormalidade incapacitante significativa e pode ocorrer de forma isolada.

C. **Anormalidades do desenvolvimento e de início tardio.** A rubéola é uma doença progressiva por causa da persistência da infecção viral e da resposta imune defeituosa ao vírus. As manifestações existentes, como surdez e doença do CNS, podem progredir, e algumas dessas anormalidades podem não ser detectadas até o segundo ano de vida ou mais tarde, entre elas: defeitos da audição, do desenvolvimento e oculares, diabetes melito (DM), doenças da tireoide, dificuldades de comportamento e de educação e panencefalite progressiva. A DM dependente de insulina é a anormalidade endócrina mais frequente, ocorrendo em aproximadamente 20% dos casos.

VI. **Diagnóstico.** O diagnóstico oportuno da infecção congênita da rubéola é importante tanto para o tratamento do(a) paciente individual quanto para a prevenção de uma segunda infecção, pois esses bebês permanecem infecciosos durante 1 ano. Pode haver suspeita clínica do diagnóstico, mas a confirmação por testes de laboratório é fundamental. O CDC (Centros de Controle e Prevenção de Doenças nos EUA) publicou uma definição de caso elaborada para a infecção congênita de rubéola que é atualizada periodicamente: (www.cdc.gov/osels/ph_surveillance/nndss/casedef/rubellasc_current.htm).

Os casos de CRS são classificados como suspeitos, prováveis, confirmados ou só como infecção, dependendo dos achados clínicos e dos critérios laboratoriais para o diagnóstico.

A. **Definição de caso do CDC**
   1. **Suspeito. A criança com 1 ou mais dos achados a seguir (mas que não cumpre com os critérios para um caso confirmado ou provável):** catarata ou glaucoma congênito, doença cardíaca congênita (mais frequentemente PDA ou estenose de artéria pulmonar periférica), prejuízo auditivo, retinopatia pigmentar, púrpura, hepatoesplenomegalia, icterícia, microcefalia, déficit de desenvolvimento, meningoencefalite ou doença óssea radiotransparente.
   2. **Provável. A criança com pelo menos 2 dos achados a seguir (mas sem confirmação laboratorial de infecção de rubéola ou etiologia mais plausível):** ou catarata ou glaucoma congênito ou ambos (considerados como 1 episódio), cardiopatia congênita (mais frequentemente PDA ou estenose de artéria pulmonar periférica), prejuízo auditivo ou retinopatia pigmentar;

      OU

      A criança com pelo menos 1 ou mais dos seguintes achados (mas sem confirmação de laboratório ou etiologia alternativa mais plausível): ou catarata ou glaucoma congênito ou ambos (considerados como 1 episódio), cardiopatia congênita (PDA ou estenose de artéria pulmonar periférica), prejuízo auditivo ou retinopatia pigmentar

      E

      Um ou mais dos seguintes quadros: púrpura, hepatoesplenomegalia, atraso de desenvolvimento, meningoencefalite ou doença óssea radiotransparente.
   3. **Confirmado. A criança com pelo menos 1 sintoma (anteriormente listado) que seja clinicamente coerente com a síndrome de rubéola congênita evidência de infecção por rubéola congênita, como demonstrado por:** isolamento do vírus da rubéola ou detecção de anticorpo de imunoglobulina M específico (IgM), ou nível de anticorpos do bebê contra a rubéola que persiste como nível mais elevado por um período mais longo que o esperado a partir da transferência passiva de anticorpos maternos (ou seja, título de rubéola que não diminui na frequência esperada de queda de 2 vezes por mês), ou amostra positiva para a reação da cadeia da polimerase (PCR) para o vírus da rubéola.

4. **Somente infecção.** A criança com evidência laboratorial de infecção, mas sem sintomas ou sinais clínicos. A evidência de laboratório é documentada pelo isolamento do vírus da rubéola ou a detecção do anticorpo IgM específico para rubéola ou nível de anticorpos de rubéola no bebê que persiste elevado e por período mais longo que o esperado a partir da transferência passiva de anticorpos maternos (p. ex., título da rubéola que não diminui na frequência esperada de 2 vezes por mês), ou amostra positiva para PCR para o vírus da rubéola. **Caso alguns sinais ou sintomas sejam identificados mais tarde, como perda auditiva, então o diagnóstico será reclassificado como confirmado.**

B. **Exames laboratoriais**
1. **Culturas abertas.** O vírus pode ser cultivado por até 1 ano, sejam quais forem os títulos mensuráveis de anticorpos. As melhores amostras para recuperação viral são os *swabs* de secreção nasofaríngea, raspado conjuntival, urina e líquido cefalorraquidiano (CSF: em ordem decrescente de utilidade).
2. **Estudos sorológicos.** Estes são o suporte principal do diagnóstico da rubéola. A CRS é diagnosticada pela detecção da IgM específica para rubéola em um soro ou fluido oral colhido antes dos 3 meses de idade. A verificação do IgM é menos confiável após os 3 meses de idade à medida que declinam os níveis da IgM específica. Entretanto, se forem usados ensaios sensíveis, a IgM específica pode ser detectada em 85% dos bebês sintomáticos aos 3-6 meses e > 30% aos 6-12 meses de idade. Um resultado negativo em ensaio imunoenzimático de captura de IgM nos primeiros 3 meses de idade quase exclui por completo a infecção congênita. É possível também fazer um diagnóstico pela demonstração da persistência da IgG da rubéola em soros colhidos entre 6 e 12 meses de idade. O diagnóstico sorológico de rubéola congênita não será mais possível após a vacinação para rubéola. Testes de amostras de fluidos orais como alternativa ao soro foram utilizados e padronizados e oferecem muitas vantagens para vigilância de CRS nos países emergentes. Os testes sorológicos para detecção de IgM específica para rubéola em amostras de fluidos orais são precisos.
3. **PRC do vírus da rubéola.** A CRS também pode ser diagnosticada por detecção do RNA viral pelo teste de PCR de transcriptase reversa aninhada (RT-PCR) em *swabs* nasofaríngeos, urina, fluidos orais, CSF, aspirado do cristalino e sangue-EDTA.
4. **Exame do CSF.** Este exame pode revelar encefalite com aumento de proteína e de contagem celular.

C. **Estudos de Imagem.** Imagens dos ossos longos podem mostrar radiotransparências metafisárias que se correlacionam com osteoporose metafisária.

VII. **Tratamento.** Nos EUA, os casos de CRS (suspeitos ou confirmados) devem ser comunicados ao CDC por meio dos departamentos de saúde locais e estaduais. Todos os recém-nascidos reprovados na triagem de audição deverão ser submetidos à avaliação de rubéola (medição de anticorpos de IgM específicos para o vírus) e de outras infecções intrauterinas. Não há tratamento específico para rubéola. O acompanhamento a longo prazo é necessário após a ocorrência dos sintomas de início tardio. A prevenção consiste em vacinação da população suscetível (especialmente crianças mais novas). A vacina não deve ser administrada a gestantes. A gravidez deve ser evitada durante 28 dias após a vacinação. Vacinação acidental de gestantes não causa CRS, embora haja uma probabilidade de 3% de infecção congênita. A imunização passiva não evita a infecção fetal se ocorrer infecção materna. Crianças com rubéola congênita devem ser consideradas contagiosas até chegarem a, pelo menos, 1 ano de idade, a não ser que duas culturas de amostras clínicas (culturas nasofaríngeas e de urina) obtidas com intervalo de 1 mês sejam negativas para o vírus da rubéola após os 3 meses de idade. O vírus da vacina da rubéola pode ser isolado do leite materno em mulheres em amamentação que receberam a vacina. Entretanto, a amamentação natural não é contraindicação à vacinação, pois não há evidência indicando que o vírus da vacina seja, em qualquer circunstância, prejudicial ao bebê.

VIII. **Prognóstico.** A infecção no 1° ou 2° trimestres [da gravidez] pode causar restrição do crescimento e surdez. As consequências da rubéola congênita podem-se apresentar mais tarde (hérnia inguinal, retardos motor e mental, transtornos da audição e da comunicação e microcefalia).

Referências Selecionadas

American Academy of Pediatrics. Rubella. In: Pickering LK, Baker CJ, Kimberlin DW, Long SS, eds. *Red Book: 2012 Report of the Committee on Infectious Diseases.* 29th ed. Elk Grove Village, IL: American Academy of Pediatrics; 2012:629-634.

Best JM. Rubella. *Semin Fetal Neonatal Med.* 2007;12:182-192.

Centers for Disease Control and Prevention. Rubella. In: Atkinson W, ed. *Epidemiology and Prevention of Vaccine-Preventable Diseases. The Pink Book.* 12th ed. Washington DC: Public Health Foundation; 2011;275-290.

Harlor AD, Bower C; Committee on Practice and Ambulatory Medicine; Section on Otolaryngology-Head and Neck Surgery. Hearing assessment in infants and children: recommendations beyond neonatal screening. *Pediatrics.* 2009;124:1252-1263.

Morice A, Ulloa-Gutierrez R, Avila-Aguero ML. Congenital rubella syndrome: progress and future challenges. *Expert Rev Vaccines.* 2009;8:323-331.

Oster ME, Riehle-Colarusso T, Correa A. An update on cardiovascular malformations in congenital rubella syndrome. *Birth Defects Res A Clin Mol Teratol.* 2010;88:1-8.

Plotkin SA, Reef SE, Cooper LZ, Alford CA, Jr. Rubella. In: Remington JS, Klein JO, Wilson CB, Nizet V, Maldonado Y, eds. *Infectious Diseases of the Fetus and Newborn Infant.* 7th ed. Philadelphia, PA: Elsevier Saunders; 2011:861-898.

Reef SE, Strebel P, Dabbagh A, Gacic-Dobo M, Cochi S. Progress toward control of rubella and prevention of congenital rubella syndrome: worldwide, 2009. *J Infect Dis.* 2011;204(Suppl 1): S24-S27.

135 Sepse

I. **Definição.** A sepse neonatal é a síndrome clínica de uma doença sistêmica acompanhada por bacteriemia que ocorre no primeiro mês de vida.

II. **Incidência.** A incidência geral de sepse primária é 1–5 por 1.000 nascidos vivos. A incidência é muito mais elevada em bebês com peso muito baixo ao nascer (VLBW) (PN < 1.500 g) com sepse de início precoce da ordem de 2% e sepse hospitalar à taxa de 36%, de acordo com dados do National Institute of Child Health and Human Development Neonatal Research Network (NICHD-NRN). A taxa de mortalidade é alta (13–25%); taxas mais elevadas são observadas em prematuros e nos bebês com doença precoce fulminante.

III. **Fisiopatologia.** A sepse neonatal pode ser classificada em duas síndromes relativamente distintas, com base na idade de apresentação: sepse de início precoce e de início tardio.

   A. **A sepse precoce (EOS).** Apresenta-se nos primeiros 3–5 dias de vida e geralmente é uma doença fulminante multissistêmica com sintomas respiratórios proeminentes. Tipicamente, o bebê adquiriu o microrganismo durante o período antes do parto ou intraparto do trato genital materno. Diversos agentes infecciosos, notadamente treponemas, vírus, *Listeria* e, provavelmente, *Candida*, podem ser adquiridos por via hematogênica transplacentária. A aquisição de outros microrganismos está associada ao processo do parto. Com a ruptura das membranas, a microbiota vaginal ou vários patógenos bacterianos podem ascender para alcançar o líquido amniótico e o feto. Desenvolve-se a corioamnionite, levando à colonização e à infecção do feto. A aspiração de líquido amniótico infectado pelo feto ou recém-nascido pode desempenhar um papel importante nos sintomas respiratórios resultantes. Finalmente, o bebê pode ser exposto à microbiota vaginal quando passa através do canal do parto. Os sítios primários de colonização tendem a ser pele, nasofaringe, orofaringe, conjuntiva e cordão umbilical. Qualquer traumatismo a estas superfícies mucosas pode levar à infecção. A doença de início precoce se caracteriza por início súbito e curso fulminante que podem progredir rapidamente para choque séptico e óbito.

B. **A sepse tardia (LOS).** pode ocorrer antes dos 5 dias de vida. Este quadro é geralmente mais insidioso, mas, às vezes, pode ser fulminante. Em geral, não está associada a complicações obstétricas anteriores. Além da bacteriemia, esses bebês podem ter um foco identificável, mais frequentemente meningite, além de sepse. As bactérias responsáveis por sepse tardia e meningite incluem aquelas adquiridas após o parto pelo trato genital materno (transmissão vertical), bem como os organismos adquiridos após o parto pelo contato humano ou de equipamento/ambiente contaminado (hospitalar). Por essas razões, a transmissão horizontal parece desempenhar papel significativo na sepse tardia. As razões para o retardo no desenvolvimento da doença clínica, a predileção pela doença do sistema nervoso central (CNS) e os sintomas sistêmicos e cardiorrespiratórios menos graves não estão claros. A transferência transplacentária de anticorpos maternos para a microbiota da própria mãe pode desempenhar um papel na determinação de quais lactentes expostos se tornam infectados, especialmente no caso de infecção por estreptococos do grupo B. No caso da disseminação hospitalar, a patogênese está relacionada com a doença subjacente e a debilitação do bebê, com a microbiota do ambiente da unidade de terapia intensiva neonatal (NICU) e o monitoramento invasivo e com outras técnicas usadas na NICU. Falhas na função da barreira natural da pele e do intestino permitem os microrganismos oportunistas invadirem e dominarem o recém-nascido. Os bebês, especialmente os prematuros, têm maior suscetibilidade à infecção por causa das doenças subjacentes e das defesas imunológicas imaturas que são menos eficientes para localizar e remover a invasão bacteriana.

C. **Microbiologia.** Os principais patógenos envolvidos na sepse precoce têm mudado com o tempo. Antes de 1965, *Staphylococcus aureus* e *Escherichia coli* costumavam ser os organismos mais comumente isolados. Em fins dos 1960, o *Streptococcus* do grupo B (GBS) despontou como o microrganismo mais comum. Atualmente, a maioria dos centros continua a relatar GBS como o microrganismo mais comum, ainda que a incidência tenha diminuído consideravelmente após a adoção disseminada da triagem pré-natal universal para colonização por GBS com 35 a 37 semanas de gestação e profilaxia intraparto com penicilina ou ampicilina para as mulheres colonizadas. A incidência de sepse precoce secundária ao GBS diminuiu de 1,7 por 1.000 nascidos vivos, em 1993, para 0,28 por 1.000, em 2008 (redução > 80%). A segunda causa mais comum são os microrganismos entéricos Gram-negativos, especialmente *E. coli*. Um aumento na incidência de *E. coli* tem sido observado recentemente na sepse precoce em bebês com VLBW, a ponto de o *E. coli* ser, atualmente, o microrganismo predominante nesse grupo de pacientes. Esse aumento foi notado no final da década de 1990 e início do ano 2000 e parece estar se estabilizando. Dados recentes do NICHD-NRN sugerem que a disseminação do uso de profilaxia antibiótica intraparto para reduzir a transmissão vertical do GBS não resultou em mais aumento de sepse de início precoce não por GBS entre uma coorte maior de bebês de todos os pesos ao nascer ou entre bebês com peso muito baixo ao nascer além do que se tinha observado anteriormente. O GBS e o *E.* coli respondem por dois terços de todos os casos de sepse precoce. Outros patógenos que causam sepse precoce incluem: *Listeria monocytogenes, Staphylococcus, Enterococci*, anaeróbios, *Haemophilus influenzae* e *Streptococcus pneumoniae*. Os patógenos que causam sepse tardia ou hospitalar tendem a variar em cada berçário; entretanto, o *Staphylococcus* negativo para coagulase (CoNS), especialmente o *Staphylococcus epidermidis*, são os mais predominantes. Outros microrganismos que causam sepse tardia incluem bastonetes Gram-negativos (incluindo *Pseudomonas, Klebsiella, Serratia* e *Proteus*), *S. aureus*, GBS e fungos.

IV. **Fatores de risco**
   A. **Prematuridade e baixo peso ao nascer.** A prematuridade (gestação < 37 semanas) é o fator isolado mais significativo correlacionado com sepse. O risco aumenta proporcionalmente à diminuição no peso de nascimento e na idade gestacional.
   B. **Ruptura das membranas (ROM) ≥ 18 horas.** O risco de sepse comprovada aumenta 10 vezes.
   C. **Infecção periparto materna.** Infecções, como **Corioamnionite**, infecção do trato urinário (UTI), especialmente por **bacteriúria por GBS, colonização retovaginal com GBS** e colonização perineal com *E. coli*, são fatores de risco bem reconhecidos para sepse precoce. A

corioamnionite é um fator de risco significativo para sepse neonatal. O critério essencial para o diagnóstico clínico da corioamnionite é a **febre materna**. Outros critérios clínicos são relativamente insensíveis. Ao se definir uma infecção intra-amniótica (corioamnionite) para estudos de pesquisa clínica, o diagnóstico se baseia, tipicamente, na presença de febre materna superior a 38°C (100,4°F) e pelo menos dois dos seguintes critérios: **leucocitose materna** (> 15.000 células/mm^3), **taquicardia materna** (> 100 batimentos/minuto), **taquicardia fetal** (>160 batimentos/min), **sensibilidade uterina** e/ou **odor fétido do líquido amniótico**.

D. Parto anterior de neonato com doença por GBS.

E. **Angústia fetal intraparto.** Bebês que sofreram taquicardia fetal intraparto, fluido amniótico manchado com mecônio, nasceram de parto traumático ou ficaram gravemente deprimidos ao nascer exigindo intubação e reanimação foram infectados ou no útero ou estão em risco significativo de sepse precoce.

F. **Gestação múltipla.**

G. **Procedimentos invasivos.** A monitorização invasiva (eletrodos no couro cabeludo do feto), cateterismo intravascular (cateteres centrais de inserção periférica [PICC] e cateteres umbilicais) e suporte respiratório (intubação endotraqueal) ou suporte metabólico (nutrição parenteral total) são fatores de risco importantes para sepse tardia. A pressão positiva contínua das vias aéreas foi associada ao aumento no risco de infecções Gram-negativas em bebês com peso extremamente baixo ao nascer (VLBW, em inglês).

H. **Fatores metabólicos.** Hipóxia, acidose, transtornos metabólicos herdados (p. ex., galactossemia predispondo à sepse por *E. coli*) e defeitos imunes (p. ex., asplenia) são fatores que predispõem assim como aumentam a gravidade da sepse.

I. **Outros fatores.** Bebês do sexo masculino são quatro vezes mais afetados que os do sexo feminino, postulando a possibilidade de uma base genética ligada ao sexo para suscetibilidade do hospedeiro. A alimentação com mamadeira (em vez de amamentação) pode predispor à infecção. Pessoas negras afrodescendentes mostraram um fator de risco independente para sepse por GBS (tanto precoce quanto tardia). As razões para a carga desproporcionalmente elevada da doença entre as populações negras não podem ser totalmente explicadas por prematuridade ou pelo *status* socioeconômico. A equipe da NICU e membros da família muitas vezes são vetores para a disseminação de microrganismos, principalmente em razão da higienização inadequada das mãos.

V. **Apresentação clínica.** O diagnóstico inicial de sepse é necessariamente clínico, porque é imperativo iniciar o tratamento antes que os resultados de cultura estejam disponíveis. Os sinais e sintomas clínicos de sepse são inespecíficos, e o diagnóstico diferencial é amplo. Alguns sinais são sutis ou insidiosos e, por essa razão, um alto índice de suspeita é necessário para identificar e avaliar os recém-nascidos infectados. Os sinais e sintomas clínicos mais frequentemente mencionados incluem os seguintes:

A. **Instabilidade térmica.** A hipotermia é mais comum que a febre como sinal de apresentação para sepse bacteriana. A hipertermia é mais comum em bebês a termo além das 24 horas de vida e se agentes virais (p. ex., herpes) estiverem envolvidos.

B. **Alterações de comportamento.** Letargia, irritabilidade ou mudança no tônus.

C. **Pele.** Perfusão periférica insatisfatória, cianose, moteamento, palidez, petéquias, erupções, esclerema ou icterícia isoladamente ou em combinações são sinais conhecidos de sepse.

D. **Problemas alimentares.** Intolerância alimentar, vômito, diarreia ou distensão abdominal com ou sem alças intestinais visíveis.

E. **Cardiopulmonares.** Taquipneia, desconforto respiratório (gemidos, batimento de asas do nariz e retrações), apneia dentro das primeiras 24 horas de vida ou novo surgimento (especialmente após uma semana de idade) de taquicardia ou hipotensão, isoladamente ou em combinações deverão sugerir um quadro de sepse. A hipotensão tende a ser um sinal tardio.

A variabilidade reduzida e as desacelerações transitórias na frequência cardíaca (HR) podem estar presentes nas horas a dias antes do diagnóstico de sepse tardia. Essas **características de HR (HRC) anormais** em resposta à infecção sistêmica e à inflamação foram caracterizadas matematicamente, resultando em um **índice HRC** que pode ser computado em tempo real e exibido continuamente ao lado do leito. Estudos preliminares sugerem que o moni-

toramento do índice HRC em bebês prematuros de alto risco pode resultar em resultados melhorados e mortalidade reduzida (por meio da conscientização precoce com o diagnóstico de sepse e o tratamento imediato com antibióticos).
   F. **Metabólicos.** Os achados metabólicos incluem hipoglicemia, hiperglicemia ou acidose metabólica.
   G. **Infecções focalizadas.** Podem preceder ou acompanhar a sepse tardia. Procurar por celulite, impetigo, abscesso em partes moles, onfalite, conjuntivite, otite média, meningite ou osteomielite.
VI. **Diagnóstico**
   A. **Diagnóstico diferencial.** Como os sinais e sintomas de sepse neonatal são inespecíficos, etiologias não infecciosas devem ser consideradas. Se o bebê se apresentar com sintomas respiratórios, considerar síndrome da angústia respiratória, taquipneia transitória do recém-nascido, aspiração de mecônio e pneumonia por aspiração. Se o bebê apresentar sintomas do CNS, considerar hemorragia intracraniana, abstinência de droga e erros inatos do metabolismo. Pacientes com intolerância alimentar e fezes sanguinolentas podem sofrer de enterocolite necrosante, perfuração gastrointestinal ou obstrução. Algumas infecções não bacterianas, como herpes simples disseminado, podem ser indistinguíveis da sepse bacteriana e deverão ser consideradas no diagnóstico diferencial, especialmente se o bebê apresentar febre.
   B. **Exames laboratoriais**
      1. **Culturas.** Sangue e outros líquidos corporais normalmente estéreis (urina, LCR e aspirado traqueal) devem ser obtidos para cultura. As culturas da superfície corporal não são recomendadas.
         a. **Culturas sanguíneas.** Sistemas de cultura sanguínea automatizada com ajuda do computador identificam até 94–96% de todos os microrganismos por volta de 48 horas de incubação. Os resultados podem variar por causa de vários fatores, incluindo os antibióticos maternos administrados antes do nascimento, organismos de crescimento e isolamento difíceis (ou seja, anaeróbios) e erro de amostragem com volumes pequenos de amostras (o volume mínimo para uma cultura de sangue é de 1 mL). Uma hemocultura é tipicamente obtida em casos de sepse precoce e duas hemoculturas (uma do PICC e uma periférica) em casos de sepse tardia. Em muitas situações clínicas, os bebês são tratados como sepse "presumida" apesar de culturas negativas, com aparente benefício clínico aparente (Capítulo 47). Culturas bacterianas positivas confirmam o diagnóstico de sepse.
         b. **Punção lombar (LP).** Atualmente há *controvérsia* sobre se uma punção lombar (LP) é necessária em recém-nascidos assintomáticos que estão sendo avaliados para sepse precoce. Muitas instituições realizam LP apenas em bebês clinicamente doentes, com sintomas do CNS como apneia ou convulsões, ou em casos de hemoculturas positivas documentadas, ou se é decidido prolongar os antibióticos além de 48–72 horas para sepse clínica suspeita. Esta prática é coerente com um relatório recente do Comitê sobre Feto e Recém-nascido da Academia Americana de Pediatria (AAP), pelo qual a LP deve fazer parte da avaliação de rotina para sepse tardia. Pode ocorrer meningite sem sepse em bebês com VLBW e por essa razão a LP deve ser fortemente considerada neste grupo.
         c. **Culturas de urina.** Em neonatos com menos de 24 h de vida, uma amostra estéril de urina não é necessária, dado que a ocorrência de UTIs é extremamente rara nesse grupo etário. Se indicado, a urina para cultura deve ser obtida ou por punção suprapúbica (Capítulo 30) ou por cateter (Capítulo 32). Amostras de urina em bolsas não devem ser usadas para diagnosticar UTIs.
         d. **Culturas da traqueia.** As amostras devem ser obtidas em neonatos intubados com cenário sugestivo de pneumonia; se a mãe desenvolveu corioamnionite com sepse precoce esmagadora do recém-nascido; ou quando a qualidade e o volume das secreções traqueais se alterarem substancialmente. Aspirados traqueais feitos após vários dias de intubação têm valor limitado.
      2. **Bacterioscopia por Gram de vários fluidos.** A coloração Gram é especialmente útil para o estudo do CSF. Esfregaços e culturas de fluido amniótico com coloração Gram são úteis

para diagnosticar a corioamnionite. A coloração Gram de fluido obtido do tubo endotraqueal pode alertar para a presença de um processo inflamatório.

3. **Outros exames laboratoriais**
    a. **Contagem sanguínea completa com diferencial.** Isoladamente, esses valores são muito inespecíficos. Existem valores de referência para a contagem total de leucócitos do sangue (WBC), e as contagens absolutas de neutrófilos são funções da idade pós-natal em horas (Capítulo 47 especialmente as Tabelas 47–1 e 47–2). A neutropenia pode ser um achado significativo, com mau prognóstico quando associada à sepse. Entretanto, a neutropenia tem sido descrita, comumente, como um achado incidental em bebês com VLBW e, caso contrário, saudáveis e em recuperação. A presença de formas imaturas é mais específica, mas ainda muito insensível. As proporções de formas imaturas para segmentadas > 0,3 e de formas imaturas para neutrófilos totais > 0,1 têm bom valor prognóstico, se presentes. O resultado diagnóstico de WBCs melhora, quando a verificação é feita após 4 horas de vida. Várias condições além da sepse podem alterar as proporções de contagens e relações, incluindo hipertensão e febre maternas, asfixia neonatal, oxitocina materna intraparto, hipoglicemia, trabalho de parto estressante, síndrome de aspiração de mecônio, pneumotórax e até o choro prolongado. Os leucogramas seriados com várias horas de intervalo podem ser úteis para estabelecer uma tendência.
    b. **Contagem reduzida de plaquetas.** Este é, em geral, um sinal tardio e muito inespecífico.
    c. **Reagentes de fase aguda (APRs)** são um grupo multifuncional complexo que compreende componentes do complemento, proteínas da coagulação, inibidores de protease, proteína C reativa (CRP) e outros que se elevam em concentração no soro em resposta à inflamação. A inflamação pode ser secundária à infecção, traumatismo ou a outros processos de destruição celular. Um reagente de fase aguda elevado não distingue entre causas infecciosas e não infecciosas de inflamação. Exceto para a CRP, a maioria dos reagentes de fase aguda não está disponível comercialmente para exames de rotina.
        i. **A CRP** é um reagente de fase aguda que aumenta mais na presença de inflamação causada por infecção ou lesão tecidual. As concentrações mais elevadas de CRP são descritas em pacientes com infecções bacterianas, enquanto elevações moderadas tipificam condições inflamatórias crônicas. A síntese de proteínas de fase aguda pelos hepatócitos é modulada por citocinas. A interleucina-1β (IL–1β), IL–6, IL–8 e o fator de necrose tumoral (TNF) são os reguladores mais importantes da síntese da CRP. A secreção de CRP se inicia dentro de 4–6 horas após o estímulo inflamatório e atinge o pico em ~36–48 horas. A meia-vida biológica da CRP é de 19 horas, com redução diária de 50% após a resolução do estímulo de fase aguda. As medições em série da CRP demonstram alta sensibilidade e valor prognóstico negativo, mas especificidade baixa para infecção. Um valor normal isolado não é capaz de excluir infecção, porque a amostragem pode ter precedido a elevação na CRP. Portanto, recomendam-se as determinações seriadas. Elevações da CRP em recém-nascidos não infectados foram observadas com hipóxia fetal, síndrome da angústia respiratória (RDS), aspiração de mecônio, após trauma/cirurgia e após imunizações. Uma taxa de falso-positivo de 8% foi encontrada em recém-nascidos sadios. Entretanto, a CRP é um adjunto valioso no diagnóstico de sepse (descartando esse quadro, quando as CRPs em série são baixas), monitorando a resposta ao tratamento, bem como orientando a duração deste.
        ii. **As citocinas IL-6, IL-8 e TNF** são produzidas principalmente por monócitos e macrófagos ativados e se constituem em mediadores importantes da resposta sistêmica à infecção. Estudos mostraram que a combinação de citocinas com CRP pode ser melhor que usar a CRP isoladamente. IL-6, IL-8 e procalcitonina podem ser melhores do que a PCR no diagnóstico e acompanhamento de sepse neonatal secundária a **estafilococos coagulase-negativos (CoNS)**.
        iii. **Procalcitonina (PCT)** é um propeptídeo de calcitonina que aumenta acentuadamente na presença de sepse. Ela pode não ser útil para triagem de sepse precoce porque, normalmente, se eleva nas primeiras 48 horas de vida. Entretanto, é um marca-

dor sensível de sepse tardia e pode ser superior à CRP. A PCT se tornou comercialmente disponível recentemente.

    iv. **Antígenos CD11 e CD64 de superfície de neutrófilos** são marcadores promissores de infecção precoce que se correlacionam bem com a CRP, mas atingem o pico mais cedo.

C. **Exames de imagem e outros estudos**
  1. **Radiografia de tórax.** Deve ser obtida nos casos com sintomas respiratórios, embora muitas vezes seja impossível distinguir pneumonia por GBS ou *Listeria* de RDS não complicada. Uma característica de distinção é a presença de derrame pleural, que ocorre em 67% dos casos de pneumonia.
  2. **Imagem do trato urinário.** A investigação por imagens com ultrassonografia renal, cintilografia renal ou uretrocistografia miccional devem fazer parte da avaliação, quando uma UTI acompanhar o quadro de sepse.

D. **Outros exames.** O exame da placenta e das membranas fetais pode revelar a evidência de corioamnionite e, assim, o aumento no potencial de infecção neonatal.

VII. **Tratamento.** As precauções de isolamento para todas as doenças infecciosas, incluindo precauções maternas e neonatais, amamentação e consultas, podem ser encontradas no Apêndice F. (Capítulo 47 para as recomendações da AAP para tratamento de recém-nascidos com sepse bacteriana precoce suspeita ou confirmada).

A. **Prevenção**
  1. **Profilaxia de GBS.** Em decorrência do uso disseminado da profilaxia antibiótica intraparto, a sepse precoce secundária ao GBS foi reduzida em 80%. Cerca de 10%–30% das gestantes são colonizadas com GBS na área vaginal ou retal. As diretrizes de consenso relativas à abordagem de GBS foram publicadas pelos Centers for Disease Control and Prevention (CDC), nos EUA, inicialmente em 1996, e revisadas em 2002 e 2010. Essas diretrizes têm o suporte da American Academy of Pediatrics (AAP) e do American College of Obstetricians and Gynecologists (ACOG). As diretrizes recomendaram que todas as gestantes devem ser triadas com 35–37 semanas de gestação quanto à colonização vaginal e retal. No momento do trabalho de parto ou ruptura das membranas, a quimioprofilaxia intraparto deve ser administrada a todas as gestantes identificadas como portadoras de GBS. Mulheres com GBS isolado da urina (> 10.000 U/mL formadores de colônias) durante a gestação atual devem receber quimioprofilaxia intraparto, porque essas mulheres geralmente apresentam colonização pesada por GBS e estão em risco elevado de dar à luz um bebê com doença invasiva por GBS de início precoce. As mulheres que tenham dado à luz anteriormente um bebê com doença invasiva por GBS também deverão receber a quimioprofilaxia intraparto. A penicilina é a droga de escolha, mas ampicilina é uma alternativa aceitável. Cefazolina e, com menos frequência, vancomicina podem ser usadas em mulheres alérgicas à penicilina. A conduta com base no risco não é mais aceitável, exceto em circunstâncias em que os resultados da triagem não estejam disponíveis antes do parto. Nessas circunstâncias, a profilaxia antibiótica intraparto deverá ser administrada a mulheres com gestação inferior a 37 semanas, àquelas com ruptura de membranas (ROM) ≥ 18 horas e àquelas que manifestam febre ≥ 38° (100,4°F). As novas diretrizes reconhecem a disponibilidade de testes comerciais de amplificação de ácido nucleico (NAAT) como a reação da cadeia da polimerase para a detecção rápida de GBS, se disponível. A verificação retovaginal intraparto por NAAT pode ser realizada em mulheres com situação de GBS desconhecida e sem fatores de risco para GBS intraparto. A profilaxia antibiótica deverá ser administrada, se a verificação por NAAT se mostrar positiva ou se um fator de risco intraparto se desenvolver, seja qual for o resultado do teste. Além disso, as diretrizes trataram especificamente do trabalho de parto prematuro (PTL) ameaçado e a ruptura prematura das membranas (pPROM) com algoritmos detalhados. Em resumo, mulheres com PTL ou pPROM ameaçados deverão ser triadas para colonização por GBS na internação, a menos que a cultura para essa bactéria tenha sido obtida nas 5 semanas anteriores. Nas duas situações, as pacientes deverão receber profilaxia para GBS (tipicamente durante 48 horas), a menos que os resultados da triagem sejam negativos. As novas recomendações forneceram também

esclarecimentos sobre os melhores métodos disponíveis para cultura de GBS. Por fim, as diretrizes forneceram recomendações específicas para tratamento de neonatos nascidos de mulheres colonizadas com GBS, que apresentem fatores de risco para sepse ou que foram expostos à corioamnionite (Figura 135–1).

2. **Prevenção da infecção hospitalar em bebês prematuros na NICU.** Um subconjunto de sepse hospitalar são as infecções do sangue associadas à linha de acesso central. Embora a prevenção primária dessas infecções se baseie na minimização do uso de linhas centrais de acesso, a nova tecnologia envolvendo cateteres impregnados de antissépticos e de agentes antimicrobianos, além do cuidado meticuloso durante a inserção e manutenção de cateteres centrais percutâneos são fatores essenciais na prevenção dessas infecções. a **higienização das mãos** é a estratégia isolada mais importante para evitar a transmissão de organismos contagiosos na NICU. O leite materno fresco contém várias substâncias responsáveis por respostas inatas imunes e humorais contra patógenos; portanto, a promoção do **aleitamento materno** é um passo essencial na prevenção de infecções na NICU. O gerenciamento clínico de antibióticos, esteroides e bloqueadores de H_2 é obrigatório; o uso indiscriminado desses agentes já foi associado ao aumento da sepse hospitalar. O reforço da composição entérica do microbioma com o possível uso de **probióticos** pode restaurar a função imune do tubo digestório e ajudar a prevenir a enterocolite necrosante e a sepse. O uso de substâncias bioativas com propriedades anti-infectivas conhecidas como **lactoferrina,** pode ser útil. Um estudo multicêntrico publicado recentemente e conduzido na Itália demonstrou que a lactoferrina bovina oral foi benéfica na prevenção de sepse tardia em bebês com peso muito baixo ao nascer durante a permanência dessas crianças na NICU, independentemente do tipo de nutrição. Por fim, as intervenções profiláticas farmacológicas visadas têm sido usadas com algum sucesso. Por exemplo, a profilaxia específica antifúngica com fluconazol foi associada à redução de 85% nas infecções fúngicas invasivas. Entretanto, o uso de pagibaximabe, um anticorpo monoclonal recombinante, que visa à espécie estafilocóccica, não parece oferecer proteção contra as infecções do sangue associadas à linha central Gram-positivas na NICU.

B. **Terapia antibiótica empírica.** O tratamento começa, mais frequentemente, antes da identificação do agente causador [da infecção]. Para a sepse precoce, esse tratamento consiste, geralmente, em **ampicilina** e **gentamicina.** Esse regime empírico cobre a maioria dos microrganismos mais comuns encontrados, a saber: GBS e *E. coli*, e provou ser eficaz com o passar dos anos. Na sepse hospitalar, a microbiota da UITN deve ser considerada; entretanto, a cobertura estafilocóccica geralmente já começou com **vancomicina + um aminoglicosídeo**, como a gentamicina ou a amicacina. As cefalosporinas de terceira geração devem ser evitadas como terapia empírica para sepse precoce ou sepse hospitalar, pois estão associadas ao aumento no risco de resistência antibiótica e infecções fúngicas invasivas. O tratamento empírico para sepse tardia suspeita em um neonato da comunidade e internado é ampicilina e gentamicina; a cefotaxima só pode ser adicionada quando houver preocupação com meningite. As dosagens são apresentadas no Capítulo 148.

C. **Tratamento de manutenção.** Baseia-se nos resultados de cultura e sensibilidade, evolução clínica e outros exames laboratoriais seriados (p. ex., CRP). O monitoramento quanto à toxicidade do antibiótico é importante, bem como monitorar os níveis de aminoglicosídeos e de vancomicina. Quando o GBS é documentado como o agente etiológico, a penicilina G é a droga de escolha; entretanto, geralmente se adiciona um aminoglicosídeo por causa do sinergismo documentado *in vitro*.

D. **Complicações e terapia de suporte**

1. **Respiratórias.** Assegurar a oxigenação adequada com monitoramento da gasometria do sangue e iniciar a terapia com oxigênio ou suporte ventilatório, se necessário.

2. **Cardiovasculares.** Manter a pressão arterial e a perfusão para evitar o choque. Usar expansores de volume como soro fisiológico normal, e monitorar a entrada e a saída de líquidos. Inotropos, como dopamina ou dobutamina, podem ser necessários (Capítulo 66).

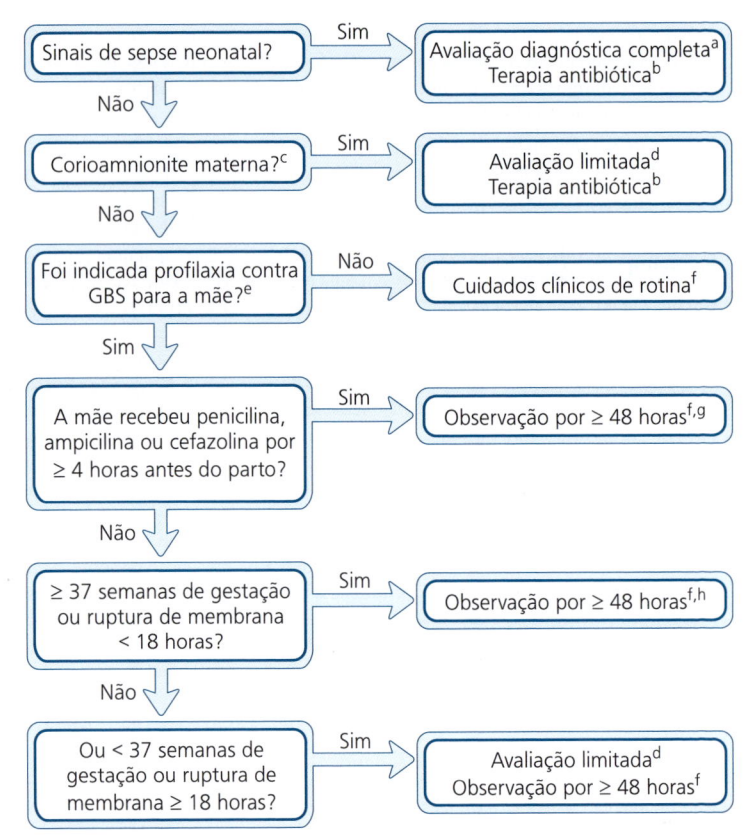

```
┌─────────────────────────┐   Sim    ┌──────────────────────────────────────┐
│ Sinais de sepse neonatal? ├─────────▶│ Avaliação diagnóstica completaᵃ      │
└───────────┬─────────────┘          │ Terapia antibióticaᵇ                 │
            │ Não                    └──────────────────────────────────────┘
            ▼
┌─────────────────────────┐   Sim    ┌──────────────────────────────────────┐
│ Corioamnionite materna?ᶜ ├─────────▶│ Avaliação limitadaᵈ                  │
└───────────┬─────────────┘          │ Terapia antibióticaᵇ                 │
            │ Não                    └──────────────────────────────────────┘
            ▼
┌─────────────────────────┐   Não    ┌──────────────────────────────────────┐
│ Foi indicada profilaxia  ├─────────▶│ Cuidados clínicos de rotinaᶠ         │
│ contra GBS para a mãe?ᵉ  │          └──────────────────────────────────────┘
└───────────┬─────────────┘
            │ Sim
            ▼
┌─────────────────────────┐   Sim    ┌──────────────────────────────────────┐
│ A mãe recebeu penicilina,│─────────▶│ Observação por ≥ 48 horasᶠ'ᵍ         │
│ ampicilina ou cefazolina │          └──────────────────────────────────────┘
│ por ≥ 4 horas antes do  │
│ parto?                  │
└───────────┬─────────────┘
            │ Não
            ▼
┌─────────────────────────┐   Sim    ┌──────────────────────────────────────┐
│ ≥ 37 semanas de gestação │─────────▶│ Observação por ≥ 48 horasᶠ'ʰ         │
│ ou ruptura de membrana  │          └──────────────────────────────────────┘
│ < 18 horas?             │
└───────────┬─────────────┘
            │ Não
            ▼
┌─────────────────────────┐   Sim    ┌──────────────────────────────────────┐
│ Ou < 37 semanas de      │─────────▶│ Avaliação limitadaᵈ                  │
│ gestação ou ruptura de  │          │ Observação por ≥ 48 horasᶠ           │
│ membrana ≥ 18 horas?    │          └──────────────────────────────────────┘
└─────────────────────────┘
```

ᵃA avaliação diagnóstica completa inclui cultura do sangue, hemograma completo (CBC) incluindo contagens diferenciais de leucócitos e de plaquetas, radiografia do tórax (na presença de anormalidades respiratórias) e punção lombar (se o paciente estiver suficientemente estável para tolerar o procedimento e se houver suspeita de sepse).
ᵇA terapia antibiótica deverá concentrar-se diretamente nas causas mais comuns de sepse neonatal, incluindo ampicilina intravenosa para GBS e cobertura para outros organismos (incluindo Escherichia coli e outros patógenos Gram-negativos) e levar em consideração os padrões locais de resistência aos antibióticos.
ᶜA consulta aos prestadores de serviços obstétricos é importante para se determinar o nível de suspeita clínica para corioamnionite. A corioamnionite é clinicamente diagnosticável e alguns dos sinais não são específicos.
ᵈA avaliação limitada inclui cultura do sangue (ao nascer) e CBC com diferencial e plaquetas (ao nascer e/ou às 6-12 horas de vida).
ᵉConsultar a Tabela 3 em MMWR Nov, 19, 2010, Vol. 59, Nº RR-10.
ᶠSe houver desenvolvimento de sinais de sepse, a avaliação diagnóstica completa deverá ser realizada e iniciada a terapia antibiótica.
ᵍSe a gestação estiver com 37 semanas, a observação pode ocorrer em casa após 24 horas, caso os outros critérios para a alta hospitalar tenham sido cumpridos, o acesso aos cuidados médicos esteja prontamente disponível e a pessoa capaz de cumprir totalmente as instruções para essa observação estiver presente. Caso qualquer uma dessas condições não seja atendida, a criança deverá ser observada no hospital durante 48 horas pelo menos e até que os critérios para a alta sejam cumpridos.
ʰAlguns especialistas recomendam uma CBC com diferencial e plaquetas às 6-12 horas de vida.

FIGURA 135–1. Algoritmo dos Centros de Controle e Prevenção de Doenças (CDC, EUA) para prevenção secundária de sepse precoce por *Streptococcus* do Grupo B (GBS) entre recém-nascidos, incluindo exposição à corioamnionite e a outros fatores de risco. (*Reproduzida com autorização dos Centros de Controle e Prevenção de Doenças. Prevention of perinatal group B streptococcal disease: revised guidelines from CDC, 2010. MMWR, 2010;59:22.*)

3. **Hematológicas**
   a. **Coagulação intravascular disseminada (DIC).** Neste quadro, pode-se observar sangramento generalizado nos sítios de punção, no trato gastrointestinal ou no CNS. Na pele, a trombose de grandes vasos pode provocar gangrena. Os parâmetros de laboratório coerentes com DIC são: trombocitopenia, aumento no tempo de protrombina e no tempo de tromboplastina parcial. Verifica-se aumento nos produtos de degradação de fibrina ou D-dímeros. As opções de tratamento incluem: plasma fresco congelado, 10 mL/kg; vitamina K (Capítulo 148); infusão de plaquetas e possível exsanguinotransfusão (Capítulo 36).
   b. **Neutropenia.** Vários fatores contribuem para o aumento da suscetibilidade dos neonatos à infecção, incluindo defeitos quantitativos e qualitativos de desenvolvimento dos neutrófilos. Os fatores estimuladores de colônias (CSF) compreendem um grupo de citocinas que são essenciais para a hematopoiese das células sanguíneas, assim como para a manutenção da homeostasia e da imunocompetência geral. Os CSFs de granulócitos (G-CSF) e de granulócitos-macrófagos (GM-CSF) têm sido usados em recém-nascidos com sepse estabelecida associada à neutropenia, em bebês neutropênicos sem sepse e profilaticamente em bebês em risco de desenvolver sepse. Os dados limitados sugerem que a administração de CSFs pode reduzir a mortalidade, quando a infecção sistêmica está acompanhada de neutropenia grave. Um estudo clínico recente e randomizado de controle que envolveu 280 bebês prematuros com peso extremamente baixo ao nascer e usou GM-CSF precoce como profilaxia não demonstrou redução na sepse ou melhora na sobrevida no grupo tratado. A imunoglobulina intravenosa não parece ser útil nem como profilaxia nem como adjunto à terapia antibiótica em infecções neonatais graves.
4. **Sistema nervoso central.** Introduzir medidas de controle de convulsões, usando enobarbital e monitorar quanto à síndrome de secreção inapropriada de hormônio antidiurético (débito urinário reduzido, hiponatremia, osmolaridade sérica reduzida e aumento da gravidade e da osmolaridade específicas da urina).
5. **Metabólicas.** Monitorar e tratar a hipoglicemia ou a hiperglicemia. A acidose metabólica pode acompanhar a sepse e é tratada com bicarbonato e reposição de fluidos.
E. **Desenvolvimentos futuros.** A atividade de pesquisa intensiva continua evoluindo no desenvolvimento de vacinas (especialmente para GBS), assim como de anticorpos monoclonais sintéticos contra os patógenos específicos que causam a sepse neonatal (*i.e.*, anticorpos antiestafilocóccicos). A pesquisa também está evoluindo para o bloqueio de alguns dos mediadores inflamatórios do próprio corpo que resultam em lesão significativa dos tecidos, incluindo os inibidores de endotoxinas, inibidores de citocinas, inibidores da sintetase de óxido nítrico e inibidores de ligação de neutrófilos. Por fim, estudos clínicos recentes estão demonstrando que os probióticos e a lactoferrina são agentes promissores na prevenção de sepse tardia e de enterocolite necrosante.

VIII. **Prognóstico.** Com diagnóstico e tratamento precoces, a maioria dos recém-nascidos se recupera e não terá problemas a longo prazo. Entretanto, a taxa de mortalidade ainda é significativa. Para a doença precoce essa taxa fica entre 5 e 10%, e para a sepse tardia a taxa fica entre 2 e 6%. Para bebês de peso muito baixo ao nascer, a taxa de fatalidade é mais alta (16% com base em relatório recente do NICHD NRN). A sepse por *E. coli* está associada a uma taxa de mortalidade mais alta em comparação ao GBS.

Referências Selecionadas

Arnon S, Litmanovitz I. Diagnostic tests in neonatal sepsis. *Curr Opin Infect Dis.* 2008;21:223-227.

Auriti C, Fiscarelli E, Ronchetti MP, et al. Procalcitonin in detecting neonatal nosocomial sepsis. *Arch Dis Child Fetal Neonatal Ed.* 2012;97:F368-F370.

BenitzWE. Adjunct laboratory testsinthediagnosisof early-onsetneonatalsepsis. *ClinPerinatol.* 2010;37:421-438.

Carr R, Brocklehurst P, Doré CJ, Modi N. Granulocyte-macrophage colony stimulating factor administered as prophylaxis for reduction of sepsis in extremely preterm, small for gestational age neonates (the PROGRAMS trial): a single-blind, multicentre, randomised controlled trial. *Lancet.* 2009;373:226-233.

Centers for Disease Control and Prevention. Prevention of perinatal group B streptococcal disease: revised guidelines from CDC, 2010. *MMWR Recomm Rep.* 2010;59:1-36.

Cohen-Wolkowiez M, Benjamin DK Jr, Capparelli E. Immunotherapy in neonatal sepsis: advances in treatment and prophylaxis. *Curr Opin Pediatr.* 2009;21:177-181.

Cohen-Wolkowiez M, Moran C, Benjamin DK, et al. Early and late onset sepsis in late preterm infants. *Pediatr Infect Dis J.* 2009;28:1052-1056.

Dilli D, Oðuz SS, Dilmen U, Köker MY, Kýzýlgun M. Predictive values of neutrophil CD64 expression compared with interleukin-6 and C-reactive protein in early diagnosis of neonatal sepsis. *J Clin Lab Anal.* 2010;24:363-370.

Fairchild KD, O'Shea TM. Heart rate characteristics: physiomarkers for detection of late-onset neonatal sepsis. *Clin Perinatol.* 2010;37:581-598.

Kuhn P, Dheu C, Bolender C, et al. Incidence and distribution of pathogens in early-onset neonatal sepsis in the era of antenatal antibiotics. *Paediatr Perinat Epidemiol.* 2010;24:479-487.

Manzoni P, Mostert M, Stronati M. Lactoferrin for prevention of neonatal infections. *Curr Opin Infect Dis.* 2011;24:177-182.

Manzoni P, Rizzollo S, Decembrino L, et al. Recent advances in prevention of sepsis in the premature neonates in NICU. *Early Hum Dev.* 2011;87:S31-S33.

Moorman JR, Carlo WA, Kattwinkel J, et al. Mortality reduction by heart rate characteristic monitoring in very low birth weight neonates: a randomized trial. *J Pediatr.* 2011;159:900-906.e1.

Muller-Pebody B, Johnson AP, Heath PT, et al. Empirical treatment of neonatal sepsis: are the current guidelines adequate. *Arch Dis Child Fetal Neonatal Ed.* 2011;96:F4-F8.

Newman TB, Puopolo KM, Wi S, Draper D, Escobar GJ. Interpreting complete blood counts soon after birth in newborns at risk for sepsis. *Pediatrics.* 2010;126:903-909.

Nizet V, Klein JO. Bacterial sepsis and meningitis. In: Remington JS, Klein JO, Wilson CB, Nizet V, Maldonado Y, eds. *Infectious Diseases of the Fetus and Newborn Infant.* 7th ed. Philadelphia, PA: Elsevier Saunders; 2011:222-275.

Polin RA; the Committee on Fetus and Newborn. Management of neonates with suspected or proven early-onset bacterial sepsis. *Pediatrics.* 2012;129:1006-1015.

Stoll BJ, Hansen NI, Bell EF, et al. Neonatal outcomes of extremely preterm infants from the NICHD Neonatal Research Network. *Pediatrics.* 2010;126:443-456.

Stoll BJ, Hansen NI, Sánchez PJ, et al. Early onset neonatal sepsis: the burden of group B streptococcal and E. coli disease continues. *Pediatrics.* 2011;127:817-826.

van den Hoogen A, Gerards LJ, Verboon-Maciolek MA, Fleer A, Krediet TG. Long-term trends in the epidemiology of neonatal sepsis and antibiotic susceptibility of causative agents. *Neonatology.* 2010;97:22-28.

Vouloumanou EK, Plessa E, Karageorgopoulos DE, Mantadakis E, Falagas ME. Serum procalcitonin as a diagnostic marker for neonatal sepsis: a systematic review and meta-analysis. *Intensive Care Med.* 2011;37:747-762.

Weinberg GA, D'Angio CT. Laboratory aids for diagnosis of neonatal sepsis. In: Remington JS, Klein JO, Wilson CB, Nizet V, Maldonado Y, eds. *Infectious Diseases of the Fetus and Newborn Infant.* Philadelphia, PA: Elsevier Saunders; 2011:1144-1160.

136 Sífilis

I. **Definição.** Sífilis é uma doença sexualmente transmissível causada por *Treponema pallidum*, um espiroqueta delgado e móvel extremamente exigente e que sobrevive muito pouco tempo fora do hospedeiro. De acordo com os Centers for Disease Control and Prevention (CDC) nos EUA um caso de **sífilis congênita** (CS) é definido como a doença em um bebê cujas amostras de material da lesão, da placenta, do cordão umbilical ou de necropsia demonstraram a presença

136: SÍFILIS

do *T. pallidum* por microscopia de campo escuro, anticorpo fluorescente ou outro corante específico; em um bebê cuja mãe tinha a doença não tratada ou tratada inadequadamente no parto (ou seja, sem terapia com penicilina ou penicilina administrada menos de 30 dias antes do parto); ou em um bebê ou criança que apresente teste reativo para *Treponema* e qualquer um dos fatores a seguir: **evidência de CS no exame físico, evidência de CS nas radiografias dos ossos longos, teste reativo do líquido cefalorraquidiano (CSF), teste de laboratório de pesquisa para doença venérea (VDRL, para *veneral disease research laboratory*), contagem celular elevada do CSF ou de proteína (sem outras causas) ou um anticorpo treponêmico fluorescente reativo absorvido - teste de anticorpos 19S-IgM ou linked immunosorbent assay ensaio imunossorvente ligado à enzima IgM.** Esta definição inclui natimortos de mulheres portadoras de sífilis não tratada.

II. **Incidência.** A incidência de CS é paralela à da sífilis primária e secundária na população em geral. Nos EUA, a incidência mais recente é de 10,1 casos por 100.000 nascidos vivos, o que representou um aumento de 23% entre 2003 e 2008. As taxas de infecção permanecem desproporcionalmente elevadas em grandes áreas urbanas e ao sul do território daquele país. No mundo todo, a sífilis continua a representar um problema grave de saúde pública com o aumento recente na incidência documentada nos países tanto desenvolvidos quanto emergentes. A Organização Mundial de Saúde estima que 1 milhão de gestações seja afetado pela doença em termos globais. Desses, 460.000 resultarão em natimortos, hidropsia fetal, aborto ou óbito perinatal; 270.000 resultarão em uma criança prematura ou com peso baixo ao nascer e 270.000 resultarão em um bebê com estigmas de CS. A taxa de CS aumenta entre bebês nascidos de mães portadoras de infecção pelo vírus da imunodeficiência humana (HIV).

III. **Fisiopatologia.** Os *Treponemas* são capazes de cruzar a placenta a qualquer momento durante a gestação e infeccionar o feto. **A sífilis pode causar natimortos (30–40% dos fetos com CS são natimortos), parto prematuro, infecção congênita ou óbito neonatal,** dependendo do estágio da infecção materna e duração da infecção fetal antes do parto. A infecção não tratada nos primeiro e segundo trimestres leva, frequentemente, à morbidade fetal significativa, enquanto a infecção no terceiro trimestre torna muitos bebês assintomáticos. A causa mais comum de óbito fetal é a infecção da placenta associada à redução no fluxo de sangue para o feto, embora a infecção fetal direta também tenha influência. A infecção também pode ser adquirida pelo recém-nascido pelo contato com lesões infecciosas durante a passagem pelo canal de parto. De acordo com Kassowitz, o risco de transmissão vertical de sífilis de uma mãe infectada e não tratada diminui, à medida que a doença materna progride. Assim, a transmissão varia de 70 a 90% em sífilis primária e secundária, em 40% na sífilis latente precoce, e em 8% na doença latente tardia. A CS pode causar placentomegalia e hidropsia congênita. O *T. pallidum* não é transferido no leite materno, mas a transmissão pode ocorrer, se a mãe tiver uma lesão infecciosa (p. ex., um cancro) na mama.

IV. **Fatores de risco.** Os grupos em risco incluem bebês cujas mães receberam tratamento inadequado (dose desconhecida, inadequada ou não documentada) ou nenhum tratamento, mães tratadas para sífilis sem penicilina durante a gestação, ou mães tratadas nos 28 dias anteriores ao parto. Bebês de mães de alto risco (uso de drogas, especialmente cocaína; níveis socioeconômicos baixos; infecção por HIV; gravidez na adolescência; prostituição e falta de cuidados pré-natais) estão em risco aumentado para sífilis. **A falta de cuidados pré-natais precoces é o maior prognosticador de CS.**

V. **Apresentação clínica.** A CS é uma infecção de múltiplos órgãos que podem causar incapacidade neurológica ou do esqueleto ou até óbito no feto ou no recém-nascido. Entretanto, quando as mães com sífilis são tratadas no início da gestação, a doença é, quase sempre, passível de prevenção. Os espiroquetas podem cruzar a placenta e infeccionar o feto a partir de aproximadamente 14 semanas de gestação, com risco de infecção fetal, aumentando com o avanço da gravidez. Cerca de dois terços dos bebês nascidos vivos com CS são assintomáticos ao nascer, mas apresentam baixo peso. As manifestações clínicas após o nascimento são arbitrariamente divididas em **CS precoce** (< 2 anos de idade) e **CS tardia** (> 2 anos de idade).

A. **As manifestações precoces** incluem secreção nasal (respiração pelo nariz obstruído) e erupção maculopapular ou vesículo-bolhosa que aparece nas palmas das mãos e solas dos pés e, às vezes, associada à descamação. Outros estigmas precoces incluem febre, radiografias ósseas anormais, hepatoesplenomegalia, petéquias, linfadenopatia, icterícia, pneumonia, osteocondrite, pseudoparalisia, anemia hemolítica, leucocitose, trombocitopenia e envolvimento do sistema nervoso central (CNS). As lesões de pele e as secreções nasais úmidas em bebês infectados são altamente contagiosas. Entretanto, os organismos são raros em lesões após 24 horas do início do tratamento.

B. **As manifestações tardias** se desenvolvem em bebês não tratados e se caracterizam por inflamação granulomatosa crônica. Os sítios envolvidos com mais frequência são os ossos e as articulações, dentes, olhos e o sistema nervoso. A **Tríade de Hutchinson** (incisivos superiores rombudos, ceratite intersticial e surdez do oitavo nervo) além do nariz em sela são complicações nítidas. Algumas dessas consequências podem não se tornar aparentes até muitos anos após o nascimento, como a ceratite intersticial (5–20 anos de idade) e a surdez do oitavo nervo craniano (10–40 anos de idade). Muitas vezes se observa resposta não satisfatória ao tratamento com antibióticos.

VI. **Diagnóstico.** O diagnóstico se baseia na vigilância ativa e nos estudos de laboratório. A verificação materna durante a gestação para tratar a mãe e identificar o recém-nascido em risco é fundamental. A maioria dos bebês é assintomática ao nascer. Além da verificação para sífilis, esses bebês deverão ser testados também para a infecção por HIV.

A. **Exames laboratoriais.** Os pacientes com sífilis congênita ou adquirida produzem vários anticorpos diferentes que podem ser testados em laboratório. Esses anticorpos são agrupados em **testes não específicos de anticorpos não treponêmicos (NTA)** e **testes de anticorpos específicos treponêmicos (STA).** Os testes NTA (incluindo o VDRL, reagina plasmática rápida [RPR] e reagina automatizada) são testes de triagem baratos, rápidos e convenientes que podem indicar atividade da doença. Esses testes medem os anticorpos direcionados contra o antígeno lipoide do *T. pallidum*, a interação dos anticorpos com os tecidos do hospedeiro, ou ambos e são usados como testes de triagem inicial e quantitativamente para monitorar a resposta de um paciente ao tratamento e detectar a reinfecção e recidiva. As reações falso-positivas podem ser secundárias à doença autoimune, ao abuso de drogas intravenosas, envelhecimento, gravidez e muitas infecções, como: hepatite, mononucleose, sarampo e endocardite. A interpretação dos testes NTA e STA pode ser confundida por anticorpos de imunoglobulina G que passaram para o feto pela placenta.

1. **Testes não específicos de anticorpos não treponêmicos (NTA).** Os dois testes inespecíficos de triagem mais usados são o **VDRL** e o **RPR**. Um título de pelo menos 2 diluições (4 vezes) mais alto no bebê que na mãe significa provável infecção ativa. Os títulos deverão ser monitorados e repetidos a cada 2–3 meses após a terapia. A redução sustentada de 4 vezes nesse título, equivalente a uma mudança de 2 diluições (p. ex., de 1:32 para 1:8) no resultado do teste NTA após o tratamento demonstra, geralmente, que a terapia foi adequada, enquanto um aumento sustentado de 4 vezes no título de 1:8 para 1:32 após o tratamento sugere reinfecção ou recidiva. O título do teste NTA geralmente diminui 4 vezes dentro de 6–12 meses após a terapia para sífilis primária ou secundária e frequentemente se torna não reativo dentro de 1 ano. O **teste VDRL (não o RPR) deverá ser usado para o LCR**. Um teste normal resultará negativo, e qualquer teste positivo deverá ser acompanhado com um teste treponêmico específico. Quando os testes NTA são aplicados para monitorar a resposta ao tratamento, o mesmo teste (p. ex.; VDRL ou RPR) deverá ser usado durante todo o período de acompanhamento, preferivelmente pelo mesmo laboratório, para assegurar a comparabilidade dos resultados.

2. **Testes de anticorpos treponêmicos específicos (STA).** Estes testes verificam um diagnóstico de infecção atual ou passada e deverão ser aplicados se os resultados dos testes NTA forem positivos. Esses testes de anticorpos não se correlacionam com a atividade da doença e não são quantificados. Eles são úteis para diagnosticar um primeiro episódio de sífilis e para distinguir um resultado falso-positivo dos testes NTA. Entretanto, sua aplicação é limitada para avaliar a resposta à terapia e possíveis reinfecções. Uma vez positivo, o teste STA continuará positivo por toda a vida. Além disso, os testes STA não são 100% positivos para sífilis; as reações positivas variam em pacientes com outras doenças por espiroquetas, como: bouba, pinta, leptospirose, febre da mordida do rato, febre recidivante e doença de Lyme. Os testes

NTA podem ser aplicados para diferenciar a doença de Lyme da sífilis, pois o teste VDRL é não reativo na doença de Lyme. Os exemplos de testes STA incluem: teste de adsorção de anticorpo treponêmico fluorescente (**FTA-ABS**), teste de micro-hemaglutinação para anticorpos contra *T. pallidum* (**MHA-TP**), imunoensaio enzimático para *T. pallidum* (**TP-EIA**) e teste de aglutinação de partículas para *T. pallidum* (**TP-PA**). A verificação ***immunoblot* IgM específica** para *T. pallidum* no recém-nascido é capaz de identificar bebês com CS com alta sensibilidade; entretanto, esse teste não está disponível no comércio. Mais recentemente, alguns laboratórios clínicos e bancos de sangue iniciaram a triagem de amostras usando o teste **TP-EIA**, em vez de iniciarem com um teste NTA; as razões para essa mudança na sequência da triagem estão associadas a custo e problemas de mão de obra. Entretanto, essa abordagem de "triagem em sequência reversa" diz respeito a altas taxas de resultados falso-positivos, e, em 2011, o CDC recomendou a não adoção desse método.

3. **Identificação direta de *T. pallidum*.** O **exame em microscópio de campo escuro** e a coloração de **anticorpos fluorescentes diretos** podem ser realizados em amostras apropriadas para detectar espiroquetas e seus antígenos. Além disso, o teste de reação em cadeia da polimerase (**PCR**) para detecção de DNA de espiroquetas em amostras clínicas também foi desenvolvido, mas ainda não está disponível comercialmente.

4. **Punção lombar.** A doença envolvendo o CNS pode ser detectada examinando-se o CSF e por testes sorológicos positivos (VDRL ou FTA-ABS), exame em microscópio de campo escuro positivo para espiroquetas, PCR positiva para sífilis, contagem elevada de monócitos ou níveis proteicos elevados no CSF. O VDRL é o teste mais usado, mas alguns especialistas recomendam aplicar também o teste FTA-ABS, que pode ser mais sensível, embora menos específico que o VDRL. Os resultados do teste VDRL deverão ser interpretados com cuidado, pois um resultado negativo em um teste VDRL no CSF não exclui um diagnóstico de neurossífilis. Como alternativa, um teste VDRL reagente no CSF de recém-nascidos pode ser o resultado da presença de anticorpos de IgG não treponêmicos que cruzam a barreira hematoencefálica. A verificação da PCR do CSF pode-se mostrar muito útil para o diagnóstico de sífilis no CNS.

B. **Exames radiológicos.** As anormalidades radiográficas podem ser observadas em 65% dos casos. As manifestações notadas nos ossos longos incluem: periostite, osteíte e alterações metafisárias escleróticas. Os bebês também podem-se apresentar com pseudoparalisia ou fraturas patológicas.

VII. **Tratamento.** As precauções de isolamento para todas as doenças infecciosas, incluindo precauções para a mãe e o bebê, amamentação e questões de visitas podem ser encontradas no Apêndice F.

A. **Verificação materna durante a gravidez.** O CDC recomenda verificação de sífilis sorológica para todas as gestantes na primeira consulta pré-natal. A partir de 2003, a triagem para sífilis em gestantes durante o primeiro trimestre ou na primeira consulta de cuidados pré-natais passou a ser exigida por lei em 43 estados e no Distrito de Columbia, nos EUA. Nas comunidades ou populações em que o risco de sífilis congênita é alto, a verificação sorológica e a história sexual também deverão ser obtidas na 28ª semana de gestação e no parto. Qualquer mulher que dê à luz um bebê natimorto após a 20ª semana de gestação deverá ser testada para sífilis. Para mulheres tratadas durante a gravidez, a verificação sorológica de acompanhamento é necessária para avaliar a eficácia da terapia. O resultado de um teste NTA positivo (p. ex., VDRL) deverá ser confirmado com um teste STA (p. ex., TP-PA). A triagem rápida para sífilis pré-natal no local de cuidados por meio de tiras imunocromográficas está sendo considerada para países com recursos limitados.

B. **Avaliação e tratamento de recém-nascidos.** Nenhum bebê recém-nascido deverá receber alta hospitalar sem a determinação da situação sorológica da mãe para sífilis, pelo menos uma vez durante a gestação e também no parto, em comunidades e populações com risco elevado de CS. A verificação do sangue do cordão umbilical ou de amostra do soro do bebê é inadequada para triagem, pois esses componentes podem-se mostrar não reativos, se o resultado sorológico da mãe apresentar título baixo ou se ela tiver sido infectada mais tarde durante a gestação. Todos os bebês nascidos de mães soropositivas exigem exame cuidadoso e um teste NTA quantitativo. O teste aplicado em um bebê deverá ser o mesmo aplicado na mãe, para comparar os resultados dos títulos. **A abordagem** diagnóstica e terapêutica aos bebês sendo avaliados para CS é resumida na Figura 136-1.

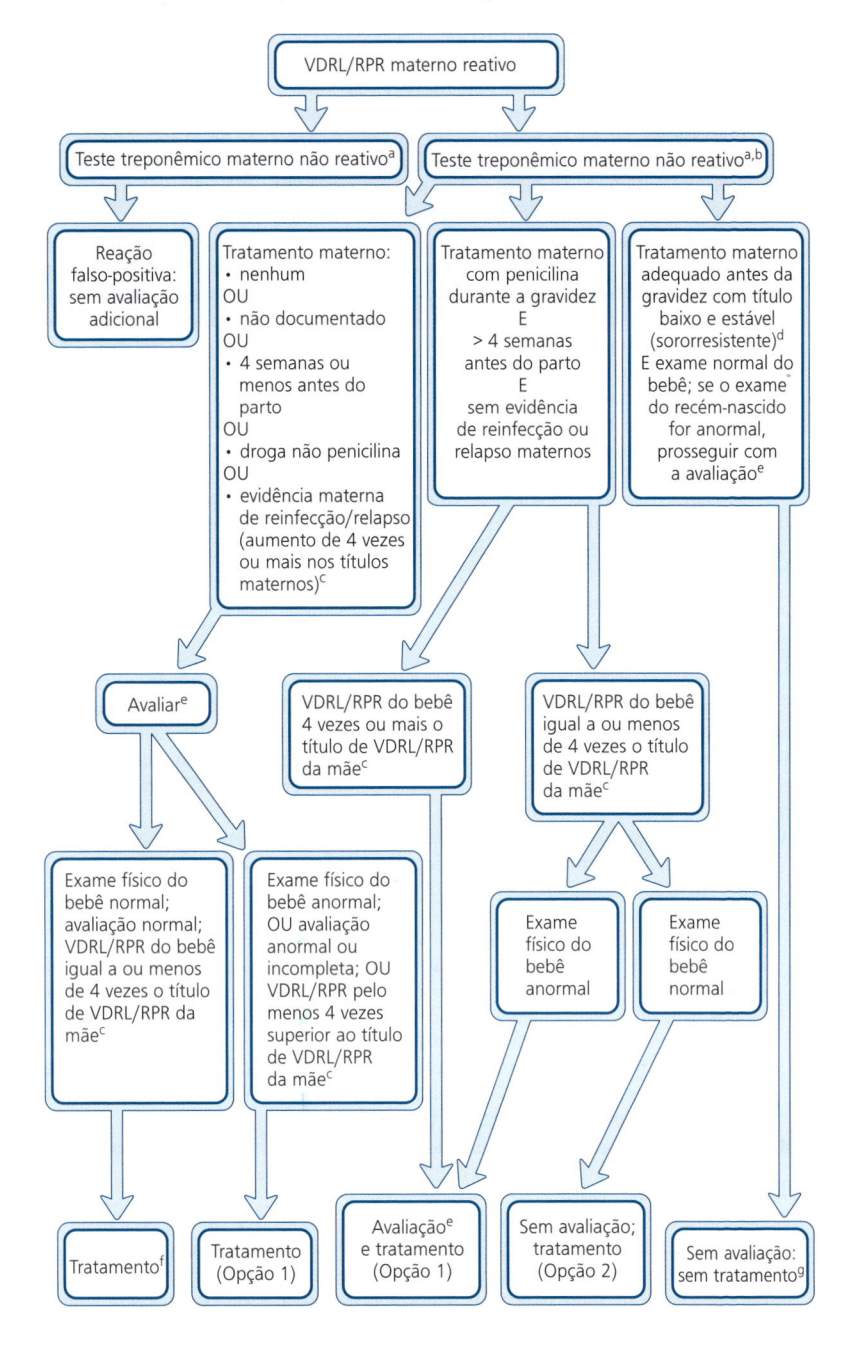

```
                          ┌─────────────────────────┐
                          │ VDRL/RPR materno reativo│
                          └─────────────────────────┘
```

- **Teste treponêmico materno não reativo[a]**
  - Reação falso-positiva: sem avaliação adicional
  - Tratamento materno:
    - nenhum
    OU
    - não documentado
    OU
    - 4 semanas ou menos antes do parto
    OU
    - droga não penicilina
    OU
    - evidência materna de reinfecção/relapso (aumento de 4 vezes ou mais nos títulos maternos)[c]

- **Teste treponêmico materno não reativo[a,b]**
  - Tratamento materno com penicilina durante a gravidez E > 4 semanas antes do parto E sem evidência de reinfecção ou relapso maternos
  - Tratamento materno adequado antes da gravidez com título baixo e estável (sororresistente)[d] E exame normal do bebê; se o exame do recém-nascido for anormal, prosseguir com a avaliação[e]

→ Avaliar[e]

- Exame físico do bebê normal; avaliação normal; VDRL/RPR do bebê igual a ou menos de 4 vezes o título de VDRL/RPR da mãe[c] → **Tratamento[f]**
- Exame físico do bebê anormal; OU avaliação anormal ou incompleta; OU VDRL/RPR pelo menos 4 vezes superior ao título de VDRL/RPR da mãe[c] → **Tratamento (Opção 1)**

- VDRL/RPR do bebê 4 vezes ou mais o título de VDRL/RPR da mãe[c] → **Avaliação[e] e tratamento (Opção 1)**

- VDRL/RPR do bebê igual a ou menos de 4 vezes o título de VDRL/RPR da mãe[c]
  - Exame físico do bebê anormal → **Sem avaliação; tratamento (Opção 2)**
  - Exame físico do bebê normal → **Sem avaliação: sem tratamento[g]**

FTA-ABS: adsorção de anticorpo treponêmico fluorescente; MHA-TP: teste de micro-hemaglutinação para anticorpos contra *Treponema pallidum*; RPR: reagina rápida do plasma; TP-EIA: imunoensaio enzimático para *T. pallidum*; TP-PA: aglutinação de partículas para *T.pallidum*; VDRL: Venereal Disease Research Laboratory.
^aTP-PA, FTA-ABS, TP-EIA ou MHA-TP.
^bTeste para anticorpo do vírus da imunodeficiência humana (HIV). Crianças de mães infectadas por HIV não exigem avaliação ou tratamento diferentes.
^cUma alteração de 4 vezes no título é o mesmo que uma alteração de 2 diluições. Por exemplo, um título de 1:64 é 4 vezes maior que um título de 1:16, e um título de 1:4 é 4 vezes menor que um título de 1:16.
^dAs mulheres que mantêm um título de VDRL de 1:2 ou menor ou RPR de 1:4 ou menor além de 1 ano após tratamento bem-sucedido são consideradas sororresistentes.
^eHemograma completo (CBC) e contagem de plaquetas; exame do líquido cefalorraquidiano (CSF) para contagem de células, proteína e VDRL quantitativo; outros testes conforme indicação clínica (p. ex., radiografias do tórax, radiografias dos ossos longos, exame oftalmológico, testes de função hepática, neuroimagens e resposta auditiva do tronco cerebral).
^fTratamento (Opção 1 ou Opção 2 a seguir) com muitos especialistas recomendando a Opção 1. Se for aplicada uma dose única de penicilina G benzatina, então o bebê deverá ser avaliado completamente, essa avaliação completa deverá ser normal e o acompanhamento deverá estar assegurado.
Caso qualquer parte da avaliação do bebê se mostre anormal ou não seja realizada, ou se a análise do CSF resultar inconclusiva, será necessário um curso de 10 dias de penicilina.
^gAlguns especialistas considerarão uma injeção intramuscular única de penicilina benzatina (Opção 2 de Tratamento), especialmente se o acompanhamento não for garantido.
Opções de tratamento:
(1) Penicilina G aquosa, 50.000 unidades/kg, via intravenosa, cada 12 horas (1 semana de idade ou menos) ou cada 8 horas (> 1 semana); ou penicilina G procaína, 50.000 unidades/kg, via intramuscular, como dose única diária durante 10 dias. Caso 24 horas ou mais de terapia sejam perdidas, todo o curso de tratamento deverá ser reiniciado.
(2) Penicilina G benzatina, 50.000 unidades/kg, via intramuscular, dose única.

FIGURA 136-1. Algoritmo para avaliação e tratamento de bebês nascidos de mulheres com testes sorológicos reativos para sífilis. (*Exibida com autorização da American Academy of Pediatrics. Syphilis.* In: *Pickering, LK, Baker CJ, Kimberlin DW, Long SS, eds.* Red Book: 2012 Report of the Committee on Infectious Diseases, *29th. ed. Elk Grove Village, IL: American Academy of Pediatrics; 2012:695*).

1. **Bebês com doença comprovada ou altamente provável** (exame físico anormal compatível com sífilis congênita, um título de NTA quantitativo sérico 4 vezes mais alto que o título da mãe, ou um teste microscópico em campo escuro ou de anticorpo fluorescente positivo de um fluido corporal). De acordo com as diretrizes do CDC, o tratamento recomendado é a **penicilina G cristalina aquosa**, 100.000–150.000 unidades/kg/d, administrada por via intravenosa em dose de 50.000 unidades/kg cada 12 horas durante os primeiros 7 dias de vida e cada 8 horas daí em diante em um total de 10 dias, ou **penicilina G procaína**, 50.000 unidades/kg/dose intramuscular (IM) em dose única diária durante 10 dias. Caso mais de um dia de terapia seja perdido, todo o curso de tratamento deverá ser reiniciado. Não há dados suficientes quanto ao uso de outros agentes antimicrobianos (p. ex., ampicilina). Um curso completo de 10 dias com penicilina é necessário, mesmo que a ampicilina tenha sido iniciada para prevenir uma possível sepse. Esses pacientes deverão sempre ser tratados com penicilina, mesmo que a dessensibilização para alergia a essa substância seja necessária (caso extremamente raro no período neonatal).
2. **Bebês assintomáticos com exame físico normal e título de NTA quantitativo sérico igual ou menor que 4 vezes o título materno** deverão ser tratados conforme a situação do tratamento materno:
    a. **Tratamento materno incerto.** A mãe não foi tratada, foi tratada inadequadamente ou não tem documentação que comprove ter sido tratada; a mãe foi tratada com eritromicina ou com outro regime sem penicilina; ou a mãe recebeu tratamento menos de 4 semanas antes do parto. Essas crianças deverão ser completamente avaliadas e tratadas conforme descrito na Seção VII.B.1. Como alternativa, pode-se aplicar **penicilina G benzatina**, 50.000 unidades/kg como dose única **IM**, desde que se assegure o acompanhamento aceitável.

b. **Tratamento materno adequado durante a gravidez.** (A terapia com penicilina foi administrada > 4 semanas antes do parto e a mãe não apresenta evidência de infecção ou relapso). Não há necessidade de avaliação; entretanto, recomenda-se aplicação de uma dose única **IM** de **penicilina G benzatina,** 50.000 unidades/kg.
c. **O tratamento antes da gravidez foi adequado, e o título de NTA da mãe permaneceu baixo e estável durante a gestação e o parto.** Nenhuma avaliação ou terapia será necessária para o bebê.
C. **Procedimentos de isolamento.** As precauções quanto à drenagem, secreções, sangue e fluidos corporais são recomendadas para todos os bebês com suspeita ou confirmação de CS, a menos que a terapia tenha sido administrada durante 24 horas.
D. **Cuidados no acompanhamento.** O bebê deverá ser submetido aos testes de NTA quantitativos repetidamente aos 3, 6 e 12 meses de idade. A maioria dos recém-nascidos apresenta título negativo com o tratamento adequado. Um título crescente exige investigação complementar e retratamento.
VIII. **Prognóstico.** Os bebês infectados precocemente durante a gestação geralmente nascem mortos. Aqueles infectados no segundo e terceiro trimestres estão em risco de nascimento prematuro, baixo peso ao nascer, óbito neonatal e infecção congênita sintomática. Os bebês infectados na passagem pelo canal de parto e tratados precocemente apresentam prognóstico excelente.

Referências Selecionadas

American Academy of Pediatrics. Syphilis. In: Pickering LK, Baker CJ, Kimberlin DW, Long SS, eds. *Red Book: 2012 Report of the Committee on Infectious Diseases.* 29th ed. Elk Grove Village, IL: American Academy of Pediatrics; 2012:690-703.
Caddy SC. Pregnancy and neonatal outcomes of women with reactive syphilis serology in Alberta, 2002 to 2006. *J Obstet Gynaecol Can.* 2011;33:453-459.
Centers for Disease Control and Prevention; Workowski KA, Berman SM. Sexually transmitted diseases treatment guidelines, 2010. *MMWR Recomm Rep.* 2010;59:36-39.
Centers for Disease Control and Prevention. Congenital syphilis: United States, 2003-2008. *MMWR Morb Mortal Wkly Rep.* 2010;59:413-417.
Herremans T, Kortbeek L, Notermans DW. A review of diagnostic tests for congenital syphilis in newborns. *Eur J Clin Microbiol Infect Dis.* 2010;29:495-501.
Kamb ML, Newman LM, Riley PL, et al. A road map for the global elimination of congenital syphilis. *Obstet Gynecol Int* (Epub head of print on July 14, 2010).
Reyna-Figueroa J, Esparza-Aguilar M, Hernández-Hernández Ldel C, Fernández-Canton S, Richardson-Lopez Collada VL. Congenital syphilis, a reemergent disease in Mexico: its epidemiology during the last 2 decades. *Sex Transm Dis.* 2011;38:798-801.
Tridapalli E, Capretti MG, Reggiani ML, et al. Congenital syphilis in Italy: a multicentre study. *Arch Dis Child Fetal Neonatal Ed.* 2012;97:F211-F213.
Woods CR. Congenital syphilis-persisting pestilence. *Pediatr Infect Dis J.* 2009;28:536-537.

137 Síndrome da Angústia Respiratória

I. **Definição.** A síndrome da angústia respiratória (RDS) foi conhecida anteriormente como **doença da membrana hialina.** A definição da Vermont Oxford Network para RDS exige que os recém-nascidos apresentem:
A. **Tensão de oxigênio arterial (Pao_2) < 50 mmHg e cianose central** à temperatura ambiente, uma exigência para oxigênio suplementar para manter a Pao_2 > 50 mmHg, ou exigência para oxigênio suplementar para manter a saturação do oxímetro de pulso acima de 85%.

B. **Apresentação característica na radiografia de tórax** (padrão reticulogranular uniforme aos campos pulmonares com ou sem volumes pulmonares baixos e broncograma aéreo) nas primeiras 24 horas de vida. O curso clínico da doença varia com o tamanho da criança, gravidade da doença, uso da terapia de reposição de surfactante, presença de infecção, grau de derivação do sangue através do ducto arterioso patente (PDA) do paciente e se a ventilação assistida foi ou não iniciada.

II. **Incidência.** A incidência da RDS é de ~91% nas semanas 23-25 de gestação, de 88% nas semanas 26-27, de 74% nas semanas 28-29 e de 52% nas semanas 30-31. Atualmente, espera-se que a incidência e a gravidade da RDS diminuam após o aumento no uso de esteroides antes do nascimento. Após a introdução do surfactante exógeno, a sobrevida à RDS está hoje > 90%. Durante a era do surfactante, a RDS responde por < 6% de todos os óbitos neonatais.

III. **Fisiopatologia.** A deficiência de surfactante é a causa primária da RDS, frequentemente complicada por uma parede torácica excessivamente complacente. Os dois fatores levam à atelectasia progressiva e à insuficiência de desenvolvimento da capacidade residual funcional eficaz (FRC). O surfactante é um material ativo na superfície produzido pelas células epiteliais das vias aéreas chamadas de pneumócitos tipo II. Essa linha celular se diferencia, e a síntese do surfactante se inicia com 24-28 semanas de gestação. As células do tipo II são sensíveis a e reduzidas por insultos de asfixia no período perinatal. A maturação dessa linha celular é retardada na presença de hiperinsulinemia fetal. A maturidade das células do tipo II é reforçada pela administração de corticosteroides pré-natais e pelo estresse intrauterino crônico, como a hipertensão induzida pela gestação, restrição do crescimento intrauterino e pela gestação de gêmeos. O surfactante, composto principalmente de fosfolipídios (75%) e proteína (10%), é produzido e armazenado nos corpos lamelares característicos dos pneumócitos tipo II. Essa lipoproteína é liberada nas vias aéreas, onde atua reduzindo a tensão da superfície e mantendo a expansão alveolar em pressões fisiológicas.

A. **Falta de surfactante.** Na falta de surfactante, os pequenos espaços aéreos entram em colapso; cada expiração resulta em atelectasia progressiva. O material proteináceo exsudativo e os resíduos epiteliais, oriundos do dano celular progressivo, se acumulam nas vias aéreas e reduzem diretamente a capacidade pulmonar total. Em espécimes patológicos, esse material cora tipicamente como membranas hialinas eosinofílicas que revestem os espaços alveolares e se estendem pelas pequenas vias aéreas.

B. **Parede torácica excessivamente complacente.** Na presença de parede torácica com suporte estrutural fraco secundário à prematuridade, as grandes pressões negativas geradas para abrir as vias aéreas colapsadas causam retração e deformidade da parede torácica, em vez de inflação dos pulmões pouco complacentes.

C. **Redução da pressão intratorácica.** O bebê com RDS e idade gestacional < 30 semanas frequentemente apresenta insuficiência respiratória imediata por causa da incapacidade de gerar a pressão intratorácica necessária para inflar os pulmões sem o surfactante.

D. **Derivação (*Shunting*).** A presença ou ausência de *shunt* cardiovascular por meio de PDA ou forame oval, ou ambos, pode mudar a apresentação ou o curso do processo da doença. Logo após o nascimento, a derivação predominante é da direita para a esquerda pelo forame oval para o átrio esquerdo, o que pode resultar em mistura venosa e piorar a hipoxemia. Após 18-24 h, *a* derivação da esquerda para a direita através do PDA pode-se tornar predominante como resultado da queda da resistência vascular pulmonar, levando ao edema pulmonar e comprometimento da troca gasosa alveolar. Infelizmente, isto quase sempre ocorre quando o bebê está começando a se recuperar da RDS e pode ser agravado pela terapia de reposição do surfactante.

IV. **Fatores de risco.** A Tabela 137-1 lista os fatores que aumentam ou diminuem o risco de RDS.

V. **Apresentação clínica**

A. **História.** O bebê frequentemente é pré-termo ou apresenta história de asfixia no período perinatal. Ele apresenta alguma dificuldade respiratória no nascimento, que se torna progressivamente mais grave. A piora clássica da atelectasia observada na radiografia de tórax e o aumento da necessidade de oxigênio para essas crianças foram substancialmente modifica-

Tabela 137–1. FATORES DE RISCO QUE AUMENTAM OU DIMINUEM O RISCO DA SÍNDROME DA ANGÚSTIA RESPIRATÓRIA

Risco Aumentado	Risco Diminuído
Prematuridade	Ruptura prolongada de membranas
Sexo masculino	Sexo feminino
Predisposição familiar	Parto vaginal
Parto cesáreo sem trabalho de parto	Uso de narcóticos/cocaína
Asfixia perinatal	Corticosteroides
Gestação múltipla	Hormônio da tireoide
Diabetes materna	Agentes tocolíticos

dos pela disponibilidade da terapia exógena de surfactante e do suporte efetivo da ventilação mecânica.

B. **Exame físico.** O recém-nascido com RDS sempre manifesta taquipneia, gemido expiratório, batimento das asas do nariz e retrações da parede torácica. O bebê pode apresentar cianose em ar ambiente. O gemido expiratório ocorre quando o bebê fecha parcialmente as pregas vocais para prolongar a expiração, e desenvolve ou mantém alguma FRC. De fato, este mecanismo melhora a ventilação alveolar. As retrações ocorrem e aumentam, conforme o bebê é forçado a desenvolver alta pressão transpulmonar para reinsuflar os espaços aéreos atelectásicos.

VI. Diagnóstico

A. **Radiografia de tórax.** Uma radiografia anteroposterior de tórax deve ser obtida para todos os recém-nascidos com desconforto respiratório de qualquer duração. O achado radiológico típico de RDS é um padrão reticulogranular uniforme, referido como aspecto em vidro moído, acompanhado de broncogramas aéreos periféricos (Figura 11–13). Durante o curso clínico, radiografias sequenciais podem revelar escapes de ar secundários à intervenção da ventilação mecânica, bem como o surgimento de alterações compatíveis com displasia broncopulmonar/doença pulmonar crônica (BPD/CLD) (Figura 11–7).

B. **Exames laboratoriais**
   1. **A Gasometria arterial** é essencial no tratamento da RDS. Em geral, realiza-se coleta intermitente de amostras arteriais. Embora não exista consenso, a maioria dos neonatologistas concorda que tensões arteriais de oxigênio de 50–70 mmHg e tensões arteriais de dióxido de carbono de 45–60 mmHg são aceitáveis. A maioria manteria o pH em ou acima de 7,25, e a saturação de oxigênio arterial entre 85–93%. Além disso, a monitorização do dióxido de carbono e do oxigênio transcutâneo contínuos ou da saturação de oxigênio, ou de ambos, tem-se mostrado valiosa na monitorização contínua desses recém-nascidos.
   2. **Exame minucioso para sepse.** Um rastreamento para sepse, incluindo hemograma completo e hemocultura, deve ser considerado para todo bebê com o diagnóstico de RDS, pois os aspectos clínicos da sepse de início precoce (p. ex., infecção por *Streptococcus* do grupo B) podem ser isoladamente indistinguíveis da RDS somente em bases clínicas.
   3. **Níveis séricos de glicose.** Esses valores podem estar inicialmente altos ou baixos e devem ser monitorados com atenção para avaliar a adequação da infusão de dextrose. A hipoglicemia por si só pode levar à taquipneia e ao desconforto respiratório.
   4. **Níveis séricos de eletrólitos, incluindo cálcio.** Estes valores devem ser controlados a cada 12–24 horas para o manejo de líquidos parenterais. A hipocalcemia pode contribuir para mais sintomas respiratórios e é comum em recém-nascidos doentes, não alimentados, prematuros ou asfixiados.

C. **Ecocardiografia.** Trata-se de uma ferramenta diagnóstica valiosa na avaliação de um bebê com hipoxemia e desconforto respiratório, sendo usada para confirmar o diagnóstico de PDA, bem como para documentar a resposta à terapia. A doença cardíaca congênita importante também pode ser excluída por esta técnica.

VII. Tratamento
A. Prevenção
1. **Corticosteroides pré-natais.** O tratamento com corticosteroides pré-natais está associado à redução geral de morte neonatal, RDS, hemorragia intraventricular, enterocolite necrosante, suporte ventilatório, admissões na unidade de tratamento intensivo e infecções sistêmicas nas primeiras 48 horas de vida. Recomenda-se um curso único de esteroides pré-natais entre 24 e 34 semanas de gestação para todas as gestantes em risco de parto prematuro dentro de 7 dias. Um curso único deverá ser administrado às gestantes com ruptura prematura das membranas antes de 32 semanas de gestação, para reduzir os riscos de RDS, mortalidade perinatal e outras morbidades. A eficácia do uso de corticosteroides com 32–33 semanas completas de gestação para ruptura de membranas antes de parto prematuro ainda é obscura com base nas evidências atuais, mas pode ser benéfica especialmente na presença documentada de imaturidade pulmonar. Os corticosteroides pré-natais deverão ser considerados para ameaça de partos prematuros com 22–23 semanas de gestação. A redução da exposição pré-natal aos corticosteroides melhorou a sobrevida de bebês excessivamente prematuros. O tratamento pré-natal com corticosteroides nas semanas 34–36 de gestação não reduziu o risco da morbidade respiratória nos recém-nascidos. O melhor intervalo de tratamento até o parto é de > 24 e < 7 dias após o início do tratamento com esteroides. Um segundo curso deverá ser considerado, se o risco de RDS parecer superar a incerteza sobre reações adversas possíveis a longo prazo. O regime de glicocorticoides recomendado consiste na administração à mãe de duas doses de 12 mg de betametasona fornecida por via intramuscular com intervalo de 24 horas. A dexametasona não é mais recomendada em razão do maior risco de leucomalacia periventricular cística entre os bebês muito prematuros expostos à droga no período pré-natal.
2. **As medidas de prevenção** podem melhorar a sobrevida de bebês em risco para RDS. São elas: **ultrassonografia pré-natal** para a avaliação mais precisa da idade gestacional e bem-estar fetal; **monitorização fetal contínua** com objetivo de documentar o bem-estar fetal durante o trabalho de parto ou para sinalizar a necessidade de intervenção quando ocorre sofrimento fetal; uso de **agentes tocolíticos** para evitar e tratar o trabalho de parto prematuro e **avaliação da maturidade pulmonar fetal** antes do parto (relação lecitina/esfingomielina e fosfatidilglicerol; ou corpos lamelares de fluido amniótico, ver Capítulo 1) para prevenir a prematuridade iatrogênica.

B. Reposição de surfactante
(ver também Capítulo 8). Este tratamento é atualmente considerado como padrão de cuidados no tratamento de bebês intubados com RDS. Desde o fim da década de 1980, foram conduzidos mais de 30 ensaios clínicos randomizados, envolvendo mais de 6.000 bebês. As revisões sistemáticas desses ensaios demonstraram que o surfactante, seja ele usado de maneira profilática na sala de parto ou no tratamento da doença estabelecida, promove a diminuição significativa do risco de pneumotórax e de óbito. Esses benefícios foram observados tanto nos ensaios realizados com extratos tanto naturais quanto sintéticos de surfactantes. A reposição profilática de surfactante para prevenir a RDS em recém-nascidos nascidos com menos de 31 semanas de gestação tem reduzido o risco de morte ou de BPD/CLD, mas pode resultar em intubação e tratamento desnecessários de alguns bebês. Um consenso recente recomenda a profilaxia com surfactante (nos primeiros 15 minutos de vida) para quase todos os bebês com idade gestacional < 26 semanas. A profilaxia também deverá ser administrada a todos os bebês prematuros com RDS que exijam intubação na sala de parto para estabilização. Surfactante de resgate precoce deverá ser administrado a recém-nascidos prematuros com evidência de RDS. Os efeitos da terapia com surfactantes são melhores quanto mais cedo for iniciado no curso da RDS. Uma segunda e, às vezes, uma terceira dose de surfactante deverão ser administradas nos casos com evidência contínua de RDS (ou seja, necessidade persistente de ventilação mecânica e de suplementação de oxigênio).

As preparações naturais (derivadas de pulmões de animais) de surfactantes são melhores que as sintéticas (sem proteína) na redução dos escapes de ar dos pulmões. Portanto, os surfactantes naturais são os preferidos. Estudos clínicos comparando os surfactantes derivados de bovinos e porcinos demonstraram melhora mais rápida na oxigenação nestes últimos. Melhor sobrevida foi demonstrada em uma metanálise comparando dose de 200 mg/kg de poractante alfa com 100 mg/kg de beractante, ou 100 mg/kg de poractante alfa para tratamento de resgate de RDS leve à moderada. O tratamento com poractante alfa para RDS foi associado, em um estudo retrospectivo, à probabilidade de óbito significativamente reduzida, em comparação ao calfactante, e a uma tendência em direção à mortalidade reduzida quando comparado ao beractante.

A ventilação mecânica pode ser evitada com o uso da técnica INSURE (Intubar-Surfactante-Extubar) para CPAP [pressão aérea positiva contínua] quando se administra um surfactante. Isto reduziu a necessidade de ventilação mecânica e o desenvolvimento de BPD/CLD em estudos randomizados. A extubação imediata (ou precoce) para suporte não invasivo (CPAP ou ventilação nasal positiva intermitente) após a administração de surfactante deverá ser considerada em recém-nascidos em situações, caso contrário, estáveis.

Atualmente, estudos de acompanhamento a longo prazo não demonstraram diferenças significativas entre pacientes tratados com surfactantes e grupos de controle não tratados em relação a PDA, hemorragia intraventricular, retinopatia da prematuridade, enterocolite necrosante e BPD/CLD. Foi demonstrado que a permanência na ventilação mecânica e os dias totais de ventilador foram reduzidos com o uso de surfactante em todos os níveis de idade gestacional, mesmo com o aumento de recém-nascidos com peso extremamente baixo ao nascer. A queda dramática em óbitos por RDS começou, em 1991, refletida provavelmente na introdução da terapia de reposição de surfactante. Nos estudos de acompanhamento a longo prazo, não foi identificada nenhuma reação adversa atribuída ao surfactante.

C. Suporte ventilatório

1. **Intubação endotraqueal e ventilação mecânica.** Estas são os pilares da terapia para bebês com RDS em que a apneia ou hipoxemia com acidose respiratória se desenvolve. Os modos de ventilação mecânica (MV) incluem: o convencional, como a ventilação com pressão positiva intermitente (IPPV) e a ventilação de alta frequência oscilatória (HFOV). Os ventiladores com capacidade de sincronizar o esforço respiratório podem gerar menos pressão acidental na via aérea e reduzir o barotrauma. As configurações do ventilador deverão ser ajustadas com frequência, para manter as pressões e as concentrações de oxigênio inspirado o mais baixo possível na tentativa de minimizar o dano ao tecido parenquimatoso. A HFOV pode ser útil como terapia de resgate em recém-nascidos com insuficiência respiratória em IPPV. A HFOV de resgate reduz os escapes de ar dos pulmões, mas está associada ao aumento no risco de hemorragia intraventricular. A evidência existente é insuficiente para recomendar o uso rotineiro de HFOV em vez da ventilação convencional para bebês prematuros com doença pulmonar. A hipocapnia está associada ao aumento nos riscos de BPD/CLD e de leucomalacia periventricular e deverá, portanto, ser evitada. Para minimizar a duração da MV, o desmame deverá ser iniciado assim que se atingir uma troca gasosa satisfatória. Deve-se usar cafeína rotineiramente para neonatos muito prematuros com RDS para aumentar a extubação.

2. **Pressão positiva contínua nas vias aéreas (CPAP) e ventilação nasal mandatória intermitente sincronizada (SIMV).** A CPAP nasal (NCPAP) ou nasofaríngea (NPCPAP) pode ser usada precocemente para retardar ou evitar a necessidade da intubação endotraqueal e da ventilação mecânica. Recomenda-se que o tratamento com CPAP tenha início desde o nascimento em todos os bebês com risco de RDS, como aqueles nascidos com menos de 30 semanas de gestação. Dessa forma, alguns bebês com RDS podem ser tratados sem a reposição de surfactante. Entretanto, o não uso de surfactante aumenta o risco de pneumotórax. O uso de NCPAP ou de NPCPAP na extubação após a ventilação mecânica reduz a chance de reintubação quando se aplica pressão de pelo menos 5 cm H_2O. A **SIMV nasal** é uma forma potencialmente útil para aumentar a NCPAP. A habilidade de sincronizar as respirações do ventilador com o ciclo respiratório da própria criança tornou viável este modo de ventilação. Em três ensaios clínicos, a SIMV nasal reduziu a incidência de sintomas de falha na extubação, quando comparada à NCPAP. Garras binasais curtas deverão ser usadas em vez de uma única garra.

3. **Sistema de cânulas nasais umidificadas de alto fluxo.** Este sistema foi introduzido nos cuidados respiratórios ao recém-nascido como forma de fornecer pressão positiva de expansão, até comparável à NCPAP, a um neonato com angústia respiratória. O sistema visa a maximizar a tolerância do paciente, usando fluxo gasoso aquecido e umidificado (≥ 1 L/min). Os estudos de comparação de cânulas nasais de alto fluxo com SIMV nasal para RDS estão em andamento.
4. **Complicações.** Escapes de ar pulmonar, como pneumotórax, pneumomediastino, pneumopericárdio e enfisema intersticial pulmonar podem ocorrer (Capítulo 139). As complicações crônicas incluem problemas respiratórios, como BPD/CLD (Capítulo 90) e estenose traqueal.

D. **Suporte nutricional e hidratação.** Em bebês muito doentes, é possível manter o suporte nutricional com a nutrição parenteral por um período longo. A nutrição parenteral total e a alimentação enteral mínima podem ser iniciadas no primeiro dia de vida. Entretanto, o equilíbrio hídrico cuidadoso deverá ser mantido. As necessidades específicas dos bebês prematuros e a termo estão sendo cada vez mais bem compreendidas, e as preparações nutricionais disponíveis refletem essa compreensão (Capítulos 9 e 10).

E. **Antibioticoterapia.** Em geral, são administrados inicialmente os antibióticos que cobrem a maior parte das infecções neonatais mais comuns.

F. **Sedação.** Usada com frequência com o objetivo de controlar a ventilação nesses bebês doentes. Para analgesia podem ser usados: **morfina, fentanil** ou **lorazepam**, bem como para sedação, mas existe grande controvérsia com relação a esse tratamento. As vantagens do tratamento relatadas incluem melhor sincronia ventilatória e função pulmonar. Já foi sugerido que, a longo prazo, ocorrem menos sequelas neurológicas adversas. As respostas neuroendócrinas à ventilação mecânica são aliviadas pelo tratamento com opioides, que pode ser benéfico a longo prazo. No entanto, os médicos devem considerar as reações adversas da medicação, especialmente opioides, incluindo hipotensão com morfina e rigidez de parede torácica com fentanil. Tolerância, dependência e abstinência são comuns. Além disso, o tratamento farmacológico não reduz as sequelas adversas, pelo menos a curto prazo. As lacunas mais importantes a serem conhecidas dizem respeito à incapacidade de avaliar a dor crônica nessa população e os efeitos do tratamento a longo prazo. O manuseio mínimo para evitar a dor é um meio importante para reduzir a necessidade do tratamento da dor em recém-nascidos ventilados. A paralisia muscular com **pancurônio** para bebês com RDS permanece *controversa*. A sedação pode ser indicada para bebês que "brigam" com o ventilador e exalam durante o ciclo inspiratório da ventilação mecânica. Este padrão respiratório pode aumentar a probabilidade de complicação como escape de ar e, portanto, deve ser evitado. A sedação de bebês com fluxo sanguíneo cerebral flutuante teoricamente diminui o risco de hemorragia intraventricular. (Consulte Capítulo 78).

VIII. **Prognóstico.** Embora a sobrevida de recém-nascidos com RDS tenha aumentado muito, o prognóstico para a sobrevida com ou sem sequelas neurológicas e respiratórias é altamente dependente do peso de nascimento e da idade gestacional. Morbidades maiores (BPD/CLD, Enterocolite necrosante e hemorragia intravascular grave) e o comprometimento do crescimento pós-natal permanecem elevados nos bebês menores.

Referências Selecionadas

Committee on Obstetric Practice. Antenatal corticosteroid therapy for fetal maturation. *Obstet Gynecol.* 2011;117:422.

Davis P, Lemyre B, de Paoli AG. Nasal intermittent positive pressure ventilation (NIPPV) versus nasal continuous positive airway pressure (NCPAP) for preterm neonates after extubation. *Cochrane Database Syst Rev.* 2001;CD002272.

Davis PG, Henderson-Smart DJ. Nasal continuous airway pressure immediately after extubation for preventing morbidity in preterm infants. *Cochrane Database Syst Rev.* 2003;CD000143.

EuroNeoStat Annual Report for Very Low Gestational Age Infants 2006. The ENS Project: Barakaldo, Spain.

Greenough A, Milner AD, Dimitriou G. Synchronized mechanical ventilation for respiratory support in newborn infants. *Cochrane Database Syst Rev.* 2001;CD000456.

Hall RW, Boyle E, Young T. Do ventilated neonates require pain management? *Semin Perinatol.* 2007;31:289-297.

Henderson-Smart DJ, Cools F, Bhuta T, Offringa M. Elective high frequency oscillatory ventilation versus conventional ventilation for acute pulmonary dysfunction in preterm infants. *Cochrane Database Syst Rev.* 2007;CD000104.

Lampland A, Plumm B, Meyers PA, Worwa CT, Mammel MC. Observational study of humidified high-flow nasal cannula compared with nasal continuous positive airway pressure. *J Pediatr.* 2009;154:177-182.

Miller MJ, Fanaroff AA, Martin RJ. Respiratory disorders in preterm and term infants. In: Fanaroff AA, Martin RJ, eds. *Neonatal-Perinatal Medicine: Diseases of the Fetus and Infant.* 7th ed. St. Louis, MO: Mosby; 2002.

Mori R, Kusuda S, Fujimura M; Neonatal Research Network Japan. Antenatal corticosteroids promote survival of extremely preterm infants born at 22 to 23 weeks of gestation. *J Pediatr.* 2011;159:110.e1-114.e1.

Morley CJ, Davis PG, Doyle LW, et al. Nasal CPAP or intubation at birth for very preterm infants. *N Engl J Med.* 2008;358:700-708.

Ramanathan R, Bhatia JJ, Sekar K, Ernst FR. Mortality in preterm infants with respiratory distress syndrome treated with poractant alfa, calfactant or beractant: a retrospective study. *J Perinatol* (Epub ahead of print on September 1, 2011).

Roberts D. Antenatal corticosteroids in late preterm infants. *BMJ.* 2011;342:d1614.

Roberts D, Dalziel S. Antenatal corticosteroids for accelerating fetal lung maturation for women at risk of preterm birth. *Cochrane Database Syst Rev.* 2006;CD004454.

Soll RF, Morley CJ. Prophylactic versus selective use of surfactant for preventing morbidity and mortality in preterm infants. *Cochrane Database Syst Rev.* 2001;2:CD000510.

Stevens TP, Harrington EW, Blennow M, Soll RF. Early surfactant administration with brief ventilation vs. selective surfactant and continued mechanical ventilation for preterm infants with or at risk for respiratory distress syndrome. *Cochrane Database Syst Rev.* 2007;CD003063.

Sweet D, Carnielli V, Greisen G, et al. European consensus guidelines on the management of neonatal respiratory distress syndrome in preterm infants: 2010 update. *Neonatology.* 2010;97:402-417.

138 Síndromes Comuns de Múltiplas Anomalias Congênitas

I. **Definição.** Uma anomalia congênita é definida como um defeito estrutural, presente ao nascimento e diferente do padrão normal. Estas anomalias podem ser divididas em **anomalias maiores** que requerem cuidados médicos e cirúrgicos (p. ex., defeito cardíaco congênito, fenda palatina, meningomielocele) e **anomalias menores** que não possuem importância médica (p. ex., prega palmar única, prega epicântica, clinodactilia do quinto dedo). As anomalias podem ser classificadas com base no processo de desenvolvimento envolvido em suas formações. Tipos bem definidos de anomalias incluem malformações, deformidades, disrupções, displasias, síndromes, associações e sequências (Tabela 84–1). Também é importante entender que estas anomalias podem não ser mutuamente exclusivas por completo. A Tabela 84–1 proporciona uma visão geral das anomalias congênitas que estão associadas à doença cardíaca congênita, e a Tabela 84–2 revisa os teratógenos associados a algumas destas lesões.

II. **Incidência.** Aproximadamente 1–3% dos recém-nascidos possuem mais de uma anomalia congênita maior reconhecida ao nascimento. Estes bebês geralmente apresentam um maior período de permanência hospitalar e maiores taxas de mortalidade. Malformações podem causar > 20% das mortes neonatais.

III. **Abordagem geral ao diagnóstico.** No controle de síndromes de múltiplas anomalias congênitas (MCA), o neonatologista precisa lidar com questões clínicas complexas que requerem uma

Tabela 138–1. TIPOS DE ANOMALIAS CONGÊNITAS

Malformação: O defeito morfológico de um órgão ou de uma região maior do corpo em consequência de um processo de desenvolvimento intrinsicamente anormal. Um defeito primário

Deformação: Uma alteração no formato e/ou estrutura causada por forças bioquímicas que distorcem estruturas de desenvolvimento normal. Um defeito secundário

Disrupção: Um defeito estrutural decorrente de um insulto extrínseco a um processo de desenvolvimento originalmente normal

Displasia: Uma anormalidade na organização ou diferenciação das células em um tipo específico de tecido, resultando em alterações estruturais clinicamente aparentes

Síndrome: Um padrão reconhecível de anomalias com causas específicas

Associação: Uma associação não aleatória e estatisticamente significativa de múltiplas anomalias para as quais nenhuma etiologia específica tenha sido descrita

Sequência: Um padrão de múltiplas anomalias derivadas de uma única anormalidade seguida por uma cascata de efeitos secundários

---

gama variada de habilidades diagnósticas. Sem um diagnóstico correto da síndrome de MCA, muitas formas disponíveis de terapia não são utilizadas, e outras podem ser tentadas, embora com relativa ineficácia. Além disso, um aconselhamento pouco realista pode ser fornecido sobre o prognóstico e risco de recorrência. Apenas algumas síndromes comuns de MCA são potencialmente fatais no período neonatal. É importante observar, no entanto, que **malformações são a causa mais comum de morte neste ponto crítico** da vida. A Tabela 138–2 lista os sintomas e sinais que devem alertar o clínico à possibilidade de distúrbios ou malformações criptogênicas. Obviamente, se malformações evidentes estiverem presentes, uma síndrome de MCA será imediatamente reconhecida, com subsequentes esforços diagnósticos. Entretanto, se as características externas do distúrbio forem discretas ou inespecíficas, e os procedimentos habituais associados ao suporte intensivo ao recém-nascido tiverem sido iniciados, os achados podem não ser reconhecidos precocemente. Todas as manifestações listadas na Tabela 138–2 são mais comuns em recém-nascidos com síndromes de MCA. Etiologias subjacentes para síndromes de MCA incluem anormalidades cromossômicas, distúrbios monogênicos, distúrbios multifatoriais e etiologias desconhecidas. A abordagem diagnóstica às síndromes de MCA em neonatos não é diferente daquela em crianças mais velhas. Visto que muitas destas crianças encontram-se intubadas com múltiplos acessos e tubos, uma avaliação detalhada das características físicas pode ser desafiadora. Fotografias clínicas são essenciais, especialmente quando um geneticista clínico não

Tabela 138–2. SINTOMAS E SINAIS EM NEONATOS QUE PODEM INDICAR UMA SÍNDROME DE MÚLTIPLAS ANOMALIAS CONGÊNITAS

Pré-natal
Oligo-hidrâmnio
Poli-hidrâmnio
Atividade fetal reduzida ou incomum
Problema/posição fetal anormal

Pós-natal
Anormalidades de tamanho: Pequeno ou grande para a idade gestacional, microcefalia ou macrocefalia, abdome grande ou irregular, tórax pequeno, desproporção entre membros e tronco, assimetria
Anormalidades de tônus: hipotonia, hipertonia
Anormalidades de posição: Contraturas articulares, fixação articular em extensão, hiperextensão das articulações
Aberrações da linha média: hemangiomas, tufos de pelos, depressões ou sulcos
Problemas de secreção, excreção ou edema: ausência de micção, ausência de eliminação de mecônio, secreções nasais ou orais crônicas, edema (nucal, podal, generalizado, ascite)
Sintomas: convulsões inexplicáveis, desconforto respiratório resistente ou inexplicável
Distúrbios metabólicos: hipoglicemia resistente, hipoglicemia ou hiperglicemia inexplicável, policitemia, hiponatremia, trombocitopenia

está disponível no local. Se especialistas nestas áreas médicas não estiverem disponíveis, um telefonema a um centro médico universitário para aconselhamento profissional é frequentemente útil. Se o bebê estiver gravemente enfermo e suspeita de uma síndrome de MCA estiver presente, é importante a pesquisa por outras malformações importantes (p. ex., ecocardiografia, ultrassonografia renal/abdominal, exames de imagem do crânio). **A base para o diagnóstico de uma síndrome de MCA em um neonato envolve uma combinação da definição das manifestações clínicas e dos testes genéticos diagnósticos.** Problemas diagnósticos também podem ocorrer, pois os esforços imediatos tendem a se concentrar na terapia. Todavia, o diagnóstico geralmente facilitará ou orientará a terapia de forma mais eficiente.

IV. Testes genéticos

A. Hibridização genômica comparativa (CGH) ou análise cromossômica por microarranjo (CMA). Uma nova, porém bem estabelecida, técnica citogenética que pode ser utilizada para detectar deleções ou duplicações cromossômicas. A CGH/CMA é uma técnica fluorescente que compara um DNA de referência padrão ao DNA do paciente. Dependendo do laboratório e plataforma específica utilizada, comparações são feitas em centenas a milhares de regiões por todo o genoma para avaliar as diferenças no número de cópias entre as 2 amostras. A CGH/CMA determina as regiões comuns de microdeleção e microduplicação, regiões subteloméricas e regiões pericentroméricas. Este teste é capaz não apenas de diagnosticar anormalidades cromossômicas descritas, como também de detectar novas alterações. Recentemente, a técnica de CGH/CMA tem substituído o cariótipo de alta resolução como o teste de primeira linha para recém-nascidos com MCA.

B. Cariótipo de alta resolução. Este teste tipicamente envolve a análise dos cromossomos obtidos dos leucócitos presentes em uma amostra de sangue periférico e não é afetado pela transfusão de hemácias. O término deste processo pode demorar até 2 semanas. Diferenças no número de cromossomos, grandes deleções ou duplicações cromossômicas e translocações podem ser detectadas. Este teste permanece o padrão para confirmação de um fenótipo clínico bem reconhecido (p. ex., síndrome de Down), porém foi substituído pela CGH/CMA como o teste de primeira linha para bebês com MCA.

C. Hibridização *in situ* fluorescente (FISH). Uma técnica citogenética em que uma sonda pode ser usada para detectar sequências específicas de DNA. A técnica de FISH pode ser realizada em preparações que requerem a cultura e sincronização de células para detectar pequenas deleções cromossômicas ou submicroscópicas. Este processo é mais rápido do que o cariótipo de alta resolução, mas ainda pode demorar vários dias para ser concluído. A FISH também pode ser realizada em uma amostra em interfase ou não sincronizada. Tipicamente, a FISH em interfase é feita para avaliar as formas de aneuploidia cromossômica. As sondas de FISH podem ser utilizadas para estimar o número de cópias de um determinado cromossomo. A maioria dos laboratórios comerciais oferece um painel para determinar as cópias dos cromossomos 13, 18, 21, X e Y. Esta determinação pode ser feita em uma amostra em interfase, e um resultado é obtido após 48 horas. Este teste pode ser muito importante para uma rápida confirmação de um diagnóstico em um bebê gravemente enfermo com trissomia 13, 18 ou 21 ou síndrome de Turner. Além da técnica de FISH em interfase, um cariótipo de alta resolução completo deve ser realizado para determinar a presença de uma possível translocação.

V. Aconselhamento genético.
Para síndromes de MCA, o aconselhamento é complexo e requer muita sensibilidade. Em primeiro lugar, é importante ter um diagnóstico seguro se possível. O próximo passo é estabelecer o entendimento dos pais de toda a situação e o que outros profissionais disseram a eles. Antes do aconselhamento, certifique-se de conhecer todas as perguntas que os pais procuram respostas. Não forneça detalhes excessivos em relação aos fatos e tente evitar prognósticos específicos, particularmente no que diz respeito ao tempo e presença ou ausência de determinados problemas relacionados com o futuro. Ofereça algum grau de esperança, porém seja honesto e realista, particularmente se os pais exigirem. Assuma frequentes sessões de aconselhamento de seguimento, e estabeleça um programa a longo prazo para tratamento e avaliações da criança. O risco de recorrência e a disponibilidade de diagnóstico pré-natal nas gestações subsequentes são áreas mandatórias a serem abordadas. Lembre-se: Você pode ver o problema da criança de modo diferente dos pais. Consequentemente, trabalhe com a família a partir da perspectiva deles.

VI. Síndromes cromossômicas.
As síndromes de MCA mais comuns diagnosticadas no período neonatal são cromossômicas.

A. Trissomia 21 (síndrome de Down)
1. **Incidência.** A trissomia 21 é, sem dúvida, a síndrome de MCA mais comum, ocorrendo em cerca de 1 em cada 650 nascidos vivos.
2. **Mortalidade neonatal.** Bem pequena e, em grande parte, decorrente de anomalias cardíacas graves ou leucemias congênitas.
3. **Achados físicos.** Os achados incluem hipotonia, um reflexo de Moro diminuído ou ausente, perfil facial plano, fendas palpebrais oblíquas para cima, manchas de Brushfield, aurículas anômalas, hiperextensibilidade articular, excesso de pele nucal, braquidactilia/clinodactilia do quinto dedo e uma prega palmar transversal única.
4. **Anomalias associadas.** Incluem defeitos cardíacos congênitos (cerca de 50%), mais comumente um defeito do septo atrioventricular ou defeito do septo ventricular. Malformações gastrointestinais maiores incluem a doença de Hirschsprung, atresia duodenal ou esofágica, ânus imperfurado e anomalias dos tratos renal e urinário.

B. Trissomia 18 (síndrome de Edward)
1. **Incidência.** Aproximadamente 1 em cada 5.000–7.000 nascidos vivos. Existe uma relação entre os sexos feminino e masculino de 4:1.
2. **Mortalidade neonatal.** A expectativa de vida média é de 48 dias. Mais de 90% dos bebês morrem nos primeiros 6 meses de vida. Sobrevida além do primeiro ano é rara.
3. **Achados físicos.** Consistem em deficiência dos crescimentos pré-natal e pós-natal, diminuição da gordura subcutânea, hipotonia inicial seguida por hipertonia, microcefalia, dolicocefalia com um occipital proeminente, micrognatia, aurículas malformadas, esterno curto com hipertelorismo mamário, dedos sobrepostos com unhas hipoplásicas e pés tortos ou em "mata-borrão".
4. **Anomalias associadas.** Doença cardíaca congênita está tipicamente presente (incidência de 95%) e é geralmente complexa. Anomalias menos frequentes incluem criptorquidismo, rim em ferradura e hérnia umbilical ou inguinal.

C. Trissomia 13 (síndrome de Patau)
1. **Incidência.** Aproximadamente 1 em cada 12.000 nascidos vivos.
2. **Mortalidade neonatal.** A expectativa de vida média é de 130 dias. Quarenta e cinco por cento dos bebês morrem no primeiro mês de vida. Sobrevida além do primeiro ano é rara.
3. **Achados físicos.** Consistem em baixo peso ao nascer, microcefalia com fronte inclinada, aplasia cutânea no couro cabeludo, polidactilia pós-axial e dedos sobrepostos e fletidos com unhas hiperconvexas.
4. **Anomalias associadas.** Doença cardíaca congênita está tipicamente presente (incidência de 95%) e é geralmente complexa. Anormalidades renais são comuns e podem incluir rins policísticos, hidronefrose, hidroureteres ou rim em ferradura. Holoprosencefalia, criptorquidismo, uma artéria umbilical única e hérnias inguinais ou umbilicais são comuns.

D. Monossomia do cromossomo X (síndrome de Turner)
1. **Incidência.** Aproximadamente 1 em cada 2.500 nascidos vivos do sexo feminino.
2. **Mortalidade neonatal.** A síndrome de Turner é geralmente compatível com a sobrevida, se a criança atingir o termo. Aproximadamente 98–99% dos fetos com síndrome de Turner são abortados espontaneamente.
3. **Achados físicos.** Consistem em pregas epicânticas, orelhas proeminentes, micrognatia, linha posterior de implantação dos cabelos baixa, excesso de pele nucal, pescoço alado, tórax amplo com hipertelorismo mamilar, unhas hipoplásicas, linfedema periférico das mãos e pés e nevos pigmentados.
4. **Anomalias associadas.** Incluem defeitos cardíacos congênitos, tipicamente uma valva aórtica bicúspide ou coarctação da aorta, rim em ferradura e disgenesia gonadal.

E. Síndrome de deleção 22q11.2 (síndrome de DiGeorge, síndrome velocardiofacial).
Sabe-se que os fenótipos da síndrome de DiGeorge (doença cardíaca congênita, hipocalcemia e imunodeficiência), da síndrome velocardiofacial (incompetência velofaríngea, doença cardíaca

congênita e aspectos faciais característicos) e síndrome da anomalia facial conotruncal são todos abrangidos e resultantes da deleção do cromossomo 22q11.2.
1. **Incidência.** Aproximadamente 1 em cada 5.000 nascidos vivos.
2. **Mortalidade neonatal.** As mortes neonatais ocorrem em < 10% dos casos e são quase que exclusivamente decorrente de defeitos cardíacos.
3. **Achados físicos.** Consistem em uma gama de malformações, incluindo:
    a. **Doença cardíaca congênita (~75%).** Tipicamente malformações conotruncais, incluindo tetralogia de Fallot, arco aórtico interrompido, defeitos do septo ventricular ou tronco arterial comum.
    b. **Anormalidades palatinas (~70%).** Tipicamente incompetência velofaríngea, fenda palatina submucosa e fenda palatina.
    c. **Função imune (~75%).** Tipicamente imunodeficiência ocorre como resultado da hipoplasia tímica e anormalidades secundárias nos linfócitos T.
    d. **Características craniofaciais.** Tipicamente incluem microcefalia, achatamento malar, retração mandibular, hélice superior da orelha dobrada e hélice em formato retangular, raiz nasal proeminente, ponta nasal bulbosa, pálpebras caídas e hipertelorismo. No entanto, alguns neonatos não fornecem pistas do diagnóstico subjacente com base em suas características faciais, especialmente pessoas de descendências afro-americana.
4. **Anomalias associadas.** Incluem hipocalcemia (~50%), problemas alimentares significativos (~30%), anomalias renais (~33%), surdez (condutiva e neurossensorial) e hiperextensibilidade das mãos e dedos.

F. **Síndrome de Williams (deleção de 7p11.23)**
1. **Incidência.** Aproximadamente 1 em cada 7.500 nascidos vivos.
2. **Mortalidade neonatal.** Bastante pequena e, em grande parte, por causa de anomalias cardíacas graves.
3. **Achados físicos.** Consiste em uma região média da face achatada, sínofre, fissuras palpebrais curtas, pregas epicânticas, depressão da ponte nasal, narinas antevertidas, filtro longo, lábios proeminentes, íris azul com um padrão estrelado.
4. **Anomalias associadas.** Incluem defeitos cardíacos congênitos (~80%), hérnias inguinais ou umbilicais, hipercalcemia e dificuldades alimentares.

VII. **Sequências comuns**
A. **Sequência de oligo-hidrâmnio (sequência de Potter)**
1. **Incidência.** Aproximadamente 1 em cada 3.000–9.000 nascidos vivos.
2. **Mortalidade neonatal.** Quase todos os bebês com esta condição morrem.
3. **Fisiopatologia.** As malformações iniciais nesta sequência são variadas, porém todas resultam em oligo-hidrâmnio. Malformações primárias podem incluir agenesia renal bilateral, doença renal policística grave ou uma obstrução do trato urinário. O oligo-hidrâmnio resultante provoca deformidades e disrupções, incluindo deformidades da face e membros por compressão, hipoplasia pulmonar com pneumotórax, pele enrugada e restrição do crescimento. Musculatura abdominal ausente (*prune belly*) e criptorquidismo também podem estar presentes.
4. **Anomalias associadas.** Incluem defeitos cardíacos congênitos, atresias esofágica e duodenal, ânus imperfurado, sirenomelia, unhas hipoplásicas, sequência de Pierre Robin, fontanelas amplas, suturas largas, contraturas em flexão e pé torto.

B. **Sequência da ruptura amniótica (Síndrome da banda amniótica)**
1. **Incidência.** Aproximadamente 1 em cada 8.000-11.000 nascidos vivos.
2. **Mortalidade neonatal.** Varia de acordo com os tecidos e órgãos afetados.
3. **Fisiopatologia.** Os efeitos da ruptura amniótica precoce com entrelaçamento de partes do corpo em bandas ou filamentos de âmnio constituem o evento primário. As forças bioquímicas resultantes podem levar a disrupções, deformações e malformações. O retorno das vísceras que normalmente se encontram do lado externo do feto no desenvolvimento embrionário precoce pode ser impedido, causando onfalocele e outras anomalias.

4. **Achados físicos.** Exame da placenta e membranas amnióticas é diagnóstico. Bandas ou filamentos aberrantes são observados, e remanescentes do âmnio podem estar enrolados no cordão umbilical.
   a. **Extremidades.** Anomalias das extremidades incluem amputações congênitas, constrições e edemas distais (Ilustração 2).
   b. **Craniofaciais.** Anomalias craniofaciais incluem microcefalia, encefaloceles e fissuras faciais.
   c. **Viscerais.** Anomalias viscerais incluem onfalocele, *ectopia cordis*, toracosquise e abdominosquise.

C. **Artrogripose (múltiplas contraturas articulares)**
   1. **Incidência.** Aproximadamente 1 em cada 8.000 nascidos vivos.
   2. **Mortalidade neonatal.** Varia de acordo com a etiologia.
   3. **Fisiopatologia.** A artrogripose pode resultar secundariamente de várias anormalidades no feto em desenvolvimento. Os fatores que levam ao movimento reduzido, incluindo problemas ortopédicos, musculares ou neurológicos primários, podem ocasionar artrogripose. Contraturas articulares também podem ser secundárias a fatores extrínsecos ao desenvolvimento do feto, como excesso de tecido fetal e restrição do crescimento do feto. Anormalidades neurológicas incluem meningomielocele, espasticidade pré-natal, anencefalia e hidranencefalia. Anormalidades musculares incluem agenesia muscular e miopatias fetais. Anormalidades ortopédicas incluem sinostose, frouxidão ligamentar com luxações e fixações aberrantes de tecidos moles.
   4. **Apresentação clínica.** O recém-nascido é afetado por uma combinação de contraturas, extensões e luxações articulares. Aqueles com artrogripose originada no sistema nervoso central correm um maior risco de aspiração e movimento respiratório anormal.

D. **Sequência de Pierre Robin.** Esta sequência pode ocorrer isoladamente ou como parte de uma síndrome de MCA maior. A síndrome associada mais comum é a síndrome de Stickler.
   1. **Incidência.** Aproximadamente 1 em cada 8.500 nascidos vivos.
   2. **Mortalidade neonatal.** Pequena e, em geral, decorrente de uma obstrução grave das vias aéreas superiores ao nascimento.
   3. **Fisiopatologia.** O evento primário desta sequência é hipoplasia da mandíbula, que resulta em glossoptose secundária. A glossoptose causa obstrução das vias aéreas superiores e o desenvolvimento de uma fenda palatina.
   4. **Apresentação clínica.** Os bebês apresentam micrognatia ou retrognatismo com uma fenda palatina. Pode ocorrer desconforto respiratório como resultado da obstrução das vias aéreas superiores. Orelhas de implantação baixa também podem estar presentes.
   5. **Tratamento.** Em casos leves, a posição prona pode prevenir a obstrução das vias aéreas. Em casos mais graves, medidas temporárias para glossoptose e prevenção da obstrução das vias aéreas incluem vias aéreas nasofaríngeas, intubação nasoesofágica, adesão da língua ao lábio, máscara laríngea e traqueostomia. Alimentação por sonda gástrica é comum, pois a alimentação oral causa desconforto respiratório.

VIII. **Síndromes variadas**
   A. **Associação VATER/VACTERL.** Estas condições estão intimamente relacionadas com as associações de MCA. VATER é um acrônimo que significa defeitos *v*ertebrais, *a*tresia anal, fístula *t*raqueo*e*sofágica e displasia *r*adial ou *r*enal. VACTERL é um acrônimo que significa defeitos *v*ertebrais, *a*tresia anal, malformações *c*ardíacas, fístula *t*raqueo*e*sofágica, displasia *r*enal e anormalidades dos membros (em inglês, *l*imbs).
      1. **Incidência.** Aproximadamente 1 em cada 5.000 nascidos vivos.
      2. **Mortalidade neonatal.** Pequena e, em geral, decorrente de anomalias renais ou cardíacas graves.
      3. **Apresentação clínica.** Com exceção dos defeitos descritos nos acrônimos, outras características destes distúrbios incluem uma artéria umbilical única e deficiência no crescimento pré-natal.
   B. **Síndrome CHARGE.** CHARGE é um acrônimo que significa *c*oloboma, defeitos *c*ardíacos, *a*tresia coanal, *r*etardo do crescimento e desenvolvimento, anormalidades *g*enitais e anorma-

lidades da orelha (em inglês, *e*ar). CHARGE é um distúrbio autossômico dominante provocado por mutações no gene CDH7.
1. **Incidência.** Aproximadamente 1 em cada 8.500-10.000 nascidos vivos.
2. **Mortalidade neonatal.** Varia de acordo com o grau de obstrução das vias aéreas superiores e doença cardíaca congênita. Dificuldades alimentares são uma importante causa de morbidade em todas as faixas etárias.
3. **Achados físicos.** As principais características da síndrome CHARGE incluem coloboma unilateral ou bilateral da íris, retina, coroide e/ou discos com ou sem microftalmia (80-90%); malformações cardiovasculares, incluindo defeitos conotruncais (75-85%); estenose ou atresia de coanas unilateral ou bilateral (50-60%); e retardo do desenvolvimento e hipotonia (~100%); deficiência do crescimento é tipicamente pós-natal, com ou sem deficiência do hormônio de crescimento (70-80%). Anormalidades genitais incluem criptorquidismo em meninos e hipogonadismo hipogonadotrófico em meninos e meninas. As anomalias nas orelhas são externas com aurículas anômalas e internas com malformações ossiculares, defeito de Mondini da cóclea e canais semicirculares ausentes ou hipoplásicos.
4. **Anomalias associadas.** Incluem disfunção dos nervos cranianos, resultando em hiposmia ou anosmia, paralisia facial unilateral ou bilateral (40%) e/ou problemas de deglutição (70-90%) e fístula traqueoesofágica (15-20%).

C. **Síndrome de Beckwith-Wiedemann (BWS)**
1. **Incidência.** Aproximadamente 1 em cada 13.000 nascidos vivos.
2. **Mortalidade neonatal.** Bebês apresentam uma taxa de mortalidade de ~20%, causada principalmente por complicações da prematuridade.
3. **Achados físicos.** Achados perinatais incluem poli-hidrâmnio, nascimento prematuro, macroglossia, pregas lineares das orelhas e macrossomia. Hemi-hiperplasia pode estar presente ao nascimento, porém pode-se desenvolver ao longo do tempo. Hipoglicemia neonatal está frequentemente presente, sendo clinicamente importante. Defeitos da parede abdominal anterior, incluindo onfalocele e hérnia umbilical, são comuns.
4. **Anomalias associadas.** Incluem anomalias renais e um maior risco de mortalidade associada ao tumor de Wilms e hepatoblastoma. O risco estimado de desenvolvimento tumoral em crianças com BWS é de 7,5%. O risco elevado para neoplasia parece estar concentrado nos primeiros 8 anos de vida. O desenvolvimento tumoral é incomum em indivíduos afetados > 8 anos de idade.

IX. **Síndromes de malformações teratogênicas**
A. **Síndrome alcoólica fetal (FAS).** Estima-se uma incidência de 1-2 em cada 1.000 nascidos vivos. As características incluem deficiências do crescimento pré-natal e pós-natal, irritabilidade na primeira infância, microcefalia, fissuras palpebrais curtas, filtro liso com lábios superiores fino e liso, anomalias articulares e defeitos cardíacos congênitos. O desenvolvimento e função cerebral são as consequências mais graves da exposição pré-natal ao álcool.
B. **Síndrome da hidantoína (dilantina) fetal.** Quando utilizada durante a gravidez, a hidantoína apresenta um risco 2-3 vezes maior de malformações congênitas. Aproximadamente 5-10% dos fetos expostos manifestam a embriopatia. As características incluem uma deficiência do crescimento pré-natal leve à moderada, microcefalia, fontanela anterior ampla, linha de implantação dos cabelos baixa, hipertelorismo, estrabismo, ponde nasal ampla e deprimida, fendas labial e palatina, hipoplasia dos dedos e unhas e hérnias umbilicais e inguinais. Características craniofaciais similares também estão associadas à exposição pré-natal à carbamazepina, Mysoline e fenobarbital.
C. **Síndrome do valproato fetal** foi descrita quando uma associação foi feita entre a ingestão materna de ácido valproico e os defeitos no tubo neural. Anomalias adicionais da síndrome do valproato fetal incluem diâmetro bifrontal estreito, pregas epicânticas; telecanto; hipoplasia do terço médio da face, ponte nasal baixa com nariz curto; filtro longo; micrognatia; dedos finos e longos; defeitos cardíacos congênitos; anomalias geniturinárias e pé torto.
D. **Síndrome isotretinoína (Accutane) fetal.** Causada pelo uso materno de isotretinoína, um metabólito ativo da vitamina A, para acne cística grave. Estima-se que 25% dos fetos expostos à isotretinoína apresentem uma malformação importante. Anomalias fetais incluem defeitos

cardíacos congênitos, hidrocefalia, microcefalia, déficit de nervos cranianos e uma fenda palatina. Deve-se esperar até 2 anos após o tratamento com isotretinoína para engravidar. Ingestão de grandes quantidades de vitamina A pode acarretar os mesmos efeitos adversos ao feto.

E. **Embriopatia diabética.** Crianças de mães diabéticas dependentes de insulina apresentam um risco 2 a 3 vezes maior de malformações congênitas. Os sistemas cardiovascular, geniturinário e nervoso central são os sistemas mais frequentemente afetados. Anomalias cardiovasculares incluem defeito do septo ventricular, transposição das grandes artérias, artéria umbilical única e *situs inversus*. Anomalias do sistema geniturinário consistem em agenesia renal e hipospadia, e anomalias do sistema nervoso central incluem espinha bífida e anencefalia.

F. **Recém-nascidos de mães com distrofia miotônica** se apresentam, clinicamente, de maneira variada, desde hipotonia leve e problemas alimentares até insuficiência respiratória grave, causando morte. Outras anormalidades incluem uma história de poli-hidrâmnio e movimento fetal reduzido, múltiplas contraturas articulares, pé torto e fraqueza facial. A mutação identificada como a causa da distrofia miotônica é um trinucleotídeo, contendo citosina-timidina-guanosina que sofre expansão em indivíduos do sexo feminino a cada transmissão de uma mãe afetada a uma criança. A gravidade dos sintomas e início da doença aumentam com a transmissão do distúrbio aos membros familiares em gerações subsequentes.

G. **Doenças infecciosas (pré-natais).** Doenças infecciosas, como toxoplasmose, rubéola e citomegalovírus, podem resultar em anomalias, incluindo microcefalia, macrocefalia, hidrocefalia e defeitos cardíacos congênitos. **Toxoplasmose** é a causa mais comum de infecções congênitas, com uma taxa de ocorrência de 0,5–2,5% de todos os nascidos vivos. (Veja Capítulo 141.)

Referências Selecionadas

Aase JM. *Diagnostic Dysmorphology.* New York, NY: Plenum; 1990.
Bishara N, Clericuzio C. Common dysmorphic syndromes in the NICU. *NeoReviews.* 2008;9:e29-e38.
Gorlin RJ, Cohen MM Jr, Henneken RCM, eds. *Syndromes of the Head and Neck.* 4th ed. New York, NY: Oxford University Press; 2001.
Jones KL. *Smith's Recognizable Patterns of Human Malformation.* Philadelphia, PA: Elsevier Saunders; 2006.
Lalani SR, Hefner MA, Belmont JW, Davenport LHS. CHARGE syndrome. *GeneReviews.* 2009. www.genetests.org. Accessed September, 2011.
McDonald-McGinn DM, Emanuel BS, Zacka EH. 22q11.2 deletion syndrome. *GeneReviews.* 2005. www.genetests.org. Accessed September, 2011.
Morris CA. Williams syndrome. *GeneReviews.* 2006. www.genetests.org. Accessed September, 2011.
Schinzel A. *Catalogue of Unbalanced Chromosome Aberrations in Man.* 2nd ed. New York, NY: Walter de Gruyter; 2001.
Shuman C, Beckwith JC, Smith AC, Weksberg R. Beckwith-Wiedemann syndrome. *GeneReviews* 2010. www.genetests.org. Accessed September, 2011.
Weijerman ME, de Winter JP. Clinical practice. The care of children with Down syndrome. *Eur J Pediatr.* 2010;169:1445-1452.
Weiner J, Sharma J, Lantos J, Kilbride H. How infants die in the neonatal intensive care unit: trends from 1999 through 2008. *Arch Pediatr Adolesc Med.* 2011;165:630-634.

139 Síndromes de Escape de Ar

I. **Definição.** As **síndromes de escape de ar** (pneumomediastino, pneumotórax, enfisema intersticial pulmonar [PIE], pneumatocele, pneumopericárdio, pneumoperitônio e pneumorretroperitônio) compreendem um espectro de doenças com a mesma fisiopatologia subjacente. A hiperdistensão dos sacos alveolares ou vias aéreas terminais resulta em comprometimento da integridade das vias aéreas, resultando na extensão do ar para os espaços extra-alveolares. Muito raramente, o ar pode entrar na vasculatura pulmonar (veias pulmonares) e causar **embolia aé-**

rea. O ar também pode penetrar nas camadas subcutâneas da pele, especialmente da pele do tórax, pescoço e face, causando **enfisema subcutâneo**.
II. **Incidência.** É difícil determinar a exata incidência das síndromes de escape de ar. **O pneumotórax é a condição mais comum destas síndromes de escape de ar**, ocorrendo espontaneamente em 1–2% de todos os neonatos. A incidência aumenta para aproximadamente 6% nos recém-nascidos prematuros. A incidência também aumenta para 9–10% em recém-nascidos com doença pulmonar subjacente (como a síndrome do desconforto respiratório [RDS], aspiração de mecônio, pneumonia e hipoplasia pulmonar) sob suporte ventilatório, e em recém-nascidos que passaram por uma reanimação vigorosa ao nascimento.
III. **Fisiopatologia.** A hiperdistensão dos espaços aéreos ou vias aéreas terminais pode ser causada pela ventilação alveolar desigual, ar aprisionado, ou uso imprudente da pressão de distensão alveolar em recém-nascidos sob suporte ventilatório. À medida que o volume pulmonar excede os limites fisiológicos, estresses mecânicos ocorrem em todos os planos da parede alveolar e dos brônquios respiratórios, com eventual rompimento de tecido. O ar pode seguir através da adventícia perivascular, causando PIE, ou se deslocar ao longo das bainhas vasculares em direção ao hilo, causando um pneumomediastino. Ruptura da pleura mediastinal e para o interior da cavidade torácica resulta em um pneumotórax. Pneumoretroperitônio e pneumoperitônio podem ocorrer quando o ar mediastinal se desloca inferiormente para os planos fasciais extraperitoneais da parede abdominal, mesentério e retroperitônio e, eventualmente, alcança a cavidade peritoneal.
   A. **Barotrauma.** O denominador comum das síndromes de escape de ar é o barotrauma. O barotrauma ocorre sempre que uma pressão positiva é aplicada ao pulmão. Não pode ser evitada no recém-nascido enfermo necessitando de suporte ventilatório, porém seu efeito deve ser minimizado. O pico de pressão inspiratória (PIP), a pressão positiva expiratória final (PEEP), o tempo inspiratório (IT), a frequência respiratória e o formato da onda inspiratória exercem papéis importantes no desenvolvimento do barotrauma. Fatores contribuintes incluem um PIP elevado, um grande volume corrente e IT longo. É difícil determinar qual destes parâmetros é o mais nocivo e qual desempenha o maior papel no desenvolvimento de escape de ar.
   B. **Outras causas de hiperdistensão pulmonar.** Barotrauma não é a única causa de hiperdistensão pulmonar. **Alvéolos atelectasiados na RDS** podem causar ventilação desigual e sujeitar as áreas mais distensíveis do pulmão a receber altas pressões, colocando-as em risco de ruptura. Na aspiração de mecônio, pequenos tampões de muco na via aérea podem causar aprisionamento de gás secundário a um efeito de válvula de esfera. Outros eventos, como intubação inapropriada do tronco bronquial principal, falha no desmame ventilatório após terapia de reposição de surfactante e reanimação vigorosa, ou o desenvolvimento de altas pressões de abertura com o início da respiração, também podem resultar em hiperdistensão, com ruptura da integridade da via aérea ao nascimento.
   C. **Lesão pulmonar**
      1. **Grande volume corrente.** Há muito tempo considera-se que a lesão pulmonar seja causada primariamente pela ventilação de alta pressão (barotrauma). Embora relatos demonstrem relações variáveis entre as pressões da via aérea e lesão pulmonar, estudos mais recentes corroboram o conceito de que a hiperdistensão pulmonar, resultando de um volume pulmonar máximo alto ("volutrauma") e pressão transalveolar, em vez de alta pressão das vias aéreas, seja o fator nocivo.
      2. **Atelectasia.** As unidades alveolares em pacientes com RDS estão sujeitas a um ciclo de recrutamento e desrecrutamento. Estratégias para diminuir este mecanismo de trauma atelectásico, aperfeiçoando o recrutamento pulmonar e reduzindo a lesão pulmonar e gravidade da doença pulmonar, diminuem o risco de escape de ar do pulmão.
IV. **Fatores de risco**
   A. **Suporte ventilatório.** Os recém-nascidos recebendo suporte ventilatório, como os recém-nascidos prematuros e recém-nascidos com doença pulmonar subjacente, apresentam um maior risco de desenvolver uma das síndromes de escape de ar. Várias publicações indicaram uma incidência tão alta quanto 41% e tão baixa quanto 9% para recém-nascidos recebendo

alguma forma de assistência ventilatória mecânica. Fatores que contribuem ao desenvolvimento de escape de ar incluem alta pressão inspiratória, grande volume corrente, tempo inspiratório longo e pressão positiva expiratória final excessiva.

B. **Manchas de mecônio.** Outros recém-nascidos em risco incluem aqueles que estão tingidos de mecônio ao nascimento. Nestes recém-nascidos, o mecônio pode estar ocluindo as vias aéreas, com resultante aprisionamento de ar. Durante a inspiração, a via aérea se expande, permitindo que o ar entre; no entanto, durante a exalação, ocorre colapso da via aérea com resultante aprisionamento de ar atrás dos tampões meconiais.

C. **Falha no desmame ventilatório após terapia com surfactante.** Estudos demonstraram que o uso profilático de terapia com surfactante nos recém-nascidos em risco de RDS está associado a uma redução na incidência de pneumotórax e PIE. Achados similares foram observados no tratamento de recém-nascidos prematuros com RDS estabelecida. Com o retorno da complacência pulmonar após a terapia com surfactante, reduções apropriadas no modo pressão de suporte e controle ventilatório mais cauteloso destes recém-nascidos são necessários imediatamente após a terapia. O clínico deve observar atentamente para sinais de melhora nos níveis de gases no sangue arterial e deve desmamar do suporte ventilatório, conforme requerido.

V. **Apresentação clínica.** As síndromes de escape de ar são potencialmente letais, e um alto índice de suspeita é necessário para o diagnóstico. Com base em dados clínicos, um desconforto respiratório ou uma evolução clínica deteriorante fortemente sugere escape de ar. Veja Seção IX para apresentação clínica de síndromes de escape de ar específicas.

VI. **Diagnóstico.** O **diagnóstico definitivo** de todas estas síndromes é estabelecido **radiograficamente.** Uma radiografia torácica anteroposterior (AP) junto com uma imagem transversal lateral é essencial para um diagnóstico de escape de ar (veja Capítulo 11 para exemplos radiográficos).

VII. **Controle.** O tratamento mais adequado para todas as síndromes de escape de ar é a prevenção e uso criterioso de suporte ventilatório, com atenção especial à pressão de distensão alveolar, PEEP e IT. Barotrauma continua a ser uma desvantagem proeminente ao suporte ventilatório. O uso cuidadoso das pressões ventilatórias e o ajuste das configurações do ventilador para fornecer um mínimo de barotrauma são medidas extremamente importantes na unidade de cuidados intensivos neonatais. O uso de terapia com surfactante para a RDS reduz de modo significativo a incidência de pneumotórax e PIE. O tratamento mais precoce é mais benéfico do que o tratamento tardio. Uma revisão de 6 ensaios randomizados revelou que a administração precoce de surfactante com extubação para pressão positiva contínua nas vias aéreas (CPAP) estava associada a reduções significativas na necessidade de ventilação mecânica e a um menor número de síndromes de escape de ar, quando comparada à administração tardia seletiva de surfactante e ventilação mecânica contínua em recém-nascidos com RDS. Estudos controlados com ventilação com pressão positiva de alta frequência demonstraram uma incidência reduzida de pneumotórax. Em recém-nascidos com PIE estabelecido, a ventilação de alta frequência em jatos (HFJV) pode facilitar a resolução do escape de ar.

VIII. **Prognóstico.** O prognóstico do recém-nascido com escape de ar depende da condição subjacente. Em geral, se o escape de ar for tratado rapidamente e com eficácia, o resultado a longo prazo não deve mudar; no entanto, convém recordar que o PIE de início precoce (< 24 horas de idade) está associado a uma alta taxa de mortalidade. Doença pulmonar crônica do recém-nascido, ou displasia broncopulmonar, também está associada a graves síndromes pulmonares de escape de ar. Pneumotórax também é descrito como um fator de risco para hemorragia intraventricular, paralisia cerebral e desenvolvimento mental tardio.

IX. **Escapes de ar específicos**
   A. **Pneumomediastino**
      1. **Definição.** Um pneumomediastino consiste na presença de ar no mediastino. O ar proveniente da ruptura alveolar penetra nas bainhas perivasculares, segue em direção ao hilo através da pleura visceral, chegando aos espaços de tecido conectivo frouxo do mediastino.
      2. **Incidência.** A verdadeira incidência do pneumomediastino é incerta, pois é geralmente assintomática e pode passar despercebida. Foi relatado ocorrer espontaneamente em 25 de cada 10.000 nascimentos nos recém-nascidos assintomáticos; por outro lado, a exata inci-

dência varia com o grau de suporte ventilatório e outros escapes de ar associados (p. ex., pneumotórax ou PIE).
3. **Fisiopatologia.** Pneumomediastino é quase sempre precedido pelo PIE. Após ruptura alveolar, o ar atravessa os planos fasciais e segue para o mediastino.
4. **Fatores de risco.** Veja Seção IV.
5. **Apresentação clínica.** A menos que acompanhado por um pneumotórax, um pneumomediastino pode ser totalmente assintomático. **Pneumomediastino espontâneo** pode-se desenvolver em recém-nascidos a termo que não estejam em suporte ventilatório, e pode estar associado a um leve desconforto respiratório. Além do desconforto respiratório, os achados físicos podem incluir um aumento no diâmetro AP do tórax e dificuldade em auscultar os sons cardíacos.
6. **Diagnóstico.** (Veja Figura 11-19.) Radiograficamente, um pneumomediastino pode-se apresentar de diversas formas. A **descrição clássica** é a de uma **"vela ao vento"** (um lóbulo ou lóbulos tímicos salientes no coração), sendo mais observada na incidência lateral oblíqua esquerda. Em outros casos, um halo pode ser visto em torno do coração na projeção AP. Este halo deve ser diferenciado de um pneumopericárdio em que o ar circunda completamente o coração, incluindo a margem inferior. A projeção transversal lateral exibirá uma coleção anterior de ar que pode ser difícil de distinguir de um pneumotórax.
7. **Controle.** É necessária a monitorização do paciente no pneumomediastino isolado, pois este pode progredir para um pneumotórax. Deve-se resistir à tentação de inserir um dreno no mediastino, pois não será benéfico e pode causar mais problemas do que resoluções. Um ambiente rico em oxigênio pode ser usado no recém-nascido a termo, para que a técnica de lavagem de nitrogênio seja realizada, caso o pneumomediastino seja considerado clinicamente significativo.
8. **Prognóstico.** O prognóstico é favorável, pois a recuperação é frequentemente espontânea sem tratamento.

B. **Pneumotórax.** Veja também Capítulo 74.
1. **Definição.** Um pneumotórax é a presença de ar entre a pleura visceral dos pulmões e a pleura parietal da parede torácica.
2. **Incidência.** A incidência de pneumotórax varia entre as unidades. Ocorre com maior frequência no período neonatal do que em qualquer outro período de vida, com uma incidência de 1-2%. Entretanto, com o advento dos ventiladores neonatais, a incidência de pneumotórax aumentou dramaticamente. Embora a incidência exata seja difícil de determinar, esta é diretamente proporcional ao grau de suporte ventilatório fornecido. A incidência tem sido de até 30-40%, porém, nos últimos anos, a incidência declinou para 9-11%, refletindo a doença pulmonar subjacente, especialmente em pacientes que requerem ventilação mecânica. Em uma população de 288 recém-nascidos, com pesos ao nascimento de 1.000 a 1.600 g (de 2004 a 2008), que receberam terapia com surfactante e/ou CPAP precoce, a incidência geral de pneumotórax ou PIE foi de 5,4%.
3. **Fisiopatologia**
   a. **Recém-nascido a termo que não esteja recebendo suporte ventilatório.** Um pneumotórax pode-se desenvolver espontaneamente. Geralmente ocorre ao nascimento, quando uma grande pressão de abertura inicial é necessária para insuflar os sacos alveolares colapsados. O pneumotórax supostamente resulta da insuflação desigual dos alvéolos pulmonares, combinado a uma alta pressão intratorácica negativa que ocorre durante a primeira respiração.
   b. **Recém-nascido recebendo suporte ventilatório** possui hiperdistensão alveolar secundária ao uso imprudente de pressão de distensão ou falha no desmame ventilatório, quando a complacência pulmonar começa a retornar. Um pneumotórax é normalmente precedido pela ruptura dos alvéolos, com o ar intersticial atravessando os planos fasciais até o mediastino. O ar penetra na pleura mediastinal para formar um pneumotórax.
4. **Fatores de risco.** Veja Seção IV.
5. **Apresentação clínica.** A apresentação clínica do neonato com um pneumotórax depende do cenário em que o mesmo se desenvolve.

a. **Recém-nascidos a termo com um pneumotórax espontâneo** podem ser assintomáticos ou apenas levemente sintomáticos. Estes recém-nascidos possuem taquipneia e baixa necessidade de oxigênio no início, porém o quadro pode evoluir para os sinais clássicos de desconforto respiratório (grunhido, dilatação das narinas, retrações e taquipneia).

b. **Recém-nascido sob suporte ventilatório** geralmente possui uma deterioração clínica rápida e súbita, caracterizada por cianose, saturação de oxigênio reduzida, hipotensão, bradicardia, hipoxemia, hipercarbia e acidose respiratória. O período mais comum para o desenvolvimento desta complicação é imediatamente após o início do suporte ventilatório ou quando o recém-nascido começa a melhorar, e a complacência retorna (p. ex., após terapia com surfactante). Em qualquer dos casos, outros sinais clínicos podem incluir redução dos sons respiratórios no lado envolvido, desvio dos sons cardíacos, assincronia toracoabdominal e distensão abdominal em decorrência do deslocamento do diafragma. Quando compressão das veias maiores e redução do débito cardíaco ocorrem por causa do deslocamento inferior do diafragma, sinais de choque podem ser evidentes.

6. **Diagnóstico.** Um alto índice de suspeita é necessário para o diagnóstico de pneumotórax.

   a. **Transiluminação torácica.** (Veja Capítulos 45 e 74.) Com a ajuda da transiluminação, o diagnóstico de pneumotórax pode ser feito sem uma radiografia torácica. Uma sonda luminosa de fibra óptica colocada no tórax do recém-nascido iluminará o hemitórax envolvido. Embora esta técnica seja benéfica em uma emergência, não deve substituir uma radiografia torácica como meio de diagnóstico.

   b. **Radiografia torácica.** (Veja Figura 11–20.) Radiograficamente, um pneumotórax é diagnosticado com base nas seguintes características:

   i. **Presença de ar na cavidade pleural** separando a pleura parietal e visceral. A área aparece hiperlucente com ausência de marcas pulmonares.

   ii. **Colapso** dos lobos ipsilaterais.

   iii. **Deslocamento do mediastino** em direção ao lado contralateral.

   iv. **Deslocamento inferior do diafragma.** Em recém-nascidos com RDS, a complacência pode ser tão baixa que o pulmão pode não colapsar, com apenas um pequeno desvio das estruturas mediastinais. A radiografia AP pode não demonstrar a aparência radiográfica clássica se uma grande quantidade de ar intrapleural estiver situada imediatamente anterior ao esterno. Nestas situações, a radiografia transversal lateral exibirá uma grande área radiotransparente imediatamente abaixo do esterno, ou a radiografia em decúbito lateral (com o lado suspeito para cima) exibirá ar livre.

   c. **Dióxido de carbono transcutâneo (tcPco$_2$).** Percentis de referência para o nível de tcPco$_2$ e curva de tendência do tcPco$_2$ ao longo de vários intervalos de tempo têm sido utilizados para detectar pré-clinicamente a ocorrência de pneumotórax. A área sob a curva por 5 minutos consecutivos com uma curva de tcPco$_2$ de 5 minutos > percentil 90 exibe uma boa discriminação para um pneumotórax. Podem ocorrer resultados falso-positivos em consequência da presença de uma sonda endotraqueal bloqueada ou erroneamente posicionada. Se o problema com o tcPco$_2$ persistir após aspiração apropriada da sonda endotraqueal, uma radiografia confirmatória deve ser solicitada.

7. **Controle.** Tratamento de um pneumotórax depende do estado clínico do recém-nascido. Em recém-nascidos com desconforto respiratório, escape de ar contínuo ou necessidade de ventilação assistida, a monitoração e observação cuidadosa podem ser suficientes. O pneumotórax tipicamente se resolve em 1–2 dias. O pneumotórax provavelmente se resolverá espontaneamente quando afeta < 15% do hemitórax de um paciente; caso contrário, o ar deve ser removido.

   a. **Suplementação de oxigênio.** No recém-nascido a termo levemente assintomático, um ambiente rico em oxigênio é frequentemente suficiente. O oxigênio inspirado facilita a lavagem de nitrogênio do sangue e tecidos, estabelecendo uma diferença nas análises de gases entre os gases loculados no tórax e aqueles no sangue. Um gradiente de difusão é criado com a reabsorção do gás loculado e resolução do pneumotórax. O pneumotórax geralmente se resolve em 1–2 horas. Esta terapia não é apropriada no recém-nascido prematuro decorrente dos altos níveis de oxigênio necessários para a lavagem e aumento

resultante na saturação de oxigênio, tornando-a inadequada para recém-nascidos prematuros com alto risco para retinopatia da prematuridade.
  b. **Descompressão.** No neonato sintomático ou no neonato em ventilação mecânica, a evacuação imediata de ar é necessária. A técnica é descrita no Capítulo 74. Um dreno torácico de tamanho apropriado será eventualmente necessário (veja Capítulo 33).
  8. **Prognóstico.** Veja Seção VIII.
C. **Enfisema intersticial pulmonar**
  1. **Definição.** O PIE é a extensão do ar para os tecidos perivasculares do pulmão em consequência da hiperdistensão alveolar ou hiperdistensão das vias aéreas menores.
  2. **Incidência.** Este distúrbio ocorre quase que exclusivamente no bebê de peso ao nascimento muito baixo sob suporte ventilatório. Também pode-se desenvolver em bebês de peso ao nascimento extremamente baixo sem ventilação mecânica, porém recebendo suporte ventilatório por CPAP. Embora o PIE persistente localizado seja raramente relatado em recém-nascidos que não estejam sob suporte ventilatório, deve ser considerado em qualquer recém-nascido com lesões pulmonares císticas. Foi relatado que o PIE ocorre em pelo menos um terço dos recém-nascidos < 1.000 g que possuam RDS no primeiro dia de vida e estejam recebendo suporte ventilatório mecânico. O PIE frequentemente se desenvolve nas primeiras 48–72 horas de vida.
  3. **Fisiopatologia.** O PIE pode ser o precursor de todos os outros tipos de escapes de ar do pulmão. Pode haver ruptura com a hiperdistensão dos alvéolos ou vias aéreas condutoras, ou ambas, assim como extensão do ar para o tecido perivascular do pulmão. O ar intersticial se desloca pelos planos do tecido conectivo e em torno do eixo vascular, particularmente os venosos. Uma vez no espaço intersticial, o ar se desloca ao longo dos bronquíolos, linfáticos e bainhas vasculares, ou diretamente através do interstício pulmonar até a superfície pleural. O ar extrapulmonar é aprisionado no interstício (PIE), ou pode-se expandir e causar pneumomediastino, pneumopericárdio ou pneumotórax. O PIE pode existir em 2 formas: localizada (que envolve 1 ou mais lobos) ou difusa (bilateral).
  4. **Fatores de risco.** Veja Seção IV.
  5. **Apresentação clínica.** O paciente em que o PIE se desenvolve pode apresentar deterioração súbita acompanhada por bradicardia e hipotensão. No entanto, o início do PIE é comumente anunciado por uma deterioração lenta e progressiva dos níveis de gases sanguíneos arteriais (hipoxemia, hipercarbia, acidose) e a necessidade aparente de maior suporte ventilatório. Invariavelmente, um bloqueio da difusão se desenvolve nestes pacientes, com separação entre a membrana alveolar e o leito capilar pelo ar intersticial. A resposta ao aumento do suporte ventilatório diante dos baixos níveis de gases sanguíneos arteriais pode levar à piora do PIE e adicional deterioração clínica.
  6. **Diagnóstico.** Nos recém-nascidos com PIE, a radiografia torácica geralmente revela radiotransparências, que são lineares ou similares a um cisto. As radiotransparências lineares variam em comprimento e não se ramificam. Estas são vistas na periferia dos pulmões e medialmente, e podem ser confundidas por broncogramas aéreos. As radiotransparências em forma de cisto variam de 1,0 a 4,0 mm de diâmetro e podem ser lobuladas (veja Figura 11-21).
  7. **Controle**
    a. **Diminuição da lesão pulmonar.** Em geral, uma vez que o PIE seja diagnosticado, uma tentativa deve ser feita para reduzir o suporte ventilatório e diminuir o trauma pulmonar. A redução do PIP, diminuição da PEEP ou encurtamento do IT pode ser necessário. Ao reduzir estas configurações, pode ocorrer algum grau de hipercarbia e hipóxia.
    b. **Posicionamento do recém-nascido com o lado envolvido para baixo.** Também foi demonstrado ser benéfico em alguns casos de PIE unilateral.
    c. **Outros tratamentos.** Aspiração da sonda endotraqueal e ventilação manual com pressão positiva devem ser minimizadas. Medidas mais invasivas incluem o colapso seletivo do pulmão envolvido no lado com o pior envolvimento, com intubação seletiva ou até mesmo a inserção de sondas torácicas antes do desenvolvimento de pneumotórax. Em casos de PIE grave, a ressecção cirúrgica do lobo afetado deve ser considerada.

d. Ventilação de alta frequência (HFV). Tanto a ventilação de alta frequência oscilatória (HFOV) como a HFJV são utilizadas com eficácia no tratamento do PIE e outros tipos de síndromes de escape de ar. Embora estas modalidades de tratamento possam aumentar a sobrevida do recém-nascido com PIE, o resultado a longo prazo continua incerto.
 8. **Prognóstico.** Veja Seção VIII.
D. **Pneumopericárdio**
 1. **Definição.** Um pneumopericárdio consiste na presença de ar no saco pericárdico, que é normalmente secundária à passagem de ar pelas bainhas vasculares do pulmão. É frequentemente uma complicação da ventilação mecânica e pode resultar em tamponamento cardíaco fatal.
 2. **Incidência.** Um pneumopericárdio é uma rara ocorrência e a forma menos comum de escape de ar do pulmão no período neonatal. Uma incidência de 2% foi relatada em um estudo envolvendo neonatos de peso muito baixo ao nascimento.
 3. **Fisiopatologia.** Um pneumopericárdio é normalmente precedido por pneumomediastino ou outras síndromes de escape de ar, como PIE ou pneumotórax. O pneumopericárdio provavelmente se desenvolve em consequência da passagem de ar pelas bainhas vasculares. A partir do mediastino, o ar pode percorrer pelos planos fasciais nos tecidos subcutâneos do pescoço, parede torácica e parede abdominal anterior, e para o interior do espaço pericárdico, causando pneumopericárdio.
 4. **Fatores de risco.** Veja Seção IV.
 5. **Apresentação clínica.** Os sinais clínicos do pneumopericárdio variam de assintomático a um quadro de tamponamento cardíaco. O primeiro sinal do pneumopericárdio pode ser uma redução na pressão arterial ou uma redução na pressão de pulso. Também pode haver um aumento na frequência cardíaca, com sons cardíacos distantes.
 6. **Diagnóstico.** Um pneumopericárdio apresenta a aparência radiográfica mais clássica de todas as síndromes de escape de ar (veja Figura 11-18). **Um amplo halo radiotransparente circunda completamente o coração, incluindo a superfície diafragmática**. Este quadro é facilmente diferenciado de todas as outras síndromes de escape de ar, pois sua extensão circunda completamente o coração em todas as projeções.
 7. **Controle.** O tratamento do pneumopericárdio é essencial e requer uma drenagem pericárdica ou repetição da pericardiocentese. Drenagem torácica é recomendada para todos os neonatos por causa da alta taxa de reacúmulo (tanto quanto 50% do tempo). O procedimento é descrito no Capítulo 42. Na maioria dos casos, a pericardiocentese bem-sucedida deve resultar em uma taxa de sobrevida de 75–80%.
 8. **Prognóstico.** Veja Seção VIII.
E. **Pneumoperitônio.** Veja também Capítulo 73.
 1. **Definição.** Um pneumoperitônio é a presença de ar na cavidade peritoneal, e é geralmente causado por perfuração gastrointestinal, porém também pode ser causado por ar que se desloca do mediastino para o peritônio.
 2. **Incidência.** É raro um pneumoperitônio causado pela passagem de ar para o tórax. Foi relatado ocorrer em aproximadamente 1% das crianças mecanicamente ventiladas nas unidades de cuidados intensivos.
 3. **Fisiopatologia.** Um pneumoperitônio no recém-nascido geralmente origina-se a partir de uma víscera oca perfurada ou uma prévia cirurgia abdominal. Também pode ser secundário ao escape de ar assistido por ventilador. Ar proveniente dos alvéolos rompidos pode fluir transdiafragmaticamente ao longo dos grandes vasos e esôfago para o interior do retroperitônio. O ar pode alcançar a cavidade peritoneal quando se acumula no retroperitônio.
 4. **Fatores de risco.** Veja Seção IV.
 5. **Apresentação clínica.** Dependendo da causa e gravidade, um pneumoperitônio pode-se apresentar com ou sem achados abdominais associados. Visto que o pneumoperitônio pode ocorrer como um resultado do pneumotórax, pneumomediastino e PIE, os recém-nascidos geralmente apresentam sinais crescentes de desconforto respiratório.
 6. **Diagnóstico.** Um pneumoperitônio pode ser detectado nas imagens radiográficas como ar livre sob o diafragma. (Veja Figura 11–22.)

7. **Controle.** O tratamento conservador pode ser fortemente considerado, se evidências de escape de ar precedem ou aparecem simultaneamente ao pneumoperitônio. Veja Capítulo 41 para a técnica de remoção de ar.
8. **Prognóstico.** Veja Seção VIII.

F. **Pneumoretroperitônio.** Um pneumoretroperitônio é a presença de ar no espaço do retroperitônio. **Um pneumoretroperitônio isolado é raro em neonatos.** Pode ocorrer quando uma grande pressão intratorácica proveniente de um pneumotórax ou pneumomediastino provoca a extensão do ar livre do tórax para o espaço retroperitoneal. Na radiografia, observa-se ar em torno dos rins e no espaço perinéfrico.

G. **Pneumatocele.** Uma pneumatocele representa a presença de lesões císticas subpleurais ou intraparenquimais nos pulmões. Estas lesões são cistos de paredes finas e preenchidos por ar, e resultam principalmente da lesão pulmonar induzida pelo ventilador em recém-nascidos prematuros. As pneumatoceles também podem ocorrer como uma sequela da pneumonia aguda. Os agentes causadores incluem *Staphylococcus aureus*, *Streptococcus pneumoniae*, *Haemophilus influenzae* e *Escherichia coli*. A maioria das pneumatocele é assintomática e raramente requer qualquer intervenção cirúrgica. Pneumatoceles traumáticas, causadas por ventilação com pressão positiva, comumente se resolvem espontaneamente; entretanto, é importante acompanhá-las de perto, pois altas pressões durante a ventilação mecânica podem causar um aumento súbito em seu tamanho, resultando em um pneumotórax.

H. **Enfisema subcutâneo.** Enfisema subcutâneo ocorre quando um escape de ar se estende para os tecidos sob a pele (planos teciduais da face, pescoço e tórax superior). Pode ser observado como uma protuberância regular da pele e detectado pela palpação de crepitação na área envolvida. Geralmente não causa qualquer deterioração clínica, porém em recém-nascidos de peso extremamente baixo, o enfisema subcutâneo pode resultar em compressão das vias aéreas. O enfisema subcutâneo é clinicamente importante, visto que pode significar um escape de ar subjacente mais grave.

Referências Selecionadas

Agrons GA, Courtney SE, Stocker JT, Markowitz RI. Lung disease in premature neonates: radiopathologic correlation. *Radiographics*. 2005;25:1047-1073.

Berk DR, Varch LJ. Localized persistent pulmonary interstitial emphysema in a preterm infant in the absence of mechanical ventilation. *Pediatr Radiol*. 2005;35:1243-1245.

Corriea-Pinto J, Henriques-Coelho T. Neonatal pneumomediastinum and the spinnaker-sail sign. *N Engl J Med*. 2010;363:2145.

Davis C, Stevens G. Value of routine radiographic examination of the newborn, based on study of 702 consecutive babies. *Am J Obstet Gynecol*. 1930;20:73.

De Bie H, van Toledo-Eppinga L, Verbeke JI, van Elburg RM. Neonatal pneumatocele as a complication of nasal continuous positive airway pressure. *Arch Dis Child Fetal Neonatal Ed*. 2002;86:F202-F203.

Greenough A. Air leaks. In: Greenough A, Milner AD, eds. *Neonatal Respiratory Disorders*. London, UK: Oxford University Press; 2003:311-319.

Ibrahim H, Ganesam K, Mann G, Shaw NJ. Cause and management of pulmonary air leak in newborns. *Pediatr Child Health*. 2009;19:165-70.

Joseph L, Bromiker R, Toker O, Schimmel MS, Goldberg S, Picard E. Unilateral lung intubation for pulmonary air leak syndrome in neonates: a case series and a review of the literature. *Am J Perinatol*. 2011;28:151-156.

Joshi VH, Bhuta A. Rescue high-frequency jet ventilation versus conventional ventilation for severe pulmonary dysfunction in preterm infants. *Cochrane Database Syst Rev*. 2006;1:CD000437.

Korones S. Complications. In: Goldsmith J, Karotkin E, eds. *Assisted Ventilation of the Neonate*. 5th ed. Philadelphia, PA: Saunders Elsevier; 2011:407-414.

Lee C. Radiologic signs of pneumoperitoneum. *N Engl J Med*. 2010;362:2410.

Rojas MA, Lozano JM, Rojas MX, et al. Very early surfactant without mandatory ventilation in premature infants treated with early continuous positive airway pressure: a randomized controlled trial. *Pediatrics*. 2009;123:137-142.

Shaweesh J. Respiratory disorders in preterm and term infants. In: Martin RJ, Fanaroff AA, Walsh MC, eds. *Fanaroff & Martin's Neonatal-Perinatal Medicine Diseases of the Fetus and Infant.* 9th ed. Philadelphia, PA: Mosby Elsevier; 2011:1164-1166.

Stevens TP, Harrington EW, Blennow M, Soll RF. Early surfactant administration with brief ventilation vs. selective surfactant and continued mechanical ventilation for preterm infants with or at risk for respiratory distress syndrome. *Cochrane Database Syst Rev.* 2007;4:CD003063.

Yizhen JY, Arulkumaran S. Meconium aspiration syndrome. *Obstet Gynaecol Reproductive Med.* 2008;18:106-109.

140 Taquipneia Transitória do Recém-Nascido

I. **Definição.** A taquipneia transitória do recém-nascido (TTN) é uma síndrome de desconforto respiratório autolimitada de recém-nascidos a termo e a termo tardio e relacionada com a eliminação de líquido dos pulmões. A angústia aparece logo após o parto e geralmente se resolve em 3–5 dias. Os **termos sinônimos incluem:** pulmão úmido, síndrome do desconforto respiratório do tipo II (RDS tipo II), síndrome do desconforto respiratório transitório, síndrome da retenção de líquido no pulmão fetal e desconforto respiratório benigno não explicado no recém-nascido.

II. **Incidência.** Esse é o transtorno respiratório perinatal mais comum, responsável por 40% do desconforto respiratório após o nascimento. Na literatura, a incidência varia de 4 a 11 casos por 1.000 nascimentos vivos únicos.

III. **Fisiopatologia.** Acredita-se que a reabsorção retardada de líquido dos pulmões seja o mecanismo central para a TTN. O líquido no pulmão inibe a troca gasosa, levando ao aumento no trabalho de respirar. A taquipneia se desenvolve para compensar esse esforço. A hipóxia se desenvolve por causa dos alvéolos mal ventilados. Os seguintes fatores estão envolvidos:

   A. **Canais de sódio sensíveis à amilorida inativados/sensíveis.** Durante a gestação, o epitélio pulmonar produz ativamente fluido e cloreto para o interior dos espaços de ar. **Durante o trabalho de parto,** um surto de catecolaminas fetais (adrenalina, glicocorticoides) é liberado, e os pulmões mudam da produção ativa de cloreto e de fluidos para a absorção ativa de sódio. Entretanto, se, durante o trabalho de parto, os canais de sódio estiverem inativados ou ineficientes, o resultado será um volume maior de líquido nos pulmões do bebê ao nascer, levando à redução na função respiratória pós-natal. Os bebês nascidos por parto cesariano eletivo têm risco aumentado de sofrerem TTN, pois não são expostos ao esforço (catecolaminas) durante o trabalho de parto antes do nascimento.

      Seja qual for o mecanismo responsável pelo líquido que permanece nos pulmões, no parto a pressão transpulmonar criada durante a inspiração é, em grande parte, responsável pela aeração direta dos pulmões e eliminação do líquido remanescente (segundos). A pressão move a coluna de líquido em sentido distal em direção aos alvéolos, onde ela é transferida passivamente através da membrana e para dentro do interstício. A seguir, o fluido no interstício é lentamente absorvido pelos vasos linfáticos e sanguíneos (horas), levando à pressão positiva temporária no interstício. O transporte de Na ativado dos alvéolos para o interstício após o nascimento é evitar que o líquido volte para os alvéolos como consequência da pressão positiva no interstício. Quando os canais de sódio são imaturos ou ineficazes, o líquido preencherá os espaços de ar levando à redução na complacência e a problemas de difusão, levando à ocorrência do desconforto respiratório.

   B. **Contrações uterinas.** Os bebês nascidos por parto cesariano eletivo perdem o efluxo do líquido dos pulmões pela traqueia por elevadas pressões transpulmonares causadas pelas contrações uterinas. Esses bebês e aqueles nascidos por parto de nádegas perdem a flexão do tronco fetal quando a cabeça passa primeiro pelo canal de parto, o que aumenta a pressão ab-

dominal, eleva o diafragma e aumenta a pressão transpulmonar, forçando o líquido para fora pelo nariz ou pela boca.
   C. **Imaturidade pulmonar.** Um estudo observou que um grau leve de imaturidade pulmonar é um fator central na causa da TTN. Os autores descobriram uma proporção madura de lecitina-esfingomielina (L-S), mas fosfatidilglicerol negativo (a presença de fosfatidilglicerol indica maturação completa dos pulmões) em bebês com TTN. Os recém-nascidos que estavam mais próximos de 36 semanas de gestação que de 38 semanas apresentaram risco aumentado de TTN. Um estudo demonstrou que uma deficiência relativa de surfactante pode ter seu papel na TTN prolongada. Essa deficiência leva ao aumento na tensão de superfície e reduz a complacência do pulmão. Uma camada de surfactante também desempenha seu papel para impedir que o líquido do pulmão volte para os alvéolos.
   D. **Predisposição genética.** Por causa do agrupamento familiar de alguns casos, existe especulação da possibilidade de predisposição genética.
      1. Alguns estudiosos defendem que pode haver predisposição genética para a hiporresponsividade adrenérgica beta, o que influencia a ocorrência da TTN.
      2. Estudos revelaram também que polimorfismos nos genes de codificação de receptores adrenérgicos beta (ADRB), homozigosidade β 1 Gly 49 e haplotipo TACC do gene ADRB2 podem predispor à TTN.
      3. Alelos maternos e fetais do polimorfismo dos receptores de progesterona (PROGINS) com mutação reduzem o risco de TTN.
IV. **Fatores de risco**
   A. **Parto cesariano** (com ou sem trabalho de parto). O trabalho de parto antes de um parto cesariano não protege contra a TTN.
   B. **Sexo masculino.**
   C. **Prematuridade/pré-termo tardio.**
   D. **Macrossomia** (peso ao nascer ≥ 4.500 g).
   E. **Gestações múltiplas.**
   F. **Trabalho de parto** prolongado com intervalos longos.
   G. **Fosfatidilglicerol negativo do fluido amniótico.**
   H. **Asfixia perinatal/no nascimento.**
   I. **Sobrecarga de fluido** na mãe, especialmente com infusão de oxitocina.
   J. **História familiar de asma** (especialmente história materna).
   K. **Parto de nádegas.**
   L. **Filho de mãe diabética** (2–3 vezes mais comum). Os motivos poderiam ser o aumento na taxa de partos cesarianos neste grupo ou a redução na eliminação de fluido no pulmão do feto diabético.
   M. **Bebê de mãe dependente de drogas** (narcóticos).
   N. **Exposição a agentes B-miméticos.**
   O. **Parto precipitado** (parto vaginal rápido)/falta de exposição ao trabalho de parto.
   P. **Localização urbana.**
   Q. **Nuliparidade.**
   R. **História de terapia para infertilidade.**
   S. **Aumento do trabalho de parto/a vácuo/por fórceps.**
   T. **Escore Apgar baixo (< 7) com 1 e 5 minutos.** Um escore Apgar baixo com 1 minuto foi associado significativamente à TTN.
   U. **Ausência de ruptura prematura de membranas (PROM).**
V. **Risco aumentado de TTN prolongada/intensidade da TTN**
   A. **Gemido respiratório, frequência respiratória máxima > 90/min e FIO_2 > 0,40** dentro de 6 horas de vida foram associados ao aumento da TTN prolongada.
   B. **Frequência respiratória de pico nas primeiras 36 horas de vida > 90/min** causou aumento de 7 vezes no risco de taquipneia prolongada. Este grupo com taquipneia prolongada apresentou hospitalização e tratamento antibiótico mais longos. A contagem de leucócitos e os níveis de hematócrito foram mais baixos no grupo com taquipneia prolongada que no grupo com taquipneia com duração < 72 horas.

- **C. A Ausência de contrações no trabalho de parto ou a duração reduzida do trabalho de parto** estão associadas a um curso mais grave de TTN a termo, exigindo suplementação mais longa de oxigênio.
- **D. Transporte terrestre de longa distância em neonatos com TTN.** Esses bebês exigiram maior suporte respiratório na unidade de terapia intensiva neonatal (NICU), e a incidência da síndrome de escape de ar pulmonar foi mais alta.

VI. **Apresentação clínica.** Em geral, o bebê está próximo ao termo, está a termo ou é grande e prematuro e logo após o nascimento ou dentro das primeiras 6 horas após o parto apresenta taquipneia (> 60 respirações/min, podendo aumentar para até 100-120 respirações/min). Ele também pode apresentar gemidos respiratórios, batimento das asas do nariz, retrações das costelas e graus variados de cianose (incomum, geralmente leve e respondedora ao oxigênio). O bebê muitas vezes parece ter o clássico "tórax em barril" secundário ao diâmetro anteroposterior aumentado (hiperinflação). Crepitações podem ser ouvidas na auscultação. O fígado e o baço podem estar palpáveis por causa dessa hiperinflação. Em geral, não há sinais de sepse. Alguns bebês podem apresentar edema e íleo leve ao exame físico. Pode-se observar também a ocorrência de taquicardia geralmente com pressão arterial normal. A criança se mostra neurologicamente normal, sem sinais de sepse. **Alguns médicos diferenciam entre atraso de transição, taquipneia transitória e taquipneia prolongada**.
- **A. Atraso de transição.** Taquipneia logo após o nascimento por, geralmente, menos de 6 horas (podendo ser entre 2 e 12 horas). Os gemidos respiratórios podem ocorrer logo após o nascimento com atraso de transição e frequentemente persistem por 2 horas (93%). O atraso de transição geralmente desaparece em 6 horas, e os recém-nascidos são capazes de se alimentar por via oral.
- **B. Taquipneia transitória do recém-nascido (TTN).** Taquipneia que persiste desde logo após o nascimento até geralmente < 72 horas. O quadro se resolve, tipicamente, entre 12 e 24 horas. Um estudo descobriu que 74% dos bebês apresentaram a resolução de seus sintomas dentro de 48 horas.
- **C. Taquipneia prolongada do recém-nascido (PTTN).** Alguns bebês apresentam taquipneia prolongada, persistindo por mais de 72 horas. Estudiosos classificaram esse quadro como taquipneia prolongada do recém-nascido.

VII. **Diagnóstico.** A TTN é um diagnóstico clínico que se baseia em achados clínicos e radiológicos.
- **A. Exames laboratoriais**
  1. **Verificação pré-natal.** Uma proporção L-S madura com a presença de fosfatidilglicerol no fluido amniótico pode ajudar a descartar a síndrome do desconforto respiratório (RDS).
  2. **Amostragem do fluido amniótico no parto.** Contagens do corpo lamelar amniótico podem prognosticar a ocorrência de TTN. Essas contagens são mais baixas que os controles e mais altas em bebês com RDS.
  3. **Verificação pós-natal**
      - a. **Gasometria arterial** em temperatura ambiente mostra certo grau de hipoxemia leve à moderada. O dióxido de carbono parcial é geralmente normal por causa da taquipneia. A hipocarbia em geral está presente. A hipercarbia, se houver, é geralmente leve (PCO_2 > 55 mmHg). Observa-se acidose respiratória leve, o que pode ser sinal de fadiga e de insuficiência respiratória iminente ou de complicação como um pneumotórax.
      - b. **Oximetria de pulso** deverá ser monitorada continuamente.
      - c. **Hemograma completo (CBC) com diferencial** será normal em TTN, mas deverá ser obtido se um processo infeccioso estiver sendo considerado. O hematócrito também descartará a policitemia.
      - d. **Outros testes promissores. Os níveis de endotelina-1 do plasma** podem estar elevados na RDS, em comparação àqueles na TTN. Este teste pode-se mostrar útil na diferenciação entre RDS e TTN. A **interleucina-6 (IL-6)** pode diferenciar entre sepse clínica e comprovada da TTN. Isto pode tornar possível evitar os antibióticos neste grupo de recém-nascidos. Em um estudo, os **níveis de peptídeos natriuréticos atriais do soro** se mostraram mais baixos para bebês com TTN que para bebês normais.

B. **Exames de imagem e outros estudos**
   1. **Radiografia de tórax.** (Exemplo na Figura 11-16A e B). A radiografia de tórax é o padrão de diagnóstico. Os achados típicos em TTN são:
      a. **Hiperexpansão (hiperinflação)** dos pulmões é a marca registrada da TTN.
      b. **Estrias peri-hilares proeminentes** (secundárias ao ingurgitamento dos linfáticos periarteriais). É o ingurgitamento do sistema linfático com retenção de fluido nos pulmões e nas fissuras.
      c. **Cardiomegalia leve à moderada.**
      d. **Depressão (achatamento) do diafragma,** mais bem visualizado em projeção lateral do tórax.
      e. **Fluido na fissura menor** e possivelmente fluido no espaço pleural (efusões pleurais), efusões laminares.
      f. **Marcações vasculares proeminentes no pulmão.** "Vasos difusos", escape de ar em padrão de "sol resplandecente" resultando em aumento no volume dos pulmões,
      g. **Escapes de ar** são raros.
      h. **Não deverá haver áreas de consolidação.**
   2. **Ultrassonografia dos pulmões.** Um sinal de ultrassom ("**ponto duplo de pulmão**") foi considerado diagnóstico de TTN. A ultrassonografia do pulmão mostra diferença em ecogenicidade do pulmão entre as áreas pulmonares superior e inferior. Foram observados também artefatos muito compactos em forma de cauda de cometa nos campos inferiores e não nos superiores (o "**ponto duplo de pulmão**") em bebês **com TTN** e não observados em outra doença do pulmão ou em crianças sadias.
C. **Outros testes.** Qualquer criança que se apresente hipóxica em temperatura ambiente deve-se submeter a um **teste de hiperoxia** para descartar doença cardíaca. Esse teste é descrito na página 577.
D. **Confirmação do diagnóstico.** Com frequência, a TTN é um **diagnóstico de exclusão,** e outras causas de taquipneia deverão ser excluídas antes. A taquipneia tem muitas causas e, em geral, a história, o exame físico e a radiografia inicial ajudarão a estreitar o diferencial. Se ainda houver dúvida, o curso clínico poderá ajudar a orientar o médico. **Uma criança que não melhora, que piora e cujo padrão radiográfico se altera, não seguindo o padrão típico, deverá servir de alerta de que o diagnóstico pode não ser de TTN.**
   1. **As causas da taquipneia são extensas no recém-nascido.** O mnemônico **TRACHEA** ajuda a relembrar algumas causas da taquipneia no recém-nascido: T = **taquipneia transitória do recém-nascido; R = infecções respiratórias (pneumonia); A = síndromes de aspiração (mecônio, sangue ou fluido amniótico); C = malformações congênitas; H = doença da membrana hialina (hoje conhecida como síndrome do desconforto respiratório); E = edema; A = escapes de ar e acidose.**
      a. **Infecções respiratórias (pneumonia)/sepse.** Se o bebê tiver pneumonite/sepse, a história pré-natal geralmente sugere infecção. Pode haver corioamnionite materna, PROM e febre. O hemograma pode mostrar evidência de infecção (neutropenia ou leucocitose com números anormais de células imaturas). O teste de antígeno da urina poderá ser positivo se o bebê tiver infecção com estreptococos do grupo B. Lembre-se que é melhor administrar antibióticos de amplo espectro, se houver suspeita ou evidência de infecção. Os antibióticos sempre podem ser suspensos, se as culturas forem negativas em 48 horas.
      b. **Sepse.**
      c. **Doença cardíaca cianótica congênita.** Bebês podem-se apresentar após o nascimento com síndrome cardíaca hipoplástica direita ou esquerda, tetralogia de Fallot e transposição das grandes artérias. Geralmente, essas crianças se mostram cianóticas, com poucos sintomas respiratórios. A cardiomegalia pode ser vista na radiografia de tórax. O teste de hiperoxia deverá ser realizado para descartar a doença cardíaca (Página 577). Um ecocardiograma também deverá ser feito, se houver suspeita de doença cianótica.
      d. **Síndrome do desconforto respiratório (RDS).** (Consulte também Capítulo 137). O bebê normalmente é prematuro (< 34 semanas) ou tem algum motivo para a maturação pulmonar, como diabetes materna. Ele se apresenta com desconforto respiratório após o

nascimento que continua a piorar. A radiografia de tórax é útil pois mostra o padrão reticulogranular típico da RDS com broncogramas de ar e subexpansão dos pulmões (atelectasia).

e. **Síndromes de aspiração (mecônio, sangue ou fluido amniótico).** Bebês com síndrome de aspiração de mecônio (a síndrome mais comum) são, em geral, completamente maduros ou pós-maduros. Sangue e fluido amniótico também podem ser aspirados. Todas essas síndromes de aspiração podem-se apresentar ao nascimento ou várias horas depois. Em geral, os bebês apresentam desconforto respiratório mais intenso que na TTN. A radiografia pode ser semelhante àquela da TTN, mas, normalmente, apresenta infiltrados/opacidades peri-hilares. A TTN apresenta opacidades manchadas por causa do fluido nos alvéolos. Frequentemente, esses bebês exigem mais oxigênio e apresentam aumento da taquipneia e das retrações. Os gases do sangue geralmente mostram mais hipoxemia, hipercapnia e acidose. Essas crianças podem progredir e desenvolver hipertensão pulmonar.

f. **Hiperventilação cerebral.** Este transtorno é visto quando lesões do sistema nervoso central (CNS) (p. ex., hemorragia subaracnoide, meningite, encefalopatia hipóxica isquêmica) causam estimulação exagerada do centro respiratório, resultando em taquipneia. As medições de gasometria arterial mostram alcalose respiratória. A radiografia de tórax pode mostrar cardiomegalia e pulmões normais.

g. **Transtornos metabólicos.** Bebês com hipotermia, hipertermia ou hipoglicemia podem ter taquipneia.

h. **Policitemia e hiperviscosidade.** Esta síndrome pode-se apresentar com taquipneia com ou sem cianose.

i. **Malformações congênitas.** (Hérnia diafragmática congênita, malformações adenomatoides císticas). Essas malformações podem-se apresentar com desconforto respiratório. A radiografia de tórax ajudará no diagnóstico.

j. **Hipertensão pulmonar.**

k. **Edema pulmonar.** Secundário ao ducto arterioso patente (PDA) (derivação esquerda-para-direita com insuficiência, drenagem venosa anômala).

l. **Escapes de ar (pneumotórax, pneumomediastino).** O diagnóstico é feito pela radiografia de tórax.

m. **Hipoplasia pulmonar primária.** Este quadro pode causar taquipneia persistente.

n. **Acidose metabólica.**

VIII. **Tratamento**
  A. **Preventivo**
   1. **Parto cesariano (CS) eletivo programado para a idade gestacional (GA) de 39 semanas** ou mais tarde pode reduzir a frequência da TTN. O trabalho de parto antes do parto cesariano não evitou a TTN. O parto vaginal parece proteger contra a TTN (mesmo após 37 semanas de gestação).
   2. **Estabelecer a maturidade fetal** antes do parto cesariano eletivo.
   3. **Betametasona pré-natal antes do CS eletivo no termo** reduziu a incidência de morbidade respiratória em bebês (TTN reduzida de 4% de CS eletivo para 2,1%). Os esteroides encorajam a expressão do gene do canal epitelial e permitem que os pulmões mudem de secreção de fluido para absorção de fluido. A betametasona induz a reabsorção de Na^+ no pulmão, aumentando o número e a atividade de canais mesmo em hipóxia. Além disso, os glicocorticoides antenatais induzem a maturação do sistema de surfactante.
   4. **Prevenir escores Apgar baixos.** Um escore Apgar baixo inferior a 1 minuto está significativamente associado à TTN. A vigilância obstétrica aperfeiçoada pode reduzir o número de escores Apgar baixos.
  B. **Geral.** O tratamento é de suporte
   1. **Oxigenação.** O tratamento inicial consiste em fornecer oxigenação adequada. Deve-se iniciar com **oxigênio extra via cânula de capuz ou nasal** e enviar o suficiente para manter a saturação arterial normal. Se o trabalho de respirar estiver aumentado e a necessidade de oxigênio for > 30%, então a **pressão positiva contínua nas vias aéreas** (NCPAP) será um

tratamento alternativo eficaz. A CPAP fornece pressão positiva contínua nas vias aéreas ajudando a impedir a reentrada de líquido e mantendo a capacidade residual funcional. Os critérios de **intubação** variam conforme o centro, mas só intubamos quando a necessidade de oxigênio for superior a 40% quando em CPAP de 8 cm H_2O. Outras doenças deverão ser consideradas, mas a administração de surfactante exógeno promove uma resposta clínica dramática em crianças com TTN necessitando de intubação e ventilação mecânica, destacando o papel da deficiência de surfactante em TTN intensa.

2. **Manutenção de ambiente térmico neutro.**
3. **Antibióticos.** A maioria dos bebês é tratada inicialmente com antibióticos de amplo espectro (geralmente ampicilina e gentamicina) durante 48 horas até que o diagnóstico de sepse ou de pneumonia seja excluído (*controverso*). Em um estudo clínico randomizado e controlado de tratamento de fluido restritivo em TTN, todas as 73 crianças portadoras de TTN não foram tratadas com antibióticos, e nenhuma delas manifestou pneumonia neonatal ou bacteriemia.
4. **Alimentação.** Por causa do risco de aspiração, um bebê não deverá ser alimentado pela boca se a frequência respiratória for superior a 60 respirações/min. Se essa frequência estiver abaixo de 60 respirações/min será permitida a alimentação pela boca. Se a frequência estiver entre 60-80 respirações/min, a alimentação deverá ser fornecida por tubo nasogástrico. Caso essa frequência seja superior a 80 respirações/min, recomenda-se a alimentação IV.
5. **Fluidos e eletrólitos.** Estes parâmetros deverão ser monitorados, e a hidratação mantida. O tratamento de fluidos é *controverso*. Um estudo clínico randomizado de pequeno porte em tratamento de fluidos restritivos em bebês com TTN grave mostrou duração reduzida do suporte respiratório e do custo de hospitalização. Entretanto, o grupo de controle nesse estudo recebeu ingestão mais liberal de fluidos que o atualmente recomendado e, embora significativas, as diferenças foram pequenas.
6. **Os diuréticos não são recomendados.** Os diuréticos têm sido usados na prática em alguns centros com a base lógica de acelerarem a absorção de líquido dos pulmões com reabsorção imediata de líquidos pulmonares independentes de diurese e aumento tardio no débito urinário. A furosemida também causa vasodilatação pulmonar, levando à melhora da compatibilidade entre ventilação/perfusão (V/P). Entretanto, estudos clínicos desenvolvidos para investigar a administração oral ou aerossolizada de furosemida em bebês com TTN demonstraram não haver diferenças no curso da doença.
7. **Epinefrina inalada.** Os bebês com TTN apresentam níveis baixos de epinefrina, e esta substância ajuda a mediar a absorção de fluidos dos pulmões do feto. Entretanto, em um dos estudos, a epinefrina racêmica inalada não aumentou a taxa de resolução da taquipneia.
8. **Agonista β_2 salbutamol.** A estimulação dos receptores adrenérgicos β com salbutamol regula para cima a atividade dos canais de cálcio. Um estudo clínico randomizado e controlado de pequeno porte em salbutamol aerossolizado *versus* soro fisiológico em bebês com TTN mostrou melhora significativa nas descobertas clínicas e de laboratório. Estudos maiores são necessários antes de se recomendar esse procedimento como terapia padronizada.

IX. Prognóstico
A. **A TTNR é em geral autolimitada** e persiste frequentemente só durante 2 a 5 dias.
B. **Síndromes de asma/roncos e sibilos.** A asma é uma doença de múltiplos fatores. Estudos recentes revelaram que a TTN está associada ao desenvolvimento de síndromes de roncos e sibilos (bronquiolite, bronquite aguda, bronquite crônica, asma ou prescrição para medicamentos para asma) no início da vida e diagnóstico subsequente de asma infantil. O risco de TTN está aumentado em bebês nascidos de mães com asma. Em um estudo, descobriu-se que o risco foi o maior em homens não caucasianos cujas mães viviam em endereço urbano e que não sofriam de asma. Alguns acreditam que a TTN possa ser um marcador para função pulmonar deficiente, aumentando a suscetibilidade (herdada) ao desenvolvimento da asma. Liem *et al.* propuseram que interações ambientais e genéticas predispõem essas crianças ao desenvolvimento de asma.

C. **Complicações (raras).** Se ocorrerem, será melhor reavaliar o bebê.
   1. **Alguns recém-nascidos podem desenvolver taquipneia prolongada (> 72 horas)** e progredir para a insuficiência respiratória (hipóxia, fadiga respiratória com acidose), exigindo intubação e ventilação mecânica.
   2. **É muito raro, mas alguns recém-nascidos podem desenvolver escapes de ar (geralmente um pneumotórax ou pneumomediastino).** O risco é mais alto de escape de ar, se o bebê estiver recebendo CPAP. O pneumotórax neonatal familiar foi associado à TTN em irmãos de duas famílias.
   3. **Alguns bebês podem desenvolver hipertensão pulmonar** com derivação direita-para-esquerda pelo ducto arterioso ou forame oval. Isto pode estar presente por causa da possível elevação na resistência vascular pulmonar associada à retenção de fluido no pulmão do feto e hiperinflação dos pulmões e exigir oxigenação extracorpórea da membrana/suporte extracorpóreo à vida (ECMO/ECLS). (Capítulo 113.)

Referências Selecionadas

Armangil D, Yurdakök M, Korkmaz A, Yiðit S, Tekinalp G. Inhaled beta-2 agonist salbutamol for the treatment of transient tachypnea of the newborn. *J Pediatr.* 2011;159:398-403.

Copetti R, Cattarossi L. The 'double lung point': an ultrasound sign diagnostic of transient tachypnea of the newborn. *Neonatology.* 2007;91(3):203-209.

Hooper SB, te Pas AB, Lewis RA, Morley CJ. Establishing functional residual capacity at birth. *NeoReviews.* 2010;9:e1-e8.

Kao B, Stewart de Ramirez SA, Belfort MB, Hansen A. Inhaled epinephrine for the treatment of transient tachypnea of the newborn. *J Perinatol.* 2008;28(3):205-210.

Levine EM, Ghai V, Barton JJ, Strom CM. Mode of delivery and risk of respiratory diseases in newborns. *Obstet Gynecol.* 2001;97:439.

Liem JJ, Huq SI, Ekuma O, Becker AB, Kozyrskyj AL. Transient tachypnea of the newborn may be an early clinical Manifestation of wheezing symptoms. *J Pediatr.* 2007;151:29-33.

Machado LU, Fiori HH, Baldisserotto M, et al. Surfactant deficiency in transient tachypnea of the newborn. *J Pediatr.* 2011;159(5):750-754.

Miller MJ, Fanaroff AA, Martin RJ. Respiratory disorders in preterm and term infants. In: Fanaroff AA, Martin RJ, eds. *Neonatal-Perinatal Medicine: Diseases of the Fetus and Infant.* 7th ed. St. Louis, MO: Mosby; 2002.

Newman B. Neonatal imaging. *Radiol Clin North Am.* 1999;37:1049.

Schatz M, Zeiger RS, Hoffman CP, Saunders BS, Harden KM, Forsythe AB. Increased transient tachypnea of the newborn in infants of asthmatic mothers. *Am J Dis Child.* 1991;145:156.

Stroustrup A, Trasande L, Holzman IR. Randomized controlled trial of restrictive fluid management in transient tachypnea of the newborn. *J Pediatr.* 2012;160(1):38-43; e1.

141 Toxoplasmose

I. **Definição.** A doença é causada pelo organismo *Toxoplasma gondii*, um protozoário parasita intracelular capaz de causar infecção intrauterina.

II. **Incidência.** A incidência de infecção congênita é de 1–10 por 10.000 nascidos vivos. Estima-se que entre 400–4.000 casos de toxoplasmose congênita ocorram por ano nos EUA. Pesquisas sorológicas demonstram que a exposição mundial ao *T. gondii* é elevada (30% nos EUA e entre 50 e 80% na Europa).

III. **Fisiopatologia.** O *T. gondii* é um parasita coccídeo ubíquo na natureza, e os membros da família do gato são os hospedeiros definitivos. O organismo existe em três formas: **oocisto**, **taquizoíto** e **cisto tecidual** (bradizoíto). Em geral, os gatos adquirem a infecção ao se alimentarem de animais infectados, como camundongos ou carne doméstica crua. O parasita se reproduz sexualmente no intestino do felino. Os gatos podem começar a excretar **oocistos** nas fezes 7–14 dias após a infecção e durante essa fase o gato pode abrigar milhões de oocistos diariamente durante 2 semanas. Após a excreção, os oocistos precisam de uma fase de maturação (esporulação) de 24–48 horas antes de se tornarem infectantes por via oral. Os hospedeiros intermediários (carneiros, gado e porcos) podem ter cistos teciduais dentro de órgãos e de músculos do esqueleto. Esses cistos podem permanecer viáveis durante toda a vida do hospedeiro. A gestante se torna infectada geralmente pelo consumo de carne crua ou mal cozida que contenha cistos ou pela ingestão acidental de oocistos esporulados do solo ou de alimentos contaminados. A ingestão de oocistos (e cistos) libera esporozoítos que penetram na mucosa gastrointestinal e, mais tarde, se diferenciam em **taquizoítos**. Estes são organismos ovoides unicelulares característicos da infecção aguda. Os taquizoítos se disseminam por todo o corpo via corrente sanguínea e os vasos linfáticos e é durante esse estágio que ocorre a transmissão vertical da mãe para o feto. No hospedeiro imunocompetente, os taquizoítos são sequestrados em **cistos teciduais** e formam bradizoitos. Estes são indicativos do estágio crônico da infecção e podem persistir no cérebro, fígado e tecidos do esqueleto durante toda a vida do indivíduo. Há relatos de transmissão de toxoplasmose por meio da água municipal contaminada, transfusões de sangue, doação de órgãos e, às vezes, como resultado de um acidente de laboratório.

No adulto, a infecção é frequentemente **subclínica** (90% dos casos). Se houver sintomas presentes, eles serão geralmente não específicos: doença semelhante à mononucleose com febre, linfadenopatia indolor, fadiga, mal-estar, mialgia, febre, erupção cutânea e esplenomegalia. A grande maioria dos casos de toxoplasmose congênita resulta da infecção primária materna adquirida durante a gravidez; entretanto, as reativações toxoplásmicas podem ocorrer em uma gestante imunocomprometida e resultar em infecção fetal. Cerca de 84% das mulheres em idade reprodutiva são soronegativas nos EUA e, portanto, estão em risco de adquirir infecção por *T. gondii* durante a gestação. A infecção placentária ocorre e persiste durante toda a gravidez. A infecção pode ou não ser transmitida ao feto. Quanto mais tarde a infecção for adquirida na gravidez, mais provável será a transmissão ao feto (**primeiro trimestre, 17%; segundo trimestre, 25% e terceiro trimestre, 65%**). As infecções transmitidas mais cedo na gestação têm probabilidade de causar efeitos graves ao feto (aborto, natimorto ou doença grave com teratogênese). As infecções transmitidas mais tarde têm mais probabilidade de serem subclínicas. No feto ou no neonato, a infecção geralmente envolve o sistema nervoso central (CNS) ou os olhos, com ou sem infecção sistêmica disseminada. Cerca de 70–90% dos bebês com infecção congênita são assintomáticos ao nascer; entretanto, prejuízo visual, incapacidade de aprendizagem ou prejuízo mental se tornam aparentes em uma grande porcentagem de crianças meses a anos depois.

IV. **Fatores de risco.** Vários estudos epidemiológicos identificaram alguns fatores de risco para contrair toxoplasmose durante a gravidez. Esses fatores de risco incluem: ingerir ou ter contato com carne crua ou malcozida, limpeza da caixa dos gatos, ingestão de vegetais crus ou frutas não lavadas, exposição ao solo e viagens para fora dos EUA, Europa ou Canadá. Curiosamente, ter um gato não significa estar infectado pela doença (exceto se forem ≥ 3 animais). Um estudo descobriu que a ingestão de ostras cruas, mariscos ou mexilhões era um novo fator de risco para contrair toxoplasmose. Os bebês prematuros apresentam incidência mais alta de toxoplasmose congênita que os bebês a termo (25–50% dos casos na maioria das séries).

V. **Apresentação clínica.** A toxoplasmose congênita pode ser subclínica (identificada somente na triagem) ou se manifestar como doença clínica neonatal, doença nos primeiros meses de vida ou com sequelas tardias ou infecção recidivada. A doença subclínica ocorre na maioria dos casos.

   A. **Detecção pré-natal.** Os fetos infectados precocemente na gravidez podem-se tornar sintomáticos *in utero* com anormalidades detectadas no ultrassom fetal que incluem: focos intracranianos hiperecogênicos ou calcificações e dilatação ventricular. Outras anormalidades incluem anemia, hidropsia e ascite.

   B. **Infecção neonatal subclínica.** Esta infecção ocorre em 70–90% dos recém-nascidos infectados, em que as manifestações não são identificadas no exame físico de rotina. Esses bebês são tipicamente identificados por triagem materna ou neonatal de rotina. Quando testes mais específicos são aplicados (p. ex., punção do líquido cefalorraquidiano [CSF], investigação do CNS por imagens e exames oculares da retina), até 40% dos pacientes apresentam anormalidades, como cicatrizes maculares na retina, calcificações cerebrais focalizadas e elevações na contagem de proteínas do CSF e de células mononucleares.

Crianças nascidas de mães sabidamente infectadas com o vírus da imunodeficiência humana e *T. gondii* deverão ser testadas para toxoplasmose congênita. Existe risco aumentado de reinfecção intrauterina após doença materna de reativação de *T. gondii* (consulte o estudo denominado National Collaborative Chicago Based Congenital Toxoplasmosis Study:

http://www.uchospitals.edu/specialties/infectious-diseases/toxoplasmosis/).

C. **Doença clínica neonatal.** Os bebês com doença clínica evidente podem ter moléstia disseminada ou isolada do CNS ou doença ocular. As sequelas tardias são principalmente relacionadas com a doença ocular ou do CNS. **Hidrocefalia obstrutiva, coriorretinite e calcificações intracranianas difusas** formam a **tríade clássica** de toxoplasmose, encontrada em < 10% dos casos. Os **aspectos proeminentes** em **bebês sintomáticos** incluem: coriorretinite, anormalidades do CSF (proteína elevada), anemia, convulsões, calcificações intracranianas, hiperbilirrubinemia direta, febre, hepatoesplenomegalia, linfadenopatia, hidrocefalia, eosinofilia, diátese de sangramento, hipotermia, erupção cutânea e pneumonia. Alguns desses sintomas podem-se desenvolver nos primeiros meses de vida.

D. **Manifestações tardias.** Estas podem-se desenvolver em bebês com infecção congênita, especialmente naqueles que não recebem tratamento antiparasitário estendido. A **coriorretinite** é a manifestação tardia mais comum. A incidência durante a vida para bebês não tratados chega aos 90%, e o risco se estende para a vida adulta. Os pacientes tratados podem ter recorrências episódicas de coriorretinite. Os achados oftalmológicos associados podem incluir microftalmia, estrabismo, catarata, glaucoma e nistagmo. Essas complicações podem levar à perda de visão e descolamento da retina. Outras manifestações tardias do CNS incluem microcefalia, convulsões, disfunções motora e cerebelar, retardo mental e perda auditiva sensitivoneural. Além disso, a toxoplasmose está associada a outras sequelas sistêmicas, como nefrose congênita, várias endocrinopatias (secundárias aos efeitos hipotalâmicos ou hipofisários) e miocardite.

V. **Diagnóstico.** A toxoplasmose congênita deverá ser suspeita em bebês nascidos de mães que tiveram a infecção primária durante a gestação, em bebês de mães imunocomprometidas, em recém-nascidos com achados clínicos sugestivos e em bebês com teste positivo (IgM *Toxoplasma*) em triagem universal de recém-nascidos (nas regiões onde essa triagem é aplicada). Os bebês com suspeita da doença deverão se submeter à avaliação detalhada que inclui exame oftalmológico, estudos de imagem do CNS, punção espinal e avaliação de laboratório detalhada.

A. **Exames laboratoriais.** O diagnóstico materno de toxoplasmose durante a gravidez é feito, principalmente, por meio de testes sorológicos. O ensaio da reação em cadeia da polimerase (PCR) dos fluidos corporais (p. ex., fluido amniótico) é valioso para confirmar o diagnóstico de toxoplasmose. A presença ou ausência de sintomas ou uma história epidemiológica detalhada sugerindo exposições ao *T. gondii* não são ferramentas úteis para decidir se a verificação de laboratório deverá ser realizada. O diagnóstico de toxoplasmose congênita no recém-nascido é mais frequentemente com base na suspeita clínica e nos testes sorológicos. Entretanto, a maioria dos casos de doença neonatal é assintomática e, portanto, sem um teste de triagem, será perdida. Muitos testes sorológicos de laboratórios comerciais e de hospitais não são precisos e, frequentemente, mal interpretados. Portanto, o estabelecimento do diagnóstico de toxoplasmose congênita pode ser um desafio. Isto é especialmente verdadeiro com relação ao teste de fluorescência indireta para anticorpos de imunoglobulinas IgG e IgM e ao ensaio imunossorvente ligado à enzima (ELISA) para quantificação de anticorpos IgM-específicos. Em 1997, uma advertência da Food and Drug Administration foi emitida sobre a interpretação errada de sorologias de IgM. **A recomendação é a de que todos os resultados IgM-positivos sejam confirmados por um laboratório de referência em *Toxoplasma*,** como o Palo Alto Medical Foundation (PAMF-TSL: **http://pamf.org/serology**).

1. **Isolamento direto do organismo dos fluidos ou tecidos corporais,** o que exige inoculação de sangue, de fluidos corporais ou de tecido placentário em camundongos ou cultura de tecidos e não está prontamente disponível. O isolamento de um organismo do tecido da placenta se correlaciona significativamente com a infecção fetal.

2. **Testes sorológicos.** Os testes com IgG e IgM específicas para *Toxoplasma* são geralmente realizados em laboratórios comerciais. A IgG tem seu pico 1–2 meses após a infecção e permanece positiva indefinidamente. A IgM é positiva dentro de 1–2 semanas após a infecção e persiste por meses ou anos, especialmente quando ensaios muito sensíveis são usados. Os resultados negativos em testes de IgG e IgM indicam que o paciente não foi exposto. Se a IgG for positiva e a IgM negativa, isto indica, geralmente, exposição passada sem infecção atual ativa.

  Raramente, os títulos de IgM podem-se normalizar se a infecção ocorreu precocemente no primeiro trimestre, e o teste não foi feito até tarde no terceiro trimestre de gestação. Se a IgM for positiva, isto pode indicar infecção aguda, especialmente se os títulos forem altos (necessitando de conformação com marcadores múltiplos [IgM, IgA, IgE] em laboratório de referência). Um perfil sorológico de *Toxoplasma* (PST) que consiste no *dye test*, ELISA IgM, ELISA IgA, ELISA IgE e teste AC/HS (aglutinação diferencial) é usado com frequência. Esse perfil foi usado com sucesso na PAMF-TSL para estabelecer se uma gestante foi infectada com o parasita. Pesquisadores na PAMF-TSL demonstraram habilidade de reduzir a taxa de abortos desnecessários em cerca de 50% entre mulheres com IgM inicial positivo feito por laboratórios externos. Às vezes, quando os resultados de IgM são duvidosos, testes mais especializados, como o teste de avidez de IgG, são usados para ajudar a discriminar entre infecção adquirida no passado ou recentemente.

3. **O diagnóstico perinatal** pode ser feito por PCR, por amplificação do DNA do *T.gondii* em uma amostra de fluido amniótico. A cordocentese foi em grande parte abandonada (risco mais alto de lesão fetal e rendimento mais baixo para o diagnóstico de infecção congênita, comparado ao PCR amniótico). Uma vez que os anticorpos de IgM e IgA não cruzem a placenta, elas formam a base do diagnóstico sorológico da infecção congênita no recém-nascido vivo. O teste de IgM e a IgA específicas para *Toxoplasma* deve ser feito em um laboratório de referência, como discutido anteriormente. **PCR e a coloração para imunoperoxidase específica para *Toxoplasma*** podem ser tentados em possivelmente qualquer fluido ou tecido do corpo, dependendo do cenário clínico. As amostras em que a PCR pode ser feita incluem: fluido vítreo, humor aquoso, CSF, fluido de lavagem broncoalveolar, fluido peritoneal, fluido pleural, sangue periférico, fluido amniótico, medula óssea e urina. **Um resultado de teste positivo para a presença de DNA de *T. gondii* em qualquer fluido corporal é diagnóstico de toxoplasmose.**

4. **O exame do CSF** deverá ser realizado em casos suspeitos. As anormalidades mais características são xantocromia, pleocitose mononuclear e um nível muito alto de proteína (às vezes > 1 g/L). Testes para PCR na do CSF para toxoplasmose também deverão ser realizados.

B. **Exames radiológicos e outros estudos**
1. **Ultrassonografia do crânio ou tomografia computadorizada (CT) da cabeça,** que pode demonstrar calcificações intracranianas características difusas (pontilhadas por todo o CNS, incluindo as meninges), hidrocefalia e/ou atrofia cerebral. A **CT é a técnica radiológica preferida**, pois é a mais sensível para calcificações.
2. **Radiografias de ossos longos,** que podem mostrar anormalidades, especificamente lucência metafisária e irregularidades da linha de calcificação nas placas epifisárias sem reação periosteal.
3. **Exame oftalmológico,** que mostra, caracteristicamente, quadro de coriorretinite.

VII. **Tratamento.** A **Toxoplasmose congênita** é uma infecção tratável, embora não curável até o momento. Os agentes terapêuticos são eficazes em matar a fase taquizoíto do parasita, mas não são capazes de erradicar bradizoítos encistados.

A. **Tratamento.** O tratamento antiparasitário é indicado para bebês em que o diagnóstico de toxoplasmose congênita é confirmado ou provável com base na sorologia, PCR ou sintomas clínicos. O curso típico consiste em **sulfadiazina** (50 mg/kg, duas vezes ao dia), **pirimetamina** (2 mg/kg/d durante 2 dias, depois 1 mg/kg/d durante 2-6 meses e, então, 1 mg/kg/d 3 vezes por semana) e **ácido fólico** (10 mg, 3 vezes por semana) durante 12 meses no mínimo. O acompanhamento seriado para calibrar a resposta do bebê ao tratamento deverá incluir: neurorradiologia, exames oftalmológicos e análise do CSF, se indicada. Um estudo de acompanhamento de uma coorte de 120 crianças com infecção congênita grave por *T. gondii* descobriu um resultado melhorado em crianças recebendo 1 ano de tratamento com sulfadiazina e pirimetamina, comparado a controles históricos. A maioria dos especialistas recomenda a adição de corticosteroides na forma de **prednisona** (1 mg/kg/d em duas doses divididas) quando a proteína do CSF for > 1 g/dL e quando a coriorretinite ameaçar a visão. A prednisona deve ser mantida até a resolução da elevação proteica do CSF e da coriorretinite ativa. Crianças tratadas com pirimetamina e sulfadiazina exigem contagens sanguíneas semanais (incluindo plaquetas) e microscopia da urina para detectar quaisquer efeitos medicamentosos adversos.

B. **Prevenção.** A **Prevenção primária** deverá ser conduzida pela educação. As gestantes deverão ser informadas de que a infecção por *Toxoplasma* pode ser prevenida em grande parte pelo cozimento adequado da carne a uma temperatura segura (67°C), descascando ou lavando completamente as frutas e os vegetais antes de comer; evitar ingestão de água não filtrada em qualquer lugar; limpar superfícies de cozinha e utensílios após seu contato com carne, ave, frutos do mar crus e frutas ou vegetais não lavados; evitar cuidar da caixa dos gatos ou, se necessário, usar luvas, lavando as mãos a seguir; não dar carne crua ou malcozida a gatos; e manter gatos dentro de casa para evitar aquisição de toxoplasma ao comerem presa infectada.

C. **Prevenção secundária.** A prevenção secundária por triagem sorológica da gestante e do bebê recém-nascido é feita em alguns países, mas não é amplamente aplicada nos EUA. Entretanto, o tratamento da infecção primária por *T. gondii* confirmada em gestantes, incluindo naquelas com infecção por HIV, é recomendado. Os especialistas adequados deverão ser consultados quanto ao tratamento. O tratamento com **Espiramicina** durante a gestação é administrado na tentativa de reduzir a transmissão do *T. gondii* da mãe para o feto. Esse tratamento em gestantes pode reduzir a transmissão congênita, mas não trata o feto se a infecção *in utero* já ocorreu. A terapia materna pode reduzir a intensidade das sequelas no feto, uma vez já ocorrida a toxoplasmose. Um estudo prospectivo europeu recente de coortes mostrou que o tratamento materno pré-natal reduz o risco de óbito pós-natal e de sequelas neurológicas graves em dois terços. A espiramicina está disponível somente como droga de pesquisa nos EUA. Ela pode ser obtida do fabricante, gratuitamente, após a recomendação da PAMF-TSL (Palo Alto Medical Foundation – Toxoplasma Serology Laboratory) e com autorização da Food and Drug Administration nos EUA. Se a infecção fetal for confirmada na 18ª semana de gestação ou mais, ou se a mãe contrair a infecção durante o terceiro trimestre, o tratamento com pirimetamina e sulfadiazina deverá ser considerado.

VIII. **Prognóstico.** A toxoplasmose adquirida durante o primeiro e o segundo trimestres está associada a natimortos (35%) e óbito perinatal (7%). Bebês com toxoplasmose congênita apresentam taxa de mortalidade de até 12% e estão em risco de muitos outros problemas mais tarde na vida (convulsões, prejuízo visual, incapacidade de aprendizagem, surdez, retardo mental e espasticidade). Os adultos que foram tratados quando crianças para toxoplasmose congênita parecem ter qualidade de vida e função visual razoáveis.

Referências Selecionadas

American Academy of Pediatrics. *Toxoplasma gondii* infections. In: Pickering LK, Baker CJ, Kimberlin DW, Long SS, eds. *Red Book: 2012 Report of the Committee on Infectious Diseases.* 29th ed. Elk Grove Village, IL: American Academy of Pediatrics; 2012:720-728.

Berger F, Goulet V, Le Strat Y, Desenclos JC. Toxoplasmosis among pregnant women in France: risk factors and change of prevalence between 1995 and 2003. *Rev Epidemiol Sante Publique.* 2009;57:241-248.

Berrébi A, Assouline C, Bessiéres MH, et al. Long-term outcome of children with congenital toxoplasmosis. *Am J Obstet Gynecol.* 2010;203:552.e1-6.

Cortina-Borja, M, Tan HK, Wallon M, et al. Prenatal treatment for serious neurological sequelae of congenital toxoplasmosis: an observational prospective cohort study. *PLoS Med.* 2010;7:pii: e1000351.

Jones JL, Dargelas V, Roberts J, Press C, Remington JS, Montoya JG. Risk factors for *Toxoplasma gondii* infection in the United States. *Clin Infect Dis.* 2009;49:878-884.

Remington J, McLeod R, Wilson CB, Desmonts G. Toxoplasmosis. In: Remington JS, Klein JO, Wilson CB, Nizet V, Maldonado Y, eds. *Infectious Diseases of the Fetus and Newborn Infant.* 7th ed. Philadelphia, PA: Elsevier Saunders; 2011:918-1041.

Sterkers Y, Ribot J, Albaba S, Issert E, Bastien P, Pratlong F. Diagnosis of congenital toxoplasmosis by polymerase chain reaction on neonatal peripheral blood. *Diagn Microbiol Infect Dis.* 2011;71:174-176.

Villena I, Ancelle T, Delmas C, *et al.* Congenital toxoplasmosis in France in 2007: first results from a national surveillance system. *Euro Surveill.* 2010;15:pii: 19600.

142 Transtornos da Coagulação

Hemorragia e trombose são 2 extremos do processo fisiológico dos transtornos da coagulação. Apesar das grandes diferenças nos níveis dos componentes individuais do sistema hemostático, a coagulação neonatal é igual ou um pouco mais rápida do que a observada em adultos. Isto sugere a existência de um sistema hemostático delicadamente balanceado nos neonatos, com hemorragia ou trombose sendo incomum nos recém-nascidos a termo saudáveis. No entanto, diversas condições perinatais ou neonatais podem perturbar este equilíbrio e aumentar o risco de hemorragia ou formação de coágulo. A presença de sangramento em um bebê termo saudável ou prematuro tardio, especialmente em um recém-nascido com contagem de plaquetas normal, é fortemente sugestiva de um distúrbio hemorrágico congênito. **Hemofilias A e B e doença de von Willebrand** são responsáveis por 95–98% dos distúrbios hemorrágicos congênitos.

Princípios da Hemostasia

I. Fisiologia normal da hemostasia
   A. **A fase primária.** A produção do tampão plaquetário. Isto envolve a adesão das plaquetas (ao subendotélio dos vasos lesionados) e ativação mediada pelas glicoproteínas da membrana plaquetária (Ib, IIb/IIa) e fator de von Willebrand (vWF).
   B. **A fase secundária.** Resulta na formação de um coágulo de fibrina reticulado. As proteínas de coagulação (fator XII a V) circulando como formas precursoras inativas (zimógenos) são convertidas em formas ativas por proteólise limitada. Estas proteínas ativadas posteriormente ativam outros fatores zimógenos em uma reação em cadeia. Finalmente, a ativação dos fatores V e X provoca a clivagem da protrombina (fator II) em trombina (fator IIa). Clivagem do fibrinogênio (fator I) em fibrina (fator Ia) pela trombina resulta na formação do coágulo sanguíneo.
   C. **A fase terciária.** Modula e limita as interações entre as plaquetas ativadas e a cascata de coagulação (e Ca^{+2}) que originam um coágulo. Isto inclui a remoção dos fatores ativados (através do sistema reticuloendotelial) e o controle dos pró-coagulantes ativados pelas vias antitrombóticas naturais (antitrombina III, proteínas C e S). Além disso, a restauração da patência venosa é provocada pela via fibrinolítica que gera a plasmina a partir do plasminogênio. Isto é estimulado pelo ativador do plasminogênio tecidual e limitado pela α_2-antiplasmina e inibidor do ativador de plasminogênio (PAI). Plasmina é uma enzima proteolítica que degrada a fibrina em produtos de degradação da fibrina, como a proteína D-dímero. Defeitos nos fatores fibrinolíticos que resultam na formação de plasmina excessiva podem levar ao sangramento.
II. Hemostasia no recém-nascido
   A. **Plaquetas neonatais** são hiporreativas; entretanto, a deficiência é equilibrada pelo aumento da atividade do vWF, resultando em uma função plaquetária geral normal.
   B. **Os níveis do fator VIII, fator V, fibrinogênio e fator XIII estão normais ao nascimento.**
   C. **Fatores dependentes da vitamina K (fatores II, VII, IX e X) e fatores de contato (XI e XII) estão abaixo de aproximadamente 50% dos valores normais nos adultos, com valores** ainda mais reduzidos nos recém-nascidos prematuros. De modo similar, as concentrações dos

anticoagulantes naturais antitrombina, proteínas C e S são baixas ao nascimento. Consequentemente, a geração de trombina e a inibição de trombina estão reduzidas no período neonatal.
D. **A atividade fibrinolítica neonatal está intacta,** apesar das concentrações reduzidas e menor atividade funcional do plasminogênio. Níveis muito baixos da glicoproteína rica em histidina (um inibidor fisiológico da ligação do plasminogênio) e inativação tardia da plasmina neonatal compensam parcialmente a capacidade reduzida da plasmina. Por outro lado, os níveis plasmáticos aumentados do PAI podem explicar a alta taxa de fenômenos tromboembólicos associados aos dispositivos intravasculares nos recém-nascidos. A maioria dos fatores de coagulação alcançou os níveis de adultos aos 6 meses de vida, com a exceção dos níveis da proteína C, que permaneceu baixa até o final da infância.

III. **Testes de hemostasia em neonatos.** A interpretação correta dos testes de coagulação no recém-nascido está repleta de dificuldades. As seguintes precauções são necessárias para a interpretação apropriada dos testes de coagulação sanguínea neonatal.
   A. **Valores de referência nas idades gestacional e pós-natal.** Vital para interpretar adequadamente os resultados dos testes de coagulação em neonatos prematuros e a termo (Tabela 142–1).
   B. **Amostra sanguínea.** Deve ser obtida a partir de uma punção venosa atraumática. As amostras obtidas por cateteres intravasculares podem estar contaminadas com heparina, visto que a mesma se adere firmemente às paredes do tubo. A contaminação da amostra com quantidades vestigiais de heparina resultará em um prolongamento do tempo de tromboplastina parcial ativada (aPTT) e, algumas vezes, do tempo de protrombina (PT), a menos que a heparina seja degradada na amostra. Além disso, pequenos coágulos podem-se formar no interior ou na ponta do cateter, resultando em consumo dos fatores de coagulação e alteração dos testes de coagulação. Uma punção venosa difícil pode comprometer a integridade da amostra, resultando em agregação plaquetária que produz uma contagem de plaquetas falsamente baixa.
   C. **Tubos de amostra especiais devem ser preparados para um teste de coagulação em recém-nascidos com um hematócrito > 55% ou < 25%.** Isto permite que uma quantidade correta de anticoagulante seja adicionada na amostra de sangue (razão citrato/sangue de 1:9). De modo similar, um enchimento insuficiente do tubo adequadamente citratado (< 80%) pode produzir um tempo de coagulação falsamente prolongado.
   D. **Uma abordagem por etapas no neonato com suspeita de transtornos da coagulação é fundamental para um diagnóstico correto.**
      1. **Triagem inicial.** Consiste em um hemograma completo (CBC) com plaquetas, PT/índice de normalização internacional (INR), aPTT e nível de fibrinogênio.
      2. **PT prolongado.** Reflete concentrações plasmáticas reduzidas dos fatores dependentes da vitamina K.
      3. **aPTT prolongado.** Também resulta dos níveis plasmáticos reduzidos dos fatores de contato (V e VIII a XI).
      4. **Neonato com hemorragia sem anormalidade laboratorial.** O fator XIII e a atividade da α_2-antiplasmina devem ser avaliados.
      5. **D-dímeros.** Elevados na forma de uma reação de fase aguda em todos os pacientes com infecção ou síndrome da resposta inflamatória sistêmica (SIRS). Um resultado negativo no ensaio de D-dímero é relativamente preciso na exclusão de trombose.

IV. **Distúrbios hemorrágicos em neonatos**
   A. **Apresentação clínica.** Exsudação persistente no coto umbilical, sangramento excessivo nos sítios de punção venosa periférica/punção plantar, grande bossa serossanguínea e cefaloematoma ou hemorragia subgaleal ocorrendo sem história de um tocotraumatismo significativo, e sangramento prolongado após circuncisão são apresentações comuns dos distúrbios hemorrágicos neonatais. A presença de uma hemorragia intracraniana em um bebê a termo ou prematuro tardio sem história de tocotraumatismo deve ser investigada para possível defeito de coagulação. Sangramento gastrointestinal deve ser diferenciado da deglutição de sangue materno (veja página 523). Hemorragias pulmonares frequentemente representam um edema pulmonar hemorrágico não associado a uma coagulopatia específica. Similarmente, o sangramento de órgãos abdominais principais, como o fígado ou o baço, está relacionado

Tabela 142–1. VALORES DE REFERÊNCIA DOS EXAMES DE COAGULAÇÃO EM RECÉM-NASCIDOS PREMATUROS E A TERMO SAUDÁVEIS DURANTE OS PRIMEIROS 30 DIAS DE VIDA

Testes	Recém-Nascido a Termo Saudável (Média ± SD)			Recém-Nascido Prematuro (30-36 Semanas) Saudável: Média (Intervalo)		
	Dia 1	Dia 5	Dia 30	Dia 1	Dia 5	Dia 30
PT (segundos)	13,0 ± 1,43	12,4 ± 1,46	11,8 ± 1,25	13 (10,6–16,2)	12,5 (10,0–15,3)	11,8 (10,0–13,6)
aPTT (segundos)	42,9 ± 5,80	42,6 ± 8,62	40,4 ± 7,42	53,6 (27,5–79,4)	50,5 (26,9–74,1)	44,7 (26,9–62,5)
TCT (segundos)	23,5 ± 2,38	23,1 ± 3,07	24,3 ± 2,44	24,8 (19,2–30,4)	24,1 (18,8–24,4)	24,4 (18,8–29,9)
Fibrinogênio (g/mL)	2,83 ± 0,58	3,12 ± 0,75	2,70 ± 0,54	2,43 (1,50–3,73)	2,8 (1,60–4,18)	2,54 (1,50–4,14)
Fator II (U/mL)	4,48 ± 0,11	0,63 ± 0,15	0,68 ± 0,17	0,45 (0,20–0,77)	0,57 (0,29–0,85)	0,57 (0,36–0,95)
Fator V (U/mL)	0,72 ± 0,18	0,95 ± 0,25	0,98 ± 0,18	0,88 (0,41–1,44)	1 (0,46–1,54)	1,02 (0,48–1,56)
Fator VII (U/mL)	0,66 ± 0,19	0,89 ± 0,27	0,90 ± 0,24	0,67 (0,21–1,13)	0,84 (0,30–1,38)	0,83 (0,21–1,45)
Fator VIII (U/mL)	1,00 ± 0,39	0,88 ± 0,33	0,91 ± 0,33	1,11 (0,50–2,13)	1,15 (0,53–2,05)	1,11 (0,50–1,99)
vWF (U/mL)	1,53 ± 0,67	1,40 ± 0,57	1,28 ± 0,69	1,36 (0,78–2,10)	1,33 (0,72–2,19)	1,36 (0,66–2,16)
Fator IX (U/mL)	0,53 ± 0,19	0,53 ± 0,19	0,51 ± 0,15	0,35 (0,19 –0,65)	0,42 (0,14–0,74)	0,44 (0,13–0,80)
Fator X (U/mL)	0,40 ± 0,14	0,49 ± 0,15	0,59 ± 0,14	0,41 (0,11–0,71)	0,51 (0,19–0,83)	0,56 (0,20–0,92)
Fator XI (U/mL)	0,38 ± 0,14	0,55 ± 0,16	0,63 ± 0,13	0,3 (0,08–0,52)	0,41 (0,13–0,69)	0,43 (0,15–0,71)
Fator XII (U/mL)	0,53 ± 0,29	0,47 ± 0,18	0,49 ± 0,16	0,38 (0,10–0,66)	0,39 (0,09–0,69)	0,43 (0,11–0,75)
Precalicreína (U/mL)	0,37 ± 0,16	0,48 ± 0,14	0,57 ± 0,17	0,33 (0,09–0,57)	0,45 (0,26–0,75)	0,59 (0,31–0,87)
HMW-K (U/mL)	0,54 ± 0,24	0,74 ± 0,28	0,77 ± 0,22	0,49 (0,09–0,89)	0,62 (0,24–1,00)	0,64 (0,16–1,12)
Fator XIIIa (U/mL)	0,79 ± 0,26	0,94 ± 0,25	0,93 ± 0,27	0,7 (0,32–1,08)	1,01 (0,57–1,45)	0,99 (0,51–1,47)
Fator XIIIb (U/mL)	0,76 ± 0,23	1,06 ± 0,37	1,11 ± 0,36	0,81 (0,35–1,27)	1,1 (0,68–1,58)	1,07 (0,57–1,57)
Plasminogênio	1,95 ± 0,35	2,17 ± 0,38	1,98 ± 0,36	1,7 (1,12–2,48)	1,91 (1,21–2,61)	1,81 (1,09–2,53)

SD, desvio-padrão.
Adaptada e reproduzida, com permissão, de Andrew M, Monagle PT, Brooker L. Thromboembolic Complications During Infancy and Childhood. Hamilton, Ontario: BC Decker, 2000.

com maior frequência a uma lesão traumática ou lesão local (como teratoma) do que qualquer coagulopatia.

B. **Históricas materna, familiar e neonatal.** Uma história das prévias gestações e seus resultados pode fornecer uma pista para distúrbios, como a trombocitopenia neonatal aloimune. O uso materno de medicamentos também pode resultar em trombocitopenia imunomediada. O *background* étnico dos pais e a existência de consanguinidade são informações importantes. No entanto, a ausência de história familiar de um distúrbio hemorrágico não pode excluir a ocorrência de distúrbios hemorrágicos graves. Complicações perinatais podem resultar em ativação da coagulação e coagulação intravascular disseminada (DIC). Embora a administração de vitamina K nos neonatos seja uma rotina quase universal, ainda é importante determinar se a vitamina K foi de fato administrada.

C. **Exame físico.** Um neonato normal com trombocitopenia é sugestivo de trombocitopenia aloimune. Anormalidades esqueléticas, como a ausência do polegar ou rádio, são pistas importantes para condições, como a trombocitopenia com ausência de rádio ou anemia de Fanconi. Defeitos cardíacos podem estar associados à deficiência do fator V. Separação umbilical tardia e exsudação persistente do coto umbilical são condições típicas em recém-nascidos com produção ou função defectiva de fibrinogênio e deficiência do fator XIII. Coagulopatia de consumo adquirida é geralmente um evento secundário em um recém-nascido com comportamento "doente". Infecção bacteriana ou viral e distúrbios metabólicos (tal como tirosinemia) são algumas das condições que devem ser consideradas.

Distúrbios Hemorrágicos Hereditários: Hemofilias A e B

I. **Definição.** Hemofilias A e B são herdadas como traços recessivos ligado ao sexo (cromossomo X), e são caracterizadas por deficiências do fator VIII ou IX. No entanto, um terço dos casos ocorrerá na ausência de uma história familiar positiva. Deficiência do fator VIII é 5 vezes mais comum do que a deficiência do fator IX.

II. **Incidência.** Hemofilia A ocorre em 1 em cada 5.000 indivíduos do sexo masculino, e a hemofilia B ocorre em 1 em cada 25.000 indivíduos do sexo masculino; muito rara em indivíduos do sexo feminino.

III. **Fisiopatologia.** A deficiência do fator VIII ou IX interfere com a cascata de coagulação.

IV. **Fatores de risco.** Sexo masculino, história familiar de hemofilia ou distúrbios hemorrágicos.

V. **Apresentação clínica.** O padrão do sangramento associado à hemofilia difere daquele observado em crianças mais velhas. Hemartroses são raras, e muitos sangramentos são de origem iatrogênica (p. ex., exsudação ou hematoma após punção venosa ou administração IM de vitamina K, sangramento prolongado após circuncisão). Sangramentos maiores, tanto intracraniano (principalmente subdural) como extracraniano, também são ocasionalmente observados. **Grave deficiência do fator VIII (atividade do fator VIII < 1%)** é o distúrbio congênito da coagulação mais comum no período neonatal. Um terço dos casos irá se apresentar com manifestações hemorrágicas durante o primeiro ano de vida.

VI. **Diagnóstico.** Os testes de triagem de coagulação exibem um PTTa prolongado, embora o PT e a contagem de plaquetas estejam dentro dos limites normais. Os valores do fator VIII normalmente se aproximam dos valores de adultos ao nascimento e, portanto, um baixo nível diagnostica de forma confiável a hemofilia A. Por outro lado, o diagnóstico de hemofilia B moderada requer a realização de testes além da idade neonatal, visto que os níveis do fator IX são baixos ao nascimento (cerca de 15%), alcançando os valores de adultos aos 2–6 meses.

VII. **Controle**

A. **O tratamento da hemofilia A ou B é feito com concentrado de fator VIII ou fator IX recombinante, respectivamente.** Plasma fresco congelado deve ser utilizado no caso de hemorragia aguda, quando os resultados dos testes confirmatórios ainda não estiverem disponíveis.

B. **Desmopressina (DDAVP)** tem sido utilizada para hemofilia A leve e para doença de von Willebrand tipo 1 ou 2 para aumentar a liberação do fator VIII e vWF dos depósitos endoteliais. Os agentes antifibrinolíticos ácido ε-aminocaproico (Amicar) e ácido tranexâmico podem ser utilizados na hemorragia mucocutânea para estabilizar o coágulo de fibrina e retardar a fibrinólise. Estes agentes são contraindicados na hematúria em razão do risco de obstrução do fluxo urinário pelos trombos.

VIII. **Prognóstico.** Na maioria dos países ocidentais, as pessoas com hemofilia possuem uma expectativa de vida diferente daquela da população masculina sem hemofilia. O esquema ideal para tratamento profilático vitalício continua a ser *controverso* e oneroso, e o desenvolvimento de inibidores do fator VIII ainda é um grande problema sem solução.

Distúrbios Hemorrágicos Hereditários: Doença de von Willebrand

A doença de von Willebrand (vWD) raramente se manifesta durante o período neonatal, pois neonatos saudáveis possuem maiores concentrações plasmáticas do fator de von Willebrand (vWF), e uma maior proporção de multímeros de alto peso molecular do vWF quando comparado aos adultos. A condição é dividida em 3 tipos. O tipo 3, um distúrbio autossômico recessivo em que as concentrações do vWF estão quase ausentes, é o único tipo que se apresenta com hemorragia neonatal grave.

Distúrbios Hemorrágicos Hereditários: Deficiências Isoladas do Fator II, VII, X, VIII ou XIII

Deficiências isoladas do fator II, VII, X, VIII ou XIII podem-se manifestar no período neonatal. Estas raras deficiências da coagulação possuem uma herança autossômica recessiva (exceto a deficiência do fator XIII) e se apresentam com testes de triagem de coagulação anormais.

Distúrbios Hemorrágicos Adquiridos: Doença Hemorrágica do Recém-Nascido

I. **Definição.** Sangramento por deficiência de vitamina K no recém-nascido.
II. **Incidência.** Rara nos Estados Unidos com a administração rotineira de vitamina K.
III. **Fisiopatologia.** A vitamina K, uma vitamina lipossolúvel, é necessária para a γ-carboxilação de resíduos de ácido glutâmico dos precursores de proteínas da coagulação dependentes da vitamina K (fatores II, VII, IX, X, C e S). A vitamina K existe em 2 formas: vitamina K_1 ou filoquinona (encontrada nas plantas) e vitamina K_2, uma série de compostos sintetizados por bactérias e referidos como menaquinonas. Ao contrário do leite humano, a fórmula infantil contém grandes quantidades de vitamina K (10 quando comparado a 65–100 mcg/L). Recém-nascidos estão em risco de deficiência de vitamina K decorrente da baixa transferência placentária de vitamina K, produção endógena insuficiente pela flora bacteriana intestinal antes da colonização completa do cólon neonatal e ingestão alimentar inadequada entre os bebês amamentados exclusivamente no peito.
IV. **Fatores de risco.** Os fatores de risco adicionais são doença hepática, colestase e síndrome do intestino curto.
V. **Apresentação clínica**
  A. **Leve deficiência de vitamina K.** Manifesta-se como um prolongamento isolado do PT, com uma deficiência mais grave, sendo caracterizada por prolongamento do aPTT. O diagnóstico pode ser confirmado pelo alto nível sérico da forma anormal da protrombina (PIVKA-II).
  B. **Sangramento precoce por deficiência de vitamina K (VKDB).** Ocorre nas primeiras 24 horas de vida nos bebês nascidos de mães sob tratamento com anticoagulantes orais, anticonvulsivantes ou medicamentos antituberculose e geralmente se apresenta na forma de um sangramento grave, como hemorragia intracraniana (ICH).
  C. **Doença clássica.** Manifesta-se entre os dias 1 e 7 com sangramento gastrointestinal, ICH, hematomas cutâneos e sangramento após circuncisão, e tende a ocorrer em bebês que não receberam vitamina K ao nascimento, e são amamentados no peito ou estejam recebendo uma ingestão geral de leite inadequada. Na ausência de profilaxia com vitamina K, a incidência do VKDB clássico é de 0,25–1,7%.

D. **VKDB tardio.** Manifesta-se entre 2 e 12 semanas de vida. Estes recém-nascidos são bebês amamentados exclusivamente no peito que não receberam nenhuma ou apenas uma dose oral de vitamina K, ou possuem uma doença associada que interfere com a absorção ou suprimento da vitamina K (defeitos de má absorção intestinal, icterícia colestática, fibrose cística, atresia biliar, deficiência de α_1-antitripsina). A maioria dos casos de VKDB tardio, cuja incidência é de 4–7 em cada 100.000 nascimentos, apresenta-se com ICH.

VI. **Diagnóstico.** Nenhum exame de rotina é diagnóstico. Um PT elevado com níveis normais de fibrinogênio e plaquetas é típico.

VII. **Controle**
   A. **Bebês que apresentam um sangramento que não implica risco de vida precisam ser tratados somente com vitamina K_1,** administrada lentamente por via IV/SQ (não administrar injeção intramuscular [IM]) a uma dose de 250–300 mcg/kg para restaurar o PT para 30–50% de seu valor normal em um prazo de uma hora.
   B. **Tratamento de sangramento grave** inclui o fornecimento de plasma fresco congelado (FFP) (20 mL/kg), um concentrado do complexo de protrombina (50 U/kg) ou fator VIIa recombinante (100 mcg/kg).
   C. **A American Academy of Pediatrics recomeda** que todos os recém-nascidos recebam 1 mg de vitamina K por via IM no primeiro dia de vida (0,3 mg para bebês < 1.000 g e 0,5 mg para bebês > 1.000 g e < 32 semanas). Esta dose parenteral única previne o VKDB clássico e tardio.
   D. **A segurança da vitamina K por via IM foi questionada** por causa do relato de sua possível associação a uma maior incidência de câncer infantil. Estudos subsequentes refutaram este risco. Todavia, foi sugerido um regime oral com uma dose de 2 mg ao nascimento seguido por uma dose semanal de 1 mg por 3 meses. Sua eficácia ainda não foi bem estabelecida.

VIII. **Prognóstico.** Depende da gravidade e localização do sangramento.

Distúrbios Hemorrágicos Adquiridos: Coagulação Intravascular Disseminada

I. **Definição.** Coagulação intravascular disseminada (DIC) é o resultado de uma ativação excessiva e inapropriada do sistema hemostático relacionada com a exposição do sangue a uma fonte de fator tecidual. É uma manifestação secundária de um problema subjacente, como infecção bacteriana ou viral, asfixia ou necrose.

II. **Incidência.** As causas mais comuns de DIC no recém-nascido são septicemia, grave síndrome do desconforto respiratório, asfixia e enterocolite necrosante.

III. **Fisiopatologia.** A produção maciça com deposição difusa de fibrina e consumo das proteínas da coagulação sanguínea e plaquetas resulta na disfunção de múltiplos órgãos.

IV. **Fatores de risco.** Infecções bacteriana e viral concomitantes, asfixia ou necrose.

V. **Apresentação clínica.** A presença de DIC em um neonato sem qualquer evidência de septicemia ou história de asfixia justifica a avaliação para um hemangioma capilar.

VI. **Diagnóstico.** O diagnóstico da DIC é estabelecido em um neonato enfermo com trombocitopenia, PT e PTT prolongado, concentração reduzida de fibrinogênio e níveis elevados de D-dímeros.

VII. **Controle**
   A. **A intervenção terapêutica mais importante é o tratamento da causa subjacente da DIC.**
   B. **Concentrar-se no tratamento hematológico agudo para manter uma hemostasia adequada, a fim de limitar a hemorragia.** Isto é geralmente alcançado com transfusões de plaquetas, FFP ou crioprecipitado, com o objetivo de manter uma concentração plaquetária > 50.000–100.000/μL, um PT < 3 segundos acima do limite superior do normal e uma concentração de fibrinogênio > 100 mg/dL.
   C. **A terapia anticoagulante geralmente não é utilizada.** Não foi comprovado que o benefício compensa o risco adicional de hemorragia.
   D. **O uso de proteína C ativa é *controverso* (risco elevado de ICH).**
   E. **Fator VIIa recombinante (rFVIIa; 40–300 mcg/kg).** Este fator tem sido utilizado com sucesso para tratar sangramento grave em recém-nascidos com DIC. Na presença de lesão endotelial, o rFVIIa se liga ao fator tecidual exposto para ativar o fator X, gerando, desta ma-

neira, trombina. O potencial para complicações trombóticas limita seu uso às situações hemorrágicas potencialmente fatais.
VIII. **Prognóstico.** Relacionado com a causa subjacente da DIC.

Distúrbios Hemorrágicos Adquiridos: Doença Hepática

Os fatores dependentes da vitamina K (II, VII, IX e X), assim como o fator V, são sintetizados pelo fígado, e uma lesão hepática pode resultar na diminuição destes fatores. O diagnóstico de doença hepática aguda deve incluir um nível elevado de enzimas hepáticas, hiperbilirrubinemia direta e concentração elevada de amônia. Um baixo nível do fator VII associado a um baixo nível do fator V estabelecerá uma distinção entre deficiência de vitamina K e disfunção hepática. Uma concentração normal do fator VIII pode diferenciar a doença hepática da DIC, em que ocorre depleção de todos os fatores de coagulação. Por outro lado, a doença hepática pode provocar DIC, e ascite pode levar à perda de todos os fatores de coagulação.

Distúrbios Hemorrágicos Adquiridos: Relacionados com a Oxigenação Extracorpórea por Membrana/Suporte Extracorpóreo de Vida

Anticoagulação sistêmica com heparina é realizada durante a oxigenação extracorpórea por membrana/suporte extracorpóreo de vida (ECMO/ECLS) para minimizar o potencial de formação de coágulos no circuito. É essencial o monitoramento para prevenir complicações hemorrágicas. O monitoramento é feito pelo tempo de coagulação ativada (ACT), um teste laboratorial portátil e rápido do sangue total. Os pacientes são geralmente mantidos a um tempo-alvo de aproximadamente 200 segundos.

Doença Tromboembólica em Neonatos

Complicações trombóticas são mais frequentes em neonatos do que em qualquer outra faixa etária pediátrica. Dependendo do tipo de trombose e métodos de triagem utilizados, foi relatada uma incidência de 0,5 evento em cada 10.000 nascidos vivos ou 2,4 eventos clinicamente aparentes (excluindo AVE) em cada 1.000 internações na unidade de terapia intensiva neonatal (NICU).

Trombose Arterial: AVE Isquêmico Arterial Perinatal e Pré-Natal

I. **Definição.** Um AVE isquêmico arterial (AIS) é um evento cerebrovascular que ocorre entre 28 semanas de gestação e 28 dias do nascimento, com evidências radiológica e patológica de infarto arterial focal do cérebro.
II. **Incidência.** A incidência de oclusão arterial cerebral pode variar de 0,5–1 em cada 1.000 nascidos vivos. A maioria ocorre na artéria cerebral média do hemisfério esquerdo.
III. **Fisiopatologia.** Acredita-se que a embolia paradoxal (através do forame oval) proveniente da circulação placentária fetal seja a etiologia mais comum. Ativação da coagulação na placenta pode liberar trombina ou pequenos coágulos de fibrina na circulação fetal.
IV. **Fatores de risco.** Síndrome da transfusão feto-fetal, anormalidade da frequência cardíaca fetal e hipoglicemia são fatores de risco independentes.
V. **Apresentação clínica.** Aproximadamente 60% dos casos são de AIS perinatal com manifestação dos sintomas nos primeiros dias de vida, principalmente convulsões e apneia. **AIS é a segunda etiologia subjacente mais comum das convulsões neonatais no recém-nascido a termo**. AVE pré-natal presumido, assintomático ao nascimento, manifesta-se com desenvolvimento motor assimétrico, hemiplegia ou convulsões vários meses após o nascimento.
VI. **Diagnóstico.** A imagem por ressonância magnética (MRI) ponderada em difusão é a técnica mais sensível para detecção precoce de infarto cerebral agudo. A angiografia por ressonância magnética possibilita a detecção de vasos cerebrais trombosados. A ultrassonografia craniana apresenta uma baixa sensibilidade para a detecção de AIS.
VII. **Controle.** Em adultos com AIS, o ativador do plasminogênio tecidual recombinante (rtPA) tem demonstrado eficácia em restaurar o fluxo sanguíneo cerebral, quando administrado em até 3

horas de seu início. No neonato com AIS, a determinação do tempo de início é complicada e, atualmente, não há evidências de eficácia de qualquer forma de tratamento anticoagulante.

VIII. **Prognóstico.** Muitos recém-nascidos com AIS sintomático aparentam normalidade clínica após recuperação do evento agudo. No seguimento, um terço exibirá hemiparesia e outro terço anormalidades cognitivas, afetando a fala e a linguagem.

Trombose Arterial: Trombose Arterial Iatrogênica/Espontânea

I. **Definição.** Trombose arterial é classificada como relacionada com o cateter ou não relacionada com o cateter.

II. **Incidência.** Trombose arterial espontânea é extremamente rara. Dependendo do método utilizado para diagnóstico (como ultrassonografia, angiografia), a de trombose relacionada com o cateter (principalmente o cateter arterial umbilical [UAC]) pode ser tão alta quanto 30%. A incidência de sintomas clínicos principais atribuíveis à formação de trombos no UAC é de aproximadamente 1–5% dos bebês cateterizados.

III. **Fisiopatologia.** A trombose arterial geralmente envolve a aorta e tende a mimetizar uma doença cardíaca congênita (como a coarctação). Trombose arterial iatrogênica está principalmente relacionada com complicações provocadas pelo uso de cateteres de demora.

IV. **Fatores de risco.** Presença de UACs e cateteres arteriais periféricos.

V. **Apresentação clínica.** Achados sugestivos de uma trombose aguda incluem disfunção do cateter, empalidecimento e/ou cianose das extremidades, pulso reduzido e trombocitopenia persistente.

VI. **Diagnóstico.** Ultrassonografia Doppler é o método mais frequentemente utilizado em recém-nascidos a termo enfermos, embora a angiografia com contraste possa ser mais precisa quando praticável.

VII. **Controle**
   A. **Suspeita ou confirmação de uma trombose arterial.** Justifica a remoção imediata do cateter, a menos que uma instilação local de TPA no trombo seja considerada.
   B. **Recomendações para trombose relacionada com o UAC.** Tratar com heparina. Pode-se tentar a trombólise com rTPA em condições que trazem risco de morte e representem uma ameaça para os membros ou órgãos (veja página 911).

VIII. **Prognóstico.** Grande parte da sintomatologia atribuída à formação de trombo irá se resolver com a remoção imediata do cateter.

Trombose Arterial: Púrpura Fulminante

I. **Definição.** Púrpura fulminante (PF) é uma síndrome rara de trombose intravascular difusa e infarto hemorrágico da pele que é rapidamente progressiva e frequentemente fatal.

II. **Incidência.** A incidência da deficiência grave de proteína C é de 1 em cada 1.000.000 nascidos vivos.

III. **Fisiopatologia.** Com base na deficiência genética grave de proteína C e/ou proteína S. A PF adquirida pode resultar de condições que desencadeiem a redução aguda da atividade da proteína C, como uma infecção bacteriana.

IV. **Fatores de risco.** Deficiência de proteína C.

V. **Apresentação clínica.** Extensa trombose venosa e arterial com equimose está presente logo após o parto e pode resultar em necrose cutânea.

VI. **Diagnóstico.** Testes laboratoriais produzem resultados consistentes com DIC (trombocitopenia, hipofibrinogenemia, e PT e aPTT aumentado) e demonstram concentrações não mensuráveis de proteína C ou S.

VII. **Controle.** O tratamento precoce é primordial para um resultado bem-sucedido e consiste no uso de FFP, concentrado de proteína C, ou proteína C ativada e anticoagulação vitalícia.

VIII. **Prognóstico.** A púrpura fulminante está associada a uma alta taxa de mortalidade.

Trombose Venosa: Trombose Venosa Cerebral

I. **Definição.** Trombose venosa cerebral (CSVT) tipicamente envolve a trombose das veias cerebrais ou dos seios durais, com lesões no parênquima cerebral ou disfunção do sistema nervoso central (CNS).
II. **Incidência.** A incidência da CSVT foi relatada em 0,4 para cada 1.000 nascidos vivos.
III. **Fisiopatologia.** Fatores trombofílicos (Tabela 142–2) podem exercer um papel no AVE perinatal. Os seios superior e lateral são os vasos mais frequentemente envolvidos, e até 30% dos casos possui infarto venoso com subsequente hemorragia.
IV. **Fatores de risco.** Geralmente associada à asfixia perinatal, coagulopatia, diabetes materna e infecção.
V. **Apresentação clínica.** Os sintomas da trombose venosa cerebral são aqueles de um AVE perinatal e incluem convulsões, apneia e letargia.
VI. **Diagnóstico.** A técnica mais adequada para o diagnóstico da CSVT é a MRI ponderada em difusão e a venografia por MR.
VII. **Controle.** Anticoagulação com heparina é indicada somente quando há evidências de propagação do trombo, múltiplos êmbolos ou um estado protrombótico grave, porém é contraindicada na presença de hemorragia intracerebral.
VIII. **Prognóstico.** Com base na extensão do defeito cerebral.

Trombose Venosa: Trombose Venosa Profunda dos Sistemas Venosos Superior e Inferior

I. **Definição.** Trombo em uma veia principal na extremidade superior ou inferior com ou sem extensão central.
II. **Incidência.** É difícil determinar a real incidência da trombose venosa profunda (DVT) neonatal, e muitas tromboses venosas relacionadas com cateteres venosos centrais (CVLs) são clinicamente "silenciosas". Foi relatada uma incidência de 2–22% de trombose e infecção nos neonatos com CVLs de demora, com uma maior incidência sendo relatada nos estudos que utilizam a ultrassonografia regular como método de triagem.
III. **Fisiopatologia.** Recém-nascidos correm um maior risco de trombose, e os cateteres de demora aumentam ainda mais o risco de trombose venosa.
IV. **Fatores de risco.** Quase um terço dos casos está associado a uma infecção sistêmica, embora a prematuridade também esteja correlacionada com uma maior prevalência de DVT. Outros fatores de risco podem incluir policitemia, desidratação, reparo de doença cardíaca congênita, hipóxia e nutrição parenteral.
V. **Apresentação clínica.** DVT do sistema venoso superior ou inferior em neonatos pode-se apresentar como inchaço e descoloração do membro associado, inchaço da face e cabeça, quilotórax e síndrome da veia cava superior. Trombocitopenia pode estar presente.
VI. **Diagnóstico.** Ultrassonografia com Doppler é a técnica mais frequentemente utilizada para confirmação de DVT neonatal, embora a venografia possa ser um método diagnóstico mais sensível.
VII. **Controle**
  A. **Suspeita ou confirmação de um trombo venoso.** Isto justifica a remoção imediata do cateter. No entanto, em razão do risco de embolia, pode-se considerar o adiamento da remoção do CVL até 3 a 5 dias após o início da terapia anticoagulante *(controverso)*.
  B. **Anticoagulação e tratamento trombolítico são igualmente** *controversos*. A decisão precisa levar em consideração o grau de ameaça aos membros ou órgãos vitais.
  C. **Papel do rastreio da trombofilia na DVT neonatal.** Diante de seu resultado insatisfatório e o baixo risco e previsibilidade das recorrências de DVT, este teste também permanece *controverso*.
VIII. **Prognóstico.** Morbidades a curto prazo incluem embolia pulmonar e AVE neonatal decorrente da embolia ou infarto hemorrágico cerebral.

Trombose Venosa: Trombose Atrial Direita

I. **Definição.** Trombose da veia cava superior (SVC) com extensão para o átrio direito.
II. **Incidência.** A trombose atrial direita (RAT) é responsável por 6% de todas as tromboses neonatais.
III. **Fisiopatologia.** Apesar da administração precoce de aspirina, esta condição tem-se tornado uma complicação comum em recém-nascidos sendo submetidos ao reparo de cardiopatia congênita complexa. Existe uma forte associação entre a localização da ponta do cateter no átrio direito e o desenvolvimento de RAT.
IV. **Fatores de risco.** O mais importante é um CVL de demora. Outros fatores de risco associados incluem prematuridade, administração de nutrição parenteral (PN), septicemia e doença cardíaca congênita.
V. **Apresentação clínica.** Mais da metade dos casos são assintomáticos, sendo detectados incidentalmente durante a ecocardiografia realizada por outros motivos, como investigação de um foco infeccioso persistente. Os casos restantes podem-se apresentar com desconforto respiratório, novo sopro cardíaco, sintomas de insuficiência cardíaca ou taquiarritmia.
VI. **Diagnóstico.** O método diagnóstico de escolha para detecção de RAT é a ecocardiografia. Documentação do tamanho, mobilidade e formato do trombo, assim como a função cardíaca concomitante são essenciais para auxiliar na decisão do tratamento e prever o resultado.
VII. **Controle**
  A. **Recém-nascidos assintomáticos e hemodinamicamente estáveis com trombos pequenos e imóveis no átrio direito** podem não precisar de tratamento, exceto por um acompanhamento ecocardiográfico.
  B. **Para o paciente sintomático** ou trombos no átrio direito grandes, móveis, pedunculados ou em formato de serpente, o tratamento deve incluir anticoagulação sistêmica.
  C. **Terapia trombolítica ou embolectomia cirúrgica** podem ser indicadas em condições potencialmente fatais.
VIII. **Prognóstico.** Terapia trombolítica em recém-nascidos prematuros com endocardite infecciosa apresenta um alto risco de hemorragia intracraniana.

Trombose Venosa: Trombose da Veia Renal

I. **Definição.** É a causa mais comum de trombose não associada ao cateter e geralmente se manifesta na primeira semana de vida.
II. **Incidência.** A trombose da veia renal (RVT) é responsável por até 10% das tromboses venosas nos recém-nascidos.
III. **Fisiopatologia.** RVTs unilaterais do lado esquerdo são as mais comuns.
IV. **Fatores de risco.** Os fatores de risco para o desenvolvimento de RVT incluem asfixia perinatal, desidratação, diabetes materna e sexo masculino.
V. **Apresentação clínica.** A tríade clínica clássica da RVT inclui hematúria, massa abdominal palpável e trombocitopenia. Outras características incluem hipertensão, proteinúria e comprometimento renal. Pacientes com extensão do trombo e oclusão da veia cava também podem desenvolver edema bilateral de membro inferior.
VI. **Diagnóstico.** O diagnóstico da RVT é geralmente estabelecido por ultrassonografia (US) com Doppler. Os aspectos ultrassonográficos da RVT incluem rins aumentados e ecogênicos com atenuação ou perda da diferenciação corticomedular. O estudo dopplerfluxométrico mostra ausência de fluxo nas veias renais principal ou arqueada.
VII. **Controle.** O tratamento da RVT é **controverso**. Os resultados renais parecem ser similares entre o tratamento de suporte e a terapia anticoagulante. Proporções similares dos rins afetados que receberam tratamento de suporte ou anticoagulação se tornam atróficos no seguimento. Possíveis exceções ao tratamento exclusivamente de suporte podem incluir:
  A. **Tratamento com heparina de baixo peso molecular (LMWH)** para trombose de veia renal unilateral com extensão para a veia cava inferior por 6 semanas a 3 meses. (Veja página 912).

B. **RVT bilateral com extensão para a veia cava** pode justificar terapia trombolítica. (Veja página 913.)

VIII. **Prognóstico.** Complicações agudas da RVT incluem hemorragia suprarrenal, extensão do coágulo para a veia cava inferior (IVC), insuficiência renal, hipertensão e morte. Cronicamente, infarto cortical ou segmentar do rim afetado e/ou hipertensão é comum.

Trombose Venosa: Trombose da Veia Porta

I. **Definição.** Trombose na veia porta geralmente associada ao cateterismo de veia umbilical.

II. **Incidência.** A incidência da trombose de veia porta (PVT) foi relatada em 3,6 para cada 1.000 internações na NICU. A incidência de PVT em neonatos associada à inserção de cateteres venosos umbilicais (UVCs) varia entre 1 e 43%, dependendo dos protocolos imagiológicos.

III. **Fisiopatologia.** Hipercoagulabilidade do recém-nascido combinada com a entrada do UVC no fígado em uma área de fluxo relativamente baixo.

IV. **Fatores de risco.** Os fatores de risco incluem infecção umbilical, assim como a posição da ponta do UVC. A ponta do UVC deve ser mantida fora da área de baixo fluxo do sistema venoso portal e colocada ao nível da veia cava inferior/átrio direito, ou abaixo do nível da confluência umbilical/portal. Sua posição precisa ser verificada por imagem.

V. **Apresentação clínica.** A maioria das tromboses no sistema venoso portal é clinicamente silenciosa e se resolve espontaneamente em um curto período de tempo após remoção do cateter.

VI. **Diagnóstico.** Estudos de grande porte demonstraram que a PVT pode geralmente ser detectada por ultrassonografia durante a primeira semana da inserção de UVC.

VII. **Controle.** O uso de anticoagulação é *controverso* (veja Prognóstico). Para esquema posológico, veja página 913.

VIII. **Prognóstico.** O resultado a longo prazo da PVT é desconhecido, assim como a possibilidade de qualquer benefício da anticoagulação sobre o resultado. Atrofia do lobo esquerdo e hipertensão portal são as sequelas mais importantes. A PVT é a principal causa de hipertensão portal extra-hepática em crianças, e uma história de cateterização venosa umbilical neonatal é frequentemente encontrada entre estas crianças.

Trombose Venosa: Trombofilia

I. **Definição.** Trombofilia é um termo usado para descrever distúrbios congênitos ou hereditários conhecidos da coagulação sanguínea que podem predispor à trombose.

II. **Incidência.** Raro.

III. **Fisiopatologia.** As condições que predispõem à trombofilia são observadas na Tabela 142-2. Apesar da alta prevalência de múltiplas mutações no gene da trombofilia, a maioria dos neonatos com estes traços não desenvolve trombose.

IV. **Fatores de risco.** Cateteres arteriais e venosos centrais constituem o principal risco adquirido para o desenvolvimento de eventos tromboembólicos (TEs) em neonatos além daqueles mencionados na Tabela 142-2.

V. **Apresentação clínica.** Trombofilia deve ser considerada em qualquer neonato que apresente eventos trombóticos ou extensa trombose na ausência de fatores de risco ambientais identificáveis (cateter intravascular, septicemia neonatal ou choque).

VI. **Diagnóstico.** A avaliação de um neonato com um TE significativo para um distúrbio protrombótico é *controversa*.

VII. **Controle.** Veja a seguir.

VIII. **Prognóstico.** Neonatos com múltiplos traços de trombofilia e trombose sintomática correm um maior risco de recorrência de trombose, embora estas recorrências geralmente ocorram no cenário de outras comorbidades, como infecção, cirurgia ou trauma.

Tabela 142–2. MARCADORES DAS CONDIÇÕES TROMBOFÍLICAS PARA TROMBOFILIA E PREVALÊNCIA NA POPULAÇÃO SAUDÁVEL

Condição/Marcador	Métodos de Ensaio	Prevalência (%)
Genética		
Mutação do fator V de Leiden	PCR	4–6
Mutação G20210A no gene da protrombina	PCR	1–2
Níveis plasmáticos elevados de lipoproteína (a)	ELISA	
Adquirida ou genética		
Deficiência de antitrombina	Ensaio cromogênico (funcional)	0,019
Deficiência de proteína C	Ensaio cromogênico (funcional)	0,023
Deficiência de proteína S	ELISA para determinação do antígeno da proteína S livre	0,037
Fator VIII elevado	Teste de coagulação de único estágio (com base no PTTa)	
Mutação no gene da enzima MTHR	Hiper-homocisteinemia	9
Lúpus materno	ELISA para detecção de anticorpos antifosfolipídicos	
Resistência à proteína ativada	Teste de coagulação (com base no PTTa)	

PTTa, tempo de tromboplastina parcial ativada; ELISA; ensaio imunoadsorvente ligado à enzima; PCR, reação em cadeia da polimerase.
Adaptada e reproduzida, com permissão, de Goldenberg NA, Bernard TJ. Venous thromboembolism in children. *Hematol Oncol North Am*. 2010;24:151-166.

Tratamento da Trombose: Diretrizes Gerais

A modalidade terapêutica ideal para neonatos com trombose é ***controversa***. Informações sobre o tratamento da trombose neonatal são limitadas a relatos clínicos e pequenos estudos de séries de casos. Informações sobre a dosagem são frequentemente obtidas a partir de dados de crianças e adultos. As opções disponíveis incluem observação, anticoagulação, terapia trombolítica e trombectomia cirúrgica. O tratamento deve ser limitado à trombose clinicamente importante, com o objetivo de prevenir embolia ou a extensão do coágulo.

   I. **Heparina não fracionada (UFH)**
      A. **Farmacologia**
         1. **UFH é uma mistura heterogênea** de glicosaminoglicanos negativamente carregados, com um peso molecular que varia de 5.000 a 30.000 kDa. As propriedades anticoagulantes ocorrem através de uma mudança conformacional na molécula de antitrombina (AT), convertendo-a em um inibidor mais eficiente (1.000 vezes) dos fatores IIa, IXa, Xa, XIa e XIIa.
         2. **A atividade anticoagulante da heparina** é variável por causa da depuração diferencial dos vários tamanhos das frações de heparina, assim como sua propensão em se ligar a outras proteínas não coagulantes positivamente carregadas, assim como às plaquetas e superfícies endoteliais.
         3. **As ações anticoagulantes mais importantes da heparina** são a potenciação da inibição AT da trombina (IIa) e fator Xa.
      B. **Dose.** Veja Tabela 142–3.
         1. **A meia-vida da UFH, secundária à depuração elevada, é curta em neonatos.** Bebês com as tromboses mais graves demonstram o nível mais alto de depuração.
         2. **A eficácia da UFH pode estar reduzida nos neonatos em razão da concentração plasmática relativamente baixa de antitrombina.** Suplementação de antitrombina com FFP é ocasionalmente sugerida.
         3. **Neonatos requerem terapia intravenosa contínua.** Doses maiores do que aquelas utilizadas em pacientes mais velhos são necessárias para alcançar os níveis terapêuticos do aPTT de adultos. Anticoagulação é recomendada por 10–14 dias.

Tabela 142–3. A DOSE DA HEPARINA NÃO FRACIONADA É MODULADA DE ACORDO COM A IDADE PÓS-CONCEPCIONAL

Idade Pós-Concepcional	< 28 Semanas	28–37 Semanas	> 37 Semanas
Dose de ataque IV em 10 minutos	25 U/kg	50 U/kg	10 U/kg
Dose de manutenção IV	15 U/kg/h	15 U/kg/h	28 U/kg/h

   C. **Monitoramento**
      1. **O objetivo da anticoagulação é manter um aPTT entre 1,5–2 vezes o valor limite superior da idade.** Quando praticável, deve-se monitorar o fator anti-Xa, mantendo seu nível entre 0,3–0,7 U/mL.
      2. **Após a dose inicial, o nível do fator anti-Xa ou do aPTT é avaliado 4 ou 6 horas depois, respectivamente, e uma vez ao dia depois disso.** Se o nível de anticoagulação estiver abaixo ou acima dos valores alvo, o teste é repetido 4–6 horas após o ajuste apropriado da dose. Em geral, um ajuste de 10% é feito, quando os níveis são inapropriados. Um adicional 50 U/kg podem ser fornecidos, se o aPTT for < 50 segundos.
      3. **Um CBC, contagem de plaquetas e testes de coagulação sanguínea (incluindo aPTT, PT e fibrinogênio) devem ser realizados antes de iniciar a terapia com UFH.** A contagem de plaquetas e a dosagem de fibrinogênio devem ser repetidas diariamente por 2–3 dias, uma vez que os níveis terapêuticos sejam alcançados, e duas vezes por semana depois disso.
   D. **Complicações**
      1. **O efeito adverso mais importante decorrente da terapia com heparina é sangramento.**
         Um risco de 2% tem sido relatado em recém-nascidos a termo, e o risco é maior entre recém-nascidos prematuros.
      2. *Overdose* **acidental de UFH representa um grande problema de segurança.** A *overdose* ocorre quando uma dose de UFH inapropriadamente diluída, supostamente baixa, é utilizada para irrigar um dispositivo de acesso vascular.
      3. **Trombocitopenia induzida por heparina (HIT) raramente ocorre em neonatos.**
      4. **Tratamento da hemorragia**
         a. **Normalmente, decorrente da meia-vida curta da UFHs, o tratamento da hemorragia requer apenas a descontinuação da infusão.**
         b. **Se o sangramento continuar após descontinuação da infusão.** Uma avaliação completa da coagulação deve ser realizada e deficiências hemostáticas repostas, conforme indicado.
         c. **Protamina.** Um miligrama de protamina neutralizará 100 U de UFH. A quantidade a ser administrada depende do tempo decorrido desde a última injeção de heparina. Uma quantidade totalmente neutralizante deve ser administrada, se aquele tempo foi < 30 minutos. Esta dose é reduzida em 50% para cada hora decorrida da última administração de heparina. O exame de aPTT deve ser repetido após 15 minutos.
   E. **Vantagens em relação à LMWH**
      1. **Por causa de sua meia-vida curta, a UFH** pode ser utilizada como agente de primeira linha em pacientes, cuja anticoagulação possa necessitar ser interrompida rapidamente.
      2. **Antídoto (sulfato de protamina) está disponível.**
      3. **Em doses inferiores a 100 U/kg,** sua eliminação não é afetada pela disfunção renal.
II. **Heparina de baixo peso molecular**
   A. **Farmacologia**
      1. **A LMWH é um glicosaminoglicano de menor peso molecular (2.000–8.000 kDa) que a UFH.** Como tal, a LMWH carece de um sítio de ligação para trombina.
      2. **Ação primária da LMWH.** Potencializar a inibição do fator Xa pela antitrombina, com pouco efeito sobre a inibição da trombina. Consequentemente, o aPTT não é afetado a doses terapêuticas de LMWH.
   B. **Dose da LMWH (enoxaparina)**
      1. **Recomendações de dosagem da enoxaparina.** 1,7 mg/kg a cada 12 horas em neonatos a termo e 2,0 mg/kg a cada 12 horas em neonatos prematuros.

2. **LMWH pode ser administrada por injeção subcutânea.** Frequentes agulhadas podem ser minimizadas com o uso de um cateter subcutâneo com espaço morto extremamente baixo (Insuflon TM). Hematoma local, enduração e extravasamento ocorrem em 10% dos neonatos.

C. **Monitoramento.** Veja Tabela 142–4.
1. **A LMWH funciona em grande parte inibindo o fator Xa e, portanto, a dose deve ser titulada para a atividade do fator anti-Xa e não para o aPTT.**
2. **O tratamento tem como objetivo manter um nível do fator anti-Xa de 0,5–1,0 U/Ml.**
3. **Os níveis devem ser obtidos 4 horas após a segunda dose e, então, semanalmente.**

D. **Vantagem sobre a UFH.** Após a demonstração de uma eficácia e segurança no mínimo comparável em estudos realizados em adultos, a heparina de baixo peso molecular (especialmente a enoxaparina) tem-se tornado cada vez mais uma alternativa popular à UFH.
1. **Farmacocinética** da LMWH é mais previsível, tornando a necessidade para monitoramento menos frequente.
2. **Menor risco de complicações hemorrágicas.**
3. **LMWH é administrada por via subcutânea,** eliminando a necessidade de acesso intravenoso.
4. **LMWH apresenta um menor risco de trombocitopenia induzida por heparina,** assim como um risco reduzido de osteoporose que está associado ao uso prolongado de UFH.

III. **Terapia trombolítica.** O objetivo da terapia trombolítica é degradar fibrina e dissolver o coágulo de fibrina. A terapia trombolítica sistêmica deve ser fortemente considerada para coágulos que tenham um alto risco de morbidade e mortalidade. Foi relatada uma taxa de patência vascular de 50% após terapia anticoagulante em crianças mais velhas; após a trombólise, a taxa é > 90%.

A. **Farmacologia**
1. **tPA recombinante,** que facilita a conversão do plasminogênio em plasmina para aumentar a degradação de fibrina, fibrinogênio e fatores V e VII; é o agente mais comumente usado.
2. **tPA sistêmico é eficaz** quando administrado em até 2 semanas do início sintomático do coágulo, sendo apenas parcialmente eficaz após 2 semanas.
3. **Instilação direta de agentes trombolíticos potentes nos coágulos através de um cateter de infusão** foi demonstrado resultar em aumentos significativos nas taxas de patência dos vasos em adultos. Também possui a potencial vantagem de menor exposição aos riscos hemorrágicos da trombólise sistêmica.

B. **Dosagem.** Com base em um número limitado de estudos, o seguinte protocolo é proposto:
1. **Baixas doses sistêmicas.** Dose inicial de 0,06 mg/kg/h com possível escalada para 0,24 mg/kg/h ao longo das 48–96 horas seguintes.
2. **Alternativamente, usar um dos seguintes tratamentos locais:**
   a. **Bolo.** Dose inicial de 0,5 mg/kg por 15 minutos, seguida por 0,1–0,4 mg/kg/h por um período máximo de 72 horas.
   b. **Dose única.** 0,7 mg/kg em 30–60 minutos.

Tabela 142–4. **AJUSTE DA HBPM (ENOXAPARINA)**[a]

Nível do Fator Anti-Xa (U/mL)	Suspender a Próxima Dose	Mudança na Dose
> 0,35	Não	Aumentar em 25%
0,35–0,49	Não	Aumentar em 10%
0,5–1,0	Não	Sem alteração
1,1–1,5	Não	Reduzir em 20%
1,6–2,0	3 horas	Reduzir em 30%
> 2,0	Até um nível de 0,5/mL do fator anti-Xa	Reduzir em 40%

[a]Uma repetição do fator anti-Xa precisa ser mensurada após cada ajuste individual.
Modificada e reproduzida, com permissão, de Andrew M, de Veber G. *Pediatric Thromboembolism and Stroke Protocols*. Hamilton, Ontario: BC Decker. 1997.

3. **Repetir o ecocardiograma/Doppler** a cada 6–8 horas para determinar a presença de coágulo, a fim de guiar a escalada do tratamento trombolítico ou sua descontinuação.
4. **Heparina** Recomenda-se o tratamento simultâneo com baixa dose de UFH (5–10 U/kg/h) ou LMWH (0,5 mg/kg duas vezes ao dia), pois a trombólise não inibe a propagação do coágulo ou afeta diretamente a hipercoagulabilidade.
5. **Suplementação com plasminogênio.** A terapia trombolítica prolongada provavelmente esgota os baixos suprimentos de plasminogênio neonatal mais rapidamente do que em adultos. Quando a terapia trombolítica é realizada por mais de 24 horas, deve-se considerar o monitoramento das concentrações de plasminogênio ou a infusão empírica de FFP (10–20 mL/kg) para otimizar a trombólise.
6. **Fibrinogênio.** Ocorre uma redução de 25–50% na concentração de fibrinogênio em resposta à terapia trombolítica sistêmica. Se as concentrações de fibrinogênio são < 100 mg/mL, reduções na dose do agente trombolítico e infusão da terapia de reposição na forma de crioprecipitado ou plasma fresco congelado devem ser consideradas.
7. **Contagem de plaquetas.** Precisa ser mantida superior a 50.000.
8. **Espera-se que as concentrações plasmáticas do D-dímero e do produto de degradação do fibrinogênio (FPD)** aumentem como uma resposta à ação trombolítica eficaz.
9. **Sonogramas cranianos diários.**
10. **Evite injeções IM e cateterismos urinários.**

C. **Critérios de exclusão para trombólise com ativador do plasminogênio tecidual (TPA)**
1. Cirurgia de grande porte ou hemorragia no CNS no período de 10 dias.
2. Asfixia grave no período de 7 dias (geralmente asfixia perinatal).
3. Um procedimento invasivo no período de 72 horas.
4. Convulsões no período de 48 horas.

D. **Efeitos adversos**
1. **Complicações hemorrágicas** foram relatadas em quase dois terços dos pacientes pediátricos; metade daqueles pacientes necessitou de transfusões sanguíneas.
2. **Frequentemente, o sangramento ocorre nos sítios de procedimentos invasivos.** Hemorragias gastrointestinais, pulmonares e intraventriculares são relatadas em cerca de 1% dos recém-nascidos a termo e 14% dos recém-nascidos prematuros.
3. **A frequência e gravidade do sangramento** podem ser dependentes da dose e duração (< 6 horas).
4. **O tratamento simultâneo com baixa dose de heparina e FFP (10 mL/kg),** fornecido meia hora antes de cada infusão de TPA, pode reduzir os riscos de sangramento.

IV. **Trombectomia cirúrgica.** O pequeno tamanho dos vasos sanguíneos neonatais, a raridade da trombose em neonatos e a gravidade da enfermidade em neonatos com trombose impedem o uso de trombectomia cirúrgica na maioria dos neonatos. No entanto, com o uso de técnicas microcirúrgicas combinadas com regimes trombolíticos, a trombectomia tem sido utilizada em casos isolados com sucesso em neonatos.

Referências Selecionadas

Andrew M. The relevance of developmental hemostasis to hemorrhagic disorders of newborns. *Semin Perinatol.* 1997;21:7.

Bernard T, Goldenberg NA. Pediatric arterial ischemic stroke. *Hematol Oncol Clin North Am.* 2010;24:167.

Goldenberg NA, Manco-Johnson MJ. Pediatric hemostasis and use of plasma components. *Clin Haematol.* 2006;19:143.

Hartmann J, Hussein A, Trowitzsch E, Becker J, Hennecke KH. Treatment of neonatal thrombus formation with recombinant tissue plasminogen activator. *Arch Dis Child Fetal Neonatal Ed.* 2001;85:F18.

Jordan LC, Rafay MF, Smith SE, et al. Antithrombotic treatment in neonatal cerebral sinovenous thrombosis. *J Pediatrics.* 2010;156:704.

Lau K, Stoffman JM, Williams S, et al. Neonatal renal vein thrombosis: review of the English-language literature between 1992 and 2006. *Pediatrics.* 2007;120:e278.

Malowany J, Knoppert DC, Chan AK, Pepelassis D, Lee DS. Enoxaparin use in the neonatal intensive care unit: experience over 8 years. *Pharmacotherapy.* 2007;27:1263.

Monagle P, Chan A, Chalmers E, Michelson AD. Antithrombotic therapy in children. *Chest.* 2004;126;645S.

Raffini L. Thrombolysis for intravascular thrombosis in neonates and children. *Curr Opin Pediatr.* 2009;21:14.

Ramenghi L, Govaert P, Fumagalli M, Bassi L, Mosca F. Neonatal cerebral sinovenous thrombosis. *Semin Fetal Neonatal Med.* 2009;14:278.

Torres-Valdivieso MJ, Cobas J, Barrio C, et al. Successful use of tissue plasminogen activator in catheter-related intracardiac thrombus of a premature infant. *Am J Perinatology.* 2003;20:91.

Wang M, Hays T, Balasa V, et al. Low-dose tissue plasminogen activator thrombolysis in children. *J Pediatr Hematol Oncol.* 2003;25:379.

143 Trombocitopenia e Disfunção Plaquetária

I. **Definição.** Definimos trombocitopenia como uma contagem de plaquetas inferior a 150.000/µL, que é classificada como **leve** (100.000–149.000/µL), **moderada** (50.000–99.000/µL) ou **grave** (< 50.000/µL). Um por cento dos neonatos normais pode apresentar trombocitopenia leve.

II. **Incidência.** A trombocitopenia é a anormalidade hematológica mais comum entre crianças recém-nascidas doentes (quando internadas em uma unidade pediátrica de cuidados intensivos [NICU] a incidência chega a 35%). Essa incidência atinge 70% em recém-nascidos com peso < 1.000 g ao nascer.

III. **Fisiopatologia**
  A. **Plaquetas normais.** Como ocorre com crianças mais velhas e adultos, a vida das plaquetas em neonatos é de 7 a 10 dias, e a contagem plaquetária média é superior a 200.000/µL.
  B. **Etiologia da trombocitopenia.** Consulte Figura 143–1
   1. **Transtornos maternos que causam trombocitopenia no bebê**
      a. **Hipóxia intrauterina crônica,** a causa mais frequente de trombocitopenia em neonatos prematuros nas primeiras 72 horas de vida. Este quadro é observado em casos de insuficiência da placenta, como na diabetes ou na hipertensão induzida pela gestação.
      b. **Pré-eclâmpsia** (especialmente com a síndrome HELLP (hemólise, enzimas hepáticas elevadas, contagem baixa de plaquetas). A trombocitopenia está presente no nascimento, está geralmente associada à neutropenia e deverá se recuperar por volta da segunda semana de vida.
      c. **Uso de drogas** (p. ex., heparina, quinino, hidralazina, tolbutamida e diuréticos de tiazida).
      d. **Infecções** (p. ex., TORCH [*t*oxoplasmose, *o*utras infecções, *r*ubéola, *c*itomegalovírus e vírus do *h*erpes simples], infecções, infecções bacterianas ou virais).
      e. **Coagulação intravascular disseminada (DIC).**
      f. **Anticorpos antiplaquetários**
         i. **Anticorpos contra plaquetas maternas e fetais** (trombocitopenia autoimune)
            (a) **Púrpura trombocitopênica idiopática (ITP).**
            (b) **Trombocitopenia induzida por droga.**
            (c) **Lúpus eritematoso sistêmico.**
         ii. **Anticorpos contra plaquetas fetais** (trombocitopenia isoimune)
            (a) **Trombocitopenia aloimune neonatal,** a causa mais comum de trombocitopenia grave, observada principalmente em bebês a termo com < 72 horas de vida.

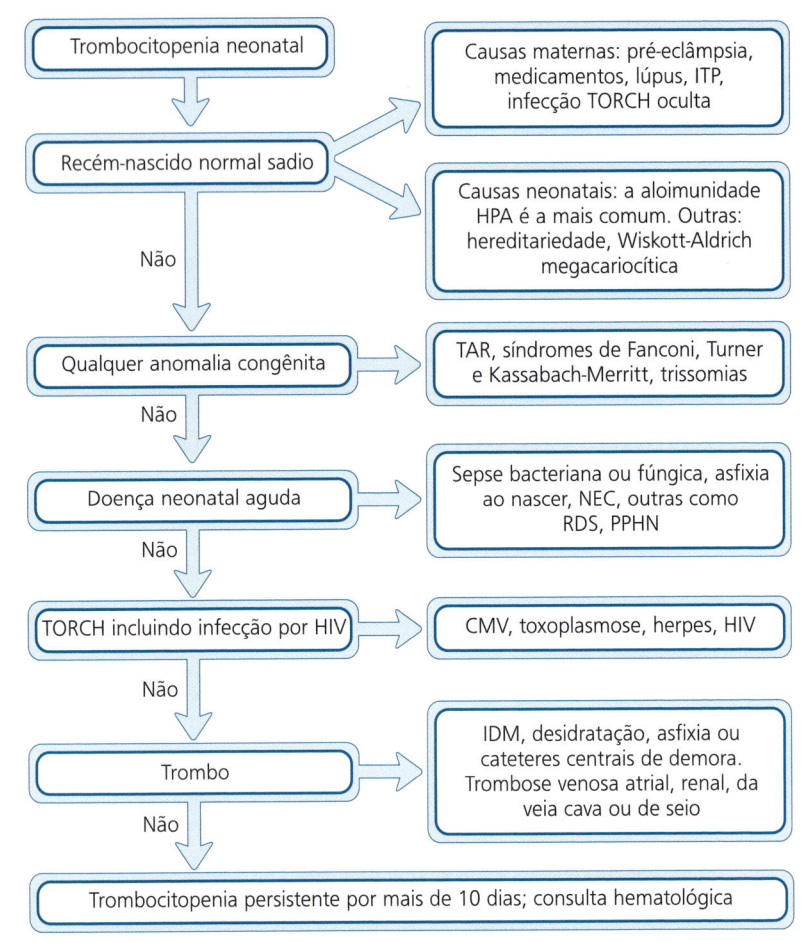

```
┌─────────────────────────────┐        ┌──────────────────────────────────┐
│ Trombocitopenia neonatal    │        │ Causas maternas: pré-eclâmpsia,  │
└──────────────┬──────────────┘    ┌──▶│ medicamentos, lúpus, ITP,        │
               │                   │   │ infecção TORCH oculta            │
               ▼                   │   └──────────────────────────────────┘
┌─────────────────────────────┐────┘
│ Recém-nascido normal sadio  │────┐   ┌──────────────────────────────────┐
└──────────────┬──────────────┘    │   │ Causas neonatais: a aloimunidade │
               │                   └──▶│ HPA é a mais comum. Outras:      │
              Não                      │ hereditariedade, Wiskott-Aldrich │
               ▼                       │ megacariocítica                  │
                                       └──────────────────────────────────┘
```

┌─────────────────────────────┐   ┌──────────────────────────────────┐
│ Qualquer anomalia congênita │───────▶│ TAR, síndromes de Fanconi, Turner│
└──────────────┬──────────────┘   │ e Kassabach-Merritt, trissomias │
              Não   └──────────────────────────────────┘
               ▼

┌─────────────────────────────┐   ┌──────────────────────────────────┐
│ Doença neonatal aguda   │───────▶│ Sepse bacteriana ou fúngica,   │
└──────────────┬──────────────┘   │ asfixia ao nascer, NEC, outras   │
              Não   │ como RDS, PPHN   │
               ▼   └──────────────────────────────────┘

┌─────────────────────────────────┐   ┌──────────────────────────────────┐
│ TORCH incluindo infecção por HIV│───▶│ CMV, toxoplasmose, herpes, HIV   │
└──────────────┬──────────────────┘   └──────────────────────────────────┘
              Não
               ▼

┌─────────────────────────────┐   ┌──────────────────────────────────┐
│ Trombo   │───────▶│ IDM, desidratação, asfixia ou   │
└──────────────┬──────────────┘   │ cateteres centrais de demora.   │
              Não   │ Trombose venosa atrial, renal,   │
               ▼   │ da veia cava ou de seio   │
                                       └──────────────────────────────────┘

┌───┐
│ Trombocitopenia persistente por mais de 10 dias; consulta hematológica   │
└───┘

FIGURA 143–1. Algoritmo para avaliação de trombocitopenia neonatal. CMV, citomegalovírus; HIV, vírus da imunodeficiência humana; HPA, antígeno de plaquetas humanas; IDM, bebê de mãe diabética; ITP, púrpura idiopática trombocitopênica; NEC, enterocolite necrosante; PPHN, hipertensão pulmonar persistente do recém-nascido; RDS, síndrome da angústia respiratória; TAR, trombocitopenia radioausente; TORCH, *t*oxoplasmose, *o*utras infecções, *r*ubéola, *c*itomegalovírus, vírus do *h*erpes simples.

O quadro resulta da incompatibilidade no antígeno plaquetário humano (HPA) entre o recém-nascido e sua mãe HPA-negativa. A HPA-1a é a incompatibilidade mais comum nos caucasianos, enquanto a HPA-4b é vista mais frequentemente nos asiáticos. Somente 10% das mulheres HPA-1a negativas se tornam sensibilizadas após exposição ao HPA-1a, pois essa resposta imunológica ocorre na presença de antígenos específicos de leucócitos humanos (HLAs) como HLA-B8, HLA-DR3 e HLA-DR52a. Os anticorpos HLA, embora comuns, não causam trombocitopenia significativa.

(b) **Trombocitopenia imune**, que pode ser encontrada em alguns casos de doença hemolítica do recém-nascido.

2. **Transtornos placentários que causam trombocitopenia em bebês (raros)**
   a. **Corioangioma.**

b. Trombos vasculares.
c. Descolamento da placenta.
3. Transtornos neonatais que causam trombocitopenia
   a. Produção diminuída de plaquetas
      i. Isolada.
      ii. **Trombocitopenia com ausência do rádio (síndrome TAR),** quadro caracterizado por contagens normais de neutrófilos e de hemácias; ausência do rádio, geralmente bilateral; e a presença de um polegar normal.
      iii. **Anemia de Falconi,** caracterizada por pancitopenia e pela presença de polegar anormal (hipoplásico ou aplásico).
      iv. **Síndrome da rubéola.**
      v. **Leucemia congênita.**
      vi. **Trissomias 13, 18 ou 21 ou Síndrome de Turner.**
      vii. **Transtornos metabólicos herdados que** incluem acidemias metilmalônica, propriônica e isovalérica e glicinemia cetótica.
      viii. **Trombocitopenia amegacariocítica congênita.**
   b. Destruição aumentada de plaquetas
      i. **Muitos recém-nascidos "doentes" desenvolvem trombocitopenia que não está associada a nenhum estado patológico específico.** Cerca de 20% dos recém-nascidos admitidos na NICU apresentam trombocitopenia e 20% desses casos contam < 50.000/μL. Essa forma de trombocitopenia geralmente melhora depois que a doença primária (síndrome do desconforto respiratório [RDS], hipertensão pulmonar persistente do recém-nascido (PPHN) etc.) se resolve.
      ii. **Estados patológicos associados à trombocitopenia**
         (a) **Sepse** bacteriana e pela espécie *Candida*.
         (b) **Infecções congênitas.** Infecções TORCH, especialmente por citomegalovírus (CMV). Neonatos com o vírus da imunodeficiência humana (HIV) e Enterovírus frequentemente apresentam trombocitopenia.
         (c) **Trombose** (veia renal, intracardíaca, vascular).
         (d) **DIC.**
         (e) **Crescimento intrauterino restrito.**
         (f) **Asfixia perinatal.**
         (g) **Enterocolite necrosante (NEC) ou isquemia do intestino.**
         (h) **Destruição de plaquetas** associada ao hemangioma gigante (Síndrome de Kasabach-Merritt).
C. Disfunção plaquetária
   1. Disfunção plaquetária induzida por drogas
      a. Uso materno de aspirina.
      b. Indometacina.
   2. Transtornos metabólicos
      a. Anormalidades metabólicas induzidas por fototerapia.
      b. Acidose.
      c. Deficiência de ácidos graxos.
      d. Diabetes materna.
   3. **Trombastenia hereditária** (doença de Glanzmann).
IV. **Fatores de risco.** Baixo peso ao nascer; baixa idade gestacional; pequeno para a idade gestacional; hipóxia ao nascer (escore Apgar < 5 aos 5 minutos); cateter umbilical; assistência respiratória; hiperbilirrubinemia; fototerapia; síndrome do desconforto respiratório; sepse, especialmente por infecção por *Candida*; aspiração de mecônio; NEC; mãe com ITP; bebês prematuros de mães com hipertensão.
V. **Apresentação clínica**
   A. **Sintomas e sinais.** É importante avaliar a condição geral do bebê cuidadosamente. Um recém-nascido com aparência "doente" requer uma abordagem muito diferente para a investigação e tratamento de trombocitopenia (como sepse) que o bebê que, sob os demais aspectos, parece sadio (como amaioria dos casos de trombocitopenia aloimune).

1. **As petéquias superficiais generalizadas** estão frequentemente presentes, particularmente em resposta a um traumatismo ou pressão menor ou a um aumento da pressão venosa. As contagens de plaquetas ficam, geralmente, abaixo de 60.000/μL. **Obs.:** Em bebês normais, as petéquias tendem a se agrupar na cabeça e na porção superior do tórax, não recorrem e estão associadas a contagens plaquetárias normais. Elas são o resultado de um aumento transitório na pressão venosa durante o parto.
2. **Sangramento gastrointestinal, sangramento da mucosa ou hemorragia espontânea** em outros sítios podem estar ocorrendo mediante contagens de plaquetas inferiores a 20.000/μL.
3. **Hemorragia intracraniana** que pode ocorrer com trombocitopenia grave.
4. **Grandes equimoses e hemorragias musculares** têm mais probabilidade de ocorrer por causa de transtornos de coagulação que de transtornos das plaquetas.

B. **História**
1. **Pode haver história familiar** de trombocitopenia ou história de hemorragia intracraniana em um irmão.
2. **A ingestão materna de drogas** pode ser um fator.
3. **Uma história de infecção** deverá ser notada.
4. **Episódios anteriores de sangramento** podem ter ocorrido.

C. **Exame da placenta.** A placenta deverá ser examinada cuidadosamente para a presença de corioangioma, trombos ou descolamento.

D. **Exame físico**
1. **Sítios de petéquias e de sangramento** deverão ser notados.
2. **Malformações físicas** podem estar presentes nas síndromes TAR, da rubéola, no hemangioma gigante ou nas trissomias.
3. **Um quadro de hepatoesplenomegalia** pode ser causado por infecção viral ou bacteriana ou por leucemia congênita.

VI. **Diagnóstico**
A. **Exames laboratoriais**
1. **Para todos os recém-nascidos**
   a. **Contagem neonatal de plaquetas:** a trombocitopenia diagnosticada a partir de uma amostra de capilar deverá ser confirmada por contagem repetida a partir de uma amostra venosa e por exame cuidadoso de um esfregaço do sangue periférico.
   b. **Hemogramas completo (CBC) e diferencial.**
   c. **Tipagem sanguínea.**
2. **Para recém-nascidos sadios sem anomalias congênitas**
   a. **Teste de Coombs.**
   b. **Amostra de soro e de sangue total da mãe** para fenotipagem rápida de HPA-1a (P1^{A1}) e triagem para aloanticorpos anti-HPA. Esses anticorpos não são detectados em 10% das mães sensibilizadas.
   c. **Genotipagem materna, paterna e do bebê** de HPA 1-5 e 15, exigida para diagnóstico e para compatibilidade de doadores de plaquetas.
   d. **Avaliação TORCH e teste rápido de HIV.**
   e. **Teste para trombocitopenia materna.** A contagem materna baixa sugere quadro de trombocitopenia autoimune ou hereditária (trombocitopenia recessiva ligada ao X ou autossômica dominante).
   f. **Em casos de trombocitopenia não explicada ou grave, recomenda-se um estudo da medula óssea.** Entretanto, por causa das dificuldades técnicas em neonatos, novos testes sanguíneos estão sendo desenvolvidos para avaliar a produção de plaquetas, e muitos deles já demonstraram resultados promissores (concentrações de trombopoetina sérica [Tpo], progenitores de megacariócitos, porcentagens de plaquetas reticuladas [RP%] e concentrações de glicocalicina). Um teste de fração de plaquetas imaturas (IPF) semelhante ao RP% já está disponível e está sendo aplicado em algumas instituições. Os estudos da medula óssea ainda são indicados em pacientes selecionados (celularidade da medula ou morfologia de megacariócitos).

3. **Para recém-nascidos sadios com anormalidades congênitas**
   a. **Análise de cromossomas para trissomias** e síndrome de Turner.
   b. **Teste de esforço "DEB/MMC" (diepoxibutano/mitomicina C)** para estabelecer quebra de DNA em linfócitos do sangue periférico.
4. **Para bebês "doentes"**
   a. **Contagem diferencial de leucócitos,** proteína C-reativa do soro, culturas sanguíneas para bactérias e fungos.
   b. **Estudos de coagulação.** Tempo de protrombina, tempo de tromboplastina parcial ativada, fibrinogênio e nível de D-dímero.
   c. **Títulos TORCH.** Cultura de citomegalovírus de amostras de urina e de outros vírus, se indicado (coxsakie, ecovírus).

VII. Tratamento

A. **Tratamento obstétrico de trombocitopenia autoimune materna**
   1. **A ocorrência de hemorragia fetal (*in utero*) é muito rara** em comparação ao risco dessa hemorragia na trombocitopenia aloimune (10%).
   2. **O tratamento visa a prevenir** uma hemorragia intracraniana durante o parto vaginal.
   3. **Há risco aumentado de trombocitopenia neonatal grave e de hemorragia intracraniana** se o anticorpo estiver presente no plasma materno ou se a contagem de plaquetas do couro cabeludo do feto for < 50.000/µL.
   4. **O parto cesariano** poderá ser recomendado.

B. **Tratamento de trombocitopenia aloimune materna**
   1. **Uma vez a gestação seja afetada pela trombocitopenia aloimune,** a proporção de gestações subsequentes afetadas dependerá, significativamente, do genótipo do pai. Se ele for heterozigoto (HPA-1a/HPA-1b), o risco será de 50%, e esse risco estará próximo de 100%, se ele for homozigoto (HPA-1a/HPA-1a). A história de hemorragia intracraniana em irmão anterior é prognóstica da presença de trombocitopenia grave para o próximo feto. Nas gestações subsequentes, já foi descrita a administração de corticosteroides e de imunoglobulina intravenosa (IVIG) durante o terceiro trimestre em conjunto com transfusões de plaquetas ao feto por meio de infusão pelo cordão umbilical orientada por ultrassom.
   2. **O parto vaginal instrumental, os eletrodos no couro cabeludo do feto** e a amostragem do sangue do couro cabeludo fetal deverão ser evitados. O parto vaginal é permitido quando a contagem de plaquetas no feto é superior a 50.000/µL e a apresentação e o trabalho de parto são normais. Caso contrário, o parto cesariano deverá ser indicado.

C. **Tratamento de bebês com trombocitopenia**
   1. **Tratar a causa subjacente (p. ex., sepse).** Se os medicamentos forem a causa, suspender a administração.
   2. **Transfusões de plaquetas**
      a. **As transfusões de plaquetas** são indicadas se houver sangramento ativo com qualquer grau de trombocitopenia, ou se não houver sangramento ativo, mas a contagem de plaquetas forem menores que 20.000/µL. Pode ser desejável realizar transfusões em bebês prematuros com risco maior de hemorragia e naqueles "que estão doentes ou na primeira semana de vida" com contagem de plaquetas < 50.000/µL.

         Plaquetas de doador aleatório, irradiadas, e com redução de leucócitos são administradas na dosagem de 10–20 mL/kg de concentrados padronizados de plaquetas. Nas plaquetas o plasma deverá ser ABO e com Rh compatível com as hemácias do bebê. A contagem de plaquetas deverá aumentar para mais de 100.000/µL e deverá ser repetida 1 hora após a transfusão. A falha em se atingir ou sustentar um aumento na contagem de plaquetas sugere processo destrutivo. Plaquetas maternas irradiadas e lavadas ou plaquetas de um doador HPA-compatível (em geral plaquetas HPA-1a-negativas) precisam ser aplicadas para bebês com trombocitopenia aloimune. Quando não disponíveis, uma transfusão de plaquetas de doador aleatório combinada com IVIG pode conseguir um aumento temporário.
      b. **Os efeitos danosos relacionados com a transfusão de plaquetas** aumentaram, como a maior incidência de infecção bacteriana e exacerbação de lesão inflamatória. Além disso, a

taxa de mortalidade em pacientes em UTIN que receberam transfusões de plaquetas aumentou dramaticamente com o aumento no número dessas transfusões.
3. **IVIG.** 400 mg/kg/d durante 3-5 dias consecutivos, ou uma dose única de 1.000 mg/kg em 2 dias consecutivos são administrados para casos de trombocitopenia imune.
4. **Prednisona.** A dose de 2 mg/kg/d também pode ser benéfica na trombocitopenia imune.

VIII. **Prognóstico.** A etiologia da trombocitopenia determina o resultado e o prognóstico.

Referências Selecionadas

Baer VL, Lambert DK, Henry E, Snow GL, Sola-Visner MC, Christensen RD. Do platelet transfusions in the NICU adversely affect survival? *J Perinatol.* 2007;27:790-796.
Chakravorty S, Murray N, Roberts I. Neonatal thrombocytopenia. *Early Hum Dev.* 2005;81:35.
Roberts I, Stanworth S, Murray NA. Thrombocytopenia in the neonate. *Blood Rev.* 2008;22(4):173-186.
Sola-Visner M, Sallmon H, Brown R. New insights into the mechanisms of nonimmune thrombocytopenia in neonates. *Semin Perinatol.* 2009;33(1):43-51.
Sola-Visner M, Saxonhouse MA, Brown RE. Neonatal thrombocytopenia: what we do and we don't know. *Early Hum Dev.* 2008;84:499-506.
van den Akker E, Oepkes D, Brand A, Kanhai HH. Vaginal delivery for fetuses at risk of alloimmune thrombocytopenia? *BJOG.* 2006;113(7):781-783.

144 Tuberculose

I. **Definição.** A Tuberculose (TB) é uma infecção causada pelo organismo *Mycobacterium tuberculosis*. Trata-se de uma doença mundial que tem implicações importantes para neonatos afetados, que podem adquirir a doença ou no período pós-natal ou, mais raramente, por meio da transmissão congênita de mãe infectada.

II. **Incidência.** A Organização Mundial da Saúde (WHO) estimou a existência de 9,4 milhões de casos incidentes de TB e 14 milhões de casos prevalentes em 2009. Um total de 3,3 milhões (35% dos novos casos em 2009) ocorreu em mulheres. A maioria dos casos incidentes, em 2009, ocorreu na Ásia (55%) e África (30%). Um total estimado de 1,1 milhão (12%) dos casos ocorreu em indivíduos positivos para o vírus da imunodeficiência humana (HIV). Cerca de 1,7 milhões de pessoas foi a óbito por TB, em 2009. Os Centers for Disease Control and Prevention (CDC) informa 11.545 casos incidentes de TB nos EUA, em 2009, com 59% dos casos ocorrendo em indivíduos nascidos fora daquele país. Embora a incidência exata de casos neonatais seja desconhecida, menos de 200 casos de TB congênita foram informados na literatura inglesa.

III. **Fisiopatologia.** O *M. tuberculosis* é transmitido por inalação de núcleos de gotículas transmitidos pelo ar. Os macrófagos alveolares engolem o *M. tuberculosis*, que então se dissemina pelo sistema linfático para os linfonodos hilares. A infecção pode ser contida ou levar à TB primária progressiva. Granulomas contendo o *Mycobacterium* se formam dentro de 2-8 semanas na maioria dos indivíduos, via a imunidade mediada pela célula. Os macrófagos infectados interagem com os linfócitos T para liberar citocinas que promovem a fagocitose do *M. tuberculosis* e a formação de granuloma. Crianças com menos de 5 anos e indivíduos imunocomprometidos não possuem a imunidade de hospedeiro e, portanto, desenvolvem a doença primária ativa e progressiva no parênquima do pulmão e nos linfonodos hilares. Nesses indivíduos, a cápsula fibrosa característica se rompe e provoca a necrose liquefativa do material caseoso central. O material necrótico pode, então, fluir para a vasculatura adjacente e disseminar se sistemicamente ou para os brônquios adjacentes e se disseminar externamente via gotículas respiratórias. A imunossupressão e a desnutrição são fatores de risco para reativação da infecção latente.

A transmissão vertical para o feto pode ocorrer pela corrente sanguínea ou por via placentária. A disseminação hematógena resulta em lesões no fígado e nos linfonodos periportais ou

pulmões. O aumento na oxigenação e na circulação no período pós-natal ativa a replicação dos bacilos. O *M. tuberculosis* já foi identificado no fluido amniótico, e a transmissão da TB pode ocorrer via aspiração de fluidos infectados.
IV. **Fatores de risco.** O risco mais alto de transmissão para recém-nascidos ocorre via a transmissão respiratória durante o período pós-natal por mães não tratadas. A TB extrapulmonar materna, como a TB miliar ou a endometrite tuberculosa, aumenta o risco de infecção congênita. O tratamento materno durante 2–3 semanas no período antenatal reduz o risco de infecção após o parto. O HIV é um fator de risco para a TB materna, que, por sua vez, aumenta o risco da transmissão do vírus HIV para a criança. Morar em áreas endêmicas ou excessivamente populosas também aumenta o risco de contrair TB.
V. **Apresentação clínica**
   A. **Gravidez.** As gestantes com TB tendem a mostrar menos sintomas típicos associados à TB. Os sinais e sintomas ativos da doença incluem febre, tosse, suores noturnos, anorexia, perda de peso, mal-estar geral e fraqueza. A TB extrapulmonar pode afetar o trato geniturinário, os ossos e as articulações, meninges, linfonodos, revestimento pleural e peritônio, sendo mais comum se houver infecção concomitante com HIV. Acredita-se que a história natural da TB não seja afetada pela gravidez. A TB materna, especialmente a doença extrapulmonar, não aumenta as complicações da gestação e perinatais, como pré-eclâmpsia, sangramento vaginal, perda de gestação precoce, trabalho de parto pré-termo e baixo peso ao nascer.
   B. **Período neonatal.** Os neonatos com infecção congênita podem-se apresentar com sintomas a qualquer momento desde o nascimento até 4 meses de idade, mas, geralmente, manifestam esses sintomas por volta da segunda ou terceira semanas de vida. Como os recém-nascidos tendem a se apresentar com sinais atípicos, o diagnóstico de TB deve ser considerado no diagnóstico diferencial de outras infecções congênitas (p. ex., sífilis, citomegalovírus, toxoplasmose) ou sepse neonatal. A TB congênita pode-se apresentar com hepatoesplenomegalia, desconforto respiratório, febre, linfadenopatia, distensão abdominal, letargia ou irritabilidade, descarga pela orelha e lesões cutâneas em pápulas. Os sinais e sintomas menos comuns incluem: vômito, apneia, cianose, icterícia, convulsões e petéquias. A apresentação clínica de crianças com menos de 3 meses de idade com TB congênita ou adquirida após o parto inclui sinais respiratórios, como tosse, roncos e sibilos, taquipneia, estridor e crepitações, considerados resultantes da obstrução dos brônquios por linfonodos hilares dilatados. Outros sinais incluem: déficit de crescimento, hepatoesplenomegalia, icterícia prolongada, meningite e linfadenopatia cervical. Crianças menores estão em risco aumentado de TB disseminada ou miliar por causa da imaturidade de seus sistemas imunes. Esses bebês também estão em maior risco de apresentações meníngeas, como a meningoencefalite, aracnoidite basal e tuberculomas intracranianos. A TB da coluna vertebral (doença de Pott) também já foi descrita em infecção congênita. Os sinais clínicos da TB congênita ou adquirida após o parto são tipicamente ocultos e tardios na apresentação por causa da imaturidade do sistema imune do recém-nascido e do lactente. Sabe-se que somente a meningite por *M. tuberculosis* se apresenta clinicamente por volta da segunda semana de vida.
VI. **Diagnóstico**
   A. **Critérios clínicos.** A infecção congênita será diagnosticada, se a criança atender os critérios primários e um dos critérios secundários para TB congênita (também conhecidos como critérios de Cantwell). Caso contrário, a TB adquirida após o parto é diagnosticada com base na exposição sabida e de uma lesão tuberculosa comprovada, conforme os critérios secundários de Cantwell.
      1. **Critérios primários.** A criança precisa apresentar lesões comprovadamente tuberculosas.
      2. **Critérios secundários**
         a. **Lesões na primeira semana de vida.**
         b. **Complexo hepático primário** ou granulomas hepáticos caseosos.
         c. **Infecção tuberculosa da placenta** ou do trato genital materno.
         d. **Exclusão da possibilidade de transmissão pós-natal** por meio de uma investigação completa dos contatos, incluindo as atendentes da criança no hospital e a adesão às recomendações existentes para tratamento de lactentes expostos à tuberculose.

B. **Esfregaço e cultura de bacilo acidorresistente (AFB).** O *M. tuberculosis* pode ser identificado por cultura das seguintes amostras: aspirados gástricos, esputo, lavagens brônquicas, fluido pleural, fluido cefalorraquidiano (CSF), urina ou outros fluidos corporais. A amostra para biópsia também pode ser obtida dos linfonodos, pleura, mesentério, fígado, medula óssea ou de outros tecidos. **Em neonatos e lactentes que podem apresentar ou não tosse não reprodutiva no aspirado gástrico logo pela manhã, a melhor amostra é aquela obtida por tubo nasogástrico antes da amamentação.** Os aspirados deverão ser colhidos em 3 dias separados. Esses aspirados gástricos geralmente levam a esfregaços AFB negativos, com resultado diagnóstico geral de < 50%. Os métodos de coloração fluorescente aumentam a sensibilidade dos aspirados gástricos. A presença de micobactérias não tuberculosas pode resultar em esfregaço falso-positivo. A cultura de meios líquidos facilita o crescimento do *M. tuberculosis*, que pode levar entre 3 e 6 semanas para crescer.
C. **Reação da cadeia da polimerase (PCR).** Ensaios de PCR estão atualmente disponíveis para amostras do trato respiratório AFB-positivas, assim como para qualquer amostra do trato respiratório, mas só possuem sensibilidade com aspirados gástricos, CSF e amostras de tecidos. Resultados falso-positivos e falso-negativos também já foram informados.
D. **Verificação cutânea de tuberculina (TST).** Um resultado TST negativo deverá ser considerado não confiável em lactentes com menos de 3 meses de idade. A definição de um teste de pele de Mantoux é a seguinte:
  1. **Reação ≥ 5 mm**
     a. Lactentes em contato íntimo com casos infecciosos sabidos ou suspeitos de TB.
     b. Bebês com suspeita de doença de TB com base em evidência clínica ou radiografia anormal do tórax.
     c. Lactentes com condições de imunossupressão incluindo HIV ou recebendo terapia para imunossupressão.
  2. **Reação ≥ 10 mm**
     a. Idade < 4 anos.
     b. Fatores clínicos de risco, como insuficiência renal crônica ou desnutrição.
     c. Exposição ambiental aumentada.
E. **Radiografia de tórax.** Embora as investigações radiológicas do tórax possam ser normais no início do curso da doença, a maioria das crianças se apresenta com achados anormais nas investigações por imagens, incluindo a TB miliar, múltiplos nódulos pulmonares, pneumonia lobar, broncopneumonia, pneumonia intersticial e adenopatia mediastinal. Acredita-se que os lobos superiores e os segmentos posteriores do pulmão sejam os sítios mais comuns para TB em lactentes.
F. **Estudos radiológicos.** Outras modalidades de estudos radiológicos incluem a ultrassonografia abdominal para envolvimento hepático e a tomografia computadorizada no tórax (CT) para adenopatias. Os estudos por imagens do sistema nervoso central (CNS) incluem: ultrassonografia, CT e investigação por ressonância magnética (MRI).
G. **Marcadores de laboratório.** A contagem aumentada dos leucócitos no sangue com predominância de neutrófilos e elevação da proteína C-reativa foi informada em TB congênita por causa da resposta inflamatória associada ao *M. tuberculosis*. A trombocitopenia também já foi observada, embora não represente um achado específico.
H. **CSF.** A punção lombar deverá ser realizada imediatamente quando houver suspeita de TB congênita ou adquirida após o nascimento. Os achados no CSF podem incluir: pleocitose linfocitária, níveis aumentados de proteína e redução na proporção entre CSF reduzido e glicose sérica.
I. **Verificação de HIV.** Todos os indivíduos portadores de TB deverão ser avaliados para infecção por HIV por causa do aumento na incidência de infecção conjunta por TB.
J. **Patologia placentária.** A placenta pode demonstrar evidência de granulomas, e um esfregaço e cultura de AFB deverão ser enviados de uma amostra de tuberculose congênita suspeita.

VII. **Tratamento**
  A. **Terapia antimicrobiana durante a gravidez**
     1. **Infecção latente.** O CDC recomenda adiar o tratamento de gestantes com infecção latente até o período pós-parto, exceto em situações de alto risco. A terapia com isoniazida durante

9 meses deverá ser considerada para TB latente (TST positivo e achados normais na radiografia de tórax) em gestantes com HIV, contato contagioso recente e conversão do teste cutâneo dentro dos 2 anos anteriores. A suplementação com piridoxina deverá ser administrada durante todo o período da gestação e da amamentação.
2. **Infecção ativa.** O CDC recomenda um regime de tratamento inicial com isoniazida, rifampina e etambutol durante 2 meses, seguido de isoniazida e rifampina durante 9 meses. **Isoniazida, rifampina e etambutol são considerados relativamente seguras para o feto. A estreptomicina não deverá ser administrada à mãe por causa dos efeitos ototóxicos no feto.** Embora a pirazinamida seja usada em alguns regimes, sua segurança durante a gestação ainda não foi estabelecida.

B. **Terapia antimicrobiana durante o período neonatal**
  1. **Infecção ativa materna e congênita ou neonatal adquirida.** Em casos em que o exame físico materno e as descobertas nas radiografias torácicas são diagnósticos de TB ativa, **o bebê deverá ser tratado imediatamente com isoniazida, rifampina, pirazinamida e um aminoglicosídeo, como amicacina.** A suplementação com piridoxina em recém-nascidos recebendo terapia com isoniazida é recomendada nas seguintes situações: bebês exclusivamente em aleitamento materno, lactentes desnutridos e aqueles com infecção sintomática por HIV. Os efeitos hepatotóxicos da terapia com isoniazida são raros, mas podem ser potencialmente fatais.
  2. **Infecção materna ativa sem infecção congênita.** Se a mãe tiver a doença de TB ativa, mas o neonato não estiver afetado, a isoniazida deverá ser administrada até os 3 a 4 meses de idade. Se o resultado do TST for negativo ao final da terapia e a mãe demonstrar resposta insatisfatória à terapia, a isoniazida no bebê poderá ser descontinuada. Um TST positivo aos 3-4 meses de idade necessita de reavaliação para doença de TB no bebê e terapia continuada com isoniazida durante um total de 9 meses com avaliação mensal.
  3. **Infecção materna latente.** A avaliação e a terapia neonatal não são exigidas em casos em que a mãe for assintomática e seja diagnosticada com infecção por TB latente.
  4. **Infecção TB pós-natal.** Para crianças com doença pulmonar, doença pulmonar com adenopatia hilar e doença da adenopatia hilar, recomenda-se um regime de 6 meses com 4 drogas, a saber: isoniazida, rifampina, pirazinamida e etambutol durante 2 meses, seguido de isoniazida e rifampina durante 4 meses, A duração da terapia será estendida para 9 meses, se houver evidência de lesões cavitárias nos pulmões ou se a cultura do esputo permanecer positiva após 2 meses de terapia. Os riscos e benefícios do uso de etambutol em bebês precisam ser considerados por causa do risco de neurite óptica dependente da dose e da duração do tratamento. Uma consulta a um especialista em doenças infecciosas é essencial para tratar lactentes que estejam coinfectados com HIV por causa das interações medicamentosas e das toxicidades superpostas das drogas, especialmente entre os antirretrovirais e a rifampina.
  5. **TB extrapulmonar.** Para a meningite tuberculosa, o tratamento tem início com isoniazida, rifampina, pirazinamida e etambutol/aminoglicosídeo. A pirazinamida é administrada por 2 meses, e a isoniazida e a rifampina são administradas por um total entre 9 e 12 meses. Etambutol e aminoglicosídeo são suspensos, uma vez estabelecida a suscetibilidade da droga. Os corticosteroides deverão ser adicionados em casos confirmados de meningite por TB, pois reduzem as taxas de mortalidade e do prejuízo neurológico a longo prazo. Um regime de isoniazida, rifampina, pirazinamida e estreptomicina durante 1-2 meses, seguido de isoniazida e rifampina por outros 10 meses é recomendado para a TB miliar e esquelética. Os corticosteroides também podem ser considerados para efusões pleurais e pericárdicas, doença miliar grave, doença endobrônquica e tuberculose abdominal. A terapia cirúrgica para linfadenite, abscessos ósseos e articulares e hidrocefalia complicando a doença do CNS pode ser indicada.

C. **Precauções de isolamento/aleitamento materno**
  1. **Infecção materna latente.** Não são exigidas a separação ou restrições ao aleitamento materno.
  2. **Doença materna ativa.** Em casos suspeitos ou comprovados de TB materna, a mãe e o bebê deverão ser separados, dependendo de avaliação e terapia materna e infantil apropria-

das. A separação não será necessária quando o bebê começar a receber isoniazida; a mãe deve aderir ao tratamento, usar máscara e seguir as medidas de controle da infecção. Em casos de TB resistente a múltiplas drogas ou de não conformidade da mãe ao tratamento, o bebê deverá ser separado, e a vacina de bacilos de Calmette-Guerin (BCG) deverá ser considerada em consulta a um especialista em doenças infecciosas. As restrições ao aleitamento materno podem ser suspensas após a mãe ter sido tratada apropriadamente por ≥ 2 semanas e não ser considerada contagiosa.

D. **Medidas de controle hospitalar.** A restrição a um quarto de isolamento contra infecções transmitidas pelo ar é indicada nos seguintes casos: neonatos com TB congênita ou adquirida e submetidos à manipulação da via orofaríngea, bebês com lesões cavitárias, esfregaços AFB positivos do esputo e envolvimento laríngeo ou pulmonar extenso. A transmissão nosocomial dos bebês para os profissionais de cuidados de saúde e entre bebês via equipamento respiratório contaminado também já foi informada.

E. **Prevenção.** A vacina BCG contém a cepa viva e atenuada do *Mycobacterium bovis*. A WHO recomenda que uma única dose da vacina BCG seja administrada a todos os bebês logo após o nascimento em países com carga elevada de TB. A vacina BCG não deverá ser administrada a lactentes HIV-positivos sintomáticos ou imunocomprometidos. Se o neonato for exposto à TB pulmonar positiva no esfregaço logo após o nascimento, a vacina BCG deverá ser adiada, dependendo da conclusão da terapia com isoniazida. O CDC não recomenda o uso rotineiro da vacina BCG nos EUA por causa da baixa carga da doença e da interferência da vacina com a reatividade ao TST.

VIII. **Prognóstico.** As informações sobre os fatores prognósticos não estão bem definidas para bebês com doença ou congênita ou adquirida. A taxa de sobrevida não é influenciada por: sinais ou sintomas específicos, peso ao nascer, a natureza ou gravidade da doença materna, ritmo do diagnóstico materno, prematuridade, disfunção hepática ou trombocitopenia. Uma taxa de sobrevida melhorada foi observada em todos os bebês nas seguintes situações: apresentação dos sintomas após 3 semanas de idade, sem doença de TB no CNS, terapia anti-TB apropriada, contagem mais alta de leucócitos, ausência de padrão miliar nas radiografias de tórax e múltiplos nódulos pulmonares na radiografia de pulmão.

Referências Selecionadas

American Academy of Pediatrics. Tuberculosis. In: Pickering LK, Baker CJ, Kimberlin DW, Long SS, eds. *Red Book: 2012 Report of the Committee on Infectious Diseases*. 29th ed. Elk Grove Village, IL: American Academy of Pediatrics; 2012:736-759.

Cantwell MF, Shehab ZM, Costello AM, et al. Brief report: congenital tuberculosis. *N Engl J Med*. 1994;330:1051-1054.

Crockett M, King SM, Kitai I, et al. Nosocomial transmission of congenital tuberculosis in a neonatal intensive care unit. *Clin Infect Dis*. 2004;39:1719-1723.

Frieden TR, Sterling TR, Munsiff SS, Watt CJ, Dye C. Tuberculosis. *Lancet*. 2003;362:887-899. Gupta A, Bhosale R, Kinikar A, et al. Maternal tuberculosis: a risk factor for mother-to-child transmission of human immunodeficiency virus. *J Infect Dis*. 2011;203:358-363.

Nhan Chang C, Jones TB. Tuberculosis in pregnancy. *Clin Obstet Gynecol*. 2010;53:311-321.

Peng W, Yang J, Liu E. Analysis of 170 cases of congenital TB reported in the literature between 1946 and 2009. *Pediatr Pulmonol*. 2011;46:1215-1224.

Skevaki CL, Kafetzis DA. Tuberculosis in neonates and infants: epidemiology, pathogenesis, clinical manifestations, diagnosis, and management issues. *Paediatr Drugs*. 2005;7:219-234.

World Health Organization. Global tuberculosis control: WHO report 2010. Geneva, Switzerland: WHO; 2010. http://www.who.int/tb/publications/global_report/en.

145 Vírus da Imunodeficiência Humana

I. **Definição.** Dois tipos de HIV causam doença em humanos: HIV-1 e HIV-2. Estes são vírus envelopados, com genoma RNA, pertencentes à família *Retroviridae*, gênero Lentivirus, que produzem efeitos citopáticos. Infecção pelo HIV-1 é a mais comum. HIV-2 é raro nos Estados Unidos, porém mais comum na África Ocidental. Infecção pelo HIV resulta em um amplo espectro de doenças, com a AIDS representando a extremidade mais grave do espetro clínico.

II. **Incidência.** O Programa Conjunto das Nações Unidas sobre HIV/AIDS estimou que 33,3 milhões de pessoas em todo o mundo estavam infectadas com o HIV-1 no final de 2009. Mais de 95% dos casos totais residem em países subdesenvolvidos. Estima-se que, no mesmo ano, 370.000 crianças contraíram o HIV durante o período perinatal e de amamentação, que representa uma redução de 24% quando comparado aos 500.000 casos, em 2001. Esta queda reflete o aumento do acesso a serviços para prevenção da transmissão da mãe para a criança (MTCT) de HIV. Por outro lado, o número estimado de crianças vivendo com HIV mundialmente aumentou para 2,5 milhões, em 2009, principalmente decorrente de uma redução da mortalidade relacionada com a AIDS, em consequência da maior disponibilidade de drogas antirretrovirais (ARDs). Atualmente, o *Centers for Disease Control and Prevention* (CDC) estima que em todos os anos 215-370 bebês infectados pelo HIV nascem nos Estados Unidos; este número representa uma queda significativa quando comparada aos 1.650 bebês, em 1991.

III. **Fisiopatologia.** O HIV-1 possui tropismo por linfócitos T $CD4^+$ e células da linhagem monócitos/macrófagos. Após infecção da célula, o RNA viral é liberado, e uma dupla fita de DNA é sintetizada. Este DNA é transportado para o núcleo e integrado ao genoma do hospedeiro. Há uma consequente destruição dos braços celular e humoral do sistema imune. Adicionalmente, os produtos gênicos do HIV-1 ou as citocinas elaboradas pelas células infectadas podem afetar a função dos macrófagos, linfócitos B e linfócitos T. A hipergamaglobulinemia causada pela ativação policlonal de células B induzida pelo HIV é geralmente detectada na primeira infância. O comprometimento da função das células B resulta em deficiência da síntese de anticorpos secundários e da resposta à vacinação. Uma pequena proporção (< 10%) dos pacientes desenvolverá pan-hipogamaglobulinemia. Adicionalmente, ocorrem defeitos profundos na imunidade mediada por células, possibilitando uma predisposição a infecções oportunistas, como fungos, pneumonia por *Pneumocystis jiroveci* (PCP) e diarreia crônica. O vírus também pode invadir o sistema nervoso central, produzindo psicose e atrofia cerebral.

IV. **Fatores de risco**
  A. **Mãe de alto risco.** Qualquer bebê nascido de uma mãe de alto risco está em risco. Mães de alto risco incluem usuárias de drogas intravenosas (IV), hemofílicas, esposas de hemofílicos, esposas de parceiros bissexuais, aquelas com um histórico de praticar relações sexuais em troca de dinheiro ou drogas, parceiras de pessoas infectadas pelo HIV, e aquelas que foram diagnosticadas com doença sexualmente transmissível/infecção sexualmente transmissível (STD/STI) durante a gravidez. Existem diversos mecanismos/fatores predisponentes para transmissão viral, incluindo estado patológico materno, exposição fetal aos fluidos corporais maternos infectados, resposta imune materna deprimida e aleitamento materno. **O nível plasmático materno de RNA do HIV é o melhor indicador do risco de MTCT.** Outros fatores de risco incluem a via de parto, a duração de ruptura das membranas (o risco aumenta a cada hora de duração), prematuridade e baixo peso ao nascimento, carga viral cérvico-vaginal, baixa contagem de células $CD4^+$, doença sintomática materna decorrente da infecção pelo HIV/AIDS, subtipo viral e fatores genéticos do hospedeiro. A maioria das MTCT ocorre intraparto, com menores proporções de transmissão ocorrendo no período intrauterino e no período pós-natal através do aleitamento materno. A MTCT pode ser intrauterina, intraparto ou pós-parto pelo aleitamento materno. A infecção transplacentária foi comprovada pela evidência de infecção em tecidos fetais abortados no primeiro trimestre de gestação, assim como pelo isolamento do HIV-1 em amostras sanguíneas obtidas nas primeiras 48 horas pós-nascimento. As potenciais vias de infecção incluem a mistura do sangue

materno e fetal, e a infecção pela placenta quando sua integridade é comprometida (p. ex., placentite [sifilítica] e corioamnionite).
- B. **Transfusão sanguínea.** A triagem dos doadores de sangue reduziu, porém não eliminou totalmente, o risco. Isto porque algumas pessoas recém-infectadas são virêmicas, mas soronegativas por 2–4 meses, e porque algumas pessoas infectadas (5–15%) são soronegativas. O risco atual de transmissão de HIV por unidade transfundida é de 1 em cada 2 milhões (veja também Capítulo 17).
- C. **Leite materno.** O aleitamento materno é o meio predominante de transmissão pós-natal do HIV a lactentes, sendo responsável por aproximadamente um terço à metade de todos os eventos de MTCT nas populações que amamentam. De acordo com uma publicação da Organização Mundial da Saúde (WHO), em 2007, aproximadamente 200.000 recém-nascidos no mundo todo se infectam anualmente com HIV através do aleitamento materno. O RNA do HIV-1 e DNA pró-viral foram detectados em porções celulares e acelulares do leite materno. A carga viral no colostro parece ser particularmente alta. O risco a partir do leite materno é maior, quando a infecção materna primária ocorre nos primeiros meses após o parto. Nas áreas onde a fórmula infantil é acessível, segura e sustentável, a eliminação da prática de amamentação tem representado por muitos anos um dos principais componentes dos esforços de prevenção da MTCT do HIV-1. A eliminação da prática de amamentação por mulheres infectadas pelo HIV-1 tem sido recomendada pela American Academy of Pediatrics (AAC) e pelo CDC, permanecendo o único meio absolutamente seguro de prevenir a transmissão de HIV-1 pela amamentação. Em países de recursos limitados, onde condições sanitárias locais são deficitárias, e o acesso às fórmulas infantis é limitado, as diretrizes de 2010 da WHO recomendam a prática de aleitamento materno **exclusivo** em conjunto com a profilaxia antirretroviral **materna** ou do **recém-nascido** para minimizar a transmissão de HIV pela mãe e para otimizar os benefícios da amamentação materna para o bebê. O aleitamento materno exclusivo está associado a um menor risco de transmissão pós-natal, quando comparado à amamentação mista com fórmula infantil e leite materno. Em áreas em que medicamentos antirretrovirais (ARDs) estão disponíveis, os lactentes devem receber profilaxia diária com nevirapina até 1 semana após o término do consumo de leite materno.
- D. **Pré-mastigação.** A possível transmissão de HIV-1 por cuidadores que pré-mastigam o alimento para os bebês foi descrita em 3 casos nos Estados Unidos. Deve-se perguntar e aconselhar os cuidadores infectados pelo HIV a não pré-mastigar o alimento para os bebês.
V. **Apresentação clínica.** A progressão da doença após infecção vertical pelo HIV-1 é altamente variável.
- A. **Período de incubação.** Nos Estados Unidos, o início dos sintomas ocorre aproximadamente aos 12–18 meses de idade nos bebês infectados no período perinatal e não tratados; no entanto, alguns podem-se tornar doentes nos primeiros meses de vida (15–20%).
- B. **Sinais e sintomas.** O recém-nascido é geralmente assintomático ou pode ter baixo peso ao nascimento, perda de peso ou déficit de crescimento (no caso de infecção intrauterina). A frequência dos diferentes patógenos oportunistas entre as crianças infectadas pelo HIV reduziu significativamente com a aplicação e uso disseminado da **terapia antirretroviral altamente ativa (HAART)**. Na era pré-HAART, infecção bacteriana grave, herpes-zóster, complexo *Mycobacterium avium* (MAC) disseminado, PCP e candidíase eram comuns. História de uma prévia infecção oportunista definidora de AIDS era um indicador do desenvolvimento de uma nova infecção. Na era HAART, descrições de infecções oportunistas nas crianças infectadas pelo HIV têm sido limitadas em razão das grandes reduções na morbidade e mortalidade entre crianças recebendo HAART. Características inespecíficas da infecção pelo HIV incluem hepatoesplenomegalia, linfadenopatia e febre. Doença neurológica pode ser estática (atraso na realização de habilidades básicas) ou progressiva, com crescimento cerebral comprometido, falha em alcançar os marcos do desenvolvimento e déficits motores progressivos. Os achados comuns da tomografia computadorizada (CT) incluem calcificação dos gânglios basais e atrofia cortical. Anormalidades cardíacas incluem doença pericárdica, disfunção miocárdica e arritmias.

VI. **Diagnóstico.** O diagnóstico é com base na suspeita de infecção de acordo com o risco epidemiológico ou a apresentação clínica, e confirmação por diferentes ensaios virológicos em bebês < 18 meses de idade ou provas sorológicas, se a criança for > 18 meses de idade.
   A. **Todas as outras causas de imunodeficiência devem ser excluídas.** Estas incluem estados de imunodeficiências primária e secundária. As doenças de imunodeficiência primária incluem as síndromes de DiGeorge ou Wiskott-Aldrich, ataxia-telangiectasia, agamaglobulinemia, imunodeficiência combinada grave e anormalidade na função dos neutrófilos. Estados de imunodeficiência secundária incluem aqueles causados por terapia imunossupressora, inanição e câncer linforreticular.
   B. **Exames laboratoriais**
      1. **Sorologia para HIV.** Anticorpos contra HIV-1 são encontrados em todos os bebês nascidos de mães infectadas pelo HIV por causa da passagem transplacentária de imunoglobulina G. A sorologia para HIV (ensaio imunoadsorvente ligado à enzima [ELISA] ou Western blot) não deve ser utilizada para diagnosticar infecção pelo HIV em bebês < 18 meses de idade.
      2. **Ensaios Virológicos.** (reação em cadeia da polimerase [PCR] para detecção de RNA e DNA do HIV-1) Estes são considerados o padrão ouro para diagnóstico de HIV em bebês e crianças < 18 meses de idade. Com o uso destes testes, a infecção pelo HIV pode ser diagnosticada desde o primeiro dia após o nascimento em alguns recém-nascidos e ao 1 mês de idade na maioria dos bebês infectados. A **PCR para detecção de DNA do HIV-1** é a ferramenta diagnóstica de eleição. Amplificação do DNA proviral possibilita a detecção de células que abrigam provírus latente, assim como células com vírus em replicação ativa. Aproximadamente 30% dos bebês com infecção perinatal pelo HIV possuem um resultado positivo na PCR de DNA nas amostras obtidas às 48 horas de vida. Um resultado positivo identifica recém-nascidos que foram infectados *in utero*. O teste pode rotineiramente detectar 1–10 cópias de DNA. O teste será positivo em 93 e 99% de todos os recém-nascidos infectados na 2ª semana e 1 mês de idade, respectivamente. A **PCR para detecção de RNA do HIV-1** detecta RNA viral livre no plasma por amplificação. Estes ensaios estão disponíveis como "padrão" e "ultrassensível", e o limite inferior de detecção com a utilização de ensaios ultrassensíveis está na faixa de 50–75 cópias de HIV-1 por mililitro de plasma. A sensibilidade relatada dos ensaios que detectam o RNA viral varia de 25 a 50% nos primeiros dias de vida até 100% na 6^a-12ª semana de idade. Os ensaios para detecção de RNA do HIV-1 são comumente utilizados como um indicador da progressão da doença através da quantificação do vírus presente. Eles são utilizados nos exames de seguimento de pacientes durante o tratamento para infecção pelo HIV-1. O primeiro resultado do teste deve ser confirmado o mais rápido possível por uma prova sorológica repetida em uma segunda amostra, pois resultados falso-positivos podem ocorrer com ensaios de RNA e DNA. Profilaxia com zidovudina (ZDV) não parece alterar a sensibilidade diagnóstica da PCR de DNA de HIV ou dos ensaios de RNA. Também é determinado que a PCR de DNA de HIV permanece positiva mesmo em indivíduos infectados que estejam recebendo HAART.

         Os ensaios virológicos devem ser realizados nas primeiras 48 horas pós-nascimento, nos dias 14–21, entre 1 e 2 meses, e aos 4–6 meses de idade. O sangue de cordão umbilical não deve ser utilizado por causa da possibilidade de contaminação com o sangue materno. Um teste virológico positivo, confirmado na 2ª semana de vida justifica uma alteração na monoterapia profilática recomendada com ZDV. A infecção pelo HIV pode ser *presuntivamente* excluída nos bebês não amamentados no peito com 2 ou mais testes virológicos negativos, com um teste obtido em ≥ 14 dias de idade e 1 obtido em ≥ 4 semanas de idade; ou 1 teste virológico obtido em ≥ 8 semanas de idade; ou 1 teste sorológico anti-HIV negativo obtido em ≥ 6 meses de idade. Recomenda-se a profilaxia para PCP em recém-nascidos com estado de infecção pelo HIV indeterminado, iniciando na 4^a-6ª semana de idade e continuando até a determinação ou presunção de ausência de infecção pelo HIV. A exclusão *definitiva* de infecção pelo HIV em um recém-nascido que não esteja recebendo aleitamento materno é fundamentada em 2 ou mais testes virológicos negativos, com 1 obtido em ≥ 1 mês de idade e um aos ≥ 4 meses da idade; ou 2 testes sorológicos anti-HIV negativos obtidos de amostras separadas após os 6 meses de idade (na ausência de hipogamaglobulinemia). Para a exclusão *presuntiva* e *definitiva* da infecção pelo HIV, a criança não pode ter qualquer outra evidência laboratorial (p. ex., nenhum teste virológico positivo ou baixa contagem/porcentagem de CD4) ou clínica de infecção pelo HIV, e não deve receber amamentação materna. Muitos especialistas confirmam a ausência de infecção pelo HIV em bebês com testes virológicos negativos através da realização de um teste sorológico aos 12-18 meses de idade para documentar um resultado negativo de soroconversão. O ensaio para pesquisa do antígeno p_{24} é menos sensível do que o PCR de DNA ou RNA, e geralmente não é recomendado. Cultivo do vírus HIV-1 é dependente de mão de obra e posa um risco biológico significativo. É amplamente substituído pelos ensaios virológicos de PCR de DNA ou RNA.

3. **Testes rápidos.** Vários testes rápidos para detecção de anticorpos anti-HIV no sangue, urina ou fluidos orais foram licenciados nos Estados Unidos (www.fda.gov/cber/products/testkits.htm). Estes testes são comparáveis em sensibilidade (99,3-100%) e especificidade (98,6-100%) aos imunoensaios enzimáticos (EIAs). Tal como com os EIAs de rotina, a confirmação de resultados positivos é necessária, porém não a confirmação de um resultado negativo. Os testes rápidos são ferramentas de triagem valiosas para mulheres grávidas sem cuidados pré-natais ou cuidados limitados, ou para recém-nascidos com estado de HIV materno desconhecido. Estes testes têm o potencial de reduzir a MTCT com fornecimento imediato de profilaxia antirretroviral e fórmula infantil para evitar a transmissão pós-natal. Estes testes devem estar disponíveis em todos os hospitais com maternidade nos Estados Unidos. Em 2012, um teste caseiro de HIV foi aprovado pela Food and Drug Administration (FDA).

4. **Marcadores indiretos da doença.** Anormalidades imunológicas encontradas nos recém-nascidos infectados pelo HIV incluem hipergamaglobulinemia, uma baixa contagem de linfócitos T $CD4^+$ ou uma redução na porcentagem de $CD4^+$.

C. **Presença de um "marcador" da doença que indique imunodeficiência celular.** As doenças que atuam como um marcador incluem a candidíase, a criptococose, infecção por *Mycobacterium avium*, infecção pelo vírus Epstein-Barr, PCP, estrongiloidíase e o sarcoma de Kaposi. A infecção pelo citomegalovírus (CMV) e a toxoplasmose são incluídas, se a toxoplasmose ocorre após 1 mês do nascimento, e a infecção pelo CMV se apresenta 6 meses pós-nascimento.

VII. **Controle.** Precauções de isolamento para todas as doenças infecciosas, incluindo precauções maternas e neonatais, questões de aleitamento materno e de visitas, podem ser encontradas no Anexo F.

A. **Prevenção.** A MTCT pode ser intrauterina, ocorrer durante o trabalho de parto, no parto e no pós-natal através do aleitamento materno. Antes do uso disseminado das intervenções para prevenções da MTCT (descritas mais adiante), as taxas de transmissão nos Estados Unidos variavam de 16 a 30%. Mais recentemente, a MTCT caiu abaixo de 1-2%.

1. **Identificação da infecção pelo HIV em mulheres grávidas e recém-nascidos.** Um pré-requisito para a aplicação de intervenções bem-sucedidas para prevenção da MTCT é a identificação de mães HIV-positivas. O CDC emitiu diretrizes, revisadas em 2006, em relação aos testes de HIV em mulheres grávidas. As diretrizes recomendam que a triagem de HIV seja incluída no painel regular de testes de triagem pré-natal para **todas as gestantes**. Recomenda-se a realização da triagem de HIV após notificação da paciente de que os testes serão realizados, a menos que a paciente se recuse (teste de triagem com opção de exclusão). **Um consentimento escrito separado para o teste de HIV não é necessário**, e um consentimento geral para cuidados médicos deve ser considerado suficiente para incluir o consentimento para realização do teste de HIV. Repetição da triagem no terceiro trimestre é recomendada em determinadas jurisdições com elevadas taxas de infecção pelo HIV entre mulheres grávidas. Orientações similares às do CDC foram emitidas pela AAP e pelo American College of Obstetritians and Gynecologists (ACOG), com todas as organizações apoiando o teste de rotina e a estratégia de opção de exclusão. A maioria das diretrizes afirma que os médicos têm uma responsabilidade não apenas de oferecer, como também de recomendar, o teste de HIV no pré-natal. Os benefícios do teste de HIV no pré-natal vão além do potencial de reduzir o risco de transmissão vertical e incluem a opor-

tunidade de avaliar o estado de saúde da mulher infectada, de iniciar a HAART se necessário e de permitir que a mulher reduza o risco de transmitir o HIV ao seu parceiro sexual. O pediatra **do recém-nascido, cujo estado de infecção pelo HIV da mãe é desconhecido**, deve realizar um teste sorológico anti-HIV rápido na mãe ou no recém-nascido (com o consentimento apropriado). Os resultados do teste devem ser informados ao médico assim que possível para possibilitar uma profilaxia de ARV, de preferência dentro de 12 horas. Em alguns Estados, o teste rápido do neonato é necessário por lei, se a mãe tenha se recusado a ser testada.

2. **Profilaxia antirretroviral e tratamento.** Drogas antirretrovirais (ARDs) são prescritas para mulheres grávidas infectadas pelo HIV para tratar sua própria doença e para diminuir a chance de MTCT do HIV. Para uma prevenção ideal da transmissão perinatal do HIV, recomenda-se a profilaxia antirretroviral combinada anteparto, intraparto e do recém-nascido. O ensaio clínico ACTG 076, publicado, em 1974, demonstrou que um regime intensivo de ZDV oral fornecido no pré-natal, intraparto e no pós-parto reduziu em dois terços o risco de transmissão perinatal, quando comparado ao placebo. A implementação disseminada do regime utilizado no ensaio clínico levou a uma grande redução na transmissão perinatal do HIV. Além disso, desde o final da década de 1990, regimes combinados foram prescritos para a maioria das mulheres infectadas por HIV nos Estados Unidos, que reduziram o risco. O uso disseminado da HAART, que é geralmente composta de 3 antirretrovirais de 2 classes de fármacos, diminuiu substancialmente as taxas de MTCT para menos de 1–2%. A profilaxia ou terapia antirretroviral deve ser recomendada a todas as gestantes infectadas pelo HIV, independente do número de cópias de RNA do HIV no plasma ou da contagem de células $CD4^+$. De acordo com as recomendações da *Public Health Service Task Force*, em 2007, a HAART deve ser considerada o procedimento padrão para todas as mulheres grávidas infectadas pelo HIV, mesmo aquelas que não requerem tratamento para sua própria saúde. Regimes para profilaxia contra a transmissão perinatal do HIV devem incluir uma combinação de 3 drogas de 2 classes de antirretrovirais. O uso isolado de ZDV é **controverso**, mas pode ser considerado para aquelas mulheres iniciando profilaxia com níveis plasmáticos de RNA do HIV < 1.000 cópias/mL sem qualquer terapia. A ZDV deve ser incluída no regime antirretroviral pré-natal, salvo na ocorrência de toxicidade grave ou resistência documentada. A ZDV atravessa rapidamente a placenta, fornecendo ao feto níveis protetores da droga. Dados de ensaios clínicos demonstram claramente a eficácia e segurança da ZDV na redução do risco de transmissão perinatal de HIV. Lamivudina (3TC) é o fármaco de eleição a ser utilizado em combinação com a ZDV. Ambas as drogas são geralmente fornecidas juntas (Combivir) na forma de 1 comprimido duas vezes ao dia. Lopinavir/ritonavir (LPV/r) é o inibidor da protease de eleição, com um perfil de segurança favorável para a mãe e o feto. Os detalhes das combinações de fármacos a serem utilizados na gravidez são resumidos pelas diretrizes publicadas pelo *U.S. Department of Health and Human Services*. Estas diretrizes são atualizadas regularmente e estão disponíveis online no endereço http://aidsinfo.nih.gov/ContentFiles/PerinatalGL.pdf.

3. **Segurança dos medicamentos antirretrovirais (ARVs) durante a gravidez.** São limitados os dados relativos à segurança humana com o uso pré-natal de ARVs. O efavirenz é uma droga classificada na categoria D e, portanto, contraindicada na gravidez. As mulheres correm um maior risco de hepatoxicidade relacionada com a nevirapina (NVP). Acidose láctica é um efeito colateral relativamente incomum dos inibidores nucleosídeos da transcriptase reversa (NRTI). HAART na gravidez pode aumentar o risco de diabetes gestacional, pré-eclâmpsia e parto prematuro. Embora estudos animais sugiram um risco elevado de malformações associado ao uso de certos ARVs, dados de registro (www.apregistry.com) não demonstram um risco aumentado de malformações congênitas associadas à exposição à HAART na gravidez. Em recém-nascidos, o tratamento com ZDV está associado a uma anemia transitória. Foi demonstrado que a exposição intrauterina ao HAART resulta em anormalidades hematológicas leves, porém estatisticamente significativas, como neutropenia e trombocitopenia.

4. **Via de parto.** Uma metanálise de dados de pacientes individuais e um ensaio clínico controlado randomizado confirmaram que um parto por cesariana (CS), realizado antes do trabalho de parto e ruptura das membranas, reduz a MTCT em 50-80%, independente do uso de terapia antirretroviral ou profilaxia com ZDV. O painel do ACOG e do Department of Health and Human Services (DHHS), sobre Tratamento de Mulheres Grávidas Infectadas pelo HIV e Prevenção da Transmissão Perinatal, recomenda um CS precoce nas mulheres infectadas pelo HIV com cargas virais plasmáticas superiores a 1.000 cópias/mL. O CS eletivo está associado a uma maior taxa de complicações pós-parto nas mulheres infectadas pelo HIV do que o parto vaginal. O benefício adicional do PC eletivo na redução do risco de MTCT em mulheres com baixas cargas virais plasmáticas de RNA do HIV (< 1.000 cópias/mL) é incerto, e a maioria dos especialistas atualmente recomenda o oferecimento do parto vaginal para mulheres nesta categoria. O uso de procedimentos invasivos no trabalho de parto (p. ex., amniocentese, eletrodos de escalpo, parto vaginal operatório e episiotomia) deve ser evitado em razão do potencial risco de maior transmissão.
5. **Pós-parto.** Deve-se limpar completamente o líquido amniótico e o sangue. O recém-nascido deve ser isolado com as mesmas precauções que para hepatite B (precauções com sangue e secreção). Zidovudina (ZDV) é utilizada. Veja dose no Capítulo 148. Dentre os recém-nascidos cujas mães não receberam ARVs antes do início do trabalho de parto, a recomendação atual para profilaxia de pós-exposição neonatal é de um regime de duas drogas de ZDV por 6 semanas com 3 doses de nevirapina durante a primeira semana de vida (ao nascimento, 48 horas e 96 horas de vida), em vez do tratamento isolado com ZDV. Exames virológicos seriados devem ser obtidos, como discutido anteriormente. A mãe infectada pelo HIV pode ser coinfectada com outros patógenos que podem ser transmitidos da mãe para a criança, como o citomegalovírus, vírus herpes simples, hepatite B, hepatite C, sífilis, toxoplasmose ou tuberculose. Bebês nascidos de mães com tais coinfecções devem ser submetidos a avaliações apropriadas, conforme indicado, para excluir a transmissão de agentes infecciosos adicionais. O aleitamento materno deve ser desencorajado. Medicamentos anti-HIV devem ser prescritos para a mãe e para o bebê, quando eles deixarem o hospital, e o recém-nascido deve ter uma consulta pós-natal às 2-4 semanas de idade para monitorar a adesão ao medicamento, obter testes virológicos (PCR de DNA do HIV) e rastrear o bebê para anemia induzida pelo ZDV.
6. **Tratamento de pacientes infectados.** O controle da infecção pelo HIV-1 é uma área da medicina que está mudando rapidamente. As recomendações atuais de tratamento para crianças infectadas pelo HIV-1 estão disponíveis *on-line* no endereço **http://aidsinfo.nih.gov**, e são **continuamente atualizadas**. Terapia com ARVs é indicada para todos os bebês < 12 meses de idade infectados pelo HIV, logo que a infecção é confirmada, independente dos sintomas clínicos, estado imune ou carga viral. Os principais objetivos da terapia são o de suprimir a replicação viral ao máximo, restaurar e preservar a função imune, reduzir a mortalidade e morbidade associadas ao HIV, minimizar a toxicidade por drogas, manter o crescimento e desenvolvimento normal e melhorar a qualidade de vida. Terapia agressiva é justificada nas crianças mais novas que estão em maior risco de progressão rápida da doença. Em geral, a terapia ARD combinada com pelo menos 3 drogas é recomendada. Os regimes terapêuticos frequentemente utilizados incluem dois inibidores nucleosídeos da transcriptase reversa (NRTIs) junto com um inibidor da protease ou um inibidor não nucleosídeo da transcriptase reversa (NNRTI). Recomenda-se a realização de testes de resistência aos ARDs (genotipagem viral) antes de iniciar o tratamento, pois bebês infectados podem adquirir vírus resistente de suas mães. Supressão do vírus a níveis indetectáveis é o objetivo pretendido. Diagnóstico precoce e tratamento agressivo de infecções oportunistas podem prolongar a sobrevida e devem ser fortemente implementados.

B. **Tratamento geral de suporte**
  1. **Imunoglobulina intravenosa (IVIG).** Recém-nascidos infectados pelo HIV com infecções bacterianas recorrentes e graves (como bacteriemia, meningite ou pneumonia) são candidatos apropriados para profilaxia de rotina com IVIG (400 mg/kg/dose a cada 28

dias). Tratamento profilático com trimetoprim-sulfametoxazol pode fornecer uma proteção comparável.
2. **Imunização**
   a. **Imunização ativa.** Todas as imunizações de rotina devem ser fornecidas aos bebês expostos ao HIV-1. Se a infecção pelo HIV-1 for confirmada, então diretrizes para a criança infectada pelo HIV-1 devem ser seguidas. Crianças com infecção pelo HIV-1 devem ser imunizadas com vacinas inativadas, assim que a idade para qual as vacinas estejam indicadas seja atingida. A vacina inativada trivalente contra o vírus influenza (TIV) deve ser fornecida anualmente. Adicionalmente, a vacina contra sarampo, caxumba e rubéola (MMR) e a vacina contra a varicela compostas de vírus vivo devem ser fornecidas às crianças assintomáticas infectadas pelo HIV-1 e aquelas com porcentagens de células CD4 apropriadas (ou seja, contagem de linfócitos T $CD4^+ > 15\%$ em crianças). A vacina contra rotavírus pode ser administrada em bebês expostos ao HIV-1 e aos infectados pelo HIV-1. A vacina tetra viral contra sarampo, caxumba, rubéola e varicela (MMRV) não deve ser administrada em bebês infectados pelo HIV em razão da falta de dados de segurança nesta população. A resposta imunológica a estas vacinas em crianças infectadas pelo HIV-1 pode ser menos robusta e menos persistente do que nas crianças imunologicamente normais. Membros da família de uma criança infectada pelo HIV-1 podem receber a vacina MMR. Recomenda-se a imunização anual contra o vírus influenza a todos os membros da família com idade igual ou superior a 6 meses. Imunização com vacina contra a varicela de irmãos e cuidadores adultos suscetíveis de pacientes com infecção pelo HIV-1 é encorajada.
   b. **Imunização passiva.** Crianças infectadas pelo HIV e expostas ao **sarampo** devem receber profilaxia com imunoglobulina (IG) intramuscular, independente do estado de imunização. Adicionalmente, crianças infectadas pelo HIV-1 com feridas classificadas como potencialmente **tetanogênicas** devem receber imunoglobulina antitetânica, independente do estado de imunização. Finalmente, na exposição à **catapora** ou cobreiro, as crianças infectadas pelo HIV sem um histórico de prévia vacinação contra catapora ou varicela devem receber imunoglobulina antivaricela-zóster (VariZIG) ou, quando indisponível, IVIG em até 10 dias pós-exposição.
3. **Nutrição.** Monitoramento nutricional rigoroso deve fazer parte dos cuidados de rotina destas crianças.
4. **Profilaxia para** *Pneumocystis jiroveci*. As diretrizes do CDC afirmam que todos os bebês nascidos de mulheres infectadas pelo HIV devem receber profilaxia durante 1 ano, começando na 4^a-6ª semana de vida, independente da contagem de linfócitos $CD4^+$. Se a infecção pelo HIV for excluída, então a profilaxia pode ser interrompida. A droga de escolha para esta profilaxia é o trimetoprim-sulfametoxazol. A necessidade de profilaxia após 1 ano pode ser determinada pelo grau de imunossupressão, que é determinado pela contagem de linfócitos T $CD4^+$.
5. **Outros aspectos do tratamento de suporte.** Serviços de suporte no desenvolvimento neuropsicomotor incluem programas de intervenção precoce no pré-escolar e programas escolares de deficiência do desenvolvimento. Tratamento agressivo e protocolos para controle farmacológico e não farmacológico da dor devem ser utilizados.

VIII. **Prognóstico.** Nos países desenvolvidos, 2 padrões de infecção sintomática foram reconhecidos em crianças que não são tratadas. Algumas crianças tornam-se sintomáticas rapidamente e morrem antes dos 4 anos de idade, com uma idade média de morte de 11 meses (15–20%, chamados de *progressores rápidos*). Por outro lado, a maioria (80–85%) das crianças não tratadas apresenta um início tardio de sintomas mais brandos e sobrevivem além dos 5 anos de idade (chamadas de *progressores lentos*). Apenas uma minoria dos pacientes continua assintomática aos 8 anos de idade. Fatores clínicos e laboratoriais associados ao prognóstico desfavorável incluem ter nascido de mães com baixas contagens de $CD4^+$ ou alta carga viral (ou seja, > 100.000 cópias/mL), alto número de cópias virais no sangue do cordão umbilical e manifestação precoce dos sintomas (infecções oportunistas, encefalopatia, emagrecimento grave e hepatoesplenomegalia). O uso de **HAART** reduziu substancialmente a mortalidade e morbidade, e aumentou a qualidade de vida nas crianças infectadas pelo HIV. Crianças com infecção pelo HIV adquirida por transfusão sanguínea tendem a ter um período assintomático prolongado. Nos Estados Unidos, a mortalidade em crianças infectadas pelo HIV declinou de 7,2 cada 100 pessoas por ano, em 1993, para 0,8 cada 100 pessoas por ano, em 2006. O prognóstico é muito pior nos países subdesenvolvidos com recursos limitados, antes do uso de ARVs, com um estudo demonstrando óbito aos 3 anos de idade de 89% das crianças infectadas, 10% das quais estão na categoria B ou C da doença causada pelo HIV, e somente ~1% continuou assintomático. Com a disponibilidade dos ARVs em alguns países subdesenvolvidos, o prognóstico é significativamente melhorado. Estudos recentes realizados na África do Sul demonstraram que a implementação de um programa nacional de tratamento antirretroviral resultou em taxas de mortalidade em 1 ano e em 3 anos de 4,6 e 7,7%, respectivamente.

Referências Selecionadas

American Academy of Pediatrics. Human immunodeficiency virus infection. In: Pickering LK, Baker CJ, Kimberlin DW, Long SS, eds. *Red Book: 2012 Report of the Committee on Infectious Diseases*. 29th ed. Elk Grove Village, IL: American Academy of Pediatrics; 2012:418-439.

Chasela CS, Hudgens MG, Jamieson DJ, *et al.* Maternal or infant antiretroviral drugs to reduce HIV-1 transmission. *N Engl J Med.* 2010;362:2271-2281.

Davies MA, Keiser O, Technau K, *et al.* Outcomes of the South African National Antiretroviral Treatment Programme for children: the IeDEA Southern Africa collaboration. *S Afr Med J.* 2009;99:730-737.

Joint United Nations Program on HIV/AIDS (UNAIDS). UNAIDS Report on Global AIDS Epidemic 2010. Geneva, Switzerland: UNAIDS, 2010. http://www.unaids.org/globalreport. Accessed July 2012.

Panel on Antiretroviral Therapy and Medical Management of HIV-Infected Children. Guidelines for the Use of Antiretroviral Agents in Pediatric HIV Infection. August 11, 2011:1-268. http://www.aidsinfo.nih.gov/contentfiles/lvguidelines/pediatricguidelines.pdf. Accessed July 2012.

Panel on Treatment of HIV-Infected Pregnant Women and Prevention of Perinatal Transmission. Recommendations for Use of Antiretroviral Drugs in Pregnant HIV-1-Infected Women for Maternal Health and Interventions to Reduce Perinatal HIV Transmission in the United States. May 24, 2010:1-117. http://aidsinfo.nih.gov/guidelines/html/3/perinatal-guidelines/0/. Accessed July 2012.

Phadke MA, Gadgil B, Bharucha KE, *et al.* Replacement-fed infants born to HIV-infected mothers in India have a high early postpartum rate of hospitalization. *J Nutr.* 2003;133:3153-3157.

Read JS; Committee on Pediatric AIDS, American Academy of Pediatrics. Diagnosis of HIV-1 infection in children younger than 18 months in the United States. *Pediatrics.* 2007;120:e1547-e1562.

Taha TE, Kumwenda J, Cole SR, *et al.* Postnatal HIV-1 transmission after cessation of infant extended antiretroviral prophylaxis and effect of maternal highly active antiretroviral therapy. *J Infect Dis.* 2009;200:1490-1497.

The European Mode of Delivery Collaboration. Elective caesarean section versus vaginal delivery in preventing vertical HIV-1 transmission: a randomized clinical trial. *Lancet.* 1999;353:1035-1039.

Thorne C, Newell ML. HIV. *Semin Fetal Neonatal Med.* 2007;12:174-181.

World Health Organization. Antiretroviral drugs for treating pregnant women and preventing HIV infection in infants: recommendations for a public health approach, 2010 Version. Geneva, Switzerland: WHO Press; 2010. http://www.who.int/hiv/pub/mtct/antiretroviral2010/en/ index.html. Accessed July 2012.

146 Vírus Herpes Simples

I. **Definição.** Os vírus herpes simples (HSV-1 e HSV-2) são vírus envelopados com genoma DNA de fita dupla. Estes vírus fazem parte do grupo herpes, que também inclui citomegalovírus, vírus Epstein-Barr, vírus varicela-zóster e herpes-vírus humano (HHV-6 e HHV-7). A infecção pelo HSV está entre a mais prevalente das infecções virais encontradas pelos humanos.

II. **Incidência.** Um estudo realizado nos Estados Unidos revelou uma incidência geral de 9,6 em cada 100.000 nascimentos, em 2006. Separadamente, uma incidência geral variando de 1 em cada 3.000 a 1 em cada 20.000 foi atribuída aos recém-nascidos em 2012. Nos Estados Unidos, a soroprevalência de HSV-1 e HSV-2 em gestantes é em torno de 63 e 22%, respectivamente.

III. **Fisiopatologia.** Dois subtipos sorológicos podem ser diferenciados pelos testes de detecção de antígeno e sorológicos: HSV-1 (geralmente afeta a face e pele acima da cintura) e HSV-2 (genitália e pele abaixo da cintura). Três quartos das infecções neonatais por herpes são secundários ao HSV-2. O HSV-1, entretanto, pode ser a causa de infecções de herpes genital materno em 9% dos casos, e sua taxa parece estar aumentando. A infecção do neonato por HSV pode ser adquirida em 1 dos 3 períodos a seguir: intrauterino, intraparto ou pós-natal. A maioria das infecções (85%) é adquirida no período intraparto por via ascendente, quando há ruptura de membranas (4–6 horas é considerado um período crítico para a ocorrência deste tipo de infecção), ou durante o parto através de uma vagina ou colo uterino contaminado. Um adicional de 10% de neonatos infectados adquire o vírus no período pós-natal (p. ex., de alguém excretando o HSV pela boca que beija o recém-nascido). Os demais 5% das infecções neonatais por HSV ocorrem no útero. As vias de entrada habituais são a pele, olhos, boca e trato respiratório. Logo que ocorre a colonização, o vírus pode-se disseminar por continuidade ou por via hematogênica. O período de incubação é de 2 a 20 dias. Três padrões gerais de infecção neonatal pelo HSV são reconhecidos: **doença localizada na pele, olhos e boca (SEM, do inglês *skin, eyes* e *mouth*); doença do sistema nervoso central (CNS)** (com ou sem envolvimento da SEM); e **doença disseminada** (que também pode incluir sinais dos 2 primeiros grupos). Infecção materna pode ser classificada como *primeiro episódio* de infecção ou infecções *recorrentes*. O primeiro episódio de infecção é adicionalmente classificado como *primeiro episódio primário* ou *não primário* com base nos testes sorológicos tipo-específicos. As *infecções primárias* são aquelas em que a mãe está sofrendo uma nova infecção com HSV-1 ou HSV-2, e ainda não foi infectada com o outro tipo viral. *Primeiro episódio não primário* é aquela infecção em que a mãe possui uma nova infecção com um tipo de vírus, geralmente o HSV-2, mas possui anticorpos contra outros tipos virais, geralmente o HSV-1. Bebês que nascem por parto vaginal de mães com uma infecção primária verdadeira estão em maior risco, com uma taxa de transmissão de 50%. Aqueles nascidos de uma mãe com um primeiro episódio de infecção não primário correm um risco menor de 30%. Os bebês com o menor risco (< 2%) são aqueles que nascem de uma mãe com infecções recorrentes. Os anticorpos maternos nem sempre são protetores para o feto.

IV. **Fatores de risco.** O risco de infecção herpética genital pode variar de acordo com a idade, nível socioeconômico e número de parceiros sexuais da mãe. Somente cerca de 12% das gestantes soropositivas para HSV-2 fornecem uma história clínica sugestiva desta doença. O primeiro episódio de infecção pode permanecer "ativo" com excreção cervical assintomática por até 2 meses. Além de um primeiro episódio de infecção (primário ou não primário), fatores de risco adicionais para infecção neonatal por HSV incluem o uso de um eletrodo de escalpe fetal e idade materna < 21 anos de idade.

V. **Apresentação clínica.** Infecção intrauterina congênita pelo HSV é rara e está associada a uma alta taxa de morte fetal; esta infecção compartilha características clínicas, como microcefalia, hidrocefalia e coriorretinite com outras infecções congênitas. Além disso, ulcerações ou cicatrizes cutâneas e lesão ocular são comumente observadas. A doença neonatal é normalmente adquirida intraparto. Pode ser localizada ou disseminada. Mecanismos imunes humorais ou celulares parecem importantes na prevenção de infecções iniciais por HSV ou na limitação de sua disseminação. Em bebês com doença disseminada e doença SEM geralmente se apresentam aos 10–12 dias de vida, enquanto que pacientes com doença do CNS geralmente se apresentam aos

16-19 dias de vida. Mais de 20% dos bebês com doença disseminada e 30-40% dos bebês com encefalite nunca desenvolvem vesículas cutâneas (encarte 12).
   A. **Doença SEM.** Na era da terapia com aciclovir, a doença por HSV localizada na pele, olhos e cavidade oral representa aproximadamente 45% dos casos. **Lesões cutâneas** variam de vesículas discretas a grandes lesões bolhosas e pele desnuda. Tipicamente envolvem a parte apresentada (p. ex., ápice da cabeça) e os sítios de trauma cutâneo (p. ex., eletrodos de escalpo). A pele está envolvida em 80-85% dos casos de doença SEM. **Lesões ulcerativas da boca** (cerca de 10% dos casos de doença SEM), com ou sem envolvimento cutâneo, podem ser observadas. **Achados oculares** incluem ceratoconjuntivite e coriorretinite (veja Capítulo 53). Sem tratamento, existe um alto risco de progressão para encefalite ou doença disseminada.
   B. **Doença disseminada** apresenta o prognóstico mais desfavorável em relação à mortalidade e sequelas a longo prazo. Os pacientes comumente apresentam febre, letargia, apneia e um quadro similar a um choque septicêmico, incluindo colapso respiratório, insuficiência hepática, neutropenia, trombocitopenia e coagulação intravascular disseminada (DIC). Aproximadamente metade destes casos também tem doença localizada, como descrito previamente, e 60-75% apresentam envolvimento do CNS. Mais de 20% dos bebês com doença disseminada não desenvolverá vesículas cutâneas durante o curso de suas doenças. O reconhecimento de doença disseminada por HSV é frequentemente tardio. Doença disseminada deve ser suspeita em qualquer bebê com um quadro similar à septicemia associado à trombocitopenia, enzimas hepáticas elevadas e pleocitose no líquido cefalorraquidiano (CSF). Bebês com infecção disseminada por HSV representam 25% de todos os casos de infecção herpética neonatal.
   C. **Doença do CNS** representa cerca de 30% das infecções neonatais por HSV. Envolvimento do CNS pode-se manifestar com ou sem lesões SEM. As manifestações clínicas incluem convulsões (focal e generalizada), letargia, irritabilidade, tremores, inapetência, instabilidade térmica e uma fontanela protuberante. Estes bebês geralmente se apresentam aos 16-19 dias de idade, e 30-40% não possuem lesões herpéticas cutâneas. Os achados no CSF são variáveis e, tipicamente, demonstram uma leve pleocitose, concentração elevada de proteínas e um nível de glicose ligeiramente baixo.
VI. **Diagnóstico.** O diagnóstico de infecção neonatal por HSV pode ser desafiador. As manifestações precoces são discretas e inespecíficas (especialmente para a forma disseminada). Frequentemente, a história materna não é útil.
   A. **Exames laboratoriais**
      1. **Culturas virais.** Isolamento do HSV por cultura permanece o método diagnóstico definitivo para confirmação de infecção por HSV. Lesões cutâneas ou das membranas mucosas, ou superfícies (boca, nasofaringe, conjuntivas e ânus) são raspadas e transferidas para um meio de transporte viral apropriado mantido em gelo. Amostras da boca, nasofaringe, conjuntiva e anal podem ser obtidas com um único *swab*, terminando com o *swab* anal, e colocadas em um tubo contendo meio de transporte viral. Com a exceção do envolvimento do CNS, a informação importante obtida destas culturas é a presença ou ausência de replicação viral, em vez de sua localização precisa. Resultados preliminares podem estar disponíveis em 24-72 horas. Culturas positivas obtidas de qualquer um destes sítios após 14-24 horas de vida indicam replicação viral e, portanto, são sugestivas de infecção neonatal em vez de uma mera contaminação após exposição intraparto.
      2. **Reação em cadeia da polimerase (PCR).** PCR é uma ferramenta importante no diagnóstico de infecção por HSV. A PCR tem sido utilizada para detecção de DNA do HSV em amostras de **CSF** e **sangue**. A PCR é especialmente útil para o diagnóstico de encefalite por HSV. As sensibilidades gerais da PCR em amostras de CSF na doença neonatal por HSV variam de 75 a 100%, com especificidades gerais, variando de 71 a 100%. Uma PCR de CSF negativa não exclui o diagnóstico de doença do CNS por HSV; a PCR pode ser negativa no início do curso da doença ou quando o teste é realizado após fornecimento por alguns dias de terapia antiviral. A PCR é especialmente importante na monitorização terapêutica da doença do CNS, com descontinuação da terapia somente quando a PCR for negativa.
      3. **Ensaios imunológicos.** Os ensaios imunológicos para detecção do antígeno do HSV nos raspados das lesões, geralmente usando anticorpos monoclonais anti-HSV em um imuno-

ensaio enzimático ou microscopia fluorescente, são muito específicos e apresentam uma sensibilidade de 80–90%.
4. **Testes de função hepática (LFTs).** Recomenda-se uma amostra de sangue total para realização dos LFTs, especialmente para dosagem de alanina aminotransferase. O HSV caracteristicamente invade o fígado e causa lesão hepatocelular.
5. **Testes sorológicos** Estes não são úteis no diagnóstico de infecção neonatal, mas são úteis para o diagnóstico e classificação da doença materna (primária *versus* secundária).
6. **Punção lombar.** Deve ser realizada em todos os casos suspeitos. O CSF pode ser normal no início do curso da doença, porém tipicamente exibirá uma pleocitose mononuclear, glicemia normal ou moderadamente baixa e concentração de proteínas levemente elevadas. O número de eritrócitos não está notavelmente elevado na doença do CNS por HSV. Uma PCR deve sempre ser realizada no CSF.

B. **Exames de imagens e outros exames**
1. **Imagem do crânio com tomografia computadorizada (CT) ou, de preferência, imagem por ressonância magnética (MRI).** Recomendado em todos os bebês com doença do CNS por HSV. Os achados incluem edema parenquimatoso ou atenuação parenquimatosa, hemorragia e lesões destrutivas, especialmente no lobo temporal.
2. **Eletrencefalograma (EEG).** Deve ser realizado em todos os neonatos com suspeita de envolvimento do CNS (convulsões, CSF anormal, exame neurológico anormal). O EEG é frequentemente anormal em uma fase muito precoce da evolução da doença do CNS; o EEG pode demonstrar descargas epileptiformes focais ou multifocais antes que alterações sejam detectadas pela CT ou MRI.

VII. **Tratamento**
  A. **Anteparto.** A história de herpes genital em uma gestante ou em seu(s) parceiro(s) deve ser solicitada e registrada no prontuário pré-natal. Se uma história positiva for obtida, as seguintes medidas devem ser tomadas:
   1. **Terapia antiviral.** Aciclovir ou **valaciclovir** podem ser administrados em gestantes com um episódio primário de HSV genital, assim como em mulheres com uma infecção ativa (primária ou secundária) próximo da época ou no momento do parto. Múltiplos ensaios demonstraram que a terapia profilática com aciclovir iniciada na 36ª semana de gestação reduz o risco de recorrência clínica do HSV no parto normal e parto por cesariana, e excreção viral do HSV no parto normal. Em estudos randomizados, o valaciclovir também demonstrou resultados similares. Estes estudos não identificaram quaisquer efeitos colaterais nos neonatos da terapia imunossupressora materna. Estes bebês devem ser acompanhados de perto, pois o risco de infecção neonatal por HSV não é totalmente eliminado. Veja dosagens no Capítulo 148.
   2. **Na ausência de lesões visíveis** no início do trabalho de parto ou de sintomas prodrômicos, o parto vaginal é aceitável.
   3. **Parto por cesariana é recomendado** em mulheres que possuam infecção por HSV clinicamente aparente. Existem controvérsias nos casos em que o rompimento das membranas tenha ocorrido por > 4 horas. A maioria dos especialistas ainda recomenda o parto por cesariana. Todos os neonatos nascidos por cesariana devem ser acompanhados de perto, pois infecções neonatais por HSV ocorrem ocasionalmente, mesmo quando o parto é realizado antes da ruptura das membranas.
   4. **A estratégia preventiva final** pode ser o desenvolvimento de uma vacina para prevenir infecção por HSV na gestante e seu recém-nascido. Uma vacina inativada com a glicoproteína D como adjuvante foi avaliada e demonstrou uma eficácia de 70% nas mulheres soronegativas (para HSV-1 e HSV-2), porém não é eficaz em homens ou mulheres soropositivas.
  B. **Tratamento neonatal**
   1. **Recém-nascidos de mães com uma lesão genital.** Se for uma lesão recorrente conhecida, e o bebê for assintomático, a taxa de infecção é de 1–3%. Educar os pais a respeito dos sinais e sintomas da fase inicial da infecção por herpes. Considerar a realização de culturas de superfície (triagem) no bebê na 12^a-24ª hora de vida. Tratar, se os sintomas se desenvolverem ou se a cultura for positiva. Se a infecção materna for primária, ou o primeiro episódio não primário, o risco do bebê é alto (57% para primeiro episódio primário e 25% para primeiro

episódio não primário), e a maioria dos clínicos recomenda terapia empírica com aciclovir após obtenção das culturas. Testes sorológicos da mãe ajudarão a classificar o tipo de infecção (recorrente, primária ou primeiro episódio não primário).
2. **Terapia farmacológica.** Recém-nascidos com doença por HSV devem ser tratados com uma dose de **60 mg/kg/d de aciclovir intravenoso**, dividida a cada 8 horas (20 mg/kg/dose). Em prematuros, o aumento do intervalo entre doses do aciclovir intravenoso pode ser necessário de acordo com as taxas de depuração da creatinina. A duração da terapia é de 21 dias para pacientes com doença disseminada ou do CNS, e de 14 dias para aqueles com doença SEM. Todos os pacientes com envolvimento do CNS devem repetir a punção lombar no final da terapia com aciclovir intravenoso para determinar se o CSF é PCR-negativo. Estes bebês que permanecem PCR-positivos devem receber terapia com aciclovir intravenoso, até que a negatividade da PCR seja alcançada. Contagens absolutas de neutrófilos devem ser realizadas duas vezes por semana durante o curso da terapia. Uma menor dose de aciclovir está associada a uma maior morbidade e mortalidade e deve ser evitada. Trifluridina é o tratamento de escolha para infecção ocular por HSV no recém-nascido.

Terapia imunossupressora com aciclovir oral é recomendada por 6 meses após tratamento da doença neonatal aguda por HSV. Em particular, um prognóstico mais favorável do neurodesenvolvimento foi observado com a terapia imunossupressora após doença do SNC por HSV. Além disso, a terapia imunossupressora tem sido associada à redução das recorrências de lesões cutâneas após outras formas de HSV. A dose do aciclovir oral é de 300 mg/m^2/dose, 3 vezes ao dia durante 6 meses.
C. **Aleitamento materno.** O bebê pode ser amamentado, contanto que não haja lesões na mama da mãe, e uma técnica adequada de lavagem das mãos deve ser ensinada à mãe.
D. **Pais com herpes orolabial.** Os pais devem utilizar uma máscara ao manusear o recém-nascido e não devem beijar ou encostar o nariz no bebê.

VIII. **Prognóstico.** A terapia antiviral, especialmente altas doses de aciclovir (60 mg/kg/d), tem reduzido muito a **mortalidade** por infecção neonatal por HSV. Na era pré-antiviral, 85% dos pacientes com doença neonatal disseminada por HSV morreram por volta de 1 ano de idade, assim como 50% dos pacientes com doença do CNS. Com a atual terapia antiviral, a taxa de mortalidade em 12 meses reduziu para 29% na doença disseminada e 4% na doença do CNS. Os indicadores de mortalidade incluem a gravidade da doença (pneumonia, DIC, convulsões e hepatite), o tipo do vírus (HSV-1 na doença sistêmica, HSV-2 na doença do CNS) e a prematuridade. Infecção sistêmica nos prematuros está associada a uma mortalidade de quase 100%. Melhoras nas taxas de **morbidade** não foram tão dramáticas quanto nas taxas de mortalidade. A proporção de sobreviventes da doença neonatal disseminada por HSV que possuem desenvolvimento neurológico normal aumentou de 50% na era pré-antiviral para 83%. No caso de doença do CNS, não houve alteração na morbidade de sobreviventes, com apenas ~30% deles se desenvolvendo normalmente aos 12 meses de idade. Um CSF persistentemente positivo na PCR após 4 semanas de terapia com aciclovir está associado a um prognóstico desfavorável do neurodesenvolvimento. Ao contrário da doença disseminada ou do CNS, a morbidade após a doença SEM aumentou dramaticamente durante a era antiviral, com < 2% dos recipientes de aciclovir apresentando retardo no desenvolvimento. **Avaliações do desenvolvimento** devem ser realizadas regularmente nos sobreviventes de infecções neonatais por HSV. Recorrências cutâneas são relativamente comuns (~50%), especialmente na doença SEM. A terapia imunossupressora com aciclovir oral pode ter um papel na redução das recorrências cutâneas, além de melhorar o prognóstico do neurodesenvolvimento.

Referências Selecionadas

ACOG Committee on Practice Bulletins. ACOG Practice Bulletin. Clinical management guidelines for obstetrician-gynecologists. No. 82 June 2007. Management of herpes in pregnancy. *Obstet Gynecol.* 2007;109:1489-1498.

American Academy of Pediatrics. Herpes simplex. In: Pickering LK, Baker CJ, Kimberlin DW, Long SS, eds. *Red Book: 2012 Report of the Committee on Infectious Diseases.* 29th ed. Elk Grove Village, IL: American Academy of Pediatrics; 2012:363-373.

Caviness AC, Demmler GJ, Selwyn BJ. Clinical and laboratory features of neonatal herpes simplex virus infection: a case-control study. *Pediatr Infect Dis J.* 2008;27:425-430.

Centers for Disease Control and Prevention. Seroprevalence of herpes simplex virus type 2 among persons aged 14-49 years: United States, 2005-2008. *MMWR Morb Mortal Wkly Rep.* 2010;59:456-459.

Corey L, Wald A. Maternal and neonatal herpes simplex virus infections. *N Engl J Med.* 2009;361:1376-1385.

Flagg EW, Weinstock H. Incidence of neonatal herpes simplex virus infections in the United States, 2006. *Pediatrics.* 2011;127:e1-e8.

Malm G. Neonatal herpes simplex virus infection. *Semin Fetal Neonatal Med.* 2009;14:204-208.

Roberts S. Herpes simplex virus: incidence of neonatal herpes simplex virus, maternal screening, management during pregnancy, and HIV. *Curr Opin Obstet Gynecol.* 2009;21:124-130.

Thompson C, Whitley R. Neonatal herpes simplex virus infections: where are we now? *Adv Exp Med Bio.* 2011;697:221-230.

147 Vírus Sincicial Respiratório

I. **Definição.** O vírus sincicial respiratório (RSV) é um grande paramixovírus envelopado de RNA. Duas cepas principais (grupos A e B) foram identificadas e, com frequência, circulam concomitantemente.

II. **Incidência.** Quase todas as crianças são infectadas pelo menos uma vez aos 2 anos de idade, e os seres humanos são a única fonte de infecção. A infecção inicial ocorre mais comumente durante o primeiro ano de vida da criança, e a reinfecção ao longo da vida é comum. Nos Estados Unidos, o RSV geralmente aparece em epidemias durante o inverno e início da primavera (predominantemente novembro até março). As comunidades no sul dos EUA, especialmente algumas comunidades no Estado da Flórida, tendem a sofrer a atividade do RSV mais cedo (em julho). Esse vírus é a causa mais comum de infecção aguda do trato respiratório inferior (ALRI) em crianças com menos de 1 ano de idade e está associado a até 120.000 hospitalizações pediátricas (1–3% das crianças nos 12 primeiros meses de vida) por ano naquele país, onde cerca de 400 óbitos por ano são atribuídos ao RSV. Em termos globais, estima-se que 3,4 milhões de novos episódios de ALRI grave por RSV, levando à internação hospitalar, ocorram em crianças até 5 anos, das quais cerca de 200.000 casos sejam fatais como complicação da infecção. Além disso, o RSV é causa comum de infecção hospitalar. O vírus pode persistir por várias horas em superfícies ambientais e por meia hora ou mais nas mãos. As infecções entre o pessoal do hospital e terceiros podem ocorrer pela autoinoculação com secreções contaminadas no contato da mão com os olhos ou com o epitélio nasal.

III. **Fisiopatologia.** A doença é geralmente limitada ao trato respiratório, e a inoculação do vírus ocorre no trato respiratório superior. Ele se replica para a nasofaringe e se dissemina para o epitélio bronquiolar menor, poupando as células basais. A seguir, ele se estende para os pneumócitos alveolares dos tipos 1 e 2 no pulmão, presumivelmente por disseminação célula a célula ou pela aspiração de secreções. Nos bebês, a doença se manifesta por si mesma como bronquiolite ou pneumonia. Em casos muito raros, o RSV pode ser recuperado de tecidos extrapulmonares, como fígado, líquido cefalorraquidiano ou pericárdico. Cerca de até 20% das crianças com bronquiolite pode estar **coinfectada** com outro vírus do trato respiratório, como o metapneumovírus ou rinovírus humanos.

IV. **Fatores de risco.** Os fatores de risco incluem bebês com menos de 6 meses de idade, os prematuros, nascidos antes da 35ª semana de gestação, aqueles bebês nascidos com doença pulmonar, as crianças com menos de 2 anos de idade e com cardiopatia, aqueles com irmãos em idade escolar, que frequentam creches, com história familiar de asma, com exposição regular a tabagismo ambiental (fumo passivo) ou poluição atmosférica, os gemelares, no pico da estação do RSV (outono até o fim da primavera), do sexo masculino, aqueles imunocomprometidos (ou seja, imunodeficiência grave combinada, leucemia ou submetidos a transplante de órgãos), os recém-nascidos com menos de 1 mês de vida ou sem aleitamento materno e outros que compartilham o quarto com o bebê. A altitude elevada aumenta o risco de hospitalização por RSV. Os **fatores de risco para doença por RSV mais grave ou fatal** incluem prematuridade, doença cardíaca congênita (CHD) complexa, especialmente aquelas que causam cianose ou hipertensão pulmonar; displasia broncopulmonar (doença pulmonar crônica [CLD]) e a criança com imunodeficiência (CLD), com linfopenia ou terapia imunossupressora.

V. **Apresentação clínica.** O RSV geralmente se manifesta na nasofaringe com coriza e congestão. Durante os primeiros 2–5 dias, pode progredir para o trato respiratório inferior com desenvolvimento de tosse, dispneia e sibilância. Esse vírus é a causa mais comum de bronquiolite e de pneumonia em crianças com menos de 2 anos de idade. Letargia, irritabilidade e dificuldade alimentar são comuns em lactentes muito jovens. A **apneia** pode ser um sintoma presente em cerca de 20% das crianças hospitalizadas com RSV e também a causa de óbito súbito e não esperado. A maioria dos bebês previamente saudáveis infectados com RSV não necessita de hospitalização. A infecção por esse vírus pode predispor à doença da via aérea reativa e sibilância recorrente durante a primeira década de vida; a associação entre a bronquiolite por RSV precoce e o quadro subsequente de asma ainda não está devidamente esclarecida.

VI. **Diagnóstico**
   A. **Ensaio imunoenzimático (ELISA) e testes de anticorpo fluorescente direto (DFA).** Estes testes usam a tecnologia de captura de antígenos que pode ser realizada em menos de 30 minutos em lavado nasal ou aspirado da traqueia. A sensibilidade e especificidade desses testes são superiores a 80–90% (em comparação à cultura). Resultados falso-positivos são mais prováveis, quando a incidência da doença for baixa. O isolamento do vírus das secreções nasofaríngeas em cultura celular exige 1–5 dias (técnicas "shell vial" podem produzir resultados em 24–48 horas). A reação reversa da cadeia da transcriptase-polimerase (**RT-PCR**) é uma alternativa à cultura para confirmar o resultado do ensaio de detecção rápida de antígenos (raramente necessária). Cultura e PCR podem ser necessárias para confirmar a detecção rápida de antígenos no início, para marcar o início da estação do RSV. A sorologia diagnóstica não ajuda nas crianças por causa da transferência passiva de material de anticorpos através da placenta.
   B. **Radiografia de tórax.** Esta técnica geralmente revela infiltrados ou hiperinsuflação.
   C. **Gasometria.** Esta técnica pode mostrar hipoxemia e, ocasionalmente, hipercarbia. O desenvolvimento de hipercarbia é um sinal ameaçador de insuficiência respiratória iminente.

VII. **Tratamento.** Precauções de isolamento para todas as doenças infecciosas, incluindo precauções maternas e neonatais, amamentação e questões de visitas podem ser encontradas no Apêndice F.
   A. **Imunização**
      1. **Passiva**
         a. **Palivizumab (Synagis)** fornece imunidade passiva. Trata-se de um anticorpo monoclonal de RSV humanizado e administrado por via intramuscular (15 mg/kg) mensalmente durante a estação do RSV. Ele é bem tolerado com efeitos colaterais mínimos ou infrequentes. De acordo com as diretrizes da American Academy of Pediatrics, palivizumab deve ser considerado para:
            i. **Lactentes e crianças com menos de 2 anos com CLD** que necessitaram de tratamento clínico (terapia com oxigênio suplementar, broncodilatador, diurético ou corticosteroide) para CLD dentro de 6 meses antes do início previsto da estação do RSV. Esses pacientes deverão receber um máximo de 5 doses. Aqueles com CLD mais intensa e que continuem a exigir terapia clínica podem-se beneficiar da profilaxia durante uma segunda estação de RSV. Recomenda-se consulta com um especialista em doenças infecciosas.
            ii. **Lactentes nascidos antes de 32 semanas de gestação (31 semanas e 6 dias ou menos).** Os lactentes nascidos com 28 semanas de gestação ou menos podem-se beneficiar da profilaxia durante a estação do RSV sempre que essa estação ocorrer durante os primeiros 12 meses de vida. Latentes nascidos com idade gestacional entre 29–32 semanas podem mais bem se beneficiar da profilaxia até 6 meses de idade no início da estação do vírus. Uma vez o bebê qualificado para iniciar a profilaxia no

início da estação do RSV, o tratamento deverá continuar durante todo o período da estação e não ser suspenso, quando a criança chegar aos 6 ou 12 meses de idade. Para as crianças nessa categoria recomenda-se o máximo de 5 doses mensais.

iii. **Lactentes nascidos com 32 a < 35 semanas de gestação (definido como 32 semanas: dia zero até 34 semanas e seis dias).** A profilaxia pode ser considerada para aquelas crianças que nascem < 3 meses antes do início ou durante a estação do RSV e para as quais estão presentes pelo menos 1 ou 2 fatores de risco. **Os fatores de risco incluem o atendimento aos cuidados com a criança** (definidos como a casa ou local em que cuidados são prestados para qualquer número de lactentes ou crianças começando a andar na creche), ou **presença de irmão com menos de 5 anos de idade** que mora permanentemente no mesmo ambiente doméstico. Nascimentos múltiplos com < 1 ano de idade não se qualificam para este fator de risco. As crianças nessa categoria de idade gestacional deverão receber profilaxia somente ao atingirem 3 meses de idade e o máximo de 3 doses mensais. Muitas delas receberão somente 1 ou 2 doses até atingirem os 3 meses.

iv. **Lactentes com ≤ 24 meses de idade e cardiopatia congênita hemodinamicamente significativa.** As decisões sobre a profilaxia deverão ser tomadas com base no grau de comprometimento cardiovascular fisiológico. As crianças com mais probabilidade de se beneficiarem são os lactentes recebendo medicamentos para controlar a insuficiência cardíaca congestiva, aqueles com hipertensão pulmonar moderada à intensa e aqueles com doença cardíaca cianótica. Foi observada uma redução média de 58% na concentração sérica de palivizumab após cirurgia de derivação cardiopulmonar e, por isso, para as crianças que ainda exigem profilaxia, deve-se considerar uma dose pós-operatória dessa droga (15 mg/kg), assim que o paciente esteja clinicamente estável. Lactentes e crianças com cardiopatia insignificante em termos hemodinâmicos (p. ex.; defeito de septo atrial tipo *ostium secundum*, defeito de septo ventricular menor, estenose pulmonar, estenose não complicada da aorta, coarctação branda da aorta e ducto arterioso patente) não estão em risco aumentado de RSV e, de modo geral, não deverão receber imunoprofilaxia.

v. **Lactentes com anormalidades congênitas das vias aéreas ou doença neuromuscular.** A imunoprofilaxia pode ser considerada para crianças portadoras ou de anormalidades congênitas específicas das vias aéreas ou de um quadro neuromuscular que compromete o manuseio das secreções do trato respiratório. Lactentes e crianças mais novas nesta categoria deverão receber, no máximo, 5 doses de palivizumab durante o primeiro ano de vida.

b. **Motavizumab.** Este é outro anticorpo mais potente de neutralização do RSV sendo considerado para a prevenção contra esse vírus (ainda não aprovado pelo U.S. Food and Drug Administration).

2. **Ativa.** Várias vacinas promissoras e candidatas ao combate do RSV estão atualmente em desenvolvimento no estágio pré-clínico quanto clínico inicial.

B. **Ribavirina.** Este agente demonstra atividade antiviral *in vitro* contra o RSV, mas o tratamento com ribavirina em aerossol para combater esse vírus não é rotineiramente recomendado.

C. **Surfactante.** Dois estudos pequenos e randomizados mostraram que a terapia com surfactante melhora a troca gasosa e reduz os dias de ventilação mecânica e de permanência na unidade de terapia intensiva para lactentes com insuficiência respiratória grave induzida pelo RSV.

D. **Agentes β-adrenérgicos** podem ser tentados (uma vez) para sibilância associada à bronquiolite por RSV. A repetição das doses só deverá ser feita no pequeno número de lactentes que demonstrem melhora bem documentada na função respiratória logo após a primeira dose.

E. **Antibióticos, teofilina e corticosteroides** não demonstraram ser úteis no tratamento de RSV.

F. **Isolamento.** Precauções de contato são recomendadas durante o curso da doença. Secreções infectadas permanecem viáveis durante até 6 horas em superfícies superiores expostas. São obrigatórios: aventais, luvas e práticas cuidadosas de higienização das mãos. Pacientes com infecção por RSV devem ser cuidados em um quarto de isolamento ou colocados em uma coorte.

VIII. Prognóstico. O prognóstico é em geral excelente; entretanto, lactentes com condições cardíacas ou pulmonares subjacentes podem ter risco aumentado de complicações. Os lactentes nascidos prematuros com CLD e hospitalizados nos primeiros 2 anos de vida por causa do RSV terão calibre reduzido das vias aéreas na idade escolar. Mesmo em crianças normais, a infecção por RSV nos primeiros 3 anos de vida predispõe esses pacientes à sibilância recorrente até os 11 anos de idade. A profilaxia com palivizumab administrada a bebês prematuros no primeiro ano de vida tem efeito protetor para a sibilância recorrente diagnosticada por médico no período entre 2 e 5 anos, especialmente nas crianças com história familiar de asma ou atopia.

Referências Selecionadas

American Academy of Pediatrics. Respiratory syncytial virus. In: Pickering LK, Baker CJ, Kimberlin DW, Long SS, eds. *Red Book: 2012 Report of the Committee on Infectious Diseases*. 28th ed. Elk Grove Village, IL: American Academy of Pediatrics; 2012:609-618.

Barreira ER, Precioso AR, Bousso A. Pulmonary surfactant in respiratory syncytial virus bronchiolitis: the role in pathogenesis and clinical implications. *Pediatr Pulmonol*. 2011;46:415-420.

Carbonell-Estrany X, Simões EA, Dagan R, et al. Motavizumab for prophylaxis of respiratory syncytial virus in high-risk children: a noninferiority trial. *Pediatrics*. 2010;125:e35-e51.

García CG, Bhore R, Soriano-Fallas A, et al. Risk factors in children hospitalized with RSV bronchiolitis versus non-RSV bronchiolitis. *Pediatrics*. 2010;126:e1453-e1460.

Greenough A, Alexander J, Boit P, et al. School age outcome of respiratory syncytial virus hospitalization of prematurely born infants. *Thorax*. 2009;64:490-495.

Hall CB, Weinberg GA, Iwane MK, et al. The burden of respiratory syncytial virus infection in young children. *N Engl J Med*. 2009;360:588-598.

Nair H, Nokes DJ, Gessner BD, et al. Global burden of acute lower respiratory infections due to respiratory syncytial virus in young children: a systematic review and meta-analysis. *Lancet*. 2010;375(9725):1545-1555.

Ralston S, Hill V. Incidence of apnea in infants hospitalized with respiratory syncytial virus bronchiolitis: a systematic review. *J Pediatr*. 2009;155(5):728-733.

Schmidt AC. Progress in respiratory virus vaccine development. *Semin Respir Crit Care Med*. 2011;32:527-540.

Simões EA, Carbonell-Estrany X, Rieger CH, et al. The effect of respiratory syncytial virus on subsequent recurrent wheezing in atopic and nonatopic children. *J Allergy Clin Immunol*. 2010;126:256-262.

SEÇÃO VII Farmacologia Neonatal

148 Medicamentos Usados na Unidade de Terapia Intensiva Neonatal*

Esta seção fornece a descrição dos medicamentos usados nos cuidados atuais prestados aos recém-nascidos doentes. Esta não é uma lista exaustiva de todos os medicamentos disponíveis para recém-nascidos, nem visa a ser uma fonte profunda de informações sobre a farmacologia neonatal. Sugerimos que os leitores consultem os farmacêuticos de suas instituições sobre as questões de farmacocinética, interações medicamentosas, eliminação e metabolismo das drogas e monitoramento dos níveis séricos dos medicamentos. Informações sobre medicamentos e aleitamento materno e gravidez podem ser encontradas no Capítulo 149.

Quando as designações de neonato/recém-nascido ou lactente são usadas para dosagens de medicamentos, temos o seguinte:
Neonato/Recém-nascido: Do nascimento até a idade de 28 dias.
Lactente: > 28 dias (1 mês) até 1 ano de idade.

ACETAMINOFENO (APAP) (LIQUIPRIN, TEMPRA, TYLENOL)
INDICAÇÕES E USO: Analgésico, antipirético.
AÇÕES: Efeito analgésico – inibição da síntese da prostaglandina no sistema nervoso central (CNS) e perifericamente, bloqueando a geração do impulso da dor. Efeito antipirético – inibição do centro termorregulador hipotalâmico.
POSOLOGIA: PO (via oral), PR (retal).
- **Lactentes prematuros entre 28–32 semanas:** 10/12 mg/kg/dose PO cada 6-8 horas ou 20 mg/kg/dose PR cada 12 horas. Dose máxima diária: 40 mg/kg.
- **Lactentes prematuros entre 33–37 semanas; recém-nascidos a termo < 10 dias:** 10–15 mg/kg/dose PO cada 6 horas ou 30 mg/kg/dose de ataque PR; depois 15 mg/kg/dose cada 8 horas. Dose máxima diária: 60 mg/kg.
- **Lactentes a termo ≥ 10 dias:** 10–15 mg/kg/dose PO cada 4–6 horas ou 30 mg/kg/dose de ataque PR; depois 20 mg/kg/dose cada 6–8 horas. Dose máxima diária: 90 mg/kg.

EFEITOS ADVERSOS: Erupção cutânea, discrasias sanguíneas (neutropenia, leucopenia e trombocitopenia) e necrose hepática com superdosagem; o uso crônico da droga pode levar à lesão renal.
FARMACOLOGIA: Esta droga é extensivamente metabolizada pelo fígado, principalmente por sulfonação, e por glicuronidação em escala bem menor. Excreção pelos rins com meia-vida de eliminação: lactentes a termo – ~3 horas, lactentes prematuros > 32 semanas – 5 horas e em lactentes prematuros < 32 semanas – até 11 horas. Eliminação prolongada com disfunção hepática.
COMENTÁRIOS: A administração pelo reto (PR) pode resultar em dose imprecisa. O uso profilático durante a vacinação pode resultar em redução potencial na resposta de anticorpos. Começando em 2011 e indo até 2012 – transição para uma concentração pediátrica de 160 mg/5 mL e eliminação de gotas pediátricas de 80 mg/0,8 mL conforme as recomendações da Food and Drug Administration (FDA). A N-acetilcisteína é o antídoto de escolha para envenenamento por acetaminofeno.

ACETATO DE SÓDIO
INDICAÇÕES E USO: Correção da acidose metabólica por meio da conversão do acetato para bicarbonato; reposição de sódio.
AÇÕES: O acetato de sódio é metabolizado para bicarbonato em base equimolar, o que neutraliza a concentração de íons de hidrogênio e eleva o pH do sangue e da urina. O sódio é o principal cátion extracelular.
POSOLOGIA: IV. Se o acetato de sódio for o preferido em relação ao bicarbonato de sódio, a dosagem deverá ser similar à do bicarbonato de sódio.
- **Recém-nascidos, lactentes e crianças:** IV 3–4 mEq/kg/dia; exigências de sódio de manutenção.

EFEITOS ADVERSOS: Hipernatremia, alcalose metabólica hipocalêmica, hipocalcemia, edema.
COMENTÁRIOS: Deve ser usado com cautela em insuficiências hepática e cardíaca congestiva (CHF).

---
*Os "Alertas" de Tarja Preta editados são fornecidos para medicamentos selecionados. Os leitores deverão revisar completamente a bula da droga inserida em cada embalagem. Nomes de marcas selecionados são fornecidos em complementação ao nome genérico.

ACETAZOLAMIDA (DIAMOX)
INDICAÇÕES E USO: Reduz a pressão intraocular no glaucoma; anticonvulsivante em convulsões neonatais refratárias; reduz a produção de líquido cefalorraquidiano (CSF) em casos de hidrocefalia pós-hemorrágica; tratamento de acidose tubular renal.
AÇÕES: Inibidor competitivo e reversível da anidrase carbônica; aumenta a excreção renal de sódio, potássio, bicarbonato e de água, resultando na produção de acidose. Reduz a produção do humor aquoso e a descarga anormal dos neurônios do sistema nervoso central (CNS).
POSOLOGIA: IV, PO.
- **Glaucoma:** 8–30 mg/kg/dia PO divididos cada 8 horas ou IV 20–40 mg/kg/dia dividido cada 6 horas; máximo de 1 g ao dia.
- **Anticonvulsivante:** 4–16 mg/kg/dia PO divididos cada 6–8 horas sem exceder 30 mg/kg/dia ou 1 g ao dia.
- **Alcalinização da urina:** 5 mg/kg/dose PO 2–3 vezes em 24 horas.
- **Redução da produção de CSF:** 5 mg/kg/dose IV/PO cada 6 horas; aumentado em 25 mg/kg/dia até o máximo de 100 mg/kg/dia. A furosemida tem sido usada em combinação.

EFEITOS ADVERSOS: Irritação gastrointestinal (GI), hipocalemia transitória, acidose metabólica hiperclorêmica, retardo de crescimento, supressão da medula óssea, trombocitopenia, anemia hemolítica, pancitopenia, agranulocitose, leucopenia, sonolência e parestesia.
FARMACOLOGIA: Não se altera na urina. Meia-vida de 4–10 horas.
COMENTÁRIOS: Raramente usada em recém-nascidos hoje em dia; um estudo de 1998 não conseguiu demonstrar a eficácia em retardar a progressão da hidrocefalia pós-hemorrágica em recém-nascidos e lactentes. Nos recém-nascidos o uso é limitado ao tratamento do glaucoma. Usada como adjunto a outros medicamentos em casos de convulsões refratárias. A tolerância ao efeito diurético pode ocorrer com o uso a longo prazo. A solução oral pode ser composta com o uso de comprimidos.

ACICLOVIR (ZOVIRAX)
AÇÃO E ESPECTRO: Tratamento e profilaxia das infecções pelo vírus do herpes simples (HSV-1 e HSV-2), da encefalite por herpes simples, das infecções por herpes-zóster e das infecções pelo vírus varicela-zóster.
POSOLOGIA: PO, IV.
Herpes simples (com base no AAP *Red Book*, 2012):
- **Neonatal:** 20 mg/kg/dose IV cada 8 horas durante 14–21 dias. Tratar as infecções do sistema nervoso central (CNS) durante 21 dias e todas as outras infecções por 14 dias. Reduzir o intervalo de dosagem para cada 12 horas em recém-nascidos com menos de 30 semanas de idade gestacional.
- **Dosagem em prejuízo renal:**
  - **Creatinina sérica 0,8–1,1 mg/dL:** 20 mg/kg IV cada 12 horas.
  - **Creatinina sérica 1,2–1,5 mg/dL:** 20 mg/kg IV cada 24 horas.
  - **Creatinina sérica > 1,5 mg/dL:** 10 mg/kg IV cada 24 horas.

Herpes-zóster (cobreiro):
- **Lactentes e crianças:** 10 mg/kg/dose IV cada 8 horas durante 7–10 dias. Em hospedeiro imunocomprometidos, as diretrizes de informações sobre AIDS recomendam a terapia com duração de 10–14 dias.

Varicela-zóster (catapora) em hospedeiro imunocomprometido:
- **Lactentes < 1 ano:** 10 mg/kg/dose IV cada 8 horas durante 7–10 dias.

EFEITOS ADVERSOS: A droga é, em geral, bem tolerada. Tromboflebite e inflamação no sítio da injeção. Insuficiência renal aguda/lesão renal aguda, aumento no nitrogênio ureico do sangue (BUN) e na creatinina sérica, nefrotoxicidade. Aumento das transaminases hepáticas. Neutropenia, trombocitopenia, anemia, trombocitose, leucocitose e neutrofilia. A neutropenia pode exigir redução na dose ou tratamento com o fator de estimulação de colônias de granulócitos (G-CSF) se a contagem absoluta de neutrófilos (ANC) permanecer < 500/m³. A taxa adequada de hidratação e de infusão de pelo menos 1 hora reduz o risco de prejuízo renal transitório e de cristalúria.
FARMACOLOGIA: Inibe a síntese do DNA e a replicação viral. A absorção oral é de 15–30%, as concentrações no líquido cefalorraquidiano (CSF) são de 50% de soro e é primariamente excretada pelos rins.
COMENTÁRIOS: Fazer a infusão durante pelo menos 1 hora em concentração inferior a 7 mg/mL; 5 mg/mL é a preferida. Não refrigerar. Monitorar o hemograma (contagem total de hemácias [CBC]) e as funções renal e hepática.

ÁCIDO ETACRÍNICO (EDECRIN)

> **ALERTA:** O ácido etacrínico é um diurético potente que, se administrado em quantidades excessivas, pode levar à diurese profunda com depleção de água e de eletrólitos. Portanto, exige-se supervisão médica cuidadosa, e a dose e o programa de dosagem devem ser ajustados às necessidades individuais do paciente.

INDICAÇÕES E USO: Reservado para uso somente quando outros diuréticos falharem em produzir diurese efetiva, por causa da toxicidade.

AÇÕES: Diurético de alça que inibe a reabsorção de sódio e de cloreto na alça ascendente de Henle e túbulos distais, resultando em excreção aumentada de água, sódio, cloreto, magnésio e cálcio. A inibição da reabsorção de sódio é maior que aquela dos outros diuréticos. Além disso, não existe efeito direto sobre a vasculatura pulmonar, como observado com furosemida.
POSOLOGIA: IV, PO.
- **IV:** 0,5–1 mg/kg/dose. A repetição das doses não é rotineiramente recomendada; entretanto, se indicada, repetir as doses cada 8–12 horas.
- **PO:** 1 mg/kg/dose uma vez ao dia; aumentar em intervalos de 2–3 dias até o máximo de 3 mg/kg/dia.

EFEITOS ADVERSOS: Injetar a dose IV lentamente durante vários minutos; pode causar hipotensão, desidratação, depleção de eletrólitos, diarreia, sangramento gastrointestinal (GI), perda auditiva, erupção cutânea, irritação e dor locais, hematúria e, raramente, hipoglicemia e neutropenia.
COMENTÁRIOS: Exige-se supervisão médica cuidadosa e avaliação da dose; pode aumentar o risco de hemorragia gástrica associada ao tratamento com corticosteroides.

ÁCIDO FÓLICO (FOLATE, FOLVITE)

INDICAÇÕES E USO: Tratamento de anemia devida a déficit nutricional, prematuridade, anemia megaloblástica ou anemia macrocítica.
AÇÕES: Necessário para formação de várias coenzimas em muitos sistemas metabólicos, especialmente para síntese de purinas e pirimidinas, síntese de nucleoproteínas e manutenção da eritropoiese. Estimula também a produção de leucócitos e plaquetas na anemia por deficiência de folato.
POSOLOGIA: PO, IM, IV, subcutânea.
Quota diária recomendada:
- **Recém-nascidos prematuros:** 50 mcg/dia PO (~15 mcg/kg/dia).
- **Recém-nascidos até 6 meses:** 25–35 mcg/dia PO.
- **Crianças de 6 meses a 3 anos:** 150 mcg/dia PO.

Deficiência de ácido fólico (PO, IM, IV, subcutâneo):
- **Lactentes:** 0,1 mg/dia.
- **Crianças < 4 anos:** até 0,3 mg/dia.

EFEITOS ADVERSOS: Geralmente bem tolerado.
FARMACOLOGIA: Absorvido na porção proximal do intestino delgado; metabolizado no fígado.

ÁCIDO FOLÍNICO (LEUCOVORIN, LEUCOVORIN CALCIUM)

PRECAUÇÕES: Pode ser confundido com ácido fólico.
INDICAÇÕES: Tratamento adjunto com sulfadiazina e pirimetamina para prevenir a toxicidade hematológica; antídoto para a superdosagem do antagonista de ácido fólico.
AÇÕES: O ácido folínico é um derivado do ácido tetra-hidrofólico, uma forma reduzida do ácido fólico; possibilita a síntese de purina e timidina, necessárias para eritropoiese normal.
DOSAGEM: PO, IV.
Superdosagem do antagonista do ácido fólico (p. ex., pirimetamina, trimetoprima):
- 5–15 mg PO/IV por dia durante 3 dias ou até que o hemograma esteja normal ou 5 mg PO/IV cada 3 dias; doses de 6 mg/dia são necessárias para pacientes com contagem de plaquetas < 100.000/mm^3.

Tratamento adjunto com sulfadiazina para prevenir toxicidade hematológica (para toxoplasmose):
- **Lactentes e crianças:** 5–10 mg PO/IV uma vez ao dia; pode repetir cada 3 dias.

EFEITO ADVERSO: Trombocitose.
FARMACOLOGIA: Após uma dose oral, o início da ação ocorre dentro de 30 minutos; a administração IV deve levar 5 minutos. Metabolismo: o ácido folínico é convertido rapidamente em 5-metil-tetra-hidrofolato (5MTHF), um metabólito ativo, na mucosa intestinal e no fígado.

ADENOSINA (ADENOCARD)

INDICAÇÕES E USO: Tratamento agudo de taquicardia supraventricular paroxística sustentada para conversão ao ritmo sinusal normal.
AÇÕES: Um nucleosídeo de purina que retarda o tempo de condução através do nodo atrioventricular (AV) e interrompe as vias de reentrada através desse nódulo para restaurar o ritmo sinusal normal. Os efeitos são mediados pela depressão da condução nos canais lentos de cálcio, aumento na condutância de potássio e, possivelmente, efeitos antiadrenérgicos indiretos.
POSOLOGIA: IV.
- 0,05–0,2 mg/kg por bolo IV rápido (*push*) em 1–2 segundos, Repetir as doses em bolo em intervalos de 2 minutos em incrementos de 0,05–0,1 mg/kg até que o ritmo sinusal seja atingido ou até atingir a dose máxima de 0,3 mg/. Infundir tão perto quanto possível do sítio IV e proceder ao *flush* IV imediatamente com soro fisiológico

para assegurar que a dose penetre na circulação. Para doses < 0,2 mL, preparar a diluição usando soro fisiológico normal (NS) para a concentração final de 300 mcg/mL.
EFEITOS ADVERSOS: Contraindicado em bloqueio cardíaco. Arritmias transitórias, enrubescimento, dispneia e hipotensão. Pode causar broncoconstrição; usar com cautela em pacientes com história de broncospasmo.
FARMACOLOGIA: Início rápido de ação; meia-vida < 10 segundos e duração entre 20–30 segundos.
COMENTÁRIOS: As metilxantinas (cafeína e teofilina) são antagonistas competitivos; doses maiores de adenosina podem ser necessárias.

ALBUMINA HUMANA
INDICAÇÕES E USO: Tratamento de hipovolemia, manutenção de débito cardíaco em casos de choque, expansão do volume de plasma, hipoproteinemia associada a edema generalizado ou volume intravascular reduzido; síndrome nefrótica aguda em bebês prematuros, Não recomendada para expansão inicial de volume; usar soluções cristaloides isotônicas – NaCl a 0,9% ou lactato de Ringer (diretrizes do Suporte Avançado de Vida em Pediatria [PALS, em Inglês] e do Programa de Ressuscitação Neonatal [NRP]).
AÇÕES: Aumenta a pressão oncótica intravascular, o que resulta em mobilização de fluido dos espaços intersticiais para o espaço intravascular.
POSOLOGIA: IV.
- **Recém-nascidos, lactentes e crianças:** 0,5–1 grama/kg IV (ou 10–20 mL/kg de bolo IV a 5%) repetidos, se necessário. Máximo: 6 gramas/kg/dia. Soluções a 5% deverão ser usadas em pacientes hipovolêmicos ou com depleção intravascular; as soluções a 25% deverão ser usadas em casos de restrição de fluidos ou de sódio.
- **Hipoproteinemia em recém-nascidos:** A dose pode ser adicionada a soluções para hiperalimentação; entretanto, pode aumentar o potencial para crescimento de bactérias ou fungos.

EFEITOS ADVERSOS: A infusão rápida pode causar sobrecarga vascular e precipitação de insuficiência cardíaca congestiva ou edema pulmonar. A solução a 25% deverá ser usada com extrema cautela em recém-nascidos prematuros por causa do risco aumentado de hemorragia intraventricular.
FARMACOLOGIA: A duração da expansão de volume é de, aproximadamente, 24 horas.
COMENTÁRIOS: Consulte as informações individuais do produto para uso de filtro IV em linha. A concentração a 5% é osmoticamente equivalente a volume igual de plasma, e a concentração a 25% é osmoticamente equivalente a 5 vezes seu volume de plasma. Se não disponíveis, as soluções a 5% podem ser preparadas diluindo-se a solução a 25% com soro fisiológico normal (NS) ou com dextrose a 5% em água (D5W). Não usar água estéril para preparar a diluição, pois isso pode causar hemólise associada à hipotonia, o que pode ser fatal.

ALBUTEROL (PROVENTIL, VENTOLIN)
INDICAÇÕES E USO: Prevenção e tratamento de broncospasmo; broncodilatador na síndrome do desconforto respiratório (RDS) e da displasia broncopulmonar/doença crônica do pulmão (BPD/CLD). Usado para tratamento de hipercalcemia.
AÇÕES: Principalmente estimulação β_2-adrenérgica (broncodilatação e vasodilatação) com estimulação β_1 menor (contratilidade e condução miocárdicas aumentadas).
POSOLOGIA: Inalação, nebulização.
- **Nebulização:** 0,1–0,5 mg/kg/dose (mínimo de 2,5 mg) cada 2–6 horas, conforme o necessário.
- **Inalação:** Inalador de dose medida (MDI) 90 mcg/spray: 1–2 *puffs* cada 2–6 horas, conforme o necessário.

EFEITOS ADVERSOS: Taquicardia, tremores, estimulação do sistema nervoso central (CNS), hipocalemia, hiperglicemia e hipertensão.
COMENTÁRIOS: Duração da ação: aproximadamente 2–5 horas. Titular a dose de acordo com o efeito sobre a frequência cardíaca e melhora nos sintomas respiratórios.

ALPROSTADIL (PROSTAGLANDINA E_1) (PROSTIN VR)

> **ALERTA:** Cerca de 10–12% dos recém-nascidos com defeitos cardíacos congênitos tratados com injeção de alprostadil, USP, sofrem apneia. Esse quadro é visto com mais frequência em recém-nascidos com peso < 2 kg ao nascer e aparece, geralmente, durante a primeira hora de infusão da droga. Portanto, o estado respiratório deverá ser monitorado durante todo o tratamento, e alprostadil deverá ser usado, quando houver assistência ventilatória imediatamente disponível.

INDICAÇÕES E USO: Qualquer estado em que fluxo sanguíneo deva ser mantido pelo canal arterial para sustentar a circulação pulmonar ou sistêmica até que cirurgia corretiva ou paliativa possa ser realizada. Os exemplos são atresia pulmonar, estenose pulmonar, atresia tricúspide, transposição de grandes vasos, interrupção do arco aórtico, coarctação da aorta e tetralogia de Fallot grave (TOF).
AÇÕES: Causa vasodilatação de todos os músculos lisos vasculares, incluindo o canal arterial.
POSOLOGIA: IV.

- **De ataque:** 0,05–0,1 mcg/kg/minuto por infusão contínua. Titular gradualmente para manter níveis aceitáveis de oxigênio sem efeitos adversos. Usar a taxa mais baixa para manter a resposta melhorada de oxigenação.
- **Manutenção:** 0,01–0,4 mcg/kg/minuto.

EFEITOS ADVERSOS: Veja alerta de tarja preta. Pode causar obstrução da saída gástrica e proliferação cortical reversível dos ossos longos após tratamento prolongado. Hipotensão, vasodilatação cutânea, bradicardia, inibe a agregação de plaquetas, hipoventilação, atividade semelhante a convulsões, excitação excessiva do recém-nascido, aumento da temperatura, hipocalcemia, hipoglicemia.

COMENTÁRIOS: Redução da resposta após 96 horas de infusão. Melhora máxima na Pao$_2$ geralmente dentro de 30 minutos em lactentes cianóticos e em 1,5–3 horas em lactentes não cianóticos. Usar com cautela em lactentes com tendências hemorrágicas.

ALTEPLASE RECOMBINANTE (ACTIVASE, CATHFLO ACTIVASE, ATIVADOR DO PLASMINOGÊNIO TECIDUAL [tPA])

INDICAÇÕES E USO: Usado para restaurar a permeabilidade de cateteres venosos centrais ocluídos e para dissolução de trombos de grandes vasos (uso sistêmico). (Consultar também os Capítulos 79 e 142).

AÇÕES: Alteplase é um trombolítico. Ela aumenta a conversão de plasminogênio em plasmina, que então cliva fibrina, fibrinogênio, fatores V e VIII, resultando em dissolução do coágulo.

POSOLOGIA: IV.

Cateter venoso central ocluído:
- **Recomendações do fabricante (CathFlo, Activase):** Idade pós-natal ≥ 14 dias, usar 1 mg/mL; instilar volume igual a 110% do volume da luz interna; não exceder 2 mg em 2 mL; deixar no lúmen por até 2 horas e, então, aspirar para fora do cateter. Pode-se repetir o processo, se o cateter ainda estiver obstruído. Verificar a literatura de produto do cateter ou o fabricante para volume do cateter.
- **Chest, 2008 recomendações de dosagem (Monagle et al., 2008):** 0,5 mg diluído em volume de soro fisiológico normal (NS) igual ao do volume interno da luz do cateter; instilar durante 1–2 minutos; tempo de demora de 1–2 horas. Aspirar a solução do cateter e lavar o cateter com NS.

Dissolução de trombo de grandes vasos (uso sistêmico):
- A dose é *controversa*, e a dose ideal ainda não foi estabelecida. Pode-se considerar o uso de plasma fresco congelado (FFP) antes da administração de alteplase.
- **Chest, 2008 recomendações de dosagem (Monagle et al., 2008):** 0,1–0,6 mg/kg/hora durante 6 horas. A dose deve ser titulada em relação ao efeito: alguns pacientes exigem terapia mais ou menos duradoura.

EFEITOS ADVERSOS O risco de complicações aumenta a taxas de > 0,4 mg/kg/hora. O uso sistêmico não é recomendado em caso de hemorragia intraventricular preexistente ou alterações isquêmicas cerebrais. Pode ocorrer sangramento nos sítios de punção. Durante o tratamento de cateter venoso central ocluído, poderá ocorrer sangramento, se alteplase em excesso for inadvertidamente injetada na circulação sistêmica. A pressão excessiva durante a instilação poderá forçar o coágulo para a circulação sistêmica.

COMENTÁRIOS: Aumenta risco de sangramento em lactentes com uso concomitante de heparina, varfarina ou indometacina. Devem-se monitorar o tempo de protrombina (PT), o tempo de tromboplastina parcial ativada (aPTT), fibrinogênio e produtos separados de fibrina antes do início da terapia e, pelo menos, diariamente durante todo o curso da terapia. Os níveis de fibrinogênio deverão ser mantidos > 100 mg/dL e de plaquetas > 50.000/mm^3.

AMICACINA, SULFATO (AMIKIN)

AÇÃO E ESPECTRO: Ativo contra bactérias Gram-negativas, incluindo a maioria das espécies *Pseudomonas, Klebsiella, Enterobacter, Proteus, Escherichia coli* e *Serratia*. Nenhuma atividade contra organismos anaeróbios. Reservar para tratamento de organismos Gram-negativos resistentes à gentamicina e tobramicina. Tratamento de organismos micobacterianos suscetíveis.

POSOLOGIA: IM, IV. Infundir durante 30 minutos. A dosagem deverá ser monitorada e ajustada com o uso de farmacocinéticos. Dose de ataque empírica com base no peso corporal:
- **Recém-nascidos 0–4 semanas e < 1,2 kg:** 7,5 mg/kg/dose cada 18–24 horas.
- **Idade pós-natal < 7 dias:**
  - **1,2–2 kg:** 7,5 mg/kg/dose cada 12 horas.
  - **> 2 kg:** 7,5–10 mg/kg/dose cada 12 horas.
- **Idade pós-natal ≥ 7 dias:**
  - **1,2–2 kg:** 7,5–10 mg/kg/dose cada 8–12 horas.
  - **> 2 kg:** 10 mg/kg/dose cada 8 horas.
- **Lactentes e crianças:** 15–22,5 mg/kg/dia divididos cada 8 horas; alguns pacientes podem precisar de doses mais elevadas de 30 mg/kg/dia divididos cada 8 horas.
- **Tratamento de infecção micobacteriana não tuberculosa:** 15–30 mg/kg/dia divididos cada 12–24 horas como parte de um regime multidrogas.

FARMACOLOGIA: Leva à morte, dependendo da concentração; atividade bacteriana. Eliminação renal (filtração glomerular); meia-vida de 4–8 horas; volume de distribuição; 0,6 L/kg.

EFEITOS ADVERSOS: Possível nefrotoxicidade e ototoxicidade. As toxicidades podem ser potencializadas quando usada com furosemida ou vancomicina, e bloqueio neuromuscular aumentado, se usada com pancurônio ou com hipermagnesemia coexistente.

COMENTÁRIOS: Monitorar os níveis séricos quando tratar por mais de 48 horas em pacientes com função renal reduzida ou mutante, com sinais de nefrotoxicidade ou ototoxicidade, com uso concomitante de outros agentes nefrotóxicos e em pacientes que possam precisar de doses mais altas. Ajustar a dosagem de acordo com o pico sérico e níveis mínimos. **O nível de pico terapêutico** é de 15–40 mcg/mL, dependendo do tipo de infecção e o nível mínimo é < 5–8 mcg/mL. A nefrotoxicidade está associada a concentrações mínimas > 10 mcg/mL; a ototoxicidade, com concentrações de pico sérico > 35–40 mg/mL (dano mais coclear que vestibular).

AMINOFILINA-TEOFILINA

INDICAÇÕES E USO: Para reduzir a frequência e a gravidade da apneia da prematuridade, após extubação ou durante a administração de alprostadil. Broncodilatador no tratamento de displasia broncopulmonar/doença crônica do pulmão. A cafeína é mais efetiva e segura para o tratamento de apneia da prematuridade e também tem a vantagem da dosagem uma vez ao dia. A aminofilina/teofilina tem efeitos broncodilatadores mais intensos.

AÇÕES: A teofilina (componente ativo da aminofilina) causa relaxamento da musculatura lisa dos brônquios, aumenta a força de contração dos músculos do diafragma, dilata as artérias pulmonares, coronárias e renais, causa ação diurética leve e aumenta a sensitividade dos centros respiratórios medulares do sistema nervoso central (CNS) ao CO_2; estimula a orientação respiratória central e os quimiorreceptores periféricos e aumenta a sensibilidade às catecolaminas, resultando em aumento no débito cardíaco e melhora na oxigenação. A aminofilina tem cerca de 80% de teofilina. Os recém-nascidos possuem a habilidade única de converter teofilina em cafeína na proporção de 1:0,3. A cafeína pode ser responsável por até 50% do nível de teofilina.

POSOLOGIA: PO, IV.
- **Dose IV de ataque:** 5–8 mg/kg, lentamente durante 30 minutos. A dosagem IV de manutenção é de 1,5–3,0 mg/kg/dose cada 8–12 horas, iniciando-se 8–12 horas após a dose de ataque.
- **Dose de ataque PO (usar a forma de dosagem de liberação imediata):** Igual à dose IV. A dose de manutenção PO como teofilina é de 4–22 mg/kg/dia cada 6–8 horas. Crianças mais velhas podem precisar de doses mais altas, pois a taxa de eliminação aumenta com o aumento da idade pós-natal, possivelmente até 25–30 mg/kg/dia.

EFEITOS ADVERSOS: Hiperglicemia, desidratação, diurese e intolerância alimentar. Os efeitos ao CNS incluem excitação excessiva, hiper-reflexia e convulsões. Os efeitos colaterais mais comuns são cardiovasculares com taquicardia (frequência cardíaca ≥ 180 batimentos/min) e outras taquiarritmias.

COMENTÁRIOS: Níveis terapêuticos – apneia 6–14 mcg/mL; broncospasmo 10–20 mcg/mL. Toxicidade geralmente > 20 mcg/mL. Monitorar níveis séricos no pico 1 hora após dosagem IV ou 2 horas após dosagem PO. Tomar níveis mínimos 30 minutos antes da próxima dose. Os níveis séricos deverão ser monitorados sempre que houver suspeita de toxicidade ou quando aumentarem os episódios apneicos.

AMIODARONA (CORDARONE)

INDICAÇÕES E USO: Tratamento de arritmias ventriculares resistentes e potencialmente fatais e não respondedoras a outros agentes; prevenção e supressão de arritmias supraventriculares (especialmente aquelas associadas à síndrome de Wolff-Parkinson-White [WPW]) e à taquicardia ectópica juncional (JET) pós-operatória.

AÇÕES: Um benzofurano iodado que prolonga o potencial de ação e aumenta o período refratário efetivo. Diminui a pós-carga (causa vasodilatações periférica e coronariana), demonstra propriedades α e β-bloqueadoras e inibição dos canais de cálcio. Reduz a frequência cardíaca (diminui efeitos inotrópicos de condução-negativos no nódulo A-V e sinusal).

POSOLOGIA: IV. Dados disponíveis são limitados. Em geral, não usada como agente de primeira linha por causa da incidência elevada de efeitos adversos. Recomenda-se consulta com cardiologista pediátrico antes do uso.
- **Dose de ataque IV:** 5 mg/kg durante 30–60 minutos; não exceder 0,25 mg/kg/minuto a menos que indicado clinicamente; recomenda-se o uso de acesso venoso central. A dose pode ser repetida até o total de dose de ataque de 15 mg/kg.
- **Manutenção:** 5 mcg/kg/minuto aumentando gradualmente, conforme o necessário, para 15 mcg/kg/minuto.
- **Dose de ataque PO:** 10–20 mg/kg/dia divididos em 2 doses por dia, durante 7–10 dias ou até que se consiga o controle adequado da arritmia ou até a ocorrência de efeitos adversos significativos. Reduzir a dose para 5–10 mg/kg/dia uma vez ao dia durante várias semanas. Tentar reduzir para a dose mais baixa possível sem recorrência de arritmia: 2,5 mg/kg/dia.

EFEITOS ADVERSOS: Bradicardia e hipotensão (que podem estar associadas à velocidade da infusão), pró-arritmia (incluindo *torsades de pointes*), bloqueio cardíaco, insuficiência cardíaca congestiva (CHF) e taquicardia ventricular paroxística. A amiodarona pode causar hiper/hipotireoidismo (pode inibir parcialmente a conversão periférica de T_4 em T_3; as concentrações séricas de T_4 e de rT3 podem estar aumentadas, e T_3 do soro pode estar reduzida). A amiodarona HCl contém 37% de iodo por peso e é uma fonte potencial de iodo ~3 mg de iodo inorgânico/100 mg de amiodarona são liberados na circulação. Enzimas hepáticas elevadas e bilirrubina elevada. Flebite e irritação no sítio da injeção local; evitar concentrações superiores a 2 mg/mL; administrar por meio de veia central.

FARMACOLOGIA: Dados de adultos: a manifestação dos efeitos antiarrítmicos pode levar até 3–6 semanas, e a duração desses efeitos pode persistir por 30–90 dias ou mais após a suspensão da terapia. Ligação proteica: 96%. Metabolizada no fígado.

COMENTÁRIOS: Interações medicamentosas em potencial podem-se manifestar. A amiodarona inibe certas enzimas do citocromo P450 e pode aumentar os níveis séricos da digoxina, flecainida, lidocaína, teofilina, procainamida, quinidina, varfarina e fenitoína. Para evitar toxicidade com estes agentes, recomendam-se redução da dose e controle do nível sérico. Reduções na dose de 30 a 50% foram recomendadas. Administração concomitante de amiodarona e betabloqueadores, digoxina ou bloqueadores dos canais de cálcio pode resultar em bradicardia, parada sinusal e bloqueio cardíaco.

AMPICILINA (POLYCILLIN, OUTROS)

AÇÃO E ESPECTRO: Penicilina semissintética sensível à penicilinase com propriedades bactericidas e ação de inibição dos últimos estágios da síntese da parede celular. Tratamento de infecções bacterianas suscetíveis causadas por estreptococos, pneumococos, enterococos, estafilococos produtores de não penicilinase, *Listeria*, meningococos; algumas cepas de *Haemophilus influenzae, Proteus mirabilis, Salmonella, Shigella, Escherichia coli, Enterobacter* e *Klebsiella;* usadas em combinação com um aminoglicosídeo ou cefotaxima em recém-nascidos para prevenção e tratamento de infecções decorrentes dos estreptococos do grupo B, *Listeria* e *E. coli*.

POSOLOGIA: IM, IV, PO (só para crianças).

Idade pós-natal ≤ 7 dias:
- **≤ 2 kg:** 50 mg/kg/dia IM, IV, divididos cada 12 horas. Meningite: 100 mg/kg/dia divididos cada 12 horas.
- **> 2 kg:** 75 mg/kg/dia IM, IV, divididos cada 8 horas. Meningite: 150 mg/kg/dia divididos cada 8 horas.
- **Meningite por estreptococos do Grupo B:** 200–300 mg/kg/dia IM, IV, divididos cada 8 horas.

Idade pós-natal > 7 dias:
- **< 1,2 kg:** 50 mg/kg/dia IM, IV, divididos cada 12 horas. Meningite: 100 mg/kg/dia divididos cada 12 horas.
- **1,2–2 kg:** 75 mg/kg/dia IM, IV divididos cada 8 horas. Meningite: 150 mg/kg/dia divididos cada 8 horas.
- **> 2 kg:** 100 mg/kg/dia IM, IV divididos cada 6 horas. Meningite: 200 mg/kg/dia divididos cada 6 horas.
- **Meningite por estreptococos do Grupo B:** 300 mg/kg/dia IM, IV, divididos cada 6 horas.

Lactentes e crianças:
- 100–200 mg/kg/dia IM, IV, divididos cada 6 horas.
- **Meningite:** 200–400 mg/kg/dia IM, IV, divididos cada 6 horas. Dose máxima: 12 gramas/dia.
- **Dosagem oral em crianças:** 50–100 mg/kg/dia PO divididos cada 6 horas. Dose máxima: 2–3 gramas/dia

EFEITOS ADVERSOS: Hipersensibilidade, erupção cutânea, desconforto abdominal, náusea, vômito, diarreia, anemia hemolítica, trombocitopenia, neutropenia, prolongamento do tempo de sangramento, nefrite intersticial e eosinofilia. Doses grandes podem causar excitação do sistema nervoso central (CNS) ou convulsões.

AMPICILINA SÓDICA/SULBACTAM SÓDICO (UNASYN)

AÇÃO E ESPECTRO: Combinação de inibidor de β-lactamase e agente β-lactâmico. O espectro bactericida da ampicilina, que é estendido pela adição de sulbactam, um inibidor de β-lactamase, inclui organismos produtores de β-lactamases, como *Staphylococcus aureus, Haemophilus influenzae, Escherichia coli, Klebsiella, Acinetobacter, Enterobacter* e anaeróbios.

POSOLOGIA: IV, IM. Dose com base no componente ampicilina.

Lactentes prematuros e recém-nascidos durante a primeira semana de vida (0–7 dias):
- 100 mg de ampicilina/kg/dia IM/IV divididos cada 12 horas.

Recém-nascidos > 7 dias:
- 100 mg de ampicilina/kg/dia IM/IV divididos cada 6–8 horas.

Crianças ≥ 1 mês:
- 100–150 mg de ampicilina/kg/dia IM/IV divididos cada 6 horas.

Meningite:
- 200–300 mg de ampicilina/kg/dia IM/IV divididos cada 6 horas.

EFEITOS ADVERSOS: Níveis elevados de nitrogênio ureico do sangue (BUN) e de creatinina sérica. Consulte Ampicilina.

COMENTÁRIOS: Modificar a posologia em pacientes com redução da função renal.

ANFOTERICINA B (AMPHOCIN); ANFOTERICINA B LIPOSSOMAL (AMBISONE); ANFOTERICINA B COMPLEXO LIPÍDICO (ABELCET)

AÇÃO E ESPECTRO: Agente antifúngico que atua ligando-se aos esteróis e rompendo as membranas celulares fúngicas. Amplo espectro de atividade contra a espécie *Candida* e outros fungos.
POSOLOGIA: IV, intratecal, intraventricular.
Anfotericina B convencional:
- **Dose de ataque:** 0,5 mg/kg IV durante 2–6 horas. Usar concentração de 0,1 mg/mL em dextrose a 5% ou água (D5W). Incompatível com NaCl.
- **Manutenção:** 1–1,5 mg/kg IV cada 24 horas durante 2–6 semanas ou mais, embora uma dose menor possa ser suficiente. Fazer a infusão durante 2–6 horas, embora a infusão em 1–2 horas possa ser feita, se bem tolerada.
- **Intratecal ou intraventricular:** Reconstituir com água estéril a 0,25 mg/mL; diluir com CSF e reinfundir; dose usual: 25–100 mcg cada 48–72 horas; aumentar para 500 mcg, conforme tolerado.

Anfotericina B lipossomal:
- Concentra-se no fígado e no baço, mas penetra menos no sistema nervoso central (CNS) em comparação à anfotericina B convencional. Usada quando [o paciente é] refratário ou intolerante à anfotericina B convencional.
- 5–7 mg/kg/dose IV infundidos durante 2 horas. Podem ser diluídos com D5W, D10W ou D20W até a concentração final de 1–2 mg/mL; concentrações de 0,2–0,5 mg/mL podem ser necessárias para fornecer volume suficiente para a infusão.

Anfotericina B complexo lipídico:
- Usada quando [o paciente é] refratário ou intolerante à anfotericina B convencional. Menos nefrotóxica.
- 5 mg/kg/dose IV cada 24 horas por infusão durante 2 horas. Diluir com D5W até a concentração final de 1 mg/mL; concentração máxima é de 2 mg/mL. O fabricante recomenda não usar filtro em linha.

FARMACOLOGIA: Excreção renal lenta.
EFEITOS ADVERSOS: Os efeitos adversos nos recém-nascidos são menores, em comparação aos adultos. Podem ocorrer: febre, calafrios, vômito, tromboflebite nos sítios de injeção, acidose tubular renal, insuficiência renal, hipomagnesemia, hipocalemia, supressão da medula óssea com declínio reversível no hematócrito, hipotensão, hipertensão, roncos e sibilos e hipoxemia.
COMENTÁRIOS: Manter a solução ao abrigo da luz. Monitorar potássio e magnésio séricos, nitrogênio ureico do sangue (BUN), creatinina e débito urinário uma vez ao dia, pelo menos, até que a dosagem esteja estabilizada e, então, a cada semana. Monitorar hemograma completo (CBC) e a função hepática semanalmente e interromper se a ureia estiver acima de 40 mg/dL, a creatinina sérica estiver acima de 3 mg/dL ou a função hepática se mostrar anormal.

ARGININA, CLORIDRATO DE (R-GENE)

INDICAÇÕES E USO: Tratamento de alcalose metabólica grave após falha de outro tratamento, teste de função hipofisária (estimulante para a liberação de hormônio do crescimento) e tratamento de certos transtornos do ciclo de ureia de início neonatal.
AÇÕES: Corrige a alcalose metabólica hipoclorêmica grave que resulta do alto teor de cloreto da arginina. A arginina estimula a liberação hipofisária do hormônio de crescimento e a liberação pancreática de glucagon e de insulina.
POSOLOGIA: IV.
Alcalose metabólica em lactentes e crianças:
- Dose de arginina HCl (mEq) = 0,5 × peso (kg) × [HCO_3^- –24] onde HCO_3^- = a concentração de bicarbonato sérico do paciente em mEq/L; administrar metade ou dois terços da dose calculada e reavaliar.

Corrigir hipocloremia em lactentes e crianças:
- Dose de arginina HCl (mEq) = 0,2 × peso (kg) × [103–Cl^-] onde Cl^- = a concentração de Cl^- sérico do paciente em mEq/L; administrar a metade ou dois terços da dose calculada e, então, reavaliar.
- IV: pode-se usar não diluída (irritante aos tecidos) ou diluir com soro fisiológico (NS) normal ou dextrose. Administrar por meio de linha central. Infundir durante pelo menos 30 minutos ou durante 24 horas em manutenção IV. Máximo: 1 grama/kg/hora (= 10 mL/kg/hora de solução a 10%). PO: Pode-se usar a forma injetável, diluída.

Teste de reserva de hormônio do crescimento:
- 500 mg/kg IV (= 5 mL/kg da solução a 10%) infundidos durante 30 minutos. (Usar somente administração IV, não PO para este teste).

Transtornos do ciclo da ureia
- Consultar especialistas em transtornos metabólicos, se houver suspeita de transtornos no ciclo de ureia.

EFEITOS ADVERSOS: Não é um tratamento de primeira linha para alcalose metabólica e nunca deverá ser usado como terapia inicial; tentar primeiro cloretos de sódio, de potássio ou de amônio. Pode ser tóxico em Lactentes com deficiência de arginase. Não usar em pacientes sensíveis ao cloridrato de arginina ou naqueles com insuficiência hepática ou renal. Pode causar acidose metabólica hiperclorêmica; elevação de gastrina, glucagon e hormônio do crescimento; ruborização e desarranjo GI com administração IV rápida; hiperglicemia, hipoglicemia, hiperca-

lemia; necrose tecidual com extravasamento, irritação venosa; reações alérgicas; elevação de nitrogênio ureico do sangue (BUN) e de creatinina.
COMENTÁRIOS: Monitorar o sítio de administração IV, glicemia, cloreto e pressão arterial.

ATROPINA, SULFATO

INDICAÇÕES E USO: Bradicardia sinusal, em conjunto com neoestigmina para reverter bloqueio neuromuscular não despolarizante. Usada antes da operação para inibir a salivação e reduzir o excesso de secreções do trato respiratório.
AÇÕES: Um antagonista competitivo da acetilcolina em sítios parassimpáticos no músculo liso, músculo cardíaco e várias células glandulares, levando a aumento da frequência cardíaca e débito cardíaco, redução da motilidade e tônus GI, retenção urinária, ciclopegia e diminuição da salivação e sudorese.
POSOLOGIA: IM, IV, endotraqueal (ETT), PO.
Bradicardia em Lactentes e crianças:
- 0,02 mg/kg/dose; pode ser repetida uma vez em 3–5 minutos; reservar uso para pacientes que não respondem à melhora da oxigenação e à epinefrina. **Não faz mais parte do algoritmo de reanimação neonatal da AHA.**
  Pré-anestésico:
- 0,02 mg/kg/dose 30–60 minutos antes da operação; a seguir cada 4–6 horas, conforme o necessário.

Reversão de bloqueio neuromuscular:
- 0,6 mg/kg/dose de neoestigmina com 0,02 mg/kg/dose de atropina.

Intubação, não de emergência (vagolítico preferido):
- 0,02 mg/kg/dose IM/IV.

Tubo endotraqueal (ETT):
- 0,04–0,06 mg/kg/dose podendo ser repetida uma vez, se necessário. Enxaguar com 1–5 mL de soro fisiológico (NS) normal com base no tamanho do paciente.

Oral:
- Dose de ataque: 0,02 mg/kg/dose administrados cada 4–6 horas. Pode-se aumentar gradualmente até 0,09 mg/kg/dose.

EFEITOS ADVERSOS: Xerostomia, visão turva, midríase, taquicardia, palpitações, constipação, retenção urinária, ataxia, tremor e hipertermia. Os efeitos tóxicos são especialmente prováveis em crianças tratadas com doses baixas.
COMENTÁRIOS: Contraindicada na tireotoxicose, na taquicardia secundária à insuficiência cardíaca e na doença GI obstrutiva. Em doses baixas, pode causar bradicardia paradoxal secundária às suas ações centrais.

AZITROMICINA

AÇÃO E ESPECTRO: Tratamento de infecções do trato respiratório superior causadas por *Haemophilus influenzae*, *Moraxella catarrhalis*, *Streptococus pyogenes*, *Chlamydophila pneumoniae*, *Mycoplasma pneumoniae*, *Streptococcus pneumoniae*, *Chlamydia trachomatis*, *Neisseria gonorrhoeae*, *Staphylococcus aureus*, complexo do *Mycobacterium avium*, *Chlamydophila psittaci* e *Mycoplasma hominis*. Já foi usada também para tratamento de coqueluche.
POSOLOGIA: PO.
Lactentes < 6 meses:
- **Coqueluche:** 10 mg/kg/dose PO uma vez ao dia durante 5 dias (com base no AAP *Red Book*, 2012). Azitromicina é a droga preferida para pacientes com idade < 1 mês por causa da estenose idiopática e hipertrófica do piloro com eritromicina.

Lactentes ≥ 6 meses:
- **Infecções do trato respiratório:** 10 mg/kg no Dia 1 (dose máxima; 500 mg) seguidos de 5 mg/kg/dia (dose máxima: 250 mg) uma vez ao dia nos dias 2–5.
- **Coqueluche:** 10 mg/kg no Dia 1 (dose máxima; 500 mg) seguidos de 5 mg/kg/dia (dose máxima: 250 mg) uma vez ao dia nos dias 2-5 (com base no AAP *Red Book,* 2012).

EFEITOS ADVERSOS: Diarreia, vômito, irritabilidade, erupção cutânea.
FARMACOCINÉTICA: Antibiótico macrolídeo; meia-vida de aproximadamente 80 horas.
COMENTÁRIOS: Dados limitados em recém-nascidos.

AZTREONAM (AZACTAM)

AÇÃO E ESPECTRO: Antibiótico monobactâmico com ação bactericida contra a maioria das espécies Enterobacteriaceae, *Pseudomonas aeruginosa*, *Escherichia coli*, *Klebsiella pneumoniae*, *Proteus mirabilis*, *Serratia*, *Haemophilus influenzae* e *Citrobacter*, mas essencialmente inativa contra bactérias aeróbias ou anaeróbias Gram-positivas.
POSOLOGIA: IV, IM.
Recém-nascidos com idade pós-natal < 7 dias:
- **≤ 2 kg:** 30 mg/kg/dose cada 12 horas.
- **> 2 kg:** 30 mg/kg/dose cada 8 horas.

Recém-nascidos com idade pós-natal ≥ 7 dias:
- **< 1,2 kg:** 30 mg/kg/dose cada 12 horas.
- **1,2–2 kg:** 30 mg/kg/dose cada 8 horas.
- **> 2 kg:** 30 mg/kg/dose cada 6 horas.

Crianças > 1 mês:
- 90-120 mg/kg/dia divididos cada 6–8 horas.

EFEITOS ADVERSOS: Diarreia, náusea, vômitos, erupção cutânea, hipoglicemia, irritação no local da infusão. Pode causar eosinofilia transitória, leucopenia, trombocitopenia, hipoglicemia e enzimas hepáticas elevadas.

FARMACOLOGIA: Eliminada pelos rins sem alteração. Meia-vida de 3–9 horas em recém-nascidos. Amplamente distribuída pelos tecidos corporais, líquido cefalorraquidiano, secreções brônquicas, líquido peritoneal, bile e ossos.

COMENTÁRIOS: Demonstra atividade sinérgica com aminoglicosídeos contra a maioria das cepas de *P. aeruginosa*, muitas cepas de *Enterobacteriaceae* e outros bacilos aeróbios Gram-negativos.

BERACTANTO (SURVANTA)

INDICAÇÕES E USO: Prevenção e tratamento da síndrome do desconforto respiratório em lactentes prematuros.

AÇÕES: Um extrato natural de pulmão bovino contendo fosfolipídios, lipídios neutros, ácidos graxos e proteínas associadas a surfactante ao qual são adicionados dipalmitoilfosfatidilcolina (DPPC), ácido palmítico e tripalmitina para imitar as propriedades redutoras da tensão superficial do surfactante pulmonar natural. O surfactante diminui a tensão superficial em superfícies alveolares durante a respiração e estabiliza os alvéolos contra colapso.

POSOLOGIA: ETT.
- 4 mL/kg (100 mg de fosfolipídios/kg) peso ao nascer. Dividir a dose em 4 alíquotas, reposicionando o lactente com cada dose. Injetar cada alíquota delicadamente para dentro do cateter em 2–3 segundos. Ventilar o Lactente após cada 1/4 da dose durante pelo menos 30 segundos ou até estabilidade. Quatro doses de 4 mL/kg podem ser administradas nas primeiras 48 horas de vida, não mais frequentemente que a cada 6 horas. Desmamar os parâmetros ventilatórios rapidamente após a administração.

EFEITOS ADVERSOS: A maioria dos efeitos adversos está associada à administração do beractante ao lactente: bradicardia transitória, dessaturação de oxigênio, refluxo para o tubo endotraqueal (ETT), palidez, vasoconstrição, hipotensão, bloqueio endotraqueal, hipertensão, hipocarbia, hipercarbia e apneia. A hemorragia pulmonar já foi relatada, especialmente em Lactentes com peso muito baixo ao nascer.

BICARBONATO DE SÓDIO

INDICAÇÕES E USO: Tratamento de acidose metabólica; alcalinização da urina; estabilização da condição acidobásica na parada cardíaca e tratamento da hipercalemia potencialmente fatal.

AÇÕES: Agente alcalinizante que se dissocia para fornecer íons de bicarbonato, que neutraliza íons de hidrogênio e eleva o pH do sangue e urina.

POSOLOGIA: IV.
- **Dose inicial:** 1–2 mEq/kg IV lentamente durante 30 minutos.

EFEITOS ADVERSOS: A correção rápida de acidose metabólica com bicarbonato de sódio pode levar à hemorragia intraventricular, hiperosmolalidade, alcalose metabólica, hipernatremia, hipocalemia e hipocalcemia.

COMENTÁRIOS: Usar com monitoração estrita do pH do sangue arterial. Usar somente quando confirmada ventilação adequada. Uso de rotina em parada cardíaca não é recomendado. Evitar extravasamento; pode ocorrer necrose tecidual decorrente da hipertonicidade do $NaHCO_3$. Para administração IV direta: em recém-nascidos e lactentes, usar a solução 0,5 mEq/mL ou diluir a solução 1 mEq/mL 1:1 com água destilada para injeção (SWI); administrar lentamente (velocidade máxima em recém-nascidos e lactentes: 10 mEq/min); para infusão, diluir a uma concentração máxima de 0,5 mEq/mL em solução de glicose e infundir em 2 horas (velocidade máxima de administração: 1 mEq/kg/h).

BROMETO DE IPRATRÓPIO (ATROVENT)

INDICAÇÕES E USO: Broncodilatador para tratamento adjunto de broncospasmo agudo.

AÇÕES: Droga anticolinérgica que atua antagonizando a ação da acetilcolina nos sítios receptores parassimpáticos, daí produzindo a broncodilatação.

POSOLOGIA: Inalação.
- **Recém-nascidos:** 25 mg/kg/dose nebulizada cada 8 horas.
- **Lactentes:** 125–250 mcg/dose nebulizada cada 8 horas. Diluir para 3 mL com soro fisiológico normal (NS) ou albuterol concomitante.
- **Inalador dosimetrado:** 2–4 nebulizações conforme o necessário, cada 6–8 horas.

EFEITOS ADVERSOS: Hiper-responsividade de rebote das vias aéreas. Nervosismo, tontura, náusea, visão turva, boca seca, exacerbação de sintomas, irritação das vias aéreas, tosse, palpitações, erupção cutânea e retenção urinária. Usar com cautela em glaucoma de ângulo estreito ou obstrução do colo da bexiga.
COMENTÁRIOS: Compatível quando misturado com albuterol se administrado dentro de 1 hora. Efeito broncodilatador pode ser potencializado quando usado com agonista β_2 (i. e., albuterol).

BUMETANIDA (BUMEX)

> **ALERTA:** Bumetanida é um diurético potente que, se administrado em quantidades excessivas, pode levar à diurese profunda, com depleção de água e de eletrólitos. Portanto, é necessária a supervisão médica cuidadosa, e a dose e o programa de dosagem devem ser ajustados às necessidades individuais do paciente.

INDICAÇÕES E USO: Um diurético de alça potente usado para o tratamento de edema associado à doença cardíaca congênita, insuficiência cardíaca congestiva e doença hepática ou renal.
AÇÕES: Inibição de sódio e de cloreto na alça ascendente de Henle e no túbulo renal proximal. A excreção urinária de sódio, cloreto, potássio, hidrogênio, cálcio, magnésio, amônio, fosfato e bicarbonato aumenta com a diurese induzida por bumetanida. O fluxo sanguíneo renal aumenta substancialmente como resultado da dilatação renovascular e aumenta a secreção de prostaglandina.
POSOLOGIA: IV, IM, PO.
- **Recém-nascidos:** 0,005–0,1 mg/kg/dose cada 12–24 horas.
- **Lactentes e crianças:** 0,015 mg/kg/dose até 0,1 mg/kg/dose cada 6–24 horas (dose máxima é de 10 mg/kg/dia).

EFEITOS ADVERSOS: Hipocalemia, hipocloremia, hiponatremia, alcalose metabólica e hipotensão. Potencialmente ototóxica, mas menos que a furosemida.
COMENTÁRIOS: Os pacientes refratários à furosemida podem responder à bumetanida para a terapia diurética. Embora os pacientes possam responder de maneira diferente, a bumetanida é cerca de 40 vezes mais potente em bases de miligrama por miligrama que a furosemida. Controlar eletrólitos.

CAFEÍNA, CITRATO

INDICAÇÕES E USO: Tratamento de apneia de prematuridade; apneia pós-extubação e pós-anestesia.
AÇÕES: Semelhantes às de outras metilxantinas (p. ex., aminofilina e teofilina). A cafeína parece ser mais ativa e menos tóxica para o CNS e ao sistema respiratório. Os mecanismos propostos de ação incluem produção aumentada de adenosina 3´, 5' monofosfato cíclico (cAMP) e alterações das concentrações de cálcio intracelulares. Estimula o CNS, o que aumenta a sensibilidade do centro respiratório medular ao dióxido de carbono, estimula o *drive* inspiratório central e melhora a contratilidade diafragmática. A cafeína exerce efeito inotrópico positivo sobre o miocárdio, aumenta o fluxo sanguíneo renal e a taxa de filtração glomerular e estimula glicogenólise e lipólise.
POSOLOGIA: IV, PO.
- **Dose de ataque:** 20–25 mg/kg de cafeína citrato IV ou PO (equivalente a 10–12,5 mg de cafeína base).
- **Manutenção:** 5–10 mg/kg/dia de cafeína citrato IV ou PO cada 24 horas, iniciando 24 horas após a dose de ataque (equivalente a 2,5–5 mg de cafeína base).

EFEITOS ADVERSOS: Náusea, vômito, irritação gástrica, agitação, taquicardia (se frequência cardíaca > 180 bpm, considerar suspensão da dose) e diurese. Sintomas de superdosagem incluem arritmias e convulsões tônico-clônicas.
FARMACOLOGIA: Níveis basais terapêuticos do soro: 5–25 mcg/mL; toxicidade grave com níveis > 50 mcg/mL. Colher nível basal no dia 5 do tratamento. A meia-vida sérica em recém-nascidos varia de 40 a 230 horas e diminui com aumento da idade pós-natal; em lactentes > 9 meses, a meia-vida é de aproximadamente 5 horas. A meia-vida é prolongada com colestasia.

CALFACTANTE (INFASURF)

INDICAÇÕES E USO: Prevenção e tratamento da síndrome do desconforto respiratório (RDS) neonatal.
AÇÕES: Extrato natural de pulmão de novilho isento de conservantes que contém fosfolipídios, lipídios neutros, ácidos graxos e as proteínas B e C associadas a surfactantes. Cada mililitro de calfactante contém 35 mg de fosfolipídios totais e 0,65 mg de proteínas (0,26 mg de proteína B). O calfactante reduz a tensão de superfície nas superfícies alveolares, estabilizando os alvéolos e prevenindo o colapso. Isto melhora a ventilação, a complacência dos pulmões e a troca gasosa.
POSOLOGIA: ETT.
- **Dose de ataque profilática para RDS:** Assim que possível após o nascimento, administrar 3 mL/kg/dose, divididos em duas alíquotas de 1,5 mL/kg. Após a instilação de cada alíquota, posicionar o Lactente no lado direito ou esquerdo. Continuar a ventilação durante a administração durante 20–30 segundos. As duas alíquotas deverão ser separadas por uma pausa para avaliar o estado respiratório e reposicionar o paciente.

- A dose de ataque pode ser acompanhada por 3 doses subsequentes de 3 mL/kg/dose em intervalos de 12 horas, se necessário.

EFEITOS ADVERSOS: Bradicardia, cianose, obstrução de vias aéreas, pneumotórax, hemorragia pulmonar e apneia. A maioria dos efeitos adversos ocorre durante a administração da dose do medicamento.

COMENTÁRIOS: Após a administração, a complacência e a oxigenação dos pulmões melhoram rapidamente. Os pacientes deverão ser cuidadosamente monitorados, e mudanças apropriadas no suporte ventilatório deverão ser feitas, conforme a indicação clínica.

CANAMICINA, SULFATO

> **ALERTA:** Possibilidade de ocorrência de neurotoxicidade, ototoxicidade e/ou nefrotoxicidade com aumento no risco em pacientes com prejuízo renal, dose elevada e tratamento prolongado. Pode ocorrer bloqueio neuromuscular incluindo paralisia respiratória.

AÇÃO E ESPECTRO: Aminoglicosídeo indicado para tratamento de infecções graves causadas por cepas suscetíveis de *Escherichia coli*, espécies *Proteus*, *Enterobacter aerogenes*, *Klebsiella pneumoniae*, *Serrara marcescens* e *Acinetobacter*; tratamento de segunda linha de *Mycobacterium tuberculosis*. Não considerada como terapia de primeira linha.

POSOLOGIA: IV, IM. Basear a dose inicial no peso corporal, depois monitorar os níveis e ajustar, usando a farmacocinética.

0-4 semanas de vida e < 1,2 kg:
- 7,5 mg/kg/dose cada 18–24 horas.

1,2–2 kg:
- **0–7 dias de vida:** 7,5 mg/kg/dose cada 12–18 horas.
- **> 7 dias de vida:** 7,5 mg/kg/dose cada 8–12 horas.

> 2 kg:
- **0–7 dias de vida:** 10 mg/kg/dose cada 12 horas.
- **> 7 dias de vida:** 10 mg/kg/dose cada 8 horas.

EFEITOS ADVERSOS: Descontinuar o tratamento na presença de sinais de nefrotoxicidade; o dano renal é geralmente reversível. A ototoxicidade (auditiva e vestibular) é proporcional ao volume da droga administrado e à duração do tratamento. Zumbido ou vertigem podem ser indicações de lesão vestibular e dano bilateral e irreversível iminente. Suspender o tratamento na presença de sinais de ototoxicidade.

FARMACOLOGIA: Excretado basicamente pelos rins por filtração glomerular. Meia-vida de 4–8 horas.

COMENTÁRIOS: Níveis de soro: pico ideal desejado de 15–30 mcg/mL (amostrar 30 minutos após conclusão da infusão) e concentração mínima de 5–10 mcg/mL (amostrar 30 minutos antes da dose seguinte). Obter níveis por volta da quarta dose de manutenção. Monitorar a creatinina sérica cada 3–4 dias. Níveis de pico excessivos estão associados à ototoxicidade; níveis excessivamente baixos à nefrotoxicidade.

CAPTOPRIL (CAPOTEN)

INDICAÇÕES E USO: Insuficiência cardíaca congestiva moderada à grave (redução de sobrecarga) e hipertensão.

AÇÕES: Inibidor competitivo da enzima de conversão da angiotensina. Causa redução nos níveis de angiotensina II e de aldosterona; aumenta a atividade da renina no plasma e nos tecidos; diminui a resistência vascular sistêmica sem taquicardia reflexa e aumento do débito cardíaco.

POSOLOGIA: PO.
- **Recém-nascidos prematuros e a termo, idade pós-natal (PNA) ≤ 7 dias:** Dose de ataque: 0,01 mg/kg/dose cada 8-12 horas; titular a dose e o intervalo com base na resposta.
- **Recém-nascidos a termo, PNA > 7 dias:** Dose de ataque: 0,05–0,1 mg/kg/dose cada 8–24 horas; titular dose até o máximo de 0,5 mg/kg/dose cada 6–24 horas.
- **Lactentes:** Dose de ataque: 0,15–0,3 mg/kg/dose; titular a dose até 6 mg/kg/dia divididos em 2–4 doses.

EFEITOS ADVERSOS: Hipotensão, erupção cutânea, febre, eosinofilia, angioedema, neutropenia, transtornos gastrintestinais (GI) e hipercalemia. Reduções significativas no fluxo sanguíneo cerebral e renal ocorreram em lactentes prematuros com hipertensão crônica e tratados com doses mais altas (0,15–0,3 mg/kg/dose); esses efeitos podem resultar em complicações neurológicas, incluindo convulsões, apneia e letargia e oligúria.

COMENTÁRIOS: Administrar 1 hora antes ou 2 horas após a dieta, se possível, pois a dieta diminui a absorção. Contraindicado em pacientes com doença renovascular bilateral. Usar com cautela em pacientes com pressão de perfusão renal insatisfatória. Reduzir a dose em pacientes com comprometimento renal e naqueles com depleção de sódio e de água (usar com cautela em caso de terapia diurética concomitante).

CARBAMAZEPINA (TEGRETOL)

> **ALERTA:** Reações dermatológicas graves associadas ao alelo HLA B*1502 (principalmente em descendência asiática). Já foram informados casos de anemia aplásica e agranulocitose.

INDICAÇÕES E USO: Anticonvulsivante. Tratamento de convulsões parciais (especialmente parciais complexas), tônico-clônicas generalizadas primárias e parciais mistas ou generalizadas.
AÇÕES: Reduz a transmissão sináptica, limita o influxo de íons de sódio pela membrana celular.
POSOLOGIA: PO.
- 10–20 mg/kg/dia de suspensão oral, inicialmente divididos 4 vezes ao dia; pode ser aumentada semanalmente se a resposta for ótima, e até o máximo de 35 mg/kg/dia. Administrar dose diária em 3–4 doses divididas com a dieta.

EFEITOS ADVERSOS: Náusea, vômito, leucopenia, trombocitopenia, anemia aplásica e agranulocitose, insuficiência cardíaca congestiva (CHF), bloqueio cardíaco, distonia, sonolência e alterações de comportamento, síndrome da secreção inapropriada de hormônio antidiurético (SIADH), hiponatremia, hepatite e colestasia, erupção cutânea e síndrome de Stevens-Johnson, retenção de urina, azotemia, oligúria e anúria. Monitorar hemograma completo (CBC), função hepática e urinálise; realizar exame oftalmológico periódico. Não interromper a terapia abruptamente, pois convulsões podem ocorrer em pacientes epilépticos.
FARMACOLOGIA: Metabolizada no fígado pelo citocromo P450 3A4. Induz enzimas hepáticas e aumenta seu próprio metabolismo. A meia-vida em recém-nascidos é de 8–28 horas. Faixa terapêutica: 4–12 mcg/mL.
COMENTÁRIOS: Evitar a troca entre Tegretol e carbamazepina genérica, pois podem ocorrer alterações na concentração sérica e atividade convulsiva; monitorar as concentrações séricas. As interações medicamentosas são numerosas. Eritromicina, isoniazida e cimetidina podem inibir o metabolismo hepático da carbamazepina, resultando em aumento na concentração sérica da carbamazepina. O uso concomitante de fenobarbital pode diminuir os níveis séricos da carbamazepina. A carbamazepina pode induzir o metabolismo de varfarina, fenitoína, teofilina, benzodiazepina e corticosteroides.

CASPOFUNGINA

AÇÃO E ESPECTRO: Tratamento de aspergilose invasiva refratária a outros agentes antifúngicos ou em pacientes intolerantes a outros agentes; infecções causadas pela espécie *Candida* suscetível.
POSOLOGIA: IV.
- **Recém-nascidos prematuros – Lactentes < 3 meses:** 25 mg/m² (ou equivalente a cerca de 2 mg/kg)/dose IV cada 24 horas; infundir durante pelo menos 1 hora via bomba de seringa.
- **Lactentes ≥ 3 meses:** Dose de ataque de 70 mg/m²/dose IV seguida de 50 mg/m²/dose IV cada 24 horas iniciando no dia 2. Pode aumentar para 70 mg/m²/dose IV cada 24 horas, se a resposta clínica for inadequada. Dose máxima: 70 mg/dia.
- **Duração da terapia:** Pelo menos 14 dias após a última cultura positiva.

EFEITOS ADVERSOS: Hipocalemia, hipercalcemia, enzimas hepáticas elevadas, trombocitopenia, hiperbilirrubinemia direta, tromboflebite, hipotensão, febre e erupção cutânea.
FARMACOLOGIA: A equinocandina atua inibindo a síntese de β-(1,3)-D-glucanos, um componente importante da parede das células fúngicas. É fungicida contra a espécie *Candida* e fungistática contra *Aspergillus*. Metabolizada pelo fígado, não pelas enzimas P450; resulta em menos interações medicamentosas que a classe dos azóis dos agentes antifúngicos. As concentrações séricas de caspofungina podem ser mais baixas, se houver terapia concomitante com dexametasona, fenitoína, carbamazepina e rifampina. A eliminação de caspofungina é induzida, e doses mais altas podem ser exigidas: 70 mg/m²/dose.
COMENTÁRIOS: *Obs.:* As informações sobre posologia se baseiam em farmacocinética muito limitada: dados de 18 recém-nascidos e lactentes (Saez-Liorens, 2009). Não usar diluentes contendo dextrose para reconstituição.

CEFAZOLINA SÓDICA (ANCEF, KEFSOL)

AÇÃO E ESPECTRO: Cefazolina é uma cefalosporina de primeira geração; é um antibiótico β-lactâmico semissintético de amplo espectro com atividade bactericida. Demonstra boa atividade contra cocos Gram-positivos (exceto enterococos) suscetíveis, incluindo estafilococos produtores de penicilinase; a cobertura Gram-negativa inclui *Escherichia coli*, *Klebsiella* e *Proteus* suscetíveis. Usada principalmente em recém-nascidos para infecções do trato urinário, profilaxia pré-operatória e infecções de martes moles.
POSOLOGIA: IV.
Recém-nascidos:
- **Idade pós-natal ≤ 7 dias:** 40 mg/kg/dia divididos cada 12 horas.
- **Idade pós-natal > 7 dias:** ≤ 2 kg: 40 mg/kg/dia divididos cada 12 horas; > 2 kg: 60 mg/kg/dia divididos cada 8 horas.

Lactentes e crianças:
- 50–100 mg/kg/dia divididos cada 8 horas; dose máxima 6 gramas/dia.

EFEITOS ADVERSOS: Não frequentes: febre, erupção cutânea e urticária. Pode causar eosinofilia, leucopenia, neutropenia e trombocitopenia. A dosagem excessiva (especialmente em casos de prejuízo renal) pode resultar em irritação do sistema nervoso central (CNS) com atividade de convulsões.

FARMACOLOGIA: 80%-100% eliminada inalterada pela urina. Meia-vida de 3–5 horas em recém-nascidos.

COMENTÁRIOS: A redução da dosagem é necessária em insuficiência renal moderada à grave.

CEFEPIMA

AÇÃO E ESPECTRO: Cefalosporina de quarta geração usada para tratamento de infecções causadas por bactérias Gram-negativas suscetíveis: *Escherichia coli, Haemophilus influenzae, Enterobacter, Klebsiella, Providencia, Serratia, Proteus, Morganella, Pseudomonas aeruginosa, Acinetobacter* e *Citrobacter*. Tratamento das infecções causadas pelas bactérias Gram-positivas suscetíveis: *Staphylococcus aureus, Streptococous pyogenes, Streptococcus pneumoniae* e *Streptococcus agalactiae*.

POSOLOGIA: IV.
- **Recém-nascidos e lactentes ≤ 8 dias de idade:** 30 mg/kg/dose IV cada 12 horas.
- **Lactentes > 28 dias de vida:** 50 mg/kg/dose cada 12 horas.
- **Para meningite ou infecções causadas por *Pseudomonas* ou *Enterobacter*:** 50 mg/kg/dose cada 12 horas.

EFEITOS ADVERSOS: Erupção cutânea, nível elevado de enzimas de transaminase hepática, tempo de protrombina (PT), tempo de tromboplastina parcial (PTT), trombocitopenia, leucopenia, neutropenia, eosinofilia e hipofosfatemia.

FARMACOLOGIA: Distribuição satisfatória pelos tecidos e fluidos do corpo. Baixa ligação proteica. Eliminada inalterada principalmente na urina.

COMENTÁRIOS: O fabricante não recomenda o uso para tratamento de infecções graves causadas pelo *H. influenzae* tipo B para suspeita de meningite.

CEFOTAXIMA SÓDICA (CLAFORAN)

AÇÃO E ESPECTRO: Cefalosporina de terceira geração com atividade bactericida contra organismos Gram-negativos suscetíveis (exceto *Pseudomonas*) incluindo: *Escherichia coli, Enterobacter, Klebsiella, Haemophilus influenzae* (incluindo cepas resistentes à ampicilina), *Proteus, Serratia, Neisseria gonorrhoeae* e *Neisseria meningitidis*. Em geral, atividade insatisfatória contra organismos aeróbios Gram-positivos.

POSOLOGIA: IV, IM.
Recém-nascidos:
- **0–4 semanas e < 1,2 kg:** 100 mg/kg/dia divididos cada 12 horas.

Idade pós-natal ≤ 7 dias:
- **1,2–2 kg:** 100 mg/kg/dia divididos cada 12 horas.
- **> 2 kg:** 100–150 mg/kg/dia divididos cada 8–12 horas.

Idade pós-natal > 7 dias:
- **1,2–2 kg:** 150 mg/kg/dia divididos cada 8 horas.
- **> 2 kg:** 150–200 mg/kg/dia divididos cada 6–8 horas.

Lactentes e crianças de 1 mês a 12 anos:
- **< 50 kg:** 100–200 mg/kg/dia divididos cada 6–8 horas.
- **Meningite:** 200 mg/kg/dia divididos cada 6 horas; 225–300 mg/kg/dia divididos cada 6–8 horas foram usados para tratar meningite pneumocócica invasiva.

Infecção gonocócica disseminada e abscessos no couro cabeludo: Os Centers for Disease Control and Prevention (CDC) nos EUA recomendam cefotaxima como alternativa à ceftriaxona no tratamento de infecção gonocócica disseminada e abscessos do couro cabeludo em recém-nascidos. A dose de cefotaxima é de 25 mg/kg em dose única diária IM ou IV durante 7 dias; a duração é de 10–14 dias para meningite.

Profilaxia de oftalmia gonocócica em recém-nascidos de mães com gonorreia no parto: 100 mg/kg IV ou IM como dose única (terapia antibiótica tópica isolada é inadequada).

EFEITOS ADVERSOS: Arritmias, neutropenia transitória, trombocitopenia, eosinofilia, leucopenia, disfunções renal e hepática transitórias.

FARMACOLOGIA: Eliminada inalterada principalmente na urina. A meia-vida em recém-nascidos é de 1–4 horas.

COMENTÁRIOS: Reservada para meningite ou sepse Gram-negativa suspeita ou documentada. Quando usada como terapia empírica, combinar com ampicilina ou penicilina para fornecer cobertura Gram-positiva (i. e., estreptococos do Grupo B, pneumococos e *Listeria monocytogenes*). As cefalosporinas de terceira geração induzem o aparecimento de bactérias resistentes a múltiplas drogas ou de infecção fúngica quando usadas em excesso e sem as indicações clínicas apropriadas.

CEFOXITINA (MEFOXITIN)
AÇÃO E ESPECTRO: Cefalosporina de segunda geração usada para tratamento de infecções dos organismos entéricos Gram-negativos: *Escherichia coli, Klebsiella* e *Proteus;* ativa contra muitas cepas de *Neisseria gonorrhoeae, Haemophilus influenzae* resistente à ampicilina e bactérias anaeróbias, incluindo a espécie *Bacteroides* do trato gastrointestinal (GI).
POSOLOGIA: IV.
Recém-nascidos:
- 90–100 mg/kg/dia divididos cada 8 horas.

Lactentes ≥ 3 meses e crianças:
- **Infecção leve à moderada:** 80–100 mg/kg/dia divididos cada 6–8 horas.
- **Infecção grave:** 100–160 mg/kg/dia divididos cada 4–6 horas; dose máxima: 12 gramas/dia.

FARMACOLOGIA: Alta ligação proteica e eliminação essencialmente inalterada pelos rins.
EFEITOS ADVERSOS: Geralmente bem tolerada. Pode causar erupção cutânea, tromboflebite, leucopenia temporária, trombocitopenia, neutropenia, anemia e eosinofilia, além de elevação transitória do nitrogênio ureico do sangue (BUN), da creatinina sérica e das enzimas hepáticas.
COMENTÁRIOS: Não inativada por β-lactamase. Penetração insatisfatória no sistema nervoso central (CNS). A segurança e a eficácia em lactentes com menos de 3 meses ainda não foram estabelecidas.

CEFTAZIDIMA (FORTAZ, TAZIDIME)
AÇÃO E ESPECTRO: Cefalosporina de terceira geração com atividade bactericida contra bactérias aeróbias Gram-negativas, incluindo: *Neisseria, Haemophilus influenzae,* alguns *Enterobacteriaceae* e *Pseudomonas.* Infecções por *Pseudomonas* em pacientes de desenvolverem nefrotoxicidade e/ou ototoxicidade induzida por aminoglicosídeo. Atividade Gram-positiva insatisfatória. Os aminoglicosídeos atuam em sinergia com ceftazidima.
POSOLOGIA: IV.
Recém-nascidos:
- 0–4 semanas e < 1,2 kg: 100 mg/kg/dia divididos cada 12 horas.

Idade pós-natal < 7 dias:
- **1,2–2 kg:** 100 mg/kg/dia divididos cada 12 horas.
- **> 2 kg:** 100–150 mg/kg/dia divididos cada 8–12 horas.

Idade pós-natal ≥ 7 dias e ≥ 1,2 kg:
- 150 mg/kg/dia divididos cada 8 horas.

Lactentes e crianças de 1 mês a 12 anos:
- 100–150 mg/kg/dia divididos cada 8 horas; dose máxima: 6 gramas/dia.

Meningite:
- 150 mg/kg/dia divididos cada 8 horas; dose máxima: 6 gramas/dia.

EFEITOS ADVERSOS: Não frequentes, exceto febre, erupção cutânea, urticária. Pode causar leucopenia, neutropenia e trombocitopenia transitórias e anemia hemolítica; elevação temporária nas enzimas hepáticas, hiperbilirrubinemia, elevação transitória do nitrogênio ureico do sangue (BUN) e na creatinina sérica.
FARMACOLOGIA: Eliminada inalterada em 80-90% pelos rins. Meia-vida de 2,2–4,7 horas; boa penetração no líquido cefalorraquidiano (CSF).

CEFTRIAXONA SÓDICA (ROCEPHIN)
AÇÃO E ESPECTRO: Cefalosporina de terceira geração com atividade contra bactérias aeróbias Gram-negativas, *Haemophilus influenzae, Enterobacteriaceae* e *Neisseria,* e atividade contra cocos Gram-positivos, *Staphylococcus* susceptível à meticilina e *Streptococcus.* Sem atividade contra *Pseudomonas aeruginosa, Chlamydia trachomatis,* estafilococos resistentes à meticilina e enterococos.
POSOLOGIA: IV, IM.
Recém-nascidos:
- **Idade pós-natal < 7 dias:** 50 mg/kg/dia cada 24 horas.
- **Idade pós-natal ≥ 7 dias:**
  - **≤ 2 kg:** 50 mg/kg/dia cada 24 horas.
  - **> 2 kg:** 50–75 mg/kg/dia cada 24 horas.

Profilaxia gonocócica:
- 25–50 mg/kg em dose única (não superior a 125 mg).

Infecção gonocócica:
- 25–50 mg/kg/dia (dose máxima 125 mg) cada 24 horas durante 7 dias; até 10–14 dias se a meningite for documentada. (*Obs.:* usar cefotaxima em lugar de ceftriaxona em recém-nascidos hiperbilirrubinêmicos).

Oftalmia do neonato:
- 25–50 mg/kg em dose única (dose máxima 125 mg).

Lactentes e crianças:
- 50–75 mg/kg/dia divididos cada 12–24 horas.

Meningite:
- 80–100 mg/kg/dia divididos cada 12–24 horas, dose de ataque de 75 mg/kg pode ser administrada no início da terapia; dose máxima 4 gramas/dia.

EFEITOS ADVERSOS: Diarreia, colelitíase e sedimentação da vesícula biliar. Pode causar também: neutropenia, eosinofilia, anemia hemolítica, tempos de protrombina aumentados, erupção cutânea, tromboflebite, enzimas hepáticas elevadas, icterícia, hiperbilirrubinemia; usar com cautela em lactentes com hiperbilirrubinemia.

FARMACOLOGIA: Excreções biliar e renal. Meia-vida de 5–19 horas.

COMENTÁRIOS: *Alerta:* Ceftriaxona é incompatível com soluções contendo cálcio. Fica proibido administrar essas soluções ou produtos contendo cálcio dentro de 48 horas após a dose de ceftriaxona, por causa da reação fatal envolvendo precipitados de cálcio-ceftriaxona nos pulmões e rins dos recém-nascidos. A redução da dosagem é necessária somente em pacientes com disfunção tanto renal, quanto hepática.

CEFUROXIMA SÓDICA (KEFUROX, ZINACEF)

AÇÃO E ESPECTRO: Cefalosporina de segunda geração com atividade contra estafilococos suscetíveis, estreptococos do grupo B, pneumococos, *Haemophilus influenzae* (tipos A e B), *Escherichia coli*, *Enterobacter* e *Klebsiella*.

POSOLOGIA: IM, IV.
- **Recém-nascidos:** 50–100 mg/kg/dia divididos cada 12 horas.
- **Crianças:** 75–150 mg/kg/dia divididos cada 8 horas; dose máxima: 6 gramas/dia.
- **Meningite:** Não recomendada por causa de relatórios de falhas de tratamento e tempo mais lento de resposta bacteriológica.

EFEITOS ADVERSOS: Febre, convulsões, erupção cutânea, tromboflebite, diarreia, anemia hemolítica, neutropenia e leucopenia transitórias, eosinofilia, tempo de protrombina aumentado. Elevação transitória em enzimas hepáticas, hepatite e colestase; elevação do nitrogênio ureico do sangue (BUN) e da creatinina sérica.

FARMACOLOGIA: Eliminada inalterada principalmente na urina. A meia-vida é de 5,1–5,8 horas em recém-nascidos com menos de 3 dias de vida e de 1–4,2 horas em lactentes com mais de 8 dias de vida.

COMENTÁRIOS: Reduzir a dosagem em caso de insuficiência renal. Experiência limitada em recém-nascidos. A segurança e a eficácia em lactentes com menos de 3 meses de idade ainda não foram estabelecidas.

CETAMINA, CLORIDRATO (KETALAR)

INDICAÇÕES E USO: A cetamina é um agente anestésico geral de ação rápida para pequenos procedimentos diagnósticos e cirúrgicos que não requeiram relaxamento da musculatura esquelética.

AÇÕES: Produz anestesia dissociativa por ação direta no córtex e no sistema límbico; em geral, não prejudica os reflexos faríngeos ou laríngeos. Induz coma, analgesia e amnésia. Aumenta o fluxo sanguíneo cerebral e o consumo de oxigênio pelo cérebro; melhora a complacência pulmonar e alivia o broncospasmo.

POSOLOGIA: IV, IM, PO.
- **IV:** 0,5–2 mg/kg/dose; usar doses menores (0,5–1 mg/kg) para sedação para procedimentos menores.
- **Dose usual de indução:** 1–2 mg/kg IV. Reduzir a dose em casos de disfunção hepática.

EFEITOS ADVERSOS: Evitar o uso de cetamina em pacientes com aumento na pressão intracraniana, no fluxo sanguíneo cerebral, na pressão do líquido cefalorraquidiano (CSF), no metabolismo cerebral ou se um aumento significativo na pressão arterial puder representar risco para o paciente. Pressão arterial elevada (frequente), taquicardia, arritmia, hipotensão, bradicardia, fluxo sanguíneo cerebral aumentado e débito cardíaco reduzido podem ocorrer. Depressão respiratória e apneia após administração IV rápida de doses elevadas; laringospasmo e hipersalivação. Aumento na resistência das vias aéreas, reflexo da tosse pode-se mostrar reduzido, broncospasmo reduzido. Nistagmo e pressão intraocular aumentada. Reações de emergência (transtornos psíquicos como alucinações e delírio persistindo por até 24 horas). Esses efeitos podem ser minimizados reduzindo-se a estimulação verbal, tátil e visual no período de recuperação. Essas reações são menos comuns em pacientes pediátricos que em adultos. As reações graves podem ser tratadas com benzodiazepina. O tônus muscular aumentado que pode se assemelhar a convulsões e espasmo extensor com opistótono pode ocorrer em lactentes tratados com doses altas e repetidas. Erupção cutânea, além de dor e vermelhidão pode ocorrer no sítio da injeção IM.

FARMACOLOGIA: A administração IV atua em 30 segundos e dura 5–10 minutos. A amnésia dura 1–2 horas. Narcóticos ou barbituratos concomitantes prolongam o tempo de recuperação.

COMENTÁRIOS: Pré-tratamento com um benzodiazepínico 15 minutos antes da cetamina pode reduzir os efeitos colaterais como psíquicos, aumento da pressão intracraniana e fluxo sanguíneo cerebral, taquicardia e movimentos de abalos. Monitorar frequência cardíaca, frequência respiratória, pressão arterial e oximetria de pulso. Observar efeitos colaterais no CNS durante o período de recuperação. Ter disponível equipamento de reanimação.

CETOCONAZOL (NIZORAL)

> **ALERTA:** Cetoconazol tem sido associado à toxicidade hepática. A administração concomitante de cisaprida ou de astemizol com cetoconazol é contraindicada. Efeitos adversos cardiovasculares graves já ocorreram.

AÇÃO E ESPECTRO: Agente antifúngico de amplo espectro que atua rompendo as membranas celulares. Ação fungicida contra candidíase, blastomicose, coccidioidomicose, histoplasmose e paracoccidioidomicose suscetíveis e candidíase mucocutânea crônica, assim como certas dermatofitoses cutâneas recalcitrantes (aprovada pela Food and Drug Administration [FDA] (nos EUA) para crianças ≥ 2 anos de idade).
POSOLOGIA: PO.
- 3,3–6,6 mg/kg/dia PO uma vez ao dia com as refeições para reduzir a náusea e o vômito; administrar 2 horas antes de antiácidos, inibidores da bomba de prótons ou antagonistas do receptor H_2 para prevenir a redução da absorção do cetoconazol; agitar bem a suspensão antes de usar.

EFEITOS ADVERSOS: O desconforto gástrico é o efeito colateral mais comum. Verificar periodicamente os testes de função hepática; cautela em pacientes com função hepática prejudicada; altas doses de cetoconazol podem deprimir a função adrenocortical e reduzir as concentrações de testosterona no soro.
FARMACOLOGIA: Metabolismo hepático. A penetração no líquido cefalorraquidiano (CSF) é insatisfatória.
COMENTÁRIOS: Não indicado para tratamento de meningite fúngica. O período mínimo de tratamento para candidíase é de 1–2 semanas, mas a duração deverá ser com base na resposta clínica. Experiência limitada em neonatos.

CICLOPENTOLATO

INDICAÇÕES E USO: Para procedimentos oftalmológicos diagnósticos e terapêuticos que exijam midríase e ciclopegia.
AÇÕES: Causa dilatação da pupila ao inibir a resposta colinérgica do músculo do corpo ciliar e do músculo esfíncter da íris.
POSOLOGIA: Ocular.
- Uma a duas gotas no olho, cada 10–30 minutos antes do procedimento; geralmente usado em conjunto com fenilefrina a 2,5%. A concentração a 0,5% é recomendada para recém-nascidos.

EFEITOS ADVERSOS: Taquicardia, vasodilatação, inquietação, esvaziamento gástrico retardado, retenção urinária.
FARMACOLOGIA: O efeito máximo ocorre 30-60 minutos após a administração, com efeitos farmacológicos persistindo por 6–24 horas.
COMENTÁRIOS: Considerar a suspensão da dieta por 4 horas após o procedimento.

CIMETIDINA (TAGAMET)

INDICAÇÕES E USO: Prevenção e tratamento de úlceras duodenais e gástricas, refluxo gastroesofágico, esofagite e quadros de hipersecreção.
AÇÕES: Antagonista dos receptores de histamina (H_2); inibe competitivamente a ação da histamina sobre as células parietais gástricas, reduzindo a secreção de ácido gástrico.
POSOLOGIA: PO.
- **Recém-nascidos:** 5–10 mg/kg/dia PO divididos cada 8–12 horas.
- **Lactentes:** 10–20 mg/kg/dia PO divididos cada 6–12 horas.
- **Crianças:** 20–40 mg/kg/dia PO divididos cada 6 horas.

EFEITOS ADVERSOS: Toxicidade no sistema nervoso central (CNS), como agitação e alteração no nível de consciência, neutropenia, agranulocitose, trombocitopenia, efeitos antiandrogênicos; níveis elevados de aspartato transaminase (AST), alanina transaminase (ALT) e creatinina.
FARMACOLOGIA: A cimetidina reduz o metabolismo hepático das drogas metabolizadas pela via do citocromo P450, que pode resultar em eliminação reduzida de diazepam, teofilina, fenitoína, propranolol e carbamazepina. As doses desses medicamentos podem precisar ser reduzidas.
COMENTÁRIOS: Uso limitado em recém-nascidos.

CLINDAMICINA (CLEOCIN)

AÇÕES E ESPECTRO: Agente bacteriostático ativo contra a maioria dos estafilococos e estreptococos Gram-positivos (exceto enterococos), as espécies *Fusobacterium* e *Bacteroides, Actinomyces* e certos organismos anaeróbios Gram-positivos.
POSOLOGIA: IM, IV.
Recém-nascidos:
- **Idade pós-natal < 7 dias:**
  - ≤ **2 kg:** 10 mg/kg/dia IM/IV divididos cada 12 horas.

- **> 2 kg:** 15 mg/kg/dia IM/IV divididos cada 8 horas.
- **Idade pós-natal ≥ 7 dias:**
  - **1,2 kg:** 10 mg/kg/dia IM/IV divididos cada 12 horas.
  - **1,2–2 kg:** 15 mg/kg/dia IM/IV divididos cada 8 horas.
  - **2 kg:** 20–30 mg/kg/dia IM/IV divididos cada 6–8 horas.

Lactentes e crianças:
- 25–40 mg/kg/dia IM/IV divididos cada 6–8 horas; doses de até 4,8 gramas/dia já foram administradas IV em situações potencialmente fatais ou 10–30 mg/kg/dia PO divididos cada 6–8 horas; dose máxima 1,8 grama/dia.

EFEITOS ADVERSOS: Diarreia, colite, colite pseudomembranosa, erupção cutânea, prurido, neutropenia, granulocitopenia e trombocitopenia, reações de hipersensibilidade e enzimas hepáticas elevadas. Formação de abscessos estéreis no sítio da injeção IM.

FARMACOLOGIA: Metabolismo principalmente hepático, significativamente ligado à proteína.

COMENTÁRIOS: Não atravessa a barreira hematoencefálica; portanto, não deve ser usada para tratar meningite.

CLONAZEPAM (KLONOPIN)

INDICAÇÕES E USO: Para tratamento de pequeno mal, Lannoux-Gastaut, espasmos infantis e convulsões acinéticas e mioclônicas, como agente único ou terapia adjunta.

AÇÕES: Deprime todos os níveis do sistema nervoso central (CNS), incluindo a formação límbica e reticular ao ligar-se ao sítio benzodiazepínico no complexo receptor do ácido γ-aminobutírico (GABA); suprime a descarga de ponta e onda em convulsões de ausência, deprimindo a transmissão nervosa no córtex motor.

POSOLOGIA: PO.

Convulsões:
- Lactentes e crianças < 10 anos ou 30 kg:
- **Dose diária inicial:** 0,01–0,03 mg/kg/dia PO (máximo de 0,05 mg/kg/dia) administrados em 2–3 doses; aumentar até o máximo de 0,5 mg cada terceiro dia até que as convulsões sejam controladas ou ocorram efeitos adversos.
- **Manutenção:** 0,1–0,2 mg/kg/dia PO divididos em 3 doses; não exceder 0,2 mg/kg/dia.

EFEITOS ADVERSOS: Hipotensão, sonolência, hipotonia, trombocitopenia, anemia, leucopenia, eosinofilia, tremor, movimentos coreiformes, hipersecreção brônquica e depressão respiratória.

FARMACOLOGIA: Substrato da isoenzima CYP3A3/4 do citocromo P450. Os depressores do CNS aumentam a sedação; fenitoína, carbamazepina, rifampina e barbituratos aumentam a eliminação de clonazepam; drogas que inibem a isoenzima CYP3A3/4 do citocromo P450 podem aumentar os níveis e os efeitos do clonazepam (monitorar para resposta alterada à benzodiazepina); o uso concomitante com ácido valproico pode resultar em estado de ausência.

COMENTÁRIOS: Cautela em pacientes com doença respiratória crônica, doença hepática ou função renal prejudicada. A suspensão abrupta de clonazepam pode precipitar sintomas de abstinência, *status epilepticus* ou convulsões. (Retirar gradualmente ao suspender a terapia em crianças. Reduzir com segurança a dose em ≤ 0,04 mg/kg/semana e suspender quando a dose diária for ≤ 0,04 mg/kg/dia). Pode ocorrer piora das convulsões quando clonazepam for acrescentado ao tratamento de pacientes com múltiplos tipos de convulsões.

CLONIDINA (CATAPRES; CATAPRES-TTS)

INDICAÇÕES E USO: Tratamento adjunto da síndrome de abstinência neonatal (NAS) e dependência iatrogênica de narcóticos.

AÇÕES: Estimula os receptores α_2-adrenérgicos no CNS, o que resulta em redução do débito simpático, da resistência vascular periférica, da pressão arterial sistólica e diastólica e da frequência cardíaca. A clonidina reduz os níveis de renina no plasma circulante.

POSOLOGIA: PO.

Síndrome da abstinência neonatal (abstinência de opioides):
- **Recém-nascido prematuro:** 0,5–1 mcg/kg/dose PO cada 6 horas. Reduzir a dose gradualmente quando estabilizado em 0,25 mcg/kg/dose PO cada 6 horas (Leikin *et al.*, 2009).
- **Recém-nascido a termo:** 1 mcg/kg/dose PO cada 4 horas em combinação com tintura de ópio diluída. Um estudo clínico randomizado, controlado e de comparação a 80 recém-nascidos (idade gestacional [GA] ≥ 35 semanas) portadores de NAS demonstrou redução na duração da terapia e das doses de opioides no tratamento de combinação (clonidina e tintura de ópio diluída) em comparação à tintura de iodo diluída isolada (Agthe *et al.*, 2009).
- **Dosagem alternativa:** Dose de ataque de 0,5–1 mcg/kg/dose cada 3–6 horas; dose máxima: 1 mcg/kg/dose cada 3 horas (Relatório Clínico da AAP – Neonatal Drug Withdrawal, 2012).

EFEITOS ADVERSOS: A droga usada para tratar SAN apresentou poucos efeitos colaterais. Observar quanto à hipotensão e bradicardia e evitar suspensão abrupta.

COMENTÁRIOS: É necessária mais experiência antes de usar clonidina rotineiramente para tratar abstinência de opioides em recém-nascidos.

CLORANFENICOL (CHLOROMYCETIN)

> **ALERTA:** Quadros de hipoplasia da medula óssea, incluindo anemia aplásica e morte, já foram informados após aplicação tópica de cloranfenicol. Esta droga não deverá ser usada quando agentes menos potencialmente perigosos estiverem disponíveis para fornecer um tratamento efetivo.

AÇÃO E ESPECTRO: Agente bacteriostático de amplo espectro, reservado para tratamento de infecções graves decorrentes de organismos resistentes a outros agentes menos tóxicos e causadas por *Haemophilus influenzae, Neisseria meningitides* e *Escherichia coli; Klebsiella, Serratia, Enterobacter, Salmonella, Shigella, Neisseria gonorrhoeae,* estafilococos, *Streptococcus pneumoniae* e *Bacteroides;* ativo contra muitos enterococos resistentes à vancomicina.
POSOLOGIA: IV.
Recém-nascidos:
- **Dose de ataque:** 20 mg/kg IV.
- **Dose de manutenção:** 12 horas após a dose de ataque.
  - ≤ **7 dias:** 25 mg/kg/dia IV uma vez cada 24 horas.
  - **> 7 dias, ≤ 2 kg:** 25 mg/kg/dia IV uma vez cada 24 horas.
  - **> 7 dias, > 2 kg:** 50 mg/kg/dia IV divididos cada 12 horas.

Lactentes e crianças:
- **Meningite:** 75–100 mg/kg/dia IV divididos cada 6 horas.
- **Outras infecções:** 50–75 mg/kg/dia divididos cada 6 horas. Dose diária máxima: 4 gramas/dia.

EFEITOS ADVERSOS: As reações idiossincrásicas resultam em anemia aplásica (rara e irreversível), supressão reversível da medula óssea (relacionada com a dose), alergia (erupção cutânea e febre), diarreia, vômito, estomatite, glossite, supercrescimento fúngico, síndrome do "lactente cinzento" (cujos sinais iniciais são hiperamonemia e acidose metabólica inexplicada; outros sinais são: distensão abdominal, hipotonia, coloração cinza da pele e colapso cardiorrespiratório), e cardiotoxicidade decorrente da disfunção do ventrículo esquerdo. Usar com extrema cautela em recém-nascidos.
FARMACOLOGIA: Metabolizado por glucuronil transferase hepática. Meia-vida de 10–24 horas em recém-nascidos.
COMENTÁRIOS: Os níveis séricos devem ser monitorados. O pico desejado é de 10–25 mcg/mL; níveis > 50 mcg/mL estão significativamente associados à síndrome do "Lactente cinzento". Monitorar o hemograma (CBC) com contagem diferencial, de plaquetas e contagem de reticulócitos a cada 3 dias.

CLORETO DE CÁLCIO (VÁRIOS)

INDICAÇÕES E USO: Tratamento agudo de hipocalcemia sintomática, tratamento de hipermagnesemia, transtornos cardíacos da hipercalemia, hipocalcemia ou toxicidade dos bloqueadores dos canais de cálcio e prevenção de hipocalcemia.
AÇÕES: O cálcio é essencial para a integridade funcional dos sistemas nervoso, muscular, esquelético e cardíaco e para a função de coagulação.
POSOLOGIA: IV. A dosagem é expressa em miligramas de cloreto de cálcio.
- **Tratamento agudo de hipocalcemia sintomática:** 10–20 mg/kg por dose, diluir em líquido apropriado e infundir IV durante 10 minutos.
- **Parada cardíaca na presença de hipercalemia ou hipocalcemia, toxicidade por magnésio ou toxicidade de antagonistas de cálcio:** 20 mg/kg/dose IV cada 10 minutos, conforme o necessário. Se eficaz, considerar infusão IV 20–50 mg/kg/hora.
- **Tétano:** IV: 10 mg/kg durante 5–10 minutos; pode repetir após 6 horas ou acompanhar com infusão com dose máxima de 200 mg/kg/dia.

EFEITOS ADVERSOS: Arritmias (em particular, bradicardia) e deterioração da função cardiovascular; pode potencializar arritmias relacionadas com a digoxina; pode aumentar o risco de acidose metabólica. O cloreto de cálcio é contraindicado em fibrilação ventricular ou hipercalcemia. O extravasamento pode causar lesão tecidual grave (esfacelamento e necrose).
COMENTÁRIOS: Fornecido como solução a 10% (10 mL) (equivalente ao cálcio elementar 27 mg [1,36 mEq]/mL). O sal cloreto é preferido à forma de gluconato em parada cardíaca, pois pode estar mais biodisponível. O cloreto de cálcio se precipita quando misturado com bicarbonato de sódio. *Alerta:* Existem várias formas de sais de cálcio; quando for solicitar ou administrar cálcio, a seleção ou substituição incorreta de um sal por outro sem o ajuste adequado da dosagem pode resultar em super ou subdosagem intensas. Existe uma diferença de 3 vezes na concentração primária de cátions entre cloreto de cálcio (1 grama = 13,6 mEq [270 mg] de Ca^{++} elementar) e gluconato de cálcio (1 grama = 4,65 mEq [90 mg] de Ca^{++} elementar).

CLOROTIAZIDA (DIURIL)
INDICAÇÕES E USO: Edema leve a moderado e hipertensão.
AÇÕES: Diurético de tiazida; inibe a reabsorção de sódio nos túbulos renais distais. Aumenta a excreção de sódio, potássio, bicarbonato, magnésio, fosfato e cloreto, mas diminui a excreção de cálcio.
POSOLOGIA: PO, IV. *Obs.:* A posologia IV para lactentes e crianças ainda não foi estabelecida. Essas doses se baseiam em relatos episódicos. Os regimes de dosagem IV foram extrapolados de regimes de dosagem oral, considerando-se apenas que 10–20% de uma dose oral são absorvidos.
Recém-nascidos e Lactentes < 6 meses:
- **Oral:** 20–40 mg/kg/dia PO divididos cada 12 horas; máximo de 375 mg/dia.
- **IV:** 2–8 mg/kg/dia divididos cada 12 horas; doses até 20 mg/kg/dia já foram aplicadas.

Lactentes > 6 meses e crianças:
- **Oral:** 20 mg/kg/dia PO divididos cada 12 horas; máximo de 1 grama/dia.
- **IV:** 4 mg/kg/dia IV divididos em 1–2 doses; doses de até 20 mg/kg/dia já foram aplicadas.

EFEITOS ADVERSOS: Hipocalemia, alcalose hipoclorêmica, desidratação e azotemia pré-renal, hiperuricemia, hiperglicemia, hipermagnesemia, hiperlipidemia.
FARMACOLOGIA: Duração da ação: 6–12 horas; início da ação dentro de 2 horas.
COMENTÁRIOS: Não usar em pacientes com anúria ou disfunção hepática significativa.

COLESTIRAMINA RESINA (QUESTRAN)
INDICAÇÕES E USO: Agente ligador de resina usado em pacientes com diarreia crônica e síndrome do intestino curto para reduzir o débito fecal.
AÇÕES: A resina de colestiramina se liga aos ácidos biliares no intestino, forma um complexo não absorvível que impede a reabsorção e recirculação enterepática dos sais biliares e libera íons de cloreto no processo.
POSOLOGIA: PO.
- **Crianças:** 240 mg/kg/dia divididos em 3 doses. Titular a dose dependendo da indicação.

EFEITOS ADVERSOS: Constipação. Doses altas podem causar acidose hiperclorêmica e aumentar a excreção de cálcio pela urina.
FARMACOCINÉTICA: Não absorvida; eliminada pelas fezes.
COMENTÁRIOS: Pode ligar medicamentos orais concomitantes, especialmente levotiroxina.

COSINTROPINA (CORTROSYN)
INDICAÇÕES E USO: Auxílio no diagnóstico de insuficiência adrenocortical; usada no diagnóstico de hiperplasia suprarrenal congênita.
AÇÕES: Estimula o córtex suprarrenal a produzir cortisol (hidrocortisona e cortisona), substâncias androgênicas e pequena quantidade de aldosterona.
POSOLOGIA: IM/IV. Doses para testes diagnósticos.
Insuficiência adrenocortical:
- **Recém-nascidos prematuros:** Não bem definida: 0,1 mcg/kg, 0,2 mcg/kg, 1 mcg/kg e 3,5 mcg/kg já foram usadas.
- **Recém-nascidos:** 15 mcg/kg (dose única).
- **Crianças ≤ 2 anos:** 0,125 mg.

Avaliação de hiperplasia suprarrenal congênita:
- 1 mg/m²/dose até o máximo de 1 mg.

COMENTÁRIOS: As concentrações de cortisol no plasma deverão ser medidas imediatamente antes e exatamente 30 minutos depois da administração da cosintropina; a dose deverá ser aplicada no início da manhã: 0,25 mg de cosintropina = 25 unidades USP de corticotropina.

DEXAMETASONA (DECADRON)
INDICAÇÕES: Tratamento de edema de via aérea antes da extubação. Usada em bebês com displasia broncopulmonar/doença crônica do pulmão para facilitar o desmame do ventilador.
AÇÕES: Glicocorticoide potente de duração longa sem propriedades mineralocorticoides que previne ou elimina a inflamação e as respostas imunes em doses farmacológicas. Inibe a infiltração de leucócitos no sítio da inflamação, interfere na função de mediadores de resposta inflamatória e suprime as respostas imunes humorais. Pode reduzir o edema e a formação de tecido cicatricial, reversão da permeabilidade capilar aumentada e a supressão geral em resposta imune.
POSOLOGIA: IV, PO.
Recém-nascidos:
- **Edema de via aérea ou extubação:** Dose usual: 0,25 mg/kg/dose IV administrada aproximadamente 4 horas antes da extubação programada e depois cada 8 horas para um total de 3 doses. Faixa: 0,25–1 mg/kg/dose para

1-3 doses. Dose máxima: 1 mg/kg/dia. **Obs.:** um curso mais longo de terapia pode ser necessário em casos mais graves.
- **Displasia broncopulmonar/doença crônica do pulmão (facilita o desmame do ventilador):**
  - **Vários programas de dosagem propostos:** Faixa: 0,5–0,6 mcg/kg/dia administrado em doses divididas PO ou IV cada 12 horas durante 3–7 dias, depois reduzir gradualmente durante 1–6 semanas.
  - **Protocolo do estudo clínico DART (Doyle *et al.* 2006):** 0,075 mg/kg/dose cada 12 horas durante 3 dias; 0,05 mg/kg/dose cada 12 horas durante 3 dias, 0,025 mg/kg/dose cada 12 horas durante 2 dias, 0,01 mg/kg/dose cada 12 horas durante 2 dias.

EFEITOS ADVERSOS: Com o uso prolongado, verificou-se aumento na suscetibilidade à infecção, osteoporose, retardo de crescimento, hiperglicemia, distúrbios de fluidos e eletrólitos, catarata, miopatia, perfuração e hemorragia gastrointestinal, hipertensão e insuficiência suprarrenal aguda. O uso da dexametasona em recém-nascidos com baixo peso ao nascer foi colocado sob rigoroso escrutínio por causa do número crescente de relatórios, indicando comprometimento do desenvolvimento neurológico (veja Comentários).

COMENTÁRIOS: Favor rever o comentário importante da *American Academy of Pediatrics, Committee on Fetus and Newborn,* e da *Canadian Pediatric Society: Fetus and Newborn Committee* (2002).

DIAZEPAM (VALIUM)

INDICAÇÕES: Alternativa ao lorazepam para tratamento do *status epilepticus*. Tratamento de convulsões refratárias a outros agentes anticonvulsivantes combinados. Reduz a ansiedade e pode ser usado para sedação pré-operatória ou pré-procedimento.

AÇÕES: A ação exata é desconhecida; atua como depressor do sistema nervoso central (CNS). Como outras benzodiazepina, diazepam aumenta a atividade do neurotransmissor inibitório ácido γ-aminobutírico (GABA) ao aderir aos sítios de recepção de benzodiazepínicos no CNS.

POSOLOGIA: IV, PO.

Status epilepticus:
- **Recém-nascidos:** 0,1–0,3 mg/kg/dose IV administrado durante 3-5 minutos, cada 15–30 minutos até a dose total máxima de 2 mg. (Não recomendado como tratamento de primeira linha: a injeção contém ácido benzoico, álcool de benzila e benzoato de sódio).
- **Lactentes > 30 dias e crianças < 5 anos:** 0,1–0,3 mg/kg/dose administrado durante 3–5 minutos, cada 5–10 minutos até a dose total máxima de 5 mg, ou 0,2-0,5 mg/dose cada 2–5 minutos até a dose total máxima de 5 mg; repetir em 2–4 horas, conforme necessário.

Sedação consciente para procedimentos:
- **IV:** Inicial: 0,05–0,1 mg/kg durante 3–5 minutos, titular lentamente para o efeito (dose total máxima 0,25 mg/kg) (Krauss e Green, 2006).
- **PO:** 0,2–0,3 mg/kg (dose máxima 10 mg) 45–60 minutos antes do procedimento.

Sedação ou relaxamento muscular ou ansiedade:
- **Oral:** 0,12–0,8 mg/kg/dia em doses divididas cada 6–8 horas.
- **IV:** 0,04–0,3 mg/kg/dose cada 2–4 horas até o máximo de 0,6 mg/kg dentro de um período de 8 horas, se necessário.

EFEITOS ADVERSOS: Pode causar erupção cutânea, vasodilatação, bradicardia, parada respiratória e hipotensão. Usar com cautela em pacientes tratados com outros depressores do CNS; pode exercer efeitos depressores adicionais respiratórios e no CNS.

COMENTÁRIOS: Observar e estar preparado para tratar parada respiratória. Bolo IV rápido pode causar depressão respiratória súbita, apneia ou hipotensão. Uso da formulação em gel retal em lactentes com menos de 6 meses não é recomendado; em crianças < 2 anos, a segurança e a eficácia da utilização não foram estudadas. Contém ácido benzoico, álcool de benzila, etanol a 10%, propilenoglicol e benzoato de sódio.

DIAZÓXIDO (HIPERSTAT IV, PROGLYCEM)

INDICAÇÕES E USO: Hipoglicemia neonatal hiperinsulinêmica persistente (oral).

AÇÕES: Tiazídico não diurético com efeitos anti-hipertensivos e hiperglicêmicos. Inibe a liberação de insulina do pâncreas e reduz a resistência vascular periférica total pelo relaxamento direto do músculo liso arteriolar, o que resulta em uma diminuição na pressão arterial e aumento do reflexo na frequência cardíaca e débito cardíaco.

POSOLOGIA: PO.

Hipoglicemia hiperinsulinêmica:
- **Recém-nascidos:** Inicial: 10 mg/kg/dia PO em doses divididas cada 8 horas; faixa usual: 5–15 mg/kg/dia em doses divididas cada 8 horas.
- **Lactentes:** Inicial: 10 mg/kg/dia em doses divididas cada 8 horas; faixa usual: 5–20 mg/kg/dia em doses divididas cada 8 horas (Hussain *et al.*, 2004; Kapoor *et al.*, 2009).

EFEITOS ADVERSOS: Taquicardia; retenção de sódio e de fluidos são comuns; a insuficiência cardíaca congestiva (CHF) pode causar deslocamento da bilirrubina da albumina, hipotensão, hiperglicemia, hiperuricemia, erupção cutânea, febre, leucopenia, trombocitopenia e cetose.
COMENTÁRIOS: A solução oral contém propilenoglicol e benzoato de sódio.

DIGIBIND (DIGOXIN IMUNE FAB)
INDICAÇÕES E USO: Tratamento de toxicidade por digoxina ou digitoxina potencialmente fatal em pacientes cuidadosamente selecionados; uso em arritmias ventriculares potencialmente fatais e secundárias à digoxina, ingestão aguda de digoxina (i. e., > 4 mg em crianças) e hipercalemia (potássio sérico > 5 mEq/L) no contexto de toxicidade de digoxina.
AÇÕES: Liga-se às moléculas de digoxina ou digitoxina livres (não ligadas) e, a seguir, é removida do corpo por excreção renal.
POSOLOGIA: IV.
Determinação da dose:
- Determinar a dose determinando a carga corporal total (TBL) ou pelo método 1 ou pelo método 2.
  - **Método 1:** Uma aproximação da quantidade ingerida:
    - TBL de digoxina (em mg) = C (em ng/mL) × 5,6 × peso corporal (em kg)/1.000 ou
      TBL = mg de digoxina ingerida (como comprimidos ou elixir) × 0,8.
    - Dose de Digibind (em mg) IV = TB × 76.
    - Dose de digoxina imune Fab (Digibind) (número de frascos) IV = TBL/0,5.
  - **Método 2:** Uma determinação da concentração C de digoxina sérica pós-distribuição (Tabela 148-1).

Tabela 148–1. ESTIMATIVAS DE DOSE DE DIGOXINA IMUNE FAB COM BASE NA CONCENTRAÇÃO SÉRICA DE DIGOXINA

Peso do Paciente 1 kg e Concentração de Digoxina no Soro	Peso do Paciente 3 kg e Concentração de Digoxina no Soro	Peso do Paciente 5 kg e Concentração de Digoxina no Soro
1 ng/mL: 0,4 mg	1 ng/mL: 1 mg	1 ng/mL: 2 mg
2 ng/mL: 1 mg	2 ng/mL: 2–2,5 mg	2 ng/mL: 4 mg
4 ng/mL: 1,5 mg	4 ng/mL: 5 mg	4 ng/mL: 8 mg
8 ng/mL: 3 mg	8 ng/mL: 9–10 mg	8 ng/mL: 15–16 mg
12 ng/mL: 5 mg	12 ng/mL: 14 mg	12 ng/mL: 23–24 mg
16 ng/mL: 6–6,5 mg	16 ng/mL: 18–19 mg	16 ng/mL: 30–32 mg
20 ng/mL: 8 mg	20 ng/mL: 23–24 mg	20 ng/mL: 38–40 mg

Toxicidade aguda por digoxina:
- **Ingestão de quantidade conhecida de digoxina:** Cada frasco (38 mg) IV liga cerca de 0,5 mg de digoxina. A biodisponibilidade da substância é de 0,8 para comprimidos de 0,25 mg *ou* 1 para Lanoxicaps de 0,2.
- **Usar a seguinte fórmula:** Dose (em frascos) = digoxina ingerida (mg) × biodisponibilidade/0,5 mg de digoxina ligada/frasco.

Toxicidade crônica por digoxina:
- **Lactentes e crianças pequenas:** Inicialmente, frasco único (38 mg) IV.
- **ou usar a seguinte fórmula:** Número de frascos necessários = (concentração de digoxina no soro em ng/mL) × (peso em kg/100, a seguir dose [em mg]) = número de frascos × 38 mg/frasco.

EFEITOS ADVERSOS: Usar com cautela em insuficiência renal ou cardíaca; possíveis reações alérgicas; epinefrina deve estar imediatamente disponível; os pacientes podem piorar por causa da retirada da digoxina e podem exigir suporte inotrópico IV (p. ex., dobutamina) ou vasodilatadores. A hipocalemia já foi informada após reversão de intoxicação por digitais; monitorar os níveis de potássio no soro.
FARMACOLOGIA: Volume de distribuição: Digibind – 0,3 L/kg; meia vida; Digibind – 15–20 horas; o prejuízo renal prolonga a meia-vida dos dois agentes. Melhora nos sinais e sintomas ocorre dentro de 2–30 minutos após infusão IV.

DIGOXINA (LANOXIN)
INDICAÇÕES E USO: Tratamento de insuficiência cardíaca congestiva, fibrilação ou *flutter* atrial e de taquicardia supraventricular.
AÇÕES: Exerce efeito inotrópico positivo (contratilidade miocárdica aumentada). Seus efeitos cronotrópicos negativos (ações antiarrítmicas/redução na frequência cardíaca) se devem ao retardo de condução pelos nódulos sinoatrial (SA) e atrioventricular (AV) causado pela estimulação vagal.

POSOLOGIA: IV, PO. Dose de digitalização total (TDD) a ser dividida em ½, ¼ e ¼ cada 8 horas. **Obs.:** As doses orais (elixir) são cerca de 25% mais altas que as doses IV listadas a seguir:
Recém-nascidos prematuros:
- **TDD:** 15–25 mcg/kg IV ou 20–30 mcg/kg PO.
- **Dose de manutenção diária:** 4–6 mcg/kg/dose IV cada 24 horas ou 5–7,5 mcg/kg/dose PO cada 24 horas.

Recém-nascidos a termo:
- **TDD:** 20–30 mcg/kg IV, 25–35 mcg/kg PO.
- **Dose de manutenção diária:** 5–8 mcg/kg/dia IV divididos cada 12 horas ou 6–10 mcg/kg/dia PO divididos cada 12 horas.

1 mês a 2 anos:
- **TDD:** 30–50 mcg/kg IV ou 35–60 mcg/kg PO.
- **Dose de manutenção diária:** 7,5–12 mcg/kg/dia IV ou 10-15 mcg/kg/dia PO divididos cada 12 horas.

EFEITOS ADVERSOS: A bradicardia do seio pode ser um sinal de toxicidade por digoxina. Quaisquer disritmias (contrações ventriculares paroxísticas, bradicardia, taquicardia) em uma criança recebendo digoxina deverão ser consideradas como toxicidade pela substância. Sintomas associados ao trato gastrointestinal (GI) e ao sistema nervoso central (CNS) não são vistos com frequência em crianças. Para administrar a toxicidade, veja Digibind.

COMENTÁRIOS: **Níveis terapêuticos:** 0,5–2,0 ng/mL. A sobreposição entre os níveis tóxico e terapêutico no soro é considerável. Uma substância imunorreativa, como a digoxina (DLIS), pode provocar reação cruzada com imunoensaio de digoxina e aumentar falsamente as concentrações séricas; a DLIS já foi encontrada em recém-nascidos. Usar com cautela e reduzir a dosagem em pacientes com insuficiência renal; usar com cautela em pacientes com doença nodal do seio (pode piorar o quadro). Corrigir transtornos de eletrólitos, especialmente hipocalemia ou hipomagnesemia, antes de usar e durante toda a terapia. A hipercalemia pode aumentar o risco de toxicidade por digoxina. Contraindicada em bloqueios de segundo e terceiro graus, na estenose subaórtica hipertrófica idiopática e no *flutter* ou fibrilação atrial com taxas ventriculares lentas.

DOBUTAMINA, CLORIDRATO DE (DOBUTREX)

INDICAÇÕES E USO: Para aumentar o débito cardíaco durante estados de contratilidade deprimida, como no choque séptico, doença cardíaca orgânica ou procedimentos cirúrgicos cardíacos. Tratamento de hipotensão ou hipoperfusão relacionado com a disfunção do miocárdio.

AÇÕES: Agonista β_1 direto que aumenta a contratilidade do miocárdio, a oferta de oxigênio e o consumo de oxigênio; as ações sobre os receptores adrenérgicos β_2 e α são muito menos acentuadas que aquelas da dopamina. Diferentemente da dopamina, a dobutamina não causa liberação de norepinefrina endógena, nem exerce qualquer efeito sobre os receptores dopaminérgicos.

POSOLOGIA: IV.
- 2-20 mcg/kg/minuto por infusão contínua e titular para a resposta desejada. Máximo: 40 mcg/kg/minuto.

EFEITOS ADVERSOS: Taquicardias e arritmias com doses mais altas, hipotensão em caso de paciente hipovolêmico, batimentos cardíacos ectópicos e pressão arterial elevada.

FARMACOLOGIA: Exerce efeito mais proeminente no débito cardíaco que a dopamina e menos efeito na pressão arterial. Início da ação: 1–2 minutos; efeito de pico em 10 minutos. Meia-vida sérica de vários minutos. Metabolizada no fígado e excretada pelos rins.

COMENTÁRIOS: Corrige a hipovolemia antes do início da terapia; contraindicada em estenose subaórtica idiopática e fibrilação atrial.

DOPAMINA, CLORIDRATO DE (DOPASTAT, INTROPIN)

INDICAÇÕES E USO: Aumentar débito cardíaco, pressão arterial, perfusão renal e taxa de filtração glomerular (GFR) (dosagens baixas) que persistem apesar da reanimação por volume.

AÇÕES: As ações dependem da dose. Doses baixas atuam diretamente nos receptores dopaminérgicos para produzir vasodilatações renal e mesentérica. Em doses moderadas, os efeitos β_1 adrenérgicos se tornam proeminentes resultando em efeito inotrópico positivo no miocárdio. Altas doses estimulam os receptores α-adrenérgicos produzindo aumento na resistência periférica (vasoconstrição e pressão arterial aumentada) e vasoconstrição renal.

POSOLOGIA: IV. **Obs.:** A relação dose-efeito é especulativa em recém-nascidos.
Infusão IV contínua:
- 1–20 mcg/kg/minuto; titular para a resposta desejada.
- **Baixa:** 1–5 mg/kg/minuto podem aumentar a perfusão renal e o débito urinário.
- **Moderada:** 5–15 mcg/kg/minuto facilitam o débito cardíaco aumentado, o fluxo sanguíneo renal, a frequência cardíaca, a contratilidade cardíaca e a pressão arterial.
- **Alta:** > 15 mcg/kg/minuto causa vasoconstrição sistêmica e pressão arterial.

EFEITOS ADVERSOS: A dopamina pode causar batimentos cardíacos ectópicos, taquicardia, arritmias ventriculares, hipertensão e azotemia. Gangrena dos membros já ocorreu com doses elevadas durante períodos prolongados. O extravasamento pode causar necrose dos tecidos e esfacelamento dos tecidos circundantes; se isso ocorrer,

deve-se infiltrar a área com pequena quantidade (1 mL) de fentolamina, preparada diluindo-se 2,5-5 mg em 10 mL de soro fisiológico normal (NS) sem conservantes; não exceder 0,1 mg/kg ou 2,5 mg totais para recém-nascidos e 0,1-0,2 mg/kg ou 5 mg totais para lactentes (Consulte Capítulo 37).
FARMACOLOGIA: Metabolização rápida; meia-vida no soro 2-5 minutos; eliminação variável. Diferenças individuais de desenvolvimento em estoques endógenos de norepinefrina; a função dos receptores α-adrenérgicos, β-adrenérgicos e dopaminérgicos e a habilidade do coração do recém-nascido de aumentar o volume de bombeamento afetarão a resposta a doses diferentes de dopamina.
COMENTÁRIOS: A administração de fenitoína IV a pacientes recebendo dopamina pode resultar em hipotensão e bradicardia intensas; portanto, usar com extrema cautela. Não infundir por meio de cateter arterial umbilical ou outro cateter arterial.

DORNASE ALFA
INDICAÇÕES E USO: Reduzir a frequência de infecções pulmonares e melhorar a função pulmonar em pacientes com fibrose cística; tratamento de atelectasia como resultado de pluguamento mucoso que falhou em responder às terapias convencionais.
AÇÕES: Cliva o DNA seletivamente, resultando em redução da viscosidade de muco em secreções pulmonares.
POSOLOGIA: ETT.
- 1,25-2,5 mL/dose administrados uma ou duas vezes ao dia, por nebulização; instilação no tubo endotraqueal.

EFEITOS ADVERSOS: Obstrução de vias aéreas secundária à mobilização de secreções nas vias aéreas, dessaturações, febre, tosse, dispneia, roncos e sibilos.
FARMACOLOGIA: Enzima recombinante do DNA humano; hidrolisa o DNA liberado por leucócitos em degeneração de secreções pulmonares purulentas, resultando em diminuição da viscosidade.
COMENTÁRIOS: Não aprovado para uso em lactentes e crianças ≤ 5 anos de idade; entretanto, a substância já mostrou eficácia com pequenos grupos de crianças de até 3 meses e perfil similar de efeitos colaterais.

DOXAPRAM, CLORIDRATO DE (DOPRAM)
INDICAÇÕES E USO: Apneia da prematuridade refratária à terapia com metilxantina.
AÇÕES: Estimula a respiração por meio da ação sobre os centros respiratórios centrais e a estimulação reflexa dos quimiorreceptores da carótida, da aorta e de outros periféricos; reduz a Pco_2 e aumenta a ventilação de minuto e o volume tidal sem alterar a frequência respiratória ou os tempos de inspiração e de expiração.
POSOLOGIA: IV.
- **Dose de ataque:** 2,5-3 mg/kg IV durante 30 minutos, seguidos de dose de manutenção.
- **Infusão IV contínua:** 0,5-1,5 mg/kg/hora (máximo 2,5 mg/kg/hora); reduzir a taxa de infusão quando se conseguir o controle da apneia.

EFEITOS ADVERSOS: Hipertensão, prolongamento de QT com bloqueio cardíaco, taquicardia, hiperatividade do músculo esquelético, distensão abdominal, aumento de resíduos gástricos, fezes sanguinolentas, enterocolite necrosante, vômito, excitação excessiva do recém-nascido, hiperglicemia e glicosúria.
FARMACOLOGIA: Faixa terapêutica: 1,5-3 mcg/mL (< 5 mcg/mL). O início da estimulação respiratória é de 20-40 segundos; máximo efeito em 1-2 minutos; duração de 5-12 minutos.
COMENTÁRIOS: Usar com cuidado em recém-nascidos prematuros por causa dos efeitos colaterais. Evitar o uso durante os primeiros dias de vida, quando episódios de hipertensão podem estar associados ao risco aumentado de hemorragia intraventricular; contraindicado em transtornos cardiovasculares e de convulsões. Doxapram contém álcool de benzila.

ENALAPRIL (VO)/ENALAPRILAT (IV) (VASOTEC)

> **ALERTA:** Quando usados na gestação, durante o segundo e terceiro trimestres os inibidores ECA podem causar lesão e até a morte do feto em desenvolvimento. Quando a gravidez for confirmada, a injeção de enalapril deverá ser suspensa assim que possível.

INDICAÇÕES E USO: Tratamento de hipertensão e de insuficiência cardíaca moderadas a intensas ao reduzir a pré-carga e a pós-carga ventriculares esquerdas.
AÇÕES: Um inibidor da enzima de conversão da angiotensina (ACE) que atua inibindo a conversão da angiotensina I em angiotensina II e resulta em níveis mais baixos de angiotensina II, o que causa aumento na atividade da renina plasmática e redução na secreção de aldosterona e a fragmentação da bradicinina, causando vasodilatação. Enalapril aumenta a perda de sódio e de fluidos e do potássio sérico.
POSOLOGIA: IV, PO.
- **IV:** 5-10 mcg/kg/dose cada 8-24 horas. A frequência depende da resposta da pressão arterial. Monitorar o paciente com cuidado.

- **PO:** Inicial: 0,04– 0,1 mg/kg/dia administrados cada 24 horas; iniciar na extremidade mais inferior e titular para o efeito, como requerido, em intervalos de alguns dias; pode ser necessário dosar cada 6 hora. A dose máxima é de tipicamente 0,15 mg/kg/dose cada 6 horas.

EFEITOS ADVERSOS: Hipotensão, hipercalemia, função renal reduzida, oligúria, tosse, anemia, neutropenia e angioedema.
FARMACOLOGIA: Início da ação após a dose oral é de 1–2 horas. A duração da ação varia (8–24 horas).
COMENTÁRIOS: Usar com extrema cautela em disfunção renal; reduzir a dose. Usar dose de ataque baixa para evitar queda profunda da pressão arterial, especialmente em pacientes em tratamento com diuréticos e que sejam hiponatrêmicos ou hipovolêmicos. Monitorar a pressão arterial de hora em hora nas primeiras 12 horas. Observar que a dose IV é muito menor que a dose PO; cuidado ao ajustar a dose, quando mudar a via de administração.

ENOXAPARINA (LOVENOX)

INDICAÇÕES E USO: Profilaxia e tratamento de transtornos tromboembólicos (Consulte Capítulo 142).
AÇÕES: Heparina de baixo peso molecular que potencializa a ação da antitrombina III e inativa o fator Xa de coagulação e o fator IIa (trombina).
POSOLOGIA: Subcutânea.
Tratamento inicial:
- Lactentes < 2 meses: 1,5 mg/kg subcutâneos, cada 12 horas.
- Lactentes > 2 meses e crianças ≤ 18 anos: 1 mg/kg subcutâneo cada 12 horas.
- **Manutenção:** Ajustar a dose para manter o nível do antifator Xa entre 0,5 e 1,0 unidade/mL. Pode levar vários dias para se atingir a faixa-alvo. Os lactentes prematuros podem exigir doses mais altas para manter os níveis do antifator Xa na faixa-alvo: dose média de 2 mg/kg cada 12 horas, faixa de 0,8–3 mg/kg cada 12 horas.

Profilaxia inicial:
- Lactentes < 2 meses: 0,75 mg/kg subcutâneo cada 12 horas.
- Lactentes > 2 meses e crianças ≤ 18 anos: 0,5 mg/kg subcutâneo cada 12 horas.
- **Manutenção:** Ajustar para manter o nível do antifator Xa entre 0,1 e 0,4 unidade/mL.

EFEITOS ADVERSOS: Sangramento, hemorragia intracraniana, trombocitopenia (incidência de trombocitopenia induzida pela heparina é menor que aquela da terapia com heparina). Hematoma, irritação, equimose e eritema podem ocorrer no sítio da injeção.
FARMACOLOGIA: Medir os níveis do antifator Xa 4 horas após a dose. Uma vez atingido o nível-alvo, podem ser necessários ajustes na dosagem uma ou duas vezes por mês. Lactentes prematuros e lactentes com disfunção hepática ou renal podem exigir ajustes mais frequentes.
COMENTÁRIOS: Em comparação à heparina padrão, a enoxaparina tem muito menos atividade contra a trombina. A concentração plasmática baixa da antitrombina reduz a eficácia em recém-nascidos. A enoxaparina tem menos probabilidade de causar trombocitopenia e osteoporose.

EPINEFRINA

INDICAÇÕES E USO: Bradicardia, parada cardíaca, choque cardiogênico, reações anafiláticas e broncospasmo.
AÇÕES: Atua diretamente sobre ambos os receptores α- e β-adrenérgicos; os efeitos de β_2 predominam nas doses mais baixas. Exerce efeitos cronotrópicos e inotrópicos positivos sobre o coração e relaxa o músculo liso dos brônquios. A estimulação α-adrenérgica aumenta a pressão arterial sistólica e constringe os vasos sanguíneos renais.
POSOLOGIA: IV, ETT.
- **Bolo IV:** (1:10.000) 0,01–0,03 mg/kg (0,1–0,3 mL/kg) cada 3–5 minutos conforme o necessário. Segue-se a administração de nebulização de 0,5–1 mL de soro fisiológico normal (NS).
- **Infusão IV:** Taxa inicial: 0,1 mcg/kg/minuto; titular para a resposta desejada até o máximo de 1 mcg/kg/minuto.
- **Endotraqueal:** 0,05–0,1 mg/kg (0,5–1 mL/kg de solução a 1:10.000) cada 3–5 minutos até que o acesso IV ou o retorno da circulação espontânea tenham ocorrido; seguido imediatamente de 1 mL de NS.
- **Nebulização:** 0,25–0,5 mL de epinefrina racêmica a 2,25% diluídos em 3 mL de NS.

EFEITOS ADVERSOS: Hipertensão, taquicardia, náusea, palidez, tremor, arritmia cardíaca, consumo aumentado de oxigênio pelo miocárdio e redução no fluxo sanguíneo renal e esplâncnico.

ERITROMICINA (ILOSONE, OUTROS)

AÇÃO E ESPECTRO: Antibiótico macrolídeo; ação bactericida ou bacteriostática dependendo da concentração da droga nos tecidos e do microrganismo. O espectro de atividade é amplo e inclui estreptococos e estafilococos suscetíveis, além de *Mycoplasma, Legionella,* pertussis, *Chlamydia* e gastroenterite por *Campylobacter*.
POSOLOGIA: PO, IV, ocular.
Recém-nascidos:
- Forma de etil succinato oral, idade pós-natal:
  - < 7 dias: 20 mg/kg/dia PO divididos cada 12 horas.

- **> 7 dias:**
  - < 1,2 kg: 20 mg/kg/dia PO divididos cada 12 horas.
  - 1,2-2 kg: 30 mg/kg/dia PO divididos cada 8 horas.
  - > 2 kg: 30–40 mg/kg/dia PO divididos cada 6–8 horas.
- **Forma IV lactobionato:** 5–10 mg/kg/dose cada 6 horas para infecções graves ou quando a via PO não estiver disponível.
- **Conjuntivite ou pneumonia por *Chlamydia*:** Oral: etil succinato – 50 mg/kg/dia divididos cada 6 horas durante 14 dias (com base no APP *Red Book*, 2012).

Lactentes e crianças:
- **Base oral e etil succinato:** 30–50 mg/kg/dia PO divididos cada 6–8 horas; não exceder 2 gramas/dia (como base) ou 3,2 gramas/dia (como etil succinato). **Obs.:** 200 mg de etil succinato de eritromicina produzem os mesmos níveis séricos que a base de eritromicina de 125 mg por causa das diferenças de absorção.
- **Lactobionato IV:** 15–50 mg/kg/dia divididos cada 6 horas, não exceder 4 gramas/dia.
- **Estearato:** 30–50 mg/kg/dia PO divididos cada 6 horas; máximo 2 gramas/dia.
- ***Chlamydia trachomatis*:** Criança < 45 kg: 50 mg/kg/dia PO divididos cada 6 horas durante 14 dias; máximo 2 gramas/dia.
- **Tratamento de coqueluche ou profilaxia pós-exposição:** Etil succinato: 40 mg/kg/dia divididos cada 6 horas durante 14 dias. **Obs.:** A azitromicina é considerada como agente de primeira linha em lactentes < 1 mês de idade; a eritromicina está associada à estenose infantil hipertrófica do piloro em recém-nascidos (com base no AAP *Red Book*, 2012).

Profilaxia oftálmica: Filete de 0,5 a 1 cm em cada olho 1 vez.
Oftálmica para infecção aguda: Filete de 0,5 a 1 cm em cada olho cada 6 horas.
Transtornos da motilidade gastrointestinal: 10 mg/kg/dose PO cada 8 horas, 30 minutos antes das refeições; em recém-nascidos até 2 semanas de idade, a exposição a doses altas (30–50 mg/kg/dia) por ≥ 14 dias tem sido associada a um aumento de 10 vezes no risco de estenose hipertrófica do piloro. A substância pode ser administrada IV 1–3 mg/kg por infusão durante 60 minutos, mas PO é a via preferida.
EFEITOS ADVERSOS: Estenose infantil hipertrófica do piloro, estomatite, desconforto epigástrico, hepatite colestática transitória e reações alérgicas são raros. A toxicidade exigindo ressuscitação cardiopulmonar (CPR) pode ocorrer com eritromicina IV; reduzir o risco de arritmias por infusão lenta durante 1 hora.
FARMACOLOGIA: Metabolismo hepático, excretada via bile e rins. Meia-vida de 1,5–3 horas (prolongada em casos de insuficiência renal). Pode causar níveis séricos aumentados de teofilina, digoxina e carbamazepina.
COMENTÁRIOS: As formas parenterais são dolorosas e irritantes; diluir para 5 mg/mL e infundir > 60 minutos. Não usar IM.

ERITROPOETINA/EPOETINA ALFA (EPOGEN, PROCRIT) [EPO, rEpo]

INDICAÇÕES E USO: Para estimular a eritropoiese e diminuir a necessidade de transfusões de eritrócitos (rEpo) em recém-nascidos prematuros; tratamento da anemia da prematuridade.
AÇÕES: A epoetina alfa (EPO) induz a eritropoiese ao estimular a divisão e a diferenciação de células progenitoras eritroides comprometidas; induz a liberação de reticulócitos da medula óssea para a corrente sanguínea onde amadurecem para eritrócitos (relação dose-resposta).
POSOLOGIA: Subcutânea.
- 200–400 unidades/kg/dose 3–5 vezes por semana, durante 2–6 semanas. Dose total por semana: 600-1.400 unidades/kg/semana. Curso curto: 300 unidades/kg/dose diariamente durante 10 dias.

EFEITOS ADVERSOS: Pode causar hipertensão, edema, febre, erupção cutânea, possíveis convulsões, trombocitose precoce transitória e neutropenia tardia, policitemia e reação cutânea local no sítio da injeção.
FARMACOLOGIA: Efeitos notáveis no hematócrito e na contagem de reticulócitos ocorrem dentro de 2 semanas. Meia-vida em recém-nascidos: subcutânea – 17,6 horas no Dia 3 da terapia, 11,2 horas no dia 10 da terapia.
COMENTÁRIOS: Complementar com terapia oral de ferro: 3–8 mg/kg/dia; a resposta ideal é atingida quando os estoques de ferro são adequados. EPO deverá ser usada em conjunto com as diretrizes restritivas de transfusão e minimizando as perdas por flebotomia. EPO não é uma substituta para transfusão de sangue de emergência. Não usar em pacientes com hipertensão não controlada.

ESMOLOL

INDICAÇÕES E USO: Tratamento de taquicardia supraventricular (SVT); tratamento agudo de taquicardia e hipertensão pós-operatórias.
AÇÕES: Bloqueia competitivamente a resposta à estimulação por adrenérgicos β_2 com pouco ou nenhum efeito sobre os receptores β_2, exceto mediante altas doses.
POSOLOGIA: IV.

Recém-nascidos (dados disponíveis limitados):
- **SVT:** 100 mcg/kg/minuto por infusão contínua; ajustar a dose com base na resposta clínica e tolerância individuais. Aumentar em 50–100 mcg/kg/minuto cada 5 minutos até que a frequência ventricular esteja controlada.
- **Taquicardia e hipertensão pós-operatórias:** 50 mcg/kg/minuto por infusão contínua; aumentar em 25–50 mcg/kg/minuto cada 5 minutos até atingir a pressão arterial alvo.
- **Dosagem máxima:** 200 mcg/kg/minuto.

Recém-nascidos e crianças (dados disponíveis limitados):
- **SVT:** 100–500 mcg/kg durante 1 minuto; titular a taxa de infusão em 50–100 mcg/kg/minuto cada 5–10 minutos até que a frequência ventricular esteja controlada.
- **Taquicardia e hipertensão pós-operatórias:** dose de ataque de 500 mcg/kg/minuto durante 1 minuto seguido de infusão contínua de 50–250 mcg/kg/minuto; titular taxa de infusão em 50 mcg/kg/minuto cada 10 minutos até que a pressão arterial alvo seja atingida.
- **Dose máxima:** 1.000 mcg/kg/minuto.

EFEITOS ADVERSOS: Hipotensão e bradicardia com doses mais altas; isquemia periférica, agitação, induração local, flebite por inflamação e necrose da pele após extravasamento.
FARMACOLOGIA: Agente bloqueador seletivo de β_2 de ação ultracurta com meia-vida de 2,8–4,5 minutos e duração de ação de 10–30 minutos. O início da ação varia de 2 a 10 minutos, e será mais curto se a dose de ataque for administrada.
COMENTÁRIOS: Monitorar o sítio IV quanto à infiltração, especialmente com o uso de concentrações > 10 mg/mL.

ESPIRONOLACTONA (ALDACTONA)

> **ALERTA:** Aldactona demonstrou ser tumorigênico em estudos crônicos com animais. O uso desnecessário desta droga deverá ser evitado.

INDICAÇÕES E USO: Usada principalmente em conjunção com outros diuréticos no tratamento de hipertensão, insuficiência cardíaca congestiva e edema, quando a diurese prolongada é desejável.
AÇÕES: Compete com aldosterona pelos sítios receptores nos túbulos distais renais; aumenta excreção de cloreto de sódio e água enquanto conserva íons de potássio e de hidrogênio; também pode bloquear o efeito da aldosterona sobre o músculo liso arteriolar.
POSOLOGIA: PO.
- 1–3 mg/kg/dia divididos cada 12–24 horas.

EFEITOS ADVERSOS: Hipercalemia, desidratação, hiponatremia, acidose metabólica hiperclorêmica, erupção cutânea, vômito, diarreia e ginecomastia em pacientes do sexo masculino.
COMENTÁRIOS: Contraindicada na hipercalemia, anúria e deterioração rápida da função renal. Monitorar cuidadosamente o potássio ao administrar suplementos dessa substância.

FAMOTIDINA (PEPCID)

INDICAÇÕES E USO: Prevenção e tratamento a curto prazo da doença do refluxo gastroesofágico (GERD), úlceras de estresse gástricas e duodenais e hemorragia gastrointestinal (GI).
AÇÕES: Inibe a secreção de ácido gástrico pelo antagonismo competitivo e reversível da histamina sobre o receptor H_2 das células da parede gástrica.
POSOLOGIA: IV, PO.
- **Recém-nascidos e lactentes < 3 meses:** 0,25–0,5 mg/kg/dose cada 24 horas, em *push* IV lento.
- **GERD:** < 3 meses: 0,5 mg/kg/PO uma vez ao dia por até 8 semanas; 3–12 meses: 0,5 mg/kg PO duas vezes ao dia por até 8 semanas.

EFEITOS ADVERSOS: Hipotensão e arritmias cardíacas com administração IV rápida; bradicardia, taquicardia, hipertensão, trombocitopenia, enzimas hepáticas elevadas, icterícia colestática, nitrogênio ureico do sangue (BUN) e creatinina elevados e proteinúria.
FARMACOLOGIA: Início do efeito GI dentro de 1 hora. Duração de 10–12 horas. Eliminação de 65 a 70% inalterados na urina.
COMENTÁRIOS: Experiência limitada em lactentes e crianças. A famotidina não inibe o citocromo P450.

FENILEFRINA (OFTÁLMICA)

INDICAÇÕES E USO: Midiátrico para procedimentos oftálmicos.
AÇÕES: Estimulação α-adrenérgica e fraca atividade β-adrenérgica. Causa contração das pupilas por ativação do músculo dilatador da pupila. Causa vasoconstrição das arteríolas da mucosa nasal e da conjuntiva; produz vasoconstrição arterial sistêmica.
POSOLOGIA: Oftalmológica.
- **Lactentes < 1 ano:** Instilar 1 gota de solução a 2,5% 15–30 minutos antes do procedimento oftálmico.

- **Crianças:** Instilar 1 gota de solução a 2,5% ou 10% 15-30 minutos antes do procedimento oftálmico; pode-se repetir a dose em 10-60 minutos, conforme necessário.

EFEITOS ADVERSOS: Arritmias, hipertensão, lacrimejamento, desconforto respiratório.
FARMACOLOGIA: Midríase dentro de 15-30 minutos da instilação; duração da midríase é de 1-2 horas.
COMENTÁRIOS: Aplicar pressão ao saco lacrimal durante e por 2 minutos após a instilação para minimizar a absorção sistêmica.

FENITOÍNA (DILANTIN)

INDICAÇÕES E USO: Tratamento de estado epiléptico convulsivo generalizado; prevenção e tratamento de convulsões.
AÇÕES: Estabiliza membranas neuronais e diminui atividade convulsiva ao aumentar o efluxo ou diminuir o influxo de íons sódio através das membranas celulares no córtex motor durante a geração de impulsos nervosos.
POSOLOGIA: PO, IV. A fenitoína deverá ser administrada IV diretamente em uma veia central através de agulha de grande calibre ou cateter IV. As injeções IV deverão ser seguidas de lavagens com NS normal através da mesma agulha ou cateter IV para evitar irritação local da veia. Droga altamente instável em qualquer solução IV. Evitar infusão por linha central por causa do risco de precipitação. Evitar uso IM por causa da absorção errática, dor na injeção ou precipitação da droga no sítio da injeção. pH: 10,0-12,3.

- **Dose de ataque:** 15-20 mg/kg IV à velocidade não superior a 0,5 mg/kg/minuto.
- **Manutenção:** 12 horas após dose de ataque, 4-8 mg/kg/dia PO/IV divididos cada 12 horas; alguns pacientes podem exigir dosagem cada 8 horas.

EFEITOS ADVERSOS: Lesão tecidual local se ocorrer extravasamento. Altos níveis séricos podem precipitar convulsões. Outras complicações do CNS incluíram sonolência, letargia, ataxia e nistagmo. Efeitos cardiovasculares: arritmias, hipotensão ou colapso cardiovascular com infusão muito rápida. As reações também incluem erupção cutânea de hipersensibilidade ou síndrome de Stevens-Johnson. Outras complicações incluem: disfunção hepática, disfunção pancreática com hiperglicemia e hipoinsulinemia e discrasias sanguíneas.
FARMACOLOGIA: A bilirrubina desloca fenitoína dos sítios de ligação à albumina, desse modo aumentando as concentrações de droga não ligada e complicando as interpretações do nível sérico. Recém-nascidos absorvem fenitoína precariamente do trato gastrointestinal; separar as dietas por tubo e a administração de fenitoína oral por 2 horas.
COMENTÁRIOS: **Níveis terapêuticos:** 10-20 mcg/mL; níveis mais baixos para lactentes prematuros. As interações com múltiplas drogas incluem: corticosteroides, carbamazepina, cimetidina, digoxina, furosemida, fenobarbital e heparina (especialmente em linhas centrais causando precipitação).

FENOBARBITAL

INDICAÇÕES E USO: Tratamento de convulsões neonatais; usado para tratar sintomas de abstinência neonatal; pode ser usado também para prevenção e tratamento de hiperbilirrubinemia neonatal e redução de bilirrubina em colestase crônica.
AÇÕES: Atividade anticonvulsivante por aumentar o limiar para estimulação elétrica do córtex motor e reduz a atividade do CNS ao aderir ao sítio de barbiturato no completo receptor do GABA, reforçando a atividade desse ácido (GABA).
POSOLOGIA: PO, IV.
Anticonvulsivante, crise epiléptica:
- Recém-nascidos e lactentes:
  - **Dose de ataque:** 15-20 mg/kg IV em dose única ou dividida. **Obs.:** Em pacientes selecionados pode-se administrar 5 mg/kg/dose cada 15-30 minutos até que a convulsão esteja controlada ou uma dose total de 40 mg/kg; deve-se estar preparado para fornecer suporte respiratório.
  - **Manutenção:** Iniciar 12-24 horas após a dose de ataque.
    - **Recém-nascidos:** 3-4 mg/kg/dia PO/IV uma vez ao dia; avaliar as concentrações séricas; aumentar para 5 mg/kg/dia se necessário.
    - **Lactentes:** 5-6 mg/kg/dia em 1-2 doses divididas.

Hiperbilirrubinemia:
- 3-8 mg/kg/dia PO em 2-3 doses divididas até 12 mg/kg/dia; a dose ainda não foi claramente estabelecida.

Síndrome da abstinência neonatal:
- 2-8 mg/kg/dia em 1-4 doses divididas. Monitorar a concentração sérica coincidente com os escores de abstinência. A dose de ataque é opcional: 16 mg/kg IV em dose única ou PO divididos em 2 doses.

EFEITOS ADVERSOS: Sedação, letargia, excitação paradoxal, hipotensão, desconforto GI, ataxia, erupção cutânea e flebite (o pH ou a solução IV é 10). Pode ocorrer acúmulo da droga se o tratamento for concomitante com fenitoína. Monitorar os níveis da droga. Pode ocorrer depressão respiratória em níveis superiores a 60 mcg/mL ou com administração IV rápida.

FARMACOLOGIA: A meia-vida inicial em recém-nascidos é de 40–200 horas ou mais, declinando gradualmente para 20–100 horas por vota de 3–4 semanas de vida. A redução nos níveis séricos de bilirrubina é atribuída aos níveis aumentados de glucoronil transferase; estimula o fluxo biliar e aumenta a concentração da proteína de ligação Y envolvida na captação de bilirrubina por hepatócitos. As reduções observadas geralmente exigem 2–3 dias de tratamento.
COMENTÁRIOS: Contraindicado em casos de suspeita de porfiria. Os níveis séricos de manutenção ficam geralmente entre 15 e 40 mcg/mL. A retirada abrupta pode precipitar crise epiléptica.

FENTANILA (SUBLIMAZE)

INDICAÇÕES E USO: Analgesia, anestesia e sedação.
AÇÕES: Um agonista opiáceo sintético que se liga aos μ-receptores opioides no sistema nervoso central (CNS), aumenta o limiar da dor e inibe a via ascendente da dor. Atua de modo similar à morfina e à meperidina, mas sem os efeitos cardiovasculares dessas drogas e com efeitos depressores respiratórios mais curtos.
POSOLOGIA: IV.
Recém-nascidos:
- **Analgesia:** Recomendações do International Evidence-Based Group for Neonatal Pain (Anand *et al.* 2001).
- **Doses intermitentes:** *Push* IV lento: 0,5–3 mcg/kg/dose.
- **Infusão contínua:** 0,5–2 mcg/kg/hora.

Recém-nascidos e crianças mais novas:
- **Analgesia/sedação:** 1–4 mcg/kg/dose *push* IV lento cada 2–4 horas, conforme necessário.

Analgesia/sedação contínua: Bolo inicial de 1–2 mcg/kg; depois 0,5–1 mcg/kg/hora; titular para cima.
Sedação/analgesia contínua durante ECMO/ECLS: Bolo IV inicial: 5–10 mcg/kg IV lento durante 10 minutos; a seguir 1–5 mcg/kg/hora; titular para cima; pode haver desenvolvimento de tolerância; doses mais altas (até 20 mcg/kg/hora) podem ser necessárias no dia 6 da ECMO/ECLS.
Anestesia: 5–50 mcg/kg/dose.
EFEITOS ADVERSOS: Depressão do CNS e respiratória; bradicardia; rigidez de músculos esqueléticos e da parede torácica com complacência pulmonar reduzida, apneia e laringospasmo. Reversível com naloxona. Tolerância e sintomas de abstinência descritos com uso contínuo. Retenção urinária, sintomas gastrointestinais e espasmo biliar podem ocorrer.
FARMACOLOGIA: Metabolizado no fígado pela enzima CYP3A4 e eliminado pelos rins. A insuficiência hepática prolonga a meia-vida sérica; 80–85% ligado à proteína; solúvel em lipídios. O volume de distribuição e a meia-vida variam substancialmente.
COMENTÁRIOS: Analgésico narcótico opioide sintético 50–100 vezes mais potente, em base ponderada, que a morfina. Sugere-se o uso com assistência ventilatória concomitante. A taquifilaxia ocorre após vários dias de terapia. Adere às membranas do filtro do ECMO/ECLS; o ajuste da dose pode ser necessário.

FENTOLAMINA (REGITINE)

INDICAÇÕES E USO: Tratamento de extravasamento de drogas α-adrenérgicas IV (dobutamina, dopamina, epinefrina, norepinefrina ou fenilefrina). Ajuda a evitar necrose e descolamento da derme (Capítulo 37).
AÇÕES: A fentolamina bloqueia receptores α-adrenérgicos e reverte a vasoconstrição grave causada pelo extravasamento de drogas α-adrenérgicas.
POSOLOGIA: Subcutânea.
Recém-nascidos:
- Infiltrar a área com pequeno volume da solução (aprox.. 1 mL) preparada, diluindo-se 2,5–10 mg em 10 mL de NS sem conservante; tratar dentro de 12 horas do extravasamento; não exceder 0,1/kg ou 0,2 mg total.

Lactentes e crianças:
- Infiltrar a área com pequeno volume da solução (aprox.. 1 mL) preparada, diluindo-se 5–10 mg em 10 mL de NS sem conservante; tratar dentro de 12 horas do extravasamento; não exceder 0,1–0,2 mgkg ou 5 mg no máximo.

EFEITOS ADVERSOS: Hipotensão, taquicardia, arritmias cardíacas e rubor.

FERRO DEXTRANO

INDICAÇÕES E USO: Usado para tratar anemia por deficiência de ferro, como suplemento de ferro para bebês recebendo eritropoetina e para bebês recebendo nutrição parenteral a longo prazo. Ferro oral é muito mais seguro do que a forma parenteral; esta última é geralmente reservada para pacientes que não podem receber ferro por via oral.
AÇÕES: O ferro é um componente na formação de hemoglobina, e são necessários volumes adequados para eritropoiese e para a capacidade de transporte de oxigênio pelo sangue.
POSOLOGIA: IV. *Obs.:* Existem muitas formas de ferro para administração parenteral.

Dosagem de reposição total de ferro dectran para anemia por deficiência de ferro:
- Dose (mL) = 0,0442 × LBW (kg) × (Hbn − Hbo) + [0,26 × LBW (kg)]
  - LBW = peso corporal magro.
  - Hbn = hemoglobina desejada (gramas/dL) = 12 se < 15 kg ou 14,8 se > 15 kg.
  - Hbo = hemoglobina medida (gramas/dL).

Dosagem de reposição total de ferro para perda sanguínea aguda (assumindo-se 1 mL de hemácias normocíticas e normocrômicas = 1 mg de ferro elementar):
- Ferro dextran (mL) = 0,02 × perda sanguínea (mL) × hematócrito (expresso como fração decimal).

Anemia da pré-maturidade:
- 0,2–1 mg/kg/dia IV ou 20 mg/kg/semana com terapia de epoietina alfa.

Adição nutricional parenteral:
- Misturada na nutrição parenteral (a solução deve conter pelo menos aminoácidos a 2%): 0,4–1 mg/kg/dia (ou 3–5 mg/kg como dose única semanal).

EFEITOS ADVERSOS: O acúmulo de ferro em pacientes com disfunção hepática grave: anafilaxia, febre e artralgia. Uso IV: dor e vermelhidão no sítio da injeção, erupção cutânea; tremores; hipotensão e rubor mediante infusão rápida.

FILGRASTIM (FATOR ESTIMULADOR DE COLÔNIA DE GRANULÓCITOS [G-CSF])

INDICAÇÕES E USO: Para redução da neutropenia em recém-nascidos com sepse.

AÇÕES: Estimula a produção, maturação e ativação de granulócitos neutrófilos e ativa os neutrófilos para aumentarem sua migração e citotoxicidade.

POSOLOGIA: IV ou subcutânea.
- **Recém-nascidos:** 5–10 mcg/kg/dia IV/subcutânea uma vez ao dia durante 3–5 dias têm sido administrados a recém-nascidos com sepse. Consulte os protocolos individuais.

EFEITOS ADVERSOS: Trombocitopenia, leucocitose, redução transitória na pressão arterial.

FARMACOLOGIA: Leucopenia transitória imediata com início 5–15 minutos após dose IV ou 30–60 minutos após dose subcutânea, seguida de elevação sustentada nos níveis de neutrófilos dentro das primeiras 24 horas, com platôs em 3–5 dias. Após a suspensão do G-CSF, a contagem absoluta de neutrófilos (ANC) diminui em 50% dentro de 2 dias e volta aos níveis de antes do tratamento dentro de 1 semana; a contagem de leucócitos (WBC) volta à faixa normal em 4–7 dias.

FLECAINIDA

> **ALERTA:** Só deve ser usada para arritmias sustentadas e potencialmente fatais que não responderam às terapias convencionais.

INDICAÇÕES E USO: Prevenção e tratamento de arritmias ventriculares sustentadas e potencialmente fatais, profilaxia de *flutter* e fibrilação atrial paroxísticos e taquicardia supraventricular. Contraindicada em pacientes com doença cardíaca estrutural.

AÇÕES: Antiarrítmico de Classe 1C que diminui a condução pelo miocárdio, com o maior efeito no sistema de His-Purkinje.

POSOLOGIA: PO.
- Dose de ataque: 1–3 mg/kg/dia divididos em 2 ou 3 doses; dose de manutenção de 3–6 mg/kg/dia até 8 mg/kg/dia divididos em 2 ou 3 doses. Titular a dose com base na resposta. Doses mais altas foram associadas a aumento no risco de pró-arritmias.

EFEITOS ADVERSOS: Pode causar arritmias ventriculares novas ou em piora, bloqueio cardíaco, bradicardia *torsades de pointes*, tontura, visão turva, cefaleia, discrasias sanguíneas e disfunção hepática.

FARMACOLOGIA: Demonstra efeitos anestésicos locais e inotrópicos moderados. A redução na condução pelo miocárdio resulta em aumento nos intervalos PR, QRS e QT. A fórmula infantil e os derivados de leite podem inibir a absorção. A meia-vida de eliminação em crianças < 1 ano de idade é de aproximadamente 11–12 horas e em recém-nascidos e após a administração materna é de aproximadamente 29 horas. A meia-vida aumenta com insuficiência cardíaca congestiva (CHF) ou prejuízo renal.

COMENTÁRIOS: Níveis terapêuticos: 0,2–1 mcg/mL.

FLUCITOSINA (ANCOBON)

AÇÃO E ESPECTRO: Agente antifúngico que penetra nas células fúngicas e é convertido em fluorouracil, que compete com uracil, interferindo com o RNA fúngico e a síntese proteica. Usado em combinação com anfotericina B nos casos de infecções graves dos tratos urinário ou pulmonar por *Candida* ou criptococose, sepse, meningite ou endocardite (a resistência aparece se a flucitosina for usada como agente único); usada em combinação com outro agente antifúngico para o tratamento de cromomicose e de aspergilose.

POSOLOGIA: PO. Administrar em combinação com anfotericina B em razão do desenvolvimento de resistência.
- **Recém-nascidos:** Inicial: 25–100 mg/kg/dia PO em doses divididas a cada 12–24 horas.
- **Lactentes e crianças:** 50–150 mg/kg/dia PO divididos a cada 6 horas.
- **Prejuízo renal:** Usar dose de ataque mais baixa.
  - **Eliminação de creatinina 20–40 mL/minuto:** Dose usual a cada 12 horas.
  - **Eliminação de creatinina 10–20 mL/minuto:** Dose usual a cada 24 horas.
  - **Eliminação de creatinina < 10 mL/minuto:** Dose usual a cada 24–48 horas.

EFEITOS ADVERSOS: Vômito, diarreia, erupção cutânea, anemia, leucopenia, trombocitopenia, enzimas hepáticas elevadas e bilirrubina, aumento no nitrogênio ureico do sangue (BUN) e na creatinina e transtornos no sistema nervoso central (CNS).

FARMACOLOGIA: Concentrações máximas desejadas no soro: 25–100 mcg/mL. Meia-vida: recém-nascidos 4–34 horas. Eliminação renal.

COMENTÁRIOS: Toxicidades associadas à concentrações séricas > 100 mcg/mL e geralmente reversíveis quando a droga é suspensa ou a dose é reduzida. A anfotericina B pode aumentar a toxicidade ao reduzir a excreção renal.

FLUCONAZOL (DIFLUCAN)

INDICAÇÕES E USO: Agente antifúngico para o tratamento de infecções fúngicas suscetíveis, incluindo candidíase orofaríngea e esofágica; tratamento de candidíase sistêmica, incluindo infecção do trato urinário, peritonite, cistite e pneumonia. Cepas de *Candida* com suscetibilidade diminuída ao fluconazol estão sendo isoladas com crescente frequência. Fluconazol é mais ativo contra *Candida albicans* que outras espécies, como *Candida parapsilosis, Candida glabrata* e *Candida tropicalis*; alternativa à anfotericina B em paciente com comprometimento renal preexistente ou necessidade de terapia concomitante com outras drogas potencialmente nefrotóxicas.

AÇÕES: Interfere no citocromo P450 e esterol C-14α-desmetilação fúngicos, resultando em efeito fungistático.

POSOLOGIA: IV, PO.

Infecções sistêmicas, incluindo meningite:
- ≤ 29 semanas de gestação:
  - **Idade pós natal 0–14 dias:** Dose de ataque 12–25 mg/kg; depois 6–12 mg/kg IV/PO a cada 48 horas.
  - **Idade pós-natal > 14 dias:** Dose de ataque 12–25 mg/kg; depois 6–12 mg/kg IV/PO a cada 24 horas.
- Gestação de 30 semanas e mais:
  - **Idade pós-natal 0–7 dias:** Dose de ataque 12–25 mg/kg; depois 6–12 mg/kg IV/PO a cada 48 horas.
  - **Idade pós-natal > 7 dias:** Dose de ataque 12–25 mg/kg; depois 6–12 mg/kg IV/PO a cada 24 horas.
- Recém-nascidos > 14 dias, lactentes e crianças:
  - **Candidíase orofaríngea IV ou PO:** Dia 1: 6 mg/kg IV/PO, depois 3 mg/kg IV/PO mínimo 14 dias.
  - **Candidíase esofágica IV ou PO:** Conforme acima, mas pelo menos durante 21 dias.
- **Profilaxia para Candidíase:** 3–6 mg/kg/dose infusão IV duas vezes por semana tem sido usada em lactentes com peso extremamente baixo ao nascer e com risco aumentado de infecção fúngica invasiva. A dose de 6 mg/kg pode ser usada se o alvo for cepas de *Candida* com concentrações inibitórias mínimas mais altas (MICs) de 4–8 mcg/mL.

EFEITOS ADVERSOS: Geralmente bem tolerado. Vômito, diarreia, erupção cutânea e elevações nas transaminases hepáticas. Eosinofilia, leucopenia, trombocitopenia e neutropenia.

FARMACOLOGIA: Biodisponibilidade oral satisfatória; a absorção não é afetada por alimentos, e as concentrações de pico no soro são atingidas dentro de 1 hora; boa penetração nos tecidos e nos fluidos corporais, incluindo o líquido cefalorraquidiano (CSF). Ligação proteica inferior a 12%, excretado inalterado principalmente na urina.

COMENTÁRIOS: Reduzir a dose em caso de disfunção renal. Usar com cautela em disfunção renal preexistente. Monitorar os testes de função hepática. Cimetidina e rifampina reduzem os níveis de fluconazol. A hidroclorotiazida aumenta a área de fluconazol sob a curva (AUC). Fluconazol interfere com o metabolismo de barbituratos, teofilina, midazolam, fenitoína e zidovudina. Contraindicado em pacientes recebendo cisaprida.

FLUDROCORTISONA (FLORINEF)

INDICAÇÕES E USO: Usada para terapia de reposição parcial na insuficiência adrenocortical e tratamento de formas perdedoras de sal da síndrome adrenogenital congênita, geralmente empregada com hidrocortisona concomitante em pacientes com formas perdedoras de sal da síndrome adrenogenital congênita.

AÇÕES: A fludrocortisona é um mineralocorticoide potente com atividade glicocorticoide que atua no túbulo distal para aumentar a perda de potássio e de íons de hidrogênio e aumentar a reabsorção de sódio, com retenção de água subsequente.

POSOLOGIA: PO.

- **Usual:** 0,05–0,1 mg/dia (50–100 mcg/dia) em dose única diária. (**Obs.:** As doses são as mesmas independentemente do peso ou idade do paciente. Recém-nascidos são insensíveis à droga e podem necessitar de doses maiores que os adultos). Pode ser administrada com a dieta.
- **Hiperplasia suprarrenal congênita (perdedores de sal):** Manutenção: 0,05–0,3 mg/dia (American Academy of Pediatrics: Section on Endocrinology and Committee on Genetics, 2000).

EFEITOS ADVERSOS: Hipertensão, insuficiência cardíaca congestiva, desconforto gastrointestinal, hipocalemia, supressão do crescimento, hiperglicemia, retenção de sal e de água, edema, supressão hipotalâmico-hipofisário-suprarrenal, osteoporose e fraqueza muscular resultando da perda excessiva de potássio. Monitorar eletrólitos séricos (especialmente sódio e potássio).
COMENTÁRIOS: Fludrocortisona 0,1 mg tem atividade de retenção de sódio igual à do acetato de desoxicorticosterona (DOCA) 1 mg.

FLUMAZENIL:

> **ALERTA:** Flumazenil tem sido associado à ocorrência de convulsões, mais frequentes em pacientes em tratamento prolongado com benzodiazepina ou em casos de superdosagem, em que os pacientes demonstram sinais de superdosagem grave de antidepressivos cíclicos. Deve-se individualizar a dosagem da injeção de flumazenil e estar preparado para administrar as convulsões.

INDICAÇÕES E USO: Reversão do efeito sedativo das benzodiazepina; administração da superdosagem de benzodiazepina.
AÇÕES: Inibidor competitivo dos efeitos das benzodiazepina no complexo receptor de benzodiazepina/ácido γ-aminobutírico (GABA).
POSOLOGIA: IV.
- 5–10 mcg/kg/dose IV durante 15 segundos, podendo repetir cada 45 segundos até o paciente acordar. A dose total cumulativa máxima é de 50 mcg/kg (0,05 mg/kg) ou 1 mg, o que for mais baixo. Administrar IV em veia central para minimizar a dor no sítio da injeção e flebite. Monitorar o sítio da injeção quanto a extravasamento.

EFEITOS ADVERSOS: Dados muito limitados em recém-nascidos; hipotensão e arritmias informadas em adultos. Usar com cautela em pacientes com transtornos preexistentes de convulsões. Pode precipitar abstinência aguda em pacientes com exposição duradoura à benzodiazepina.
FARMACOLOGIA: Substancialmente solúvel em lipídios. Em crianças, a concentração de pico é atingida em 3 minutos, e a meia-vida é de 20–75 minutos. Os dados em recém-nascidos são muito limitados.

FOSFATO

INDICAÇÕES E USO: Tratamento de hipofosfatemia, provisão de fósforo para manutenção em soluções de nutrição parenteral (PN) e tratamento de raquitismo da prematuridade.
AÇÕES: O fósforo é um íon intracelular exigido para a formação de enzimas de transferência de energia, como adenosina difosfato (ADP) e adenosina trifosfato (ATP). O fósforo também é necessário para o metabolismo e a mineralização óssea.
POSOLOGIA: IV, PO.
Tratamento de hipofosfatemia:
- 0,15–0,33 mmol/kg/dose IV durante 6 horas, com doses de repetição para manter o fósforo sérico > 2 mg/dL. O potássio ou fosfato sódico deverão ser diluídos em fluidos IV e infundidos à velocidade não superior a 0,2 mmol/kg/hora.
- **Manutenção:** A dose IV é 0,5–1,5 mmol/kg/24 horas; manutenção oral é 2–3 mmol/kg/24 horas.

Manutenção em hiperalimentação:
- 0,5–2 mmol/kg/dia. Pode-se usar solução parenteral para dose oral; administrar em doses divididas e diluir na dieta.

EFEITOS ADVERSOS: Hiperfosfatemia, hipocalcemia e hipotensão. Pode ocorrer desconforto GI com a administração oral. Fosfatos de potássio em bolo IV rápido podem causar arritmias cardíacas.
COMENTÁRIOS: Fosfatos sódicos fornecidos como injeção: 3 mmol de fósforo elementar/mL e 4 mEq de sódio/mL; e fosfatos potássicos: 3 mmol de fósforo elementar/mL e 4,4 mEq de potássio/mL. A quantidade de sódio e de potássio deve ser considerada ao se solicitar o fosfato. O método mais confiável de solicitar fosfato IV é por milimoles, com especificação do potássio ou sal de sódio.

FOSFENITOÍNA (CEREBYX)

INDICAÇÕES E USO: Tratamento de crise convulsiva generalizada (*status epilepticus*); usada para administração parenteral de fenitoína, prevenção e tratamento de convulsões.

AÇÕES E ESPECTRO: A fosfenitoína é uma pró-droga hidrossolúvel da fenitoína que é rapidamente convertida por fosfatases no sangue e nos tecidos.
POSOLOGIA: IM, IV (1 mg de fosfenitoína de fenitoína equivalente [PE] = fenitoína 1 mg).
- **Dose de ataque:** 15–20 mg PE/kg IM ou infusão IV durante pelo menos 10 minutos.
- **Dose de manutenção:** 4–8 mg PE/kg cada 24 horas IM ou *push* lento IV. Iniciar dose de manutenção 24 horas após dose de ataque.
- **Lactentes a termo > 1 semana de idade:** Pode exigir doses de até 8 mg PE/kg/dose cada 8–12 horas.

EFEITOS ADVERSOS: Hipotensão (com administração IV rápida), vasodilatação, taquicardia, bradicardia, sonolência.
FARMACOLOGIA: Conversão para fenitoína: meia-vida de aproximadamente 7 minutos. A fosfenitoína é substancialmente ligada à proteína. (Cautela em recém-nascidos com hiperbilirrubinemia: tanto fosfenitoína quanto bilirrubina deslocam a fenitoína dos sítios de ligação proteica, o que resulta em aumento das concentrações de fenitoína livres de soro).
COMENTÁRIOS: Diluir com dextrose a 5% em água (D5W) ou soro fisiológico normal (NS) para 1,5–25 mg PE/mL. Velocidade máxima de infusão: 1,5 mg PE/kg/minuto. Lavar com soro fisiológico IV antes a após administração. Monitorar a pressão arterial durante a infusão.

FUROSEMIDA (LASIX)

INDICAÇÕES E USO: Sobrecarga hídrica, edema pulmonar, insuficiência cardíaca congestiva e hipertensão.
AÇÕES: Inibe reabsorção de sódio e cloreto no ramo ascendente da alça de Henle e túbulo renal distal. A diurese induzida por furosemida resulta em excreção aumentada de sódio, cloreto, potássio, cálcio, magnésio, bicarbonato, amônio, hidrogênio e possivelmente fosfato. Os efeitos não diuréticos incluem filtração diminuída de líquido transvascular pulmonar e melhora da função pulmonar.
POSOLOGIA: PO, IM, IV.
Recém-nascidos, prematuros:
- **PO:** 1–4 mg/kg/dose 1–2 vezes ao dia tem sido usados como dose de ataque, com aumento gradual lentamente, se necessário; biodisponibilidade oral substancialmente variável.
- **IV, IM:** 1 mg/kg/dose cada 12–24 horas.

Lactentes e crianças:
- **Oral:** 2 mg/kg/PO uma vez ao dia; se efetiva, pode aumentar em incrementos de 1–2 mg/kg/dose a cada 6–8 horas; não deve exceder 6 mg/kg/dose. Na maioria dos casos, não é necessário exceder as doses individuais de 4 mg/kg ou a frequência de dosagem de uma ou duas vezes ao dia.
- **IM, IV:** 1–2 mg/kg/dose a cada 6–12 horas.
- **Infusão contínua:** 0,05–0,2 mg/kg/hora; titular em incrementos de 0,1 mg/kg/hora a cada 12–24 horas até a velocidade máxima de infusão de 0,4 mg/kg/hora.

EFEITOS ADVERSOS: Hipocalemia, hipocalcemia, hiponatremia e hipercalciúria e, com uso prolongado: nefrocalcinose e alcalose metabólica hipoclorêmica. A ototoxicidade é possível, especialmente em associação a uso concorrente de aminoglicosídeos.
FARMACOLOGIA: Início da ação: oral dentro de 30–60 minutos; IV: 5 minutos. Duração da ação: dose oral de 6–8 horas; dose IV é de 2 horas.

GANCICLOVIR

INDICAÇÕES E USO: Infecção congênita sintomática por citomegalovírus (CMV) para prevenção de perda auditiva progressiva e atraso de desenvolvimento reduzido.
AÇÕES: Nucleosídeo acíclico estruturalmente relacionado com o aciclovir; possui atividade antiviral contra os vírus do herpes. Ganciclovir é uma pró-droga fosforilada a um substrato que inibe a síntese do DNA viral por inibição competitiva das polimerases do DNA viral e incorporação em um DNA viral, resultando em terminação final do alongamento do DNA viral. Ganciclovir é preferencialmente metabolizado em células infectadas pelo vírus.
POSOLOGIA: IV.
- **Recém-nascidos:** 6 mg/kg/dose cada 12 horas IV, por infusão durante 1 hora. Tratar por 6 semanas no mínimo. Reduzir a dose pela metade para neutropenia significativa (< 500 células/mm^3).

EFEITOS ADVERSOS: Edema, arritmias, hipertensão; convulsões, sedação; vômito, diarreia; neutropenia, trombocitopenia, leucopenia, anemia, eosinofilia; enzimas hepáticas elevadas; flebite; descolamento de retina em pacientes com retinite por CMV; hematúria, nitrogênio ureico do sangue (BUN) elevado e creatinina sérica e dispneia.
FARMACOLOGIA: A biodisponibilidade oral não é satisfatória. A excreção renal é a maior via de eliminação; excretado inalterado principalmente na urina via filtração glomerular e secreção tubular ativa.
COMENTÁRIOS: Manusear e descartar conforme as diretrizes emitidas para drogas citotóxicas; evitar contato direto da pele ou mucosas com o pó contido nas cápsulas ou com a solução IV. O ajuste da dosagem ou a interrupção da terapia com ganciclovir pode ser necessário em pacientes com neutropenia e/ou trombocitopenia e em pacientes com função renal prejudicada.

GLUCAGON

INDICAÇÕES E USO: Tratamento de hipoglicemia que não responde ao tratamento de rotina.
AÇÕES: O glucagon, um hormônio produzido pelas células alfa do pâncreas, estimula a síntese da adenosina 3´,5´monofosfato cíclico (cAMP), glicogenólise hepática e glicoenogênese, causando aumento nos níveis de glicose no sangue; ele inibe a motilidade do intestino delgado e a secreção de ácido gástrico e produz efeitos positivos tanto inotrópicos quanto cronotrópicos.
POSOLOGIA: IV, IM, subcutâneo.
Hipoglicemia persistente:
- 0,02–0,30 mg/kg/dose IV, IM, subcutânea; pode ser repetida em 20 minutos, se necessário. Dose única máxima: 1 mg.
- Infusão contínua: Ataque: 10–20 mcg/kg/hora (0,5–1 mg) infundida durante 24 horas.

Hiperinsulinismo congênito; hipoglicemia hiperinsulinêmica:
- Infusão IV contínua: 0,005–0,02 mg/kg/hora.

EFEITOS ADVERSOS: Taquicardia, íleo, hiponatremia, trombocitopenia, náusea e vômito.
COMENTÁRIOS: Incompatível com soluções contendo eletrólitos, precipita-se com soluções de cloreto; compatível com soluções de dextrose. *Precaução:* Não retardar o início da infusão de glicose enquanto observando o efeito do glucagon.

GLUCONATO DE CÁLCIO

INDICAÇÕES E USO: Tratamento e prevenção de hipocalcemia e prevenção de hipocalcemia durante exanguinotransfusão.
AÇÕES: Veja Cloreto de Cálcio. O gluconato de cálcio precisa ser metabolizado para liberar íons de cálcio.
POSOLOGIA: IV, PO (Dosagem expressa em miligramas de gluconato de cálcio).
- **Tratamento agudo de hipocalcemia sintomática:** 100–200 mg/kg/dose IV diluída em líquido apropriado e administrada durante 10–30 minutos.
- **Manutenção IV:** 200–800 mg/kg/dia divididos cada 6 horas ou como infusão; taxa máxima: 50–100 mg/minuto de gluconato de cálcio. A infusão contínua é mais eficaz que a intermitente porque ocorre menos perda renal do cálcio.
- **Manutenção PO:** 200–800 mg/kg/dia divididos cada 6 horas, misturado na dieta.
- **Exanguinotransfusão:** 100 mg de gluconato de cálcio/100 mL de sangue citratado trocado infundido IV durante 10 minutos.

EFEITOS ADVERSOS: Veja Cloreto de Cálcio. A administração oral pode causar irritação gastrointestinal (GI); diluir e usar com cautela em lactentes em risco de enterocolite necrosante.

HEPARINA SÓDICA

INDICAÇÕES E USO: Profilaxia e tratamento de transtornos tromboembólicos e para manter a patência dos cateteres venosos ou arteriais. (Capítulo 142).
AÇÕES: Ativa a antitrombina III (cofator de heparina) e inativa os fatores IX, X, XI e XII de coagulação e trombina, inibindo a conversão de fibrinogênio em fibrina. A heparina também estimula a liberação de lipase de lipoproteína (a lipase de lipoproteína hidrolisa triglicerídeos a glicerol e ácidos graxos livres).
POSOLOGIA: IV.
Tratamento de trombose:
- **Dose de ataque:** 75 unidades/kg como bolo IV administrado durante 10 minutos, seguido de 28 unidades/hora como infusão contínua; ajustar a dose para manter o tempo de tromboplastina parcial ativada (aPTT) de 60–85 segundos (assumindo-se que isso reflita um nível de antifator Xa de 0,3–0,7).

Manter a patência do cateter:
- Líquido heparinizado com concentração final usual de 0,5–1 unidade/mL; pode-se usar concentrações tão baixas quanto 0,25 unidades/mL.

Lavagem de cateteres:
- Lavagens diárias com heparina para manter a patência de cateteres centrais: 10 unidades/mL são usadas geralmente para lactentes mais novos (p. ex., < 10 kg); 100 unidades/mL são usadas para lactentes mais velhos e crianças. Pode ser necessária a lavagem cada 6–8 horas para alguns cateteres.

EFEITOS ADVERSOS: Trombocitopenia, tendência a sangramento, hemorragia, febre, erupção cutânea e testes de função hepática anormais. Acompanhar contagem de plaquetas a cada 2–3 dias.
FARMACOLOGIA: A eliminação em recém-nascidos é mais rápida que em crianças ou adultos; a meia-vida depende da dose, mas a média é de 1–3 horas.
COMENTÁRIOS: Antídoto: sulfato de protamina; consultar a bula para a dosagem.

HIALURONIDASE

INDICAÇÕES E USO: Tratamento de lesões de extravasamento.
AÇÕES: Enzima que hidrolisa temporariamente o ácido hialurônico (um dos principais componentes do cimento dos tecidos) e, por isso, permite que a droga ou solução infiltrada seja absorvida por uma área maior da superfície, apressando a absorção e reduzindo o tempo de contato dos tecidos com a substância irritante.
POSOLOGIA: Subcutânea.
- Com agulha calibre 25 ou 26, injetar 5 doses de injeções subcutâneas de 0,2 mL ao redor da periferia do sítio de extravasamento. Trocar a agulha após cada injeção. Elevar o membro. Não aplicar quente. Repetir conforme o necessário. Alguns usam 5 injeções subcutâneas separadas de 0,2 mL de uma diluição de 15 unidades/mL.

EFEITOS ADVERSOS: Geralmente bem tolerados. A urticária é rara. Administrar hialuronidase dentro de 1 hora do extravasamento, se possível.

HIDRALAZINA, CLORIDRATO DE (APRESOLINE, CLORIDRATO DE)

INDICAÇÕES E USO: Para o tratamento de hipertensão moderada à intensa e como agente de redução de pós-carga para tratar insuficiência cardíaca congestiva.
AÇÕES: Causa relaxamento direto do músculo liso nos vasos de resistência arteriolar; reduz a resistência vascular sistêmica e aumenta o débito cardíaco; aumenta o fluxo sanguíneo renal, coronariano, cerebral e esplâncnico.
POSOLOGIA: IM, IV, PO.
- **IM ou IV:** 0,1–0,5 mg/kg/dose a cada 6–8 horas (máximo: 2 mg/kg/dose).
- **PO:** 0,25–1 mg/kg/dose a cada 6-8 horas; aumentar durante 3–4 semanas até o máximo de 5 mg/kg/dia em lactentes.

EFEITOS ADVERSOS: Os mais frequentes são taquicardia e hipotensão; o mais grave é uma síndrome reversível semelhante à do lúpus. A terapia crônica geralmente leva à taquifilaxia. Sangramento gastrointestinal (GI) ou diarreia.
COMENTÁRIOS: Contraindicado em doença cardíaca reumática da válvula atrioventricular esquerda (mitral).

HIDRATO DE CLORAL (NOCTEC)

INDICAÇÕES E USO: Sedativo e hipnótico a curto prazo; depressor do sistema nervoso central (CNS).
POSOLOGIA: PO, PR. Usar a menor dose eficaz possível.
- A dose usual é de 25–50 mg/kg/dose PO ou PR a cada 6–8 horas, conforme necessário.
- Sedação antes da eletrencefalografia e outros procedimentos: 25–75 mg/kg/dose uma vez só PO ou PR. Dose típica: 50 mg/kg/dose uma vez só. Repetir 25 mg/kg/dose uma vez só, se necessário.

EFEITOS ADVERSOS: Irritação gastrointestinal, resultando em náusea, vômito e diarreia; excitação paradoxal; e depressão respiratória, especialmente se administrado com opiatos e barbituratos. O uso crônico pode causar hiperbilirrubinemia direta (metabólito ativo 2,2,2-tricloroetanol [TCE]; compete com a bilirrubina pela conjugação de glucoronida no fígado); a superdosagem pode ser fatal.
COMENTÁRIOS: Contraindicado nos casos de redução da função renal ou hepática acentuados. O xarope pode conter benzoato de sódio; o ácido benzoico (benzoato) é um metabólito de álcool benzílico.

HIDROCLOROTIAZIDA (VÁRIOS)

INDICAÇÕES E USO: Edema e hipertensão leves a moderados.
AÇÕES: Inibe a reabsorção de sódio nos túbulos distais causando aumento na excreção de sódio e de água, assim como de potássio, hidrogênio, magnésio, fosfato, cálcio e íons de bicarbonato.
POSOLOGIA: PO.
Recém-nascidos:
- 1–4 mg/kg/dia divididos em 2 doses.

Edema:
- **Lactentes < 6 meses:** 2–3,3 mg/kg/dia em 2 doses divididas; dose máxima de 37,5 mg/dia.
- **Lactentes > 6 meses e crianças:** 2 mg/kg/dia em 2 doses divididas; dose máxima 200 mg/dia.

Hipertensão:
- **Lactentes e crianças:** Inicialmente, administrar 1 mg/kg/dia uma vez ao dia; aumentar até o máximo de 3 mg/kg/dia se necessário; não exceder 50 mg/kg/dia.

EFEITOS ADVERSOS: Hipocalemia, hiperglicemia, hiperuricemia, alcalose metabólica hipoclorêmica.

HIDROCORTISONA

INDICAÇÕES E USO: Tratamento de insuficiência renal aguda, hiperplasia suprarrenal congênita e hipotensão resistente a vasopressores. Tratamento adjunto de hipoglicemia persistente.
AÇÕES: Corticosteroide suprarrenal de curta ação que possui atividade glicocorticoide, atividade anti-inflamatória e alguns efeitos mineralocorticoides; os principais efeitos resultam, provavelmente, da modificação da ativi-

dade enzimática, afetando, assim, quase todos os sistemas corporais. Promove o catabolismo proteico, a gliconeogênese, a excreção renal de cálcio, a permeabilidade e a estabilidade da parede capilar e a produção de eritrócitos; suprime as respostas imunes e inflamatórias.
POSOLOGIA: IV, IM, PO.
Insuficiência suprarrenal aguda:
- 1–2 mg/kg/dose em bolo IV, a seguir 25–150 mg/dia divididos a cada 6 horas.

Hiperplasia suprarrenal congênita (recomendações da AAP):
- **Inicial:** 10–20 mg/m^2/dia PO divididos em 3 doses.
- **Necessidade usual:**
  - **Lactentes:** 2,5–5 mg 3 vezes ao dia.
  - **Crianças:** 5–10 mg 3 vezes ao dia.

Reposição fisiológica:
- **Oral:** a dose usual é de 20–25 mg/m^2/dia ou 0,5–0,75 mg/kg/dia divididos e administrados cada 8 horas. IM: 0,25–0,35 mg/kg/dia ou 12–15 mg/m^2/dia uma vez ao dia.
- **Doses de estresse (hipotensão resistente ao tratamento):** 20–30 mg/m^2 IV divididos em 2 ou 3 doses; como alternativa: 1 mg/kg/dose cada 8 horas.

Hipoglicemia refratária (refratária a velocidades de infusão contínua de glicose > 12–15 mg/kg/minuto):
- **IV, PO:** 5 mg/kg/dia divididos cada 8–12 horas ou 1–2 mg/kg/dose cada 6 horas. Considerar consulta com endocrinologista pediátrico para orientação do tratamento.

EFEITOS ADVERSOS E COMENTÁRIOS: Hipertensão, supressão do eixo hipotalâmico-hipofisário-suprarrenal (HPA), hipocalemia, hiperglicemia, supressão do crescimento, retenção de sódio e de água, densidade mineral óssea reduzida e imunossupressão. *Obs.:* A dose matinal deverá ser administrada o mais cedo possível; os comprimidos podem resultar em concentrações séricas mais confiáveis que a formulação líquida oral; individualizar a dose monitorando o crescimento, os níveis de hormônios e a idade óssea; os mineralocorticoides (p. ex., fludrocortisona) e a suplementação de sódio podem ser necessários em perdedores de sal.

IBUPROFENO (MOTRIN, OUTROS)

INDICAÇÕES E USO: Tratamento de dor leve à moderada, febre e doenças inflamatórias. Ibuprofeno oral pode ser uma alternativa segura para o fechamento do canal arterial patente (PDA); estudos recentes mostraram isso, mas são necessários mais estudos.
AÇÕES: Inibe a síntese da prostaglandina reduzindo a atividade da enzima ciclo-oxigenase.
POSOLOGIA: PO.
Lactentes e crianças:
- **Analgésico:** 4–10 mg/kg/dose PO cada 6–8 horas; dose diária máxima é de 40 mg/kg/dia.
- **Antipirético:** 6 meses a 12 anos, dose diária máxima é de 40 mg/kg/dia.
  - **Temperatura < 39°C (102,5°F):** 5 mg/kg/dose a cada 6–8 horas.
  - **Temperatura 39°C (< 102,5°F):** 10 mg/kg/dose a cada 6–8 horas.
- **Fechamento do PDA:** 10 mg/kg/peso corporal para a primeira dose, seguidos em intervalos de 24 horas por 2 doses de 5 mg/kg cada no segundo ou terceiro dias de vida.

EFEITOS ADVERSOS: Edema, hipertensão, retenção de fluidos, sangramento gastrointestinal (GI), perfuração GI, neutropenia, anemia, inibição da agregação de plaquetas, enzimas hepáticas elevadas, insuficiência renal aguda/lesão renal aguda.
FARMACOLOGIA: Metabolismo hepático. Excretado principalmente pelos rins.
COMENTÁRIOS: Para reduzir o risco de efeitos cardiovasculares e GI adversos, usar a menor dose eficaz possível pelo período de tempo mais curto possível. Pode aumentar o risco de irritação GI, ulceração, sangramento e perfuração; pode comprometer a função renal existente; usar com cautela em pacientes com função hepática reduzida.

IBUPROFENO LISINA (NEOPROFEN)

INDICAÇÕES E USO: Fechamento farmacológico de canal arterial patente. Não indicado para profilaxia de hemorragia intraventricular.
AÇÕES: Droga anti-inflamatória não esteroide (NSAID) com propriedades analgésicas e antipiréticas. A ação se dá, principalmente, por inibição da síntese da prostaglandina, inibindo, assim, a ciclo-oxigenase, uma enzima que catalisa a formação de precursores da prostaglandina (endoperóxidos) a partir do ácido araquidônico.
POSOLOGIA: IV.
- Inicialmente 10 mg/kg, seguidos de 2 doses de 5 mg/kg em intervalos de 24 e 48 horas após a dose inicial.

EFEITOS ADVERSOS: Anemia, retenção de fluidos, edema, taquicardia, disfunção hepática, débito urinário reduzido, nitrogênio ureico do sangue (BUN) e creatinina sérica elevados (os efeitos renais são menos graves e menos frequentes que aqueles com indometacina); pode inibir a agregação de plaquetas; monitorar quanto a sinais de sangramento. Usar com cautela em bebês com bilirrubina total elevada (o ibuprofeno pode deslocar a bilirrubina dos sítios de ligação de albumina). Intolerância alimentar, irritação gastrointestinal, íleo.

COMENTÁRIOS: NeoProfen é contraindicado em recém-nascidos prematuros com infecção, sangramento ativo, trombocitopenia ou defeitos de coagulação, enterocolite necrosante (NEC), disfunção renal significativa e doença cardíaca congênita com fluxo sanguíneo sistêmico ducto-dependente.

IMIPENEM/CILASTATINA

AÇÕES E ESPECTRO: Tratamento de infecções não do sistema nervoso central causadas por organismos Gram-negativos resistentes a múltiplas drogas.
POSOLOGIA: IV.
Recém-nascidos:
- **0–4 semanas, < 1,2 kg:** 20 mg/kg/dose a cada 18-24 horas.
- **Idade pós-natal ≤ 7 dias, 1,2–1,5 kg:** 20 mg/kg/dose a cada 12 horas.
- **Idade pós-natal ≤ 7 dias, > 1,5 kg:** 25 mg/kg/dose a cada 12 horas.
- **Idade pós-natal > 7 dias, 1,2–1,5 kg:** 20 mg/kg/dose a cada 12 horas.
- **Idade pós-natal > 7 dias, > 1,5 kg:** 25 mg/kg/dose a cada 8 horas.

Lactentes de 4 semanas a 3 meses:
- 25 mg/kg/dose a cada 6 horas.

Lactentes de ≥ 3 meses e crianças:
- 60–100 mg/kg/dia divididos a cada 6 horas; dose máxima 4 gramas/dia.

EFEITOS ADVERSOS: Irritação, dor, flebite no sítio da injeção, transaminases hepáticas elevadas, diarreia e convulsões em pacientes com meningite.
FARMACOLOGIA: O carbapenem de amplo espectro combina com cilastatina (inibidor de dipeptidase renal que evita o metabolismo renal do imipenem). Inibe a síntese da parede celular. A meia-vida é prolongada na presença de insuficiência renal.

IMUNOGLOBULINA ANTIVARICELA-ZÓSTER (VZIG)

INDICAÇÕES E USO: Para proteção de bebês de mães com infecção por varicela-zóster (catapora) dentro de 5 dias antes ou 48 horas após o parto; da exposição pós-natal de lactentes prematuros com ≤ 1 kg ou < 28 semanas de gestação, independente da história materna, e de bebês prematuros ≥ 28 semanas de gestação, cuja história materna é negativa para varicela.
AÇÕES: Imunidade passiva através da infusão de anticorpos de imunoglobulina G (IgG). A proteção dura 1 mês ou mais e não reduz a incidência, mas atua diminuindo o risco de complicações.
POSOLOGIA: IM.
- **< 10 kg:** 125 unidades = 1 × frasco com 125 unidades, dose mínima: 125 unidades; não administrar doses fracionadas. Dose máxima: 625 unidades internacionais (IU).

EFEITOS ADVERSOS: Dor, eritema, edema, erupção cutânea no sítio da injeção e, raramente, anafilaxia.
COMENTÁRIOS: Os melhores resultados são obtidos com a administração dentro das 96 horas após a exposição. VZIG foi suspensa nos EUA em 2005. A droga está disponível atualmente como **VariZIG** mediante um protocolo de Acesso Expandido de Aplicação de Nova Droga de Investigação. O inventário para pacientes antecipados pode ser obtido entrando-se em contato com FFF Enterprises, tel.: 800-843-7477. Informações complementares podem ser obtidas em: http//www.fffenterprises.com/Products/VariZIGINDProtocol/Pre.aspx.

IMUNOGLOBULINA ANTI-HEPATITE B (HBIG)

INDICAÇÕES E USO: Fornecer imunidade passiva profilática contra infecção por hepatite B.
AÇÕES: Agente de imunização passiva. O soro imune fornece proteção contra o vírus da hepatite B ao fornecer diretamente o anticorpo específico contra o antígeno de superfície da hepatite B (HBsAg). A imunidade dura pouco tempo (3–6 meses).
POSOLOGIA: IM.
Recém-nascidos de mães positivas para o HBsAg:
- 0,5 mL IM logo após o nascimento (dentro de 12 horas; a eficácia diminui significativamente se o tratamento for retardado por mais de 48 horas); a série de vacinas contra a hepatite B deve começar ao mesmo tempo; se a série de vacinas for retardada por mais de 3 meses, a dose de HBIG poderá ser repetida.

Recém-nascidos de mães com situação de HBsAg desconhecida no momento do parto:
- **Peso ao nascer < 2 kg:** 0,5 mL dentro de 12 horas do nascimento (junto com a vacina de hepatite B) se não for possível determinar a situação do HBsAg nesse período.
- **Peso ao nascer ≥ 2 kg:** 0,5 mL dentro de 7 dias do nascimento enquanto se espera pelo resultado do HBsAg materno.

EFEITOS ADVERSOS: Edema, calor, eritema e ulceração no sítio da injeção. Erupção cutânea, febre e urticária são raros.
COMENTÁRIOS: Administrar com cautela em pacientes com deficiência de imunoglobulina (Ig) A, trombocitopenia ou coagulopatia. Não administrar IV.

IMUNOGLOBULINA INTRAVENOSA (IVIG)

INDICAÇÕES E USO: Trombocitopenia neonatal aloimune, icterícia hemolítica, tratamento adjuvante de sepse neonatal fulminante (*controverso*) e síndromes de imunodeficiência.

AÇÕES: A imunoglobulina G heterogênea agrupada (IgG) presente na IVIG fornece um excesso de anticorpos capazes de opsonização e neutralização de muitas toxinas e micróbios, assim como a ativação do complemento. Embora a quantidade de cada subclasse de IgG nos produtos parenterais seja semelhante àquela do plasma humano, os títulos contra antígenos específicos variam de fabricante para fabricante. A imunidade passiva prejudicada pela IVIG é capaz de atenuar ou prevenir doenças infecciosas ou reações deletérias das toxinas, *Mycoplasma*, parasitas, bactérias e vírus. Acredita-se que a IVIG promova o bloqueio dos receptores de Fc em macrófagos (prevenindo a fagocitose de plaquetas opsonizadas circulantes ou de células rotuladas com autoanticorpos).

POSOLOGIA: IV.
- **Dose usual:** 400 mg a 1 grama/kg/dose por infusão durante 2–6 horas. Existem muitos produtos disponíveis; consulte a bula específica do produto para detalhes de dosagem.

EFEITOS ADVERSOS: Hipotensão, taquicardia transitória e anafilaxia. Na presença de qualquer uma dessas reações, reduzir a velocidade da infusão ou suspender o processo até a resolução; a seguir, retomar a infusão mais lentamente, conforme o tolerado. Contraindicada em deficiência de IgA (exceto com o uso de Gammagard S/D ou Polygam S/D).

INDOMETACINA (INDOCIN IV)

INDICAÇÕES E USO: Fechamento farmacológico de canal arterial patente (PDA). Pode fornecer profilaxia para hemorragia intraventricular (IVH) em lactentes de baixo peso ao nascer.

AÇÕES: Droga anti-inflamatória não esteroide (NSAID) com propriedades analgésicas e antipiréticas. Inibe a síntese da prostaglandina ao reduzir a atividade da ciclo-oxigenase, enzima que catalisa a formação de precursores da prostaglandina (endoperóxidos) a partir do ácido araquidônico. Reduz o fluxo sanguíneo cerebral.

POSOLOGIA: IV.

Canal arterial patente:
- **Recém-nascidos:** Inicialmente 0,2 mg/kg IV, seguidos de 2 doses dependendo da idade pós-natal (PNA):
  - **IPN na primeira dose < 48 horas:** 0,1 mg/kg a intervalos de 12 a 24 horas.
  - **IPN na primeira dose 2–7 dias:** 0,2 mg/kg a intervalos de 12 a 24 horas.
  - **IPN na primeira dose > 7 dias:** 0,25 mg/kg a intervalos de 12 a 24 horas.
- **Intervalos de dosagem:**
  - **Intervalo de dosagem de 12 horas** se o débito urinário for > 1 mL/kg/hora após a dose anterior.
  - **Intervalo de dosagem de 24 horas** se o débito urinário for < 1 mL/kg/hora, mas > 0,6 mL/kg/hora.
  - **Suspender a dose na presença de oligúria** (débito urinário < 0,6 mL/kg/hora) ou anúria.

Profilaxia para hemorragia intraventricular: 0,1 mg/kg/dose IV cada 24 horas por 3 doses; administrar primeira dose com 6–12 horas de vida.

EFEITOS ADVERSOS: Pode causar redução na agregação de plaquetas, oligúria transitória (taxa de filtração glomerular reduzida), aumento na creatinina sérica e aumento na concentração sérica de drogas excretadas pelos rins, como gentamicina. Pode causar também hiponatremia, hipercalemia e hipoglicemia. Sabe-se que podem ocorrer perfurações gastrointestinais se usada concomitantemente com corticosteroides.

COMENTÁRIOS: Contraindicada em recém-nascidos prematuros com enterocolite necrosante, prejuízo renal grave (débito urinário < 0,6 mL/kg/hora ou creatinina ≥ 1,8 mg/dL), trombocitopenia, sangramento ativo ou se tiver ocorrido sangramento intraventricular nos 7 dias anteriores (*controverso*).

INSULINA REGULAR

INDICAÇÕES E USO: Hiperglicemia, hipercalemia e aumento de ingestão calórica em lactentes com intolerância à glicose ou nutrição parenteral (PN).

AÇÕES: Hormônio derivado das células do pâncreas e o principal hormônio requerido para utilização da glicose. No músculo esquelético e cardíaco e tecido adiposo, a insulina facilita o transporte de glicose para dentro destas células. A insulina estimula lipogênese e síntese de proteína e inibe lipólise e liberação de ácidos graxos livres das células adiposas. Promove migração intracelular de potássio e magnésio.

POSOLOGIA: IV, subcutânea.

Hiperglicemia:
- **Infusão IV contínua:** 0,01–0,1 unidades/kg/hora (titular com determinações de hora em hora de glicose do sangue até a estabilização, depois cada 4 horas).
- **Intermitente:** 0,1–0,2 unidade/kg/dose subcutâneas cada 6–12 horas.

Hipercalemia:
- **Infusão IV contínua:** 0,1–0,2 unidade/kg/hora em combinação com infusão contínua de 0,5 grama/kg/hora de dextrose. Ajustar as velocidades de infusão com base nas concentrações séricas de glicose e de potássio.

EFEITOS ADVERSOS: Hipoglicemia (pode causar coma e lesão grave ao sistema nervoso central [CNS]), rebote hiperglicêmico (efeito de Somogyi), urticária e anafilaxia.
COMENTÁRIOS: Para minimizar a adsorção da insulina para a bolsa ou túbulos de solução IV: caso nova tubulação não seja necessária, esperar no mínimo 30 minutos entre a preparação da solução e o início da infusão. Se nova tubulação for necessária após a administração da solução de infusão contínua de insulina, o conjunto de administração deverá ficar afixado ao recipiente IV, e a linha deverá ser irrigada com solução de insulina; esperar 30 minutos e irrigar a linha novamente com a solução de insulina antes de iniciar a infusão. Por causa da adsorção, o volume real de insulina sendo administrado poderá ser substancialmente menor que o volume aparente. Portanto, o ajuste de velocidade do gotejamento de insulina deverá se basear no efeito e não unicamente na dose aparente de insulina.

ISONIAZIDA (INH)

AÇÃO E ESPECTRO: Tratamento da espécie *Mycobacterium* suscetível (p. ex., M. tuberculosis, M.kansasii e M. avium) e para profilaxia para indivíduos expostos à tuberculose.
POSOLOGIA: VO.
- **Tuberculose perinatal:** 10–15 mg/kg/dia PO divididos cada 12 horas com rifampicina (consulte Rifampicina para a posologia) durante 3–12 meses. Se a conversão do teste cutâneo for positiva, tratar com 10–15 mg/kg/dia PO cada 24 horas durante 9–12 meses.

EFEITOS ADVERSOS: Neuropatia periférica, convulsões, encefalopatia, discrasias sanguíneas, náusea, vômito e diarreia (associados à administração da formulação em xarope) e reações de hipersensibilidade. Pode ser hepatotóxica; acompanhar os testes de função hepática a intervalos regulares durante o tratamento.

ISOPROTERENOL (ISUPREL, OUTROS)

INDICAÇÕES E USO: Débito cardíaco baixo ou estados de choque vasoconstritivos, parada cardíaca, arritmias ventriculares resultando de bloqueio atrioventricular (AV).
AÇÕES: Estimula ambos os receptores β_1 e β_2-adrenérgicos com mínimo ou nenhum efeito sobre receptores em doses terapêuticas. Relaxa o músculo liso brônquico, a estimulação cardíaca (inotrópica e cronotrópica) e a vasodilatação periférica (reduz a pós-carga cardíaca).
POSOLOGIA: IV.
- 0,05–0,5 mcg/kg/minuto IV em infusão contínua; dose máxima de 2 mcg/kg/minuto. Corrigir a acidose antes de iniciar a terapia.

EFEITOS ADVERSOS: Tremor, vômito, hipertensão, taquicardia, arritmias cardíacas, hipotensão e hipoglicemia.
COMENTÁRIOS: Contraindicado em casos de hipertensão, hipertireoidismo, taquicardia causada por toxicidade por digoxina e arritmias cardíacas preexistentes. Aumenta o consumo cardíaco de oxigênio de forma desproporcional ao aumento no débito cardíaco de oxigênio. Não considerado como agente inotrópico preferido.

LABETALOL (NORMODYNE)

INDICAÇÕES E USO: Tratamento de hipertensão leve à grave. Forma IV para emergências hipertensivas.
AÇÕES: Redução relacionada com a dose na pressão arterial por meio de bloqueio dos receptores adrenérgicos α, β_1 e β_2 sem causar taquicardia reflexa significativa ou redução na frequência cardíaca. Reduz os níveis elevados de renina.
POSOLOGIA: PO, IV. Experiência limitada em neonatos; labetalol deverá ser iniciado com cautela; monitorar cuidadosamente a pressão arterial, frequência cardíaca e eletrocardiograma e ajustar a dose, conforme necessário. Usar a dose efetiva mais baixa possível.
Bolo IV intermitente:
- 0,2–0,5 mg/kg/dose durante 2–3 minutos a cada 4–6 horas com faixa de 0,2–1 mg/kg/dose já tendo sido sugerida; dose máxima de 20 mg/dose.

Tratamento de emergências pediátricas de hipertensão:
- **Infusão IV contínua:** 0,4–1 mg/kg/hora com máximo de 3 mg/kg/hora.
- **Dosagem alternativa:** bolo de 0,2–1 mg/kg/seguido de infusão contínua de 0,25–1,5 mg/kg/hora.

Oral:
- **Inicial:** 1–2 mg/kg/dia em 2 doses divididas. Dose máxima 10-20 mg/kg/dia.

EFEITOS ADVERSOS: Hipotensão ortostática, broncospasmo, congestão nasal, edema, insuficiência cardíaca congestiva, bradicardia, miopatia e erupção cutânea. Intensifica bloqueio atrioventricular (AV). Disfunção hepática reversível (rara).
FARMACOLOGIA: O efeito de pico com PO é de 1-4 horas após a dose, enquanto o efeito de pico com IV é de 5–15 minutos. Metabolizado no fígado por glicuronidação. Labetalol oral tem biodisponibilidade de apenas 25% por causa do efeito extenso de primeira passagem. A absorção oral é melhorada ao ser ingerido com as refeições. A administração concomitante de cimetidina pode aumentar a biodisponibilidade do labetalol oral.
COMENTÁRIOS: Não suspender abruptamente a terapia crônica com labetalol; descontinuar gradualmente durante 1–2 semanas. Contraindicado em pacientes com asma, insuficiência cardíaca evidente, bloqueio cardíaco, cho-

que cardiogênico ou bradicardia intensa. Pode causar aumento paradoxal na pressão arterial em pacientes com feocromocitoma. Usar com cautela em disfunção hepática. Incompatível com bicarbonato de sódio.

LAMIVUDINA (EPIVIR)
AÇÃO E ESPECTRO: Agente antirretroviral que inibe a transcrição reversa ao terminar a cadeia do DNA viral. Usado para a prevenção da transmissão mãe-bebê do vírus da imunodeficiência humana (HIV); tratamento de infecção por HIV.
POSOLOGIA: PO. Usar em combinação com outros agentes antirretrovirais – o regime contendo 3 agentes antirretrovirais é significativamente recomendado.
Prevenção da transmissão mãe-bebê do HIV:
- 2 mg/kg/dose cada 12 horas durante 7 dias, desde o nascimento até 1 semana de idade. Administrada ao recém-nascido em combinação com nevirapina e 6 semanas de zidovudina em certas situações maternas, como falta de tratamento antes do trabalho de parto ou durante esse período, com somente a terapia intraparto; supressão viral inadequada no momento do parto ou vírus com resistência conhecida à droga.

Tratamento de infecção por HIV:
- **Recém-nascidos < 30 dias:** 2 mg/kg/dose cada 12 horas.
- **Lactentes 1–3 meses:** 4 mg/kg/dose cada 12 horas.
- **Lactentes > 3 meses e crianças < 16 anos:** 4 mg/kg/dose cada 12 horas; dose máxima 150 mg cada 12 horas.

EFEITOS ADVERSOS: Dados muito limitados em recém-nascidos; alerta de tarja preta de acidose láctica e hepatomegalia grave em adultos; alguns casos fatais.
FARMACOLOGIA: Análogo sintético de nucleosídeo que é convertido em metabólito ativo; a solução oral é bem absorvida com biodisponibilidade de 66%. A resistência se desenvolve rapidamente com a monoterapia.
COMENTÁRIOS: Os níveis/efeitos sanguíneos podem ser aumentados por ganciclovir, valganciclovir, ribavirina e trimetoprim.

LANSOPRAZOL (PREVACID)
INDICAÇÕES E USO: Tratamento a curto prazo para doença do refluxo gastroesofágico (GERD); esofagite erosiva.
AÇÕES: Supressão da secreção de ácido gástrico por inibição seletiva do sistema da enzima ATPase (adenosina trifosfatase) de hidrogênio-potássio na membrana das células parietais, ou bomba de próton.
POSOLOGIA: PO.
Recém-nascido:
- 0,2–0,3 mg/kg/dose uma vez ao dia (Zhang et al., 2008) com base nos dados farmacocinéticos; pacientes < 10 semanas de idade apresentam liberação reduzida.
- Dosagem alternativa tem sido usada: 0,5–1 mg/kg/dose uma vez ao dia (Springer, 2008).

Lactentes > 4 semanas:
- 1–1,5 mg/kg/dose uma vez ao dia (Springer, 2008).

Lactentes ≥ 10 semanas:
- 1–2 mg/kg/dose uma vez ao dia (Orenstein et al., 2009; Springer, 2008; Zhang et al., 2008).

EFEITOS ADVERSOS: Dados limitados; proteinúria, dor abdominal, elevação leve das transaminases séricas.
FARMACOLOGIA: Degrada-se no pH ácido do estômago; metabolizada extensivamente no fígado por CYP2C19 e CYP3A4; aumenta a absorção de drogas fracamente acídicas, como digoxina e furosemida e inibe as drogas fracamente básicas.
COMENTÁRIOS: Um estudo clínico recente (Orenstein, 2009) não demonstrou eficácia no tratamento de GERD em pacientes < 12 meses de idade, e o uso nessa população de pacientes é *controverso*.

LEVETIRACETAM (KEPPRA)
INDICAÇÕES E USO: Terapia adjunta no tratamento de convulsões de início parcial em crianças com 1 mês de idade e mais velhas. Só está aprovado para uso em combinação com outros medicamentos para tratamento de convulsões.
AÇÕES: O mecanismo de ação é desconhecido; os estudos sugerem que um ou mais desses efeitos farmacológicos centrais possam estar envolvidos; inibição dos canais de cálcio do tipo-N dependentes de voltagem; bloqueio da transmissão inibidora gabaérgica (ácido γ-aminobutírico) por meio do deslocamento de moduladores negativos; reversão da inibição de correntes de glicina; redução da corrente de potássio retificadora retardada; e/ou ligação a proteínas sinápticas que modulam a liberação dos neurotransmissores.
POSOLOGIA: IV, PO (*Obs.:* ao trocar a formulação oral pela IV, a dose diária total deverá ser a mesma).
Dosagem neonatal:
- **Dose inicial:** 10 mg/kg/dia IV administrados em 2 doses divididas; pode ser aumentada durante um período de 3 dias para 30 mg/kg/dia, se tolerada, até o máximo de 45–60 mg/kg/dia. Já foram usadas doses de ataque de 20–30 mg/kg. (As informações sobre a posologia são fornecidas por estudos com tamanho de amostra muito pequeno).

- **Oral:** 10 mg/kg/dia PO em 1 ou 2 doses divididas; aumentar diariamente em 10 mg/kg para 30 mg/kg/dia (dose máxima usada: 60 mg/kg/dia).

Lactente (aprovado pela Food and Drug Administration [FDA], EUA):
- **1 mês a < 6 meses:** 7 mg/kg duas vezes ao dia; aumentar em incrementos de 7 mg/kg duas vezes ao dia cada 2 semanas até a dose recomendada de 21 mg/kg/duas vezes ao dia.

EFEITOS ADVERSOS: Sonolência, nervosismo. Usar com cautela em pacientes com disfunção renal: reduzir a dose.
FARMACOLOGIA: A absorção oral é rápida e completa: biodisponibilidade oral de 100%.
COMENTÁRIOS: Não interromper abruptamente a terapia; reduzir gradualmente para diminuir o risco de aumento na atividade convulsivante.

LEVOTIROXINA SÓDICA (T_4) (SYNTHROID, LEVOXIL, OUTROS)

INDICAÇÕES E USO: Terapia de reposição ou complementar em hipotireoidismo congênito ou adquirido.
AÇÕES: O mecanismo exato de ação é desconhecido; entretanto, acredita-se que o hormônio da tireoide exerça seus muitos efeitos metabólicos por meio do controle da transcrição do DNA e da síntese de proteínas. Os hormônios da tireoide aumentam a taxa metabólica dos tecidos corporais observada por aumentos no consumo de oxigênio; frequência respiratória; temperatura corporal; débito cardíaco; frequência cardíaca; volume de sangue; taxas de gordura, proteína e metabolismo de carboidratos e atividade do sistema de enzimas, crescimento e maturação. Esses hormônios são muito importantes no desenvolvimento do sistema nervoso central (CNS). A deficiência deles em lactentes resulta em retardo de crescimento e insuficiência de crescimento e desenvolvimento do cérebro.
POSOLOGIA: PO, IV, IM (usar 50–75% da dose oral).
- **0–3 meses:** 10–15 mcg/kg PO; se o lactente estiver em risco de desenvolvimento de insuficiência cardíaca, usar dose inicial menor, cerca de 25 mcg/dia; se o nível sérico inicial de T_4 estiver muito baixo (< 5 mcg/dL), iniciar o tratamento com dose mais alta, cerca de 50 mcg/kg.
- **> 3–6 meses:** 8–10 mcg/kg ou 25–50 mcg PO.
- **> 6–12 meses:** 6–8 mcg/kg ou 50–75 mcg PO.
- **Dosagem alternativa:** 8–10 mcg/kg/dia PO para lactentes desde o nascimento até 1 ano de idade.

EFEITOS ADVERSOS: Os efeitos adversos são, geralmente, decorrentes da dose excessiva. Se isso ocorrer, interromper e reinstituir uma dose mais baixa; taquicardia, arritmias cardíacas, tremores, diarreia, perda de peso e febre.
FARMACOLOGIA: Início da ação – oral: 3–5 dias; IV: 6–8 horas. O efeito máximo ocorre em 4-6 semanas. Ligação proteica > 99%.

LIDOCAÍNA (XYLOCAINE, OUTROS)

INDICAÇÕES E USO: Lidocaína IV é usada quase exclusivamente para o controle a curto prazo de arritmias ventriculares (batimentos prematuros, taquicardia e fibrilação) ou para tratamento profilático dessas arritmias. Usada também como anestésico local para tratamento de convulsões graves recorrentes ou prolongadas que não respondem às terapias de primeira linha.
AÇÕES: Agente antiarrítmico da classe IB que suprime despolarização espontânea dos ventrículos durante a diástole por ação direta sobre os tecidos; bloqueia o início e a condução de impulsos nervosos, diminuindo a permeabilidade da membrana neuronal aos íons sódio; inibe a despolarização e resulta em bloqueio da condução.
POSOLOGIA: IV, ETT.
Antiarrítmico:
- **Inicial:** 0,5–1 mg/kg/dose como bolo IV durante 5 minutos. Pode-se repetir a dose cada 10 minutos conforme o necessário para controlar a arritmia; dose total máxima do bolo é de 5 mg/kg.
- **Infusão IV de manutenção:** 10–50 mcg/kg/minuto. Usar a dose mais baixa possível para lactentes prematuros.
- **Endotraqueal:** 2–3 mg/kg; enxaguar com 5 mL de soro fisiológico normal (NS) e acompanhar com 5 ventilações manuais assistidas.

Anticonvulsivante em recém-nascidos a termo e normotérmicos:
- **Dose de ataque:** 2 mg/kg IV durante 10 minutos, seguidos imediatamente de:
- **Infusão de manutenção** de 6 mg/kg/hora durante 6 horas, depois 4 mg/kg/hora durante 12 horas, depois 2 mg/kg/hora durante 12 horas.

EFEITOS ADVERSOS: Sonolência, tontura, tremores, parestesias, contrações musculares e coma; depressão e/ou parada respiratória. Podem ocorrer hipotensão e bloqueio cardíaco.
FARMACOLOGIA: Após bolo IV a ação se inicia em 1-2 minutos; a meia-vida em recém-nascidos é de 3 horas; metabolizada principalmente pelo fígado.
COMENTÁRIOS: Níveis terapêuticos: 1,5–5 mcg/mL; níveis tóxicos > 6 mcg/mL. Ajustar dosagem em caso de insuficiência hepática. Contraindicada em bloqueio nodal sinoatrial ou atrioventricular (AV) e na síndrome de Wolff-Parkinson-White. Evitar uso concomitante com epinefrina.

LIDOCAINA/PRILOCAINA CREME (EMLA)
INDICAÇÕES E USO: Anestésico tópico para uso em pele intacta para procedimentos menores como inserção de cateteres intravenosos, venopunção e punção lombar em bebês ≥ 37 semanas de idade gestacional.
AÇÕES: EMLA (mistura eutética de anestésicos locais) contém 2 anestésicos locais: lidocaína e prilocaína. Os anestésicos locais inibem a condução de impulsos nervosos dos nervos sensitivos, alterando a permeabilidade da membrana celular aos íons.
POSOLOGIA: Uso tópico.
Dose EMLA máxima, área de aplicação e tempo de aplicação:
- **0–3 meses ou < 5 kg:** Máximo de 1 grama em área de 10 cm^2 durante 1 hora.
- **3–12 meses e > 5 kg:** Máximo de 2 gramas em área de 20 cm^2 durante 4 horas.
- **1–6 anos e > 10 kg:** Máximo de 10 gramas em área de 100 cm^2 durante 4 horas.

EFEITOS ADVERSOS: Não usar nas mucosas nem para uso oftálmico. Pode causar metemoglobinemia. Não usar em lactentes < 37 semanas de gestação ou lactentes < 12 meses, recebendo concomitantemente agentes de indução de metemoglobina (sulfonamidas, acetaminofeno, nitroprussida, óxido nítrico, fenobarbital, fenitoína). Reduzir volumes, se o lactente apresentar disfunção hepática ou renal.
COMENTÁRIOS: Não esfregar para penetrar na pele; cobrir com curativo oclusivo.

LINEZOLIDA (ZYVOX)
AÇÕES E ESPECTRO: Agente de oxazolidinona para tratamento de pneumonia; infecções complicadas e não complicadas da pele e de partes moles; bacteriemia causada por *Enterococcus faecium* suscetíveis e resistentes à vancomicina (VREF), *Enterococcus faecalis*, *Streptococcus pneumoniae* incluindo cepas resistentes a várias drogas, *Staphylococcus aureus* incluindo o *S. aureus* resistente á meticilina (MRSA), *streptococcus pyogenes* ou *Streptococcus agalactiae*. **Obs.:** Existem relatórios de *E. faecium* resistente à vancomicina e MRSA desenvolvendo resistência à linezolida durante seu uso clínico.
POSOLOGIA: PO, IV.
Recém-nascidos de 0–4 semanas e < 1,2 kg:
- **Oral, IV:** 10 mg/kg/dose cada 8–12 horas. (**Obs.:** Usar cada 12 horas em pacientes com < 34 semanas de gestação e < 1 semana de idade).

Recém-nascidos < 7 dias e ≥ 1,2 kg:
- **Oral, IV:** 10 mg/kg/dose cada 8–12 horas. (**Obs.:** Usar cada 12 horas em pacientes com < 34 semanas de gestação e < 1 semana de idade).

Recém-nascidos ≥ 7 dias e ≥ 1,2 kg (lactentes e crianças):
- 10 mg/kg/dose PO/IV cada 8 horas.

Infecções complicadas da pele e de estruturas cutâneas e pneumonia hospitalar ou adquirida na comunidade, incluindo bacteriemia concomitante: Tratar durante 10–14 dias.
VREF: Tratar durante 14–28 dias.

EFEITOS ADVERSOS: Trombocitopenia, anemia, leucopenia e pancitopenia foram informadas em pacientes tratados com linezolida – podem ser dependentes da duração da terapia (geralmente > 2 semanas de tratamento); monitorar o hemograma (CBC) completo do paciente semanalmente durante a terapia com linezolida; a interrupção do tratamento pode ser necessária em pacientes que desenvolvem ou apresentem piora do quadro de mielossupressão. Já foi informada a presença de colite associada ao *Clostridium difficile*; podem ser recomendados: tratamento com fluidos e eletrólitos, suplementação proteica, tratamento com antibióticos e avaliação cirúrgica. A neuropatia óptica e periférica com perda de visão já foi informada principalmente em pacientes tratados por > 28 dias com linezolida. Casos de acidose láctica em que os pacientes sofreram episódios repetidos de náusea, vômito, acidose e baixos níveis de bicarbonato já foram informados. Transaminases elevadas, erupção cutânea e diarreia.
FARMACOLOGIA: Absorção oral muito satisfatória. Baixa ligação proteica; metabolizada no fígado.
COMENTÁRIOS: Concentrações terapêuticas de linezolida foram atingidas ou mantidas inconstantemente no CSF de pacientes pediátricos com derivação ventriculoperitoneal; o uso de linezolida para tratamento empírico de infecções pediátricas do CNS não é recomendado. Linezolida não está aprovada para o tratamento de infecções da corrente sanguínea relacionadas com cateter, local de cateter ou Gram-negativas. Linezolida é um inibidor reversível, não seletivo da monoamina oxidase: efeitos vasopressores aumentados, se usada com agentes simpaticomiméticos, como dopamina e epinefrina; drogas mielossupressoras (pode aumentar risco de mielossupressão com linezolida).

LORAZEPAM (ATIVAN)
INDICAÇÕES E USO: Tratamento de *status epilepticus* (crise convulsiva) resistente à terapia anticonvulsivante convencional; sedação.

AÇÕES: Agente benzodiazepínico que adere ao complexo receptor do ácido γ-aminobutírico (GABA) e facilita o efeito de inibição do GABA no sistema nervoso central (CNS).
POSOLOGIA: IV.
Status epilepticus:
- **Recém-nascidos:** 0,05 mg/kg/dose IV durante 2–5 minutos. Na falta de resposta após 10–15 minutos, repetir a dose; diluir com volume igual de soro fisiológico normal (NS) ou com dextrose a 5% em água (D5W).
- **Lactentes e crianças:** 0,05–0,1 mg/kg em aplicação IV lenta durante 2–5 minutos; não exceder a 4 mg por dose única; a segunda dose de 0,05 mg/kg em aplicação IV lenta durante 10–15 minutos pode ser administrada, se necessária; diluir com igual volume de água esterilizada, NS ou D5W.

Sedação, ansiedade:
- 0,02–0,1 mg/kg/dose IV ou PO cada 4–8 horas conforme o necessário; não exceder a 2 mg/dose.

EFEITOS ADVERSOS: Pode causar depressão respiratória, apneia, hipotensão, bradicardia, parada cardíaca e atividade semelhante à convulsão. Alguns lactentes prematuros podem exibir atividade mioclônica; suspender o tratamento, se ocorrer qualquer efeito no CNS. A superdosagem pode ser revertida usando-se flumazenil (Romazicon), 5–10 mcg/kg/dose IV. O agente de reversão pode desencadear convulsões.

COMENTÁRIOS: *Obs.:* As preparações IV contêm álcool benzílico, propilenoglicol e polietilenoglicol. Contraindicado para lactentes com doença preexistente no CNS, fígado ou rins.

LUCINACTANTE (SURFAXIN)

INDICAÇÕES E USO: Prevenção da síndrome do desconforto respiratório (RDS) em lactentes prematuros em alto risco para RDS.

AÇÕES: Surfactante pulmonar sintético que atua como um surfactante endógeno ao atenuar a tensão de superfície na interface ar-fluido das superfícies alveolares e estabilizar os alvéolos. A formulação sintética consiste em fosfolipídios, um ácido graxo e sinapultida (peptídeo KL4), um peptídeo sintético hidrofóbico de aminoácido-21.

POSOLOGIA: ETT.
- 5,8 mL/kg de peso ao nascer divididos em 4 alíquotas e administrados por via intratecal. Podem ser administradas até 4 doses de Surfaxin nas primeiras 48 horas de vida. As doses deverão ser administradas em frequência não inferior a 6 horas. Antes da administração, cada frasco de lucinactante deve ser obrigatoriamente aquecido durante 15 minutos em um equipo de aquecedor de bloco seco pré-aquecido a 44° C (111°F). Remover o frasco do aquecedor e agitar vigorosamente até que a suspensão se mostre uniforme e flutue livremente. Os frascos aquecidos não deverão ser refrigerados após o aquecimento e podem ser armazenados à temperatura ambiente por até 2 horas no máximo.

EFEITOS ADVERSOS: Bradicardia, hipoxemia, obstrução das vias aéreas e refluxo da droga para o tubo endotraqueal (ETT).

COMENTÁRIOS: Na ocorrência de efeitos adversos, pode ser necessário interromper o tratamento. A sucção do ETT ou a reintubação poderão ser necessárias, se a obstrução das vias aéreas persistir. Podem ocorrer alterações rápidas no estado respiratório com a administração; recomenda-se a avaliação frequente do oxigênio e do suporte ventilatório, de modo que as alterações apropriadas possam ser feitas.

MEROPENEM (MERREM)

AÇÕES E ESPECTRO: Carbapenem de amplo espectro que penetra satisfatoriamente no líquido cefalorraquidiano (CSF) e na maioria dos tecidos corporais; especificamente ativo contra meningite pneumocócica e por *Pseudomonas* e por *Klebsiella pneumoniae* produtor de β-lactamases de espectro estendido. Tratamento de infecções graves causadas por organismos Gram-negativos resistentes a múltiplas drogas e patógenos aeróbios e anaeróbios Gram-positivos suscetíveis ao meropenem.

POSOLOGIA: IV.
Sepse neonatal:
- **Idade gestacional < 32 semanas e ≤ 14 dias após o nascimento:** 20 mg/kg/dose IV cada 12 horas; > 14 dias após o nascimento: intervalo da dosagem é de 8 horas.
- **Idade gestacional ≥ 32 semanas e ≤ 7 dias após o nascimento:** 20 mg/kg/dose IV cada 12 horas; > 7 dias após o nascimento: intervalo da dosagem é de 8 horas.

Meningite neonatal causada pela espécie *Pseudomonas*:
- 40 mg/kg/dose IV cada 8 horas para todas as idades.

Crianças ≥ 3 meses:
- **Infecção complicada da pele e de estruturas cutâneas:** 10 mg/kg/dose IV cada 8 horas; dose máxima 500 mg.
- **Infecção intra-abdominal:** 20 mg/kg/dose IV cada 8 horas; dose máxima: 1 grama.
- **Meningite:** 40 mg/kg/dose IV cada 8 horas; dose máxima: 2 gramas.

EFEITOS ADVERSOS: Efeitos gastrointestinais, como diarreia, vômito e, raramente, colite pseudomembranosa; risco de infecções fúngicas. Já foram relatados casos de trombocitose e eosinofilia. Recomendam-se monitorar as en-

zimas hepáticas. Alguns relatórios recomendam precaução porque notaram episódios semelhantes a convulsões em alguns lactentes prematuros.
COMENTÁRIOS: A meia-vida sérica do meropenem é relativamente curta em lactentes (3 horas ou menos).

METADONA, CLORIDRATO DE (DOLOPHINE)

> **ALERTA:** Óbitos foram informados durante o início do tratamento com metadona para dependência de opioides. A depressão respiratória é o principal perigo associado à administração de cloridrato de metadona. Casos de prolongamento do intervalo QT e arritmia grave (*torsade de pointes*) também já foram observados.

INDICAÇÕES E USO: Analgésico narcótico de longa ação usado para o tratamento da síndrome de abstinência neonatal e da dependência de opioides.
AÇÕES: Agonista dos receptores a opiáceos do sistema nervoso central (CNS) resultando em analgesia e sedação. Produz depressão generalizada do CNS.
POSOLOGIA: PO, IV.
Síndrome da abstinência neonatal:
- 0,05–0,2 mg/kg/dose PO/IV cada 12–24 horas ou 0,5 mg/kg/dia divididos cada 8 horas. Individualizar a dose e o esquema de redução para controlar os sintomas da abstinência; geralmente reduzir a dose em 10–20% por semana, durante 1 a 1–1/2 meses. *Obs.:* Por causa da meia-vida de eliminação longa, a redução gradativa é difícil; considere um agente alternativo, como a morfina.

EFEITOS ADVERSOS: Depressão respiratória, resíduos gástricos, distensão abdominal, constipação, hipotensão, bradicardia, prolongamento do intervalo QT, *torsades de pointes*, depressão do CNS, sedação, aumento da pressão intracraniana, espasmo do trato urinário, retenção da urina, espasmo do trato biliar e dependência com o uso prolongado.
COMENTÁRIOS: *Cautela:* A metadona pode-se acumular; reavaliar a necessidade de ajustar a dose para baixo após 3-5 dias para evitar superdosagem. Doses menores ou administração menos frequente podem ser necessárias em disfunções renal e hepática. A rifampina e a fenitoína aumentam o metabolismo da metadona e podem precipitar sintomas de abstinência. Metadona 10 mg IM = morfina 10 mg IM.

METICILINA SÓDICA (STAPHCILLIN)

AÇÕES E ESPECTRO: Atividade principalmente contra estafilococos positivos e negativos para penicilinase é menos eficaz que a penicilina G contra outros cocos Gram-positivos; não demonstra qualquer atividade contra enterococos. Outras penicilinas antiestafilocócicas, como nafcilina e oxacilina, são usadas mais comumente nos EUA.
POSOLOGIA: IV.
Meningite:
- < 2 kg e 0–7 dias de vida: 100 mg/kg/dia divididos a cada 12 horas.
- < 2 kg e > 7 dias de vida: 150 mg/kg/dia divididos a cada 8 horas.
- > 2 kg e 0–7 dias de vida: 150 mg/kg/dia divididos a cada 8 horas.
- > 2 kg e > 7 dias de vida: 200 mg/kg/dia divididos a cada 6 horas.

Outras indicações:
- < 2 kg e 0–7 dias de vida: 50 mg/kg/dia divididos a cada 12 horas.
- < 2 kg e > 7 dias de vida: 75 mg/kg/dia divididos a cada 8 horas.
- > 2 kg e 0–7 dias de vida: 75 mg/kg/dia divididos a cada 8 horas.
- > 2 kg e > 7 dias de vida: 100 mg/kg/dia divididos a cada 6 horas.

EFEITOS ADVERSOS: A nefrotoxicidade (nefrite intersticial) ocorre mais frequentemente com meticilina que com as outras penicilinas. Reações de hipersensibilidade, anemia, leucopenia, trombocitopenia, flebite no sítio da infusão e cistite hemorrágica (em pacientes mal-hidratados).
FARMACOLOGIA: Excreção renal. Meia-vida variável (60–120 minutos ou mais).
COMENTÁRIOS: Em caso de resistência à meticilina, a vancomicina se torna a droga antiestafilocócica de escolha. O ajuste da dosagem é necessário em caso de prejuízo renal. Monitorar o nitrogênio ureico do sangue (BUN) e a creatinina.

METOCLOPRAMIDA, CLORIDRATO DE (REGLAN)

INDICAÇÕES E USO: Em recém-nascidos e lactentes, a droga é usada para facilitar o esvaziamento gástrico e a motilidade gastrointestinal (GI). Pode melhorar a intolerância aos alimentos e o refluxo gastroesofágico.
AÇÕES: Antagonista dos receptores dopaminérgicos atuando no sistema nervoso central (CNS). A metoclopramida melhora a motilidade GI ao liberar acetilcolina do plexo mioentérico, resultando em contração do músculo liso. Os efeitos da metoclopramida sobre o trato GI incluem o seguinte: tônus de repouso aumentado do esfíncter esofágico; tônus e peristaltismo gástricos melhorados; esfíncter pilórico relaxado e peristalse duodenal aumentada, o que leva ao aumento no esvaziamento gástrico e à redução no tempo de trânsito pelo duodeno, jejuno e íleo.

POSOLOGIA: PO, IM, IV.
Refluxo gastroesofágico em recém-nascidos:
- 0,1–0,15 mg/kg/dose PO/IM/IV cada 6 horas, 30 minutos antes da dieta.

Lactentes e crianças:
- 0,4–0,8 mg/kg/dia PO/IM/IV divididos em 4 doses.

EFEITOS ADVERSOS: Os efeitos sobre o CNS incluem agitação, sonolência e fadiga. Podem ocorrer reações extrapiramidais, geralmente manifestadas como reações distônicas agudas nas primeiras 24–48 horas de uso (aumentadas com doses mais altas). A droga pode causar discinesia tardia, que é frequentemente irreversível; a duração do tratamento e a dose acumulada total estão associadas a um risco maior.

COMENTÁRIOS: Terapias com duração superior a 12 semanas deverão ser evitadas (exceto em casos raros onde o benefício é maior que o risco). Contraindicada em casos de obstrução intestinal e convulsão.

METRONIDAZOL (FLAGYL)

AÇÃO E ESPECTRO: Tratamento de meningite, ventriculite e endocardite decorrente do *Bacteroides fragilis* e de outros anaeróbios resistentes à penicilina; infecções intra-abdominais graves; tratamento de colite causada por *Clostridium difficile*.

POSOLOGIA: PO, IV.
Recém-nascidos, infecções anaeróbias:
- **0–4 semanas e < 1,2 kg:** 7,5 mg/kg PO/IV a cada 24–48 horas.
- **Idade < 7 dias após o parto:**
  - **1,2–2 kg:** 7,5 mg/kg/dia PO/IV administrados a cada 24 horas.
  - **> 2 kg:** 15 mg/kg/dia PO/IV em doses divididas a cada 12 horas.
- **Idade ≥ 7 dias após o parto:**
  - **1,2–2 kg:** 15 mg/kg/dia PO/IV em doses divididas a cada 12 horas.
  - **> 2 kg:** 30 mg/kg/dia PO/IV em doses divididas a cada 12 horas.

Lactentes e crianças:
- **Infecções anaeróbias:** 30 mg/kg/dia PO/IV em doses divididas a cada 6 horas; dose máxima 4 gramas/dia.
- **Colite pseudomembranosa associada a antibiótico:** 30 mg/kg/dia PO divididos a cada 6 horas durante 7–10 dias.

EFEITOS ADVERSOS: Vômito ocasional, diarreia, insônia, irritabilidade, convulsões, erupção cutânea, descoloração da urina (escura ou castanho-avermelhada), flebite no sítio da injeção e (raramente) leucopenia.

FARMACOLOGIA: Metabolismo hepático com excreção final via urina e fezes. Grande volume de distribuição (penetra em todos os tecidos e fluidos corporais).

COMENTÁRIOS: Alguns recomendam carga de ataque inicial de 15 mg/kg, com a primeira dose de manutenção ou 48 horas mais tarde (para lactentes prematuros < 2 kg) ou 24 horas depois (para lactentes > 2 kg ao nascer). Penetra efetivamente no líquido cefalorraquidiano (CSF) (indicado para meningite). **Obs.:** Alguns centros usam metronidazol para cobertura empírica com ampicilina e gentamicina para tratamento de enterocolite necrosante (NEC). O uso de metronidazol em NEC permanece ***controverso***.

MICAFUNGINA

AÇÕES E ESPECTRO: Tratamento de septicemia fúngica, peritonite e infecções disseminadas causadas pela espécie *Candida*, incluindo as cepas *C. albicans – C. krusei, C. glabrata, C.tropicalis* e *C. parapsilosis*.

POSOLOGIA: IV.
Recém-nascidos:
- **< 1 kg:** 10 mg/kg/dose a cada 24 horas; doses de até 15 mg/kg/dose foram usadas em recém-nascidos com peso extremamente baixo ao nascer.
- **≥ 1 kg:** 7 mg/kg/dose a cada 24 horas.

Lactentes e crianças:
- 2–4 mg/kg/dose a cada 24 horas.

EFEITOS ADVERSOS: Dados limitados em recém-nascidos; em adultos: vômito, diarreia, hipocalemia, trombocitopenia.

FARMACOLOGIA: Agente echinocandin com atividade fungicida de amplo espectro. O volume de distribuição em recém-nascidos extremamente prematuros é muito alto; portanto, doses mais altas são necessárias. Ligação proteica elevada à albumina, mas sem deslocar a bilirrubina. Metabolizada no fígado.

COMENTÁRIOS: Infundir durante pelo menos 1 hora. Não aprovada pela Food and Drug Administration (FDA) para uso em crianças, e os dados são limitados.

MIDAZOLAM, CLORIDRATO DE (VERSED)

> **ALERTA:** Midazolam intravenoso foi associado à depressão respiratória e parada respiratória, especialmente quando usado para sedação em ambientes de cuidados não intensivos. Há relatos de óbito ou encefalopatia hipóxica nos casos em que essas situações não foram reconhecidas imediatamente e tratadas de acordo.

INDICAÇÕES E USO: Agentes ansiolítico e antiepilético. Usado como sedativo antes de procedimentos e em infusão contínua IV para sedar pacientes intubados.
AÇÕES: Benzodiazepínico de curta ação que deprime o sistema nervoso central (CNS) ao se ligar ao sítio da benzodiazepina no complexo receptor do ácido γ-aminobutírico (GABA) e aumentar GABA, que é o principal neurotransmissor de inibição no cérebro.
POSOLOGIA: IM, IV, PO, intranasal, sublingual.
Intermitente:
- 0,05–0,15 mg/kg/dose IV/IM durante pelo menos 5 minutos cada 2–4 horas, conforme necessário.

Infusão contínua:
- **< 32 semanas:** Inicialmente 0,03 mg/kg/hora (0,5 mcg/kg/minuto).
- **> 32 semanas:** Inicialmente 0,06 mg/kg/hora (1 mcg/kg/minuto)
- A dosagem varia de 0,01 a 0,06 mg/kg/hora. Pode ser necessário aumentar a dose após vários dias por causa da tolerância ou da eliminação aumentada. **Obs.:** Não usar doses de ataque IV em recém-nascidos; para efeito mais rápido de sedação, aumentar a velocidade da infusão contínua pelas primeiras várias horas; usar a menor dose possível.

Antiepilético:
- **Dose de ataque:** 0,06–0,15 mg/kg/dose IV seguidos por infusão contínua de 0,06-0,4 mg/kg/hora (1–7 mcg/kg/minuto). Iniciar com a dose mais baixa da escala de dosagem.

Sedação oral:
- 0,25–0,5 mg/kg/dose usando xarope via oral.

Intranasal:
- 0,2–0,3 mg/kg/dose usando 5 mg/mL em forma injetável; pode repetir em 5–15 minutos.

Sublingual:
- 0,2 mg/kg/dose usando forma injetável de 5 mg/mL misturada com pequena quantidade de xarope com sabor.

EFEITOS ADVERSOS: Depressão respiratória e parada cardíaca com doses excessivas ou infusão IV rápida. Pode causar hipotensão e bradicardia. Atividade mioclônica já relatada em lactentes prematuros, assim como outra atividade semelhante à convulsão.
COMENTÁRIOS: Infundir IV lentamente. A abstinência da benzodiazepina pode ocorrer se a droga for interrompida bruscamente em pacientes recebendo infusões contínuas IV prolongadas; as doses deverão ser reduzidas gradativa e lentamente com o uso prolongado. Contraindicada em casos de depressão do CNS preexistente.

MILRINONA (PRIMACOR)

INDICAÇÕES E USO: Tratamento a curto prazo (< 72 horas) de débito cardíaco baixo agudo em razão de choque séptico ou após cirurgia cardíaca.
AÇÕES E ESPECTRO: Inibe a fosfodiesterase III (PDE III) que aumenta o monofosfato de adenosina 3´5´cíclica (cAMP) e potencializa o fornecimento de cálcio para os sistemas de contração do miocárdio e resulta em efeito inotrópico positivo. A inibição da PDE III em tecidos vasculares resulta em relaxamento do músculo vascular e vasodilatação. Diferentemente das catecolaminas, a milrinona não aumenta o consumo de oxigênio do miocárdio.
POSOLOGIA: IV, intraóssea.
RECÉM-NASCIDOS, LACTENTES E CRIANÇAS: Um número limitado de estudos usou esquemas de posologia diferentes. São necessários estudos farmacodinâmicos suplementares para definir as diretrizes pediátricas para milrinona. Vários centros usam as seguintes diretrizes:
- **Dose de ataque:** 50 mcg/kg durante 15 minutos seguidos de infusão contínua de 0,5 mcg/kg/minuto; faixa: 0,25–0,75 mcg/kg/minuto; titular ao efeito.
- **IV, IO (Diretrizes do Suporte de Vida Avançado em Pediatria – PALS, 2010):** Dose de ataque 50 mcg/kg durante 10–60 minutos seguidos de infusão contínua de 0,25–0,75 mcg/kg/minuto; titular a dose ao efeito.

EFEITOS ADVERSOS: Hipocalemia, trombocitopenia, testes de função hepática anormais, arritmias ventriculares e hipotensão.
FARMACOLOGIA: Eliminada pela urina como droga inalterada (83%) e metabólito glicuronídeo (12%). Na presença de comprometimento renal, a meia-vida é prolongada, e a eliminação, diminuída.
COMENTÁRIOS: Usar com cautela e modificar a dosagem em pacientes com função renal comprometida. A adequação do volume intravascular é necessária antes de se iniciar a terapia.

MORFINA, SULFATO DE (VÁRIOS)
INDICAÇÕES E USO: Analgesia, sedação pré-operatória, suplemento à anestesia, tratamento de abstinência de opioides e alívio de dispneia associada a edema pulmonar.
AÇÕES: Agonista opioide puro, seletivo para o receptor-µ no sistema nervoso central (CNS). A interação com esses receptores de opioides resulta em efeitos que imitam as ações das encefalinas, da β-endorfina e de outros ligantes exógenos.
POSOLOGIA: IM, IV, PO, subcutânea.
Recém-nascidos (usar a forma sem conservantes)
- **Inicial:** 0,05 mg/kg IM, IV, subcutâneos cada 4–8 horas; titular cuidadosamente ao efeito; dose máxima 0,1 mg/kg/dose.
- **Infusão contínua:** Inicial: 0,01 mg/kg/hora (10 mcg/kg/hora); não exceder as velocidades de infusão de 0,015–0,02 mg/kg/hora decorrente da eliminação reduzida, aumento da sensibilidade do CNS e efeitos adversos; pode ser necessário usar doses ligeiramente mais altas, especialmente em recém-nascidos que desenvolvam tolerância.
- **Grupo internacional com base em evidência para recomendações sobre dor neonatal (Anand et al., 2001):**
  - **Dose intermitente:** 0,05–0,1 mg/kg/dose.
  - **Infusão contínua:** Faixa: 0,01–0,03 mg/kg/hora.
- **Abstinência neonatal de narcótico:** 0,03–0,1 mg/kg/dose PO a cada 3–4 horas. Reduzir a dose gradativamente em 10–20% a cada 2–3 dias com base no escore da abstinência.

Lactentes e crianças:
- **Oral:** 0,2–0,5 mg/kg/dose a cada 4–6 horas, conforme necessário.

EFEITOS ADVERSOS: Os efeitos colaterais dependentes da dose incluem: miose, depressão respiratória, sonolência, bradicardia e hipotensão. Podem ocorrer também quadros de constipação, sedação, desconforto gastrointestinal, retenção urinária, liberação de histamina e sudorese. A droga causa dependência fisiológica; reduzir gradativamente a dose após uso prolongado para evitar a abstinência.
FARMACOLOGIA: Metabolizada no fígado via conjugação de gliconídeo ao gliconídeo-6-morfina (ativo) e ao glucoronídeo-3-morfina (inativo). A morfina é 20–40% biodisponível quando administrada por via oral. Os metabólitos são excretados pelos rins.
COMENTÁRIOS: Quando as vias de administração são alteradas em pacientes sob tratamento crônico, as doses orais são ~3–5 vezes mais altas que a dose parenteral.

MUPIROCINA (BACTROBAN)
INDICAÇÕES E USO: Tratamento tópico de impetigo resultante de *Staphylococcus aureus* (inclusive cepas resistentes à meticilina), *Streptococcus* sp. β-hemolítico e *Streptococcus pyogenes*. Usada em infecções cutâneas menores resultantes de organismos suscetíveis e para erradicação de *S. aureus* de locais de transporte nasais e perineais.
AÇÕES: Inibe a síntese de proteína e RNA por ligação à isoleucil-tRNA sintetase bacteriana.
POSOLOGIA: Intranasal, tópica.
Intranasal:
- Aplicar com parcimônia 2–3 vezes ao dia durante 5–14 dias. Reavaliar em 5 dias se não houver resposta.

Tópica:
- **Creme:** aplicar pequena quantidade 3 vezes ao dia, durante 10 dias.
- **Pomada:** aplicar pequena quantidade 3–5 vezes ao dia durante 5–14 dias.

EFEITOS ADVERSOS: Ardência, erupção, eritema e prurido.
COMENTÁRIOS: Usar com cautela em pacientes queimados e pacientes com função renal prejudicada. Evitar contato com os olhos; não indicada para uso oftálmico. Quando aplicada a feridas abertas ou queimaduras extensas, deve ser considerada a possibilidade de absorção do veículo polietilenoglicol, resultando em toxicidade renal grave.

NAFCILINA SÓDICA (UNIPEN)
AÇÕES E ESPECTRO: Penicilina semissintética resistente à penicilinase com atividade bactericida contra bactérias suscetíveis; tratamento de infecções bacterianas, como osteomielite, septicemia, endocardite e infecções do CNS em razão de cepas de *Staphylococcus* suscetíveis produtoras de penicilinase.
POSOLOGIA: IM, IV. Considerar doses mais altas ao tratar infecções do CNS.
Recém-nascidos:
- **0–4 semanas e < 1,2 kg:** 50 mg/kg/dia IM/IV divididos em doses a cada 12 horas.
- **< 7 dias:**
  - **1,2–2 kg:** 50 mg/kg/dia IM/IV em doses divididas a cada 12 horas.
  - **> 2 kg:** 75 mg/kg/dia em doses divididas a cada 12 horas.
- **≥ 7 dias:**
  - **1,2–2 kg:** 75 mg/kg/dia IM/IV em doses divididas a cada 8 horas.
  - **> 2 kg:** 100–140 mg/kg/dia IM/IV em doses divididas a cada 6 horas.

Crianças:
- **Infecções leves a moderadas:** 50-100 mg/kg/dia IM/IV em doses divididas cada 6 horas; dose máxima 4 gramas/dia.
- **Infecções graves:** 100-200 mg/kg/dia IM/IV em doses divididas a cada 4-6 horas; dose máxima 12 gramas/dia.

EFEITOS ADVERSOS: Tromboflebite, hipersensibilidade, granulocitopenia e agranulocitose. Lesão tecidual grave após extravasamento IV.
FARMACOLOGIA: Metabolismo hepático; concentrada na bile. Tem penetração no CNS melhor que a da meticilina.
COMENTÁRIOS: Evitar o uso IM, se possível.

NALOXONA, CLORIDRATO DE (NARCAN)

INDICAÇÕES E USO: Antagonista narcótico que reverte a depressão respiratória e do CNS em casos de suspeita de *overdose* por narcóticos; depressão neonatal por opioides; adjunto no tratamento de choque séptico.
AÇÕES: Um antagonista dos opiatos que compete com e desloca narcóticos nos sítios receptores de narcóticos. Tem pouca a nenhuma atividade agonista.
POSOLOGIA: IV. Pode ser administrada IM, se a perfusão for adequada.
Intoxicação por opioides:
- **Dose usual:** 0,1 mg/kg IV e pode ser repetida em 3-5 minutos ou
- **Dosagem alternativa para reverter a depressão induzida pelo opioide:** 0,01-0,03 mg/kg e repetir cada 2-3 minutos conforme necessário.

EFEITOS ADVERSOS: Hipertensão, hipotensão, taquicardia e arritmias ventriculares.
FARMACOLOGIA: A ação começa dentro de 1-2 minutos da injeção IV e 2-5 minutos da injeção IM. A ação perdura por geralmente 20-60 minutos.
COMENTÁRIOS: Evitar o uso em recém-nascidos de mães viciadas em narcóticos e em neonatos com dependência física de opiatos (pode precipitar a síndrome da abstinência aguda). Os lactentes devem ser monitorados quanto ao reaparecimento de depressão respiratória e a necessidade de doses repetidas. A naloxona não é recomendada como parte da reanimação inicial na sala de parto para recém-nascidos com depressão respiratória.

NEOESTIGMINA, METILSULFATO DE (PROSTIGMIN)

INDICAÇÕES E USO: Melhora da força muscular no tratamento de miastenia grave; pode ser usado para reverter agentes não despolarizantes de bloqueio muscular.
AÇÕES: A neoestigmina inibe competitivamente a hidrólise da acetilcolina por acetilcolinesterase, facilitando a transmissão de impulsos pela junção mioneural e produzindo atividade colinérgica.
POSOLOGIA: IV, IM, subcutânea.
Miastenia grave:
- **Dosagem diagnóstica:** 0,025-0,04 mg/kg/dose IM uma vez. (Suspender todos os medicamentos para colinesterase pelo menos 8 horas antes; atropina deve ser administrada IV imediatamente ou IM 30 minutos antes da neoestigmina).
- **Tratamento:** 0,01-0,04 mg/kg/dose IM, IV ou subcutânea cada 2-4 horas conforme o necessário ou 1 mg PO administrado 2 horas antes da dieta.

Reversão de bloqueio neuromuscular não despolarizante:
- 0,025-0,1 mg/kg/dose. (Usar com atropina: 0,01-0,04 mg/kg, ou 0,4 mg de atropina para cada 1 mg de neoestigmina).

EFEITOS ADVERSOS: Crise colinérgica que podem incluir: broncospasmo, aumento das secreções brônquicas e salivação, vômito, diarreia, bradicardia, depressão respiratória e convulsões.
COMENTÁRIOS: Não antagoniza e pode prolongar o bloqueio de fase I dos relaxantes despolarizantes dos músculos.

NEOMICINA, SULFATO DE

AÇÕES E ESPECTRO: Aminoglicosídeo indicado no tratamento de diarreia resultante de *Escherichia coli* enteropatogênico e como profilaxia pré-operatória antes de cirurgia intestinal; terapia adjunta em encefalopatia hepática. A neomicina é inativa contra organismos anaeróbios.
POSOLOGIA: PO.
- 50-100 mg/kg/dia PO divididos cada 6-8 horas.

EFEITOS ADVERSOS: Diarreia, colite e má absorção; nefrotoxicidade e ototoxicidade.
FARMACOLOGIA: Excreção renal em caso de absorção sistêmica; eliminada, inalterada nas fezes. Mal absorvida do trato gastrointestinal.

NETILMICINA, SULFATO DE (NETROMYCIN)

AÇÃO E ESPECTRO: Aminoglicosídeo usado para o tratamento de infecções causadas por bacilos aeróbios Gram-negativos, como *Pseudomonas, Klebsiella* e *Escherichia coli*. Usada geralmente em combinação com um antibiótico β-lactâmico.
POSOLOGIA: IV, IM. Monitorar e ajustar por farmacocinética. A dosagem inicial empírica se baseia no peso corporal.
Recém-nascidos, prematuros e idade gestacional normal (0–1 semana de vida):
- 3 mg/kg/IV ou IM a cada 12 horas.

Recém-nascidos com > 1 semana de idade e lactentes:
- 2,5–3 mg/kg IV ou IM a cada 8 horas.

Crianças:
- 2–2,5 mg/kg IV ou IM a cada 8 horas.

EFEITOS ADVERSOS: Disfunção tubular renal transitória e reversível que pode resultar em aumento de perdas urinárias de sódio, cálcio e magnésio. Ototoxicidade vestibular e auditiva com concentração de pico sérico > 12 mcg/mL; nefrotoxicidade com concentrações séricas mínimas > 4 mcg/mL. A adição de outros medicamentos nefrotóxicos e/ou ototóxicos pode aumentar esses efeitos adversos.
FARMACOLOGIA: Excreção renal. Meia-vida de 4–8 horas.
COMENTÁRIOS: A faixa terapêutica é de 5–12 mcg/mL (amostrar 30 minutos após a infusão ter sido concluída); as concentrações mínimas são de 0,5–2 mcg/mL (amostrar 30 minutos tão logo antes da dose seguinte). Obter um conjunto inicial de níveis séricos máximo e mínimo por volta da quarta dose de manutenção. Monitorar a creatinina sérica cada 3–4 dias. Experiência limitada em recém-nascidos.

NEVIRAPINA

> **ALERTA:** Relato de hepatotoxicidade fatal mesmo após terapia a curto prazo; reações cutâneas graves e potencialmente fatais (Stevens-Johnson, necrólise epidérmica tóxica e reações alérgicas); monitorar de perto durante as primeiras 8 semanas de tratamento.

AÇÃO E ESPECTRO: Agente antirretroviral não análogo de nucleosídeo que inibe a replicação do HIV-1 por interferir seletivamente com a transcriptase reversa do vírus. Atua em sinergia com a zidovudina. Usada para prevenção de transmissão materno-fetal do vírus da imunodeficiência humana (HIV) e no tratamento para esse vírus.
POSOLOGIA: PO (com base em aidsinfo.nih.gov/guidelines, 2012).
Prevenção da transmissão materno-fetal do HIV:
- Três doses administradas na primeira semana de vida, a saber: Primeira dose dentro de 48 horas do nascimento, segunda dose 48 horas após a primeira dose e terceira dose 96 horas após a segunda dose. Administrada em combinação com **zidovudina**. Usada em situações selecionadas, como: recém-nascidos de mães infectadas com HIV e sem terapia antirretroviral antes ou durante o trabalho de parto; recém-nascidos de mães com terapia somente durante o parto; recém-nascidos de mães com supressão viral subótima no parto ou recém-nascidos de mães com resistência conhecida à droga antirretroviral.
- **Peso ao nascer 1,5–2 kg:** 8 mg/dose PO.
- **Peso ao nascer > 2 kg:** 12 mg/dose PO.

Tratamento de infecção por HIV (em combinação com outros agentes antirretrovirais):
- Recém-nascidos ≥ 15 dias, lactentes e crianças:
  - **Dose inicial:** 200 mg/m^2/dose uma vez ao dia durante os primeiros 14 dias de tratamento; aumentar para 200 mg/m^2/dose a cada 12 horas, se não houver erupção cutânea ou efeitos adversos. Dose máxima: 200 mg a cada 12 horas.

EFEITOS ADVERSOS: Dados limitados em recém-nascidos; erupção cutânea, enzimas hepáticas elevadas, hepatotoxicidade, insuficiência hepática, hepatite colestática, necrose hepática, icterícia.
FARMACOLOGIA: Metabolizada pelo citocromo P450, enzimas 3A4 e 2B6 e com potencial para interações medicamentosas; metabolizada mais rapidamente em pacientes pediátricos.
COMENTÁRIOS: Recomendamos observar o alerta de tarja preta do fabricante sobre as reações cutâneas graves e potencialmente fatais e a hepatotoxicidade.

NICARDIPINA

INDICAÇÕES E USO: Tratamento a curto prazo para hipertensão grave.
AÇÕES: Impede a penetração dos íons de cálcio nos canais sensíveis a voltagens selecionados no músculo liso vascular e no miocárdio durante a despolarização; produz relaxamento do músculo liso vascular coronariano e a vasodilatação coronariana.
POSOLOGIA: IV.

Recém-nascidos:
- **Dose inicial:** 0,5 mcg/kg/minuto por infusão contínua. Titular à resposta desejada; a pressão arterial cairá dentro de minutos após o início da infusão. Doses de manutenção: 0,5-2 mcg/kg/minuto.

Lactentes e crianças:
- **Dose inicial:** 0,5-1 mcg/kg/minuto por infusão contínua. Titular à velocidade crescente da infusão a cada 15-30 minutos até a dose máxima de 4-5 mcg/kg/minuto.

EFEITOS ADVERSOS: Hipotensão, taquicardia, edema periférico, hipocalemia.

FARMACOLOGIA: Metabolizada extensivamente pelo fígado e de elevada ligação proteica. A experiência em recém-nascidos é muito limitada e não há dados farmacocinéticos.

COMENTÁRIOS: Usar com cautela na presença de doenças cardíaca, renal e hepática.

NISTATINA (MYCOSTATIN, NILSTAT)

AÇÃO E ESPECTRO: Agente fungistático ou fungicida que atua rompendo as membranas celulares fúngicas. Tratamento de infecções fúngicas suscetíveis cutâneas, mucocutâneas ou da cavidade oral normalmente causadas pela espécie *Candida*.

POSOLOGIA: PO, tópica.

Candidíase oral:
- **Terapêutica:** continuar durante 3 dias após a resolução dos sintomas.
  - **Recém-nascidos:** 0,5-1 mL de cada lado da boca 4 vezes ao dia após a dieta.
  - **Lactentes:** 1-2 mL de cada lado da boca 4 vezes ao dia após a dieta.
- **Profilática:** 1 mL dividido de cada lado da boca ou 1 mL oral ou por tubo de gavagem oral 3-4 vezes ao dia.

Dermatite de fralda:
- Creme/pomada/pó tópico: aplicação 3-4 vezes ao dia durante 7-10 dias.

EFEITOS ADVERSOS: Os efeitos adversos são incomuns, mas podem causar diarreia, irritação local, dermatite de contato, erupção cutânea, prurido e a síndrome de Stevens-Johnson.

FARMACOLOGIA: Absorção oral insatisfatória. A maior parte é eliminada inalterada nas fezes.

NITROPRUSSIATO SÓDICO (NIPRIDE, NITROPRESS)

> **ALERTA:** O nitroprussiato não é adequado para injeção direta e deve ser diluído ainda mais em dextrose a 5% em água (D5W) antes da infusão. Nitroprussiato pode causar reduções precipitadas na pressão arterial. Em pacientes não monitorados adequadamente, essas reduções podem levar a lesões isquêmicas irreversíveis ou óbito. Nitroprussiato pode dar origem a íons de cianeto que podem alcançar níveis tóxicos potencialmente letais. Se a pressão arterial não for controlada adequadamente após 10 minutos da infusão à velocidade máxima, suspender a infusão. Revisar a bula da embalagem antes da administração.

INDICAÇÕES E USO: Hipertensão grave e crise de hipertensão; redução aguda da pós-carga em pacientes com insuficiência cardíaca congestiva refratária.

AÇÕES: Vasodilatador de ação direta (arterial e venoso) que reduz a resistência vascular periférica (pós-carga). O retorno venoso é reduzido (pré-carga); aumenta o débito cardíaco ao reduzir o pós-carga.

POSOLOGIA: IV: Infundir através de uma veia central.
- **Inicial:** 0,25-0,5 mcg/kg/minuto; titular a dose a cada 20 minutos à resposta desejada.
- **Dose usual:** 3 mcg/kg/minuto; raramente necessidade > 4 mcg/kg/minuto; dose máxima de 8-10 mcg/kg/minuto.

EFEITOS ADVERSOS: Geralmente relacionados à redução muito rápida na pressão arterial. Pode ocorrer acúmulo de tiocianato, especialmente em pacientes recebendo altas doses ou naqueles com função renal comprometida. A toxicidade por cianeto pode-se desenvolver abruptamente, se grandes doses forem administradas muito rapidamente. O cianeto causa acidose precoce persistente. A toxicidade por tiocianato aparece em níveis plasmáticos de ~35-100 mcg/mL; níveis > 200 mcg/mL estão associados a óbito. Os níveis de tiocianato deverão ser monitorados em quaisquer pacientes recebendo 3 mcg/kg/minuto ou mais de nitroprussiato ou infusão prolongada (> 3 dias), especialmente naqueles com comprometimento renal. A toxicidade é tratada com tiossulfato de sódio IV.

FARMACOLOGIA: Atua em segundos para reduzir a pressão arterial; quando suspenso, o efeito se dissipa em minutos. Rapidamente metabolizado em tiocianato, que é eliminado pelos rins.

COMENTÁRIOS: Contraindicado em casos de perfusão cerebral reduzida, hipertensão secundária a derivações arteriovenosas ou coarctação da aorta. Pode-se adicionar tiossulfato de sódio à solução de infusão à razão de 10:1 para minimizar a toxicidade do tiocianato; entretanto, isso ainda não foi estudado. Manter ao abrigo da luz.

NOREPINEFRINA, BITARTARATO DE (LEVARTERENOL BITARTRATE) (LEVOPHED)

> **ALERTA:** Antídoto para isquemia por extravasamento. Para prevenir esfacelamento e necrose, a área deverá ser infiltrada assim que possível com soro fisiológico contendo fentolamina, um agente de bloqueio adrenérgico (veja Comentários).

INDICAÇÕES E USO: Tratamento de choque que persiste após reposição de volume adequado de fluidos; hipotensão grave; choque cardiogênico.
AÇÕES: Estimula os receptores β_1-adrenérgicos e α-adrenérgicos, causando aumento da contratilidade e da frequência cardíaca, assim como vasoconstrição, aumentando assim a pressão arterial sistêmica e o fluxo sanguíneo coronariano; clinicamente, os efeitos α-adrenérgicos (vasoconstrição) são maiores que os β_1-adrenérgicos (efeitos inotrópicos e cronotrópicos).
POSOLOGIA: IV.
- 0,02–0,1 mcg/kg/minuto inicialmente; titulado à perfusão desejada; dose máxima 2 mcg/kg/minuto.

EFEITOS ADVERSOS: Desconforto respiratório, arritmias, bradicardia ou taquicardia, hipertensão, dor torácica, cefaleia e vômito. Isquemia de órgãos (em razão da vasoconstrição de artérias renais e mesentéricas).
COMENTÁRIOS: Necrose isquêmica pode ocorrer após extravasamento. Administrar fentolamina, 0,1–0,2 mg/kg subcutânea, infiltrada dentro da área de extravasamento até 12 horas para minimizar a lesão. (Consulte Capítulo 37.)

OCTREOTIDA (SANDOSTATIN)

INDICAÇÕES E USO: Tratamento a curto prazo da hipoglicemia hiperinsulinêmica persistente do recém-nascido. Útil no tratamento de quilotórax. Acumulação de quilo frequentemente diminui após 24 horas de infusão contínua. Também tem sido utilizada para tratar diarreia hipersecretória e fístulas em lactentes. Reduções importantes no débito fecal ou ileal foram obtidas com esta droga.
AÇÕES: Um polipeptídeo sintético que simula somatostatina natural, inibindo liberação de serotonina e a secreção de gastrina, peptídeo intestinal vasoativo, insulina, glucagon, secretina, motilina, tireotropina, colecistocinina; reduz o fluxo sanguíneo esplâncnico, diminui a motilidade gastrointestinal e inibe a secreção intestinal de água e eletrólitos.
POSOLOGIA: IV, subcutânea.
Hipoglicemia hiperinsulinêmica persistente da infância:
- **Dose inicial:** 2–10 mcg/kg/dia divididos cada 6–12 horas; até 40 mcg/kg/dia divididos cada 6–8 horas. Ajustar para manter controle dos sintomas.

Diarreia:
- 1–10 mcg/kg/dose IV/subcutâneos administrados cada 12 horas. Ajustar a dose para manter controle dos sintomas.

Quilotórax:
- 0,5-4 mcg/kg/hora por infusão IV contínua; titular a dose à resposta; relatórios de casos de dosagem eficaz variando entre 0,3 e 10 mcg/kg/hora; a duração do tratamento é de geralmente 1–3 semanas, mas pode variar com a resposta clínica.

EFEITOS ADVERSOS: Possível retardo do crescimento durante tratamento a longo prazo, rubor, hipertensão, insônia, febre, calafrios, convulsões, paralisia de Bell, perda de cabelo, equimoses, erupção cutânea, hipoglicemia, hiperglicemia, galactorreia, hipotireoidismo, diarreia, distensão abdominal, constipação, hepatite, icterícia, dor no sítio da injeção, tromboflebite, fraqueza muscular, creatina cinase aumentada, espasmo muscular, tremor, oligúria, falta de ar e rinorreia.
FARMACOLOGIA: A ação (subcutânea) dura 6-12 horas com a formulação de liberação imediata; eliminada inalterada na urina.
COMENTÁRIOS: Pode ocorrer taquifilaxia.

OMEPRAZOL (PRILOSEC)

INDICAÇÕES E USO: Tratamento a curto prazo (< 8 semanas) de esofagite de refluxo, úlcera duodenal refratária à terapia convencional.
AÇÕES: Inibe a secreção de ácido gástrico ao inativar a enzima (H^+/K^+) adenosina-trifosfato (ATPase) na membrana das células parietais ou bomba de prótons.
POSOLOGIA: PO.
- **Recém-nascidos:** 0,5–1,5 mg/kg uma vez ao dia, pela manhã.
- **1 mês a 2 anos:** 0,7 mg/kg uma vez ao dia; aumentar para 3 mg/kg ao dia se necessário (dose máxima: 20 mg).

EFEITOS ADVERSOS: Elevação leve das enzimas hepáticas, diarreia.
FARMACOLOGIA: Indutor da enzima CYP1A2 do citocromo P450; substrato de isoenzima CYP2C8, CYP2C18, CYP2C19 e CYP3A3/4; inibidor de isoenzima CYP2C9, CYP3A3/4, CYP2C8 e CYP2C19. Inibição secretória má-

xima: 4 dias. Extenso metabolismo de primeira passagem no fígado. Biodisponibilidade: 30 a 40%; melhora ligeiramente com administração repetida.
EFEITOS ADVERSOS: Leve aumento das enzimas hepáticas, diarreia.
COMENTÁRIOS: Faltam dados sobre a segurança a longo prazo do uso em crianças.

OXACILINA SÓDICA (BACTOCILL, PROSTAPHLIN)

AÇÕES E ESPECTRO: Penicilina semissintética resistente à penicilinase; atividade bactericida usada para o tratamento de infecções bacterianas, como osteomielite, septicemia, endocardite e infecções do CNS decorrentes de cepas de *Staphylococus* produtoras de penicilinase suscetível.
POSOLOGIA: IM, IV.
Recém-nascidos:
- < 1,2 kg e ≤ 4 semanas de idade: 50 mg/kg/dia IM/IV divididos a cada 12 horas.
- 1,2–2 kg e < 7 dias de vida: 50–100 mg/kg/dia IM/IV divididos a cada 12 horas.
- 1,2–2 kg e ≥ 7 dias de vida: 75–150 mg/kg/dia IM/IV divididos a cada 8 horas.
- > 2 kg e < 7 dias de vida: 75–150 mg/kg/dia divididos IM/IV a cada 8 horas.
- > 2 kg e ≥ 7 dias de vida: 100–200 mg/kg/dia divididos IM/IV a cada 6 horas.

Lactentes e crianças:
- **Infecções leves a moderadas:** 100–150 mg/kg/dia IM/IV em doses divididas a cada 6 horas; máximo 4 gramas/dia.
- **Infecções graves:** 150–200 mg/kg/dia IM/IV em doses divididas a cada 4–6 horas; máximo 12 gramas/dia.

EFEITOS ADVERSOS: Reações de hipersensibilidade (erupções cutâneas), tromboflebite, leucopenia leve, nefrite intersticial aguda, hematúria, azotemia e elevação da aspartato transaminase (AST). Casos de colite por *Clostridium difficile* já foram relatados.
FARMACOLOGIA: Metabolizada principalmente no fígado e eliminada na bile; modificação da dosagem necessária em pacientes com prejuízo renal.
COMENTÁRIOS: Evitar a injeção IM.

ÓXIDO NÍTRICO (INOMAX PARA INALAÇÃO; ÓXIDO NÍTRICO INALADO [iNO])

INDICAÇÕES E USO: NO é indicado para o tratamento de recém-nascidos a termo e quase termo (≥ 34 semanas) com insuficiência respiratória hipóxica associada à evidência clínica ou ecocardiográfica de hipertensão pulmonar persistente do recém-nascido (PPHN).
AÇÕES: iNO é um vasodilatador pulmonar seletivo sem efeitos significativos sobre a circulação sistêmica que reduz a derivação extrapulmonar direita-esquerda. O óxido nítrico relaxa o músculo liso vascular ao aderir à metade heme da guanilato ciclase citosólica ativando a guanilato ciclase e aumentando os níveis intracelulares da guanosina cíclica 3´5´monofosfato, que leva à vasodilatação e ao aumento na pressão parcial de oxigênio arterial.
POSOLOGIA: Inalação.
Lactentes a termo ou > 34 semanas de gestação:
- **Iniciar com 20 ppm.** Reduzir a dose para o nível mais baixo possível. Em geral, doses > 20 ppm não são usadas por causa do aumento no risco de metemoglobinemia e NO_2 elevado. Manter o tratamento por até 14 dias ou até que a dessaturação subjacente de oxigênio tenha se resolvido e o bebê esteja pronto para o desmame do iNO. A interrupção abrupta pode levar à piora da hipotensão, oxigenação e aumento da pressão da artéria pulmonar (PAP). Verificação diagnóstica complementar deverá ser pesquisada para lactentes incapazes de serem desmamados do iNO após 4 dias de terapia.

EFEITOS ADVERSOS: Não usar em recém-nascidos dependentes de derivação direita-esquerda de sangue. Podem ocorrer: lesão pulmonar direta dos níveis excessivos de NO_2 e contaminação do ar ambiente. A droga pode causar metemoglobinemia e NO_2 elevado. O risco de efeitos adversos aumenta quando iNO é administrado em doses > 20 ppm. Dados conflitantes foram publicados sobre se iNO inibe ou não a agregação de plaquetas e prolonga o tempo de sangramento. Monitorar os níveis de metemoglobina, iNO, NO_2 e O_2. A terapia com iNO deverá ser orientada por médicos qualificados por formação e experiência no uso desse medicamento e oferecida somente em centros qualificados para fornecer suporte de multissistemas, incluindo, em geral, capacidade de oxigenação de membrana extracorpórea *on-site*/suporte à vida extracorpóreo (ECMO/ECLS) ou em colaboração com um centro de ECMO/ECLS. Consultar a literatura de produto do fabricante e as referências especializadas para informações completas sobre o uso de iNO.

PALIVIZUMABE (SYNAGIS)

INDICAÇÕES E USO: Imunoprofilaxia contra infecções graves do trato respiratório inferior pelo vírus sincicial expiratório (RSV) em lactentes e crianças de alto risco:

A American Academy of Pediatrics recomenda a profilaxia contra RSV com palivizumabe durante a estação dessa infecção para:

- Lactentes < 3 meses de idade nascidos entre a idade gestacional de 32 semanas e 0 dia e 34 semanas e 6 dias e na presença de uma das seguintes condições:
  - Atendimento ambulatorial.
  - ≥ 1 irmão com < 5 anos de idade e vivendo na mesma residência.
- Lactentes < 6 meses de idade e nascidos entre a idade gestacional de 29 semanas e ≤ 31 semanas e 6 dias.
- Lactentes < 12 meses de idade e nascidos com idade gestacional ≤ 28 semanas.
- Lactentes < 12 meses com anormalidade congênita das vias aéreas ou transtorno neuromuscular que reduz a habilidade de controlar as secreções das vias aéreas.
- Lactentes e crianças < 24 meses de idade com doença crônica do pulmão (CLD) necessitando de terapia clínica dentro de 6 meses de idade antes do início da estação de RSV.
- Lactentes e crianças < 24 meses com cardiopatia congênita e uma das seguintes condições:
  - Recebendo medicamentos para tratamento de insuficiência cardíaca congestiva.
  - Hipertensão pulmonar moderada à intensa.
  - Doença cardíaca cianótica.

AÇÕES: Anticorpo monoclonal humanizado dirigido para um epitópono sítio antigênico A da proteína F do vírus sincicial respiratório, resultando em atividade de neutralização e inibidora da fusão contra RSV.
POSOLOGIA: IM.
- 15 mg/kg/dose uma vez por mês durante a estação do RSV. A primeira dose deverá ser administrada antes do início da estação do vírus.

EFEITOS ADVERSOS: Infecção do trato respiratório superior, otite média, febre e rinite. Erupção cutânea, reação no sítio da injeção, eritema, enduração. Já foram descritos casos raros de anafilaxia (< 1 caso/100.000 pacientes) e reações graves de hipersensibilidade (< 1 caso/1.000 pacientes).
FARMACOLOGIA: A meia-vida média do palivizumabe é de aproximadamente 20 dias, e os títulos adequados de anticorpos são mantidos por 30 dias. O tempo para atingir títulos de anticorpos séricos adequados é de 48 horas.
COMENTÁRIOS: Palivizumabe não é indicado para o tratamento de infecções por RSV. O medicamento não interfere na resposta às vacinas de rotina da infância e, portanto, pode ser administrado concomitantemente.

PANCURÔNIO, BROMETO DE (PAVULON)

INDICAÇÕES E USO: Produz relaxamento do músculo esquelético durante cirurgia, aumenta a complacência pulmonar durante a ventilação mecânica assistida e facilita a intubação endotraqueal.
AÇÕES: Agente bloqueador neuromuscular não despolarizante que produz paralisia do músculo esquelético ao bloquear a ligação da acetilcolina ao receptor na junção mioneural. Pancurônio pode causar aumento na frequência cardíaca e alterações na pressão arterial.
POSOLOGIA: IV.
Recém-nascidos e lactentes:
- 0,05–0,1 mg/kg IV cada 30–60 minutos, conforme o necessário; manutenção: 0,04–0,15 mg/kg IV a cada 1–4 horas, conforme necessário para manter a paralisia, ou como infusão IV contínua 0,02–0,04 mg/kg/hora ou 0,4–0,6 mcg/kg/minuto.

EFEITOS ADVERSOS: Podem ocorrer: taquicardia, hipertensão, hipotensão, salivação excessiva e broncospasmo. Potencialização do bloqueio neuromuscular pode resultar de aminoglicosídeos, anormalidades de eletrólitos, hiponatremia, hipocalcemia e hipocalemia intensas, hipermagnesemia, doenças neuromusculares, acidose, insuficiência renal e insuficiência hepática. Antagonismo de bloqueamento neuromuscular pode resultar de alcalose, hipercalcemia, hipercalemia e epinefrina.
FARMACOLOGIA: A ação começa geralmente em 1–2 minutos, com duração de aproximadamente 40–60 minutos, mas é variável e pode ser prolongada em recém-nascidos.
COMENTÁRIOS: Os recém-nascidos são particularmente sensíveis às ações dessa droga; pode-se observar paralisia prolongada. A ventilação deve ser suportada durante o bloqueio neuromuscular. A reversão é feita com neoestigmina e atropina. A sensação permanece intacta: em casos de procedimentos dolorosos, deve-se usar analgesia.

PAPAVERINA, CLORIDRATO DE

INDICAÇÕES E USO: Reduz os espasmos arteriais periféricos em um esforço para prolongar a patência de cateteres arteriais.
AÇÕES: Relaxa diretamente o músculo liso vascular, levando à vasodilatação.
POSOLOGIA: IV.
Patência de cateter arterial periférico em recém-nascidos a termo:
- Adicionar 30 mg de papaverina isenta de conservante a 250 mL de solução de cateter arterial que contenha heparina 1 unidade/mL; infundir à velocidade de ≤ 1 mL/hora. Não recomendado para uso em recém-nascidos prematuros < 3 semanas de idade por causa do risco potencial de desenvolver ou aumentar uma hemorragia intracraniana.

COMENTÁRIOS: A infusão IV deverá ser realizada sob supervisão médica, pois podem surgir arritmias e apneia fatal por causa da infusão rápida. *Obs.:* Não aprovada pelo FDA para uso em crianças. Experiência limitada em recém-nascidos.

PENICILINA G (AQUOSA), PARENTERAL

AÇÃO E ESPECTRO: Tratamento de infecções por cocos Gram-positivos (exceto *Staphylococcus aureus*), incluindo todas as cepas suscetíveis de estreptococos (não enterocóccicos). Entretanto, as cepas de *Streptococcus pneumoniae* resistentes à penicilina-G já foram isoladas. Bacilos Gram-positivos são frequentemente sensíveis à penicilina G (*Clostridium tetani, Corynebacterium diphteriae*). A penicilina-G é eficaz em alguns organismos Gram-negativos, incluindo *Neisseria meningitides, Haemophilus influenzae* e *Neisseria gonorrhoeae*. Os *Enterobacteriaceae* são resistentes à terapia com penicilina-G, e a resistência de muitos organismos Gram-negativos, como *Escherichia coli*, é o resultado de sua habilidade em produzir β-lactamase. Usada para o tratamento de sífilis congênita.
POSOLOGIA: IM, IV.
Recém-nascidos com < 7 dias de vida:
- ≤ **2 kg:** 50.000 unidades/kg/dia IM/IV em doses divididas a cada 12 horas. Meningite: 100.000 unidades/kg/dia IM/IV em doses divididas a cada 12 horas.
- **> 2 kg:** 75.000 unidades/kg/dia IM/IV divididos em doses a cada 8 horas. Meningite: 150.000 unidades/kg/dia IM/IV em doses divididas a cada 8 horas.
- **Sífilis congênita:** 100.000 unidades/kg/dia IM/IV divididos em doses a cada 12 horas.
- **Meningite por estreptococos do grupo B:** 250.000–450.000 unidades/kg/dia IM/IV divididos em doses a cada 8 horas.

Recém-nascidos com ≥ 7 dias de vida:
- **< 1.2 kg:** 50.000 unidades/kg/dia IM/IV em doses divididas a cada 12 horas. Meningite: 100.000 unidades/kg/dia IM/IV em doses divididas a cada 12 horas.
- **1,2–2 kg:** 75.000 unidades/kg/dia IM/IV em doses divididas a cada 8 horas. Meningite: 150.000 unidades/kg/dia IM/IV em doses divididas a cada 8 horas.
- **> 2 kg:** 100.000 unidades/kg/dia em doses divididas a cada 6 horas. Meningite: 200.000 unidades/kg/dia IM/IV em doses divididas a cada 6 horas.
- **Sífilis congênita:** 150.000 unidades/kg/dia IM/IV em doses divididas a cada 8 horas.
- **Meningite por estreptococos do Grupo B:** IV: 450.000 unidades/kg/dia IV em doses divididas a cada 6 horas.

Lactentes e crianças:
- **Dose usual:** 100.000–250.000 unidades/kg/dia IM/IV em doses divididas a cada 4–6 horas.
- **Infecções graves:** 250.000–400.000 unidades/kg/dia IM/IV em doses divididas a cada 4–6 horas; dose máxima 24 milhões de unidades/dia.

EFEITOS ADVERSOS: Reações alérgicas, erupção cutânea, febre, alterações na flora intestinal. Superinfecção por *Candida*, diarreia e anemia hemolítica. Nefrite intersticial aguda. Supressão da medula óssea com granulocitopenia. Doses muito grandes podem causar convulsões. *Push* IV rápido de penicilina G potássica pode causar arritmias e parada cardíaca por causa do componente de potássio. Infundir lentamente durante 30 minutos.
FARMACOLOGIA: Penetração inadequada através da barreira hematoencefálica com meninges não inflamadas; excretada na urina principalmente por secreção tubular.
COMENTÁRIOS: Boa atividade contra anaeróbios. Droga preferida para tratamento do tétano neonatal.

PENICILINA G BENZATINA (BICILLIN L-A)

AÇÃO E ESPECTRO: Ver Penicilina G (Aquosa), Parenteral. Tratamento da sífilis congênita assintomática.
POSOLOGIA: IM.
- **Sífilis congênita assintomática:** Dose única de 50.000 unidades/kg IM.

EFEITOS ADVERSOS: Veja Penicilina G (Aquosa).
FARMACOLOGIA: Excretada pelos rins durante intervalo prolongado por causa da absorção lenta do sítio da injeção.
COMENTÁRIOS: Veja Penicilina G (Aquosa). Uso não frequente. Somente para injeção IM.

PENICILINA G PROCAÍNA (WYCILLIN)

AÇÃO E ESPECTRO: Veja Penicilina G (Aquosa), Parenteral. Tratamento de sífilis congênita sintomática ou assintomática.
POSOLOGIA: IM.
- 50.000 unidades/kg/dose IM cada 24 horas durante 10 dias; se mais de 1 dia de terapia for perdido, todo o curso deverá ser reinstituído.

EFEITOS ADVERSOS: Veja Penicilina G (Aquosa), Parenteral. Pode causar também a formação de abscesso estéril no sítio da injeção. Contém 120 mg de procaína por 300.000 unidades, o que pode causar reações alérgicas, depres-

são do miocárdio ou vasodilatação sistêmica. Esses efeitos causam preocupação muito maior em recém-nascidos que em pacientes mais velhos e, portanto, o uso deste medicamento não é recomendado para recém-nascidos.
COMENTÁRIOS: Uso não frequente.

PENTOBARBITOL SÓDICO (NEMBUTAL)
INDICAÇÕES E USO: Sedativo/hipnótico. Usado para agitação, para sedação pré-procedimento ou como anticonvulsivante.
AÇÕES: Barbiturato de curta ação.
POSOLOGIA: IV.
Sedação para procedimento:
- 1–2 mg/kg/dose IV em *push* lento < 50 mg/minuto; doses adicionais de 1–2 mg/kg podem ser administradas a cada 3–5 minutos até o efeito desejado. Dose total: 1–6 mg/kg.

Hipnótico:
- 2–6 mg/kg/dose IM. Dose máxima 100 mg/dose.

EFEITOS ADVERSOS: Observar o sítio IV cuidadosamente durante a administração quanto à lesão por extravasamento. Podem ocorrer tolerância e dependência física com o uso continuado. Pode causar sonolência, bradicardia, erupção cutânea, dor no sítio da injeção (solução altamente alcalina), tromboflebite, osteomalacia por uso prolongado (rara) e excitabilidade.
COMENTÁRIOS: A administração IV rápida pode causar depressão respiratória, apneia, laringospasmo, broncospasmo e hipotensão; administrar durante 10–30 minutos.

PIPERACILINA SÓDICA (PIPRACIL)
AÇÃO E ESPECTRO: Penicilina semissintética de amplo espectro com atividade aumentada contra *Pseudomonas aeruginosa* e muitas cepas de *Klebsiella, Serratia, Escherichia coli, Citrobacter* e *Proteus*. Demonstra também atividade contra *Streptococus* do Grupo B.
POSOLOGIA: IV.
Recém-nascidos, idade gestacional < 36 semanas:
- **0–7 dias:** 75 mg/kg/dose a cada 12 horas.
- **8–28 dias:** 75 mg/kg/dose a cada 8 horas.

Recém-nascidos, idade gestacional ≥ 36 semanas:
- **0–7 dias:** 75 mg/kg/dose a cada 8 horas.
- **8–28 dias:** 75 mg/kg/dose a cada 6 horas.

Lactentes e crianças:
- 200–300 mg/kg/dia divididos em doses a cada 4–6 horas; dose máxima 24 gramas/dia.

EFEITOS ADVERSOS: Anemia hemolítica, eosinofilia, neutropenia, tempo de sangramento prolongado, trombocitopenia; enzimas hepáticas elevadas, hepatite colestática; nefrite intersticial aguda, tromboflebite e hipocalemia.
FARMACOLOGIA: Inativada por bactérias produtoras de β-lactamase; sinergismo com aminoglicosídeos. Boa penetração nos ossos. Excretada, inalterada na urina.

PIPERACILINA-TAZOBACTAM (ZOSYN)
AÇÃO E ESPECTRO: Tratamento de sepse, infecções intra-abdominais, infecções envolvendo a pele e a estrutura da pele, infecções do trato respiratório inferior e do trato urinário causadas por cepas produtoras de β-lactamase suscetíveis, incluindo *Staphylococcus aureus, Haemophilus influenza, Bacteroides fragilis, Klebsiella, Pseudomonas, Proteus mirabilis, Escherichia coli* e *Acinetobacter*.
POSOLOGIA: IV. Com base no componente piperacilina.
- **Lactentes < 6 meses de idade:** IV: 150–300 mg de piperacilina/kg/dia em doses divididas a cada 6-8 horas.
- **Lactentes e crianças ≥ 6 meses:** IV: 240 mg de piperacilina/kg/dia em doses divididas a cada 8 horas.
- **Doses mais altas foram usadas para infecções graves por Pseudomonas:** 300–400 mg de piperacilina/kg/dia em doses divididas a cada 6 horas; dose máxima 16 gramas de piperacilina/dia.

EFEITOS ADVERSOS: Elevações no nitrogênio ureico do sangue (BUN), creatinina sérica; nefrite intersticial, insuficiência renal; leucopenia, trombocitopenia, neutropenia, redução em hemoglobina/hematócrito, eosinofilia, elevações em aspartato transaminase (AST) e alanina transaminase (ALT), hiperbilirrubinemia, icterícia colestática, hipocalemia.
FARMACOLOGIA: Amplamente distribuída nos tecidos e fluidos corporais, incluindo pulmões, mucosa intersticial, vesícula biliar e bile; a penetração no líquido cefalorraquidiano (CSF) é insatisfatória, quando as meninges não estão inflamadas.
COMENTÁRIOS: Quando usada para tratar pneumonia hospitalar causada por *Pseudomonas aeruginosa* considere a adição de um aminoglicosídeo.

PIRIDOXINA (VITAMINA B$_6$)

INDICAÇÕES E USO: Para tratamento de convulsões dependentes de piridoxina; para prevenir ou tratar deficiência de vitamina B$_6$; tratamento de deficiência induzida por droga (p. ex., isoniazida ou hidralazina); tratamento de intoxicação aguda por isoniazida ou hidralazina.

AÇÕES: A Vitamina B6 é essencial na síntese de GABA, um neurotransmissor inibidor no CNS; GABA aumenta o limiar convulsivo. Piridoxina também é necessária para síntese de heme e metabolismo de proteínas, carboidratos e gorduras.

POSOLOGIA: PO, IV.

Convulsões dependentes de piridoxina:
- 50–100 mg IV dose teste única, seguida de período de observação de 30 minutos. Se houver resposta, iniciar manutenção com 50–100 mg PO diariamente; faixa: 10–200 mg.

Deficiência da dieta:
- Crianças: 5–25 mg/dia PO durante 3 semanas; depois 1,5–2,5 mg/dia em produto multivitamínico.

EFEITOS ADVERSOS: Neuropatia sensorial (após administração crônica de doses elevadas), convulsões (após administração IV de doses muito elevadas), náusea, diminuição do nível sérico de ácido fólico, desconforto respiratório.

PIRIMETAMINA (DARAPRIM)

AÇÃO E ESPECTRO: Inibe a redutase di-hidrofolato parasítica resultando em inibição da síntese do ácido tetra-hidrofólico.

POSOLOGIA: PO.

Recém-nascidos e lactentes:
- Toxoplasmose: 2 mg/kg/dia divididos cada 12 horas durante 2 dias, depois 1 mg/kg/dia diariamente junto com sulfadiazina por 6 meses, seguidos de 1 mg/kg/dia 3 vezes por semana com sulfadiazina e leucovorina (ácido folínico oral) (5–10 mg 3 vezes por semana) deverão ser administrados para prevenir toxicidade hematológica para os 6 meses seguintes.

Lactentes e crianças ≥ 1 mês de idade:
- Profilaxia para o primeiro episódio de *Toxoplasma gondii:* 1 mg/kg/dia uma vez ao dia com dapsona e ácido folínico oral (5 mg cada 3 dias): máximo 25 mg/dia.
- Profilaxia para recorrência de *T. gondii:* 1 mg/kg/dia uma vez ao dia administrado com sulfadiazina ou clindamicina, mais ácido folínico oral (5 mg cada 3 dias): máximo 25 mg/dia.

EFEITOS ADVERSOS: Anorexia, vômito, cólicas abdominais, anemia megaloblástica, leucopenia, trombocitopenia, pancitopenia, glossite atrófica, erupção cutânea, convulsões e choque.

COMENTÁRIOS: Administrar com dieta, se o vômito persistir. Mediante interrupção da pirimetamina, leucovorina deverá continuar por mais uma semana (por causa da meia-vida longa da pirimetamina). A redução da dose é necessária em disfunção hepática.

POLIESTIRENOSSULFONATO DE SÓDIO

INDICAÇÕES E USO: Tratamento de hipercalemia.

AÇÕES: Resina de troca cationica que remove potássio trocando íons de sódio por íons de potássio no intestino antes que a resina seja eliminada do corpo.

POSOLOGIA: PO, PR (1 grama de resina trocará 1 mEq de sódio por 1 mEq de potássio).
- Lactentes e crianças: 1 grama/kg/dose PO cada 6 horas ou cada 2–6 horas PR.

EFEITOS ADVERSOS: Doses elevadas podem causar impactação fecal. Podem ocorrer hipocalemia, hipocalcemia, hipomagnesemia e retenção de sódio.

COMENTÁRIOS: Em razão das complicações de hipernatremia e enterocolite necrosante (NEC), o uso em recém-nascidos não é recomendado. Pequenas quantidades de magnésio e de cálcio podem também se perder na ligação. Ao usar o pó para administração oral, diluir em 3–4 mL de líquido por grama de resina; sorbitol a 10%, água ou xarope podem ser usados como diluentes. Ao usar pó para administração retal, diluir em água ou sorbitol a 25% na concentração de 0,3–0,5 grama/mL; reter enema no cólon por, pelo menos, 30 minutos a várias horas, se possível.

PORACTANTE ALFA (CUROSURF)

INDICAÇÕES E USO: Tratamento da síndrome do desconforto respiratório (RDS) neonatal.

AÇÕES: Um extrato de surfactante pulmonar porcino natural que contém fosfolipídios, lipídeos neutros, ácidos graxos e proteínas B e C associadas a surfactante. Ele substitui o surfactante pulmonar endógeno deficiente ou ineficaz em recém-nascidos com RDS; o surfactante impede o colapso dos alvéolos durante a expiração, reduzindo a tensão superficial entre o ar e as superfícies alveolares.

POSOLOGIA: ETT.

- **2,5 mL/kg iniciais por via intratecal**, divididos em 2 alíquotas, seguidos de até 2 doses de 1,25 mL/kg administrados a intervalos de 12 horas, conforme necessário, a lactentes que continuam exigindo ventilação mecânica e suplementação de oxigênio. Administrar por via intratecal através de um adaptador de porta lateral ou através de um cateter de alimentação 5F inserido no tubo endotraqueal. Permitir aquecer à temperatura ambiente antes da administração. Não agitar ou girar o frasco para não suspender novamente as partículas. Inspecionar a coloração: a cor normal é branco-leitosa. Descartar o medicamento não usado.

EFEITOS ADVERSOS: Bradicardia transitória, hipotensão, obstrução do tubo endotraqueal e dessaturação de oxigênio. Casos de hemorragia pulmonar já foram relatados.

COMENTÁRIOS: Após a administração, a complacência e a oxigenação do pulmão melhoram rapidamente, Os pacientes deverão ser monitorados cuidadosamente, e as alterações apropriadas na ventilação de suporte deverão ser feitas, conforme indicação clínica.

POTÁSSIO, ACETATO DE

INDICAÇÕES E USO: Tratamento e prevenção de hipocalemia em situações clínicas em que o uso de cloreto não é recomendável. Usado também para correção de acidose metabólica através da conversão do acetato em bicarbonato.

AÇÕES: O acetato de potássio é metabolizado em bicarbonato em bases equimolares, que neutralizam a concentração de íons de hidrogênio e elevam o pH do sangue e da urina. O potássio é o principal cátion intracelular essencial para a condução neural e a contração muscular.

POSOLOGIA: IV.
- **Exigência diária normal (com base em mEq de potássio):** 2–6 mEq/kg/dia. A dose deverá ser adicionada para manter os fluidos IV.
- **Administração IV intermitente para hipocalemia grave (com base em mEq de potássio):** 0,5–1 mEq/kg/dose, infundida à velocidade de 0,3–0,5 mEq/kg/hora, sem ultrapassar 1 mEq/kg/hora.

EFEITOS ADVERSOS: Hipercalemia, acidose metabólica, arritmias; com infusão rápida: bloqueio cardíaco, hipotensão e parada cardíaca.

FARMACOLOGIA: 1 mEq de acetato equivale ao efeito alcalinizante de 1 mEq de bicarbonato.

COMENTÁRIOS: A monitoração contínua deverá ser realizada para a infusão de doses intermitentes > 0,5 mEq/kg/hora. Não administrar sem diluir ou em *push* IV. O potássio deve ser obrigatoriamente diluído antes da administração IV. A concentração máxima recomendada para linha de acesso periférica é de 80 mEq/L e de 150 mEq/mL para linha de acesso central.

POTÁSSIO, CLORETO DE (KCL)

INDICAÇÕES E USO: Tratamento de hipocalemia e como suplemento para manter níveis adequados de potássio sérico. Corrige também a hipocloremia.

AÇÕES: O potássio é o principal cátion intracelular. Ele é essencial para manutenção da tonicidade intracelular; transmissão de impulsos nervosos; contração dos músculos cardíaco, esquelético e liso; e manutenção da função renal normal.

POSOLOGIA: IV, PO. Monitorar os níveis de potássio no soro e ajustar as doses, conforme necessário.
Tratamento agudo de hipocalemia:
- 0,5–1 mEq/kg/dose IV durante 1 hora. Dose máxima/velocidade: 1 mEq/kg/hora; monitoramento eletrocardiográfico contínuo para doses intermitentes > 0,5 mEq/kg/hora.

Manutenção:
- 2–6 mEq/kg/dia (geralmente 2–3 mEq/kg/dia) diluídos em solução IV de manutenção de 24 horas. Doses mais altas são exigidas frequentemente em lactentes tratados com diuréticos.

Suplementação oral:
- 2–6 mEq/kg/dia (geralmente 2–3 mEq/kg/dia) em doses divididas e diluídos com a dieta. A forma injetável da droga pode ser administrada em doses PO divididas e diluídas na mamadeira do lactente.

EFEITOS ADVERSOS: Evitar a injeção IV rápida. Dose ou velocidade de infusão excessivas podem causar arritmias cardíacas (ondas T apiculadas, alargamento de QRS, ondas P achatadas, bradicardia e bloqueio cardíaco), paralisia respiratória e hipotensão. Monitorar função renal, débito urinário e níveis de potássio sérico; pode ocorrer hipercalemia na disfunção renal.

COMENTÁRIOS: Causa irritação venosa intensa; não administrar em veia periférica sem diluição. Diluir a 0,04 mEq/mL para um acesso periférico; máximo de 0,08 mEq/L. Para linha de acesso central diluir para 0,08 mEq/mL com máximo de 0,15 mEq/mL.

PREDNISONA (PRED LÍQUIDA, PREDNISONA INTENSOL CONCENTRADA)
INDICAÇÕES E USO: Usada principalmente como um anti-inflamatório ou agente imunossupressor. A Prednisona é um glicocorticoide de ação intermediária que tem 4 vezes a potência anti-inflamatória da hidrocortisona e metade da potência mineralocorticoide.
POSOLOGIA: PO.
- 0,25–2 mg/kg/dia como dose diária única ou divididos a cada 6–12 horas. Muitos regimes de dosagem diferentes já foram usados.

EFEITOS ADVERSOS: Catarata, leucocitose, úlcera péptica, nefrocalcinose, miopatia, osteoporose, diabetes, falha de crescimento, hiperlipidemia, hipocalcemia, alcalose hipocalêmica, retenção de sódio, hipertensão e suscetibilidade aumentada à infecção. Reduzir a dose gradualmente após tratamento prolongado para evitar insuficiência suprarrenal aguda.

PROCAINAMIDA, CLORIDRATO DE

> **ALERTA:** A administração prolongada de procainamida leva, com frequência, ao desenvolvimento de um teste positivo de anticorpo antinuclear (ANA), com ou sem sintomas de síndrome semelhante ao lúpus eritematoso. Se houver desenvolvimento de título ANA positivo, o benefício *versus* o risco de terapia continuada com procainamida deverá ser avaliado.

INDICAÇÕES E USO: Tratamento de taquicardia ventricular, contrações ventriculares prematuras, taquicardia atrial paroxística e fibrilação atrial; para prevenir a recorrência de taquicardia ventricular, taquicardia supraventricular paroxística, fibrilação ou *flutter* atriais. **Obs.:** Em razão dos efeitos pró-arrítmicos, o uso deverá ser reservado para arritmias potencialmente fatais.

AÇÕES: Agente antiarrítmico classe I que aumenta o período refratário efetivo dos átrios e ventrículos do coração. Parcialmente metabolizada pelo fígado para o metabólito ativo *N*-acetilprocainamida (NAPA).

POSOLOGIA: IV. Considere consultar um cardiologista pediátrico antes do uso.
- **Dose inicial em bolo (monitorar eletrocardiograma [ECG], frequência cardíaca e pressão arterial):** 7–10 mg/kg (diluir para 20 mg) IV durante 10–30 minutos; a seguir infusão de 20–80 mcg/kg/minuto; dose máxima 2 gramas/dia. Usar a menor dose possível em recém-nascidos prematuros.

EFEITOS ADVERSOS: Efeitos tóxicos graves se administrada rapidamente IV, incluindo assistolia, depressão miocárdica, fibrilação ventricular, hipotensão e síndrome semelhante a lúpus reversível. Pode causar náusea, vômito, diarreia, anorexia, erupção cutânea, taquicardia, agranulocitose e toxicidade hepática. Discrasias sanguíneas potencialmente fatais ocorreram com doses terapêuticas.

FARMACOLOGIA: Níveis terapêuticos – procainamida: 4–10 mcg/mL, toxicidade com níve4is > 10 mcg/mL; NAPA: 6–20 mcg/mL, toxicidade com níveis > 30 mcg/mL.

COMENTÁRIOS: Contraindicada em bloqueio cardíaco de segundo ou terceiro grau, bloqueio de ramo, intoxicação digitálica e alergia à procaína. Não usar em fibrilação ou *flutter* atriais até que a frequência ventricular esteja adequadamente controlada para evitar um possível aumento paradoxal na frequência ventricular. Não administrar com amiodarona; pode causar hipotensão grave e prolongamento do intervalo de QT.

PROPRANOLOL (INDERAL)
INDICAÇÕES E USO: Hipertensão, taquicardia supraventricular, especialmente se associada à síndrome de Wolff-Parkinson-White, taquiarritmias e crises da tetralogia de Fallot. Terapia adjunta para tireotoxicose neonatal. Tratamento de hemangiomas da infância.

AÇÕES: Agente bloqueador β-adrenérgico não seletivo que inibe estímulos adrenérgicos, bloqueando competitivamente os receptores β-adrenérgicos dentro do miocárdio e a musculatura lisa brônquica e vascular. Propranolol diminui a frequência cardíaca, a contratilidade do miocárdio, a pressão arterial e a demanda miocárdica de oxigênio.

POSOLOGIA: IV, PO.
Arritmias:
- **Intravenosa:** 0,01–0,15 mg/kg/dose IV até o máximo de 1 mg/dose como *push* lento durante 10 minutos; pode repetir a cada 6–8 horas, conforme necessário; aumentar lentamente até o máximo (recém-nascidos) de 0,15 mg/kg/dose a cada 6–8 horas; dose máxima 1 mg (lactentes) e 3 mg (crianças).
- **Recém-nascidos, PO:** 0,25 mg/kg/dose a cada 6–8 horas. Aumentar lentamente, conforme necessário até 5 mg/kg/dia.
- **Crianças, PO:** Inicialmente 0,5–1 mg/kg/dia em doses divididas cada 6–8 horas; titular a dosagem para cima a cada 3–5 dias. Dose usual: 2–4 mg/kg/dia; doses mais altas podem ser necessárias; não exceder 16 mg/kg/dia ou 60 mg/dia.

148: MEDICAMENTOS USADOS NA UNIDADE DE TERAPIA INTENSIVA NEONATAL

Hipertensão:
- **Recém-nascidos:** 0,25 mg/kg/dose PO a cada 6-8 horas. Aumentar lentamente, conforme necessário até 5 mg/kg/dia.
- **Crianças:** 0,5-1 mg/kg/dia PO divididos em doses cada 6-12 horas. Pode aumentar gradualmente a cada 5-7 dias; dose usual 1-5 mg/kg/dia PO; dose máxima 8 mg/kg/dia PO.

Crises da tetralogia de Fallot:
- **IV:** 0,01-0,02 mg/kg/dose IV durante 10 minutos; titular ao efeito, até 0,1-0,2 mg/kg/dose. Alguns centros usam 0,15-0,25 mg/kg/dose lenta IV; pode repetir em 15 minutos; dose máxima 1 mg.
- **Paliativo oral:** Inicial: 0,25 mg/kg/dose a cada 6 horas; se ineficaz dentro de 1 semana, pode aumentar em 1 mg/kg/dia a cada 24 horas até o máximo de 5 mg/kg/dia; se o paciente for refratário, pode aumentar lentamente até o máximo de 10-15 mg/kg/dia, mas devem-se monitorar cuidadosamente a frequência cardíaca, o tamanho do coração e a contratilidade cardíaca. Alguns centros usam dose inicial de 0,5-1 mg/kg/dose a cada 6 horas.

Tirotoxicose:
- **Recém-nascidos:** 2 mg/kg/dia PO em doses divididas cada 6-12 horas; ocasionalmente, doses mais altas poderão ser necessárias.

EFEITOS ADVERSOS: Geralmente hipotensão relacionada com a dose e relacionada com o bloqueio β-adrenérgico; náusea, vômito, broncospasmo, resistência aumentada das vias aéreas, bloqueio cardíaco, contratilidade miocárdica deprimida, hipoglicemia e inibição dos sinais de advertência de hipoglicemia.

COMENTÁRIOS: Contraindicado na doença pulmonar obstrutiva, asma, insuficiência cardíaca, choque, bloqueio cardíaco de segundo ou terceiro grau e hipoglicemia. Usar com cautela na insuficiência renal ou hepática.

PROTAMINA, SULFATO DE

> **ALERTA:** Hipotensão grave, colapso cardiovascular, edema pulmonar, possibilidade de vasoconstrição/hipertensão pulmonar. Fatores de risco: dose alta/superdosagem, doses de repetição, administração rápida, uso anterior de protamina, produtos atuais ou anteriores contendo protamina (NPH [isofano] ou insulina de zinco protamina, alguns β-bloqueadores), disfunção grave do ventrículo esquerdo, hemodinâmica pulmonar anormal. Equipamento de vasopressão e de reanimação deve estar disponível em caso de reação.

INDICAÇÕES E USO: Tratamento da superdosagem de heparina; neutralização de heparina durante cirurgia.

AÇÕES: Combina-se com a heparina, formando um complexo salino estável, neutralizando a atividade de anticoagulação de ambas as drogas. O efeito sobre heparina é rápido (cerca de 5 minutos) e persiste por aproximadamente 2 horas.

POSOLOGIA: IV.

Superdosagem de heparina:
- As concentrações de heparina no sangue diminuem rapidamente depois da suspensão da administração; ajustar a dosagem de protamina dependendo da duração de tempo desde a administração da heparina, a saber:
  - **Tempo desde a última dose de heparina < 30 minutos:** 1 mg neutraliza 100 unidades de heparina.
  - **Tempo desde a última dose de heparina 30-60 minutos:** 0,5-0,75 mg neutraliza 100 unidades de heparina.
  - **Tempo desde a última dose de heparina > 60-120 minutos:** 0,375-0,5 mg neutraliza 100 unidades de heparina.
  - **Tempo desde a última dose de heparina > 120 minutos:** 0,25-0,375 mg de protamina neutraliza 100 unidades de heparina.

Superdosagem de heparina de baixo peso molecular (LMWH):
- Se a dose de LMWH mais recente for administrada dentro das últimas 4 horas, usar 1 mg de protamina/1 mg (100 unidades) de LMWH; uma segunda dose de 0,5 mg de protamina/1 mg (100 unidades) de LMWH pode ser administrada se o tempo de tromboplastina parcial ativada (aPTT) permanecer prolongado 2-4 horas após a primeira dose.

EFEITOS ADVERSOS: Pode causar hipotensão, bradicardia, dispneia e anafilaxia. Administração excessiva além do que é necessário para reverter o efeito da heparina pode causar sangramento, como uma coagulopatia paradoxal.

RANITIDINA (ZANTAC)

INDICAÇÕES E USO: Tratamento a curto prazo de úlceras duodenais e gástricas, doença do refluxo gastroesofágico (GERD), sangramento gastrointestinal superior e condições hipersecretórias.

AÇÕES: Antagonista dos receptores H_2; inibe competitivamente a ação da histamina sobre as células parietais gástricas, inibe a secreção ácida gástrica.

POSOLOGIA: PO, IV.

Dosagem IV:
- **Dose de ataque:** 1,5 mg/kg/dose IV, depois manutenção 12 horas mais tarde. Manutenção: 1,5–2 mg/kg/dia divididos a cada 12 horas IV.
- **Infusão contínua:** dose de ataque de 1,5 mg/kg/dose; depois infusão de 0,04–0,08 mg/kg/hora (ou 1–2 mg/kg/dia).

Dosagem oral:
- **Recém-nascidos:** 2–4 mg/kg/dia divididos a cada 8–12 horas; máximo 6 mg/kg/dia.
- **Lactentes > 1 mês:** GERD: 4–10 mg/kg/dia divididos duas vezes ao dia.
- **Úlcera gástrica/duodenal: Tratamento:** 4–8 mg/kg/dia PO divididos 2 vezes ao dia.

Manutenção: 2–4 mg/kg/dia uma vez ao dia.

EFEITOS ADVERSOS: Constipação, desconforto abdominal, sedação, mal-estar, leucopenia, trombocitopenia, creatinina sérica elevada, bradicardia e taquicardia.

COMENTÁRIOS: O uso de bloqueadores H_2 em lactentes prematuros está associado ao risco aumentado de sepse de início tardio e sepse fúngica. O uso rotineiro de supressão de ácido gástrico em recém-nascidos deverá ser evitado. O ajuste de dose é necessário na disfunção renal. A dose diária pode ser adicionada ao regime de nutrição parenteral total e infundir durante 24 horas para evitar a necessidade de dosagem intermitente.

RIFAMPICINA

AÇÃO E ESPECTRO: Antibiótico de amplo espectro com atividade bacteriostática contra micobactérias. *Neisseria meningitidis*, e cocos Gram-positivos; usada para eliminar meningococos de portadores assintomáticos; para profilaxia em contatos de pacientes com infecção por *Haemophilus influenzae* do tipo B; tratamento de tuberculose ativa (TB) em combinação com outros agentes; e usada em combinação com outros antibióticos para o tratamento de infecções estafilocócicas.

POSOLOGIA: PO, IV.

Sinergia para infecções estafilocócicas:
- **Recém-nascidos:** 5–20 mg/kg/dia PO/IV em doses divididas a cada 12 horas com outros antibióticos.

Profilaxia para *H. influenzae*:
- **Neonatos < 1 mês:** 10 mg/kg/dia PO/IV a cada 24 horas por 4 dias.
- **Lactentes e crianças:** 20 mg/kg/dia PO/IV a cada 24 horas por 4 dias, sem exceder 600 mg/dose.

Portadores nasais de *Staphylococcus aureus*:
- **Crianças:** 15 mg/kg/dia PO/IV divididos a cada 12 horas durante 5–10 dias em combinação com pelo menos 1 outro antibiótico antiestafilocócico sistêmico. Não recomendada como terapia de primeira linha.

Profilaxia para meningococos:
- **< 1 mês:** 10 mg/kg/dia PO/IV em doses divididas a cada 12 horas durante 2 dias.
- **Lactentes e crianças:** 20 mg/kg/dia PO/IV em doses divididas a cada 12 horas durante 2 dias, sem exceder 600 mg/dose.

Tuberculose:
- **Infecção ativa:** Um regime de 4 drogas (isoniazida, rifampina, pirazinamida e etambutol) é preferido para o tratamento inicial e empírico de TB. Alterar o regime da terapia, quando os resultados da suscetibilidade da droga estiverem disponíveis.
- **Lactentes e crianças:** 10–20 mg/kg/dia PO/IV em doses divididas a cada 12–24 horas.

EFEITOS ADVERSOS: Anorexia, vômito e diarreia; erupção cutânea, prurido e eosinofilia; sonolência, ataxia, discrasias sanguíneas (leucopenia, trombocitopenia e anemia hemolítica), hepatite (rara) e elevação dos níveis de nitrogênio ureico do sangue (BUN) e de ácido úrico. Causa descoloração vermelho-alaranjada dos fluidos corporais.

FARMACOLOGIA: Altamente lipofílica; cruza a barreira hematoencefálica e é amplamente distribuída nos tecidos e fluidos corporais. Metabolismo hepático, sofre recirculação êntero-hepática. Meia-vida é de aproximadamente 1–3 horas.

COMENTÁRIOS: A Rifampicina deve sempre ser usada em combinação com outros agentes; quando usada como monoterapia, a resistência se desenvolve rapidamente. Administrar por infusão IV lenta durante 30 minutos a 3 horas a uma concentração de 6 mg/mL. Extravasamento pode causar irritação e inflamação locais. **Obs.:** Um potente indutor de enzimas do metabolismo hepático. Pacientes recebendo digoxina, fenitoína, fenobarbital ou teofilina podem ter uma diminuição substancial na concentração sérica destas drogas após o início da rifampicina. É necessária monitorização cuidadosa das concentrações séricas das drogas.

ROCURÔNIO

ALTO ALERTA PARA O MEDICAMENTO: Deve ser administrado somente por médicos experientes ou por indivíduos altamente treinados e sob supervisão de um médico experiente e familiarizado com o uso e as ações, características e complicações de agentes de bloqueio neuromuscular.

INDICAÇÕES E USO: Produz relaxamento e paralisia da musculatura esquelética para facilitar a intubação endotraqueal ou aumentar a complacência pulmonar em pacientes em ventilação mecânica.

AÇÕES: Agente de bloqueio neuromuscular não despolarizante; bloqueia a transmissão neural na junção mioneural em sítios receptores colinérgicos.
POSOLOGIA: IV.
- 0,3–0,6 mg/kg/dose em *push* IV durante 5–10 segundos para intubação da traqueia.

EFEITOS ADVERSOS: Hipotensão, hipertensão, arritmias, taquicardia, broncospasmo. O bloqueamento neuromuscular pode ser potencializado por hiponatremia grave, hipocalemia grave, acidose, insuficiências renal e hepática.
FARMACOLOGIA: O efeito clínico começa em 2 minutos, e a duração desse efeito varia de 20 minutos a 2 horas.
COMENTÁRIOS: Sedação/analgesia adequadas deverão ser fornecidas com o uso de rocurônio.

SILDENAFILA (VIAGRA, REVATIO)

INDICAÇÕES E USO: (Revatio) Tratamento de hipertensão pulmonar persistente do recém-nascido (PPHN) refratária ao tratamento com óxido nítrico inalado; para facilitar o desmame do óxido nítrico (atenuando os efeitos de rebote após suspensão do óxido nítrico inalado); hipertensão pulmonar secundária após cirurgia cardíaca.
AÇÕES: Inibidor seletivo da fosfodiesterase tipo 5 (PDE-5) encontrado no músculo liso vascular pulmonar, músculos lisos vascular e visceral, corpo cavernoso e plaquetas, sendo responsável pela degradação do monofosfato cíclico de guanosina (cGMP). Normalmente, o óxido nítrico (NO) ativa a enzima guanilato ciclase, o que aumenta os níveis de cGMP; cGMP produz relaxamento do músculo liso. A inibição da PDE-5 pela sildenafila aumenta os níveis celulares de cGMP que potencializam o relaxamento muscular liso vascular, particularmente no pulmão, onde há altas concentrações de PDE-5. Sildenafila causa vasodilatação na vasculatura pulmonar e, em menor extensão, na circulação sistêmica.
POSOLOGIA: PO, IV. As informações pediátricas existentes são limitadas; a maioria da literatura pediátrica consiste em relatórios de caso ou pequenos estudos com ampla margem de doses já usadas; são necessários estudos complementares.
Dosagem oral:
- **Recém-nascidos a termo:** 0,3–1 mg/kg/dose PO a cada 6–12 horas. Faixa usual: 0,5–3 mg/kg/dose a cada 6–12 horas.
- **Lactentes e crianças:** Inicial: 0,25–0,5 mg/kg/dose PO a cada 4–8 horas; aumentar se necessário e tolerado para 1 mg/kg/dose cada 4–8 horas; doses de até 2 mg/kg/dose a cada 4 horas já foram usadas em vários relatórios de caso.

Dosagem IV:
- **Recém-nascidos > 34 semanas de gestação e < 72 horas de vida:** Dose de ataque de 0,4 mg/kg durante 3 horas, seguida de infusão contínua de 1,6 mg/kg/dia ou 0,067 mg/kg/hora.

EFEITOS ADVERSOS: Uso em pacientes neonatais e pediátricos deve ser limitado e considerado experimental. A segurança e a eficácia em pacientes pediátricos não foram estabelecidas. Há preocupação a curto prazo com piora da oxigenação e hipotensão sistêmica; preocupação com risco aumentado de retinopatia de prematuridade e disfunção plaquetária.
FARMACOLOGIA: Metabolismo hepático por meio do citocromo P450 isoenzima CYP3A4 (principal) e CYP2C9 (secundária). O metabólito principal é formado pela via de N-desmetilação e tem 50% da atividade do sildenafil.
COMENTÁRIOS: Aumentos importantes nas concentrações de sildenafila podem ocorrer quando usado concomitantemente com inibidores do CYP3A4 como agentes antifúngicos azóis, cimetidina e eritromicina. Uso concomitante com heparina pode aumentar o tempo de sangramento.

SOLUÇÕES DE CITRATO E ÁCIDOS CÍTRICOS (BICITRA, ORACIT, POLYCITRA-K)

INDICAÇÕES E USO: Tratamento de acidose metabólica ou como agente urinário alcalinizante para condições que exijam a manutenção da urina alcalina.
AÇÕES: Sais de citrato de sódio e de potássio têm a capacidade de tamponar a acidez gástrica (Ph > 2,5) e são metabolizados para bicarbonato e atual como alcalinizantes sistêmicos.
POSOLOGIA: PO.
- 2–3 mEq/kg/dia de bicarbonato em doses divididas 3–4 vezes ao dia com água.

EFEITOS ADVERSOS: Alcalose metabólica, hipernatremia (se for usado sal de sódio), hipocalcemia, hipercalemia (se for usado sal de potássio), diarreia, náusea, vômito.
COMENTÁRIOS: Fornecidos como soluções orais: **Bicitra** e **Oracit** contêm 1 mEq de sódio e 1 mEq de bicarbonato equivalentes por mililitro; **Polycitra** contém 1 mEq de sódio e 1 mEq de potássio e 2 mEq de bicarbonato equivalentes por mililitro; **Polycitra-K** contém 2 mEq de potássio e 2 mEq de bicarbonato equivalentes por mililitro. A conversão em bicarbonato pode estar prejudicada em pacientes com insuficiência hepática.

SUCROSE
INDICAÇÕES E USO: Analgesia leve em recém-nascidos durante procedimentos menores, como punção do calcanhar, exame ocular para retinopatia da prematuridade, circuncisão, imunização, venopunção, intubação endotraqueal e inserção de tubo de succção nasogástrico (NG), injeção IM ou subcutânea (veja Capítulo 78).
AÇÕES: O mecanismo exato de ação é desconhecido; a sucrose pode induzir a liberação de opioide endógeno.
POSOLOGIA: PO.
- **Recém-nascidos:** 0,5–1 mL de solução a 24% colocada na língua ou superfície bucal 2 minutos antes do procedimento; vários regimes relatados (dose máxima 2 mL). Termo: 2 mL da solução a 24%. Pode ser administrada diretamente na boca do bebê ou via uma chupeta mergulhada na solução.

EFEITOS ADVERSOS: Evitar o uso em pacientes com anormalidades do trato GI – usar somente em pacientes com trato GI em funcionamento perfeito; não há relato de enterocolite necrosante (NEC) com a administração de sucrose. Evitar o uso em pacientes com risco de aspiração. Não usar em pacientes que exijam analgesia contínua.
FARMACOLOGIA: Tempo máximo para o efeito é de 2 minutos; a duração desse efeito é de 5–10 minutos.
COMENTÁRIOS: A solução de sucrose a 24% tem osmolalidade de 1.000 mosmol/L.

SULFACETAMIDA SÓDICA
AÇÃO E ESPECTRO: Interfere no crescimento bacteriano ao inibir a síntese bacteriana de ácido fólico. Usada para o tratamento e profilaxia de conjuntivite causada por cepas suscetíveis de bactérias Gram-positivas e Gram-negativas, como *Staphylococcus aureus, Streptococcus pneumoniae, Haemophilus influenzae* e *Moraxella*.
POSOLOGIA: Ocular.
- Instilar 1–2 gotas em cada olho cada 1–3 horas inicialmente; aumentar o intervalo após resposta; aplicar a pomada em cada olho 1–4 vezes/dia e ao deitar; duração do tratamento: em geral 7–10 dias.

EFEITOS ADVERSOS: Pode causar ardência e sensação de picadas nos olhos, sensibilidade aumentada à luz, visão turva e prurido.
COMENTÁRIOS: Contraindicada em lactentes com menos de 2 meses de idade ou com hipersensibilidade às sulfonamidas.

SULFADIAZINA
AÇÃO E ESPECTRO: Atua por antagonismo competitivo ao ácido *p*-aminobenzoico, um fator essencial na síntese do ácido fólico; usada como tratamento adjunto para *Toxoplasma gondii* em combinação com pirimetamina.
POSOLOGIA: PO. Veja também Pirimetamina (p. 996) para informações sobre dosagem.
Toxoplasmose congênita:
- **Recém-nascidos:** 100 mg/kg/dia cada 12 horas durante 12 meses em conjunto com pirimetamina.
- **Lactentes:** 100 mg/kg/dia divididos cada 12 horas durante 12 meses em conjunto com pirimetamina.

Toxoplasmose adquirida:
- **Lactentes ≥ 2 meses e crianças:** 100–200 mg/kg/dia divididos a cada 6 horas em conjunto com pirimetamina (dose máxima 6.000 mg/dia).

EFEITOS ADVERSOS: Hipersensibilidade (febre, erupção cutânea, hepatite, vasculite e síndrome semelhante a lúpus), neutropenia, agranulocitose, trombocitopenia, anemia aplásica, síndrome de Stevens-Johnson e cristalúria (manter urina alcalina, manter hidratação adequada e alto débito urinário). Pode ocorrer *kernicterus*. Cautela em pacientes com deficiência de G6PD.
COMENTÁRIOS: Evitar o uso em recém-nascidos, exceto para o tratamento de toxoplasmose congênita. A suplementação concomitante com ácido folínico é necessária para prevenir a deficiência desse ácido.

SULFATO DE GENTAMICINA (GARAMICYN)
AÇÃO E ESPECTRO: Aminoglicosídeo com atividade bactericida contra bactérias aeróbias Gram-negativas incluindo a maioria dos *Pseudomonas, Proteus* e *Serratia*. Tem alguma atividade contra estafilococos positivos para coagulase, mas é ineficaz contra anaeróbios e estreptococos.
POSOLOGIA: IV, IM, intratecal, intraventricular. A dose de ataque deve-se basear no peso corporal; a seguir, monitorar níveis e ajustar usando a farmacocinética. Muitas estratégias de dosagem existem como: intervalo estendido, base na idade, base no peso e a tradicional.
Base na idade:
- **≤ 29 semanas de idade pós-menstrual (PMA):**
  - **0–7 dias:** 5 mg/kg/dose IV/IM a cada 48 horas.
  - **8–28 dias:** 4 mg/kg/dose IV/IM a cada 36 horas.
  - **≥ 29 dias:** 4 mg/kg/dose IV/IM a cada 24 horas.
- **30-34 semanas PMA:**
  - **0–7 dias:** 4,5 mg/kg/dose IV/IM a cada 36 horas.
  - **> 7 dias:** 4 mg/kg/dose IV/IM a cada 24 horas.
- **≥ 35 semanas PMA:** 4 mg/kg/dose IV/IM a cada 24 horas.

Intratecal ou intraventricular (usar sem conservante):
- Recém-nascidos: 1 mg/dia.
- Lactentes > 3 meses e crianças: 1–2 mg/dia.

Solução oftálmica: 1 gota em cada olho a cada 4 horas.
Pomada oftálmica: Aplicar 2–3 vezes ao dia.
EFEITOS ADVERSOS: Ototoxicidade (pode estar associada a concentrações elevadas de aminoglicosídeos séricos persistindo por períodos prolongados) com zumbido, perda de audição; a toxicidade precoce geralmente afeta sons agudos; nefrotoxicidade (níveis de fenda elevados) com proteinúria, creatinina sérica elevada, oligúria e erupção cutânea macular.
FARMACOLOGIA: Excreção renal por filtração glomerular. Meia-vida de 3–11,5 horas inicialmente. Volume de distribuição aumentado em recém-nascidos e com febre, edema, ascite e sobrecarga de líquido.
COMENTÁRIOS: O **pico sérico desejado** é de 4–12 mcg/mL (amostra obtida 30 minutos após infusão completa) e nível sérico desejado é de 0,5–2 mcg/mL (amostra obtida 30 minutos a imediatamente antes da dose seguinte). Obter níveis séricos se estiver tratando por > 48 horas. Monitorar creatinina sérica. Os aminoglicosídeos não deverão ser usados isoladamente contra patógenos Gram-positivos.

SULFATO DE MAGNÉSIO

INDICAÇÕES E USO: Tratamento e prevenção de hipomagnesemia e de hipocalcemia refratária.
AÇÕES: O magnésio é um cofator importante em muitas reações enzimáticas. No sistema nervoso central (CNS) o magnésio previne ou controla convulsões ao bloquear a transmissão neuromuscular e reduzir o volume de acetilcolina liberada. Ele também exerce efeito depressor sobre o CNS. No coração, o magnésio atua como um bloqueador de canais de cálcio e atua sobre o músculo cardíaco para atenuar a formação do impulso nodal sinoatrial e prolongar o tempo de condução. O magnésio é necessário para a manutenção dos níveis de potássio e cálcio no soro por meio de seu efeito sobre o túbulo renal.
POSOLOGIA: IV, IM (1 grama de sulfato de magnésio = 98,6 mg de magnésio elementar – 8,12 mEq magnésio).
Hipomagnesemia:
- **Recém-nascidos:** 25–50 mg/kg/dose (0,2–0,4 mEq/kg/dose) IV a cada 8–12 horas por 3 doses até que o nível de magnésio se normalize ou os sintomas se resolvam.
- **Manutenção:** 0,25–0,5 mEq/kg IV cada 24 horas (adicionar à infusão ou administrar IV).
- **Crianças:** 25–50 mg/kg/dose (0,2–0,4 mEq/kg/dose) IM/IV a cada 4–6 horas por 3–4 doses; dose única máxima: 2.000 mg (16 mEq).

EFEITOS ADVERSOS: Principalmente associados ao nível de magnésio sérico; hipotensão, bradicardia, rubor, depressão dos reflexos, função cardíaca diminuída e depressão respiratória e do CNS.
COMENTÁRIOS: Contraindicado em insuficiência renal. Monitorar os níveis séricos de magnésio, cálcio e fosfato. Para infusão intermitente: diluir para a concentração de 0,5 mEq/mL (60 mg/mL) de sulfato de magnésio; concentração máxima de 1,6 mEq/mL (200 mg/mL) de sulfato de magnésio; infundir o sulfato de magnésio durante 2–4 horas e não exceder 1 mEq/kg/hora.

SULFATO DE TOBRAMICINA

AÇÃO E ESPECTRO: Antibiótico de aminoglicosídeo usado para tratar infecções documentadas ou suspeitas por bacilos Gram-negativos suscetíveis, incluindo *Pseudomonas aeruginosa* e infecção por bacilos entéricos não *Pseudomonas*, que são mais sensíveis à tobramicina que à gentamicina, com base em testes de suscetibilidade; geralmente usada em combinação com antibiótico β-lactâmico.
POSOLOGIA: IV, IM, ocular, inalação. Basear a primeira dose no peso corporal; depois monitorar os níveis e ajustar usando a farmacocinética. São várias as estratégias de dosagem, como: intervalo estendido, com base na idade, no peso e tradicional. Monitorar níveis séricos após 2 dias de terapia.
Base na idade:
- ≤ **29 semanas de idade pós-menstrual (PMA):**
  - **0–7 dias:** 5 mg/kg/dose IV/IM a cada 48 horas.
  - **8–28 dias:** 4 mg/kg/dose IV/IM a cada 36 horas.
  - ≥ **29 dias:** 4 mg/kg/dose IV/IM a cada 24 horas.
- **30–34 semanas PMA:**
  - **0–7 dias:** 4,5 mg/kg/dose IV/IM a cada 36 horas.
  - **> 7 dias:** 4 mg/kg/dose IV/IM a cada 24 horas.
- ≥ **35 semanas PMA:** 4 mg/kg/dose IV/IM a cada 24 horas.

Lactentes e crianças < 5 anos:
- 2,5 mg/kg/dose IM/IV a cada 8 horas.

Oftálmica:
- Instilar 1-2 gotas em cada olho cada 4 horas ou mais frequentemente se a infecção for grave, ou aplicar pequena quantidade de pomada em cada olho 2-3 vezes ao dia ou cada 3-4 horas para infecções graves.

Inalação:
- 150 mg duas vezes ao dia por nebulização têm sido usados para pacientes de tratamento difícil na unidade de terapia intensiva neonatal (NICU).

EFEITOS ADVERSOS: Consulte Gentamicina (p. 1002).

COMENTÁRIOS: Reservar para casos resistentes ao sulfato de gentamicina. Obter concentrações séricas máxima e mínima por volta da terceira dose de manutenção. **Concentração sérica máxima** desejada 4-12 mcg/mL (amostra obtida 30 minutos após o término da infusão); concentração sérica mínima desejada 0,5-2 mcg/mL (amostra obtida 30 minutos a imediatamente antes da dose seguinte).

SULFATO FERROSO (FERRO ELEMENTAR A 20%)

INDICAÇÕES E USO: Tratamento e prevenção de anemia por deficiência de ferro; terapia suplementar para pacientes recebendo epoetina alfa.

AÇÕES: O ferro é necessário para a produção de proteínas heme. Ele é liberado do plasma para repor os estoques reduzidos na medula óssea, onde se incorpora à hemoglobina.

POSOLOGIA: PO. As recomendações são da American Academy of Pediatrics (AAP) para tratamento e prevenção de deficiência de ferro; as dosagens são para ferro elementar.
- **Recém-nascidos a termo:** 1 mg de ferro elementar/kg/dia divididos a cada 12-24 horas. Iniciar aos 4 meses de idade.
- **Recém-nascidos prematuros:** 2-4 mg de ferro elementar/kg/dia divididos a cada 12-24 horas. Iniciar a terapia com 1 mês de idade.
- **Anemia por deficiência de ferro:** 6 mg/kg/dia divididos em 3 doses.
- **Suplementação de ferro com eritropoietina:** 6 mg/kg/dia em 1 ou 2 doses divididas.

EFEITOS ADVERSOS: Irritação gastrointestinal (vômito, diarreia, constipação e fezes escurecidas).

COMENTÁRIOS: O uso de fórmulas fortificadas com ferro durante o primeiro ano de vida geralmente previne a anemia por deficiência dessa substância tanto nos bebês prematuros quanto a termo. Essas fórmulas podem ser administradas com segurança a lactentes prematuros. Dos sais ferrosos disponíveis (sulfato, fumarato e gliconato), o sulfato é o preferido. **Obs.:** Existem concentrações múltiplas de líquido oral de sulfato ferroso disponíveis. Os pais devem ser alertados quanto ao envenenamento por ferro por ingestão acidental. O antídoto é a quelação com deferoxamina; consulte as referências especializadas e o Centro de Controle de Envenenamento regional para informações complementares.

TICARCILINA DISSÓDICA

AÇÃO E ESPECTRO: Penicilina semissintética de espectro ampliado usada para tratar infecções causadas por cepas suscetíveis de *Pseudomonas aeruginosa, Proteus, Escherichia coli, Enterobacter* e *Streptococcus faecalis.*

POSOLOGIA: IV.

Recém-nascidos, ≤ 7 dias de vida:
- **≤ 2 kg:** 150 mg/kg/dia IV divididos em doses a cada 12 horas.
- **> 2 kg:** 225 mg/kg/dia IV divididos em doses a cada 8 horas.

Recém-nascidos > 7 dias de vida:
- **≤ 2 kg:** 225 mg/kg/dia IV divididos em doses a cada 8 horas.
- **> 2 kg:** 300 mg/kg/dia IV divididos em doses a cada 6-8 horas.

Lactentes e crianças:
- 50-100 mg/kg/dia IV divididos em doses a cada 6-8 horas.
- 200-300 mg/kg/dia IV divididos em doses a cada 4-6 horas; doses de até 400 mg/kg/dia divididos em doses a cada 4-6 horas já foram usadas em exacerbação pulmonar aguda de fibrose cística. A dose máxima é de 24 gramas/dia.

EFEITOS ADVERSOS: Reações de hipersensibilidade com eosinofilia; hipernatremia e hipocalemia; inibição da agregação das plaquetas; hiperbilirrubinemia, elevação de aspartato transaminase (AST), alanina transaminase (ALT), nitrogênio ureico do sangue (BUN) e de creatinina sérica. Tromboflebite e dor no sítio da injeção.

FARMACOLOGIA: Excretada principalmente na urina como droga inalterada.

TICARCILINA DISSÓDICA E CLAVULANATO DE POTÁSSIO

AÇÃO E ESPECTRO: Combinação antibiótica de ticarcilina (uma carboxipenicilina) e ácido clavulânico (um inibidor de β-lactamase). Clavulanato expande a atividade da ticarcilina para incluir cepas produtoras de β-lactamase de *Staphylococcus aureus, Haemophilus influenzae, Moraxella catarrhalis, Bacteroides fragilis, Klebsiella, Prevotella, Pseudomonas aeruginosa, Escherichia coli* e *Proteus*

POSOLOGIA: IV. Timentin (ticarcilina/clavulanato) é um produto de combinação; a dosagem se baseia no componente de ticarcilina.
Idade pós-natal 0–28 dias e < 1,2 kg:
- 150 mg/kg/dia IV divididos a cada 12 horas.

Idade pós-natal < 7 dias e 1,2–2 kg:
- 150 mg/kg/dia IV divididos a cada 12 horas.

Idade pós-natal < 7 dias e > 2 kg:
- 225 mg/kg/dia IV divididos a cada 8 horas.

Idade pós-natal ≥ 7 dias e 1,2–2 kg:
- 225 mg/kg/dia IV divididos a cada 8 horas.

Idade pós-natal ≥ 7 dias e > 2 kg:
- 300 mg/kg/dia IV divididos a cada 8 horas.

Recém-nascidos a termo e lactentes < 3 meses:
- 200–300 mg do componente ticarcilina/kg/dia IV divididos a cada 6 horas.

Lactentes ≥ 3 meses e crianças < 60 kg:
- **Infecções leves à moderadas:** 200 mg/kg/dia IV divididos a cada 6 horas.
- **Infecções graves fora do CNS:** 300 mg/kg/dia IV divididos a cada 4–6 horas.

EFEITOS ADVERSOS: Eosinofilia, leucopenia, inibição da agregação plaquetária, prolongamento do tempo de sangramento, neutropenia, anemia hemolítica, trombocitopenia, hipernatremia, hipocalemia, elevação de aspartato transaminase (AST), alanina transaminase (ALT), nitrogênio ureico do sangue (BUN) e creatinina sérica e tromboflebite.
FARMACOLOGIA: Ticarcilina, renal (secreção tubular); ácido clavulânico, hepática e renal.
COMENTÁRIOS: Usar com cautela e modificar a dose em pacientes com comprometimento renal.

TINTURA DE ÓPIO

ALTO ALERTA PARA O MEDICAMENTO: Pode ser confundido com tintura de ópio canforado (elixir paregórico). A tintura de ópio é 25 vezes mais potente que o elixir paregórico. Evitar o uso da abreviação "DTO".
INDICAÇÕES E USO: Uma diluição de 25 vezes com água (concentração final 0,4 mg/mL) pode ser utilizada para tratar síndrome de abstinência (retirada de opiáceo) neonatal.
AÇÕES: Contém muitos alcaloides narcóticos incluindo morfina; inibição da motilidade GI em razão do teor de morfina; diminui secreções digestivas, aumenta tônus do músculo GI.
POSOLOGIA: PO.
Recém-nascidos (a termo):
- **Síndrome de abstinência neonatal (abstinência de opiatos):** Usar diluição de 25 vezes de tintura de ópio com água (concentração final de 0,4 mg/mL de morfina).
  - **Dose inicial:** Administrar 0,04 mg/kg/dose de uma solução de 0,4 mg/mL com alimentação, a cada 3–4 horas; aumentar conforme necessário em 0,04 mg/kg/dose de uma solução de 0,4 mg/mL cada 3–4 horas até que os sintomas de abstinência estejam controlados.
  - **Dose usual:** 0,08–0,2 mg/dose de uma solução de 0,4 mg/mL administrados cada 3–4 horas; é raro exceder 0,28 mg/dose de uma solução de 0,4 mg/mL; estabilizar os sintomas de abstinência durante 3–5 dias; depois reduzir gradualmente a dosagem (mantendo o mesmo intervalo de dosagem) durante um período de 2 a 4 semanas.

EFEITOS ADVERSOS: Hipotensão, bradicardia, vasodilatação periférica, depressão do CNS, sonolência, sedação, retenção urinária, constipação, depressão respiratória e liberação de histamina.
FARMACOLOGIA: Metabolizado no fígado e eliminado na urina e na bile.
COMENTÁRIOS: Observar quanto a excessiva sedação e depressão respiratória. Não suspender abruptamente. Monitorar quanto à resolução de sintomas de abstinência (como irritabilidade, choro agudo, nariz congestionado, rinorreia, vômito, má alimentação, diarreia, espirros, bocejos etc.) e sinais de excesso de tratamento (como bradicardia, letargia, hipotonia, respirações irregulares, depressão respiratória etc.). Um sistema de escore de abstinência (i. e., sistema de graduação de abstinência de Finnegan) deve ser usado para avaliar mais objetivamente sintomas de abstinência de opiáceo neonatal e a necessidade de ajuste da posologia (Capítulo 132). Usar diluição a 25 vezes com água para o tratamento da síndrome de abstinência neonatal.

TROMETAMINA (THAM ACETATO)

INDICAÇÕES E USO: Tratamento de acidose metabólica em pacientes em ventilação mecânica com hipercarbia significativa ou hipernatremia. Não indicada para o tratamento de acidose metabólica por causa da deficiência de bicarbonato.
AÇÕES: Agente alcalinizante que atua como um aceptor de prótons (íons hidrogênio); combina-se com íons de hidrogênio e seus ânions associados (láctico, pirúvico, carbônico e outros ácidos metabólicos) para formar bicarbo-

nato e tampão para corrigir acidose. Ela tampona ácidos metabólicos e respiratórios, limitando a geração de dióxido de carbono. Os sais resultantes são excretados por via renal.
POSOLOGIA: IV.
- **Método 1:** 3,3–6,6 mL/kg (1–2 mmol/kg) de solução não diluída infundida em veia central durante 1 hora.
- **Método 2:** Dose (mL) = peso (kg) × 1,1 × déficit de base (mEq/L).
- **Dose máxima em recém-nascidos com função renal normal:** ~5–7 mmol/kg/24 horas.

EFEITOS ADVERSOS: Depressão respiratória, apneia, tromboflebite, venospasmo, alcalose, hipoglicemia e hipercalemia. Evitar infusão através de cateter umbilical em posição baixa por causa do risco associado de necrose hepatocelular; pode ocorrer necrose tecidual local grave, se a solução extravasar; administrar lentamente por acesso central ou veia central.
COMENTÁRIOS: Contraindicada em anúria, uremia, toxicidade a salicilato e acidose respiratória crônica. A administração além de 24 horas não é recomendada. Monitorar hipercalemia e pH especialmente na presença de disfunção renal.

TROPICAMIDA

INDICAÇÕES E USO: Midríase e ciclopegia para procedimentos oftálmicos diagnósticos e terapêuticos.
AÇÕES: Atividade anticolinérgica que produz dilatação das pupilas.
POSOLOGIA: Ocular.
- Uma gota de solução oftálmica a 0,5% instilada no olho pelo menos 10 minutos antes do procedimento. Aplicar pressão ao saco lacrimal durante e por 2 minutos após a instilação para reduzir a absorção sistêmica.

EFEITOS ADVERSOS: Febre, taquicardia, vasodilatação, inquietação, motilidade GI reduzida, retenção urinária.
FARMACOLOGIA: A midríase começa em 5 minutos, a ciclopegia em 20–40 minutos.
COMENTÁRIOS: Considerar suspensão da dieta durante 4 horas após o procedimento.

URSODIOL

INDICAÇÕES E USO: Facilitar a excreção de bile em lactentes com atresia biliar; tratamento de colestasia secundária à nutrição parenteral (PN); melhorar o metabolismo hepático de ácidos graxos essenciais em pacientes com fibrose cística.
AÇÕES: Ácido biliar hidrofóbico que reduz o teor de colesterol da bile e dos cálculos biliares ao reduzir a secreção de colesterol do fígado e reduz a reabsorção fracionada de colesterol pelos intestinos.
POSOLOGIA: PO.
Atresia biliar:
- **Lactentes:** 10–15 mg/kg/dia PO uma vez ao dia.

Colestasia induzida por nutrição totalmente parenteral:
- **Lactentes e crianças:** 30 mg/kg/dia PO divididos em 3 doses.

Melhora no metabolismo hepático de ácidos graxos essenciais em fibrose cística:
- **Crianças:** 30 mg/kg/dia PO divididos em 2 doses.

EFEITOS ADVERSOS: Erupção cutânea, diarreia, dor biliar, constipação, estomatite, flatulência, náusea, vômito, doe abdominal e enzimas hepáticas elevadas.
FARMACOLOGIA: Absorção oral satisfatória. Metabolismo: sofre reciclagem êntero-hepática extensa; após a conjugação hepática e a secreção biliar, a droga é hidrolisada para a forma não conjugada e reciclada ou transformada em ácido litocólico pela flora microbiana colônica.
COMENTÁRIOS: Usar com cautela em pacientes com vesícula de difícil visualização e em pacientes com doença hepática crônica.

VACINA CONJUGADA PNEUMOCÓCICA 13-VALENTE (PREVNAR)

INDICAÇÕES E USO: Para imunização ativa de lactentes e crianças pequenas contra a doença invasiva por *Streptococcus pneumoniae* causada por 13 sorotipos capsulares na vacina oral para todas as crianças com 2–23 meses de idade. A vacina é recomendada também para algumas crianças entre 24–59 meses de idade. O *S. pneumoniae* causa infecções invasivas, como bacteriemia e meningite, pneumonia, otite média e sinusite. (Consulte as diretrizes do Advisory Committee on Immunization Practices [ACIP] para as recomendações mais atualizadas.)
AÇÕES: Vacina de sacarídeos dos antígenos capsulares dos sorotipos de *S.pneumoniae* 1, 3, 4, 5, 6A, 6B, 7F, 9V, 14, 18C, 19A, 19F e 23F conjugada com a proteína diftérica CRM197. Essa proteína é uma variante não tóxica da toxina da difteria.
POSOLOGIA: IM.
- 0,5 mL/dose como dose única IM aos 2, 4, 6 e 12–15 meses de idade. Agitar bem antes da administração. Consulte as recomendações de imunização atuais da American Academy of Pediatrics (AAP)/ACIP. O programa geralmente começa aos 2 meses de idade, mas 6 semanas de vida também são aceitáveis. Três doses de 0,5 mL cada são ideais para administração a aproximadamente 2 meses de intervalo, mas um intervalo de dosagem de 4–8 sema-

nas é aceitável, seguido de uma quarta dose de 0,5 mL aos 12–15 meses de idade. Administrar a quarta dose pelo menos 2 ou mais meses após a terceira dose.

EFEITOS ADVERSOS: Apetite reduzido, sonolência, irritabilidade, febre e sensibilidade, vermelhidão e edema local no sítio da injeção. Não é tratamento para infecção ativa. Não administrar a pacientes com hipersensibilidade a qualquer componente da vacina. O uso desta vacina não substitui o uso da vacina de polissacarídeos pneumocócicos 23-valente em crianças com ≥ 24 meses de idade com doença de células falciformes, moléstia crônica, asplenia, infecção com o vírus da imunodeficiência humana (HIV) ou naquelas com comprometimento do sistema imune. A vacina pode ser administrada simultaneamente com outras vacinas como parte do programa de imunização de rotina.

VACINA DE HEPATITE B (HEPTAVAX-B, RECOMBIVAX HB, ENGERIX-B)

INDICAÇÕES E USO: Imunização contra infecção causada por todos os subtipos conhecidos do vírus da Hepatite B em indivíduos considerados em alto risco de exposição potencial a esse vírus.
AÇÕES: Promove imunidade ao vírus da hepatite B induzindo a produção de anticorpos específicos ao vírus.
POSOLOGIA: IM. Programa recomendado: 0,5 mL/dose em 3 doses no total.
Recém-nascidos de mães HBsAG positivas:
- A primeira dose dentro das primeiras 12 horas de vida, mesmo em caso de prematuros e seja qual for o peso ao nascer (a imunoglobulina da hepatite deverá ser administrada também ao mesmo tempo em sítio diferente); segunda dose aos 1–2 meses de idade e terceira dose aos 6 meses de idade. Verificar anti-HBs e HBsAG aos 9–15 meses; caso negativos, reimunizar com 3 doses em intervalos de 2 meses e reavaliar. *Obs.:* Lactentes prematuros com peso < 2.000 gramas deverão receber 4 doses totais aos 0, 1, 2–3 e 6–7 meses de idade cronológica.

Lactentes nascidos de mães HBsAG negativas:
- Primeira dose antes da alta; entretanto, a primeira dose pode ser administrada aos 1–2 meses de idade. Outra dose é administrada 1–2 meses mais tarde e a dose final aos 6 meses de idade. Um total de 4 doses de vacina pode ser administrado se a "dose ao nascimento" for administrada e uma vacina de combinação for usada para completar a série. *Obs.:* Bebês prematuros com peso < 2.000 gramas podem ter a dose inicial adiada para até 30 dias de idade cronológica.

Recém-nascidos de mães cuja condição de HBsAG é desconhecida no parto:
- Primeira dose dentro de 12 horas do nascimento, mesmo em caso de prematuros, seja qual for o peso ao nascer; segunda dose após 1–2 meses; terceira dose aos 6 meses de idade; se o teste de HBsAg do sangue da mãe for positivo, o lactente deverá receber a imunoglobulina da hepatite assim que possível (na primeira semana de vida). Por causa da possível imunogenicidade reduzida, os recém-nascidos prematuros com peso < 2 kg que receberam a dose inicial dentro de 12 horas do nascimento deverão receber 4 doses totais aos 0, 1, 2-3 e 6–7 meses de idade cronológica.

EFEITOS ADVERSOS: Edema, calor, eritema, erupção no sítio da injeção e, raramente, vômito, erupção cutânea e febre baixa.
COMENTÁRIOS: Não administrar por via IV ou intradérmica.

VALGANCICLOVIR

AÇÃO E ESPECTRO: Pró-droga de ganciclovir que é convertida em ganciclovir pelo fígado e por esterases intestinais. Usado para tratar a infecção por citomegalovírus (CMV) congênito.
POSOLOGIA: PO.
- 16 mg/kg/dose PO cada 12 horas durante 6 semanas no mínimo; pode ser necessário um tratamento mais prolongado. Usar somente o produto comercialmente disponível.

EFEITOS ADVERSOS: Neutropenia frequente; se a contagem absoluta de neutrófilos (ANC) for < 500 células/mm^3, suspender a dose até que a ANC esteja > 750 células/mm^3. Caso ANC se reduza para < 750 células/mm^3, reduzir a dose em 50%; se ANC cair novamente para < 500 células/mm^3, suspender a droga. Além disso podem ocorrer também: granulocitopenia, anemia, trombocitopenia; insuficiência renal aguda/lesão renal aguda, disúria, creatinina sérica aumentada; hiperglicemia, hiper/hipocalemia, hipocalcemia, hipomagnesemia, hipofosfatemia e edema.
FARMACOLOGIA: Excretado inalterado pelos rins; meia-vida de eliminação de 3 horas – o ajuste da dosagem é necessário em casos de comprometimento renal.

VANCOMICINA, CLORIDRATO DE

AÇÃO E ESPECTRO: Ação bactericida com atividade contra a maioria dos cocos e bacilos Gram-positivos, incluindo estreptococos, estafilococos (incluindo estafilococos resistentes à meticilina), *Clostridia* (incluindo *Clostridium difficile*), *Corynebacterium* e *Listeria monocytogenes*. Bacteriostático contra enterococos.
POSOLOGIA: PO, IV, intratecal, intraventricular.
Recém-nascidos:
- Idade pós-natal < 7 dias:
  - **< 1,2 kg:** 15 mg/kg/dia IV cada 24 horas.

- **1,2–2 kg:** 10–15 mg/kg/dose IV a cada 12–18 horas.
- **> 2 kg:** 10–15 mg/kg/dose IV a cada 8–12 horas.
- **Idade pós-natal ≥ 7 dias:**
  - **< 1,2 kg:** 15 mg/kg/dia administrados IV 24 horas.
  - **1,2–2 kg:** 10–15 mg/kg/dose IV a cada 8–12 horas.
  - **> 2 kg:** 15–20 mg/kg/dose IV a cada 8 horas.

Lactentes > 1 mês e crianças:
- 40 mg/kg/dia IV divididos em doses a cada 6–8 horas.

Intratecal/intraventricular:
- **Recém-nascidos:** 5–10 mg/dia

Infecção grave ou organismos com concentração inibitória mínima (MIC) = 1 mcg/mL:
- **Inicial:** 15–20 mg/kg/dose a cada 6–8 horas.
- **Infecções/bacteriemia por *Staphylococcus aureus* resistente à meticilina (MRSA):** 15 mg/kg/dose cada 6 horas durante 2–6 semanas, dependendo da gravidade.
- **Infecções complicadas da pele e da estrutura da pele:** Tratar durante 7–14 dias.
- **Meningite:** Tratar durante 2 semanas (± rifampina).
- **Osteomielite:** Tratar durante 4–6 semanas no mínimo.
- **Pneumonia:** Tratar durante 7–21 dias.

Colite pseudomembranosa associada a antibióticos:
- (***Obs.:*** Metronidazol é a escolha inicial com base nas recomendações do *Red Book* da AAP 2012). Crianças: 30 mg/kg/dia divididos em doses cada 6 horas durante 10 dias, sem exceder 2 gramas/dia.

EFEITOS ADVERSOS: Alergia (erupção cutânea e febre), ototoxicidade (com concentrações séricas máximas prolongadas > 40 mcg/mL), nefrotoxicidade (incidência mais alta com concentrações mínimas > 10 mcg/mL) e tromboflebite no sítio da injeção. A infusão rápida pode causar erupção cutânea, calafrios e febre (síndrome "do homem vermelho"), simulando reação anafilática. Apneia e bradicardia sem outros sinais de síndrome "do homem vermelho" também foram associadas à infusão rápida. Infundir a dose durante pelo menos 60 minutos.

FARMACOLOGIA: Excretada pelos rins. A meia-vida é de 6–10 horas.

COMENTÁRIOS: Faixa terapêutica: Concentração sérica máxima entre 25–40 mcg/mL; 30 a 40 mcg/mL no tratamento de meningite (amostra colhida 60 minutos após o término da infusão) e concentração sérica mínima de 5–15 mcg/mL; os especialistas recomendam 15 a 20 mcg/mL para organismos com MIC = 1 mcg/mL no tratamento de pneumonia MRSA, endocardite ou infecções ósseas/articulares (amostrar 30 minutos após a dose programada). Obter concentração sérica máxima e mínima por volta da quarta dose de manutenção. Monitorar creatinina sérica, nitrogênio ureico do sangue (BUN) e débito urinário. Se os estafilococos mostrarem tolerância à droga, combiná-la com um aminoglicosídeo, com ou sem rifampina. As doses orais são mal absorvidas.

VERUCÔNIO, BROMETO DE

ALTO ALERTA PARA O MEDICAMENTO: Deve ser administrado somente por médicos experientes ou por indivíduos altamente treinados e com supervisão de um médico experiente e familiarizado com o uso e as ações, características e complicações de agentes de bloqueio neuromuscular.

INDICAÇÕES E USO: Relaxamento e paralisia da musculatura esquelética em lactentes, exigindo ventilação mecânica ou cirurgia, ou para facilitar a intubação endotraqueal.

AÇÕES: Relaxante muscular não despolarizante que antagoniza competitivamente os receptores colinérgicos autônomos.

POSOLOGIA: IV.

Recém-nascidos:
- 0,1 mg/kg/dose, a seguir *push* IV de manutenção de 0,03–0,15 mg/kg a cada 1–2 horas, conforme necessário.

Lactentes > 7 semanas a 1 ano:
- 0,1 mg/kg/dose; repetir de hora em hora, conforme necessário; pode ser administrado por infusão contínua à velocidade de 1–1,5 mcg/kg/minuto (0,06–0,09 mg/kg/hora).

EFEITOS ADVERSOS: Pode causar hipoxemia com ventilação mecânica inadequada; broncospasmo, apneia, arritmias, taquicardia, hipotensão, hipertensão. Consulte Pancurônio.

FARMACOLOGIA: A ação se inicia em 1–2 minutos com duração que varia com a dose e a idade.

COMENTÁRIOS: Causa menos taquicardia que o brometo de pancurônio. Quando usado com narcóticos, foram observadas reduções na frequência cardíaca e na pressão arterial.

VITAMINA A

INDICAÇÕES E USO: Tratamento e prevenção de deficiência de vitamina A; para reduzir o risco de doença pulmonar crônica em neonatos prematuros de alto risco com deficiência de vitamina A.

AÇÕES: A Vitamina A é necessária para o crescimento e o desenvolvimento ósseo, visão, reprodução e diferenciação e manutenção do tecido epitelial. As alterações pulmonares histopatológicas observadas em pacientes com dis-

plasia broncopulmonar/doença crônica do pulmão (BPD/CLD) são semelhantes àquelas observadas na deficiência de Vitamina A. Os metabólitos de retinol exibem efeitos potentes e específicos ao sítio na expressão genética, assim como no crescimento e desenvolvimento dos pulmões.
POSOLOGIA: PO, IM.
Prevenção de displasia broncopulmonar/doença crônica do pulmão em lactentes prematuros:
- 5.000 unidades IM 3 vezes por semana durante 4 semanas; iniciar dentro dos primeiros 4 dias de vida.

Terapia profilática para crianças em risco de desenvolver deficiência:
- **Lactentes ≤ 1 ano:** 100.000 unidades PO cada 4–6 meses.

Ingestão adequada:
- **1–< 6 meses:** 400 mcg (1.330 unidades)
- **6–< 12 meses:** 500 mcg (1.670 unidades)

Suplementação dietética diária:
- **Lactentes até 6 meses:** 1.500 unidades PO.
- **Crianças de 6 meses a 3 anos:** 1.500–2.000 unidades.

EFEITOS ADVERSOS: O uso concomitante com glicocorticoides deve ser evitado, uma vez que ele aumenta significativamente as concentrações plasmáticas de vitamina A; efeito observado apenas com doses que excedem a reposição fisiológica. Monitorar quanto a sinais de toxicidade: fontanela cheia, letargia, irritabilidade, hepatoesplenomegalia, edema e lesões mucocutâneas.

VITAMINA D_3 (COLECALCIFEROL)

INDICAÇÕES E USO: Prevenção e tratamento de deficiência de Vitamina D e/ou raquitismo; suplemento dietético.
AÇÕES: Estimula a absorção de cálcio e fosfato do intestino delgado; promove a secreção de cálcio do osso para o sangue; promove a reabsorção tubular renal de fosfato; atua sobre os osteoblastos para estimular o crescimento do esqueleto e sobre as glândulas paratireoides para suprimir a síntese e a secreção de hormônio paratireóideo.
POSOLOGIA: PO.
Prevenção da deficiência de Vitamina D:
- **Lactentes prematuros:** 400–800 unidades internacionais por dia ou 150–400 unidades internacionais por quilograma por dia.
- **Recém-nascidos com amamentação materna (total ou parcial):** 400 unidades internacionais por dia começando nos primeiros dias de vida. Continuar a suplementação até que o lactente seja desmamado para ≥ 1.000 mL/dia ou 1/4 por dia de mamadeira fortificada com Vitamina D ou leite integral (após 12 meses de idade).
- **Lactentes alimentados por mamadeira ingerindo < 1.000 mL de mamadeira fortificada com Vitamina D:** 400 unidades internacionais por dia.

Tratamento de deficiência de Vitamina D ou raquitismo:
- 1.000 unidades internacionais por dia durante 2–3 meses junto com suplementação de cálcio e de fósforo; uma vez observada evidência radiológica de cicatrização, reduzir a dose para 400 unidades internacionais por dia.

EFEITOS ADVERSOS: Hipercalcemia, azotemia, vômito e nefrocalcinose.
FARMACOLOGIA: Concentração de 25 (OH)-D > 250 nmol/L pode estar associada ao risco de intoxicação por Vitamina D.
COMENTÁRIOS: Para informações detalhadas, consulte a declaração da American Academy of Pediatrics (AAP) de 2008: *Prevention of Rickets and Vitamin D Deficiency in Infants, Children and Adolescents* (Wagner *et al.*, 2008). Doses excessivas podem levar à hipervitaminose D, manifestada por hipercalcemia e suas complicações associadas (consulte Capítulo 126).

VITAMINA E (ACETATO DE DL-α-TOCOFEROL)

INDICAÇÕES E USO: Tratamento ou prevenção de deficiência de Vitamina E.
AÇÕES: Antioxidante que previne a oxidação das vitaminas A e C; protege ácidos graxos poli-insaturados nas membranas do ataque dos radicais livres e protege os eritrócitos contra a hemólise provocada por agentes oxidantes.
POSOLOGIA: PO.
Prevenção de deficiência de Vitamina E:
- **Recém-nascidos prematuros ou de baixo peso ao nascer:** 5 unidades PO por dia diluídas na dieta. Não administrar simultaneamente com ferro; a vitamina reduzirá a absorção do ferro.

Deficiência de Vitamina E:
- 25–50 unidades por dia.

COMENTÁRIOS: Os níveis fisiológicos de Vitamina E sérica são: 0,8 a 3,5 mg/dL. Os níveis séricos devem ser monitorados quando forem administradas doses farmacológicas de vitamina E. A preparação líquida é muito hiperosmolar (3.620 mOsm/kg H_2O) e deve ser diluída (1 mg de acetato de DL-α-tocoferol = 1 unidade).

VITAMINA K₁ (FITOMENADIONA)

INDICAÇÕES E USO: Prevenção e tratamento de doença hemorrágica do recém-nascido e deficiência de Vitamina K.

AÇÕES: Necessária para a síntese dos fatores II, VII, IX e X de coagulação do sangue. Uma vez que a Vitamina K possa exigir 3 ou mais horas para bloquear um sangramento ativo, pode ser necessária a oferta de plasma fresco congelado, 10 mL/kg, quando o sangramento for grave. A droga não tem efeitos antagonistas contra heparina.

POSOLOGIA: PO, IM, IV.

Doença hemorrágica neonatal:
- **Prevenção:** 1 mg IM ao nascer.
  - **Lactente prematuro < 32 semanas de gestação:**
    - **Peso ao nascer > 1.000 gramas:** 0,5 mg IM ao nascer.
    - **Peso ao nascer < 1.000 gramas:** 0,3 mg/kg IM ao nascer.
- **Tratamento:** 1–2 mg IM por dia.

Deficiência de Vitamina K (drogas, má absorção ou síntese reduzida de Vitamina K):
- **Lactentes e crianças:** 2,5–5 mg/dia PO por dia ou 1–2 mg subcutâneos, IM, IV como dose única.

Overdose de anticoagulante oral:
- 0,5–2 mg/dose IV a cada 12 horas, conforme necessário. (Monitorar o tempo de protrombina seriada e o tempo de tromboplastina parcial quanto à resposta).

EFEITOS ADVERSOS: Relativamente atóxica. Anemia hemolítica e *kernicterus* foram descritos em recém-nascidos que receberam dose maior que a recomendada. Hipersensibilidade intensa ou reações anafiláticas foram associadas à administração IV de Vitamina K₁. A eficácia do tratamento com Vitamina K₁ é reduzida em pacientes com doença hepática.

ZIDOVUDINA (AZT, ZDV)

INDICAÇÕES E USO: Quimioprofilaxia para reduzir a transmissão perinatal do vírus da imunodeficiência humana (HIV); tratamento profilático de recém-nascidos de mães infectadas com HIV; tratamento de infecção por HIV em combinação com outros agentes antirretrovirais.

AÇÕES: Inibidor da enzima transcriptase reversa nucleosídeos (NRTI) que inibe as polimerases virais do HIV e a replicação do DNA.

POSOLOGIA: IV, PO (aidsinfo.nih.gov/guidelines, 2011).

Prevenção de transmissão materno-fetal do HIV:
- A dosagem deverá ser iniciada o mais cedo possível após o nascimento (por volta de 6–12 horas após o parto) e continuar durante as 6 primeiras semanas de vida. Usar somente a via IV até que a terapia oral possa ser administrada.
  - **≥ 35 semanas de gestação:** 4 mg/kg/dose PO duas vezes ao dia, ou, se incapaz de tolerar medicamentos orais, 1,5 mg/kg/dose IV a cada 6 horas.
  - **< 35 a ≥ 30 semanas de gestação:** 2 mg/kg/dose PO a cada 12 horas ou, se incapaz de tolerar medicamentos orais, 1,5 mg/kg/dose IV a cada 12 horas. Aumentar para cada 8 horas por volta de 2 semanas de vida.
  - **< 30 semanas de gestação:** 2 mg/kg/dose PO a cada 12 horas ou, se incapaz de tolerar medicamentos orais, 1,5 mg/kg/dose IV a cada 12 horas. Aumentar para cada 8 horas por volta de 4 semanas de vida após o parto.

Infecção por HIV, tratamento:
- Usar em combinação com outros agentes antirretrovirais:
  - **Lactentes < 6 semanas:** 2 mg/kg/dose PO a cada 6 horas.
  - **Lactentes ≥ 6 semanas e crianças:** 160 mg/m²/dose PO a cada 8 horas. Máximo: 200 mg a cada 8 horas. 180–240 mg/m²/dose a cada 12 horas para melhorar a adesão ao tratamento; os dados para essa dosagem em crianças são limitados.
  - **Infusão contínua:** 20 mg/m²/hora.
  - **Infusão IV intermitente:** 120 mg/m²/dose a cada 6 horas.

EFEITOS ADVERSOS: Os mais frequentes são granulocitopenia e anemia grave. Outros efeitos incluem: trombocitopenia, leucopenia, diarreia, febre, convulsões, insônia, hepatite colestática e acidose láctica.

COMENTÁRIOS: Usar com cautela em pacientes com função hepática comprometida, comprometimento da medula óssea ou deficiência de ácido fólico ou de Vitamina B₁₂.

INTERAÇÕES: A administração concomitante de acetaminofeno, probenecida, cimetidina, indometacina, morfina e benzodiazepina pode aumentar a toxicidade como resultado da glicuronidação reduzida ou da excreção renal reduzida da zidovudina. O aciclovir concomitante pode causar neurotoxicidade; ganciclovir e flucitosina podem causar toxicidade hematológica grave como resultado da mielossupressão sinergística. Ribavirina e zidovudina são antagonistas e não deverão ser usadas concomitantemente.

Referências Selecionadas

Agthe AG, Kim GR, Mathias KB, *et al.* Clonidine as an adjunct therapy to opioids for neonatal abstinence syndrome: a randomized, controlled trial. *Pediatrics.* 2009;123(5):e849-e856.

American Academy of Pediatrics. In: Pickering LK, Baker CJ, Kimberlin DW, Long SS, eds. *Red Book: 2012 Report of the Committee on Infectious Diseases.* 29th ed. Elk Grove Village, IL: American Academy of Pediatrics; 2012.

American Academy of Pediatrics, Committee on Drugs, and Committee on Fetus and Newborn. Neonatal drug withdrawal. *Pediatrics.* 2012;129:e540-e560.

American Academy of Pediatrics, Committee on Fetus and Newborn, and Canadian Pediatric Society, Fetus and Newborn Committee. Postnatal corticosteroids to treat or prevent chronic lung disease in preterm infants. *Pediatrics.* 2002;109:330-338.

American Academy of Pediatrics, Committee on Substance Abuse. Tobacco, alcohol, and other drugs: the role of the pediatrician in prevention and management of substance abuse. *Pediatrics.* 1998;101(1 Pt 1):125-128.

American Academy of Pediatrics, Section on Endocrinology and Committee on Genetics. Technical report: congenital adrenal hyperplasia. *Pediatrics.* 2000;106(6):1511-1518. Reaffirmed May 1, 2005.

Anand KJ; International Evidence-Based Group for Neonatal Pain. Consensus statement for the prevention and management of pain in the newborn. *Arch Pediatr Adolesc Med.* 2001;155(2):173-180. Review: http://dailymed.nlm.nih.gov/dailymed/, http://www.accessdata.fda.gov. Accessed September, 2012.

Doyle LW, Davis PG, Morley CJ, McPhee A, Carlin JB; DART Study Investigators. Low-dose dexamethasone facilitates extubation among chronically ventilator-dependent infants: a multicenter, international, randomized, controlled trial. *Pediatrics.* 2006;117:75-83.

Hussain K, Aynsley-Green A, Stanley CA. Medications used in the treatment of hypoglycemia due to congenital hyperinsulinism of infancy (HI). *Pediatr Endocrinol Rev.* 2004;2(Suppl):163-167.

Kapoor RR, Flanagan SE, James C, Shield J, Ellard S, Hussain K. Hyperinsulinaemic hypoglycaemia. *Arch Dis Child.* 2009;94(6):450-457 (Epub 2009 Feb 4).

Kleinman ME, Chameides L, Schexnayder SM, *et al.* Part 14: pediatric advanced life support 2010 American Heart Association Guidelines for cardiopulmonary resuscitation and emergency cardiovascular care. *Circulation.* 2010;122(18 Suppl 3):S893.

Krauss B, Green MG. Procedural sedation and analgesia in children. *Lancet.* 2006;367:766-780.

Leikin JB, Mackendrick WP, Maloney GE, *et al.* Use of clonidine in the prevention and management of neonatal abstinence syndrome. *Clin Toxicol (Phila).* 2009;47(6):551-555.

MICROMEDEX 2.0, Thomson Reuters Healthcare, 2012.

Monagle P, Chalmers E, Chan A, *et al.* Antithrombotic therapy in neonates and children: American College of Chest Physicians Evidence-Based Clinical Practice Guidelines (8th Edition). *Chest.* 2008;133 (Suppl 6):S887-S968.

NeoFax 2012, A Manual of Drugs Used in Neonatal Care. 25th ed. AnnArbor, MI: Thomson Reuters; 2012.

Orenstein SR, Hassall E, Furmaga-Jablonska W, Atkinson M, Raanan M. Multicenter, double-blind, randomized, placebo-controlled trial assessing the efficacy and safety of proton pump inhibitor lansoprazole in infants with symptoms of gastroesophageal reflux disease. *J Pediatr.* 2009;154(4):514-520.e4.

Springer M. Safety and pharmacodynamics of lansoprazole in patients with gastroesophageal reflux disease aged < 1 year. *Paediatr Drugs.* 2008;10(4):255-263.

Sáez-Llorens X, Macias M, Maiya P, *et al.* Pharmacokinetics and safety of caspofungin in neonates and infants less than 3 months of age. *Antimicrob Agents Chemother.* 2009;53(3):869-875.

Taketomo CK, Hodding JH, Kraus DM. *Pediatric and Neonatal Dosage Handbook.* 18th ed. Hudson, OH: Lexicomp; 2011.

Wagner CL, Greer FR; American Academy of Pediatrics Section on Breastfeeding; American Academy of Pediatrics Committee on Nutrition. Prevention of rickets and vitamin D deficiency in infants, children and adolescents. *Pediatrics.* 2008;122(5):1142-1152.

Zhang W, Kukulka M, Witt G, Sutkowski-Markmann D, North J, Atkinson S. Age-dependent pharmacokinetics of lansoprazole in neonates and infants. *Paediatr Drugs.* 2008;10(4):265-274.

149 Efeitos de Drogas e Substâncias sobre a Lactação e os Bebês

Este capítulo fornece alguns dados resumidos sobre medicamentos e substâncias que podem ser ingeridos pela mãe durante a gestação e/ou amamentação. Seja qual for a categoria de risco ou de segurança presumida designada, nenhuma droga ou substância deverá ser ingerida durante a gravidez e/ou amamentação, a menos que nitidamente necessária e com os benefícios potenciais claramente superando os riscos. A tabela apresenta o nome genérico do medicamento e, entre parênteses, a categoria de risco fetal da Food and Drug Administration – FDA (EUA), seguida da compatibilidade com a amamentação materna. No momento, não existe nenhuma categoria de amamentação formalmente sancionada pela FDA, e o sistema usado aqui é discutido mais tarde. Por fim, quaisquer efeitos informados na amamentação ou no lactente com base no consumo de leite materno são levados em conta. A diretoria editorial procurou resumir os dados com base nas melhores informações disponíveis para um agente individual, quando houver desacordo entre as fontes. Esses dados são passíveis de alteração à medida que novas informações estejam disponíveis. Recomendamos ao leitor consultar o endereço da FDA (www.fda.gov) e o endereço do fabricante [dos medicamentos/substâncias] disponível na Rede Mundial para as informações mais atualizadas sobre os riscos desses medicamentos/substâncias.

CATEGORIAS DE RISCO FETAL DA FDA (EUA)

CATEGORIA A
Estudos adequados em gestantes não demonstraram risco ao feto no primeiro trimestre da gravidez; não há evidência de risco nos dois últimos trimestres.

CATEGORIA B
Estudos com cobaias animais não demonstraram risco ao feto, mas não existem estudos adequados em gestantes.

ou

Estudos com cobaias animais demonstraram um efeito adverso, mas estudos adequados em gestantes não demonstraram risco ao feto durante o primeiro trimestre de gestação e não há evidência de risco nos dois últimos trimestres.

CATEGORIA C
Estudos com cobaias animais demonstraram um efeito adverso no feto, mas não existem estudos adequados em seres humanos. Os benefícios do uso da droga em gestantes podem ser aceitáveis apesar de seus riscos em potencial.

ou

Não existem estudos de reprodução em cobaias animais nem estudos adequados em seres humanos.

CATEGORIA D
Existe evidência de risco ao feto humano, mas os benefícios potenciais do uso da droga em gestantes podem ser aceitos apesar dos riscos potenciais dessa substância.

CATEGORIA X
Estudos em cobaias animais ou em seres humanos ou relatórios de efeitos adversos, ou ambos, demonstraram anormalidades fetais. O risco do uso em gestantes supera claramente quaisquer possíveis benefícios.

COMPATIBILIDADE COM AMAMENTAÇÃO MATERNA

Como observado, não existe um sistema formal para categorizar drogas ou substâncias e seu efeito na amamentação materna, lactação e efeitos no lactente. Neste livro, o sistema usado é apresentado a seguir:
CATEGORIA (+): Geralmente compatível com amamentação materna.
CATEGORIA (−): Evitar na amamentação materna. Pode ocorrer toxicidade.
CATEGORIA (CI): Contraindicado.

Droga (Categoria de Risco Fetal da FDA/Compatibilidade com Amamentação)	Efeito na Lactação e Efeitos Adversos no Lactente
Abacavir (C/−)	O CDC (EUA) recomenda que mães infectadas com HIV não amamentem o bebê
Acarbose (B/−)	Dados não disponíveis em lactação humana. Evitar a amamentação materna até que dados de segurança estejam disponíveis
Acebutolol (B/−)	Associado a efeitos adversos em lactentes
Acetaminofeno (B/+)	AAP classifica como compatível com aleitamento materno
Acetilcisteína (B/+)	Dados não disponíveis em lactação humana. Provavelmente compatível
Aciclovir (B/+)	AAP classifica como compatível com aleitamento materno
Ácido valproico (D/−)	Geralmente compatível com aleitamento materno, conforme a AAP, mas carrega risco de hepatotoxicidade fatal
Adenosina (C/+)	Droga IV usada em situações de cuidados intensivos; meia-vida curta
Albendazol (C/+)	Provavelmente compatível. A biodisponibilidade oral baixa sugere que a excreção no leite materno não é significativa clinicamente. Evitar ingestão com refeições gordurosas
Albuterol (C/+)	Monitorar o lactente quanto à agitação e salivação. Usar a forma inalada para reduzir a absorção materna
Alendronato (C/+)	Provavelmente compatível. Baixas concentrações no plasma e liberação plasmática rápida sugerem quantidades mínimas excretadas para o leite materno
Alfentanil (C/+)	Dados disponíveis limitados para lactação humana. Provavelmente compatível
Almotriptano (C/+)	Dados não disponíveis em lactação humana. Provavelmente compatível. O baixo peso molecular da droga sugere excreção para o leite materno, mas os efeitos são desconhecidos no lactente
Alopurinol (C/+)	Dados disponíveis limitados para lactação humana. Provavelmente compatível. AAP classifica como compatível com aleitamento materno
Alprazolam (D/−)	Excretado no leite materno. Por causa de efeitos potentes no neurodesenvolvimento, abstinência provável, letargia e perda de peso no lactente, seu uso deverá ser evitado durante a amamentação materna
Amantadina (C/CI)	Causa liberação de levodopa no CNS
Amicacina (D/+)	Baixas concentrações no leite materno por causa da absorção oral insatisfatória
Amilorida (B/+)	Excretado no leite materno de ratazanas em concentrações mais altas que aquela no sangue. Dados não disponíveis em lactação humana, Provavelmente compatível
Amitriptilina (C/−)	Proporção de plasma no leite: 1,0. O uso em amamentação materna pode representar preocupação
Amlodipina (C/+)	Dados não disponíveis em lactação humana. Baixo peso molecular sugere excreção no leite materno. Efeitos desconhecidos no lactente. Provavelmente compatível
Amoxapina (C/−)	Metabólitos ativos no leite. O uso em amamentação materna pode representar uma preocupação
Amoxicilina (B/+)	Monitorar o lactente quanto à diarreia
Ampicilina (B/+)	Monitorar o lactente quanto à diarreia
Amprenavir (C/CI)	O CDC recomenda que mães infectadas com HIV não amamentem seus bebês
Anfetamina (C/CI)	A AAP classifica como contraindicada durante a amamentação materna. Monitorar o lactente quanto à irritabilidade e padrão insatisfatório de sono

(Coninua)

Droga (Categoria de Risco Fetal da FDA/Compatibilidade com Amamentação)	Efeito na Lactação e Efeitos Adversos no Lactente
Anfotericina B (B/+)	Dados não disponíveis em lactação humana. Provavelmente compatível
Anfotericina B complexo lipídico (B/+)	Dados não disponíveis em lactação humana. Provavelmente compatível
Aripiprazol (C/-)	Dados não disponíveis em lactação humana. Potencial para toxicidade. Baixo peso molecular da droga combinado com meia-vida prolongada e o metabólito ativo sugerem que um ou ambos serão excretados no leite materno. Entretanto, a ligação proteica extensa deverá limitar essa excreção. Se a mãe amamentar enquanto ingerindo a droga, observar o lactente quanto a efeitos potentes no CNS, hipotensão ortostática, convulsões, disfasia, náusea e vômito. Justifica-se a avaliação a longo prazo
Aspirina (C, D/-)	Usar com cautela. Monitorar o lactente quanto à salivação ou sangramento. Pode afetar a função das plaquetas. Risco aumentado com doses elevadas usadas para artrite reumatoide (3-5 gramas/dia). Pode ocorrer acidose metabólica
Atazanavir (B/CI)	O CDC recomenda que mães infectadas com HIV não amamentem seus bebês
Atenolol (D/-)	Usar com cautela. Monitorar o lactente quanto a sinais de bloqueio beta, como bradicardia. A droga foi associada a efeitos significativos em lactentes em amamentação materna (cianose e bradicardia)
Atorvastatina (X/CI)	Espera-se alguma excreção no leite materno; portanto, o potencial para efeitos adversos em lactentes existe, e a amamentação materna deverá ser evitada
Atropina (C/+)	Não há informação de efeitos adversos. AAP: compatível
Azatioprina (D/-)	Potencial para toxicidade com os metabólitos ativos da droga
Azitromicina (B/+)	Acumula-se no leite materno. Dados disponíveis limitados para lactação humana. Provavelmente compatível
Aztreonam (B/+)	Excretado no leite materno em pequenas quantidades e com a natureza acídica da droga e solubilidade baixa de lipídios, a absorção oral é insatisfatória. Efeitos sistêmicos nos lactentes são pouco prováveis
Bacitracina (C/+)	Dados não disponíveis em lactação humana. Uso tópico compatível
Baclofeno (C/+)	Dados disponíveis limitados para lactação humana. AAP: compatível
Beclometasona (C/+)	Dados disponíveis limitados para lactação humana, Provavelmente compatível. Pode ser excretado no leite materno
Beladona (C/+)	Dados não disponíveis em lactação humana. Provavelmente compatível.
Benazepril (C 1º tri; D 2º tri, 3º tri/+)	Dados não disponíveis em lactação humana. Provavelmente compatível Outros inibidores da ACE (enzima de conversão da angiotensina) são excretados no leite materno em pequenas quantidades sem efeitos adversos no lactente
Benztropina (C/-)	Dados não disponíveis em lactação humana. Provavelmente compatível
Betametasona (C, D/+)	Dados não disponíveis em lactação humana. Peso molecular sugere excreção no leite materno. Provavelmente compatível
Betanecol (C/-)	Dados disponíveis limitados para lactação humana. Baixo peso molecular sugere excreção no leite materno. Dor abdominal e diarreia informados em lactente exposto ao betanecol
Bisacodil (C/+)	Dados não disponíveis em lactação humana. Embora com peso molecular suficientemente baixo para excreção no leite materno, somente volumes mínimos são absorvidos na circulação materna, Portanto, os efeitos no lactente serão insignificantes

149: EFEITOS DE DROGAS E SUBSTÂNCIAS SOBRE A LACTAÇÃO E OS BEBÊS

Droga (Categoria de Risco Fetal da FDA/Compatibilidade com Amamentação)	Efeito na Lactação e Efeitos Adversos no Lactente
Bisoprolol (C/-)	Dados não disponíveis em lactação humana. Excretado no leite de ratazanas. Se usado durante amamentação materna humana, o lactente deverá ser observado quanto à hipotensão, bradicardia e outros sinais e sintomas de bloqueio beta
Bronfeniramina (C/+)	Monitorar o lactente quanto à agitação, padrão de sono insatisfatório e problemas de alimentação. Provavelmente compatível
Budesonida (oral/inalador/nasal) (B, inalante; C, oral/+)	Baixa biodisponibilidade sistêmica de budesonida inalada, de modo que a quantidade real no leite materno também pode ser baixa. A potência oral tem atividade glicocorticoide 25 vezes maior que a da hidrocortisona; entretanto, a significância clínica é desconhecida. O fabricante sugere que a mãe que precise usar PulmicortTurbuhaler® suspenda a amamentação
Bumetanida (C/+)	Dados não disponíveis em lactação humana. Provavelmente compatível. Os diuréticos podem suprimir a lactação
Buprenorfina (C/-)	Excretada no leite materno. Pode suprimir a produção de leite e resultar em menos ganho de peso no lactente. As mães deverão evitar o aleitamento materno se estiverem recebendo esta droga
Bupropiona (B/-)	Excretada no leite materno. Efeitos desconhecidos no lactente, mas podem representar uma preocupação
Buspirona (B/-)	Dados disponíveis limitados em lactação humana. Existe potencial para toxicidade. A buspirona e seus metabólitos são excretados no leite de ratazanas, Existe potencial para prejuízo do CNS em lactentes. A droga pode representar preocupação por causa dos efeitos no cérebro em desenvolvimento, que podem permanecer desconhecidos até tarde na vida
Butorfanol (C/+)	Dados disponíveis limitados em lactação humana. Provavelmente compatível. Excretado no leite humano em níveis provavelmente não significativos em termos clínicos
Cafeína (B/+)	Monitorar o lactente quanto à irritabilidade e padrão de sono insatisfatório. Sem efeito com ingestão moderada (2–3 xícaras por dia)
Calcitonina – salmão (C/+)	Pode inibir a lactação
Calcitriol (C/+)	A suplementação à mãe em doses elevadas pode resultar em aumento nos níveis de Vitamina D_2 no leite materno e levar, subsequentemente, à hipercalcemia em lactentes recebendo leite materno. Recomenda-se cautela
Candesartana (C, 1º tri; D 2º, 3º tri/+)	Dados não disponíveis em lactação humana. O baixo peso molecular sugere que a droga será excretada no leite humano. Efeitos desconhecidos no lactente
Caolim/pectina (C/+)	Sem efeito no lactente
Captopril (C 1º tri; D 2º, 3º tri/+)	Excretado no leite humano em baixas concentrações. Dados disponíveis não demonstraram efeitos em lactentes. AAP classifica como compatível com aleitamento materno
Carbamazepina (D/+)	Risco de supressão da medula óssea com uso crônico
Carisoprodol (C/+)	Dados disponíveis limitados em lactação humana. Provavelmente compatível, Observar o lactente quanto à sedação e outras alterações de comportamento
Carvedilol (C/-)	Dados não disponíveis em lactação humana, Excretado no leite de ratazanas. Se usado durante aleitamento materno, o lactente deverá ser observado quanto à hipotensão, bradicardia e outros sinais e sintomas de bloqueio beta

(Continua)

Droga (Categoria de Risco Fetal da FDA/Compatibilidade com Amamentação)	Efeito na Lactação e Efeitos Adversos no Lactente
Casantranol (C/+)	Dados disponíveis limitados em lactação humana. Provavelmente compatível. Observar o lactente quanto à diarreia
Cefaclor (B/+)	Excretado no leite materno em baixas concentrações. A flora intestinal do lactente pode ser alterada e existe potencial para interferência na interpretação de exames para pesquisa de infecção. Observar o lactente quanto à possível reação alérgica. Compatível com aleitamento materno
Cefadroxil (B/+)	Excretado no leite materno em baixas concentrações. A flora intestinal do lactente pode ser alterada e existe potencial para interferência na interpretação de exames para pesquisa de infecção. Observar o lactente quanto à possível reação alérgica. Compatível com aleitamento materno
Cefalexina (B/+)	Excretado no leite materno em baixas concentrações. A flora intestinal do lactente pode ser alterada e existe potencial para interferência na interpretação de exames para pesquisa de infecção. Observar o lactente quanto à possível reação alérgica. Compatível com aleitamento materno
Cefazolina (B/+)	Excretado no leite materno em baixas concentrações. A flora intestinal do lactente pode ser alterada e existe potencial para interferência na interpretação de exames para pesquisa de infecção. Observar o lactente quanto à possível reação alérgica. Compatível com aleitamento materno
Cefdinir (B/+)	Possivelmente excretado no leite materno em baixas concentrações. A flora intestinal do lactente pode ser alterada e existe potencial para interferência na interpretação de exames para pesquisa de infecção. Observar o lactente quanto à possível reação alérgica. Compatível com aleitamento materno
Cefepima (B/+)	Excretado no leite materno em baixas concentrações. A flora intestinal do lactente pode ser alterada e existe potencial para interferência na interpretação de exames para pesquisa de infecção. Observar o lactente quanto à possível reação alérgica. Compatível com aleitamento materno
Cefixima (B/+)	Possivelmente excretado no leite materno em baixas concentrações. A flora intestinal do lactente pode ser alterada e existe potencial para interferência na interpretação de exames para pesquisa de infecção. Observar o lactente quanto à possível reação alérgica. Compatível com aleitamento materno
Cefotaxima (B/+)	Excretado no leite materno em baixas concentrações. A flora intestinal do lactente pode ser alterada e existe potencial para interferência na interpretação de exames para pesquisa de infecção. Observar o lactente quanto à possível reação alérgica. Compatível com aleitamento materno
Cefotetan (B/+)	Excretado no leite materno em baixas concentrações. A flora intestinal do lactente pode ser alterada e existe potencial para interferência na interpretação de exames para pesquisa de infecção. Observar o lactente quanto à possível reação alérgica. Compatível com aleitamento materno
Cefoxitina (B/+)	Excretado no leite materno em baixas concentrações. A flora intestinal do lactente pode ser alterada e existe potencial para interferência na interpretação de exames para pesquisa de infecção. Observar o lactente quanto à possível reação alérgica. Compatível com aleitamento materno
Ceftazidima (B/+)	Excretado no leite materno em baixas concentrações. A flora intestinal do lactente pode ser alterada e existe potencial para interferência na interpretação de exames para pesquisa de infecção. Observar o lactente quanto à possível reação alérgica. Compatível com aleitamento materno
Ceftriaxona (B/+)	Excretado no leite materno em baixas concentrações. A flora intestinal do lactente pode ser alterada e existe potencial para interferência na interpretação de exames para pesquisa de infecção. Observar o lactente quanto à possível reação alérgica. Compatível com aleitamento materno

Droga (Categoria de Risco Fetal da FDA/Compatibilidade com Amamentação)	Efeito na Lactação e Efeitos Adversos no Lactente
Cefuroxima (B/+)	Excretado no leite materno em baixas concentrações. A flora intestinal do lactente pode ser alterada e existe potencial para interferência na interpretação de exames para pesquisa de infecção. Observar o lactente quanto à possível reação alérgica. Compatível com aleitamento materno
Celecoxibe (C/-)	Excretado no leite materno. O curso de ação mais seguro é evitar o uso durante o aleitamento materno
Cerivastatina (X/CI)	Excretado no leite materno. Por causa do potencial para efeitos adversos, evitar o uso durante aleitamento materno
Cetamina (B/+)	Não deverá ser detectável no plasma materno ~ 11 horas após a dose. O aleitamento após esse período não deverá expor o lactente à droga
Cetirizina (B/+)	O fabricante declara que a droga é excretada no leite materno. Efeitos desconhecidos no lactente, mas deve-se observar o bebê quanto à sedação
Cetoconazol (C/+)	Excretado no leite humano. Os efeitos da exposição em lactentes são desconhecidos, mas acredita-se que não sejam significativos. AAP classifica como compatível com aleitamento materno
Cetorolac: (C; D no 3º tri ou perto do parto/+)	Excretado no leite humano em quantidades consideradas clinicamente insignificantes. AAP classifica como compatível com aleitamento materno
Ciclobenzaprina (B/-)	Não há relatos disponíveis de excreção no leite materno. O baixo peso molecular sugere que essa excreção pode ocorrer
Cimetidina (B/+)	Usar com cautela. Pode suprimir a acidez gástrica no lactente, inibir o metabolismo da droga e causar estimulação no CNS
Ciprofloxacina (C/+)	Os dados são limitados, e a quantidade da droga no leite materno não parece representar risco significativo ao lactente. AAP classifica como compatível com aleitamento materno. Entretanto, o fabricante recomenda que a mãe deva aguardar 48 horas após a última dose para amamentar o bebê
Citalopram (C/-)	Doses superiores a 20 mg/dia ou uso concomitante de outros agentes sedativos pode aumentar o risco de efeitos adversos ao lactente. Observar quanto à toxicidade. Os efeitos a longo prazo sobre o desenvolvimento neurocomportamental são desconhecidos. Evitar amamentação próximo às concentrações maternas de pico – cerca de 4 horas após a dose
Claritromicina (C/+)	Dados não disponíveis em lactação humana. Deve-se esperar a passagem da droga pelo leite materno. Com base na experiência com outros antibióticos, como a eritromicina, o risco ao lactente é provavelmente mínimo
Clavulanato (B/+)	Dados não disponíveis em lactação humana, O peso molecular sugere excreção no leite materno, Os efeitos dos inibidores de lactamase beta em lactentes são desconhecidos
Clindamicina (B/+)	Excretado no leite materno. A flora intestinal do lactente pode ser alterada e existe potencial para interferência na interpretação de exames para pesquisa de infecção. Observar o lactente quanto à possível reação alérgica. AAP classifica como compatível com aleitamento materno
Clonazepam (D/-)	Monitorar o lactente quanto à depressão respiratória e do CNS
Clonidina (C/+)	Excretado no leite materno. Não foi observada hipotensão em lactentes, embora a droga tenha sido encontrada no soro dessas crianças. O significado dessa exposição a longo prazo é desconhecido
Clopidogrel (B/+)	Dados não disponíveis em lactação humana. O baixo peso molecular sugere excreção no leite materno, Efeitos desconhecidos em lactentes
Cloral de hidrato (C/+)	Monitorar o lactente quanto à sedação e erupção cutânea

(Continua)

Droga (Categoria de Risco Fetal da FDA/Compatibilidade com Amamentação)	Efeito na Lactação e Efeitos Adversos no Lactente
Clorexidina (B/+)	Não há relatos disponíveis de excreção no leite materno. Lavar bem os mamilos com água e sabão, se esta droga for usada. Compatível com aleitamento materno
Clorfeniramina (B/+)	Monitorar o lactente quanto à agitação, padrão insatisfatório de sono e problemas de alimentação
Clorodiazepóxido (D/-)	Dados não disponíveis em lactação humana. O baixo peso molecular sugere que se pode esperar a excreção no leite materno. Outras benzodiazepinas produziram efeitos adversos em lactentes, Deve-se evitar o uso durante aleitamento materno
Cloroquina (C/+)	As quantidades excretadas no leite materno são insuficientes para fornecer proteção adequada contra malária
Clorotiazida (C/+)	Pode suprimir a lactação, especialmente no primeiro mês de produção de leite materno. Não foram informados efeitos adversos, mas o lactente deverá ser monitorado quanto à contagem de eletrólitos e de plaquetas
Clorpromazina (C/-)	Excretado no leite materno em pequenas quantidades. Observar o lactente quanto à sedação. A AAP classifica como droga preocupante para lactentes por causa de sonolência e letargia e por causa da galactorreia induzida em adultos
Clotrimazol (B/+)	A absorção da pele e da vagina é mínima. É pouco provável que os níveis desse agente antifúngico apareçam no leite materno
Clozapina (B/-)	Concentrado no leite materno. Evitar o aleitamento materno
Cocaína (C/CI)	Causa intoxicação por cocaína no lactente pelo uso intranasal (hipertensão, taquicardia, midríase e apneia) e pelo uso tópico nos mamilos da mãe (apneia e convulsões)
Codeína (C, D/-)	Terapia a curto prazo (1 ou 2 dias) com monitoramento cuidadoso é compatível; entretanto, a terapia a longo prazo não é compatível com o aleitamento materno. Monitorar o lactente quanto à sedação. O reflexo de ejeção de leite (letdown) pode ficar inibido
Colchicina (D/+)	Excretado no leite materno. Não foram observados efeitos adversos em lactentes. O intervalo de 8–12 horas após a dose para amamentar reduz a exposição do lactente à droga
Colecalciferol (C, D/+)	Compatível com aleitamento materno. Excretado no leite materno em quantidades limitadas. O Comitê de Nutrição da AAP recomenda suplementação com Vitamina D em lactentes alimentados com leite materno, caso a ingestão materna seja baixa, ou a exposição à luz ultravioleta seja insuficiente. Monitorar os níveis séricos de cálcio do lactente se a mãe estiver ingerindo doses farmacológicas de Vitamina D
Colestiramina (B/+)	Resina não absorvível. Dados não disponíveis em lactação humana. A droga liga-se a vitaminas solúveis em gordura, e o uso prolongado pode resultar em deficiências dessas vitaminas na mãe e no lactente
Contraceptivos orais (todas as classes) (X/+)	Causam supressão da lactação dependente da dose. A redução no ganho de peso, na produção de leite e no teor de nitrogênio e de proteína do leite materno foi associada a esta droga. Alterações provavelmente só significativas em mães desnutridas. Usar a dose mais baixa possível. AAP classifica como compatível com aleitamento materno
Cortisona (C, D/+)	Não há relatos da excreção de cortisona exógena no leite materno. Risco ao lactente é improvável. Compatível com aleitamento materno
Cromolina sódica (B/+)	Dados não disponíveis em lactação humana
Cáscara sagrada (C/+)	Dados disponíveis limitados em lactação humana. Provavelmente compatível. Observar lactente quanto à diarreia
Dactinomicina (C/-)	Dados não disponíveis em lactação humana. Apesar do alto peso molecular, as mulheres tratadas com essa droga devem evitar o aleitamento por causa do risco potencial de efeitos adversos graves

Droga (Categoria de Risco Fetal da FDA/Compatibilidade com Amamentação)	Efeito na Lactação e Efeitos Adversos no Lactente
Dalteparina (B/+)	Dados não disponíveis em lactação humana. Com base no peso molecular e porque a droga seria inativada no trato GI, o risco para o lactente é desprezível
Darbepoetina alfa (C/+)	Dados não disponíveis em lactação humana. A passagem para o leite materno não é esperada. O risco para o lactente parece ser desprezível
Deferasirox (B/-)	Dados não disponíveis em lactação humana. O peso molecular e a meia-vida de eliminação longa sugerem excreção no leite materno. Volume de absorção oral em lactentes é desconhecido; em adultos, a biodisponibilidade oral é de 70%. Com o potencial de reduzir o armazenamento de ferro, o aleitamento materno deverá ser evitado durante a terapia
Deferoxamina (C/+)	Dados não disponíveis em lactação humana. O peso molecular é suficientemente baixo para se esperar alguma excreção no leite materno. Efeitos, se houver, desconhecidos no lactente
Delavirdina (C/CI)	Dados não disponíveis em lactação humana, O peso molecular sugere que ocorra excreção no leite materno. Efeitos desconhecidos no lactente. Nos países desenvolvidos o CDC recomenda que mães infectadas com HIV não amamentem seus bebês
Desloratadina (C/+)	Dados não disponíveis em lactação humana. A desloratadina e a loratadina são excretadas no leite materno. Provavelmente compatível
Dexametasona (C, D/+)	Dados não disponíveis em lactação humana. A excreção no leite materno deve ser esperada. Provavelmente compatível
Dextroanfetamina (C/-)	Pode causar estimulação no lactente
Dextrometorfano (C/+)	Dados não disponíveis em lactação humana. O baixo peso molecular sugere excreção no leite materno. Provavelmente compatível. Usar preparação sem álcool
Diatrizoato (C/+)	Em um estudo, não detectado no leite materno. Provavelmente compatível
Diazepam (D/-)	Pode causar sedação no lactente. Pode-se acumular em lactentes recebendo aleitamento materno
Diclofenaco (B/+)	Dados não disponíveis em lactação humana. O fabricante declara que a droga é excretada no leite materno. Meia-vida curta em adultos. Provavelmente compatível
Dicloxacilina (B/+)	Não há dados em lactação humana. Entretanto, outras penicilinas são excretadas no leite materno em baixas concentrações. Efeitos adversos raros. A flora intestinal do lactente pode ser alterada e existe potencial para interferência na interpretação de exames para pesquisa de infecção. Observar o lactente quanto à possível reação alérgica
Didanosina (B/CI)	Dados não disponíveis em lactação humana. O peso molecular sugere que se deva esperar a excreção no leite materno. Efeitos desconhecidos no lactente. Nos países desenvolvidos, o CDC recomenda que mães infectadas com HIV não amamentem seus bebês
Dietilestilbestrol (DES) (X/CI)	Dados não disponíveis em lactação humana. Possibilidade de ocorrência de redução no volume de leite e redução do teor de nitrogênio e de proteína
Difenildramina (B/+)	Excretado no leite materno, mas acredita-se que os níveis não sejam suficientemente elevados para afetar o lactente. Monitorar o bebê quanto à agitação, padrão insatisfatório de sono e problemas de alimentação. Provavelmente compatível
Difenoxilato (C/-)	Metabólito ativo provavelmente excretado no leite materno. Potencial para toxicidade
Digoxina (C/+)	Excretada no leite materno em pequenas quantidades. Monitorar o lactente quanto a salivação, diarreia e alterações na frequência cardíaca. Compatível com aleitamento materno

(Continua)

Droga (Categoria de Risco Fetal da FDA/Compatibilidade com Amamentação)	Efeito na Lactação e Efeitos Adversos no Lactente
Di-hidroergotamina (X/CI)	Dados não disponíveis em lactação humana. Peso molecular e meia-vida longa sugerem excreção no leite materno, mas a alta ligação proteica limitará essa excreção. Preocupação quanto a sintomas de ergotismo – vômito, diarreia e convulsões em lactentes. O aleitamento materno é contraindicado
Diltiazem (C/+)	Excretado no leite materno. Dois lactentes não foram afetados. Provavelmente compatível
Dimenidrinato (B/+)	Dados não disponíveis em lactação humana. O peso molecular sugere que ocorra a excreção no leite materno. Provavelmente compatível. Cautela – recém-nascidos e bebês prematuros apresentam sensibilidade aumentada aos anti-histamínicos
Dipiridamol (B/+)	Excretado no leite materno. Efeito desconhecido no lactente. Provavelmente compatível
Docusato (cálcio, potássio, sódio) (C/+)	Provavelmente compatível. Monitorar o lactente quanto à diarreia
Dolasetron (B/+)	Dados não disponíveis em lactação humana. O baixo peso molecular da droga sugere que ocorra excreção no leite materno. Efeitos desconhecidos no lactente
Dornase alfa (B/+)	Dados não disponíveis em lactação humana. A droga inalada não aumenta a concentração sérica endógena da substância. Excreção no leite materno não esperada. Risco desprezível para o lactente
Doxiciclina (D/+)	Excretada no leite materno em baixas concentrações. Teoricamente, pode ocorrer coloração dos dentes, e a inibição do crescimento ósseo é remota. A flora intestinal do lactente pode ser alterada e existe potencial para interferência na interpretação de exames para pesquisa de infecção. Observar o lactente quanto à possível reação alérgica. AAP classifica como compatível com aleitamento materno
Efavirenz (C/CI)	Dados não disponíveis em lactação humana. O peso molecular sugere que ocorra excreção no leite materno. Efeitos desconhecidos no lactente. Em países desenvolvidos, o CDC recomenda que mães infectadas com HIV não amamentem seus bebês
Efedrina (C/-)	Dados disponíveis limitados em lactação humana. Observar o lactente quanto à irritabilidade, choro excessivo e padrões perturbados de sono. Recomenda-se evitar o aleitamento materno
Eletriptano (C/+)	Excretado no leite materno. Os efeitos da exposição nos lactentes são desconhecidos, mas não se acredita que baixas concentrações sejam significativas. Compatível com aleitamento materno
Emtricitabina (B/CI)	Dados não disponíveis em lactação humana. Peso molecular, baixa ligação proteica no plasma e meia-vida longa sugerem ocorrência de excreção no leite materno. Efeitos desconhecidos no lactente. Nos países desenvolvidos o CDC recomenda que mães infectadas com HIV não amamentem seus bebês
Enalapril (C, 1º tri; D 2º e 3º tri/+)	Enalapril e enalaprilato são excretados no leite materno em pequenas quantidades de modo que o risco ao lactente parece desprezível/clinicamente insignificante. AAP classifica como compatível com aleitamento materno
Enfuvirtida (B/CI)	Dados não disponíveis em lactação humana. O peso molecular e a alta ligação proteica no plasma deverão inibir, mas não evitar, a excreção no leite materno. Efeitos desconhecidos no lactente. Nos países desenvolvidos, o CDC recomenda que mães afetadas com HIV não amamentem seus bebês

149: EFEITOS DE DROGAS E SUBSTÂNCIAS SOBRE A LACTAÇÃO E OS BEBÊS

Droga (Categoria de Risco Fetal da FDA/Compatibilidade com Amamentação)	Efeito na Lactação e Efeitos Adversos no Lactente
Enoxaparina (B/+)	Dados não disponíveis em lactação humana. Com base no alto peso molecular e na provável inativação pelo trato GI, a passagem da droga para o leite materno e seu risco para o lactente é considerada desprezível
Entecavir (C/CI HIV; C/+ hepatite B)	Dados não disponíveis em lactação humana. O peso molecular e a meia-vida sugerem que a droga seja excretada no leite materno. Efeitos desconhecidos nos lactentes. Lactentes de mães positivas para HBsAG e HBeAg deverão receber HBIG no nascimento e a vacina contra hepatite B logo após o nascimento. Só então o aleitamento será permitido. Nos EUA, a amamentação materna é contraindicada com mães HIV-1-positivas
Epoetina alfa (C/+)	Dados não disponíveis em lactação humana. A excreção no leite materno não é esperada, e a droga será digerida no trato GI. Não se espera risco ao lactente
Epoprostenol (B/+)	Dados não disponíveis em lactação humana. Com base na degradação rápida da droga, seu pH fisiológico e o trato GI, o volume ao qual o lactente seria exposto seria clinicamente insignificante
Eprosartan (C 1º tri; D 2º, 3º tri/+)	Dados não disponíveis em lactação humana. Espera-se a excreção no leite materno. Efeitos desconhecidos no lactente. A AAP classifica os inibidores da ACE, uma classe semelhante de agentes, como compatível com o aleitamento materno
Equinácea (C/-)	Evitar o uso durante a amamentação
Ergotamina (X/CI)	Causa vômito, diarreia e convulsões no lactente. Pode obstruir a lactação. O aleitamento materno é contraindicado
Eritromicina (B/+)	Excretado no leite materno em baixas concentrações. Não há relatos de efeitos adversos em lactentes. A flora intestinal do lactente pode ser alterada e existe potencial para interferência na interpretação de exames para pesquisa de infecção. Observar o lactente quanto à possível reação alérgica. Compatível com aleitamento materno
Ertapenem (B/+)	Excretado no leite materno em baixas concentrações. Efeitos desconhecidos no lactente, mas provavelmente insignificantes em termos clínicos. A flora intestinal do lactente pode ser alterada e existe potencial para interferência na interpretação de exames para pesquisa de infecção. Observar o lactente quanto à possível reação alérgica. Compatível com aleitamento materno
Erva de São João (C/-)	Não se sabe se os constituintes e possíveis contaminantes são excretados no leite materno ou se a exposição representa risco ao lactente.
Escitalopram (C/-)	Dados não disponíveis em lactação humana. A excreção no leite materno é esperada. Efeitos desconhecidos no lactente. Efeitos adversos foram observados com agente similar (citalopram), portanto, esperam-se efeitos semelhantes. A AAP classifica outros SSRIs como drogas para as quais os efeitos em lactentes são desconhecidos, mas podem ser preocupantes
Escopolamina (C/+)	Dados não disponíveis em lactação humana. Excretado no leite materno. AAP classifica como compatível com aleitamento materno
Esomeprazol (B/-)	Dados não disponíveis em lactação humana. A excreção no leite materno é esperada. Efeitos desconhecidos no lactente. Potencial para efeitos tóxicos: cefaleia, diarreia e dor abdominal, supressão da secreção de ácido gástrico. Meia-vida curta: 1 a 1 ½ horas. A espera de 5 a 7 ½ h após a dose deverá eliminar do plasma cerca de 97% da droga
Espironolactona (C/+)	Não se sabe se esta droga é excretada no leite materno, mas seu metabólito é encontrado no leite humano – volume provavelmente significativo. Efeitos desconhecidos no lactente. AAP classifica como compatível com aleitamento materno

(Continua)

Droga (Categoria de Risco Fetal da FDA/Compatibilidade com Amamentação)	Efeito na Lactação e Efeitos Adversos no Lactente
Estavudina (C/CI)	Dados não disponíveis em lactação humana. O peso molecular sugere que deve ocorrer excreção no leite materno. O efeito no lactente é desconhecido. Em países desenvolvidos o CDC recomenda que mães infectadas com HIV não amamentem seus bebês
Estrogênios conjugados (X/+)	Não há relato de efeitos adversos em lactentes. Pode reduzir o volume de leite e o teor de nitrogênio e de proteína
Etambutol (B/+)	Excretado no leite materno. AAP classifica como compatível com aleitamento materno
Etanol (D, X/-)	Passa livremente para o leite materno em níveis semelhantes aos do soro materno. Por causa do risco de toxicidade no lactente, o curso mais seguro é suspender o aleitamento durante 1–2 horas para cada 30 mL de álcool
Etinil estradiol (X/-+)	Não há relato de efeitos adversos em lactentes. Pode reduzir o volume de leite e o teor de nitrogênio e de proteína. Monitorar ganho de peso do lactente e usar a dose mais baixa possível
Famotidina (B/+)	Excretado no leite humano, mas em menor extensão que cimetidina e ranitidina. Efeitos desconhecidos no lactente. Risco potencial para efeitos adversos; entretanto, AAP classifica como compatível com aleitamento materno. A famotidina pode ser a preferida por causa da menor quantidade excretada no leite materno
Fanciclovir (B/-)	Dados não disponíveis em lactação humana. Espera-se a excreção no leite materno. Evitar aleitamento materno
Fenitoína (D/+)	Monitorar o lactente quanto à metemoglobinúria (rara). Manter a fenitoína materna na faixa terapêutica
Fenobarbital (D/-)	Monitorar o lactente quanto a problemas de sucção, sedação, erupções e abstinência. Classificado pela AAP como a droga que causou os maiores efeitos adversos em lactentes. Usar com cautela no aleitamento
Flecainida (C/+)	Excretada no leite materno, mas os efeitos desconhecidos no lactente. Provavelmente não tóxico. AAP classifica como compatível com aleitamento materno
Flucitosina (C/-)	Dados não disponíveis em lactação humana. Por causa dos efeitos adversos graves no lactente, deve-se evitar o aleitamento materno
Fluconazol (C/+)	Excretado no leite materno. Não há relato de toxicidade associada à droga. AAP classifica como compatível com aleitamento materno
Fluoxetina (C/-)	Os efeitos a longo prazo sobre o desenvolvimento neurocomportamental da exposição a um bloqueador potente de receptação de serotonina durante um período de desenvolvimento rápido do CNS não foram adequadamente estudados. O fabricante recomenda que o aleitamento materno deva ser evitado durante a terapia com fluoxetina. A AAP classifica como desconhecidos os efeitos no lactente, mas que podem representar uma preocupação. Os benefícios maternos podem superar os riscos ao lactente, se a depressão pós-parto for tratada. Podem ocorrer: cólica, irritabilidade, transtornos do sono e baixo ganho de peso
Fondaparinux (B/+)	Dados não disponíveis em lactação humana. É esperada a excreção no leite materno. Os efeitos nos lactentes são desconhecidos, mas não considerados como clinicamente significativos
Fosamprenavir (C/CI)	Dados não disponíveis em lactação humana. O peso molecular sugere que a excreção no leite materno deva ocorrer. Efeitos desconhecidos no lactente. Nos países desenvolvidos o CDC recomenda que mães infectadas com HIV não amamentem seus bebês
Furosemida (C/+)	Excretada no leite humano. Não há relatos de efeitos adversos no lactente.

149: EFEITOS DE DROGAS E SUBSTÂNCIAS SOBRE A LACTAÇÃO E OS BEBÊS

Droga (Categoria de Risco Fetal da FDA/Compatibilidade com Amamentação)	Efeito na Lactação e Efeitos Adversos no Lactente
Gabapentina (C/+)	Dados não disponíveis em lactação humana. Provavelmente compatível. Baixo peso molecular sugere excreção no leite materno, mas o efeito no lactente é desconhecido
Gadopentetato de dimeglumina (contraste para MRI) (C/+)	Excretado no leite materno em pequenas quantidades. Absorção sistêmica muito reduzida. AAP classifica como compatível com aleitamento materno
Ganciclovir (C/-)	Dados não disponíveis em lactação humana. Potencial para toxicidade grave em lactentes. Evitar aleitamento materno
Gentamicina (C/+)	Pequenas quantidades excretadas no leite materno e absorvidas pelo lactente. Observar o bebê quanto a fezes com sangue e diarreia. AAP classifica como compatível com aleitamento materno
Ginko biloba (C/-)	Dados não disponíveis em lactação humana. Produto herbário não padronizado e que pode conter outros compostos. O curso mais seguro é evitar o aleitamento materno
Ginseng (B/-)	Dados não disponíveis em lactação humana. Produto herbário não padronizado e que pode conter outros compostos. O curso mais seguro é evitar o aleitamento materno
Gliburida (C/+)	Níveis não detectáveis no leite materno. Níveis normais de glicose em lactentes. Provavelmente compatível
Glimepirida (C/+)	Dados não disponíveis em lactação humana. O peso molecular sugere que a excreção no leite materno deva ocorrer. Mulheres em fase de amamentação deverão considerar tratamento com insulina
Glipizida (C/+)	Níveis de mínimos a não detectáveis no leite materno. Níveis de glicose normais nos lactentes
Glucosamina (C/+)	Dados não disponíveis em lactação humana. Peso molecular e meia-vida prolongada de eliminação proteica no plasma sugerem que a excreção no leite materno deva ocorrer. A droga sem ligação é indetectável no plasma; portanto, pouca droga, se houver, será excretada no leite materno. Provavelmente compatível
Guaifenesina (C/+)	Dados não disponíveis em lactação humana. Provavelmente compatível.
Haloperidol (C/-)	Excretado no leite materno. O uso pode gerar preocupações. Efeitos desconhecidos no lactente. Possível declínio no escore de desenvolvimento
Heparina (C/+)	Não excretado no leite materno
Heroína (B, D/CI)	Cruza o leite materno em volumes suficientes para causar dependência no lactente. O aleitamento materno é contraindicado
Hidralazina (C/+)	Excretada no leite materno. Não foram notados efeitos adversos nos lactentes. AAP classifica como compatível com aleitamento materno
Hidroclorotiazida (B/+)	Pode suprimir a lactação, especialmente no primeiro mês de produção de leite. Não foram relatados efeitos adversos, mas a contagem de eletrólitos e de plaquetas no lactente deverá ser monitorada
Hidrocodona (C, D/+)	Dados não disponíveis em lactação humana. O peso molecular sugere que a excreção no leite materno deva ocorrer. Observar o lactente quanto a efeitos GI, sedação e alterações no padrão de alimentação
Hidrocortisona (C, D/+)	Dados não disponíveis em lactação humana. Risco pouco provável ao lactente. Compatível com aleitamento materno
Hidromorfona (B, D/+)	Excretada no leite materno. Monitorar o lactente quanto à sedação. O reflexo de ejeção de leite (letdown) pode ficar inibido
Hidroxicloroquina (C/+)	Excretado no leite humano. Taxa lenta de eliminação. O aleitamento materno durante a terapia deve ser feito com cautela. Doses 1 vez por semana reduzem significativamente a intensidade da exposição do lactente à droga. AAP classifica como compatível com aleitamento materno. O volume excretado no leite materno não é adequado para fornecer proteção contra malária ao lactente

(Continua)

Droga (Categoria de Risco Fetal da FDA/Compatibilidade com Amamentação)	Efeito na Lactação e Efeitos Adversos no Lactente
Hidroxizina (C/+)	Dados não disponíveis em lactação humana. O peso molecular sugere ocorrência de excreção no leite materno. Efeitos desconhecidos no lactente
Ibuprofeno (B/+)	Excretado no leite materno. A quantidade de droga disponível na amamentação é mínima. AAP classifica como compatível com aleitamento materno
Imipenem-cilastatina (C/+)	Pequenas quantidades excretadas no leite materno comparáveis a outros antibióticos lactâmicos beta. Efeitos desconhecidos no lactente
Indinavir (C/CI)	Dados não disponíveis em lactação humana. O peso molecular sugere ocorrência de excreção no leite materno. Efeitos desconhecidos no lactente. Nos países desenvolvidos, o CDC recomenda que mães infectadas com HIV não amamentem seus bebês
Indometacina (B, D/+)	Excretado no leite humano. Um relatório de caso de convulsão em lactente. AAP classifica como compatível com aleitamento materno
Iodo (C/+)	Pode causar bócio
Isoniazida (C/+)	A isoniazida e seu metabólito são excretados no leite materno. Monitorar o lactente quanto a sinais e sintomas de neurite periférica ou hepatite. A AAP classifica a droga como compatível com o aleitamento
Ivermectina (C/+)	Excretada no leite materno, mas não há dados disponíveis em lactação humana. Os baixos níveis da droga no leite materno provavelmente não representem risco ao lactente. AAP classifica como compatível com aleitamento materno
Labetalol (C/+)	Monitorar o lactente quanto à hipertensão e bradicardia
Lactulose (B/+)	Não há dados em lactação humana. Provavelmente compatível.
Lamivudina (C/CI)	Excretado no leite humano. Efeitos desconhecidos no lactente. Em países desenvolvidos, o CDC recomenda que mães infectadas com HIV não amamentem seus bebês
Lamotrigina (C/-)	Pode representar uma preocupação. Considere monitorar a concentração da droga no soro do lactente
Lanzoprazol (B/-)	Dados não disponíveis em lactação humana. Espera-se a excreção no leite materno. Efeitos potenciais no lactente – carcinogenicidade (dados com animais) e supressão da secreção de ácido gástrico. Evitar o aleitamento
Levetiracetam (C/+)	Dados não disponíveis em lactação humana. Baixo peso molecular e ligação proteica sugerem ocorrência de excreção no leite materno. Efeitos desconhecidos no lactente. AAP classifica como compatível com aleitamento materno
Levofloxacina (C/+)	Excretado no leite materno. Efeitos desconhecidos no lactente. AAP classifica como compatível com aleitamento materno
Levotiroxina (A/+)	Interferência não provável com a triagem neonatal da tireoide
Lindane (B/+)	Dados não disponíveis em lactação humana. Excretado no leite materno. As pequenas quantidades ingeridas pelo lactente não são provavelmente significativas em termos clínicos. Aguardar 4 dias após a suspensão da loção evita a exposição ao lactente
Linezolida (C/-)	Dados não disponíveis em lactação humana. Espera-se a excreção no leite materno. Efeitos desconhecidos no lactente. Efeitos potenciais – mielossupressão e trombocitopenia reversível. Evitar o aleitamento
Lisinopril (C 1º tri; D 2º, 3º tri/+)	Dados não disponíveis em lactação humana. Espera-se a excreção no leite materno. AAP classifica como compatível com aleitamento materno
Lítio (D/-)	Níveis no leite em média 40% da concentração no soro materno. Monitorar o lactente quanto à cianose, hipotonia, bradicardia e outras toxicidades do lítio

Droga (Categoria de Risco Fetal da FDA/Compatibilidade com Amamentação)	Efeito na Lactação e Efeitos Adversos no Lactente
Loperamida (B/+)	Dados não disponíveis em lactação humana. AAP classifica como compatível com aleitamento materno
Lopinavir (C/CI)	Dados não disponíveis em lactação humana. O peso molecular e a solubilidade lipídica sugerem ocorrência de excreção no leite materno; entretanto, a extensa ligação proteica no plasma deverá limitar essa excreção. Efeitos desconhecidos no lactente. Nos países desenvolvidos, o CDC recomenda que mães infectadas com HIV não amamentem seus bebês
Loratadina (B/+)	A loratadina e seu metabólito são excretados no leite materno. Risco clínico provavelmente pequeno ao lactente. AAP classifica como compatível com aleitamento materno
Lorazepam (D/-)	Monitorar o lactente quanto à sedação, especialmente se a exposição for prolongada
Losartana (C 1º tri; D 2º, 3º tri/+)	Dados não disponíveis em lactação humana. Espera-se a excreção no leite materno. Efeitos da exposição no lactente desconhecidos. AAP classifica como compatível com aleitamento materno
Meclizina (B/+)	Dados não disponíveis em lactação humana. Peso molecular sugere ocorrência de excreção no leite materno. Provavelmente compatível. Cautela – recém-nascidos e prematuros apresentam sensibilidade aumentada aos anti-histamínicos
Medroxiprogesterona (D/+)	AAP classifica como compatível com aleitamento materno
Meperidina (B, D/+)	Monitorar o lactente quanto à sedação. Reflexo de ejeção de leite (letdown) pode ser inibido. AAP classifica como compatível com aleitamento materno
Meropenem (B/+)	Dados não disponíveis em lactação humana. Espera-se a excreção no leite humano. Efeitos potenciais no lactente desconhecidos
Mesalamina (B/-)	Pequena quantidade excretada no leite materno. Risco de efeitos adversos (diarreia) no lactente. AAP recomenda que a droga deverá ser usada com cautela durante o aleitamento
Metadona (B, D/+)	Geralmente compatível com aleitamento. Monitorar o lactente quanto à sedação, depressão e abstinência no encerramento do tratamento com metadona. AAP classifica como compatível com aleitamento materno
Metanfetamina (C/CI)	AAP classifica as anfetaminas como contraindicadas durante o aleitamento. Monitorar o lactente quanto à irritabilidade e padrão insatisfatório de sono
Metformina (B/+)	Excretada no leite materno. Os lactentes apresentam níveis normais de glicose no sangue
Metildopa (B/+)	Risco de hemólise e aumento nas enzimas do fígado
Metilfenidato (C/-)	Excretado no leite materno. Potencial de toxicidade provavelmente ocorrendo no 1º mês de vida. Observar o lactente quanto a sinais e sintomas de estimulação do CNS – apetite reduzido, insônia e irritabilidade
Metimazol (D/+)	Potencial para interferir na função da tireoide
Metocarbamol (C/+)	Quaisquer quantidades da droga excretadas no leite materno não são provavelmente significativas em termos clínicos
Metoclopramida (B/-)	Aumenta a produção de leite. Efeitos desconhecidos no lactente, mas podem ser preocupantes por ser um agente de bloqueio dopaminérgico
Metolazone (B/+)	Pode suprimir a lactação, especialmente no primeiro mês de lactação. Reações adversas não foram informadas, mas os eletrólitos e as plaquetas do bebê deverão ser monitorados
Metoprolol (C/-)	Monitorar o bebê em aleitamento quanto à bradicardia e hipotensão

Droga (Categoria de Risco Fetal da FDA/Compatibilidade com Amamentação)	Efeito na Lactação e Efeitos Adversos no Lactente
Metronidazol (B/-)	Suspender durante o aleitamento materno. Não amamentar até 12-24 horas após suspensão para permitir a excreção da droga
Minociclina (D/+)	Excretada no leite materno em baixas concentrações. A coloração teórica dos dentes e a inibição do crescimento ósseo são remotas. A flora intestinal dos bebês em aleitamento pode ser alterada e existe o potencial de interferência na interpretação de um exame minucioso infeccioso. Devem-se observar os bebês em aleitamento quanto à possível reação alérgica. A droga é compatível com o aleitamento materno
Mirtazapina (C/-)	Excretada no leite materno. Os efeitos a longo prazo sobre o desenvolvimento neurocomportamental são desconhecidos. A AAP classifica outros antidepressivos como drogas para as quais o efeito sobre o bebê em aleitamento é desconhecido, mas que pode ser motivo de preocupação
Montelukast (B/+)	Monitorar o bebê em aleitamento quanto à sedação. O reflexo de ejeção do leite (letdown) pode ser inibido
Morfina (C/+)	Excretada no leite materno. AAP classifica como compatível com aleitamento materno. Os efeitos a longo prazo sobre o desenvolvimento neurocomportamental são desconhecidos
Nafcilina (B/+)	Não há dados sobre a lactação humana. Consulte Penicilina
Nalbufina (B/+)	Não há dados sobre a lactação humana. Espera-se que pequena quantidade da droga seja excretada no leite materno. Os volumes são clinicamente insignificantes
Nalorfina (D/+)	Dados não disponíveis em lactação humana
Naloxona (B/+)	Dados não disponíveis em lactação humana
Naltrexona (C/-)	Dados não disponíveis em lactação humana. Espera-se excreção no leite materno. Os efeitos sobre o lactente são desconhecidos. Reação adversa em potencial da droga – alteração dos receptores de opioides no cérebro; níveis alterados de alguns hormônios de origem hipotalâmica, hipofisária, suprarrenal ou gonadal
Naproxeno (B/+)	Passa para o leite materno em quantidades muito pequenas. Os efeitos sobre o lactente são desconhecidos. AAP classifica como compatível com aleitamento materno
Naratriptano (C/+)	Dados não disponíveis em lactação humana. Espera-se a excreção no leite materno. Os efeitos sobre o lactente são desconhecidos
Nelfinavir (B/CI)	Dados não disponíveis em lactação humana. Espera-se a excreção no leite materno. Os efeitos sobre o lactente são desconhecidos. O CDC recomenda que mães infectadas com HIV nos países desenvolvidos não amamentem seus bebês
Nevirapina (C/CI)	Excretada no leite materno. O CDC recomenda que mães infectadas com HIV nos países desenvolvidos não amamentem seus bebês
Nicotina (transdérmica, outras) (D/-)	Pode causar preocupação. Volumes excessivos podem causar diarreia, vômito, taquicardia, irritabilidade, redução na produção de leite e no ganho de peso
Nifedipina (C/+)	O fabricante afirma que volumes significativos da droga são excretados no leite humano. Dados não disponíveis em lactação humana
Nistatina (C/+)	Mal absorvida, se ocorrer absorção. Não haverá excreção no leite materno
Nitrofurantoína (B/+)	Excretada no leite materno em pequenas quantidades. Monitorar os lactentes com deficiência de G6PD quanto à anemia hemolítica
Nortriptilina (C/-)	Excretada no leite materno em baixas concentrações. Não foram observados efeitos adversos em lactentes. Os efeitos a longo prazo da exposição crônica a antidepressivos em lactentes são desconhecidos, mas preocupantes em termos do desenvolvimento neurocomportamental dessas crianças. AAP classifica a droga cujo efeito no lactente é desconhecido, mas que pode representar uma preocupação

149: EFEITOS DE DROGAS E SUBSTÂNCIAS SOBRE A LACTAÇÃO E OS BEBÊS

Droga (Categoria de Risco Fetal da FDA/Compatibilidade com Amamentação)	Efeito na Lactação e Efeitos Adversos no Lactente
Olanzapina (C/-)	Já ocorreu sedação em lactantes. A redução da dose pode eliminar esse problema, mas pode afetar o controle da doença da mãe. Evitar o uso durante o aleitamento
Olsalazina (C/-)	O metabólito ativo, 5-ácido amino salicílico (mesalamina), é excretado no leite materno. Caso de diarreia relatado em lactente de mãe tratada com mesalamina
Omeprazol (C/-)	Dados limitados disponíveis em lactação humana. Espera-se a excreção no leite materno. Efeitos desconhecidos no lactente. O uso durante o aleitamento deverá ser evitado. Preocupação quanto à supressão de ácido gástrico e carcinogenicidade observada em cobaias animais
Ondansetron (B/+)	Dados não disponíveis em lactação humana. Espera-se a excreção no leite materno. Efeitos desconhecidos no lactente
Orlistat (B/+)	Dados não disponíveis em lactação humana. A biodisponibilidade sistêmica limitada sugere que a droga não deverá aparecer no leite materno
Oseltamivir (C/+)	Dados não disponíveis em lactação humana. O peso molecular sugere a ocorrência de excreção no leite materno. Efeitos desconhecidos no lactente
Oxacilina (B/+)	Excretada no leite materno em baixas concentrações. Efeitos adversos raros. A flora intestinal do lactente pode ser alterada e existe potencial para interferência na interpretação de exames para pesquisa de infecção. Observar o lactente quanto à possível reação alérgica
Oxcarbazepina (C/+)	Um relatório de uso durante aleitamento materno. Efeitos adversos não informados. AAP classifica a carbamazepina como compatível; logo, a oxcarbazepina também pode ser considerada compatível
Oxicodona (B/+)	Monitorar o lactente quanto à sonolência
Pamidronato (D/+)	Dados não disponíveis em lactação humana, Peso molecular, meia-vida prolongada e falta de metabolismo sugerem que a droga será excretada no leite materno. Considerando-se a biodisponibilidade, a quantidade absorvida pelo lactente será clinicamente insignificante. Provavelmente compatível
Pantoprazol (B/+)	Excretado no leite humano em pequenas quantidades. Tem potencial para supressão da secreção de ácido gástrico no lactente, mas o risco geral de toxicidades é baixo
Paregórico (B, D/+)	Provavelmente excretado no leite materno. Dados limitados disponíveis em lactação humana. Provavelmente compatível
Paroxetina (D/-)	Efeito desconhecido no lactente, mas pode ser preocupante
Penicilina G (todas as formas) (B/+)	Todos os antibióticos são excretados no leite materno em quantidades limitadas. Monitorar o lactente quanto à erupção cutânea, diarreia e salivação
Pentamidina (C/CI)	As concentrações sistêmicas atingidas com a droga em aerossol são muito baixas. Os níveis no leite materno deverão ser nulos
Pentobarbital (D/-)	Excretado no leite materno. Efeitos desconhecidos no leite materno
Permetrina (B/+)	Dados não disponíveis em lactação humana. Espera-se pouca, ou nenhuma, excreção no leite materno. O CDC considera a permetrina ou as piretrinas com piperonil butóxido como tratamento de escolha para piolhos púbicos durante a lactação
Pirazinamida (C/+)	Excretada no leite materno em pequenas quantidades. Provavelmente compatível
Pirimetamina (C/+)	Excretada no leite humano. AAP classifica como compatível com aleitamento materno
Piroxicam (C/+)	Excretado no leite materno em quantidades que provavelmente não representam risco ao lactente. AAP classifica como compatível com aleitamento materno

(Continua)

Droga (Categoria de Risco Fetal da FDA/Compatibilidade com Amamentação)	Efeito na Lactação e Efeitos Adversos no Lactente
Pravastatina (X/CI)	Dados não disponíveis em lactação humana, Excretada no leite materno. Por causa do potencial para efeitos adversos no lactente, evitar o uso durante a lactação
Prednisolona (C, D/+)	Volumes de traço foram medidos no leite materno. A concentração não representou risco clinicamente significativo ao lactente. AAP classifica como compatível com aleitamento materno
Prednisona (C, D/+)	Volumes de traço foram medidos no leite materno. A concentração não representou risco clinicamente significativo ao lactente. AAP classifica como compatível com aleitamento materno
Pregabalina (C/-)	Dados não disponíveis em lactação humana. A excreção no leite materno é esperada. Efeitos desconhecidos no lactente. Monitorar o lactente quanto à vertigem, sonolência, visão turva, edema periférico, miopatia e contagem reduzida de plaquetas. Evitar o uso durante a amamentação
Probenecida (C/-)	Excretada no leite materno. Toxicidade observada provavelmente relacionada com o antibiótico administrado concomitantemente. Observar o lactente quanto à diarreia
Procainamida (C/+)	Excretado e acumulado no leite materno. AAP classifica como compatível com aleitamento materno. Efeito a longo prazo da exposição em lactentes desconhecidos
Proclorperazina (C/-)	Outras fenotiazinas são excretadas no leite materno, de modo que se espera a excreção desta droga também. A sedação no lactente é um possível efeito adverso
Propiltiouracil (D/+)	Monitorar periodicamente a função da tireoide do lactente
Propoxifeno (C, D/+)	Monitorar o lactente quanto à abstinência após uso materno de dose elevada por tempo prolongado
Propranolol (C/-)	Monitorar o lactente quanto à hipotensão e bradicardia
Pseudoefedrina (C/+)	Monitorar o lactente quanto à agitação
Quetiapina (C/-)	Excretada no leite materno. Não há relatórios de efeitos adversos em lactentes. Os efeitos a longo prazo dessa exposição são desconhecidos. O fabricante recomenda evitar o aleitamento materno
Quinidina (C/+)	Monitorar o lactente quanto à erupção cutânea, anemia e arritmias. Risco de neurite óptica com o uso crônico da droga
Quinina (X/+)	Excretada no leite humano. Nenhum efeito adverso informado em lactentes. A G6PD deve ser descartada em lactentes em risco para a doença, AAP classifica como compatível com aleitamento materno
Quinupristina/dalfopristina (B/-)	Dados não disponíveis em lactação humana. Provavelmente não excretada no leite materno. Cautela – pode alterar a flora intestinal do lactente. Existe potencial para o desenvolvimento de cepas resistentes de VRE. Não se recomenda o aleitamento materno
Ranitidina (B/+)	Excretada no leite materno. Efeitos desconhecidos no lactente. Reduz a acidez gástrica, mas os efeitos no lactente não foram estudados. A AAP classifica o agente similar (cimetidina) como compatível com o aleitamento materno
Remifentanil (C/+)	Dados não disponíveis em lactação humana. Espera-se a excreção no leite materno. Meia-vida muito curta. Outros agentes narcóticos são classificados como compatíveis com a amamentação pela AAP
Rifabutina (B/CI)	Dados não disponíveis em lactação humana. Espera-se a excreção no leite materno. O leite pode apresentar coloração laranja-amarronzada. Os efeitos em lactentes são desconhecidos, mas toxicidade grave (leucopenia, neutropenia, erupção) é efeito adverso em potencial. Contraindicada, se a mãe estiver infectada com HIV-1

149: EFEITOS DE DROGAS E SUBSTÂNCIAS SOBRE A LACTAÇÃO E OS BEBÊS

Droga (Categoria de Risco Fetal da FDA/Compatibilidade com Amamentação)	Efeito na Lactação e Efeitos Adversos no Lactente
Rifampina (C/+)	Excretada no leite materno em quantidades que representam risco muito pequeno ao lactente. Não há informação de efeitos adversos. AAP: compatível
Rifapentina (C/+)	Dados não disponíveis em lactação humana. Esperada a excreção no leite materno. Pode causar descoloração vermelho-alaranjada. Efeitos desconhecidos nos lactentes. A AAP classifica a rifampina, um agente similar, como compatível com o aleitamento
Rifaximina (C/+)	Dados não disponíveis em lactação humana. Esperada a excreção no leite materno, mas em quantidades muito pequenas, por causa da absorção sistêmica limitada. Os efeitos nos lactentes são desconhecidos, mas provavelmente são insignificantes em termos clínicos
Risperidona (C/-)	Excretada no leite materno. A AAP classifica outras drogas antipsicóticas para as quais os efeitos nos lactentes são desconhecidos, mas que podem ser preocupantes, especialmente aquelas em uso prolongado. Pode possivelmente alterar a função do CNS a curto e longo prazos
Ritonavir (B/CI)	Dados não disponíveis em lactação humana. O peso molecular sugere ocorrência de excreção no leite materno. Os efeitos no lactente são desconhecidos. Em países desenvolvidos o CDC recomenda que mães infectadas com HIV não amamentem seus bebês
Rizatriptano (C/+)	Dados não disponíveis em lactação humana. Espera-se a excreção no leite materno. Os efeitos em lactentes são desconhecidos
Salmeterol (C/+)	Dados não disponíveis em lactação humana. Espera-se a excreção no leite materno, mas os níveis no plasma da mãe após inalação da dose são muito baixos ou indetectáveis. Pouco provável que volumes clinicamente significativos apareçam no leite materno
Saquinavir (B/CI)	Dados não disponíveis em lactação humana. O peso molecular sugere a ocorrência de excreção no leite materno. Efeitos desconhecidos no lactente. Em países desenvolvidos o CDC recomenda que mães infectadas com HIV não amamentem seus bebês
Secobarbital (D/+)	Excretado no leite materno. Volume e efeitos desconhecidos. AAP classifica como compatível com aleitamento materno
Sena (C/+)	Observar o lactente quanto à diarreia. AAP classifica como compatível com aleitamento materno
Sertralina (C/-)	Efeito desconhecido no lactente, mas pode representar preocupação. Concentrada no leite materno
Sinvastatina (X/CI)	Dados não disponíveis em lactação humana. Espera-se excreção no leite materno. Por causa do potencial para efeitos adversos no lactente, evitar o uso durante a lactação
Sotalol (B/-)	Níveis no leite materno 3–5 vezes os níveis séricos da mãe. Pode causar bradicardia e hipotensão
SSKI (iodeto de potássio) (D/+)	A significância da ingestão crônica de níveis mais elevados de iodo pelo lactente é desconhecida. A AAP reconhece que o uso materno de iodetos durante a lactação pode afetar a atividade da tireoide do lactente ao produzir níveis elevados de iodo no leite materno; a associação classifica a substância como compatível. Considere monitorar a função da tireoide do lactente
Subsalicilato de bismuto (C/-)	Usar com cautela por causa do potencial para efeitos adversos dos salicilatos. Deverá ser evitado
Sulbactam (B/+)	A excreção no leite humano é esperada. Efeitos desconhecidos no lactente. A flora intestinal do lactente pode ser alterada e existe potencial para interferência na interpretação de exames para pesquisa de infecção. Observar o lactente quanto à possível reação alérgica. AAP classifica como compatível com aleitamento materno

(Continua)

Droga (Categoria de Risco Fetal da FDA/Compatibilidade com Amamentação)	Efeito na Lactação e Efeitos Adversos no Lactente
Sulcrafato (B/+)	A excreção da droga no leite materno é mínima, se houver, pois, apenas pequenos volumes são sistemicamente absorvidos
Sulfametoxazol (C/-)	Evitar em lactentes doentes, estressados ou prematuros e naqueles com hiperbilirrubinemia ou deficiência de G6PD
Sulfasalazina (B, D/-)	Pode causar diarreia em lactentes. A AAP classifica como droga que foi associada a efeitos significativos em alguns lactentes e deverá ser administrada à mãe com cautela
Sulindac (B, D/-)	Dados não disponíveis em lactação humana. Por causa da meia-vida prolongada, usar alternativas mais seguras – diclofenaco, fenoprofeno, flurbiprofeno, ibuprofeno, cetoprofeno, cetorolac ou tolmetin – durante o aleitamento materno
Sumatriptano (C/+)	Excretado no leite materno. A absorção pelo trato GI é inibida de modo que o volume que atinge o lactente é, provavelmente, pouco significativo. AAP classifica como compatível com aleitamento materno
Telmisartana (C 1° tri; D 2°, 3° tri/+)	Dados não disponíveis em lactação humana. Peso molecular sugere ocorrência de excreção no leite materno. Efeitos desconhecidos no lactente. AAP classifica como compatível com aleitamento materno.
Temazepam (X/-)	Excretado no leite materno. Observar o lactente quanto à sedação e problemas de alimentação
Tenofovir (B/CI)	Dados não disponíveis em lactação humana. Peso molecular sugere ocorrência de excreção no leite materno. Efeitos desconhecidos no lactente. Em países desenvolvidos o CDC recomenda que mães infectadas com HIV não amamentem seus bebês
Teofilina (C/+)	AAP classifica como compatível com aleitamento materno. Monitorar o lactente quanto à irritabilidade
Terbutalina (B/+)	Monitorar o lactente quanto à agitação e salivação. Usar a forma inalada para reduzir a absorção materna, se disponível
Tetraciclina (D/+)	Excretada no leite materno em concentrações baixas. A coloração dentária e a inibição do crescimento ósseo são situações teóricas remotas.. A flora intestinal do lactente pode ser alterada e existe potencial para interferência na interpretação de exames para pesquisa de infecção. Observar o lactente quanto à possível reação alérgica. Compatível com aleitamento materno
THC (maconha) (X/CI)	AAP classifica como droga que não deverá ser usada durante o aleitamento materno
Tobramicina (C, D/+)	Excretada no leite materno. Efeitos adversos não informados e por causa da má absorção oral, a ototoxicidade não é um risco. A flora intestinal do lactente pode ser alterada e existe potencial para interferência na interpretação de exames para pesquisa de infecção. Observar o lactente quanto à possível reação alérgica. Compatível com aleitamento materno
Topiramato (C/-)	Excretado no leite materno. Efeitos adversos não observados em número limitado de lactentes expostos. Entretanto, existe potencial para efeitos adversos – fadiga, sonolência, dificuldade de concentração/atenção, reação agressiva, confusão, dificuldade com memória, ataxia, púrpura, epistaxe, infecções (viral e pneumonia), anorexia e perda de peso. Observar o lactente quanto a sinais de toxicidade
Toxina botulínica tipo A (C/+)	Dados não disponíveis sobre lactação humana. Provavelmente compatível. Não se espera que a toxina apareça na circulação e, portanto, não deverá aparecer no leite materno
Toxoides do tétano/difteria e vacina acelular contra pertussis (C/+)	Compatível com aleitamento materno

149: EFEITOS DE DROGAS E SUBSTÂNCIAS SOBRE A LACTAÇÃO E OS BEBÊS

Droga (Categoria de Risco Fetal da FDA/Compatibilidade com Amamentação)	Efeito na Lactação e Efeitos Adversos no Lactente
Tramadol (C/+)	A droga e seu metabólito ativo são excretados no leite materno. Efeitos desconhecidos no lactente
Trazodona (C/-)	Excretado no leite materno. Efeitos desconhecidos no lactente, mas podem ser preocupantes
Tretinoína (sistêmica) (D/+)	A Vitamina A e provavelmente a tretinoína são constituintes naturais do leite materno. Dados não disponíveis em lactação humana sobre volumes excretados no leite materno após doses para tratamento de leucemia promielocítica ou risco ao lactente. Provavelmente compatível
Trimetoprim/sulfametoxazol (C/+)	Excretado no leite materno em baixas concentrações. Considerado como risco insignificante ao lactente. AAP classifica como compatível com aleitamento materno
Vacina contra caxumba (C/+)	Não há dados sobre a lactação humana. Provavelmente compatível
Vacina contra difteria e tétano (C/+)	Não há dados em lactação humana. Provavelmente compatível
Vacina conjugada contra Haemophilus b (C/+)	Compatível com aleitamento materno
Vacina contra Hepatite A (C/+)	Dados não disponíveis em lactação humana. Provavelmente compatível
Vacina contra Hepatite B (C/+)	Dados não disponíveis em lactação humana. Provavelmente compatível
Vacina contra Influenza (C/+)	A vacina materna é compatível com o aleitamento
Vacina contra Papilomavírus humano (B/+)	Compatível com aleitamento materno
Vacina contra sarampo (X, C/+)	Compatível com aleitamento materno
Vacina contra varicela (C/+)	Compatível com aleitamento materno
Vacina contra varíola (X/CI)	O CDC recomenda que as mulheres em fase de amamentação não devem ser vacinadas rotineiramente; entretanto, se a mãe estiver exposta à varíola ou varíola símia, ela deverá ser vacinada e suspender a amamentação
Vacina da rubéola (C/+)	Compatível com aleitamento materno. ACOG e CDC recomendam a vacinação de mulheres suscetíveis no período imediato pós-parto
Vacina inativada de poliovírus (C/+)	Dados não disponíveis em lactação humana. Provavelmente compatível
Vacina meningocócica (C/+)	Não há dados sobre lactação humana. Provavelmente compatível
Vacina pneumocócica (C/+)	Dados não disponíveis em lactação humana. Provavelmente compatível
Vacina víva contra poliovírus (C/+)	Compatível com aleitamento materno. Para evitar a inibição da vacina, o aleitamento deverá ser suspenso 6 horas antes e depois da administração da vacina
Valaciclovir (B/+)	Ausência dos efeitos adversos observados com aciclovir, o metabólito primário de valaciclovir. Considerado compatível com o aleitamento materno
Valganciclovir (C/CI)	O metabólito ativo, ganciclovir, tem potencial para causar toxicidade grave. Nos países desenvolvidos, mães infectadas com HIV-1 não devem amamentar seus bebês. O aleitamento materno é contraindicado

(Continua)

Droga (Categoria de Risco Fetal da FDA/Compatibilidade com Amamentação)	Efeito na Lactação e Efeitos Adversos no Lactente
Valsartan (C 1º tri; D 2º, 3º tri/+)	Dados não disponíveis em lactação humana. O baixo peso molecular sugere ocorrência de excreção no leite materno. Efeitos desconhecidos no lactente. AAP classifica como compatível com aleitamento materno
Vancomicina (B/+)	Excretado no leite materno, Efeitos desconhecidos no lactente, mas a vancomicina é mal absorvida pelo trato GI. A flora intestinal do lactente pode ser alterada e existe potencial para interferência na interpretação de exames para pesquisa de infecção. Observar o lactente quanto à possível reação alérgica. Compatível com aleitamento materno
Varfarina (X/+)	A terapia materna com varfarina não parece impor risco significativo a lactentes normais a termo. Outros anticoagulantes orais são contraindicados em mães durante amamentação
Venlafaxina (C/-)	Excretada no leite materno. Efeitos a longo prazo sobre o desenvolvimento neurocomportamental e cognitivo resultante da exposição a inibidores potentes de receptação de serotonina durante um período de desenvolvimento rápido do CNS não foram adequadamente estudados. AAP classifica como droga com efeitos desconhecidos no lactente, mas que podem ser preocupantes
Verapamil (C/+)	Excretado no leite materno. Dados disponíveis limitados em lactação humana. Provavelmente compatível
Voriconazol (D/-)	Dados não disponíveis em lactação humana. Baixo peso molecular sugere ocorrência de excreção no leite materno. Potencial para toxicidade no período neonatal. Evitar o aleitamento materno
Zanamivir (C/+)	Dados não disponíveis em lactação humana. Baixo peso molecular e a farmacocinética da droga sugerem que haverá excreção no leite materno. Efeitos desconhecidos no lactente, mas o risco de prejuízo é baixo
Zidovudina (C/CI)	Em países desenvolvidos, recomenda-se que mães infectadas com HIV não amamentem seus bebês
Zolmitriptano (C/+)	Dados não disponíveis em lactação humana. Peso molecular e baixa ligação proteica sugerem que a droga e seu metabólito ativo serão excretados no leite materno. Efeitos desconhecidos em lactentes
Zolpidem (B/+)	Excretado no leite materno em pequenas quantidades, o que indicaria que poucos efeitos adversos, se houver, ocorreriam no lactente. Observar quanto a aumento de sedação, letargia e alterações nos hábitos de alimentação

AAP, American Academy of Pediatrics; ACE, enzima de conversão da angiotensina; ACOG, American Congress of Obstetricians and Gynecologists; CDC, Centers for Disease Control and Prevention; CI, contraindicado; CNS, sistema nervoso central; FDA, US Food and Drug Administration; GI, gastrointestinal; HBIG, imunoglobulina da hepatite B; HIV, vírus da imunodeficiência humana; IV, intravenoso; SSRIs, inibidores seletivos de receptação de serotonina; tri, trimestre; VRE, enterococos resistentes à vancomicina.

Referências

Briggs GG, Freeman RK, Yaffe SJ. *Drugs in Pregnancy and Lactation*. 9th ed. Philadelphia, PA: Lippincott Williams and Wilkins; 2011.
Hale TW. *Medications and Mother's Milk*. 14th ed. Amarillo Texas: Hale Publishing; 2010.
LactMed Online. U. S. National Library of Medicine: Bethesda, MD; 2011. http://toxnet.nlm.nih.gov/cgi-bin/sis/htmlgen? LACT. Accessed January, 2012.

APÊNDICES

Apêndice A Abreviações Usadas em Neonatologia

17-OHP	17-Hidroxiprogesterona	**ALTE**	Episódio aparente potencialmente fatal
17-OHP	17-Hidroxiprogesterona	**AM**	Manhã
3MCC	Deficiência de 3-Metilcrontonil CoA carboxilase	**Ao**	Aórtico
A-V	Arteriovenoso	**AOI**	Apneia na infância
A-VO$_2$	Oxigênio arteriovenoso	**AoI**	Istmo aórtico
a/A ratio	Quociente de oxigênio arterioalveolar	**AOP**	Apneia da prematuridade
A/C	Assistida/controlada	**AP**	Anteroposterior
A1AT	α_1-antitripsina	**AP-ROP**	Retinopatia da prematuridade posterior agressiva
AaDO$_2$	Gradiente de oxigênio alveoloarterial	**APGAR**	Aparência, pulso, mímica facial, atividade, respirações
AAP	American Academy of Pediatrics		
AATD	Deficiência de α_1-antitripsina	**Apo-A**	Apolipoproteína A
ABR	Resposta auditiva do tronco cerebral	**APR**	Reagentes de fase aguda
ABS	Síndrome da banda amniótica	**APTT**	Tempo de tromboplastina parcial ativada
ACAAI	American College of Allergy, Asthma and Immunology	**AR**	Autossômico(a) recessivo(a)
ACMG	American College of Medical Genetics	**ARA**	Ácido araquidônico
		ARC	Complexo relacionado com a AIDS
ACOG	American College of Obstetricians and Gynecologists	**ARD**	Dispositivo de remoção de antibiótico; drogas antirretrovirais
ACT	Tempo de coagulação ativado	**AREDFV**	Velocidades diastólicas finais ausentes ou reversas
ADH	Hormônio antidiurético		
ADHD	Transtorno do déficit de atenção com hiperatividade	**ARF/AKI**	Insuficiência renal aguda/lesão renal aguda
AE	Reações adversas	**ART**	Tecnologia de reprodução assistida
AED	Desfibrilador externo automático	**ARV**	Antirretroviral
aEEG	Eletrencefalograma de amplitude integrada	**AS**	Estenose da aorta
		ASA	Acidúria argininossuccínica
AEP	Potencial evocado auditivo	**ASAP**	Assim que possível
AF	Líquido amniótico	**ASD**	Defeito septal atrial
AFI	Índice de líquido amniótico	**AST**	Aspartato aminotransferase
AFP	α-fetoproteína	**ATN**	Necrose tubular aguda
AGA	Adequado para idade gestacional	**ATP**	Adenosina trifosfato
AGS	Síndrome adrenogenital	**AV**	Atrioventricular
AHA	American Heart Association	**β-hCG**	β-gonadotrofina coriônica humana
AI	Insuficiência aórtica	**BAEP**	Potencial evocado auditivo do tronco cerebral
AIDS	Síndrome da imunodeficiência adquirida		
		BAER	Resposta evocada audiométrica do tronco cerebral
AIS	Síndrome da infecção amniótica, acidente isquêmico arterial		
		BAS	Septostomia atrial por balão
ALP	Fosfatase alcalina	**BASD**	Defeito sintético do ácido biliar
ALRI	Infecção aguda do trato respiratório inferior	**BBS**	Síndrome do bebê bronzeado
		BD	Déficit de base
ALT	Alanina aminotransferase	**BE**	Excesso de base

BF	Aleitamento materno	**cEEG**	EEG convencional
BG	Bebegrama (radiografia que inclui o tórax e o abdome)	**CF**	Fibrose cística; pé torto (*clubfoot*)
		CFM	Monitor de função cerebral
bid	Duas vezes ao dia	**CGH**	Hibridização genômica comparativa
BIND	Disfunção neurológica induzida por bilirrubina	**CGMS**	Sistema de monitoramento contínuo de glicose
BIOT	Deficiência de biotinidase	**CH**	Hidrocefalia congênita; hipotireoidismo congênito
BLP	Dispositivo de incisão de calcanhar BabyLance™ para prematuros	**CHARGE**	*C*oloboma do olho, anomalia cardíaca (*h*eart), *a*tresia de cloanas, *r*etardo de crescimento e de desenvolvimento, anormalidades *g*enitais e urinárias e anomalias de orelha (*e*ar) e surdez
BM	Leite materno		
BMC	Teor mineral do osso		
BOLD	Dependente do nível de oxigênio do sangue		
BP	Pressão arterial		
BPD	Diâmetro biparietal		
BPD/CLD	Displasia broncopulmonar/doença crônica do pulmão	**CHD**	Luxação congênita do quadril; cardiopatia congênita
		CHF	Insuficiência cardíaca congestiva
bpm	Batimentos por minuto/respirações por minuto	**CHIME**	Avaliação colaborativa de monitoramento infantil residencial
BPP	Perfil biofísico	**CI**	Índice cardíaco
BSEP	Bomba de exportação de sais de bile	**CID**	Doença de inclusão por citomegalovírus
BUN	Nitrogênio ureico do sangue		
BW	Peso ao nascer; peso corporal	**CIE**	Contraimunoeletroforese
BWS	Síndrome de Beckwith-Wiedemann	**CIT**	Citrulinemia
C	Cervical; centígrado	**CLABSI**	Infecções da corrente sanguínea associadas a acesso central
c̄	Com (*cum* em Latim)		
C-section	Operação cesariana	**cm**	Centímetro
CA	Adquirido na comunidade	**CMA**	Análise cromossômica por microensaio
CA-MRSA	*Staphylococcus aureus* resistente à meticilina adquirido na comunidade		
		CMTC	*Cutis marmorata* telangiectática congênita
CAH	Hiperplasia suprarrenal congênita		
CAM	Medicina complementar e alternativa; malformação adenomatoide cística	**CMV**	Citomegalovírus
		CNS	Sistema nervoso central; Síndrome de Crigler-Najjar
CANMWG	Chicago Área Neonatal MRSA Working Group	**CO**	Débito cardíaco; monóxido de carbono
		CO Hb	Carboxiemoglobina
CAVSD	Defeito septal atrioventricular completo	**CO_2**	Dióxido de carbono
		CoA	Coarctação da aorta
CBC	Hemograma	**CoNS**	Estafilococos coagulase-negativos
CBF	Fluxo sanguíneo cerebral	**cP**	Centipoise
CBG	Gases do sangue capilar	**CPAP,**	Pressão positiva contínua nas vias aéreas; CPAP nasal
CBS	Amostragem de sangue capilar	**N(n) CPAP**	
CC	Quilotórax congênito	**CPD**	Citrato fosfato-dextrose
CCAM	Malformação adenomatoide cística congênita	**CPIP**	Insuficiência pulmonar crônica da prematuridade
CCHB	Bloqueio cardíaco congênito completo	**CRI**	Infecção associada ao cateter
		CRIES	*C*horo, *r*equer oxigênio, sinais vitais aumentados (*i*ncreased), *e*xpressão, insônia (*s*leepless) (escala de dor)
CCHS	Síndrome da hipoventilação central congênita		
CDC	Centers for Disease Control and Prevention		
		CRL	Comprimento cefalocaudal
CDG	Distúrbios congênitos de glicosilação	**CRP**	Proteína C-reativa
		CRS	Síndrome da rubéola congênita
CDH	Hérnia diafragmática congênita	**CRT**	Tempo de preenchimento capilar

APÊNDICE A: ABREVIAÇÕES USADAS EM NEONATOLOGIA

CRYO-ROP	Crioterapia para retinopatia de prematuridade	**DOCA**	Acetato de desoxicorticosterona
CS	Sífilis congênita; parto cesariano	**DORA**	Registro de análises raras
CSE	Epidural espinal combinada	**DP**	*Dorsalis pedis*
CSF	Líquido cefalorraquidiano	**DPT**	Difteria-coqueluche-tétano
CSII	Infusão subcutânea contínua de insulina	**DRIFT**	Drenagem, irrigação e terapia fibrinolítica
CST	Teste de esforço de contração	**DS**	Potência dupla
CSVT	Trombose sinovenosa cerebral	**DSD**	Transtorno de desenvolvimento sexual
CT	Tomografia computadorizada	**DTI**	Tensor de difusão de imagem
CTA	Angiografia por tomografia computadorizada	**DTO**	Tintura de ópio desodorizada/diluída (não use esta abreviação)
CTG	Cardiotocografia	**DTPA**	Ácido dietilenotriaminopentacético
CUD	Deficiência/defeito de captação de carnitina	**DTR**	Reflexos de tendão profundo
cUS, CUS	Ultrassom do crânio	**DV**	Ducto venoso
CVB	Coxsackievírus B	**DVSNI**	Escala de desconforto para recém-nascidos ventilados
CVB3	Coxsackievírus B3	**DVT**	Trombose venosa profunda
CVC	Cateteres venosos centrais	**DWI**	Investigação por imagens de ressonância magnética ponderada por difusão
CVH	Hipertrofia ventricular combinada		
CVP	Pressão venosa central		
CVS	Amostragem de vilosidades coriônicas; síndrome da varicela congênita	**Dx**	Diagnóstico
		DXA	Absorciometria radiológica de energia dupla
CXR	Radiografia de tórax	**DXM**	Dexametasona
d	Dia	**DZ**	Doença
D%W	% de dextrose na água	**EA**	Atresia do esôfago
D/C	Dispensar ou descontinuar/dar alta	**EBL**	Perda sanguínea estimada
D25	Solução de dextrose a 25%	**EBV**	Vírus de Epstein-Barr
DAT	Teste direto de anticorpos (teste de Coombs)	**ECG**	Eletrocardiograma
		ECHO	Ecocardiografia
DBP	Pressão arterial diastólica	**ECM**	Massagem cardíaca externa
DC	Corrente direta; cianose diferencial	**ECMO/ECLS**	Oxigenação extracorpórea por membrana/suporte extracorpóreo à vida
DDAVP	Acetato de desmopressina		
DDH	Displasia de desenvolvimento do quadril		
		ECP	Proteína catiônica eosinofílica
DDST	Teste de triagem de desenvolvimento de Denver	**ECPR**	Reanimação cardiopulmonar extracorpórea
DDx	Diagnóstico diferencial	**ECS**	Operação cesariana eletiva
DES	Dietilestrilbestol	**ECW**	Água extracelular
DEXA	Absorciometria radiológica de dupla energia	**EDC**	Data estimada de confinamento
		EDV	Velocidade diastólica final
DFA	Anticorpo fluorescente direto	**EEG**	Eletrencefalograma
DHT	Diidrotestosterona	**EFA**	Ácido graxo essencial
DI	Interações medicamentosas; diabetes insípido	**EFM**	Monitoramento eletrônico do feto
		EHEC	*Escherichia coli* enteroemorrágico
DIC	Coagulação intravascular disseminada	**EHMF**	Fortificador Enfamil® de leite materno
		EHR	Registros eletrônicos de saúde
DISIDA	Ácido di-isopropiliminodiacético	**EIA**	Imunoensaio enzimático
dL	Decilitro	**ELBW**	Peso extremamente baixo ao nascer
DM	Diabetes melito	**ELISA**	Ensaio imunoenzimático
DMSA	Ácido dimercaptossuccínico	**ELSO**	Organização de Suporte Extracorpóreo à Vida
DNPH	2,4-Dinitrofenilidrazina		
DNR	Não reanimar	**EME**	Encefalopatia mioclônica precoce
DOA	Morto ao chegar		

EMG	Eletromielograma	**FSP**	Produtos de divisão de fibrina
EMLA	Mistura eutética de anestésicos locais lidocaína e prilocaína	**FTA-Abs**	Absorção de anticorpo treponêmico fluorescente
EMR	Registros médicos eletrônicos	**FTT**	Déficit de desenvolvimento
EN	Nutrição enteral	**FU, F/U**	Acompanhamento
ENNS	Early Neonatal Neurobehavioral Scale	**FUO**	Febre de origem desconhecida
		FVC	Capacidade vital forçada
ENT	Orelha-nariz-garganta	**FVS**	Síndrome da varicela fetal
EOS	Sepse de início precoce	**FVZS**	Síndrome de varicela-zóster fetal
EPO	Eritropoetina	**Fx**	Fratura
ERCP	Colangiopancreatografia endoscópica retrógrada	**Fxn**	Função
		g, G	Gram; grávida
ESR	Taxa de sedimentação de eritrócitos	**G-CSF**	Fator estimulador de colônias de granulócitos
ESRD	Doença renal em estágio terminal		
ET	Tempo de ejeção; tempo expiratório; exsanguinotransfusão	**G6PD**	Glicose-6-fosfato desidrogenase
		GA	Idade gestacional; anestesia geral; acidemia glutárica
ETCO$_2$	Dióxido de carbono no volume final (concentração)		
		GABA	Ácido gama-aminobutírico
ETCOc	Monóxido de carbono no volume final (concentração)	**GAI**	Acidemia glutárica tipo 1
		GALE	Galactose-4-epimerase
ETT	Tubo endotraqueal	**GALK**	Galactocinase
F	Escala French (1F = 1/3 mm)	**GALT**	Galactose-1-fosfato uridiltransferase; galactosemia
F-V	Fluxo-volume		
FAO	Oxidação de ácidos graxos	**GBS**	*Streptococcus* do Grupo B
FAS	Síndrome alcoólica fetal	**GBV-C**	Vírus da hepatite G
FBG	Gás sanguíneo no feto	**GCK**	Glicocinase
FBS	Teste de glicose sanguínea em jejum; amostra de sangue fetal	**GE**	Gastroesofágico
		GER (GERD)	Refluxo gastroesofágico (doença)
FD	Parto fórceps	**GFR**	Taxa de filtração glomerular
FDA	Food and Drug Administration	**GGT**	Gamaglutamil transferase
FDP	Produtos de degradação de fibrina	**GGTP**	Gamaglutamil transpeptidase
Fe	Ferro	**GI**	Gastrointestinal
FE	Excreção fracionada	**GIR**	Taxa de infusão de glicose
FeNa	Excreção fracionada de sódio	**GM-CSF**	Fator estimulador de colônias de granulócitos macrófagos
FF	Antepé		
FFP	Plasma fresco congelado	**GM/IVH**	Matriz germinativa/hemorragia intraventricular
FFTS	Síndrome da transfusão feto-fetal (gêmeos)		
		GROW	Crescimento ótimo relacionado com a gestação
FGR	Restrição de crescimento fetal		
FH	Hemimelia fibular	**GT**	Tubos de gastrostomia
FHR	Frequência cardíaca fetal	**gt, gtt**	Gota, gotas (*gutta*, latim)
FHT	Tônus cardíaco fetal	**GTT**	Teste de tolerância à glicose
FIO$_2$	Fração de oxigênio inspirado	**GU**	Geniturinário
FIRS	Síndrome da resposta inflamatória fetal	**GVHD**	Doença do enxerto-*versus*-hospedeiro
FISH	Hibridização fluorescente *in situ*	**G$_x$P$_x$0000**	Primeiro zero: a termo; segundo zero: prematuro; terceiro zero: aborto; quarto zero: criança viva
FLM	Maturidade do pulmão fetal		
FMH	Hemorragia feto-materna		
fMRI	Investigação por imagens de ressonância magnética funcional	**G$_x$P$_x$Ab$_x$LC$_x$**	Abreviação para: gestações/partos viáveis/aborto/crianças vivas (as variáveis subscritas representam os números de cada categoria)
FOBT	Verificação de sangue oculto nas fezes		
FRC	Capacidade residual funcional	**H&P**	História e exame físico
FSH	Hormônio de estimulação de folículos	**H/O**	História de
		H/t	Proporção cabeça-tronco

APÊNDICE A: ABREVIAÇÕES USADAS EM NEONATOLOGIA

HAA	Antígeno associado à hepatite	HMD	Doença da membrana hialina
HAART	Terapia antirretroviral altamente ativa	HMG	Acidúria 3-hidroxi 3-metilglutárica
		HMO	Oligossacarídeos do leite humano
HAV	Vírus da hepatite A	HPA	Antígenos plaquetários humanos
HBcAg	Antígeno nuclear da hepatite B	HPeV	Parecovírus humano
HBeAg	Antígeno e da hepatite B	HPF	Campo de alta potência
HBIG	Imunoglobulina da hepatite B	HPI	História da doença atual
HBP	Pressão arterial elevada	HPLC	Cromatografia líquida de alta eficiência
HBsAg	Antígeno de superfície da hepatite B		
HBV	Vírus da hepatite B	HPS	Estenose hipertrófica do piloro
HBW	Peso alto ao nascer	HR	Frequência cardíaca
HC	Circunferência craniana	HSM	Hepatoesplenomegalia
HC-MRSA	Instalações de cuidados de saúde para MRSA	HSV	Vírus do herpes simples
		HT	Terapia "*Healing Touch*"/Toque de Cura
hCG	Gonadotrofina coriônica humana		
HCM	Manutenção de cuidados de saúde	HTLV	Vírus linfotrópico de células-T humanas
HCO_3	Bicarbonato		
Hct	Hematócrito	HTN	Hipertensão
HCTZ	Hidroclorotiazida	Hx	História
HCV	Vírus da hepatite C	Hz	Hertz
HCW	Profissional de cuidados de saúde	I&D	Incisão e drenagem
HCY	Homocistinúria	I&O	Ingestão e débito
HCY	Homocistinúria	I/G	Relação insulina:glicose
HD	Doença de Hirschsprung	I:E	Relação tempo inspiratório-expiratório
HDN	Doença hemolítica do recém-nascido		
		I:T	Relação entre neutrófilos imaturos e totais
HDV	Vírus da hepatite D		
HEENT	Cabeça, olhos, orelhas, nariz e garganta	IAA	Arco aórtico interrompido
		IAP	Profilaxia antibiótica intraparto
HELLP	Pré-eclâmpsia com *h*emólise, *e*nzimas *h*epáticas *e*levadas e *p*laquetas diminuídas (contagem).	IAT	Técnica de antiglobulina indireta
		IC	Cuidados com incubadora
		ICH	Hemorragia intracraniana
HEV	Vírus da hepatite E; Enterovírus humano	ICN	Berçário de cuidados intensivos
		ICP	Pressão intracraniana
HF	Retropé	ICPH	Hemorragia parenquimatosa intracerebelar
HFJV	Ventilação com jato de alta frequência		
		ICS	Espaço intercostal
HFNC	Cânula nasal de alto fluxo	ICU	Unidade de Terapia Intensiva
HFO	Oscilação de alta frequência	ICW	Água intracelular
HFOV	Ventilação oscilatória de alta frequência	ID	Diâmetro interno
		IDAM	Filho de mãe usuária de drogas
HFPPV	Ventilação de alta frequência com pressão positiva	IDDM	Diabetes melito dependente de insulina
HFV	Ventilação de alta frequência	IDM	Filho de mãe diabética
Hgb	Hemoglobina	IEM	Erros inatos de metabolismo
HGV	Vírus da hepatite G	IFA	Ensaio de anticorpos imunofluorescentes
HHV	Vírus do herpes humano		
HIDA	Ácido iminodiacético hepatobiliar	Ig	Imunoglobulina
HIE	Encefalopatia hipóxico-isquêmica	IGF	Fator de crescimento semelhante à insulina
HIG	Globulina hiperimune		
HIV	Vírus da imunodeficiência humana	IHPS	Estenose hipertrófica idiopática do piloro
HLA	Antígenos leucocitários humanos		
HLHS	Síndrome do coração esquerdo hipoplásico	IL	Interleucina
		IM	Intramuscular

IMV	Ventilação mandatória intermitente	LANE	Mnemônico para drogas aceitáveis por ETT (*l*idocaína, *a*tropina, *n*aloxona, *e*pinefrina)
IND	Nova droga de investigação		
INF	Alimentação nutricional intravenosa		
iNO	Óxido nítrico inalado	LBBB	Bloqueio de ramo do feixe esquerdo
INR	Razão normatizada internacional	LBC	Contagem de corpo lamelar
INSURE	Intubação surfactante extubação	LBW	Baixo peso ao nascer
IO_2	Índice de oxigenação	LBWL	Eletrólitos de baixo peso ao nascer
IOI	Infusão intraóssea	LC	Crianças vivas
IOR	Via intraóssea	LCAD	Acil-CoA desidrogenase de cadeia longa
IPPB	Respiração intermitente com pressão positiva		
		LCHAD	3-hidroxiacil-CoA desidrogenase de cadeia longa
IPPV	Ventilação intermediária com pressão positiva		
		LCPUFAs	Ácidos graxos poli-insaturados de cadeia longa
IPV	Vacina inativada contra poliomielite		
IQ	Quociente de inteligência	LDH	Lactato desidrogenase
IRT	Tripsinogênio sérico imunorreativo	LEDs	Diodos emissores de luz
ISAM	Filho de mãe viciada em drogas	LFT	Testes de função hepática
ISG	Globulina imune do soro	LGA	Grande para idade gestacional
IT	Intratecal; Tempo de inspiração	LH	Hormônio luteinizante
ITP	Púrpura trombocitopênica idiopática	LIDS	Escala de desconforto infantil de Liverpool
IU	Unidade internacional		
IUGR	Restrição de crescimento intrauterino	LLD	Discrepância de comprimento de membro
IUT	Transfusão intrauterina	LLL	Lobo inferior esquerdo
IV	Intravenoso	LLQ	Quadrante inferior esquerdo
IVA	Acidemia isovalérica	LMA	Máscara laríngea para via aérea
IVC	Veia cava inferior; colangiograma intravenoso	LMP	Último período menstrual
		LMWH	Heparina de baixo peso molecular
IVH	Hemorragia intraventricular	LMX4	Creme lipossomal de lidocaína a 4%
IVIG	Imunoglobulina intravenosa	LOS	Sepse tardia
IVP	Pielograma intravenoso, *push* IV	LP	Punção lombar
IWL	Perda insensível de água	LPM	Litros por minuto
JEB	Epidermólise bolhosa juncional	LPS	Lipopolissacarídeo
JODM	Diabetes melito juvenil	LR	Solução Ringer lactada
K/K+	Potássio	LV	Ventrículo esquerdo
KC	Método Canguru de cuidados	LVED	Velocidade diastólica final ventricular esquerda
KCAL/kcal	Quilocaloria		
kg	Quilograma	LVES	Velocidade sistólica final ventricular esquerda
KMC	Método Canguru para a mãe		
KOH	Hidróxido de potássio	LVH	Hipertrofia ventricular esquerda
KSHV	Vírus do herpes associado ao sarcoma de Kaposi	LVO	Débito ventricular esquerdo
		LVOTO	Obstrução do trato de saída do fluxo ventricular esquerdo
KU	Unidade Klobusitzky		
KUB	Rins, ureter, bexiga	M, m	Molar, metro
L	Litro	MA	*Metatarsus adductus*
L-S ratio	Relação lecitina:esfingomielina	MAC	Concentração alveolar mínima; complexo de *Mycobacterium avium*
L3-L4	Espaço entre a terceira e a quarta vértebras lombares		
LA	Átrio esquerdo, acidose láctica	MAP	Pressão média arterial (pressão média de via aérea)
LAD	Desvio do eixo esquerdo, diâmetro atrial esquerdo, descendente anterior esquerda		
		MAS	Síndrome da aspiração de mecônio
		Max	Máximo
LAE	Dilatação atrial esquerda	MBC	Concentração bactericida mínima
LAH	Hipertrofia atrial esquerda	MC	Mais comum

APÊNDICE A: ABREVIAÇÕES USADAS EM NEONATOLOGIA

MCA	Anomalia congênita múltipla; artéria cerebral média	**MTCT**	Transmissão materno-infantil (mãe-filho)
MCA-PSV	Velocidade sistólica de pico da artéria cerebral média	**MV**	Volume de minuto; vitaminas múltiplas; ventilação mecânica
MCAD	Deficiência de acil-CoA desidrogenase de cadeia média	**MVI**	Infusão de múltiplas vitaminas
MCD	Deficiência múltipla de carboxilase	**MVP**	Bolsa vertical máxima; prolapso da válvula atrioventricular esquerda (mitral)
MCH	Hemoglobina média da célula		
MCHC	Concentração de hemoglobina média da célula	**MZ**	Monozigótico
		N-PASS	Escala neonatal de dor, agitação e sedação
MCT	Triglicerídeos de cadeia média		
MCV	Volume médio da célula	**N/A**	Não aplicável
MDCT	Tomografia computadorizada com multidetectores	**Na/Na^{+2}**	Sódio
		NAA	Amplificação de ácidos nucleicos
MDT	Inalador de dose medida	**NACS**	Escore de capacidade neurológica e adaptativa
mEq, meq	miliequivalente		
Mg/Mg^{+2}	Magnésio	**NAIT**	Trombocitopenia aloimune neonatal
MH-TPA	Ensaio de micro-hemaglutinação para *Treponema pallidum*	**NANN**	National Association of Neonatal Nurses
MI	Infartação do miocárdio; insuficiência mitral; íleo de mecônio	**NAT**	Teste de amplificação de ácidos nucleicos
		NAVEL	Mnemônico para anatomia da virilha (*n*ervo, *a*rtéria, *v*eia, espaço vazio [*e*mpty], *l*infático.
MIC	Concentração inibidora média		
min	Minuto		
mL	Mililitro	**NBAS**	Escala de avaliação de comportamento neonatal
mm	Milímetro		
MMA	Acidemia metilmalônica	**NBS**	Novo escore de Ballard, triagem de recém-nascidos
MMR	Vacina contra sarampo, caxumba e rubéola		
		NBW	Peso normal ao nascer
MMWR	Morbidity and Mortality Weekly Report	**NCBI**	National Center for Biotechnology and Information
MN	Micronúcleo	**NCPAP**	CPAP nasal
mOsm	Miliosmolalidade	**NCV**	Velocidade de condução neural
MR	Regurgitação mitral (insuficiência)	**NE**	Norepinefrina; encefalopatia neonatal
MRA	Arteriografia por ressonância magnética		
		NEAL	Mnemônico para medicamentos administrados por ETT (*n*aloxona, *e*pinefrina, *a*tropina e *l*idocaína).
MRCP	Colangiopancreatografia por ressonância magnética		
MRI	Imagem de ressonância magnética	**NEC**	Enterocolite necrosante
MRS	Espectroscopia por ressonância magnética	**NETS**	Serviços de transporte neonatal de urgência
MRSA	*Staphylococcus aureus* resistente à meticilina	**NFCS**	Sistema de codificação facial neonatal
MRV	Venografia por ressonância magnética	**NG**	Nasogástrico
		NGO	Pomada de nitroglicerina
MS	Estenose mitral; sulfato de morfina; espectrometria de massa	**NHLBL**	National Heart, Lung and Blood Institute
MS/MS	Espectrometria de massa em tandem (sequência)	**NI**	Normal
		NICHD	National Institute of Child Health and Human Development
MSAF	Fluido amniótico manchado de mecônio		
		NICU	Unidade de Terapia Intensiva Neonatal
MSAFP	Níveis séricos maternos de α-fetoproteína		
		NIDCAP	Programa Individualizado de Assistência e Avaliação de Desenvolvimento do Recém-Nascido (EUA)
MSUD	Doença da urina em xarope de bordo		

NIPPV	Ventilação nasal com pressão positiva intermitente	OTC	Venda de balcão (sem receita da droga); deficiência de ornitina transcarbamilase
NIPS	Escala neonatal de dor infantil		
NIRS	Espectroscopia no infravermelho próximo	OU	Ambos os olhos (em latim *oculus unitas*)
NKA	Alergias não conhecidas	OWB	Leito d'água oscilante/colchão d'água
NKDA	Alergias medicamentosas não conhecidas	oz	Onça [NT. medida de peso]
NKH	Hiperglicemia não cetótica	P	Para (o número de nascimentos viáveis [> 20 semanas])
NMR	Ressonância magnética nuclear		
NNP	Enfermeira neonatal	P&PD	Percussão e drenagem postural
NNS	Sucção não nutritiva	P&PD	Percussão e drenagem postural
NORD	Organização Nacional para Transtornos Raros (EUA)	P-V	Pressão-volume
		PA	Artéria pulmonar; posteroanterior; atresia pulmonar; acidemia propiônica
NP	Nasofaríngeo; pneumotórax neonatal; enfermeira neonatal		
NPCPAP	Pressão positiva contínua nasofaríngea nas vias aéreas	PAC	Contração atrial prematura
		P_aCO_2	Pressão parcial de gás carbônico no sangue arterial
NPO	Nada via oral (*nil per os*)		
NRN	Neonatal Research Network	PAF	Fator de ativação de plaquetas
NRP	Programa de reanimação neonatal	PAL	Dispositivo PAL® (*Pacifier-activated lullaby*) (chupeta que ativa canção de ninar a cada movimento completo de sucção do bebê).
NS	Soro fisiológico normal		
NSAID	Droga anti-inflamatória não esteroide		
NSR	Ritmo sinusal normal		
NST	Teste sem esforço	PAo_2	Pressão parcial de oxigênio alveolar
NSVD	Parto vaginal espontâneo normal	Pao_2	Pressão parcial de oxigênio arterial
NT	Nasotraqueal; translucência (fetal) nucal	PAP	Pressão da artéria pulmonar
		PAPP-A	Proteína A plasmática associada à gravidez
NTA	Anticorpo não treponêmico não específico		
		PAPVR	Anomalias parciais do retorno venoso pulmonar
NTA tests	Testes de anticorpo não treponêmico (VDRL, RPR, ART)		
		PARAM	Paramédico
NTB	Traqueobronquite necrosante	PAT	Taquicardia atrial paroxística
NTDs	Defeitos do tubo neural	PAT	Instrumento de audição de trajeto
NTE	Ambiente térmico neutro	Paw	Pressão média nas vias aéreas
NVP	Nevirapina	PB	Respiração periódica; bebê prematuro
O_2	Oxigênio		
OA	Acidúria/acidemia orgânica	PBF	Fluxo sanguíneo pulmonar
OAE	Emissões otoacústicas	PBLC	Criança prematura nascida viva
OB	Obstetrícia	PBP	Programa de perda perinatal
OBSN	Observação	PCA	Idade pós-concepcional; aspergilose cutânea primária
OCP	Pílula contraceptiva oral		
OCT	Teste de desafio de oxitocina	PCE	Efusão pericárdica
OD	Diâmetro externo	PCG	Pneumocardiograma
OFC	Circunferência frontal occipital	PCN	Penicilina
OG	Orogástrico	PCP	Pneumonia por *Pneumocystis jiroveci*; fenciclidina
OI	Índice de oxigenação		
OM	Otite média	PCR	Proteína C reativa; reação da cadeia da polimerase
ON	Oftalmia do neonato		
OPHTH	Oftálmico	PCT	Procalcitonina
OR	Sala de cirurgia	PCVC	Cateter venoso percutâneo central
OSA	Apneia obstrutiva do sono	PCWP	Pressão capilar pulmonar em cunha
Osm	Osmolalidade	PD	Drenagem peritoneal
		PDA	Ducto arterioso patente

APÊNDICE A: ABREVIAÇÕES USADAS EM NEONATOLOGIA

PDE	Fosfodiesterase; epilepsia dependente de piridoxina	PP	Pneumoperitônio
PDH	Piruvato desidrogenase	PPD	Derivado de proteína purificada
PE	Efusão pleural; exame físico; embolia pulmonar	PPH	Hipertensão pulmonar persistente
		PPHN	Hipertensão pulmonar persistente do neonato
PEA	Atividade elétrica sem pulso	PPN	Nutrição parenteral periférica
PEEP	Pressão positiva expiratória final	PPROM	Ruptura prematura de membranas pré-termo
PET	Exanguinotransfusão parcial		
$Petco_2$	Pressão parcial expiratória final de dióxido de carbono	PPS	Estenose pulmonar periférica
		PPV	Ventilação com pressão positiva
PETS	Serviço de transporte pediátrico de emergência	PR	*Per rectum/Via retal*
		PRBC	Concentrado de hemácias
PF	Púrpura fulminante	PRN	Conforme necessário
PFC	Circulação fetal persistente	PROM	Ruptura prematura de membranas
PFFD	Deficiência femoral proximal focal	PROP	Acidemia propiônica
PFIC	Colestase intra-hepática familiar progressiva	PS	Estenose pulmonar; suporte de pressão
PFO	Forame oval patente	PSV	Velocidade sistólica de pico
PFT	Teste de função pulmonar	PT	Tempo de protrombina
PG	Fosfatidilglicerol	PTB	Parto pré-termo
PGE_1	Prostaglandina E_1	PTH	Hormônio da parótida
PGI_2	Prostaciclina	PTL	Trabalho de parto pré-termo
PH	Hemorragia pulmonar	PTNB	Recém-nascido pré-termo
PHH	Hidrocefalia pós-hemorrágica	PTT	Tempo de tromboplastina parcial
PHN	Hipertensão pulmonar	PTTN	Taquipneia transitória prolongada do recém-nascido
PI	Índice de pulsatilidade		
PICC	Cateter central de inserção periférica	PTX	Pneumotórax
		PUBS	Amostra de sangue umbilical percutâneo
PICU	Unidade de Cuidados Intensivos Pediátricos	PUFA	Ácidos graxos poli-insaturados
PID	Doença inflamatória da pelve	PUV	Válvulas uretrais posteriores
PIE	Enfisema intersticial pulmonar	PV-IVH	Hemorragia periventricular-intraventricular
PIH	Hidrocefalia pós-infecções		
PIP	Pressão inspiratória de pico	PVC	Contração ventricular prematura
PIPP	Perfil de dor para criança prematura	PVD	Dilatação ventricular pós-hemorrágica
PIV	Intravenoso periférico		
PKU	Fenilcetonúria	PVET	Exanguinotransfusão de vaso periférico
PLAST	Percussão, lavagem, sucção, retorno		
		PVH	Hemorragia periventricular
PLV	Ventilação líquida parcial; ventilação limitada por pressão	PVH-IVH	Hemorragia periventricular-intraventricular
PM	À noite; pneumomediastino	PVHI	Infarto hemorrágico periventricular
PMA	Idade pós-menstrual	PVL	Leucomalacia periventricular
PMH	História clínica anterior	PVR	Resistência vascular pulmonar
PMN	Neutrófilo polimorfonuclear	PVS	Percussão, vibração e sucção/estenose da válvula pulmonar
PN	Nutrição parenteral		
PNA	Idade pós-natal		
PNAC	HIperbilirrubinemia conjugada associada à nutrição parenteral	PVT	Trombose da veia porta
		q	Todo(a) (*Latim: quaque*)
PNCV	Velocidade de condução neural periférica	qd	Todo dia (uso não recomendado)
		qid	Quatro vezes ao dia
PNIDDM	Diabetes melito neonatal permanente dependente de insulina	qod	Dia sim, dia não (*Latim: quaque otram diem*)
PO	Por boca; via oral		

Quad screen	Teste de triagem quádrupla (α-fetoproteína sérica materna, gonadotrofina coriônica humana total, estriol não conjugado e inibina A)	RV	Ventrículo direito; volume residual
		RVH	Hipertrofia ventricular direita
		RVT	Trombose de veia renal
		Rx	Tratamento
		Rxn	Reação
qXh	Cada X horas	s̄	Sem (*latim: sine*)
R/O	Descartar (*rule out*)	S/P	Status posterior
RA	Átrio direito	SA	Sinoatrial
RAD	Desvio do eixo direito	SAE	Efeito adverso grave
RAE	Dilatação atrial direita	SAH	Hemorragia subaracnoide
RAH	Hipertrofia atrial direita	SaO$_2$	Saturação de oxigênio de sangue arterial; saturação de oxigênio arterial por medição direta
RAST	Teste de radioalergossorvente		
RAT	Trombose atrial direita		
RBBB	Bloqueio de ramificação do feixe direito	SBA	Aspiração suprapúbica da bexiga
		SBP	Pressão arterial sistólica
RBC	Hemácia	SC	Subcutâneo
RCT	Estudo clínico controlado randomizado	SCAD	Deficiência de Acil-CoA desidrogenase de cadeia curta
RDA	Porção dietética recomendada	SCM	Músculo esternocleidomastóideo
RDC	Cianose diferencial reversa	SD	Desvio-padrão
RDS	Síndrome do Desconforto Respiratório	SDA	Amplificação de deslocamento de filamento
RFI	Índice de insuficiência renal	SDH	Hemorragia subdural
rFVIIa	Fator VII recombinante, ativado	SEH	Hemorragia subependimária
Rh	Fator Rhesus	SEM	Sopro de ejeção sistólica; pele, olhos e boca
rhAPC	Proteína C humana recombinante, ativada		
		SEP	Potencial evocado sensitivo
rHuEPO	Eritropoetina humana recombinante	SGA	Pequeno para a idade gestacional
RIA	Radioimunoensaio	SGOT	Transaminase glutâmico-oxaloacética sérica
RIVUR	Intervenção randomizada para crianças com refluxo vesicoureteral		
		SGPT	Transaminase glutâmico-pirúvica sérica
RL	Ringer Lactato	SHC	Resfriamento seletivo do crânio
RLF	Fibroplastia retrolental, fluido retido no pulmão	SHMF	Fortificador Similac® de leite materno
		SIADH	Secreção inapropriada de hormônio antidiurético
RLL	Lobo inferior direito		
RLQ	Quadrante inferior direito	SIDS	Síndrome da morte súbita do lactente
RML	Lobo médio direito		
RN	Enfermeiro(a) registrado(a)/graduado(a)	SIMV	Ventilação obrigatória intermitente sincronizada
ROM	Amplitude de movimento; ruptura de membranas	SIP	Perfuração intestinal espontânea
		SIPI	Perfuração intestinal espontânea idiopática
ROP	Retinopatia de prematuridade		
ROS	Revisão de sistemas	SIRS	Síndrome da resposta inflamatória séptica
RPR	Reagina plasmática rápida (teste)		
RSI	Intubação de sequência rápida	SK	Estreptocinase
RSV	Vírus sincicial respiratório	SLE	Lúpus eritematoso sistêmico
RT	Título de rubéola; terapia respiratória; radioterapia	SMX	Sulfametoxazol
		Sn	Estanho
RTA	Acidose tubular renal	SNC	Quimioprofilaxia neonatal seletiva
RTPCR	Reação em cadeia da polimerase de transcriptase reversa	SNHL	Perda auditiva sensorioneural
		SnMP	Estanhometaloporfirina
RUL	Lobo superior direito		
RUQ	Quadrante superior direito		

APÊNDICE A: ABREVIAÇÕES USADAS EM NEONATOLOGIA

SOAP	Mnemônico para S (Subjetivo), O (Objetivo), A (Avaliação), P (Plano)	TENS	Neuroestimulação elétrica transcutânea
SOB	Falta de ar	TEWL	Perda transepidérmica de água
SOS	Rapidez do som	TFT	Teste de função da tireoide
SpO_2	Medida por oximetria de pulso da saturação de oxigênio do sangue	TGA	Transposição de grandes artérias
		TGV	Transposição de grandes vasos
SQ	Subcutâneo	THAM	Tris (hidroximetil) aminometano (trometamina)
SSEP	Potencial evocado somatossensitivo	THAN	Hiperamonemia transitória do recém-nascido
SSRI	Inibidores seletivos da recaptação de serotonina	Ti	Tempo inspiratório
SSSS	Síndrome da pele escaldada estafilocócica	TI	Incompetência da tricúspide (regurgitação)
STAT	Imediatamente	tid	Três vezes ao dia (*Latim: ter in die*)
STD/STI	Doença sexualmente transmitida/Infecção sexualmente transmitida	TIPP	Estudo clínico de profilaxia com indometacina em prematuros
		TIV	Vacina trivalente inativada contra influenza
SU	Do ombro ao umbigo		
Supp	Suplemento; supositório	TLC	Capacidade total do pulmão
Susp	Suspensão	TLV	Ventilação líquida total
SVC	Veia cava superior	TM	Membrana timpânica
SVD	Parto vaginal espontâneo	TMA	Amplificação mediada por transcrição
SvO_2	Saturação de oxigênio venoso		
SVR	Resistência vascular sistêmica	TNF	Fator de necrose tumoral
SVT	Taquicardia supraventricular	TNMG	Miastenia grave neonatal transitória
SWC	Ciclo sono-vigília	TNPM	Melanose pustular neonatal transitória
Sx	Sintoma		
Sz	Convulsão	TOF	Tetralogia de Fallot
T	Testosterona	TORCH	**T**oxoplasmose, **O**utras, **R**ubéola, **C**itomegalovírus, **H**erpes simples (vírus)
T&H	Tipo e preensão		
TA	Atresia da tricúspide; tronco arterioso		
		TOW	Peso ótimo a termo
TA-GVHD	Doença do enxerto-*versus*-hospedeiro associada à transfusão	TP-PA	Aglutinação de partículas de *Treponema pallidum*
		tPA	Ativador do plasminogênio tecidual
TAC	Tronco arterioso comum	TPN	Nutrição parenteral total
TAPVR	Retorno venoso pulmonar anômalo total	TPO/THPO	Trombopoietina
		TPR	Resistência periférica total
TAR	Trombocitopenia e ausência do rádio (síndrome)	TR, TI	Regurgitação da tricúspide (incompetência, insuficiência)
TB	Tuberculose	TRALI	Lesão pulmonar aguda relacionada com a transfusão
TBG	Globulina de ligação da tireoide		
TBLC	Nascido a termo, criança viva	TRH	Hormônio de liberação de tirotropina
TBW	Água total do corpo	TRH	Hormônio de liberação da tireotrofina/tireoide
TcB	Bilirrubina transcutânea		
$TcPco_2$	Tensão transcutânea de dióxido de carbono	TS	Estenose da tricúspide
		TSB	Bilirrubina sérica total
$TcPo_2$	Tensão transcutânea de oxigênio	TSH	Hormônio estimulante da tireoide
TD	Transdérmico	TSP	Perfil sorológico de toxoplasma
TD_xFLM II	Ensaio comercial de maturidade do pulmão fetal	TT	Tempo de trombina
		TTN, TTNB	Taquipneia transitória do recém-nascido
TE	Traqueoesofágico; tromboembolia		
TEF	Fístula traqueoesofágica	TTTS	Síndrome da transfusão feto-fetal (gêmeos)
TEG	Tromboelastografia		

TTV	Torque tenovírus; vírus transmitido por transfusão	VDRL	Venereal Disease Research Laboratory
TV	Volume corrente	VE	Extração a vácuo
Type 2 DM	Diabetes melito do tipo 2	VEGF	Fator de crescimento endotelial vascular
TYR1	Tirosinemia tipo 1		
U	Unidade(s) (não usar; abreviação perigosa; escreva "unidade")	VEP	Potencial evocado visual
		VER	Resposta evocada visual
U/A	Urinálise	VF	Fibrilação ventricular
UA	Artéria umbilical	VHBW	Peso excessivo ao nascer
UAC	Cateter de artéria umbilical	VISA	*Staphylococcus aureus* com sensibilidade intermediária
UC	Cordão umbilical		
UDCA	Ácido ursodesoxicólico	VLBW	Peso muito baixo ao nascer
UDPGT	Uridina difosfato glucoronil transferase	VLCAD	Deficiência de acil-CoA desidrogenase de cadeia muito longa
UFH	Heparina não fracionada		
UGI	Gastrointestinal superior	VLCFA	Ácidos graxos de cadeia muito longa
UK	Urocinase	VM	Ventriculomegalia
ULN	Limite superior do normal	VMA	Ácido vanililmandélico
UPEP	Eletroforese proteica da urina	VP	Derivação ventriculoperitoneal
UPI	Insuficiência uteroplacentária	VSD	Defeito septal ventricular
UPJ	Junção ureteropélvica	VSS	Sinais vitais estáveis
UPJO	Obstrução da junção ureteropélvica	V_T	Volume corrente (tamanho da respiração)
URI	Infecção respiratória superior		
US	Ultrassom/ultrassonografia	VT	Taquicardia ventricular; talo vertical
USPSTF	U.S. Preventive Services Task Force	VTV	Ventilação orientada para volume
UTA	Artéria uterina	VUE	Vilite de etiologia desconhecida
UTI	Infecção do trato urinário	VUR	Refluxo vesicouretral
UV	Veia umbilical	VV	Veno-venoso
UVC	Cateter de veia umbilical	vWD	Doença de von Wilebrand
V/P	Ventilação/perfusão	vWF	Fator de von Willebrand
V/Q	Ventilação-perfusão	VZIG	Imunoglobulina da varicela-zóster
VA	Venoarterial	VZIG	Imunoglobulina de varicela-zóster
Vacina Hib	Vacina contra *haemophilus influenzae* tipo B	VZV	Vírus da varicela-zóster
		WBC	Leucócito
VATER/ VACTERL	Defeitos vertebrais, atresia anal, fístula traqueoesofágica e displasia renal ou radial/defeitos vertebrais, atresia anal, malformações cardíacas, fístula traqueoesofágica, displasia renal e anormalidades dos membros (*limbs*).	WF	Mulher branca
		WHO	Organização Mundial da Saúde
		WM	Homem branco
		WNL, wnl	Dentro dos limites normais
		WNV	Vírus do oeste do Nilo
		WPW	Síndrome de Wolff-Parkinson-White
		XR	Liberação estendida
		ZDV	Zidovudina
VBG	Gás de sangue venoso	ZnMP	Metaloporfirina de zinco
VC	Capacidade vital		
VCUG	Cistouretrograma de micção		

Apêndice B Escore de Apgar

O escore de Apgar é uma expressão numérica da condição de um recém-nascido em uma escala de 0 a 10. Os escores são registrados com 1 e 5 min após o parto e tornam-se uma parte permanente do prontuário de saúde. Se houver um problema, um escore adicional é atribuído também aos 10 minutos. Um resultado de 7 a 10 é normal (10 é muito incomum), 4 a 7 geralmente requerem algumas medidas de reanimação, e o resultado inferior a 3 exige reanimação imediata. Esse método de avaliação tem utilidade clínica não somente durante a permanência no berçário, mas em consultas de saúde da criança mais tarde, quando a condição clínica no parto pode influenciar as avaliações diagnósticas atuais. O sistema foi originalmente descrito por Virginia Apgar, MD, uma anestesiologista, em 1952, e publicado, pela primeira vez, em 1953.

Sinal	Escore		
	0	1	2
Aparência (cor)	Azul ou pálido	Corpo rosado com extremidades azuladas	Completamente rosado
Pulso (frequência cardíaca)	Ausente	Lento (< 100 batimentos/min)	> 100 batimentos/min
Grimaça/Mímica facial (irritabilidade reflexa)	Ausência de resposta	Careteamento	Tosse ou espirro
Atividade (tônus muscular)	Flácido	Alguma flexão	Movimento ativo
Respirações	Ausentes	Lentas, irregulares	Boa, choro

Apêndice C Determinações de Pressão Arterial

Tabela C–1. MEDIÇÕES DE PRESSÃO ARTERIAL EM NEONATOS PREMATUROS E A TERMO (DIAS 1-7 E DIA 30)

Dia Pós-Parto	Idade Gestacional (Crianças sem Doença Crítica)			
	≤ 28 Semanas	29-32 Semanas	33-36 Semanas	37 Semanas
1	Sistólica: 38–46 Diastólica: 23–29 Média: 29–35	Sistólica: 42–52 Diastólica: 26–38 Média: 33–43	Sistólica: 51–61 Diastólica: 32–40 Média: 39–47	Sistólica: 57–69 Diastólica: 35–45 Média: 44–52
2	Sistólica: 38–46 Diastólica: 24–32 Média: 29–37	Sistólica: 46–56 Diastólica: 29–39 Média: 35–45	Sistólica: 54–62 Diastólica: 34–42 Média: 42–48	Sistólica: 58–70 Diastólica: 36–46 Média: 46–54
3	Sistólica: 40–48 Diastólica: 25–33 Média: 30–38	Sistólica: 47–59 Diastólica: 30–35 Média: 37–47	Sistólica: 54–64 Diastólica: 35–43 Média: 42–50	Sistólica: 58–71 Diastólica: 37–47 Média: 46–54
4	Sistólica: 41–49 Diastólica: 26–36 Média: 31–41	Sistólica: 50–62 Diastólica: 32–42 Média: 39–49	Sistólica: 56–66 Diastólica: 36–44 Média: 44–50	Sistólica: 61–73 Diastólica: 38–48 Média: 45–56
5	Sistólica: 42–50 Diastólica: 27–37 Média: 32–42	Sistólica: 51–65 Diastólica: 33–43 Média: 40–50	Sistólica: 57–67 Diastólica: 37–45 Média: 44–52	Sistólica: 62–74 Diastólica: 39–49 Média: 47–57
6	Sistólica: 44–52 Diastólica: 30–38 Média: 35–43	Sistólica: 52–66 Diastólica: 35–45 Média: 41–51	Sistólica: 59–69 Diastólica: 37–45 Média: 45–53	Sistólica: 64–76 Diastólica: 40–50 Média: 48–58
7	Sistólica: 47–53 Diastólica: 31–39 Média: 37–45	Sistólica: 53–67 Diastólica: 36–44 Média: 43–51	Sistólica: 60–70 Diastólica: 37–45 Média: 45–53	Sistólica: 66–76 Diastólica: 40–50 Média: 50–58
30	Sistólica: 59–65 Diastólica: 35–49 Média: 42–56	Sistólica: 67–75 Diastólica: 43–53 Média: 52–60	Sistólica: 68–76 Diastólica: 45–55 Média: 53–60	Sistólica: 72–82 Diastólica: 46–54 Média: 55–63

Dados de Pejovic B, Pecoantic A, Marinkovic-Eric J. Blood pressure in non-critically ill preterm and full-term neonates. *Pediatr Nephrol.* 2007;22:249-257.

APÊNDICE C: DETERMINAÇÕES DE PRESSÃO ARTERIAL

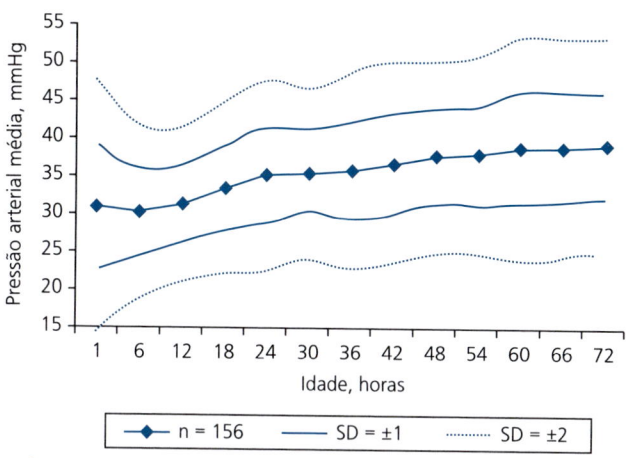

APÊNDICE FIGURA C–1. A pressão arterial média de todos os lactentes com peso entre 401 e 1.000 g durante as primeiras 72 horas de vida. (*Reproduzida com autorização de Fanaroff JM, Wilson-Costello DE, Newman NS, Montpetite MM, Fanaroff AA. Treated hypotension is associated with neonatal morbidity and hearing loss in extremely low birth weight infants. Pediatrics, 2006;117:1131-1135.*)

Apêndice D Prontuários

Atualmente, muitos hospitais estão usando prontuários médicos eletrônicos (EMR, em inglês) ou prontuários eletrônicos de saúde (EHR). Esses formulários se apresentam, frequentemente, em um gabarito pré-formatado a ser completado eletronicamente. Como há muitos formatos diferentes, não existe um prontuário eletrônico abrangendo todos os modelos. A seção seguinte oferece uma visão geral da história básica, notas de evolução, pedidos na internação e sumário de alta. O Capítulo 6 descreve o exame físico neonatal.

HISTÓRIA DE INTERNAÇÃO

A. **Identificação (ID).** Declarar nome, idade, sexo e peso do bebê. Incluir se o bebê ou a mãe foram trazidos de outra instituição ou se o lactente nasceu em casa ou no hospital.
   "James, um menino branco de 3 horas pesando 1.800 g, nascido neste hospital em Baltimore, Maryland".

B. **Queixa principal (CC).** Os principais problemas do paciente estão geralmente listados em ordem de gravidade do processo de doença ou de ocorrência.
   1. Síndrome do desconforto respiratório.
   2. Sepse neonatal suspeita.
   3. Criança prematura nascida viva (PBLC, em inglês).

C. **Médico-assistente.** Incluir nome, endereço e telefone do médico-assistente.
   "Dr. Macaca Mulatta, Benjamin Franklin Medical Center, Chadds Ford, PA; (946)854-8881".

D. **História da doença atual (HPI).** A HPI será mais útil se dividida em 4 parágrafos separados.
   1. **Descrição inicial.** Esta parte da HPI inclui nome do paciente, idade gestacional, peso ao nascer, sexo, idade da mãe e número de gestações e de filhos vivos.
   2. **História pré-natal.** Discutir a assistência pré-natal materna e registrar o número de consultas pré-natais. Incluir quaisquer medicamentos que a mãe esteja tomando, quaisquer testes pré-natais pertinentes realizados e os resultados desses testes.
   3. **Trabalho de parto e parto.** Incluir história detalhada do trabalho de parto e do parto: tipo de parto, tipo de anestesia, medicamentos usados e quaisquer monitoramentos fetais (incluindo os resultados).
   4. **História do lactente.** Discutir o quadro inicial do bebê e a necessidade de reanimação e descrever detalhadamente o que ocorreu. Incluir os escores Apgar e discutir sobre quando o bebê se tornou sintomático ou quando os problemas foram notados pela primeira vez.
      "James é um menino branco de 1.800 g nascido de uma mulher de 19 anos, branca, casada, G_2, agora P_2 LC_2.
      A mãe teve um pré-natal excelente. Sua primeira consulta pré-natal ocorreu com aproximadamente 8 semanas de gestação e a seguir fez consultas rotineiras com seu obstetra. Ela não usou medicamentos nem tem história de alcoolismo ou tabagismo.
      Ela apresentou ruptura de membranas (ROM, em inglês) com 33 semanas e algumas contrações leves. Na época, foi avaliada pelo seu obstetra que confirmou a ruptura prematura das membranas. Ela foi internada e iniciou o tratamento tocolítico na tentativa de parar o trabalho de parto. Foram obtidos swabs vaginais-retais para cultura de Streptococcus do Grupo B (GBS) e iniciado tratamento com Penicilina IV. Por causa da cultura positiva do GBS, a penicilina foi mantida durante a tocólise. O monitoramento fetal externo tinha sido normal até 4 horas após a terapia tocolítica, quando apresentou desacelerações tardias persistentes. Nesse momento, foi realizado parto cesáreo de emergência, com anestesia geral, e o bebê retirado em 6 minutos.
      O bebê nasceu deprimido, com Apgar de 4 no primeiro minuto. Ele necessitou de ventilação com balão-máscara com oxigênio 100%. Não foram necessários medicamentos. O Apgar de 5 minutos foi 7. O bebê tinha perfusão insatisfatória e apresentava cianose sem oxigênio. Foi estabilizado e transportado com oxigênio 100% para a NICU".

E. **História familiar (FH).** A história familiar deverá incluir quaisquer partos anteriores complicados e sua história, abortos, óbitos neonatais ou partos prematuros. Incluir também quaisquer problemas clínicos importantes da família (p. ex., hemofilia, doença das células falciformes).
"A Sra. James teve um parto vaginal anterior não complicado que foi a termo. Há história de mielodisplasia em um primo materno de James de 1º grau."

F. **História social (SH).** Na história social, incluir uma descrição breve sobre a idade dos pais, situação conjugal, irmãos, profissão e de onde eles se originam.
"Os pais vivem em Chadds Ford. A mãe tem 19 anos, trabalha em uma fazenda de cogumelos e cuida de uma filha de 2 anos de idade; o pai tem 24 anos e trabalha como vigilante no museu local".

G. **Exame físico.** Consulte Capítulo 6.

H. **Dados de laboratório.** Listar os resultados de laboratório e da radiologia na internação.

I. **Avaliação.** Relatar sua avaliação dos problemas do lactente, que pode incluir uma lista de problemas suspeitos e potenciais, assim como um diagnóstico diferencial.
   1. *Síndrome do desconforto respiratório:* por se tratar de um bebê prematuro, a doença da membrana hialina deverá ser considerada. A pneumonia também é a causa provável, por causa da história materna de corioamnionite suspeita.
   2. *Suspeita de sepse neonatal:* por causa da cultura positiva para GBS e início prematuro do trabalho de parto, existe risco aumentado para sepse nesse bebê. Certos patógenos devem ser descartados. O Streptococcus do Grupo B é o mais comum nesse grupo etário, mas Listeria monocitogenes e os patógenos Gram-negativos deverão ser considerados.
   3. *Criança prematura nascida viva:* O bebê está com 33 semanas de gestação, conforme o exame de Ballard.

J. **Plano.** Incluir os planos diagnóstico e terapêutico para o bebê. (Consulte Seção sobre "Prescrições na Internação").

EVOLUÇÃO

O formato mais comumente usado para anotações diárias de evolução é o método *SOAP*. *SOAP* é um acrônimo: S = subjetivo, O = objetivo, A = avaliação e P = plano. Cada problema deve ser discutido nesse formato. Primeiro, estabelecer os problemas que você discutirá na ordem de gravidade ou ocorrência e atribuir um número a eles. Em seguida, discutir cada problema no formato *SOAP*, conforme delineado a seguir.

A. **Subjetivo (S).** Incluir uma visão subjetiva global do paciente pelo médico.

B. **Objetivo (O).** Incluir os dados que possam ser reunidos objetivamente, geralmente em três áreas:
   1. **Sinais vitais (temperatura, frequência respiratória, frequência cardíaca, pressão arterial).**
   2. **Exame físico pertinente.**
   3. **Dados laboratoriais e resultados de outros exames.**

C. **Avaliação (A).** Incluir avaliação dos dados precedentes.

D. **Plano (P).** Discutir mudanças de medicamentos, solicitação de exames laboratoriais e quaisquer novos pedidos bem como o plano de tratamento.

E. **Exemplo.** Segue-se um exemplo de parte de uma evolução utilizando o formato SOAP.

Problema 1. Síndrome do desconforto respiratório:
S: James tem agora 4 dias de vida e está melhorando. Foi possível reduzir o oxigênio até 30% com gasometria arterial satisfatória.
O: Sinais vitais: temperatura 37 C, FR: 52 irpm, FC: 140 bpm, pressão arterial 55/35 mmHg. Exame físico: A perfusão periférica parece boa sem cianose evidente. Não há gemido ou batimento de asa de nariz, mas o bebê tem retrações subesternais e intercostais leves. A ausculta respiratória é levemente úmida. Dados laboratoriais e resultados de outros exames: Gasometria arterial com oxigênio a 30% – pH 7,32, CO_2 48, O_2 67, saturação 97%. A radiografia do tórax mostra hipotransparência leve em ambos os campos pulmonares.
A: James tem a síndrome do desconforto respiratório em resolução.

P: O plano é desmamar do oxigênio desde que sua Pao$_2$ arterial seja mantida entre > 55-70.
Problema 2. Suspeita de sepse neonatal – Acompanhar com o modelo SOAP.
Problema 3: Criança prematura nascida viva (PBLC) – Acompanhar com o modelo SOAP.

PRESCRIÇÕES NA INTERNAÇÃO

O formato a seguir é útil para registrar as prescrições na internação. Ele envolve o mnemônico A.D.C. VAN DISSEL: Admissão, Diagnóstico, Condição, Sinais Vitais, Atividade, Procedimentos de Enfermagem. Dieta, Entrada e Saída, Medicamentos Específicos, Medicamentos sintomáticos, Extras e dados de Laboratório. Atualmente, a maioria dos centros possui gabaritos de pedidos médicos *on-line*.

- **A. Admissão.** Identificar a localização do paciente (unidade de terapia intensiva neonatal, berçário neonatal) e médico-assistente e médico-plantonista encarregados, além de seus telefones de contato.
- **B. Diagnóstico.** Listar os diagnósticos de admissão.
    1. *Síndrome da angústia respiratória.*
    2. *Sepse neonatal suspeita.*
    3. *Criança prematura nascida viva.*
- **C. Condição.** Anotar se o paciente está estável ou em condições críticas.
- **D. Sinais vitais.** Estabelecer a frequência desejada de monitorização dos sinais vitais. Especificar temperatura retal ou axilar. A temperatura retal geralmente é medida inicialmente para obter uma temperatura central e também para excluir ânus imperfurado. A seguir, monitorar temperatura axilar. Outros parâmetros incluem pressão arterial, frequência cardíaca e frequência respiratória. Peso, comprimento e perímetro cefálico também devem ser obtidos à admissão.
- **E. Atividade.** Todos estão em repouso no leito, mas aqui podemos especificar um "protocolo de manuseio mínimo". Esta anotação é utilizada para bebês que reagem mal ao desconforto com queda da oxigenação, como em pacientes com hipertensão pulmonar persistente. Na maioria dos centros, ela significa manipular o bebê tão pouco quanto possível e registrar todos os sinais vitais a partir do monitor.
- **F. Procedimento de enfermagem.** Assistência respiratória (ajustes do ventilador, prescrições de percussão torácica e drenagem postural, aspiração endotraqueal e frequência). Solicitar também que peso e perímetro cefálico sejam registrados diariamente. A frequência de realização de glicemia de fita (Dextrostix ou Chemstrip-bG) é incluída nesta seção por se tratar de um procedimento à beira do leito.
- **G. Dieta.** Todos os bebês admitidos na NICU geralmente ficam em dieta zero (nada por boca) durante pelo menos 6 a 24 horas até que se tenha obtido acesso e eles sejam estabilizados. Quando apropriado, escrever prescrições específicas de dieta.
- **H. Entrada e saída.** Solicitar que a equipe de enfermagem registre volume administrado e perdas de cada bebê. Este registro é especialmente importante em bebês com hidratação intravenosa e aqueles que estão iniciando dieta. Especificar com que frequência a urina deve ser testada para densidade e glicose.
- **I. Drogas específicas.** Prescrever as drogas a serem administradas, com doses e vias de administração específicas. É útil, também, incluir a dose em mg/kg/dia para permitir cruzamento e verificação da dose prescrita. Um exemplo é o seguinte:
  Ampicilina 90 mg IV cada 12 horas (100 mg/kg/dia divididos cada 12 horas).
  Para todos os bebês, prescrever os seguintes medicamentos na admissão:
    1. Vitamina K (consulte Capítulo 148) para prevenir doença hemorrágica do recém-nascido.
    2. Eritromicina colírio (consulte Capítulo 148) para prevenir a oftalmia gonocócica.
- **J. Drogas sintomáticas.** Estas drogas não são usadas rotineiramente em uma NICU e incluiriam itens como medicamentos para dor e sono.
- **K. Extras.** Quaisquer outras solicitações necessárias, mas não incluídas acima, como radiografia, eletrocardiografia e ultrassonografia.
- **L. Dados de laboratório.** Incluir dados de laboratório colhidos na internação, mais pedidos de laboratório de rotina com frequência (p. ex., gasometria arterial a cada 2 horas, sódio e potássio 2 vezes/dia).

SUMÁRIO DE ALTA

As informações a seguir são registradas no momento da alta e fornecem um resumo da doença do bebê e de sua permanência no hospital.

A. **Data de admissão.**
B. **Data da alta.**
C. **Diagnóstico de admissão.**
D. **Diagnóstico de alta.** Listar em ordem de ocorrência ou gravidade.
E. **Médico atendente e serviços de cuidados ao paciente.**
F. **Médico de referência e endereço.**
G. **Procedimentos.** Incluir todos os procedimentos invasivos.
H. **História breve, exame físico e dados de laboratório na admissão.** Usar a história da internação, o exame físico e os dados de laboratório como guia.
I. **Evolução hospitalar.** A maneira mais fácil de abordar esta seção do sumário de alta é discutir cada problema em forma de parágrafos.
J. **Condição na alta.** Um exame físico completo é feito no momento da alta e incluído nesta seção. É importante incluir o peso de alta, perímetro cefálico e comprimento, de maneira que o crescimento possa ser avaliado no momento da consulta de acompanhamento inicial do paciente. Incluir também o tipo e a quantidade de mamadeira que o paciente está recebendo e quaisquer resultados de exames laboratoriais pertinentes no momento da alta.
K. **Medicamentos de alta.** Incluir o(s) nome(s) do(s) medicamento(s), a(s) dose(s) e a duração do tratamento. Se o paciente estiver sendo mandado para casa com um monitor de apneia, é útil incluir os ajustes do monitor e o curso planejado de tratamento.
L. **Destino.** Anotar para onde o paciente está sendo enviado (hospital fora da localidade, residência, lar adotivo).
M. **Instruções de alta e acompanhamento.** Incluir instruções para os pais sobre medicamentos e quando o paciente deve retornar à clínica (e localização exata). É útil indicar testes que necessitem ser feitos no acompanhamento e quaisquer resultados que necessitem ser reavaliados (p. ex., bilirrubina, repetir triagem de fenilcetonúria).
N. **Lista de problemas.** Lista idêntica àquela de diagnóstico de alta.

Apêndice E Tabelas de Imunização

Para as alterações mais atualizadas consulte: http://cdc.gov/vaccines/schedules/ e Pickering LK, Baker CJ, Kimberlin DW, Long SS, eds. *Red Book: 2012 Report of the Committee on Infectious Diseases*, 29th ed. Elk Grove Village, IL: American Academy of Pediatrics; 2012.

IMUNIZAÇÕES PARA RECÉM-NASCIDOS A TERMO

Os bebês a termo obedecem ao programa de imunização recomendado para pessoas entre 0 e 6 anos de idade (www.cdc.gov/vaccines/schedules/downloads/child/0-6yrs-schedule-pr.pdf).

IMUNIZAÇÕES PARA BEBÊS PREMATUROS

Concepções errôneas sobre a segurança e a eficácia das vacinações para bebês prematuros levaram a atrasos na imunização dessas crianças. É importante que recém-nascidos prematuros com estadia prolongada no hospital recebam as imunizações necessárias antes da alta da unidade de terapia intensiva neonatal (NICU) para permitir o desenvolvimento da proteção precoce contra os agentes infecciosos predominantes na comunidade, especialmente a coqueluche. As recomendações atuais da American Academy of Pediatrics podem ser resumidas como segue:

> "Bebês prematuros nascidos com menos de 37 semanas de gestação e lactentes de baixo peso ao nascer (< 2.500 g) deverão, com poucas exceções, receber todas as vacinações infantis rotineiramente recomendadas na mesma idade cronológica que as crianças a termo", mesmo que estejam hospitalizadas. "A idade gestacional e o peso ao nascer não são fatores de limitação na decisão sobre se um recém-nascido prematuro clinicamente estável deve ser imunizado". Além disso, "as doses de vacina administradas a bebês prematuros não deverão ser reduzidas ou divididas quando administradas a lactentes prematuros ou de baixo peso ao nascer".

Eficácia das Imunizações

Para a maioria dos lactentes prematuros, suas respostas de anticorpos protetores às imunizações são comparáveis àquelas observadas em lactentes a termo. Entretanto, estudos mostraram que lactentes prematuros pesando < 2.000 g podem não responder tão bem à vacina contra hepatite B administrada ao nascer. Portanto, o programa de imunização contra hepatite B foi alterado para lactentes prematuros ou de baixo peso inferior a 2.000 g.

Complicações da Imunização

Efeitos adversos foram informados após a administração de vacinas e, historicamente, levaram à preocupação de limitar a imunização de bebês prematuros. Efeitos adversos podem ser causados pela vacina ou podem ocorrer por acaso, após a imunização. Qualquer episódio considerado **grave** ou **não esperado** e possivelmente associado à vacinação deverá ser comunicado. Os efeitos adversos graves incluem: **anafilaxia** (Capítulo 66), **formação de abscesso, encefalite, paralisia flácida aguda, febre (> 40,5°C), choro persistente, reações locais intensas e convulsões.**

Os bebês prematuros não estão em risco mais alto para esses tipos de efeitos adversos, em comparação aos bebês a termo. Lactentes prematuros geralmente toleram as imunizações, assim como os bebês a termo e sofrem menos episódios febris e reações locais à imunização por causa de seus sistemas imunes mais imaturos. As contraindicações à imunização são as mesmas para todos os lactentes e incluem: doença febril significativa, transtorno ativo de convulsão ou encefalopatia, ou quaisquer alergias conhecidas aos componentes da vacina (p. ex., ovo).

APÊNDICE E: TABELAS DE IMUNIZAÇÃO

Tabela E–1. IMUNIZAÇÕES PARA LACTENTES PREMATUROS

Idade	Infecção Prevenida	Vacina Recomendada
Nascimento	Hepatite B[a]	**> 2.000 g** peso ao nascer, clinicamente estável, antígeno mãe Hep B negativo: Vacina[b] monovalente Hep B no nascimento ou logo em seguida
		> 2.000 g peso ao nascer, clinicamente instável, antígeno mãe Hep B negativo: Atrasar a imunização Hep B até que o bebê esteja clinicamente estável
		< 2.000 g peso ao nascer, ≥ 30 dias de idade cronológica: vacina monovalente Hep B[b], dose 1 a 30 dias de idade cronológica se clinicamente estável
		< 2.000 g peso ao nascer, < 30 dias idade cronológica na alta hospitalar, administrar vacina[b] monovalente Hep B na alta
1–2 meses	Hepatite B[a]	Administrar a segunda dose da vacina Hep B aos 1–2 meses de idade[c]
2 meses[d]	Difteria Coqueluche, Tétano	*DTaP*[e]
	Haemophilus influenzae tipo b	Hib
	Pólio inativada	IPV
	Pneumococcus	PCV
	Rotavirus	A vacina contra rotavirus pode ser administrada a lactentes prematuros a saber: clinicamente estáveis, entre 6 semanas e < 15 semanas, com a primeira dose administrada **na alta hospitalar**, ou após a alta – as séries não deverão começar após 15 meses de idade[f]
4 meses	Todas as listadas para 2 meses	Todas as vacinas listadas para 2 meses, exceto Hep B: se estiver usando Hep B monovalente, sem vacina aos 4 meses. Se usando vacina de combinação com Hep B, aceitável que o bebê receba um total de 4 doses da vacina Hep B
6 meses	Todas as listadas para 2 meses	Todas as vacinas listadas para 2 meses, exceto: se PedvaxHIB ou Comvax seja administrada aos 2 e 4 meses, uma dose aos 6 meses para Hib não será necessária
	Influenza	Vacina inativada contra influenza, 2 doses começando aos 6 meses de idade, com a segunda dose 1 mês depois
Alta hospitalar	RSV	Bebês prematuros adequadamente selecionados podem se beneficiar da imunoprofilaxia com palivizumab começando na alta hospitalar e depois mensalmente durante a estação de RSV. Consultar as recomendações regionais anualmente para orientação

[a]Bebês de mães positivas para antígeno de superfície da hepatite B (HbsAg+ve) deverão receber a vacina contra Hepatite B no dia do parto. Além disso, eles também deverão receber a imunoglobulina da hepatite B (HBIG 100 unidades, 0,5 mL intramuscular) dentro de 12 horas do parto.
[b]Somente a vacina monovalente contra Hep B deverá ser usada desde o nascimento até 6 semanas de vida.
[c]A série de vacinas contra Hepatite B pode ser completada ou com Hep B monovalente ou com vacina de combinação contendo Hep B.
[d]As vacinas de combinação podem ser administradas iniciando aos 2 meses de idade para minimizar o número de injeções.
[e]Sempre que possível, deve-se usar a mesma marca de DTaP aos 2, 4 e 6 meses.
[f]Bebês prematuros podem ser imunizados contra rotavírus se tiverem pelo menos 6 semanas de idade cronológica e estiverem clinicamente estáveis. Eles deverão ser imunizados no mesmo programa e com as mesmas precauções que os bebês a termo. A primeira dose deverá ser aplicada na alta da NICU ou após essa alta. Deficiência imune seriamente combinada (SCID) e história de intussuscepção são contraindicações ao uso da vacina contra rotavírus.

Um aumento na incidência de apneia com ou sem bradicardia após a imunização com DTP de células totais foi reconhecido em lactentes com peso extremamente baixo ao nascer (< 1.000 g), mas não foi observado com a DTaP. Episódios cardiorrespiratórios (apneia e bradicardia com dessaturações) podem ser observados em lactentes prematuros recebendo DTaP, IPV e Hep B de combinação e as vacinas conjugadas Hib, mas não foram comunicados como exercendo efeito negativo no curso clínico dos bebês imunizados, de acordo com o *AAP Red Book*.

Circunstâncias Especiais

Existem dados limitados sobre as respostas imunológicas de lactentes extremamente prematuros recebendo esteroides para o tratamento de displasia broncopulmonar/doença crônica do pulmão (BPD/CLD). As vacinas vivas não deverão ser administradas a bebês tratados com prednisolona (2 mg/kg/d por mais de 1 semana ou 1 mg/kg/d por mais de 1 mês) ou com a dose equivalente de dexametasona. As vacinas vivas não deverão ser administradas enquanto os bebês estiverem hospitalizados na NICU.

Lactentes prematuros com mais de 6 meses, mas menos de 2 anos de idade com história de BPD/CLD ou com doença reativa das vias aéreas deverão ser considerados para vacinação contra influenza.

Bebês prematuros selecionados são elegíveis ao tratamento profilático contra o vírus sincicial respiratório (RSV) com uma injeção mensal aplicada durante a estação do vírus. As exigências de elegibilidade podem mudar de ano para ano. Recomenda-se que os médicos usem as referências da localidade no início da estação do RSV para orientação quanto à dosagem.

Referência

Pickering LK, Baker CJ, Kimberlin DW, Long SS, eds. *Red Book: 2012 Report of the Committee on Infectious Diseases.* 29th ed. Elk Grove Village, IL: American Academy of Pediatrics; 2012.

Apêndice F Diretrizes de Isolamento

A Tabela a seguir – Precauções com Base na Transmissão para Pacientes Perinatais/Neonatais, em conjunto com as Precauções Padronizadas, baseiam-se no conhecimento e nas práticas atuais nas áreas de epidemiologia, pediatria e perinatologia. As referências publicadas estão listadas imediatamente após a tabela.

Instruções para Uso da Tabela de Precauções para Pacientes Perinatais/Neonatais

- Cada doença é considerada individualmente, de modo que são recomendadas somente as precauções indicadas para interromper a transmissão dessa doença.
- A coluna "Precauções Maternas" descreve as precauções a serem consideradas pela equipe que esteja prestando assistência à mãe.
- A coluna "Precauções Neonatais" descreve as precauções a serem consideradas pela equipe, pacientes ou visitantes em contato com o neonato.
- A equipe deverá avaliar a habilidade da mãe em lavar as mãos corretamente e obedecer as precauções ao determinar a conveniência de permitir o alojamento conjunto.

As precauções serão postas em prática para doenças/quadros infecciosos suspeitos e confirmados.

Infecção/ Doença	Precauções Maternas	Precauções Neonatais	Alojamento Conjunto	Mãe Pode Visitar no Berçário	Amamentação	Considerações Complementares
AIDS/HIV positivo	Padrão	Padrão Banhar o bebê ASAP quando estável	Sim	Sim	Não HIV pode ser transmitido pelo leite materno	Teste de tuberculose recomendado para a mãe Por causa das constantes alterações nas opções de tratamento antirretroviral (ARV) para HIV, consultar especialista em neonatologia e http://aidsinfo.nih.gov para as opções atuais de tratamento ARV. Comunicar AIDS ao departamento de saúde
Catapora (veja Varicela)						
Caxumba (Parotidite infecciosa)	Gotículas. Usar máscara à distância de 1 m do paciente. Quarto privativo		Não	Não	Não Até que a mãe não seja mais contagiosa	Contagiosa durante 5 dias após a manifestação do inchaço Notificar o departamento de saúde pública
Chlamydia trachomatis	Padrão	Padrão	Sim	Sim	Sim	*A profilaxia tópica não funciona para a doença oftálmica por Chlamydia* O tratamento para conjuntivite e pneumonia por *Chlamydia* é a eritromicina sistêmica durante 14 dias
Citomegalovirus (CMV)	Padrão	Padrão	Sim	Sim	Sim	Não há precauções complementares para profissionais de saúde grávidas
Escabiose	Contato Por 24 h após tratamento, capote e luvas	Contato Por 24 h após tratamento, capote e luvas	Sim	Sim	Sim	Recomenda-se o tratamento de indivíduos expostos e contatos domiciliares Instruir a mãe para limpar as mamas antes de amamentar, caso o medicamento seja aplicado nessa área. Reforçar a necessidade da boa higiene das mãos

APÊNDICE F: DIRETRIZES DE ISOLAMENTO

Gastroenterite	Precauções de contato com paciente usando fraldas ou com incontinência durante todo o curso da doença ou para controle de surtos de gastroenterite causados por agentes infecciosos como *Clostridium difficile*	Precauções de contato durante todo o curso da doença para controle de surtos de gastroenterite/diarreia causados por agentes infecciosos como *C. difficile*	Sim	Sim	O método mais efetivo de remoção dos esporos de *C. difficile* das mãos contaminadas é a higiene meticulosa das mãos com água e sabão. Produtos de higiene para as mãos à base de álcool não inativam esses esporos. Uma vez que os esporos do *C. difficile* sejam difíceis de matar, a maioria dos desinfetantes de superfície é ineficaz. Quando surtos de diarreia por *C. difficile* não são controlados por outros meios, recomenda-se o uso de um desinfetante com atividade esporicida (ou seja, hipoclorito)
Hepatites A, B, C	Padrão	Padrão	Sim	Sim	A imunização precoce contra hepatite B é recomendada para todos os lactentes clinicamente estáveis com peso ao nascer > 2 kg, seja qual for a condição da mãe. A *American Academy of Pediatrics* recomenda que bebês nascidos de mães HBsAg-positivas, incluindo os prematuros e os de baixo peso ao nascer, recebam a dose inicial da vacina contra hepatite B dentro de 12 horas após o nascimento Comunicar ao departamento de saúde

(Continua)

Infecção/Doença	Precauções Maternas	Precauções Neonatais	Alojamento Conjunto	Mãe Pode Visitar no Berçário	Amamentação	Considerações Complementares
Infecções por estreptococos do Grupo B	Padrão	Padrão	Sim	Sim	Sim	Obedecer as diretrizes dos *Centers for Disease Control and Prevention* (CDC) para verificação laboratorial e recomendações de tratamento com antibióticos
Oftalmia gonocócica do recém-nascido	Padrão	Padrão	Sim Após 24 h do tratamento materno com antibióticos	Sim Após 24 h do tratamento materno com antibióticos	Sim Após 24 h do tratamento materno com antibióticos	O uso profilático de eritromicina oftálmica tópica a 0,5% ou pomada de tetraciclina a 1% ao nascimento deverá ser feito para prevenir a doença oftálmica do recém-nascido. A profilaxia pode ser retardada por até 1 h após o nascimento para facilitar o vínculo país-bebê Recém-nascidos de mães com gonorreia ativa deverão receber dose única de ceftriaxona, 125 mg IV ou IM. Para neonatos com baixo peso ao nascer, a dose é de 25–50 mg/kg de peso corporal. Cefotaxima (100 mg/kg) em dose única é uma alternativa. Consulte *Perinatal Guidelines* (AAP/ACOG), 2012
Pediculos e (piolhos)	Contato Capote e luvas por 24 horas após o tratamento	Contato Capote e luvas por 24 horas após o tratamento	Sim	Sim	Sim	Os indivíduos e contatos domiciliares expostos deverão ser examinados e tratados, caso estejam infectados Instruir a mãe para limpar as mamas antes de amamentar, caso o medicamento seja aplicado nessa área. Reforçar a boa higiene das mãos, com atenção especial à área sob as unhas
Pertússis (coqueluche)	Gotículas Usar máscara à distância de 1 m do paciente. Quarto privativo	Gotas de saliva. Usar máscara à distância de 1 m do paciente. Quarto privativo	Não	Não	Não Até que a mãe não seja mais contagiosa	Contagiosa durante 5 dias após o início da terapia efetiva Tratamento com agentes antimicrobianos se disponível para recém-nascidos com < 1 e 2 meses de idade se o risco de desenvolvimento de pertússis grave e as complicações potencialmente fatais superarem o risco potencial de desenvolvimento de estenose pilórica hipertrófica infantil. Consulte o *Red Book*, 2012. Dependendo do país, pode ser necessário notificar o departamento de saúde pública

APÊNDICE F: DIRETRIZES DE ISOLAMENTO

Piolho (veja Pediculose)

Rubéola Pós-natal (Sarampo Alemão)	Gotículas	Sim	Não	Não	Contagioso durante 7 dias após aparecimento do exantema. Indivíduos suscetíveis deverão ficar fora do quarto, se possível
Materna	Máscaras à distância de 1 m do paciente. Quarto privativo, máscara para os suscetíveis				Notificar o departamento de saúde pública
Congênita	Contato Capote e luvas	Sim	Sim	Sim	Contagiosa até pelo menos 1 ano de idade, a menos que 2 culturas ou amostras clínicas obtidas com diferença de 1 mês após 3 meses de idade sejam negativas para o vírus da rubéola Pessoas suscetíveis ficam fora do quarto, se possível Notificar o departamento de saúde pública
***S. aureus* resistente à meticilina (MRSA)**	Contato Capote e luvas	Sim	Sim Obedecer as precauções de contato	Sim	Aplicar precauções de contato para infecção ou colonização conhecidas

(*Continua*)

Infecção/Doença	Precauções Maternas	Precauções Neonatais	Alojamento Conjunto	Mãe Pode Visitar no Berçário	Amamentação	Considerações Complementares
Sarampo (Rubéola)	Transmissão aérea. Máscara para os suscetíveis Trabalho de parto parto e recuperação pós-parto deverão ser realizados em sala privada com pressão negativa, sem recirculação de ar e as portas fechadas. Se a mãe for transferida para sala de parto para o parto real, ela deverá usar máscara durante a transferência e o parto	Transmissão aérea. Máscara para os suscetíveis. Sala de parto privada com pressão negativa, sem recirculação de ar e as portas fechadas	Não	Não	Não Até que a mãe não seja mais contagiosa	Contagioso durante o início e por 4 dias após o aparecimento do exantema Notificar o departamento de saúde pública Manter isolamento durante a duração da doença em pacientes imunocomprometidos
Staphylococcus aureus (não MRSA)	Padrão	Padrão	Sim	Sim	Sim	Dois ou mais casos concomitantes de impetigo relacionados com um berçário ou um único caso de abscesso mamário em mãe amamentando ou no lactente é evidência presumível de epidemia; notificar imediatamente o médico-assistente e o Controle de Infecções

APÊNDICE F: DIRETRIZES DE ISOLAMENTO

Sífilis	Padrão	Padrão	Sim	Sim	Existe tratamento disponível para sífilis congênita para lactentes no primeiro mês de vida. Consulte o *Red Book*, 2012. Os profissionais de cuidados de saúde e os pais deverão usar luvas ao lidar com o recém-nascido até 24 h de tratamento com antibióticos. Notificar o departamento de saúde pública
Tuberculose (TB) **1. Mãe com derivado proteico purificado (PPD) positivo recente e nenhuma evidência de TB ativa**	Padrão	Padrão	Sim	Sim	Se a mãe for assintomática, não há necessidade de separação. O lactente recém-nascido não precisa de avaliação especial ou terapia
2. Mãe com doença mínima ou que foi tratada por ≥ 2 semanas e declarada com Doença Pulmonar ou Infecciosa considerada não contagiosa no parto	Padrão	Padrão	Sim	Sim	O tratamento do recém-nascido com suspeita de TB congênita baseia-se na classificação da infecção materna. Consulte verificação e tratamento no *Red Book*, 2012. Notificar o departamento de saúde pública

(Continua)

Infecção/ Doença	Precauções Maternas	Precauções Neonatais	Alojamento Conjunto	Mãe Pode Visitar no Berçário	Amamentação	Considerações Complementares
3. Mãe com TB atual pulmonar ou laríngea ativa e suspeita de ser contagiosa no momento do parto	Transmissão aérea Máscara N95 de respiração para profissionais de cuidados de saúde Trabalho de parto, parto e cuidados pós-parto em quarto privativo com pressão negativo, sem recirculação de ar e a portas fechadas. Se a mãe for transferida para a sala de parto, ela deverá usar máscara durante a transferência e o parto	Padrão (transmissão aérea para recém-nascido intubado com TB congênita)	Não Até que a mãe seja considerada não contagiosa	Não Até que a mãe seja considerada não contagiosa	Não Até que a mãe seja considerada não contagiosa	O tratamento do recém-nascido com suspeita de TB congênita baseia-se na classificação da infecção materna. Consulte verificação e tratamento no *Red Book*, 2012. Notificar o departamento de saúde pública
4. Mãe com disseminação extrapulmonar de TB (ou seja, miliar, óssea, meningite etc.)	Padrão	Padrão	Não Até que a mãe seja considerada não contagiosa	Não Até que a mãe seja considerada não contagiosa	Não Até que a mãe seja considerada não contagiosa	O tratamento do recém-nascido com suspeita de TB congênita baseia-se na classificação da infecção materna. Consulte verificação e tratamento no *Red Book*, 2012. Notificar o departamento de saúde pública

APÊNDICE F: DIETRIZES DE ISOLAMENTO

Varicela (catapora) ou Herpes-Zóster em mãe imunocomprometida ou se a infecção materna for disseminada	Transmissão aérea/contato Trabalho de parto, parto e cuidados pós-parto em quarto privativo, com pressão negativa, sem recirculação de ar e a portas fechadas. Se a mãe for transferida para a sala de parto, ela deverá usar máscara durante a transferência e o parto	Não Até que as lesões da mãe tenham formado crosta	Não Até que as lesões da mãe tenham formado crosta	Não Até que as lesões da mãe tenham formado crosta	Continuar com as precauções de transmissão aérea/contato no mínimo por 5 dias após o aparecimento do exantema e até que todas as lesões tenham formado crosta. Em pacientes imunocomprometidos, isto pode levar 1 semana ou mais Pode ser contagiosa 1–2 dias antes do aparecimento do exantema, Pacientes hospitalizados deverão ser dispensados antes do 10º dia após a exposição, se possível Os pacientes suscetíveis expostos deverão ser colocados sob proteção contra transmissão aérea 10 dias após a exposição e continuar até 21 dias após a última exposição, ou até 28 dias se a imunoglobulina do Varicela-zóster (VZIG) for administrada Considerar titulagem imunológica para recém-nascidos com < de 28 semanas de idade gestacional
Varicela neonatal ou exposição ao vírus	Transmissão aérea Máscara para pacientes suscetíveis. Quarto privativo com pressão negativa, sem ar recirculado com porta fechada	Sim	Sim Pode visitar Quarto privativo ou coorte	Sim A menos que a mãe tenha lesões	Pacientes hospitalizados deverão ser dispensados antes do 10º dia após a exposição, se possível Iniciar precauções 10 dias após exposição e continuar até 21 dias após última exposição, ou até 28 dias se VZIG for administrada

(*Continua*)

Infecção/ Doença	Precauções Maternas	Precauções Neonatais	Alojamento Conjunto	Mãe Pode Visitar no Berçário	Amamentação	Considerações Complementares
Vírus do Herpes simples (HSV) Infecção neonatal ou cultura positiva na ausência de doença		Capote e luvas no contato	Sim Se o bebê estiver com baixo risco para infecção	Sim	Sim Se não houver lesão herpética na área da mama e se todas as lesões cutâneas estiverem protegidas	As culturas obtidas de *swabs* da boca, nasofaringe, conjuntiva, ânus ou de vesículas cutâneas, CSF e amostras de sangue total 12–24 h após o nascimento têm mais probabilidade de identificar a infecção neonatal. A cultura positiva obtida ≥ 24 h após o nascimento exige tratamento antiviral imediato, mesmo na ausência de sintomas Neonatos com HSV deverão ser tratados em instalações que forneçam cuidados e consultas na especialidade em nível III. A mãe com infecção por HSV deverá ser instruída para lavar as mãos cuidadosamente e usar um protetor de limpeza para assegurar que o neonato não fique em contato com as lesões. A mãe com herpes labial (herpes febril) deverá usar máscara cirúrgica descartável ao tocar o recém-nascido e não beijar ou encostar o nariz no lactente até que as lesões tenham secado e formado crostas. Consulte as publicações *Perinatal Guidelines* (AAP/ACOG) 2012 e o *Red Book*, 2012
Vírus sincicial respiratório (RSV)		Contato Capote, luvas, máscara à distância de 1 m do paciente	Sim	Sim. Pode visitar quarto privativo ou coorte	Sim	A educação dos pais é essencial para evitar a transmissão do vírus. A importância da higiene das mãos deve ser enfatizada em todos os contextos. Existe disponível a profilaxia para prevenir o RSV em recém-nascidos em risco aumentado de doença grave, particularmente naqueles com displasia broncopulmonar/doença crônica do pulmão recebendo tratamento clínico a longo prazo. Consulte *Perinatal Guidelines* (AAP/ACOG), 2012 e o *Red Book*, 2012 Contagioso durante todo o curso da doença

Modificado das diretrizes publicadas por Kaiser Permanente Hospital, Fontana, CA, EUA.

APÊNDICE F: DIRETRIZES DE ISOLAMENTO

Referências

American Academy of Pediatrics and The American College of Obstetricians and Gynecologists. *Guidelines for Perinatal Care.* 6th ed. Atlanta, GA: AAP/ACOG; 2007.

Pickering LK, Baker CJ, Kimberlin DW, Long SS, eds. *Red Book: Report of the Committee on Infectious Diseases.* 29th ed. Elk Grove Village, IL: American Academy of Pediatrics; 2012.

Centers for Disease Control and Prevention. *Guidelines for Isolation Precautions in Hospitals.* Atlanta, GA: U.S. Department of Health and Human Services; 2007.

Centers for Disease Control and Prevention. *Guidelines for Infection Control in Health Care Personnel.* Atlanta, GA: U.S. Department of Health and Human Services; 1998.

Young TE, Magnum B. Neofax : *A Manual of Drugs Used in Neonatal Care.* 20th ed. Montvale, NJ: Thomson Healthcare; 2007.

Apêndice G Tabela de Conversão de Temperatura

Celsius	Fahrenheit	Celsius	Fahrenheit
34,0	93,2	37,6	99,6
34,2	93,6	37,8	100,0
34,4	93,9	38,0	100,4
34,6	94,3	38,2	100,7
34,8	94,6	38,4	101,1
35,0	95,0	38,6	101,4
35,2	95,4	38,8	101,8
35,4	95,7	39,0	102,2
35,6	96,1	39,2	102,5
35,8	96,4	39,4	102,9
36,0	96,8	39,6	103,2
36,2	97,1	39,8	103,6
36,4	97,5	40,0	104,0
36,6	97,8	40,2	104,3
36,8	98,2	40,4	104,7
37,0	98,6	40,6	105,1
37,2	98,9	40,8	105,4
37,4	99,3	41,0	105,8

Celsius = (Fahrenheit − 32) x 5/9.
Fahrenheit = (Celsius x 9/5) + 32.

Apêndice H Tabela de Conversão de Peso[a]

Onças	1 lb	2 lb	3 lb	4 lb	5 lb	6 lb	7 lb	8 lb
				Gramas				
0	454	907	1.361	1.814	2.268	2.722	3.175	3.629
1	482	936	1.389	1.843	2.296	2.750	3.204	3.657
2	510	964	1.418	1.871	2.325	2.778	3.232	3.686
3	539	992	1.446	1.899	2.353	2.807	3.260	3.714
4	567	1.021	1.474	1.928	2.381	2.835	3.289	3.742
5	595	1.049	1.503	1.956	2.410	2.863	3.317	3.771
6	624	1.077	1.531	1.985	2.438	2.892	3.345	3.799
7	652	1.106	1.559	2.013	2.466	2.920	3.374	3.827
8	680	1.134	1.588	2.041	2.495	2.948	3.402	3.856
9	709	1.162	1.616	2.070	2.523	2.977	3.430	3.884
10	737	1.191	1.644	2.098	2.552	3.005	3.459	3.912
11	765	1.219	1.673	2.126	2.580	3.033	3.487	3.941
12	794	1.247	1.701	2.155	2.608	3.062	3.515	3.969
13	822	1.276	1.729	2.183	2.637	3.090	3.544	3.997
14	851	1.304	1.758	2.211	2.665	3.119	3.572	4.026
15	879	1.332	1.786	2.240	2.693	3.147	3.600	4.054

[a]Os valores representam peso em gramas.
Para converter quilogramas em libras, multiplicar quilogramas × 2,2.
Para converter libras em gramas, multiplicar libras × 454.

Índice Remissivo

Números acompanhados por *f* ou *t* em itálico indicam figuras e tabelas, respectivamente.

2-Cloroprocaína, 12

A

a/A (Arterial/Alveolar)
  relação, 71
  de O_2, 71
A's (Apneia), 210, 337-347, 557-561
  banco de dados, 341
  bebê pré-termo e, 170
    tardio, 170
  causas mais comuns de, 340*t*
  de acordo com a GA, 340*t*
  controle, 559
  definição, 557
    central, 557
    mista, 557
    obstrutiva, 557
    respiração periódica, 557
  diagnóstico, 338, 559
    diferencial, 338
  fatores de risco, 559
  fisiopatologia, 558
  incidência, 558
  manifestações clínicas, 559
  perguntas imediatas, 338
  persistente, 347
  planejamento, 561
    da alta hospitalar, 561
    de seguimento, 561
  plano, 343
  por distúrbio neurológico, 64
  problema, 337
    AOI, 337
    AOP, 337
    causas secundárias de, 338
    central, 337
    mista, 337
    obstrutiva, 337
    persistente, 337
  prognóstico, 561
AaDO$_2$ (Gradiente de Oxigênio Alveoloarterial), 70

AAP (*American Academy of Pediatrics*), 17, 29
  programa de reanimação neonatal da, 18*f*
  algoritmo do, 18*f*
AATD (Deficiência de α_1-Antitripsina), 698, 742
Abano
  orelhas de, 51
Abdome
  auscultação, 57
  calcificação no, 154
  diástase dos retos do, 57
  escafoide, 57
  gás no, 155
    ausência de, 155
  lista negra, 57
  observação, 57
  palpação, 57
  ventre em ameixa seca, 57
  síndrome de, 57
Abelcet, 948
ABO
  incompatibilidade, 768-770, 772
    apresentação clínica, 769
    controle, 770
    definição, 768
    diagnóstico, 769
    fatores de risco, 769
    fisiopatologia, 768
    incidência, 768
    prognóstico, 770
Abreviação(ões)
  usadas
    em neonatologia, 1035-1046
ABS (Síndrome da Banda de Constrição)
  achados físicos, 879
  congênita, 826
    definição, 826
    tratamento, 826
  fisiopatologia, 878
  incidência, 878

mortalidade neonatal, 878
Abscesso, 364
  no couro cabeludo, 715
Abstinência
  neonatal, 364, 836*t*, 837*t*
  de drogas, 364
  sinais de, 837*t*
  síndrome de, 836*t*
  drogas que causam, 836*t*
  sintomas de, 837*t*
  sistema de pontuação
    para, 841*t*
    de Finnegan, 841*t*
Accutane, 880
Aceleração(ões)
  no EFM, 6
  intraparto, 6
Acesso Arterial
  cateterismo
    percutâneo, 230-233
    linha radial, 230-233
    aditivos, 232
    complicações, 232
    equipamento, 230
    indicações, 230
    procedimento, 230
    remoção do cateter, 232
  punção arterial, 241-243
    da artéria radial, 241-243
    complicações, 243
    equipamento, 241
    indicações, 241
    procedimento, 241
  UAC, 233-241
    complicações, 240
    equipamento, 233
    indicações, 233
    procedimento, 234
    remoção do, 240
Acesso Venoso
  cateterismo IV, 250-253
    periférico, 250-253
    complicações, 253

1071

equipamento, 250
indicações, 250
procedimento, 250
cateterismo venoso
central, 253-259
percutâneo, 253-259
complicações, 258
equipamento, 254
indicações, 253
procedimento, 254
infusão IO, 259-262
complicações, 261
equipamento, 259
indicações, 259
procedimento, 259
no recém-nascido, 251f
locais usados para, 251f
UVC, 244-249
complicações, 249
equipamento, 244
indicações, 244
procedimento, 244
remoção de, 248
venopuntura, 262-263
complicações, 263
equipamento, 262
flebotomia, 262
indicações, 262
procedimento, 262
Acetaminofeno
Liquiprin, 941
Tempra, 941
Tylenol, 941
Acetato
de DL-α-Tocoferol, 1009
de potássio, 997
de sódio, 941
Acetazolamida
Diamox, 942
Aciclovir
Zovirax, 942
Acidemia(s)
apresentação clínica, 696
diagnóstico, 696
prognóstico, 696
tratamento, 696
Acidente
vascular encefálico, 364
perinatal, 364
Ácido(s)
cítricos, 1001
soluções de citrato e, 1001

Bicitra, 1001
Oracit, 1001
Polycitra-K, 1001
etacrínico, 942
Edecrin, 942
fólico, 943
Folate, 943
Folvite, 943
folínico, 364, 943
convulsões
responsivas ao, 364
Leucovorin, 943
calcium, 943
graxos, 177
doença da oxidação de, 177
na NBS, 177
orgânicos, 177
doença do
metabolismo de, 177
na NBS, 177
Acidose
metabólica, 353
Acidúria
dicarboxílica, 696
FAO com, 696
distúrbios da, 696
ACMG (*American College of Medical Genetics*), 175
inclusão recomendada pelo, 176t
em painéis de NBS, 176t
de doenças, 176t
de triagem auditiva, 176t
Acne
neonatorum, 47
Acompanhamento
de bebê de alto risco, 208-212
avaliações abrangentes, 212
deficiência do desenvolvimento, 208
fatores de risco para, 208
equipe da clínica, 208
grau de prematuridade, 211
correção para, 211
objetivo da clínica de, 208
parâmetros que exigem, 210
terminologia, 210
Aconselhamento aos Pais
antes de parto de alto risco, 15, 325-328
banco de dados, 325
diagnóstico diferencial, 325

estimativas
de morbidade, 325t
perguntas imediatas, 325
plano, 325
problema, 325
questões específicas, 326
Acrocefalia, 50
Activase, 945
Acupuntura, 217
Adenosina
Adenocard, 943
aEEG (Eletroencefalograma de Amplitude Integrada), 183
monocanal, 183t
características de, 183t
em recém-nascidos, 183t
padrões de, 184f
exemplos de, 184f
AEP (Potencial Evocado Auditivo), 185
Aerossol
terapia com, 78t
em recém-nascidos, 78t
AFI (Índice de Líquido Amniótico), 2, 4
AGA (Apropriado para a Idade Gestacional), 29
características de, 36
definições de, 36
Agente(s)
no suporte respiratório, 77, 79
anti-inflamatórios, 79
cromolina, 79
esteroide, 79
inalados, 77
usados em anestesia
obstétrica, 13
cetamina, 13
halogenados, 13
desflurano, 13
enflurano, 13
halotano, 13
isoflurano, 13
sevoflurano, 13
óxido nitroso, 13
pré-medicação, 13
propofol, 13
relaxantes musculares, 13
atracúrio, 13
cisatracúrio, 13
pancurônio, 13
rocurônio, 13

ÍNDICE REMISSIVO

succinilcolina, 13
vecurônio, 13
AHA (*American Heart Association*), 17
AIS (AVE Isquêmico Arterial) perinatal, 906
   e pré-natal, 906
   apresentação clínica, 906
   controle, 906
   definição, 906
   diagnóstico, 906
   fatores de risco, 906
   fisiopatologia, 906
   incidência, 906
   prognóstico, 907
AKI (Lesão Renal Aguda), 796-799
   apresentação clínica, 797
   avaliação de, 797t
      índices urinários usados na, 797t
   definição, 796
   diagnóstico, 797
   fatores de risco, 797
   fisiopatologia, 796
   incidência, 796
   prognóstico, 799
   tratamento, 798
Alagille
   síndrome de, 739
Albumina
   humana, 944
Albuterol
   Proventil, 944
   Ventolin, 944
Alça(s)
   de F-V, 73
   de P-V, 73
Álcool, 837
   abstinência de, 838
   em ISAM, 838
Aldactona, 967
Alergia
   ao látex, 228
   na NICU, 228
Alimentação
   do bebê, 103
      crescimento pós-natal, 115
         insuficiência de, 115
         intolerância
            à alimentação, 115
         manejo de, 115
      pré-termo, 115
         crescimento de recuperação em, 115
      princípios de, 103
         critérios para iniciar, 103
         diretrizes, 103
         escolha de fórmula, 103
         suplementos nutricionais, 115
Allis
   sinal de, 62
Alprostadil
   Prostaglandina E_1, 944
   Prostin VR, 944
Alta
   bebê pronta para, 491-495
      perguntas imediatas, 491
      plano de alta, 494
         considerações especiais do, 494
      problema, 491
      sumário de, 494
         informação do, 494
   sumário de, 1053
Alteplase
   recombinante, 945
      Activase, 945
      Cathflo Activase, 945
      tPA, 945
Amamentação
   armazenamento, 119
   contraindicações, 118
   desvantagens, 118
   fórmulas orgânicas, 122
   leite materno, 119, 122
      de doador, 119
      enriquecimentos para, 119
      probióticos e, 122
   tubo digestório curto, 122
      alimentação em, 122
   vantagens, 118
Ambiente Térmico
   neutro, 64, 65f, 66t
Ambisone, 948
Ambliopia
   apresentação clínica, 643
   definição, 643
   fatores de risco, 643
   fisiopatologia, 643
      erros de refração, 643
      estrabismo, 643
      privação, 643
   incidência, 643
   prognóstico, 643
   tratamento, 643
Amicacina
   sulfato, 945
      Amikin, 945
Aminoácido(s)
   doença do metabolismo dos, 176
      na NBS, 176
      PKU, 176
   soluções de, 126t
      para bebês LBW, 126t
      composição de, 126t
Aminofilina-teofilina, 946
Amiodarona
   Cordarone, 946
Amniocentese, 3
Amnionicidade
   determinação da, 2
Amostragem
   de sangue capilar, 313-317
      complicações, 317
      equipamento, 313
      indicações, 313
      procedimento, 314
Amphocin, 948
Ampicilina
   Polycillin, 947
   sódica, 947
   Unasyn, 947
Amputação
   abaixo do cotovelo, 823
      definição, 823
      tratamento, 823
   congênita, 61, 824
      de dedos, 61
      de membros, 61
         inferiores, 61
         superiores, 61
      definição, 823
      tratamento, 823
Analgesia, 533-538
   banco de dados, 535
   diagnóstico diferencial, 533
   indicações, 533
   no trabalho de parto, 10
      anestésicos locais, 11
      bloqueios, 10
         paracervical, 10
         pudendo, 10

CSE, 11
  epidural, 11
    caudal, 11
    lombar, 11
    espinal, 11
    contínua, 11
  opioides, 10
    antagonista dos, 10
    intratecal, 11
  por inalação, 10
  psicoprofilaxia, 12
  sedativos, 10
  tranquilizantes, 10
  para cesariana, 12
    anestesia geral, 12
    epidural, 12
      combinada, 12
    lombar, 12
    espinal, 12
  pergutnas imediatas, 533
  plano, 535
  problema, 533
Ancef, 953
Anciloglossia, 54
Ancobon, 970
Anel(is)
  de constrição, 47
    em braços, 47
    em dedos, 47
    em pernas, 47
  vascular, 654
    apresentação clínica, 654
    definição, 654
    diagnóstico, 654
    fisiopatologia, 654
    tratamento, 654
Anemia, 345, 549-556
  apresentação clínica, 552
    hemolítica, 552
    hemorrágica, 552
    hipoplásica, 552
    outras formas, 552
  controle, 554
  definição, 549
  diagnóstico, 553
  fatores de risco, 552
  fisiopatologia, 549
  grave, 372
  incidência, 549
  prognóstico, 556
Anencefalia, 50, 611
  tratamento, 615

Anestesia
  geral, 13, 14
    anestesia regional *versus*, 14
    escores de Apgar, 14
    estado acidobásico, 14
    exames neurocomportamentais, 14
    efeitos neonatais da, 13
Anestesia Obstétrica
  agentes usados em, 13
    cetamina, 13
    halogenados, 13
      desflurano, 13
      enflurano, 13
      halotano, 13
      isoflurano, 131
      sevoflurano, 13
    óxido nitroso, 13
    pré-medicação, 13
    propofol, 13
    relaxantes musculares, 13
      atracúrio, 13
      cisatracúrio, 13
      pancurônio, 13
      rocurônio, 13
      succinilcolina, 13
      vecurônio, 13
  e o recém-nascido, 9-14
    analgesia, 10
      no trabalho de parto, 10
    transferência placentária, 9
      de drogas, 9
  para cesariana, 12
    CSE, 12
    espinal, 12
    lombar, 12
    geral, 12
      anestesia regional
        versus, 14
      efeitos neonatais, 13
Anestésico(s)
  locais, 11
    no trabalho de parto, 11
      2-cloroprocaína, 12
      bupivacaína, 12
      levobupivacaína, 12
      lidocaína, 12
      ropivacaína, 12
Anfotericina B
  Amphocin, 948

complexo lipídico, 948
  Abelcet, 948
  lipossomal, 948
  Ambisone, 948
Anoftalmia
  apresentação clínica, 644
  definição, 643
  fatores de risco, 643
  fisiopatologia, 643
  incidência, 643
  prognóstico, 644
  tratamento, 644
Anomalia(s)
  congênitas, 327
  das mãos, 823
    macrodactilia, 824
    mão torta radial, 823
      definição, 823
      tratamento, 823
    polidactilia, 823
    sindactilia, 824
  de Ebstein, 154
  de Peters, 52
  do membro superior, 823
    amputação, 823
      abaixo do cotovelo, 823
      congênita, 824
Anormalidade(s)
  cromossômicas, 634
    triploidia, 634
    trissomias, 634
      13, 634
      18, 634
  das vias aéreas, 653
    intrínsecas, 653
      apresentação clínica, 653
      definição, 653
      diagnóstico, 653
      fisiopatologia, 653
      tratamento, 653
  do cérebro, 364
    congênitas, 364
    desenvolvimentais, 364
    eletrolíticas, 364
      hipernatremia, 364
      hipocalcemia, 364
      hipoglicemia, 364
      hipomagnesemia, 364
      hiponatremia, 364
    metabólicas, 373
      com apneia, 373
      com cianose, 373

ÍNDICE REMISSIVO

neuromotoras, 211
Anotia, 51
Antagonista
  dos opioides, 10
  na analgesia, 10
Antibiótico(s)
  pós-parto, 328-337
    banco de dados, 330
    diagnóstico diferencial, 330
    sepse, 330
    perguntas imediatas, 329
    plano, 333
    problema, 328
Ânus
  imperfurado, 59, 662
    definição, 662
    alto, 662
    baixo, 663
    diagnóstico, 663
    tratamento, 663
AOI (Apneia do Lactente), 337
AOP (Apneia de
  Prematuridade), 337, 343
Aorta
  coarctação da, 56, 153
    pós-ductal, 153
    pré-ductal, 153
Aparência Geral
  do recém-nascido, 44
Apatia
  por distúrbio neurológico, 64
Apgar
  escores de, 14, 1047
    na anestesia regional, 14
    versus geral, 14
Aplasia
  da cútis congênita, 47
  de dedo, 60
  de polegar, 60
Apresoline
  cloridrato de, 975
AP-ROP (Retinopatia de
  Prematuridade Posterior
  Agressiva), 847
Ar
  no cólon, 154
  no estômago, 154
  no intestino delgado, 154
  no reto, 154
  vazamento de, 149
    síndromes de, 149
      PIE, 149

pneumomediastino, 149
pneumopericárdio, 149
pneumotórax, 149
venoso portal, 155
Aracnodactilia, 60
ARDS (Síndrome de Angústia
  Respiratória Adulta), 81
ARF (Insuficiência Renal
  Aguda), 796-799
  apresentação clínica, 797
  avaliação de, 797*t*
    índices urinários
      usados na, 797*t*
  definição, 796
  diagnóstico, 797
  fatores de risco, 797
  fisiopatologia, 796
    intrínseca, 796
    obstrutiva, 796
    pós-renal, 796
    pré-renal, 796
  incidência, 796
  prognóstico, 799
  tratamento, 798
Arginina
  cloridrato de, 948
  R-Gene, 948
Arlequim
  coloração de, 46
  sinal de, 46
Aromaterapia, 214
Arqueamento
  da tíbia, 825
    posteromedial, 825
    definição, 825
    tratamento, 825
Arritmia(s), 347-355
  banco de dados, 350
  considerações fetais, 355
  diagnóstico diferencial, 348
    anormalidades da HR, 348
    benignas, 349
    patológicas, 349
    secundárias, 349
    a doenças
      extracardíacas, 349
  perguntas imediatas, 348
  plano, 353
  problema, 348
  técnica, 355
    de cardioversão, 355
    de desfibrilação, 355

Artéria
  hipogástrica, 235*f*
  ilíaca, 235*f*
    interna, 235*f*
  radial, 241-243
    punção da, 241-243
      acesso arterial, 241-243
  umbilical, 236*f*, 239*f*
    cateter de, 236*f*, 239*f*
    fixado, 239*f*
Artrite
  gonocócica, 715
Artrogripose
  achados físicos, 879
  fisiopatologia, 879
  incidência, 879
  mortalidade neonatal, 879
  múltipla, 826
    congênita, 826
      definição, 826
      tratamento, 826
  multiplex, 60
    congênita, 60
Árvore
  traqueobrônquica, 653-657
    doenças
      cirúrgicas da, 653-657
      do recém-nascido, 653-657
Ascite, 154
  biliar, 308
  causas de, 308
    gastrointestinais, 308
  diagnóstico de, 309
  hepatocelular, 308
  pancreática, 308
  quilosa, 308
  sanguínea, 308
  urinária, 308
ASD (Comunicação
  Interatrial), 580
Asfixia
  após nascimento, 45
    estágios da, 45
      lívida, 45
      pálida, 45
  perinatal, 562-571
    apresentação clínica, 564
    definição, 562
    diagnóstico, 565
    fatores de risco, 564
    fisiopatologia, 562

incidência, 562
prognóstico, 570
tratamento, 567
Aspiração
de mecônio, 572-576
apresentação clínica, 573
definição, 572
diagnóstico, 573
fatores de risco, 573
fisiopatologia, 572
incidência, 572
tratamento, 574
em ELBW, 164
na reanimação ventilatória, 17
suprapúbica, 265f
da bexiga, 265f
técnica de, 265f
vesical, 264-266
coleta de urina, 264-266
suprapúbica, 264-266
complicações, 266
equipamento, 264
indicação, 264
procedimento, 264
Aspirado(s)
gástrico, 331, 355-361
banco de dados, 358
diagnóstico diferencial, 356
amarelos, 358
bilioso, 356
não bilioso, 357
sanguíneo, 358
perguntas imediatas, 355
plano, 359
problema, 355
traqueal, 331
Associação(ões)
cromossômicas, 634
e DSDs, 634
displasia
camptomélica, 634
VATER/VACTERL, 634
VATER/VACTERL, 879
apresentação clínica, 879
incidência, 879
mortalidade neonatal, 879
Atelectasia
generalizada, 150
lobar, 150
microatelectasia, 150
Ativan, 982

Atividade
respiratória, 16
no recém-nascido, 16
reanimação e, 16
Atividade Convulsiva, 361-369
banco de dados, 365
diagnóstico diferencial, 363
anormalidades, 363
do CNS, 363
perguntas imediatas, 361
plano, 367
por distúrbio neurológico, 64
problema, 361
ATN (Necrose Tubular
Aguda), 796
Atracúrio, 13
Atresia
biliar, 739
coanal, 53
bilateral, 53
colônica, 661
de coanas, 653
apresentação clínica, 653
definição, 653
diagnóstico, 653
fisiopatologia, 653
tratamento, 653
de esôfago, 659
com TEF, 659
apresentação clínica, 659
definição, 659
diagnóstico, 660
fisiopatologia, 659
tratamento, 660
duodenal, 357, 660
esofágica, 660
tipo A, 660
ileal, 661
jejunal, 661
jejunoileal, 357
pulmonar, 56
com defeito septal, 56
ventricular, 56
com septo
interventricular, 56
intacto, 56
tricúspide, 56, 153
Atropina
e cálcio, 23
sulfato de, 949
Atrovent, 950
Audição, 210

Ausculação
do abdome, 57
Avaliação
da localização, 3
da placenta, 3
da presença, 3
de hemorragia, 3
retroplacentária, 3
do volume, 2
de líquido amniótico, 2
oligo-hidrâmnio, 2
poli-hidrâmnio, 3
Avaliação do Crescimento
antropometria, 97
circunferência da cabeça, 97
comprimento, 97
peso, 97
para comprimento, 97
classificação, 97
gráficos de, 98
medições, 97
Avaliação Fetal, 1-9
banco de sangue, 8
do cordão, 8
diagnóstico pré-natal, 1
amniocentese, 3
combinada, 1
integrada, 1
no primeiro trimestre, 1
no segundo trimestre, 1
sequencial, 1
CVS, 4
NT, 1
PUBS, 4
testagem, 2
com ultrassom, 2
triagem, 1
do bem-estar, 3
BPP, 3
estudo Doppler, 3
do crescimento, 2
do peso, 2
teste de bem-estar, 4, 5
anteparto, 4
BPP, 4
contagem de movimento
fetal, 5
CST, 5
estudo com Doppler, 5
NST, 4
intraparto, 5
EFM, 5

ÍNDICE REMISSIVO

estimulação, 7
  do couro cabeludo, 7
  vibroacústica, 7
  FHR, 7
  oximetria de pulso fetal, 8
teste de maturidade
  pulmonar, 8
  estratégias de testagem, 8
  LBC, 8
  L-S, 8
  PG, 8
  TDxFLM II, 8
Avaliação Neurológica
  estudo para, 180-187
  eletrográficos, 182
    aEEG, 183
    CFM, 183
    EEG, 182
    potenciais evocados, 185
    velocidade de condução
      nervosa, 185
      periférica, 185
  exame clínico, 186
    neurodesenvolvimental, 186
  neuroimageamento, 180
    CT, 181
    MRI, 181
    NIRS, 182
    ultrassonografia, 180
    Doppler, 180
Azactam, 949
Azitromicina, 949
AZT, 1010
Aztreonam, 949

B

B's (Bradicardia), 337-347
  banco de dados, 341
  causas de, 340t, 348
    benignas, 348
    mais comuns de, 340t
      de acordo com a GA, 340t
    patológicas, 349
  diagnóstico diferencial, 338
  perguntas imediatas, 338
  plano, 343
  problema, 337
Bactocill, 992
Bactroban, 987
Banco de Sangue
  do cordão, 8
  procedimentos de, 188
    teste de compatibilidade, 188
    dos eritrócitos, 188
    tipagem, 188
    triagem, 188
  produtos do, 190
    crioprecipitado, 191
    eritrócitos, 190
    plaquetas, 192
    plasma, 191
Banda
  amniótica, 826
  congênita, 826
  definição, 826
  tratamento, 826
Barbitúrico(s), 10
  abstinência de, 839
  em ISAM, 839
Bário
  estudos contrastados com, 133
    contraindicações, 134
    indicações, 133
Barotrauma, 82
Batimento(s)
  das asas do nariz, 70
  ectópicos, 349
  nasal, 53
  prematuro, 350f
    atrial, 350f
    ventricular, 350f
Bebê(s)
  a termo, 135
    encefalopata, 135
    imagem do, 135
  alimentação do, 103
    crescimento pós-natal, 115
      insuficiência de, 115
    intolerância
      à alimentação, 115
      manejo de, 115
    pré-termo, 115
      crescimento de
        recuperação em, 115
    princípios de, 103
      critérios para iniciar, 103
      diretrizes, 103
      escolha de fórmula, 103
    suplementos nutricionais, 115
  colódio, 46
  de alto risco, 208-212
    acompanhamento
      de, 208-212
  avaliações
    abrangentes, 212
  deficiência do
    desenvolvimento, 208
    fatores de risco para, 208
  equipe da clínica, 208
  grau de
    prematuridade, 211
    correção para, 211
  objetivo da clínica de, 208
  parâmetros
    que exigem, 210
    terminologia, 210
  definições de, 35t
    a termo, 35t
    pós-termo, 35t
    pré-termo, 35t
    tardio, 35t
  efeitos sobre os, 1012-1032
    de drogas
      e substâncias, 1012-1032
      categorias de risco fetal da
        FDA, 1012, 1013-1032t
  fórmulas para, 101t, 104-112t
    composição de, 104-112t
    indicações de, 101t
    usos de, 101t
  imunizações para, 1054
    circunstâncias
      especiais, 1056
    complicações da, 1054
    eficácia das, 1054
  LBW, 99t
    necessidades diárias enterais
      para, 99t
    de minerais, 99t
    de vitaminas, 99t
  metabolicamente estável, 162
    nutrição para, 162
      alimentações iniciais, 162
      controvérsia, 162
      lipídios intravenosos, 162
      NP, 162
  prematuros, 39f, 90t, 1054
    crescimento para, 39f
    gráfico de, 39f
    estimativas de IWL em, 90t
    em ambiente térmico
      neutro, 90t
  pré-termo tardio, 168-171
    tratamento de, 168-171
      complicações do, 169

etiologias potenciais, 169
recomendações de, 170
reanimação ventilatória no, 20
 a termo, 20
 com asfixia perinatal, 20
 com coloração de
  mecônio, 20
 prematuro, 21
transporte do, 24-26
 aéreo, 26
 considerações
  especiais, 26
 avaliação, 24, 25
  no hospital
   encaminhador, 25
  pré-partida, 24
 estabilização, 25
  no hospital
   encaminhador, 25
 melhora da qualidade, 26
 avaliação dos, 26
 educação estendida, 26
 monitoramento, 26
 preparação pré-partida, 24
 princípios gerais, 24
virilização dos, 632, 633
 do sexo feminino, 632
 do sexo masculino, 633
 inadequada, 633
Bebegrama, 133
Beckwith
 síndrome de, 53
Bem-Estar Fetal
 avaliação do, 3
  BPP, 3
  estudo Doppler, 3
 teste de, 4, 5
  anteparto, 4
   BPP, 4
   contagem de movimento
    fetal, 5
   CST, 5
   estudo com Doppler, 5
   NST, 4
  intraparto, 5
   EFM, 5
   estimulação, 7
    do couro cabeludo, 7
    vibroacústica, 7
   FHR, 7
   oximetria de pulso fetal, 8

Benzodiazepina(s)
 abstinência de, 839
 em ISAM, 839
 no trabalho de parto, 11
  diazepam, 11
  lorazepam, 11
  midazolam, 11
Beractanto
 Survanta, 950
β-hCG Livre (Gonadotropina
 Coriônica Humana Beta
 Livre), 1
Bexiga
 aspiração da, 265f
  suprapúbica, 265f
  técnica de, 265f
 cateterismo da, 270f, 271f
  no recém-nascido, 270f, 271f
  em meninas, 271f
  masculino, 270f
 extrofia clássica da, 666
  apresentação clínica, 666
  definição, 666
  diagnóstico, 666
  tratamento, 666
Bicarbonato
 de sódio, 23, 950
 de verucônio, 1008
Bicillin L-A, 994
Bicitra, 1001
Bile
 espessa, 743
Bilirrubina
 IEMs do, 698
 sérica, 748f
  valores específicos da, 748f
  normograma com base
   nos, 748f
Bioética
 neonatal, 220-225
  perspectivas da, 220
  questões, 221, 222
   éticas específicas, 222
   pediátricas, 221
   resolução de conflito, 224
BIOT (Deficiência de
 Biotinidase)
 na NBS, 178
Bitartarato
 de norepinefrina, 991
  Levarterenol, 991
  Bitartrate, 991

Levophed, 991
Bloqueio(s)
 AV, 349, 351f, 352
  com sintomas, 349
  tipos de, 351f
 no trabalho de parto, 10
  paracervical, 10
  pudendo, 10
Boca
 anciloglossia, 54
 cistos alveolares, 53
 deformidade posicional, 53
  da mandíbula, 53
 dentes, 53
 fenda labial/palatina, 53
 glossoptose, 54
 macroglossia, 53
 micrognatia, 54
 mucocele, 53
 nódulos de Bohn, 53
 pérola de Epstein, 53
 queixo pequeno, 54
 rânula, 53
 saliva, 54
  copiosa, 54
  espumosa, 54
 sapinho, 54
 úvula bífida, 53
Bócio, 50
Bohn
 nódulos de, 47, 53
Bolha(s)
 de sucção, 48
Bolsa
 de Hartman, 278
Bosentana, 80
BP (Pressão Arterial), 43, 210
 determinações de, 1048, 1049
  medições em neonatos,
   1048, 1049
  a termo, 1048, 1049
  prematuros, 1048, 1049
BPD (Diâmetro Biparietal), 605
BPD (Displasia
 Broncopulmonar), 147,
 620-625
 apresentação clínica, 621
 controle, 622
  prevenção da, 622
  tratamento da, 622
 definição, 620
 grave, 620

ÍNDICE REMISSIVO

leve, 620
moderada, 620
diagnóstico, 621
fatores de risco, 621
fisiopatologia, 620
incidência, 620
PH na, 767
prognóstico, 625
  do neurodesenvolvimento, 625
  pulmonar, 625
BPP (Perfil Biofísico), 3
anteparto, 4
Braquicefalia, 49
Braquidactilia, 60
Brometo
de ipratrópio, 950
  Atrovent, 950
de pancurônio, 993
  Pavulon, 993
de verucônio, 1008
Broncodilatador(es)
sistêmicos, 77, 79
Brushfield
manchas de, 52
Bumetanida
Bumex, 951
Bupivacaína, 12
Buprenorfina
abstinência de, 839
em ISAM, 839
Butorfanol, 10
BWS (Síndrome de Beckwith-Wiedemann)
achados físicos, 880
anomalias associadas, 880
incidência, 880
mortalidade neonatal, 880

C

Cabeça
acrocefalia, 50
anencefalia, 50
braquicefalia, 49
caput succedaneum, 49
cefaloematoma, 49
circunferência da, 44
craniossinostose, 49
craniotabes, 49
dolicocefalia, 50
escafocefalia, 50
fontanelas, 48
  anterior, 48
  posterior, 48
hematoma subgaleal, 49
hemorragia subgaleal, 49
macrocefalia, 48
microcefalia, 48
moldagem cefálica, 49
plagiocefalia, 49
pressão intracraniana aumentada, 49
Cadeira de Balanço
pé de, 60
Cafeína, 353
citrato, 951
CAH (Hiperplasia Suprarrenal Congênita), 632
na NBS, 178
Calázio
apresentação clínica, 646
definição, 645
fatores de risco, 645
fisiopatologia, 645
incidência, 645
prognóstico, 646
tratamento, 646
Calcificação
no abdome, 154
Cálcio
atropina e, 23
cloreto de, 959
em ELBW, 162
gluconato de, 974
Cálculo(s)
calóricos, 129
  carboidratos, 129
  emulsões de gordura, 130
  fórmulas, 129
    para bebês, 129
  proteínas, 130
de TPN, 129*t*
Calfactante
Infasurf, 951
Calor
perda excessiva de, 64
  consequências da, 64
  mecanismos de, 66
Caloria(s)
necessidade de, 98
do recém-nascido, 98
CAM (Malformação Adenomatoide Cística)
apresentação clínica, 655
definição, 655
diagnóstico, 655
fisiopatologia, 655
tratamento, 655
Camptodactilia, 60
Canal
atrioventricular, 56
  comum, 56
Canamicina
sulfato, 952
Candida albicans
erupção de, 47
Cânula(s)
nasais, 74, 344
  a baixo fluxo, 344
  HFCN, 344
  tabela de conversão de, 74*t*
Capacete(s)
de O_2, 73
Captopril
Capoten, 952
Caput
succedaneum, 49
Carbamazepina
Tegretol, 953
Carboidrato(s)
na solução de PN, 123
necessidade de, 98
do recém-nascido, 98
Cardiopatia Congênita, 577-585
acianótica, 577, 580, 581*f*
anormalidades
  específicas da, 580
    ASD, 580
    defeitos dos coxins endocárdicos, 580
    VSD, 580
  diagnóstico, 580
  sopro, 580
  teste de hiperóxia, 580
  tratamento, 580
anomalias associadas, 582
  a defeitos cardíacos, 582*t*
  congênitas, 582*t*
cianótica, 577, 579*f*
anormalidades
  específicas da, 578
    D-TGA, 578
    TOF, 578
  cianose, 578
  diagnóstico, 578

outros estudos, 578
sopro, 578
teste de hiperóxia, 577
tratamento, 578
classificação, 577
HLHS, 580
síndromes, 582, 583
   associadas, 582
   com *situs* anormal, 583
teratógenos e, 583
associados a defeitos
   cardíacos, 583*t*
tratamento, 583
princípios gerais do, 583
Cardioversão, 281-284
complicações, 283
equipamento, 281
indicações, 281
procedimento, 282
Caspofungina, 953
Catapres, 958
Catapress-TTS, 958
Catarata(s)
congênitas, 52, 644
   apresentação clínica, 644
   definição, 644
   fatores de risco, 644
   fisiopatologia, 644
   incidência, 644
   prognóstico, 645
   tratamento, 644
Cateter
arterial, 231*f*
   de demora, 231*f*
   de artéria umbilical, 236*f*, 239*f*
     fixado, 239*f*
para cateterismo vesical, 271
   remoção do, 271
venoso, 246*f*, 247*f*
   umbilical, 246*f*, 247*f*
     relações
       anatômicas e, 247*f*
Cateterismo
acesso venoso, 250-253
   IV periférico, 250-253
     complicações, 253
     equipamento, 250
     indicações, 250
     procedimento, 250
da bexiga, 270*f*, 271*f*
   no recém-nascido, 270*f*, 271*f*
   em meninas, 271*f*
   masculino, 270*f*
percutâneo, 230-233
   acesso arterial, 230-233
   aditivos, 232
   complicações, 232
   equipamento, 230
   indicações, 230
   linha radial, 230-233
   procedimento, 230
   remoção do cateter, 232
venoso central, 253-259
   percutâneo, 253-259
   complicações, 258
   equipamento, 254
   indicações, 253
   procedimento, 254
vesical, 269-271
   complicações, 271
   equipamento, 269
   indicações, 269
   procedimento, 269
   remoção do cateter, 271
Cathflo Activase, 945
CBC (Hemograma Completo), 303, 1036
com diferencial, 330, 341, 366, 374, 412, 420, 428, 465, 488, 507, 518, 523, 530, 593, 598, 679, 703, 811, 891, 918
e eletrólitos séricos, 507
e esfregaço, 420
e hemocultura, 488
   para excluir sepse, 488
e hemoglobina, 703
e plaquetas, 412, 518, 679, 703
e contagem de plaquetas, 797
e cultura de urina, 744
e hemocultura, 744
e proteína C reativa, 744
para avaliar, 473
   quanto à sepse, 473
   quanto ao hematócrito, 473
     aumentado, 473
     diminuído, 473
CDG (Distúrbios Congênitos da Glicosilação), 697
CDH (Hérnia Diafragmática Congênita), 655
apresentação clínica, 656
definição, 656
diagnóstico, 656
fisiopatologia, 656
pós-natal, 656
pré-natal, 656
tratamento, 656
Cefaloematoma, 49
Cefazolina
sódica, 953
   Ancef, 953
   Kefsol, 953
Cefepima, 954
Cefotaxima
sódica, 954
   Claforan, 954
Cefoxitina
Mefoxitin, 955
Ceftazidima
Fortaz, 955
Tazidime, 955
Ceftriaxona
sódica, 955
   Rocephin, 955
Cefuroxima
sódica, 956
   Kefurox, 956
   Zinacefr, 956
Ceratoconjuntivite
de herpes simples, 379
Cérebro
ultrassonografia do, 135
ultrassonograma do, 136-143*f*
Cerebyx, 972
Cesariana
anestesia para, 12
   CSE, 12
   epidural, 12
     lombar, 12
   espinal, 12
   geral, 12
     agentes usados, 13
     anestesia regional
       versus, 14
     efeitos neonatais, 13
     incisão no útero, 13
     intervalo entre
       parto e, 13
Cetamina, 11, 13
cloridrato, 956
Ketalar, 956
Cetoconazol
Nizoral, 957
CF (Fibrose Cística)
na NBS, 178

ÍNDICE REMISSIVO

CFM (Monitor de Função
  Cerebral), 183
CH (Hidrocefalia
  Congênita), 732
CH (Hipotireoidismo
  Congênito)
  apresentação clínica, 672
  definição, 671
  diagnóstico, 672
  fatores de risco, 672
  fisiopatologia, 671
  incidência, 671
  na NBS, 177
  permanência do, 674
    avaliação da, 674
  prognóstico, 674
  tratamento, 673
CHARGE
  síndrome de, 634, 879
    achados físicos, 880
    anomalias associadas, 880
    e DSDs, 634
    incidência, 880
    mortalidade neonatal, 880
CHF (Insuficiência Cardíaca
  Congestiva), 153
  checar sinais de, 57
  grave, 372
Chloromycetin, 959
Choque, 371, 461-471
  banco de dados, 464
  diagnóstico diferencial, 462
    cardiogênico, 463
    dissociativo, 464
    distributivo, 463
    hipovolêmico, 462
    obstrutivo, 464
  estágios do, 45
    frio, 45
    quente, 45
  perguntas imediatas, 462
  plano, 466
  problema, 461
Cianose, 70, 370-376
  acrocianose, 45
  banco de dados, 373
  central, 44
  diagnóstico diferencial, 371
  estágios da asfixia, 45
    lívida, 45
    pálida, 45

estágios do choque, 45
  frio, 45
  quente, 45
perguntas imediatas, 370
periférica, 44
perioral, 45
plano, 375
problema, 370
Ciclopentolato, 957
Cilastatina, 977
Cimetidina
  Tagamet, 957
Cintigrafia
  de refluxo, 134
  radionuclídica, 134
    com HIDA, 135
  óssea, 134
Circunferência
  abdominal, 44
  da cabeça, 44
  do tórax, 44
Cisatracúrio, 13
Cisto(s)
  alveolares, 53
  de ducto tireoglosso, 50
  de fenda branquial, 50
  de geleia de Wharton, 58
  de ovário, 658
    simples, 658
  hepáticos, 658
  parauretral, 59
Citrato
  cafeína, 951
  soluções de, 1001
    e ácidos cítricos, 1001
      Bicitra, 1001
      Oracit, 1001
      Polycitra-K, 1001
C_L (Complacência), 73
Claforan, 954
Clamídia
  infecção por, 777-779
    apresentação clínica, 778
    controle, 779
    definição, 777
    diagnóstico, 778
    fatores de risco, 778
    fisiopatologia, 778
    incidência, 778
    prognóstico, 779
Clavícula
  fraturada, 55

Clavulanato
  de potássio, 1004
    ticarcilina dissódica e, 1004
CLD (Doença Pulmonar
  Crônica), 147, 210, 620-625
  apresentação clínica, 621
  controle, 622
  definição, 620
  diagnóstico, 621
  fatores de risco, 621
  fisiopatologia, 620
  HP na, 767
  incidência, 620
  prognóstico, 625
    do neurodesenvolvimento,
      625
    pulmonar, 625
CLDO (Obstrução Congênita
  do Ducto Lacrimal), 376
Clindamicina
  Cleocin, 957
Clinodactilia, 60
Clitóris, 59
Clitoromegalia, 59
Cloaca
  extrofia de, 666
    apresentação clínica, 666
    definição, 666
    diagnóstico, 666
    tratamento, 666
Clonazepam
  Klonopin 958
Clonidina
  Catapres, 958
  Catapress-TTS, 958
Cloral
  hidrato de, 975
  Noctec, 975
Cloranfenicol
  Chloromycetin, 959
Cloreto
  de cálcio, 959
  distúrbios, 96
    hipercloremia, 96
    hipocloremia, 96
Cloridrato
  cetamina, 956
    Ketalar, 956
  de apresoline, 975
  de arginina, 948
    R-Gene, 948

de hidralazina, 975
de metadona, 984
  Dolophine, 984
de metoclopramida, 984
  Reglan, 984
de midazolam, 986
  Versed, 986
de naloxona, 988
  Narcan, 988
de papaverina, 993
de procainamida, 998
de vancomicina, 1007
dobutamina, 963
  Dobutrex, 963
dopamina, 963
  Dopastat, 963
  Intropin, 963
doxapram, 964
  Dopram, 964
Clorotiazida
  Diuril, 960
CMV (Citomegalovírus), 586-589
  apresentação clínica, 587
    pós-natal, 587
    pré-natal, 587
  controle, 588
  definição, 586
  diagnóstico, 587
  fatores de risco, 586
  fisiopatologia, 586
  incidência, 586
  prognóstico, 589
CNS (Síndrome de Crigler-Najjar)
  tipo I, 750
  tipo II, 750
CNS (Sistema Nervoso Central), 44
  desenvolvimento do, 210
    funcional, 210
  doenças do, 372
  hemorragia no, 167
    em ELBW, 167
  sangramento no, 353
  trauma do, 364
CO_2 (Dióxido de Carbono)
  monitoramento de, 72
    corrente final, 72
      limitações, 72
      vantagens, 72

Coagulação
  distúrbios da, 900-914
    deficiências isoladas, 904
      do fator II, 904
      do fator VII, 904
      do fator VIII, 904
      do fator X, 904
      do fator XIII, 904
    DIC, 905
    distúrbios hemorrágicos, 903-906
      adquiridos, 904-906
      hereditários, 903, 904
    doença, 904, 906
      hemorrágica do recém-nascido, 904
      hepática, 906
      tromboembólica em neonatos, 906
    hemofilias, 903
      A, 903
      B, 903
    hemostasia, 900
      princípios da, 900
    por ECMO/ECLS, 906
    tratamento da trombose, 911
      diretrizes gerais, 911
    trombose arterial, 906, 907
      AIS, 906
      espontânea, 907
      iatrogênica, 907
      PF, 907
    trombose venosa, 908-910
      CSVT, 908
      DVT, 908
      PVT, 910
      RAT, 909
      RVT, 909
    trombofilia, 910
    vWD, 904
  estudos da, 332
    e trombocitopenia, 332
    e DIC, 332
  exames
    em recém-nascidos, 902t
    valores de referência dos, 902t
      a termo, 902t
      prematuros, 902t
Coana(s)
  atresia de, 653
    apresentação clínica, 653

definição, 653
diagnóstico, 653
fisiopatologia, 653
tratamento, 653
Coarctação
  da aorta, 56, 153
    pós-ductal, 153
    pré-ductal, 153
Cocaína
  em ISAM de, 836, 838, 844
    abstinência, 838
Colecalciferol, 1009
Coleção(ões)
  líquidas, 50f
    extradurais, 50f
      em recém-nascidos, 50f
Colestase
  abordagem a bebê com, 415f
    a termo, 415f
      completo, 415f
      prematuro, 415f
  intra-hepática, 739
    genética, 739
    relacionada com TPN, 743
Colestiramina
  resina, 960
    Questran, 960
Coleta
  de urina, 264-266
    suprapúbica, 264-266
      complicações, 266
      equipamento, 264
      indicação, 264
      procedimento, 264
Coloboma, 52
  apresentação clínica, 644
  definição, 644
  fatores de risco, 644
  fisiopatologia, 644
  incidência, 644
  prognóstico, 644
  tratamento, 644
Cólon
  esquerdo, 661
    hipoplásico, 661
    síndrome do, 661
Coloração
  de arlequim, 46
Colostomia
  complicações, 279
  procedimentos, 278

ÍNDICE REMISSIVO

Coluna Vertebral
  covinha simples, 61
  fosseta coccígea, 61
  meningomielocele, 61
  plicomas de pele sacrais, 61
  problemas na, 822
    escoliose, 822
    espinha bífida, 822
    torcicolo, 823
Compressão
  dos pulmões, 371
  externa, 371
Comprimento
  do recém-nascido, 44
Comprometimento
  da função cardíaca, 699
    IEM com, 699
      apresentação clínica, 699
Condução Nervosa
  periférica, 185
  velocidade de, 185
Conjuntivite, 52, 376-383
  banco de dados, 380
  diagnóstico diferencial, 378
    infecciosa, 378
      clamidial, 379
      gonocócica, 378
      por *Pseudomona*, 379
    inflamatória, 378
    química, 378
  neonatal, 376, 645, 715
  perguntas imediatas, 377
  plano, 381
  problema, 376
Consentimento Informado
  para procedimentos
    neonatais, 227
Constipação, 357, 486
Contagem
  de movimento fetal, 5
    anteparto, 5
Contaminação
  bacteriana, 193
  transfusional, 193
Contratura(s)
  articulares múltiplas, 879
    achados físicos, 879
    fisiopatologia, 879
    incidência, 879
    mortalidade neonatal, 879
Controle
  de temperatura, 26

para ELBW, 158
  de temperatura, 158
  de umidade, 158
Contusão(ões)
  extensas, 45
Convulsão(ões), 590-597
  apresentação clínica, 592
    clônicas, 592
    mioclônicas, 593
    sutis, 592
    tônicas, 592
  definição, 590
  dependente, 364
    de piridoxina, 364
  diagnóstico, 593
  etiologia, 590
    abstinência a drogas, 592
    asfixia perinatal, 590
    hemorragia
      intracraniana, 590
    infecções, 591
    toxinas, 592
    transtornos
      metabólicos, 591
  fatores de risco, 592
  fisiopatologia, 590
  incidência, 590
  neonatais, 365, 591*t*
    benignas, 365
      familiais, 365
      não familiais, 365
    causas de, 591*t*
    parciais migratórias, 365
    malignas, 365
    no lactente, 365
  prognóstico, 596
  responsivas, 364
    ao ácido folínico, 364
  tratamento, 594
Coqueluche, 597-600
  apresentação clínica, 597
  complicações, 598
    oftalmológicas, 598
    respiratórias, 598
    diversos, 598
    infecções secundárias, 598
    manifestações no CNS, 598
  definição, 597
  diagnóstico, 598
  fatores de risco, 597
  fisiopatologia, 597
  incidência, 597

prognóstico, 600
tratamento, 599
Cor
  anéis de constrição, 47
    em braços, 47
    em dedos, 47
    em pernas, 47
  aplasia da cútis congênita, 47
  azul sobre rosa, 46
  bebê colódio, 46
  cianose, 44
  contusões extensas, 45
  cutis marmorata, 46
  distribuição anormal da
    gordura, 47
  feto arlequim, 46
  icterícia, 44
  lanugem, 46
  necrose de gordura
    subcutânea, 47
  palidez, 44
  pele seca, 46
  pigmentação, 44, 47
    diminuída, 47
    excessiva, 44
  pletora, 44
  rosa sobre azul, 46
  sinal/coloração
    de arlequim, 46
  terapia de, 215
  vérnix caseosa, 46
Coração
  checar sinais de CHF, 57
  palpar os pulsos, 55
    braquiais, 55
    femorais, 55
    pediosos, 55
    radiais, 55
    sopros, 55
Cordão
  sangue do, 8
  banco de, 8
  umbilical, 238*f*
Cordarone, 946
Corionicidade
  determinação da, 2
Corrimento
  da vagina, 59
  ocular, 376-383
    banco de dados, 380
    diagnóstico diferencial, 378
    perguntas imediatas, 377

plano, 381
problema, 376
Cosintropina
Cortrosyn, 960
Cotovelo
  amputação abaixo do, 823
  definição, 823
  tratamento, 823
Couro Cabeludo
  estimulação do, 7
  intraparto, 7
Covinha
  simples, 61
Coxim (ns)
  endocárdicos, 580
  defeitos dos, 580
CPAP (Pressão Positiva Contínua na Via Aérea), 17, 344
  aparelho de, 74
    de fluxo contínuo, 74
      borbulhado, 74
      derivada de ventilador, 74
    de fluxo variável, 74
  modos de aplicação, 75
    nasal, 75
    nasofaríngea, 75
    por máscara facial, 75
    por tubo endotraqueal, 75
Craniossinostose, 49
Craniotabe(s), 49
Crescimento
  acompanhamento do, 210
    altura, 210
    perímetro cefálico, 210
    peso, 210
      para altura, 210
  avaliação do, 97
    antropometria, 97
      circunferência
        da cabeça, 97
      comprimento, 97
      peso, 97
        para comprimento, 97
    classificação, 97
    gráficos de, 98
    medições, 97
  em bebês pré-termo, 115
    de recuperação, 115
    insuficiência de, 115
    pós-natal, 115

fetal, 2, 36
  avaliação do, 2
  restrição do, 36
  intrauterino, 37f, 40f, 601-610
    classificação pelo, 37f
    curvas de, 40f
    dos recém-nascidos, 37f
    restrito, 601-610
      apresentação clínica, 605
      definição, 601
      diagnóstico, 605
      fatores, 603t, 605
        de risco, 605
        maternos, 603t
        placentários, 605t
      fisiopatologia, 602
      incidência, 602
      prognóstico, 609
      SGA, 601-610
      tratamento, 609
  para bebês prematuros, 39f
  gráfico de, 39f
CRIES (Ferramenta de Avaliação de Dor Neonatal), 173
Crigler-Najjar
  síndrome de, 698
Criptorquidismo
  apresentação clínica, 664
  definição, 664
  diagnóstico, 664
  tratamento, 664
Cristalino
  cápsula vascular
    anterior do, 34f
    exame da, 34f
      avaliação da GA pelo, 34f
  pacificação do, 52
    anomalia de Peters, 52
    cataratas congênitas, 52
    descolamento de retina, 52
    glaucoma, 52
    retinoblastoma, 52
CRL (Comprimento Vértice-Nádegas), 2
CRP (Proteína C reativa), 332
CS (Sífilis Congênita), 862
CSE (Analgesia Espinal Epidural Combinada)
  na cesariana, 12
  no trabalho de parto, 11

CSF (Líquido Cefalorraquidiano), 317
  achados no, 320
  interpretação dos, 320
  exame do, 331
  LP para, 331
  valores normais do, 321t
    em neonatologia, 321t
CST (Teste de Estresse de Contração)
  anteparto, 5
  duvidoso, 5
  negativo, 4
  positivo, 5
CSVT (Trombose Venosa Cerebral)
  apresentação clínica, 908
  controle, 908
  definição, 908
  diagnóstico, 908
  fatores de risco, 908
  fisiopatologia, 908
  incidência, 908
  prognóstico, 908
CT (Tomografia Computadorizada), 181
  da cabeça, 135
  de bebê a termo
    encefalopata, 135
  para diagnosticar
    sangramento, 135
      intraventricular, 135
      subaracnóideo, 135
      subdural, 135
  para edema cerebral, 135
  para infarto cerebral, 135
Cuidado
  de ostomia, 278-280
    classificação das, 278
    complicações, 279
    equipamento, 278
    indicações, 278
    procedimentos, 278
  desenvolvimental, 213
    aromaterapia, 214
    envolvimento
      da família, 213
    KC, 214
    luz, 213
    organização do, 213
    ruído, 213

terapia, 215
   de cor, 215
   de luz, 215
   de música, 215
   de som, 215
   emocional, 219
Cultura(s)
   de CSF, 341
   de sangue, 331, 341
      periférico, 331
   de superfícies corporais, 331
   de urina, 331, 341
Curosurf, 996
Curva de Crescimento
   pesos médios dos bebês, 712f
   por GA, 712f
Cutis
   congênita, 47
      aplasia da, 47
   marmorata, 46
      fisiológica, 46
      persistente, 46
      telangiectática, 46
      congênita, 46
CVS (Amostragem de Vilo Coriônico), 1, 4
CVS (Síndrome da Varicela Congênita), 790

D

Dacriocistocele(s), 52
Dacriostenose, 52
Dado(s)
   oftalmológicos, 642
      básicos, 642
Daraprim, 996
DC (Cianose Diferencial), 370, 415
DDH (Displasia do Desenvolvimento do Quadril), 61, 823
   exame
      ultrassonográfico do, 824
   fatores de risco para, 825t
   imageamento para, 62
   teste, 824
      de Barlow, 824
      de Ortolani, 824
Débito Urinário
   nenhum em 24 horas, 479-484
      banco de dados, 482

   diagnóstico diferencial, 480
      AKI, 480
      ARF, 480
      desidratação branda, 480
      perguntas imediatas, 479
      plano, 483
      problema, 479
Decadron, 960
Dedo(s)
   amputação congênita de, 61
   aplasia de, 60
   hipoplasia de, 60
      da mão, 60
      do pé, 60
   superpostos, 60
Defeito Septal
   atriais, 56, 154
      canal atrioventricular, 56
      comum, 56
      de *ostium*, 56
      primum, 56
      secundum, 56
   ventricular, 55, 56, 153
      atresia pulmonar com, 56
      transposição com, 56
      dos grandes vasos, 56
Defeito(s)
   cardíacos, 582t
      anomalias associadas a, 582t
      congênitas, 582t
   congênitos, 700
      da glicosilação, 700
      da parede abdominal, 650-652
      gastrosquise, 650
      hérnia, 652
         inguinal, 652
         umbilical, 652
      hidrocele, 652
      onfalocele, 651
   dos coxins endocárdicos, 580
Deficiência(s)
   de ferro, 103
      no recém-nascido, 98
   do desenvolvimento, 208
      fatores de risco para, 208
   isoladas, 904
   do fator, 904
      II, 904
      VII, 904
      VIII, 904
      X, 904
      XIII, 904

Deformidade(s)
   do joelho, 825
      em hiperextensão, 825
      definição, 825
      tratamento, 825
   posicional, 53
      da mandíbula, 53
      dos pés, 60
      ungueais, 60
Deleção
   síndrome de, 877
      22q11.2, 877
         achados físicos, 878
         anomalias associadas, 878
         incidência, 878
         mortalidade neonatal, 878
      de 7p11.23, 878
         achados físicos, 878
         anomalias associadas, 878
         incidência, 878
         mortalidade neonatal, 878
Dente(s)
   dos lactantes, 53
   natais, 53
   supranumerários, 53
Dermatite
   seborreica, 47
   infantil, 47
Derrame
   pericárdico, 372
Desaceleração(ões)
   no EFM, 6
      intraparto, 6
      precoces, 6
      tardias, 7
      variáveis, 7
Descolamento
   de retina, 52
Desconforto Respiratório
   ventilação mecânica para, 82
      início de, 82
         ajustes de ventilador, 82
         indicações, 82
Desenvolvimento
   avaliação do, 211
   cognitivo, 211
   deficiência do, 208
      fatores de risco para, 208
         exposição *in utero*, 210
         infecção, 209
         inflamação, 209

insuficiência
  respiratória, 209
  IUGR, 209
  nascimento pré-termo, 209
  NE, 209
  TORCH, 210
questões de, 167
  ELBW e, 167
  ambientais, 167
  cuidado de canguru, 167
  educação parental, 167
  estimulação mínima, 167
  posicionamento, 167
sexual, 633f
  normal, 633f
  vias metabólicas
    suprarrenais relevantes
    ao, 633f
Desfibrilação, 281-284
  complicações, 283
  equipamento, 281
  indicações, 281
  procedimento, 282
Desflurano, 13
Dextroversão
  cardíaca, 151
Deterioração
  respiratória, 814
Dexametasona
  Decadron, 960
Diabete(s)
  na gravidez, 830t
  classificação
    de White da, 830t
    modificada, 830t
Diamox, 942
Diástase
  dos retos do abome, 57
Diazepam, 11
  Valium, 961
Diazóxido
  Hiperstat IV, 961
  Proglycem, 961
DIC (Coagulação Intravascular
  Disseminada)
  apresentação clínica, 905
  contagem de plaquetas e, 332
  controle, 905
  definição, 905
  diagnóstico, 905
  estudos da coagulação e, 332
  fatores de risco, 905

fisiopatologia, 905
incidência, 905
prognóstico, 906
Diflucan, 971
DiGeorge
  síndrome de, 877
  achados físicos, 878
  anomalias associadas, 878
  incidência, 878
  mortalidade neonatal, 878
Digibind
  Digoxin Imune Fab, 962
Digoxina, 353
  Lanoxin, 962
Dilantina
  fetal, 880
  síndrome da, 880
Dilatação
  grave, 138f
  do terceiro ventrículo, 138f
  dos ventrículos laterais, 138f
  ventricular, 139f
  IVH com, 139f
Dinlantin, 968
Disfunção
  plaquetária, 915-920
  apresentação clínica, 917
  definição, 915
  diagnóstico, 918
  fatores de risco, 917
  fisiopatologia, 915
  incidência, 915
  prognóstico, 920
  tratamento, 919
Disgenesia
  gonadal, 634
  mista, 634
  pura, 634
Displasia
  camptomélica, 634
  e DSDs, 634
Disrafismo
  espinal, 612
  oculto, 612
Distribuição
  da gordura, 47
  anormal, 47
Distúrbio(s)
  congênitos, 700
  da glicosilação, 700
  da diferenciação gonadal, 634
  disgenesia gonadal, 634

hermafroditismo
  verdadeiro, 634
da extremidade inferior, 825
  arqueamento da tíbia, 825
  posteromedial, 825
  hemimelia, 825
    fibular, 825
    tibial, 825
  joelho, 825
    deformidade em
      hiperextensão, 825
    luxação congênita, 825
    PFFD, 825
da FAO, 696, 698, 699
  com acidúria
    dicarboxílica, 696
do pé, 826, 827t
  ABS congênita, 826
  banda amniótica, 826
  congênita, 826
  fendido, 826
  macrodactilia, 826
  neonatais, 827t
    diagnóstico diferencial
      dos, 827t
  polidactilia, 826
  sindactilia, 826
do quadril, 824
  DDH, 824
endócrinos, 751
metabólicos, 690t, 692f, 751
  associados a IEMs, 690t
  de início agudo, 692f
    algoritmo para
      diagnóstico de, 692f
peroxissomais, 695, 699
  apresentação clínica, 695
  diagnóstico, 695
Distúrbio(s) Abdominal(is)
ar, 154, 155
  no cólon, 154
  no estômago, 154
  no intestino delgado, 154
  no reto, 154
  venoso portal, 155
ascite, 154
calcificação, 154
gás no abdome, 155
  ausência de, 155
íleo, 155
obstrução intestinal, 154
pneumatosis intestinalis, 155

ÍNDICE REMISSIVO

pneumoperitônio, 154
situs inversus, 155
Distúrbio(s) do Cálcio
  hipercalcemia, 626-631
    apresentação clínica, 630
    controle, 630
    definição, 629
    diagnóstico, 630
    fatores de risco, 629
    fisiopatologia, 629
    incidência, 629
    prognóstico, 631
  hipocalcemia, 626-631
    apresentação clínica, 627
    controle, 628
    definição, 626
    diagnóstico, 628
    fatores de risco, 626
    fisiopatologia, 626
    incidência, 626
    prognóstico, 629
Distúrbio(s) do Magnésio
  hipermagnesemia, 639-642
    apresentação clínica, 641
    controle, 641
    definição, 640
    diagnóstico, 641
    fatores de risco, 641
    fisiopatologia, 640
    incidência, 640
    prognóstico, 641
  hipomagnesemia, 639-642
    apresentação clínica, 640
    controle, 640
    definição, 639
    diagnóstico, 640
    fatores de risco, 639
    fisiopatologia, 639
    incidência, 639
    prevenção, 640
    prognóstico, 640
Distúrbio(s) Eletrolíticos
  cloreto, 96
    hipercloremia, 96
    hipocloremia, 96
  potássio, 96
    hiperpotassemia, 96
    hipopotassemia, 96
  sódio, 95
    hipernatremia, 95
    hiponatremia, 95

Distúrbio(s) Hemorrágico(s)
  adquiridos, 904-906
    DIC, 905
    doença, 904, 906
    hemorrágica do
      recém-nascido, 904
    hepática, 906
    por ECMO/ECLS, 906
  doença tromboembólica, 906
    em neonatos, 906
  em neonatos, 901
    apresentação clínica, 901
    exame físico, 903
    histórias, 903
      familiar, 903
      materna, 903
      neonatal, 903
  hereditários, 903, 904
    deficiências isoladas, 904
      do fator II, 904
      do fator VII, 904
      do fator VIII, 904
      do fator X, 904
      do fator XIII, 904
    hemofilias, 903
      A, 903
      B, 903
    vWD, 904
  tratamento da trombose, 911
    diretrizes gerais, 911
  trombose arterial, 906, 907
    AIS, 906
      perinatal, 906
      pré-natal, 906
    espontânea, 907
    iatrogênica, 907
    PF, 907
  trombose venosa, 908-910
    CSVT, 908
    DVT, 908
    PVT, 910
    RAT, 909
    RVT, 909
    trombofilia, 910
Distúrbio(s) Neurológico(s)
  sinais gerais de, 64
    A's, 64
    apatia, 64
    atividade convulsiva, 64
    hiperexcitabilidade, 64
    hipertonia, 64
    hipotonia, 64

    irritabilidade, 64
    maus reflexos, 64
      de deglutição, 64
      de sucção, 64
    olhar fixo para frente, 64
    pressão intracraniana
      aumentada, 64
    reflexos, 64
      assimétricos, 64
      ausentes, 64
      deprimidos, 64
      exagerados, 64
    respirações irregulares, 64
    superficiais, 64
Distúrbio(s) Ocular(es)
  neonatais, 642-646
    ambliopia, 643
    anoftalmia, 643
    cálzio, 646
    catarata congênita, 644
    coloboma, 644
    conjuntivite, 645
    dados oftalmológicos, 642
      básicos, 642
    exames oftalmológicos, 642
    glaucoma congênito, 645
    microftalmia, 643
    obstrução, 645
      do ducto nasolacrimal, 645
    ptose congênita, 645
    retinoblastoma, 646
Diuril, 960
Doação
  de sangue, 188, 189
    autólogo, 189
    de rotina, 188
Dobutamina
  cloridrato, 963
  Dobutrex, 963
Doença(s)
  cardíacas, 151, 372
    anomalia de Ebstein, 154
    atresia tricúspide, 153
    CHF, 153
    coarctação da aorta, 153
    defeito septal, 153, 154
      atrial, 154
      ventricular, 153
    dextroversão cardíaca, 151
    estenose valvar, 154
      pulmonar, 154

HLHS, 153
PDA, 153
TAPVR, 153
TGA, 153
TOF, 153
truncus arteriosus, 153
cirúrgicas do recém-nascido, 650-670
  da árvore traqueobrônquica, 653-657
  das vias aéreas, 653-657
    anel vascular, 654
    anormalidades intrínsecas das, 653
    atresia de coanas, 653
    fenda laringotraqueoesofágica, 654
    síndrome de Pierre Robin, 653
    TEF, 654
  defeitos da parede abdominal, 650-652
    gastrosquise, 650
    hérnia, 652
      inguinal, 652
      umbilical, 652
    hidrocele, 652
    onfalocele, 651
  dos pulmões, 653-657
    CAM, 655
    CDH, 656
    enfisema lobar cístico, 655
    sequestro pulmonar, 655
  massas abdominais, 658-659
    GI, 658
    hepáticas, 658
    ovarianas, 658
    renais, 658
  obstrução do trato alimentar, 659-663
    ânus imperfurado, 662
    atresia de esôfago com TEF, 659
    duodenal, 660
    intestinal, 661
      distal, 661
      proximal, 661
    NEC, 663
  transtornos urológicos, 664-668
    criptorquidismo, 664
    epispadia, 665
    extrofia, 666
      clássica de bexiga, 666
      de cloaca, 666
    hidronefrose, 667
    hipospadia, 665
    massas, 664
      escrotais, 664
      testiculares, 664
    PUVs, 667
    síndrome, 666
      de Eagle-Barrett, 666
      de *prune belly*, 666
      do ventre de ameixa, 666
    testículo não descido, 664
  tumores retroperitoneais, 668-670
    de Wilms, 669
    nefroblastoma, 669
    nefroma mesoblástico, 669
    neuroblastoma, 668
    teratoma, 669
da respiração, 210
da tireoide, 670-675
  CH, 671
  considerações gerais, 670
    ação fisiológica dos hormônios, 670
    função tireoidiana, 670, 671
      avaliação da, 671
    passos bioquímicos para síntese do hormônio, 671
  função
    no recém-nascido, 675
    transtornos transitórios da, 675
  tireotoxicose neonatal, 674
de Ebstein, 56
de Gaucher, 701
de Hirschsprung, 357, 662
de Lyme, 647-649
  apresentação clínica, 648
    materna, 648
    neonatal, 648
  definição, 647
  diagnóstico, 649
  fatores de risco, 648
  fisiopatologia, 647
    espiroquetemia humana, 647
    neonatal secundária, 649
    à *B. burgdorferi*, 648
    placentite, 648
    transmissão, 647
    transplacentária, 648
  incidência, 647
  prognóstico, 649
  tratamento, 649
de Niemann-Pick, 701
de Pompe, 53, 54, 699
de von Gierke, 698
do CNS, 372
hematológicas, 372
hemorrágica, 904
  do recém-nascido, 904
    apresentação clínica, 904
    controle, 905
    definição, 904
    diagnóstico, 905
    fatores de risco, 904
    fisiopatologia, 904
    incidência, 904
    prognóstico, 905
hepática, 697, 906
IEM com, 697
  apresentação clínica, 697
incluídas nos painéis
  de NBS, 176
  BIOT, 178
  CAH, 178
  CF, 178
  CH, 177
  do metabolismo, 176, 177
    de ácidos orgânicos, 177
    de oxidação de ácidos graxos, 177
    dos aminoácidos, 176
  GALT, 178
  HEAR, 179
  hemoglobinopatias, 177
infecciosas, 881
  pré-natais, 881
isquêmica, 142f
  da substância branca, 142f
metabólica, 691t, 702t
  achados laboratoriais, 702t
  sugestivos de, 702t
  no recém-nascido, 691t
  erros diagnósticos de, 691t
neuromusculares, 372
pulmonares, 147, 371
  atelectasia, 150
  BPD, 147
  edema pulmonar, 151

ÍNDICE REMISSIVO

hipoplasia pulmonar, 151
MAS, 147
pneumonia, 147
primárias, 371
RDS, 147
TTN, 147
vazamento de ar, 149
síndromes de, 149
renal, 659
policística, 659
infantil, 659
tromboembólica, 906
em neonatos, 906
Dolicocefalia, 50
Dolophine, 984
Dopamina
cloridrato, 963
Dopastat, 963
Intropin, 963
Dopastat, 963
Doppler
estudo com, 3, 5
anteparto, 5
Dopram, 964
Dor
escalas de, 173*t*
comparação de, 173*t*
ELBW e, 165
no recém-nascido, 171-175
avaliação da, 172
continuada, 173
sintomas comuns de, 172
versus desconforto, 173
escalas de avaliação, 173
CRIES, 173
NIPS, 173
N-PASS, 173
PDBP, 173
PIPP, 173
fisiologia da, 171
definição, 171
desenvolvimento, 172
exposição a estímulos nocivos, 172
intervenção na, 174
farmacológica, 174
não farmacológica, 174
tipos de, 172
crônica, 172
de procedimento, 172
pós-operatória, 172

tocotraumatismo, 172
trauma de parto, 172
tratamento da, 174
práticas melhores de, 174
manejo da, 229
na NICU, 229
Down
síndrome de, 877
achados físicos, 877
anomalias associadas, 877
incidência, 877
mortalidade neonatal, 877
Doxapram
cloridrato, 964
Dopram, 964
Droga(s)
abstinência de, 364
neonatal, 364
efeitos de, 1012-1032
categorias de risco fetal da FDA, 1012, 1013-1032*t*
sobre a lactação, 1012-1032
compatibilidade com amamentação materna, 1013
sobre os bebês, 1012-1032
transferência de, 9
placentária, 9
usadas em reanimação, 21
via de administração, 22
alternativas, 22
tubo endotraqueal, 22
veia umbilical, 22
uso materno de, 327
DSDs (Distúrbios do Desenvolvimento Sexual), 631-638
apresentação clínica, 634
cuidados a longo prazo, 638
definição, 631
determinação do sexo, 638
diagnóstico, 635
embriologia, 632
da genitália externa, 632
das gônadas, 632
fatores de risco, 634
fisiopatologia, 632, 633
anormalidades cromossômicas, 634
associações cromossômicas, 634

da diferenciação gonadal, 634
pseudo-hermafroditismo, 632
feminino, 632
síndromes cromossômicas, 634
virilização
dos bebês, 632, 633
do sexo feminino, 632
do sexo masculino, 633
incidência, 631
prognóstico, 638
tratamento, 637
D-TGA (D-Transposição das Grandes Artérias), 578
Dubin-Johnson
síndrome de, 698
Ducto
nasolacrimal, 645
obstrução do, 645
apresentação clínica, 645
definição, 645
fatores de risco, 645
fisiopatologia, 645
incidência, 645
prognóstico, 645
tratamento, 645
tireoglosso, 50
cisto de, 50
DVT (Trombose Venosa Profunda)
dos sistemas venosos, 908
superior e inferior, 908
apresentação clínica, 908
controle, 908
definição, 908
diagnóstico, 908
fatores de risco, 908
fisiopatologia, 908
incidência, 908
prognóstico, 908

E

EACN/NACS (Escore Neurológico e de Capacidade Adaptativa Neonatal), 14
EACN/NBAS (Escala de Avaliação Comportamental Neonatal)
de Brazelton, 14

ÍNDICE REMISSIVO

Eagle-Barrett
  síndrome de, 666
    apresentação clínica, 666
    definição, 666
    diagnóstico, 667
    tratamento, 667
Ebstein
  anomalia de, 154
  doença de, 56
  pérolas de, 47
ECG (Ecocardiograma)
  fetal, 584t
    indicações para, 584t
ECLS (Suporte Extracorpóreo da Vida)
  níveis de SvO$_2$ na, 203t
    aumentados, 203t
    diminuídos, 203t
  no recém-nascido, 194-207
    alterações no circuito, 204
    atordoamento miocárdico, 204
    comparação
      do VA ECLS, 200
      com VV ECLS, 200
    complicações do, 207
    consentimento parental, 198
    contraindicações
      relativas, 196
    diretrizes, 201
      de canulização, 201
    estudos pré-ECLS, 199
    função renal na, 204
    indicações, 194
    manejo do, 204
      considerações
        práticas, 204
    medicações, 204
    monitoramento na, 203
    neurodesenvolvimento, 207
    resultados do, 207
    nutrição, 204
    pacientes apropriados para, 194
    preparação, 201
    preparação pré-ECLS, 199
    pré-tratamento, 199
      com glicocorticoides, 199
    prognóstico, 207
    repouso pulmonar na, 203
    transferência e, 198

  troca gasosa, 199
  trombose no circuito, 204
ECMO/ECLS (Oxigenação por Membrana Extracorpórea/Suporte Extracorpóreo da Vida), 144, 657
  distúrbios relacionados com, 906
    hemorrágicos, 906
    adquiridos, 906
  e ventilação, 84
    de alta frequência, 84
ECNAN/NACS (Escore de Capacidade Neurológica e Adaptativa Neonatal), 12
ECW (Água Extracelular), 89
Edecrin, 942
Edema
  pulmonar, 151
Edward
  síndrome de, 877
    achados físicos, 877
    anomalias associadas, 877
    incidência, 877
    mortalidade neonatal, 877
EEG (Eletroencefalograma), 182
Efeito(s)
  de drogas
    e substâncias, 1012-1032
    categorias de risco fetal da FDA, 1012, 1013-1032t
    sobre a lactação, 1012-1032
      compatibilidade com amamentação materna, 1013
    sobre os bebês, 1012-1032
EFM (Monitoramento Eletrônico da Frequência Cardiofetal)
  exemplos de, 6f
  intraparto, 5
    acelerações, 6
    desacelerações, 6
      precoces, 6
      tardias, 7
      variáveis, 7
    FHR, 5
      interpretação do, 7
      padrão FHR, 7
      variabilidade, 5

EHMF (Enfamil Fortificador de Leite Humano)
  acidificado líquido, 121
    calorias, 121
    composição, 121
    uso, 121
  calorias, 121
  composição, 121
  hipercalcemia, 121
EHR (Prontuários Eletrônicos de Saúde), 1050
ELBW (Extremamente Baixo Peso ao Nascimento), 29, 35
  tratamento, 157-167
    na primeira semana de vida, 157-167
    cálcio, 162
    considerações especiais, 166
    controle
      de temperatura, 158
      e umidade, 158
    cuidado da pele, 165
    eletrólitos, 159
    glicemia, 161
    líquidos, 159
    manejo
      na sala de parto, 157
    metabolicamente estável, 162
    nutrição para, 162
    PDA, 165
    suporte respiratório, 162
    surfactante, 165
    transfusão, 165
Eletrólito(s)
  em ELBW, 159
    valores dos, 160
    potássio, 161
    sódio, 160
  líquidos e, 88-96
    água corporal, 89
    distúrbios eletrolíticos, 95
    cloreto, 96
    potássio, 96
    sódio, 95
  na solução de PN, 125
Ellis-van Creveld
  síndrome de, 826
Embriopatia
  diabética, 881

ÍNDICE REMISSIVO

EMLA (Mistura Eutética de Anestésicos Locais), 982
EMR (Prontuários Médicos Eletrônicos), 1050
EN (Nutrição Enteral), 122
Enalapril, 964
Enalaprilat
  Vasotec, 964
Encefalite, 364
Encefalocele, 611
  tratamento, 615
Encefalopatia
  da glicina, 695
    apresentação clínica, 695
    diagnóstico, 695
    prognóstico, 695
    tratamento, 695
  epilética, 365
    infantil, 365
    precoce, 365
  hipertensiva, 364
  IEM com, 691
    apresentação clínica, 691
Energia
  trabalhadores de, 218
ENET/TENS (Estimulação Nervosa Elétrica Transcutânea), 12
Enfisema
  lobar cístico, 655
    apresentação clínica, 655
    definição, 655
    diagnóstico, 655
    fisiopatologia, 655
    tratamento, 655
  subcutâneo, 888
Enflurano, 13
Engerix-B, 1007
ENNI/ENNS (Escala Neurocomportamental Neonatal Inicial) de Scanlon, 14
Enoxaparina
  Lovenox, 965
Enterovírus, 682-685
  apresentações clínicas, 684
  definição, 682
  diagnóstico, 685
  fatores de risco, 684
  fisiopatologia, 683
  incidência, 683

prognóstico, 685
tratamento, 685
EOS (Sepse de Início Precoce), 328, 853
Epilepsia
  mioclônica, 365
  precoce, 365
Epinefrina, 22, 965
Epispadia
  apresentação clínica, 665
  definição, 665
  diagnóstico, 665
  tratamento, 665
Epivir, 980
EPO (Epoetina Alfa)
  Epogen, 966
  Procrit, 966
Epstein
  pérola de, 53
Equilíbrio
  hídrico, 26
Equimose(s)
  extensas, 45
Equipamento
  para reanimação neonatal, 16t
Erb
  paralisia de, 828
Erb-Duchenne
  paralisia de, 63
Eritromicina
  Ilosone, 965
Eritropoetina, 966
Erro(s)
  diagnósticos, 691t
    de doença metabólica, 691t
    no recém-nascido, 691t
Erupção(ões)
  cutâneas, 47
    acne *neonatorum*, 47
    bolhas de sucção, 48
    de *Candida albicans*, 47
    de fralda, 47
    dermatite seborreica, 47
    erythema toxicum, 47
    herpes simples, 47
    hiperplasia sebácea, 47
    melanose pustulosa transitória, 47
    milia, 47
  dermatológicas, 384-393
    banco de dados, 390
    diagnóstico diferencial, 384

perguntas imediatas, 384
plano, 391
problemas, 384
Erythema toxicum, 47
Escafocefalia, 50
Escala(s)
  de dor, 173t
  comparação de, 173t
Escape de Ar
  síndromes de, 881-888
    apresentação clínica, 883
    controle, 883
    definição, 881
    diagnóstico, 883
    específicos, 883
      enfisema subcutâneo, 888
      PIE, 886
      pneumatocele, 888
      pneumomediastino, 883
      pneumopericárdio, 887
      pneumoperitônio, 887
      pneumoretroperitônio, 888
      pneumotórax, 884
    fatores de risco, 882
    fisiopatologia, 882
    incidência, 882
    prognóstico, 883
Esclera
  amarela, 52
Escoliose
  definição, 822
  congênita, 822
  idiopática infantil, 822
  tratamento, 822
Escore(s)
  de Apgar, 14, 1047
    na anestesia regional, 14
    versus geral, 14
Esmolol, 966
Espinha
  bífida, 612, 822
    definição, 822
    cística, 822
    oculta, 822
    diagnóstico, 823
    oculta, 612
      tratamento, 618
    tratamento, 823
Espironolactona
  Aldactona, 967
Espirro(s), 53

ESRs (Velocidade de Hemossedimentação), 332
Estabilização
  respiratória, 25
    para transporte do bebê, 25
      administração de surfactante, 25
      iNO, 25
      intubação eletiva, 25
Estadiamento
  da HIE, 291t
  dos infiltrados IV, 289t
Estado
  acidobásico, 14
    na anestesia regional, 14
    versus geral, 14
Estado Nutricional
  materno, 130
    e crescimento, 130
    fetal, 130
    neonatal, 130
Estenose
  aórtica, 56
    congênita, 56
  pilórica, 357
    pós-NEC, 357
  pulmonar, 56, 57
    com septo ventricular, 57
      intacto, 57
    periférica, 56
    valvar, 154
      pulmonar, 154
Estilo de Vida
  terapia de, 213
    cuidado
      desenvolvimental, 213
Estimulação
  intraparto, 7
    do couro cabeludo, 7
    vibroacústica, 7
Estoma
  em dupla boca, 278
Estratégia(s)
  de suporte ventilatório, 81
    conduta geral, 81
    extubação, 83, 84
      tratamento após, 84
    ventilação mecânica, 82
      desmame da, 83
      para desconforto respiratório, 82
      sintonia fina da, 83

Estudo(s)
  com Doppler, 3, 5
    anteparto, 5
  para avaliação
    neurológica, 180-187
    eletrográficos, 182
      aEEG, 183
      CFM, 183
      EEG, 182
      potenciais evocados, 185
      velocidade de condução
        nervosa, 185
        periférica, 185
    exame clínico, 186
      neurodesenvolvimental, 186
    neuroimageamento, 180
      CT, 181
      MRI, 181
      NIRS, 182
      ultrassonografia, 180
        Doppler, 180
Estudo(s) de Imagem, 133-156
  exemplos radiológicos, 137
    ECMO/ECLS, 144
    intubação endotraqueal, 138
    procedimentos
      preparatórios, 144t
        em bebês prematuros, 144t
        em recém-nascidos, 144t
      tubo, 141
        nasogástrico, 141
        orogástrico, 141
        transpilórico, 141
      UAC, 142
      UVC, 141
  pérolas radiográficas, 147
    distúrbios abdominais, 154
    doenças, 147, 151
      cardíacas, 151
      pulmonares, 147
  preparações radiológicas
    comuns, 136
  técnicas radiológicas
    comuns, 133
    CT, 135
      da cabeça, 135
      de bebê a termo
        encefalopata, 135
      para diagnosticar
        sangramento, 135
          intraventricular, 135

subaracnóideo, 135
subdural, 135
para edema cerebral, 135
para infarto cerebral, 135
exames radiográficos, 133
  abdominais, 133
  bebegrama, 133
  com radionuclídeos, 134
  contrastados
    com bário, 133
  de tórax, 133
  HOWS, 134
  LOWS, 134
  MRI, 135
  ultrassonografia, 135
    abdominal, 135
    do cérebro, 135
    Power Doppler, 135
ET (Exsanguinotranfusão), 284-288
  complicações, 288
  em prematuros, 757t
  em recém-nascidos, 756f
    diretrizes para, 756f
  equipamento, 285
  escolha do sangue, 285
  indicações, 284
    neonatal, 287t
    alíquotas usadas em, 287t
  procedimento, 286
  tipos de, 285
ETCO$_2$ (Dióxido de Carbono no Volume Final), 1038
  limitações, 72
  vantagens, 72
ETT (Tubo Endotraqueal)
  colocação correta de, 144f
  comprimento do, 300t
    com base em normas, 300t
    fundamentadas
      na GA, 300t
  diretrizes, 295t
    com base no
      peso e GA, 295t
    para cateter
      de aspiração, 295t
    para profundidade de
      inserção, 295t
    para tamanho, 295t
  extremidade do, 138
  localização da, 138

ÍNDICE REMISSIVO

Eutireoidismo
  doente, 675
    síndrome do, 675
      definição, 675
      diagnóstico, 675
      fisiopatologia, 675
      incidência, 675
      tratamento, 675
Evacuação
  nenhuma em 48 horas, 485-490
    banco de dados, 488
    diagnóstico diferencial, 486
      constipação, 486
      obstrução intestinal, 486
    perguntas imediatas, 484
    plano, 489
    problema, 484
Evento(s) Fisiológico(s)
  ao nascimento, 15
    anormais, 15
    normais, 15
Evolução
  no prontuário, 1051
Exame(s)
  da cápsula vascular
    anterior, 34*f*
    do cristalino, 34*f*
      avaliação da GA pelo, 34*f*
  neurocomportamentais, 14
    EACN/NACS, 14
    EACN/NBAS, 14
    de Brazelton, 14
    ENNI/ENNS, 14
    de Scanlon, 14
  neurodesenvolvimental, 211
  oftalmológicos, 642
    neonatais, 642
Exame Clínico
  neurodesenvolvimental, 186
Exame Físico
  da situação respiratória, 70
    batimentos, 70
      da asa do nariz, 70
    cianose, 70
    gemido, 70
    retrações, 70
    sons respiratórios, 70
      anormais, 70
    taquipneia, 70
  do recém-nascido, 43-64
    abdome, 57

auscultação, 57
diástase dos retos do, 57
escafoide, 57
lista negra, 57
observação, 57
palpação, 57
síndrome de ventre em ameixa seca, 57
ânus, 59
aparência geral, 44
boca, 53
  anciloglossia, 54
  cistos alveolares, 53
  deformidade posicional da mandíbula, 53
  dentes, 53
  fenda labial/palatina, 53
  glossoptose, 54
  macroglossia, 53
  micrognatia, 54
  mucocele, 53
  nódulos de Bohn, 53
  pérola de Epstein, 53
  queixo pequeno, 54
  rânula, 53
  saliva, 54
    copiosa, 54
    espumosa, 54
  sapinho, 54
  úvula bífida, 53
cabeça, 48
  acrocefalia, 50
  anencefalia, 50
  braquicefalia, 49
  caput succedaneum, 49
  cefaloematoma, 49
  craniossinostose, 49
  craniotabes, 49
  dolicocefalia, 50
  escafocefalia, 50
  fontanelas, 48
    anterior, 48
    posterior, 48
  hematoma subgaleal, 49
  hemorragia subgaleal, 49
  macrocefalia, 48
  microcefalia, 48
  moldagem cefálica, 49
  plagiocefalia, 49
  pressão intracraniana aumentada, 49

circunferência, 44
  abdominal, 44
  da cabeça, 44
  do tórax, 44
coluna vertebral, 61
  covinha simples, 61
  fosseta coccígea, 61
  meningomielocele, 61
  plicomas de pele sacrais, 61
comprimento, 44
coração, 55
  checar sinais de CHF, 57
  palpar os pulsos, 55
    braquiais, 55
    femorais, 55
    pediosos, 55
    radiais, 55
  sopros, 55
extremidades, 59
  amputação congênita, 61
    de dedos, 61
    de membros inferiores, 61
    de membros superiores, 61
  aplasia, 60
    de dedo, 60
    de polegar, 60
  aracnodactilia, 60
  artrogripose multiplex congênita, 60
  braquidactilia, 60
  camptodactilia, 60
  clinodactilia, 60
  dedos superpostos, 60
  deformidades, 60
    posicionais dos pés, 60
    ungueais, 60
  genu recurvatum, 60
  hipoplasia de dedo, 60
    da mão, 60
    do pé, 60
  metatarso, 60
    valgo, 60
    varo, 60
  pé, 60
    de cadeira de balanço, 60
    torto, 60
  polidactilia, 60
  sindactilia, 60
  sulco simiesco, 60

talipo equinovaro, 60
torção tibial, 60
face, 50
  hipertelorismo, 51
  lesão do nervo facial, 51
  melotia, 51
  micrognatia, 51
  orelhas em baixa
    implantação, 51
GA, 44
genitália, 58
  feminino, 59
  masculina, 58
linfonodos, 59
nariz, 53
  batimento nasal, 53
  corrimento, 53
  entupido, 53
  espirros, 53
  fungar, 53
  septo nasal luxado, 53
olhos, 51
  coloboma, 52
  conjuntivite, 52
  dacriocistoceles, 52
  dacriostenose, 52
  hemorragia
    subconjuntival, 52
  hipertelorismo, 52
  largamente espaçados, 52
  leucocoria, 52
  manchas de Brushfield, 52
  movimentos
    desconjugados, 52
  nistagmo, 52
  osteogênese imperfeita, 52
  pregas epicânticas, 52
  ptose, 52
orelhas, 51
  anotia, 51
  com implantação baixa, 51
  de abano, 51
  de sátiro, 51
  de Spock, 51
  grandes, 51
  macrotia, 51
  melotia, 51
  microtia, 51
  orifícios
    pré-auriculares, 51
  papilomas, 51
  pelos nas, 51
  pendente, 51
  pequenas, 51
  plicomas de pele
    pré-auriculares, 51
  proeminente, 51
pele, 44
  cor, 44
  erupções cutâneas, 47
  nevos, 48
pescoço, 50
  bócio, 50
  cistos, 50
    de ducto tireoglosso, 50
    de fenda branquial, 50
    com membrana, 50
  curto, 50
  higroma cístico, 50
  torcicolo, 50
  torto, 50
peso, 44
quadris, 61
  DDH, 62
    imageamento para, 62
  recomendações
    da AAP, 61
  sinal de Allis, 62
  teste de Galeazzi, 62
reto, 59
sinais vitais, 43
  BP, 43
  frequência cardíaca, 43
  oximetria de pulso, 43
  respirações, 43
  temperatura, 43
sistema nervoso, 62
  distúrbios
    neurológicos, 64
    sinais gerais de, 64
  movimento, 63
  nervos, 63
    cranianos, 63
    periféricos, 63
  reflexos, 63
  tônus muscular, 62
tórax, 54
  clavícula fraturada, 55
  em barril, 55
  em funil, 55
  mamas em
    recém-nascido, 55
  mamilos invertidos, 55
  observação, 54
  pectus, 55
    carinatum, 55
    excavatum, 55
  peito de pombo, 55
  proeminência do processo
    xifoide, 55
  sons respiratórios, 55
tronco, 61
umbigo, 57
  cisto de geleia
    deWharton, 58
  hemangioma umbilical, 58
  hematomas umbilicais, 58
  hérnias umbilicais, 58
  onfalite, 57
  úraco patente, 58
Exame Genital
  feminino, 59
    cisto parauretral, 59
    clitóris, 59
    clitoromegalia, 59
    corrimento da vagina, 59
    lábios, 59
      maiores, 59
      menores, 59
    massa vaginal, 59
    prega, 59
      mucosa, 59
      vaginal, 59
    sulco perineal, 59
    ureterocele prolapsada, 59
  masculino, 58
    hérnia inguinal, 59
    hidroceles, 59
    local do meato, 58
    pênis com membrana, 58
    pérolas penianas, 58
    priapismo, 58
    tamanho do pênis, 58
    testículos não descidos, 59
    torção de testículos, 59
      antenatal, 59
    torção peniana, 58
    uretra hipoplásica, 58
Exame(s) Radiográfico(s)
  CT, 135
    da cabeça, 135
    de bebê a termo
      encefalopata, 135
    para diagnosticar
      sangramento, 135
      intraventricular, 135

ÍNDICE REMISSIVO

subaracnóideo, 135
subdural, 135
para edema cerebral, 135
para infarto cerebral, 135
MRI, 135
radiografia, 133
  abdominais, 133
  bebegrama, 133
  com radionuclídeos, 134
  contrastados com bário, 133
  de tórax, 133
  HOWS, 134
  LOWS, 134
ultrassonografia, 135
  abdominal, 135
  do cérebro, 135
  Power Doppler, 135
Exemplo(s) Radiológico(s), 137
ECMO/ECLS, 144
intubação endotraqueal, 138
procedimentos
  preparatórios, 144*t*
    em bebês prematuros, 144*t*
    em recém-nascidos, 144*t*
  tubo, 141
    nasogástrico, 141
    orogástrico, 141
    transpilórico, 141
  UAC, 142
  UVC, 141
Expansor (es)
  de volume, 22
Exsudato(s), 52
Extravasamento
  periférico, 289, 290
    tratamento inicial, 289, 290
      complicações, 290
      indicações, 289
      procedimentos, 289
Extremidade(s), 59
  amputação congênita, 61
    de dedos, 61
    de membros inferiores, 61
    de membros superiores, 61
  aplasia, 60
    de dedo, 60
    de polegar, 60
  aracnodactilia, 60
  artrogripose multiplex
    congênita, 60
  braquidactilia, 60
  camptodactilia, 60

clinodactilia, 60
dedos superpostos, 60
deformidades, 60
  posicionais dos pés, 60
  ungueais, 60
  genu recurvatum, 60
  hipoplasia de dedo, 60
    da mão, 60
    do pé, 60
  metatarso, 60
    valgo, 60
    varo, 60
  pé, 60
    de cadeira de balanço, 60
    torto, 60
  polidactilia, 60
  sindactilia, 60
  sulco simiesco, 60
  talipo equinovaro, 60
  torção tibial, 60
Extremidade Inferior
  distúrbios da, 825
    arqueamento da tíbia, 825
      posteromedial, 825
    hemimelia, 825
      fibular, 825
      tibial, 825
    joelho, 825
      deformidade em
        hiperextensão, 825
      luxação congênita, 825
    PFFD, 825
Extrofia
  clássica, 666
  de bexiga, 666
    apresentação clínica, 666
    definição, 666
    diagnóstico, 666
    tratamento, 666
  de cloaca, 666
    apresentação clínica, 666
    definição, 666
    diagnóstico, 666
    tratamento, 666
Extubação
  em ELBW, 164
  endotraqueal, 294-303
    complicações, 302
    decisão de, 301
    indicações, 294
    medicações antes da, 301

procedimento, 301
após, 302
FIO_2, 83
PIP, 83
tratamento após, 84
  nCPAP, 84
  O_2 suplementar, 84
  radiografia de tórax, 84

F

Face
  hipertelorismo, 51
  lesão do nervo facial, 51
  melotia, 51
  micrognatia, 51
  orelhas em baixa
    implantação, 51
Fácie(s)
  grosseira, 50
Famotidina
  Pepcid, 967
FAO (Oxidação de Ácidos
  Graxos)
  distúrbios da, 696, 698, 699
    com acidúria
      dicarboxílica, 696
FAS (Síndrome Alcoólica
  Fetal), 88, 838
Fenda
  branquial, 50
    cistos de, 50
  labial, 53
  laringotraqueoesofágica, 654
    apresentação clínica, 654
    definição, 654
    diagnóstico, 654
    fisiopatologia, 654
    tratamento, 654
  palatina, 53
Fenilefrina
  oftálmica, 967
Fenitoína
  Dilantin, 968
Fenobarbital, 968
Fenotiazina(s), 11
Fentanil, 10
Fentanila
  Sublimaze, 969
Fentolamina
  Regitine, 969

Ferro
  deficiência de, 103
    no recém-nascido, 98
  dextrano, 969
Feto
  Arlequim, 46
Fezes
  sangue nas, 526-532
    banco de dados, 530
    diagnóstico diferencial, 527
      estrias de sangue
        vermelho-vivo, 529
      grosseiramente
        sanguíneas, 528
      hematoquezia, 528
      manchas na fralda, 530
      melena, 527
      oculto GI, 530
      vermelho-vivo
        misturado, 529
    perguntas imediatas, 526
    plano, 532
    problema, 526
FGR (Restrição do
  Crescimento Fetal), 601
  alterações
    sequenciais na, 607t
    da ultrassonografia
      Doppler, 607t
FHR (Amostragem do Couro
  Cabeludo Fetal)
  intraparto, 7
FHR (Frequência Cardiofetal
  Básica), 10
  intraparto, 5
  padrão de, 7
    categoria I, 7
    categoria II, 7
    categoria III, 7
Fibrilação
  atrial, 349, 352
Filgrastim
  G-CSF, 970
FIO_2 (Fração de Oxigênio
  Inspirado), 72, 83
Fístula
  broncopleural, 84
    grave, 84
      HFJV no, 84
  mucosa, 278
Fitomenadiona, 1010
Flagyl, 985

Flebotomia
  acesso venoso, 262-263
  complicações, 263
  equipamento, 262
  indicações, 262
  procedimento, 262
Flecainida, 970
Florinef, 971
Flucitosina
  Ancobon, 970
Fluconazol
  Diflucan, 971
Fludrocortisona
  Florinef, 971
Flumazenil, 972
Flutter
  atrial, 349, 352
Folate, 943
Folvite, 943
Fontanela(s)
  anterior, 48
  posterior, 48
Fórmula(s)
  para bebês, 101-102t, 103,
    104-112t
    composição de, 104-112t
    escolha de, 103
    hiperosmolares, 113
    hiposmolares, 113
    indicações de, 101-102t
    isosmolares, 113
    orgânicas, 113
    transicionais, 113
    usos de, 101-102t
Fortaz, 955
Fortificador (es)
  para leite materno, 120t
    disponíveis, 120t
Fosfato, 972
Fosfenitoína
  Cerebyx, 972
Fosseta
  coccígea, 61
Fototerapia
  em recém-nascidos, 754f
  em prematuros, 757t
Fralda
  erupção de, 47
Fratura(s)
  claviculares, 828
    definição, 828
    tratamento, 828

  femorais, 828
    definição, 828
    tratamento, 828
  umerais, 828
    definição, 828
    tratamento, 828
FRC (Capacidade Residual
  Funcional), 70
Função
  cardíaca, 699
    IEM com
      comprometimento da, 699
      apresentação clínica, 699
  da tireoide, 675
    no recém-nascido, 675
      transtornos
        transitórios da, 675
  tireoidiana, 670, 671
    avaliação da, 671
    fetal, 670
      embriogênese, 670
    neonatal, 670
      hormônios da tireoide, 670
Fungar, 53
Furosemida
  Lasix, 973
F-V (Fluxo-Volume)
  alças de, 73
FVS (Síndrome da Varicela
  Fetal)
  apresentação clínica, 791
  definição, 790
  diagnóstico, 791
  fatores de risco, 791
  fisiopatologia, 790
  incidência, 790
  prevenção, 792
  tratamento, 791

G

GA (Idade Gestacional), 210
  avaliação da, 29, 32f, 34f
    pela maturação, 32f
    pelo exame da cápsula
      vascular anterior, 34f
      do cristalino, 34f
    pós-natal, 30
      na sala de parto, 30
      NBS, 30
      oftalmoscopia direta, 34

ÍNDICE REMISSIVO

pré-natal, 29
   exame clínico, 29
   história materna, 29
cálculo da, 2
classificação da, 29-42
classificação pela, 37f
   recém-nascidos, 37f
   do recém-nascido, 29
do recém-nascido, 44
   outra terminologia, 42
     ajustada, 42
     corrigida, 42
     cronológica, 42
     pós-menstrual, 42
     pós-natal, 42
   peso ao nascimento e, 35
     combinados, 35
     classificação pelo, 35
Galactagogo(s), 219
GALE (Deficiência de Epimerase), 741
Galeazzi
   teste de, 62
GALK (Deficiência de Galactoquinase), 741
GALT (Galactosemia), 697, 741, 751
   na NBS, 178
Ganciclovir, 973
Garamicyn, 1002
Gás (es)
   no abdome, 155
     ausência de, 155
   no sangue arterial, 70
     valores normais dos, 70
   sanguíneos, 70
     avaliação dos, 70
       gasometria arterial, 70
       monitoramento dos, 70
       não invasivo, 71
   venoso portal, 156f
Gasometria(s)
   anormal, 393-401
     banco de dados, 396
     diagnóstico diferencial, 394
     perguntas imediatas, 393
     plano, 397
     problema, 393
   arteriais, 70, 71t, 332, 341
     estudos de, 70
     valores normais de, 71t

   capilar, 71
   venosa, 71
Gastrosquise
   apresentação clínica, 650
   definição, 650
   diagnóstico, 650
   fisiopatologia, 650
   tratamento, 650
Gastrostomia, 278, 280
Gaucher
   doença de, 701
G-CSF (Fator Estimulador de Colônia de Granulócitos), 970
Geleia
   de Wharton, 58
   cisto de, 58
Gêmeo(s), 713
   distribuição de, 710f
     percentual da, 710f
       pelo tipo placentário, 710f
   monoamnióticos, 714
   monozigóticos, 714
   morte fetal de, 714
   trigêmeos, 714
Gemido, 70
Genitália
   exame genital, 58, 59
   feminino, 59
     cisto parauretral, 59
     clitóris, 59
     clitoromegalia, 59
     corrimento da vagina, 59
     lábios, 59
       maiores, 59
       menores, 59
     massa vaginal, 59
     prega, 59
       mucosa, 59
       vaginal, 59
     sulco perineal, 59
     ureterocele prolapsada, 59
   masculino, 58
     hérnia inguinal, 59
     hidroceles, 59
     local do meato, 58
     pênis com membrana, 58
     perolas penianas, 58
     priapismo, 58
     tamanho do pênis, 58
     testículos não descidos, 59
     torção de testículos, 59
       antenatal, 59

     torção peniana, 58
     uretra hipoplásica, 58
Gentamicina
   sulfato de, 1002
     Garamicyn, 1002
Genu
   recurvatum, 60
GER (Refluxo Gastroesofágico), 345, 357
   e apneia, 558
   suspeita de, 134
Gestação(ões)
   multifetais, 169
     bebê pré-termo e, 169
     tardio, 169
   múltiplas, 710-714
     apresentação clínica, 711
     definição, 710
     diagnóstico, 713
     fatores de risco, 711
     fisiopatologia, 710
     incidência, 710
     prognóstico, 713
     tratamento, 713
GI (Gastrointestinal)
   massas, 658
   trato, 133
     imagem do, 133
Gilbert
   síndrome de, 750
Glaucoma, 52
   congênito, 645
     apresentação clínica, 645
     definição, 645
     fatores de risco, 645
     fisiopatologia, 645
     incidência, 645
     prognóstico, 645
     tratamento, 645
Glicemia
   em ELBW, 161
   hiperglicemia, 161
   hipoglicemia, 161
Glicina
   encefalopatia da, 695
     apresentação clínica, 695
     diagnóstico, 695
     prognóstico, 695
     tratamento, 695
Glicogenose
   tipo I, 698

Glicose
  concentração de, 94t
  em líquidos, 94t
  de infusão
    intravenosa, 94t
  pós-natal, 450f
  em bebês pré-termo
    tardio, 450f
    homeostasia de, 450f
  sérica, 332
    básica, 332
Glicosilação
  defeitos congênitos da, 700
  distúrbios congênitos da, 700
Glossário
  de termos usados, 87
  em manejo respiratório, 87
Glossoptose, 54
Glucagon, 974
Gluconato
  de cálcio, 974
GM (Matriz Germinativa), 719
  hemorragia da, 720
    apresentação clínica, 721
    definição, 720
    diagnóstico, 721
    fatores de risco, 721
    fisiopatologia, 720
    incidência, 720
    prognóstico, 723
    tratamento, 722
Gonorreia, 715-716
  apresentação clínica, 715
  definição, 715
  diagnóstico, 715
  fisiopatologia, 715
  incidência, 715
  prognóstico, 716
  tratamento, 715
Gordura(s)
  distribuição anormal da, 47
  na solução de PN, 124
  necessidade de, 98
    do recém-nascido, 98
  subcutânea, 47
    necrose de, 47
Gravidez
  múltipla, 2
    diagnóstico de, 2
    viabilidade da, 2
      determinação da, 2

GROW (Crescimento
  Ideal Relacionado com a
  Gestação), 601
GT (Tubo de
  Gastrostomia), 278, 279

H

Halotano, 13
Hartman
  bolsa de, 278
HAV (Vírus da
  Hepatite A), 725
HBIG (Imunoglobulina
  Anti-Hepatite B), 977
HBPM (Heparina de Baixo
  Peso Molecular)
  ajuste da, 913t
  complicações, 913
  dose, 912
  farmacologia, 912
  monitoramento, 913
  vantagens, 913
  sobre a UFH, 913
HBV (Vírus da Hepatite B),
  725, 726
HBW (Alto Peso ao
  Nascimento), 35
HCV (Vírus da Hepatite C),
  725, 728
HDV (Vírus da Hepatite D),
  730
Heparina
  na solução de PN, 125
HEAR (Perda Auditiva)
  na NBS, 179
Heliox (Hélio, 78-80%;
  Oxigênio, 20-22%), 79
Hemangioma, 653
  cavernoso, 48
  em morango, 48
  macular, 48
  umbilical, 58
Hematoma(s)
  subgaleal, 49
  umbilicais, 58
Hematúria, 401-403
  banco de dados, 402
  diagnóstico diferencial, 402
  perguntas imediatas, 401
  plano, 403
  problema, 401

Hemimelia
  fibular, 825
    definição, 825
    tratamento, 825
  tibial, 825
    definição, 825
    tratamento, 825
Hemocomponente(s)
  terapia com, 188-193
    banco de sangue, 188, 190
      procedimentos de, 188
      produtos do, 190
    doação de sangue, 188, 189
      autólogo, 189
      de rotina, 188
      filtrados, 189
      irradiados, 189
    produtos de sangue, 189
      dirigidos pelo doador, 189
    reações transfusionais, 192
    transfusões de
      emergência, 190
Hemofilia(s)
  A e B, 903
    apresentação clínica, 903
    controle, 903
    definição, 903
    diagnóstico, 903
    fatores de risco, 903
    fisiopatologia, 903
    incidência, 903
    prognóstico, 904
Hemogasometria(s)
  arteriais, 70
    índices calculados das, 70
      $AaDO_2$, 70
Hemoglobinopatia(s)
  na NBS, 177
    anemia, 177
    doença falciforme, 177
Hemólise
  intravascular, 192
    aguda, 192
    transfusional, 192
Hemorragia(s)
  da GM, 720
    apresentação clínica, 720
    definição, 720
    diagnóstico, 720
    fatores de risco, 720
    fisiopatologia, 720
    incidência, 720

ÍNDICE REMISSIVO

prognóstico, 720
tratamento, 720
epidural, 718
esclerais, 52
  intracerebral, 719
    apresentação clínica, 719
    definição, 719
    diagnóstico, 719
    fatores de risco, 719
    fisiopatologia, 719
    incidência, 719
    prognóstico, 719
    tratamento, 719
  intraparenquimatosa, 139f
    esquerda, 139f
  na fossa posterior, 141f
  na matriz germinativa, 136f
    esquerda, 136f
  no CNS, 167
    em ELBW, 167
  parenquimatosa, 140f, 719
    prévia, 140f
  pulmonar, 403-408
    banco de dados, 405
    diagnóstico diferencial, 404
    perguntas imediatas, 403
    plano, 406
    problema, 403
  retroplacentária, 3
    presença de, 3
    avaliação da, 3
  subconjuntival, 52
  subgaleal, 49
Hemostasia
  princípios da, 900
    fisiologia da, 900
      normal, 900
      neonatos, 901
        distúrbios hemorrágicos em, 901
        testes em, 901
      no recém-nascido, 900
Heparina
  sódica, 974
Hepatite, 725-731
  A, 725
    apresentação clínica, 725
    controle, 726
    definição, 725
    diagnóstico, 725
    fatores de risco, 725
    fisiopatologia, 725
    incidência, 725
    prognóstico, 726
  B, 726, 1007
    apresentação clínica, 727
    controle, 728
    definição, 726
    diagnóstico, 727
    fatores de risco, 726
    fisiopatologia, 726
    incidência, 726
    prognóstico, 728
    vacina de, 1007
      Engerix-B, 1007
      Heptavax-B, 1007
      Recombivax HB, 1007
  C, 728
    apresentação clínica, 729
    controle, 729
    definição, 728
    diagnóstico, 729
    fatores de risco, 729
    fisiopatologia, 729
    incidência, 729
    prognóstico, 730
  D, 730
  E, 730
  G, 730
  infecciosa, 725
  neonatal, 742
    idiopática, 742
  sérica, 726
  testes para, 727t
Hepatopatia(s)
  mitocondriais, 742
Heptavax-B, 1007
Hermafroditismo
  verdadeiro, 634
Hérnia(s)
  encarcerada, 357
  inguinal, 59, 652
    definição, 652
    diagnóstico, 652
    tratamento, 652
  umbilicais, 58, 652
    definição, 652
    diagnóstico, 652
    tratamento, 652
Herpes
  simples, 47, 379
    ceratoconjuntivite de, 379
HEV (Enterovírus Humano), 682
HEV (Vírus da Hepatite E), 730
HFJV (Ventilador de Alta Frequência a Jato)
  considerações especiais, 86
  desmame, 86
  equipamento, 85
  indicações, 85
  manejo, 85
  na fístula broncopleural, 84
  grave, 84
  no PIE, 84
  procedimento, 85
HFOV (Ventilador de Alta Frequência Oscilatório), 85
  complicações, 87
  desmame, 87
  equipamento, 86
  indicações, 86
  manejo, 87
  procedimento, 86
HGCN (Cânula Nasal a Alto Fluxo), 344
HGV (Vírus da Hepatite G), 730
Hialuronidase, 975
Hidantoína
  fetal, 880
  síndrome da, 880
Hidralazina
  cloridrato de, 975
Hidrato
  de cloral, 975
    Noctec, 975
Hidrocefalia, 364, 732-737
  absortiva, 732
  apresentação clínica, 734
  causas de, 734t
  comunicante, 732
  definição, 732
    não comunicante, 732
    obstrutiva, 732
  diagnóstico, 735
  fatores de risco, 734
  fisiopatologia, 732
    CH, 732
    PHH, 733
    pós-infecciosa, 733
    PVD, 733
  incidência, 732
  prognóstico, 737
  tratamento, 736

Hidrocele(s), 59
    definição, 652
    diagnóstico, 652
    tratamento, 652
Hidroclorotiazida, 975
Hidrocortisona, 975
Hidronefrose, 659
    apresentação clínica, 667
    definição, 667
    diagnóstico, 667
    pós-natal, 667
    pré-natal, 667
    tratamento, 667
Hidropsia
    não imune, 700, 780
        fetal, 780
        IEMS como, 700
        apresentação clínica, 700
HIE (Encafalopatia Isquêmica Hipóxica), 183, 290, 362, 372, 562, 594, 596, 630, 1039
    avaliação da, 291t
    estadiamento da, 291t
Higiene
    das mãos, 228
    na NICU, 228
Higroma
    cístico, 50
Hiperamonemia
    diagnóstico
        diferencial de, 693f
        algoritmo para o, 693f
Hiperbilirrubinemia
    conjugada, 408-416, 738-746
        apresentação clínica, 739
        banco de dados, 411
        causas de, 740t
        definição, 738
        diagnóstico, 743
    diagnóstico diferencial, 409
        fatores de risco, 739
        fisiopatologia, 739
        incidência, 739
        perguntas imediatas, 408
        plano, 414
        problema, 408
        prognóstico, 746
        tratamento, 745
    em ELBW, 167
        fototerapia, 167
    direta, 738-746
        risco, 167

apresentação clínica, 739
definição, 738
diagnóstico, 743
fatores de risco, 739
fisiopatologia, 739
incidência, 739
prognóstico, 746
tratamento, 745
indireta, 747-759
    apresentação clínica, 751
    definição, 747
    diagnóstico, 752
    fatores de risco, 751
    fisiopatologia, 747
    incidência, 747
    prognóstico, 758
    tratamento, 753, 757
        de recém-nascidos, 753, 757
    não conjugada, 416-425, 747-759
        apresentação clínica, 751
        banco de dados, 418
        definição, 747
        diagnóstico, 417, 752
            diferencial, 417
        fatores de risco, 751
        fisiopatologia, 747
        incidência, 747
        patológica, 749
        perguntas imediatas, 416
        plano, 421
        problema, 416
        prognóstico, 758
        tratamento, 753, 757
            de recém-nascidos, 753, 757
Hipercalcemia, 352, 626-631
    apresentação clínica, 630
    controle, 630
    definição, 629
    diagnóstico, 630
    fatores de risco, 629
    fisiopatologia, 629
    incidência, 629
    prognóstico, 631
Hipercapnia, 82
Hipercloremia, 96
Hiperexcitabilidade
    por distúrbio neurológico, 64
Hiperglicemia, 425-430
    banco de dados, 428

diagnóstico diferencial, 426
    factícia, 426
    verdadeira, 427
em ELBW, 161
perguntas imediatas, 425
problema, 425
plano, 428
Hiperinsuflação, 82
Hipermagnesemia, 357, 639-642
    apresentação clínica, 641
    controle, 641
    definição, 640
    diagnóstico, 641
    fatores de risco, 641
    fisiopatologia, 640
    incidência, 640
    prognóstico, 641
Hipernatremia, 95, 353, 364
Hiperoxia, 82
Hiperplasia
    sebácea, 47
Hiperpotassemia, 96, 352, 430-436
    banco de dados, 433
    diagnóstico diferencial, 431
        pseudo-hiperpotassemia, 431
        verdadeira, 432
    perguntas imediatas, 431
    plano, 433
    problema, 430
    transfusional, 193
Hiperstat IV, 961
Hipertelorismo, 50-52
Hipertensão, 436-443
    banco de dados, 439
    diagnóstico diferencial, 437
    em recém-nascidos, 438t
        causas de, 438t
    perguntas imediatas, 436
    plano, 441
    problema, 436
    pulmonar, 656
Hipertermia, 68
    consequências da, 69
    diagnóstico diferencial, 69
    tratamento, 69
Hipertonia
    extensora, 211
        de extremidade inferior, 211
        de pescoço, 211
        de tronco, 211

ÍNDICE REMISSIVO

e retração do ombro, 211
por distúrbio neurológico, 64
Hiperventilação, 82
Hiperviscosidade, 817-821
  apresentação clínica, 820
  definição, 817
  diagnóstico, 820
  fatores de risco, 819
  fisiopatologia, 818
  incidência, 818
  prognóstico, 821
  síndrome de, 372
  tratamento, 820
Hipocalcemia, 352, 364, 626-631
  apresentação clínica, 627
  controle, 628
  definição, 626
  diagnóstico, 628
  fatores de risco, 626
  fisiopatologia, 626
  incidência, 626
  prognóstico, 629
Hipocloremia, 96
Hipoglicemia, 364, 443-452
  banco de dados, 447
  bebê pré-termo e, 170
    tardio, 170
  diagnóstico diferencial, 444
    persistente, 445
    transitória, 445
  em ELBW, 161
  perguntas imediatas, 444
  persistente, 449*t*
    diagnóstico da, 449*t*
    e administração de glucagon parenteral, 449*t*
  plano, 449
  problema, 443
Hipomagnesemia, 353, 364, 639-642
  apresentação clínica, 640
  controle, 640
  definição, 639
  diagnóstico, 640
  fatores de risco, 639
  fisiopatologia, 639
  incidência, 639
  prevenção, 640
  prognóstico, 640
Hiponatremia, 95, 353, 364, 452-457
  achados laboratoriais, 455*t*
  em diagnósticos específicos, 455*t*
  banco de dados, 455
  diagnóstico diferencial, 453
    com ECF normal, 454
    com excesso de ECF, 453
    com hipovolemia, 454
    ingestão de sódio, 453
    inadequada, 453
    por drogas, 455
    pseudo-hiponatremia, 453
  perguntas imediatas, 453
  plano, 456
  problema, 452
Hipoplasia
  de dedo, 60
  da mão, 60
  do pé, 60
  pulmonar, 151
Hipopotassemia, 96, 352, 458-461
  banco de dados, 459
  diagnóstico diferencial, 458
    pseudo-hipopotassemia, 458
    verdadeira, 458
  perguntas imediatas, 458
  problema, 458
Hipospadia
  apresentação clínica, 665
  definição, 665
  diagnóstico, 665
  tratamento, 665
Hipotensão, 371, 461-471
  banco de dados, 464
  diagnóstico diferencial, 462
    por drogas, 464
    prematuridade extrema e, 464
  perguntas imediatas, 462
  plano, 466
  problema, 461
Hipotermia
  consequências da, 64
  terapêutica, 290-294
    complicações, 293
    elegibilidade para, 290
    equipamento, 291
    indicações, 290
    procedimento, 292
    posicionamento do bebê, 292*f*
    transfusional, 193
    tratamento da, 66
    equipamento, 67
  hipertermia, 68
Hipotireoidismo, 751
  hipo-hipofisário, 671
  primário, 671
  secundário, 671
  terciário, 671
Hipotireoxinemia
  transitória, 675
    da prematuridade, 675
    definição, 675
    diagnóstico, 675
    fisiopatologia, 675
    incidência, 675
    tratamento, 675
Hipotonia, 211
  por distúrbio neurológico, 64
Hipoxemia, 82
Hirschsprung
  doença de, 662
História
  de internação, 1050
HIV (Vírus da Imunodeficiência Adquirida), 925-932
  apresentação clínica, 926
  controle, 928
  definição, 925
  diagnóstico, 927
  fatores de risco, 925
    leite materno, 926
    mães, 925
      de alto risco, 925
    pré-mastigação, 926
    transfusão sanguínea, 926
  fisiopatologia, 925
  incidência, 925
  prognóstico, 931
HLHS (Síndrome do Coração Esquerdo Hipoplásico), 56, 153, 577, 581*f*
  ecocardiografia, 580
  EEG, 580
  exame físico, 580
  radiografia torácica, 580
  tratamento, 580
Homeopatia, 218
Hormônio(s)
  da tireoide, 670
    ação fisiológica dos, 670

síntese do, 671
   passos bioquímicos para, 671
Hospice
   assistência de, 219
Hospitalização
   duração da, 169
      bebê pré-termo e, 169
      tardio, 169
HOWS (Estudos com Contraste Hidrossolúvel de Alta Osmolalidade), 134
HPeV (Parechovírus Humano), 683
HR (Frequência Cardíaca), 43
   anormalidades da, 348
      bradicardia, 348
      taquicardia, 348
   no recém-nascido, 16, 348*t*
      reanimação e, 16
HSV (Vírus Herpes Simples), 933-936
   apresentação clínica, 933
   definição, 933
   diagnóstico, 934
   fatores de risco, 933
   fisiopatologia, 933
   incidência, 933
   prognóstico, 936
   tratamento, 935
HT (Toque de Cura), 217

I

Ibuprofeno
   lisina, 976
      Neoprofen, 976
   Motrin, 976
ICH (Hemorragia Intracraniana), 590, 716-724
   da GM, 720
   epidural, 718
   ICPH, 719
   IVH, 720
   parenquimatosa, 719
      intracerebral, 719
   SAH, 718
   SDH, 716
ICPH (Hemorragia Parenquimatosa Intracerebelar)
   apresentação clínica, 720
   definição, 719
   diagnóstico, 720
   fatores de risco, 719
   incidência, 719
   patogênese, 719
   prognóstico, 720
   tratamento, 720
Icterícia, 52
   aleitamento materno e, 748
   bebê pré-termo e, 169
      tardio, 169
   do leite materno, 751
   fisiológica, 747
   no berçário, 419*f*
      de recém-nascidos, 419*f*
      algoritmo para o tratamento de, 419*f*
ICW (Água Intracelular), 89
Idade
   corrigida, 210
IDMs (Recém-Nascidos de Mães Diabéticas), 639, 830-835
   apresentação clínica, 833
   classificação, 830
   controle, 834
   diagnóstico, 833
   fatores de risco, 832
   fisiopatologia, 831
   incidência, 831
   prognóstico, 834
IEMs (Erros Inatos do Metabolismo), 330, 364, 741
   com início neonatal agudo, 686-709
      apresentação clínica, 689, 691
         distúrbios metabólicos associados, 690*t*
         principal, 691, 697, 699, 700
            com comprometimento da função cardíaca, 699
            com doença hepática, 697
            com encefalopatia, 691
            como hidropsia não imune, 700
            como síndromes dismórficas, 700
         sinais, 690*t*
         sintomas, 690*t*
      classificação, 686
         pela apresentação clínica, 686
         pelo tempo de início, 686
      diagnóstico, 701
      fatores de risco, 688
      fenilcetonúria, 701
      fisiopatologia, 688
      incidência, 688
      prognóstico, 708
      recursos adicionais, 708
      tratamento, 706
   na infância, 687-688*t*
   neonatal, 687-688*t*
   recém-nascidos com, 708*t*
      fontes úteis
         para o médico, 708*t*
         na avaliação de, 708*t*
         no diagnóstico de, 708*t*
         no tratamento de, 708*t*
IHPS (Estenose Hipertrófica Congênita do Piloro), 779
Íleo, 155
   meconial, 357, 661
      complicado, 661
Ileostomia
   complicações, 279
   procedimentos, 278
Ilosone, 965
Imipenem, 977
Imunização(ões)
   tabelas de, 1054-1056
      para bebês, 1054
         prematuros, 1054
      para lactentes, 1055*t*
         prematuros, 1055*t*
      para recém-nascidos, 1054
         a termo, 1054
Inalação
   analgesia por, 10
      no trabalho de parto, 10
   Inomax para, 992
Incisão
   no útero, 13
   e parto, 13
      intervalo entre, 13
Incompatibilidade
   ABO, 768-770, 772
      apresentação clínica, 769
      controle, 770
      definição, 768
      diagnóstico, 769
      fatores de risco, 769
      fisiopatologia, 768

ÍNDICE REMISSIVO

incidência, 768
prognóstico, 770
de Rh, 771-776
  apresentação clínica, 772
  definição, 771
  diagnóstico, 772
  fatores de risco, 771
  fisiopatologia, 771
  incidência, 771
  prognóstico, 776
  tratamento, 773
Inderal, 998
Indometacina
  Indocin IV, 978
Infarto
  cerebral, 364
  neonatal, 364
Infasurf, 951
Infecção(ões), 371
  abscesso, 364
  amniótica, 715
    síndrome de, 715
  bacterianas, 743
  congênitas, 3,64
  congênitas, 742
  em ELBW, 166
  encefalite, 364
  localizadas, 715
  meningite, 364
  ortopédicas, 829
    osteomielite, 829
  pelo RSV, 170
    bebê pré-termo e, 170
    tardio, 170
  por clamídia, 777-779
    apresentação clínica, 778
    controle, 779
    definição, 777
    diagnóstico, 778
    fatores de risco, 778
    fisiopatologia, 778
    incidência, 778
    prognóstico, 779
  por MRSA, 784-789
    apresentação clínica, 785
    definição, 784
    diagnóstico, 785
    fatores de risco, 785
    fisiopatologia, 785
    incidência, 785
    prevenção, 787
    surtos de, 787-789t
    diretrizes para, 787-789t
    tratamento, 786
  por PB19, 780-782
    apresentação clínica, 780
    definição, 780
    diagnóstico, 781
    fatores de risco, 780
    fisiopatologia, 780
    incidência, 780
    prognóstico, 782
    tratamento, 781
  por *Ureaplasma*, 782-784
    apresentação clínica, 783
    definição, 782
    diagnóstico, 783
    fatores de risco, 783
    fisiopatologia, 783
    incidência, 783
    prognóstico, 784
    tratamento, 783
  por VZV, 790-794
    congênita, 792
      apresentação clínica, 792
      definição, 792
      diagnóstico, 793
      fatores de risco, 792
      fisiopatologia, 792
      incidência, 792
      neonatal precoce, 792
      prognóstico, 793
      tratamento, 793
    FVS, 790
    pós-natal, 793
      apresentação clínica, 794
      definição, 793
      diagnóstico, 794
      fatores de risco, 794
      fisiopatologia, 793
      incidência, 793
      prognóstico, 794
      tratamento, 794
  pulmonar, 82
  sepse, 364
  TORCH, 795
Infiltração
  IV, 289, 290
    periférico, 289, 290
      complicações, 290
      indicações, 289
      procedimentos, 289
      tratamento inicial, 289, 290
Infiltrado(s)
  IV, 289t
    estadiamento dos, 289t
Inflamação
  pulmonar, 82
INH (Isoniazida), 979
iNO (Óxido Nítrico
  Inalado), 25, 992
  ações, 79
  administração, 79
  efeitos adversos, 80
  indicações, 79
  posologia, 79
Inomax
  para inalação, 992
Insuficiência
  do parênquima, 656
  pulmonar, 656
Insulina
  regular, 978
Internação
  história de, 1050
  prescrições na, 1052
Intervenção(ões)
  bioquímicas, 218
    homeopatia, 218
    medicina herbácea, 219
Intestino
  médio, 660
  volvo do, 660
Intolerância
  à alimentação, 115
  manejo de, 115
Intropin, 963
Intubação
  endotraqueal, 17, 138, 162, 294-303
    equipamentos, 295
    ETT, 138
    indicações, 294
    na reanimação
      ventilatória, 17
    no recém-nascido, 299f
    para ELBW, 162
    procedimento, 295
  gástrica, 303-307
    complicações, 306
    equipamento, 304
    indicações, 303
    procedimento, 304
    remoção do tubo, 306

não de emergência, 296-268*t*
pré-medicação para,
  296-268*t*
  medicações para, 296-268*t*
para transporte do bebê, 25
  estabilização respiratória
    para, 25
  eletiva, 25
  gástrica, 25
transpilórica, 303-307
  complicações, 307
  equipamento, 307
  indicações, 306
  procedimento, 307
  remoção do tubo, 307
IO (Intraóssea)
  aparelhos, 259*t*
    em neonatologia, 259*t*
    comparação de, 259*t*
  infusão, 259-262
    complicações, 261
    equipamento, 259
    indicações, 259
    procedimento, 259
    técnica de, 260*f*
  via, 261*t*
    líquidos administrados
      pela, 261*f*
    medicações administradas
      pela, 261*f*
Ipratrópio
  brometo de, 950
  Atrovent, 950
Irritabilidade
  por distúrbio neurológico, 64
ISAM (Recém-Nascido de Mãe
  Usuária de Drogas), 835-844
  apresentação clínica, 837
    álcool, 838
    barbitúricos, 839
    benzodiazepínicos, 839
    buprenorfina, 839
    cocaína, 838
    maconha, 839
    opiáceos, 838
    PCP, 839
    SSRIs, 839
  definição, 836
  diagnóstico, 839
  fatores de risco, 837
    complicações obstétricas, 837

história materna, 837
fisiopatologia, 836
  álcool, 837
  cocaína, 836
  opiáceos, 836
  incidência, 836
  prognóstico, 843
    cocaína, 844
    maconha, 844
    opiáceos, 844
    PCP, 844
  tratamento, 840
Isoflurano, 13
Isolamento
  diretrizes de, 1057-1066
  uso da tabela
    de precauções, 1057,
      1058-1066*t*
    para pacientes
      perinatais/neonatais,
      1057, 1058-1066*t*
Isoproterenol
  Isuprel, 979
Isotretinoína
  fetal, 880
    síndrome, 880
IUGR (Restrição do
  Crescimento
  Intrauterino), 2, 36, 326
  apresentação clínica, 605
  definição, 601
    assimétrico, 601
    FGR, 601
    simétrico, 601
  diagnóstico, 605
  fatores, 603*t*, 605
    de risco, 605
    maternos, 603*t*
    placentários, 605*t*
  fisiopatologia, 602
  incidência, 602
  prognóstico, 609
  SGA, 601-610
  tratamento, 609
IUT (Transfusão Sanguínea
  Intrauteriana), 781
IV (Intravenoso)
  cateterismo
    periférico, 250-253
    acesso venoso, 250-253
    complicações, 253
    equipamento, 250

indicações, 250
procedimento, 250
infiltração periférico, 289, 290
  tratamento inicial, 289, 290
  complicações, 290
  indicações, 289
  procedimentos, 289
infiltrados, 289*t*
  estadiamento dos, 289*t*
IVH (Hemorragia
  Intraventricular), 88, 138*f*
  apresentação clínica, 721
  com dilatação
    ventricular, 139*f*
  definição, 720
  diagnóstico, 721
  fatores de risco, 721
  fisiopatologia, 720
  incidência, 720
  limitada, 137*f*
  prognóstico, 723
  tratamento, 722
IVIG (Imunoglobulina
  Intravenosa), 782, 978
IWL (Perda Insensível de
  Água), 89
  estimativa da, 90*t*
    em bebês prematuros, 90*t*
    em ambiente térmico
      neutro, 90*t*
  fatores que afetam a, 90*t*
  na NICU, 90*t*

J

JCAHO
  (*Joint Commission on
  Accreditation of Health Care
  Organizations*/Comissão
  Conjunta de Credenciação de
  Organizações de Assistência à
  Saúde), 227
Joelho
  deformidade do, 825
  em hiperextensão, 825
    definição, 825
    tratamento, 825
  luxação congênita do, 825
    definição, 825
    tratamento, 825

ÍNDICE REMISSIVO

K

Kasabach-Merritt
  síndrome de, 48
KC (Cuidado
  de Canguru), 214
KCL (Cloreto
  de Potássio), 997
Kefsol, 953
Kefurox, 956
Keppra, 980
Ketalar, 956
Klonopin, 958
Klumpke
  paralisia de, 63, 828
K_T (Constante de Tempo), 73

L

LA (Acidose Láctica)
  congênita, 696
    apresentação clínica, 696
    diagnóstico, 696
    tratamento, 696
Labetalol
  Normodyne, 979
Lábio(s)
  maiores, 59
  menores, 59
Lactação
  efeitos sobre a, 1012-1032
    de drogas
      e substâncias, 1012-1032
      categorias de risco fetal
        da FDA, 1012,
        1013-1032t
      compatibilidade com
        amamentação
        materna, 1013
Lactente(s)
  prematuros, 1055t
    imunizações para, 1055t
Lamivudina
  Epivir, 980
Lanoxin, 962
Lansoprazol
  Prevacid, 980
Lanugem, 46
Laringomalacia, 653
Lasix, 973
Látex
  alergia ao, 228
    na NICU, 228

LBC (Contagem de
  Corpos Lamelares)
  e maturidade pulmonar, 8
    fetal, 8
LBW (Baixo Peso ao
  Nascimento), 29, 35
  bebês estáveis de, 99t
    necessidades diárias enterais
      para, 99t
      de minerais, 99t
      de vitaminas, 99t
    soluções de aminoácidos
      para, 126t
      composição de, 126t
Leite Materno
  composição do, 120t
    pré-termo, 120t
  de doador, 119
    enriquecimentos para, 119
      indicações, 119
    fortificadores para, 120t, 121
      disponíveis, 120t
    probióticos e, 122
Lesão(ões)
  cerebral, 363
    hipóxico-isquêmica, 363
  de nervo frênico, 64
  ortopédicas, 828t
    relacionadas
      com o parto, 828t
      fatores de risco, 828t
  do nervo facial, 51
  do plexo braquial, 63, 828
    definição, 828
    paralisia, 63, 64
      de Erb-Duchenne, 63
      de Klumpke, 64
      do braço inteiro, 64
    tratamento, 829
  hipóxico-isquêmica, 562
  pulmonar, 81
    barotrauma, 82
    infecção, 82
    inflamação, 82
    mecanismos de, 81
    toxicidade de O_2, 81
    volutrauma, 82
Leucocoria
  anomalia de Peters, 52
  cataratas congênitas, 52
  descolamento de retina, 52

glaucoma, 52
  retinoblastoma, 52
Leucovorin
  calcium, 943
Levarterenol
  Bitartrate, 991
Levetiracetam
  Keppra, 980
Levobupivacaína, 12
Levophed, 991
Levotiroxina
  sódica, 981
    Levoxil, 981
    Synthroid, 981
    T_4, 981
LGA (Grande para a Idade
  Gestacional), 29
  características de, 36
    macrossomia, 36
  definições de, 36
Lidocaína, 12, 982
  Xylocaine, 981
Linezolida
  Zyvox, 982
Linfonodo(s), 59
Linha
  negra, 57
Líquido(s)
  de infusão intravenosa, 94t
    concentração
      de glicose em, 94t
  e eletrólitos, 88-96
    água corporal, 89
    distúrbios eletrolíticos, 95
      cloreto, 96
      potássio, 96
      sódio, 95
  em ELBW, 159
    hidratação, 159, 160
      intravenosa, 159
      monitoramento da, 160
    infusão de, 160
    jorros em cateteres, 160
  necessidade de, 98
    do recém-nascido, 103
Líquido Amniótico
  volume de, 2
    avaliação do, 2
      oligo-hidrâmnio, 2
      poli-hidrâmnio, 3

Liquiprin, 941
LMA (Cânula de Máscara Laríngea), 266-
  complicações, 268
  desenho básico da, 267f
  equipamento, 267
  indicações, 266
  manguito da, 268f
    posicionamento
      correto do, 268f
      anatômico, 268f
    procedimento, 267
LMWH, ver HBPM
Lorazepam
  Ativan, 982
  parto, 11
LOS (Sepse Tardia), 854
Lovenox, 965
LOWS (Agentes de Contraste Hidrossolúvel de Baixa Osmolalidade)
  desvantagens, 134
  indicações, 134
  vantagens, 134
LP (Punção Lombar), 317-321
  achados no CSF, 320
    interpretação dos, 320
  complicações, 320
  equipamento, 318
  indicações, 317
  marcos anatômicos para, 319f
  para exame de CSF, 331
  posicionamento para, 319f
  procedimento, 318
LPAAT/TRALI (Lesão Pulmonar Aguda Associada à Transfusão), 193
L-S (Relação Lecitina-Esfingomielina)
  e maturidade pulmonar, 8
    fetal, 8
Lucey-Driscoll
  síndrome de, 751
Lucinactante
  Surfaxin, 983
Luxação
  do joelho, 825
    congênita, 825
    definição, 825
    tratamento, 825
Luz, 213
  terapia de, 215

Lyme
  doença de, 647-649
    apresentação clínica, 648
      materna, 648
      neonatal, 648
    definição, 647
    diagnóstico, 649
    fatores de risco, 648
    fisiopatologia, 647
      espiroquetemia humana, 647
      neonatal secundária, 649
      à *B. burgdorferi*, 648
      placentite, 648
      transmissão, 647
      transplacentária, 648
    incidência, 647
    prognóstico, 649
    tratamento, 649

M

Má Alimentação
  bebê pré-termo e, 169
  tardio, 169
Má Perfusão, 471-474
  banco de dados, 473
  diagnóstico diferencial, 472
  perguntas imediatas, 471
  plano, 474
  problema, 471
Má Rotação
  com volvo, 357
    do tubo digestório, 357
    médio, 357
  intestinal, 660
Maconha
  em ISAM, 839, 844
  abstinência de, 839
Macrocefalia, 48
Macrodactilia
  definição, 824, 826
  tratamento, 824, 826
Macroglossia, 53
Macrossomia, 36
  LGA, 42
  peso, 42
    acima de limite definido, 42
    ao nascimento, 42
Macrotia, 51
Mãe(s)
  com distrofia miotônica, 881
  recém-nascidos de, 881

Magnésio
  sulfato de, 1003
Malformação(ões)
  arteriovenosa, 372
  pulmonar, 372
  teratogênicas, 880
    síndromes de, 880
      da hidantoína fetal, 880
      do valproato fetal, 880
      doenças infecciosas, 881
      embriopatia diabética, 881
      FAS, 880
      isotretinoína fetal, 880
      mães com distrofia miotônica, 881
Mama(s), 55
Mamilo(s)
  invertidos, 55
  supranumerários, 55
  politelia, 55
Mancha(s)
  de Brushfield, 52
  de vinho do porto, 48
  mongólicas, 48
  salmão, 48
  vermelho-cereja, 52
    na mácula, 52
Manejo
  da dor, 229
    na NICU, 229
Manejo Respiratório, 70-88
  estratégias de suporte, 81
    conduta geral, 81
    extubação, 83, 84
      tratamento após, 84
    ventilação mecânica, 82
      desmame da, 83
      para desconforto respiratório, 82
      sintonia fina da, 83
  situação respiratória, 70
    avaliação da, 70
      exame físico, 70
      gases sanguíneos, 70
      radiografias de tórax, 73
    monitoramento da, 70
      da ventilação mecânica, 72
      não invasivo, 71
  termos usados em, 87
    glossário de, 87
  tipos de suporte, 73
    CPAP, 74

ÍNDICE REMISSIVO

farmacológico, 77
  anti-inflamatórios, 79
  mistura de gases
    inalados, 79
  outras medicações, 80
  paralisantes, 80
  sedativos, 80
suplementação de O_2, 73
  sem ventilação
    mecânica, 73
  surfactante, 77
  broncodilatadores, 77, 79
    reposição de, 80
  terapia com aerossol, 78t
ventilação, 75
  mecânica, 75
  não invasiva, 75
ventilação de alta
  frequência, 84
  visão geral da, 84
    equipamentos, 85
    indicações para, 84
    técnicas, 85
Manguito
  da LMA, 268f
    posicionamento
      correto do, 268f
      anatômico, 268f
Mão(s)
  anomalias das, 823
    macrodactilia, 824
    mão torta radial, 823
      definição, 823
      tratamento, 823
    polidactilia, 823
    sindactilia, 824
  dedo da, 60
  hipoplasia de, 60
Marcador (es)
  das condições
    trombofílicas, 911t
    para trombofilia, 911t
      prevalência na população
        saudável, 911t
Marco(s) Anatômico(s)
  da artéria umbilical, 235f
    trajeto da, 235f
    vasos relacionados, 235f
  no cateterismo da bexiga, 271f
    em meninas, 271f
    recém-nascidas, 271f

MAS (Síndrome
  de Aspiração de
  Mecônio), 147, 148f, 572
Máscara
  O_2 por, 73
Massa(s)
  abdominais, 658, 659
    no recém-nascido, 658, 659
    GI, 658
    hepáticas, 658
    renais, 658
  definição, 664
    hérnia, 664
    hidrocele, 664
      definição, 664
      torção, 664
      tumor, 664
    diagnóstico, 665
  escrotais, 664
    apresentação clínica, 665
    testiculares, 664
      apresentação clínica, 665
      tratamento, 665
  vaginal, 59
Massagem Cardíaca
  externa, 22f
    no recém-nascido, 22f
    técnica de, 22f
Massoterapia, 216
Maturação
  avaliação pela, 32f
  da GA, 32f
Maturidade
  física, 31
    genitália, 34
    mama, 34
    olho, 34
    orelha, 34
    pele, 31
    pelo lanugem, 31
    superfície plantar, 34
  neuromuscular, 31
    ângulo poplíteo, 31
    calcanhar à orelha, 31
    janela quadrada, 31
    postura, 31
    recuo do braço, 31
    sinal do cachecol, 31
  pulmonar, 8
    fetal, 8
    testes de, 8

Mau(s) Reflexo(s)
  por distúrbio neurológico, 64
  de deglutição, 64
  de sucção, 64
MCA (Múltiplas Anomalias
  Congênitas)
  síndromes comuns de, 874-881
    ABS, 878
    aconselhamento
      genético, 876
    cromossômicas, 877
      de deleção 22q11.2, 877
      de Williams, 878
      monossomia do
        cromossomo X, 877
      trissomia 13, 877
      trissomia 18, 877
      trissomia 21, 877
    de malformações
      teratogênicas, 880
      da hidantoína fetal, 880
      do calproato fetal, 880
      doenças infecciosas, 881
      embriopatia diabética, 881
      FAS, 880
      isotretinoína fetal, 880
      mães com distrofia
        miotônica, 881
    definição, 874
    diagnóstico, 874
      abordagem geral ao, 874
    em neonatos, 875t
      sinais, 875t
      sintomas, 875t
    incidência, 874
    sequências comuns, 878
      artrogripose, 879
      de oligo-hidrâmnio, 878
      de Pierre Robin, 879
      de Potter, 878
      de ruptura amniótica, 878
    testes genéticos, 876
    variadas, 879
      associação
        VATER/VACTERL, 879
      BWS, 880
      CHARGE, 879
    tipos de, 875t
MCAD (Deficiência de Cadeia
  Média Acil-CoA
  Desidrogenase)
  na NBS, 177

Meato
  local do, 58
Meckel-Gruber
  síndrome de, 613
Mecônio
  aspiração de, 572-576
    apresentação clínica, 573
    definição, 572
    diagnóstico, 573
    fatores de risco, 573
    fisiopatologia, 572
    incidência, 572
    tratamento, 574
  coloração de, 20
    bebê a termo com, 20
    reanimação
      ventilatória no, 20
  tampão de, 357
Medicação(ões)
  para suporte respiratório, 80
    bosentana, 80
    prostaciclina, 80
    sildenafil, 80
  usadas em reanimação, 22
    neonatal, 22
      atropina e cálcio, 23
      bicarbonato de sódio, 23
      epinefrina, 22
      expansores de volume, 22
      naloxona, 23
Medicamento(s)
  usados na NICU, 941-1010
    acetaminofeno, 941
    acetato, 997
      de potássio, 997
    acetato de sódio, 941
    acetazolamida, 942
    aciclovir, 942
    ácido, 942, 943
      etacrínico, 942
      fólico, 943
      folínico, 943
    adenosina, 943
    albumina humana, 944
    albuterol, 944
    alprostadil, 944
    alteplase recombinante, 945
    aminofilina-teofilina, 946
    amiodarona, 946
    ampicilina, 947
      sódica, 947

    anfotericina B, 948
      complexo lipídico, 948
      lipossomal, 948
    azitromicina, 949
    aztreonam, 949
    beractanto, 950
    bicarbonato, 950
      de sódio, 950
      de verucônio, 1008
    bitartarato, 991
      de norepinefrina, 991
    brometo, 950, 1008
      de ipratrópio, 950
      de pancurônio, 993
    de verucônio, 1008
    bumetanida, 951
    calfactante, 951
    captopril, 952
    carbamazepina, 953
    caspofungina, 953
    cefazolina sódica, 953
    cefepima, 954
    cefotaxima sódica, 954
    cefoxitina, 955
    ceftazidima, 955
    ceftriaxona sódica, 955
    cefuroxima sódica, 956
    cetoconazol, 957
    ciclopentolato, 957
    cilastatina, 977
    cimetidina, 957
    citrato, 951
      de cafeína, 951
    clindamicina, 957
    clonazepam, 958
    clonidina, 958
    cloranfenicol, 959
    cloreto de cálcio, 959
    cloridrato, 948, 956, 963,
      975, 984, 993, 998, 1007
      cetamina, 956
      de arginina, 948
    de hidralazina, 975
      de metadona, 984
      de metoclopramida, 984
      de midazolam, 986
      de naloxona, 988
      de papaverina, 993
      de procainamida, 998
      de vancomicina, 1007
    dobutamina, 963

    dopamina, 963
    doxapram, 964
    clorotiazida, 960
    colestiramina resina, 960
    cosintropina, 960
    dexametasona, 960
    diazepam, 961
    diazóxido, 961
    digibind, 962
    digoxina, 962
    enalapril, 964
    enalaprilat, 964
    enoxaparina, 965
    epinefrina, 965
    epo, 966
    eritromicina, 965
    eritropoetina, 966
    esmolol, 966
    espironolactona, 967
    famotidina, 967
    fenilefrina, 967
    fenitoína, 968
    fenobarbital, 968
    fentanila, 969
    fentolamina, 969
    ferro dextrano, 969
    filgrastim, 970
    flecainida, 970
    flucitosina, 970
    fluconazol, 971
    fludrocortisona, 971
    flumazenil, 972
    fosfato, 972
    fosfenitoína, 972
    furosemida, 973
    ganciclovir, 973
    glucagon, 974
    gluconato de cálcio, 974
    HBIG, 977
    heparina sódica, 974
    hialuronidase, 975
    hidrato de cloral, 975
    hidroclorotiazida, 975
    hidrocortisona, 975
    ibuprofeno, 976
      lisina, 976
    imipenem, 977
    indometacina, 978
    iNO, 992
    insulina regular, 978
    isoniazida, 979
    isoproterenol, 979

ÍNDICE REMISSIVO

IVIG, 978
KCL, 997
labetalol, 979
lamivudina, 980
lansoprazol, 980
levetiracetam, 980
levotiroxina sódica, 981
lidocaína, 981, 982
linezolida, 982
lorazepam, 982
lucinactante, 983
meropenem, 983
meticilina sódica, 984
metilsulfato, 988
  de neostigmina, 988
metronidazol, 985
micafungina, 985
milrinona, 986
mupirocina, 987
nafcilina sódica, 987
nevirapina, 989
nicardipina, 989
nistatina, 990
nitroprussiato sódico, 990
NO, 992
octreotida, 991
omeprazol, 991
oxacilina sódica, 992
palivizumabe, 992
penicilina G, 994
  benzatina, 994
  parenteral, 994
  procaína, 994
pentobarbitol sódico, 995
piperacilina sódica, 995
piperacilina-tazobactam, 995
piridoxina, 996
pirimetamina, 996
poliestirenossulfonato, 996
  de sódio, 996
poractante alfa, 996
prednisona, 998
prilocaina creme, 982
propranolol, 998
ranitidina, 999
rifampicina, 1000
rocurônio 1000
sildenafila, 1001
sódico, 947
soluções de citrato, 1001
  e ácidos cítricos, 1001
sucrose, 1002
sulbactam, 947
sulfacetamida sódica, 1002
sulfadiazina, 1002
sulfato, 945, 949, 952,
  987-989, 999, 1002-1004
  amicacina, 945
  atropina, 949
  canamicina, 952
  de gentamicina, 1002
  de magnésio, 1003
  de morfina, 987
  de neomicina, 988
  de netimicina, 989
  de protamina, 999
  de tobramicina, 1003
  ferroso, 1004
  ticarcilina dissódica, 1004
  e clavulanato
    de potássio, 1004
tintura de ópio, 1005
trometamina, 1005
tropicamida, 1006
ursodiol, 1006
vacina, 1006, 1007
  conjugada pneumocócica
    13-valente, 1006
  de hepatite B, 1007
valganciclovir, 1007
vitamina, 1008-1010
  A, 1008
  D_3, 1009
  E, 1009
  K_1, 1010
VZIG, 977
zidovudina, 1010
Medicina
  herbácea, 219
Mefoxitin, 955
Megacólon
  aganglônico, 662
  congênito, 662
Melanose
  pustulosa, 47
  neonatal, 47
  transitória, 47
Melotia, 51
Membrana
  subglótica, 653
Membro(s)
  amputação congênita de, 61
  inferiores, 61
  superiores, 61

Membro Superior
  anomalias do, 823
  amputação, 823
    abaixo do cotovelo, 823
    congênita, 824
Meningite, 364, 715, 800-802
  apresentação clínica, 800
  definição, 800
  diagnóstico, 801
  fatores de risco, 800
  fisiopatologia, 800
  incidência, 800
  prognóstico, 802
  tratamento, 801
Meningocele, 822
Meningomielocele, 61
Meperidina, 10
Meropenem
  Merrem, 983
Metabolismo
  doenças do, 176, 177
    na NBS, 176, 177
      de ácidos orgânicos, 177
      de oxidação de ácidos
        graxos, 177
      dos aminoácidos, 176
Metadona
  cloridrato de, 984
  Dolophine, 984
Metatarso
  valgo, 60
  varo, 60
Meticilina
  sódica, 984
  Staphcillin, 984
Metilsulfato, 988
  de neostigmina, 988
  Prostigmin, 988
Metoclopramida
  cloridrato de, 984
  Reglan, 984
Metronidazol
  Flagyl, 985
Micafungina, 985
Microatelectasia, 150
Microcefalia, 48
Microftalmia
  apresentação clínica, 644
  definição, 643
  fatores de risco, 643
  fisiopatologia, 643
  incidência, 643

prognóstico, 644
tratamento, 644
Micrognatia, 51, 54
Microtia, 51
Midazolam
  cloridrato de, 986
  Versed, 986
  no trabalho de parto, 11
Mielocele, 822
Mielomeningocele, 612, 822
  correlação do nível da, 616t
    com os níveis, 616t
      de função
        esfincteriana, 616t
      de potencial de
        deambulação, 616t
      de reflexos, 616t
      de sensação cutânea, 616t
  tratamento, 616
Milia, 47
Miliaria
  crystallina, 47
  rubra, 47
Milrinona
  Primacor, 986
Mineral(is)
  necessidade de, 98, 99t
    diárias parenterais, 99t
    em bebês estáveis, 99t
    do recém-nascido, 98
Mistura
  de gases inalados, 79
    heliox, 79
    iNO, 79
MMA (Acidemia
  Metilmalônica)
  na NBS, 177
Moldagem
  cefálica, 49
Monitoramento
  da PN, 126
  da situação respiratória, 70
  da ventilação mecânica, 72
  de ELBW, 158, 160, 163
    da hidratação, 160
      hemodinâmico, 160
    da situação respiratória, 163
      oxigenação, 163
      radiografia de tórax, 164
    da temperatura corporal, 158
  do equilíbrio, 91
    da TBW, 91

dos gases sanguíneos, 71
  não invasivo, 71
  de CO_2 corrente final, 72
  oximetria de pulso, 71
  tc PCO_2, 72
  tc PO_2, 72
esquema sugerido de, 127t
  para recém-nascidos, 127t
  recebendo NP, 127t
no transporte do bebê, 26
Monossomia
  do cromossomo X, 877
Morbidade
  estimativas úteis de, 325t
    ao aconselhar os pais, 325t
Morfina, 10
  sulfato de, 987
Morte
  de um bebê, 475-479
    banco de dados, 476
    diagnóstico diferencial, 476
    perguntas imediatas, 475
    plano, 476
    problema, 475
    perinatal, 476t
      comportamentos vistos
        após, 476t
      mais favoravelmente pelos
        pais, 476t
Morte Fetal, 780
  de gêmeo, 714
Motrin, 976
Movimento(s), 63
  fetal, 5
    contagem de, 5
    anteparto, 5
  oculares, 52
    desconjugados, 52
MRI (Imageamento de
  Ressonância
  Magnética), 135, 181
  desvantagens, 136
  vantagens, 136
MRSA (*Staphylococcus aureus*
  Resistente à Meticilina)
  infecções por, 784-789
    apresentação clínica, 785
    definição, 784
    diagnóstico, 785
    fatores de risco, 785
    fisiopatologia, 785
    incidência, 785

    prevenção, 787
    surtos de, 787-789t
      diretrizes para, 787-789t
    tratamento, 786
MSAFP (Alfafetoproteína
  Sérica Materna), 1
MSUD (Doença da Urina em
  Xarope de Bordo), 694
  apresentação clínica, 695
  diagnóstico, 695
  tratamento, 695
Mucocele, 53
Mupirocina
  Bactroban, 987
Música
  terapia de, 215
MV (Volume-Minuto), 73
MVP (Bolsa Vertical
  Máxima), 2
Mycostatin, 990

N

Nafcilina
  sódica, 987
    Unipen, 987
Nalbufina, 10
Naloxona, 10, 23
  cloridrato de, 988
    Narcan, 988
Nariz
  batimento de, 53, 70
    das asas do, 70
  nasal, 53
  corrimento, 53
  entupido, 53
  espirros, 53
  fungar, 53
  septo nasal luxado, 53
Nascimento
  peso ao, 29-42, 44
    classificação do, 29-42, 44
      ELBW, 35
      GA e, 44
      HBW, 35
      LBW, 35
      microprematuro, 35
      NBW, 35
      VHBW, 35
      VLBW, 35
    e GA combinados, 35
      classificação pelo, 35

ÍNDICE REMISSIVO

Natimorto(s)
  bebê pré-termo e, 169
  tardio, 169
NBS (Novo Escore de Ballard)
  critérios, 30
  precisão, 30
  procedimento, 30
  maturidade, 31
    física, 31
    neuromuscular, 31
NBS (Triagem de Recém-Nascido), 175-179
  considerações especiais, 175
  cronologia, 175
  painéis de, 176
    doenças incluídas nos, 176
    BIOT, 178
    CAH, 178
    CF, 178
    CH, 177
    de oxidação de ácidos graxos, 177
    do metabolismo, 176, 177
      de ácidos orgânicos, 177
      dos aminoácidos, 176
    GALT, 178
    HEAR, 179
    hemoglobinopatias, 177
NBW (Peso Normal ao Nascimento), 35
nCPAP (Pressão Positiva Contínua na Via Aérea Nasal), 75
NE (Encefalopatia Neonatal), 562
NEC (Enterocolite Necrosante), 88, 356, 676-681
  apresentação clínica, 678
  complicações, 681
  definição, 663, 676
  diagnóstico, 663, 678
  estenose após, 357
  fatores de risco, 676
  fisiopatologia, 676
  incidência, 676
  prevenção, 681
  prognóstico, 681
  tratamento, 663, 679
Necessidade(s) Nutricional(is)
  diárias, 99t
    enterais, 99t
      de minerais, 99t
      de vitaminas, 99t
    no recém-nascido, 98
      calorias, 98
      carboidratos, 98
      deficiência de ferro, 103
      gorduras, 98
      líquidos, 103
      minerais, 98
      proteínas, 98
      vitaminas, 98
Necrose
  de gordura subcutânea, 47
Nefroblastoma
  apresentação clínica, 669
  definição, 669
  diagnóstico, 669
  fatores de risco, 669
  tratamento, 669
Nefroma
  mesoblástico, 669
    apresentação clínica, 669
    definição, 669
    diagnóstico, 669
    tratamento, 669
Nembutal, 995
Neomicina
  sulfato de, 988
Neonato(s)
  a termo, 1048, 1049
    medições
      de BP em, 1048, 1049
    distúrbios
      hemorrágicos em, 901
      apresentação clínica, 901
      exame físico, 903
      histórias, 903
        familiar, 903
        materna, 903
        neonatal, 903
    prematuros, 1048, 1049
      medições
        de BP em, 1048, 1049
    síndrome de MCA em, 875t
      sinais, 875t
      sintomas, 875t
    testes em, 901
      de hemostasia, 901
Neoprofen, 976
Neostigmina
  metilsulfato de, 988
  Prostigmin, 988
Nervo(s)
  cranianos, 63
    facial, 51
      lesão do, 51
  periféricos, 63
    lesões, 63
      de nervo frênico, 64
      do plexo braquial, 63
    paralisia, 64
      do nervo facial, 64
Netimicina
  sulfato de, 989
  Netromycin, 989
Neuroblastoma
  apresentação clínica, 668
  definição, 668
  diagnóstico, 668
  tratamento, 669
Neuroimageamento
  CT, 181
  MRI, 181
  NIRS, 182
  ultrassonografia, 180
    Doppler, 180
Neuromaturação, 210
Neutrófilo(s)
  faixas de referência de, 332t, 333t
    em bebês, 332t
      a termo, 332t
      pré-termo tardio, 332t
    VLBW, 333t
Neutropenia
  como marcador, 330
  para sepse, 330
Nevirapina, 989
Nevo(s)
  hemangioma, 48
    cavernoso, 48
    em morango, 48
  macular, 48
  mancha, 48
    de vinho do porto, 48
  mongólicas, 48
Nevus
  simplex, 48
  flammeus, 48
Nicardipina, 989
NICHD (*National Institute of Child Health and Human Development*), 5
NICU (Unidade de Terapia Intensiva Neonatal), 24
  fatores no ambiente da, 90t

que afetam a IWL, 90t
medicamentos
usados na, 941-1010
acetaminofeno, 941
acetato, 997
de potássio, 997
acetato de sódio, 941
acetazolamida, 942
aciclovir, 942
ácido, 942, 943
etacrínico, 942
fólico, 943
folínico, 943
adenosina, 943
albumina humana, 944
albuterol, 944
alprostadil, 944
alteplase recombinante, 945
aminofilina-teofilina, 946
amiodarona, 946
ampicilina, 947
sódica, 947
anfotericina B, 948
complexo lipídico, 948
lipossomal, 948
azitromicina, 949
aztreonam, 949
beractanto, 950
bicarbonato, 950
de sódio, 950
de verucônio, 1008
bitartarato, 991
de norepinefrina, 991
brometo, 950, 1008
de ipratrópio, 950
de pancurônio, 993
de verucônio, 1008
bumetanida, 951
calfactante, 951
captopril, 952
carbamazepina, 953
caspofungina, 953
cefazolina sódica, 953
cefepima, 954
cefotaxima sódica, 954
cefoxitina, 955
ceftazidima, 955
ceftriaxona sódica, 955
cefuroxima sódica, 956
cetoconazol, 957
ciclopentolato, 957

cilastatina, 977
cimetidina, 957
citrato, 951
de cafeína, 951
clindamicina, 957
clonazepam, 958
clonidina, 958
cloranfenicol, 959
cloreto de cálcio, 959
cloridrato, 948, 956, 963, 975, 984, 993, 998, 1007
cetamina, 956
de arginina, 948
de hidralazina, 975
de metadona, 984
de metoclopramida, 984
de midazolam, 986
de naloxona, 988
de papaverina, 993
de procainamida, 998
de vancomicina, 1007
dobutamina, 963
dopamina, 963
doxapram, 964
clorotiazida, 960
colestiramina resina, 960
cosintropina, 960
dexametasona, 960
diazepam, 961
diazóxido, 961
digibind, 962
digoxina, 962
enalapril, 964
enalaprilat, 964
enoxaparina, 965
epinefrina, 965
epo, 966
eritromicina, 965
eritropoetina, 966
esmolol, 966
espironolactona, 967
famotidina, 967
fenilefrina, 967
fenitoína, 968
fenobarbital, 968
fentanila, 969
fentolamina, 969
ferro dextrano, 969
filgrastim, 970
flecainida, 970
flucitosina, 970

fluconazol, 971
fludrocortisona, 971
flumazenil, 972
fosfato, 972
fosfenitoína, 972
furosemida, 973
ganciclovir, 973
glucagon, 974
gluconato de cálcio, 974
HBIG, 977
heparina sódica, 974
hialuronidase, 975
hidrato de cloral, 975
hidroclorotiazida, 975
hidrocortisona, 975
ibuprofeno, 976
lisina, 976
imipenem, 977
indometacina, 978
iNO, 992
insulina regular, 978
isoniazida, 979
isoproterenol, 979
IVIG, 978
KCL, 997
labetalol, 979
lamivudina, 980
lansoprazol, 980
levetiracetam, 980
levotiroxina sódica, 981
lidocaína, 981, 982
linezolida, 982
lorazepam, 982
lucinactante, 983
meropenem, 983
meticilina sódica, 984
metilsulfato, 988
de neostigmina, 988
metronidazol, 985
micafungina, 985
milrinona, 986
mupirocina, 987
nafcilina sódica, 987
nevirapina, 989
nicardipina, 989
nistatina, 990
nitroprussiato sódico, 990
NO, 992
octreotida, 991
omeprazol, 991
oxacilina sódica, 992

ÍNDICE REMISSIVO

palivizumabe, 992
penicilina G, 994
  benzatina, 994
  parenteral, 994
  procaína, 994
pentobarbitol sódico, 995
piperacilina sódica, 995
piperacilina-tazobactam, 995
piridoxina, 996
pirimetamina, 996
poliestirenossulfonato, 996
  de sódio, 996
poractante alfa, 996
prednisona, 998
prilocaína creme, 982
propranolol, 998
ranitidina, 999
rifampicina, 1000
rocurônio 1000
sildenafila, 1001
sódico, 947
soluções de citrato, 1001
  e ácidos cítricos, 1001
sucrose, 1002
sulbactam, 947
sulfacetamida sódica, 1002
sulfadiazina, 1002
sulfato, 945, 949, 952,
  987-989, 999, 1002-1004
  amicacina, 945
  atropina, 949
  canamicina, 952
  de gentamicina, 1002
  de magnésio, 1003
  de morfina, 987
  de neomicina, 988
  de netimicina, 989
  de protamina, 999
  de tobramicina, 1003
  ferroso, 1004
ticarcilina dissódica, 1004
  e clavulanato
    de potássio, 1004
tintura de ópio, 1005
trometamina, 1005
tropicamida, 1006
ursodiol, 1006
vacina, 1006, 1007
  conjugada pneumocócica
    13-valente, 1006
  de hepatite B, 1007

valganciclovir, 1007
vitamina, 1008-1010
  A, 1008
  D_3, 1009
  E, 1009
  K_1, 1010
VZIG, 977
zidovudina, 1010
procedimentos na, 228
  considerações na, 228
  alergia ao látex, 228
  higiene das mãos, 228
  soluções antissépticas, 228
Niemann-Pick
  doença de, 701
Nilstat, 990
NIPPV (Ventilação com
  Pressão Positiva Intermitente
  Nasal), 75
Nipride, 990
NIPS (Escala de Dor do Bebê
  Recém-Nascido), 173
NIRS (Espectroscopia
  Infravermelho Próximo), 182
Nistagmo, 52
Nistatina
  Mycostatin, 990
  Nilstat, 990
Nitroprussiato
  sódico, 990
  Nipride, 990
  Nitropress, 990
NIV (Ventilação
  Não Invasiva), 75, 345
Nizoral, 957
NKH (Hiperglicinemia
  Não Cetótica)
  apresentação clínica, 695
  diagnóstico, 695
  prognóstico, 695
  tratamento, 695
NO (Óxido Nítrico)
  Inomax, 992
  para inalação, 992
Noctec, 975
Nódulo(s)
  de Bohm, 47, 53
Norepinefrina
  bitartarato de, 991
    Levarterenol, 991
    Bitartrate, 991
    Levophed, 991

Normodyne, 979
N-PASS (Escala de Dor,
  Agitação e Sedação
  Neonatal), 173
NST (Teste de Não Estresse)
  anteparto, 4
  não reativo, 4
  reativo, 4
NT (Translucência Nucal), 1
NTDs (Defeitos do Tubo
  Neural), 611-619
  apresentação clínica, 613
  definições, 611
    anencefalia, 611
    disrafismo espinal, 612
    oculto, 612
    encefalocele, 611
    espinha bífida, 612
    oculta, 612
  diagnóstico, 614
    pré-natal, 614
    triagem pré-natal, 614
  fatores de risco, 613
  fisiopatologia, 613
  incidência, 612
    mielomeningocele, 612
  prognóstico, 619
  tratamento, 614
Nutriente(s)
  essenciais, 99*t*
  condicionalmente, 99*t*

O

O_2 (Oxigênio)
  capacetes de, 73
  por cânula nasal, 344
  por máscara, 73
  pré-ductal, 20*t*
    saturação-alvo de, 20*t*
    após nascimento, 20*t*
  relação a/A de, 71
  toxicidade de, 81
OAs (Acidúrias Orgânicas)
  apresentação clínica, 696
  diagnóstico, 696
  prognóstico, 696
  tratamento, 696
Obstrução
  da via áerea, 371
  do ducto nasolacrimal, 645
    apresentação clínica, 645

definição, 645
fatores de risco, 645
fisiopatologia, 645
incidência, 645
prognóstico, 645
tratamento, 645
do trato alimentar, 659-663
ânus imperfurado, 662
atresia de esôfago, 659
com TEF, 659
NEC, 663
duodenal, 660
apresentação clínica, 660
definição, 660
diagnóstico, 660
fisiopatologia, 660
tratamento, 661
intestinal, 154, 356, 661
distal, 661
apresentação clínica, 662
definição, 661
diagnóstico, 662
fisiopatologia, 661
tratamento, 662
proximal, 661
apresentação clínica, 661
definição, 661
diagnóstico, 661
fisiopatologia, 661
tratamento, 661
Octreotida
Sandostatin, 991
Oftalmia
neonatal, 715
Ohtahara
síndrome de, 365
Olhar Fixo
para frente, 64
por distúrbio
neurológico, 64
Olho(s)
coloboma, 52
conjuntivite, 52
dacriocistoceles, 52
dacriostenose, 52
hemorragia
subconjuntival, 52
hipertelorismo, 52
largamente espaçados, 52
leucocoria, 52
manchas de Brushfield, 52

movimentos
desconjugados, 52
nistagmo, 52
osteogênese imperfeita, 52
pregas epicânticas, 52
ptose, 52
Oligoelemento(s)
na solução de PN, 125
suplementação de, 126*t*
em soluções de TPN, 126*t*
para recém-nascidos, 126*t*
Omeprazol
Prilosec, 991
Onfalite, 57
Onfalocele
apresentação clínica, 646
definição, 651
diagnóstico, 651
fisiopatologia, 651
tratamento, 651
Opacificação
do cristalino, 52
anomalia de Peters, 52
cataratas congênitas, 52
descolamento de retina, 52
glaucoma, 52
retinoblastoma, 52
Ophthalmia
neonatorum, 376
Opiáceo(s)
em ISAM, 836, 838, 844
abstinência de, 838
Ópio
tintura de, 1005
Opioide(s)
na analgesia, 10, 11
no trabalho de parto, 10, 11
antagonista dos, 10
butorfanol, 10
fentanil, 10
intratecal, 11
meperidina, 10
morfina, 10
nalbufina, 10
naloxona, 10
remifentanil, 10
Oracit, 1001
Orelha(s)
anotia, 51
com implantação baixa, 51
de abano, 51
de sátiro, 51

de Spock, 51
grandes, 51
macrotia, 51
melotia, 51
microtia, 51
orifícios pré-auriculares, 51
papilomas, 51
pelos nas, 51
pendente, 51
pequenas, 51
plicomas de pele
pré-auriculares, 51
proeminente, 51
Orifício(s)
pré-auriculares, 51
Osteogênese
imperfeita, 52
Osteomalacia, 806
Osteomielite, 829
Osteopenia
da prematuridade, 805-809
apresentação clínica, 807
definição, 805
diagnóstico, 808
fatores de risco, 806
fisiopatologia, 806
incidência, 806
prognóstico, 809
tratamento, 809
Osteoporose, 806
Osteoterapia, 216
Ostium
defeito de, 56
primum, 56
secundum, 56
Ostomia
cuidado de, 278-280
classificação das, 278
complicações, 279
equipamento, 278
indicações, 278
procedimentos, 278
de alça, 278
terminal, 278
Oxacilina
sódica, 992
Bactocill, 992
Prostaphilin, 992
Oxidação
de ácidos graxos, 177
doenças da, 177
MCAD, 177

ÍNDICE REMISSIVO

Óxido
  nitroso, 13
Oximetria
  de pulso, 43

P

Palivizumabe
  Synagis, 992
Palpação
  do abdome, 57
Palpar
  os pulsos, 55
    braquiais, 55
    femorais, 55
    pediosos, 55
    radiais, 55
Pâncreas
  anular, 660
Pancurônio, 13
  brometo de, 993
  Pavulon, 993
Papaverina
  cloridrato de, 993
Papiloma(s), 51
PAPP-A (Proteína A Plasmática, Associada à Gravidez), 1
Paracentese
  abdominal, 308-311
    complicações, 310
    equipamento, 309
    indicação, 308
    locais recomendados, 309f
    procedimento, 309
Paraechovírus, 682-685
  apresentações clínicas, 685
  definição, 683
  diagnóstico, 685
  fatores de risco, 684
  fisiopatologia, 684
  incidência, 683
  prognóstico, 685
  tratamento, 685
Paralisante(s)
  para suporte respiratório, 80
Paralisia
  congênita, 653
    das pregas vocais, 653
  da parte do braço, 63
    inferior, 64
    superior, 63
  de Erb, 828
  de Erb-Duchenne, 63
  de Klumpke, 64, 828
  do braço inteiro, 64
  do nervo facial, 64
Parede Abdominal
  defeitos da, 650-652
    gastrosquise, 650
    hérnia, 652
      inguinal, 652
      umbilical, 652
    hidrocele, 652
    onfalocele, 651
Parênquima
  pulmonar, 656
  insuficiência do, 656
Parto
  avaliação gestacional no, 31t
    rápida, 31t
      critérios para, 31t
  de alto risco, 15, 325-328
    aconselhamento aos pais
      antes de, 325
    banco de dados, 325
    diagnóstico diferencial, 325
    estimativas
      de morbidade, 325t
    perguntas imediatas, 325
    plano, 325
    problema, 325
    questões específicas, 326
    preparação para, 15
  incisão no útero e, 13
  intervalo entre, 13
  pré-termo, 326
  trauma de, 172
    dor por, 172
  traumático, 495-504
    banco de dados, 500
    diagnóstico diferencial, 496
    cabeça, 496
    extremidades, 500
    faciais, 497
    genitais, 500
    medula espinal, 499
    nariz, 498
    olho, 498
    ombro, 498
    orelha, 498
    órgãos abdominais, 499
    pele, 496
    pescoço, 498
    pregas vocais, 498
    ruptura do cordão
      umbilical, 500
    tórax, 498
    perguntas imediatas, 495
    plano, 502
    problema, 495
Patau
  síndrome de, 877
    achados físicos, 877
    anomalias associadas, 877
    incidência, 877
    mortalidade neonatal, 877
Pavulon, 993
Paw (Pressão Média na Via Aérea), 72
PB19 (Parvovírus Humano B19)
  infecção por, 780-782
    apresentação clínica, 780
    definição, 780
    diagnóstico, 781
    fatores de risco, 780
    fisiopatologia, 780
    incidência, 780
    prognóstico, 782
    tratamento, 781
PCP (Fenciclidina)
  em ISAM, 839, 844
    abstinência de, 839
PCT (Procalcitonina), 332
PDA (Canal Arterial Patente), 55, 88, 153, 370
  em ELBW, 165
PDA (Persistência do Canal Arterial), 813-817
  apresentação clínica, 814
  definição, 813
  diagnóstico, 814
  fatores de risco, 814
  fisiopatologia, 813
  incidência, 813
  prognóstico, 817
  tratamento, 814
PDBP (Perfil de Dor do Bebê Prematuro), 173
PDE (Epilepsia Dependente de Piridoxina), 364
PDH (Deficiência de Piruvato Desidrogenase), 700
Pé
  de cadeira de balanço, 60

dedo do, 60
  hipoplasia de, 60
  deformidade dos, 60
  posicionais, 60
  distúrbios do, 826, 827*t*
    ABS congênita, 826
    banda amniótica, 826
      congênita, 826
    fendido, 826
      definição, 826
      tratamento, 826
    macrodactilia, 826
    neonatais, 827*t*
      diagnóstico diferencial dos, 827*t*
    polidactilia, 826
    sindactilia, 826
  torto, 60
Pectus
  carinatum, 55
  excavatum, 55
PEEP (Pressão Positiva Expiratória Final), 17, 72
  reanimador da peça T, 19*f*
Peito
  de pombo, 55
Pele
  cor, 44
  cuidado da, 165
    em ELBW, 165
  erupções cutâneas, 47
  nevos, 48
  pré-auriculares, 51
    plicomas de, 51
  sacrais, 61
    plicomas de, 61
Pelo(s)
  nas orelhas, 51
Penicilina G
  benzatina, 994
    Bicillin L-A, 994
  parenteral, 994
  procaína, 994
    Wycillin, 994
Pênis
  com membrana, 58
  tamanho do, 58
Pentobarbitol
  sódico, 995
    Nembutal, 995
Pepcid, 967

Perfuração
  esofágica, 134
  suspeita de, 134
Pericardiocentese, 311-313
  complicações, 313
  equipamento, 311
  indicações, 311
  locais recomendados, 312*f*
  procedimento, 311
Pérola(s) Radiográfica(s)
  distúrbios abdominais, 154
    ar, 154, 155
      no cólon, 154
      no estômago, 154
      no intestino delgado, 154
      no reto, 154
      venoso portal, 155
    ascite, 154
    calcificação, 154
    gás no abdome, 155
      ausência de, 155
    íleo, 155
    obstrução intestinal, 154
    pneumatosis intestinalis, 155
    pneumoperitônio, 154
    situs inversus, 155
  doenças cardíacas, 151
    anomalia de Ebstein, 154
    atresia tricúspide, 153
    CHF, 153
    coarctação da aorta, 153
    defeito septal, 153, 154
      atrial, 154
      ventricular, 153
    dextroversão cardíaca, 151
    estenose valvar, 154
      pulmonar, 154
    HLHS, 153
    PDA, 153
    TAPVR, 153
    TGA, 153
    TOF, 153
    truncus arteriosus, 153
  doenças pulmonares, 147
    atelectasia, 150
    BPD, 147
    edema pulmonar, 151
    hipoplasia pulmonar, 151
    MAS, 147
    pneumonia, 147
    RDS, 147
    TTN, 147

    vazamento de ar, 149
    síndromes de, 149
Pérola(s)
  de Ebstein, 47
  de Epstein, 53
  penianas, 47, 58
Pescoço
  bócio, 50
  cistos, 50
    de ducto tireoglosso, 50
    de fenda branquial, 50
    com membrana, 50
  curto, 50
  higroma cístico, 50
  torcicolo, 50
  torto, 50
Peso
  ao nascimento, 17*t*, 29-42, 44
    classificação do, 29-42, 44
      ELBW, 35
      GA e, 44
      HBW, 35
      LBW, 35
      microprematuro, 35
      NBW, 35
      VHBW, 35
      VLBW, 35
    e GA combinados, 35
      classificação pelo, 35
    expectativa de, 17*t*
      às 24-38 semanas, 17*t*
  do recém-nascido, 44
  fetal, 2
    avaliação do, 2
  tabela de conversão de, 1069
PetCO$_2$ (Pressão Parcial Expiratória Final de Dióxido de Carbono), 1043
  limitações, 72
  vantagens, 72
Peters
  anomalia de, 52
PF (Púrpura Fulminante)
  apresentação clínica, 907
  controle, 907
  definição, 907
  diagnóstico, 907
  fatores de risco, 907
  fisiopatologia, 907
  incidência, 907
  prognóstico, 907

ÍNDICE REMISSIVO

PFFD (Deficiência Femoral Focal Proximal)
  definição, 825
  tratamento, 825
PFIC (Colestase Intra-Hepática Familiar Progressiva), 739, 740
PG (Fosfatidilglicerol)
  e maturidade pulmonar, 8
  fetal, 8
PH (Hipertensão Pulmonar)
  na BPD, 767
  na CLD, 767
PHH (Hidrocefalia Pós-Hemorrágica), 719, 721, 733
Picada
  no calcanhar, 313-317
    complicações, 317
    equipamento, 313
    indicações, 313
    locais para, 316f
    procedimento, 314
    sangue capilar, 313-317
      amostragem de, 313-317
    técnica para, 316f
PICC (Cateter Central Inserido Perifericamente), 253
PIE (Enfisema Intersticial Pulmonar), 149, 153f
  apresentação clínica, 886
  controle, 886
  definição, 886
  diagnóstico, 886
  HFJV no, 84
  incidência, 886
  prognóstico, 887
Pierre Robin
  sequência de, 879
    apresentação clínica, 879
    fisiopatologia, 879
    incidência, 879
    mortalidade neonatal, 879
    tratamento, 879
  síndrome de, 54, 653
    apresentação clínica, 653
    definição, 653
    fisiopatologia, 653
    tratamento, 654
PIP (Pressão Inspiratória Máxima), 72
Piperacilina
  sódica, 995
    Pipracil, 995

Piperacilina-Tazobactam
  Zosyn, 995
PIPP (*Premature Infant Pain Profile*), 173
Pipracil, 995
Piridoxina
  convulsões
    dependentes de, 364
  Vitamina B_6, 996
Pirimetamina
  Daraprim, 996
PKU (Fenilcetonúria), 701
  na NBS, 176
Placenta
  localização da, 3
  avaliação da, 3
Plagiocefalia, 49
Plaqueta(s)
  contagem de, 332
  e DIC, 332
  e trombocitopenia, 332
Plexo
  braquial, 828
    lesões do, 828
      definição, 828
      tratamento, 829
Plicoma(s)
  de pele, 51, 61
  pré-auriculares, 51
  sacrais, 61
PMA (Idade Pós-Menstrual), 210
PN (Nutrição Parenteral)
  vias intravenosas em, 122
    cateteres umbilicais, 123
    central, 122
    periférica, 123
  monitoramento da, 126
    para recém-nascidos, 127t
  complicações da, 126
    associados ao cateter, 126
    infecção, 126
    metabólicas, 127
Pneumatocele, 888
Pneumatosis intestinalis, 155
Pneumomediastino, 149, 152f
  apresentação clínica, 884
  controle, 884
  definição, 883
  diagnóstico, 884
  fatores de risco, 884

fisiopatologia, 884
incidência, 883
prognóstico, 884
Pneumonia, 147
Pneumopericárdio, 149, 372
  apresentação clínica, 887
  controle, 887
  definição, 887
  diagnóstico, 887
  fatores de risco, 887
  fisiopatologia, 887
  incidência, 887
  prognóstico, 887
Pneumoperitônio, 154, 504-510
  apresentação clínica, 887
  banco de dados, 507
  controle, 888
  definição, 887
  diagnóstico diferencial, 505
    e doença respiratória, 506
    e perfuração GI, 505
    neonatal benigno, 507
    sem causa conhecida, 507
    pseudopneumoperitônio, 507
  diagnóstico, 887
  fatores de risco, 887
  fisiopatologia, 887
  incidência, 887
  perguntas imediatas, 504
  plano, 509
  prognóstico, 888
  problema, 504
Pneumorretroperitônio, 888
Pneumotórax, 510-516
  achados clínicos, 512
  apresentação clínica, 884
  controle, 885
  definição, 884
  diagnóstico diferencial, 511
    atelectasia, 512
      com hiperinsuflação compensadora, 512
    CCAM, 512
    CDH, 512
    cistos pulmonares, 512
      congênitos, 512
    enfisema lobar, 512
      congênito, 512
    pneumomediastino, 512
    pneumopericérdio, 512
    sintomático, 511
  diagnóstico, 885

fatores de risco, 884
fisiopatologia, 884
incidência, 884
perguntas imediatas, 511
plano, 513
problema, 510
  espontâneo, 510
  traumático, 510
prognóstico, 886
de tensão, 149, 152f, 511, 514f
  aspiração de emergência
    para, 514f
  com agulha, 514f
  versus sem tensão, 511
Polegar
  aplasia de, 60
  polidactilia do, 824
  pré-axial, 824
Policitemia, 516-521, 817-821
  apresentação clínica, 820
  banco de dados, 518
  definição, 817
  diagnóstico diferencial, 517
    desidratação, 517
    Hct falsamente elevado, 517
    policitemia, 517
      primária, 517
      secundária, 517
  diagnóstico, 820
  fatores de risco, 819
  fisiopatologia, 818
  incidência, 818
  perguntas imediatas, 516
  plano, 518
  problema, 516
  prognóstico, 821
  tratamento, 820
Polidactilia, 60
  definição, 823, 826
    central, 824
    do polegar, 824
    pré-axial, 824
    ulnar, 823
    pós-axial, 823
  tratamento, 824, 826
Poliestirenossulfonato, 996
  de sódio, 996
Polycillin, 947
Polycitra-K, 1001
Pompe
  doença de, 53, 54, 699

Poractante
  alfa, 996
    Curosurf, 996
Porencefalia
  focal, 140f
Potássio
  acetato de, 997
  clavulanato de, 1004
    ticarcilina dissódica e, 1004
  distúrbios, 96
    hiperpotassemia, 96
    hipopotassemia, 96
  em ELBW, 161
Potencial(is)
  evocados, 185
    AEP, 185
    SEP, 186
    VEP, 186
Potter
  sequência de, 878
    achados físicos, 878
    fisiopatologia, 878
    incidência, 878
    mortalidade neonatal, 878
PPH (Hipertensão Pulmonar
  Persistente), 370
PPHN (Hipertensão Pulmonar
  Persistente Neonatal), 371,
  372, 656, 760-767
  apresentação clínica, 762
  definição, 760
  diagnóstico, 762
  fatores de risco, 761
  fisiopatologia, 760
  incidência, 760
  na BPD/CLD, 767
  prognóstico, 767
  tratamento, 763
PRBC (Transfusão
  de Concentrado de
  Hemácias), 782
Precaução(ões)-Padrão
  para procedimentos
    neonatais, 227
    componentes-chave, 227
    tempo parado, 227
Precórdio
  hiperativo, 814
Prednisona
  Intensol, 998
  concentrada, 998
  líquida, 998

Pré-eclâmpsia
  bebê pré-termo e, 169
  tardio, 169
Prega(s)
  epicânticas, 52
  mucosa, 59
  vaginal, 59
Prematuridade
  e aspirados biliosos, 357
  grau de, 211
    correção para, 211
  osteopenia da, 805-809
    apresentação clínica, 807
    definição, 805
    diagnóstico, 808
    fatores de risco, 806
    fisiopatologia, 806
    incidência, 806
    prognóstico, 809
    tratamento, 809
  raquitismo da, 805
Prescrição(ões)
  na internação, 1052
Pressão
  de pulso, 814
    aumento da, 814
  intracraniana, 49, 64
    aumentada, 49, 64
    sintomas de, 64
  na via aérea, 72
    Paw, 72
    PEEP, 72
    PIP, 72
Prevacid, 980
Prevnar, 1006
Priapismo, 58
Prilocaína
  creme, 982
    EMLA, 982
Prilosec, 991
Primacor, 986
Problema(s)
  dermatológicos, 384-393
    banco de dados, 390
    diagnóstico
      diferencial, 384
    perguntas imediatas, 384
    plano, 391
  musculoesqueléticos, 821-829
    artrogripose múltipla
      congênita, 826

ÍNDICE REMISSIVO

distúrbios, 824, 825
  da extremidade inferior, 825
  do pé, 826, 827*t*
  do quadril, 824
  na coluna vertebral, 822
    escoliose, 822
    espinha bífida, 822
    torcicolo, 823
ortopédicos, 821-829
  anomalias, 823
    das mãos, 823
    do membro superior, 823
  infecções, 829
    osteomielite, 829
  lesões relacionadas com o
    parto, 828*t*
    fatores de risco, 828*t*
  tocotraumatismo, 826
socials, 165
  ELBW e, 165
Procainamida
  cloridrato de, 998
Procedimento(s)
  neonatais, 227-229
    princípios de, 227-229
      consentimento
        informado, 227
      considerações
        na NICU, 228
      manejo da dor, 229
      precauções-padrão, 227
Processo Xifoide
  proeminência do, 55
Procrit, 966
Produto(s)
  de sangue, 189
    dirigidos pelo doador, 189
    do banco de sangue, 190
      crioprecipitado, 191
      eritrócitos, 190
      plaquetas, 192
      plasma, 191
Proeminência
  do processo xifoide, 55
Proglycem, 961
PROM (Ruptura Prematura
  das Membranas)
  bebê pré-termo e, 169
  tardio, 169
  ovulares, 328
Prontuário(s), 1050-1053
  evolução, 1051

internação, 1050, 1052
  história de, 1050
  prescrições na, 1052
  sumário de alta, 1053
Propofol, 13
Propranolol
  Inderal, 998
Prostaciclina, 80
Prostaglandina E_1, 944
Prostaphilin, 992
Prostigmin, 988
Prostin VR, 944
Protamina
  sulfato de, 999
Proteína(s)
  na solução de PN, 124
  necessidade de, 98
    do recém-nascido, 98
Proventil, 944
Prune Belly
  síndrome de, 666
    apresentação clínica, 666
    definição, 666
    diagnóstico, 667
    tratamento, 667
Pseudocianose, 373
Pseudo-Hermafroditismo
  feminino, 632
Psicoprofilaxia
  da analgesia, 12
  no trabalho de parto, 11
Ptose, 52
  congênita, 645
    apresentação clínica, 646
    definição, 645
    fatores de risco, 645
    fisiopatologia, 645
    incidência, 645
    prognóstico, 646
    tratamento, 646
PUBS (Amostragem Sanguínea
  Umbilical Percutânea), 4
Pulmão(ões)
  compressão dos, 371
    externa, 371
  doenças cirúrgicas dos, 653-657
    do recém-nascido, 653-657
      CAM, 655
      CDH, 656
      enfisema lobar cístico, 655
      sequestro pulmonar, 655

Pulso(s)
  palpar os, 57
    braquiais, 55
    femorais, 55
    pediosos, 55
    radiais, 55
  periféricos, 814
    amplos, 814
  pressão de, 814
    aumento da, 814
Punção
  espinal, 317-321
Punção Arterial
  acesso arterial, 241-243
    da artéria radial, 241-243
      complicações, 243
      equipamento, 241
      indicações, 241
      procedimento, 241
PUVs (Válvulas Uretrais
  Posteriores)
  apresentação clínica, 667
  definição, 667
  diagnóstico, 667
  tratamento, 667
P-V (Pressão-Volume)
  alças de, 73
PVD (Dilatação Venrticular
  Pós-Hemorrágica), 733
PVE (Ecogenicidade
  Periventricular), 142*f*
PVET (Exsanguinotransfusão
  em Vasos Periféricos), 230
PVHI (Infarto Hemorrágico
  Periventricular), 719, 721
PVL (Leucomalacia
  Periventricular), 142*f*, 143*f*, 721
PVT (Trombose da Veia Porta)
  apresentação clínica, 910
  controle, 910
  definição, 910
  diagnóstico, 910
  fatores de risco, 910
  fisiopatologia, 910
  incidência, 910
  prognóstico, 910

Q

Quadril(s)
  DDH, 62
    avaliar quanto a, 62
    imageamento para, 62

recomendações da AAP, 61
sinal de Allis, 62
teste de Galeazzi, 62
Queixo
  pequeno, 54
Questran, 960

R

Radiografia(s)
  abdominais, 133, 155f
  bebegrama, 133
  com radionuclídeos, 134
  de abdome, 156f
  de tórax, 73, 133, 144f, 148f, 150-153f, 353
  de UAC, 146f, 147f
    alto, 146f
    baixo, 147f
  de UVC, 146f
  estudos contrastados, 133
    com bário, 133
  HOWS, 134
  LOWS, 134
  pneumoperitônio em, 154f
Radionuclídeo(s)
  estudos com, 134
    cintigrafia, 134
      com HIDA, 135
      de refluxo, 134
      óssea radionuclídica, 134
      radionuclídica, 134
Ranitidina
  Zantac, 999
Rânula, 53
RAT (Trombose Atrial Direita)
  apresentação clínica, 909
  controle, 909
  definição, 909
  diagnóstico, 909
  fatores de risco, 909
  fisiopatologia, 909
  incidência, 909
  prognóstico, 909
RDC (Cianose Diferencial Inversa), 45, 370
RDS (Síndrome da Agústia Respiratória), 868-873
  apresentação clínica, 869
  definição, 868
  diagnóstico, 870
  fatores de risco, 869, 870t

fisiopatologia, 869
incidência, 869
prognóstico, 873
tratamento, 871
RDS (Síndrome do Desconforto Respiratório), 70, 147, 148f
  e bebê pré-termo, 169
    tardio, 169
  fetal, 8
  ventilação na, 84
    de alta frequência, 84
Reação(ões)
  transfusionais, 192
    alérgicas, 193
    contaminação
      bacteriana, 193
    febris, 193
      não hemolíticas, 193
    hemólise intravascular, 192
      aguda, 192
    hiperpotassemia, 193
    hipotermia, 193
    LPAAT, 193
    TRALI, 193
Readmissão
  bebê pré-termo e, 170
    tardio, 170
Reanimação
  de ELBW, 157
    na sala de parto, 157
      suporte respiratório, 157
      termorregulação, 157
      transporte, 157
  do recém-nascido, 15-23
    algumas situações, 16t
      de alto risco, 16t
    avaliação da
      necessidade de, 16
      atividade respiratória, 16
      HR, 16
    drogas usadas em, 21
      medicações, 22
      via de administração, 22
    equipamento para, 16t
    eventos fisiológicos ao nascimento, 15
      anormais, 15
      normais, 15
    expectativa de peso, 17t
      às 24-38 semanas, 17t

outras medidas
  suportivas, 23
  descontinuação da, 23
  preparação dos pais, 23
  regulação
    da temperatura, 23
  restrição da, 23
parto de alto risco, 15
  preparação para, 15
técnica de, 17
  drogas usadas em, 21
  medidas suportivas, 23
Reanimador
  de peça T. PEEP, 19f
Recém-nascido(s)
  a termo, 1054
    imunizações para, 1054
  anestesia obstétrica e o, 9-14
    analgesia, 10
      no trabalho de parto, 10
    para cesariana, 12
    transferência placentária, 9
      de drogas, 9
  avaliação da, 172
    continuada, 173
    sintomas comuns de, 172
    versus desconforto, 173
  classificação dos, 37f
    pela GA, 37f
    pelo crescimento
      intrauterino, 37f
  doenças cirúrgicas do, 650-670
    da árvore traqueobrônquica, 653-657
    das vias aéreas, 653-657
      anel vascular, 654
      anormalidades intrínsecas das, 653
      atresia de coanas, 653
      fenda
        laringotraqueoesofágica, 654
      síndrome
        de Pierre Robin, 653
      TEF, 654
    defeitos da parede
      abdominal, 650-652
      gastrosquise, 650
      hérnia, 652
        inguinal, 652
        umbilical, 652

ÍNDICE REMISSIVO

hidrocele, 652
onfalocele, 651
dos pulmões, 653-657
  CAM, 655
  CDH, 656
  enfisema lobar cístico, 655
  sequestro pulmonar, 655
massas abdominais, 658-659
  GI, 658
  hepáticas, 658
  ovarianas, 658
  renais, 658
obstrução do trato alimentar, 659-663
  ânus imperfurado, 662
  atresia de esôfago com TEF, 659
  duodenal, 660
  intestinal, 661
    distal, 661
    proximal, 661
  NEC, 663
transtornos urológicos, 664-668
  criptorquidismo, 664
  epispadia, 665
  extrofia, 666
    clássica de bexiga, 666
    de cloaca, 666
  hidronefrose, 667
  hipospadia, 665
  massas, 664
    escrotais, 664
    testiculares, 664
  PUVs, 667
  síndrome, 666
    de Eagle-Barrett, 666
    de *prune belly*, 666
    do ventre de ameixa, 666
  testículo não descido, 664
tumores retroperitoneais, 668-670
  de Wilms, 669
  nefroblastoma, 669
  nefroma mesoblástico, 669
  neuroblastoma, 668
  teratoma, 669
dor no, 171-175
ECLS no, 194-207
  alterações no circuito, 204
  atordoamento miocárdico, 204
  comparação
    do VA ECLS, 200
    com VV ECLS, 200
  complicações do, 207
  consentimento parental, 198
  contraindicações
    relativas, 196
  diretrizes, 201
    de canulização, 201
  estudos pré-ECLS, 199
  função renal na, 204
  indicações, 194
  manejo do, 204
    considerações práticas, 204
  medicações, 204
  monitoramento na, 203
  neurodesenvolvimento, 207
    resultados do, 207
  nutrição, 204
  pacientes apropriados para, 194
  preparação pré-ECLS, 199
  preparação, 201
  pré-tratamento, 199
    com glicocorticoides, 199
  prognóstico, 207
  repouso pulmonar na, 203
  transferência e, 198
  troca gasosa, 199
  trombose no circuito, 204
  escalas de avaliação, 173
    CRIES, 173
    NIPS, 173
    N-PASS, 173
    PDBP, 173
exame físico do, 43-64
  abdome, 57
    auscultação, 57
    diástase dos retos do, 57
    escafoide, 57
    lista negra, 57
    observação, 57
    palpação, 57
    síndrome de ventre em ameixa seca, 57
  ânus, 59
  aparência geral, 44
  boca, 53
    anciloglossia, 54
    cistos alveolares, 53
    deformidade posicional da mandíbula, 53
    dentes, 53
    fenda labial/palatina, 53
    glossoptose, 54
    macroglossia, 53
    micrognatia, 54
    mucocele, 53
    nódulos de Bohn, 53
    pérola de Epstein, 53
    queixo pequeno, 54
    rânula, 53
    saliva, 54
      copiosa, 54
      espumosa, 54
    sapinho, 54
    úvula bífida, 53
  cabeça, 48
    acrocefalia, 50
    anencefalia, 50
    braquicefalia, 49
    caput succedaneum, 49
    cefaloematoma, 49
    craniossinostose, 49
    craniotabes, 49
    dolicocefalia, 50
    escafocefalia, 50
    fontanelas, 48
      anterior, 48
      posterior, 48
    hematoma subgaleal, 49
    hemorragia subgaleal, 49
    macrocefalia, 48
    microcefalia, 48
    moldagem cefálica, 49
    plagiocefalia, 49
    pressão intracraniana aumentada, 49
  circunferência, 44
    abdominal, 44
    da cabeça, 44
    do tórax, 44
  coluna vertebral, 61
    covinha simples, 61
    fosseta coccígea, 61
    meningomielocele, 61
    plicomas
      de pele sacrais, 61
  comprimento, 44
  coração, 55
    checar sinais de CHF, 57

palpar os pulsos, 55
  braquiais, 55
  femorais, 55
  pediosos, 55
  radiais, 55
  sopros, 55
extremidades, 59
  amputação congênita, 61
    de dedos, 61
    de membros inferiores, 61
    de membros superiores, 61
  aplasia, 60
    de dedo, 60
    de polegar, 60
  aracnodactilia, 60
  artrogripose multiplex congênita, 60
  braquidactilia, 60
  camptodactilia, 60
  clinodactilia, 60
  dedos superpostos, 60
  deformidades, 60
    posicionais dos pés, 60
    ungueais, 60
  genu recurvatum, 60
  hipoplasia de dedo, 60
    da mão, 60
    do pé, 60
  metatarso, 60
    valgo, 60
    varo, 60
  pé, 60
    de cadeira de balanço, 60
    torto, 60
  polidactilia, 60
  sindactilia, 60
  sulco simiesco, 60
  talipo equinovaro, 60
  torção tibial, 60
face, 50
  hipertelorismo, 51
  lesão do nervo facial, 51
  melotia, 51
  micrognatia, 51
  orelhas em baixa implantação, 51
GA, 44
genitália, 58
  feminina, 59
  masculina, 58
linfonodos, 59
nariz, 53
  batimento nasal, 53
  corrimento, 53
  entupido, 53
  espirros, 53
  fungar, 53
  septo nasal luxado, 53
olhos, 51
  coloboma, 52
  conjuntivite, 52
  dacriocistoceles, 52
  dacriostenose, 52
  hemorragia subconjuntival, 52
  hipertelorismo, 52
  largamente espaçados, 52
  leucocoria, 52
  manchas de Brushfield, 52
  movimentos desconjugados, 52
  nistagmo, 52
  osteogênese imperfeita, 52
  pregas epicânticas, 52
  ptose, 52
orelhas, 51
  anotia, 51
  com implantação baixa, 51
  de abano, 51
  de sátiro, 51
  de Spock, 51
  grandes, 51
  macrotia, 51
  melotia, 51
  microtia, 51
  orifícios pré-auriculares, 51
  papilomas, 51
  pelos nas, 51
  pendente, 51
  pequenas, 51
  plicomas de pele pré-auriculares, 51
  proeminente, 51
pele, 44
  cor, 44
  erupções cutâneas, 47
  nevos, 48
pescoço, 50
  bócio, 50
  cistos, 50
    de ducto tireoglosso, 50
    de fenda branquial, 50
  com membrana, 50
  curto, 50
  higroma cístico, 50
  torcicolo, 50
  torto, 50
peso, 44
quadris, 61
  DDH, 62
    imageamento para, 62
  recomendações da AAP, 61
  sinal de Allis, 62
  teste de Galeazzi, 62
reto, 59
sinais vitais, 43
  BP, 43
  frequência cardíaca, 43
  oximetria de pulso, 43
  respirações, 43
  temperatura, 43
sistema nervoso, 62
  distúrbios neurológicos, 64
    sinais gerais de, 64
  movimento, 63
  nervos, 63
    cranianos, 63
    periféricos, 63
  reflexos, 63
  tônus muscular, 62
tórax, 54
  clavícula fraturada, 55
  em barril, 55
  em funil, 55
  mamas em recém-nascido, 55
  mamilos invertidos, 55
  observação, 54
  pectus, 55
    carinatum, 55
    excavatum, 55
  peito de pombo, 55
  proeminência do processo xifoide, 55
  sons respiratórios, 55
tronco, 61

ÍNDICE REMISSIVO

umbigo, 57
  cisto de geleia
    deWharton, 58
  hemangioma umbilical, 58
  hematomas umbilicais, 58
  hérnias umbilicais, 58
  onfalite, 57
  úraco patente, 58
  fisiologia da, 171
  definição, 171
  desenvolvimento, 172
  exposição a estímulos
    nocivos, 172
  intervenção na, 174
    farmacológica, 174
    não farmacológica, 174
  necessidades nutricionais, 98
    calorias, 98
    carboidratos, 98
    deficiência de ferro, 103
    gorduras, 98
    líquidos, 103
    minerais, 98
    proteínas, 98
    vitaminas, 98
  reanimação do, 15-23
    algumas situações, 16*t*
    de alto risco, 16*t*
    avaliação
      da necessidade de, 16
      atividade respiratória, 16
      HR, 16
    equipamento para, 16*t*
    eventos fisiológicos ao
      nascimento, 15
      anormais, 15
      normais, 15
    expectativa de peso, 17*t*
      às 24-38 semanas, 17*t*
    parto de alto risco, 15
    preparação para, 15
    técnica de, 17
      cardíaca, 21
      drogas usadas em, 21
      medidas suportivas, 23
      ventilatória, 17
  tipos de, 172
    crônica, 172
    de procedimento, 172
    pós-operatória, 172
    tocotraumatismo, 172
    trauma de parto, 172
  tratamento da, 174
    práticas melhores de, 174
  ventilação do, 19*f*
    com bolsa, 19*f*
    e máscara, 19*f*
Recombivax HB, 1007
Reflexo(s)
  de andar, 63
  de apoio positivo, 63
  de Babkin, 63
  de busca, 63
  de colocação, 63
  de dar passo, 63
  de endireitamento do
    pescoço, 63
  de esgrimir, 63
  de Galant, 63
  de Moro, 63
  de nadar, 63
  de piscar, 63
  de preensão, 63
    agarro palmar, 63
    plantar, 63
  de susto, 63
  glabelar, 63
  por distúrbio
    neurológico, 64
    assimétricos, 64
    ausentes, 64
    deprimidos, 64
    exagerados, 64
  protetor, 63
  tônico, 63
    do pescoço
      assimétrico, 63
Reflexologia, 218
Refluxo
  cintigrafia de, 134
  duodenogástrico, 357
Regitine, 969
Reglan, 984
Regulação Térmica, 64-69
  hipertermia, 68
    consequências da, 69
    diagnóstico diferencial, 69
    tratamento, 69
  hipotermia, 64
    consequências da, 64
    tratamento da, 66
    equipamento, 67
  perda excessiva de calor, 64
    consequências da, 64
    mecanismos de, 66
Reiki, 217
Relação
  a/A, 71
  de O_2, 71
Relaxante(s) Muscular (es)
  na cesariana, 13
    atracúrio, 13
    cisatracúrio, 13
    pancurônio, 13
    rocurônio, 13
    succinilcolina, 13
    vecurônio, 13
Remifentanil, 10
Remoção
  do cateter, 271
    de cateterismo vesical, 271
  do UAC, 240
  do UVC, 248
rEpo, 966
Resíduo
  gástrico, 355-361
    banco de dados, 358
    diagnóstico diferencial, 356
    perguntas imediatas, 355
    plano, 359
    problema, 355
Respiração(ões), 43
  irregulares, 64
  superficiais, 64
    por distúrbio
      neurológico, 64
Retina
  descolamento de, 52
Retinoblastoma, 52
  apresentação clínica, 646
  definição, 645
  fatores de risco, 645
  fisiopatologia, 645
  incidência, 645
  prognóstico, 646
  tratamento, 646
Reto, 59
Retorno
  venoso pulmonar, 56
    anômalo, 56
    parcial, 56
    total, 56
Retração(ões)
  esternais, 70

intercostais, 70
subcostais, 70
Revatio, 1001
R-Gene, 948
Rh
　incompatibilidade de, 771-776
　　apresentação clínica, 772
　　definição, 771
　　diagnóstico, 772
　　fatores de risco, 771
　　fisiopatologia, 771
　　incidência, 771
　　prognóstico, 776
　　tratamento, 773
Rieger
　síndrome de, 634
　e DSDs, 634
Rifampicina, 1000
Rim
　displásico, 659
　　multicístico, 659
R_L (Resistência), 73
RLF (Fibroplasia Retrolenticular), 845
Rocephin, 955
Rocurônio, 13, 1000
ROP (Retinopatia de Prematuridade), 81, 210, 358, 845-849
　apresentação clínica, 846
　definição, 845
　　cicatricial, 845
　　RLF, 845
　diagnóstico, 847
　estágio III da, 847f
　　moderado, 847f
　fatores de risco, 846
　fisiopatologia, 845
　incidência, 845
　prognóstico, 849
　tratamento, 848
Ropivacaína, 12
Rotor
　síndrome de, 698
RSV (Vírus Sincicial Respiratório), 170, 937-940
　apresentação clínica, 938
　definição, 937
　diagnóstico, 938
　fatores de risco, 937
　fisiopatologia, 937

incidência, 937
infecção pelo, 170
　bebê pré-termo e, 170
　tardio, 170
prognóstico, 940
tratamento, 938
Rubéola, 850-852
　apresentação clínica, 850
　definição, 850
　diagnóstico, 851
　fatores de risco, 850
　fisiopatologia, 850
　incidência, 850
　prognóstico, 852
　tratamento, 852
Ruído, 213
Ruptura
　amniótica, 878
　　sequência de, 878
　　　achados físicos, 879
　　　fisiopatologia, 878
　　　incidência, 878
　　　mortalidade neonatal, 878
RVT (Trombose da Veia Renal), 659
　apresentação clínica, 909
　controle, 909
　definição, 909
　diagnóstico, 909
　fatores de risco, 909
　fisiopatologia, 909
　incidência, 909
　prognóstico, 910

S

SAH (Hemorragia Subaracnoide)
　apresentação clínica, 718
　definição, 718
　diagnóstico, 718
　fatores de risco, 718
　fisiopatologia, 718
　incidência, 718
　prognóstico, 718
　tratamento, 718
Sala de Parto
　manejo na, 157
　　de ELBW, 157
　　　ética, 157
　　　reanimação, 157

Saliva
　copiosa, 54
　espumosa, 54
Sandostatin, 991
Sangramento Gastrointestinal
　do trato superior, 521-526
　　banco de dados, 523
　　diagnóstico diferencial, 522
　　　anomalias vasculares, 523
　　　causas raras, 523
　　　coagulopatia, 523
　　　colite alérgica, 523
　　　defeitos congênitos, 523
　　　estenose pilórica, 523
　　　medicações, 523
　　　NEC, 523
　　　sepse, 523
　　　trauma, 522
　　　verdadeiro, 522
　　perguntas imediatas, 521
　　plano, 524
　　problema, 521
Sangramento
　no CNS, 363
Sangue
　arterial, 70
　　valores normais no, 70
　　dos gases, 70
　capilar, 313-317
　　amostragem de, 313-317
　　　complicações, 317
　　　equipamento, 313
　　　indicações, 313
　　　procedimento, 314
　doação de, 188, 189
　　autólogo, 189
　　　clampeamento retardado do cordão, 189
　　　reservatório fetoplacentário, 189
　　de rotina, 188
　　　riscos residuais, 189
　　　voluntárias, 188
　nas fezes, 526-532
　　banco de dados, 530
　　diagnóstico diferencial, 527
　　　estrias de sangue vermelho-vivo, 529
　　　grosseiramente sanguíneas, 528
　　　hematoquezia, 528

ÍNDICE REMISSIVO

manchas na fralda, 530
melena, 527
oculto GI, 530
vermelho-vivo
misturado, 529
perguntas imediatas, 526
plano, 532
problema, 526
produtos de, 189
dirigidos pelo doador, 189
Sapinho, 54
Sátiro
orelha de, 51
SDH (Hemorragia Subdural)
apresentação clínica, 717
definição, 716
diagnóstico, 717
fatores de risco, 717
fisiopatologia, 717
incidência, 717
prognóstico, 717
tratamento, 717
Sedação, 533-538
banco de dados, 535
diagnóstico diferencial, 533
indicações, 534
pergutnas imediatas, 533
plano, 535
problema, 533
Sedativo(s)
na analgesia, 10
no trabalho de parto, 10
barbitúricos, 10
benzodiazepinas, 11
para suporte respiratório, 80
Seio Venoso
trombose de, 364
perinatal, 364
SEP (Potencial Evocado
Somatossensitivo), 186
Sepse, 364, 853-861
apresentação clínica, 855
baixo risco de, 330
definição, 853
diagnóstico, 856
fatores de risco, 854
fisiopatologia, 853
EOS, 853
LOS, 854
microbiologia, 854
incidência, 853

marcador para, 330
neutropenia, 330
precoce, 860*f*
prevenção
secundária de, 860*f*
prognóstico, 861
provada por cultura, 330
risco aumentado de, 330
suspeitada, 330
tratamento, 858
Septicemia, 715
Septo
intacto, 56, 57
interventricular, 56
atresia pulmonar com, 56
ventricular, 57
estenose
pulmonar com, 57
nasal, 53
luxado, 53
Sequência(s)
de oligo-hidrâmnio, 878
achados físicos, 878
fisiopatologia, 878
incidência, 878
mortalidade neonatal, 878
de Pierre Robin, 879
apresentação clínica, 879
fisiopatologia, 879
incidência, 879
mortalidade neonatal, 879
tratamento, 879
de Potter, 878
achados físicos, 878
fisiopatologia, 878
incidência, 878
mortalidade neonatal, 878
de ruptura amniótica, 878
achados físicos, 879
fisiopatologia, 878
incidência, 878
mortalidade neonatal, 878
Sequestro
pulmonar, 655
apresentação clínica, 655
definição, 655
diagnóstico, 655
fisiopatologia, 655
tratamento, 655
Sevoflurano, 13
SGA (Pequeno para a Idade
Gestacional), 29

características de, 36
bebês pequenos, 36
constitucionalmente, 36
restrição do crescimento, 36
fetal, 36
intrauterino, 36
definiçoes de, 36
SHMF (Similac Fortificador de
Leite Humano)
calorias, 121
composição, 121
uso, 121
SIDS (Síndrome da Morte
Súbita do Lactente), 558
bebê pré-termo e, 170
tardio, 170
Sífilis, 862-868
apresentação clínica, 863
definição, 862
diagnóstico, 864
fatores de risco, 863
fisiopatologia, 863
incidência, 863
prognóstico, 868
tratamento, 865
Sildenafil, 80
Sildenafila
Revatio, 1001
Viagra, 1001
Sinal
de Allis, 62
de arlequim, 46
Sinal(is) Vital(is)
no recém-nascido, 43
BP, 43
frequência cardíaca, 43
oximetria de pulso, 43
respirações, 43
temperatura, 43
Sindactilia, 60
definição, 824, 826
tratamento, 824, 826
Síndrome(s)
cérebro-hepatorrenal, 742
comuns de MCA, 874-881
ABS, 878
aconselhamento
genético, 876
cromossômicas, 877
de deleção 22q11.2, 877
de Williams, 878

monossomia do
  cromossomo X, 877
trissomia 13, 877
trissomia 18, 877
trissomia 21, 877
de malformações
  teratogênicas, 880
  da hidantoína fetal, 880
  do valproato fetal, 880
  doenças infecciosas, 881
  embriopatia diabética, 881
  FAS, 880
  isotretinoína fetal, 880
  mães com distrofia
    miotônica, 881
definição, 874
diagnóstico, 874
  abordagem geral ao, 874
  em neonatos, 875t
    sinais, 875t
    sintomas, 875t
incidência, 874
sequências comuns, 878
  artrogripose, 879
  de oligo-hidrâmnio, 878
  de Pierre Robin, 879
  de Potter, 878
  de ruptura amniótica, 878
testes genéticos, 876
variadas, 879
  associação
    VATER/VACTERL, 879
  BWS, 880
  CHARGE, 879
com situs anormal, 583
cromossômicas, 634
  e DSDs, 634
  de CHARGE, 634
  de Rieger, 634
  de Smith-Lemli-Opitz, 634
da transfusão, 712
  feto-fetal, 712
    anastomose vascular, 712
    incidência, 712
    manifestações clínicas, 713
de Alagille, 739
de Gilbert, 750
de Beckwith, 53
de Crigler-Najjar, 698
de deficiência, 365
  de GLUT-1, 365
  de DeVivo, 365

de DiGeorge, 877
  achados físicos, 878
  anomalias associadas, 878
  incidência, 878
  mortalidade neonatal, 878
de Down, 877
  achados físicos, 877
  anomalias associadas, 877
  incidência, 877
  mortalidade neonatal, 877
de Dubin-Johnson, 698
de Eagle-Barrett, 666
de Edward, 877
  achados físicos, 877
  anomalias associadas, 877
  incidência, 877
  mortalidade neonatal, 877
de Ellis-van Creveld, 826
de infecção amniótica, 715
de escape de ar, 881-888
  apresentação clínica, 883
  controle, 883
  definição, 881
  diagnóstico, 883
  específicos, 883
    enfisema subcutâneo, 888
    PIE, 886
    pneumatocele, 888
    pneumomediastino, 883
    pneumopericárdio, 887
    pneumoperitônio, 887
    pneumorretroperitônio, 888
    pneumotórax, 884
  fatores de risco, 882
  fisiopatologia, 882
  incidência, 882
  prognóstico, 883
de hiperviscosidade, 372
de Kasabach-Merritt, 48
de Lucey-Driscoll, 751
de Horner, 828
de Meckel-Gruber, 613
de Ohtahara, 365
de Patau, 877
  achados físicos, 877
  anomalias associadas, 877
  incidência, 877
  mortalidade neonatal, 877
de Pierre Robin, 54, 653
  apresentação clínica, 653
  definição, 653
  fisiopatologia, 653

  tratamento, 654
de policitemia, 372
de prune belly, 666
de rolha meconial, 661
de Rotor, 698
de Smith-Lemli-Opitz, 700
de Sturge-Weber, 48
de Turner, 877
  achados físicos, 877
  anomalias associadas, 877
  incidência, 877
  mortalidade neonatal, 877
de ventre, 57
  em ameixa seca, 57
de Zellweger, 700, 742
dismórficas, 700
  IEMS na forma de, 700
    apresentação clínica, 700
do cólon hipoplásico, 661
  esquerdo, 661
do eutireoidismo doente, 675
  definição, 675
  diagnóstico, 675
  fisiopatologia, 675
  incidência, 675
  tratamento, 675
do ventre de ameixa, 666
  apresentação clínica, 666
  definição, 666
  diagnóstico, 667
  tratamento, 667
epiléticas, 365
  precoces, 365
genéticas, 365
neurocutâneas, 364
velocardiofacial, 877
  achados físicos, 878
  anomalias associadas, 878
  incidência, 878
  mortalidade neonatal, 878
SIP (Perfuração Intestinal
  Espontânea), 810-812
  apresentação clínica, 810
  definição, 810
  diagnóstico, 810
  fatores de risco, 810
  incidência, 810
  patogênese, 810
  prevenção, 812
  prognóstico, 812
  tratamento, 811
Sistema Nervoso
  distúrbios neurológicos, 64

ÍNDICE REMISSIVO

sinais gerais de, 64
movimento, 63
nervos, 63
  cranianos, 63
  periféricos, 63
  reflexos, 63
  tônus muscular, 62
Situação Respiratória
  avaliação da, 70
  exame físico, 70
  gases sanguíneos, 70
  radiografias de tórax, 73
  monitoramento da, 70
  da ventilação mecânica, 72
  não invasivo, 71
Situs
inversus, 155
Smith-Lemli-Opitz
  síndrome de, 634, 700
  e DSDs, 634
SNHL (Perda Auditiva Neurossensorial), 587
SNIPPV (Ventilação Compressão Positiva Intermitente Nasal Sincronizada), 75
Sódio
  acetato de, 941
  bicarbonato de, 23, 950
  conteúdo de, 95*t*
    em líquidos de infusão, 95*t*
  distúrbios, 95
    hipernatremia, 95
    hiponatremia, 95
  em ELBW, 160
  poliestirenossulfonato de, 996
Sofrimento Fetal
  sinais de, 327
Solução(ões)
  antissépticas, 228
    na NICU, 228
  de aminoácidos, 126*t*
    para bebês LBW, 126*t*
    composição de, 126*t*
  de TPN, 126*t*
    para recém-nascidos, 126*t*
    suplementação de oligoelementos em, 126*t*
  parenterais, 129*t*
    concentração calórica de, 129*t*
  de citrato, 1001
    e ácidos cítricos, 1001
    Bicitra, 1001

Oracit, 1001
Polycitra-K, 1001
Som (ns)
  respiratórios, 55, 70
    anormais, 70
    terapia de, 215
Sopro(s)
  atresia, 56
    pulmonar, 56
    tricúspide, 56
  cardíaco, 814
  coarctação da aorta, 56
  defeito septal, 55, 56
    atriais, 56
    ventricular, 55
  doença de Ebstein, 56
  estenose aórtica, 56
    congênita, 56
  estenose pulmonar, 56, 57
    periférica, 56
  HLHS, 56
  PDA, 55
  retorno venoso pulmonar, 56
    anômalo, 56
  TOF, 56
  transposição dos grandes vasos, 56
  truncus arteriosus, 56
  ventrículo único, 56
SpO$_2$ (Oximetria de Pulso)
  desvantagens, 71
  fetal, 8
  limitações, 71
  vantagens, 71
Spock
  orelha de, 51
SSRIs (Inibidores Seletivos da Recaptação de Serotonina)
  abstinência de, 839
  em ISAM, 839
Staphcillin, 984
Sturge-Weber
  síndrome de, 48
Sublimaze, 969
Substância(s)
  efeitos de, 1012-1032
    categorias de risco fetal da FDA, 1012, 1013-1032*t*
    sobre os bebês, 1012-1032
    sobre a lactação, 1012-1032
  compatibilidade com amamentação materna, 1013

Sucção
  bolhas de, 48
Succinilcolina, 13
Sucrose, 1002
Sulbactam
  sódico, 947
  Unasyn, 947
Sulco
  perineal, 59
  simiesco, 60
Sulfacetamida
  sódica, 1002
Sulfadiazina, 1002
Sulfato
  amicacina, 945
    Amikin, 945
  atropina, 949
  canamicina, 952
  de gentamicina, 1002
  de morfina, 987
  de neomicina, 988
  de netilmicina, 989
    Netromycin, 989
  de protamina, 999
  de tobramicina, 1003
  ferroso, 1004
    Ferro Elementar a 20%, 1004
    Garamicyn, 1002
  de magnésio, 1003
Sumário
  de alta, 1053
Suplementação
  de O$_2$, 73
    sem ventilação mecânica, 73
Suplemento(s)
  nutricionais, 115, 116-117*t*
  usados em bebês, 116-117*t*
Suporte Respiratório, 344
  estratégias de suporte, 81
  conduta geral, 81
  extubação, 83, 84
    tratamento após, 84
  ventilação mecânica, 82
    desmame da, 83
    para desconforto respiratório, 82
    sintonia fina da, 83
  para ELBW, 162
    aspiração, 164
    extubação, 164

intubação endotraqueal, 162
situação respiratória, 163
  monitoramento da, 163
ventilação mecânica, 162
vitamina A, 165
termos usados em, 87
  glossário de, 87
tipos de, 73
  CPAP, 74
  farmacológico, 77
    anti-inflamatórios, 79
    mistura de gases
      inalados, 79
    outras medicações, 80
    paralisantes, 80
    sedativos, 80
  suplementação de O_2, 73
  sem ventilação
    mecânica, 73
  surfactante, 77
    broncodilatadores, 77, 79
    reposição de, 80
    terapia com aerossol, 78t
  ventilação, 75
    mecânica, 75
    não invasiva, 75
  ventilação
    de alta frequência, 84
    visão geral da, 84
      equipamentos, 85
      indicações para, 84
      técnicas, 85
Surfactante
  administração de, 25
  em ELBW, 165
  no suporte respiratório, 77
    broncodilatadores, 77, 79
    reposição de, 80
      ações, 80
      administração, 80
      composição, 80
      efeitos colaterais, 81
      eficácia, 81
      posologia, 80
    terapia com aerossol, 78t
    terapia com, 81
      para doenças, 81
      que não RDS, 81
Surfaxin, 983
Survanta, 950

SVT (Taquicardia
  Supraventricular), 349, 350f,
  351
Synagis, 992
Synthroid, 981

T

T_4, 981
Tabela de Conversão
  de peso, 1069
  de tempeartura, 1068
Tagamet, 957
Talipo
  equinovaro, 60
Tampão
  de mecônio, 357
TAPVC (Conexão Venosa
  Pulmonar Anômala Total),
  371
TAPVR (Retorno Venoso
  Pulmonar Anômalo Total),
  153
Taquicardia
  causas, 348
    benignas, 348
    patológicas, 348
  ventricular, 349, 352
Taquipneia, 70
Tazidime, 955
TB (Tuberculose), 920-924
  apresentação clínica, 921
  definição, 920
  diagnóstico, 921
  fatores de risco, 921
  fisiopatologia, 920
  incidência, 920
  prognóstico, 924
  tratamento, 922
TBW (Água Corporal Total)
  equilíbrio da, 89, 91
  monitoramento do, 91
    bioquímica sérica, 91
    estado acidobásico, 92
    exame físico, 91
    Hct, 91
    peso corporal, 91
    sinais vitais, 91
    urina, 92
  no recém-nascido, 89
  IWL, 89

neuroendócrino, 91
  renal, 89
manutenção da, 92
  bebês necessitando de
    hidratação, 92
    a termo, 92
    prematuros, 93
    infusão de líquidos, 94
      cálculos sobre, 94
      considerações sobre, 94
TcB (Bilirrubina
  Transcutânea), 753
$tcPCO_2$ (Monitoramento
  Transcutâneo de Dióxido de
  Carbono), 72
$tcPO_2$ (Monitoramento
  Transcutâneo de Oxigênio)
  limitações, 72
  vantagens, 72
TDx FLM II (Relação
  Surfactante/Albumina por
  TDx *Fetal Lung Maturity*), 8
Técnica
  de reanimação, 17
    cardíaca, 21
    drogas usadas em, 21
    medidas suportivas, 23
    ventilatória, 17
Técnica(s) Radiológica(s)
  comuns, 133
    CT, 135
      da cabeça, 135
      de bebê a termo
        encefalopata, 135
      para diagnosticar
        sangramento, 135
        intraventricular, 135
        subaracnóideo, 135
        subdural, 135
      para edema cerebral, 135
      para infarto cerebral, 135
    exames radiográficos, 133
      abdominais, 133
      bebegrama, 133
      com radionuclídeos, 134
      contrastados
        com bário, 133
      de tórax, 133
      HOWS, 134
      LOWS, 134
    MRI, 135

ÍNDICE REMISSIVO

ultrassonografia, 135
  abdominal, 135
  do cérebro, 135
  Power Doppler, 135
TEF (Fístula Traqueoesofágica)
  do tipo E, 654
  apresentação clínica, 654
  definição, 654
  diagnóstico, 654
  fisiopatologia, 654
  tratamento, 654
  suspeita de, 134
  tipo E, 134
  tipo H, 134
    sem atresia de esôfago, 134
Tegretol, 953
Temperatura, 43
  axilar, 64
  de ELBW, 158
    controle de, 158
  instabiliade de, 170
    bebê pré-termo e, 170
    tardio, 170
  normal, 64
    central, 64
    da pele, 64
    retal, 64
  tabela de conversão de, 1068
Tempra, 941
Terapia
  com hemocomponentes, 188-193
    banco de sangue, 188, 190
      procedimentos de, 188
      produtos do, 190
    doação de sangue, 188, 189
      autólogo, 189
      de rotina, 188
      filtrados, 189
      irradiados, 189
      produtos de sangue, 189
        dirigidos pelo doador, 189
    reações transfusionais, 192
    transfusões
      de emergência, 190
  craniossacral, 216
  de cor, 215
  e luz, 215
  de som, 215
  e música, 215
  quiroprática, 217

Terapia Nutricional, 97-130
  alimentação do bebê, 103
  crescimento pós-natal, 115
    insuficiência de, 115
    intolerância
      à alimentação, 115
      manejo de, 115
    pré-termo, 115
    crescimento de
      recuperação em, 115
    princípios de, 103
      critérios para iniciar, 103
      diretrizes, 103
      escolha de fórmula, 103
    suplementos nutricionais, 115
  amamentação, 118
    armazenamento, 119
    contraindicações, 118
    desvantagens, 118
    fórmulas orgânicas, 122
    leite materno, 119, 122
      de doador, 119
      enriquecimentos para, 119
      probióticos e, 122
    tubo digestório curto, 122
      alimentação em, 122
    vantagens, 118
  avaliação do crescimento, 97
    antropometria, 97
    classificação, 97
  cálculos calóricos, 129
    carboidratos, 129
    emulsões de gordura, 130
    fórmulas, 129
      para bebês, 129
    proteínas, 130
  estado nutricional
    materno, 130
    e crescimento, 130
    fetal, 130
    neonatal, 130
  necessidades nutricionais, 98
    calorias, 98
    carboidratos, 98
    deficiência de ferro, 103
    gorduras, 98
    líquidos, 103
    minerais, 98
    proteínas, 98
    vitaminas, 98
  TPN, 122
    complicações da, 126

    concentração calórica, 123
    indicações, 123
    monitoramento da, 126
    soluções de, 123
      composição das, 123
    vias usadas, 122
      intravenosas, 122
Terapia Trombolítica
  critérios de exclusão, 914
  para TPA, 914
  dosagem, 913
  efeitos adversos, 914
  farmacologia, 913
Terapia(s) em Neonatologia
  alternativas, 212-220
    bioenergéticas, 213
      acupuntura, 217
      HT, 217
      reflexologia, 218
      Reiki, 217
      trabalhadores
        de energia, 218
    de estilo de vida, 213
      cuidado
        desenvolvimental, 213
      tratamento suportivo, 219
        assistência de *hospice*, 219
        cuidado emocional, 219
        galactagogos, 219
        paliativo, 219
    médicas
      complementares, 212-220
      biomecânicas, 213
        craniossacral, 216
        massoterapia, 216
        osteoterapia, 216
        quiroprática, 217
      bioquímicas, 213
        homeopatia, 218
        medicina herbácea, 219
Teratógeno(s)
  e cardiopatia, 583
    associados a defeitos
      cardíacos, 583*t*
Teratoma
  apresentação clínica, 670
  definição, 669
  diagnóstico, 670
  tratamento, 670
Testagem
  com ultrassom, 2
  avaliação fetal, 2, 3

do bem-estar, 3
do crescimento, 2
do peso, 2
determinação, 2
da amnionicidade, 2
da corionicidade, 2
direcionamento visual, 2
exame anatômico, 2
GA, 2
cálculo da, 2
gravidez múltipla, 2
diagnóstico de, 2
hemorragia
retroplacentária, 3
presença de, 3
líquido amniótico, 2
avaliação do volume de, 2
localização da placenta, 3
avaliação da, 3
viabilidade da gravidez, 2
determinação da, 2
Teste
de bem-estar fetal, 4, 5
anteparto, 4
BPP, 4
contagem de movimento fetal, 5
CST, 5
estudo com Doppler, 5
NST, 4
de Galeazzi, 62
de maturidade pulmonar fetal, 8
estratégias de testagem, 8
intraparto, 5
EFM, 5
estimulação, 7
do couro cabeludo, 7
vibroacústica, 7
FHR, 7
oximetria de pulso fetal, 8
LBC, 8
L-S, 8
PG, 8
TDxFLM II, 8
Testículo(s)
não descido, 59, 664
apresentação clínica, 664
definição, 664
diagnóstico, 664
não palpáveis, 664
palpáveis, 664

tratamento, 664
torção de, 59
antenatal, 59
TGA (Transposição de Grandes Artérias), 153, 371
Tham Acetato, 1005
THAN (Hiperamonemia Transitória do Recém-Nascido)
apresentação clínica, 694
diagnóstico, 694
prognóstico, 694
tratamento, 694
Tíbia
arqueamento da, 825
posteromedial, 825
definição, 825
tratamento, 825
Ticarcilina
dissódica, 1004
e clavulanato de potássio, 1004
Tintura
de ópio, 1005
Tireoide
doença da, 670-675
CH, 671
considerações gerais, 670
ação fisiológica dos hormônios, 670
função tireoidiana, 670, 671
avaliação da, 671
passos bioquímicos para síntese do hormônio, 671
função
no recém-nascido, 675
transtornos
transitórios da, 675
tireotoxicose neonatal, 674
Tireotoxicose
neonatal, 674
apresentação clínica, 674
definição, 674
diagnóstico, 674
fatores de risco, 674
fisiopatologia, 674
incidência, 674
prognóstico, 675
tratamento, 674
Tirosemia, 742
Tirosinemia
hepatorrenal, 698, 700

TNMG (Miastenia Grave Neonatal Transitória), 803-805
apresentação clínica, 803
definição, 803
diagnóstico, 804
fatores de risco, 803
fisiopatologia, 803
incidência, 803
prognóstico, 805
tratamento, 804
Tobramicina
sulfato de, 1003
Tocotraumatismo, 45l, 826
dor por, 172
fraturas, 828
claviculares, 828
femorais, 828
umerais, 828
lesões, 828
do plexo braquial, 828
TOF (Tetralogia de Fallot), 56, 153, 577
Tônus Muscular
no recém-nascido, 62
hipertonia, 62
hipotonia, 62
Tórax
circunferência do, 44
clavícula fraturada, 55
em barril, 55
em funil, 55
mamas em, 55
mamilos invertidos, 55
observação, 54
anormalidades fonatórias, 54
batimento nasal, 54
retrações, 54
ronco, 54
pectus, 55
carinatum, 55
excavatum, 55
peito de pombo, 55
proeminência do processo xifoide, 55
radiografia de, 73, 133, 144f, 148f, 150-153f, 276f
sons respiratórios, 55
tubo de, 272-277
colocação de, 272-277
complicações, 277
equipamento, 272
indicações, 272

procedimento, 272
remoção do, 276
inserção de, 274f
local para, 274f
procedimentos
padrão, 274f
Torção
de testículos, 59
peniana, 58
testicular, 59
antenatal, 59
tibial, 60
Torcicolo, 50
definição, 823
anomalias vertebrais, 823
muscular congênito, 823
diagnóstico, 823
tratamento, 823
TOW (Peso Ideal a Termo), 601
Toxoplasmose, 895-899
apresentação clínica, 896
definição, 895
diagnóstico, 897
fatores de risco, 896
fisiopatologia, 895
incidência, 895
prognóstico, 899
tratamento, 898
tPA (Ativador do
Plasminogênio Tecidual), 945
trombólise com, 914
critérios de exclusão para, 914
da terapia trombolítica, 914
TPN (Nutrição Parenteral
Total)
cálculos de, 129t
complicações da, 126
concentração calórica, 123
indicações, 123
monitoramento da, 126
soluções de, 123, 126t
composição das, 123
carboidratos, 123
eletrólitos, 125
gorduras, 124
heparina, 125
oligoelementos, 125
proteínas, 124
vitaminas, 125
para recém-nascidos, 126t
suplementação de
oligoelementos em, 126t

vias usadas, 122
intravenosas, 122
Trabalhador (es)
de energia, 218
Trabalho de Parto
analgesia no, 10
anestésicos locais, 11
bloqueios, 10
paracervical, 10
pudendo, 10
CSE, 11
epidural, 11
caudal, 11
lombar, 11
espinal, 11
contínua, 11
opioides, 10
antagonista dos, 10
intratecal, 11
por inalação, 10
psicoprofilaxia, 12
sedativos, 10
tranquilizantes, 10
prematuro, 169
e bebê pré-termo, 169
tardio, 169
Tranquilizante(s)
na analgesia, 10
no trabalho de parto, 10
cetamina, 11
fenotiazinas, 11
Transferência
placentária, 9
de drogas, 9
Transfusão(ões)
de emergência, 190
ELBW e, 165
Transiluminação, 322, 323
complicações, 323
equipamento, 322
indicações, 322
diagnóstico, 322
procedmentos, 322
procedimento, 322
Transporte
do bebê, 24-26
aéreo, 26
considerações especiais, 26
avaliação, 24, 25
no hospital
encaminhador, 25
pré-partida, 24

estabilização, 25
no hospital
encaminhador, 25
melhora da qualidade, 26
avaliação dos, 26
educação estendida, 26
monitoramento, 26
preparação pré-partida, 24
princípios gerais, 24
Transposição
dos grandes vasos, 56
com defeito septal, 56
ventricular, 56
isolada, 56
Transtorno(s)
de coagulação, 900-914
deficiências isoladas, 904
do fator II, 904
do fator VII, 904
do fator VIII, 904
do fator X, 904
do fator XIII, 904
DIC, 905
distúrbios
hemorrágicos, 903-906
adquiridos, 904-906
hereditários, 903, 904
doença, 904, 906
hemorrágica do
recém-nascido, 904
hepática, 906
tromboembólica em
neonatos, 906
hemofilias, 903
A, 903
B, 903
hemostasia, 900
princípios da, 900
por ECMO/ECLS, 906
tratamento da trombose, 911
diretrizes gerais, 911
trombose arterial, 906, 907
AIS, 906
espontânea, 907
iatrogênica, 907
PF, 907
trombose venosa, 908-910
CSVT, 908
DVT, 908
PVT, 910
RAT, 909
RVT, 909

trombofilia, 910
vWD, 904
urológicos, 664-668
criptorquidismo, 664
epispadia, 665
extrofia, 666
clássica de bexiga, 666
de cloaca, 666
hidronefrose, 667
hipospadia, 665
massas, 664
escrotais, 664
testiculares, 664
PUVs, 667
síndrome, 666
de Eagle-Barrett, 666
de *prune belly*, 666
do ventre de ameixa, 666
testículo não descido, 664
Transtorno(s) Transitório(s)
da função da tireoide, 675
no recém-nascido, 675
hipotireoxinemia
transitória da
prematuridade, 675
síndrome do
eutireoidismo
doente, 675
Trato
GI, 133
imagem do, 133
Trato Alimentar
obstrução do, 659-663
ânus imperfurado, 662
atresia de esôfago
com TEF, 659
duodenal, 660
intestinal, 661
distal, 661
proximal, 661
NEC, 663
Tríade
de Eagle-Barrett, 666
de *prune belly*, 666
do ventre de ameixa, 666
apresentação clínica, 666
definição, 666
diagnóstico, 667
tratamento, 667
Triagem
combinada, 1
no primeiro trimestre, 1

integrada, 1
no segundo trimestre, 1
sequencial, 1
Trigêmeo(s), 714
Trissomia
13, 877
incidência, 877
mortalidade
neonatal, 877
achados físicos, 877
anomalias associadas, 877
18, 877
achados físicos, 877
anomalias associadas, 877
incidência, 877
mortalidade
neonatal, 877
21, 877
achados físicos, 877
anomalias associadas, 877
incidência, 877
mortalidade neonatal, 877
Trombectomia
cirúrgica, 914
Trombocitopenia, 915-920
apresentação clínica, 917
contagem de plaquetas e, 332
definição, 915
diagnóstico, 918
estudos da coagulação e, 332
fatores de risco, 917
fisiopatologia, 915
incidência, 915
neonatal, 916*f*
avaliação de, 916*f*
algoritmo para, 916*f*
prognóstico, 920
tratamento, 919
Tromboembolismo, 538-547
banco de dados, 540
diagnóstico diferencial, 539
trombofilias herdadas, 539
perguntas imediatas, 538
plano, 542
problema, 538
Trombofilia
apresentação clínica, 910
controle, 910
definição, 910
diagnóstico, 910
fatores de risco, 910
fisiopatologia, 910

incidência, 910
marcadores para, 911*t*
das condições
trombofílicas, 911*t*
prevalência na população
saudável, 911*t*
prognóstico, 910
Trombólise
com TPA, 914
critérios de exclusão para, 914
da terapia trombolítica, 914
Trombose
arterial, 906, 907
AIS, 906
perinatal, 906
pré-natal, 906
iatrogênica/espontânea, 907
apresentação clínica, 907
controle, 907
definição, 907
diagnóstico, 907
fatores de risco, 907
fisiopatologia, 907
incidência, 907
prognóstico, 907
PF, 907
apresentação clínica, 907
controle, 907
definição, 907
diagnóstico, 907
fatores de risco, 907
fisiopatologia, 907
incidência, 907
prognóstico, 907
de seio venoso, 364
perinatal, 364
tratamento da, 911
diretrizes gerais, 911
HBPM, 912
terapia trombolítica, 913
trombectomia
cirúrgica, 914
UFH, 911
venosa, 908-910
CSVT, 908
DVT, 908
PVT, 910
RAT, 909
RVT, 909
trombofilia, 910
Trometamina
Tham Acetato, 1005

Tronco, 61
Tropicamida, 1006
Truncus arteriosus, 56, 153
TSB (Bilirrubina Sérica Total), 416, 747, 752
TTN (Taquipneia Transitória do Recém-Nascido), 147, 149f, 371, 889-895
  apresentação clínica, 891
  definição, 889
  diagnóstico, 891
  fatores de risco, 890
  fisiopatologia, 889
  incidência, 889
  intensidade da, 890
    risco aumentado de, 890
  prognóstico, 894
  prolongada, 890
    risco aumentado de, 890
  tratamento, 893
Tubo
  de tórax, 272-277
    colocação de, 272-277
      complicações, 277
      equipamento, 272
      indicações, 272
      procedimento, 272
      remoção do, 276
    inserção de, 274f
      local para, 274f
      procedimentos padrão, 274f
  digestório, 122
    curto, 122
      alimentação em, 122
  nasogástrico, 141, 145f, 356
    extremidade do, 145f
    mal posicionado, 356
  orogástrico, 141, 304t
    comprimento mínimo de inserção de, 304t
      para posicionamento intragástrico, 304t
      em VLBW, 304t
  transpilórico, 141, 145f
Tumor (es)
  de Wilms, 659, 669
    apresentação clínica, 669
    definição, 669
    diagnóstico, 669
    fatores de risco, 669

  tratamento, 669
  hepáticos, 658
    malignos, 658
    sólidos, 658
    benignos, 658
  retroperitoneais, 668-670
    de Wilms, 669
    nefroblastoma, 669
    nefroma mesoblástico, 669
    neuroblastoma, 668
    teratoma, 669
Turner
  síndrome de, 877
    achados físicos, 877
    anomalias associadas, 877
    incidência, 877
    mortalidade neonatal, 877
Tylenol, 941

U

UAC (Cateterismo de Artéria Umbilical), 141, 142
  acesso arterial, 233-241
    complicações, 240
    equipamento, 233
    indicações, 233
    procedimento, 234
    remoção do, 240
  colocação de, 143, 146f, 147f
    alta, 143, 146f
    baixa, 143, 147f
UFH (Heparina Não Fracionada)
  complicações, 912
  dose, 911, 912t
  farmacologia, 911
  monitoramento, 912
  vantagens, 912
    em relação à LMWH, 912
Ultrassom
  testagem com, 2
  avaliação fetal, 2, 3
    do bem-estar, 3
    do crescimento, 2
    do peso, 2
  determinação, 2
    da amnionicidade, 2
    da corionicidade, 2
  direcionamento visual, 2
  exame anatômico, 2
  GA, 2

  cálculo da, 2
  gravidez múltipla, 2
    diagnóstico de, 2
  hemorragia
    retroplacentária, 3
    presença de, 3
  líquido amniótico, 2
    avaliação do volume de, 2
  localização da placenta, 3
    avaliação da, 3
  viabilidade da gravidez, 2
    determinação da, 2
Ultrassonografia
  abdominal, 135
  do cérebro, 135
  Doppler, 180
  Power Doppler, 135
Ultrassonograma
  do cérebro, 136-143f
Umbigo
  cisto de geleia de Wharton, 58
  hemangioma umbilical, 58
  hematomas umbilicais, 58
  hérnias umbilicais, 58
  onfalite, 57
  úraco patente, 58
Umidade
  de ELBW, 158
    controle de, 158
Unasyn, 947
Unipen, 987
UPI (Insuficiência Uteroplacentária), 7
Úraco
  patente, 58
Ureaplasma
  infecção por, 782-784
    apresentação clínica, 783
    definição, 782
    diagnóstico, 783
    fatores de risco, 783
    fisiopatologia, 783
    incidência, 783
    prognóstico, 784
    tratamento, 783
Ureterocele
  prolapsada, 59
Uretra
  hipoplásica, 58
Urina
  coleta suprapúbica de, 264-266

complicações, 266
equipamento, 264
indicação, 264
procedimento, 264
Ursodiol, 1006
UTI (Infecção do Trato Urinário), 776, 777
apresentação clínica, 776
definição, 776
diagnóstico, 776
fatores de risco, 776
fisiopatologia, 776
incidência, 776
tratamento, 777
UVC (Cateterismo da Veia Umbilical), 141, 247f
acesso venoso, 244-249
complicações, 249
equipamento, 244
indicações, 244
procedimento, 244
remoção de, 248
colocação correta de, 146f
Úvula
bífida, 53

V

VA ECLS (Suporte Extracorpóreo da Vida Venoarterial)
comparação
com VV ECLS, 200
considerações práticas, 204
Vacina
conjugada, 1006
pneumocócica
13-valente, 1006
Prevnar, 1006
de hepatite B, 1007
Engerix-B, 1007
Heptavax-B, 1007
Recombivax HB, 1007
Vagina
corrimento da, 59
Valganciclovir, 1007
Valium, 961
Valproato
fetal, 880
síndrome da, 880
Vancomicina
cloridrato de, 1007

Variabilidade
da FHR, 5
intraparto, 5
Varicela
congênita, 792
infecção de, 792
apresentação clínica, 792
definição, 792
diagnóstico, 793
fatores de risco, 792
fisiopatologia, 792
incidência, 792
neonatal precoce, 792
prognóstico, 793
tratamento, 793
pós-natal, 793
apresentação clínica, 794
definição, 793
diagnóstico, 794
fatores de risco, 794
fisiopatologia, 793
incidência, 793
prognóstico, 794
tratamento, 794
Vasospasmo, 538-547
banco de dados, 540
diagnóstico diferencial, 539
perguntas imediatas, 538
plano, 542
problema, 538
Vasotec, 964
VATER/VACTERL
e DSDs, 634
VAV/VTV (Ventilação com Alvo de Volume), 82
Vazamento
de ar, 149
síndromes de, 149
PIE, 149
pneumomediastino, 149
pneumopericárdio, 149
pneumotórax, 149
Vecurônio, 13
Velocardiofacial
síndrome, 877
achados físicos, 878
anomalias associadas, 878
incidência, 878
mortalidade neonatal, 878
Velocidade
de condução nervosa, 185
periférica, 185

Venopuntura
acesso venoso, 262, 263
complicações, 263
equipamento, 262
indicações, 262
procedimento, 262
Ventilação
com pressão positiva, 17
na reanimação, 17
de alta frequência, 84
visão geral da, 84
equipamentos, 85
indicações para, 84
técnicas, 85
desmame da, 84
assistida, 84
controlada, 84
mal controlada, 82
efeitos adversos de, 82
hipercapnia, 82
hiperinsuflação, 82
hiperoxia, 82
hiperventilação, 82
hipoxemia, 82
mecânica, 72, 75, 82, 162, 345
conjuntos de porte
manual, 75
desmame da, 83
progressivo, 83
monitoramento da, 72
C_L, 73
FIO_2, 72
F-V, 73
K_T, 73
MV, 73
pressão na via aérea, 72
P-V, 73
R_L, 73
VT, 73
para desconforto respiratório, 82
início de, 82
para ELBW, 162
sintonia fina da, 83
alta PCO_2, 83
baixa PO_2, 83
doença pulmonar neonatal, 83
suplementação de O_2 sem, 73
ventiladores
convencionais, 75

ÍNDICE REMISSIVO

Ventilador (es)
 de alta frequência, 85
  equipamentos, 85
  HFJV, 85
  HFOV, 86
  técnicas, 85
Ventolin, 944
Ventre de Ameixa
 seca, 57
  síndrome de, 57
 síndrome do, 666
  apresentação clínica, 666
  definição, 666
  diagnóstico, 667
  tratamento, 667
Ventrículo
 único, 56
VEP (Potencial Evocado Visual), 186
Vérnix
 caseoso, 46
Versed, 986
Verucônio
 bicarbonato de, 1008
 brometo de, 1008
VHBW (Muito Alto Peso ao Nascimento), 35
Via(s) Aérea(s)
 doenças cirúrgicas das, 653-657
  do recém-nascido, 653-657
   anel vascular, 654
   anormalidades intrínsecas das, 653
   atresia de coanas, 653
   fenda laringotraqueo-esofágica, 654
   síndrome de Pierre Robin, 653
   TEF, 654
 pressão na, 72
  Paw, 72
  PEEP, 72
  PIP, 72
Via(s) Metabólica(s)
 suprarrenais, 633f
  relevantes ao desenvolvimento sexual, 633f
  normal, 633f
Viagra, 1001

Virilização
 dos bebês, 632, 633
  do sexo feminino, 632
  do sexo masculino, 633
  inadequada, 633
VISA (*Staphylococcus aureus* de Resistência Intermediária à Vancomicina), 786
Vitamina(s)
 A, 1008
 D_3, 1009
  Colecalciferol, 1009
 E, 1009
  Acetato de DL-α-Tocoferol, 1009
 K_1, 1010
  Fitomenadiona, 1010
 B_6, 996
 necessidade de, 98, 99t
  diárias parenterais, 99t
  em bebês estáveis, 99t
 do recém-nascido, 98
 na solução de PN, 125
VKDB (Sangramento por Deficiência de Vitamina K)
 precoce, 904
 tardio, 905
VLBW (Muito Baixo Peso ao Nascimento), 29, 35
VLP/PLV (Ventilação Limitada pela Pressão)
 clássica, 82
VM (Ventriculomegalia), 732-737
 absortiva, 732
 apresentação clínica, 734
 branda, 140f
  residual, 140f
 causas de, 734t
 comunicante, 732
 definição, 732
 diagnóstico, 735
 fatores de risco, 734
 fisiopatologia, 733
 incidência, 732
 prognóstico, 737
 tratamento, 736
Volume
 expansores de, 22
Volutrauma, 82
Volvo
 do intestino médio, 660

von Gierke
 doença de, 698
VSD (Comunicação Interventricular), 580
VT (Volume Corrente), 73
VUR (Refluxo Vesicoureteral), 667
VV ECLS (Suporte Extracorpóreo da Vida Venovenoso)
 considerações práticas, 205
 VA ECLS
  comparação com, 200
vWD (Doença de von Willebrand), 904
VZIG (Imunoglobulina Antivaricela-Zóster), 977
VZV (Vírus Varicela-Zóster)
 congênito, 795t
  específico no neonato, 795t
  sinais sugestivos de, 795t
 infecções por, 790-794
  congênita, 792
   apresentação clínica, 792
   definição, 792
   diagnóstico, 793
   fatores de risco, 792
   fisiopatologia, 792
   incidência, 792
   neonatal precoce, 792
   prognóstico, 793
   tratamento, 793
  FVS, 790
  pós-natal, 793
   apresentação clínica, 794
   definição, 793
   diagnóstico, 794
   fatores de risco, 794
   fisiopatologia, 793
   incidência, 793
   prognóstico, 794
   tratamento, 794

W

WBCs (Contagem de Leucócitos), 319
 alta, 330
 baixa, 330
 totais, 330
  normais, 330

Wharton
  geleia de, 58
    cisto de, 58
Williams
  síndrome de, 878
    achados físicos, 878
    anomalias associadas, 878
    incidência, 878
    mortalidade neonatal, 878
Wilms
  tumor de, 659, 669
    apresentação clínica, 669
    definição, 669
    diagnóstico, 669
    fatores de risco, 669
    tratamento, 669
WPW (Síndrome de Wolff-Parkinson-White), 349, 350f, 352
Wycillin, 994

X

Xylocaine, 981

Z

ZDV, 1010
Zellweger
  síndrome de, 700, 742
Zidovudina
  AZT, 1010
  ZDV, 1010
Zinacefr, 956
Zosyn, 995
Zovirax, 942
Zyvox, 982